H. Garten, G. Weiss

Systemische Störungen – Problemfälle lösen mit Applied Kinesiology

AF836867

Hans Garten, Gerald Weiss

Systemische Störungen – Problemfälle lösen mit Applied Kinesiology

Studienausgabe

ELSEVIER

ELSEVIER
Hackerbrücke 6, 80335 München, Deutschland

ISBN: 978-3-437-57031-5

Alle Rechte vorbehalten
1. Auflage 2017
© Elsevier GmbH, Deutschland

Wichtiger Hinweis für den Benutzer
Die Erkenntnisse in der Medizin unterliegen laufendem Wandel durch Forschung und klinische Erfahrungen. Herausgeber und Autoren dieses Werkes haben große Sorgfalt darauf verwendet, dass die in diesem Werk gemachten therapeutischen Angaben (insbesondere hinsichtlich Indikation, Dosierung und unerwünschter Wirkungen) dem derzeitigen Wissensstand entsprechen. Das entbindet den Nutzer dieses Werkes aber nicht von der Verpflichtung, anhand weiterer schriftlicher Informationsquellen zu überprüfen, ob die dort gemachten Angaben von denen in diesem Werk abweichen und seine Verordnung in eigener Verantwortung zu treffen.

Für die Vollständigkeit und Auswahl der aufgeführten Medikamente übernimmt der Verlag keine Gewähr.
Geschützte Warennamen (Warenzeichen) werden in der Regel besonders kenntlich gemacht (®). Aus dem Fehlen eines solchen Hinweises kann jedoch nicht automatisch geschlossen werden, dass es sich um einen freien Warennamen handelt.

Bibliografische Information der Deutschen Nationalbibliothek
Die Deutsche Nationalbibliothek verzeichnet diese Publikation in der Deutschen Nationalbibliografie; detaillierte bibliografische Daten sind im Internet über http://www.d-nb.de/ abrufbar.

17 18 19 20 21 5 4 3 2 1

Das Werk einschließlich aller seiner Teile ist urheberrechtlich geschützt. Jede Verwertung außerhalb der engen Grenzen des Urheberrechtsgesetzes ist ohne Zustimmung des Verlages unzulässig und strafbar. Das gilt insbesondere für Vervielfältigungen, Übersetzungen, Mikroverfilmungen und die Einspeicherung und Verarbeitung in elektronischen Systemen.

Um den Textfluss nicht zu stören, wurde möglicherweise bei Patienten und Berufsbezeichnungen die grammatikalisch maskuline Form gewählt. Selbstverständlich sind in diesen Fällen immer Frauen und Männer gemeint.

Planung: Marko Schweizer, Elisa Imbery; Christl Kiener, München
Projektmanagement: Beate Herbinger, Petra Münzel-Kaiser, Cornelia von Saint Paul, München
Redaktion: Dr. med. Julia Bender, München; Frank Wittenhagen, München; Dr. med Gisela Hommes, Neuburg
Herstellung: Cornelia von Saint Paul, München
Satz: Kösel Media GmbH, Krugzell
Druck und Bindung: Dimograf, Bielsko-Biala/Polen
Fotos/Zeichnungen: Dr. med. Hans Garten, München; Susanne Adler, Lübeck; Katja Dalkowsky, Buckenhof
Umschlaggestaltung: Spiesz Design, Neu-Ulm
Titelillustration: Dr. med. Hans Garten, München

Aktuelle Informationen finden Sie im Internet unter www.elsevier.de und www.elsevier.com.

Vorwort

Dieses Buch ist Teil der Reihe „Funktionelles Neuromuskuläres Assessment", die mit zwei anderen Werken die manualmedizinischen Möglichkeiten der Applied Kinesiology vermittelt [Garten 2012, Garten 2016. Es ist aber auch als eigenständiges Buch für diejenigen Kolleginnen und Kollegen ausgelegt, die nicht primär manualmedizinisch arbeiten: Internisten, Allgemeinmediziner, Zahnmediziner, Gynäkologen, Urologen, Hals-Nasen-Ohren-Ärzte und Neurologen. Die Manualmediziner finden hier die Vertiefung der Betrachtung systemischer Störungen, die sich auf das Bewegungssystem auswirken.

Selbst wenn Sie nicht primär mit der Absicht, die Methoden der Applied Kinesiology zu lernen, zu diesem Buch gegriffen haben, wird es Ihnen nützliche Informationen für die Behandlung Ihrer chronisch kranken Problempatienten geben. Wir haben immer die Basis in wissenschaftlichen Veröffentlichungen zu den entsprechenden Themen gesucht und die Inhalte des Buches sind daher auch ohne Applied Kinesiology (Funktionelle Myodiagnostik) umzusetzen, wenn auch weniger akkurat und patientenadaptiert.

Im Kapitel 1 möchten wir Ihnen die anamnestischen Fragen vorstellen, die Sie in erster Instanz auf die einzelnen Ursachen für Gesundheitsstörungen Ihrer Patienten hinweisen können. Alle Probleme, die dieses Buch beschreibt, sind vernetzt bzw. funktionell miteinander verbunden. Es gibt unseres Erachtens keine Methode, die ähnlich gut wie die Applied Kinesiology die Möglichkeit bietet, funktionelle Zusammenhänge aufzudecken. Das Kapitel 2 stellt daher die Grundprinzipien der Diagnostik und Therapie mit den Methoden der Applied Kinesiology dar. Dieses Kapitel können Sie, wenn Sie das Buch „Applied Kinesiology" [Garten 2012] gelesen haben, überspringen.

Ursprünglich war der Inhalt dieses Buches Teil des Bandes „Applied Kinesiology" gewesen, da die hier besprochenen Gesundheitsstörungen bei jeglicher Art von Symptomatologie, die Sie primär mit Mitteln der Manualtherapie und Reflextherapie behandeln würden, mit verursachend sein können. Da der Umfang des Materials im Laufe der Schreibarbeit den Rahmen eines einzigen Lehrbuchs zu sprengen begann, wurde in jenem Buch nur ein kurzer Minimalextrakt der hier ausführlich beschriebenen Themen untergebracht. Im vorliegenden Buch sind neben den Möglichkeiten der Applied Kinesiology die physiologischen Grundlagen dargestellt: Die diagnostische Fragestellung kann auch bei bioenergetischen Testverfahren nur auf der Basis soliden Grundlagenwissens sinnvoll erfolgen.

Jegliche Art von Befindlichkeitsstörung bei jedem Patienten, der länger als beispielsweise drei Wochen krank ist, erfordert ein Screening im Hinblick auf das Vorliegen der systemischen Störungsaspekte, wie sie in diesem Buch dargestellt sind. Bei funktionellen Störungen des Bewegungssystems, die nach maximal zwei strukturell orientierten Korrekturen immer noch rezidivieren, ist ein systemischer, metabolischer Ansatz erforderlich. Die Applied Kinesiology liefert besser als alle anderen kybernetischen Testverfahren ein Instrumentarium für ein solches Screening, da sie mehr oder weniger als einzige die Verbindung zwischen Struktur (Bewegungssystem), Chemie (Metabolismus und Störfaktoren) und Emotion herstellt und die entsprechenden Therapieverfahren integriert.

Die „Klassiker" Multiple Chemische Sensitivität und Chronisches Müdigkeitssyndrom sind als Entität speziell in Kapitel 14 und 15 dieses Bandes beschrieben. Jegliches Schmerzsyndrom, gleichgültig ob lokalisiert als Schulterschmerz, Lumbalschmerz, Kopfschmerz oder generalisiert im Sinne einer „Fibromyalgie" oder „Tendomyopathie" kann jedoch durch die beschriebenen Störungen im Sinne der klinischen Ökologie, wie sie hier umfassend dargestellt werden, verursacht werden. Alle hier aufgeführten Diagnosen – unzählige andere könnten angefügt werden – sind ja nicht im eigentlichen Sinne Diagnosen, sondern ausschließlich Beschreibungen, basierend auf einer mehr oder weniger langen Liste von Symptomen.

Hormonelle Regulationsstörungen sind zwar im Rahmen der Welle der Antiaging-Medizin ins Rampenlicht gerückt, doch basiert das Vorgehen oft allzu sehr auf labortechnischen Momentaufnahmen. Die entsprechenden daraus folgenden Substitutionsbehandlungen vernachlässigen häufig Regulationsmechanismen und Interaktionen. Der jahrzehntelange Substitutionsautomatismus mit synthetischen Hormonen nach Messwert in der Menopause ist ein gutes Beispiel für die potenziellen Irrungen einer Reparatur- und Ersatzmedizin. Es genügte die Energie einer einzigen breit angelegten Studie, welche die von vielen Kritikern entsprechend klinischer Hinweise vermuteten Risiken belegte, um die so genannte Lehrmeinung beinahe in das Gegenteil („evidence based") umzukehren. Die Welle der Behandlungen mit naturidenten Hormonen ist jedoch in Fällen therapieresistenter Menopausensyndrome sicher segensreich, aber eben auch nicht als Globalmaßnahme.

Dieses Buch möchte Alternativen aufzeigen in Form eines regulatorischen Umgangs mit dem Hormonhaushalt, basierend auf einer funktionellen Diagnostik. Die vielfältigen Interaktionen des Stoffwechsels, die auch die hormonelle Regulation betreffen, werden so dargestellt, dass die Möglichkeit besteht, Kontraindikationen von Hormonsubstitutionen ebenso zu erkennen wie notwendige Begleit- und Vorbehandlungen in Gang zu setzen.

Ich möchte mich an dieser Stelle ausdrücklich bei Gerald Weiss bedanken für seine hervorragende Mitarbeit. Er hat mit seiner Arbeit dazu beigetragen, dass die selbst

gesetzte Aufgabe, mehrere Lehrbücher einer Reihe zu schreiben, nicht neben der Arbeit als Therapeut und Lehrer zu der Überforderung wurde, die sie zeitweilig zu werden drohte.
Ich danke auch an dieser Stelle besonders meiner Frau Anete für ihre über Jahre bewiesene unendliche Geduld und Unterstützung,

Hans Garten
München, im Herbst 2016

Literatur

Garten, H. (2012) Lehrbuch Applied Kinesiology. Muskelfunktion – Dysfunktion – Therapie. 2. A., Elsevier, München
Garten, H. (2012) Das Muskeltestbuch. Funktion – Triggerpunkte – Akupunktur. 2. A., Elsevier, München
Garten, H. (2016) Applied Kinesiology, Funktionelle Myodiagnostik in Osteopathie und Chirotherapie, Elsevier, München

Autorenkontakte

Dr. med. Hans Garten
Anästhesist, Chirotherapie, Naturheilverfahren, Akupunktur
Diplomate of the International Board of Applied Kinesiology (DIBAK)
Diplomate of the American Chiropractic Neurology Board (DACNB)
Diplomate in Osteopathy (DAAO)
Nederlinger Str. 35
D-80638 München
Tel.: +49-(0)89-1 59 59 51
Fax: +49-(0)89-1 59 61 61
Email: AK-info@applied-kinesiology.org
www.applied-kinesiology.org

Dr. med. Gerald Weiss
Facharzt für Allgemeinmedizin, Sportmedizin, Akupunktur
Diplomate International Board of Applied Kinesiology (DIBAK)
Connenweilerstraße 35
D-74597 Stimpfach-Rechenberg
Tel.: +49-(0)79 67-70 15 35
Fax: +49-(0)79 67-70 15 37
Email: info@baumannweiss.de
www.baumann-weiss.de

Inhaltsverzeichnis

1 Einführung in die Thematik, Checkliste der Symptome . . . 1
1.1 **Anamnestische Faktoren** . . . 1
1.2 **Multidisziplinarität der Diagnostik und Therapie** . . . 4

2 Einführung in die Methodik der Applied Kinesiology . . . 7
2.1 **Definition** . . . 7
2.2 **„Triad of Health“** . . . 8
2.3 **Multidisziplinarität** . . . 8
2.4 **Die Werkzeuge der Applied Kinesiology** . . . 8
2.4.1 Manueller Muskeltest . . . 9
2.4.2 Diagnostische Provokation (Challenge) . . . 15
2.4.3 Therapielokalisation (TL) als Sonderform des Challenge . . . 21
2.5 **Der Muskeltest in der „internistischen“ Arbeit** . . . 22
2.5.1 Sieben Faktoren des Viszerosomatischen Systems . . . 23
2.6 **Übungsfragen zu Kap. 2.1 bis 2.5** . . . 38
2.7 **Die wichtigsten Muskeln** . . . 39
2.7.1 Adduktoren . . . 40
2.7.2 Bauchmuskulatur . . . 42
2.7.3 M. deltoideus . . . 46
2.7.4 M. gluteus medius . . . 48
2.7.5 M. gracilis . . . 50
2.7.6 M. infraspinatus . . . 52
2.7.7 M. latissimus dorsi . . . 54
2.7.8 M. levator scapulae . . . 56
2.7.9 Nackenflexoren . . . 58
2.7.10 M. pectoralis major clavicularis . . . 60
2.7.11 M. pectoralis major sternalis . . . 62
2.7.12 M. pectoralis minor . . . 64
2.7.13 Mm. peronei longus und brevis . . . 66
2.7.14 M. piriformis . . . 68
2.7.15 M. popliteus . . . 70
2.7.16 M. psoas . . . 72
2.7.17 M. rectus femoris . . . 74
2.7.18 M. sartorius . . . 76
2.7.19 M. sternocleidomastoideus . . . 78
2.7.20 M. subscapularis . . . 80
2.7.21 M. tensor fasciae latae . . . 82
2.7.22 M. teres minor . . . 84
2.7.23 M. tibialis posterior . . . 86
2.8 **Übungsfragen zu Kap. 2.7** . . . 88
2.9 **Antworten zu Kap. 2.1 bis 2.5** . . . 89

3 Allgemeine Vorgehensweise . . . 91
3.1 **Klinisch ökologisches Screening** . . . 91
3.2 **Die Frage der „Gesamtbelastung“** . . . 93
3.3 **Generalisierte Hyperreaktion – generalisierte Hyporeaktion** . . . 97
3.3.1 Hierarchie der Stressfaktoren . . . 98
3.4 **Gleichzeitiger normoreaktiver und dysreaktiver Challenge** . . . 98
3.5 **Temporal Tap** . . . 99
3.6 **Funktionelle neurologische Dysorganisation: Switching** . . . 100
3.6.1 Definition . . . 100
3.6.2 Zeichen von Switching . . . 100
3.6.3 Ursachen für Switching . . . 100
3.6.4 Gleichzeitig dysreaktiver und normoreaktiver Challenge: eine weitere Form von Switching . . . 101
3.6.5 Diagnostik und Therapie funktioneller neurologischer Dysorganisation . . . 101
3.7 **Übungsfragen zu Kap. 3** . . . 103
3.8 **Antworten zu Kap. 2.8** . . . 103

4 Störungen des Säure-Basen-Haushaltes . . . 105
4.1 **Grundlagen** . . . 105
4.1.1 Physiologie des Säure-Basen-Haushalts . . . 105
4.2 **Die chronische latente Azidose** . . . 109
4.2.1 Entstehung (n. Sander, 1985, Worlitschek, 1994) . . . 109
4.2.2 Ursachen . . . 109
4.2.3 Symptome der latenten Azidose . . . 110
4.3 **Die chronische latente Alkalose** . . . 110
4.3.1 Ursachen . . . 110
4.3.2 Symptome der chronisch latenten Alkalose . . . 111
4.4 **Organazidität/systemische Azidität** . . . 111
4.5 **Diagnostik von Säure-Basen-Störungen** . . . 112
4.5.1 Urin- und Speichel-pH-Messung . . . 112
4.5.2 Säure-Basen-Titration nach Sander (1985) . . . 113
4.5.3 Bluttitration nach Jörgensen (1985) . . . 114
4.5.4 Verfahren nach Astrup . . . 115
4.5.5 Messung saurer Stoffwechselprodukte . . . 115
4.5.6 Diagnostik mit Applied Kinesiology . . . 116
4.6 **Therapie von Säure-Basen-Störungen** . . . 117
4.6.1 Zufuhr von Basenpräparaten . . . 117
4.6.2 Zufuhr von Säurepräparaten . . . 118

4.6.3 Änderung der Ernährung 118
4.6.4 Orthomolekulare Therapie von Säure-Basen-Störungen 119
4.6.5 Strukturelle Korrekturen 121
4.6.6 Emotionalen Stress behandeln 121

4.7 Fallbeispiele 121

4.8 Empfehlung für das praktische Vorgehen 123

4.9 Bezugsquellen, Laboradressen 123

4.10 Übungsfragen zu Kap. 4 123

4.11 Antworten zu Kap. 3.7 123

5 Herd- und Störfeldgeschehen 125

5.1 Grundlagen 125
5.1.1 Definitionen 125
5.1.2 Störfeldwirkungen 125
5.1.3 Erklärungsmodelle für das Störfeldgeschehen 126
5.1.4 Objektive Befunde zum Nachweis von Störfeldwirkungen 127

5.2 Testung lokaler Störungen mit Applied Kinesiology 131
5.2.1 Lokales Geschehen oder Störfeld? 131
5.2.2 Testung häufiger lokaler Störungen im Kopfbereich 132

5.3 Projektionssyndrome 135
5.3.1 Adlersche Reflexzonen: von Kopfherden projizierte Störungen 135
5.3.2 Segmentale Projektionssyndrome von Störfeldern......................... 135
5.3.3 Herde und Störfelder mit segmentübergreifender Fernwirkung, Frage nach dem Primärstörfeld 136

5.4 Messpunkte der Elektroakupunktur nach Voll (EAV) als Diagnosepunkte für Störfeldgeschehen 137

5.5 Störfelder im Zahnbereich 137
5.5.1 Zuordnung von Zähnen zu Körperregionen nach Voll................. 137
5.5.2 Zuordnung von Zähnen zu Körperregionen nach Goodheart............. 137
5.5.3 Grundsätzliches zur Zahnstörfeldwirkung.......................... 138
5.5.4 Verbesserte Diagnostik der intraoralen Störfelder (☞ Abb. 5.20).............. 140
5.5.5 Diagnostik der Fernwirkung von Zahn-Störfeldern 143
5.5.6 Differenzialdiagnostik der Störfelder im Zahn-Kiefer-Bereich 144
5.5.7 Therapie von Zahnstörfeldern und -herden 162

5.6 Periodontopathie.................. 163

5.7 Übungsfragen zu Kap. 5 166

5.8 Antworten zu Kap. 4.10 167

6 Störungen durch Schwermetalle und zahnärztliche Werkstoffe 169

6.1 Grundlagen....................... 169
6.1.1 Definitionen 170

6.2 Symptome bei Allergien auf zahnmedizinische Materialien 170

6.3 Labormedizinische Diagnostik der toxischen Belastung 171
6.3.1 Vollblutanalyse 171
6.3.2 Haarmineralanalyse 171
6.3.3 Eliminationstests.................... 171

6.4 Allergietestung 172

6.5 Testung von Belastungen mit Metallen und dentalen Materialien mit AK 173
6.5.1 Vorgehen bei der Testung von bereits im Mund befindlichen Zahnersatzwerkstoffen 174
6.5.2 Testung der Unverträglichkeit von herausnehmbarem Zahnersatz 175
6.5.3 Materialtest in der Planung von Zahnersatz (noch nicht im Mund) 175
6.5.4 Verträglichkeitstest der fertigen Arbeit ... 176

6.6 Therapie von Schwermetallbelastungen....................... 177
6.6.1 Chelattherapie...................... 177
6.6.2 Mineralstoffe, Spurenelemente......... 179
6.6.3 Antioxidanzien 179
6.6.4 Potenzierte Schadstoffe............... 179
6.6.5 Entfernen der Schwermetalle aus dem Mund, Begleittherapie 179

6.7 Toxikologie der Metalle und Zahnersatzmaterialien 181
6.7.1 Amalgame.......................... 181
6.7.2 Edelmetalllegierungen in der Zahnmedizin 182
6.7.3 Nichtedelmetalllegierungen 183
6.7.4 Aufbrennlegierungen 186
6.7.5 Implantate.......................... 186

6.8 Toxikologie der Metalle im Einzelnen 186
6.8.1 Aluminium 186
6.8.2 Arsen.............................. 187
6.8.3 Blei 187
6.8.4 Kadmium 189
6.8.5 Chrom............................. 189
6.8.6 Gold............................... 190
6.8.7 Kupfer............................. 190
6.8.8 Nickel 191
6.8.9 Palladium 192
6.8.10 Platin.............................. 193
6.8.11 Quecksilber......................... 193
6.8.12 Selen 195
6.8.13 Silber.............................. 196
6.8.14 Thallium 196
6.8.15 Titan 197
6.8.16 Zinn 197

6.9 Dentalzemente.................... 198

6.10 Kompositkunststoffe 198

6.11 Keramik 198

6.12 Schlussbemerkung 199

6.13 Übungsfragen zu Kap. 6 199

6.14 Antworten zu Kap. 5.7 199

7 Gestörte Funktion des Verdauungstrakts 201

7.1 Einführung 201

7.2 Nervale Steuerung des Magen-Darm-Trakts 201

7.2.1 Diagnostik und Therapie autonomer Funktionen des Verdauungstrakts mit Applied Kinesiology (Schmitt, 1999) 202

7.3 Gastrointestinale Hormone und Peptide 205

7.4 Gastrointestinale Motilität 206

7.5 Darmassoziiertes Immunsystem 206

7.6 Assimilationsfunktion der einzelnen Darmabschnitte 206

7.6.1 Speicheldrüsen 207

7.6.2 Magen 207

7.6.3 Pankreas 209

7.6.4 Galle 210

7.6.5 Dünndarm 211

7.6.6 Dickdarm 214

7.7 Physiologie und Pathophysiologie der Intestinalflora 216

7.7.1 Intestinalflora des Säuglings 216

7.7.2 Intestinalflora des Erwachsenen 217

7.7.3 Wechselbeziehungen zwischen Mensch und Intestinalflora 217

7.7.4 Fehlbesiedelung des Dünndarms (Overgrowth-Syndrom) 218

7.7.5 Bakterielle Fehlbesiedelung des Dickdarms 221

7.8 Kandidadysbiose, systemische Kandidose 224

7.9 Parasitosen 233

7.10 Psychoneuroimmunologische Aspekte 235

7.11 Übungsfragen zu Kap. 7 236

7.12 Antworten zu Kap. 6.14 237

8 Allergie, Immunschwäche 239

8.1 Definitionen 239

8.2 Zelluläre Komponenten des Immunsystems 239

8.2.1 Polymorphkernige Leukozyten 239

8.2.2 Makrophagen 239

8.2.3 Lymphozytensubpopulationen 240

8.2.4 Lymphozytenfunktionstests 244

8.3 Lösliche Faktoren, humorale Komponenten 244

8.3.1 Zytokine (Proteinmediatoren) 244

8.3.2 Immunglobuline und ihre Rezeptoren 246

8.4 Paramunität 248

8.5 Typen allergischer Reaktionen 249

8.6 Klassische Allergietestung 250

8.7 Testung mit Applied Kinesiology 251

8.8 Therapie von Allergien 252

8.9 Autoimmunreaktionen 253

8.9.1 Labordiagnostik 254

8.9.2 Screening mit Applied Kinesiology 254

8.9.3 Therapeutische Ansätze 254

8.10 Immunschwäche 254

8.10.1 Labordiagnostik 255

8.10.2 Testung mit Applied Kinesiology 255

8.11 Differenzialtherapie gestörter immunologischer Parameter 255

8.12 Psychoneuroimmunologie 259

8.13 Übungsfragen zu Kap. 8 262

8.14 Antworten zu Kap. 7.11 262

9 Biologische Krebstherapie 265

9.1 Allgemeine Betrachtungen 265

9.1.1 Planung einer komplementären Therapie 265

9.1.2 Zeitpunkt und Führung einer komplementären Therapie 265

9.1.3 Kommunikation mit dem Patienten 266

9.1.4 Allgemeine Vorgehensweise mit Applied Kinesiology 267

9.2 Schulmedizinische Therapie – Aspekte für die Ganzheitstherapie 267

9.2.1 Chemotherapie 267

9.2.2 Strahlentherapie 269

9.2.3 Therapie mit immunkompetenten Zellen und Antikörpern 269

9.3 Allgemeinbehandlung im Rahmen der Ganzheitstherapie 271

9.3.1 Herd- und Störfeldtestung sowie Therapie 271

9.4 Immundiagnostik 279

9.5 Biologische Therapieverfahren 281

9.5.1 Misteltherapie 281

9.5.2 Pilzproteoglukane 283

9.5.3 Thymuspeptide 284

9.5.4 Biological Response Modifiers: Leber-Milz-Peptide 284

9.5.5 Essenzielle Fettsäuren (PUFA) 285

9.5.6 Orthomolekulare Therapie 285

9.5.7 Antikanzerogen wirksame sekundäre Pflanzenstoffe, bioaktive Substanzen 286

9.5.8 Antihomotoxische Tumortherapie 286

9.5.9 Isopathische Therapie nach Enderlein 288

9.5.10 Enzymtherapie 289

9.5.11 Sauerstofftherapien 290

9.5.12 Hyperthermie 291

9.6 Psychoonkologie 292

9.6.1 Grundlagen 292

9.6.2 Visualisierung nach Simonton 293

9.6.3 Wohlgeformte Zielbestimmung 294

9.6.4 Psychological Reversal 295

9.7 Sport, Bewegungstraining und rhythmische Therapien in der Krebstherapie 296

9.8 Übungsfragen zu Kap. 9 297

9.9 Antworten zu Kap. 8.13 297

10 Schmerz und Entzündung, Unverträglichkeitsreaktionen 299

10.1 Definitionen . . . 299

10.2 Ablauf entzündlicher Reaktionen . . . 299

10.3 Freie Radikale . . . 299
10.3.1 Biologische Bedeutung . . . 299
10.3.2 Bildung reaktiver Sauerstoffverbindungen . . . 303
10.3.3 Deaktivierung reaktiver Sauerstoffverbindungen . . . 303
10.3.4 NO˙ (Stickstoffmonoxid) . . . 304
10.3.5 Labordiagnostik oxidativen Stresses . . . 305
10.3.6 Diagnostik mit Applied Kinesiology . . . 307
10.3.7 Therapie: Testung von Antioxidanzien . . . 308

10.4 Tumor-Nekrose-Faktor α (TNF-α) . . . 309
10.4.1 Bildung und biologische Eigenschaften . . 309
10.4.2 Hemmung der Bildung . . . 309
10.4.3 Testung und Therapie mit Applied Kinesiology . . . 310

10.5 Akutphasenproteine . . . 310

10.6 Histamin . . . 311
10.6.1 Physiologie . . . 311
10.6.2 Diagnostik mit Applied Kinesiology . . . 313
10.6.3 Therapie . . . 313

10.7 Bradykinin . . . 314
10.7.1 Physiologie . . . 314
10.7.2 Labordiagnostik . . . 316
10.7.3 Diagnostik mit Applied Kinesiology . . . 316
10.7.4 Therapie . . . 317

10.8 5-Hydroxytryptamin (5-HT, Serotonin) . . . 317
10.8.1 Vorkommen . . . 317
10.8.2 Biosynthese und Abbau . . . 317
10.8.3 Rezeptoren und physiologische Wirkungen . . . 317
10.8.4 Diagnostik mit Applied Kinesiology . . . 320
10.8.5 Labordiagnostik . . . 321
10.8.6 Therapie . . . 321

10.9 Anaphylatoxine . . . 322
10.9.1 Labordiagnostik . . . 322
10.9.2 Diagnostik mit Applied Kinesiology . . . 322
10.9.3 Therapie . . . 322

10.10 Neu generierte Lipidmediatoren . . . 322
10.10.1 Definition . . . 322
10.10.2 Zyklooxygensaseabhänige Metaboliten: Prostaglandine und Thromboxane . . . 322
10.10.3 Lipoxygenaseabhängige Metaboliten: Leukotriene . . . 323
10.10.4 Essenzielle Fettsäuren . . . 323
10.10.5 Membranständigkeit der EFA . . . 323
10.10.6 Cis- und trans-Fette . . . 324
10.10.7 Labordiagnostik . . . 328
10.10.8 Diagnostik mit Applied Kinesiology . . . 328
10.10.9 Therapie . . . 329

10.11 Klinische Anwendung: Unverträglichkeiten, Pseudoallergien . . . 334
10.11.1 Klinische Beispiele . . . 334
10.11.2 Diagnostik von Unverträglichkeiten (außer Applied Kinesiology) . . . 335
10.11.3 Therapie . . . 336

10.12 Übungsfragen zu Kap. 10 . . . 336

10.13 Antworten zu Kap. 9.8 . . . 337

11 Ernährung, Heilfasten, Nahrungsmittelunverträglichkeiten . . . 339

11.1 Nährstoffe und ihre Funktionen . . . 339
11.1.1 Proteine . . . 340
11.1.2 Fette . . . 340
11.1.3 Kohlenhydrate . . . 342
11.1.4 Vitamine . . . 343
11.1.5 Mineralstoffe, Spurenelemente . . . 345
11.1.6 Sekundäre Pflanzenstoffe . . . 349
11.1.7 Ballaststoffe . . . 351

11.2 Nahrungsmittelunverträglichkeiten . 352
11.2.1 Testung mit Applied Kinesiology . . . 352
11.2.2 Therapie von Intoleranzen . . . 353
11.2.3 Spezielle Aspekte der Milch- und Milchproduktunverträglichkeit . . . 355
11.2.4 Spezielle Aspekte der Getreideallergie und -unverträglichkeit . . . 359
11.2.5 Unverträglichkeiten von Zuckern und -ersatzstoffen . . . 360
11.2.6 Übersicht . . . 361

11.3 Blutgruppenspezifität von Nahrungsmittelunverträglichkeiten . . . 362
11.3.1 Beziehungen zwischen Blutgruppen und Ernährung . . . 363
11.3.2 Ernährung nach Blutgruppentypus . . . 363
11.3.3 Resümee . . . 365

11.4 Fasten . . . 365
11.4.1 Mangelernährung – Überernährung . . . 365
11.4.2 Pathophysiologie der Adipositas . . . 366
11.4.3 Der Fasten-Ess-Zyklus . . . 367
11.4.4 Gewichtsreduktionsdiäten . . . 370
11.4.5 Kohlenhydratreduzierte Diäten . . . 372
11.4.6 „Entschlackungsdiäten" . . . 374
11.4.7 Zusammenfassung . . . 376

11.5 Eine Anwendung des Fastenstoffwechsels: Ketogene Diät zur anti-konvulsiven Therapie . . . 377
11.5.1 Geschichte und Wirkung . . . 377
11.5.2 Durchführung . . . 377
11.5.3 Resultate . . . 378

11.6 Übungsfragen zu Kap. 11 . . . 378

11.7 Antworten zu Kap. 10.12 . . . 378

12 Chemisch toxische Substanzen . . . 379

12.1 Allgemeine Vorbemerkungen . . . 379
12.1.1 Labordiagnostik . . . 379
12.1.2 Diagnostik mit Applied Kinesiology . . . 379
12.1.3 Therapie . . . 381

12.2 Organisch chemische Toxine, Pestizide, Herbizide . . . 381
12.2.1 Benzol . . . 381
12.2.2 Chlorierte Kohlenwasserstoffe (CKW) . . . 381
12.2.3 DDT (p,p'-Dichlordifenyltrichlorithan) . . . 382
12.2.4 Dioxine („Agent Orange") . . . 383
12.2.5 Formaldehyd . . . 384
12.2.6 Herbizide . . . 385
12.2.7 Hexachlorbenzol (HCB) . . . 385
12.2.8 Lindan (Gamma-HCH) . . . 386
12.2.9 Nitromoschusverbindungen . . . 386
12.2.10 Organophosphate . . . 387
12.2.11 Paraquat und weitere Pestizide . . . 388

12.2.12 Pentachlorphenol (PCP) . . . 388
12.2.13 Polychlorierte Biphenyle (PCB) . . . 389
12.2.14 Pyrethroide . . . 389
12.2.15 PVC und Phthalate . . . 390
12.2.16 Toluol . . . 392
12.2.17 Xylol . . . 393

12.3 Rauchen und Passivrauchen . . . 393

12.4 Mykotoxine aus Schimmelpilzen . . . 394

12.5 Übungsfragen zu Kap. 12 . . . 395

12.6 Antworten zu Kap. 11.6 . . . 395

13 Chronische Erkrankungen durch Viren und Bakterien . . . 397

13.1 Einführung . . . 397

13.2 Herpesviren . . . 397

13.3 Varicella-Zoster-Virus (VZV) . . . 399

13.4 Epstein-Barr-Virus (EBV) . . . 399

13.5 Zytomegalievirus (CMV) . . . 400

13.6 Coxsackieviren . . . 400

13.7 Chronische Infektionen durch Bakterien . . . 401
13.7.1 Borrelia burgdorferi (Lyme-Borreliose) . . . 401
13.7.2 Chlamydien . . . 402
13.7.3 Tropheryma whipplei: Morbus Whipple . . . 402

13.8 Übungsfragen zu Kap. 13 . . . 403

13.9 Antworten zu Kap. 12.5 . . . 403

14 Multiple chemische Sensitivität (MCS) . . . 405

14.1 Einführung . . . 405

14.2 Definition . . . 406

14.3 Ätiologische Konzepte . . . 407
14.3.1 Endotoxische und exotoxische Belastungen . . . 407
14.3.2 Hormonelle Dysbalancen . . . 407
14.3.3 Genetische und epigenetische Faktoren . . . 407
14.3.4 Überlastung des Immunsystems . . . 407
14.3.5 Mangel an Vitalstoffen . . . 408
14.3.6 Störungen des Systems der Grundregulation nach Pischinger . . . 408
14.3.7 Elektromagnetische Belastungen . . . 408
14.3.8 Psychosomatik . . . 409
14.3.9 Neurogene Entzündung durch Geruchsreize . . . 412

14.4 Diagnostik . . . 412
14.4.1 Anamnese und Symptomenlisten . . . 412
14.4.2 Laborchemische Nachweismöglichkeiten und Analyseverfahren . . . 413
14.4.3 Entgiftungsstoffwechsel . . . 415

14.5 Therapie . . . 420
14.5.1 Reduktion der Gesamtbelastung . . . 421
14.5.2 Verbesserung der Entgiftung . . . 421
14.5.3 Orthomolekulare und sonstige medikamentöse Therapie . . . 422

14.6 Übungsfragen zu Kap. 14 . . . 424

14.7 Antworten zu Kap. 13.8 . . . 424

15 Chronic Fatigue Syndrome (CFS) . . . 425

15.1 Grundlagen . . . 425

15.2 Definitionen, beschreibende Diagnose . . . 426

15.3 Ursachendiagnostik . . . 427
15.3.1 Diagnostik der potenziell auslösenden Faktoren . . . 428
15.3.2 Ausschlussdiagnosen . . . 429
15.3.3 Labordiagnostik . . . 429

15.4 Therapie . . . 430
15.4.1 Allgemeine Maßnahmen . . . 430
15.4.2 Antivirale Therapie . . . 430
15.4.3 Somatotropes Hormon . . . 430
15.4.4 Orthomolekulare Therapie . . . 431
15.4.5 Symptomatische Maßnahmen . . . 434
15.4.6 Traditionelle Chinesische Medizin . . . 434

15.5 Übungsfragen zu Kap. 15 . . . 435

15.6 Antworten zu Kap. 14.6 . . . 435

16 Hormonsystem . . . 437

16.1 Gesamtschau . . . 437
16.1.1 Substanzklassen . . . 437
16.1.2 Hormonbiosynthese . . . 437
16.1.3 Sekretion und Transport . . . 438
16.1.4 Wirkung: Hormonrezeptoren . . . 438
16.1.5 Abbau und Ausscheidung . . . 439
16.1.6 Funktionelle Diagnostik des hormonellen Systems . . . 440

16.2 Epiphyse (Corpus pineale) . . . 443
16.2.1 Anatomie . . . 444
16.2.2 Physiologie . . . 444
16.2.3 Klinische pathologische Störungen der Epiphyse . . . 448
16.2.4 Diagnostik und Therapie mit Applied Kinesiology . . . 449

16.3 Hypothalamus und Hypophyse . . . 451
16.3.1 Anatomie . . . 451
16.3.2 Physiologie . . . 452
16.3.3 Klinik . . . 456
16.3.4 Labordiagnostik . . . 457
16.3.5 Diagnostik und Therapie mit Applied Kinesiology . . . 457

16.4 Schilddrüse . . . 466
16.4.1 Anatomie . . . 466
16.4.2 Physiologie der Schilddrüsenhormone . . . 466
16.4.3 Regulation der Schilddrüsenaktivität . . . 469
16.4.4 Metabolische Wirkungen . . . 469
16.4.5 Hypothyreose . . . 471
16.4.6 Hyperthyreose . . . 473
16.4.7 Labordiagnostik . . . 475
16.4.8 Funktionelle Diagnostik . . . 475
16.4.9 Supplementierung und Substitution . . . 481
16.4.10 Metabolische Sanierung . . . 485

16.5 Nebennieren . . . 485
16.5.1 Anatomie . . . 485
16.5.2 Nebennierenmarkhormone . . . 486
16.5.3 Nebennierenrindenhormone . . . 487
16.5.4 Klinische Pathologie . . . 492
16.5.5 Labordiagnostik . . . 495

16.5.6 Diagnostik und Therapie mit der Applied Kinesiology ... 496

16.6 Weiblicher Zyklus ... 503
16.6.1 Physiologie des Menstruationszyklus ... 503
16.6.2 Physiologie der Ovarialhormone ... 506
16.6.3 Diagnostik und Therapie bei Zyklusstörungen ... 510
16.6.4 Dysmenorrhö ... 515
16.6.5 AK-Diagnostik des prämenstruellen Syndroms ... 516

16.7 Menopausensyndrom ... 517
16.7.1 Symptome ... 517
16.7.2 Hormonelle Charakteristika ... 518
16.7.3 Therapie ... 518
16.7.4 AK-Diagnostik und Therapie bei Menopausensyndrom ... 521

16.8 Osteoporose ... 522
16.8.1 Definition und Epidemiologie ... 522
16.8.2 Knochenstoffwechsel ... 522
16.8.3 Klassifikation der Osteoporose ... 523
16.8.4 Knochendichtemessung und Stadieneinteilung ... 523
16.8.5 Labor ... 524
16.8.6 Prophylaxe und Therapie ... 524
16.8.7 Fazit ... 527

16.9 Androgene ... 527
16.9.1 Anatomie ... 527
16.9.2 Physiologie ... 528
16.9.3 Klinik ... 531
16.9.4 DHEA, Androstendion: androgene Nebennierenrindensteroide ... 531
16.9.5 Laborbestimmungen ... 532
16.9.6 Behandlung der Andropause ... 532
16.9.7 Diagnostik und Therapie mit Applied Kinesiology ... 536

16.10 Infertilität ... 539

16.11 Störungen des Glukosestoffwechsels ... 539
16.11.1 Physiologie der Blutzuckerregulation ... 539
16.11.2 Insulinresistenz ... 541
16.11.3 Hypoglykämie ... 547

16.12 Übungsfragen zu Kap. 16 ... 548

16.13 Antworten zu Kap. 15.5 ... 550

17 Techniken der Applied Kinesiology zur Störfeldtherapie und Desensibilisierung ... 551

17.1 Injury-Recall-Technik zur Störfeldbehandlung ... 551
17.1.1 Einführung ... 551
17.1.2 Benutzung der IRT bei Kopfherden und Kopfstörfeldern ... 551
17.1.3 IRT bei Störfeldern an anderen Körperregionen ... 552
17.1.4 IRT bei Muskeldysfunktionen, die durch Störfelder verursacht werden ... 553
17.1.5 Behandlung immunologischer Effekte von Störfeldern (Immune Circuits), B&E-Punkte ... 554

17.2 Desensibilisierungstechniken ... 557
17.2.1 B&E + NL-Reflexpunkte: Setpoint-Technik zur Behandlung allergischer und pseudoallergischer Reaktionen (☞ Abb. 17.8) ... 557
17.2.2 B&E-Punkte, NL-Reflexpunkte, Setpoints und IRT-Challenge (☞ Abb. 17.9) ... 558
17.2.3 B&E-Punkte und NL-Reflexpunkte und EID („eyes into distortion") ... 561
17.2.4 B&E-Punkte und NL-Reflexpunkte und BID (Duraspannung) ... 561

17.3 Oszillationsakupunktur ... 563

17.4 Zusammenfassung ... 563

17.5 Antworten zu Kap. 16.12 ... 564

17.6 Antworten zu Kap. 18.6 ... 565

18 Orthomolekulare Substanzen und Konzepte ... 567

18.1 Grundlagen ... 567

18.2 Vitamine ... 570
18.2.1 Vitamin A (cis-trans-Retinol) und Betakarotin ... 570
18.2.2 Vitamin B_1 (Thiamin, Thiaminpyrophosphat) ... 572
18.2.3 Vitamin B_2 (Riboflavin) ... 573
18.2.4 Vitamin B_3 (Niacin) ... 574
18.2.5 Vitamin B_5 (Pantothensäure) ... 576
18.2.6 Vitamin B_6 (Pyridoxin) ... 577
18.2.7 Vitamin B_9 (Folsäure) ... 579
18.2.8 Vitamin B_{12} (Cobalamin) ... 580
18.2.9 Vitamin C (Ascorbinsäure) ... 582
18.2.10 Vitamin D ... 586
18.2.11 Vitamin E ... 587
18.2.12 Vitamin F (essenzielle Fettsäuren, PUFA) ... 590

18.3 Mineralstoffe und Spurenelemente ... 590
18.3.1 Kalzium ... 590
18.3.2 Kupfer ... 595
18.3.3 Magnesium ... 597
18.3.4 Mangan ... 599
18.3.5 Molybdän ... 600
18.3.6 Phosphor ... 601
18.3.7 Selen ... 603
18.3.8 Vanadium ... 605
18.3.9 Zink ... 606

18.4 Aminosäuren und andere Substanzen ... 609
18.4.1 L-Karnitin ... 609
18.4.2 Coenzym Q_{10} (Ubichinon) ... 609
18.4.3 Cystein ... 609
18.4.4 N-Acetylcystein ... 609
18.4.5 Glutathion (GSH) ... 610
18.4.6 Kreatin ... 610
18.4.7 L-Methionin ... 611
18.4.8 Taurin ... 612
18.4.9 L-Tryptophan ... 612

18.5 Orthomolekulare Konzepte bei speziellen Krankheitsbildern ... 612
18.5.1 Akne ... 613
18.5.2 Arthritis/Arhrose ... 613
18.5.3 Asthma ... 613
18.5.4 Atherosklerose ... 614
18.5.5 Bluthochdruck ... 614

18.5.6 Colitis ulcerosa und M. Crohn 614
18.5.7 Ekzeme 614
18.5.8 Gicht 614
18.5.9 Haarausfall: Alopecia areata und diffusa . . 615
18.5.10 Herzbeschwerden, funktionelle 615
18.5.11 Hypercholesterinämie 615
18.5.12 Infekte 615
18.5.13 Migräne 616
18.5.14 Multiple Sklerose 616
18.5.15 Psoriasis 616
18.5.16 Psychiatrische Erkrankungen 616
18.5.17 Urtikaria 617

18.6 Übungsfragen zu Kap. 18 617

Abkürzungsverzeichnis 619

Literaturverzeichnis 623

Ausbildungsadressen 654

Register 655

1 Einführung in die Thematik, Checkliste der Symptome

H. Garten

An den Anfang dieses Buches möchten wir eine Symptomen-Checkliste stellen. Sie soll Ihnen dabei helfen, sich zu den Gesundheits-Störungen, die in den einzelnen Kapiteln abgehandelt werden, wichtige anamnestische Parameter in Erinnerung zu rufen. Sie ist hingegen nicht dazu gedacht – wie viele andere derartige Checklisten – dem Patienten eine Anzahl Punkte zuzuteilen, um eine Diagnose zu stellen, wie dies bei Krankheitsbildern wie Chronic-fatigue-Syndrome und Fibromyalgie geschieht. Eine derartige Summation von Symptom-Punkten dient ja in der universitären Medizin zu nichts anderem als die Unspezifität der Symptome, die bei vielen in diesem Buch beschriebenen Gesundheitsstörungen auftreten, spezifischer zu machen. Das funktionelle neuromuskuläre Assessment der Professional Applied Kinesiology sollte es ermöglichen, mit sicheren Mitteln Spezifität zu erzielen. Dies soll Ihnen in diesem Buch vermittelt werden.
Eine weitere Eingrenzung einzelner Krankheitsbilder wird natürlich, wenn möglich, durch labortechnische Methoden erfolgen. Diese lassen es aber in aller Regel nicht zu, funktionelle Zusammenhänge herzustellen: In wie weit ist beispielsweise eine hormonelle Dysregulation durch Unverträglichkeitsreaktionen (mit)bedingt? Ist die Insulinresistenz eines Patienten Folge seiner Dysbiose und führt diese letztlich ursächlich mit zu seinen Gewichtsproblemen? Für die Beantwortung dieser Fragen sind die Techniken der Applied Kinesiology unschätzbar wertvoll, daher werden Ihnen diese im nächsten Kapitel in den Grundlagen dargestellt.

1.1 Anamnestische Faktoren

Gehen Sie diese Symptomenliste mit Ihrem Patienten durch, um ein Gesamtbild seiner Gesundheitsstörungen zu erhalten. Oder benutzen Sie sie, um bei anamnestischem Verdacht auf eine spezifische Störung diesen mit gezielten Fragen weiter zu erhärten. Die Liste erhebt keinen Anspruch auf Vollständigkeit, Einzelheiten finden Sie in den aufgeführten Kapiteln.

Säure-Basen-Haushalt (☞ Kap. 4)

- Ekzeme und andere entzündliche Hauterkrankungen
- Muskel- und Gelenkschmerzen
- Kopfschmerzen
- Afterjucken, -brennen
- Sodbrennen
- Zungenbrennen
- Globusgefühl.

Störfeld- und Herderkrankungen (☞ Kap. 5)

Jede Gesundheitsstörung kann Herd- und Störfeld-bedingt sein!
- Therapien, die wohl gewählt und getestet sind, sprechen nicht wie erwartet an
- Chronisch (rezidivierende) Schmerzzustände
- Infektanfälligkeit
- Chronische Erschöpfung
- Wurzelbehandelte Zähne
- Zahnextraktionen
- Chronische Zahnbeschwerden
- Tonsillektomie, häufige Tonsillitiden
- Chronische Mittelohrerkrankungen, auch in der Kindheit
- Chronische Nebenhöhlenbeschwerden
- Fehlgeburten
- Gallenblasenbeschwerden/-steine
- Andere Operationsnarben, Sekundärheilungen
- Verletzungen, evtl. mit langwierigem Heilungsprozess.

Störungen durch Schwermetalle und andere zahnärztliche Werkstoffe (☞ Kap. 6)

- Wie viele Amalgamfüllungen?
- Wann ist Amalgam entfernt worden, ist eine Ausschwemmbehandlung durchgeführt worden?
- Welches andere Zahnersatzmaterial ist vorhanden?
- Metallischer Mundgeschmack
- Zungenbrennen
- Gesundheitsstörungen, die in zeitlichem Zusammenhang mit der Einbringung des Materials in den Mund stehen:
  - Hauterkrankungen
  - Infektanfälligkeit
  - Immunstörungen: Allergien, Autoimmunreaktionen
  - Verdauungsstörungen
  - Chronischer Kandidabefall
  - Gelenk- und Muskelschmerzen
  - Depressionen
  - Reizbarkeit.

Gestörte Funktion des Verdauungstraktes (☞ Kap. 7)

Magen (☞ Kap. 7.6.2)

Hypazidität
- Zungenbrennen
- Reflux, besser durch Antazida

- Globusgefühl
- Reizhusten
- Blähungen direkt nach einer Mahlzeit
- Blähungen: geruchlos oder stinkend
- Mundgeruch
- Völlegefühl
- Stuhlgang nicht regelmäßig einmal täglich
- Konsistenz zu weich, schmierig, flüssig, oder zu hart
- Farbe zu gelblich
- Bauchkrämpfe im Oberbauch, eher schlechter durch Essen
- Unverdaute Nahrungsreste im Stuhl
- Schlechte Verdauung von Eiweiß
- Eisenmangel
- Kalziummangel
- Anämie.

Hyperazidität
- Zungenbrennen
- Globusgefühl
- Reizhusten
- Mundgeruch
- Hungergefühl ca. 2 Std. nach Mahlzeiten
- Stuhlgang eher mehr als einmal täglich
- Konsistenz zu weich oder zu hart
- Farbe dunkel bis schwarz
- Bauchkrämpfe im Oberbauch, besser durch Essen
- Unverträglichkeit von scharfen Gewürzen, Kaffee, Alkohol, Zitrusfrüchten, Vitamin C
- Besserung durch Antazida.

Pankreas (☞ Kap. 7.6.3)

- Unverdaute Nahrungsreste im Stuhl
- Konsistenz zu weich, schmierig, voluminös
- Verdauungsstörungen
- Blähungen mit oder ohne Geruch, ca. 2–4 Std. nach den Mahlzeiten
- Faulig riechende Stühle
- Oberbauchschmerzen
- Nahrungsmittelunverträglichkeiten
- Immunstörungen: Allergien, Autoimmunreaktionen.

Galle (Insuffizienz oder Stase, ☞ Kap. 7.6.4)

- Stuhl zu hell oder zu dunkel
- Fettunverträglichkeit
- Andere Nahrungsmittelunverträglichkeiten
- Anamnestisch Gallensteine, auch in der Familie; Gallenblasenentzündungen
- Bitterer Mundgeschmack
- Blähungen mehrere Stunden nach den Mahlzeiten
- Breiige, voluminöse Stühle
- Sklerenikterus
- Fahle, matte Haut.

Leber (☞ Kap. 14.4.3)

- Chronische Erschöpfung
- Muskelschmerzen
- Kopfschmerzen
- Geruchsüberempfindlichkeit
- Nahrungsmittelunverträglichkeiten
- Alkoholunverträglichkeit
- Allergiesyndrom
- Juckreiz
- Patient wacht morgens müder auf, als er abends ins Bett geht (s. o.)
- Hormonelle Regulationsstörungen
- Depressionen.

Dünndarm (☞ Kap. 7.6.5)

☞ Pankreas, Galle
- Zunge vermehrt belegt
- Patient wacht morgens müder auf, als er abends ins Bett geht: Schlaf ist nicht erholsam.

Dickdarm (☞ Kap. 7.6.6, 7.7.5)

- Stuhlkonsistenz zu weich, wässrig, zu trocken
- Stuhlfrequenz mehr oder weniger als 1-mal täglich
- Blähungen mit oder ohne Geruch, ca. 5 Std. nach den Mahlzeiten
- Schmerzen im rechten oder linken Unterbauch
- „Irritable bowel Syndrome"
- Nahrungsmittelunverträglichkeiten
- Stuhl schleimig, blutig
- Afterjucken
- Zungenbelag vermehrt
- Immunstörungen: Allergien, Autoimmunreaktionen
- Patient wacht morgens müder auf, als er abends ins Bett geht (s. o.)
- Prämenstruelles Syndrom
- Dysmenorrhö
- Laxanziengebrauch oder -missbrauch.

Kandidosen (☞ Kap. 7.8)

- Blähungen, die nicht stinken
- Zuckersucht
- „Benebeltsein" nach kohlenhydratreichen Mahlzeiten
- Kopfschmerzen
- Nebenhöhlenbeschwerden
- Gliederschmerzen
- Wiederholter Pilzbefall der Genitalien
- Antibiotikabehandlungen in der näheren Vergangenheit.

Parasitosen (☞ Kap. 7.9)

- Blähungen, mehr oder weniger riechend
- Nahrungsmittelunverträglichkeiten
- Schleimiger, blutiger Stuhl
- Immunstörungen
- Kopfschmerzen
- Gliederschmerzen.

Allergie, Immunschwäche, Unverträglichkeitsreaktionen (☞ Kap. 8, 9)

- Hautreaktionen
- Reaktionen der Atemwege
- Schmerzen des Bewegungssystems

- Kopfschmerzen
- Engpasssyndrome (Karpaltunnel)
- Erschöpfung
- Müdigkeit nach Mahlzeiten
- Prämenstruelles Syndrom
- Dysmenorrhö
- Gewichtsprobleme
- Hormonelle Störungen.

Chemisch toxische Belastungen, multiple chemische Sensitivität, Entgiftungsfunktion der Leber (☞ Kap. 12, 14)

- Reaktionen der Atemwege durch „Trigger"
- Reaktionen der Augen
- Reaktionen der Mundschleimhäute
- Chronische Erschöpfung
- Muskelschmerzen
- Kopfschmerzen
- Geruchsüberempfindlichkeit
- Nahrungsmittelunverträglichkeiten
- Alkoholunverträglichkeit
- Allergiesyndrom
- Juckreiz
- Pstient wacht morgens müder auf, als er abends ins Bett geht (s. o.)
- Hormonelle Regulationsstörungen
- Depressionen.

Chronische Virusinfektionen, chronisches Müdigkeitssyndrom (☞ Kap. 13, 15)

- Chronische Erschöpfung
- Lymphknotenschwellungen
- Infektanfälligkeit
- Muskelschmerzen
- Kopfschmerzen
- Hormonelle Regulationsstörungen
- Depressionen.

Störungen der Epiphysen (Corpus pineale, ☞ Kap. 16.2)

- Störungen des Schlaf-Wach-Rhythmus
- Störungen des Menstruationszyklus
- Störungen der Sexualentwicklung.

Störungen des Hypothalamus (☞ Kap. 16.3)

- Störungen der Temperaturregulation
- Chronisch subfebrile Temperaturen
- Störungen des Wasserhaushalts
- Störungen des Essverhaltens
- Störungen der hormonellen Regulation.

Störungen der Hypophyse (☞ Kap. 16.4)

- Hypo- und Amenorrhö
- Störungen von Libido und Potenz
- Nebennierenunter- und -überfunktion
- Schilddrüsenunter- und -überfunktion
- Prolaktinstörungen: Störungen der Brustdrüsenfunktion, Amenorrhö
- Störungen der Wasserretention
- Minderwuchs, Akromegalie.

Störungen der Schilddrüse (☞ Kap. 16.5)

Unterfunktion

- Müdigkeit, Erschöpfung
- Kalte Hände und Füße
- Erhöhtes Schlafbedürfnis
- Schnelle Gewichtszunahme
- Kachexie
- Obstipation
- Ödeme
- Karpaltunnelsyndrom
- Verlust der lateralen Augenbrauen
- Haarverlust auf Schädel, Genitalien
- Trockene Haut
- Depression
- Verminderter Antrieb
- Kopfschmerz morgens.

Überfunktion

- Palpitationen, erhöhter Ruhepuls
- Schlafstörungen
- Unruhegefühl
- Nervosität
- Emotionale Instabilität, weint leicht und ohne Grund
- Nachtschweiß
- Untergewicht.

Störungen der Nebenniere (☞ Kap. 16.6)

Unterfunktion

- Startschwierigkeiten morgens
- Erschöpfung, besonders nachmittags
- orthostatische Probleme
- Kopfschmerzen nachmittags und bei Anstrengung
- Lust auf salzige Speisen
- Hypoglykämiesymptome
- Menopausensymptome
- Durchschlafstörungen.

Überfunktion

- Einschlafstörungen
- Schweißneigung
- Kreuzschmerzen.

Störungen der Ovarien (☞ Kap. 16.7)

Menstruationsalter

- Wechselnde Zykluslänge
- Verlängerter Zyklus
- Verkürzter Zyklus
- Menstruation verlängert

- Menstruation verkürzt
- Menstruation gering
- Menstruation vermehrt
- Menstruation klumpig
- Amenorrhö
- Dysmenorrhö
- Prämenstruelles Syndrom; Brustspannung, Reizbarkeit, Ödeme, Blähungen
- Gesichtshaare, Körperhaare vermehrt
- Libido
- Schleimhautfeuchte.

Menopause (☞ Kap. 16.8)

- In welchem Alter eingetreten?
- Hitzewallungen
- Störungen der Libido
- Depression
- Kopfschmerzen
- Emotionale Instabilität
- Schleimhauttrockenheit, -brüchigkeit
- Vaginaljucken
- Vermehrte Gesichtshaare.

Störungen der männlichen Gonaden, Andropause (☞ Kap. 16.9)

- Libidoreduktion
- Spontane Erektionen morgens nehmen ab
- Stärke der Erektion reduziert
- Erhaltung der Erektion reduziert
- Gewichtszunahme, besonders um die Hüfte
- Mentale Schwäche
- Muskelschwäche und verlängerte Erholungszeit
- Konzentrationsschwäche
- Schweißneigung, Hitzewallungen
- Bindegewebsschwäche.

Blutzucker-Regulationsstörungen

Insulinresistenz (☞ Kap. 16.10.2)

- Erschöpflichkeit, Müdigkeit nach Mahlzeiten, besonders nach Kohlenhydraten
- Zuckersucht
- Schwierigkeiten, abzunehmen
- Ständiges Hungergefühl
- Muskelschmerzen
- Entzündliche Hauterkrankungen
- Stammfettsucht
- Erhöhte Nüchterglukosewerte
- Erhöhte postprandiale Glukosewerte
- Erhöhte Triglyzeride
- Erhöhte Cholesterinwerte bei erniedrigten HDL-Cholesterin-Werten
- Erhöhte Harnsäure.

Chronische Hypoglykämie (☞ Kap. 16.10.3)

- Kopfschmerzen
- Nervosität
- Reizbarkeit
- Erschöpfung
- Müdigkeit
- Depression
- Schwindel
- Zittrigkeit
- Vergesslichkeit
- Schlafstörungen
- Herzklopfen
- Hinfälligkeitsgefühl.

1.2 Multidisziplinarität der Diagnostik und Therapie

Um Ihnen die Möglichkeiten aufzuzeigen, welche die in diesem Buch dargestellte Methodik in sich birgt, sei hier ein Beispiel vorangestellt, dessen Dokumentation der betroffene Patient selbst unaufgefordert durchgeführt hat. Der Fall und die Symptomatologie sind alles andere als „exotisch", obwohl die akribische Aufzeichnung seitens des Patienten eher unüblich ist (sie ist hier authentisch wiedergegeben). Sie werden den Patienten und seine Geschichte sofort wieder erkennen; er hätte in einer allgemeinmedizinischen Praxis genauso wie in einer orthopädisch/rheumatologischen, einer neurologischen oder einer zahnmedizinischen vorstellig werden können und soll als Illustration dafür dienen, dass die beschriebene Thematik für so gut wie alle medizinischen Sparten relevante Aspekte hat.

> Fallbeispiel
> Es handelt sich um einen 48-jährigen Patienten, der Schmerzen im Schulter-, Nacken- und Lendenbereich, Erschöpfung, Kopfschmerzen, Kiefergelenksbeschwerden, Schwindelgefühl, Verdauungsstörungen und Bluthochdruck beklagt. Alle seine Symptome hat er jedoch akribisch in der folgenden Tabelle aufgeführt und die Veränderungen notiert, die sich durch vier Wochen Anti-Kandida-Behandlung mit Nystatin und kohlenhydratarmer Diät ergeben haben.
> Therapiebeginn am 25.01.2002
> Ergänzend sei noch erwähnt, dass der Patient vor zehn Jahren seine Zähne abgeschliffen bekam, da der behandelnde Zahnarzt der Meinung war, dass die Zähne des Patienten (die eigenen, nicht zahnärztlich veränderten) zu hoch seien. Die Kriterien hierfür ließen sich nicht wirklich nachvollziehen. Ihm wurde im Laufe der Behandlung eine neue Aufbissschiene, welche auf den Unterkieferzähnen getragen wurde, angepasst, was zu einer weiteren Besserung von Symptomen im Bewegungssystem führte. Er konnte sich allerdings nicht dazu durchringen, die Zähne dauerhaft und definitiv erneut verändern zu lassen.

Vor der Therapie		Vier Wochen nach Therapiebeginn
Symptome, die schon seit der Jugend auftraten, sich aber in den letzten Jahren massiv verschlimmert haben (Linderung kann durch Meditation nur kurzzeitig „erzwungen" werden)	Muskelverspannungen am ganzen Körper, besonders an Gesicht, Nacken, Schulter, Brust- und Lendenwirbelbereich	Phänomenale Besserung: Bereits drei Tage nach Therapiebeginn trat eine nie gekannte Muskelentspannung am ganzen Körper ein, vor allem im Gesicht, dem Nacken und den Schultern. Der Entspannungsgrad kann durch Gymnastik erhalten bzw. gesteigert werden (morgens und abends 10–20 min.).
	Praktisch täglich Kopfschmerzen, zeitweise Migräne (Schwindel, Übelkeit) Stärkeres Abknicken des Kopfes nach hinten erzeugt ein minutenlanges Schwindelgefühl.	Keine Beschwerden mehr (mit zwei Ausnahmen von je einigen Stunden)
	Starke Augenschmerzen Geradeausschauen ist mühsam Es existiert ein Zwang, die Augen zu schließen Den Augapfel nach oben zu drehen, erhöht den Schmerz Helles Licht erhöht den Schmerz, z. B. Strand, Wasserflächen, Schnee, usw.	Fast keine Beschwerden mehr (mit zwei Ausnahmen von einigen Stunden)
	Die Nase läuft ständig das ganze Jahr.	Keine Besserung
	Magenschmerzen	Keine Beschwerden mehr seit Tablettenkur mit Klacid, Metronidazol AZU und Omeprazol 20 durch den Hausarzt vor sechs Monaten
	Häufiges Wasserlassen, ein- bis zweimal pro Stunde Farbloser Urin Blase entleert sich nicht vollständig (Vermutung)	Deutliche Besserung
	Sport und jede andere körperliche Belastung führt zu Muskel und Gelenkschmerzen Unwillen, Sport zu treiben, da sinnlos; trotzdem wurde aus rationalen Gründen mehr oder weniger Sport betrieben	Umkehrung: Längeres Gehen und Gymnastik lockert die Muskulatur und reduziert Schmerzen. Bereitschaft, gerne Sport zu treiben, könnte zunehmen
Symptome, die erst in den letzten Jahren zusätzlich auftraten	Maximale, tägliche Aktivitätsphase bzw. Tagesleistung liegt bei knapp 8 Stunden.	Deutliche Besserung, jetzt 10–12 Std.
	Melancholische Grundstimmung Angst vor Depressionen	Besserung
	Blutdruck zu hoch (unterer Wert 100–110, z. T. trotz Betablocker!)	Deutliche Besserung (unterer Wert 85–95, ohne Betablocker!)
	Die Muskelverspannungen sind nach dem Schlafen stärker als vor dem Schlafen, Schlaf bringt keine Erholung.	Besserung
	Längeres Stehen, langsames Gehen und Laufen erhöht den Schmerz im Lendenwirbelbereich und bleibt hartnäckig längere Zeit bestehen. Zweimal Hexenschuss in den letzten drei Jahren, kein Bandscheibenproblem	Die Beschwerden entstehen zwar nach wie vor, aber nach einigen Stunden klingen die Schmerzen mehr oder weniger wieder ab.
	Viele Muskeln sind druckempfindlich, z. B. Waden, Oberschenkelinnenseite, Bauchdecke.	Deutliche Besserung
	Es ist mühsam, den Kopf ruhig zu halten, er muss entweder immer bewegt oder angelehnt werden.	Besserung
	Die Drehung des Kopfes ist häufig eingeschränkt und z. T. schmerzhaft.	Keine Besserung
	Starke Schmerzen im Kiefergelenk. Kiefer kann zeitweise nicht mehr vollständig geschlossen werden. Besserung durch Aufbissschiene (nachts) vom Zahnarzt seit ca. zehn Jahren	Besserung, zeitweise erheblich Aufbissschiene immer noch hilfreich
	Schmerzen in der Zunge Die Zunge wird ständig, vor allem beim Schlafen, an den Oberkiefer und an die Vorderzähne gepresst.	Leichte Besserung

(Fortsetzung) ▶

Vor der Therapie		Vier Wochen nach Therapiebeginn
Symptome, die erst in den letzten Jahren zusätzlich auftraten (Fortsetzung)	Die Sehkraft lässt überraschend schnell nach (Altersweitsichtigkeit).	Subjektiv leichte Besserung, objektiv keine Besserung lt. Routine-Untersuchung durch den Augenarzt am 14.02.2002
	Tinnitus an beiden Ohren Die Tonfrequenz und die Lautstärke kann durch Kopfbewegungen und vor allem durch Kieferbewegungen beeinflusst werden. Lt. Untersuchung im Klinikum Großhadern ist der Tinnitus muskulär oder psychisch bedingt, d. h. physische Ursachen wie Ohrenschäden, Halswirbelschäden, Stoffwechselprobleme, Blutdruck, Krebs, usw. scheiden aus. Die Therapie – zunächst Infusionen stationär, danach Tabletten – war wirkungslos.	Keine Besserung
	Zwang, alle fünf Minuten eine Kleinigkeit essen zu müssen, vor allem Süßigkeiten	Kein Esszwang mehr, keine „Sucht" nach Süßigkeiten
	Sättigung nur vage bestimmbar	Deutliches Sättigungsgefühl
	Gewichtszunahme, jährlich ca. 2 kg auf 89 kg	Gewichtsabnahme, ca. 5 kg auf 83 kg
	Blähungen, aufgeblähter Bauch	Deutliche Besserung: zunächst praktisch keine Blähungen mehr, in den letzten Tagen vereinzelt wieder stärkere Blähungen Druck im Bauch stark reduziert
	Darmschmerzen Druck auf die Bauchdecke erhöht den Schmerz im Darm	Deutliche Besserung Aber immer noch Schmerzen im Darm bei Druck auf die Bauchdecke
	Starke Schmerzen/Brennen am Schließmuskel	Keine Beschwerden mehr
	Überfallartiger Stuhlgang, weicher Stuhl	Keine Beschwerden mehr
	Juckende Haut an Schienbein und Fußknöchel	Leichte Besserung
	Fußpilz	Leichte Besserung

2 Einführung in die Methodik der Applied Kinesiology

H. Garten

Dieses Kapitel können Sie, wenn Sie die Grundlagen der Applied Kinesiology bereits mit dem Buch H. GARTEN: Applied Kinesiology, Muskuläre Funktion, Dysfunktion und Therapie (Urban & Fischer, München, 2004) erworben haben, überspringen. Haben Sie irgendwo anders als bei einem Diplomate des International College of Applied Kinesiology das Grundhandwerkszeug erworben, so empfehlen wir Ihnen, dieses Kapitel inklusive der Muskeltests dennoch durchzuarbeiten. Das könnte Ihnen das Verständnis der Denk- und Ausdruckweise in den folgenden Kapiteln erleichtern. Ab Kapitel 3 wird Ihnen die praktische Vorgehensweise auf den in Kapitel 2 erarbeiteten Grundlagen dargelegt.

2.1 Definition

Applied Kinesiology (Professional Applied Kinesiology, PAK®) ist ein System Funktionellen Neuromuskulären Assessments®, mit welchem durch manuelle Testung einzelner Muskeln und deren Reaktionsänderung durch diagnostische Provokationen und therapeutische Maßnahmen funktionelle Zusammenhänge von Störungen aufgeklärt und diese beseitigt werden können.

Applied Kinesiology vereinigt Elemente der komplementären Medizin wie Manualtherapie, Akupunktur, Ernährungstherapie und viele andere (s. u.) und setzt sie in Bezug zu etablierten medizinischen Konzepten von Neurologie, Biochemie und Physiologie. Daraus entsteht ein einheitliches System Funktionellen Neuromuskulären Assessments®, welches auf bekannten neuroanatomischen und -physiologischen Erkenntnissen basiert und die Anwendung komplementärer medizinischer Werkzeuge als eine Einheit ermöglicht.
Der funktionellen Untersuchung der Applied Kinesiology wird natürlich eine sorgfältige Anamnese vorangestellt. Eine möglichst detaillierte körperliche Untersuchung, Laboruntersuchung, wenn nötig Röntgen und andere bildgebende Verfahren, mit denen Pathologien ausgeschlossen werden können, sichern, soweit dies möglich ist, die gefundenen Ergebnisse. Applied Kinesiology ist eine ausschließlich an Angehörige medizinischer Berufe weitergegebene Diagnose- und Therapierichtung, deren seriöse und verantwortungsvolle Anwendung solide medizinische Kenntnisse erfordert.
Das System der Applied Kinesiology sieht eine Gesundheitsstörung als einen Prozess an, nicht als einen Zustand, der mit einem Diagnosebegriff beschreibbar ist: Die Diagnose „Kopfschmerz“, selbst wenn sie differenziert wird in „Spannungskopfschmerz“, „vertebragener Kopfschmerz“, „Migräne“ etc., beschreibt einen Zustand. Die Ursache kann eine Kiefergelenksstörung, eine Nahrungsmittelunverträglichkeit, eine chemisch toxische Belastung, eine Herd- oder Störfelderkrankung oder eine Fusionsstörung der Augen sein (u.a.m.). Die eigentliche ursächliche Störung muss gefunden und der Prozess der Symptombildung (Kopfschmerz) erfasst und korrigiert werden.
Dabei gehen die Anwender der Applied Kinesiology von der Prämisse aus, dass die Selbstheilungskräfte des Körpers gefördert werden müssen, indem Blockaden der Regulation und Mangelzustände beseitigt werden:
„The body heals itself“ (SCHMITT, 1996), und GOODHEART (You'll be better, 1988): „Der Körper heilt sich selbst in sicherer, vernünftiger, nachvollziehbarer, beobachtbarer und vorhersehbarer Art und Weise. Der Innere Arzt kann von außen angesprochen werden.“

Einige Beispiele der Anwendung

Per diagnostischer Provokation können Sie mit bestimmten Screening-Substanzen feststellen, ob ein Schmerzsyndrom (Kopfschmerzen, Lumbalgien, Muskelschmerzen oder jede andere Art von Schmerz) eine chemische (Mit)ursache hat im Sinne von endotoxischen (Unverträglichkeitsreaktionen, Dysbiosefolgen) oder exotoxischen Einflüssen (Herbizide, Pestizide, Schwermetalle). Mithilfe einer diagnostischen Provokation kann festgestellt werden, welches Nahrungsmittel unverträglich ist und mit welcher Substanz der Körper belastet ist (☞ Kap. 7-13). Es kann festgestellt werden, ob chronische Lumbalbeschwerden durch einen Fehlbiss verursacht werden und wie genau die Aufbissschiene aussehen muss, die dies korrigiert.
Es kann diagnostiziert werden, ob chronische Nackenbeschwerden durch eine Sprunggelenksdistorsion verursacht werden, die zu einer Fußwurzelfunktionsstörung geführt hat und zu einer aufsteigenden Läsionskette mit einer Fixation des zervikothorakalen Übergangs.
Mit dem Funktionellen Neuromuskulären Assessment® der Applied Kinesiology kann schließlich eine sichere Aussage gemacht werden, ob eine emotionale Stresssituation determinierend ist für eine vorliegende Gesundheitsstörung.

International College of Applied Kinesiology (ICAK)

ICAK wurde 1974 als interdisziplinäre Organisation mit den Hauptzielen gegründet, die weitere Forschung in AK voranzutreiben und verschiedenste Berufsgruppen mit den diagnostischen und therapeutischen Möglichkeiten vertraut zu machen. Voraussetzung für die Mit-

gliedschaft ist ein staatlich anerkannter Abschluss in einem medizinischen Heilberuf.
ICAK regelt die Ausbildung in Applied Kinesiology durch Diplomates des International Board of Applied Kinesiology (DIBAK) und bemüht sich um eine ständige Aktualisierung der standardisierten Ausbildungsinhalte, um eine Reproduzierbarkeit der Methode zu gewährleisten.

2.2 „Triad of Health"

AK ist ein wirklich holistisches Diagnose- und Therapiesystem, für welches das Modell der „Triad of Health" von Palmer (1910) übernommen wurde. Die Basis dieses Dreiecks stellt entsprechend dem Ursprung der Methode die Struktur dar, d.h. das muskuloskelettale System. Die zweite Seite repräsentiert die Chemie, d.h. alle metabolischen Vorgänge der Ernährung, Verstoffwechselung der Nahrung und Ausscheidung der Abbauprodukte, und schließlich die dritte Seite die emotionale Gesundheit. Alle drei Seiten müssen gleich sein, damit der Schwerpunkt des Dreiecks dem Mittelpunkt entspricht, was einen balancierten Gesundheitszustand symbolisiert. Wird die eine oder andere Seite des Dreiecks defizient oder übermächtig, so kommt es zur Dysbalance und damit Gesundheitsstörung. Beispiele:

- Eine Kiefergelenksstörung oder eine Beckenverwringung kann der Hauptstressor bei einer Gesundheitsstörung sein: strukturelle Dysbalance.
- Das myoarthropathische Schmerzsyndrom führt evtl. zu Schlafstörungen und depressiven Zuständen: die emotionale Seite wird beeinflusst.
- Eine hypererge Darmschleimhautreaktion auf viele Nahrungsmittel kann zu Resorptionsstörungen und Nährstoffmangel führen. Der Hauptstressor ist hier ein metabolischer („chemischer"), und der wird dann auch die Struktur (Gewichtsverlust, Gelenk- und Bandinstabilität) sekundär beeinflussen.
- Eine reaktive Depression in einer Krisensituation führt zu Schlafstörungen, Ermüdung, Verdauungsstörungen und schließlich muskulären Spannungszuständen: Die emotionale Situation beeinflusst Chemie und Struktur.

Lesen Sie zu diesem Thema auch das Beispiel zu Beginn des Kap. 3.2.

2.3 Multidisziplinarität

Applied Kinesiology wird zum Bindeglied der unterschiedlichen Disziplinen, die mit den verschiedenen Seiten der Triade arbeiten:

- Manualtherapeuten (Orthopäden, Chiropraktiker, Osteopathen, Krankengymnasten, Physiotherapeuten), Zahnärzte und Kieferorthopäden behandeln das Bewegungssystem
- Internisten, Ernährungsberater, Allergologen, klinische Ökologen, Immunologen die metabolische Seite
- Psychotherapeuten, Berater und Psychologen die emotionale Seite.

Dieses Buch behandelt in aller Ausführlichkeit die Störungen der chemischen Seite. Sind Sie hauptsächlich in diesem Bereich tätig, so vergessen Sie bitte nicht, dass innere Organe durch Funktionsstörungen des Bewegungssystems negativ beeinflusst werden können. Ihre metabolischen Funktionen können andererseits durch manuelle bzw. reflextherapeutische Maßnahmen gefördert werden. Sind Sie hauptsächlich am Bewegungssystem tätig, dann finden Sie in diesem Buch die „chemischen Gründe" für die chronischen Störungen und Schmerzen Ihrer Patienten.

2.4 Die Werkzeuge der Applied Kinesiology

Die praktische Grundlage der Methode ist die manuelle Untersuchung der Muskelfunktion, der manuelle Muskeltest. Durch sensorische Provokationen (Challenges), deren Auswirkungen durch zentrale und periphere neurale Mechanismen, sowie postulierte nicht nervale, kybernetische Informationssysteme vermittelt werden,

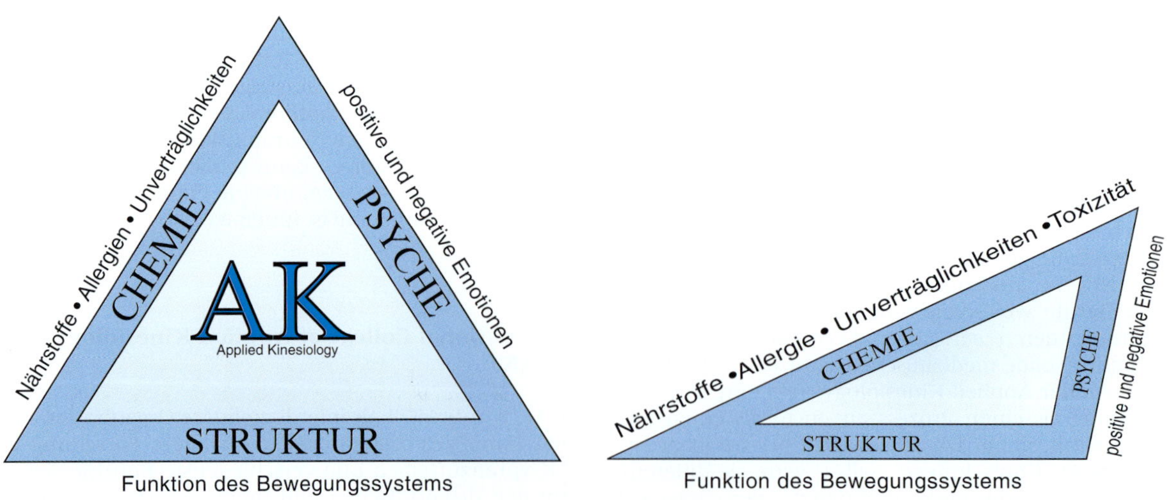

Abb. 2.1: Triad of Health und Dysbalancen

ergeben sich Änderungen im Resultat der manuellen Muskeltests. Diese Änderungen werden nach sinnvollen medizinischen Prinzipien diagnostisch verwertet. Diagnostisches Berühren von potenziell gestörten Körperregionen wird „Therapielokalisation" genannt. Wenn sich der Muskeltest durch die Therapielokalisation einer Körperregion verändert, so liegt an dieser Stelle eine Abweichung von der Norm vor.

2.4.1 Manueller Muskeltest

Definition

- Der Muskeltest der Applied Kinesiology ist ein vom Patienten gestarteter isometrischer Muskeltest, der für jeden Muskel in definierter Position durchgeführt wird. Diese ergibt sich daraus, dass der getestete Muskel gegenüber seinen Synergisten im Vorteil sein muss.
- Der diagnostische Testdruck wird bei Erreichen der Maximalkraft des Patienten ausgeübt. Er führt die isometrische Kontraktion in eine exzentrische über. Der Patient muss die Möglichkeit haben, seine Maximalkraft zu erreichen. Der Untersucher darf diese nur zeitgerecht und um ein minimales Maß beim Erbringen des diagnostischen Testdruckes überschreiten.
- Jeder Test bei nicht maximaler Kraft des Patienten ist nicht reproduzierbar.

Durchführung

- Die Extremität oder der Körperteil, der von dem zu testenden Muskel bewegt wird, wird in eine definierte Ausgangsposition gebracht, die in der Regel Ursprung und Ansatz des Muskels so weit annähert, dass dieser sich in einer Position maximalen Wirkungsgrades befindet. Die Ausgangspositionen der einzelnen Muskeltests gehen meist auf Kendall und Kendall (1952) zurück, teilweise sind sie von Mitentwicklern der Applied Kinesiology beschrieben worden (Beardall., 1980, 1981, 1982, 1983, 1985).
- Nehmen Sie mit Ihrer Hand weichen Kontakt zum distalen Ende des Körperteils auf. Vermeiden Sie punktuellen Kontakt besonders zu knöchernen Vorsprüngen, um zu verhindern, dass Sie beim Test Schmerz auslösen.
- Erklären Sie dem Patienten die Richtung, in der er den Körperteil mit maximaler Kraft gegen Ihren gehaltenen Widerstand drücken oder ziehen soll.
- Passen Sie Ihren gehaltenen Widerstand der kontinuierlich zunehmenden Kraft des Patienten an und halten Sie den Test damit isometrisch.
- Wenn Sie spüren, dass keine weitere Kraftzunahme erfolgt, d. h. der Patient seine maximale isometrische Kraft erreicht hat, erhöhen Sie allmählich während kurzer Zeit Ihren Druck geringfügig, was die isometrische Kontraktion in eine exzentrische überführt, wobei die Verlängerung des getesteten Muskels zu einer Gelenkbewegung von wenigen Grad führen soll. Der Patient sollte bei normaler Muskelfunktion in der Lage sein, die Testposition zu halten.
- Ihr Druckvektor muss genau der Tangente an den Kreisbogen folgen, den der Körperteil bei Kontraktion des Muskels beschreibt.
- Der gesamte Test sollte nicht länger als zwei Sekunden dauern, da die maximale isometrische Kraft nicht länger ohne Ermüdung gehalten werden kann.

Bedingungen, Fehlerquellen und Vorsichtsmaßnahmen beim Muskeltest

„Isolierung" des Hauptagonisten durch kontrollierte Testposition

Dies geschieht zum einen durch genaue Beachtung des Testvektors: Ursprung und Ansatz des Muskels werden so eingestellt, dass der Testdruck genau senkrecht zum Hauptfaserverlauf des Muskels und entlang des Kreisbogens verläuft, der von dem Körperteil, der vom Muskel bewegt wird, bei dessen Kontraktion beschrieben wird. Da kein zweiter Muskel denselben maximalen Wirkvektor hat, wird hiermit eine Bevorzugung des getesteten Muskels erzielt. Die Einstellung der optimalen Muskellänge hilft weiterhin bei der Bevorzugung des zu testenden Hauptagonisten. Wenn man die Kontraktionskraft eines Muskels gegen die Muskellänge aufträgt (☞ Garten, 2012, Kap. 12.2.1), entsteht eine Glockenkurve, d. h. die maximale Kontraktionskraft entspricht einer optimalen Länge des Muskels, bei der die Interdigitation von Aktin- und Myosinfilamenten optimal ist. Als Beispiel: Der M. deltoideus hat bei der Schulterabduktion seine optimale Wirkung bei 90° Abduktion, der synergistische M. supraspinatus bei 30°. Diese Unterschiede bestimmen die Testposition.

Von einem Test zum nächsten darf die Position nicht verändert werden, es sei denn, der Einfluss einer bestimmten Körperposition auf die Muskelfunktion soll untersucht werden. („Challenge" oder diagnostische Provokation, ☞ Kap. 2.4.2).

Der Patient darf die Position während des Testvorgangs nicht verändern, um – besonders bei Dysfunktion des zu testenden Muskels – Synergisten zu rekrutieren. Zu den Rekrutierungen gehört auch das Abwinkeln einer Extremität, die beim Test eigentlich gestreckt gehalten werden muss. Beispiele sind der Test des Latissimus dorsi, wo bei Schwäche der Bizeps rekrutiert wird, oder des M. pectoralis major, wo ebenfalls der Ellenbogen bei

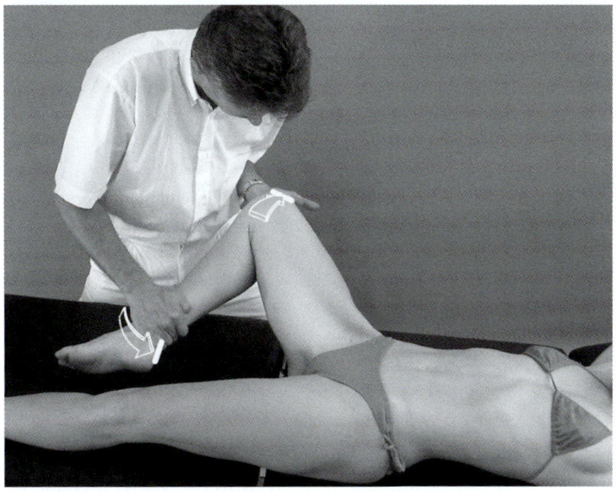

Abb. 2.2: Manueller Test des M. sartorius

Schwäche gebeugt wird. In diesen Fällen ist der Test nach erneuter Aufforderung des Patienten zu wiederholen.

Stabilisierung des Patienten

Der Patient muss während des Muskeltests optimal stabilisiert werden, d.h. durch die Schwerkraft auf der Liege liegend, die Abstützung durch den Untersucher bzw. durch eine Stuhllehne oder dergleichen, da ansonsten während des Testens zu viele Muskeln zur Körperstabilisierung rekrutiert werden müssen. Ein Patient, der unbewusst das Gefühl hat, durch den Testdruck „vom Tisch zu fallen" oder „umgeworfen zu werden", wird natürlich nicht die Bedingung erfüllen, seine maximale Kraft aufzubringen.

Angepasstes „Timing"

Der Patient fängt nach Beschreibung des Testvektors und nach Aufforderung an, seinen Muskel zu kontrahieren. Halten Sie zunächst nur dagegen (☞ Abb. 2.4, ansteigende Kurve), um die Muskellänge konstant und damit die Kontraktion isometrisch zu halten. Wenn Sie spüren (dies ist übungsbedürftig), dass die Kontraktionskraft des Patienten nicht weiter zunimmt, bringen Sie einen geringen zusätzlichen Druck auf, um den Muskel minimal zu verlängern und damit die konzentrische in eine exzentrische Kontraktion überzuführen. Dies geschieht nicht mit einem „Impuls" wie in der Manualmedizin („Vorspannung – Impuls"), sondern durch ein kontinuierliches kurzes Erhöhen der Kraft. Zur Erinnerung: Der gesamte Test darf nur zwei bis drei Sekunden dauern. Sie müssen also Ihren Druck nach kurzer Zeit wieder zurücknehmen, denn sonst endet der Test mit maximaler Verlängerung des Muskels, das ergibt sich aus der Definition der exzentrischen Muskelkontraktion: Die äußere Kraft ist größer als die vom Muskel entwickelte. Was Sie bei einem normal funktionierenden Muskel spüren sollten, ist ein hartelastisches „Einrasten" beim Übergang von der Isometrik in die Exzentrik.

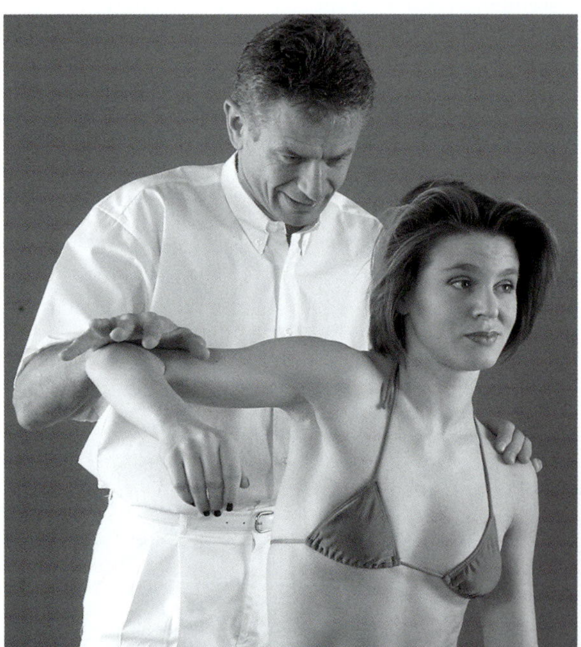

Abb. 2.3: Rekrutierung des M. supraspinatus beim Test des M. deltoideus

Wahl der richtigen Hebelverhältnisse

Die Hebel des getesteten Muskels und Ihr Gegenhalte-Hebel sollten annähernd ähnlich sein. Dies verhindert ein „Überpowern" des Patienten und ermöglicht Ihnen bessere propriozeptive Kontrolle Ihrer Gegenkräfte. Bevor Sie den Hebel beim Test verlängern, d.h. beispielsweise den Deltoideus statt mit abgewinkeltem Ellenbogen mit gestrecktem Arm testen, sollten Sie immer Ihren Körper ergonomisch einsetzen, Ihren Testarm am Körper verriegeln und mit dem Gewicht Ihres Körpers arbeiten anstatt mit der Muskulatur Ihrer Arme. Sollte dies nicht ausreichend sein, dann und erst dann können Sie den Deltoideus am langen Arm testen. Entsprechendes gilt für andere Muskeln (☞ Abb. 2.5)

Geben Sie korrekte Anweisungen, vermeiden Sie Projektionen

Jeder Muskeltest ist eine diagnostische Fragestellung, die der Körper mit „ja" oder „nein" beantworten kann. Beide Antworten müssen grundsätzlich möglich sein, d.h. die Erwartung an den Test muss absolut neutral sein. Sie können dies prinzipiell für Ihre Person kontrollieren. Dem Patienten können Sie nur durch Ihre eindeutigen und klaren Anweisungen zu vermitteln suchen, dass Sie nach einer Diagnose suchen, nicht ein (Vor)urteil bestätigen wollen. Die Aufforderung lautet also: „Drücken (ziehen) Sie kräftig nach oben (zur Seite, hinten usw.) – kräftig – kräftig...!" Keineswegs darf

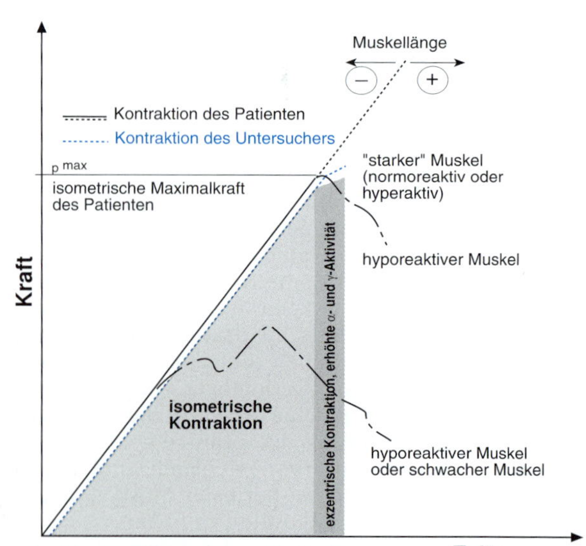

Abb. 2.4: Grafische Darstellung des manuellen Muskeltests

die Kommunikation sich so anhören: „Jetzt will ich Ihnen mal zeigen, was sich verbessert hat, drücken Sie…" oder „Sehen Sie, Zucker schadet allen…". Beide Aussagen implizieren, dass Sie bereits vor dem Test das Ergebnis zu kennen glauben und damit unbewusst Ihrerseits die Testparameter ändern durch Veränderung der Geschwindigkeit und der Kraft im Test.
Auf der anderen Seite gibt es vorinformierte Patienten, die sich eine fertige Diagnose bereits zurechtgelegt haben und diese nur bestätigt wissen wollen. Hier ist besonderes Augenmerk auf eine neutrale Mitarbeit zu legen und man sollte am besten grundsätzlich im Sinne eines „Blindtestes" arbeiten, d. h. erst nach Abschluss der Tests die verschiedenen diagnostischen Provokationen erklären.
Man muss sich immer vergegenwärtigen, dass ein reproduzierbarer Muskeltest die volle Mitarbeit des Patienten erfordert. Wenn der geringste Anschein besteht, dass der Patient nicht konzentriert ist oder den Muskel nicht nach seinen Kräften anspannt, müssen Sie ihn erneut dazu auffordern bzw. erklären, dass Diagnose und Therapie seiner Gesundheitsstörung nur mit seiner Mitarbeit möglich ist. Gerade Patienten, die bisher nur mit Apparaten diagnostiziert wurden, haben u. U. diesen Schritt des Bewusstseins noch nicht gemacht.

Kontrolle des Kontakts Ihrer Testhand

Der Kontakt darf nicht schmerzhaft sein, d. h. Sie sollten nicht beispielsweise das Os pisiforme beim Testen auf einem knöchernen Vorsprung wie dem Epicondylus ulnaris legen. Die Regel ist: möglichst flächigen, weichen Kontakt nehmen.
Wie später erklärt wird, können Sie beim Berühren von aktiven Akupunkturpunkten ebenfalls eine unkontrollierte Veränderung der Muskeltestreaktion provozieren. Besonders die Pulstaststellen über der A. radialis, die ersten Querfinger (QF) proximal der Handgelenksbeugefalte, sind daher bei der Kontaktnahme der testenden Hand zu vermeiden.
Grundsätzlich kann unter bestimmten Umständen das Berühren jeder gestörten Region durch den Untersucher das Testergebnis verändern. Man sollte also primär auf häufig gestörten Zonen wie Sakroiliakalgelenk, Akromioklavikulargelenk usw. nicht die stabilisierende Hand auflegen. Dasselbe gilt für den Muskelbauch des getesteten Muskels, der u. U. im Bereich der Faszie oder der Muskelspindel eine Störung aufweisen kann. Im Zweifelsfalle ändern Sie Ihren Kontakt einfach.

Nicht die Luft anhalten lassen

Der Patient soll nicht während des Tests tief einatmen und die Luft anhalten. Dies kann bei solchen Patienten beobachtet werden, die eine Störung des kraniosakralen Systems aufweisen, eine sog. „Inspiration-assist-Läsion". Fordern Sie dann den Patienten auf, beim Anspannen des Muskels „locker auszuatmen" wie bei Höchstleistungen im Sport.

Kontrollieren Sie den Einfluss des Kauapparates

Da Okklusionsstörungen (Bissstörungen) relativ häufig vorkommen, kann der Schlussbiss eine Situation von Stress, d. h. eine diagnostische Provokation darstellen, die ebenfalls nur kontrolliert durchgeführt werden darf. Mit einfachen Worten: Fordern Sie den Patient auf, nicht die Zähne zusammenzubeißen, während er sich bei der Kontraktion seiner Muskeln maximal anstrengt.

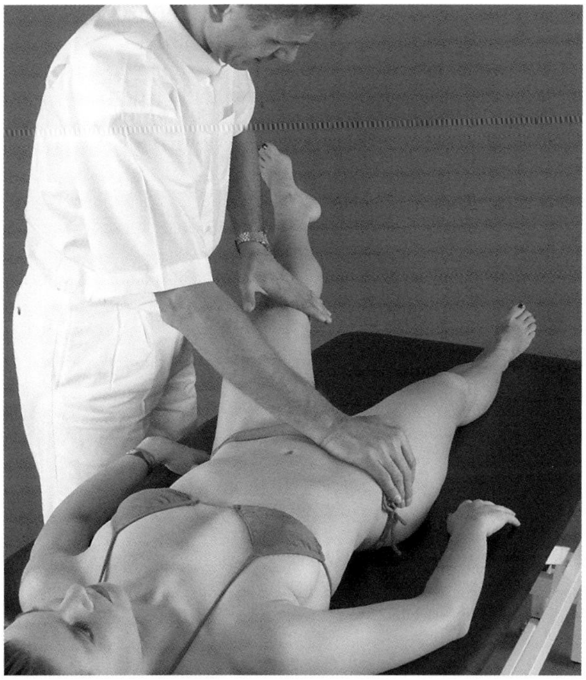

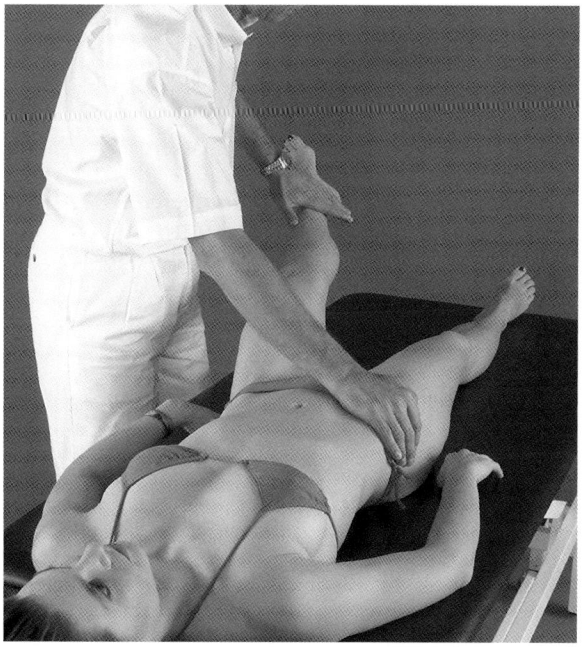

Abb. 2.5: Test des M. psoas mit langem und kurzem Hebel

Hände des Patienten weg vom Körper

Der Patient soll während des Tests nicht mit seiner Hand oder Händen den Körper berühren, da dies zu unkontrollierbaren Veränderungen des Tests führen kann: Das Berühren einer gestörten Region ist ebenfalls eine diagnostische Provokation, wie später dargestellt wird (☞ Kap. 2.4.3).

Beachten Sie spezielle Schwächezeichen

Wenn Ihnen eine Extremität bereits zu Beginn des Testes „entgegengezittert“ wird, so können Sie direkt davon ausgehen, dass eine funktionelle Schwäche vorliegt. Weiterhin ist Vorsicht geboten bei der Interpretation von Muskeltestbefunden, wenn der Patient beim Testen ausgeprägt grimassiert. Es ist also auch auf subtilere Zeichen der Körpersprache beim Muskeltest zu achten.

Ermüdung bei wiederholten Tests

Ein normaler Muskel kann mindestens fünfzehn Mal hintereinander getestet werden, wenn eine Frequenz von mindestens einmal pro Sekunde. eingehalten wird. Wenn ein Muskel früher ermüdet, so liegt wahrscheinlich eine Störung des aeroben oder anaeroben Muskelstoffwechsels vor (☞ Garten, 2012, Kap. 10). Im Zweifelsfall muss einfach sichergestellt werden, wie die Muskelreaktion im Test vor jedem neuen Challenge ist: „stark“ oder „schwach“ (normoreaktiv oder dysreaktiv). Oder anders ausgedrückt: Es muss klar sein, dass es nicht die wiederholte Testung der Challenge ist (wie bei der Prüfung des aeroben oder anaeroben Muskelstoffwechsels), der zur Reaktionsänderung führt.

Zusammenfassung wichtiger Kriterien für den manuellen Muskeltest

- Isolierung des Hauptagonisten
- Testposition kontrollieren
- Stabilisierung sicherstellen
- Rekrutierungen verhindern
- Timing vom Patienten vorgeben lassen
- Die richtige Anweisung geben
- Einfluss des Kauapparates kontrollieren
- Hände des Patienten weg vom Körper
- Kontakt der testenden Hand kontrollieren
- Nicht die Luft anhalten lassen
- Spezielle Schwächezeichen beachten.

Übungseinheit

1. Sehen Sie sich die Beschreibung der Testung des M. rectus femoris (☞ Kap. 2.7.17) an.
2. Testen Sie den rechten M. rectus femoris des Übungspartners im Sitzen mit der rechten Hand, den linken mit der linken Hand von der anderen Seite.
3. Wiederholen Sie die Tests im Liegen. Die Kriterien des Testvorgangs genau einhalten!

Ergebnisse des Muskeltests

„Stark“ und „schwach“

Ein Muskel, der der zunehmenden Kraft des Untersuchers widerstehen kann, d. h. die Testposition auch bei Ausübung der minimalen zusätzlichen Kraft des Untersuchers halten kann, wird als „stark“ wahrgenommen.
Ein Muskel, der zu irgendeinem Zeitpunkt bis zum Erreichen der potenziellen maximalen isometrischen Kontraktion oder nach Erreichen der maximalen isometrischen Kontraktion bei Ausübung des geringen zusätzlichen Testdruckes durch den Untersucher die Testposition nicht halten kann, wird als „schwach“ wahrgenommen.
Für die Testbedürfnisse der Applied Kinesiology ist nicht nur bedeutsam, ob ein Muskel „stark“ oder „schwach“ ist, sondern es ist weiter zu differenzieren, ob der starke Muskel, d. h. derjenige, der das Gelenk „verriegeln“ kann, normal reagiert, normal reagibel ist oder aber sich in einem Zustand der Hyperfazilitation, d. h. einem unwillkürlichen Hyperaktivitätszustand der γ-Efferenz befindet, der dazu führt, dass er auf bestimmte definierte Reize nicht mit einer Inhibition, d. h. „Schwäche“ reagiert.

Normoreaktiver Muskel

Der Muskel (Muskelkomplex) kann während des definierten Muskeltestvorgangs der Kraft widerstehen, die der Untersucher ausübt und kann während des Tests die Testposition beibehalten. Der Muskelkomplex wird „normoreaktiv“ genannt, wenn der Hauptagonist im Test durch eine der folgenden Maßnahmen inhibiert (funktionell geschwächt) werden kann und damit eine Bewegung im Gelenk auftritt:

Manuelles Verkürzen der Spindelzellen des Hauptagonisten im Test (☞ Abb. 2.6)
Unter der Verkürzung der Spindelzellen versteht man tatsächlich ein manuelles Manöver, bei dem an zwei Punkten außerhalb des Zentrums des Muskelbauches

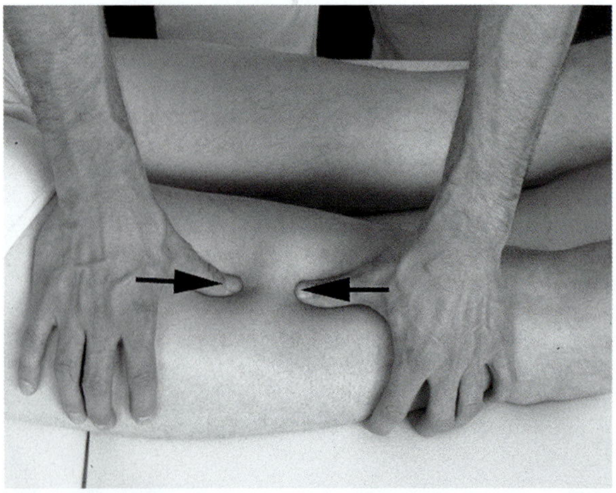

Abb. 2.6: Manuelles Verkürzen der Spindelzellen des getesteten Muskels

ein tiefer Kontakt genommen wird und entlang der Längsachse des Muskels von beiden Punkten aus zum Zentrum gedrückt wird. ☞ GARTEN (2004), Kap. 10.

Stimulation des Drainagepunktes („Sedierungs-Punktes") der Akupunktur-Leitbahn, die dem Hauptagonisten zugeordnet ist (☞ Kap. 2.5.1)

Die Stimulation des Drainage-Punktes kann durch einfaches manuelles Klopfen oder Massieren erfolgen oder der Patient oder Untersucher führt eine „Therapielokalisation" (Berühren) des Drainage-Punktes aus, während der zugeordnete Muskel manuell getestet wird. Die Wirkung der Stimulation durch Klopfen hält ca. maximal 30 Sekunden lang an. Während dieser Zeit muss der Muskel erneut getestet werden.

Aufbringen eines Poles eines mindestens 3000 Gauß (= 3 × 10^{-1} T) starken Magneten auf den Muskelbauch (☞ Abb. 2.8)

Verwendet werden axial magnetisierte Magneten, bei denen die eine flache Seite den Nordpol, die andere den Südpol darstellt. ANGERMAIER (2006) beschreibt in einer kleinen Studie, dass der technische Nordpol des Magneten kohärent inhibierend wirkt. Dies ist in ein und derselben Untersuchungssituation bei ein und demselben Patienten in der Regel konstant. Diese äußeren Einflüsse können jedoch zu einer Umkehr der Situation führen: Z.B. kann bei Anschalten von Tageslicht-Leuchtstoffröhren bei einzelnen Patienten, die durch den Nordpol geschwächt wurden, nun der Südpol inhibieren und umgekehrt. Man kann vermuten, dass es sich um nicht ganz geklärte Einflüsse elektromagnetischer Felder handelt (☞ Erklärungsmodelle der Testphänomene in GARTEN, 2012, Kap. 2).

Ein Unsicherheitsfaktor bei der Prüfung der normalen Reaktion eines Muskels kann durch die Tatsache entstehen, dass bei Kontraktion von Muskeln großer Ausdehnung die Faseranteile oder Muskelspindeln, die zum jeweiligen Zeitpunkt kontrahieren, nicht durch den Magneten beeinflusst werden, wenn dieser nicht direkt darüber liegt. Der Magnet muss also möglichst zentral auf den Muskelbauch gelegt werden.

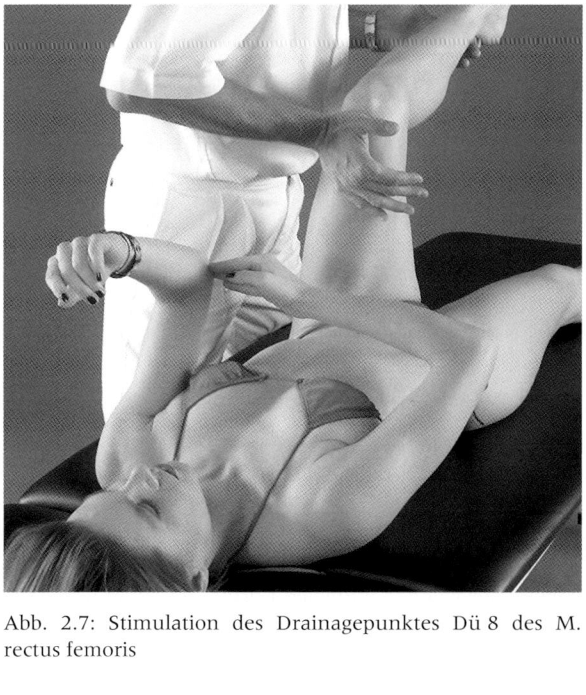

Abb. 2.7: Stimulation des Drainagepunktes Dü 8 des M. rectus femoris

Hyperreaktiver Muskel

Darunter versteht man jeden Muskel (Muskelkomplex), welcher der durch den Untersucher ausgeübten Kraft während des definierten Testvorgangs widerstehen kann, jedoch durch keine der angegebenen Maßnahmen, die für den normoreaktiven Muskel definiert wurden, inhibiert werden kann.

Der Muskel kann durch den geeigneten Stimulus, der der Ursache der Hyperreaktivität entspricht, in seiner Reaktion in Richtung Normoreaktion oder Hyporeaktion (s. u.) verändert werden.

Verschiedene andere Ausdrücke für „Hyperreaktion" sind vorgeschlagen worden. „Reaktiv" ist ein Adjektiv, was auf dem Verb „reagieren" basiert, welches den Aspekt von Zeit und Qualität enthält. Entsprechend werden die Ausdrücke „Hypertonus" (GERZ, 2000), „Hyperfazilitation" (SHAFER, Seminarunterlagen, „conditionally hyperfacilitated" (SCHMITT und YANUCK, 1999) benutzt. Auf den inhaltlichen und sachlichen Unterschied zum Begriff des Hypertonus wird in GARTEN (2004 Kap. 2.3, eingegangen. Wir legen Wert darauf, den Begriff des Hypertonus ausschließlich für Muskeln zu benutzen, die einen erhöhten Widerstand gegen Dehnung und/oder einen erhöhten viskoelastischen Tonus bei Palpation zeigen. Störungen des pyramidalen und extrapyramidalen Systems sowie periphere Störungen (Nozireaktionen, Schmerzmediatoren) können muskulären Hypertonus verursachen.

Hyporeaktiver Muskel

Ein hyporeaktiver Muskel ist jeder Muskel (Muskelkomplex), welcher der vom Untersucher ausgeübten Kraft während des definierten Testvorgangs nicht wi-

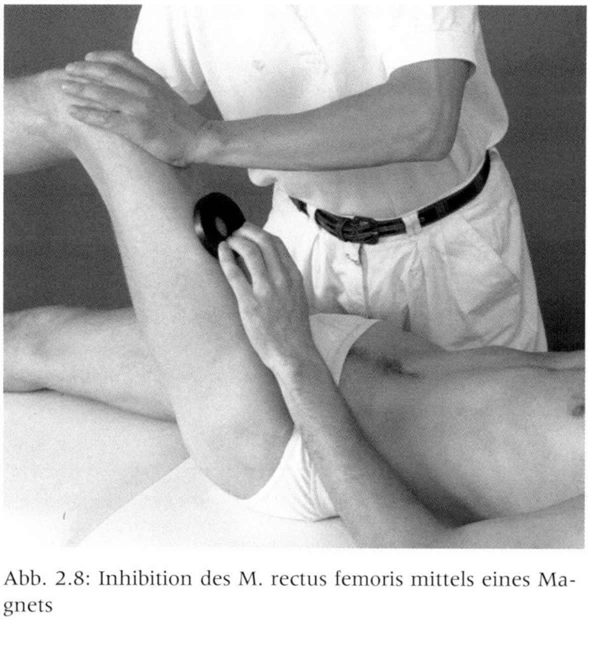

Abb. 2.8: Inhibition des M. rectus femoris mittels eines Magnets

derstehen kann. Die Testposition kann nicht eingehalten werden. Der hyporeaktive Muskel wird vom schwachen Muskel durch folgende Charakteristika unterschieden:

- Ein hyporeaktiver Muskel kann per Definition zu maximaler isometrischer Kraftentwicklung fähig sein (annähernd Stärke 5 nach JANDA, 1994), kann jedoch nicht auf den diagnostischen Testdruck des Untersuchers, der die isometrische Kontraktion in die exzentrische überführt, reagieren. In anderen Fällen kann der hyporeaktive Muskel die maximale isometrische Kraft nicht erreichen (Stärken 2 bis 4 nach JANDA) (☞ Abb. 2.4).
- Die Inhibition eines hyporeaktiven Muskels kann durch einen geeigneten diagnostischen Stimulus (Challenge), dem der Patient ausgesetzt wird, sofort in Richtung normo- oder hyperreaktiv verändert werden. Die Funktionsveränderung kann graduell sein und als ein etwas besseres Ansprechen des Muskels im manuellen Test imponieren oder aber zu normaler Stärke (d. h. jedoch Normoreaktion oder Hyperreaktion) führen. Der Muskel ist also nur funktionell inhibiert („conditionally inhibited", nach SCHMITT 1998).

Dysreaktiver Muskel (hypo- oder hyperreaktiv)

Sowohl hyperreaktiver als auch hyporeaktiver Muskel können „dysreaktiver Muskel" genannt werden, da beide Zustände Dysfunktionen anzeigen.

Übungseinheit

1. Erlernen Sie die Testung des M. deltoideus (☞ Kap. 2.7.3) und M. rectus femoris (☞ Kap. 2.7.17) im Liegen und Sitzen.
2. Nach dem Ausgangstest prüfen Sie jeweils die Inhibierbarkeit des Muskels mittels Muskelspindel, Magnet (die eine oder die andere Seite) und Drainage-Punkt. Vermerken Sie die normoreaktiven, hyperreaktiven und hyporeaktiven Muskeln.

Bedeutung der Muskeltestreaktionen

Die funktionelle Bedeutung der verschiedenen Muskeltestreaktionen ist von praktischer Wichtigkeit:

Merke
Normoreaktion des Muskels zeigt Normfunktion des Muskels und des viszerosomatischen Systems (☞ Kap. 2.5.1), zu dem er gehört. Dysreaktion (Hypo- oder Hyperreaktion) zeigt Dysfunktion des Muskels und/oder Dysfunktion des viszerosomatischen Systems, zu dem er gehört, an.

Tieferes Verständnis für das Gegensatzpaar, die Dualität von normaler Funktion und Dysregulation, die sich in zwei verschiedenen Erscheinungsformen, nämlich der „Hochregulation" oder „Exzitation", wenn man mit RECKEWEG (in RAUCH, 1994) sprechen will, und der „Erschöpfung" äußern können, kann der Vergleich mit dem Stresskonzept nach SELYE bringen.

General Adaption Syndrome (GAS) nach SELYE

SELYE (1976) beschrieb in seinem Werk „The Stress of Life" die Reaktion des Organismus auf Stresseinwirkung psychischer, physikalischer, chemischer und thermischer Art. Hiernach ist Stress die Summe aller von innen und außen auf einen lebenden Organismus einwirkenden Reize.
Die Nebenniere als primär auf Stress reagierendes Organ zeigt danach je nach Konstitution und Kondition des Patienten, sowie Intensität und Dauer der Stresseinwirkung, ein unterschiedliches, jedoch im Verlauf typisches Verhalten, sichtbar am Verlauf der Kortisolsekretion (☞ Kap. 2.9). Nach der akuten Schockphase mit relativer Hyposekretion folgt die Adaptationsphase mit relativer Hypersekretion. Bei Fortdauer der Stresseinwirkung geht der Organismus in die Erschöpfungsphase

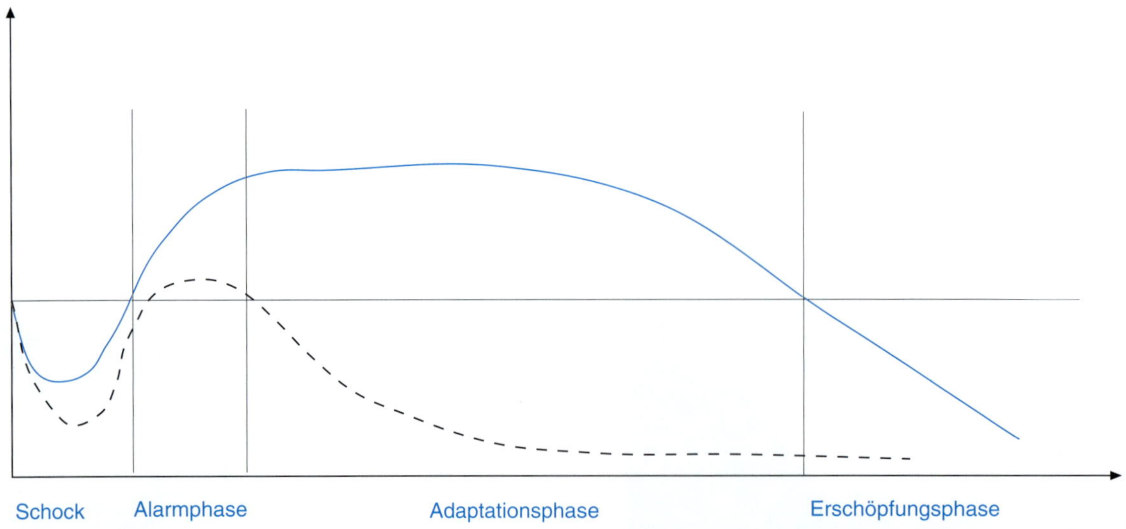

Abb. 2.9: Generelles Adaptationssyndrom nach SELYE. Die horizontale Gerade gibt den normalen Kortisolspiegel (ohne die zirkadiane Rhythmik) an, die farbige Kurve den typischen Verlauf der Kortisolspiegel bei einem Stresssyndrom eines kräftigen Menschen, die gestrichelte Linie dieselbe Kurve bei einem geschwächten Menschen.

über, die durch relative Hypofunktion der Nebenniere gekennzeichnet ist. Dies kann zu totaler Erschöpfung und Tod führen.
Der Organismus hat also je nach Konstitution, Kondition und Dauer sowie Intensität des Stresses, dem er ausgesetzt ist, zwei Möglichkeiten zu reagieren: mit einer funktionellen Hyperfunktion der Nebenniere, oder mit einer funktionellen Hypofunktion. Ganz analog kann ein Muskel im manuellen Test mit Hypo- oder Hyperreaktion anzeigen, dass die Schwelle zum Dysstress überschritten ist, dass also eine Dysregulation und Dysfunktion vorliegt.
Wird das Stressniveau wieder reduziert, z. B. durch eine therapeutische Maßnahme, so wird der Organismus wieder zu Normfunktion zurückpendeln und der Muskel wird dies entsprechend anzeigen, indem er normal, d. h. „stressfrei" reagiert.
Die Muskeltestreaktionen dürfen jedoch nicht vollständig mit den Stressreaktionen der Nebenniere gleichgesetzt werden, da die bei letzterer gegebene Zeitkomponente, bei der sich möglicherweise auch im Augenblick durch eine diagnostische Provokation von Hyporeaktion zu Hyperreaktion umkehrenden Muskeltestreaktion, fehlt.

2.4.2 Diagnostische Provokation (Challenge)

Definition

Unter Challenge versteht man in der Applied Kinesiology jede diagnostische Provokation von Rezeptoren oder zentralnervösen Zentren, mit der der Patient konfrontiert wird.
Ein oder mehrere Muskeln werden vor („in the clear") und während, bzw. kurz nach der diagnostischen Provokation getestet. Mögliche Muskelreaktionsänderungen werden registriert.
Ein Challenge kann prinzipiell folgende unterschiedliche Qualitäten haben:
- **Mechanischer Reiz,** z. B. manipulatorischer Probeschub oder gehaltene Positionsänderung einer Körperstruktur: Mechanorezeptoren-Provokation
- **Chemischer Reiz,** z. B. orale Applikation einer kleinen Menge einer Testsubstanz: Chemorezeptoren-Provokation
- **Emotionaler Reiz,** z. B. Konfrontation – Visualisierung oder Verbalisierung – mit einer positiven oder negativen emotionalen Situation oder Qualität: Provokation kortikaler und limbischer Zentren.

> **Merke**
> Ein positiver Challenge ist jede diagnostische Stimulation, die eine Muskeltestreaktion ändert im Vergleich zur Reaktion vor dem Challenge.

Entsprechend spricht man von „negativem Challenge", wenn keine Reaktionsänderung auftritt.
Ein „positiver Challenge" sagt nichts über die Qualität des Challenge aus: Die diagnostische Provokation wird durchaus häufig eine Funktionsstörung oder gar Pathologie anzeigen. Als analoges Beispiel aus der Schulmedizin: Wenn bei einer diagnostischen Tumorsuche ein Karzinom gefunden wird, dann wird auch von einem „positiven Untersuchungsbefund" gesprochen, auch wenn dies für den Patienten negativ ist.

Zwei Kategorien von diagnostischen Fragestellungen

Grundsätzlich sind zwei Kategorien von Fragestellungen in der medizinischen Praxis von Bedeutung:
1. Ist ein Faktor, in der Regel eine therapeutische Maßnahme, die der Behandler ergreifen möchte, für den Patienten hilfreich und verträglich? In diesem Fall führt die diagnostische Provokation zur Normoreaktion (s. u. und Abb. 2.10).
2. Ist ein Faktor struktureller, chemischer oder emotionaler Art für einen Patienten belastend, schädlich, Dysstress erzeugend? In diesem Falle führt die diagnostische Provokation zur Dysreaktion (s. u. und Abb. 2.11).

Normoreaktiver Challenge

Unter „normoreaktivem Challenge" versteht man eine Reaktionsänderung von hyporeaktiv oder hyperreaktiv nach normoreaktiv
Dies bedeutet, dass der provokatorische Reiz das Stresspotenzial des getesteten Organismus reduziert und demnach potenziell hilfreich ist. Da die Muskeltestreaktion sich in diesem Fall ausgehend von einer Dysreaktion (entsprechend Dysfunktion) in Richtung Normreaktion (entsprechend Normfunktion) verändert spricht man von einem „normoreaktiven Challenge" (☞ Abb. 2.10).
„Potenziell hilfreich" bedeutet, dass die Provokation eine mögliche therapeutische Maßnahme vorwegnimmt, die indiziert ist und genau dem Bedürfnis des funktionsgestörten Organismus entspricht. Ihre Wirksamkeit in der Realität ist aber auch von der Regulationsfähigkeit des Organismus abhängig.
Als Beispiel kann dies bei der Anwendung orthomolekularer Substanzen, die regulierend, nur teilweise substituierend wirken, oder homöopathischer Medikamente, deren Wirkung ausschließlich von der Regulationsfähigkeit des Organismus abhängt, deutlich gemacht und verstanden werden. Auch ein Antibiotikum kann durchaus im Antibiogramm Wirkung zeigen, bei der Anwendung jedoch versagen; man denke an die Problemfälle chronischer Blasenentzündungen. Ein systemisches Antimykotikum kann in vitro ganz sicher gegen Kandida und Schimmelpilze wirksam sein, am Patienten jedoch versagen, weil er immunologisch geschwächt ist, oder das Medikament den Keim nicht erreicht.

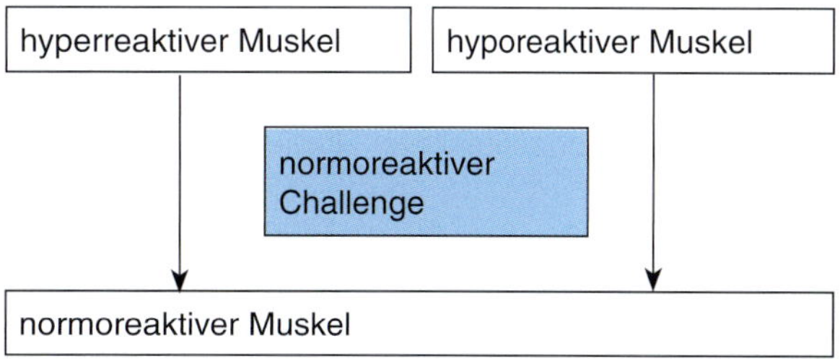

Abb. 2.10: Normoreaktiver Challenge

Dysreaktiver Challenge

Geht die Reaktionsänderung
- von normoreaktiv nach hyporeaktiv oder hyperreaktiv,
- von hyporeaktiv nach hyperreaktiv,
- von hyperreaktiv nach hyporeaktiv,

so spricht man von „dysreaktivem Challenge“.
Das Resultat der Provokation ist also immer eine Muskeldysreaktion, was Dysfunktion und Dysstress anzeigt. Die diagnostische Provokation erzeugt oder erhöht also den Dysstress, den das neuromuskuläre und vegetative System des Patienten registriert und zeigt daher an, dass der Faktor, mit dem die Provokation durchgeführt wurde, potenziell schädlich ist (☞ Abb. 2.11). „Potenziell“ heißt: Symptome und Zeichen treten bei Exposition mit überschwelliger Menge oder Größe und entsprechender Disposition des Patienten, d. h. erschöpfter Adaptationsfähigkeit, auf.

Welcher Muskel für welche Fragestellung?

Indikatormuskel

Definition in Anlehnung an Walther (2000): Ein normoreaktiver Muskel, der keine direkte Beziehung hat mit der Art der sensorischen Provokation (Challenge) oder der Region, die per Challenge untersucht werden soll, wird „Indikatormuskel“ genannt. Der Challenge wird jedoch sensitiver, wenn die getestete Störung bzw. Region eine funktionelle Beziehung zum Indikatormuskel haben (s. u.). Der M. deltoideus ist damit ein besonders guter Indikatormuskel für die untere Halswirbelsäule oder für die Lunge. Der M. rectus femoris, der dem Dünndarm funktionell zugeordnet ist, ist ein besonders guter Indikatormuskel für einen Nahrungsmitteltest, der M. pectoralis major sternalis (Leber-zugeordnet) ein besonders guter Indikatormuskel zur Testung der Entgiftungsfunktion der Leber etc.

Als allgemeine Regel gilt jedoch:
Ausgehend von einem normoreaktiven Muskel wird alles getestet, was potenziell schädlich ist, d. h. Stress vermehrt.

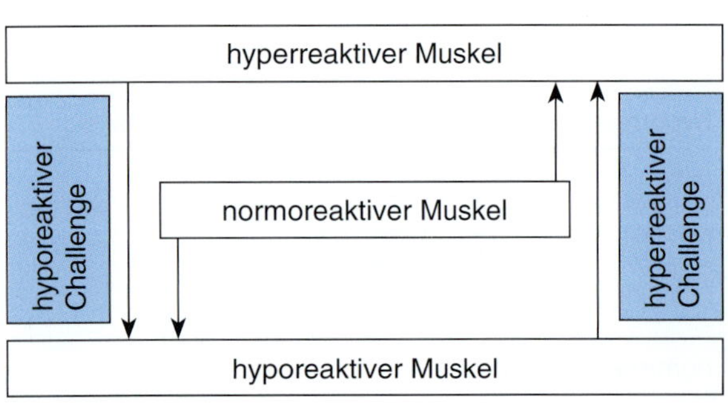

Abb. 2.11: Dysreaktiver Challenge

Problem-assoziierter Muskel

Dabei handelt es sich ganz allgemein um einen Muskel, der, wie oben bereits dargestellt, eine funktionelle Beziehung hat zu einem Organ, einer Wirbelebene, einem Nährstoffmangel etc. (☞ Kap. 2.5.1, „die sieben Faktoren des viszerosomatischen Systems“), oder aber zu einem spezifischen Funktions- oder Dysfunktionszustand.
Die Muskelfunktionsbeziehungen (Assoziationen) werden immer dann diagnostisch genutzt, wenn eine Muskelfunktionsstörung, d. h. eine Dysreaktion im Leertest („in the clear“, d. h. ohne Provokation) sichtbar ist und dann natürlich die Frage gestellt werden muss: „Warum ist dieser Muskel dysreaktiv?“. Es entspricht der Vernunft einer zeitsparenden und zielgerichteten Untersuchung, dass zunächst immer die bekannten Faktoren, die eine Beziehung zur Funktion dieses Muskels haben, getestet werden. Da dieses Buch internistische Probleme fokussiert, werden die getesteten Muskeln primär nach deren Organzuordnung ausgewählt werden. So wird bei der Fragestellung einer Leberbelastung der zugeordnete M. pectoralis major sternalis bezüglich einer im Leertest vorliegenden Dysreaktion untersucht werden, welche potenziell assoziiert ist mit einer Leberdysfunktion. Ob diese Annahme richtig ist, entscheidet der Challenge und die Therapielokalisation (☞ Kap. 2.4.3). Berührt der Patient die Hautregion über der Leber, so wird der M. pectoralis major sternalis normoreaktiv. Nimmt der Patient ein spezifisches Lebertherapeutikum wie Mariendistel in Tropfen- oder Kapselform in den Mund, passiert dasselbe.

Allgemein bedeutet dies:
Ausgehend von einem dysreaktiven Muskel werden alle Faktoren getestet, die potenziell therapeutisch nützlich sind. Die Auswahl und Reihenfolge der Testung der Faktoren entspricht den bekannten Funktionsbezügen des Muskels.

Challenge der drei Seiten der Triad of Health

Chemischer Challenge

Orale Testung
Unter oralem chemischen Challenge versteht man im engeren Sinne eine orale Provokation mit einer möglicherweise unverträglichen oder schädlichen Substanz oder einer möglicherweise therapeutisch wirksamen Substanz:
- **Beispiel: Unverträglichkeiten:** Kandida-Antigen oder ein Nahrungsmittel werden bei individuell zu hoher Kandida-Belastung oder Nahrungsmittel-Unverträglichkeit einen dysreaktiven Challenge auslösen.
- **Beispiel: Medikamententest:** Die orale Provokation mit einer möglicherweise therapeutisch wirksamen Substanz wie etwa Nystatin bei Kandida-Belastung oder Vitamin B_6 bei Unverträglichkeitsreaktionen wird einen normoreaktiven Challenge auslösen.

Müssen die Substanzen wirklich in den Mund genommen werden? Es kann nicht empfohlen werden, das In-den-Mund-nehmen der zu testenden Substanz

(„oraler Challenge") durch ein einfaches In-die-Hand-nehmen zu ersetzen. Pothmann, von Frankenberg et al. (2001) belegten, dass diese Testvariante, die auch die Standards des ICAK und dieses Buches verletzt, nicht zuverlässig ist. Es scheint so zu sein, dass bei oraler Testung nicht nur eine elektromagnetische Wirkung auf den Organismus vorhanden ist, sondern auch eine chemische. Dies könnte mit dem Nachweis eines direkten sublingualen Weges zum Zentralnervensystem (Kare, Schechter et al. 1969) erklärbar sein, wonach Substanzen nach oraler Applikation in Sekundenschnelle im Zentralnervensystem nachweisbar sind. Ein weiterer Nachteil bei dem Verzicht auf orale Testung ist, dass verzögerte Reaktionen, die in der Regel Unverträglichkeiten aufdecken, nicht detektiert werden können (s. u.).

Mit welcher Menge einer Substanz wird getestet? Bei der oralen Testung von Substanzen gibt es immer die Problematik der Quantität. Grundsätzlich ist es praktikabel, genau diejenige Menge zu testen, die gerade noch vom Patienten zu schmecken ist. Dies führt bei entsprechendem positiven Challenge zu einer Muskelreaktionsänderung. Bei pulverförmigen Substanzen, wie etwa orthomolekularen Nährstoffergänzungen, verwenden Sie etwa gerade die Menge, die auf der Spitze eines Zahnstochers verbleibt. Wenn es jedoch um die Fragestellung der Unverträglichkeit geht, die nach den Definitionen der klinischen Ökologie immer eine Mengenproblematik beinhaltet, so sind häufig größere Mengen zu testen. Bei Nahrungsmitteltests heißt dies, dass der Patient ein wenigstens etwa daumenendgliedgroßes Stück des Nahrungsmittels im Mund halten und schmecken sollte. Über die Mengenproblematik bei Materialtests in der Zahnmedizin, wo diese Frage von entscheidender Bedeutung ist, ☞ Kap. 6.

Die Mengenproblematik ergibt sich in manchen Fällen auch beim Medikamententest: Normalerweise reicht, wie bereits gesagt, eine minimale Menge, die gerade noch geschmeckt wird, um den Challenge durchzuführen. Die Dosierung der Medikamente und orthomolekularen Substanzen geschieht dann nach allgemeinen medizinischen und pharmakologischen Richtlinien. In seltenen Fällen kommt es jedoch vor, dass ein dysreaktiver Muskel erst dann normoreaktiv wird, wenn die Menge von beispielsweise einer Tagesdosis oral appliziert wurde. Dieses ist augenscheinlich eine Schwierigkeit, die in der täglichen klinischen Routine nur so bewältigt werden kann, dass die Testung auf soliden pharmakologischen und orthomolekularen Kenntnissen beruht.

Wie lange soll die Substanz im Mund gehalten werden? Die getestete Substanz sollte mindestens 30 Sekunden dort verbleiben, da erst nach dieser Zeit verzögerte Reaktionen sichtbar werden. Dies gilt für die Testung von Medikamenten, bei denen direkt nach oraler Applikation des Medikaments eine positive Reaktion im Sinne eines normoreaktiven Challenge auftritt, das Testergebnis jedoch nach gewisser Zeit in Hyperreaktion umschlägt. Klinisch entspricht dies häufig folgendem Phänomen: Während z. B. Nystatin zunächst verträglich ist und zu wirken scheint, können nach ca. einer Woche Unverträglichkeitsreaktionen wie Übelkeit und Verdauungsbeschwerden auftreten. Auch bei Nahrungsmitteltests gibt es verzögerte Reaktionen, bei denen die Testreaktion erst nach einer gewissen Zeit der Exposition positiv wird (d. h. Unverträglichkeit anzeigt).

Andererseits kann die Provokation einer Testsubstanz nach einer längeren Zeit (2 bis 5 Minuten) im Mund auch adaptieren, d. h. der Reiz wird dann unwirksam. Es muss also innerhalb eines bestimmten Zeitfensters getestet werden. Beim Medikamententest und anderen oralen Provokationen ist eine gerade noch schmeckbare Substanzmenge mindestens 30 Sekunden im Mund zu halten. Wenn sicher erscheint, dass nach Symptomatologie und Anamnese ein bestimmtes Medikament (oder orthomolekulare Substanz) angezeigt ist, jedoch auf die angegebene Weise kein positiver Challenge auftritt, dann ist die Substanzmenge, die getestet wird, versuchsweise zu erhöhen.

Vorgehen bei der Testung vieler verschiedener Substanzen in derselben Sitzung. Nach der Testung einer Substanz und vor der Testung der nächsten muss immer der ursprüngliche Zustand des Indikatormuskels wieder hergestellt werden. Dies ist meist durch Schlucken, evtl. Ausspucken der getesteten Substanz mit anschließendem Nachspülen möglich. Wenn die getestete Substanz das orale Sensorium verlassen hat, ist die Muskeltestreaktion meist wieder wie vorher und der Schluckakt scheint eine gewisse Löschfunktion zu haben. Das Schlucken ermöglicht vermutlich eine neurologische Reorganisation, was beispielsweise auch bei strukturellem Challenge im kraniomandibulären System sichtbar wird. Erst wenn größere Mengen einer Substanz einverleibt werden, reicht der Schluckakt und die Elimination der Substanz aus dem Mundbereich nicht mehr aus, den Muskeltest unbeeinflusst zu lassen.

> Fallbeispiel 1
>
> Eine Patientin erschien wegen Ekzemen der Handflächen zur Behandlung, die im Anschluss an eine Fischvergiftung entstanden seien.
>
> Es wurde ein Nahrungsmitteltest angesetzt. Die Patientin kam gegen 14.00 Uhr nachmittags und es lag eine generalisierte Hyporeaktion vor (ausschließlich „schwache" Muskeln). Auf die Frage, was sie denn zu Mittag gegessen habe, antwortete sie, sie habe eine Forelle gegessen. Diese Menge eines unverträglichen Nahrungsmittels war offensichtlich für die Patientin nicht adaptierbar. Der Nahrungsmitteltest wurde auf einen späteren Zeitpunkt verschoben und dort ergab sich auf oralen Test mit Forelle und auch Salzwasserfisch eine Unverträglichkeitsreaktion.
>
> Üblicherweise wird von den Patienten vor Nahrungsmitteltestung keine Karenz von irgendwelchen Nahrungsmitteln verlangt, da eine gewisse Zeit nach Auf nahme auch unverträglicher Mittel diese adaptiert werden, d. h. normoreaktive Muskeln gegeben sind. Erst wenn eine noch so kleine Menge wieder direkt dem Sensorium präsentiert wird, d. h. ein oraler Challenge durchgeführt wird, tritt erneut eine Muskelreaktionsänderung auf. Auch hier ergibt sich wahrscheinlich nach einer gewissen Zeit eine Adaptation, es sei denn die zusätzliche Menge „bringt das Fass zum Überlaufen" und wird zu einem übergeordneten, nicht mehr kompensierbaren Stressor.

> Fallbeispiel 2
>
> Eine Patientin wurde zum Lebensmitteltest bestellt. Sie brachte etwa 20 verschiedene Substanzen mit. Sie wurde gefragt, was Sie häufig esse und diese Sachen wurden dann primär getestet. Das erste war ein

Stück Tomate (sie sagte, ohne Tomaten könne Sie nicht leben, sie esse jeden Tag Tomaten). Sofort nach der oralen Gabe eines kleinen Stückchens Tomate trat eine generalisierte Hyporeaktion auf, die auch nach 15 min. anhielt und auch mit einer hohen Zinkdosis und Kniffen wie Temporal Tap (s. u.) nicht zu durchbrechen war. Die Testung musste abgebrochen und vertagt werden.

Temporal Tap (Goodheart, 1976, Walther, 2000)

Manchmal ist als „Löschmaßnahme", der so genannte Temporal Tap hilfreich: Bei Rechtshändern wird die linke Schädelseite beginnend am Ohrmuschelansatz entlang des Oberrandes des Jochbogens und des äußeren Orbitarandes nach oben und hinten über die Sutura temporoparietalis vom Untersucher mit seiner rechten Hand geklopft. Dies wird kreisförmig mehrmals wiederholt. Bei Linkshändern kann dieses Klopfen eventuell auf der rechten Schädelseite durchgeführt werden müssen, wobei der Behandler die linke Hand benutzt. Dies könnte mit den ca. 20 bis 30% Linkshändern zusammenhängen, deren Sprachzentrum rechts liegt (Devinsky und D'Esposito, 2004).

In manchen Fällen ist nicht ganz eindeutig, welche Seite benutzt werden muss: Ist der Patient in Wahrheit Linkshänder oder der Therapeut oder beide? Im Zweifelsfall schafft „Ausprobieren" Abhilfe. Der Mechanismus der Wirkung des Temporal Tap bleibt spekulativ (Walther, 2000), daher soll hier nicht näher darauf eingegangen werden.

Olfaktorische Testung

Praktisch immer ist die olfaktorische Provokation, d. h. das „Schnüffeln", der oralen Provokation gleichwertig. Dies wird vor allem bei Testung flüchtiger Substanzen, und allen Substanzen, die nicht in den Mund genommen werden sollen oder können, angewandt. Das Riechen beruht auf der Reizung der Geruchsrezeptoren durch Moleküle, die Nn. olfactorii sind ein Teil des Gehirns und somit handelt es sich um eine sehr direkte sensorische Provokation.

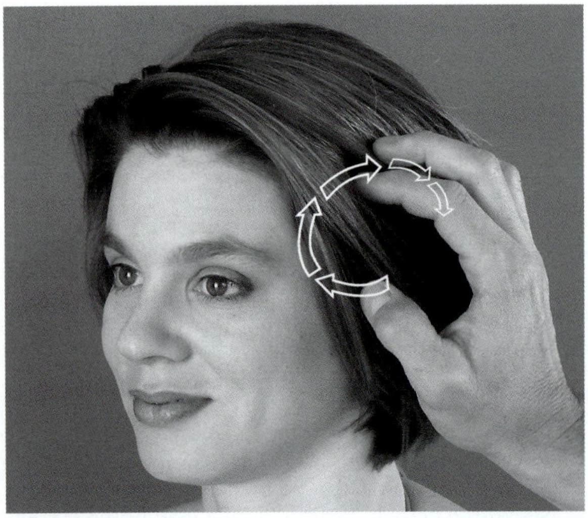

Abb. 2.12: Temporal Tap

Dabei muss beachtet werden, dass die gehaltene Inspiration („Riechen Sie und halten Sie die Luft an") per se eine Beeinflussung des Muskeltests verursachen kann, da hierdurch das kraniosakrale System beeinflusst wird (☞ Kap. 2.5.1). Dies muss vorher im Leertest ausgeschlossen werden.

„Biomagnetische" Testung

Toxische Substanzen, Sekrete und Exkrete wie Stuhlproben u. a. werden nicht oral getestet. Die alternative Testung durch In-der-Hand-halten ist nicht zuverlässig genug. Eine gewisse Verbesserung der Sensitivität wird durch die Testung der Substanz, die dem Patienten unter den nicht schwächenden Pol eines Magneten mit Hautkontakt auf den Bauch gelegt wird, erreicht. Dabei muss vorher sichergestellt werden, dass der Magnet keine positive Therapielokalisation auf dem Hautareal verursacht. Es wird dieselbe Art von Magnet benutzt, wie er zur Prüfung der Normoreaktion eines Patienten benutzt wird.

Eine gute Möglichkeit, die Testung noch sicherer und schnell zu machen, ist die Kombination von Testung der Substanz unter dem Magneten und gleichzeitig oral. Die geschilderten verzögerten Reaktionen treten hierbei praktisch sofort auf.

Testung homöopathischer Dilutionen

Im weiteren Sinne ist auch die Testung von Homöopathika ein chemischer Challenge, gleichgültig, ob niedrige Potenzen bis D12, die noch einen gewissen stofflichen Charakter haben können, oder Hochpotenzen getestet werden. Der in die Prinzipien der Homöopathie eingeweihte Leser möge den nächsten Absatz überspringen; die Kenntnis darüber ist jedoch für das Verständnis vieler Teile dieses Buches essenziell.

Das isopathische Prinzip: Jeder kennt die Symptome einer „Kaffeevergiftung": Unruhe, Herzklopfen, Schlaflosigkeit, Gedankenflut, Schwitzen etc. Wenn man nun Coffea tosta, d. h. einfach gebrannten Kaffee, wie wir ihn zu uns nehmen, verwendet, davon einen Tropfen in zehn Tropfen Alkohol gibt und kräftig verschüttelt, dann erhält man eine Lösung von Coffea D1 (Dezimalpotenz). Wenn man davon wiederum einen Tropfen in ein zweites Gefäß mit zehn Tropfen Alkohol gibt, wieder verschüttelt („dynamisiert"), erhält man eine Lösung von Coffea D2; wenn man diese Schritte sechsmal wiederholt, ist man bei D6 angelangt. Coffea D6 ist ein Gegenmittel für die Auswirkungen von „zuviel Kaffee", wie Schlaflosigkeit: **Gleiches mit Gleichem heilen** („Isopathie", „iso" bedeutet gleich).

Je höher die Potenz, desto weniger stofflich die Dilution, desto mehr überwiegt eine rein energetische Wirkung. D200, ja sogar D1000 oder D10000 haben eine tiefgreifende, langandauernde Wirkung auch im seelischen Bereich. C in C12 oder C200 bedeutet Zentesimalpotenz, ein Tropfen Arznei ist jeweils in 100 Tropfen Lösung dynamisiert.

Silberamalgam D12 oder Lindan D12 sind nach demselben Prinzip hergestellt wie Coffea D6 oder D12. Man spricht von isopathischen Schadstoffen oder etwas ungenau von „Nosoden". Silberamalgam D12 kann die Auswirkungen von Amalgambelastungen positiv beeinflussen.

Eine Nosode im echten Sinne nach Hahnemann wäre Medorrhinum D200, das potenzierte Gonorrhö-Sekret oder Epstein-Barr-Virus (EBV) D12, der potenzierte

Krankheitserreger, ebenso wie Kieferostitis D4, dynamisiertes ostitisches Gewebe. Diese Nosoden können helfen, die Erkrankung selbst oder Restzustände derselben wie etwa bei chronischen EBV-Infekten zu beseitigen.

Das homöopathische Prinzip: Nun kann aber Coffea D6 auch bei Schlaflosigkeit, die nicht auf Kaffeegenuss zurückzuführen ist, jedoch von denselben Symptomen begleitet ist, wie Gedankenflut, Herzklopfen etc., wirksam eingesetzt werden: **Ähnliches mit Ähnlichem heilen** (homoios = ähnlich – Homöopathie).

Homöopathika werden grundsätzlich nicht oral getestet (nicht ICAK-offiziell), da jedes aufgenommene Homöopathikum eine Wirkung haben kann und nicht einfach wie eine molekulare Substanz aus dem Mund herausgespült werden kann. Die orale oder olfaktorische Testung hochtoxischer Substanzen, wie Lösungsmittel, Pestizide, etc., ist kontraindiziert. Sie stellen häufig eine systemische Belastung dar, die zu Erkrankungen des Bewegungsapparates und internistischen Erkrankungen beitragen. Ein Ausweg ist die Testung der homöopatischen Dilution des Schadstoffes (die die negative Wirkung des Schadstoffes ausgleichen kann) im Sinne eines normoreaktiven Challenge. Abgesehen davon sind solche Substanzen auch nicht immer als „Urtinktur" verfügbar.

Fallbeispiel: Schulterschmerz und Schwermetallbelastung
Ein Patient mit Schulterschmerzen ist manualmedizinisch ohne Befund. Die Abduktion ist schmerzhaft eingeschränkt, der Schultergürtel diffus palpationsschmerzhaft. Der Patient hat 13 Amalgamfüllungen. Um die Frage zu beantworten, inwieweit die Schwermetallbelastung für die Beschwerden mitverantwortlich ist, wird von den hyporeaktiven M. deltoideus und M. infraspinatus ausgegangen und mit Silberamalgam D12 provoziert. Die entsprechende Ampulle wird vom Patienten in der Hand gehalten und die erneute Testung der Muskeln ergibt Normoreaktion. Eine Amalgamentfernung nach DMPS-Test (☞ Kap. 6.3.3) wird durchgeführt und mit DMSA das Quecksilber ausgeschwemmt. Die Schulterschmerzen sind sechs Wochen danach beseitigt, kommen nach etwa vier Monaten jedoch etwas zurück. Erneute Verordnung von DMSA und Mineralstoffen bis zur Stabilisierung.

Emotionaler Challenge

Unter emotionalem Challenge versteht man die Testung eines Patienten, während oder unmittelbar nachdem er ein emotionales Problem verbalisiert oder sich vorstellt. Die Details des emotionalen Challenge sind nicht eigentlich Techniken der Applied Kinesiology, sondern müssen in psychotherapeutisch orientierten Ausbildungen erlernt werden. Bezüglich der Direktheit, Themenzentriertheit und Erfolgsorientiertheit steht sicher das NLP (Neuro-Linguistisches Programmieren) der AK am nächsten, und jedem Therapeuten, der Applied Kinesiology praktiziert, kann empfohlen werden, dieses zu erlernen.

Es muss hier ausdrücklich davor gewarnt werden, zu glauben, mit Hilfe des Muskeltests könne jede psychosomatische Exploration problemlos durchgeführt werden. So wird es leider in vielen „Kinesiologie"-Kursen

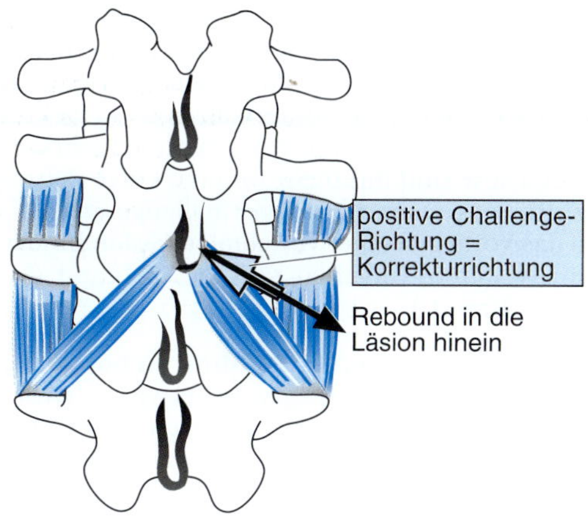

Abb. 2.13: Challenge bei einer Wirbelläsion

vorgeführt. Die Fragestellung ist, wie bei fast allen anderen Formen von Challenge, nicht in der Applied Kinesiology begründet, sondern sollte auf einer profunden Kenntnis der psychotherapeutischen Materie beruhen. Es bedarf einer soliden Ausbildung, in der gleichzeitig psychotherapeutische Techniken und AK gelehrt werden, ähnlich wie es heute bereits im Bereich der manuellen Medizin und der anderen naturheilkundlichen Verfahren der Fall ist (Dilts, 1993, 1983; Ötsch, 1997).

Mechanischer Challenge

Man unterscheidet in der Applied Kinesiology grundsätzlich zwei Typen von mechanischem Challenge:

- Nicht gehaltener Challenge („dynamischer Challenge", Gerz, 2000)
  - dieser kann zu einem „Rebound" führen („Rebound-Challenge") oder
  - er kann ohne Rebound bleiben („Non-Rebound-Challenge")
- Gehaltener Challenge („statischer Challenge", Gerz, 2000).

Nicht gehaltener Challenge

Rebound-Challenge: Eine Körperstruktur (Knochen, Muskel, Organ) wird in eine definierte Richtung gedrückt und sofort losgelassen. Bei einem positiven Challenge wird der vorher getestete Muskel seine Reaktion verändern. Die Reaktionsänderung des Indikatormuskels kommt an den Gelenken der Wirbelsäule und des Beckens durch einen so genannten „Rebound" zustande, bei dem elastische Strukturen (Muskeln, Ligamente) nach dem Loslassen des Probeschubes die provozierte Struktur in die Läsionsstellung zurückschnellen lassen. Bei diesem so genannten „Rebound-Challenge" wird in aller Regel von einem normoreaktiven Indikatormuskel ausgegangen, der nach Challenge durch das vermehrte Hineinschnellen der provozierten Struktur in die Läsion als Zeichen des dabei erhöhten Stresses dysreaktiv wird (meist hyporeaktiv).

Fallbeispiel: LWS-Läsion
Der 5. Lendenwirbel hat rechtsseitig eine paraspinöse Irritationszone. Zur Diagnostik werden die normoreaktiven Hamstrings (ischiokruralen Muskeln)

verwendet. Von rechts wird ein Challenge am Dornfortsatz von L5 so angebracht, dass ein Probeschub im Sinne einer Rotation durchgeführt wird und sofort losgelassen wird. Innerhalb von 30 Sekunden nach diesem Probeschub werden die Hamstrings getestet. Diese sind nunmehr für eine kurze Zeit hyporeaktiv, was einen positiven Challenge anzeigt und auf das Vorliegen einer vertebralen Läsion hindeutet. Zum weiteren Vorgehen ☞ Kap. 2.5.1 und GARTEN (2004), Kap. 10.

Nicht gehaltener Challenge ohne Rebound („Extremitäten-Challenge"): Typischerweise wird ein nicht gehaltener Challenge an Extremitätengelenken verwendet, wo die Auswirkung eines Probeschubs jedoch eine andere ist. Die einem blockierten, funktionsgestörten Extremitätengelenk zugeordneten Muskeln testen häufig hyporeaktiv. Dies ist z. B. der Fall bei den Mm. peronaei longus und brevis bei proximaler oder distaler Tibiofibulargelenksläsion. Das Fibulaköpfchen wird nach ventral geschoben, anschließend losgelassen. Bei dem erneuten Test der Peronäusgruppe testet diese normoreaktiv.

Da an den Extremitätengelenken die elastischen Strukturen fehlen, die zu einem Rebound (siehe oben) führen, verharrt nunmehr die provozierte Struktur in der Position des Probeschubs. Wenn der vorher hyporeaktive zugeordnete Muskel (M.peronaeus) durch den Challenge normoreaktiv geworden ist, bedeutet das, dass die Challenge-Richtung gleich der Korrekturrichtung ist (der Probeschub hat im Sinne eines normoreaktiven Challenge die Situation verbessert, ☞ Abb. 2.14). Die Korrekturrichtung muss also in diesem Falle die Challenge-Richtung sein.

Gehaltener Challenge („statischer Challenge")

Er ist dadurch gekennzeichnet, dass Sie nach Ausgangstest eines Muskels (ohne Provokation) eine Körperstruktur in eine definierte Richtung drücken und dort halten.

Fallbeispiel: Beckenläsionen

Die Hamstrings links testen bei einer Patientin hyporeaktiv, wenn sie mit beiden Händen jeweils ein Sakroiliakalgelenk berührt. Es wird ein gehaltener

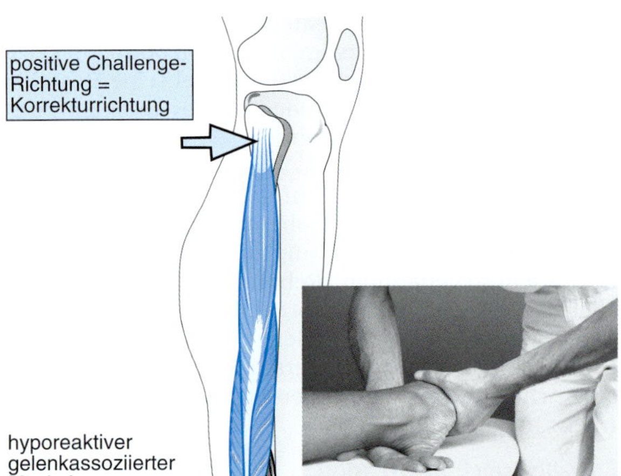

Abb. 2.14: Nicht gehaltener Challenge an einem Extremitätengelenk

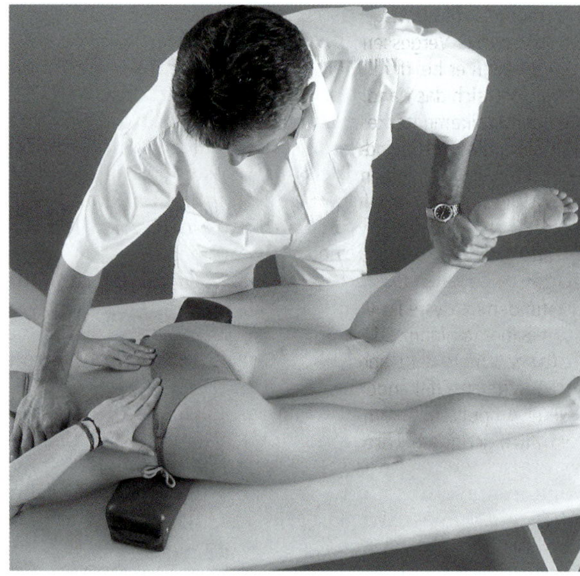

Abb. 2.15: Gehaltener Challenge einer Beckenläsion

Challenge ausgeführt, indem unter die Spina iliaca anterior links ein Keil untergelegt wird. Dieser ist im Winkel von 45° nach kaudal gerichtet. Auf der kontralateralen Seite wird ein Keil unter das Acetabulum gelegt, dieser Keil zeigt im Winkel von 45° nach kranial (☞ Abb. 2.15). Durch diesen gehaltenen Challenge testen nunmehr die Hamstrings links normoreaktiv. Dies erklärt sich daraus, dass in diesem Falle links ein Ilium anterius vorliegt, was mit den hyporeaktiven Hamstrings links assoziiert ist. Die Posteriorisierung des Ilium durch die Keile („SOT-Blocks") führt gleichzeitig zu einer Normalisierung der Wirbelsäulenfunktion, was die Funktion der Hamstrings verbessert (☞ Abb. 2.15).

Respiratorischer Challenge als Sonderform des gehaltenen Challenge: Auch der sog. respiratorische Challenge ist eine gehaltene Challenge-Form. Bei Suche nach kraniosakralen Störungen als Ursache für Muskeldysfunktion (☞ Kap. 2.5.1) wird ausgehend von einem dysreaktiven (meist hyporeaktiven) Muskel folgendermaßen vorgegangen: Der Patient atmet tief ein und hält die Luft an, während der hyporeaktive Muskel erneut getestet wird. Die gehaltene Inspiration bringt die Läsion des kraniosakralen Systems in eine korrigierte Position und die mit der Läsion korrelierende muskuläre Dysfunktion wird aufgehoben. Gelingt dies mit gehaltener Inspiration nicht, wird erneut mit gehaltener Exspiration getestet. Diese Form des Challenge ist wichtig etwa bei der Diagnostik und Therapie von Hypophysenstörungen: Die Hypophyse findet sich in der Sella turcica an der Schädelbasis.

▶ Übungseinheit

1. Erarbeiten Sie die Testung des M. latissimus dorsi (☞ Kap. 2.7.7).
2. Testen Sie beidseits Deltoideus, Rectus femoris, Latissimus dorsi. Notieren Sie die einzelnen Testreaktionen.
3. Führen Sie einen oralen Challenge mit Kandida-Antigen durch. Prüfen Sie die Reaktionsänderung eines normoreaktiven Indika-

tormuskels (möglichst, wenn geeignet, Rectus femoris); wird er hyporeaktiv? Vergessen Sie nicht zu prüfen, ob er hyperreaktiv wird, wenn er bei dem Challenge „stark" bleibt.
4. Während sich das Kandida-Antigen im Mund befindet, führen Sie einen Medikamententest durch mit Nystatin, evtl. Amphotericin, AC-Formula® (PE), Undecyne® (Thorne) oder einem anderen Antimykotikum. Mit einem der Mittel sollten Sie einen normoreaktiven Challenge erhalten, wenn das Mittel sowohl wirksam als auch verträglich ist. Sind evtl. dysreaktive Muskeln aus Ihrer Leertestung auch normoreaktiv geworden?
5. Ausgehend von einem in der vorhergehenden Übungseinheit gefundenen dysreaktiven Muskel führen Sie einen Challenge mit Silberamalgam D12 durch, wovon eine Ampulle von Ihrem „Patienten" in der Hand gehalten wird. Führt dies zu einem normoreaktiven Challenge? Wenn nicht, ist der Challenge evtl. mit einer Ampulle Silberamalgam D30 positiv? Das würde auf eine stofflich geringere, chronische Belastung hindeuten.

2.4.3 Therapielokalisation (TL) als Sonderform des Challenge

Therapielokalisation (TL) bedeutet diagnostisches Berühren einer potenziell gestörten Körperregion. Wenn an dem berührten Körperareal eine Abweichung vom Normalen vorliegt, kommt es sofort zu einer Muskelreaktionsänderung. Die Änderung der Muskeltestreaktion kann in beliebiger Richtung, je nach Ausgangssituation und Befund, sein:
- Von normoreaktiv nach hyporeaktiv oder hyperreaktiv
- Von hyperreaktiv nach normoreaktiv oder hyporeaktiv
- Von hyporeaktiv nach normoreaktiv oder hyperreaktiv.

Man bezeichnet all diese Reaktionsänderungen als positive Therapielokalisation. Wenn keine Reaktionsänderung des getesteten Muskels auftritt, spricht man analog von „negativer Therapielokalisation".
In der genannten Charakterisierung der positiven Therapielokalisation liegt bereits ein entscheidender Gesichtspunkt: die Therapielokalisation zeigt an, wo eine Störung liegt, aber nicht, welcher Art diese Störung ist. Die Differenzierung geschieht durch Challenge. Beispiele:
- Eine positive Therapielokalisation (TL) eines Zahnes zeigt an, dass dort eine Störung vorliegt. Die Art der Störung wird durch (chemischen) Challenge, z. B. mit Nosoden wie chronische Pulpitis D6, Gangrängranulom D6 usw. (☞ Kap. 5.5.4) differenziert.
- Eine positive TL einer Wirbelregion indiziert weitere Untersuchung durch Palpation und funktionelle Analyse. Wenn eine vertebrale Läsion (Blockierung) oder Fixation gefunden und kunstgerecht korrigiert wird, dann sollte die positive TL verschwinden.

Die Therapielokalisation ist nicht nur unspezifischer als der Challenge sondern auch weniger zuverlässig. Die „Provokation" durch das einfache Berühren ist wohl ein geringerer Reiz als beispielsweise die Provokation durch einen mechanischen Probeschub oder die chemische Provokation durch eine Substanz, die in den Mund genommen wird.

Ausführung der Therapielokalisation

Eine Grundregel besagt, dass die Therapielokalisation durch den Patienten selbst ausgeführt werden muss. Dabei soll direkt die Haut mit der palmaren Handfläche (nicht mit dem Handrücken) berührt werden, möglichst nicht mit Kleidung dazwischen. Die Kleidung hat möglicherweise, besonders wenn sie aus Kunstfaser besteht, einen isolierenden Effekt. Die Tatsache, dass die palmare Fläche benutzt werden soll, scheint Polaritätsgründe zu haben (Davis und Rawls 1974). Sollte es dem Patienten in einzelnen Fällen nicht gelingen, die vermutlich gestörte Region mit seiner Hand zu erreichen (z. B. bei der TL eines Brustwirbels), so kann eine leitende Verlängerung verwendet werden. Diese kann aus einer Elektrode auf der gestörten Region, einer Elektrode in der Hand des Patienten und einem Kabel dazwischen bestehen. Es ist auch möglich und viel praktikabler, folgendermaßen vorzugehen: Lassen Sie Ihren Arm vom Patienten anfassen und führen dann die TL aus. Auch eine Hilfsperson kann die TL durchführen, indem sie die in Frage stehende Region berührt und zusätzlich den Patienten an einer neutralen Stelle anfasst. Eine Ausnahme stellen die Akupunkturpunkte dar: Sie können vom Therapeuten zur TL berührt werden.

Wie kann die TL sensitiver gemacht werden?

Goodheart hat bereits recht frühzeitig Methoden entwickelt, dies zu tun (Walther, 1981):
- **Magnet-TL:** Shafer (mündliche Mitteilung, bisher nicht ICAK-offiziell) empfahl, die Therapielokalisation mit einem Magneten zu verstärken. Der Autor bringt dabei die nicht den Muskel schwächende Seite in Hautkontakt. Der Magnet führt auch bei intraossären Störungen und anderen Gewebespannungszuständen wie etwa myofaszialen Störungen zu einer positiven Therapielokalisation.
- **Anfeuchten der Finger**
- **Gelenkstrukturen belasten:** Das Areal, das therapielokalisiert wird, kann belastet werden, z. B. durch das Körpergewicht **(„Weight bearing")**. Eine Läsion des Sakroiliakalgelenks kann in Rücken- oder Bauchlage keine positive TL zeigen, während sie in sitzender Position positiv wird. Es handelt sich dabei eigentlich um einen Gewichts-Challenge. Dies ist bereits eine gewisse Form von „Body into distortion" (s. u.) und ist besonders bei strukturellen Störungen relevant.
- **Kuppen von Daumen und Kleinfinger in Kontakt bringen:** Die TL wird dann mit dem Zeigefinger durchgeführt und man erreicht eine höhere Sensibilität („High gain TL"). Die Fingerapposition scheint eine bahnende Wirkung zu haben.
- **Rechts-links-Hirnaktivität:** Die rechte Hirnhälfte, die beim Rechtshänder die intuitive, kreative, nicht logische ist, wird aktiviert, indem eine Melodie, die gerade erfunden wurde, gesummt wird. Die linke, logische, analytische Hirnhälfte wird aktiviert, indem eine Multiplikationsreihe aufgesagt wird: „7, 14, 21, 28, 35, etc.". In manchen Fällen ist die TL einer Region (Organzone, Reflexzone oder ähnliches) negativ und wird bei Rechts-links-Hirnaktivierung positiv. Die Behandlung erfolgt wie üblich.
- **Eyes into Distortion (EID):** Völlige Idealhaltung in allen drei Dimensionen ist extrem selten. Jeder hat

eine Abweichung im Sinne von Ungleichgewicht der Körperebenen und Körperachsen. Dies ist das „Distorsions-Muster“. Wenn der Patient die Augen in Richtung dieser Distorsion bewegt (EID), kann eine vorher negative TL vielfach positiv werden. Die Erklärung ist, dass sich die Steuerung der Augenmotorik an die Haltungsabweichung adaptiert hat und mit EID aus dieser Adaptation herausgerissen wird, was zur „Bahnung“ der Anzeige einer verborgenen Störung führt. Es scheint keine Beziehung zu „Ocular lock“ zu geben (☞ Kap. 3.6.5). Für weitere Details sei auf Walther (2000) verwiesen.

- **Body into Distortion (BID):** Hierbei wird – ähnlich wie beim „Weight bearing“ – der Körper in einer Stress-Position untersucht, nämlich in seiner eigenen posturalen Abweichung. In dieser Position, die z. B. durch Blocks unter der Schulter und dem Becken zur Simulation einer Torsion um die Längsachse eingenommen werden kann, wird dann auch die TL an verdeckten Störungsstellen positiv.
- **Doppelhändige TL:** Diese wird in der Regel bei räumlichen Störungen ohne wirkliche Gewebsschädigung oder Gelenkstörung positiv, z. B. bei einer „holographischen“ Läsion (Holographic lesion ☞ Garten, 2012), einer Torsion innerhalb der Knochenstruktur.
- **TL mit ineinander verschränkten Fingern** (Goodheart): Sie ist besonders wirksam bei der TL von viszeralen Läsionen und kutanen Zonen von Projektionsschmerz (viszerosomatische Reflexe), kann aber die TL grundsätzlich verstärken.

Was bedeuten die einzelnen Muskelreaktionsänderungen?

- **Ein normoreaktiver Muskel wird durch TL eines Areals dysreaktiv:** Dies ist der einfachste Fall. Dies bedeutet, dass an der berührten Stelle eine Abweichung von der Norm vorliegt. Welcher Art die Störung ist, wird durch Challenge bestimmt.
- **Ein hyporeaktiver Muskel wird durch TL stark (normoreaktiv):** Auch dies zeigt, dass an der berührten Stelle eine Abweichung von der Norm vorliegt. Das bedeutet nun nicht, dass die Berührung der Region „hilfreich“ ist (vgl. „normoreaktiver Challenge“), sondern vielmehr, dass die Störung an der therapielokalisierten Stelle mit der Muskeldysreaktion zusammenhängt und therapiebedürftig ist. Es wird mit dieser Vorgehensweise also ein Zusammenhang zwischen Muskeldysfunktion und verursachender Region hergestellt. Beispiele:
  - Deltoideus – Zahn 38: Der hyporeaktive Deltoideus links wird normoreaktiv bei TL des impaktierten Weisheitszahnes 38. Das bedeutet, dass der Zahn 38 ein Störfeld darstellt, welches eine Ursache für die Muskeldysfunktion darstellt.
  - Rectus femoris – ICV: Der hyporeaktive Rectus femoris wird normoreaktiv durch TL der Ileozökalklappen-Region (ICV = Ileocecal Valve). Das bedeutet, dass dort eine Dysfunktion besteht, die die muskuläre Dysfunktion mitverursacht.
- **Ein hyperreaktiver Muskel wird durch TL hyporeaktiv:** Dies bedeutet, dass die berührte Region einen Zusammenhang hat mit der Muskeldysreaktion, ähnlich wie die Reaktionsweise oben (hyporeaktiv zu normoreaktiv)

Erweiterung des Konzepts durch Doppel-TL

Mit Hilfe dieses Prinzips kann eine Erweiterung der diagnostischen Möglichkeiten mit TL erreicht werden.

> Fallbeispiel: Kieferhöhlen – Ileozökalklappe (ICV)
> Sie gehen von einem normoreaktiven Indikatormuskel aus.
> Die TL der Kieferhöhle führt zu Hyporeaktion.
> Da es sich um eine chronische Kieferhöhlenentzündung handelt, die bisher therapieresistent war, ist die Frage zu stellen, ob sie nicht durch eine dysbiotische, immunologische Störung des Darmes verursacht wird:
> TL der ICV-Region führt zu Hyporeaktion.
> Haben beide Dinge einen Zusammenhang?
> Die positive TL der ICV-Region wird bei gleichzeitiger TL der Kieferhöhle negativ, d. h., die Hyporeaktion wird aufgehoben. Damit ist ein Zusammenhang hergestellt.
> Hier ist die Frage, was die primäre Störung ist, rein aus der klinischen Erfahrung relativ leicht zu beantworten. Wollte man dies jedoch mit den Mitteln der Applied Kinesiology nachweisen, würde nunmehr ein Challenge durchgeführt: Eine TL der Kieferhöhle wird z. B. mit einer Nosode Sinusitis D6 aufgehoben.
> Ebenso wird die TL der ICV-Region durch einen oralen Challenge mit Laktobazillen aufgehoben. Auch die TL der Kieferhöhle wird durch diesen Challenge aufgehoben, nicht jedoch die TL der ICV-Region durch die Sinusitis-Nosode. Somit ist klar, dass die Darmstörung die primäre ist.

2.5 Der Muskeltest in der „internistischen“ Arbeit

Es sei an dieser Stelle noch einmal daran erinnert, dass die Muskeltestreaktionen einem binären System entsprechen:

- Normoreaktion zeigt Normfunktion an.
- Dysreaktion zeigt eine Dysfunktion des getesteten Muskels selbst oder des neuromuskulären Systems an, welches funktionell diesem Muskel zugeordnet ist.

Bei der Arbeit im internistischen, chemisch-metabolischen Bereich werden Sie in dem Moment, wo Sie einen dysreaktiven Muskel finden, weniger an intramuskuläre Funktionsstörungen wie myofasziale Störungen, propriozeptive Störungen (Muskelspindel und Golgi-Apparat) oder gar Pathologien wie Muskelfaserrisse denken, als an Organstörungen und systemische Stressoren wie Allergien, Unverträglichkeitsreaktionen und toxische Belastungen. Diese führen zu Muskeldysreaktionen, die entweder in dem besonders belasteten System (☞ Kap. 2.5.1) oder aber generalisiert auftreten.

Die funktionelle Assoziation der Muskeln zu Organen, wie sie Goodheart sehr früh in der Entwicklung der Applied Kinesiology etabliert hat, ist Teil eines segmentalen Funktions- oder Störungskomplexes, welches Goodheart (in Walther, 2000) als die „fünf Faktoren des Intervertebralforamens“ bezeichnet hat. Hier wird in Erweiterung dieses Begriffes von den **„sieben Faktoren des viszerosomatischen Systems“** gesprochen. Dabei handelt es sich um eine Liste von verursachenden Faktoren für Muskeldysfunktionen, die in hierarchisierter Form immer überprüft werden müssen, wenn eine Muskeldysreaktion und damit -dysfunktion gefunden wird. Das diagnostische und therapeutische Ziel ist, Dysfunktionen zu beseitigen und mit den adäquaten Mitteln, die per diagnostische Provokation (Challenge) gefunden werden müssen, Normfunktion und damit auf der muskulären Ebene Normreaktion zu erzielen. In der Folge wird zunächst der Komplex der so genannten sieben Faktoren des viszerosomatischen Systems besprochen, um dann die systemischen Störungen, welche Hauptgegenstand dieses Buches sind, abzuhandeln.

Auch wenn Sie ausschließlich internistisch arbeiten wollen, sollten Sie die Grundlagen der strukturellen Behandlung einer muskulären Dysfunktion kennen, zumindest diejenigen, die durch segmentale extramuskuläre Störungen verursacht werden. Wirbelsäulensegmente sind funktionell viszerosomatisch reflektorisch mit inneren Organen verbunden (☞ Garten, 2012, Kap. 12). Organstörungen können zu Wirbelsäulenfunktionsstörungen führen. Dies ist aus der psychosomatischen Medizin ebenso bekannt wie aus der Osteopathie, Chirotherapie und Akupunktur. Die Therapie der Organstörungen kann bzw. muss je nach Fall mit medikamentösen (orthomolekularen bzw. phytotherapeutischen und homöopathischen sowie pharmakologischen) Mitteln, psychosomatischen Interventionen und manuellen Therapieverfahren (☞ „Triad of Health") erfolgen. Zur manuellen Therapie von Organstörungen gehört auch die sehr einfach durchzuführende Stimulation von neurolymphatischen Reflexen und neurovaskulären Reflexen, welche Sie daher unbedingt in Ihr therapeutisches Repertoire einbauen sollten.

2.5.1 Sieben Faktoren des Viszerosomatischen Systems

Faktor 1: Vertebrale Läsion

(Goodheart, 1972b; Walther, 1981, 2000; Leaf, 1996)

Vertebrale Läsionen können sich auf der Wirbelsäulenebene der motorischen Wurzel und der Ebene der viszerosomatischen oder viszeroparietale Reflexbeziehung des Organs, welche dem Muskel zugeordnet sind (sympathischer Grenzstrang) auf die Muskelfunktion auswirken (s. u. „TS-Line"). Diese müssen daher jeweils untersucht werden, wenn die strukturellen Ursachen einer Muskeldysfunktion behandelt werden sollen. Mit Hilfe von TL und Challenge werden die jeweiligen Wirbelsegmente untersucht und behandelt. Die Behandlung besteht in einer chirotherapeutischen Impulsmanipulation oder einer AK-spezifischen weichen, durch Atmung unterstützten, Mobilisation.

Vorgehen (☞ Abb. 2.16)

Schritt 1: Zunächst sollten Sie die in der Manualmedizin übliche Palpation und Funktionsprüfung durchführen: Bei der Befunderhebung sollten immer alle Untersuchungstechniken angewandt und in Korrelation gesetzt werden.

Schritt 2: Dann können Sie zur spezifischen AK-Diagnostik übergehen: Der Patient führt mit einem Finger die Therapielokalisation an einer oberflächlich gelegenen Struktur des Wirbels durch (Dornfortsatz oder Processus articularis). Ein vorher normoreaktiver Indikatormuskel, der keine Beziehung zu dem Segment haben braucht, wird dysreaktiv. Der therapielokalisie-

Tab. 2.1: Ursachen für Muskeldysfunktion/-dysreaktion

Extramuskuläre Ursachen		**Intramuskuläre Ursachen**	
Systemische Ursachen	Jede Form von systemischem Stress: • Allergisch/toxische Belastungen, Unverträglichkeitsreaktionen • Aerobe/anaerobe Dysfunktion • Störfelder • Emotionaler Stress • Zentrale neurologische Fehlsteuerung	**Propriozeptoren- und Mechanorezeptorendysfunktion**	• Golgi-Sehnenapparat („Origin-Insertion-Läsion") • Gelenkrezeptoren („Origin-Insertion-Läsion") • Repeated muscle activation patient induced (RMAPI) • Spindelzelle • Strain-Counterstrain-Läsion • Triggerpunkte • Faszienläsionen • Reaktive Muster (Agonist-Antagonist-Dysbalance)
Segmentale Ursachen	Die 7 Faktoren des Viszerosomatischen Systems: 1. Vertebrale Läsion: a. Ebene der motorischen Wurzel b. Ebene der viszerosomatischen Reflexbeziehung 2. Neurolymphatischer Reflex 3. Neurovaskulärer Reflex 4. Duraspannung 5. Assoziierte Akupunktur-Leitbahn 6. Organbeziehung (auch viszeral osteopathisch) 7. Nährstoffdysbalance	**Störungen des muskulären Stoffwechsels**	Aerobe Dysfunktion Anaerobe Dysfunktion
Reflektorische und somatotopische Beziehungen	• Haut-Mechanorezeptoren • Kraniale Stressrezeptoren • Hand- und Fuß-Stressrezeptoren		

rende Finger wird wieder entfernt. Eine positive Therapielokalisation sagt ausschließlich, dass sich an der berührten Region eine Abweichung von der Norm findet, nicht jedoch welcher Art diese Abweichung ist (es könnten dort auch Entzündungen, Tumoren, Triggerpunkte etc. vorliegen).

Schritt 3: Zur Differenzialdiagnose wird ein Challenge durchgeführt, der, da es sich am wahrscheinlichsten um eine vertebrale Läsion handelt, einen nicht gehaltenen Probeschub am Wirbel darstellt. Wiederum wird vom normoreaktiven Indikatormuskel ausgegangen. Der Vektor des Challenge wird so lange variiert, bis eine eindeutige Indikator-Dysreaktion auftritt. Da es sich um einen strukturellen Challenge handelt, wird praktisch immer eine Hyporeaktion beobachtet werden. Die Kraft, mit der der Challenge ausgeführt wird, beträgt 1–2 kp oder weniger, abhängig von der spezifischen Gewebebeschaffenheit des jeweiligen Patienten. Die notwendige Kraft sollten Sie bei der vorangegangenen Palpation, wo das Barrierephänomen bestimmt wird, abschätzen. Hierbei gilt die Regel: je weniger Kraft desto besser, da die Bewegungen des Wirbels mit der geringst möglichen Kraft am besten erspürt werden können. Der Challenge bewegt den Wirbel in Richtung Rotation, Seitneigung, Flexion/Extension, a.-p.-Richtung, kurz in jeder möglichen Richtung des Raumes. Die Challenge-Richtung entspricht der Korrekturrichtung.

Schritt 4: Der Wirbel kann nun in die Challenge-Richtung nach den Regeln der chiropraktischen Impulsmanipulationen korrigiert werden. GOODHEART (1972b) hat jedoch für die Korrektur von vertebralen Läsionen eine spezifische AK-Technik entwickelt, die sowohl effizient als auch komplikationsfrei ist. Es handelt sich um eine atemunterstützte mobilisierende Technik. Hierzu muss eine Atemphase gefunden werden, die die Korrektur optimal unterstützt: Inspiration oder Exspiration. Die richtige Phase wird wiederum durch Challenge bestimmt. Hierzu wiederholen Sie den nicht gehaltenen Challenge wie oben beschrieben während gehaltener Inspiration. Wenn bei gehaltener Inspiration die vorher beobachtete Indikator-Dysreaktion ausbleibt, so ist die Inspiration die Atemphase, welche die durch Challenge aufgetretene Irritation dämpft und damit bei der nachfolgenden Korrektur hilfreich sein wird. Wird der Challenge durch Inspiration nicht aufgehoben, so führen Sie denselben Test mit gehaltener Exspiration durch und korrigieren bei positivem Ausfall in Exspiration.

Schritt 5: Die für die Korrektur notwendigen Komponenten sind nunmehr gefunden: Korrekturrichtung (entspricht der Challenge-Richtung) und Atemphase, die bei der Korrektur hilft („Respiration assisted"). Sie nehmen denselben Kontakt wie beim Challenge und mobilisieren mit möglichst geringer Kraft während der Atemphase, die den Challenge aufgehoben hat, in Challenge-Richtung. Während der entgegengesetzten Atemphase wird der Schub reduziert und der Kontakt einfach gehalten. Auch soll der angewandte Druck möglichst gering sein und mit Weichteilschutz ausgeführt werden (keine Periost-Irritation), damit kein Schmerz ausgelöst wird, der zur muskulären Gegenspannung des Patienten führt und damit die Korrektur behindern würde. Außerdem wird bei sanftem Druck ein langsames Mobilwerden des Wirbels, das heißt ein Weicherwerden der Barriere bzw. des Endgefühls spürbar, so dass das Ende der erfolgreichen Korrektur bereits ertastet werden kann.

Schritt 6: Vergewissern Sie sich über den Erfolg der Korrektur, indem am Ende erneut TL und Challenge durchgeführt werden, die beide negativ sein müssen. Die zuverlässigere Kontrolle ist der Challenge, da er die intensivere Provokation darstellt.

TS-Line: Störung des viszeroparietalen Segments

Bei Organläsionen kann es zu viszerosomatischen Begleitreaktionen an den zugeordneten Wirbelsegmenten kommen, die sich mittelbar auf die dem Organ assoziierten Muskeln im Sinne eine Dysfunktion auswirken können. Die vertebrale Läsionsebene entspricht in diesen Fällen jeweils dem viszeroparietalen oder viszerosomatischen Segment des Organs (der Ebene des sympathischen Grenzstranges). Speziell in der internistischen Arbeit sind die viszerosomatischen Bezüge besonders wichtig. Sie müssen also bei Vorliegen einer Muskeldysfunktion immer die motorische Ebene und die viszerosomatische Reflexebene überprüfen und korrigieren. Aus diesem Grund sind bei der Besprechung der Muskeln beide Ebenen angegeben, wenn diese existieren.
Beispielsweise ist die Lunge auf der Höhe TH 3 mit dem sympathischen Grenzstrang verbunden, die Leber auf der Höhe TH 8. Benachbarte Segmente sind meist mit betroffen. Diese Beziehungen wurden von REES (in WALTHER, 2000) angegeben, der die sog. Temporosphenoidal-Linie (TS-Line) als Korrelat von viszeraler Dysfunktion und vertebraler Dysfunktion beschrieb. Die TS-Linie verläuft vom Tragus über die Oberkante des Jochbeines, zur dorsalen Kante der Orbita und über die Sutura temporosphenoidalis (☞ GARTEN, 2012, Abb. 10.3). GOODHEART stellte die Zusammenhänge zwischen Organ-Dysfunktion und Muskeldysfunktion her, so dass die TS-Line als Korrelat einer Muskeldysfunktion und vertebraler Dysfunktion uminterpretiert wurde (Näheres zur Anwendung ☞ GARTEN, 2012, Kap. 10.2.1).

■ Faktor 2: Neurolymphatische Reflexe (NL) (☞ Abb. 2.17 bis 2.20)

(GOODHEART, 1965; WALTHER, 1981, 2000; LEAF, 1996)

Die so genannten Neurolymphatischen Reflexe (NL-Reflexe) sind somatoviszerale Reflexe, welche zuerst von CHAPMAN (1936; in WALTHER, 2000, CHAITOW, 1988) beschrieben wurden (☞ Abb. 2.18, 2.20). Es handelt sich um knotige, indurierte Zonen (von der Größe einer Bohne bis zu mehreren Quadratzentimetern groß) im viszerosomatischen Segment des Organs. In chronischen Fällen haben sie eine aufgedunsene Beschaffenheit, die Stauung ausdrückt. Die Dauer der bestehenden Störung korreliert gut mit der Schmerzhaftigkeit. Die Zonen oder Punkte sind auf dem Oberkörper und den Oberarmen und Oberschenkeln lokalisiert. Die größte Zahl wird jedoch in den vorderen Interkostalräumen gefunden und posterior entlang der Wirbelsäule. Das Aufsuchen dieser Reflexe auf dem Körper und auf entsprechenden Karten wird durch die Tatsache erleichtert, dass viele in der Nähe oder über dem zugeordneten Organ oder Drüse lokalisiert sind. CHAPMAN empfahl die Manipulation dieser empfindlichen Zonen bis die Empfindlichkeit und Induration abnimmt.
GOODHEART (1965) beschrieb als erster die Benutzung

1. Palpation der Wirbel (paraspinös, Facetten, Dornfortsätze)

normoreaktiver Indikatormuskel

↓

2. Therapie-lokalisation
des betroffenen Wirbels an Dornfortsatz oder Facette

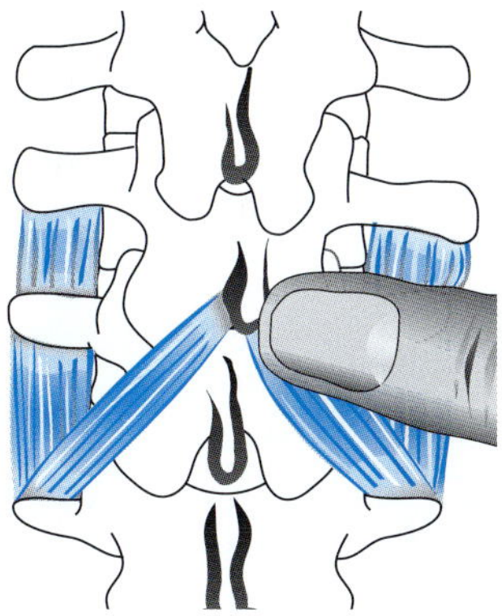

↓

dysreaktiver Indikatormuskel

normoreaktiver Indikatormuskel

↓

3. Challenge (nicht gehalten):
den Dornfortsatz oder die Facette in alle drei räumliche Dimensionen drücken,
loslassen;
den Vektor finden, der zu einer eindeutigen Indikatorreaktion führt

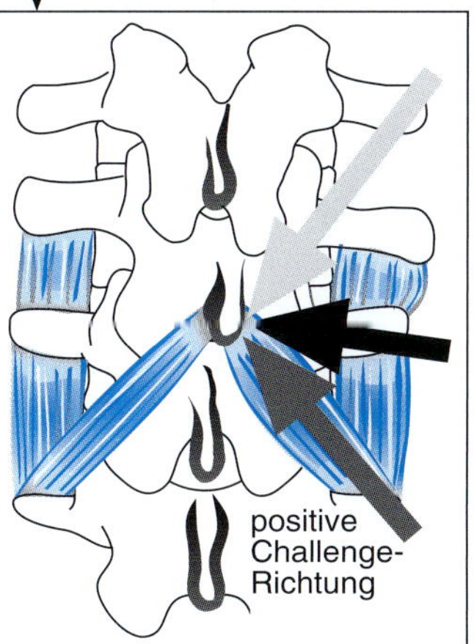

↓

dysreaktiver Indikatormuskel

4a. Therapie: Impulsmanipulation in Richtung des positiven Challenge

4b. Atemphase suchen, die den vertebralen Challenge neutralisiert:
Challenge wiederholen, während Patient die **Inspiration** hält;
wenn dies den vertebralen Challenge nicht aufhebt:
Challenge wiederholen, während der Patient die **Exspiration** hält.

↓

5. Therapie:
Den Wirbel mobilisierend in die Richtung des positiven Challenge drücken während der Atemphase, die den Challenge negiert hat

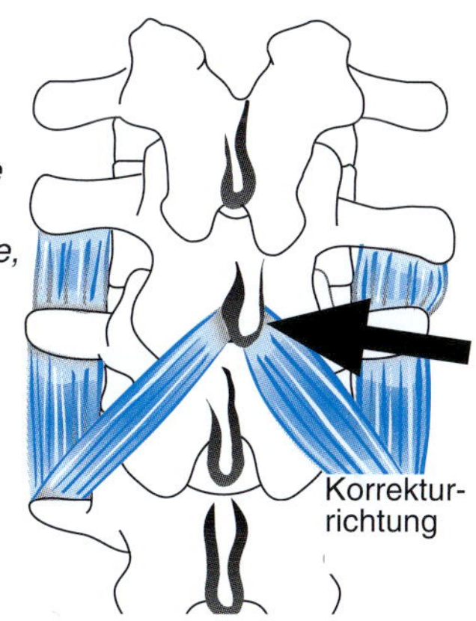

↓

6. TL und erneuter Challenge müssen jetzt negativ sein

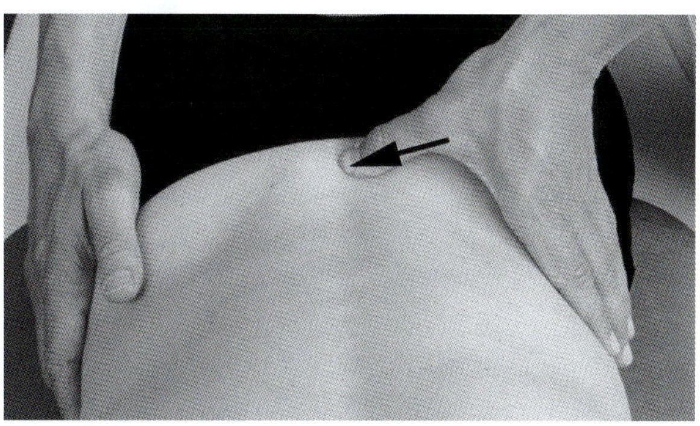

Abb. 2.16: Diagnostik und Therapie einer vertebralen Läsion mit den Mitteln der Applied Kinesiology

der CHAPMAN-Reflexe im Kontext manueller Muskeltestung. Er fand, dass Manipulation einiger dieser Areale, wie sie von CHAPMAN beschrieben wurden, muskuläre Dysfunktionen beseitigen konnte. Auf diese Art und Weise wurden die von CHAPMAN beschriebenen Reflexzonen mit spezifischen funktionellen Muskelinhibitionsmustern assoziiert (☞ Abb. 2.17, 2.19). GOODHEART nannte sie daher „Neurolymphatische Reflexe". Da CHAPMAN die Beziehung zwischen diesen Reflexen und spezifischen Organen etabliert hatte, wurden die Muster funktioneller muskulärer Inhibition mittelbar über die spezifischen Reflexe mit den Organen assoziiert. CHAPMAN stellte fest, dass die Behandlung dieser Zonen die Lymphdrainage in und um die zugehörigen Organe verbessert. Hierdurch werden sie zu einem nützlichen Werkzeug bei der Behandlung vieler Gesundheitsstörungen, insbesondere hormoneller Dysbalancen (☞ Kap. 16).

Anwendung der NL-Reflexe

Wenn ein dysreaktiver Muskel gefunden wird, lassen Sie den korrespondierenden NL-Punkt vom Patienten therapielokalisieren. Wenn dies zu einer Normalisierung des Muskels führt, bedeutet dies die Indikation zur

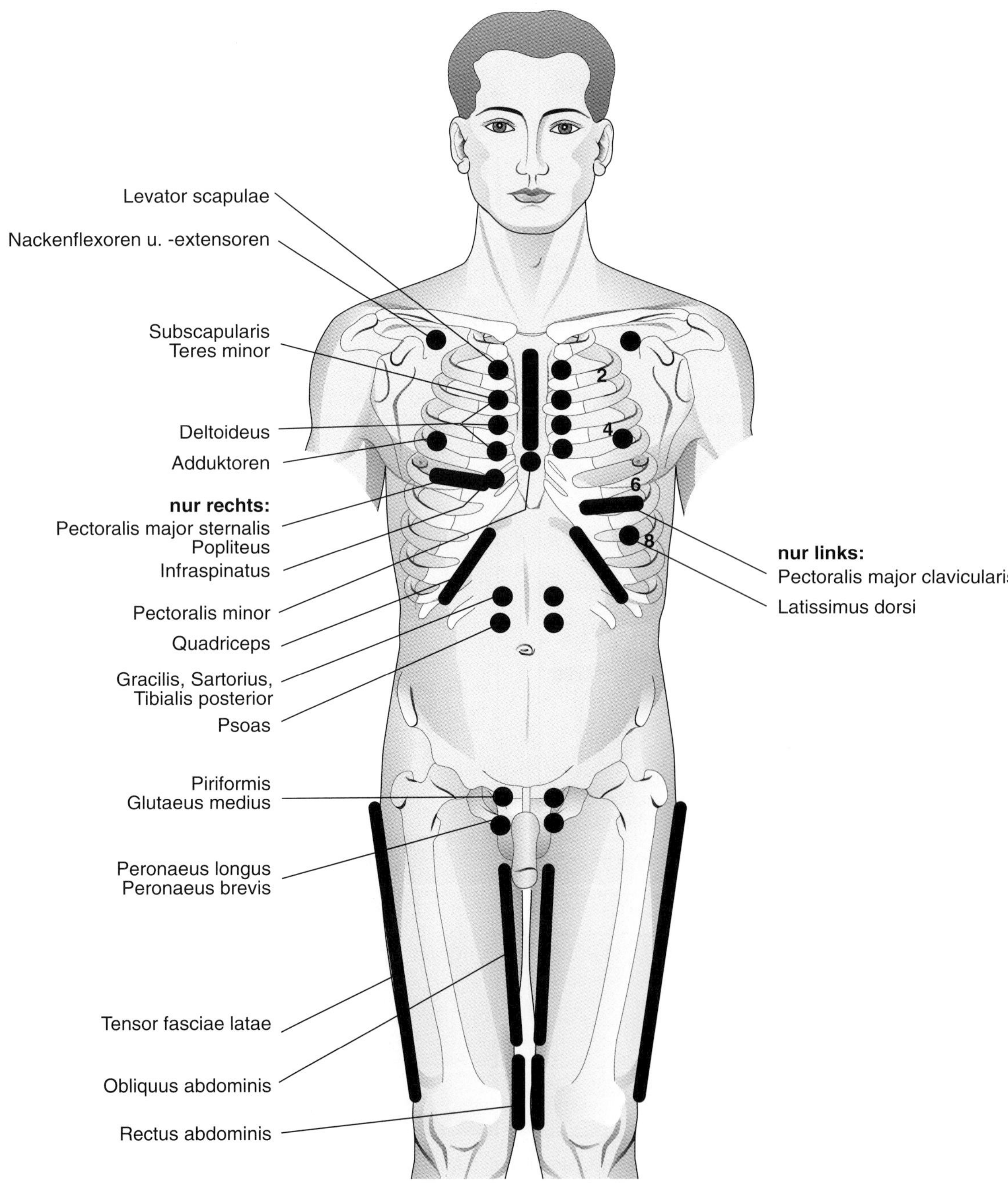

Abb. 2.17: Anteriore Neurolymphatische Reflexe, den Muskeln zugeordnet

Therapie. Diese wird durch kreisende Massage auf der Zone durchgeführt, solange bis die Empfindlichkeit verschwindet. Zur Verbesserung der Effizienz und für den Komfort des Patienten sollte eine Creme, z.B. Lymphdiaral® o.ä. verwendet werden, die zusätzlich lymphdrainierend wirkt. Normalerweise dauert die Behandlung 20–30 Sekunden, obwohl manchmal 1–2 Minuten notwendig sein können. Überstimulation des Reflexes sollte vermieden werden, da dies zu einer Reaktivierung des Reflexes führen kann und eine bleibende Korrektur unmöglich wird. Andererseits sind für eine wirksame Stimulation des Parasympathikus manchmal Behandlungszeiten von 5 Minuten und mehr notwendig (☞ Kap. 7.4). Die Vollständigkeit der Therapie wird dadurch bestätigt, dass die TL des Reflexes ausgehend von einem normoreaktiven Indikatormuskel negativ geworden ist. Der assoziierte Muskel wird wenigstens temporär normoreaktiv werden.

Multiple aktive, wiederkehrende Reflexpunkte

Patienten, die eine größere Zahl funktionell schwacher Muskeln aufweisen, die auf Behandlung der neurolymphatischen Reflexe reagieren, leiden wahrscheinlich unter einem generalisierten Lymphstau. Diese Patienten

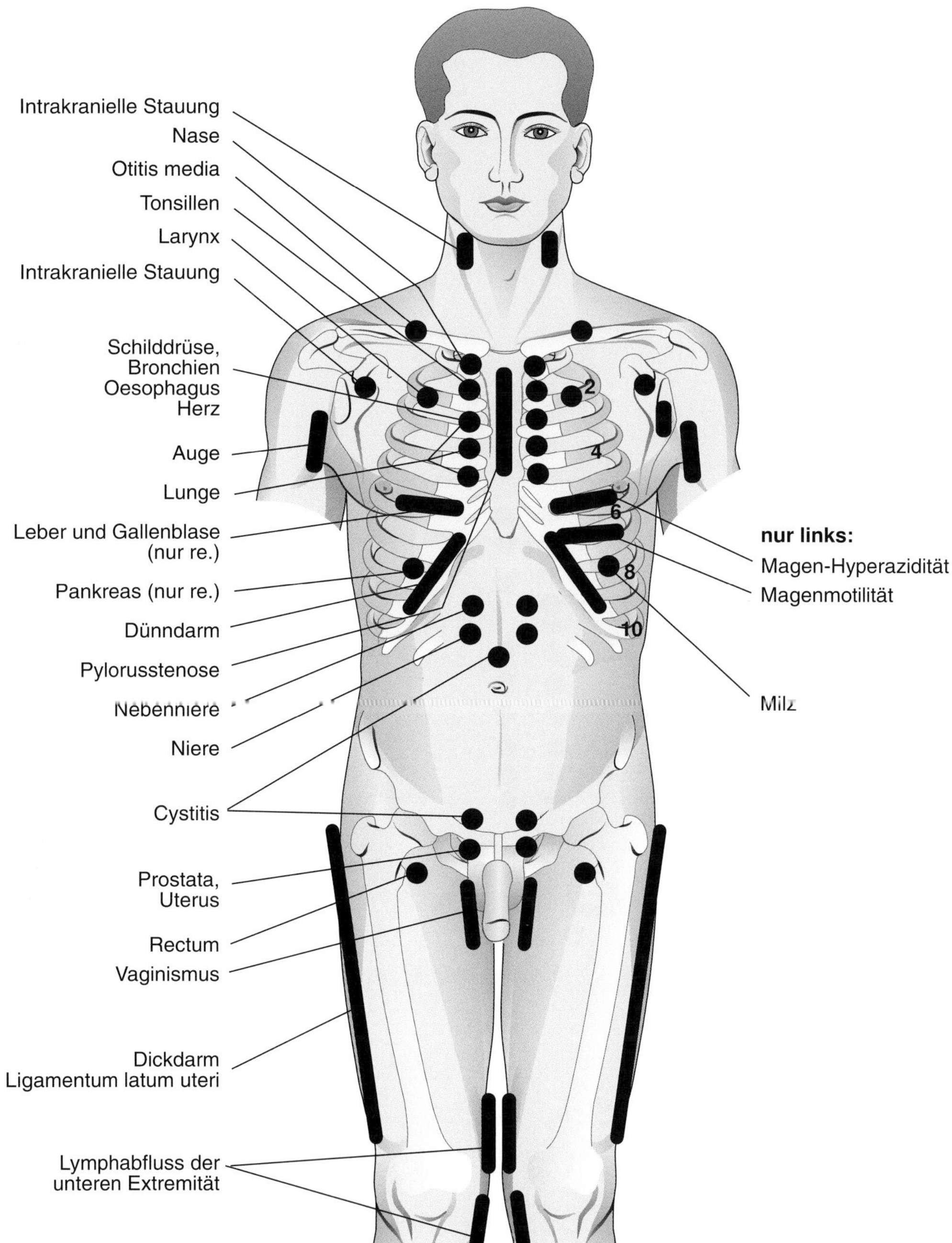

Abb. 2.18: Anteriore Neurolymphatische Reflexe, den Organen zugeordnet

sollten auf eine „Retrograde lymphatische Störung" getestet werden (s. u.) und auf eine mögliche positive Muskeldehnungsreaktion des M. pectoralis. Lymphdrainagemittel sollten ausgetestet werden (Lymphdiaral®, Lymphomyosot® etc.). Bei diesen Patienten sollten, besonders wenn der Befund wiederholt auftritt, mögliche Ursachen für Lymphstauung wie Toxizität, Dysbiose, Infektionen und Beherdungen bzw. Störfelder gesucht werden. Da es eine enge Beziehung zwischen Muskelkontraktion und Lymphdrainage gibt, können Lymphreflexe aktiv sein, wenn der darunter liegende Muskel myofaszial funktionsgestört ist (Bauchmuskeln, Pectoralis, Rückenstrecker etc.). Im Falle von wiederkehrender neurolymphatischer Dysfunktion sollten diese Muskeln untersucht werden und eventuelle myofasziale Störungen (Hypertonizitäten inklusive Triggerpunkte) und andere Dysfunktionen beseitigt werden.

Retrograde Lymphatic Technique

(Goodheart, 1979; Walther, 1981, 2000; Leaf, 1996)

Die Technik dient der Behandlung von allgemeinen Lymphdrainageproblemen, die sich in Symptomen wie Ödemen, Abwehrschwäche, Heilungsstörungen der Extremitäten, Kurzatmigkeit, rezidivierenden Mittelohrinfektionen, rezidivierenden Sinusitiden und nicht zuletzt multiplen Muskelschwächen zeigen, die auf Behandlung der neurolymphatischen Reflexe reagieren, jedoch leicht zu Rezidiven neigen (Zink und Lawson, 1978).
Die Lymphdrainage des gesamten Körpers läuft über den Ductus thoracicus, mit Ausnahme des rechten oberen Quadranten (rechte Kopf- und Halsseite, Thorax und obere Extremität sowie Thoraxorgane). Letztere werden über den Ductus lymphaticus dexter drainiert. Der Ductus thoracicus steigt links des Ösophagus und dorsal des Aortenbogens nach oben, macht in der Bifurkationsstelle von Arteria carotis communis und Arteria subclavia einen scharfen Knick nach vorn, um in den

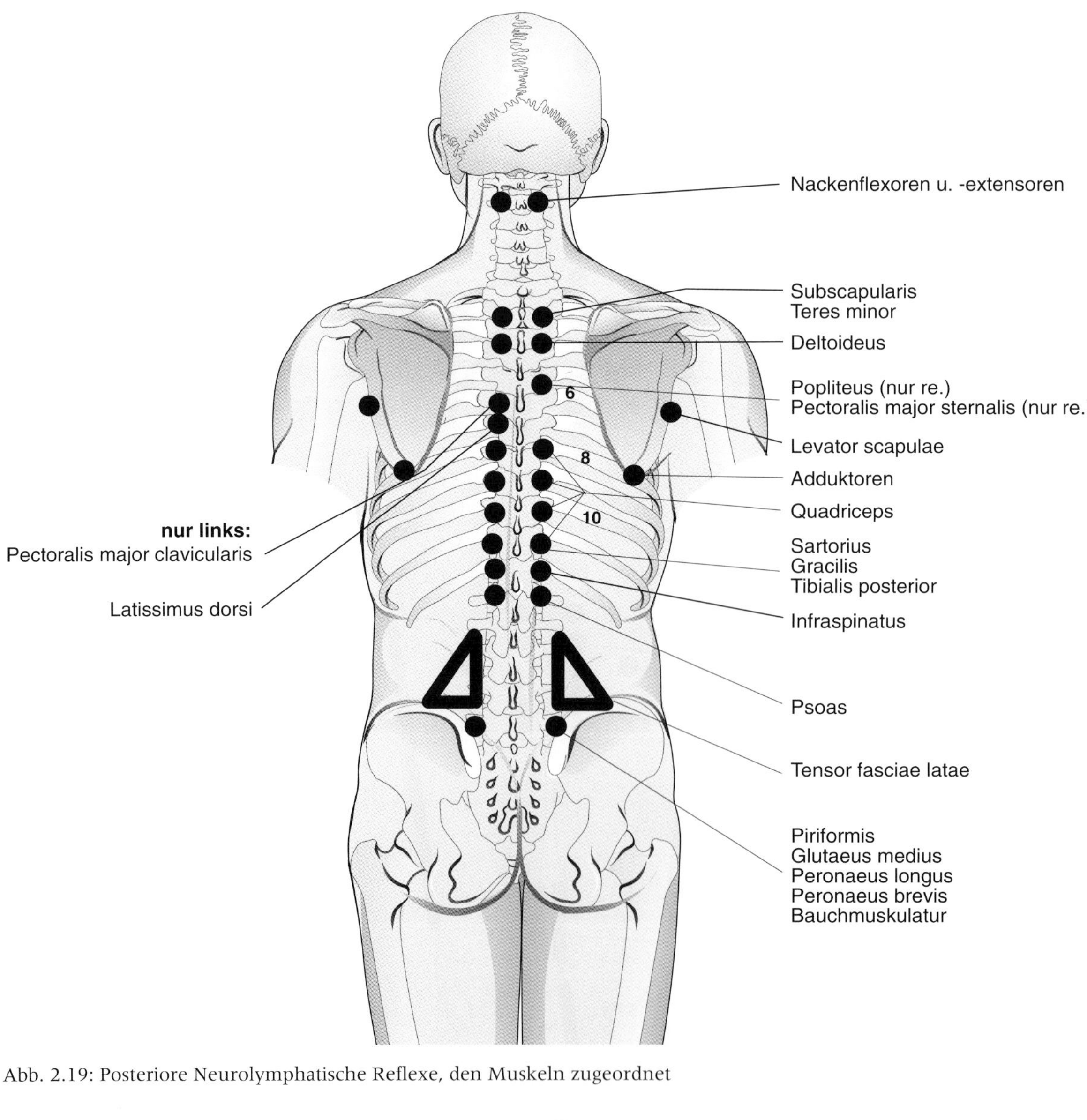

Abb. 2.19: Posteriore Neurolymphatische Reflexe, den Muskeln zugeordnet

Bifurkationswinkel zwischen linker V. subclavia und V. jugularis interna einzumünden. Der Ductus lymphaticus dexter ist nur wenige Zentimeter lang und mündet in den rechten Venenwinkel (Vereinigung von V. subclavia und V. jugularis interna) ein. Durch Faszienspannung (Lamina praetrachealis fasciae cervicalis, M. scalenus anterior bzw. gesamter „Thoracic inlet") kann es zu Engpässen kommen, die zu Abflussstauungen in den Hauptlymphgängen führen.

Vorgehensweise (☞ Abb. 2.21)

Suchen Sie einen normoreaktiven Indikatormuskel.

Schritt 1: Bringen Sie den Patienten in 20-Grad-Kopftieflage, wenn dies die Technik der verwendeten Therapieliege erlaubt. Anderenfalls heben Sie die Beine des Patienten für ca. 30–60 Sekunden soweit an, dass die Hüfte um ca. 45 Grad flektiert ist. Der dabei auftretende venöse und lymphatische Rückfluss verstärkt eine eventuell vorhandene Einflussstauung im Bereich des Halses, was zu einer Indikatordysreaktion führt. Bei Stauungen vor allem im Bereich des rechten oberen Quadranten gab Brea (1987) einen spezifischen Challenge an, der den Rückfluss aus diesem Gebiet provoziert: Der Patient liegt auf dem Rücken, der rechte Arm wird 90 Grad flektiert, das Kinn für etwa 5 Sekunden dem Sternum angenähert. Dies führt im positiven Falle zu einer Dysreaktion der Muskeln des rechten Armes und der rechten Halsseite. Diese Störungen sollen nach Brea in einigen Fällen mit dem Test in Kopftieflage nicht erfasst werden.

Schritt 2: Dass es sich um ein Engpassproblem handelt, wird dadurch bestätigt, dass die Indikatorreaktion bei Kopftieflage durch das Anheben der Arme über den Kopf (180-Grad-Flexion) aufgehoben wird. Wenn jeder Arm einzeln angehoben wird, kann auch eine Seitenlokalisation durchgeführt werden. Bei entsprechender Befragung geben die Patienten zuweilen an, dass sie bevorzugt mit den Armen über dem Kopf schlafen, was automatisch zu einer Verbesserung einer möglicherweise vorhandenen Einflussstauung führt.

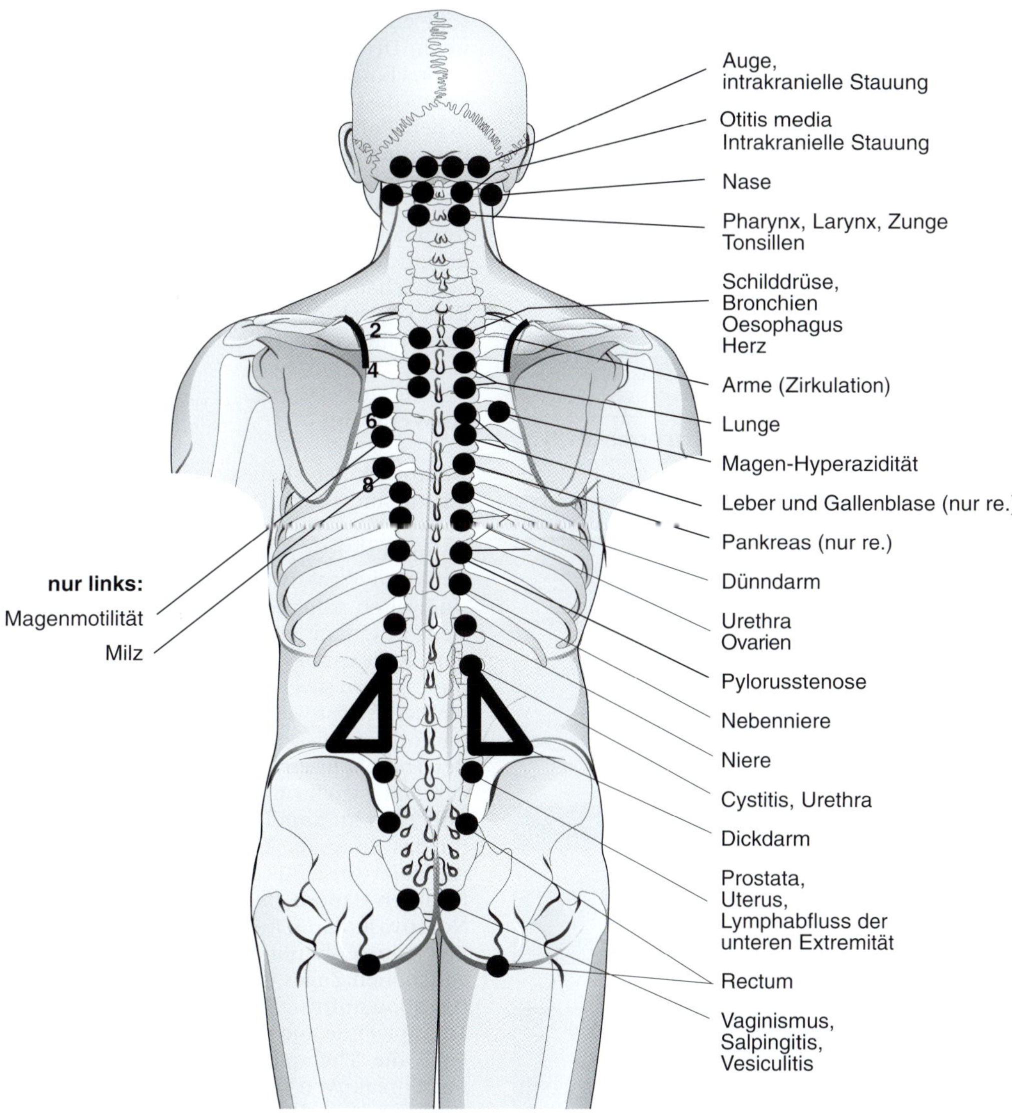

Abb. 2.20: Posteriore Neurolymphatische Reflexe, den Organen zugeordnet

Schritt 3: Vor der strukturellen Korrektur sollten die empfohlenen Nutrimente getestet werden: Dies sind vor allem antioxidativ wirksame Substanzen wie Vit. C, Vit. E, Vit. A in niedriger Dosis (GOODHEART, 1979), Selen, Zink und Kupfer, Eisen, Mangan (SCHMITT, 1981).
Schritt 4: Im nächsten Schritt wird ein Faszien-Challenge an der Pektoralismuskulatur durchgeführt: M. pectoralis major und/oder minor sollten dabei zunächst „stark“ testen. Ist dies nicht der Fall, so werden entsprechende Muskeltechniken (Origin-Insertion-Technique, ☞ GARTEN, 2012 und/oder die Faktoren des viszerosomatischen Systems) angewandt. Ausgehend vom normoreaktiven (der Versuch kann auch mit einem hyperreaktiven Muskel gemacht werden) Muskel wird eine Dehnung der Pektoralismuskulatur durchgeführt, direkt anschließend der Muskel erneut getestet. Testet dieser nunmehr hyporeaktiv, so ist eine Faszientechnik angezeigt.
Schritt 5: Die typische AK-Technik ist der Fascial-Flush, bei der der Muskel entlang der Faserrichtung ausmassiert wird. Hierbei benutzt man am besten eine Creme oder eine Lymphdrainage fördernde Salbe (Lymphdiaral® Salbe, o.ä.). Alternativ kann der Fascial Release des oberen Diaphragmas aus der Osteopathie verwendet werden. Dabei sollten vor allem auch die Halsfaszien berücksichtigt werden. Der NL des M. pectoralis minor sollte bei positiver TL kräftig stimuliert werden, der Akupunkturpunkt LG 27 (unter dem Nasenseptum) sollte etwa 60 Mal geklopft werden (LEBOWITZ und STEELE, 1989).

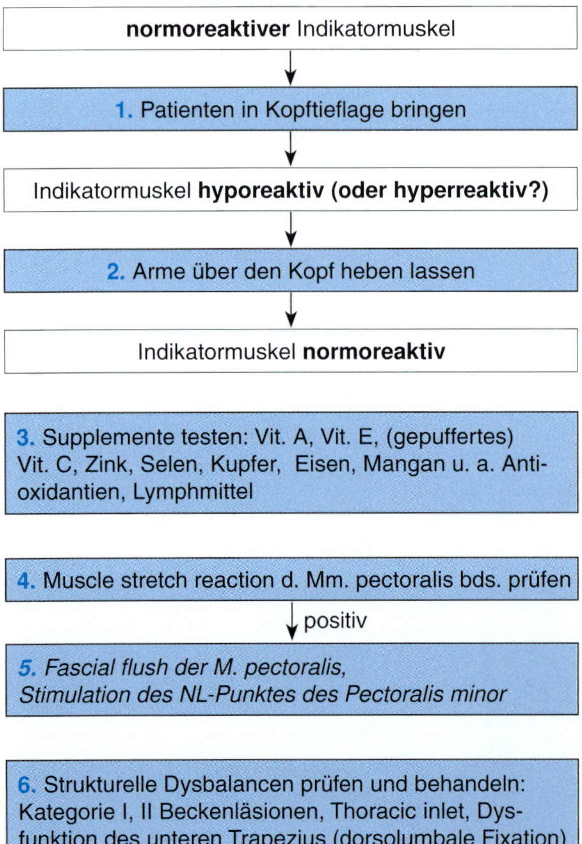

Abb. 2.21: Retrograde lymphatische Technik

Schritt 6: Posturale Abweichungen, die für eine fasziale Spannungssituation im Hals- und Thoraxbereich prädisponieren, sind vorwärts gehaltene Schultern, aber auch Duraspannungszustände, die zu Torsionen des Thoracic Inlet führen (Kategorie I Beckenläsion, Kategorie II Beckenläsion). Fixationen des thorakolumbalen Übergangs führen zu bilateraler Hyporeaktion des Trapezius pars ascendens (inferior), was zu einer Protraktion der Schulter und Rundrücken führt. Diese Störungen müssen gefunden und korrigiert werden (☞ GARTEN, 2012 und GARTEN, 2016).

Faktor 3: Neurovaskuläre Reflexe (NV)

(GOODHEART, 1967; WALTHER, 1981, 2000; LEAF, 1996)

Lokalisation (Abb. 2.22 bis 2.25)

Diese Reflexpunkte wurden ursprünglich von F. BENNETT, D. C. (in WALTHER, 2000), entdeckt, der empirisch feststellte, dass diese Reflexe, die vor allem am Schädel, aber auch an anderen Stellen des Körpers, lokalisiert sind, eine Bedeutung für die Blutzirkulation in zugeordneten Drüsen und Organen des Körpers haben. GOODHEARTS Entdeckung der Muskel-Organbeziehungen legte nahe, dass wenigstens einige von BENNETTS ursprünglichen Punkten die Muskelfunktion beeinflussen können und führte zur Integration der neurovaskulären Reflexpunkte in die Applied Kinesiology (GOODHEART, 1967). Mit wenigen Ausnahmen (Reflexe für den M. infraspinatus, den M. popliteus und die Ileozökalklappe) liegen alle in der AK verwendeten Reflexpunkte auf dem Schädel. Bennett beschrieb jedoch auch vaskuläre Reflexe am Körper, die im Sinne viszeral osteopathischer Behandlungen verwendet werden können.

Anwendung

Neurovaskuläre Reflexe werden, wenn sie therapiebedürftig sind, durch Therapielokalisation den assoziierten dysreaktiven Muskel normalisieren. Ebenso wird ein normoreaktiver Indikator durch TL der aktiven Reflexpunkte dysreaktiv. Neurovaskuläre Reflexpunkte (NV) sind selten palpationsempfindlich. Die Behandlung besteht in einem leichten gehaltenen Zug der Haut über dem Reflexpunkt. Wenn die Punkte bilateral vorkommen, sollten sie gleichzeitig auf beiden Seiten behandelt werden, selbst wenn die Muskeldysreaktion nur einseitig vorkommt. Der Kontakt wird solange gehalten, bis der Therapeut eine Pulsation spürt, die bei bilateralem Kontakt synchron sein sollte. Dieser „therapeutische Puls“, der im Kapillarbett entstehen soll, ist das Zeichen für das Ende der Therapie. Die Therapiedauer beträgt normalerweise 20–30 Sekunden, kann aber auch 3–5 Minuten dauern (besonders bei den sog. Emotionalen Neurovaskulären Reflexen, ENV). Wenn Sie nach dieser Zeit keine Pulsation spüren, sollten Sie die Richtung des gehaltenen Zuges etwas verändern, bis die gewünschte Pulsation auftritt. Der unerfahrene Therapeut kann das Therapieende auch dadurch bestimmen, dass in diesem Falle die Therapielokalisation ausgehend von einem normoreaktiven Indikatormuskel negativ wird. Der assoziierte dysreaktive Muskel sollte zumindest temporär normoreaktiv werden.

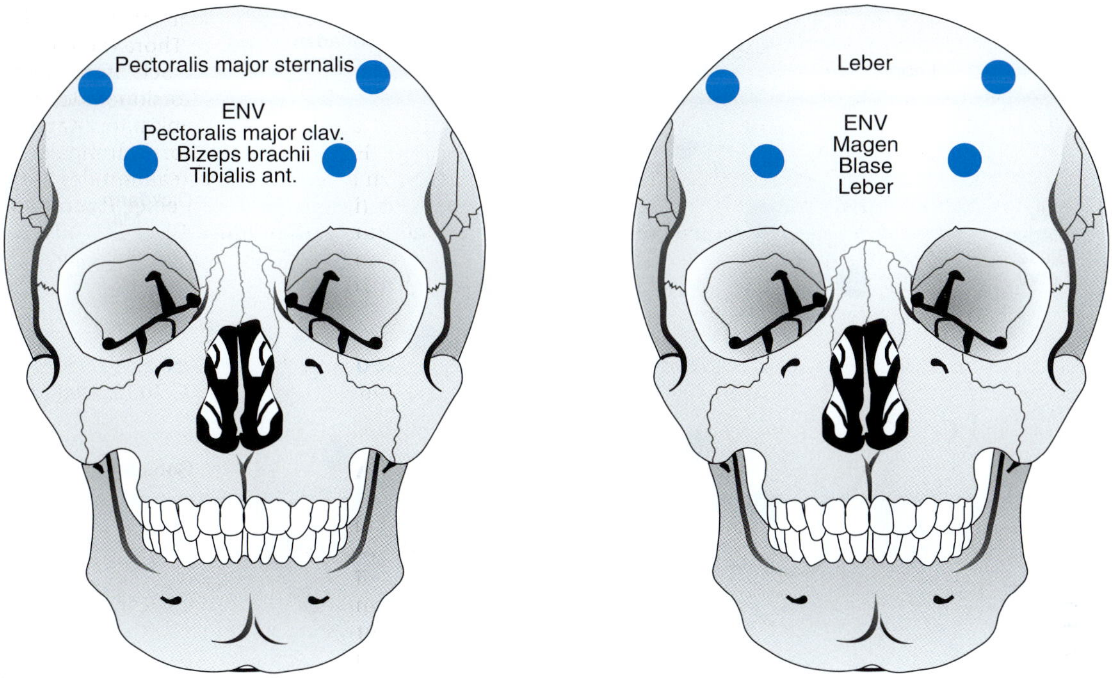

Abb. 2.22: Neurovaskuläre Reflexe nach GOODHEART (links) und nach CHAPMAN (rechts)

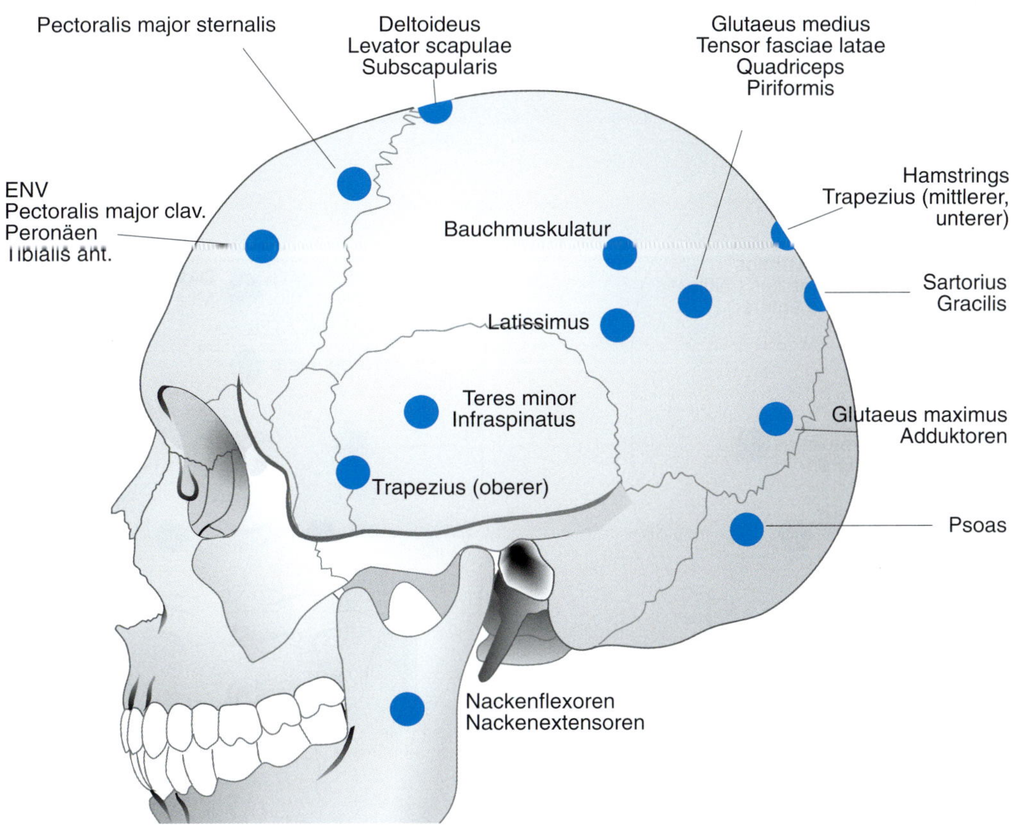

Abb. 2.23: Neurovaskuläre Reflexe von lateral, den Muskeln zugeordnet

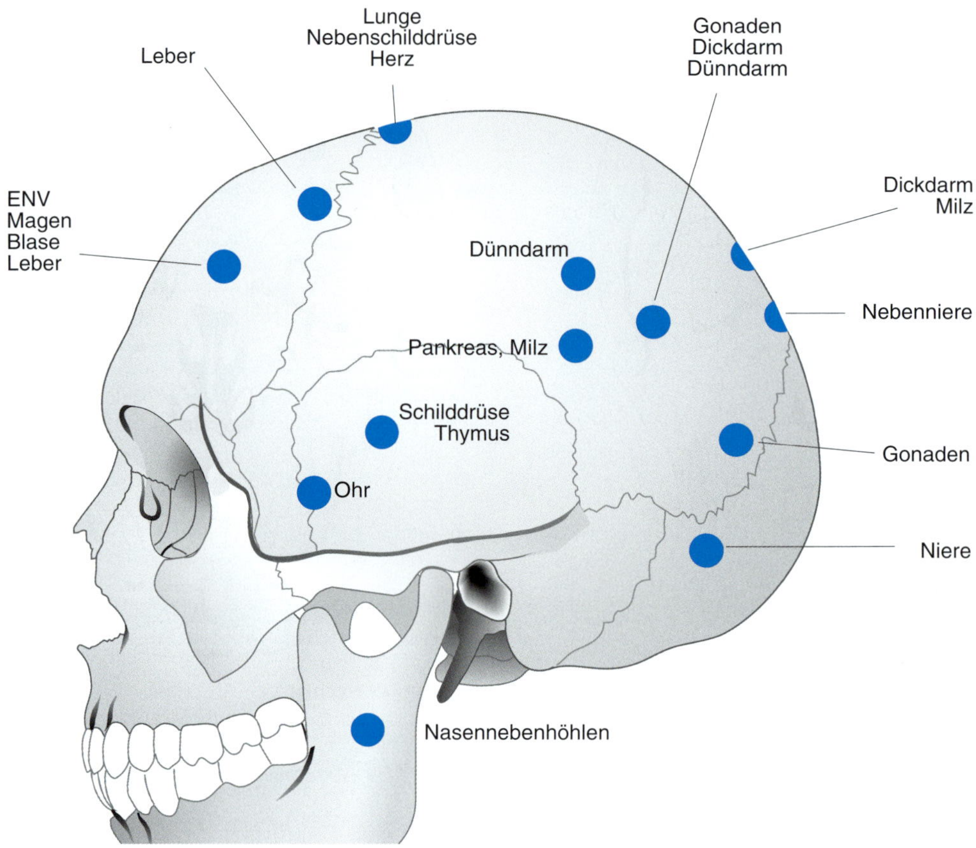

Abb. 2.24: Neurovaskuläre Reflexe von lateral, den Organen zugeordnet

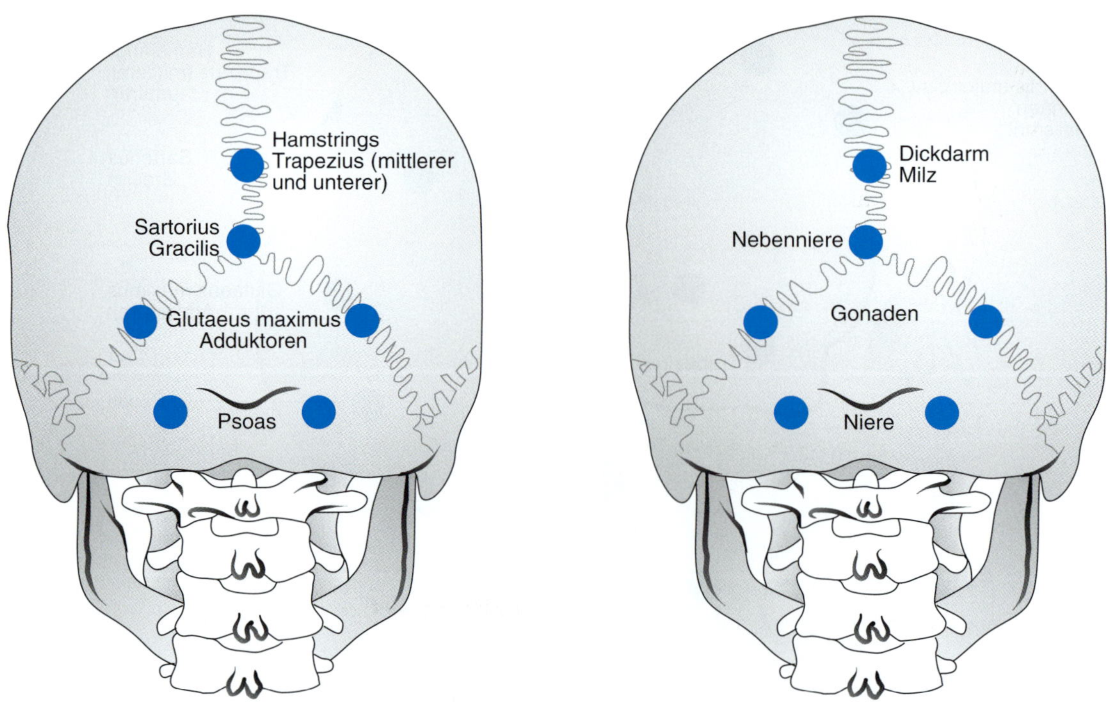

Abb. 2.25: Neurovaskuläre Reflexe von dorsal, Muskel-zugeordnet (links), Organ-zugeordnet (rechts)

Emotionale Neurovaskuläre Reflexe (ENV, Walther 2000, Leaf 1996)

Die Emotionalen Neurovaskulären Reflexe wurden ursprünglich von Bennett (1977) beschrieben und von Goodheart in die Applied Kinesiology integriert. Daraus wurde ein Protokoll zum Stressmanagement entwickelt: Durch eine gute Anamnese und Patientengespräch mag herauskommen, dass das körperliche Problem des Patienten durch ein emotionales Trauma mit verursacht wurde. In anderen Fällen kann der Patient berichten, dass eine spezifische Sorge, Ärger oder Stress sein körperliches Problem verschlimmert. In beiden Fällen sollten die Emotionalen Neurovaskulären Reflexe untersucht werden.

Anwendung

Wenn der emotionale Stress akut und dominant ist (☞ Abb. 2.26), werden die ENV-Reflexe eine positive Therapielokalisation aufweisen, ohne dass der Patient an das Problem denkt. Ist dies der Fall, sollten ein oder mehrere Bachblüten oder ein Hochpotenzhomöopathikum gefunden werden, die jeweils die positive Therapielokalisation aufheben, wenn sie „passen". Zusätzlich sollte die ENV bilateral wie jeder andere NV-Reflex wie oben beschrieben behandelt werden. Bei dominanter Problematik braucht der Patient wie bei der Diagnose (s. o.) nicht an ein spezielles Thema zu denken.

Für versteckte, weniger dominante Probleme wird dieses Verfahren etwas abgewandelt (☞ Abb. 2.27). Es wird von einem normoreaktiven Indikatormuskel ausgegangen. Die ENV-Reflexe zeigen in diesem Falle eine negative Therapielokalisation. Der Patient wird aufgefordert, an das emotionale Problem zu denken und der Muskel wird erneut getestet. Führt dieser emotionale Challenge zu Dysreaktion des Indikatormuskels, so werden wiederum Bachblüten oder Hochpotenzhomöopathika getestet. Das passende (die passenden) führt (führen) zu Normoreaktion, werden jedoch noch nicht verabreicht. Im Anschluss wird wiederum, ausgehend vom dysreaktiven Indikatormuskel, eine Therapielokalisation der ENV-Reflexe durchgeführt. Führt dieses zur Normoreaktion während der Patient an das Problem denkt, ist eine ENV-Therapie angezeigt. In diesem Falle werden die ENV-Reflexe behandelt, während der Patient an das Problem denkt. Zur Behandlung muss nicht unbedingt das Thema angesprochen werden. Der geschulte Therapeut kann jedoch einen Befund wie oben dargestellt zum Anlass nehmen, ein psychotherapeutisch orientiertes Verfahren zu beginnen.

Faktor 4: Duraspannung

(Goodheart, 1972; Walther, 1983, 2000; Leaf, 1996)

Der vierte Faktor des viszerosomatischen Segments sind die Störungen der Liquorzirkulation oder anders ausgedrückt: Spannungen im reziproken Membransystem der Meningen. Das Prinzip des primär respiratorischen kraniosakralen Mechanismus ist in Garten (2012) und Garten (2016) in den Grundzügen beschrieben.

Das klinisch beobachtete Phänomen, dass bei einer Torsion irgendwo im Bereich der Schädelbasis, des Beckenrings oder des Achsenorgans, die als Duraspannung bezeichnet wird, Muskeldysfunktionen mittels manuellem Muskeltest regelmäßig diagnostizierbar sind, kann teils durch Veränderung der Gesamtmechanik mit Störungen der Afferenz erklärt werden. Die Praxis der Applied Kinesiology zeigt, dass sich diese Funktionsstörungen momentan normalisieren, wenn per diagnostischer Provokation (Challenge) oder adäquater Therapie diese „Torsionen" beseitigt werden.

Nach Upledger (1990) sind die meisten kranialen Läsionen adaptativer Natur, d. h. die beschriebenen Torsionen entstehen durch Dysbalancen in Muskelfunktions-

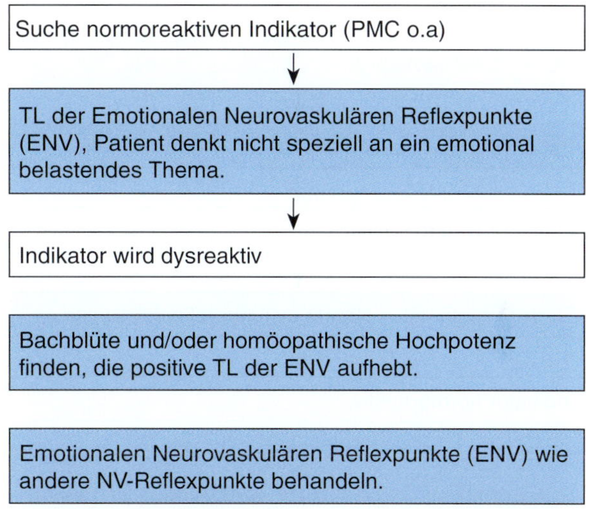

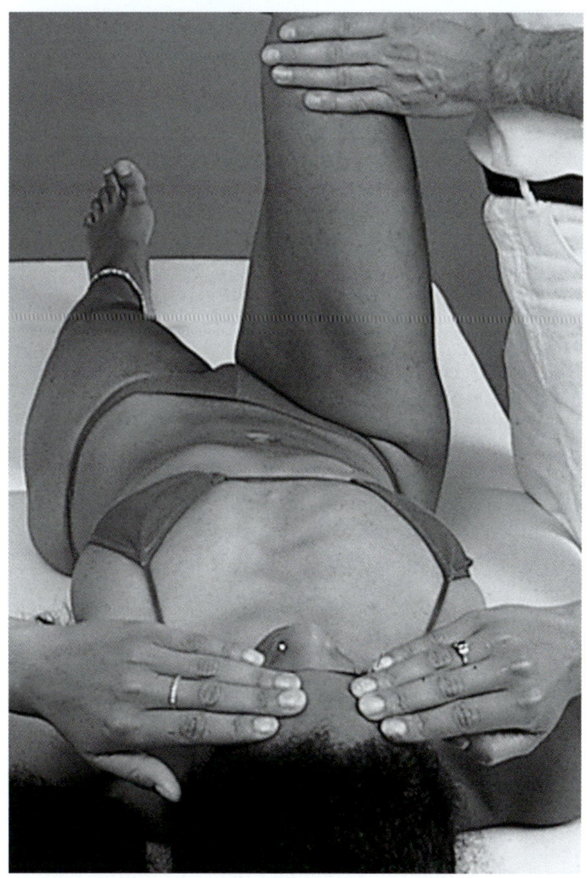

Abb. 2.26: Verwendung der Emotionalen Neurovaskulären Reflexe bei dominantem Stress

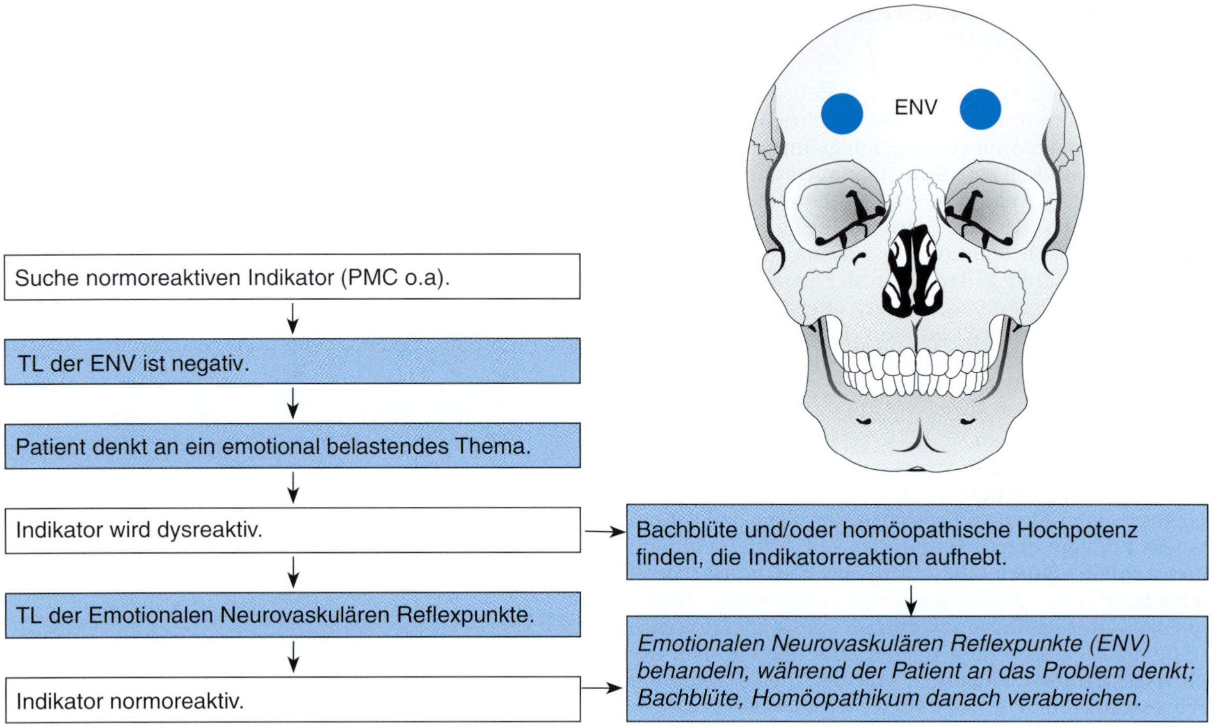

Abb. 2.27: Verwendung der Emotionalen Neurovaskulären Reflexe bei weniger dominantem Stress

ketten (mechanische Ursachen), durch metabolischen oder emotionalen Stress. Muskuläre Dysbalancen können an den Muskelansätzen der Schädelbasis direkt wirksam sein oder aber mittelbar durch Dysbalancen im Streckersystem des Rückens, den Ligamenten und Muskeln des Beckenrings inklusive Sakrum, Os coccygis oder den Muskeln des Kauapparates. Ausnahme sind die sphenobasiläre Kompression und die lateralen und vertikalen Shifts oder Strains der sphenobasilären Synchondrose (☞ Garten, 2012, Kap. 7.2.7) die typischerweise auch primär entstehen können.

Respiratorischer Challenge des kraniosakralen Mechanismus

Eine der wichtigsten Errungenschaften der Applied Kinesiology ist der respiratorische Challenge des kraniosakralen Mechanismus, der von Goodheart (1968) beschrieben wurde. Die Sphenobasiläre Synchondrose (SBS) bewegt sich synchron mit dem Sakrum in Flexion und Extension. Willkürliche Inspiration verstärkt oder induziert Flexion der SBS, willkürliche Exspiration dagegen die Extension. Daraus erklärt sich, dass Extensionsläsionen (schätzungsweise 85 bis 90% aller Störungen der Schädelbasis) durch willkürliche Inspiration momentan gebessert werden, Flexionsläsionen durch willkürliche Exspiration.

Extensionsläsionen der SBS

Geht man von einem dysreaktiven Muskel (meist hyporeaktiv) aus und testet den Muskel erneut, während der Patient eine mehr oder weniger tiefe Inspiration hält, so wird also bei Extensionsläsionen der Muskel normoreaktiv. In einigen Fällen müssen verschieden tiefe Inspirationsstellungen geprüft werden. Man spricht in diesen Fällen von einer „Inspiration assist Läsion“ (☞ Abb. 2.28). Ein normoreaktiver Muskel wird im Falle einer Extensionsläsion der SBS bei gehaltener Exspiration dysreaktiv (meist hyporeaktiv), da gehaltene Exspiration die Extensionsläsion verstärkt, d. h. verschlechtert.

Flexionsläsionen der SBS

Bei Flexionsläsionen der Schädelbasis („Exspiration assist Läsionen“) wird ein dysreaktiver Muskel durch gehaltene Exspiration normoreaktiv. Auch hier müssen u. U. verschieden tiefe Exspirationsstellungen geprüft werden. Ein normoreaktiver Muskel wird bei gehaltener Inspiration dysreaktiv, da Inspiration die Flexionsläsion verstärkt, d. h. verschlechtert (☞ Abb. 2.29). Weitere Einzelheiten werden in den Werken Garten 2004 und Garten (2016) beschrieben.

Faktor 5: Muskel-Akupunkturleitbahn-Beziehung

(Goodheart, 1966; Walther, 2000. Leaf, 1996)

Das Akupunktursystem wurde von Goodheart (1966, 1971) bereits sehr frühzeitig, zu einem Zeitpunkt, zu dem generell im Westen noch wenig Interesse an der Akupunktur bestand, in die Applied Kinesiology integriert. Das Verständnis der Akupunktur in der Applied Kinesiology ist weitgehend von einem wichtigen Artikel Goodhearts (1975a) geprägt: „The antenna concept in chiropractic meridian therapy.“ Danach wird die „Energie“ in den „Meridianen“ als ein elektromagnetisches Phänomen betrachtet.

Zuordnung der Leitbahnen zu den Muskeln

Die Zuordnung der Akupunktur-Leitbahnen zu den Muskeln geschieht nicht nach den anatomisch topographischen Beziehungen, die zwischen dem Muskel und der Leitbahn bestehen (Beispiel: die Dickdarm-Leitbahn am Arm ist dem M. tensor fasciae latae, den Hamstrings und dem M. quadratus lumborum zugeordnet). Sie erfolgte mittelbar über die Zuordnung der Muskeln zu den Organen (s. u.). Wenn kein entsprechendes Organ vorhanden ist (z. B. 3Erwärmer) oder wo das anatomisch definierte Organ keine namentliche Leitbahnentsprechung hat (Schilddrüse, Nebenniere, Uterus, Gonaden, Nebenhöhlen), erfolgte die Zuordnung mittels akribischer, systematischer Versuchsreihen.
Diese energetische Beziehung der Muskeln zu den Leitbahnen soll hier nicht weiter behandelt werden. Es sei aber an dieser Stelle noch einmal darauf hingewiesen, dass die energetischen Drainagepunkte („Sedierungspunkte") benutzt werden, um die Normoreaktion der getesteten Muskeln zu bestimmen (☞ Kap. 2.4.1). Mehr zum Leitbahnsystem der Akupunktur ☞ GARTEN (2004), Kap. 9.

Konstitutionsakupunktur mit Applied Kinesiology

Nach den Regeln der klassischen Akupunktur sollte verfahren werden, wenn konstitutionell akupunktiert wird. Die Zang-Fu-Lehre, die in der Akupunkturanwendung die Oberhand gewonnen hat, kann dabei problemlos für die Anwendung mit den Mitteln der Applied Kinesiology umgesetzte werden. Diese Vorgehensweise liefert über die aus Anamnese und Körperzeichen nach den chinesischen Regeln hinaus erstellte Diagnose die Möglichkeit, das daraus abgeleitete Therapiekonzept mittels funktioneller Parameter (Muskeltest, diagnostische Provokation) abzusichern. Einzelheiten würden den Rahmen dieses Buches sprengen. Für die Akupunkturkenner kann die Vorgehensweise am besten anhand eines Fallbeispiels illustriert werden.

Fallbeispiel
29jährige Patientin. Klopfende Kopfschmerzen bis zu zweimal wöchentlich. Immer auch prämenstruell. Zyklus 28 Tage, Menstruation am ersten Tag schmerzhaft, stark, dann 5 Tage lang normal. Prämenstruelles Syndrom. Neigung zu eher breiigen Stühlen. Neigung zu Unterschenkelödemen. Isst gerne Rohkost, verträgt sie aber mäßig gut. Sonst keine speziellen Temperaturvorlieben. Zunge: Zahneindrücke.
Chinesische Diagnose: Milz-Yang-Leere, Leber Qi-Stagnation mit aufsteigendem Leber Yang.
Mögliche Punkte: Mi 6, Ma 36, KG 12, Mi 9, Le 3, Pe 6, LG 20 u. a.
Muskelbefunde: M. latissimus dorsi (Milz-Leitbahn, Pankreas) li. w („schwach"), M. piriformis (Gonaden, Pe-Leitbahn) bds. w, M. pectoralis major sternalis (Leber) re. h (nicht inhibierbar).
Probestimulation (Pressur) der Punkte und Muskeltest in der Reihenfolge:
Mi 6: normalisiert Latissimus und Piriformis
Le 3: normalisiert Pectoralis major sternalis
Mi 9: normalisiert alle Muskeln.
Keine weiteren Probestimulationen. Nadelung von Mi 9 auffüllend. Danach Harndrang. Nach zwei Sitzungen kein prämenstruelles Syndrom mehr, nach 8 Sitzungen im Wochenabstand keine Kopfschmerzen mehr.
Interpretation: Mit den Mitteln der diagnostischen Provokation der AK (Challenge der Punkte) kann

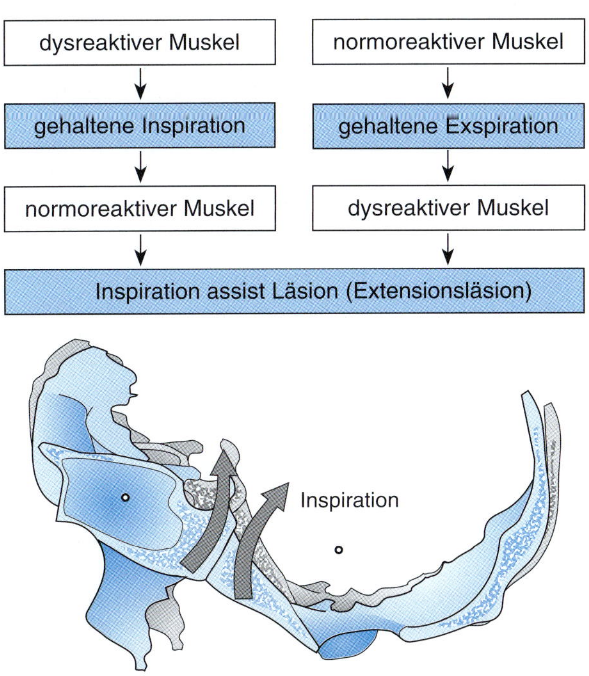

Abb. 2.28: Respiratorischer Challenge bei Inspiration assist kraniosakralen Läsionen (Extensions-Läsionen)

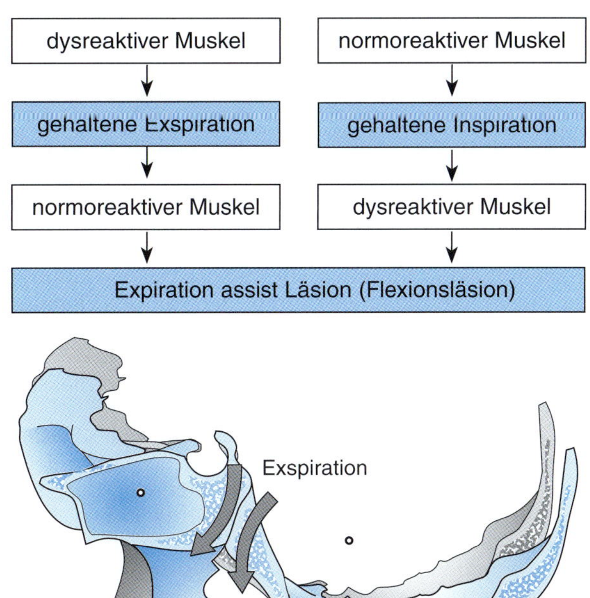

Abb. 2.29: Respiratorischer Challenge bei Expiration assist kraniosakralen Läsionen (Flexions-Läsionen)

das Therapieprogramm fokussiert werden. Häufig kommt man zur „Einpunkttherpie“. Akupunktur als unspezifische Reiztherapie wird dadurch in ihrer Reizqualität wohl spezifischer und damit möglicherweise wirkungsvoller.
Nach AK-Diagnostik hatte die Patientin außerdem eine nicht normal schließenden Ileozökalklappe, was zu „Overgrowth-Syndrom“ führt. Dieses wiederum ist erfahrungsgemäß mit Ödemneigung und prämenstruellem Syndrom assoziiert. Mi 9 hat sich als Punkt für den ileozökalen Bereich bewährt, ebenso wie für den M. psoas, der bei ileozökalen Reizungen häufig gespannt ist und damit zu Beckenverwringungen führt. Diese können zur Dysmenorrhö beitragen und über die Rotationsläsion von L5, welche bei Beckenverwringungen auftritt, zur Piriformis-Dysfunktion führen.
Es wird auch auf diese Weise deutlich: Man kann in verschiedenen Systemen denken und kommt zum selben Ergebnis im Sinne des Patienten. Er wird mit den Mitteln der AK getestet, da bei der Patientin offensichtlich eine hormonelle Dysbalance vorliegt, die in der chinesischen Medizin über die Funktionskreise Niere, Leber und Milz metaphorisiert wird.
Die möglichen Punktekonzepte stammen also aus der chinesischen Medizin (Milz-Yang auffüllen, Leber-Qi verteilen und Yang beruhigen), die Überprüfung der Wirkung erfolgt über physiologische Parameter (hormonelle Dysbalance, ☞ Kap. 16).

Faktor 6: Muskel-Organ-Beziehung

(Goodheart, 1965, 1967; Walther, 2000; Leaf,1996)

Die Organ-Muskel-Beziehungen wurden ab 1965 von Goodheart (1965, 1967) etabliert. Dies geschah primär mit Hilfe der bereits beschriebenen Chapman- und Bennett-Reflexe. Dabei wurde zunächst an eher metabolische Funktionen der Organe gedacht, sowie entsprechende Dysfunktionen. Beispielsweise kann eine toxisch belastete Leber zu einer Dysfunktion des M. pectoralis major sternalis führen. Schilddrüsenfunktionsstörungen können zu einer Dysfunktion des M. teres minor führen. Salzsäuremangel des Magens kann sich in einer bilateralen Funktionsstörung des M. pectoralis major clavicularis äußern. Aus den metabolischen Funktionen bzw. Dysfunktionen ergibt sich auch der Faktor 7 des viszerosomatischen Segments, nämlich der Nährstofffaktor. Nutrimentelle Mangelzustände können zu Organdysfunktionen führen; der Faktor (Vitamin, Spurenelement), der dem Organ in seiner Funktion hilft (entsprechend den Prinzipien der orthomolekularen Therapie), kann auch die Muskelfunktion normalisieren.
Die Muskel-Organ-Beziehungen der Applied Kinesiology wurden primär aufgrund empirischer Daten definiert, es gibt jedoch einige experimentelle Untersuchungen dieser Beziehungen. So führte Leaf (1979) eine Studie mit Patienten durch, die einen Fragebogen mit Symptomen für Schilddrüsendysfunktion beantworteten. Dann wurde der M. teres minor getestet, der nach Goodheart der Schilddrüse zugeordnet ist. Der M. teres minor war bei diesen Patienten signifikant häufig funktionsgestört und normalisierte sich signifikant häufig durch orale Gabe von Jod.
Carpenter, Hoffman et al. (1977) führten eine Studie durch, bei der an Testpersonen spezifische Stressoren für einzelne Organe appliziert wurden. Das Ohr wurde mit einem Geräuschgenerator gereizt, das Auge mit Chlorwasser, die Lunge mit Zigarettenrauch und der Magen mit kaltem Wasser. Die zugeordneten Muskeln (oberer Trapezius, Deltoideus und Pectoralis major clavicularis wurden getestet. Daneben wurden an denselben Personen Muskeln, die nicht mit den Organen assoziiert werden, zur Kontrolle getestet. Andere Testpersonen wurden demselben Testprotokoll ohne Organirritation unterzogen. Das Ergebnis war, dass die Muskeln, die mit den jeweiligen Organen assoziiert sind, überdurchschnittlich häufig und deutlich dysreaktiv testeten (damals wurde nur im Sinne der Hyporeaktion getestet). Die Kontrollmuskeln derselben Testperson zeigten eine weniger ausgeprägte „Schwächungs“-reaktion. Die Kontrollgruppe, die keinen Stressoren ausgesetzt worden war, zeigte keine Muskelreaktionsveränderungen.

Vorgehensweise

Schritt 1: Soll geprüft werden, ob eine Organdysfunktion vorliegt, führen Sie eine Therapielokalisation des Organs oder seines NL-Reflexes durch. Gehen Sie dabei von einem normoreaktiven Indikatormuskel aus. Am sensitivsten ist dabei der dem Organ assoziierte Muskel.
Schritt 2: Soll geprüft werden, ob das assoziierte Organ für eine muskuläre Dysfunktion verantwortlich ist, wird ausgehend von dem hyporeaktiven Muskel eine Therapielokalisation über dem zugeordneten Organ durchgeführt. Dies entspricht in vielen Fällen der Therapielokalisation des Neurolymphatischen Reflexes des Organes, welche alternativ durchgeführt werden kann. Weist das Organ eine Dysfunktion auf, die für die Muskeldysfunktion mitverantwortlich ist, wird der assoziierte dysreaktive Muskel normoreaktiv. Ist der Organ-assoziierte Muskel hyperreaktiv, tritt normalerweise eine Hyporeaktion bei TL des die Hyperreaktion verursachenden Organs auf. Zuweilen kommen bei der Therapielokalisation mit der Hand des Patienten falsch negative Befunde vor. Die TL mit einem Magneten (☞ Kap. 2.4.3) kann hier die Sensitivität der Testung erhöhen.
Schritt 3: Nun kann die Stimulation des Neurolymphatischen Reflexes (s. o.) durchgeführt werden. Dies verbessert in vielen Fällen die Organfunktion ausreichend, wenn auch die viszeral osteopathischen Manipulationen noch bessere Ergebnisse zeigen. Weiter sollten entsprechend der metabolischen Funktion des Organs Medikamente und orthomolekulare Substanzen getestet werden (s. folgender Abschnitt).

Viszeral osteopathische Therapie

Die Viszerale Osteopathie geht ebenfalls auf den Begründer der Osteopathie, A.T. Still zurück (in Ward et al., 2003). Barral (1983) ist derzeit der sicher namhafteste Vertreter der Methode. Durch die osteopathische Arbeit erhielt die normale Funktion und Dysfunktion der Organe einen sozusagen mechanischen, strukturellen Aspekt. So wie das kraniosakrale System autonome Rhythmen aufweist, sind solche Bewegungen an den Viszera zu palpieren. Normale physiologische Funk-

tion der Organe geht mit normalen Bewegungsrhythmen einher.
Entsprechend kann es bei metabolischer Dysfunktion zu Störungen der palpablen Rhythmik kommen. Strukturell ausgelöste Störungen palpabler Rhythmik führen andererseits zu metabolischen Störungen. Dies mag an einem Patientenbeispiel verdeutlicht werden:

> Fallbeispiel
> Ein 43jähriger Patient beklagte rezidivierende Oberbauchschmerzen und Ekzeme. Labortechnisch Lipaseerhöhung (197 U/l), Amylaseerhöhung (86 U/l). Oberbauchsonographie, Oberbauch-CT ohne Befund.
> Unilaterale Hyporeaktion des M. latissimus dorsi, daneben weitere Dysfunktionen.
> Normoreaktion durch TL des NL-Reflexes des Pankreas und der Projektionszone des Sphincter Oddi (drei QF re. lateral und kranial des Nabels, etwa entsprechend dem NL-Reflex des M. psoas).
> Behandlung durch manuelle Induktion der Papilla vateri nach viszeral osteopathischen Prinzipien, danach Schmerzfreiheit, Amylase 41 U/l, Lipase 19 U/l.
> Dieser Fall mag dazu dienen, Sie als Leser dieses Buches auf die großen manualmedizinischen Möglichkeiten in Ihrem internistischen Tätigkeitsfeld hinzuweisen.

Faktor 7: Nährstoffbeziehung

Die klinische Praxis zeigt, dass nutrimentelle Effekte neuromuskuläre Funktionen normalisieren können. Der Gebrauch von orthomolekularen Supplementen hat eine Wirkung auf die Zellfunktion und ebenso auf die extrazelluläre Matrix, indem oxidative Prozesse, enzymatische Funktionen und immunologische Funktionen beeinflusst werden. Spezielle Beziehungen zwischen Nährstoffen und Muskeln konnten empirisch beobachtet werden, was zur Definition von Muskel-Nährstoff-Beziehungen in der Applied Kinesiology führte. Einige dieser Bezüge wurden durch Untersuchungen belegt (Leaf, 1979; Carpenter et al., 1977).
Man kann feststellen, dass der orale Challenge mit Nutrimenten, die defizitär sind, eine größere Anzahl von verschiedenen gestörten Muskeln positiv beeinflussen kann, nicht nur die klassisch zugeordneten Muskeln. Mit den zuvor genannten Organ-Muskel-Beziehungen steht die Organ-Nährstoffbeziehung in engem Zusammenhang. In Studien wurden diese Beziehungen belegt: z. B. eine positive Beeinflussung von Leberfunktion und des zugeordneten M. pectoralis pars sternalis durch Vitamin A, oder eine positive Reaktion des M. teres minor durch Jod, Tyrosin sowie Schilddrüsen-Extrakt bei Schilddrüsenfunktionsstörungen.
Die Nährstofffaktoren werden vom Patienten in den Mund genommen und führen dann zu einer Normalisierung der Muskelfunktion, wenn der betreffende Nährstofffaktor (Spurenelemente, Vitamine, Organextrakte) dem Patienten potenziell hilft.

Tab. 2.2: Organ-Muskel-Nutriment-Beziehung

Muskel	Organ (Leitbahn)	Orthomolekulare Substanzen
Abdominalmuskeln	Dünndarm (Dü)	Vit. E, Enzyme, Betain-HCl, Laktobazillus, L-Glutamin, CoQ_{10}
Adduktoren	Gonaden (Pe)	Vit. A, B_3, C, E, PUFA, Mg, Se, Zn, Gonaden-Extrakt
Biceps brachii	Magen (Ma)	Zink, Puffersubstanzen, Betain-HCl, Vit. B_1, B_2
Coracobrachialis	Lunge (Lu)	Vit. C, Beta-Karotin
Deltoideus	Lunge (Lu)	Vit. C, Beta-Karotin, Vit. E, Selen
Diaphragma	Konzeptionsgefäß	–
Extensores, Flexores carpi	Magen (Ma)	Phosphatase
Flex. hallucis (long., brev.)	Tarsaltunnel	Kalzium, Magnesium, Phosphatase
Gastrocnemius	Nebenniere (Pe)	Vit. B_3, B_5, B_6, Vit. C, Mg, Mn, Nebennieren-Extrakt
Glutaeus maximus	Gonaden (Pe)	Vit. A, B_3, C, E, Zink, Selen, PUFA, Mg, Gonaden-Extrakt
Glutaeus medius/minimus	Gonaden (Pe)	Vit. A, B_3, C, E, Zink, Selen, PUFA, Mg, Gonaden-Extrakt
Gracilis	Nebenniere (Pe)	Vit. A, B_3, B_5, B_6, B_{12}, Vit. C, E, Cu, Zn, Mg, Mn, Nebennieren-Extrakt
Hamstrings	Rektum (Di)	Vit. E, Kalzium
Ileozökalklappe	–	Kalzium, Magnesium, Symbionten, Chlorophyll
Infraspinatus	Thymus (3E)	Selen, Zink, Kupfer, Antioxidanzien, immunstim. Phytotherapeutika
Latissimus dorsi	Pankreas (Mi)	Vit. A, Beta-Karotin, Zink, Selen, Chrom, Enzyme
Levator scapulae	Parathyreoidea (Lu)	Kalzium, Magnesium, Nebenschilddrüsen-Extrakt, Vit. D
Nackenextensoren	Nasennebenhöhlen (Ma)	Vit. B_3, B_6, Jod
Nackenflexoren	Nasennebenhöhlen (Ma)	Vit. B_3, B_6, Jod

(Fortsetzung) ▶

Tab. 2.2: Organ-Muskel-Nutriment-Beziehung *(Fortsetzung)*

Muskel	Organ (Leitbahn)	Orthomolekulare Substanzen
Opponens digiti min.-pol.	Karpaltunnel (Ma)	Vit. B_6, Phosphatase
Pectoralis major clavic.	Magen (Ma)	Betain-HCl, Puffersubstanzen, Vit. B_{12}
Pectoralis major sternalis	Leber (Le)	Vit. A, Beta-Karotin, B-Komplex
Pectoralis minor	–	Antioxidanzien, Kupfer, Selen, Zink
Peronaeus long./brev./tert.	Blase (Bl)	Vit. A, B-Komplex, Kalzium
Piriformis	Gonaden (Pe)	Vit. A, B_3, C, E, Zink, Selen, PUFA
Popliteus	Gallenblase (Gb)	Vit. A, Beta-Karotin, Taurin, PUFA
Pronator teres	Magen (Ma)	Phosphatase
Psoas, Iliopsoas	Niere (Ni)	Vit. A, Vit. E
Quadratus lumborum	Appendix (Di)	Vit. A, Vit. E, Symbionten
Quadriceps	Dünndarm (Dü)	Kalzium, Vit. D, B-Komplex, Symbionten
Rhomboidei	Leber (Le)	Vit. A, Beta-Karotin
Sacrospinalis	Blase (Bl)	Vit. A, Vit. E, Vit. C, Kalzium
Sartorius	Nebenniere (Pe)	Vit. B_3, B_5, B_6, Vit. C, Mg, Mn, Nebennieren-Extrakt
Serratus anterior	Lunge (Lu)	Vit. C, Beta-Karotin, Vit. E
Soleus	Nebenniere (Pe)	Nebennieren-Extrakt
Sternocleidomastoideus	Nasennebenhöhlen (Ma)	Vit. B_3, B_6, Jod
Subclavius	–	Magnesium
Subscapularis	Herz (He)	Vit. B_2, B_3, E, Magnesium, Karnitin, Selen
Supinator	Magen (Ma)	Betain-HCl, B-Komplex
Supraspinatus	Gehirn (KG)	PUFA, Phosphatidyl-Cholin, Antioxidanzien
Tensor fascia latae	Dickdarm (Di)	Symbionten, L-Glutamin, Vit. D, B-Komplex, B_9, B_{12}
Teres major	Wirbelsäule (LG)	–
Teres minor	Thyreoidea (3E)	Jod, Tyrosin, Selen, Zink, Vit. A
Tibialis anterior	Blase (Bl)	Vit. A, B-Komplex
Tibialis posterior	Nebenniere (Pe)	Vit. B_3, B_5, B_6, Vit. C, Mg, Mn, Nebennieren-Extrakt
Trapezius – oberer	Auge, Ohr (Ni)	Kalzium, Magnesium, B-Komplex
Trapezius – unterer, mittl.	Milz (Mi)	Vit. C, Kalzium
Triceps brachii	Pankreas (Mi)	Vit. A, Pankreasenzyme, Chrom, Selen

2.6 Übungsfragen zu Kap. 2.1 bis 2.5

Antworten ☞ Kap. 2.9

Frage 1: Was sollten Sie in Betracht ziehen, wenn ein Patient während einer bestimmten Zeit des Tages Kopfschmerzen entwickelt, z. B. während der Arbeit?

Frage 2: Nennen Sie chemische Dysbalancen, die zu emotionalen Störungen führen.

Frage 3: Nennen Sie ein Beispiel, wie die Struktur die Psyche beeinflussen kann.

Frage 4: Nennen Sie ein Beispiel für die Beeinflussung der metabolischen Situation durch Emotionen.

Frage 5: Nennen Sie ein Beispiel, wie die Emotionen die Struktur beeinflussen können.

Frage 6: Mit welchem Muskel wird der Patient rekrutieren, wenn der Latissimus dorsi funktionell schwach ist?

Frage 7: Nennen Sie Beispiele für Rekrutierung beim Muskeltest.

Frage 8: Nennen Sie mindestens drei Maßnahmen, um einen Muskeltest reproduzierbar zu machen.

Frage 9: Wie definiert sich die spezifische Position zum Testen eines Muskels?

Frage 10: Nennen Sie Gründe für muskulären Hypertonus.

Frage 11: Nennen Sie drei Faktoren, die beim Muskeltesten Schmerz auslösen können. Welche Bedeutung haben sie für die Verwertung des Tests?

Frage 12: Nach Goodheart entsteht der Hypertonus in einem Muskel durch welche Ursache?

Frage 13: Beschreiben Sie die Wirkung einer funktionellen Schwäche der intrinsischen Wirbelsäulenmuskeln.

Frage 14: Wenn ein Muskel beim Testen schmerzhaft

ist, ist er nicht für die AK-Testung zu verwenden. Richtig oder falsch?
Frage 15: Nennen Sie vier Kategorien, in die nach Selye Stress unterteilt wird. Geben Sie jeweils zwei Beispiele.
Frage 16: Beschreiben Sie das generelle Adaptations-Syndrom (GAS) nach Selye und erklären Sie jedes Stadium.
Frage 17: Auf welche Organsysteme hat Stress beim generalisierten Stress-Syndrom nach Selye besondere Wirkung?
Frage 18: Denken Sie an den emotionalen Challenge. Welches ist das größte Problem für die manuelle Muskeltestung?
Frage 19: Welche Faktoren verursachen eine falsch negative Therapielokalisation?
Frage 20: Definieren Sie den Begriff der Therapielokalisation.
Frage 21: Nennen Sie einen möglichen Erklärungsmechanismus für das Phänomen der Therapielokalisation.
Frage 22: Nennen Sie mindestens drei Möglichkeiten, die Therapielokalisation sensitiver zu machen.
Frage 23: Beschreiben Sie eine mögliche Erklärung für die sofortige Auswirkung von Substanzen, die in den Mund genommen werden, auf die Muskeltestreaktion.
Frage 24: Erklären Sie, wer die TL ausführen sollte (Patient, Therapeut, eine dritte Person).
Frage 25: Durch welche Materialien hindurch lässt sich die TL nicht durchführen (Abschirmung)?
Frage 26: Welche Schädelseite verwenden Sie für den Temporal Tap zum Löschen von Information und Filtern von Informationen?
Frage 27: Sie beginnen einen Patienten, der Kopfschmerzen beklagt, zu testen. Sie finden auf der Suche nach einigen Indikatormuskeln den M. rectus femoris und M. latissimus dorsi hyporeaktiv. Was ist Ihre Interpretation?
Frage 28: Wie werden Neurolymphatische Reflexe behandelt? Welchen Effekt kann dies haben?
Frage 29: Wie werden Neurovaskuläre Reflexe behandelt?

2.7 Die wichtigsten Muskeln

Vorbemerkungen

Dieses Kapitel erklärt Ihnen die für die systemische, internistische Arbeit wichtigsten Muskeln. Die Bedeutung ergibt sich aus der jeweiligen Organzuordnung (☞ Kap. 2.5.1). Wenn Sie mit klassischer Akupunktur arbeiten, finden Sie für jede Leitbahn einen zugeordneten Muskel. Die Muskelbeschreibungen sind nach einem einheitlichen Format aufgebaut, was Ihnen das Nachschlagen von einzelnen Aspekten erleichtert. Die wichtigen Abbildungen sind jeweils auf einer Seite konzentriert.
Die Durchführung des manuellen Muskeltests der Applied Kinesiology wurde Ihnen ausführlich in Kap. 2.4.1 beschrieben. Der Test soll patientengestartet durchgeführt werden, und Sie als Untersucher müssen dem Patienten die Bewegung, die er ausführen soll, beschreiben. Die Pfeile der Abbildungen beschreiben daher stets die Aktion des Patienten. Eine ausführlichere Abhandlung sämtlicher Muskeln auch unter manualtherapeutischen Gesichtspunkten findet sich im Garten (2004).

- Die **Sieben Faktoren des viszerosomatischen Systems** (☞ Kap. 2.5.1) sind eine Zusammenfassung der motorischen Innervation und der viszeroparietalen Reflexbeziehung, der neurolymphatischen Reflexe, der neurovaskulären Reflexe, der Nährstoffbeziehung, der Leitbahnbeziehung sowie der Organbeziehung.
- Den **Drainage-Punkt** (Sedationspunkt, S) verwenden Sie jeweils zur Überprüfung der Normoreaktion des Muskels.
- Die Therapielokalisation des **Auffüllpunktes** (Tonisierungspunkt, T) normalisiert eine funktionelle Muskelinhibition, wenn eine Leere-Situation in der zugeordneten Leitbahn die Inhibition mit verursacht.
- Die häufigsten **Triggerpunkte** des jeweiligen Muskels sind aus den Muskelschemazeichnungen ersichtlich. Diese sind auch in einer internistisch orientierten Praxis bedeutsam, können doch beispielsweise Triggerpunkte im M. pectoralis pektanginöse Beschwerden vortäuschen.

2.7.1 Adduktoren

Ursprung:
- **Pectineus:** Pecten ossis pubis bis zum Tuberculum pubicum
- **Adductor brevis:** Außenfläche des Ramus inferior ossis pubis
- **Adductor longus:** Vorderfläche des Os pubis am Übergang der Crista pubica zur Symphyse
- **Adductor magnus:** ventrale Fasern: Ramus inferior ossis pubis, Ramus ossis ischii; dorsale Fasern: Tuber ischiadicum.

Verlauf: Pectineus, Adductor brevis, Adductor longus und die ventralen Fasern des Adductor magnus haben einen Faserverlauf von medial superior nach distal inferior und etwas posterior. Die posterioren Fasern des Adductor magnus verlaufen von medial kranial posterior nach distal lateral und anterior.

Ansatz:
- **Pectineus:** Linea pectinea (am weitesten ventral und kranial)
- **Adductor longus:** mittleres Drittel der Linea aspera (am weitesten ventral und kaudal vom Pectineus)
- **Adductor brevis:** distale zwei Drittel der Linea pectinea und proximale Hälfte der Linea aspera, zwischen den beiden erstgenannten und dem Adductor magnus
- **Adductor magnus:** kaudal des Trochanter major entlang der Linea aspera, Tuberculum adductorium, am weitesten posterior praktisch entlang des gesamten Femur.

Funktion: Alle Adduktoren adduzieren das Hüftgelenk. Pectineus, Adductor brevis, Adductor longus und zu einem geringen Anteil die ventralen Fasern des Adductor magnus sind an der Flexion des Hüftgelenks beteiligt. Adductor longus und brevis, sowie die zwei Teile des Adduktor magnus mit den kranialen Ansätzen („Adduktor minimus"-Teil des Adduktor magnus und der mittlere Teil des Adduktor magnus) wirken bei der Innenrotation des Femur mit. Die dorsalen Fasern des Adductor magnus wirken bei der Extension des Hüftgelenks mit (ischiokruraler Teil der Adduktoren).

Test:
- Der **Globaltest nach Kendall** wird in Seitenlage durchgeführt. Dabei liegt das zu testende Bein unten. Unterstützen Sie das obere (nicht zu testende) Bein in ca. 45° Abduktion. Fordern Sie den Patienten auf, das zu testende untere Bein nach medial in ca. 20° Adduktion anzuheben. Nehmen Sie Kontakt zum distalen Oberschenkel des zu testenden Beines und halten Sie in Richtung Abduktion gegen den Adduktionsdruck des Patienten.
- Einfacher ist der **Test in Rückenlage** durchzuführen. Hierbei wird das Bein, welches nicht getestet wird, 30° abduziert, das zu testende Bein 20° adduziert. Keine Rotation. Die Einzeltests der Adduktoren werden in Garten (2004) dargestellt.

Fehler beim Test, Vorsichtsmaßnahmen: Mangelnde Stabilisierung des Beckens in Neutralposition. Abweichen des Testdrucks von der Tangente am Kreisbogen, den der Femur in Richtung Adduktion beschreibt.

Motorische Innervation:
- **Pectineus:** N. femoralis, N. obturatorius, L2, L3, L4
- **Adductor brevis:** N. obturatorius, L2, L3, L4
- **Adductor longus:** N. obturatorius, L2, L3, L4
- **Adductor magnus:** N. obturatorius, L2, L3, L4 und N. ischiadicus, L4, L5.

Viszeroparietales Segment: L5.

Neurolymphatische Reflexe:
Anterior: unter der Mamille (4. ICR) bilateral;
Posterior: unter dem Angulus inferior der Scapula.

Neurovaskuläre Reflexe: Über der Mitte der Sutura lambdoidea.

Organbeziehung: Gonaden.

Nährstoffbeziehung: Vit. A, B_3, C, E, Gonaden-Extrakt, Mg, Selen, Zink, essenzielle Fettsäuren (PUFA).

Leitbahnbeziehung: Perikard (Kreislauf-Sexualität).

Drainagepunkt (S): Pe 7 (in der Handgelenksbeugefalte zwischen der Sehne des Flexor carpi radialis und Palmaris longus).

Auffüllpunkt (T): Pe 9 (radialer Nagelfalzwinkel des 3. Fingers).

Triggerpunkte: Im proximalen Anteil des Adductor longus und Adductor brevis, etwa Mi 11, Mi 12 entsprechend. Im proximalen Anteil des Adductor magnus: Diese sind in der Nähe des Tuber ischiadicum, also sehr weit dorsal, mittels Zangengriff zu tasten. Weiterhin im mittleren Teil des Adductor magnus ebenfalls dorsal gelegen.

Schmerzfortleitung: Entlang des gesamten medialen Oberschenkels von den Triggerpunkten des Pectineus, Adductor longus und brevis. Sie reicht bis in die Leistengegend und über dem Vastus medialis bis zum Knie. Die Triggerpunkte in Adductor longus und brevis liegen in der Nähe der Milz- und Leber-Leitbahn. Der ischiokrurale Teil des Adductor magnus kann von dorsal erreichbare Triggerpunkte haben, die eine Schmerzausstrahlung in den Dammbereich, die Prostata und das Rektum verursachen können.

Adduktoren (Abb. 2.30)

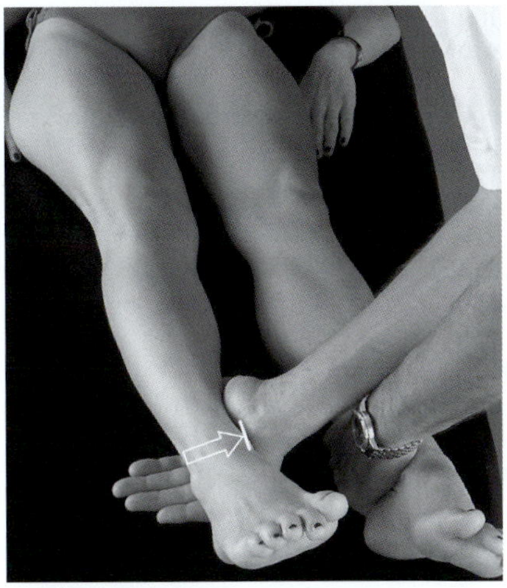

Globaltest der Adduktoren

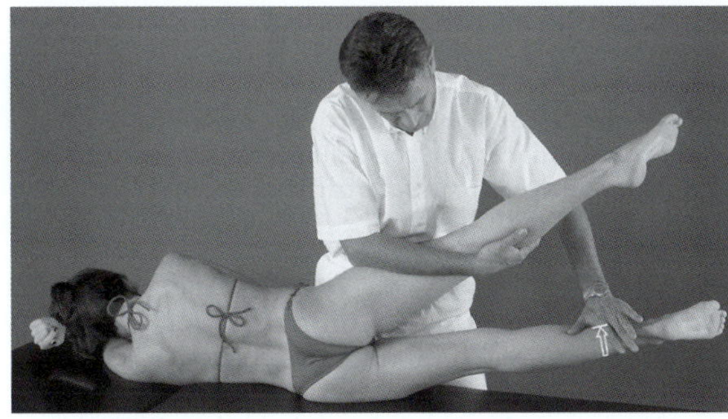

Globaltest der Adduktoren nach Kendall

Motorische Innervation:
Pectineus: N. femoralis, N. obturatorius, L2, 3, 4
Adduktor brevis, Add. longus: N. obturatorius, L2, 3, 4
Add. magnus: N. obtur., L2, 3, 4 u. N.ischiadicus, L4, 5
Viszeroparietales Segment (TS-Line): L5
Leitbahn: Perikard
Organ: Gonaden
Nährstoffe: Vit. A, B_3, C, E, Mg, Se, Zn, PUFA, Gonadenextrakt

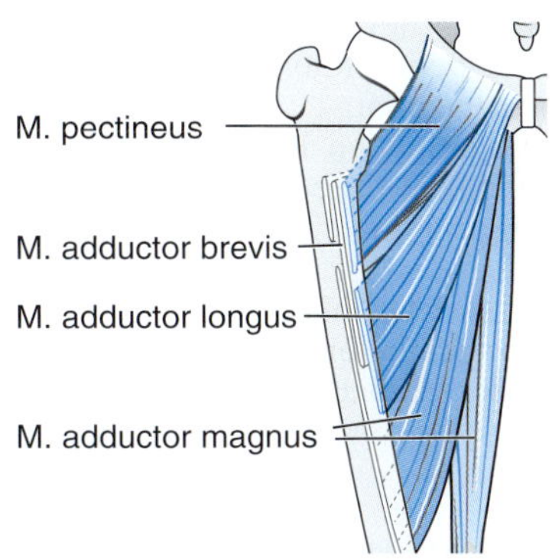

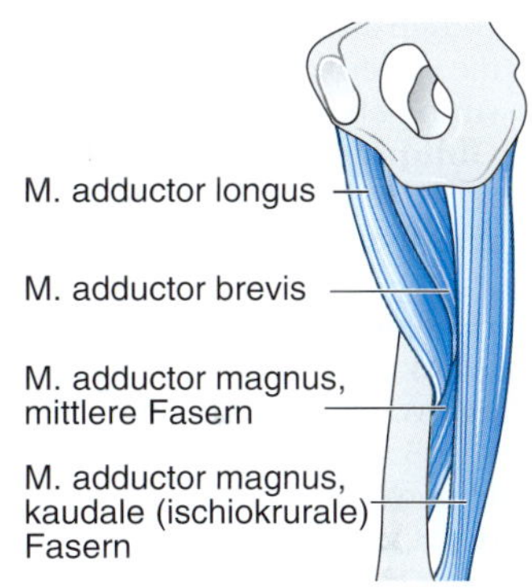

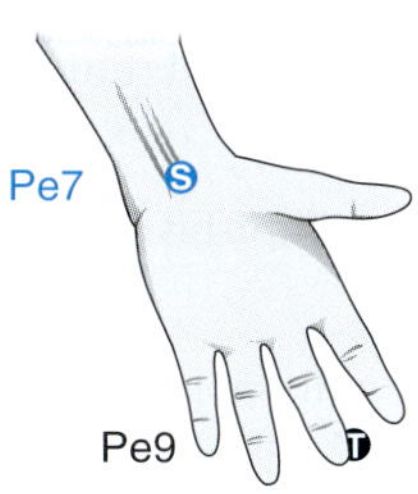

Drain.-Pkt.
Auff.-Pkt.

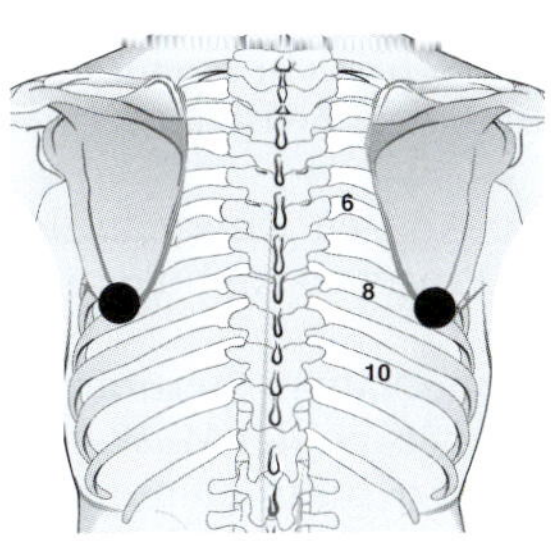

NV posterior

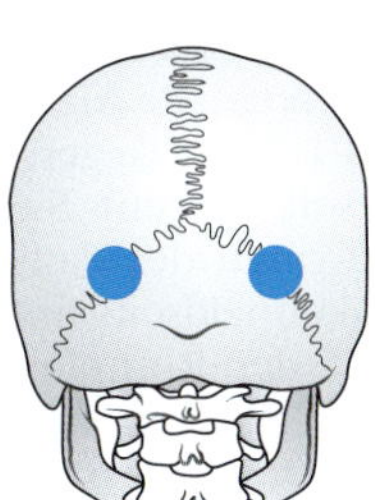

NV

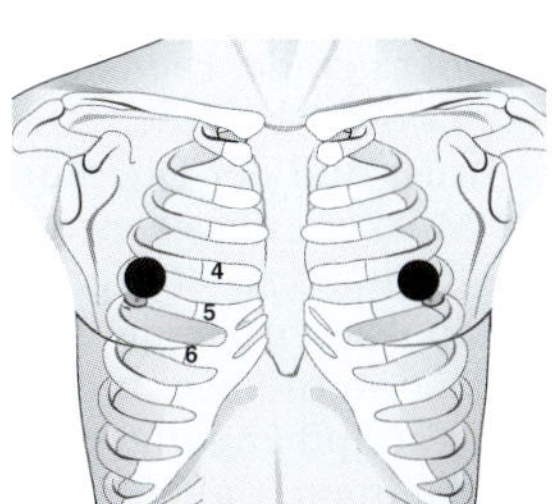

NV anterior

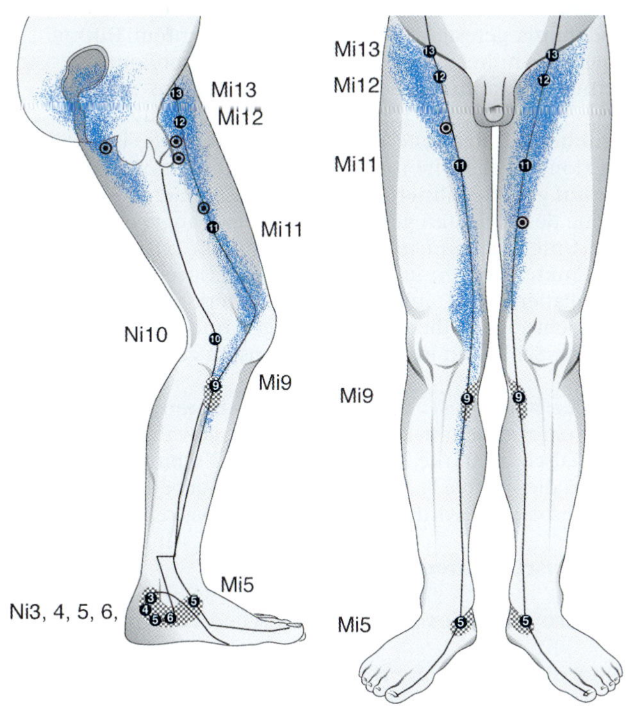

TrPs und wirksame Fernpunkte

2.7.2 Bauchmuskulatur

M. obliquus internus/externus abdominis

Ursprung:
- **Obliquus internus abdominis:** Aponeurosis lumbalis, Crista iliaca, laterale Hälfte des Leistenbandes.
- **Obliquus externus abdominis:** an der Außenfläche der unteren acht Rippen.

Verlauf:
- **Obliquus internus abdominis:** Schräg auf- und medialwärts (die posterioren Faseranteile), zunehmend waagerecht (die weiter anterioren Fasern). Er liegt zwischen M. obliquus abdominis externus und M. transversus abdominis.
- **Obliquus externus abdominis:** Schräg ab- und medialwärts.

Ansatz:
- **Obliquus internus abdominis:** Die posterioren Fasern setzen an den drei bis vier unteren Rippen an, die weiter anterioren strahlen in die Rektusscheide ein, die anterokaudalen Fasern ziehen mit dem Samenstrang als M. cremaster durch den Leistenkanal.
- **Obliquus externus abdominis:** Die kranialen Fasern strahlen in die Rektusscheide ein, die unteren setzen an der Crista iliaca und dem Lig. inguinale an.

Funktion: Nähern Symphyse und Brustkorb bei bilateraler Aktion an, stabilisieren die Bauchwand, halten die Eingeweide. Rotation und Seitneigung der Wirbelsäule bei unilateraler Aktion (jeweils des Obliquus internus und des Obliquus externus der Gegenseite).

Test: Grundsätzlich werden jeweils der M. obliquus externus und der kontralaterale M. obliquus internus abdominis getestet. Bei nach links gedrehtem Rumpf (rechte Schulter vorn) wird der rechte M. obliquus externus abdominis und der linke M. obliquus internus abdominis getestet. Die Testhand liegt jeweils an der Schulter auf der Seite des getesteten Muskels. Bei 75° Flexion in der Hüfte und ca. 45° Rumpfrotation achten Sie auf gute Stabilisierung des Beckens. Fixieren Sie die Beine des Patienten gestreckt oder leicht angebeugt auf der Unterlage und nehmen Sie Kontakt zu den verschränkten Armen im Bereich der anterioren Schulter. Der Patient wird aufgefordert, in anteriorer Richtung (in Richtung auf die Füße) zu beugen und dabei auszuatmen. Sie halten in Richtung Extension gegen.

Fehler beim Test, Vorsichtsmaßnahmen: Wird der Testvektor zu sehr in kaudaler Richtung gewählt, so werden falsch zu starke Muskeln getestet. Exspiration vermehrt die relative Kraft des Muskels. Bei gebeugter Lendenwirbelsäule wird vermehrt der M. psoas rekrutiert.

Motorische Innervation: Th7–12.

Viszeroparietales Segment: Zwischen Th6 und Th7.

Neurolymphatische Reflexe:
Anterior: auf der proximalen Hälfte der Oberschenkelinnenseite;
Posterior: zwischen dem Querfortsatz von L5 und der Spina iliaca posterior superior.

Neurovaskuläre Reflexe: Auf dem Os parietale kranial des äußeren Gehörganges.

Organbeziehung: Dünndarm.

Nährstoffbeziehung: Vit. E, Coenzym Q_{10}, sämtliche Therapeutika für Dysbiosezustände (Laktobazillus etc.).

Leitbahnbeziehung: Dünndarm.

Drainagepunkt (S): Dü 8 (über dem Sulcus ulnaris medial des Olekranon).

Auffüllpunkt (T): Dü 3 (an der ulnaren, palmaren Seite des Os metacarpale V an der Grenze vom Schaft zum Köpfchen).

Triggerpunkte: Im Bereich des oberen Obliquus abdominis externus (entspricht etwa Mi 16). Im Bereich des unteren Obliquus abdominis externus (entspr. etwa Mi 14, Mi 15). Im dorsalen Bereich kann ein Triggerpunkt in der Nähe des Endes der 12. Rippe vorkommen, der Rülpsen und Aufstoßen hervorrufen kann („Belch button“, ☞ Abb. 2.31, Travell u. Simons, 1983).

Schmerzfortleitung: Aus dem oberen Obliquus abdominis in das Epigastrium (wie retrosternaler Schmerz), aus dem unteren in die Leiste.

M. rectus abdominis

Ursprung: Kranialer Schambeinrand zwischen Tuberculum pubicum und Symphyse.

Verlauf: Senkrecht nach oben breiter werdend, unterteilt durch drei Zwischensehnen.

Ansatz: An den Knorpeln der Rippen fünf bis sieben und am Processus xiphoideus.

Funktion: Nähert Sternum und Symphysis pubis an. Damit stabilisiert der Muskel das Becken nach posterior. Er stabilisiert zusammen mit dem M. obliquus abdominis die Baucheingeweide. Relaxiert mit Inspiration und kontrahiert bei forcierter Exspiration.

Test: Der Patient sitzt aufrecht, die Knie sind etwa 45° gebeugt oder gerade. Die Lendenwirbelsäule soll sich in normaler Lordose befinden. Der Patient kreuzt die Arme vor der Brust und der Oberkörper wird 10° zur Gegenseite des Muskels, der getestet werden soll, gedreht. Sie nehmen Kontakt zu den gekreuzten Armen des Patienten. Stabilisieren Sie die Unterschenkel beidseits auf der Liege. Fordern Sie den Patienten auf, den Rumpf in Richtung Rumpfbeugung nach vorn zu drücken und dabei auszuatmen. Halten Sie in Richtung Extension gegen. Der Druckvektor, den Sie ausüben, verläuft entlang des Kreisbogens, den der Rumpf bei Beugung durch-

Bauchmuskulatur (Abb. 2.31)

läuft. Durch größere Flexion des Rumpfes in der Ausgangstellung des Tests (80–110°) werden die unteren Segmente getestet, durch geringere Flexion die oberen Segmente (80–45°). Soll der M. rectus abdominis bilateral getestet werden, so verbleibt der Rumpf des Patienten in Neutralstellung bezüglich Rotation.

Fehler beim Test, Vorsichtsmaßnahmen: Wird der Testvektor vom Untersucher zu sehr in kaudaler Richtung gewählt, so werden falsch zu starke Muskeln getestet. Exspiration vermehrt die relative Kraft des Muskels. Bei gebeugter Lendenwirbelsäule wird vermehrt der M. psoas rekrutiert.

Motorische Innervation: Th5–12.

Viszeroparietales Segment: Der TS-Line-Indikator (☞ Kap. 2.5.1) liegt zwischen Th6 und Th7.

Neurolymphatische Reflexe:
Anterior: auf der distalen Hälfte der Oberschenkelinnenseite;
Posterior: zwischen dem Querfortsatz von L5 und der Spina iliaca posterior superior.

Neurovaskuläre Reflexe: Auf dem Os parietale kranial des äußeren Gehörganges.

Organbeziehung: Dünndarm.

Nährstoffbeziehung: Vit. E, Coenzym Q_{10}, L-Glutamin sämtliche Therapeutika für Dysbiosezustände (Laktobazillus etc.).

Leitbahnbeziehung: Dünndarm.

Drainagepunkt (S): Dü 8 (über dem Sulcus ulnaris medial des Olekranon).

Auffüllpunkt (T): Dü 3 (an der ulnaren, palmaren Seite des Os metacarpale 5 an der Grenze vom Schaft zum Köpfchen).

Triggerpunkte: Im Bereich des Ansatzes am Rippenbogen etwa auf der Höhe der 7. Rippe (entspricht etwa Ma 19, Ma 21, Ni 21). Periumbilikale Triggerpunkte: etwa Ma 25, Ni 18, Ni 16, Ni 15 entsprechend, bzw. Mc Burney. Unterer Rectus abdominis: Triggerpunkte finden sich etwas kranial des Ansatzes am Os pubis (etwa Ni 11). Auch im M. pyramidalis kommen Triggerpunkte vor.

Schmerzübertragung: Von den kranialen Triggerpunkten in den Rücken auf der Höhe Th8–11. Symptome wie Sodbrennen oder retrosternaler Schmerz können auftreten. Von den periumbilikalen Triggerpunkten in den Unterbauch einseitig oder beidseitig (dabei kann chron. Appendizitis, Dysmenorrhö oder Darmkolik vorgetäuscht werden). Die primär entstandenen muskulären Triggerpunkte haben ihren Ursprung in Überdehnung des Muskels während Bauchoperationen bzw. Sportverletzungen.

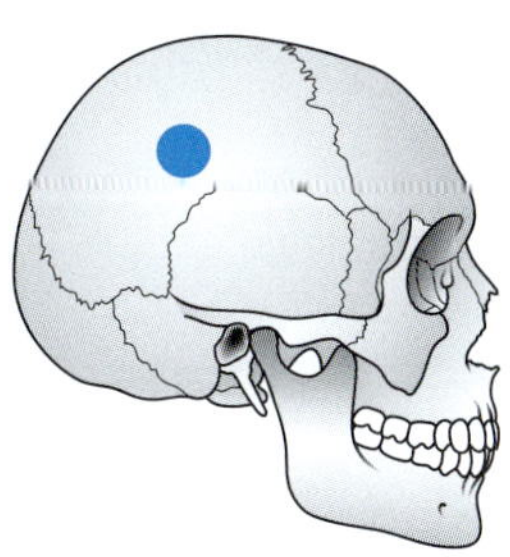

NV

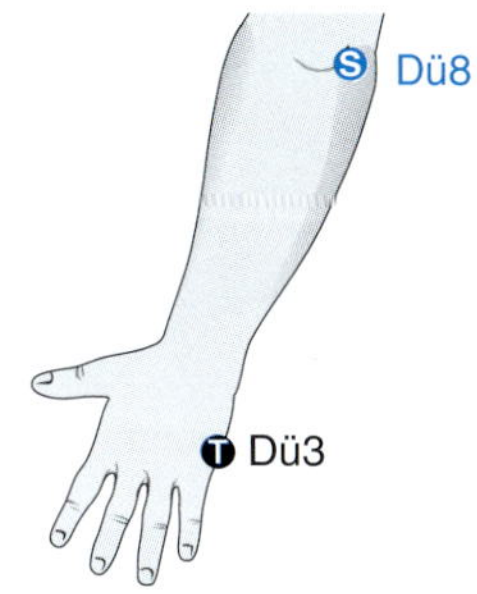

Drain.-Pkt. (S)
Auff.-Pkt. (T)

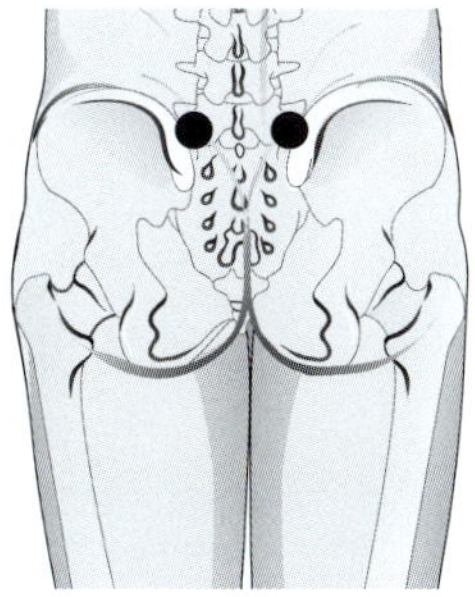

NL posterior

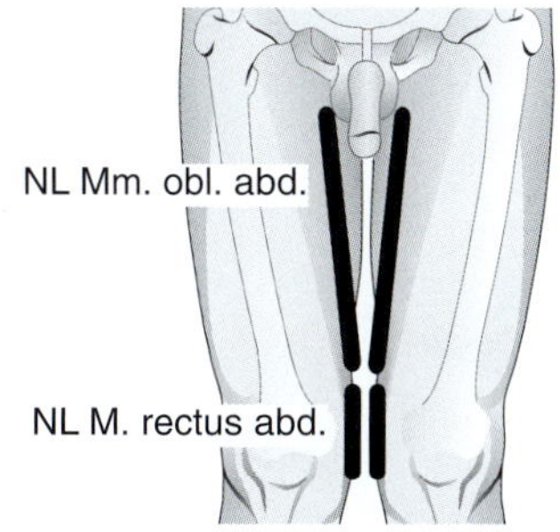

NL anterior

Bauchmuskulatur (Abb. 2.31, Fortsetzung)

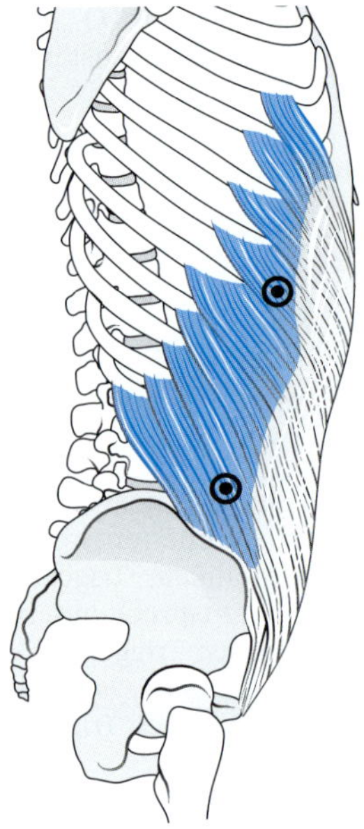

M. obliquus externus abdominis

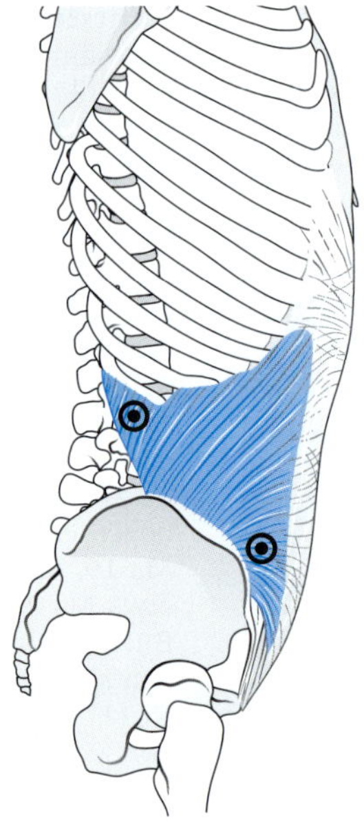

M. obliquus internus abdominis

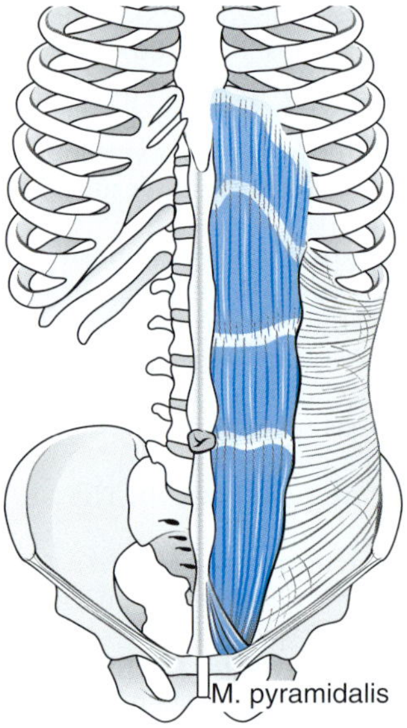

M. rectus abdominis

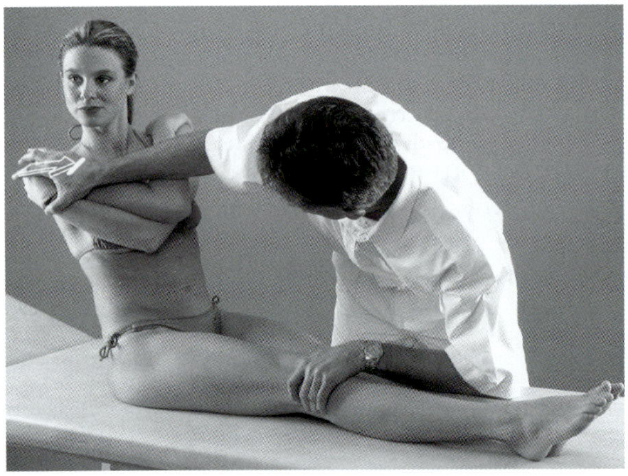

Test des M. obliquus internus abdominis rechts

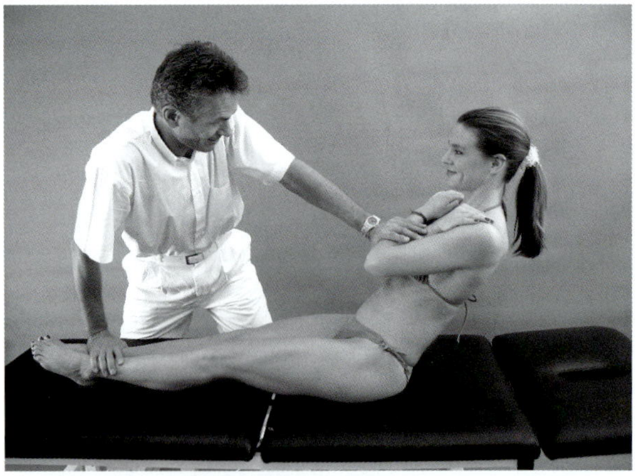

Test des M. rectus abdominis beiderseits

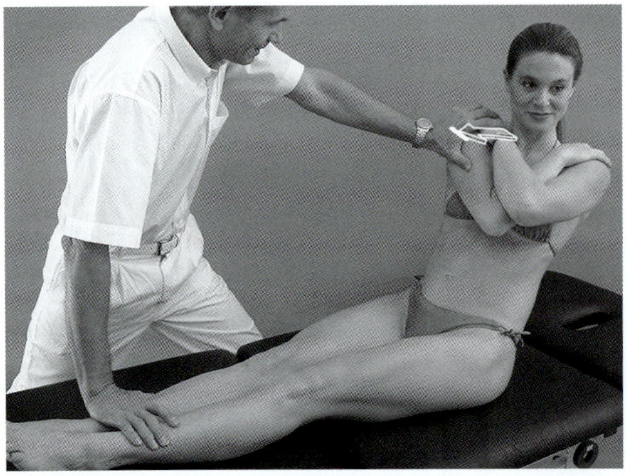

Test des M. obliquus externus abdominis rechts

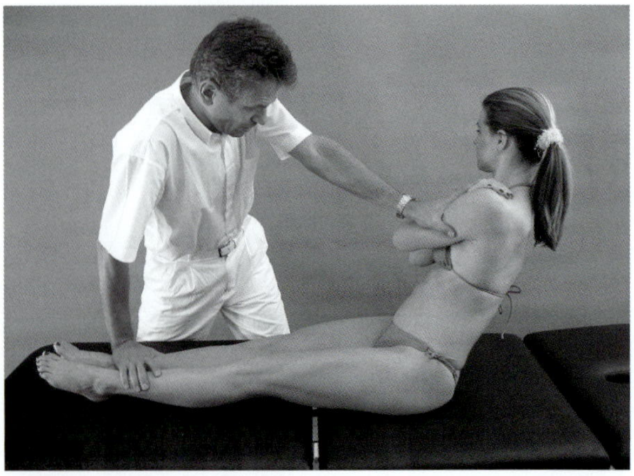

Test des M. rectus abdominis links

Bauchmuskulatur (Abb. 2.31, Fortsetzung)

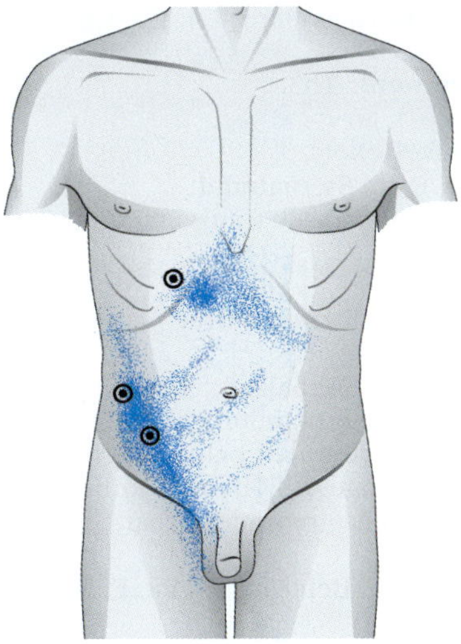

Tripperpunkte im
M. obliquus abdominis

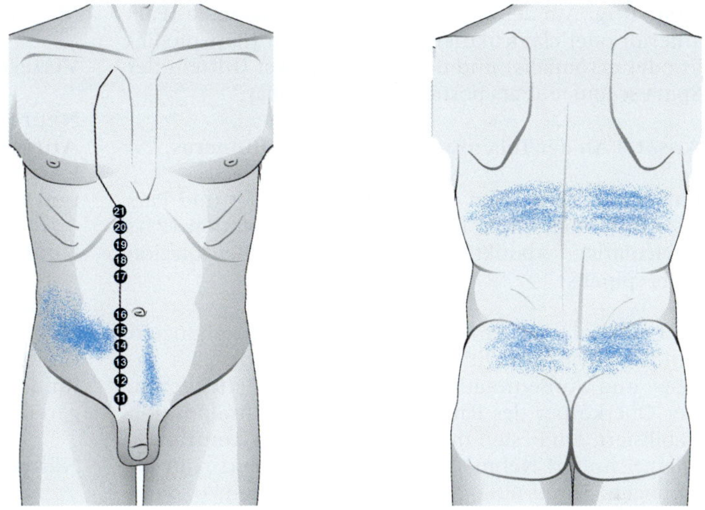

Triggerpunkte im M. rectus abdominis und Schmerzübertragung sowie wirksame Fernpunkte

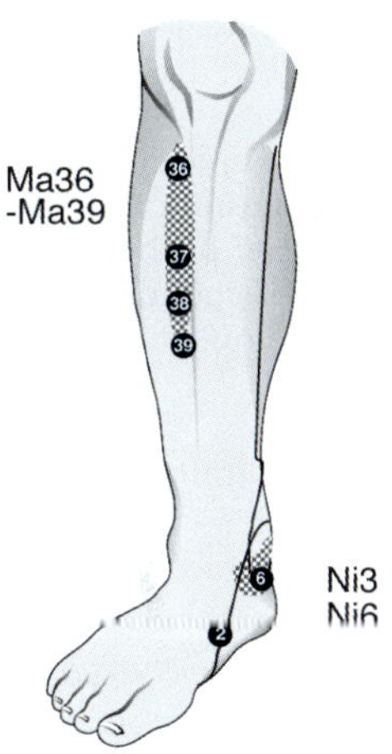

wirksame
Fernpunkte

Motorische Innervation: Th7-12
Viszeroparietales Segment: Th6-7
Leitbahn: Dünndarm
Organ: Dünndarm
Nährstoffe: Vit E, L-Glutamin Coenzym Q_{10}, Therapeutika für Dysbiosezustände (Lactobacillus etc.)

2.7.3 M. deltoideus

Ursprung: Am der lateralen Drittel der Klavikula (Pars anterior oder clavicularis), dem Acromion (Pars medialis oder acromialis) und den lateralen zwei Dritteln der Spina scapulae (Pars posterior oder spinalis).

Ansatz: An der Tuberositas deltoidea des Humerus.

Funktion: Abduktion des Humerus (gesamt und Pars medialis); Abduktion, Flexion und Innenrotation (Pars clavicularis); Abduktion, Extension, Außenrotation (Pars spinalis).

Test: Global und Pars medialis: Der Patient abduziert den Oberarm um 90°, Neutralstellung bezüglich Innen- und Außenrotation, Ellenbogen 90° flektieren. Der Oberkörper des Patienten wird in Neutralposition stabilisiert, am besten mit der Hand auf der kontralateralen Schulter! Nehmen Sie weichen Kontakt zum Ellenbogen. Fordern Sie den Patienten auf, den Arm mit ganzer Kraft in Richtung Abduktion gegen Ihren gehaltenen Widerstand nach oben zu drücken. Halten Sie in Richtung Adduktion mit Druck nach kaudal gegen. Der Kraftvektor muss streng in der Frontalebene verlaufen, d. h. darf keine Flexions- oder Extensionskomponente aufweisen. Sollten die Kräfteverhältnisse des Patienten und des Untersuchers einen längeren Hebel beim Test erfordern, so kann ausnahmsweise bei gestrecktem Ellenbogen getestet werden.

Fehler beim Test, Vorsichtsmaßnahmen: Der Humerus muss vor dem Test abduziert werden, der Testvektor muss genau in Richtung Adduktion verlaufen, es darf keine Rotation des Humerus erlaubt werden. Für suffiziente Stabilisierung muss gesorgt werden, der Hebel darf für die Kräfteverhältnisse von Patient und Untersucher nicht zu lang sein (nicht am „langen Hebel" testen, ☞ Abb. 2.3).

Motorische Innervation: N. axillaris, C4, C5, C6.

Viszeroparietales Segment: Th3.

Neurolymphatische Reflexe:
Anterior: im dritten ICR am Sternalrand;
Posterior: zwischen den Processus transversi von Th3 und Th4.

Neurovaskuläre Reflexe: Über dem Bregma.

Organbeziehung: Lunge (Goodheart, 1964, 1971), Thymus (Portelli, mündliche Mitteilung). Die Beziehung zum Thymus ist klinisch durch palpatorische Befunde bei viszeralem Challenge des Thymus zu bestätigen und erscheint somit ebenso reproduzierbar.

Nährstoffbeziehung: Vit. C, Betakarotin, Vit. E, Selen.

Leitbahnbeziehung: Lunge.

Drainagepunkt (S): Lu 5 (in der Ellenbogenbeugefalte lateral der Bizepssehne).

Auffüllpunkt (T): Lu 9 (in der Handgelenksbeugefalte über der Arteria radialis).

Triggerpunkte: Diese finden sich einerseits in der Pars anterior, andererseits in der Pars posterior, weniger in der Pars medialis. Sie werden per flacher Palpation durch Druck gegen den darunter liegenden Humerus aufgefunden. Verschiedene Grade von Abduktion können dabei hilfreich sein.

Schmerzübertragung: Von der Schulter in den lateralen Oberarm ausstrahlend.

M. deltoideus (Abb. 2.32)

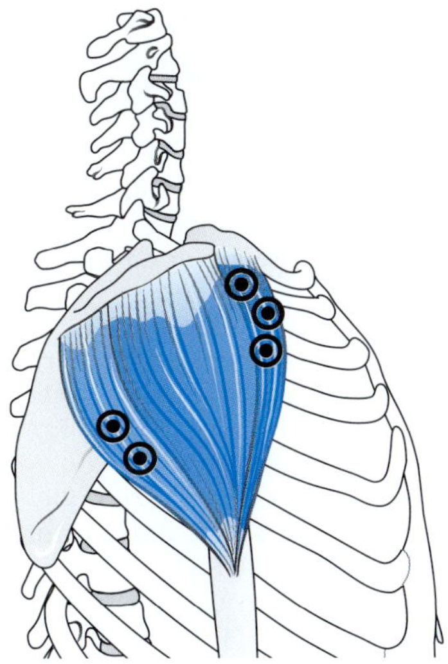

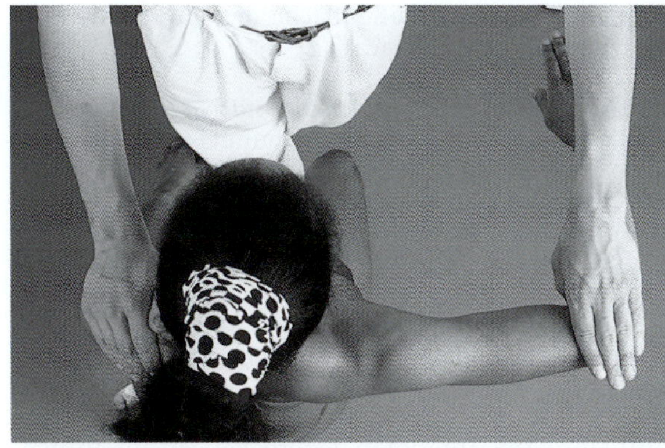

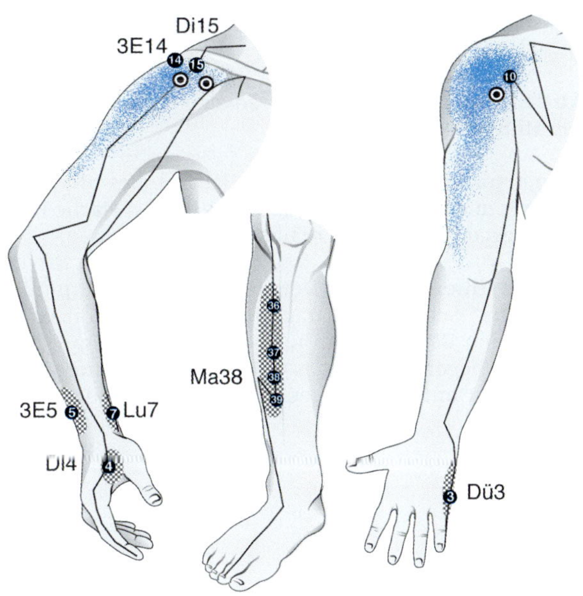

Triggerpunkte, Schmerzfortleitung und wirksame Fernpunkte

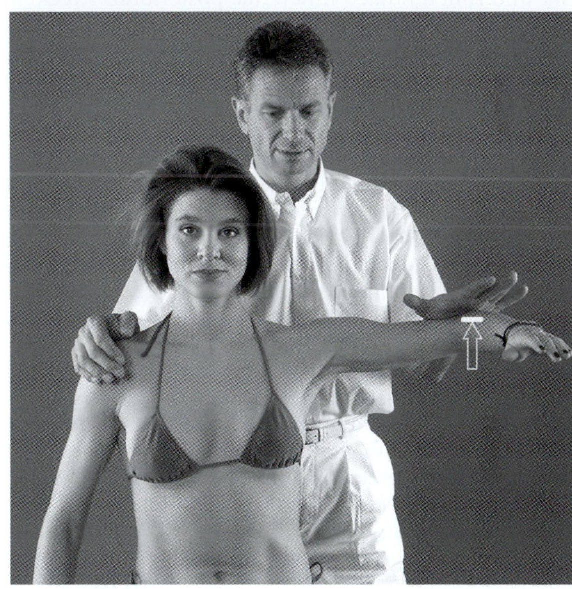

Globaltest des M. deltoideus

Motorische Innervation: N. axillaris, C4, 5, 6
Viszeroparietales Segment (TS-Line): Th3
Organ: Lunge, Thymus
Nährstoffe: Vit. C, Betakarotin, Vit. E, Selen

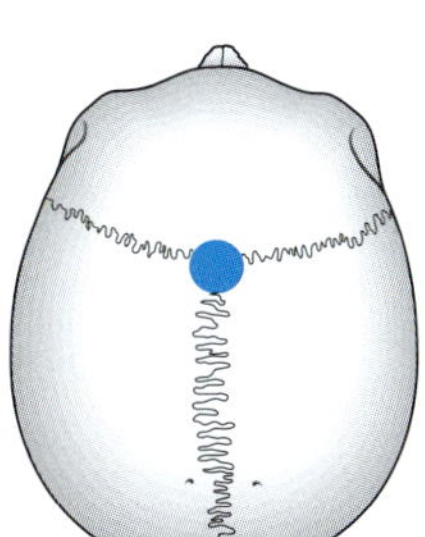

NV

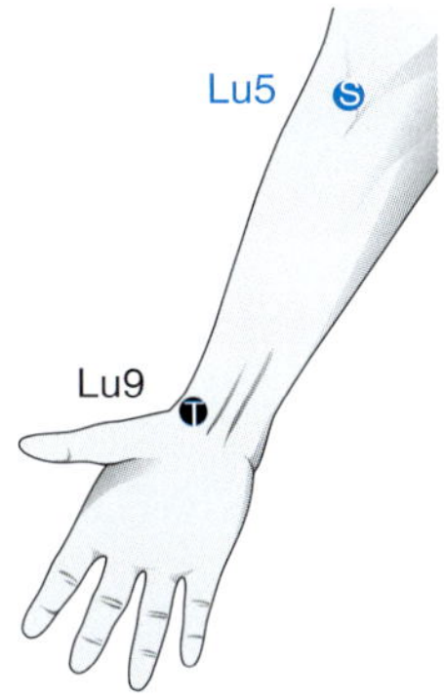

Drain-Pkt. (S), Auff.-Pkt. (T)

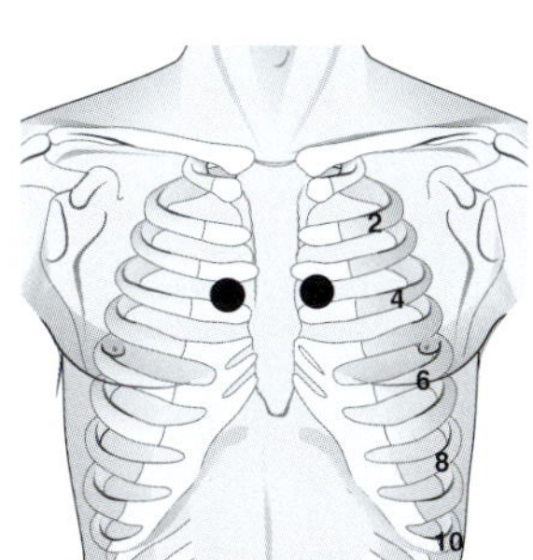

NL anterior

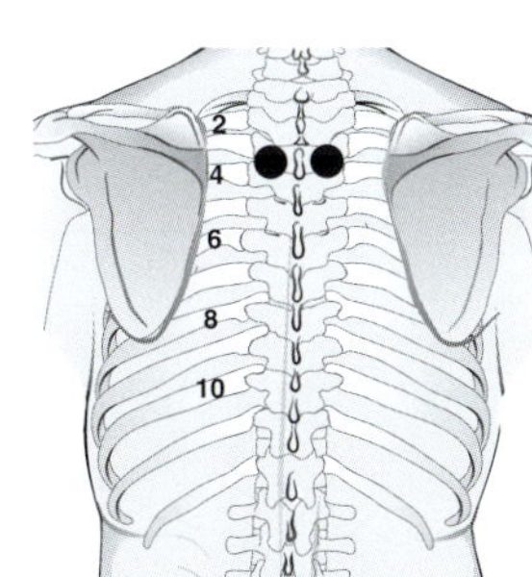

NL posterior

2.7.4 M. gluteus medius

Ursprung: Von der Außenfläche des Ilium (anteriore drei Viertel der Crista iliaca).

Verlauf: Fächerartig von kranial nach kaudal zusammenlaufend. Die dorsalen Faserbündel schlingen sich unter die ventralen. Er wird im dorsalen Anteil vom Glutäus max., im ventralen Anteil vom Tensor fasciae latae überdeckt. In der Schicht darunter liegt der Glutäus minimus, der zwangsläufig immer mit getestet wird.

Ansatz: An der lateralen Oberfläche des Trochanter major.

Funktion: Die anterioren Fasern beugen im Hüftgelenk und rotieren nach innen, die posterioren strecken und rotieren nach außen. Alle Fasern zusammen abduzieren den Oberschenkel. Bei fixiertem Bein neigen alle Fasern zusammen das Becken zur ipsilateralen Seite.

Test: Der Patient liegt auf dem Rücken. Das ausgesteckte Bein wird in volle Abduktion gebracht und über den Rand der Untersuchungsliege hinaus ca. 20° extendiert. Zur möglichst weitgehenden Ausschaltung des synergistischen M. tensor fasciae latae wird das Bein in Außenrotation gehalten. Am Liegenende stehend stabilisieren Sie das kontralaterale Bein und fordern den Patienten auf, gegen Ihre Testhand, die zum distalen Unterschenkel Kontakt nimmt, nach außen und schräg nach unten zu drücken.

Fehler beim Test, Vorsichtsmaßnahmen: Mangelnde Stabilisierung des gegenüberliegenden Beines, Innenrotation des Beines, Flexion in der Hüfte, nicht voll extendiertes Knie (durch alle diese Faktoren tritt ein Rekrutierung des Tensor fasciae latae auf). Funktionsstörungen des Muskels können u. U. nur mit dem Test in Seitenlage gefunden werden (☞ Garten, 2012).

Motorische Innervation: N. glutealis sup., L4, L5, S1.

Viszeroparietales Segment, TS-Line: L5.

Neurolymphatische Reflexe:
Anterior: lateral der Symphysis pubis am Oberrand des Schambeines;
Posterior: zwischen dem Dornfortsatz von L5 und der Spina iliaca posterior superior.

Neurovaskuläre Reflexe: Über der Eminentia parietalis.

Organbeziehung: Gonaden, Uterus, Prostata.

Nährstoffe: Vit. A, B_3, C, E, Mg, Selen, Zink, Gonaden-Extrakt, essenzielle Fettsäuren (PUFA).

Leitbahnbeziehung: Perikard (Kreislauf-Sexualität)

Drainagepunkt (S): Pe 7 (in der mittleren Handgelenksbeugefalte zwischen der Sehne des Palmaris longus und Flexor carpi radialis)

Auffüllpunkt (T): Pe 9 (am radialen Nagelfalzwinkel des Mittelfingers)

Triggerpunkte: Etwa drei QF kaudal des Beckenkammes in der posterioren Hälfte des Iliums. Flache Palpation gegen das darunter liegende Ilium.

Schmerzübertragung: Der posteriore Triggerpunkt verursacht Schmerzübertragung in das Sakroiliakalgelenk, den Beckenkamm und das mediale Gesäß, der mittlere Triggerpunkt in das Gebiet des Trochanter major und der anterior gelegene in den Bereich des Sakrum.

M. gluteus medius (Abb. 2.33)

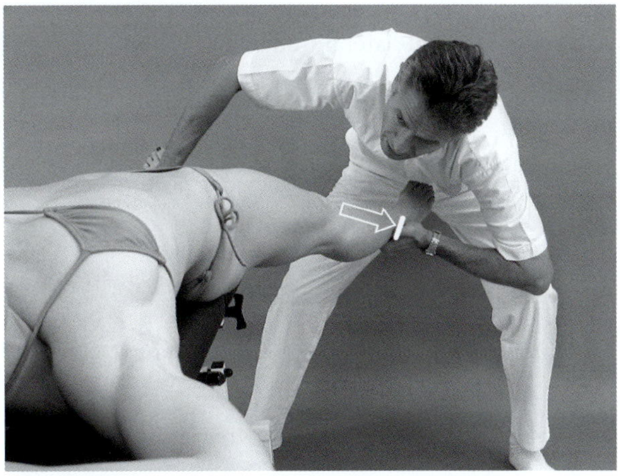

Test des M. gluteus medius

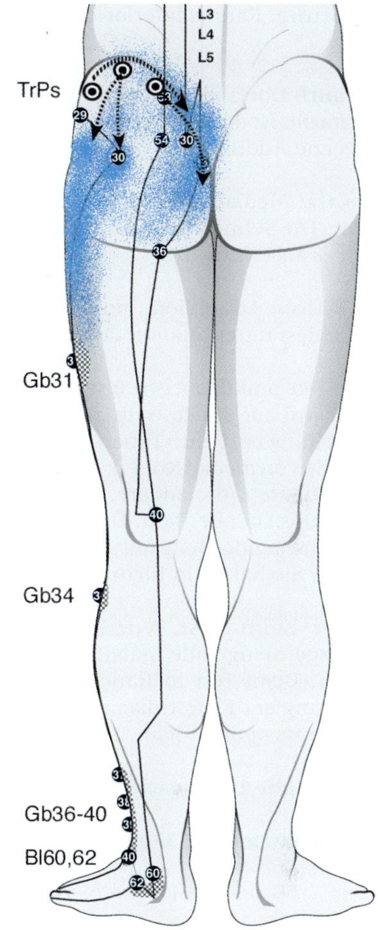

Triggerpunkte, Schmerzübertragung und wirksame Fernpunkte

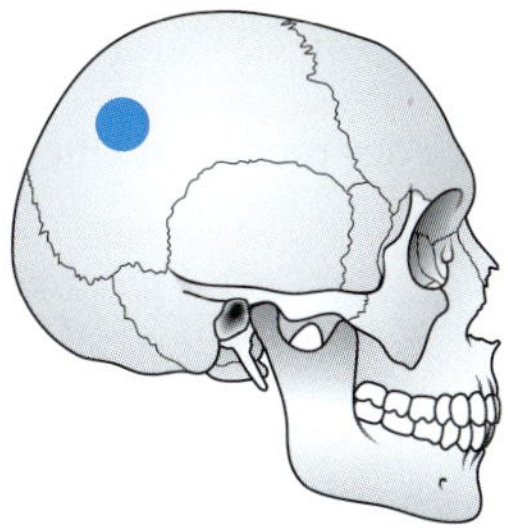

NV-Reflex

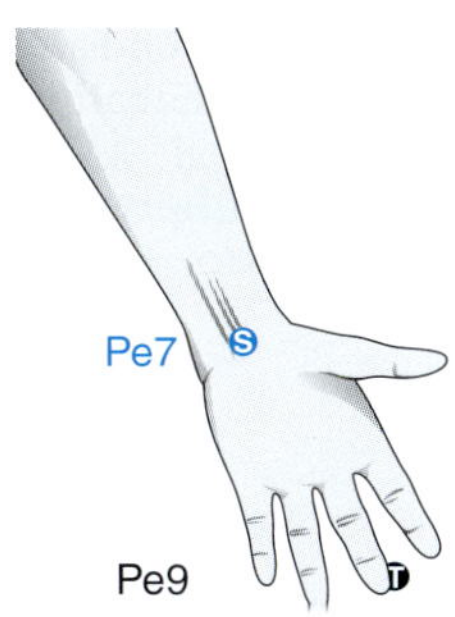

Drain.-Pkt. (S)
Auff.-Pkt. (T)

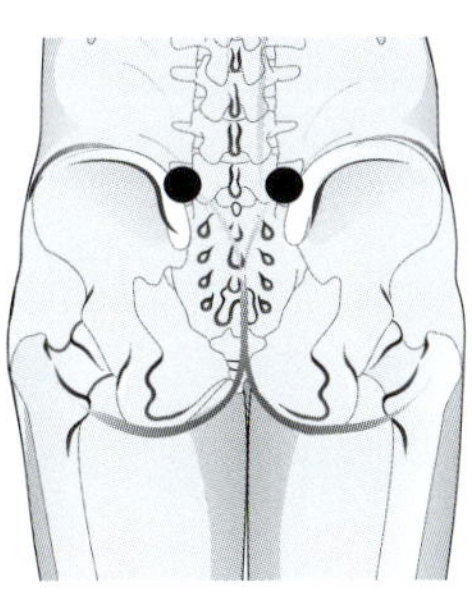

NL-Reflexe posterior

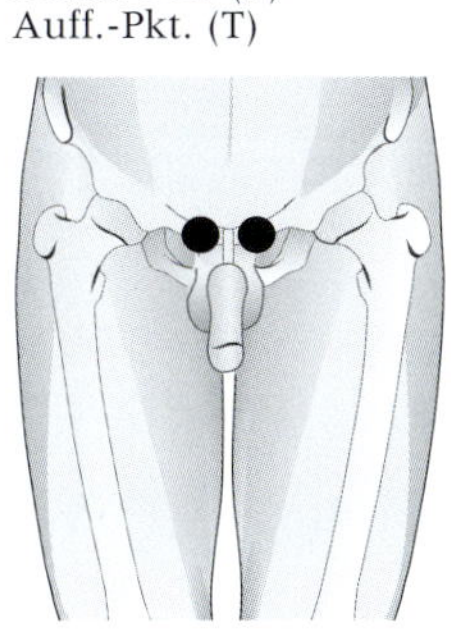

NL-Reflexe anterior

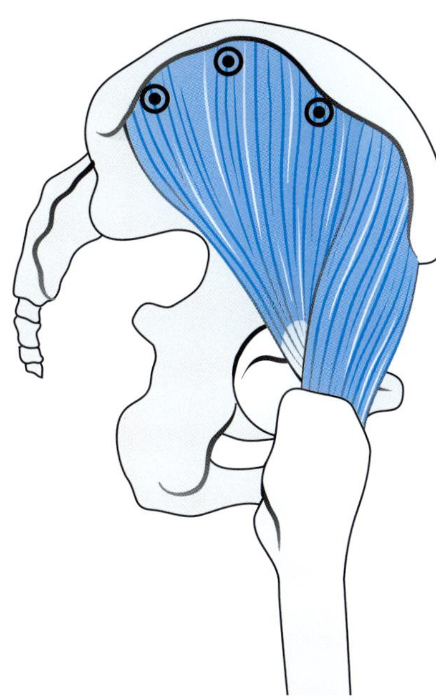

Motorische Innervation: N. glutealis sup, L4,5, S1
Viszeroparietales Segment, TS- Line: L5
Organ: Gonaden, Uterus, Prostata
Leitbahn: Perikard (Kreislauf-Sex)
Nährstoffe: Vit. A, Vit. E, Vit. C, Vit. B_3, Mg, Zink, Selen, PUFA, Gonadenextrakt

2.7.5 M. gracilis

Ursprung: Ramus inferior ossis pubis lateral der Symphyse.

Verlauf: Dorsal des M. sartorius zum Pes anserinus; der M. gracilis ist der am weitesten medial und oberflächlich gelegene Adduktor.

Ansatz: Mediale Fläche der Tibia, distal des Condylus tibiae. Die Sehne liegt posterior derjenigen des Sartorius am Pes anserinus.

Funktion: Adduktion und Flexion des Femur, Flexion des Knies, Innenrotation der Tibia.

Test: Der praktikabelste Test erfolgt in Rückenlage. Das Bein wird auf der Testseite maximal innenrotiert (Neutralstellung bezüglich Innen- und Außenrotation). Nehmen Sie von medial Kontakt zum distalen Unterschenkel des Patienten, die andere Hand stabilisiert von medial das kontralaterale Bein. Der Patient wird aufgefordert, das zu testende Bein mit ganzer Kraft nach medial zu ziehen, Sie halten in Richtung Abduktion gegen.

Fehler beim Test, Vorsichtsmaßnahmen: In Rückenlage mangelnde Stabilisierung des kontralateralen Beines. Beim Test in Bauchlage kann Schmerz durch Belastung der Kniestrukturen entstehen. Die Stabilisierung muss optimal sein.

Motorische Innervation: N. obturatorius, L2, L3, L4.

Viszeroparietales Segment: Th9.

Neurolymphatische Reflexe:
Anterior: zwei QF lateral und vier QF kranial des Nabels;
Posterior: zwischen Processus transversus von Th11 und Th12.

Neurovaskuläre Reflexe: Über der posterioren Fontanelle (Lambda).

Organbeziehung: Nebenniere.

Nährstoffbeziehung: Vit. A, B_3, B_5, B_6, B_{12}, Vit. C, E, Cu, Folsäure, Mg, Mn, Zn, Tyrosin, Ginseng, Nebennierenextrakt u. a. nebennierenstützende Faktoren.

Leitbahnbeziehung: Perikard (Kreislauf-Sexualität).

Drainagepunkt (S): Pe 7 (in der Handgelenksbeugefalte zwischen der Sehne des Palmaris longus und Flexor carpi radialis).

Auffüllpunkt (T): Pe 9 (am radialen Nagelfalzwinkel des Mittelfingers).

SR-Zuordnung: L4.

Triggerpunkte: In der proximalen Hälfte des Muskels (etwa Mi 11 und andere Punkte auf der Milz-, aber auch der Leber-Leitbahn).

Schmerzübertragung: Im Bereich des medialen Oberschenkels.

M. gracilis (Abb. 2.34)

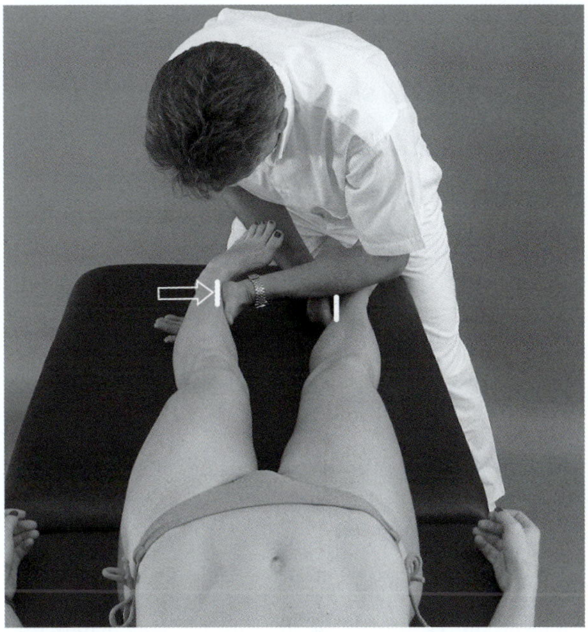

Test des M. gracilis

Motorische Innervation: N. obturatorius, L2, 3, 4
Viszeroparietales Segment (TS-Line): Th9
Leitbahn: Perikard (Kreislauf-Sexualität)
Organ: Nebenniere
Nährstoffe: Vit. B_3, B_5, B_6, B_{12}, Vit. C, Vit. E, Folsäure, Mn, Mg, Zn, Tyrosin, Nebennierenextrakt, Ginseng, u.a. Nebennieren stützende Faktoren

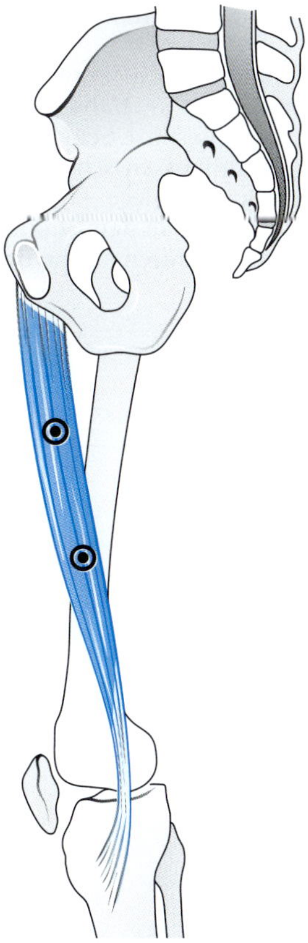

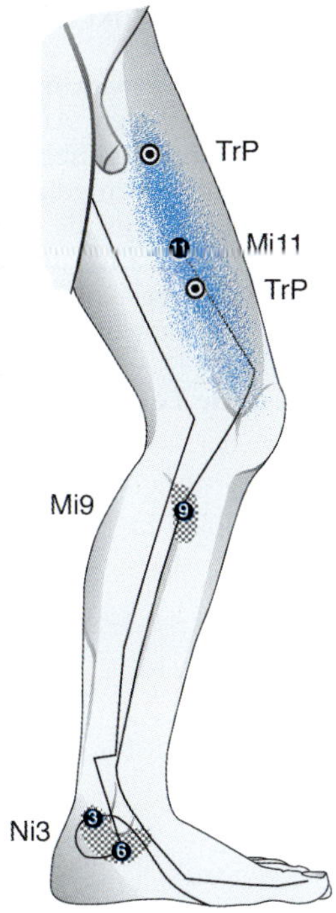

Triggerpunkte, Schmerzübertragung und wirksame Fernpunkte

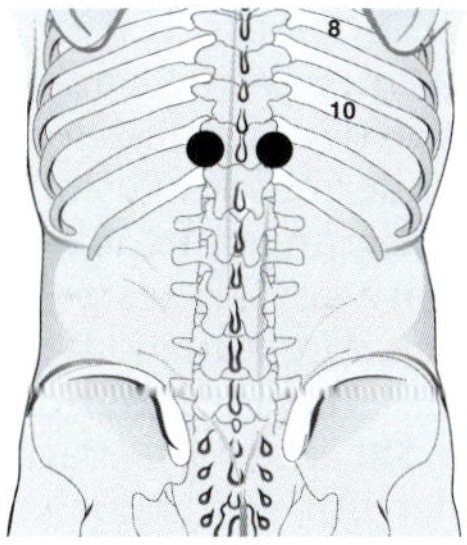

NL-Punkt posterior

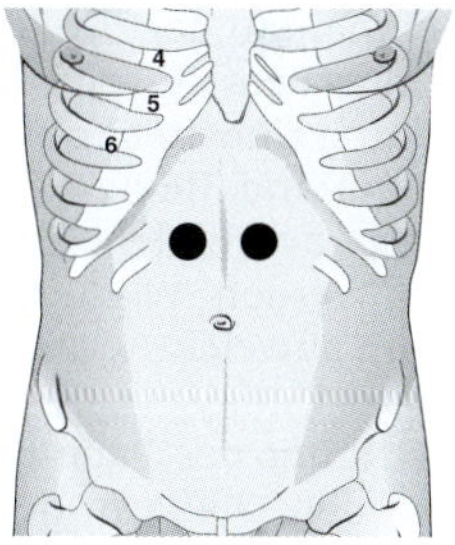

NL-Punkt anterior

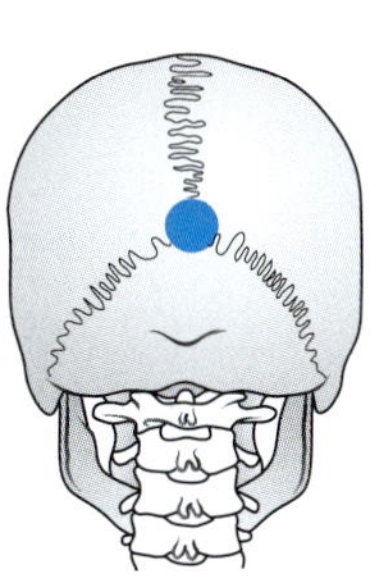

NV-Punkt

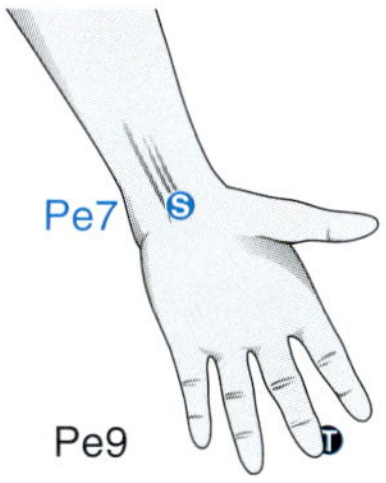

Drain.-Pkt. (S)
Auff.-Pkt. (T)

2.7.6 M. infraspinatus

Ursprung: Mediale zwei Drittel der Fossa infraspinata.

Verlauf: Nach lateral konvergierend.

Ansatz: Mittlere Facette des Tuberculum majus humeri und Schultergelenkskapsel.

Funktion: Außenrotation des Humerus, dorsaler Stabilisator des Humeruskopfes im Cavum glenoidale (Teil der Rotatorenmanschette). Diese stabilisierende Wirkung tritt vor allem bei Abduktion des Armes in Aktion. Die oberen Fasern wirken bei der Abduktion, die unteren Fasern bei der Adduktion mit.

Test: Abduktion des Humerus um 90°, Flexion des Ellenbogens um 90°. Maximale Außenrotation des Humerus. Stabilisieren Sie den Ellenbogen von medial, vermeiden Sie dabei Kontakt im Bereich des Drainagepunktes 3E 10 (siehe unten). Ihre testende Hand nimmt von dorsal Kontakt zum distalen Unterarm. Fordern sie den Patienten auf, in Richtung Außenrotation zu drücken. Der Vektor Ihres Gegenhaltes verläuft entlang des Kreisbogens, den der Unterarm des Patienten in Richtung Innenrotation durchläuft. Durch Verkleinerung des Abduktionswinkels unter 90° werden die kaudaleren Fasern des Muskels getestet, durch Vergrößerung des Winkels über 90° (bis 130°) die kranialeren Fasern (Leaf, 1996).

Fehler beim Test, Vorsichtsmaßnahmen: Mangelnde Stabilisierung des Ellenbogens von medial, Nichteinhalten der Außenrotation des Humerus bis zum normalen Bewegungsausmaß. Auslösen von Schmerz durch Knochenkontakt der testenden oder stabilisierenden Hand. Beim Test muss die Veränderung der Position des Cavum glenoidale durch Rekrutierungen beobachtet werden. Wenn der Patient zu stark aus der Testposition abweicht, kann folgendermaßen vorgegangen werden: Umfassen Sie mit Ihrer stabilisierenden Hand die Schulter des Patienten und legen Sie Ihren Unterarm an den Oberarm des Patienten, der um 90° abduziert und außenrotiert ist. Dabei liegt Ihr medialer Ellenbogen am lateralen Ellenbogen des Patienten und stabilisiert so.

Motorische Innervation: N. suprascapularis, C(4), C5, C6

Viszeroparietales Segment: Entfällt.

Neurolymphatische Reflexe:
Anterior: im fünften ICR lateral des Sternum nur links;
Posterior: über dem Querfortsatz von Th12.

Neurovaskulärer Reflex: Über dem manubriosternalen Gelenk.

Organbeziehung: Thymus.

Nährstoffbeziehung: Vitamin C, Vitamin A, Thymusextrakt, Zink, Kupfer.

Leitbahnbeziehung: Drei-Erwärmer (3E)

Drainagepunkt (S): 3E 10, drei QF kranial des Olecranon über der Sehne des Triceps brachii.

Auffüllpunkt (T): 3E 3 (am Handrücken zwischen Os metacarpale IV und V an der Grenze von Schaft und Köpfchen).

Triggerpunkte: Typischerweise gibt es zwei kraniale Triggerpunkte, die etwa zwei QF unter der Spina scapula liegen. Palpation mit flachem Druck gegen die Skapula. Die Triggerpunkte entsprechen etwa Dü 10 bis Dü 13. Ein weiter medial Richtung Skapularand gelegener Triggerpunkt kann vorkommen (☞ Abb. 2.35).

Schmerzübertragung: In die laterale und anteriore Schulter und den Arm bis hinunter zur Hand. Der Schmerz wird im Inneren der Schulter gespürt. Schmerzübertragung des medialen Triggerpunktes zwischen die Schulterblätter in die Mm. rhomboidei. Diese Art von Schmerz kann auch durch Triggerpunkte in den Rhomboidei selbst verursacht werden, sowie durch solche im inferioren Trapezius.

Wirksame Fernpunkte: Dü 3, Lu 7.

M. infraspinatus (Abb. 2.35)

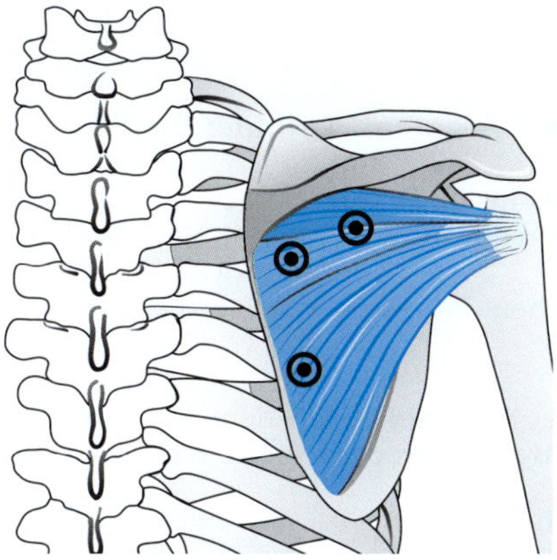

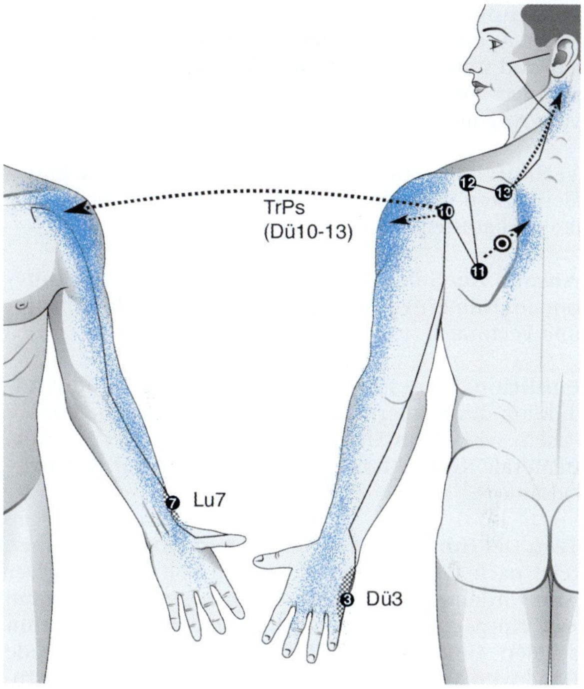

Triggerpunkte, Schmerzübertragung und wirksame Fernpunkte

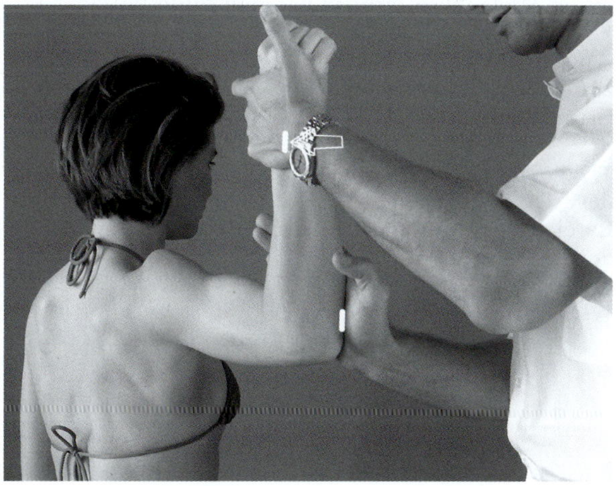

Test des M. infraspinatus

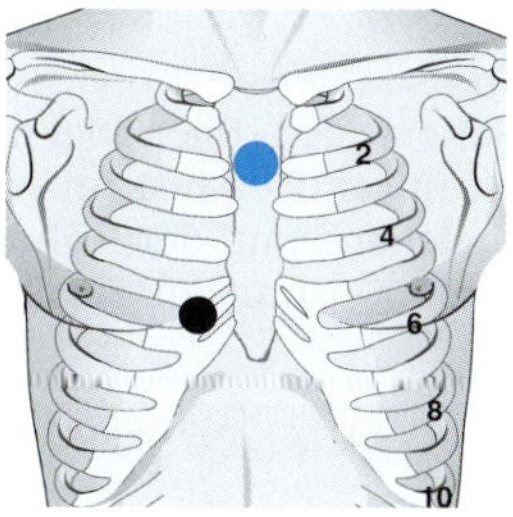

NL anterior

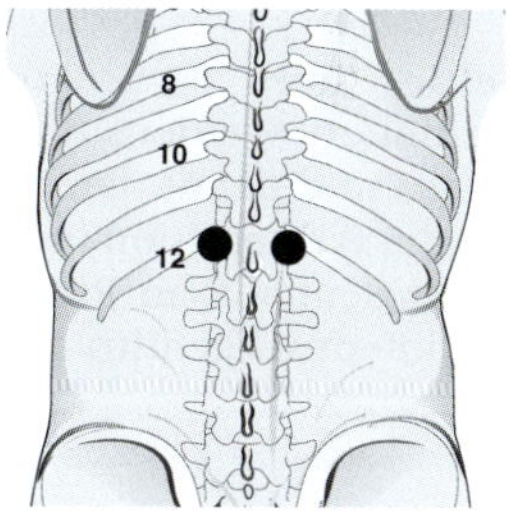

NL posterior

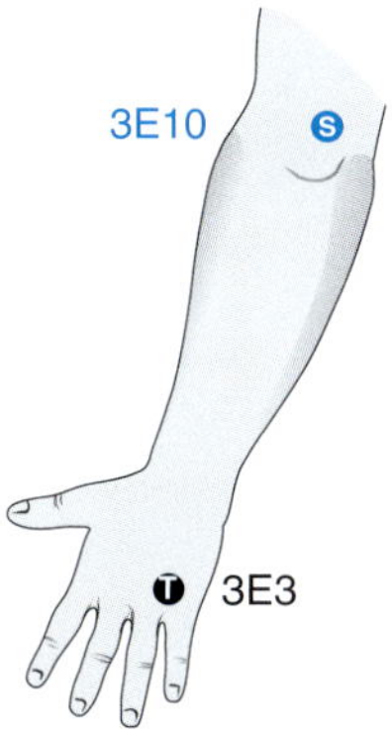

Drain.-Pkt. (S)
Auff.-Pkt. (T)

Motor. Innerv.: N. suprascap., C (4), 5, 6
Organbeziehung: Thymus
Nährstoffbeziehung: Vitamin C, A, Thymusextrakt, Zink, Kupfer
Leitbahnbeziehung: Drei-Erwärmer (3E)

2.7.7 M. latissimus dorsi

Ursprung: An der Crista iliaca, dem Sakrum, über eine breite Aponeurose von den Dornfortsätzen der lumbalen und unteren sechs thorakalen Wirbel. Weitere Ursprünge von den unteren drei bis vier Rippen, sowie vom Angulus inferior der Skapula.

Verlauf: Nach kranial außen konvergierend: die kranialen Fasern verlaufen praktisch waagerecht, die kaudalen steil aufsteigend.

Ansatz: Am Sulcus intertubercularis medial und anterior am Humerus zusammen mit Fasern des Teres major und Pectoralis.

Funktion: Depression der Schulter, Extension und Adduktion des Humerus sowie Innenrotation. Die oberen Fasern wirken im Sinne einer Retraktion der Skapula. Bilaterale Kontraktion bewirkt Extension der Brustwirbelsäule.

Test: Der Humerus wird voll innenrotiert (der Daumen zeigt nach hinten), der Ellenbogen voll gestreckt. Der Arm wird um ca. 10° abduziert (eine Handbreit Abstand zum Körper). Nehmen Sie streng medial Kontakt zum distalen Unterarm des Patienten. Die stabilisierende Hand wird auf die Schulter gelegt. Dies soll verhindern, dass die Schulter angehoben wird oder der Rumpf zur Seite geneigt wird. Der Patient wird aufgefordert, den gestreckten Arm zum Körper zu ziehen, halten Sie in Richtung Abduktion und Flexion, d. h. mit einem geringfügig nach anterior gerichteten Vektor, gegen.

Fehler beim Test, Vorsichtsmaßnahmen: Es muss verhindert werden, dass der Patient den Ellenbogen beugt, und damit den Bizeps rekrutiert. Der Test muss aus der Armposition in der Frontalebene (auf der Höhe der Hosennaht) in Richtung Abduktion und minimale Flexion durchgeführt werden.

Motorische Innervation: N. thoracodorsalis, C6, C7, C8.

Viszerosparietales Segment, TS-Line: Th6.

Neurolymphatische Reflexe:
Anterior: im siebten Interkostalraum in der Mamillarlinie, nur links;
Posterior: zwischen Processus transversus Th7 und Th8, nur links.

Neurovaskuläre Reflexe: Über dem Os parietale oberhalb der Sutura temporoparietalis und etwas posterior des Ohres.

Organbeziehung: Pankreas.

Nährstoffbeziehung: Chrom, Selen, Zink, Vit. A, essenzielle Fettsäuren (PUFA), Pankreasenzyme.

Leitbahnbeziehung: Milz (Pankreas).

Drainagepunkt (S): Mi 5 (ein QF anterior und inferior des Malleolus internus über dem Talus).

Auffüllpunkt (T): Mi 2 (an der Grenze von der Basis zum Schaft an der medialen Seite des Großzehen-Grundgelenks).

Triggerpunkte: Im Muskelrand etwa drei QF kaudal der Achselfalte. Weitere Triggerpunkte können sich im Bereich der kaudalen Muskelansätze an den Rippen finden.

Wirksamer Fernpunkt: Dü 3.

M. latissimus dorsi (Abb. 2.36)

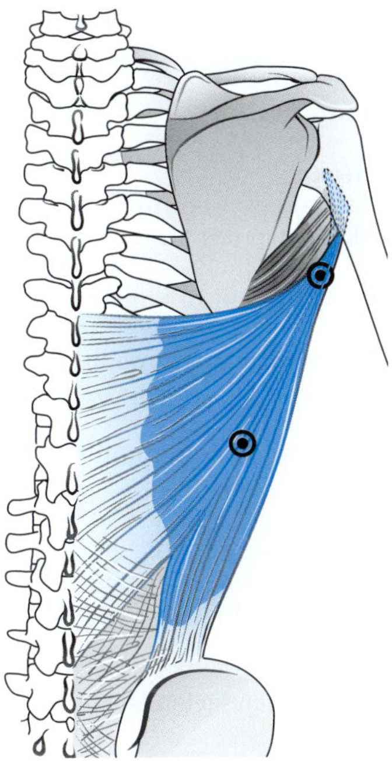

Motorische Innervation: N. thoracodorsalis, C6, 7, 8
Viszerosparietales Segment, TS- Line: Th6
Organbeziehung: Pankreas
Leitbahnbeziehung: Milz (-Pankreas)
Nährstoffbeziehung: Chrom, Selen, Zink, Vit. A, PUFA, Pankreas-enzyme

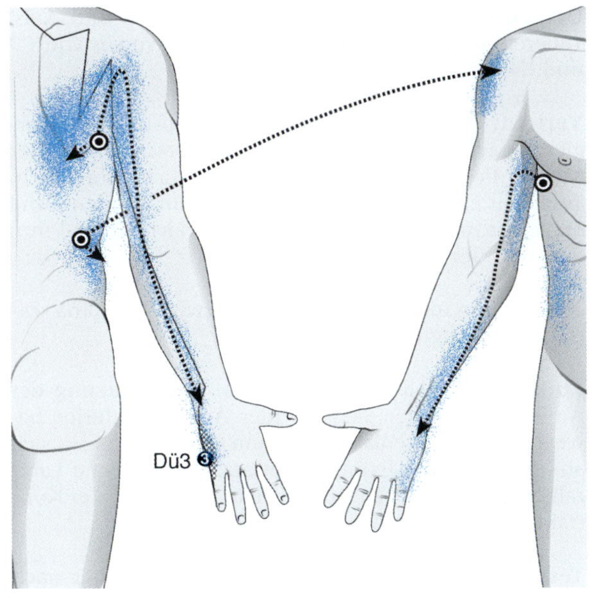

Triggerpunkte und wirksamer Fernpunkt

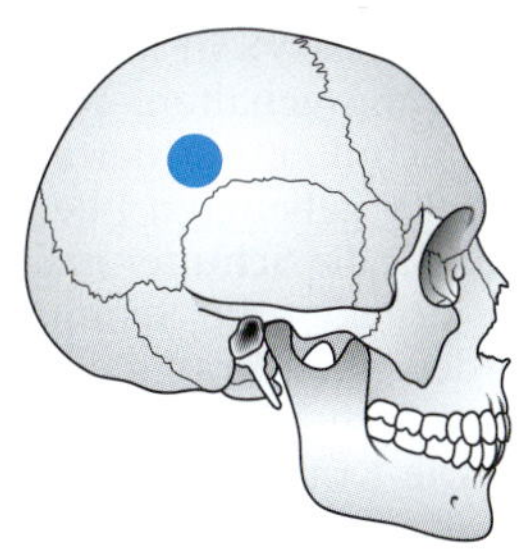

NV

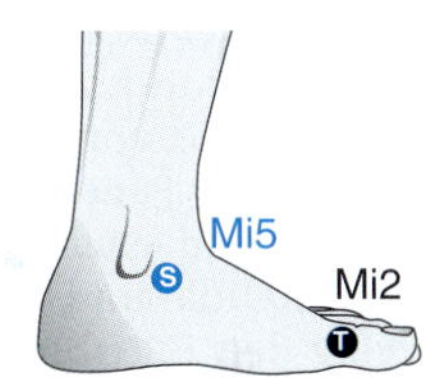

Drain.-Pkt. (S)
Auff.-Pkt. (T)

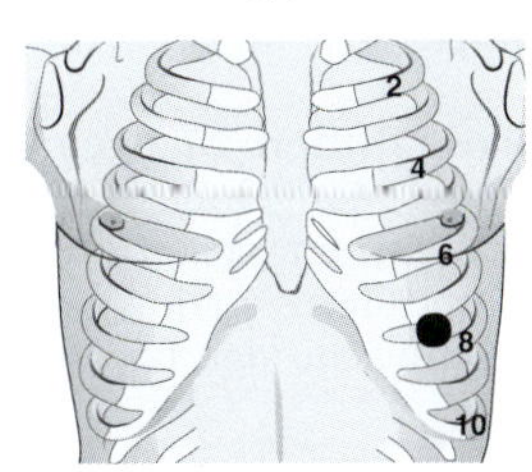

NL anterior

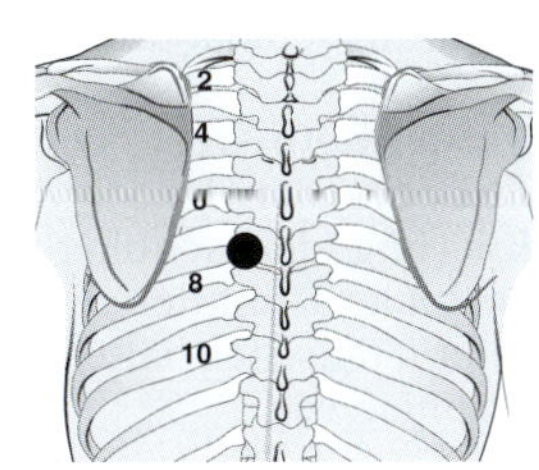

NL posterior

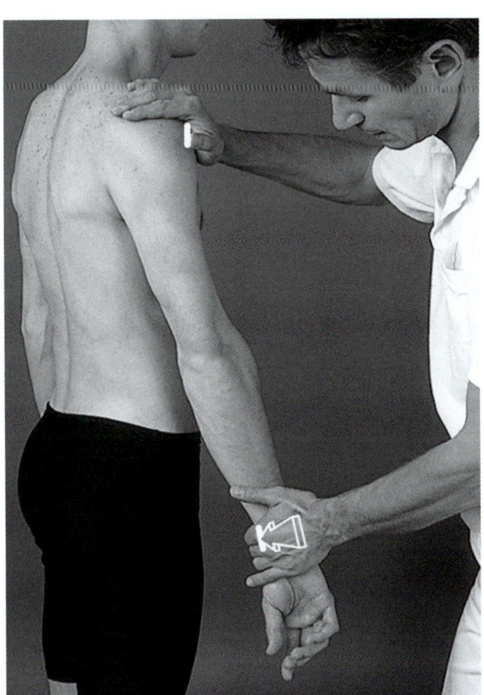

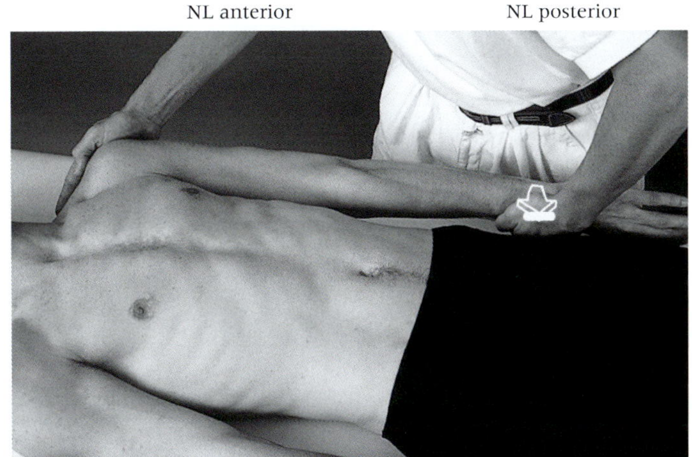

2.7.8 M. levator scapulae

Ursprung: Processus transversus von Atlas und Axis, Tuberculum posterior des Processus transversus von C3 und C4.

Verlauf: Die Fasern der einzelnen Ursprünge konvergieren nach kaudal und sind seilartig verschlungen. Der Muskel liegt in der zweiten Muskelschicht unter dem Trapezius. Er ist zwischen Sterocleidomastoideus und Trapezius im seitlichen Halsdreieck erreichbar. Auf ihm liegt dort der N. accessorius.

Ansatz: Am medialen Skapularand zwischen Spina scapulae und Angulus superior.

Funktion: Elevation der Skapula, Unterstützung der Außenrotation der Skapula (der Angulus inferior bewegt sich nach medial, das Cavum glenoidale senkt sich ab). Bei Punctum fixum im Ansatz: Rotation und Lateralflexion der HWS zur selben Seite. Bei bilateraler Kontraktion Extension der HWS.

Test: Der Patient wird aufgefordert, die Schulter nach hinten und oben zu ziehen, so dass sich die Skapula der Wirbelsäule annähert und der Angulus superior nach kranial wandert. Gleichzeitig wird die HWS in leichter ipsilateraler Rotation und Seitneigung gehalten. Nehmen Sie von kranial Kontakt zur Schulter, mit der anderen Hand von medial zum um 90° gebeugten Ellenbogen. Der Patient wird aufgefordert, die Schulter nach hinten und oben zu ziehen, Sie drücken die Schulter nach kaudal und versuchen mit derselben Kraft gleichzeitig den Ellenbogen in Richtung Abduktion und Flexion des Humerus zu bewegen. Die Kraftvektoren des Untersuchers sollten so angelegt sein, dass der Angulus superior der Skapula sich durch die Skapularotation in Richtung kaudal und lateral bewegt.

Fehler beim Test, Vorsichtsmaßnahmen: Mangelnde Depression der Schulter beim Test. Mangelnde Stabilisierung der Schulter durch schwachen posterioren Deltoideus, mittleren Trapezius und Teres major und minor täuschen fälschlich eine Schwäche des Levator scapulae vor.

Motorische Innervation: N. dorsalis scapulae, C3, C4 und C5.

Viszeroparietales Segment: Entfällt.

Neurolymphatische Reflexe:
Anterior: im ersten ICR lateral des Sternum;
Posterior: über dem Muskelbauch des M. teres minor.

Neurovaskuläre Reflexe: Über dem Bregma.

Organbeziehung: Nebenschilddrüse (Gl. parathyreoidea).

Nährstoffbeziehung: Kalzium, Magnesium, Vit. D, andere Faktoren des Kalziumstoffwechsels.

Leitbahnbeziehung: Lunge.

Drainagepunkt (S): Lu 5 (in der Ellenbogenbeugefalte lateral der Bizepssehne).

Auffüllpunkt (T): Lu 9 (in der Handgelenksbeugefalte über der Arteria radialis).

Triggerpunkte: Im Nacken-Schulter-Winkel, wo der Muskel unter dem Rand des oberen Trapezius hervortritt und weiterhin gerade oberhalb des Angulus superior der Skapula in der Nähe des Muskelansatzes. Der kraniale Triggerpunkt wird nach Beiseiteschieben des Trapeziusrandes nach medial durch flaches Palpieren quer zur Muskelfaser ertastet. Der kaudale Triggerpunkt wird durch den M. trapezius hindurch flach palpiert. Die Triggerpunkte entsprechen etwa Dü 15 und Dü 16.

Schmerzübertragung: Zum medialen Skapularand, in den Bereich des Teres minor, in den Bereich des Schulter-Nacken-Winkels, etwa in den Bereich von Gb 21.

Wirksamer Fernpunkt: Dü 3.

M. levator scapulae (Abb. 2.37)

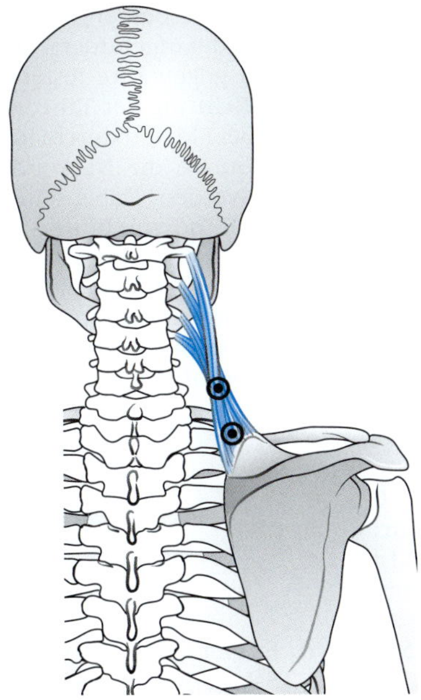

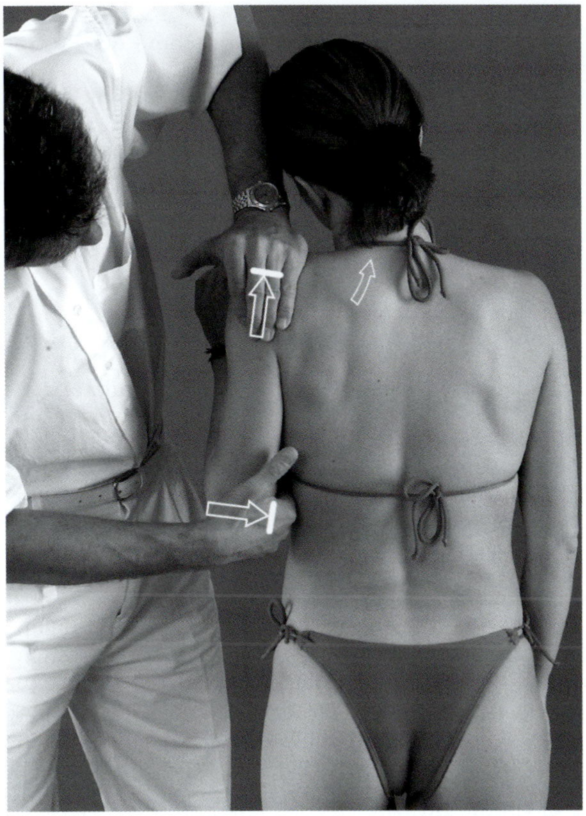

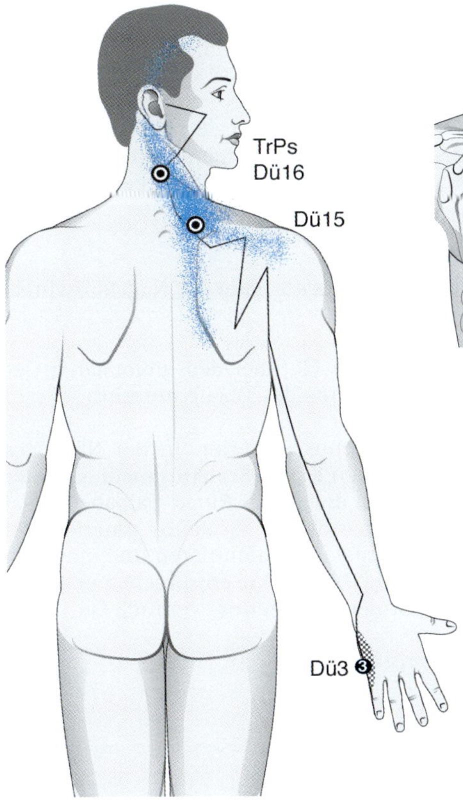

Triggerpunkte und wirksamer Fernpunkt

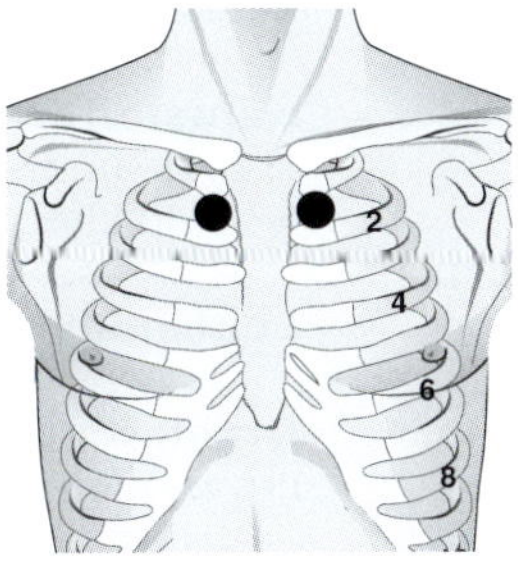

NL anterior

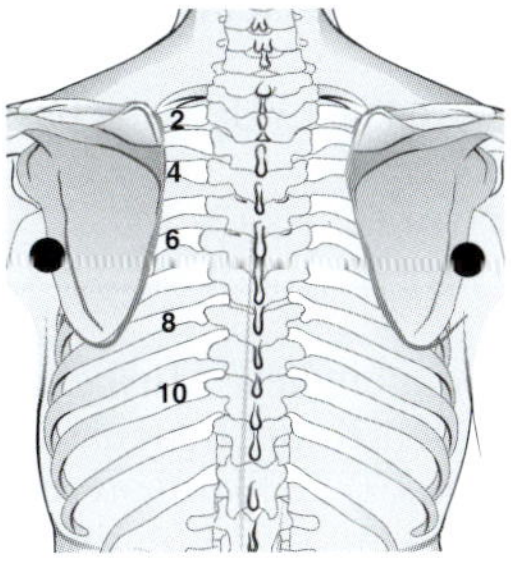

NL posterior

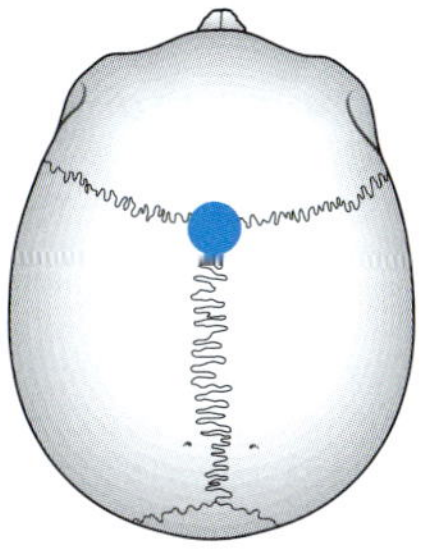

NL

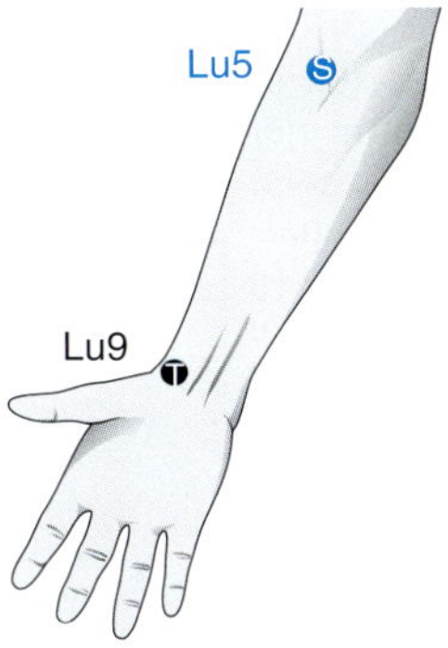

Drain.-Pkt. (S)
Auff.-Pkt. (T)

Motorische Innervation: N. dorsalis scapulae, C3, C4 und C5
Leitbahnbeziehung: Lunge
Organbeziehung: Nebenschilddrüse (Gl. parathyreoidea)
Nährstoffbeziehung: Kalzium, Magnesium, Vitamin D, andere Faktoren des Kalziumstoffwechsels

2.7.9 Nackenflexoren

Ursprung:
- **Scalenus anterior:** Tubercula anteriora der Processus transversi C2 bis C6
- **Scalenus medius:** Tuberculum posterius der Processus transversi C2 bis C7
- **Scalenus posterior:** Tuberculum posterius der Processus transversi C4 bis C6
- **Longus capitis:** Tuberculum anterius der Processus transversus C3 bis C6
- **Longus colli:** Wirbelkörper von C5 bis Th3
- **Rectus capitis anterior:** Atlasquerfortsatz.

Verlauf und Topographie: Die Skalenusgruppe ist die mittlere Schicht der Nackenflexoren und erscheint im lateralen Halsdreieck (Trigonum omoclaviculare) zwischen Sternocleidomastoideus und oberem Trapezius. Direkt unter der Haut liegt nur der Scalenus medius. Der Scalenus anterior ist fast vollständig von der Pars clavicularis des Sternocleidomastoideus, der Scalenus posterior vom Levator scapulae bedeckt. Durch die hintere Skalenuslücke (zwischen Skalenus anterior und medius) verläuft der Plexus brachialis, der noch vom M. omohyoideus überquert wird (☞ Abb. 2.38). Diese anatomischen Bezüge sind wegen der dort entstehenden Engpasssyndrome von Bedeutung. Der M. longus capitis und M. longus colli sind die tiefen Nackenflexoren, die unter der prävertebralen Schicht der Halsfaszie in direktem Kontakt mit der Wirbelsäule liegen.

Ansatz:
- **Scalenus anterior:** Tuberculum scaleni an der kranialen Fläche der ersten Rippe
- **Scalenus medius:** Kraniale Fläche der ersten Rippe
- **Scalenus posterior:** Laterale Fläche der zweiten Rippe
- **Longus capitis:** Inferiore Fläche der Pars basilaris des Occiput
- **Longus colli:** Körper von C2 bis C4
- **Rectus capitis anterior:** Pars basilaris des Okziputs.

Funktion: Gemeinsam beugen diese Muskeln die Halswirbelsäule und indirekt den Kopf (Longus capitis und Rectus capitis anterior direkt!). Bei unilateraler Funktion bewirken sie Lateralflexion und Rotation der HWS zur Gegenseite. Scalenus anterior und medius heben die erste Rippe, der Scalenus posterior hebt die zweite Rippe. Sie gehören zur Atemhilfsmuskulatur.

Test: Der Test wird am besten in Rückenlage ausgeführt. Die Halswirbelsäule wird flektiert und dann der Kopf auf den Nacken gebeugt (Nickbewegung). Für den bilateralen Test wird der Kopf in Neutralposition gehalten. Zur Testung der Flexoren einer Seite wird der Kopf 10° zur Gegenseite gedreht. Der Patient abduziert die Arme um 90°, die Unterarme werden neben dem Kopf abgelegt, um Rekrutierungen zu vermeiden. Nehmen Sie einen weichen, flächigen Kontakt zur Stirn des Patienten, Ihre nicht testende Hand kann zum Auffangen des Kopfes bei Muskelschwäche unter den Hinterkopf gehalten werden. Der Patient wird aufgefordert, den Kopf mit ganzer Kraft nach vorn gegen Ihre testende Hand zu drücken. Halten Sie in Richtung der Tangente an den Kreisbogen, den der Kopf bei Flexion durchläuft, gegen. Im Stehen oder Sitzen können die Nackenflexoren in analoger Weise getestet werden. Dabei stabilisieren Sie mit der nicht testenden Hand von hinten flächig im Bereich der oberen Brustwirbelsäule.

Fehler beim Test, Vorsichtsmaßnahmen: Bei Nichtbeachtung des Testvektors wie oben beschrieben können artifizielle Schwächen hervorgerufen werden.

Motorische Innervation:
- **Scalenus anterior:** C5 bis C8
- **Scalenus medius:** C3, C4
- **Scalenus posterior:** C3 bis C8
- **Longus capitis:** C1 bis C4
- **Longus colli:** C2 bis C8.

Viszeroparietales Segment: Es gibt keine eigentliche zugeordnete Wirbelebene. TS-Line-Reaktionspunkte finden sich im Bereich der Sutura frontosphenoidalis zwischen der Reaktionsstelle von L5 und Th2.

Neurolymphatische Reflexe:
Anterior: im ersten ICR handbreit lateral des Sternum;
Posterior: über dem Proc. articularis von C2.

Neurovaskuläre Reflexe: Über dem N. masseter.

Organbeziehung: Nasennebenhöhlen, Kopflymphatikum.

Nährstoffbeziehung: Vitamin B_6, B_3, nach GOODHEART (1969) und LEAF (1996) in einem Verhältnis von 5 : 1. Jod bei zäher Verschleimung der Nebenhöhlen.

Leitbahnbeziehung: Magen.

Drainagepunkt (S): Ma 45 (lateraler Nagelfalzwinkel des zweiten Zeh).

Auffüllpunkt (T): Ma 41 (über dem tibiotalaren Gelenkspalt lateral der Sehne des Tibialis anterior).

Triggerpunkte: Scalenus posterior: In der Nähe des Ansatzes an der zweiten Rippe. Scalenus medius: In der Nähe des Ansatzes an der ersten Rippe, palpabel dorsal des M.sternocleidomastoideus. Scalenus anterior: An der Grenze vom kranialen zum mittleren und mittleren zum kaudalen Drittel. Die Punkte entsprechen ungefähr Di 17, Di 18, im Scalenus posterior eventuell Dü 16.

Wirksame Fernpunkte: Di 4, 3E 5, Dü 3.

Nackenflexoren (Abb. 2.38)

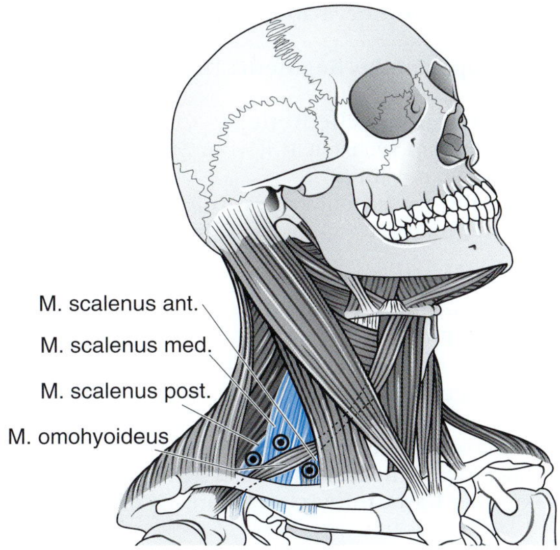

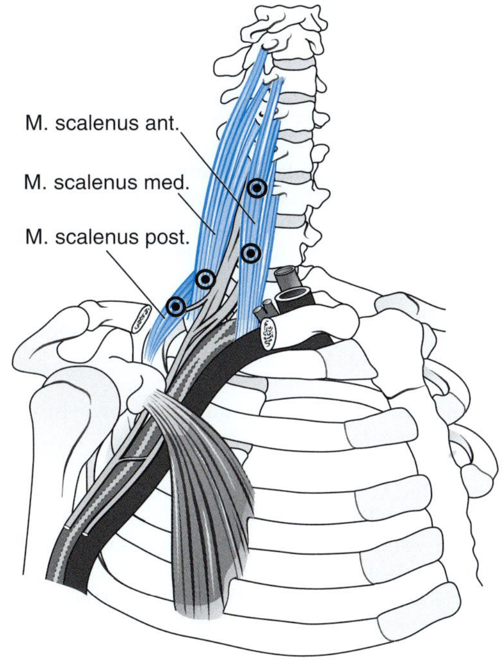

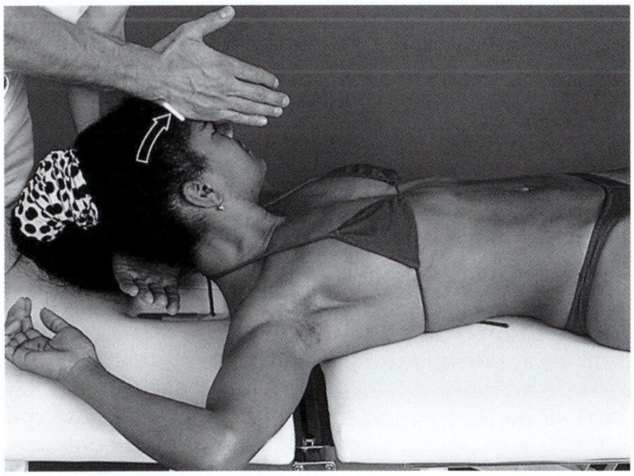

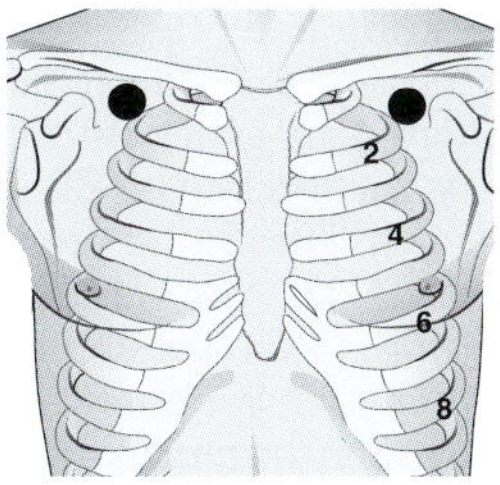

NL anterior

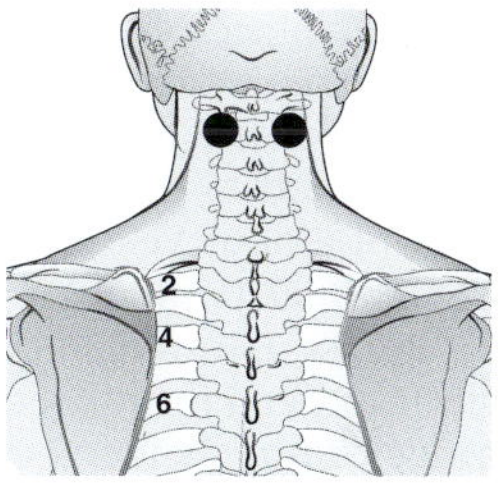

NL posterior

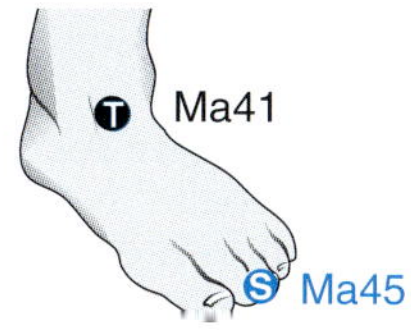

Drain.-Pkt. (S)
Auff.-Pkt. (T)

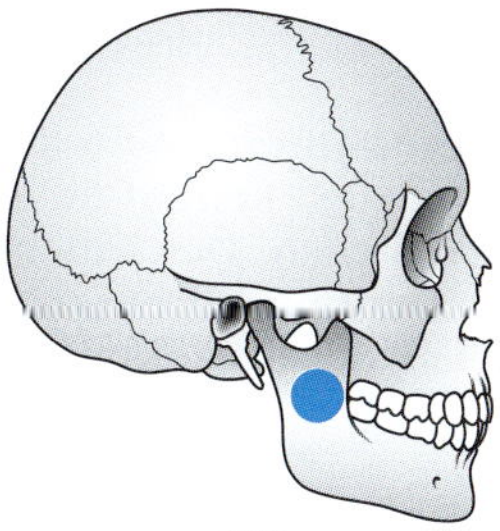

NV

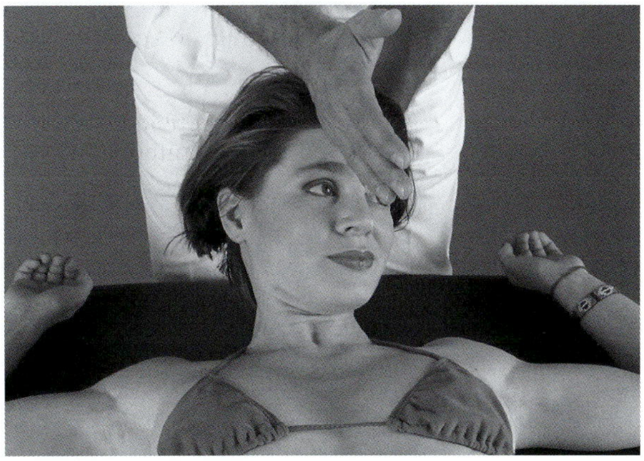

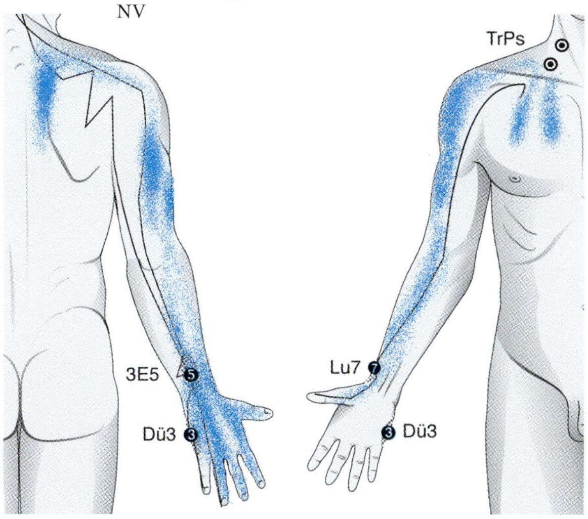

Motorische Innervation: C1 bis C8
Organbeziehung: Nasennebenhöhlen, Kopflymphatikum
Leitbahnbeziehung: Magen
Nährstoffbeziehung: Vitamin B_6, B_3, Jod

2.7.10 M. pectoralis major clavicularis

Ursprung: Von der medialen Hälfte der Klavikula.

Verlauf: Nach kaudal und lateral. Die kaudalen Fasern setzen weiter kranial an, was besonders für den sternalen und kostalen Teil des M. pectoralis gilt. Damit drehen sich die Fasen des M. pectoralis major um sich selbst.

Ansatz: Crista tuberculi majoris (lateraler Rand des Sulcus bicipitalis humeri).

Funktion: Flexion und Adduktion sowie Innenrotation des Humerus.

Test: Der Arm wird bei voll gestrecktem Ellenbogen 90° flektiert und vollständig innenrotiert, so dass die Handfläche vom Körper wegzeigt (der Daumen weist nach kaudal). Nehmen Sie Kontakt zum distalen Unterarm, Ihre stabilisierende Hand liegt in Rückenlage auf der kontralateralen Schulter. Wird der Muskel im Stehen oder Sitzen getestet, so sollten Sie mit Ihrem eigenen Körper den Rumpf des Patienten gegen Rotationsbewegung stabilisieren, während Sie die kontralaterale Schulter mit Ihrer nicht testenden Hand fixieren. Fordern Sie den Patienten auf, den gestreckten Arm gegen Ihren Widerstand quer über den Thorax zu drücken. Halten Sie mit einem Vektor gegen, der nach lateral und etwa 15° kaudal parallel zum Faserverlauf des Muskels gerichtet ist. Beim bilateralen Test erübrigt sich die Stabilisierung der kontralateralen Schulter. Der Patient wird aufgefordert, beide gestreckten Arme in Innenrotation gegeneinander zu drücken, Sie halten in Richtung des oben beschriebenen Vektors nach lateral und etwas kaudal dagegen.

Fehler beim Test, Vorsichtsmaßnahmen: Wenn der Patient beim Test den Ellenbogen beugt, kommt es zu Rekrutierungen, die den Test verfälschen. Der Patient sollte die Schulter nicht anheben. Der Untersucher sollte nicht zu weit distal über dem Handgelenk Kontakt nehmen.

Motorische Innervation: Nn. pectorales, C5, C6, C7.

Viszeroparietales Segment: Th5.

Neurolymphatische Reflexe:
Anterior: im sechsten ICR vom Sternum bis zur Mamillarlinie, nur links;
Posterior: zwischen Processus transversus Th6 und Th7, nur links.

Neurovaskuläre Reflexe: Über der Eminentia frontalis (entspricht den sog. emotionalen neurovaskulären Reflexen ENV).

Organbeziehung: Magen.

Nährstoffbeziehung: Vitamin B1 (Thiamin) bei unilateraler Schwäche, bei bilateraler Schwäche Zink als Kofaktor der Karboanhydrase, Betain-HCl, Vitamin B_{12}.

Leitbahnbeziehung: Magen.

Drainagepunkt (S): Ma 45 (am lateralen Nagelfalzwinkel des zweiten Zeh).

Auffüllpunkt (T): Ma 41 (über dem tibiotalaren Gelenkspalt lateral der Tibialis-anterior-Sehne).

Triggerpunkte: Diese finden sich im Bereich des gesamten Muskelbauches. Sie entsprechen etwa Ma 13, Ma 14 und Lu 1. Die Palpation erfolgt durch tangentialen Druck quer zur Muskelfaser.

Schmerzübertragung: In die Schulter, weniger in den Arm als aus dem Pectoralis major pars sternalis.

Wirksame Fernpunkte: He 7, Lu 7.

Charakteristische zugeordnete Störungen: Bilaterale funktionelle Schwäche deutet auf Magenstörungen meist im Sinne einer Hypochlorhydrie hin. Sie ist nach Goodheart (in Walther, 1988) häufig mit kranialer Seitneigungsläsion (Temporal bulge) assoziiert.

M. pectoralis major clavicularis (Abb. 2.39)

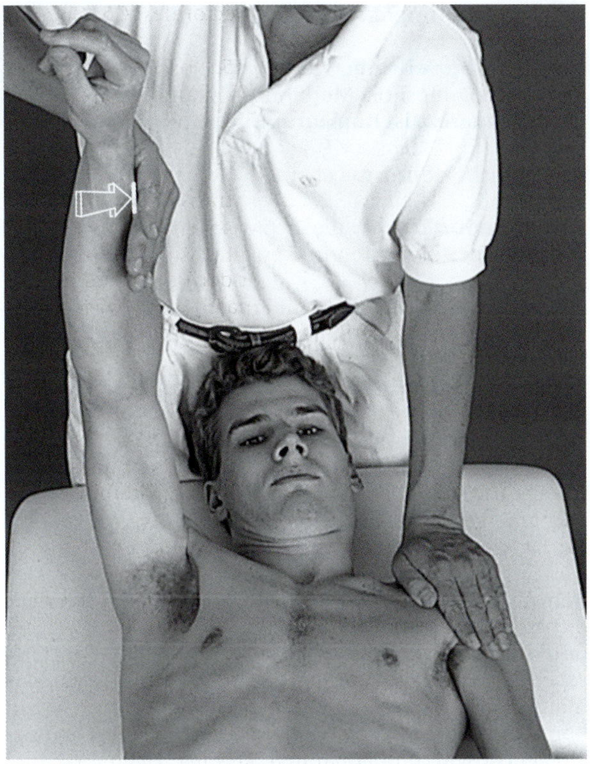

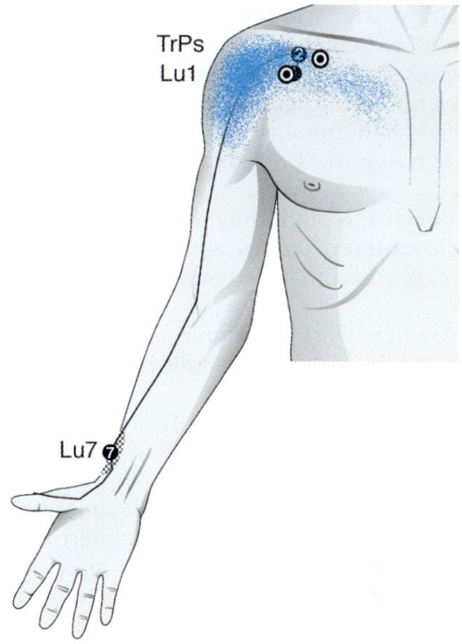

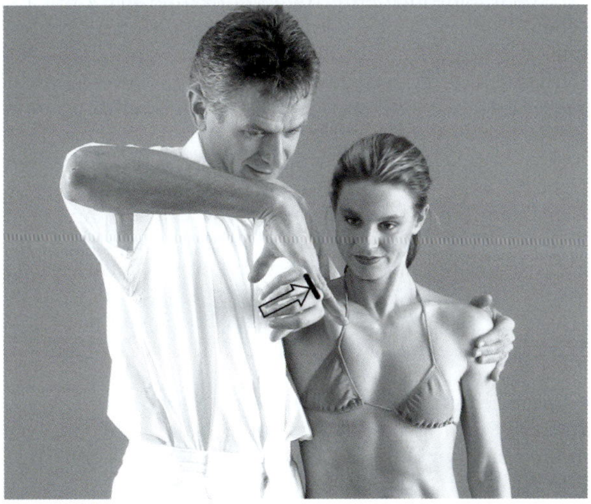

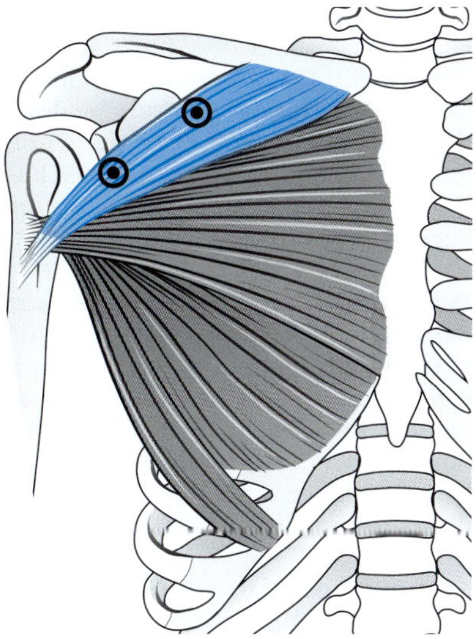

Motorische Innervation: Nn. pectorales C5, 6, 7
Viszeroparietales Segment (TS-Line): Th5
Organbeziehung: Magen
Leitbahnbeziehung: Magen
Nährstoffbeziehung: Vitamin B_1 (Thiamin), Zink, Betain-HCl, B_{12}

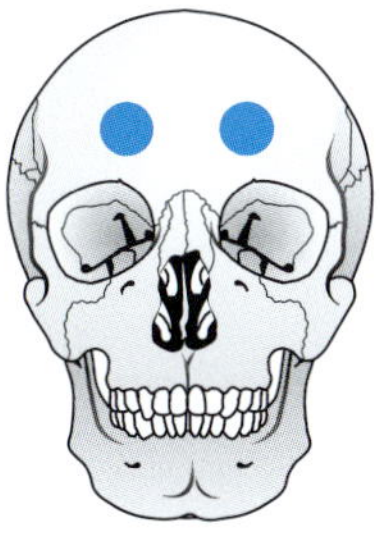
NV

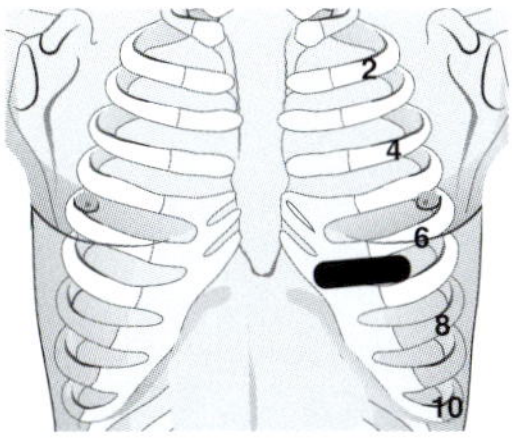

NL anterior

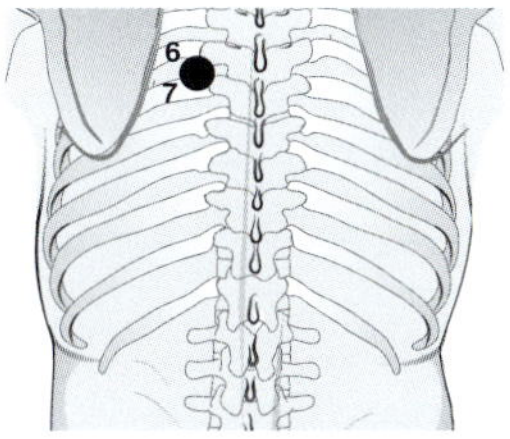

NL posterior

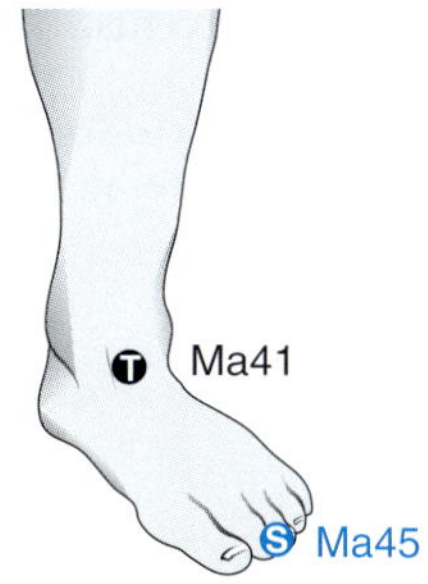

Drain.-Pkt. (S)
Auff.-Pkt. (T)

2.7.11 M. pectoralis major sternalis

Ursprung: Vom Sternumrand, den Knorpeln der zweiten bis siebten Rippe und der Aponeurose des M. obliquus abdominis. Die beiden letztgenannten Faseranteile werden im Allgemeinen als M. pectoralis major costalis bzw. abdominalis differenziert. Hier werden sie unter dem Begriff M. pectoralis major sternalis subsummiert.

Verlauf: Nach kranial konvergierend. Hierbei kommen die unteren Fasern zum Ansatz hin unter denen des M. pectoralis clavicularis zu liegen.

Ansatz: Crista tuberculi majoris humeri am lateralen Rand des Sulcus bicipitalis humeri.

Funktion: Flexion des Humerus, Adduktion und Innenrotation. Protraktion und Depression der Schulter.

Test: In Rückenlage: Der maximal im Ellenbogen gestreckte Arm wird um 90° flektiert und vollständig innenrotiert (der Daumen zeigt nach kaudal). Ihre testende Hand nimmt Kontakt zum distalen Unterarm, die stabilisierende Hand liegt auf der gegenüberliegenden Schulter oder für die kostalen Fasern, dem gegenüberliegenden Becken (☞ Abb. 2.40). Beim Test im Stehen stabilisieren Sie mit der nicht testenden Hand den Thorax gegen Rotation. Fordern Sie den Patienten auf, den gestreckten Arm quer über den Thorax zu ziehen, halten Sie dagegen. Zur Testung der kostalen Fasern wird der Patient aufgefordert, in Richtung auf die gegenüberliegenden Ellenbogen zu drücken.

Fehler beim Test, Vorsichtsmaßnahmen: Wenn der Patient den Ellenbogen beugt, wird der Bizeps rekrutiert. Der Test soll in 0° Abduktion begonnen werden, d.h. der Arm soll in Rückenlage senkrecht gehalten werden bzw. leicht in Richtung der getesteten Faserbündel über dem Körper. Man muss darauf achten, dass kein Challenge am Ilium ausgeübt wird, wenn dort mit der Hand stabilisiert wird.

Motorische Innervation: Nn. pectorales, C6, C7, C8 und Th1.

Viszerosomatisches Segment: Th8.

Neurolymphatische Reflexe:
Anterior: im fünften ICR vom Sternumrand bis zur Mamillarlinie nur rechts;
Posterior: zwischen Processus transversus von Th5 und Th6, nur rechts.

Neurovaskuläre Reflexe: In der Haaransatzlinie auf der Höhe des lateralen Orbitarandes auf dem Os frontale.

Organbeziehung: Leber.

Nährstoffbeziehung: Vitamin A, lipotrope Faktoren wie Cholin, Inositol, Methionin, Vitamin B-Komplex, Carduus marianus, Bupleurum.

Leitbahnbeziehung: Leber.

Drainagepunkt (S): Le 2 (zwischen der Basis des Grundgliedes der ersten und zweiten Zehe).

Auffüllpunkt (T): Le 8 (über dem Kniegelenksspalt zwischen den Sehnen der Mm. sartorius und gracilis).

Triggerpunkte: Diese finden sich in der Medioklavikularlinie sowie parasternal. Die Palpation erfolgt tangential quer zur Muskelfaser, im Bereich des kaudalen Randes auch durch Zangengriff. Die Triggerpunkte entsprechen Punkten auf der Magen- bzw. Nierenleitbahn. Die am weitesten lateral gelegenen auch Mi 18 und Mi 19.

Schmerzübertragung: In den parasternalen Bereich, die Brust, die Schulter und den Arm. Diese Triggerpunkte können pektanginöse Beschwerden vortäuschen. Andererseits können sie auch durch viszerosomatische Reflexbeziehungen bei vegetativen sowie koronaren Störungen entstehen. Es ist also eine manualdiagnostische und apparative kardiale Diagnostik unerlässlich. Eine effiziente Triggerpunkttherapie kann auf reflektorischem Wege kardiale Beschwerden beseitigen oder verbessern. Die Besserung von kardialen Beschwerden durch beispielsweise Nitropräparate ist nicht beweisend, da einerseits von deren Anwendung eine starke Plazebowirkung ausgeht, andererseits auch periphere Gefäße durch Nitropräparate dilatiert werden (Travell und Simons, 1983). Die Differenzialdiagnostik wird dadurch verkompliziert, dass auch Schmerzen nicht kardialer Ursache eine T-Wellenveränderung im Elektrokardiogramm verursachen können (Travell und Simons, 1983).

Wirksame Fernpunkte: Ma 38, Mi 9, He 7, Pe 6.

Charakteristische zugeordnete Störungen: Myofasziale Störungen, Triggerpunkte bei Schulterproblemen, pseudopektanginöse Beschwerden. Somatoviszerale und viszerosomatische Beziehungen: Triggerpunkte im rechten Pectoralis major zwischen der fünften und sechsten Rippe können zu supraventrikulären und ventrikulären Extrasystolen führen (Travell und Simons, 1983), s. auch oben.

M. pectoralis major sternalis (Abb. 2.40)

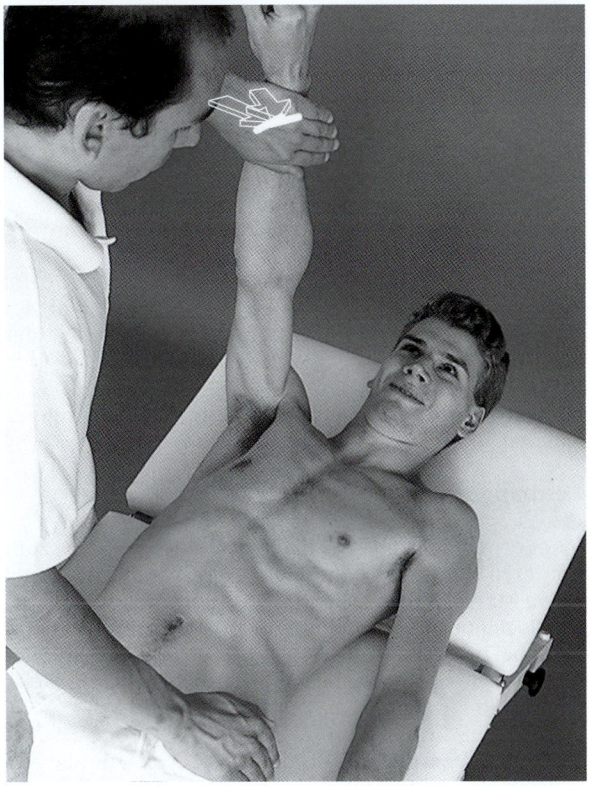

Test des M. pectoralis sternalis. Die hier gezeigte Stabilisierung am Becken ist für die kaudalen, kostalen Fasern geeignet.

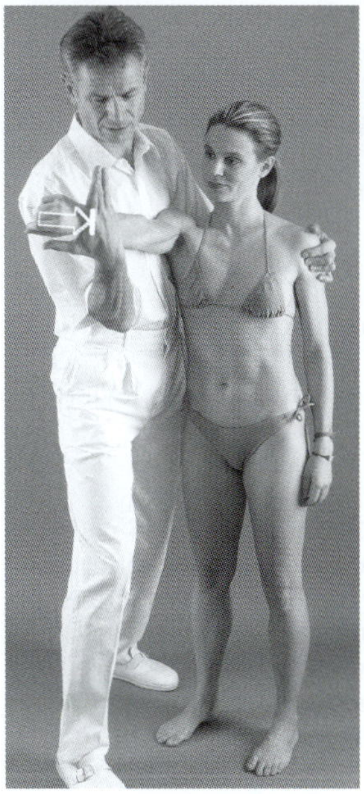

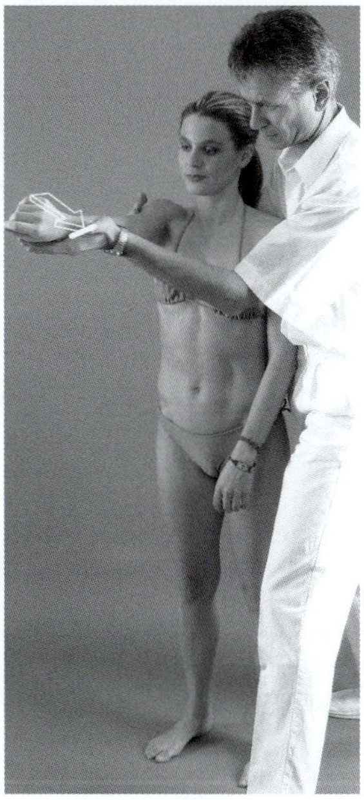

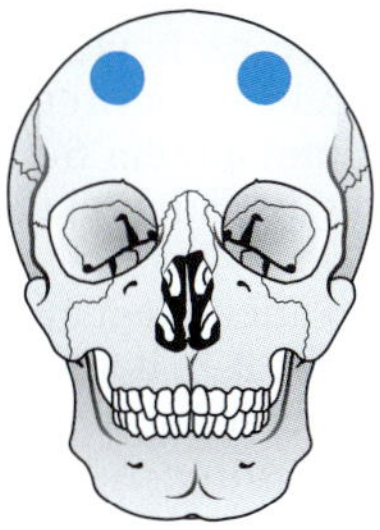

NV

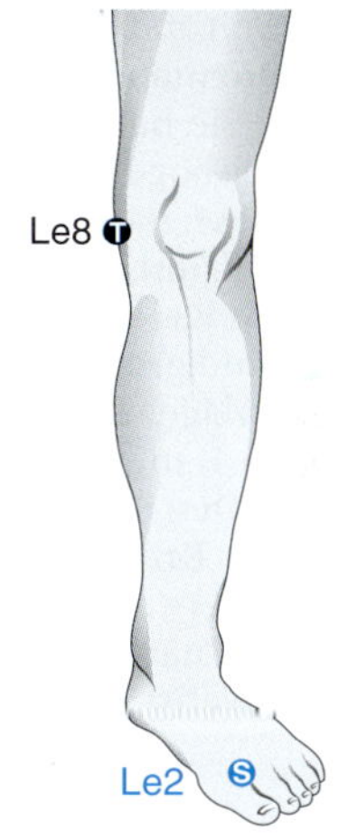

Drain.-Pkt. (S)
Auff.-Pkt. (T)

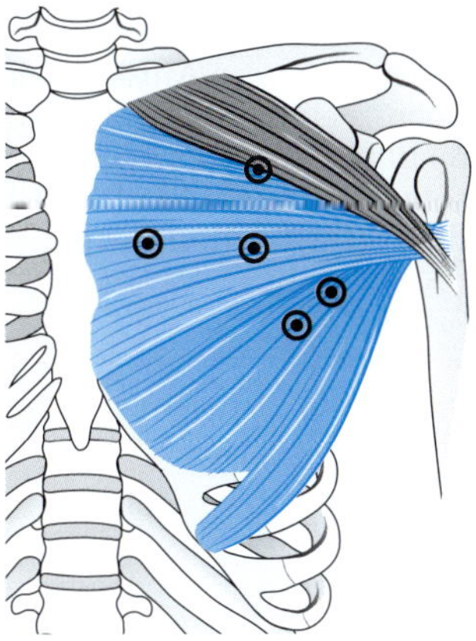

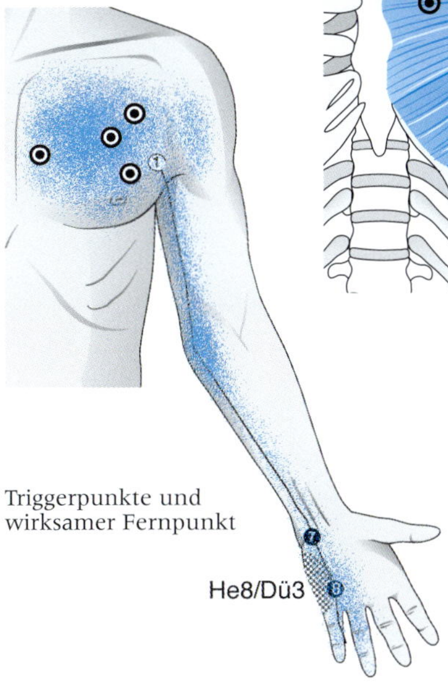

Triggerpunkte und wirksamer Fernpunkt

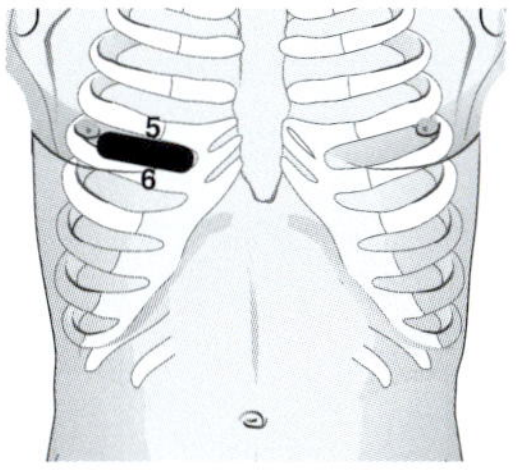

NL anterior

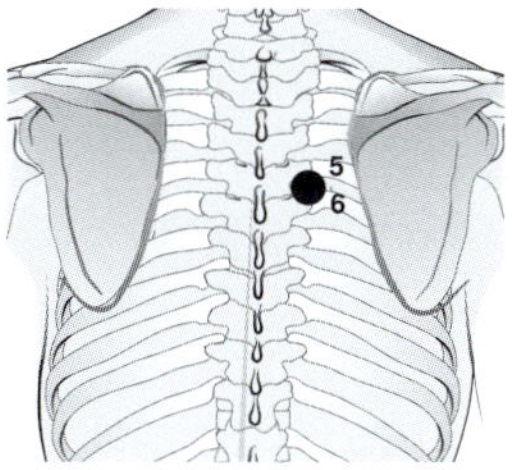

NL posterior

Motorische Innervation: C 6, 7, 8 und Th 1
Viszeroparietales Segment (TS-Line): Th 8
Organbeziehung: Leber
Leitbahnbeziehung: Leber
Nährstoffbeziehung: Vitamin A, Vitamin-B-Komplex, Cholin, Inositol, Methionin, Carduus marianus, Bupleurum

2.7.12 M. pectoralis minor

Ursprung: Von der dritten, vierten und fünften Rippe in der Nähe der Knochenknorpelgrenze.

Verlauf: Die Fasern konvergieren nach kranial und lateral. Er liegt unter dem Pectoralis major (Differenzialdiagnose der Triggerpunkte!).

Ansatz: Am Processus coracoideus.

Funktion: Führt die Skapula nach anterior, wirkt als Protraktor der Schulter. Ist der Ansatz das Punctum fixum, so wirkt er als Atemhilfsmuskel, er eleviert die Rippen drei bis fünf.

Test:

- **Nach Beardall (1983):** Der im Ellenbogen vollständig gestreckte Arm wird maximal außenrotiert und adduziert, so dass der Unterarm etwa über dem Nabel zu liegen kommt. Die Schulter wird nach vorn gerollt, d. h. angehoben. Die Handfläche zeigt nach ventral. Nehmen Sie mit der testenden Hand von dorsal Kontakt zum Ellenbogen, sollte der Hebel nicht ausreichend sein, zum distalen Unterarm. Die andere Hand wird auf die Schulter gelegt. Der Patient wird aufgefordert, mit maximaler Kraft den Unterarm in Richtung Bauchnabel und die Schulter nach ventral zu drücken, Sie halten am Unterarm in anteriorer Richtung (Kreisbogen!) gegen. Ihre Hand auf der Schulter drückt diese nach posterior. Dies ist der praktikable Test modifiziert nach Beardall.
- **Test nach Kendall (1983):** Der Patient liegt auf dem Rücken und protrahiert die Schulter, d. h. hebt sie von der Unterlage ab. Der Untersucher nimmt mit der testenden Hand Kontakt zum anterioren Aspekt der Schulter. Der Patient wird aufgefordert, die Schulter mit ganzer Kraft nach ventral zu drücken gegen den nach dorsal gerichteten Widerstand des Untersuchers. Dieser Test nach Kendall hat sich in der Praxis nicht so gut bewährt.

Fehler beim Test, Vorsichtsmaßnahmen: Beim Test nach Beardall muss auf volle Außenrotation des Humerus geachtet werden, da sonst der Synergismus des Pectoralis major sternalis zu ausgeprägt ist.

Motorische Innervation: N. pectoralis medialis, C6, C7, C8 und Th1.

Viszeroparietales Segment: Entfällt.

Neurolymphatische Reflexe:
Anterior: über dem kaudalen Sternum, kranial des sternoxiphoidalen Gelenkes (entsprechend KG 17 der Akupunktur).

Nährstoffbeziehung: Kupfer, Selen, Zink, Antioxidanzien.

Leitbahnbeziehung: Entfällt.

Triggerpunkte: An der Grenze vom kranialen zum mittleren und vom mittleren zum kaudalen Drittel (etwa Ma 14, Ma 15, Ma 16). Palpation: Durch den Pectoralis major hindurch mit flacher Palpation. Alternativ kann bei in Rückenlage leicht angehobener Schulter der Pectoralis major nach medial abgehoben und zur Seite geschoben werden.

Schmerzübertragung: In die Schulter und in die Radialseite des Armes.

Wirksamer Fernpunkt: Dü 3.

Charakteristische zugeordnete Störungen: Relevant sind vor allem die Zustände von Verspannung und Verkürzung des Muskels, die sehr häufig bei der „lässigen“ Fehlhaltung auftreten. Dadurch kommt es durch Spannung im Thoracic Inlet zu Lymphabflussstörungen sowohl aus dem Kopfbereich als auch aus dem Bauchraum (Ductus thoracicus).

M. pectoralis minor (Abb. 2.41)

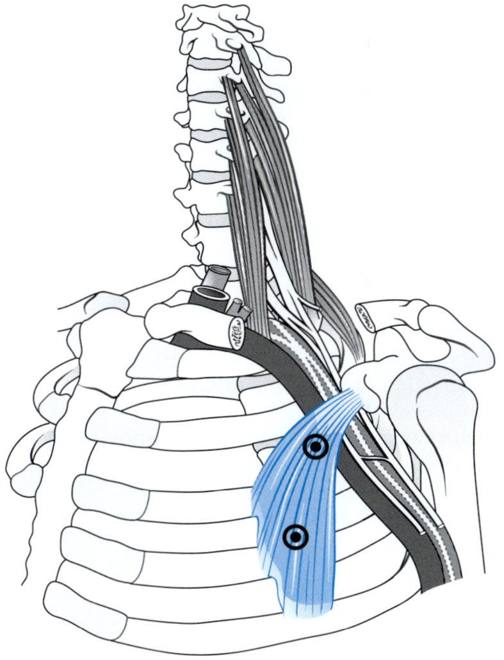

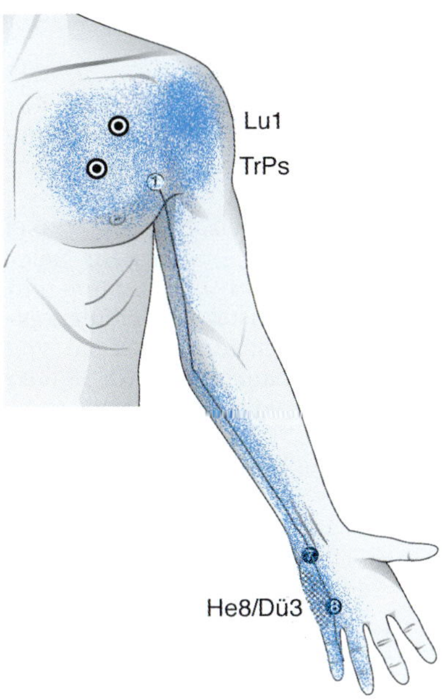

Triggerpunkte und wirksame Fernpunkte

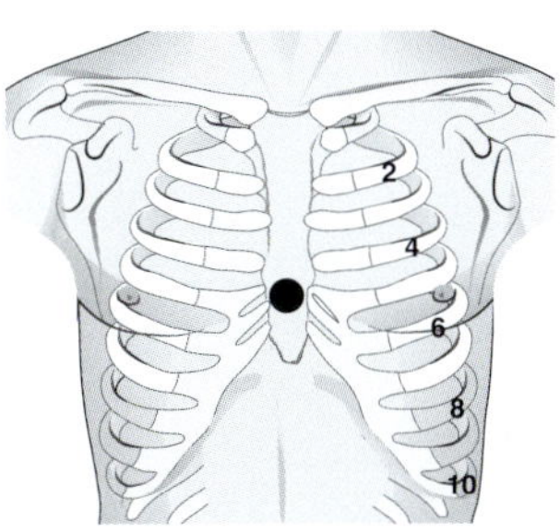

NL

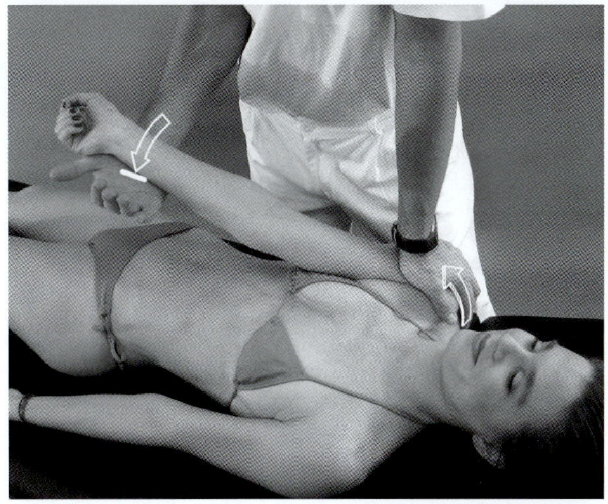

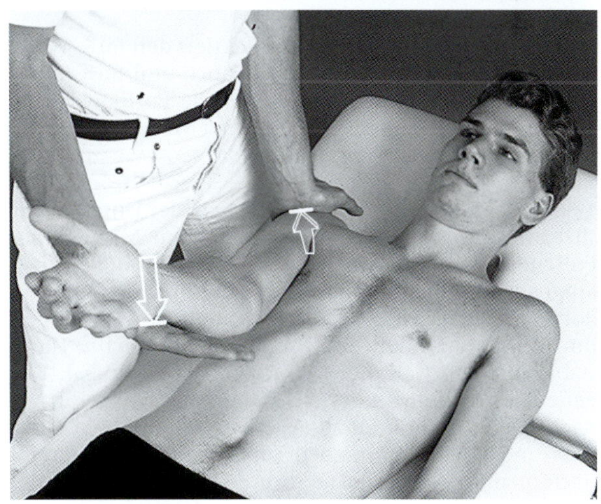

Motorische Innervation: N. pectoralis medialis, C6, 7, 8 und Th1
Nährstoffbeziehung: Kupfer, Zink, Selen, Antioxidantien
Leitbahnbeziehung: entfällt

2.7.13 Mm. peronei longus und brevis

Ursprung:
- **Peroneus longus:** Condylus lateralis tibiae, Fibulaköpfchen und proximale zwei Drittel der lateralen Fläche der Fibula, Septa intermuscularia und Fascia cruris.
- **Peroneus brevis:** Distale zwei Drittel der lateralen Fläche der Fibula und angrenzende Septa intermuscularia.

Verlauf: Der Peronaeus longus liegt oberflächlich auf dem Peroneus brevis, dieser liegt der Fibula auf. Nach anterior sind sie durch ein Septum intermusculare vom Extensor digitorum und Tibialis anterior getrennt, nach posterior durch ein Septum intermuskulare von Soleus und Gastrocnemius.

Ansatz:
- **Peroneus longus:** laterale Seite der Basis des Os metatarsale I und des Os cuneiforme mediale
- **Peroneus brevis:** Tuberositas des Os metatarsale V.

Funktion: Proniert und plantarflektiert den Fuß. Wirkt beim Gehen bei der seitlichen Balance und Fußstabilisierung mit. Sie kontrollieren eher die Fortbewegung, als dass sie aktiv für diese eingesetzt würden (Travell und Simons, 1992).

Test: Der Patient liegt auf dem Rücken, der Untersucher sitzt auf der Gegenseite des zu testenden Muskels am Fußende der Liege. Zur Testung der linken Peronaei longus und brevis greifen Sie mit der linken Hand von dorsal und lateral den Vorfuß des Patienten und bringen ihn in Plantarflexion und Pronation. Die rechte Hand stabilisiert den Calcaneus von medial und dorsal. Der Patient wird aufgefordert, den Fuß mit ganzer Kraft nach außen und unten zu drücken. Halten Sie in einer Richtung von inferior nach superior und von lateral nach medial gegen. Für die rechten Peronei longus und brevis kehrt sich die Handhaltung des Untersuchers entsprechend um. Die Peronei longus und brevis können auch am Fußende der Untersuchungsliege stehend getestet werden: Dabei greift der Untersucher zur Testung des linken Peroneus longus und brevis mit seiner rechten Hand von lateral und oben den Vorfuß, der in maximale Plantarflexion und Pronation gebracht wird. Die stabilisierende Hand liegt medial am Calcaneus an.

Fehler beim Test, Vorsichtsmaßnahmen: Der beschriebene Testvektor muss genau eingehalten werden. Beim Testen muss vermieden werden, Schmerz an den Kontaktstellen auszulösen.

Motorische Innervation: N. peroneus superficialis; L4, L5, S1.

Viszeroparietales Segment: Entfällt.

Neurolymphatische Reflexe:
Anterior: über dem Ramus inferior des Os pubis lateral der Symphyse;
Posterior: zwischen dem Processus transversus L5 und der Spina iliaca posterior superior.

Neurovaskuläre Reflexe: Über der Eminentia frontalis.

Organbeziehung: Blase.

Nährstoffbeziehung: Vitamin A, Vitamin B-Komplex mit Betonung der B_1-Komponente, Kalzium.

Leitbahnbeziehung: Blase.

Drainagepunkt: Bl 65 (proximal der Basis des Os metatarsale V).

Auffüllpunkt: Bl 67 (am fibularen Nagelfalzwinkel des fünften Zeh).

Triggerpunkte: Etwa vier QF distal des Fibulaköpfchens, in der Mitte des Muskelbauchs (kaudal von Gb 34), und im distalen Muskelbauch, etwa Gb 38 oder Gb 39 entsprechend. Palpation: tangential, flach.

Schmerzübertragung: In den Bereich des Außenknöchels und die Ferse.

Wirksame Fernpunkte: Gb 40.

Mm. peronei longus und brevis (Abb. 2.42)

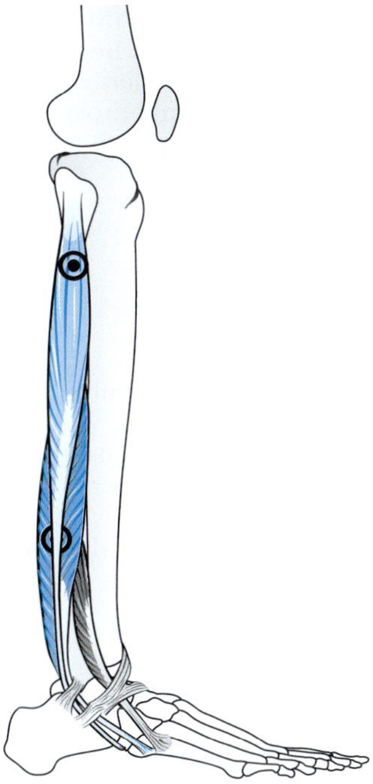

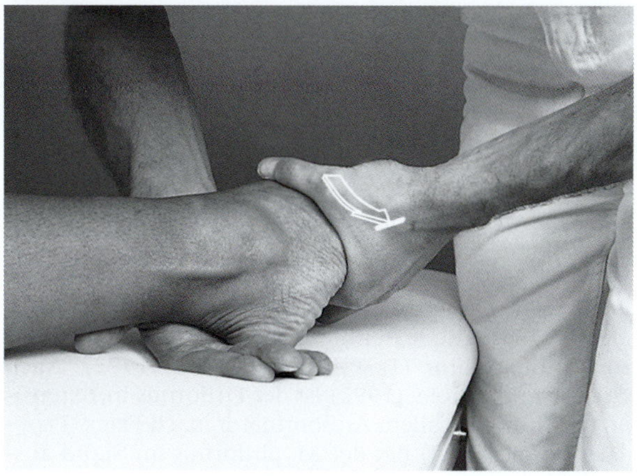

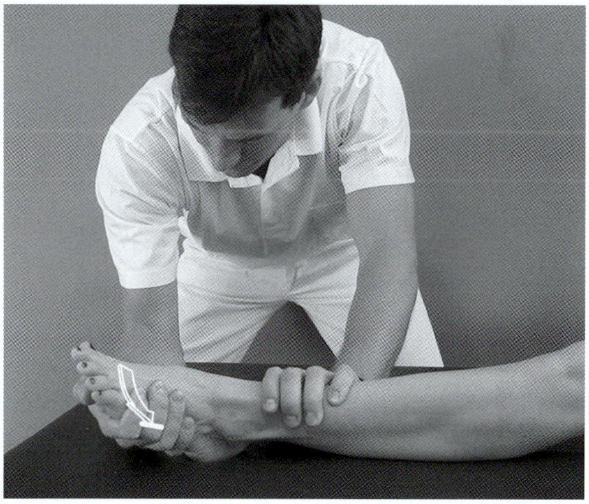

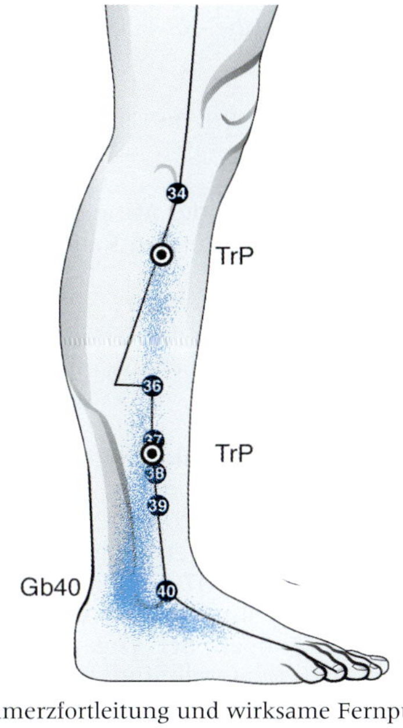

TrPs, Schmerzfortleitung und wirksame Fernpunkte

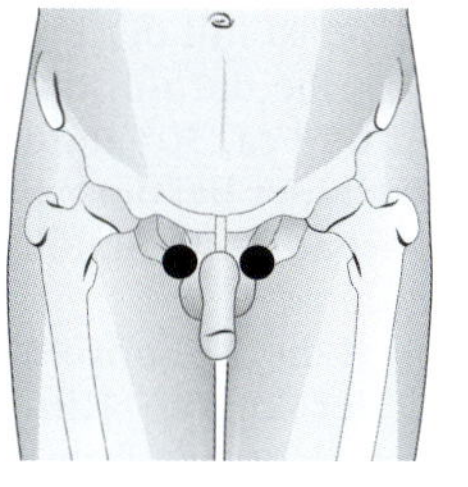

NL anterior

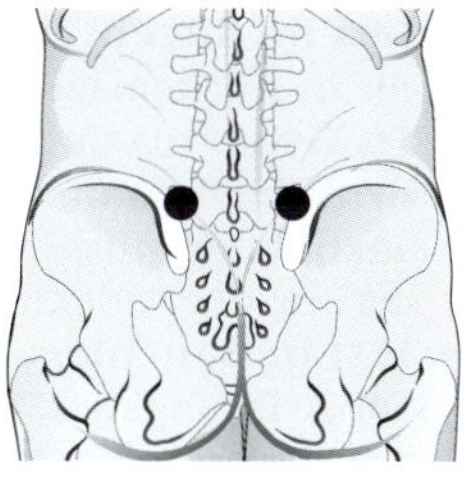

NL posterior

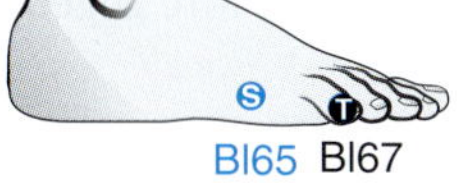

Drain.-Pkt. (S)
Auff.-Pkt. (T)

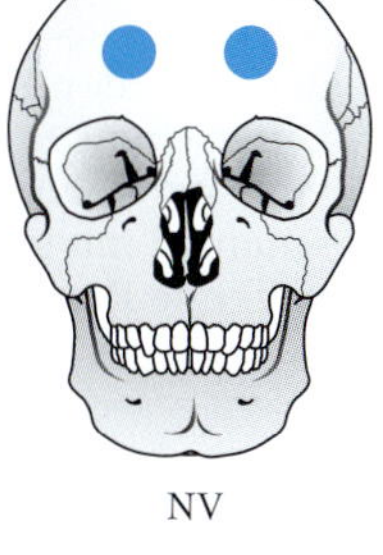

NV

Motorische Innervation: N. peronaeus superf., L4, L5, S1
Organbeziehung: Blase
Nährstoffbeziehung: Vitamin A, Vitamin-B-Komplex mit Betonung der B1-Komponente, Kalzium
Leitbahnbeziehung: Blase

2.7.14 M. piriformis

Ursprung: Von der anterioren Fläche des Sakrum (erstes bis viertes Sakralsegment), der Kapsel des Sakroiliakalgelenks und dem Ligamentum sacrospinosum.

Verlauf: Nach lateral durch das Foramen ischiadicum majus.

Ansatz: An der medialen kranialen Fläche des Trochanter major.

Funktion: Außenrotation des Femur bis 90° Flexion, in Flexion Abduktion. Bei mehr als 110° Flexion wird er zum Innenrotator (Travell und Simons, 1992). Nach Travell und Simons (1992) ist der Piriformis in Extension der Hüfte vor allem Außenrotator, nach Frick, Leonhardt et al. (1992) hat der M. piriformis im Stand ausschließlich eine abduzierende Hilfsfunktion, während er bei 90° Flexion vor allem Abduktor ist (Travell und Simons, 1992). Er stabilisiert das Iliosakralgelenk, verhindert die Femurinnenrotation beim Gang und stabilisiert den Femurkopf im Acetabulum. Er hilft bei der Extension.

Test:

- **Test in Rückenlage:** Dieser ist ein Kombinationstest der Außenrotations- und Abduktionswirkung in mittlerer Flexion. Dieser Test dürfte der spezifischste sein. Das Femur wird in Rückenlage maximal 90° flektiert, das Knie wird 90° flektiert und 30° abduziert. Nehmen Sie mit einer Hand von lateral am Knie Kontakt mit der anderen Hand von medial am distalen Unterschenkel. Fordern Sie den Patienten auf, das Knie nach außen in Abduktion zu drücken, den Fuß nach medial; halten Sie dagegen. Beide Bewegungs-Komponenten müssen mit der gleichen Kraft ausgeführt werden oder die Abduktion sogar mit größerer Gegenkraft gebremst werden. Der Test gelingt am besten, wenn die Bewegung in einer „Trockenübung" gezeigt wird.
- **Test im Sitzen:** Die Ausgangsposition ist mit derjeniger in Rückenlage identisch. Achten Sie darauf, dass das Femur maximal 90° flektiert ist und ca. 30° abduziert. Die Betonung im Test liegt auch hier bei der Abduktion. Es muss im Sitzen vermehrt auf gute Stabilisierung des Patienten geachtet werden.
- **Test in Bauchlage:** Dieser Test prüft die Außenrotationswirkung des Piriformis und der kurzen Hüftaußenrotatoren, von denen ersterer nicht zu trennen ist. Der Muskel hat bei gestrecktem Femur vor allem Außenrotationswirkung und nur geringe Abduktionswirkung (s. o.). Das Knie wird um 90° flektiert, das Femur etwas abduziert und maximal außenrotiert, d. h. der Fuß nach medial geführt. Nehmen Sie mit der testenden Hand von medial Kontakt zum distalen Unterschenkel, die andere Hand stabilisiert das Knie von lateral. Fordern Sie den Patienten auf, den Unterschenkel mit ganzer Kraft nach medial in Ihre gegenhaltende Hand zu drücken.

Fehler beim Test, Vorsichtsmaßnahmen: Mangelnde Außenrotation des Femur zu Beginn des Testes. Das Femur darf nicht über 90° flektiert werden, da der Piriformis ab 110° Flexion zum Innenrotator wird. Eine Rotation des Beckens durch den Patienten muss vermieden werden.

Motorische Innervation: L5, S1, S2.

Viszeroparietales Segment: L5.

Neurolymphatische Reflexe:
Anterior: am Oberrand des Os pubis lateral des Tuberculum pubicum;
Posterior: zwischen dem Processus transversus von L5 und der Spina iliaca posterior superior.

Neurovaskuläre Reflexe: Über der Eminentia parietalis.

Organbeziehung: Gonaden.

Nährstoffbeziehung: Vit. A, Vit. C, Vit. E, Vit. B_3, Zink, Selen.

Leitbahnbeziehung: Perikard (Kreislauf-Sexualität).

Drainagepunkt (S): Pe 7 (in der Handgelenksbeugefalte zwischen der Sehne des Palmaris longus und Flexor carpi radialis).

Auffüllpunkt (T): Pe 9 (Am radialen Nagelfalzwinkel des Mittelfingers).

Triggerpunkte: Etwa in der Mitte des Muskelbauches sowie ca. zwei QF vom lateralen Rand des Sakrum entfernt.

Schmerzübertragung: In das Gesäß, den unteren Pol des SIG, den Bereich des Trochanter major und den dorsalen Oberschenkel.

Wirksame Fernpunkte: Bl 60/62-Region.

Charakteristische zugeordnete Störungen: Dysbalancen des M. piriformis treten immer bei Beckenläsionen Kategorie I nach SOT auf. Diese Beckenläsionen sind u. U. assoziiert mit Dysmenorrhö und anderen funktionellen Störungen der Organe des weiblichen kleinen Beckens. Bilaterale funktionelle Schwächen sind ebenfalls hinweisend auf Störungen der Organe des kleinen Beckens. Hypertonus des M. piriformis kann zu Reizungen des N. ischiadicus („Piriformissyndrom") führen, was häufig mit lumbalen Diskusproblemen verwechselt wird. Auch Engpässe der Nn. glutaeales und des N. pudendus kommen vor (s. o.).

M. piriformis (Abb. 2.43)

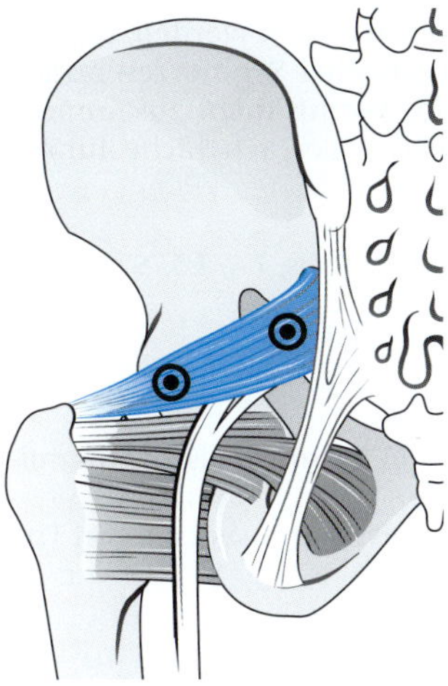

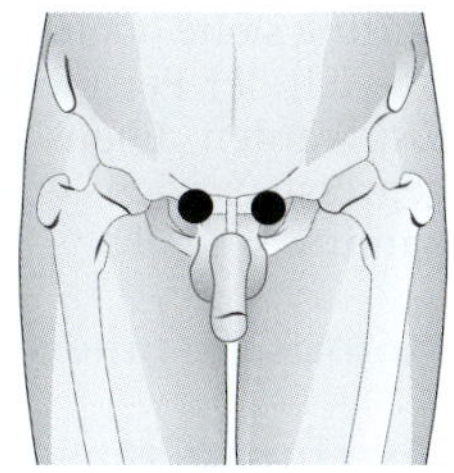

NL anterior

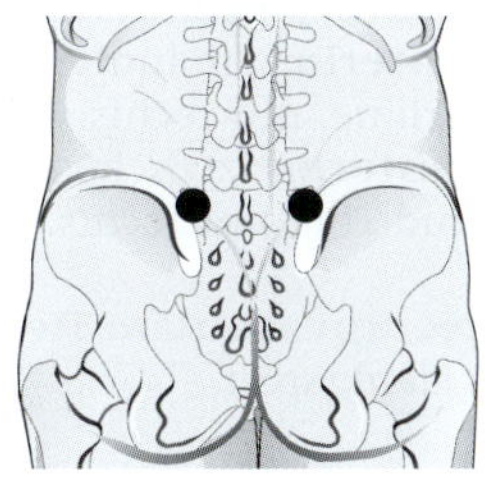

NL posterior

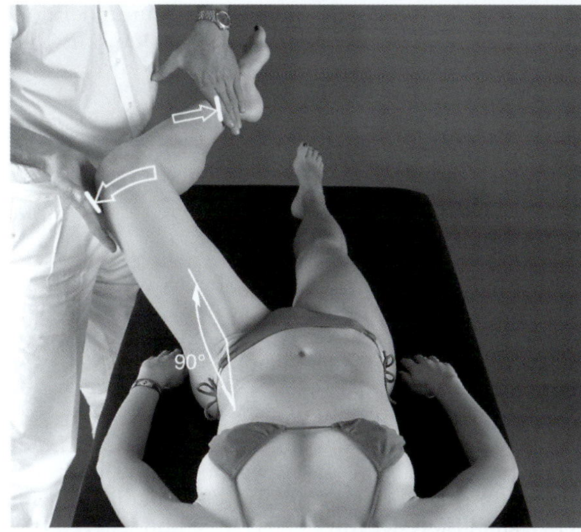

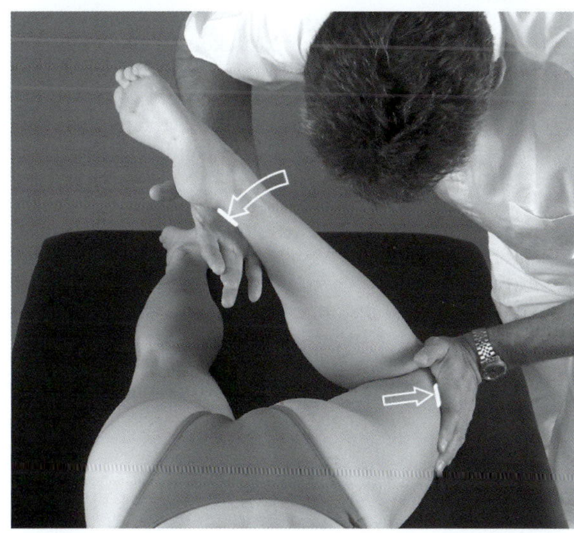

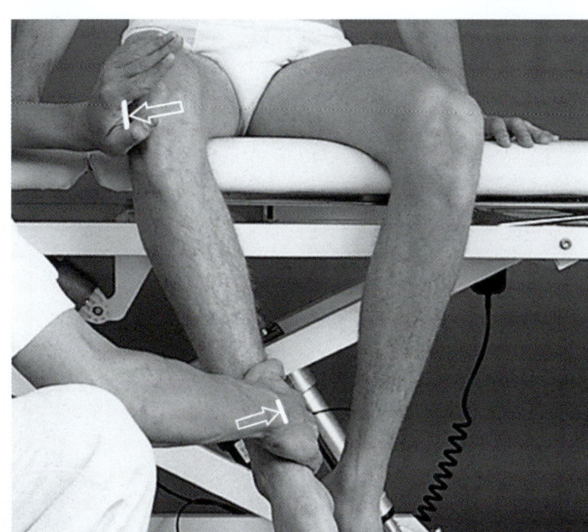

Motorische Innervation: Plexus sacralis, L5, S1, S2
Viszeroparietales Segment (TS-Line): L5
Organbeziehung: Gonaden
Nährstoffbeziehung: Vit. A, Vit. E, Vit. B_3, Vit. C, Zink, Selen
Leitbahnbeziehung: Perikard (Kreislauf-Sex)

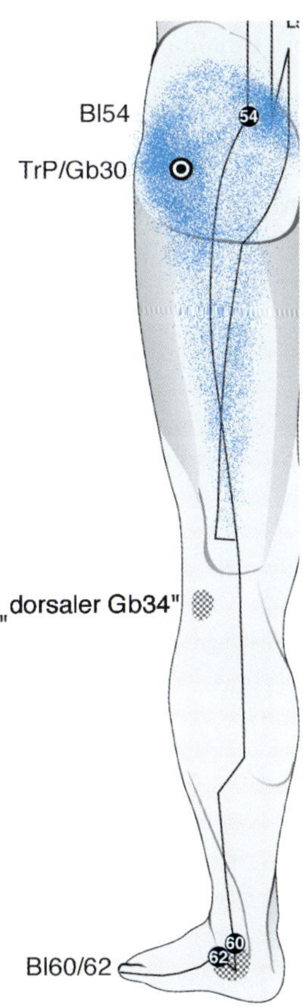

Triggerpunkte und wirksame Fernpunkte

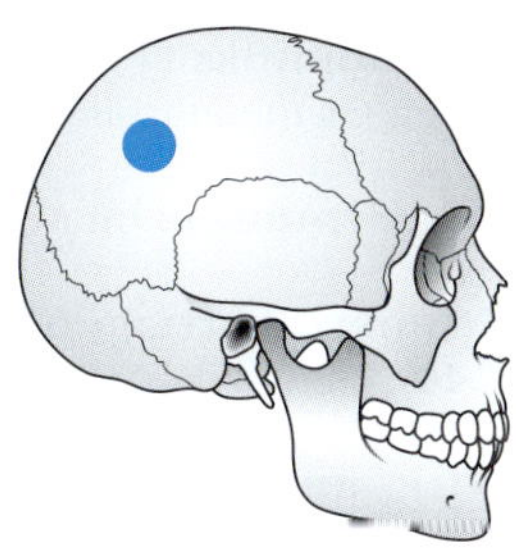

NV

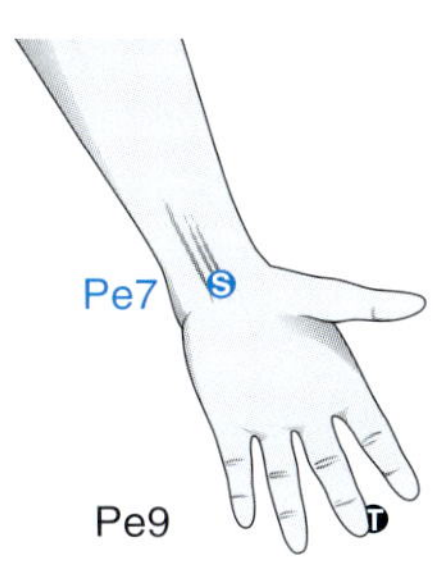

Drain.-Pkt. (S)
Auff.-Pkt. (T)

2.7.15 M. popliteus

Ursprung: Vom Condylus lateralis des Femur, der dorsalen Kniegelenkskapsel, dem lateralen Meniskus und dem Fibulaköpfchen.

Verlauf: Die Ursprungssehne vom Condylus lateralis des Femur verläuft unter dem Lig. collaterale laterale. Der Muskel fächert sich nach medial und kaudal auf.

Ansatz: Posteriore Fläche der Tibia.

Funktion: Innenrotation der Tibia bei fixiertem Femur. Im Stand, d.h. bei fixiertem Unterschenkel außenrotiert er den Oberschenkel. Er wirkt als Flexor des Knies, wobei diese Funktion vor allem beim Herausgehen aus der Endrotation und unterschiedlich stark ausgeprägter Hyperextension des Knies beim festen Stand zum Tragen kommt. Beim Beugen des Knies zieht der Muskel den lateralen Meniskus in die Beugeposition. Durch die Kontraktion des Muskels beim Aufsetzen der Ferse beim Gehen stabilisiert der Muskel das Knie und federt Stoßbelastungen ab.

Test: Das Knie wird im Sitzen, Rückenlage oder Bauchlage um 90° flektiert und maximal innenrotiert, d.h. der Fuß wird im 90° Winkel zu Tibia invertiert. Nehmen Sie mit der testenden Hand Kontakt zum Vorfuß des Patienten, die stabilisierende Hand liegt mit flächigem Kontakt lateral am Kalkaneus und am Malleolus lateralis an. Fordern Sie den Patienten auf, den Vorfuß mit ganzer Kraft nach medial in Ihre testende Hand zu drücken. Dieser hält in Richtung Außenrotation gegen. Der M. popliteus ist als schwach zu beurteilen, wenn die Tuberositas tibiae beim Test nach lateral wegrotiert. Bleibt diese Bewegung der Tuberositas tibiae aus und evertiert der Fuß beim Test, so liegt eine mangelnde Stabilisierung des Fußes im Sprunggelenk vor. Der M. tibialis posterior muss dann getestet werden.

Fehler beim Test, Vorsichtsmaßnahmen: Probleme der Differenzierung mangelnder Sprunggelenksstabilisierung siehe oben. Es muss vermieden werden, dass im Bereich der Ferse oder der Knöchel Schmerzen ausgelöst werden. Ebenso darf der Vorfuß nicht zusammengepresst werden, was zu artifizieller Schwäche führen kann.

Motorische Innervation: N. tibialis, L4, L5, S1.

Viszeroparietales Segment: Th4.

Neurolymphatische Reflexe:
Anterior: im fünften ICR vom Sternum bis zur Mamillarlinie, nur rechts;
Posterior: zwischen den Processus transversus von Th5 und Th6, nur rechts.

Neurovaskuläre Reflexe: Über dem medialen Kniegelenksspalt.

Organbeziehung: Gallenblase.

Nährstoffbeziehung: Vitamin A, Taurin, essenzielle Fettsäuren.

Leitbahnbeziehung: Gallenblase.

Drainagepunkt (S): Gb 38 (handbreit kranial des Malleolus lateralis an der anterioren Fibulakante).

Auffüllpunkt (T): Gb 41 (im proximalen Winkel zwischen Os metatarsale IV und V).

Triggerpunkte: Im Muskelbauch über der Tibia.

Schmerzübertragung: In die Kniekehle (☞ Abb. 2.44).

Wirksamer Fernpunkt: Bl 60.

M. popliteus (Abb. 2.44)

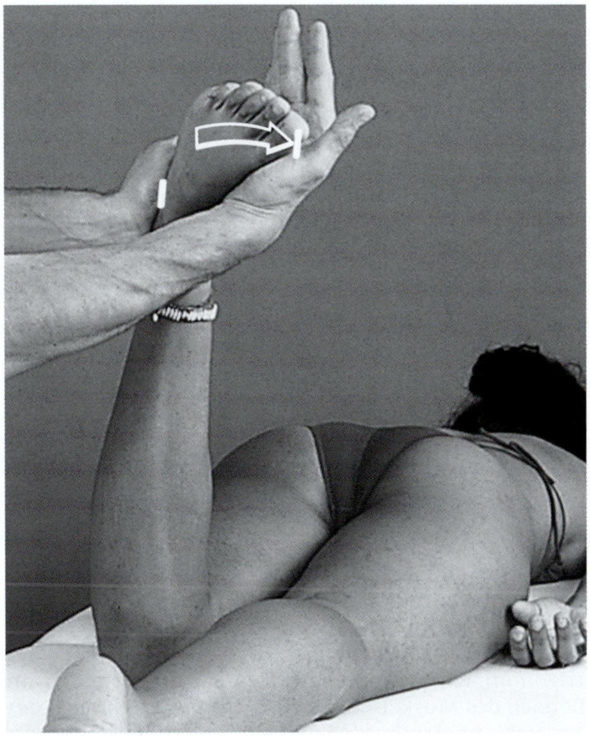

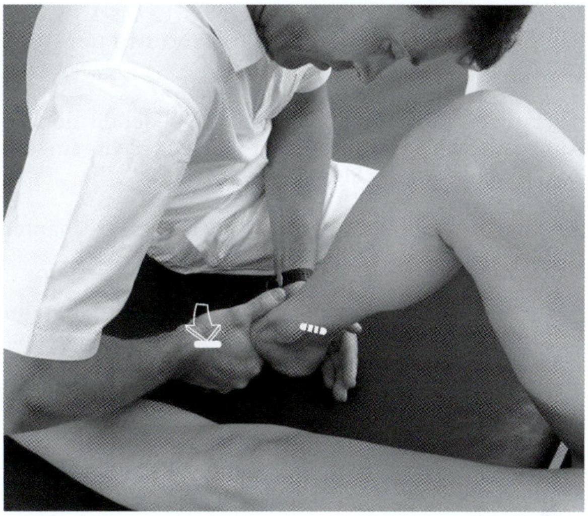

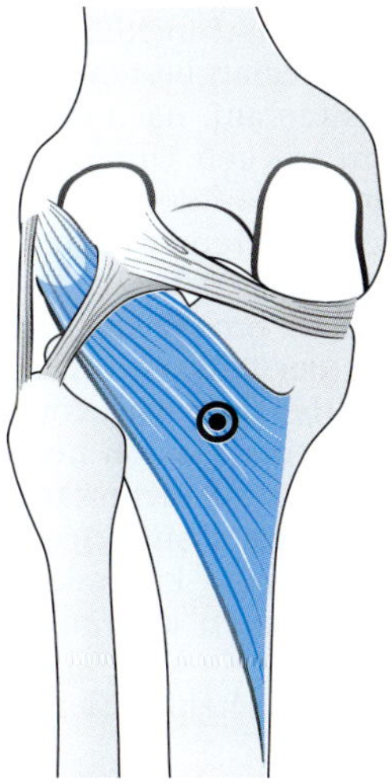

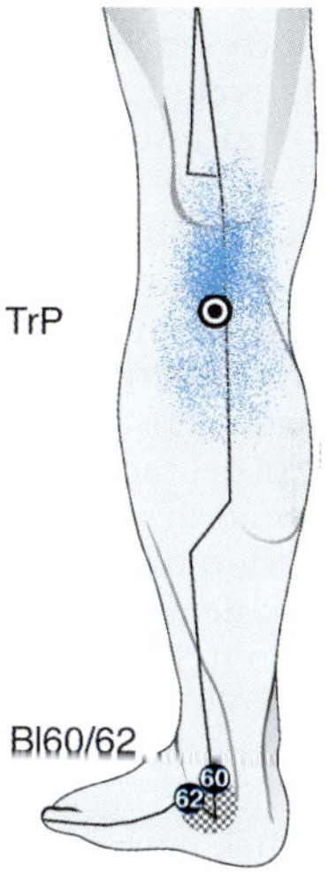

Triggerpunkte und wirksame Fernpunkte

Motorische Innervation: N. tibialis, L4, 5, S1
Viszeroparietales Segment, TS- Line: Th4
Organ: Gallenblase
Leitbahn: Gallenblase
Nährstoffe: Vitamin A, Taurin, essentielle Fettsäuren

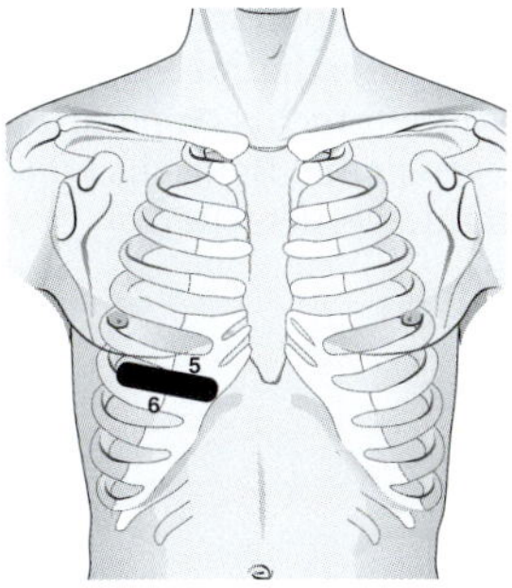

NL anterior

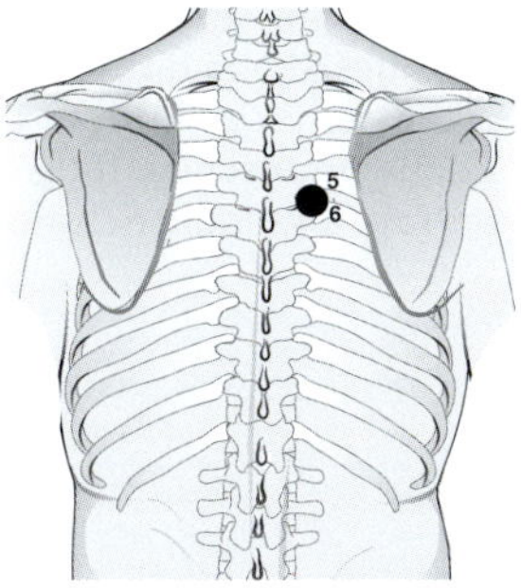

NL posterior

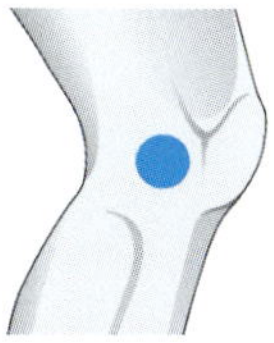

NV

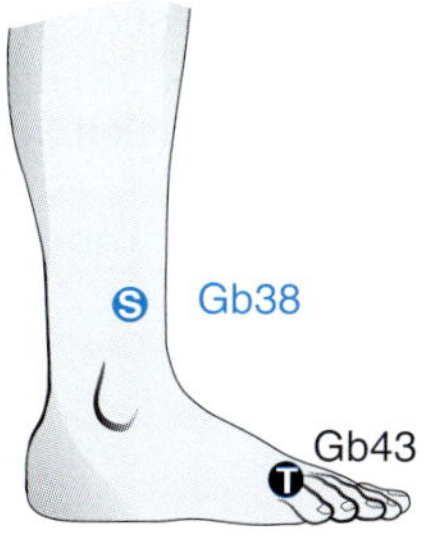

Drain.-Pkt. (S)
Auff.-Pkt. (T)

2.7.16 M. psoas

Ursprung: An den Wirbelkörpern Th12 bis L5 sowie den Disci intervertebrales; von den Processus transversi L1 bis L5.

Verlauf: Nach kaudal konvergierend; bildet die dorsale Auflage bzw. Gleitfläche für die Nieren, rechts für das Zökum, links für das Sigma.

Ansatz: Am posteromedialen Aspekt des Trochanter minor.

Funktion: Flexion, Außenrotation und Adduktion des Femur. Im Stehen (Punctum fixum ist der Ansatz): Flexion der lumbalen Wirbelsäule.

Test:

- **In Rückenlage:** Das im Knie gestreckte Bein wird 30° abduziert, ca. 40° flektiert und vollständig außenrotiert. Das Bein muss von Ihnen vor Beginn des Tests in Position gebracht werden und dort zunächst von oben am distalen Unterschenkel gehalten werden. Dann fordern Sie den Patienten auf, das Bein in dieser Position zu halten, öffnen die Testhand, so dass nur noch der Kontakt mit flacher Hand in Richtung des Testvektors (nach oben und medial) bestehen bleibt. Dann fordern Sie den Patienten auf, nach oben und zur Mitte gegen Ihre Hand zu drücken. Unter Umständen ist eine „Trockendemonstration“ des Bewegungsablaufes notwendig. Bei schwächeren Patienten können Sie in Höhe des Knies Kontakt nehmen.
- **Im Sitzen:** Das Hüftgelenk wird um 90° flektiert, 20° abduziert und außenrotiert (der Fuß wird nach medial gebracht). Die Lendenwirbelsäule wird vom Patienten in mittlerer Position (weder Flexion noch Hyperlordose) aufrecht gehalten. Der Patient kann sich mit den Händen auf der Unterlage abstützen. Stabilisieren Sie zusätzlich mit Kontakt zur kontralateralen Schulter. Fordern Sie den Patienten auf, aus dieser Testposition das Knie in Richtung zur kontralateralen Schulter nach oben zu drücken, halten Sie Gegendruck nach unten und außen.

Fehler beim Test, Vorsichtsmaßnahmen: Mangelnde Außenrotation des Beines, mangelnde Beckenstabilisierung (Rotation des Beckens). Nicht vollständige Streckung des Knies durch den Patienten. Eine Provokation des Kniegelenks sowie des Sprunggelenks durch Kontakt der testenden Hand im Bereich des Fußes muss vermieden werden. Blockierungen (Subluxationen) des Talus sind mit Psoasschwäche assoziiert. Entsprechend kann die Provokation einer Hyperpronation des Fußes (Knick-Senkfuß) durch Kontakt der Testhand am Fuß zu einer artifiziellen Schwäche des Psoas im Test führen.

Motorische Innervation: Plexus lumbalis, L1, L2, L3, L4.

Viszeroparietales Segment: T11, Th12.

Neurolymphatische Reflexe:
Anterior: zwei QF lateral und superior des Nabels;
Posterior: zwischen Processus transversus von Th12 und L1.

Neurovaskuläre Reflexe: Etwa 1,5 QF kaudal der Mitte der Sutura lambdoidea.

Organbeziehung: Niere.

Nährstoffbeziehung: Vitamin A, E, Wasser (vor allem bei bilateraler funktioneller Schwäche!).

Leitbahnbeziehung: Niere.

Drainagepunkt (S): Ni 1 (proximal des Köpfchens des Os metatarsale II zwischen dem Groß- und Kleinzehenballen an der Fußsohle).

Auffüllpunkt (T): Ni 7 (drei QF oberhalb der Kalkaneuskante ventral der Achillessehne).

Triggerpunkte: Im Bereich des lateralen Randes des Trigonum femurale (medial des Sartoriusrandes), im Bereich des Muskel-Sehnen-Übergangs und kranial des Ansatzes am Trochanter minor. Dieser entspricht etwa Mi 12.

Wirksamer Fernpunkt: Mi 9, Ni 3.

Charakteristische zugeordnete Störungen: Psoashyporeaktion bei Nierenläsionen: Bei Problemen des assoziierten Organs Niere (viszeral-osteopathische Störungen) testet der Muskel häufig schwach. Desgleichen bei sämtlichen lumbalen Störungen. Hierbei müssen Sie den Test unbedingt sehr vorsichtig durchführen. Es reicht häufig aus, ausschließlich zu prüfen, ob der Patient das ausgestreckte Bein in der Testposition halten kann. Der Psoas-Test bei Diskusproblemen kann ebenso wie falsch ausgeführte „Sit-ups“ zu Verstärkung der Diskussymptomatik führen. Bilaterale Psoasschwäche ist hinweisend für Okziput-Fixation. Psoas-Hypertonus bei Zökum- und Sigma-Läsionen: Psoas-Dysbalancen werden praktisch immer bei Beckenläsionen gefunden. Ebenso wichtig wie die Normalisierung eines schwach testenden Psoas ist die Entspannung eines hypertonen, verkürzten Psoas. Dieser tritt häufig bei viszeralen Störungen auf. Irritationen des Ileozökalbereiches rechts bzw. des Sigma links können zu schmerzhafter Verspannung des Psoas führen. Diese können rechts Appendizitiden vortäuschen, links Adnexprobleme. Beidseits können sie inguinale Schmerzzustände verursachen.

M. psoas (Abb. 2.45)

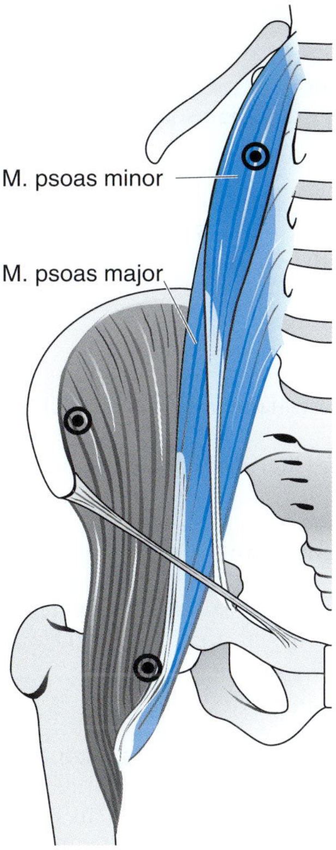

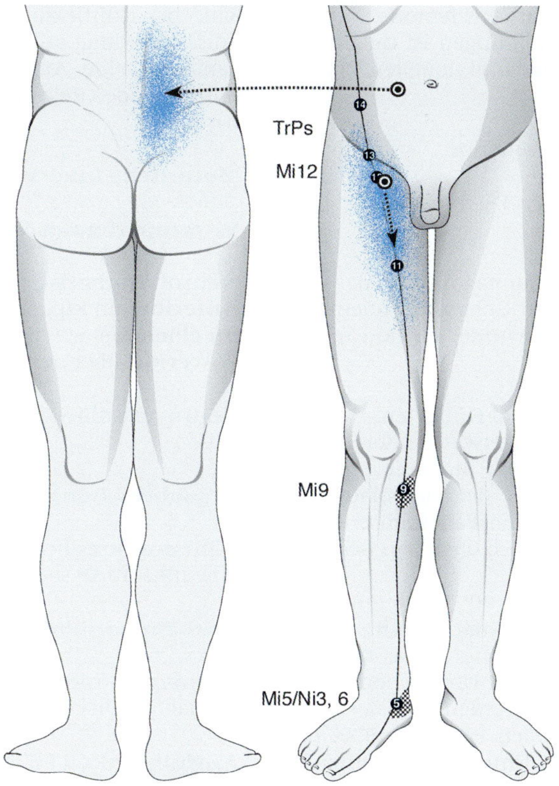

Triggerpunkte und wirksame Fernpunkte

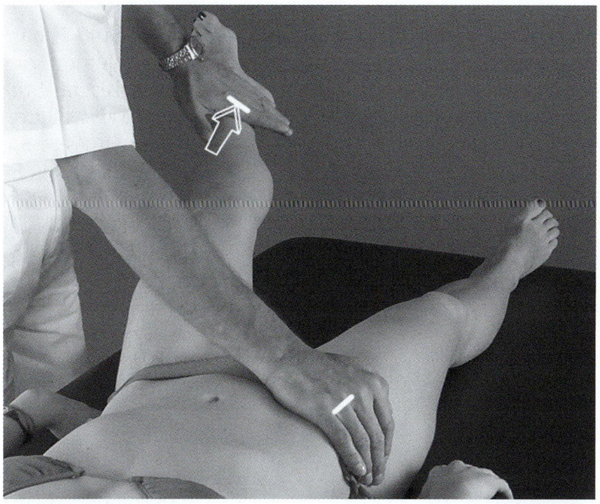

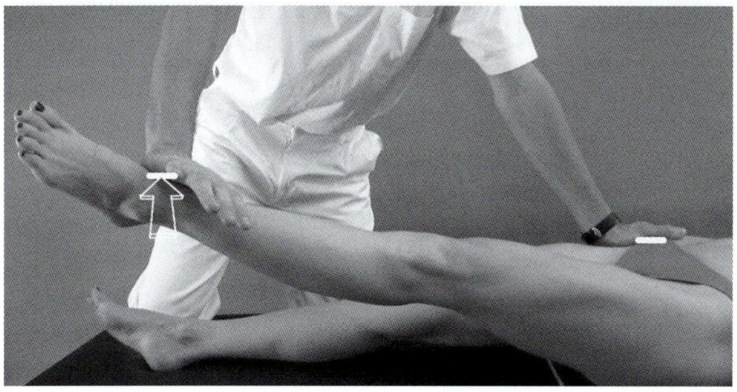

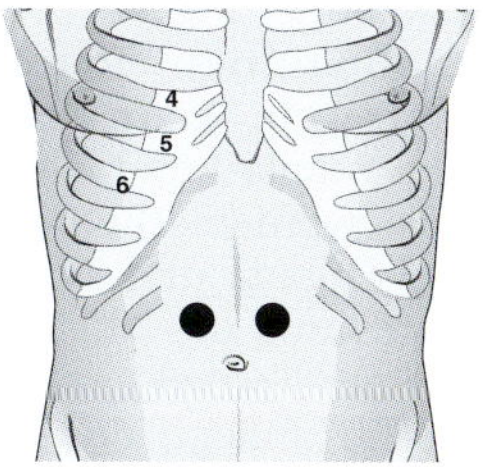

NL anterior

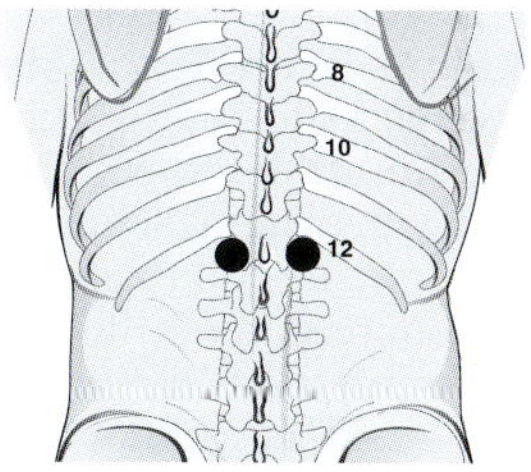

NL posterior

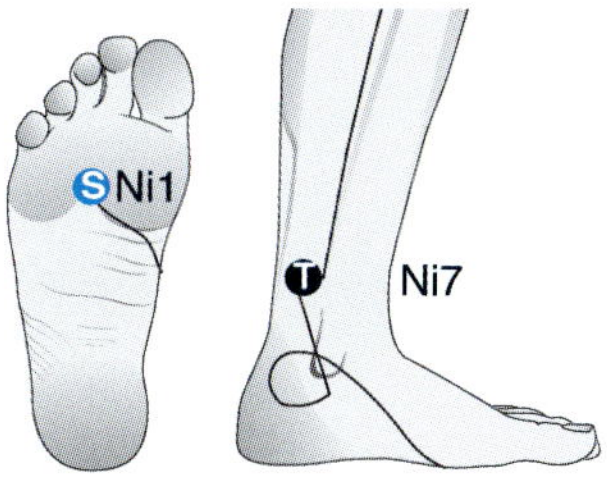

Drain.-Pkt. (S) Auff.-Pkt. (T)

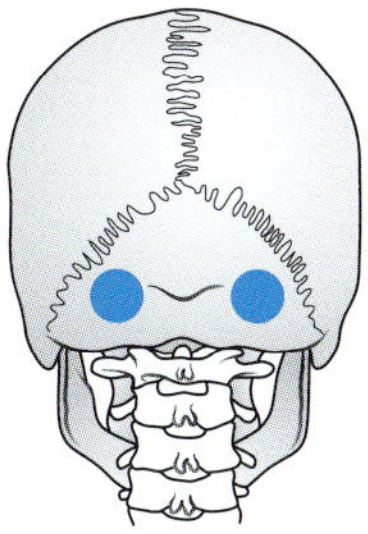

NV

Motorische Innervation: Plexus lumbalis, L1, 2, 3, 4
Viszeroparietales Segment (TS-Line): T11, 12
Organbeziehung: Niere
Nährstoffbeziehung: Vitamin A, E
Leitbahnbeziehung: Niere

2.7.17 M. rectus femoris

Der Muskel ist Teil des M. quadriceps femoris. Für die internistischen Tests und Behandlungen ist dieser Teil der Muskelgruppe wegen seiner funktionellen Zuordnung zum Dünndarm relevant.

Ursprung: Spina iliaca anterior inferior.

Ansatz: Über die Patella und das Ligamentum patellae an der Tuberositas tibiae.

Funktion: Der Muskel ist der Hauptagonist bei der Vorwärtsbewegung des Femur beim Gehen, nachdem der Ballen vom Boden abgestoßen wurde. Flexion in der Hüfte, Extension im Kniegelenk.

Test: Getestet wird die Wirkung am Hüftgelenk:
- **Im Sitzen:** Den Oberschenkel etwa handbreit von der Unterlage abheben, auf gute Stabilisierung des Oberkörpers durch Halten an der homolateralen Schulter achten. Fordern Sie den Patienten auf, das Knie gegen Ihren Widerstand nach oben (zur Schulter derselben Seite) zu ziehen.
- **In Rückenlage:** Hüfte maximal 90° flektieren, Knie 90° flektieren. Nehmen Sie proximal des Knies Kontakt und fordern Sie den Patienten auf, das Knie „in Richtung Schulter“ zu ziehen. Der Unterschenkel soll in max. 90° Flexion gehalten werden. Mit der nicht testenden Hand können Sie den Patienten über das kontralaterale Bein auf der Unterlage stabilisieren. Dabei sollten Sie keinen Challenge am Kniegelenk ausführen!

Fehler beim Test, Vorsichtsmaßnahmen: Test des Rectus femoris als Hüftbeuger im Liegen: Wenn Druck am Ansatz der Sehne am kranialen Patella-Rand ausgeübt wird, kann Schmerz ausgelöst werden. Die dabei verursachte Stimulation der Golgi-Organe und Typ III Gelenkrezeptoren führt zur Schwächung des Muskels. Dies tritt auch bei Anwendung eines Testvektors auf, der nicht tangential am Kreisbogen anliegt, den das Knie bei Hüftflexion beschreibt. Beim Test im Sitzen muss unbedingt auf Stabilisierung derart geachtet werden, dass eine Außenrotation des Femur und dabei stattfindende Rekrutierung des Iliopsoas verhindert wird.

Motorische Innervation: N. femoralis, L2, L3 und L4.

Viszeroparietales Segment: Th10.

Neurolymphatische Reflexe:
Anterior: am Rippenbogenrand vom Sternum bis etwa zur elften Rippe;
Posterior: über den Querfortsätzen von Th8 bis Th11.

Neurovaskuläre Reflexe: Über der Eminentia parietalis.

Organbeziehung: Dünndarm.

Nährstoffbeziehung: Kalzium, Vit. D, B-Komplex, Therapeutika für Dysbiose (Laktobaz. u. a.), Coenzym Q_{10}.

Leitbahnbeziehung: Dünndarm.

Drainagepunkt (S): Dü 8 (über dem Sulcus ulnaris medial des Olecranon).

Auffüllpunkt (T): Dü 3 (an der ulnaren, palmaren Seite des Os metacarpale V an der Grenze vom Schaft zum Köpfchen).

Triggerpunkte: Etwa handbreit kaudal der Spina iliaca anterior inferior (etwa Ma 31).

Schmerzübertragung: In den anterioren Oberschenkel und die Patellarregion (☞ Abb. 2.45).

Wirksame Fernpunkte: Mi 9, Mi 5, Ma 36, Ma 41, Gb 34, Gb 38 (☞ Abb. 2.46).

M. rectus femoris (Abb. 2.46)

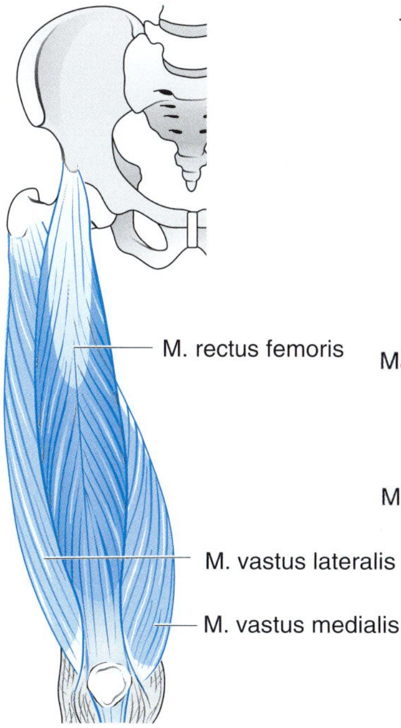

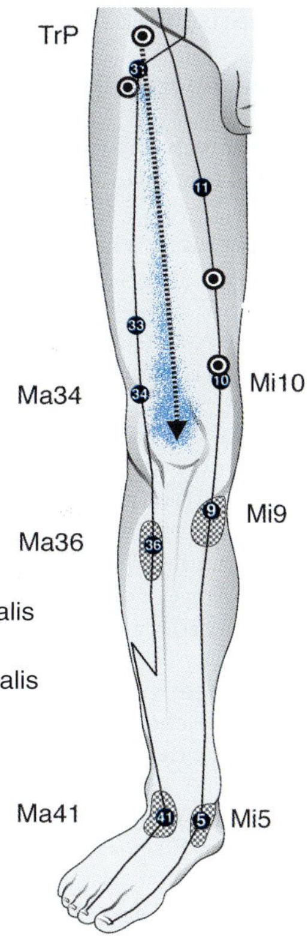

Triggerpunkte und
wirksame Fernpunkte

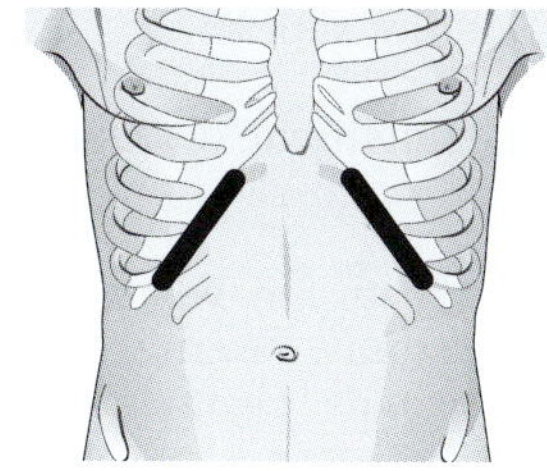

NL anterior

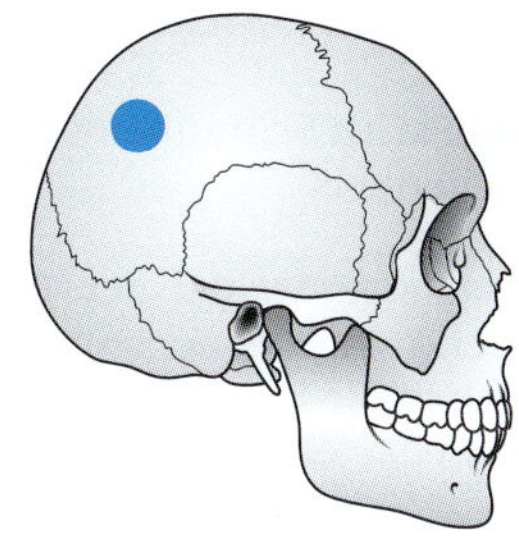

NV

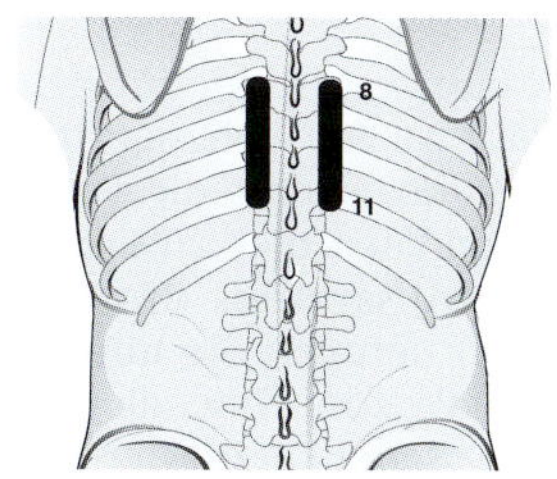

NL posterior

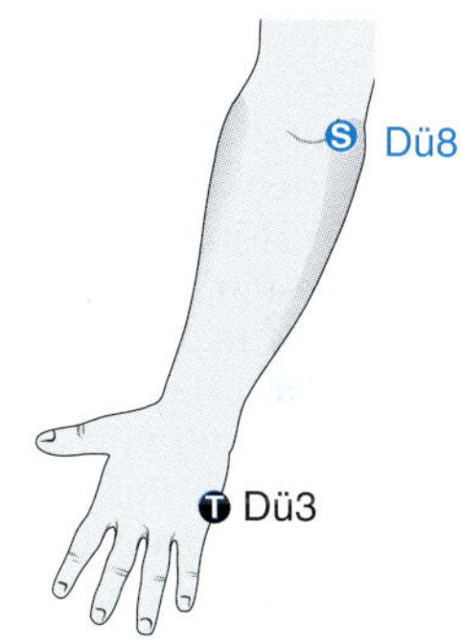

Drain.-Pkt. (S)
Auff.-Pkt. (T)

Motorische Innervation: N. femoralis, L2, 3 und 4
Viszeroparietales Segment (TS-Line): Th10
Organbeziehung: Dünndarm
Nährstoffbeziehung: Kalzium, Vit. D, Therapeutika für Dysbiose (Lactobacillus u.a.), Coenzym Q_{10}.
Leitbahnbeziehung: Dünndarm

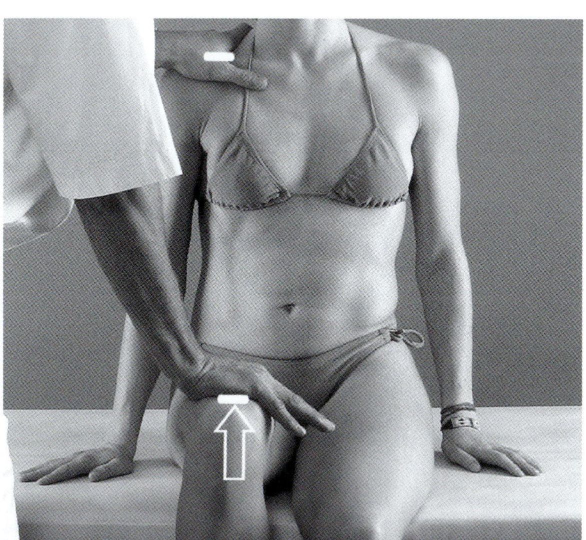

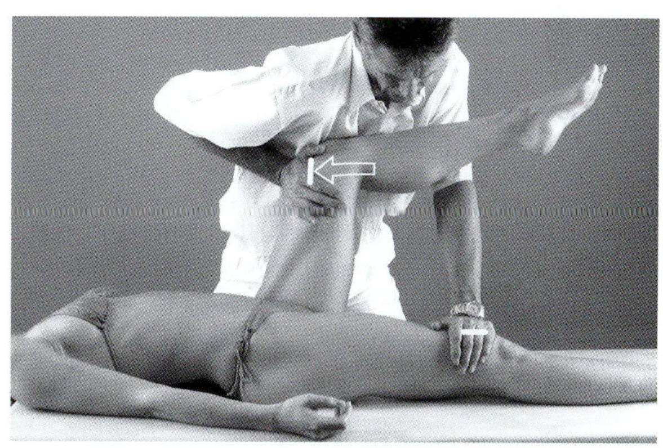

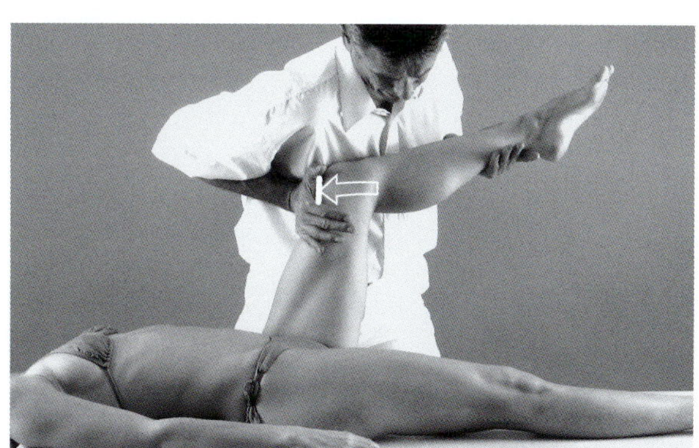

2.7.18 M. sartorius

Ursprung: An der Spina iliaca anterior superior.

Verlauf: Schraubenförmig um die Innenseite des Oberschenkels.

Ansatz: Medial der Tuberositas tibiae: am weitesten ventral gelegene Sehne des Pes anserinus. Fasern strahlen in die Fascia cruris und teilweise in das Ligamentum patellae ein.

Funktion: Abduziert, flektiert und außenrotiert das Femur. Flektiert und innenrotiert die Tibia („Schneidersitz").

Test: Die Ausgangsposition für den Test ist wie für den Faber-Patrick-Test. Das Knie wird ca. 90° gebeugt, der Oberschenkel abduziert und flektiert, sodass die Ferse auf der Höhe des gegenüberliegenden Knies zu liegen kommt. Für den Test des linken M. sartorius (für den rechten entsprechend umgekehrt) nehmen Sie mit Ihrer rechten Hand von außen Kontakt zum Knie, die linke Hand greift von oben den Unterschenkel im Bereich der Knöchel. Fordern Sie den Patienten auf, das Knie nach außen zu drücken und die Ferse in Richtung des Gesäßes nach kranial zu ziehen. Es empfiehlt sich, diese komplizierte Bewegung als „Trockenübung" vor dem Test zu üben. Für die korrekte Ausführung des Tests kommt es darauf an, dass Sie mit gleicher Kraft das Knie nach medial drücken und die Ferse nach kaudal ziehen. Besonders bei kräftigen Patienten sollten Sie mit verriegelten Ellenbogen und Einsatz des Oberkörpers im Sinne einer Rotation (Ihre rechte Schulter kommt nach vorn) arbeiten, um so genügend Kraft aufzubringen.

Fehler beim Test, Vorsichtsmaßnahmen: Die Kraft beim Test muss von beiden Händen gleich groß sein. Übt die rechte Hand am Knie des Patienten nicht genügend Kraft in Richtung Adduktion und Innenrotation des Femur aus, so werden vor allem die medialen Hamstrings getestet. Im Bereich des Innenknöchels muss vermieden werden, dass beim Testen Schmerz auftritt. Die Achillessehne darf nicht irritiert werden.

Motorische Innervation: N. femoralis, L2, L3.

Viszeroparietales Segment: Th9.

Neurolymphatische Reflexe:
Anterior: zwei QF lateral und vier QF kranial des Nabels;
Posterior: zwischen Processus transversus von Th11 und 12.

Neurovaskuläre Reflexe: Über der posterioren Fontanelle (Lambda).

Organbeziehung: Nebenniere.

Nährstoffbeziehung: Vit. A, B_3, B_5, B_6, B_9, C, E. Kupfer, Magnesium, Mangan, Zink, Ginseng, u. a. nebennierenstützende Faktoren.

Leitbahnbeziehung: Perikard (Kreislauf-Sexualität).

Drainagepunkt (S): Pe 7 (in der Handgelenksbeugefalte zwischen der Sehne des Palmaris longus und Flexor carpi radialis).

Auffüllpunkt (T): Pe 9 (am radialen Nagelfalzwinkel des Mittelfingers).

Triggerpunkte: Meist in der distalen Hälfte des Muskels, grundsätzlich jedoch in allen Teilen des Muskels möglich.

Schmerzübertragung: Entlang des Verlaufs des Muskels am medialen Oberschenkel bis zum medialen Knie.

Wirksamer Fernpunkt: Mi 9.

Charakteristische zugeordnete Störungen: Nebennierendysfunktion, posteriores Ilium (SIG-Läsion), mangelnde mediale Kniestabilität mit medialem Knieschmerz.

M. sartorius (Abb. 2.47)

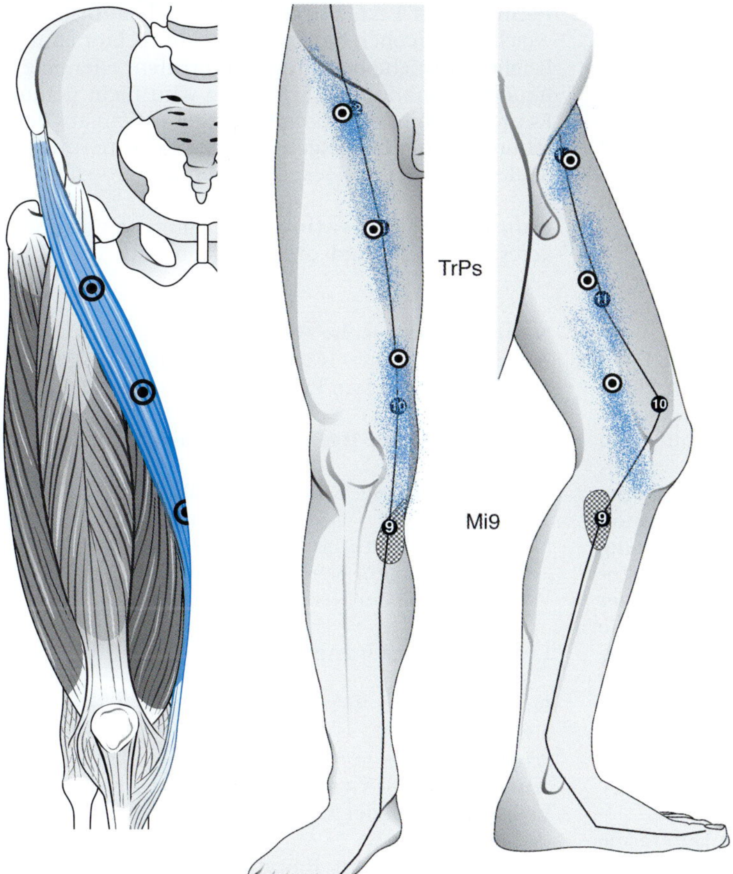

Triggerpunkte und wirksame Fernpunkte

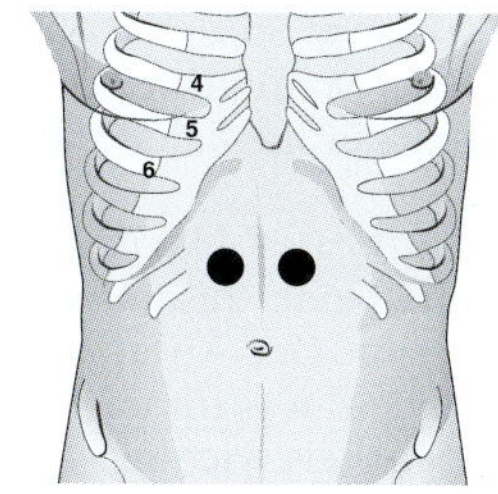
NL anterior

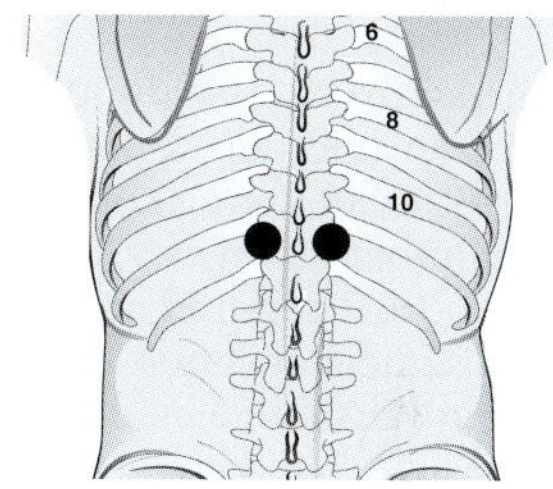
NL posterior

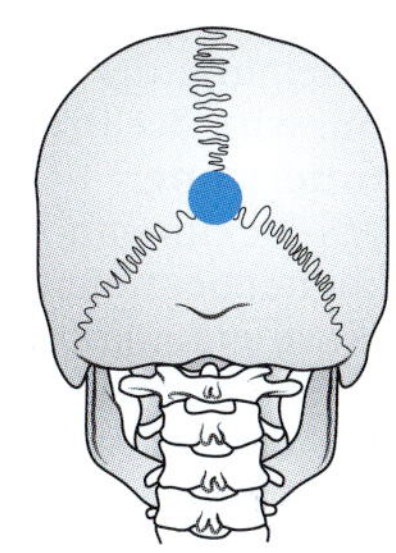
NV

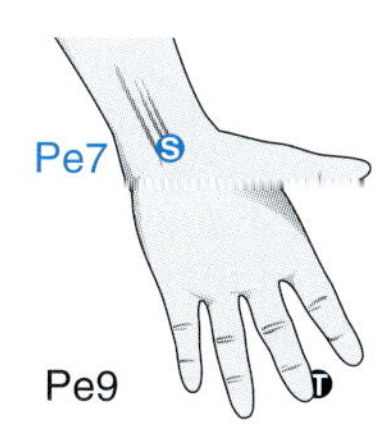

Drain.-Pkt. (S)
Auff.-Pkt. (T)

Motorische Innervation: N. femoralis, L2, L3
Viszeroparietales Segment: Th9
Organbeziehung: Nebenniere.
Nährstoffbeziehung: Vit. A, B_3, B_5, B_6, B_9, C, E, Kupfer, Magnesium, Mangan, Zink, Ginseng
Leitbahnbeziehung: Perikard (Kreislauf-Sexualität)

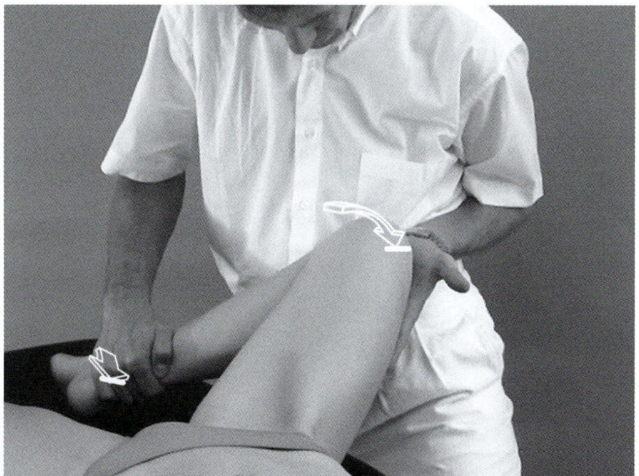

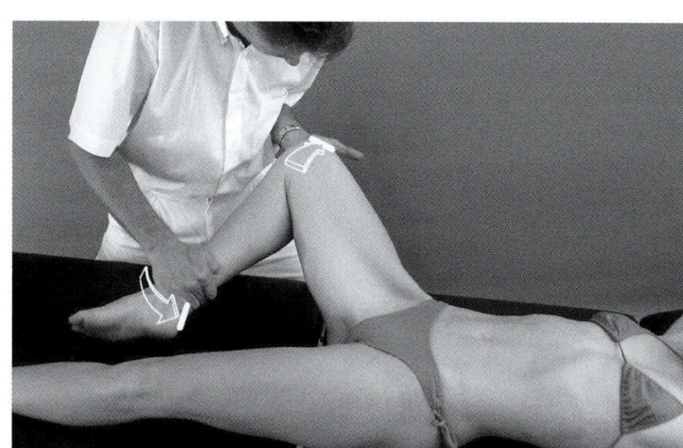

2.7.19 M. sternocleidomastoideus

Ursprung: Sternaler Kopf: anteriore und kraniale Fläche des Manubrium sterni; klavikulärer Kopf: kraniale Fläche der medialen Hälfte der Klavikula.

Verlauf: Der klavikuläre Kopf liegt unter dem sternalen, beide zusammen verlaufen nach kranial und posterior. Der Ansatz liegt posterior der Hinterhauptskondylen, was für das genaue Verständnis der Funktion des Muskels wichtig ist.

Ansatz: An der lateralen Fläche des Mastoid und der lateralen Hälfte der Linea nuchae superior des Okziput.

Funktion: Bei beidseitiger Kontraktion wird die HWS gebeugt und der Kopf extendiert. In der zweiten Phase der HWS-Beugung kommt es zu einer Drehung des Axis gegenüber C7 um 45°. In dieser Phase kommt es zu einer Rückrotation in den Gelenken C0/C1, was als Schutzmechanismus für das Halsmark gegen zu starke Kyphosierung verstanden wird. An dieser Rückrotation ist wahrscheinlich neben der begrenzenden Wirkung des Ligamentum nuchae auch der Sternocleidomastoideus beteiligt. Bei einseitiger Kontraktion wird der Kopf zur Gegenseite rotiert. Der Muskel unterstützt die Seitneigung der HWS. Ist der Ansatz das Punctum fixum, wird der Brustkorb gehoben.

Anmerkung:
HWS-Flexion und Kopfflexion ist von synergistischer Aktivität der tiefen Nackenflexoren, der Skaleni und des Sternocleidomastoideus abhängig.

Test: Beim Test in Rückenlage werden die Unterarme des Patienten nach oben seitlich abgelegt (☞ Abb. 2.48), um Rekrutierungen zu vermeiden. Der Patient wird aufgefordert, die HWS zu beugen, d. h. den Kopf maximal nach oben zu heben. Dann wird der Kopf vollständig zur Gegenseite des getesteten Muskels rotiert. Nehmen Sie flächigen Kontakt zum anterioren Os parietale, die nicht testende Hand halten Sie schützend unter das Hinterhaupt, damit Sie bei Schwäche des Muskels den Kopf auffangen können. Fordern Sie den Patienten auf, den Kopf mit ganzer Kraft gegen Ihre testende Hand nach oben (in sagittaler Richtung, die Rotation wird beibehalten) zu drücken. Halten Sie in Richtung des Vektors am Kreisbogen, der vom Kopf bei Flexion beschrieben wird, dagegen.

Fehler beim Test, Vorsichtsmaßnahmen: Jedes Abweichen vom oben beschriebenen Testvektor kann artifizielle Schwäche beim Test hervorrufen, oder eine vorhandene funktionelle Schwäche wird nicht gefunden. Es muss verhindert werden, dass der Patient aus der Rotationsstellung herausgeht, was zu Rekrutierungen der Skaleni und tiefen Nackenflexoren führen würde.

Motorische Innervation: Doppelinnervation durch N. accessorius (XI) und die ventralen Äste von C2 und C3.

Neurolymphatische Reflexe:
Anterior: im ersten ICR handbreit lateral des Sternum;
Posterior: über dem Proc. articularis von C2.

Neurovaskuläre Reflexe: Über dem M. masseter.

Organbeziehung: Nasennebenhöhlen.

Nährstoffbeziehung: Vitamin B_6, B_3, nach Goodheart/Leaf in einem Verhältnis von 5 : 1, Jod bei zäher Verschleimung der Nebenhöhlen.

Leitbahn-Beziehung: Magen.

Drainagepunkt (S): Ma 45 (lat. Nagelfalzwinkel des zweiten Zeh).

Auffüllpunkt (T): Ma 41 (über dem tibiotalaren Gelenkspalt lateral der Tibialis-anterior-Sehne).

Triggerpunkte: Im Bereich des gesamten Verlaufes möglich (etwa entsprechend Ma 9, Ma 10; 3E 16 und 3E 17, Dü 16, Dü 17, Di 18).

Schmerzübertragung: In das Hinterhaupt, in das Ohr, in den Schläfen und Stirnbereich, in die Wange.

Wirksamer Fernpunkt: 3E 5, Gb 41, Di 4, Dü 3, Dü 6.

Charakteristische zugeordnete Störungen: Der Muskel ist grundsätzlich bei myofaszialen Schmerzzuständen des Temporomandibulargelenks, des Halses und bei Kopfschmerzzuständen zu untersuchen und zu behandeln. Die Assoziation mit den Nebenhöhlen bzw. dem Lymphsystem des Kopfes ist sehr eng.

M. sternocleidomastoideus (Abb. 2.48)

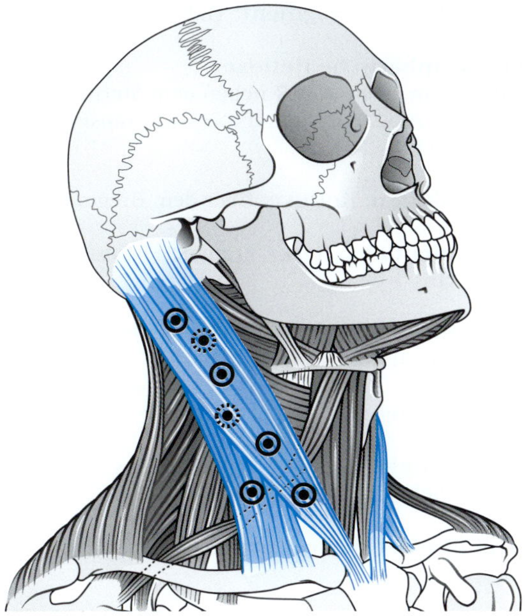

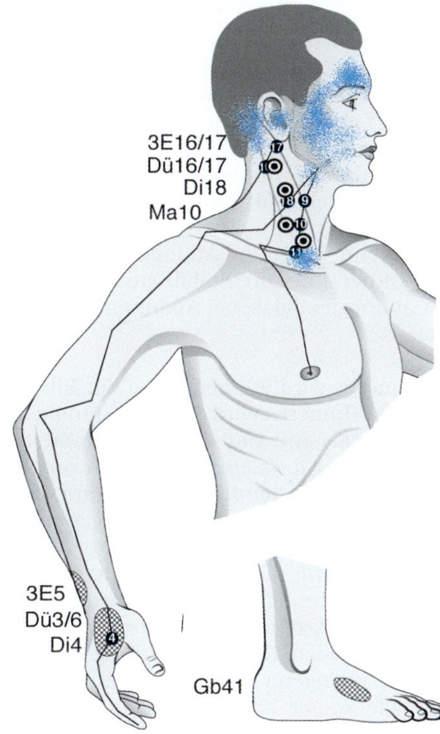

Motorische Innervation: N. accessorius (XI), C2 u. C3.
TS-Line: Zwischen L5 und Th2
Organbeziehung: Nasennebenhöhlen
Nährstoffbeziehung: Vitamin B_6, B_3, Jod bei zäher Verschleimung der Nebenhöhlen.
Leitbahnbeziehung: Magen

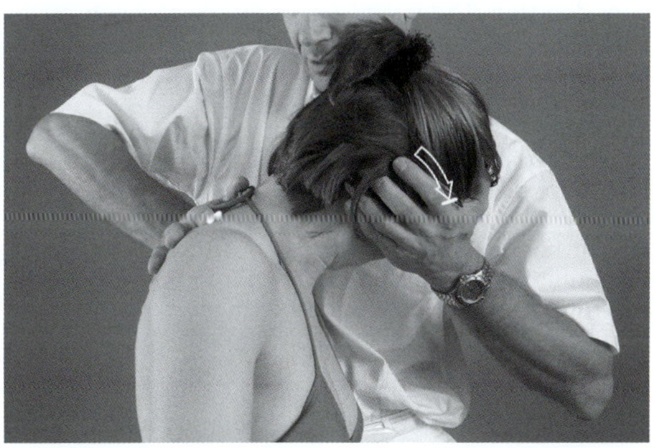

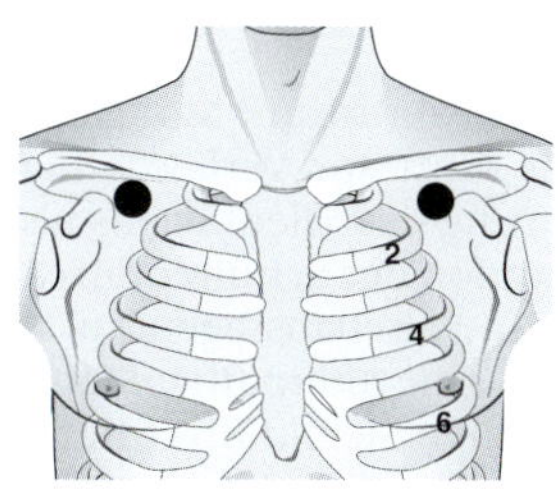

NL anterior

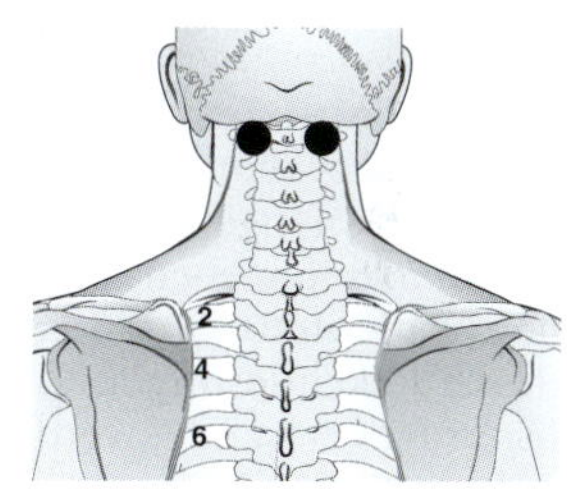

NL posterior

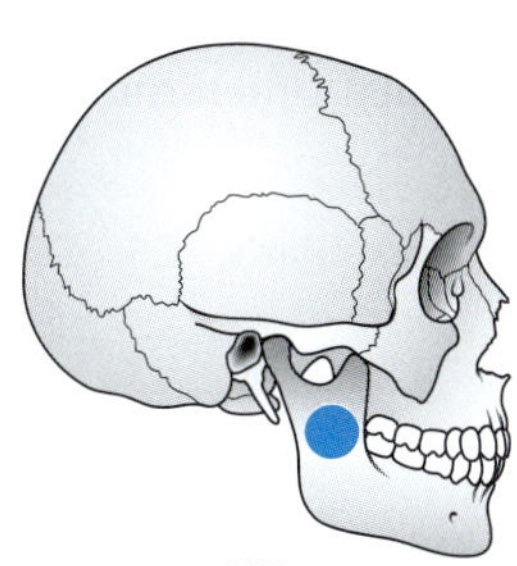

NV

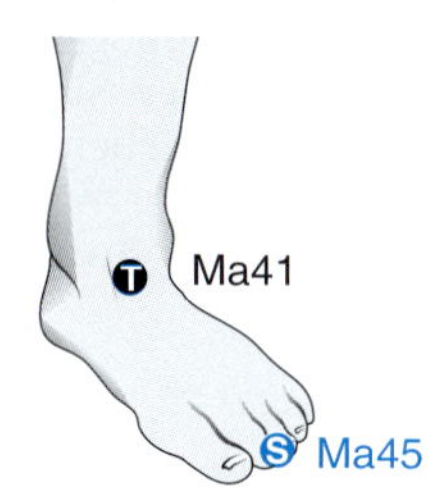

Drain.-Pkt. (S)
Auff.-Pkt. (T)

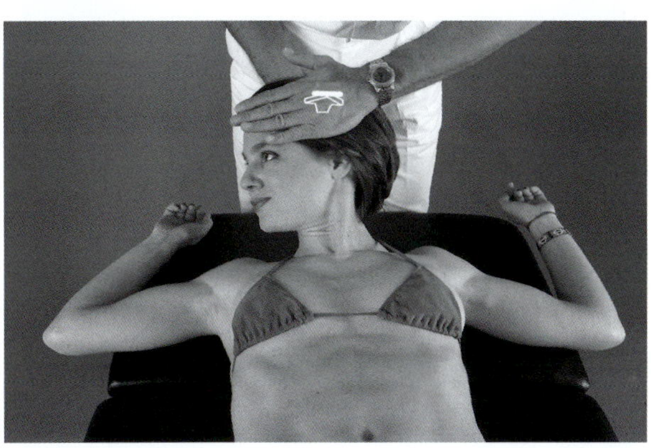

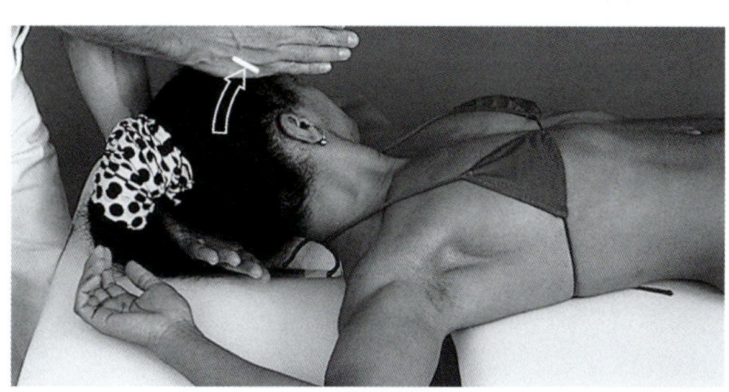

2.7.20 M. subscapularis

Ursprung: Beinahe von der gesamten anterioren Fläche der Skapula: Fossa subscapularis.

Verlauf: Nach lateral konvergierend. Der M. serratus anterior bedeckt den M. subscapularis ventral.

Ansatz: Tuberculum minus des Humerus und inferiorer Anteil der Schultergelenkskapsel.

Funktion: Innenrotation und Adduktion des Humerus. Der Muskel ist der anteriore Stabilisator des Humeruskopfes im Cavum glenoidale bei Abduktion (Rotatorenmanschette).

Test: Der Humerus wird 90° abduziert, der Ellenbogen 90° flektiert. Der Humerus wird dann vollständig innenrotiert. Nehmen Sie mit der testenden Hand an der palmaren Fläche des distalen Unterarms Kontakt, die andere Hand stabilisiert den Ellenbogen von radial. Die testende Hand sollte Kontakt zum Drainagepunkt He 7 im Bereich des Os pisiforme vermeiden. Fordern Sie den Patienten auf, den Arm mit ganzer Kraft nach innen zu rotieren. Diese Bewegung wird dem Patienten am besten als „Trockenübung" mehrere Male gezeigt. Halten Sie mit Ihrer testenden Hand in Richtung Außenrotation gegen. Bei geringerer Abduktion des Humerus als 90° werden die weiter kranial gelegenen Fasern des Muskels getestet, bei voller Abduktion von 90° die weiter kaudal gelegenen Fasern.

Fehler beim Test, Vorsichtsmaßnahmen: Mangelnde Innenrotation des Humerus führt zur Verfälschung des Tests, mangelnde Stabilisierung des Ellenbogens als Hypomochlion ebenso wie Elevation der Schulter durch den Patienten führen auch zu Falschaussagen, u.a. durch Rekrutierung. Dann kann eine alternative Stabilisierung verwendet werden: Greifen Sie mit Ihrer Hand auf die Schulter des Patienten und geben Sie den Gegenhalt beim Testen mit Ihrem Unterarm, der von lateral am Ellenbogen des Patienten anliegt. Mit der Testhand nehmen Sie Kontakt zum distalen Unterarm wie oben beschrieben.

Motorische Innervation: N. subscapularis, C5, C6 (C7).

Viszeroparietales Segment: Th2.

Neurolymphatische Reflexe:
Anterior: im zweiten ICR neben dem Sternum;
Posterior: zwischen dem Processus transversus von Th2 und Th3.

Neurovaskuläre Reflexe: Über dem Bregma.

Organbeziehung: Herz, kraniale Fasern: Prostata (Beardall).

Nährstoffbeziehung: Vitamin E, Vitamin B2, B3, Magnesium, Selen, Karnitin.

Leitbahnbeziehung: Herz.

Drainagepunkt (S): He 7 (proximal des Os pisiforme radial der Sehne des Flexor carpi ulnaris).

Auffüllpunkt (T): He 9 (ulnarer Nagelfalzwinkel des Kleinfingers).

Triggerpunkte: In der Nähe des lateralen Skapularandes, in der Nähe des medialen Skapularandes und kaudal des Proc. coracoideus. He 1 liegt in der Tiefe der Achselhöhle und entspricht etwa einem möglichen Triggerpunkt.

Schmerzübertragung: In den medialen Oberarm, den dorsalen Oberarm und Schulterblattbereich, sowie in den dorsalen Unterarm (etwa in die Region 3E 5/Dü 6).

Wirksame Fernpunkte: He 7, Dü 3, Dü 6.

Charakteristische zugeordnete Störungen: Bilaterale Funktionsschwächen des M. subscapularis sind meist von Sternum-Fixationen verursacht. Diese wiederum können mit viszeral osteopathischen Perikard-Fixationen assoziiert sein, welche für funktionelle Herzbeschwerden inkl. Rhythmusstörungen verantwortlich sein können. Diese Störungen erfordern eine manuelle Korrektur.

M. subscapularis (Abb. 2.49)

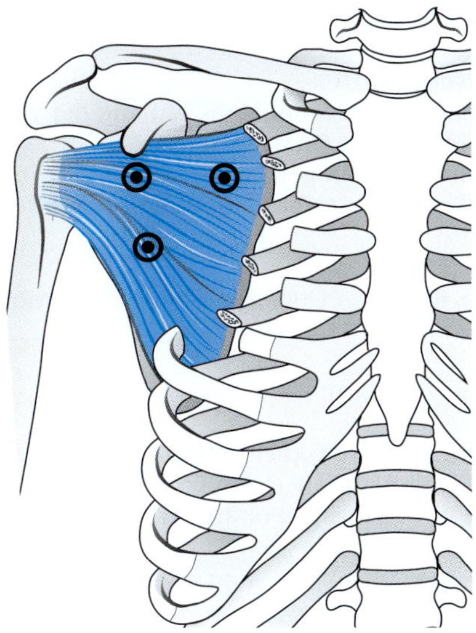

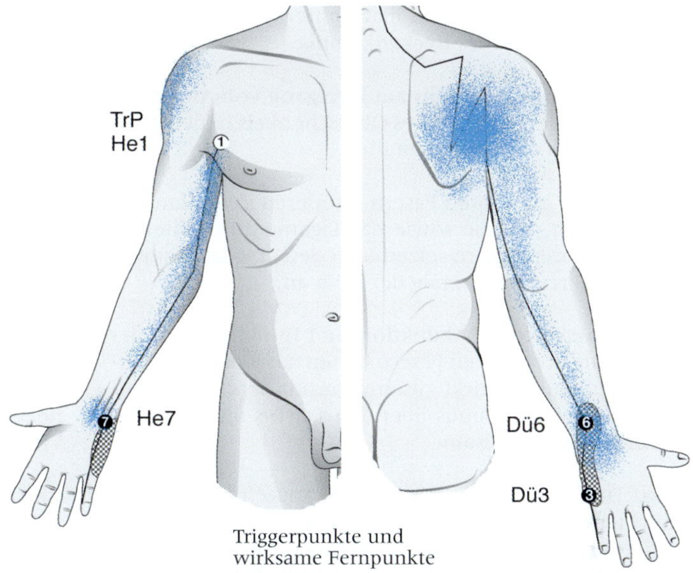

Triggerpunkte und wirksame Fernpunkte

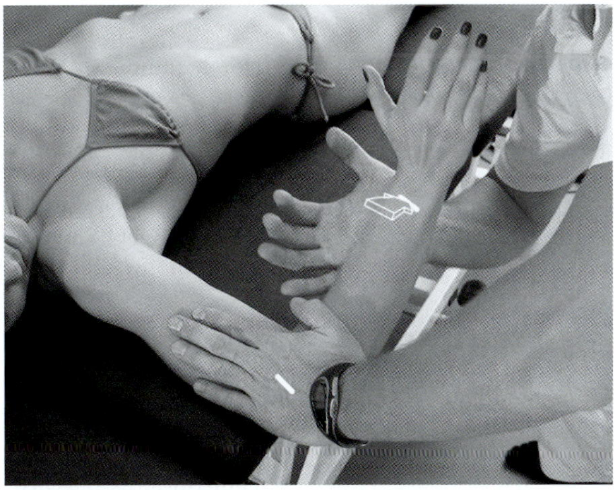

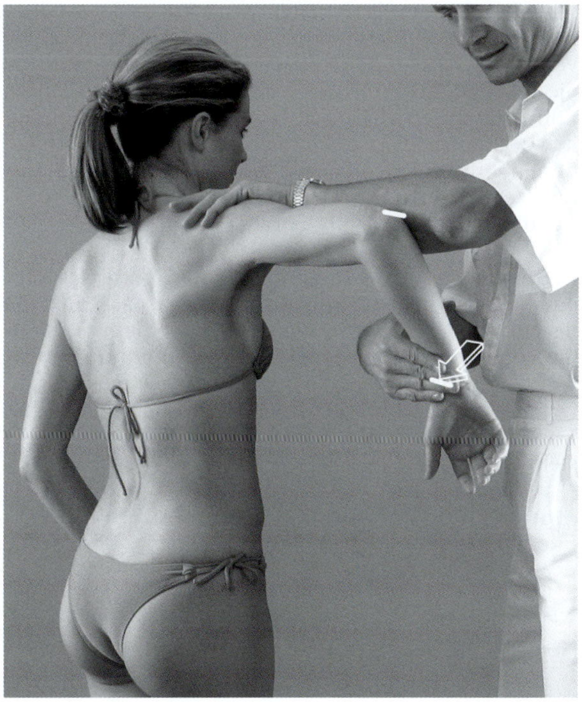

Motorische Innervation: N. subscapularis, C5, 6 (7)
Viszeroparietales Segment (TS-Line): Th2
Organbeziehung: Herz
Nährstoffbeziehung: Vitamin E, B_2, B_3, Magnesium, Selen, Karnitin.
Leitbahnbeziehung: Herz

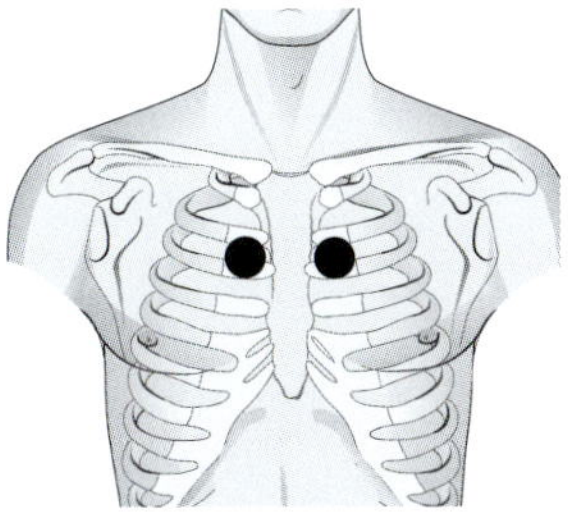

NL anterior

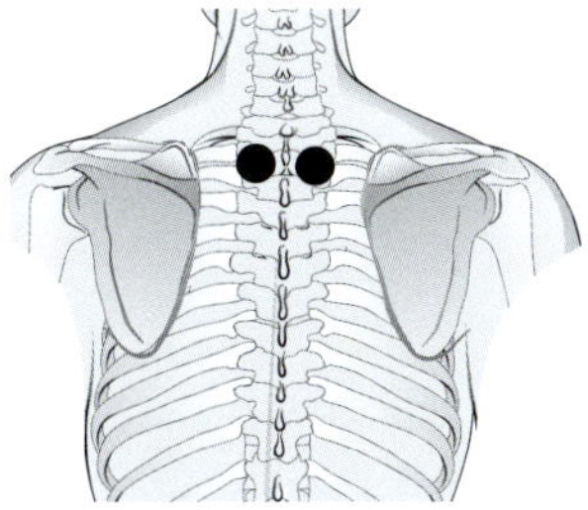

NL posterior

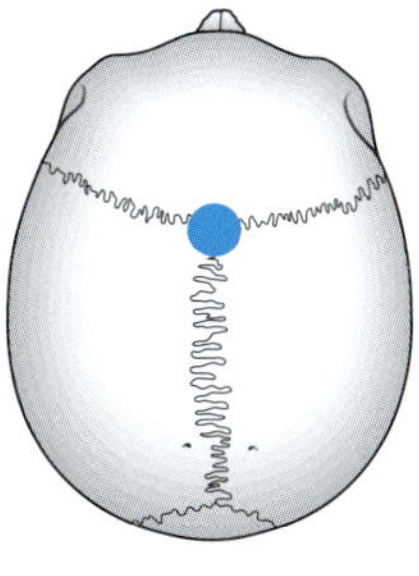

NV

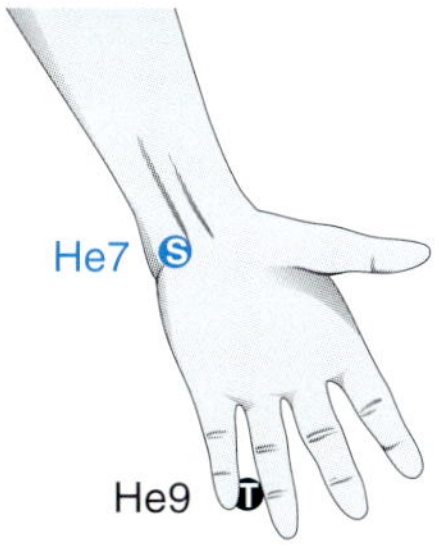

Drain.-Pkt. (S)
Auff.-Pkt. (T)

2.7.21 M. tensor fasciae latae

Ursprung: Von der Spina iliaca anterior superior und dem vorderen Teil des Beckenkamms.

Verlauf: Der Muskel geht am Übergang vom proximalen zum mittleren Drittel des Oberschenkels in den Tractus iliotibialis der Fascia lata über.

Ansatz: Die anterioren Fasern inserieren in das laterale Retinaculum patellae sowie das Ligamentum patellae. Die posterioren Fasern setzen über den Tractus iliotibialis am Tuberculum laterale der Tibia an.

Funktion: Flexion, Abduktion und Innenrotation des Femur. Die posterioren Fasern halten das Knie in Extension. Der Muskel wirkt zusammen mit dem synergistischen Glutäus maximus über den Tractus iliotibialis als lateraler Kniestabilisator.

Test: Der Test wird in Rückenlage ausgeführt. Bei gestrecktem Knie wird das Bein 30° abduziert, 30° flektiert und vollständig innenrotiert. Nehmen Sie mit der testenden Hand von lateral Kontakt zum distalen Unterschenkel, halten Sie das Bein zunächst in der Abduktions-Flexions-Innenrotationsposition. Stabilisieren Sie von lateral den kontralateralen Unterschenkel. Fordern Sie den Patienten auf, das gestreckte Bein nach außen und oben zu drücken und halten Sie in Richtung auf den gegenüberliegenden Fuß gegen. Dabei die Testhand öffnen und mit der flachen Hand Kontakt zum Unterschenkel nehmen, damit der Testvektor unmissverständlich ist.

Fehler beim Test, Vorsichtsmaßnahmen: Der Patient darf nicht das Bein außenrotieren und das Knie flektieren. Vor dem Test muss das gestreckte Bein vollständig von Ihnen von außen, oben kommend unterstützt werden. In dem Moment, wo der Patient seine Kontraktion beginnt, greifen Sie so um, dass nur noch ein flacher Kontakt in der Richtung des Kontraktionsvektors besteht.

Motorische Innervation: N. glutealis superior, L4, L5 und S1.

Viszeroparietales Segment: L4.

Neurolymphatische Reflexe:
Anterior: über dem Tractus iliotibialis entlang der gesamten lateralen Fläche des Oberschenkels;
Posterior: über einer dreieckigen Fläche, die vom Dornfortsatz L4, dem Dornfortsatz Th12 und dem Rand des Iliums gebildet wird.

Neurovaskuläre Reflexe: Über der Eminentia parietalis.

Organbeziehung: Dickdarm.

Nährstoffbeziehung: Eisen (bei bilateraler funktioneller Schwäche), Symbionten (Laktobazillus, E. coli), Vit. B-Komplex, Vit. D, Vit. B_{12}, Folsäure, l-Glutamin.

Leitbahnbeziehung: Dickdarm.

Drainagepunkt (S): Di 2 (an der radialen Zeigefingerseite an der Grenze der Basis zum Schaft des Grundgliedes).

Auffüllpunkt (T): Di 11 (am lateralen Ende der Ellenbogenbeugefalte).

Triggerpunkte: Etwa drei bis vier QF kaudal des Darmbeinrandes (Gb 29).

Schmerzübertragung: In den lateralen Oberschenkel, Tractus iliotibialis.

Wirksame Fernpunkte: Gb 34, Gb 38, Gb 40.

Charakteristische zugeordnete Störungen: Lateraler Oberschenkelschmerz, lateraler Knieschmerz, Beckenläsionen. Bei bilateraler funktioneller Schwäche ist meist eine Dickdarmfunktionsstörung die Ursache, es kann nach Goodheart aber auch eine Eisenmangel-Anämie vorliegen.

M. tensor fasciae latae (Abb. 2.50)

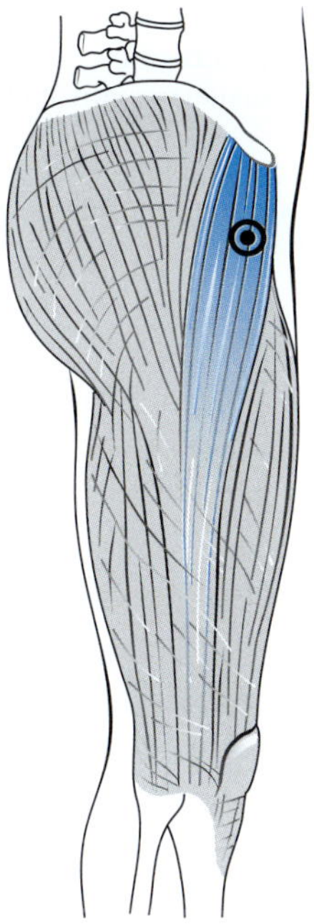

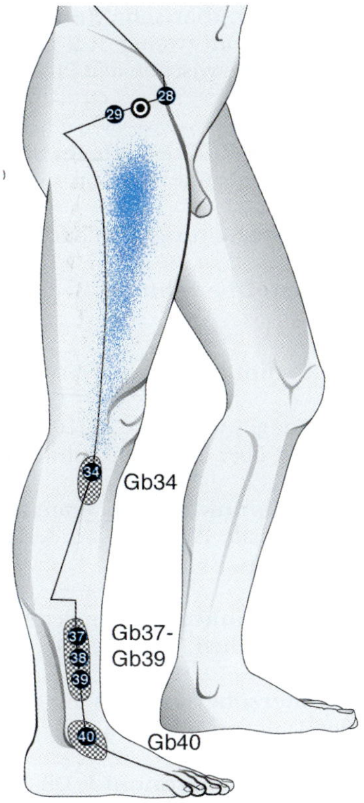

Triggerpunkte und wirksame Fernpunkte

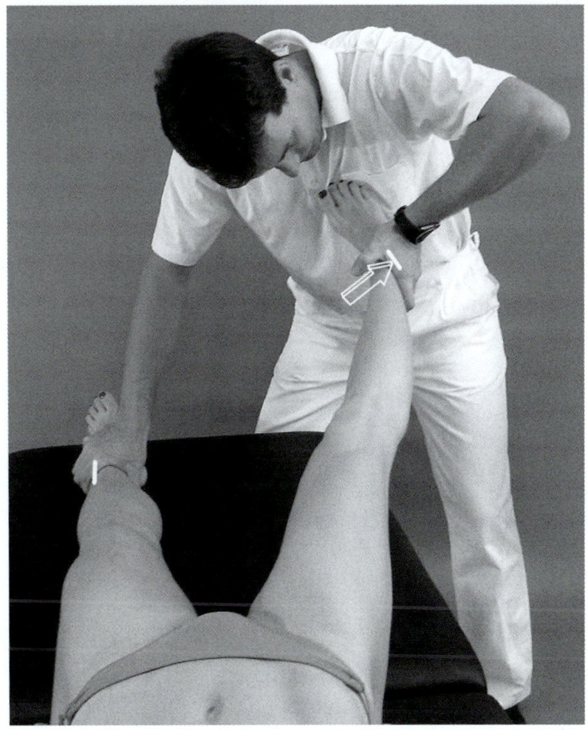

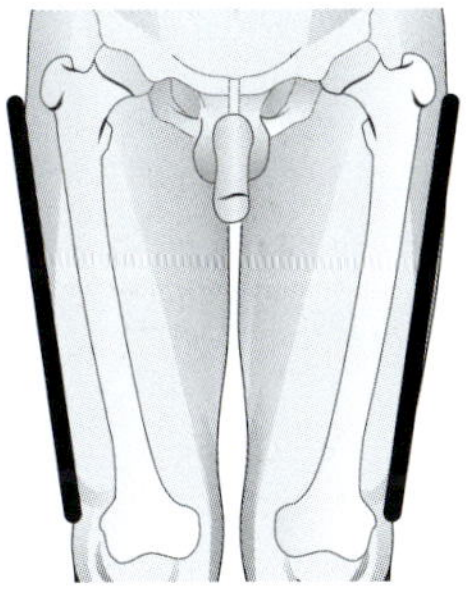
NL anterior

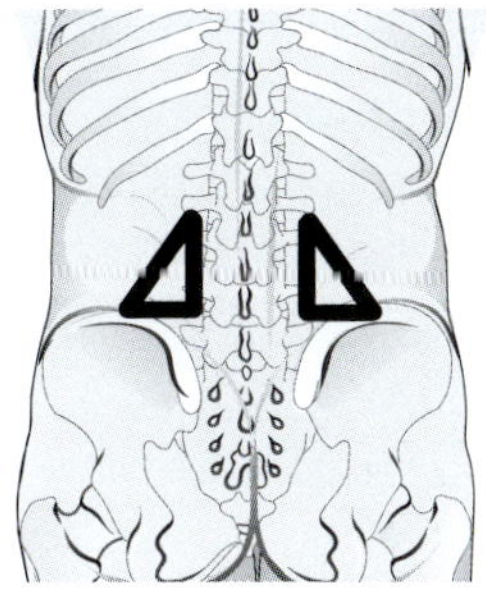
NL posterior

Motorische Innervation: N. glutaealis superior, L4, 5 und S1
Organbeziehung: Dickdarm
Nährstoffbeziehung: Eisen (bei bilateraler funktioneller Schwäche), Symbionten des Darms (Lactobacillus, E. coli), Vit. B- Komplex, Vit. B_{12}, Vit. D, Folsäure, l-Glutamin
Leitbahnbeziehung: Dickdarm

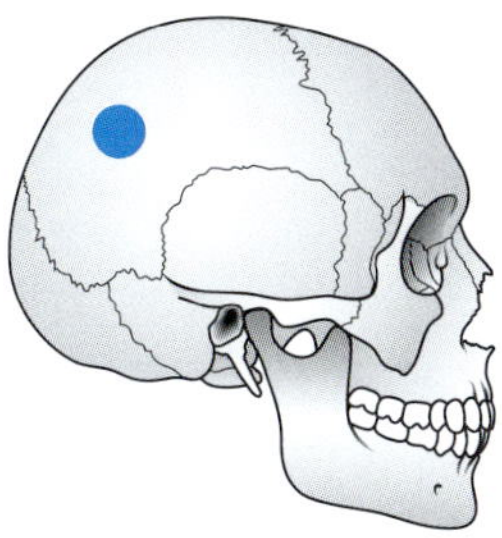
NV

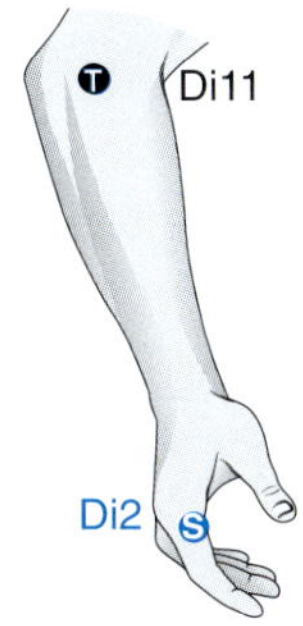

Drain.-Pkt. (S)
Auff.-Pkt. (T)

2.7.22 M. teres minor

Ursprung: Von der Dorsalfläche der Scapula im Bereich des mittleren Drittels des lateralen Randes.

Verlauf: Nach lateral und kranial.

Ansatz: Am inferioren Anteil des Tuberculum majus, des Humerus und an der Schultergelenkskapsel.

Funktion: Außenrotation des Humerus sowie geringe Abduktions- und Extensionswirkung. Der Muskel stabilisiert den Humeruskopf im Cavum glenoidale und ist in diesem Sinne bei Flexion und Abduktion des Humerus aktiv.

Test: Der Ellenbogen des Patienten wird 90° flektiert, der Humerus wird 20° abduziert und fast vollständig außenrotiert. Die Abduktion bringt den Humerus in etwa rechten Winkel zu den Fasern des Muskels. Nehmen Sie von außen am distalen Unterarm Kontakt, die nicht testende Hand stabilisiert den Ellenbogen von medial. Dabei sollte jedoch der Kontakt zum Drainagepunkt 3E 10 (s. u.) vermieden werden. Der Patient wird aufgefordert, den Unterarm mit maximaler Kraft nach außen gegen Ihren gehaltenen Widerstand zu drücken.

Fehler beim Test, Vorsichtsmaßnahmen: Zu geringe Außenrotation. Abduktion des Armes anstatt Außenrotation. Zu weite Abduktion (mehr als 20–30°) führen zu übermäßiger Rekrutierung des Infraspinatus. Der Ellenbogen muss sicher stabilisiert werden.

Motorische Innervation: N. axillaris (C5, C6).

Neurolymphatische Reflexe:
Anterior: im zweiten ICR neben dem Sternum;
Posterior: zwischen den Processus transversus von Th2 und Th3.

Neurovaskuläre Reflexe: Über dem Os temporale posterior der Sutura temporosphenoidalis.

Organbeziehung: Schilddrüse.

Nährstoffbeziehung: Jodid, Zink, Selen, Tyrosin, Vit. A.

Leitbahnbeziehung: 3-Erwärmer.

Drainagepunkt (S): 3E 10 (drei QF proximal des Olekranon über der Trizepssehne).

Auffüllpunkt (T): 3E 3 (am Handrücken zwischen Os metacarpale IV und V an der Grenze von Schaft und Köpfchen).

Triggerpunkte: Etwa in der Mitte des Muskelbauches, etwa zwischen Dü 9, Dü 10.

Schmerzübertragung: In die laterale Schulter und den lateralen Oberarm.

Wirksamer Fernpunkt: Dü 3.

Charakteristische zugeordnete Störungen: Schilddrüsendysfunktion, Schulterprobleme.

M. teres minor (Abb. 2.51)

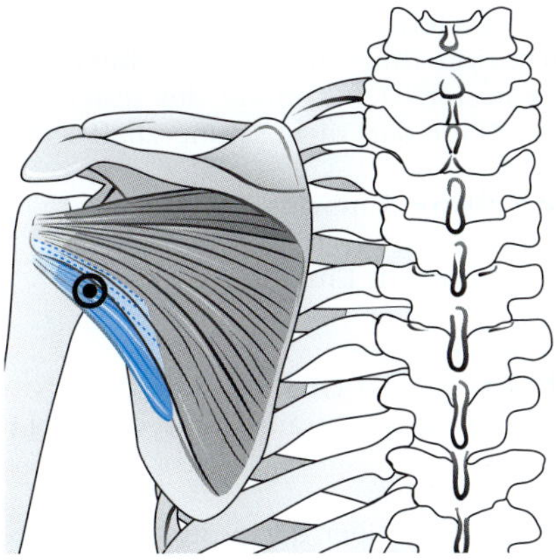

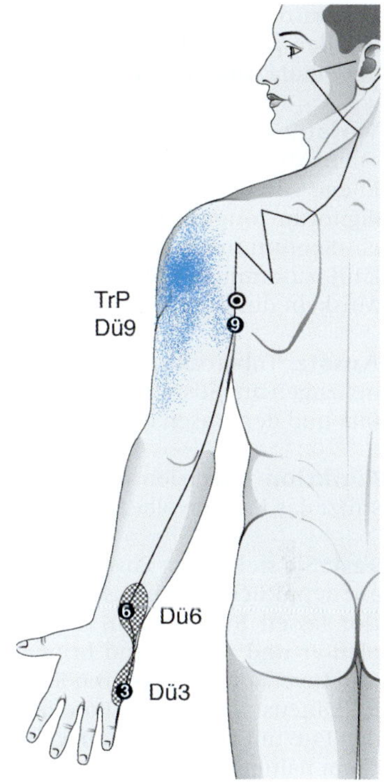

Triggerpunkte und wirksame Fernpunkte

Motorische Innervation: N. axillaris (C5, 6)
Organbeziehung: Schilddrüse
Nährstoffbeziehung: Jod, Zink, Selen, Tyrosin
Leitbahnbeziehung: Drei-Erwärmer (3E)

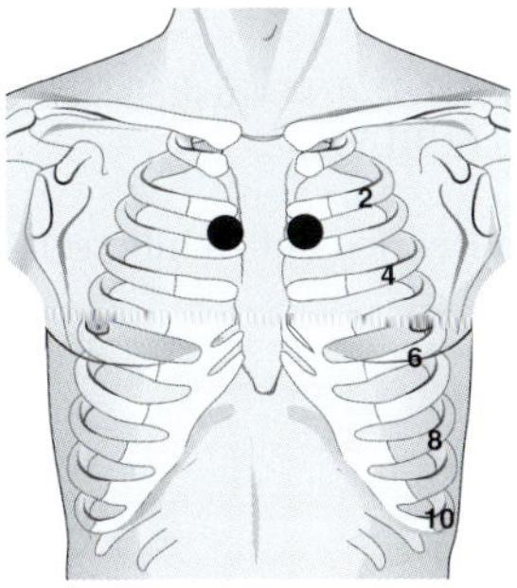

NL anterior

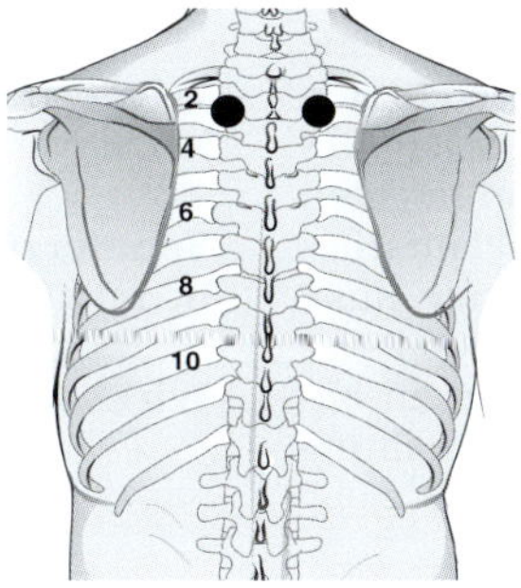

NL posterior

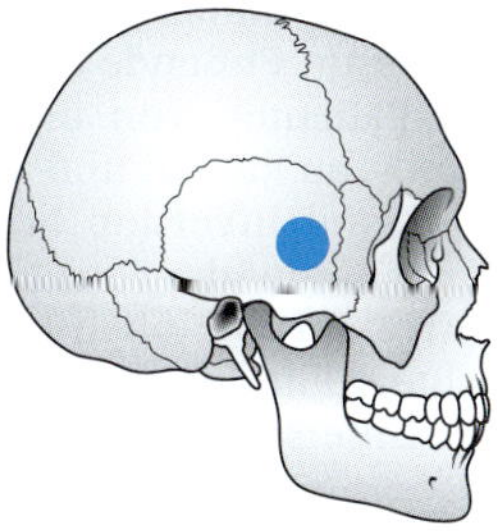

NV

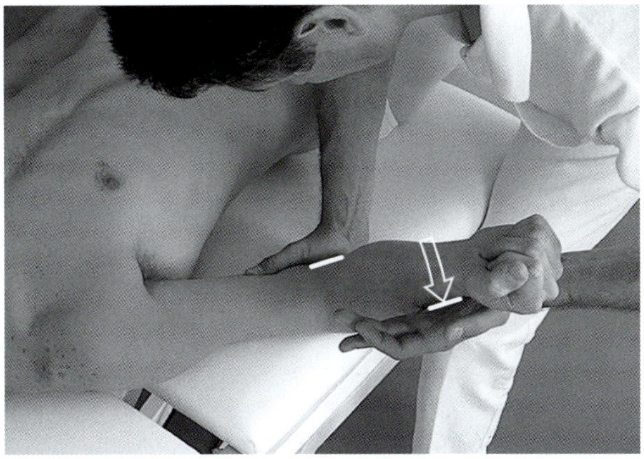

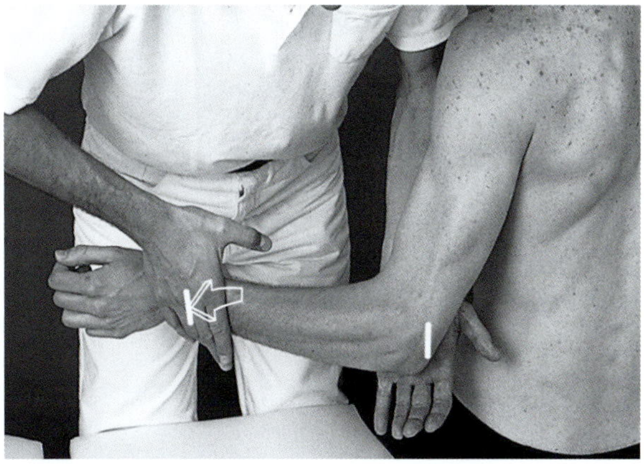

2.7.23 M. tibialis posterior

Ursprung: Am lateralen Teil der dorsalen Fläche der Tibia, den proximalen zwei Dritteln der medialen Fläche der Fibula und der Membrana interossea.

Verlauf: Der Muskel liegt in der tiefen Schicht der dorsalen Muskelgruppe des Unterschenkels in derselben Ebene wie der M. flexor hallucis longus und M. flexor digitorum longus. Diese sind vom M. triceps surae durch ein Septum intermusculare getrennt. Seine Sehne verläuft zusammen mit den Sehnen der letztgenannten Muskeln durch den Tarsaltunnel.

Ansatz: Tuberositas ossis navicularis, mit einigen Sehnenzügen am Sustentaculum tali, an den Ossa cuneiformia und den Basen der Ossa metatarsalia II–IV.

Funktion: Inversion und Plantarflexion des Fußes. Er stützt das Fußgewölbe.

Test: Sie stehen am Fußende der Liege, der Patient liegt auf dem Rücken. Zur Testung des rechten Tibialis posterior fassen Sie den Fuß mit Ihrer rechten Hand von plantar und medial und bringen ihn in Plantarflexion und Inversion. Stabilisieren Sie mit der linken Hand den Kalkaneus von lateral. Fordern Sie den Patienten auf, den Fuß mit ganzer Kraft nach unten und innen zu drücken, halten Sie in Richtung Dorsalextension und Eversion gegen. Die Richtung der Gegenkraft sollte einem Vektor von inferior nach superior und von medial nach lateral entsprechen. Für den linken M. tibialis posterior kehrt sich die Handhaltung entsprechend um. Beim Test sollte auf die Elevation der Sehne des M. tibialis anterior im Sinne einer Rekrutierung geachtet werden. Eine andere Handhaltung beim Test ist möglich: Sie können rechts am Fußende der Liege stehend den rechten Fuß des Patienten von unten kommend mit der rechten Hand von kaudal und medial fassen, und in Plantarflexion und Inversion bringen. Die stabilisierende linke Hand nimmt das Fersenbein von lateral in die Hand. Der Testvektor wie oben beschreiben ist unbedingt zu beachten. Für den linken Fuß dreht sich die Handhaltung des Untersuchers entsprechend um.

Fehler beim Test, Vorsichtsmaßnahmen: Nicht ausreichende Plantarflexion führt zu massiver Rekrutierung des Tibialis anterior. Der Kontakt der testenden und stabilisierenden Hand darf nicht schmerzhaft sein.

Motorische Innervation: N. tibialis, L5, S1.

Viszeroparietales Segment: Entfällt.

Neurolymphatische Reflexe:
Anterior: zwei QF lateral, vier QF kranial des Nabels;
Posterior: Zwischen Processus transversus von Th11 und 12.

Neurovaskulärer Reflex: Über der posterioren Fontanelle (Lambda).

Organbeziehung: Nebenniere.

Nährstoffbeziehung: Vit. A, B_3, B_5, B_6, B_9, C, E, Cu, Mg, Mn, Zn, Tyrosin und andere Kofaktoren der Katecholaminsynthese, Ginseng und andere Faktoren, die die Nebennierenrinde stützen.

Leitbahnbeziehung: Perikard (Kreislauf/Sexualität)

Drainagepunkt (S): Pe 7 (in der Handgelenksbeugefalte zwischen der Sehne des M. palmaris longus und Flexor carpi radialis).

Auffüllpunkt (T): Pe 9 (am radialen Nagelfalzwinkel des 3. Fingers).

Triggerpunkte: Im proximalen Teil des Muskels etwa in der Mitte der Wade (entspricht Bl 57).

Schmerzübertragung: In den Bereich der Achillessehne und Fußsohle.

Wirksamer Fernpunkt: Bl 60/62, Ni 3.

M. tibialis posterior (Abb. 2.52)

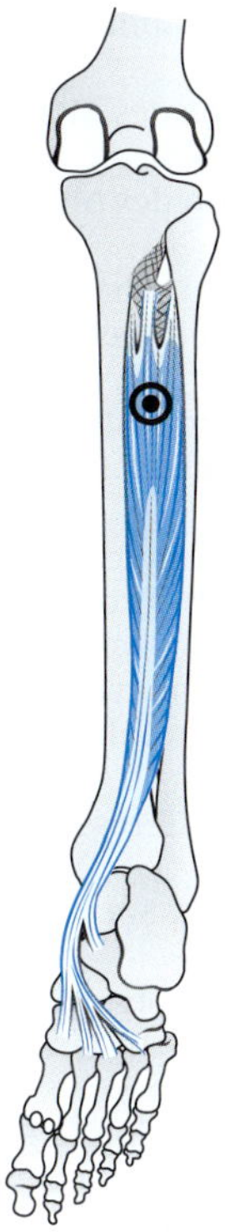

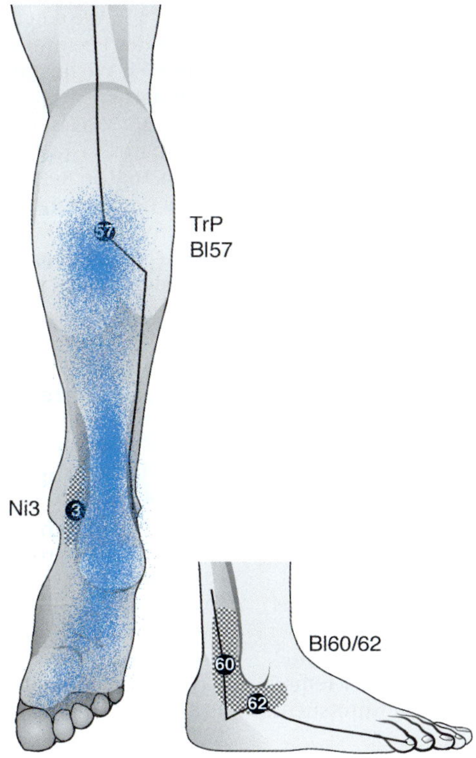

Triggerpunkte und wirksame Fernpunkte

Motorische Innervation: N. tibialis, L5, S1
Organbeziehung: Nebenniere
Nährstoffbeziehung: Vit. A, B_3, B_5, B_6, B_9, C, E, Cu, Mg, Mn, Zn, Tyrosin, Ginseng
Leitbahnbeziehung: Perikard (Kreislauf/Sexualität)

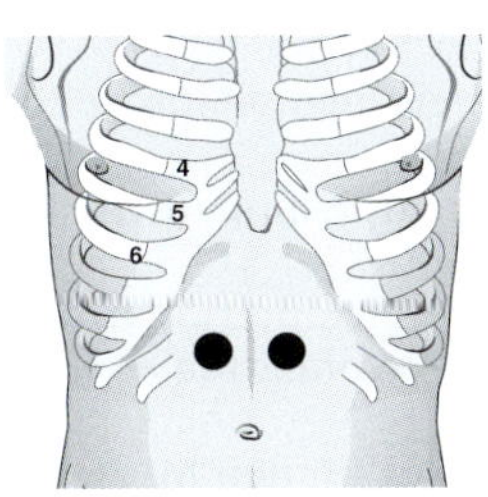

NL anterior

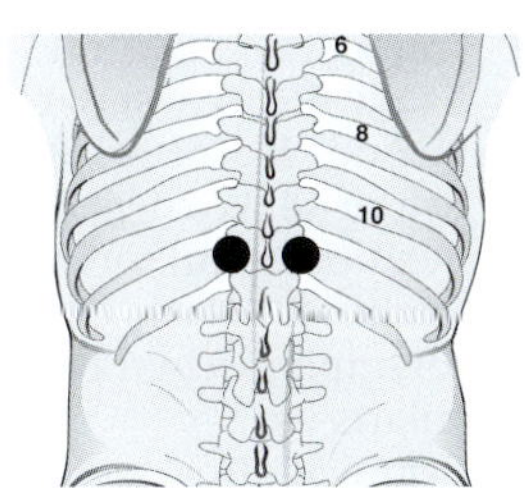

NL posterior

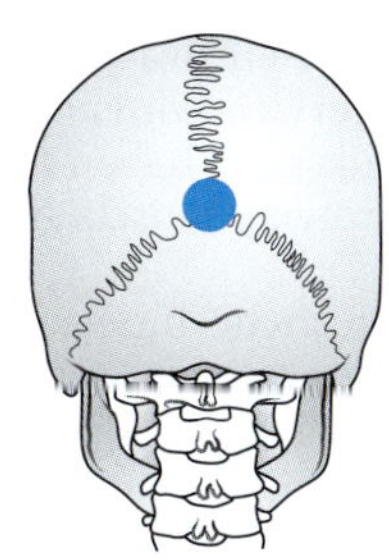

NV

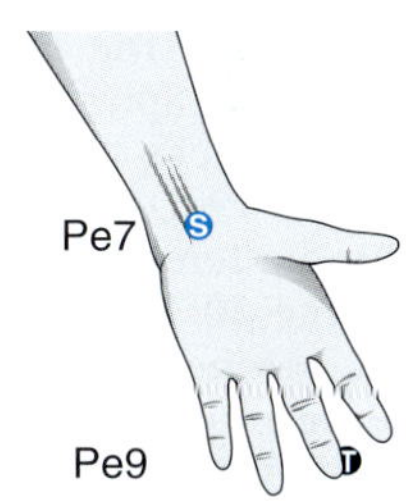

Drain.-Pkt. (S)
Auff.-Pkt. (T)

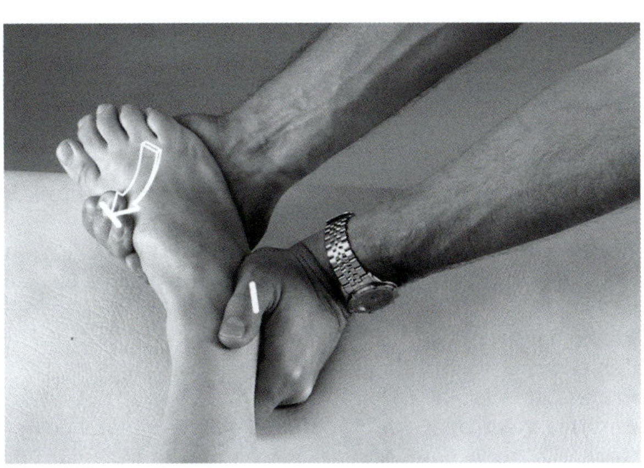

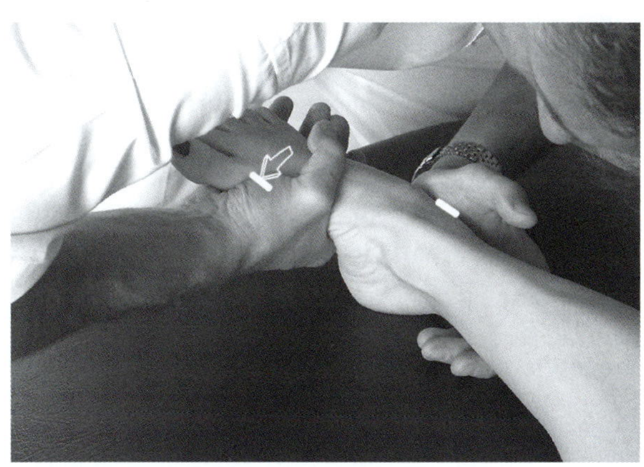

2.8 Übungsfragen zu Kap. 2.7

Antworten ☞ Kap. 3.8

Frage 1: Das Herz ist assoziiert mit welchem Muskel?
Frage 2: Der Thymus ist assoziiert mit welchem Muskel?
Frage 3: Die Lunge ist assoziiert mit welchen Muskeln?
Frage 4: Welche Leitbahn ist mit dem M. gracilis assoziiert?
Frage 5: Nennen Sie Lymphreflexzonen des M. tensor fasciae latae.
Frage 6: Wo liegen die Lymphreflexzonen des M. pectoralis major sternalis?
Frage 7: Womit korreliert funktionelle bilaterale Piriformis-Schwäche am wahrscheinlichsten?
Frage 8: Womit korreliert funktionelle bilaterale Sternokleidomastoideus-Schwäche?
Frage 9: Mit welchem Organ ist der M. teres minor nach Goodheart assoziiert?
Frage 10: Der Levator scapulae ist klinisch assoziiert mit welchem Organ?
Frage 11: Welches ist die Ebene motorischer Innervation des M. tibialis posterior?
Frage 12: Der Dünndarm ist assoziiert mit welchen Muskeln?
Frage 13: Was ist die motorische Innervationsebene des M. teres minor?
Frage 14: Die Niere ist assoziiert mit welchen Muskeln?
Frage 15: Bei funktioneller bilateraler Rektus-femoris-Schwäche sollten welche Störungen untersucht werden?
Frage 16: Die Gallenblase ist assoziiert mit welchem Muskel?
Frage 17: Welches sind die motorische und die viszeroparietale Wirbelebene des Subscapularis?
Frage 18: Die Behandlung des neurovaskulären Reflexes des Splenius capitis und cervicis wird am ehesten einen Effekt an welchem Organsystem haben?
Frage 19: Die posterioren neurolymphatischen Reflexe für die Teres minor liegen wo?
Frage 20: Nennen Sie die motorische Innervation des M. peroneus longus und brevis.
Frage 21: Mit welchem Muskel beginnt die Abduktionsbewegung des Armes?
Frage 22: Wo liegt der neurovaskuläre Reflex für den M. tensor fasciae latae?
Frage 23: Beschreiben Sie motorische Innervation und viszeroparietales Segment des M. pectoralis major sternalis.
Frage 24: Wodurch wird das Ende der Behandlung der neurovaskulären Reflexpunkte angezeigt?
Frage 25: Welches ist die Lokalisation des posterioren neurolymphatischen Reflexes der Bauchmuskulatur?
Frage 26: Geben Sie die motorische Innervation und das viszeroparietale Segment des M. tensor fasciae latae an.
Frage 27: Auf welcher Höhe liegen die anterioren und posterioren neurolymphatischen Reflexe des Quadriceps?
Frage 28: Nennen Sie die motorischen und die viszeroparietale Segmentebenen des M. quadriceps femoris.
Frage 29: Wo liegt der anteriore neurolymphatische Reflex für den Latissimus dorsi?
Frage 30: Der anteriore neurolymphatische Reflex für den Levator scapulae liegt zwischen welchen Rippen?
Frage 31: Die neurovaskulären Reflexpunkte für die Pectoralis major clavicularis sind wo lokalisiert?
Frage 32: Beschreiben Sie motorische und viszeroparietale Wirbelebene des M. latissimus dorsi.
Frage 33: Wo liegt der posteriore neurolymphatische Reflex des Pectoralis major sternalis?
Frage 34: Wo liegt der neurovaskuläre Reflex des M. infraspinatus?
Frage 35: Was ist die motorische Innervation des M. infraspinatus?
Frage 36: Die Behandlung des neurolymphatischen Reflexes der Nackenflexoren kann wirksam sein bei welchen Symptomen?
Frage 37: Zwischen welchen Wirbeln ist der posteriore neurolymphatische Reflex für den Deltoideus lokalisiert?
Frage 38: Was ist die Ebene motorischer Innervation und das viszeroparietale Segment des M. latissimus dorsi?
Frage 39: Was ist die Ebene motorischer Innervation und das viszeroparietale Segment des M. pectoralis major clavicularis?
Frage 40: Der neurovaskuläre Reflex für den Teres minor liegt wo?
Frage 41: Der neurovaskuläre Reflex für den Sartorius ist wo lokalisiert?
Frage 42: Die Lokalisation des anterioren neurolymphatischen Reflexes für den M. sartorius ist wo lokalisiert?
Frage 43: Was ist die Ebene motorischer Innervation und das viszeroparietale Segment des M. gluteus medius?
Frage 44: Die Behandlung der neurolymphatischen Reflexpunkte für welchen der folgenden Muskeln kann einer Patientin mit Menopausenproblemen helfen: Peroneus longus, Deltoideus, Adduktoren, Latissimus.
Frage 45: Wo ist der anteriore neurolymphatische Reflex des Piriformis lokalisiert?
Frage 46: Wo ist der neurovaskuläre Reflex des Subscapularis lokalisiert?
Frage 47: Wo ist der posteriore neurolymphatische Reflex des M. sartorius lokalisiert?
Frage 48: Wo liegt der anteriore neurolymphatische Reflex der Adduktoren?
Frage 49: Nach Goodheart liegen die anterioren neurolymphatischen Reflexe für den Pectoralis major clavicularis wo?
Frage 50: Der neurovaskuläre Reflex für den M. gracilis liegt wo?
Frage 51: Was ist die Ebene motorischer Innervation und das viszeroparietale Segment des M. popliteus?
Frage 52: Der anteriore neurolymphatische Reflex des Deltoideus liegt zwischen welchen Rippen?
Frage 53: Was ist die Ebene motorischer Innervation und das viszeroparietale Segment des M. psoas?
Frage 54: Was ist die Ebene motorischer Innervation und das viszeroparietale Segment des M. sartorius?
Frage 55: Behandlungsbedürftigkeit der neurovaskulären Reflexe für den Pectoralis major clavicularis sind häufig eng verbunden mit welchen Zuständen?
Frage 56: Was ist die Ebene motorischer Innervation und das viszeroparietale Segment des M. tensor fasciae latae?
Frage 57: Der posteriore neurolymphatische Reflex für den Glutäus medius liegt wo?
Frage 58: Was ist die Ebene motorischer Innervation und das viszeroparietale Segment des M. tibialis posterior?

2.9 Antworten zu Kap. 2.1 bis 2.5

Antwort 1: Alle drei Seiten der Triad of Health: schlechte Arbeitsposition, chemische Belastungen am Arbeitsplatz, emotionaler Stress etc.
Antwort 2: Hypoglykämie (☞ Kap. 16), Schwermetallbelastungen (☞ Kap. 6), histamin- und bradykininvermittelte Reaktionen (☞ Kap. 8), Säure-Basen-Dysbalancen (☞ Kap. 4).
Antwort 3: Veränderung der Körperhaltung geht einher mit einem veränderten emotionalen Zustand (z. B. nach Alexander, Alexander-Technik); strukturelle Abweichungen, die zu chronischen Schmerzen führen, verändern die Psyche.
Antwort 4: Emotionaler Stress führt zu funktioneller Nebennierenschwäche oder Adaptationssyndrom, Ess-Störungen führen zu alimentären Dysbalancen.
Antwort 5: Die emotionale Situation bestimmt die Körperhaltung, muskuläre Spannungen werden durch emotionale Spannungen aufgebaut.
Antwort 6: Meist mit dem Bizeps brachii.
Antwort 7: Der Patient weicht von der Testposition ab, um Synergisten einzuschalten. Der Patient hält die Luft in Inspiration an, um kraniosakrale Läsionen zu kompensieren. Der Patient macht z. B. beim Deltoideus-Test eine Faust und bahnt damit eine Muskelfunktionskette.
Antwort 8: Mögliche Maßnahmen:
- Korrekte konstante Ausgangsposition beim Test
- Korrekte Stabilisierung des Patienten
- Adäquates Timing des Tests, der Patient startet den Test
- Der Patient berührt den Körper nicht mit seinen Händen, außer bei gewollter Therapielokalisation
- Der Patient muss den Mund locker geschlossen halten (kein Schlussbiss)
- Genaue Instruktion des Patienten
- Der Kontakt der testenden Hand darf nicht schmerzhaft sein.

Antwort 9: Er muss gegenüber seinen Synergisten in möglichst großen Vorteil gebracht werden.
Antwort 10:
a. Neurologisch: mangelnde inhibitorische Kontrolle durch die reziproke Hemmung der Antagonisten
b. Hypertonus als Folge von nozizeptiver Afferenz
c. Pyramidaler Hypertonus (Läsion der Pyramidenbahn: Spastizität)
d. Extrapyramidaler Hypertonus (Rigor).

Antwort 11:
a. Der Kontakt der Testhand ist schmerzhaft (z. B. Os pisiforme auf dem Epicondylus radialis beim Deltoideus-Test): falsch positive Dysreaktion.
b. Schmerz durch intramuskuläre oder artikuläre Störung: normales Dysfunktionszeichen, davon ausgehend wird per diagnostischer Provokation festgestellt, welche Maßnahmen den Schmerz und die Dysfunktion beseitigen können.
c. Krampf des getesteten Muskels: Über die Ursache der Krampfneigung muss nachgedacht und diese getestet werden: z. B. Säure-Basen-Störungen, Mineralstoffdysbalancen. Wenn dies ausgeschlossen ist, ist eine Dysreaktion durch Krampfen bei Test nicht verwertbar.

Antwort 12: Ein hypertoner Muskel ist nach den Vorstellungen der AK die Folge eines funktionell schwachen Antagonisten (Anmerkung: Hypertonus ist nicht mit Hyperreaktion zu verwechseln, sondern drückt die vermehrte Spannung und potenzielle Verkürzung des Muskels aus).
Antwort 13: Die funktionelle Schwäche einer autochthonen Wirbelsäulenmuskelstruktur führt zum Hypertonus der Antagonisten und damit zu einer vertebralen Läsion mit Hypomobilität entgegen der Läsionsrichtung.
Antwort 14: Falsch, denn Schmerz ist ein Dysfunktionszeichen, die dabei auftretende Hyporeaktion im Test wird genauso wie der Schmerz durch die adäquate Therapie (festgestellt durch diagnostische Provokation) beseitigt.
Antwort 15:
- Physischer Stress: Körperliche Überlastung, posturaler Stress
- Chemischer Stress: Nährstoffmangel, Medikamente, allergisch-toxische Reaktionen
- Thermischer Stress: Überhitzung
- Emotionaler Stress: Akut- und Langzeitbelastung.

Antwort 16:
- Alarmreaktion: Initialantwort auf Stress, Adrenalin-Erhöhung, Kortisol-Erniedrigung
- Reaktions- oder Widerstandsphase: Kortisol-Erhöhung
- Erschöpfungsphase: Kortisol-Erniedrigung.

Antwort 17: Auf Magen, Thymus, Nebenniere.
Antwort 18: Vorurteil und Projektionen des Untersuchers, jedoch auch des Patienten.
Antwort 19: Elektromagnetische Isolation der Körperregion, z. B. durch Kunstfaser, die elektrostatisch geladen ist, extreme Trockenheit der Haut bzw. der Raumluft, Bleiabschirmung.
Antwort 20: Es handelt sich um ein diagnostisches Mittel: Eine potenziell gestörte Körperregion wird vom Patienten (bei Akupunkturpunkten auch vom Untersucher) berührt, und eine dadurch eintretende Muskelreaktionsänderung wird beobachtet.
Antwort 21:
a. Es könnte sich um ein Resonanzphänomen elektromagnetischer Art handeln, von der Norm abweichende Körperregionen haben nachgewiesenermaßen eine andere elektromagnetische (Biophotonen-)Abstrahlung als normale Körperareale
b. Es könnten Mechanorezeptoren-Afferenzen wirksam werden.

Antwort 22:
a. Den therapielokalisierenden Finger anfeuchten
b. Magnet-TL
c. Opposition von Daumen und Kleinfinger, während der Zeigefinger die TL durchführt
d. TL mit ineinander verschränkten Fingern
e. Eyes into distortion
f. Body into distortion
g. TL bei gleichzeitiger Rechts-Links-Hirnaktivierung.

Antwort 23: Die Experimente des „Sublingual Pathway to the Brain" besagen, dass es einen direkten Stofftransport zwischen Mundraum und Zentralnervensystem gibt, der innerhalb von Sekunden zu einer Wirkung der oral aufgenommenen Substanz am Zentralnervensystem führt.
Antwort 24:
- Grundsätzlich soll die TL vom Patienten durchgeführt werden, Akupunkturpunkte können vom Therapeuten therapielokalisiert werden.

- Eine Alternative ist, dass der Therapeut sich vom Patienten anfassen lässt und gewissermaßen dessen Hand „verlängert".
- Weitere Möglichkeit: Eine dritte Person führt die TL mit Kontakt der anderen Hand zum Patienten durch.
- Vierte Möglichkeit: Die Hand des Patienten und die zu therapielokalisierende Region wird mit einem leitenden Kabel verbunden.
- Fünfte Möglichkeit: Einen Magneten auf die zu therapielokalisierende Körperregion legen (nicht ICAK-offiziell).

Antwort 25: Alle elektromagnetisch und elektrisch abschirmenden Materialien: typisches Beispiel ist Blei.

Antwort 26: Bei Rechtshändern und im Allgemeinen auch bei Linkshändern die linke Seite.

Antwort 27: Es liegt eine Dysfunktion in den zugeordneten Funktionssystemen vor: Rectus femoris – Dünndarm, Wirbelebene L2/3 (motorische Wurzel) u. a. m. (☞ Kap. 2. 7. 17), Latissimus dorsi – Pankreas, C7 (u. a. m., ☞ Kap. 2.7.7). Beide könnten auch Störungen der muskulären Strukturen aufweisen.

Antwort 28: Es wird während einer halben bis drei Minuten, in Ausnahmefällen bis zehn Minuten eine leichte kreisende Massage durchgeführt. Danach ist die Therapielokalisation des neurolymphatischen Reflexes negativ. Die Behandlung bewirkt eine verbesserte Lymphzirkulation und eine bessere metabolische Funktion des zugehörigen Organs. Verlängerte Stimulation wie oben angesprochen kann parasympathisch stimulierend wirken.

Antwort 29: Sie halten einen leichten, tangentialen Zug der Haut unter dem neurovaskulären Reflex. Sie warten das Eintreten einer Pulsation ab, was das Ende der Behandlung anzeigt. Wenn dies nicht zu spüren sein sollte, können Sie eine Therapielokalisation mit einem normoreaktiven Indikatormuskel durchführen lassen, die bei ausreichender Behandlung negativ sein muss.

3 Allgemeine Vorgehensweise

H. Garten

Sie haben nun die Grundprinzipien der Applied Kinesiology kennen gelernt und die für die internistische Arbeit bedeutsamen Testmuskeln. Sie fragen sich nun, wie Sie diese neuen Informationen anwenden sollen und speziell in Ihren Praxisalltag integrieren sollen. Wir empfehlen Ihnen, zunächst einen halben Tag in der Woche spezielle Fälle Ihrer alltäglichen Praxis aus dem Routinebetrieb herauszunehmen und das im Folgenden beschriebene Protokoll zu benutzen, um die Methode zu verinnerlichen. Sie brauchen dazu nicht unbedingt Ihren üblichen Apparat von Rezeptionist(inn)en und Helfer(inne)n mitlaufen zu lassen, die Sie bei dieser Methode, die durch eine längere intensive Interaktion mit dem Patienten gekennzeichnet ist, nicht benötigen.
Wählen Sie Patienten aus, mit denen Sie bisher nicht vorangekommen sind, oder nicht so, wie Sie sich das wünschen. Dabei sind die Symptome, die die Patienten beklagen, nur von zweitrangiger Bedeutung: Sie können von Kopfschmerzen über Muskel- und Gelenkschmerzen, Parästhesien, Allergieerscheinungen der Haut und der Atemwege, Beschwerden des Verdauungstraktes, Menstruations- und Zyklusstörungen bis zu Prostatabeschwerden reichen. Dabei erhebt diese Liste keinen Anspruch auf Vollständigkeit. In all diesen Fällen gilt, dass die systemischen Stressoren häufig nicht die einzige, vielleicht nicht einmal die entscheidende Belastung darstellen, dass deren Aufdeckung und Elimination jedoch die Gesamtbelastung reduziert und damit die Symptome des Patienten bessert.

> Fallbeispiel
> Nehmen Sie das Beispiel einer chronischen Polyarthritis: Es handelt sich um ein Autoimmungeschehen, dessen Ursachen im Allgemeinen nicht bekannt sind. Wenn das dabei ablaufende Entzündungsgeschehen durch Entzündungsmediatoren, die durch unverträgliche Nahrungsmittel entstehen, verstärkt wird, kann durch eine Änderung der Ernährung die Symptomatologie entscheidend verändert, Medikamente können eingespart oder sogar weggelassen werden. Wenn eine Schwermetallbelastung durch den Haptencharakter der Metalle zu einem Autoimmungeschehen führt (☞ Kap. 6) kann deren Beseitigung der entscheidende Faktor zur Heilung sein. Eine Normalisierung der Immunlage kann durch die Beseitigung eines Herdes, etwa einer chronischen, bakteriellen Ostitis in einer Leerkieferregion nach Extraktion, erst möglich werden.

Um die Vielzahl der möglichen (Mit-)ursachen zu definieren, haben Sie die unschätzbare Möglichkeit, mit Screening-Tests die relevanten Faktoren herauszufiltern. Im positiven Falle werden diese dann mit weiteren differenzierteren Tests der Applied Kinesiology und, wenn möglich, mit Labortests untersucht, um eine möglichst spezifische und wirksame Therapie zu entwerfen. Gehen Sie hierzu wie im Folgenden beschrieben vor.

3.1 Klinisch ökologisches Screening

Testen Sie bei allen von Ihnen für dieses Ziel ausgewählten Patienten zunächst sämtliche unten aufgeführten Muskeln (☞ Tab. 3.1), notieren Sie deren Reaktion im Test:
- normoreaktiv: n
- hyporeaktiv: w
- hyperreaktiv: h
- dysreaktiv: d

Diese Vorgehensweise erlaubt Ihnen, Routine beim Muskeltesten zu bekommen und die relevanten Bezüge der Muskeln zu Organen bzw. Funktionssystemen zu erinnern und zu automatisieren. Erst später, wenn Sie mehr Erfahrung und Übersicht haben, sollten Sie gezielt nach Anamnese und Symptomen einzelne Muskeln auswählen.
Haben Sie die in Tab. 3.1 aufgeführten Muskeln getestet, führen Sie das Screening entsprechend Tab. 3.2 durch. Lesen Sie im Falle eines positiven Testbefundes das entsprechende Kapitel genau durch und entwerfen Sie die weitere Diagnostik- und Therapiestrategie mit den entsprechenden diagnostischen Provokationen.
Erfahrungsgemäß ist es zu Beginn nicht ganz leicht, sich den Challenge-Typ, d. h. mit anderen Worten die Kategorie von Muskeltestreaktion (normoreaktiv oder dysreaktiv), welche als Ausgangspunkt gewählt werden muss, zu merken. Die Tab. 3.2 und Abb. 3.1 sollen Ihnen dabei helfen. In Tab. 3.2. bedeutet „Challenge-Typ dysreaktiv", dass das Resultat der diagnostischen Provokation eine Dysreaktion ist. Das bedeutet für Sie, dass Sie im Routinefall von einem normoreaktiven Indikatormuskel ausgehen würden. „Challenge-Typ normoreaktiv" bedeutet, dass das Resultat der diagnostischen Provokation eine Normoreaktion ist, d. h. Sie würden von einem dysreaktiven Muskel ausgehen.
Wenn Sie nach einiger Zeit mit der systematischen Vorgehensweise der Testung aller Muskeln der Tab. 3.1 genügend Erfahrung gesammelt haben, können Sie das Protokoll der Abb. 3.1 für Ihre Patientenakte verwenden und nach Anamnese gezielt die entsprechenden Muskeln auswählen, die diagnostischen Provokationen durchführen und die Ergebnisse mit einem Kreuz in das Schema eintragen.

> Fallbeispiel: Anwendung der Protokolle entsprechend Tab. 3.2 und Abb. 3.1
> Sie haben anamnestisch den Verdacht, dass Ihr Patient eine Kandida-Dysbiose hat. Entsprechend dieser Fragestellung testen Sie den M. rectus femoris

Tab. 3.1: Für systemische, klinisch ökologische Probleme relevante Testmuskeln im Leertest und nach diagnostischer Provokation (☞ Tab. 3.2 und Abb. 3.2)

Muskel	Zuordnung	Testergebnis	Challenge	Testergebnis
Adduktoren	Gonaden			
Bauchmuskulatur	Dünndarm			
M. deltoideus	Lunge/Atemwege			
M. gluteus med.	Gonaden			
M. gracilis	Nebennieren			
M. infraspinatus	Thymus/Immunsystem			
M. latissimus dorsi	Pankreas			
Nackenflexoren	Nasennebenhöhlen			
M. pect. maj. clav.	Magen			
M. pect. maj. stern.	Leber			
M. pectoralis min.	Lymphabfluss			
Mm. peronei	Blase			
M. popliteus	Gallenblase			
M. rectus femoris	Dünndarm			
M. sartorius	Nebennieren			
M. subscapularis	Herz			
M. tensor fasciae l.	Dickdarm			
M. teres minor	Schilddrüse			
M. tibialis posterior	Nebennieren			

Tab. 3.2: Übersicht über die diagnostischen Provokationen zum Screening chemischer, systemischer Stressoren

Bedeutung	Challenge-Typ	Bedeutung	☞ Kapitel
1. Basenpulver/Betain-HCl	normo-/dysreaktiv	Säure-Basen-Störung	3
2. TL Narben, Zähne, Organe, EAV-Punkte	dysreaktiv	Herdbelastung	4
3. Potenzreihe (D12, 30, 200) von Silberamalgam u. a. Schwermetallen, DMSA, DMPS, EDTA	normoreaktiv	Schwermetall-Belastung	5
4. a. Kandida-Antigen	dysreaktiv	Kandidose	6
b. Nystatin, Kandida D12, AC-Formula, Undecyne u. a. Antimykotika	normoreaktiv	desgl.	
5. Metronidazol, AP-Formula, Parasiten-Nosoden (in D6)	normoreaktiv	Parasitose	6
6. Darmassoziierte Bakteriennosoden	normoreaktiv	Bakterielle Dysbiose	6
7. a. Histamin D12, D30, Vit. B_6	normoreaktiv	Nahrungsmittel-unverträglichkeit	7, 8, 9
b. Histidin, Histamin	dysreaktiv		
8. a. Pankreozymin-Cholezystokinin	dysreaktiv	Nahrungsmittel-unverträglichkeit	7, 8, 9
b. Zink, Aprotinin, Kinin D12	normoreaktiv		
9. TL des NL Reflexes des Pectoralis minor	normo-/dysreaktiv	chemisch/toxische Belastung	10
10. Nichtsteroidale Antirheumatika, PUFA (essenzielle Fettsäuren)	normoreaktiv	Prostaglandindysbalancen	8
11. TL Thymus	normo-/dysreaktiv	immunologische Belastung	10
		chemische Belastung	11, 12, 13
12. Test aller hormonassoziierten Muskeln, finde dysreaktive TL der NL-Zonen der Hormondrüsen, Challenge mit hormonspezifischen Supplementen	normoreaktiv	hormonelle Dysbalance	14

(Dünndarm-zugeordnet) bds. und M. tensor fasciae latae (Dickdarm-zugeordnet) bds. Sie finden M. rectus femoris links hyporeaktiv, M. tensor fasciae latae rechts hyperreaktiv, die beiden übrigen Muskeln normoreaktiv. Sie haben nun prinzipiell zwei Möglichkeiten entsprechend der Tab. 3.2, Punkt 4 bzw. Abb. 3.1, Punkt 5 vorzugehen: Entweder Sie beantworten die Frage nach Kandida-Dysbiose mittels dysreaktivem Challenge oder mittels normoreaktivem Challenge. Die in diesem Falle spezifischste Vorgehensweise wäre der dysreaktive orale Challenge mit Kandida-Antigen. Direkt in der Folge können Sie, während der Patient das Kandida-Antigen auf der Zunge hat, einen Medikamententest machen, indem Sie mit verschiedenen Antimykotika oral provozieren. Das wirksame und gleichzeitig verträgliche wird wieder zur Normoreaktion des dysreaktiv gewordenen Muskels führen. Für diese Challenges steht nicht unbegrenzt Zeit zur Verfügung, da Adaptationen auftreten können. Innerhalb von 30 bis 60 Sekunden sollten Sie den Test abgeschlossen haben.
Anders ist die Situation bei einem Patienten, bei dem die gewählten Muskeln dysreaktiv sind. Die Muskeln sind gut gewählt, da sie die Assoziation mit den primär wahrscheinlich von einer Kandidadysbiose betroffenen Organen (Dünndarm, Dickdarm) haben. Sie könnten nun prüfen, ob mit Kandida D12 in Hautkontakt oder mit einem oder mehreren Antimykotika bei der oralen Provokation eine Normoreaktion dieser Muskeln auftritt. Nystatin hilft üblicherweise bei Kandidavermehrung, kann aber auch bei Geotrichum candidum wirksam sein. Kandidavermehrung würde eine kohlenhydratarme und zuckerfreie Diät erfordern, Geotrichum candidum eine Reduktion von Milchprodukten. Ein normoreaktiver Challenge mit Geotrichum D12 bringt die Klärung. Sonst müssten Sie sich zur Spezifisierung etwas einfallen lassen:
Sie können auf die Suche gehen nach anderen normoreaktiven Muskeln des Patienten, die weniger organspezifisch sind. Der M. infraspinatus beispielsweise wäre ein Muskel, der dem Thymus bzw. dem Immunsystem ganz allgemein zugeordnet ist. Ist dieser normoreaktiv, könnten Sie den Challenge mit Kandida-Antigen wiederholen oder Sie könnten Zucker bzw. Joghurt oral testen, um die Verträglichkeit dieser Nahrungsmittel zu prüfen. Tritt dabei eine Dysreaktion auf, haben Sie einen sehr guten Hinweis, wie die begleitende Diät für die Therapie mit Nystatin aussehen muss.
In wieder einem anderen Fall mit derselben Konstellation testet Nystatin eventuell negativ, d.h. es tritt keine Änderung der Dysreaktion der Darm-assoziierten Muskeln auf. Es bestehen nun drei Möglichkeiten:

- Der Patient hat weder eine Kandida- noch eine Geotrichum-Belastung, also keine Störung, die auf Nystatin reagieren würde.
- Der Patient hat diese Belastungen, Nystatin ist jedoch für ihn unwirksam.
- Der Patient hat diese Belastungen, Nystatin ist jedoch für ihn unverträglich. In diesem Falle würden normoreaktive Muskeln (Sie hatten den M. infraspinatus gewählt) durch die Provokation mit Nystatin dysreaktiv werden.

3.2 Die Frage der „Gesamtbelastung"

Muskuläre Dysfunktion ist immer ein multifaktorielles Geschehen:

Fallbeispiel: Kopfschmerz, Dysmenorrhö, prämenstruelles Syndrom, Zyklusunregelmäßigkeiten
Die Untersuchung mit den Mitteln der Applied Kinesiology ergibt strukturelle Befunde am Becken (Kategorie II nach SOT), Okklusionsstress (Klasse 2, I nach Angle, Tiefbiss, ☞ Garten, 2012, Kap. 7.2.10) mit Rückwirkung auf die Halswirbelsäule und den Schädel. Die Patientin hat eine gedunsene Zunge (Zahneindrücke), ein Radixödem des Dünndarms als Zeichen einer entzündlichen Darmveränderung und tympanitischen Klopfschall des Bauches. Das chemische Screening der Applied Kinesiology ergibt eine positive Kandidaprovokation, positive Histaminprovokation, positive Kininprovokation, positive Reaktion auf Schwermetalle (Silberamalgam D12). Die Leber weist einen positiven Challenge auf Kompression auf, der Leberrand ist palpatorisch etwas abgerundet. Der M. piriformis ist beidseits hyporeaktiv und normalisiert seine Reaktion auf Therapielokalisation der Glabella (gilt als Projektionszone der Hypophyse, ☞ Kap. 16.3). Die Therapielokalisation der Emotionalen Neurovaskulären Reflexe ist ohne weitere Provokation positiv.
Die Fülle dieser Befunde müssen Sie nun so sortieren, dass Sie ein Therapiekonzept für die Patientin entwerfen können, welches für diese umsetzbar (in ihrer momentanen Lebenssituation) und bezahlbar ist (bezüglich finanziellem und ideellem Einsatz: sie hat sich gerade auf Empfehlung einen neuen Gold-Zahnersatz anfertigen lassen, den sie nur schwer noch einmal verändern lassen wird, s.u.). Weiter sollte es in den Zeitrahmen und die Lebenssituation der Patientin hinein passen: notwendige Lebensveränderungen müssen realisierbar sein, ohne dass schwer veränderbare Eckdaten wie Lebensunterhalt, soziale Bindungen etc. dabei gefährdet werden, d.h. sie müssen „ökologisch" sein.
Sie können den Fall dementsprechend folgendermaßen aufschlüsseln (andere Versionen sind denkbar):
Die Patientin hat eine Malokklusion, die sich auf die Funktion der Halswirbelsäule, der Lendenwirbelsäule (Lovett-Beziehung, ☞ Garten, 2012) und schließlich das Becken auswirkt (struktureller Stressor). Die Therapie hierfür wäre eine Aufbissschiene und als definitive Lösung bei entsprechender Wirkung eine prothetische oder kieferorthopädische Veränderung der Bisslage.
Wenn die Patientin zufällig zuerst beim Zahnarzt gelandet ist, dann könnte dieser die entsprechende Okklusionstherapie anbieten: Diese ist sehr aufwändig und könnte nur eine geringe Beschwerdebesserung bringen, wenn die übrigen Stressoren nicht verändert werden. Die Bisslage der Patientin ist genetisch bestimmt und sie hat mit ihr ohne Probleme gelebt, bis sie anfing, nachts als Folge der emotionalen Belastung zu knirschen und das Kiefergelenk vermehrt zu belasten.
Die Patientin hat vor sechs Jahren ca. acht Amalgamfüllungen entfernt bekommen mit anschließender homöopathischer Ausleitung durch den Zahnarzt. Diese führt zu keiner quantitativen Mehrausschei-

Abb. 3.1:
Protokoll: Störfelder – Dysbiose – Allergie – Toxizität – Hormonelle Regulation

Generelle Hyperreaktivität ❒, Superchallenge ❒......................., normoreaktiver Challenge ❒ ....

1. Säure-Basen-Haushalt: Speichel-pH: ...., Urin-pH: ....
   Basenpulver > n ❒, > d ❒, Hyperventilation > n ❒, > d ❒; Laktat, Acetoacetat, β-OH-Butyrat in D6 od. D12 > n ❒;
   Betain-HCl > n ❒, > d ❒, Apnö > n ❒, > d ❒

2. Störfeldtestung: Zähne 18 17 16 15 14 13 12 11 21 22 23 24 25 26 27 28
   48 47 46 45 44 43 42 41 31 32 33 34 35 36 37 38

   getestete Nosoden:
   ....
   ....
   ....

   NNH ❒, Tonsillen ❒, sonstige Narben ....
   ....
   getestete Nosoden ....
   ....

3. Schwermetalle: > n: DMSA ❒, DMPS ❒, EDTA ❒;
   potenzierte Schwermetalle (D6, D8, D12, D30):
   Al > n ❒, Ag > n ❒, Au > n ❒, As > n ❒, Cd > n ❒, Cu > n ❒, Hg > n ❒, Ni > n ❒, Pb > n ❒, Pd > n ❒, Sn > n ❒,
   Pt > n ❒, Amalgam > n ❒
   DMPS-Test: Quecksilber .... µg/g Krea; Zinn .... µg/g Krea; .... µg/g Krea;
   .... µg/g Krea; .... µg/g Krea; .... µg/g Krea;
   andere Labortests: ....
   ....

4. Säure-Störungen des Magens: PMC d ❒, Basenpulver > n ❒, Betain-HCl > n ❒

5. Candida-Ag > d ❒
   Nystatin > n ❒, Amphotericin > n ❒, Undecyn™ > n ❒, Borax D5 > n ❒, Mixtura thymi > n ❒, AC-Formula™ > n ❒,
   Citricidine™ > n ❒; Albicansan® > n ❒, Pefrakehl® > n ❒, Fortakehl® > n ❒, Exmykehl® > n ❒,
   Itraconazol (Sempera®) > n ❒, Fluconazol > n ❒ (Fungata®, Diflucan®) > n ❒, Ketoconazol (Nizoral®) > n ❒
   Stuhl: ....
   Antikörper: ....

6. Parasitenscreening: Metronidazol > n ❒, AP-Formula™ > n ❒, Artemisia > n ❒, Paromomycin (Humatin®) > n ❒
   Stuhl: ....
   Antikörper: ....

7. ICV offen ❒, ICV spastisch ❒: Chlorophyll > n ❒, Mg > n ❒,

8. Bakterielle Dysbiose: bakterielle Nosoden (D6–D12): Salmonellen > n ❒, Klebsiellen > n ❒, Shigellen > n ❒,
   Yersinien > n ❒, Campylobacter > n ❒, andere ....
   Stuhl: ....
   Antikörper: ....
   Borrelien (D6–D30): ... > n ❒

9. Screening Überempfindlichkeiten allgemein:
   1. Histamin D12, D30 > n ❒; Histidin > d ❒
   2. PCCK > d. ❒; Zn > n ❒, Aprotinin (Trasylol®) > n ❒, Kinin D12 > n ❒
   RAST IgE: ....
   RAST IgG: ....
   LTT: ....
   Leukotrien-Release-Test: ....

10. Prostaglandin-Dysbalancen: NSAR-Mix > n ❒
ω-3 EFA: Leinöl > ❒, Walnussöl > ❒, Sojaöl > ❒, Weizenkeimöl > ❒, (ALA); Fischöl (EPA) > ❒
ω-6 EFA: Maisöl > ❒, Distelöl > ❒, Sonnenblumenöl > ❒, Erdnussöl > ❒ (Linolensäure, LA);
Nachtkerzenöl ❒, Borretschöl ❒, Schwarze-Johannisbeersamenöl (GLA) ❒
Fettsäure-Profil: ....

11. Chemische Belastung: TL des NL Pectoralis minor pos.
Potenzreihen oder Dil. D30, Formaldehyd > n ❒, Lindan > n ❒, Methanol > n ❒, Naphtalin > n ❒, Petroleum > n ❒, Phenol > n ❒, PCP > n ❒, PCB > n ❒, Pyrethrum > n ❒, Toluol > n ❒, Antioxidanzien > n ❒, Red. Glutathion > n ❒, L-Methionin > n ❒, N-Azetylzystein > n ❒, Glyzin > n ❒, L-Glutamin > n ❒, L-Taurin > n ❒
Serum/Vollblutmessung: ....
Raumluft/Staub: ....

12. Schimmelpilze: D12 Schimmelpilze > n ❒, Schimmelpilz- Ag > d ❒, Medikamente wie unter 11.
Alternaria ❒, Aspergillus ❒, Cephalosporum ❒, Cladosporium ❒, Fusarium ❒, Giogladium ❒, Mikrosporum ❒, Penicillium ❒, Rhodotorula ❒, Trichodermaspezies ❒, Sporotrichum ❒.
Antikörper: ....
Kultur: ....

13. Chronische Virusbelastung: jeweils D6 bis D200: Herpes-simplex-Virus (HSV) > n ❒, Epstein-Barr-V. (EBV) > n ❒, Cytomegalievirus (CMV) > n ❒, Varizella-Zoster > n ❒, Humanes Herpesvirus (HHV) 6 und 7 ❒, Coxsackievirus (verschiedene Typen A und B) > n ❒; Antioxidanzien > n ❒, Vitamin C > n ❒, Vitaminen des B-Komplex > n ❒, Thymuspeptide > n ❒ (Thymojekt®, Thym-Uvocal®, Neythymun®)
Antikörper: ....
Antigen (PCR): ....

14. Insulin-Toleranz: Latissimus n ❒, d ❒
Insulin-Challenge > d ❒, > n ❒: Cr > n ❒, Mg > n ❒, Zn > n ❒, ω-3 EFA > n ❒, ω-6 EFA > n ❒, Niacin > n ❒

15. Hypothalamus:
Positive B+E-Punkte: zugeordnete Transmittersubstanzen und Kofaktoren

Gb 1	❒,	Acetylcholin	Pantothensäure ❒, Vit. B_2 ❒, B_3 ❒
Dü 19	❒,	Noradrenalin	Tyrosin ❒, Vit. B_6 ❒, Folsäure ❒, Vit. B_3 ❒, Fe ❒, Vit. C ❒, Cu ❒
Ma 1	❒,	Histamin, Kinin	Vit. B_6 ❒, Vit. C ❒, Zn ❒, Ca ❒, Mg ❒
Di 20	❒,	Glycin	Folsäure ❒, Vit. B_2 ❒, Vit. B_6 ❒, Mn ❒
		GABA	Vit. B_6 ❒, Glutaminsäure, Vit. B_1 ❒, Vit. B_2 ❒, Vit. B_3 ❒, Pantothensäure ❒, Mn ❒, Zn ❒
3E23	❒,	Zuckermetab.	Cr ❒, Zn ❒, Mg ❒, Niacin ❒, PUFA ❒
Bl 1	❒,	Serotonin	Tryptophan ❒, Vit. B_6 ❒, Folsäure ❒, Fe ❒, Niacinamid ❒

16. Nebenniere: Sartorius ❒, Gracilis ❒, Tibialis posterior ❒; ADR-Formula™ > n ❒, Rad. ginseng > n ❒, Rad. glycerrizhae > n ❒, Pantothens. > n ❒ andere: ....

17. Schilddrüse: Teres minor d ❒, > n: Jodid ❒, Lugol' Lösung ❒, Tyrosin ❒, Vit. A ❒, Mg ❒, Zn ❒, Se ❒, B-Komplex ❒

18. Gonaden: Piriformis d ❒, Gluteus med. d ❒, Gluteus max. d ❒, Adduktoren d ❒;
> n: Estriol ❒, Estradiol ❒, Estron, Progesteron ❒, Testosteron ❒;
> n: Estriol D12 ❒, Estradiol D12 ❒, Estron D12 ❒, Progesteron D12 ❒, Testosteron D12 ❒

19. Hypophyse: TL Glabella ❒, Bregma ❒ > n Muskeln (s. o.): ....
....
Serum-Profil .... Speichelprofil ....

20. Nebenschilddrüse: Teres minor ❒, Levator scapulae ❒, > n: Calcitonin ❒, Gl. parathyreoidea ❒

n = normreaktiv, w = hyporeaktiv, h = hyperreaktiv, d = dysreaktiv, > n = normoreaktiver Challenge, > d = dysreaktiver Challenge.
Die Abbildung kann als Kopiervorlage benutzt werden, und Sie können die Untersuchungsergebnisse jeweils für Ihre Patientenakte ankreuzen.

dung von Schwermetallen. Letztere lagern sich unter anderem im ZNS, d.h. auch in der Hypophyse, ab, dem übergeordneten hormonellen Steuerungsorgan (chemischer Stressor). Die spezifische Therapie ist die Verabreichung eines Blut-Hirn-Schranken-gängigen Chelatbildners wie DMSA oder N-Acetyl-Cystein nach Test (☞ Kap. 6.7).

Aufgrund der immunologischen Belastung durch die Schwermetalle, aber auch durch die emotionale Belastung, konnte es möglicherweise zu einer Vermehrung der Kandidabesiedelung kommen mit Verdauungsstörungen (chemische Stressoren): Gärungsdysbiose und Intoleranz von kohlenhydratreichen Nahrungsmitteln, sowie Rohkost, welche sie von ihrem Arzt als besonders gesund empfohlen bekommen hatte, da sie reich an Antioxidanzien sei. Unvollständige Verdauung und Gärung mit Motilitätsstörungen in der Folge führen darüber hinaus zu Fäulnis und endotoxischer Belastung, die durch Aktivierung von Schmerz- und Entzündungsmediatoren (Histamin, Bradykinin, Prostaglandine, Leukotriene) zu einer latenten Entzündungsreaktion Anlass gibt.

Prämenstruell kommt es zu einer Überlastung der Entgiftungsfunktion der Leber, was zu einem relativen Überhang von zu diesem Zeitpunkt normalerweise gegenüber Progesteron abfallenden Estrogenen führt, mit Flüssigkeitseinlagerung in den Geweben. Die Brustschwellung und das schmerzhafte Spannungsgefühl prämenstruell sind eine Folge von vermehrter Histaminaktivität, Prostaglandindysbalancen und hormoneller Dysbalance. Die entzündlichen Darmveränderungen führen weiterhin zu einer Viszeroptose mit Rückwirkungen auf die Statik der Wirbelsäule (struktureller Stressor). Die spezifische Therapie besteht in einer antimykotischen Behandlung nach Test mit entsprechender kohlenhydratarmer und rohkostfreier Ernährung. Eine manuelle Bauchbehandlung zur Entstauung und Retonisierung des Darmes kann diese Behandlung vorteilhaft begleiten.

Das prämenstruelle Syndrom ist aufgetreten und die Dysmenorrhö hat sich verstärkt, seit die Patientin einen Personalmanagementposten in ihrer Firma angenommen hat und sie Entlassungen wegen Rationalisierungsdruck vornehmen soll (emotionaler Stress). Der Patientin kann eine Coaching-Sitzung angeboten werden, in der die Ökologie ihres Jobs überprüft wird: will sie ihn wirklich machen oder muss sie ihn machen, gibt es Alternativen? Wie kann sie ihn im gegebenen Falle machen, ohne dabei persönlich so involviert zu sein, dass es ihr „an die Nieren geht"?

Die Patientin könnte beim Gynäkologen landen, der ihr ein Hormonpräparat verordnet, um den relativ zu geringen Progesteronspiegel prämenstruell zu behandeln. Das beseitigt aber nicht ihre toxisch mit verursachten Kopfschmerzen, wenn überhaupt bei der Komplexität der Genese ein Erfolg mit Hormongaben eintritt. Die einfachste Maßnahme und gleichzeitig lebenshygienisch sinnvollste ist in diesem Falle sicherlich, der Patientin eine Schwermetallausschwemmtherapie zu verordnen und eine Anti-Kandida-Therapie. Eventuell ist danach noch ein Nahrungsmitteltest erforderlich, um Unverträglichkeiten bewusst zu machen. Die nicht verträglichen Nahrungsmittel kann die Patientin dann in der zweiten Zyklushälfte oder wenigstens prämenstruell weglassen.

Bei dieser Art der Therapie hat die Patientin einen Lernprozess durchgemacht (sich verträglicher zu ernähren) und dabei an Lebensqualität gewonnen. Sie fühlt sich energiereicher und die Symptome Kopfschmerzen, Brustspannung und Dysmenorrhö sind verschwunden. Die objektiv vorhandenen Stressoren im Bereich der Struktur (Okklusionsstörung) werden wieder ohne Symptome toleriert, ja selbst der Challenge der Applied Kinesiology wird wieder negativ, denn ein weiterer struktureller Stressor, der durch die Spannung des M. psoas rechts auf Grund der Irritation des Zökum entstanden war, ist beseitigt.

Sie hat nun mehr Kraft, sich mit der notwendigen Distanz und Klarheit ihrer schwierigen beruflichen Aufgabe zu widmen.

Das folgende Beispiel ist dem Werk Garten (2004) entnommen und soll erläutern, dass immer eine Summe von Stressoren verantwortlich ist für die muskuläre Dysfunktion.

Fallbeispiel: chronische Schultererkrankung

Ein Patient hat eine Malokklusion, die sich auf die Funktion der Halswirbelsäule auswirkt (struktureller Stressor). Diese hat er immer toleriert, denn er hat zu seinem sitzenden Beruf immer ausreichend Ausgleichssport gemacht. Er hat aufgrund seiner neun Amalgamfüllungen und den durch diese verursachten Abrieb eine latente Schwermetallbelastung, die sich auf den Bewegungsapparat auswirkt. Die Schwermetalle verdrängen teilweise Zink, welches für die Stabilität des kollagenen Bindegewebes benötigt wird (chemischer Stressor). Er hat weiterhin eine Dysbiose mit entzündlichen Darmveränderungen, die einerseits zu einer Viszeroptose mit Rückwirkungen auf die Statik der Wirbelsäule führt (struktureller Stressor), andererseits zu einer endotoxischen Belastung, die durch Aktivierung von Schmerz- und Entzündungsmediatoren (Histamin, Bradykinin, Prostaglandine, Leukotriene) zu einer latenten Entzündungsreaktion Anlass gibt (chemischer Stressor). Der Patient ist beim Skifahren gestürzt (struktureller Stressor) und hat sich eine Zerrung der Rotatorenmanschette zugezogen. Er hat die Schulter

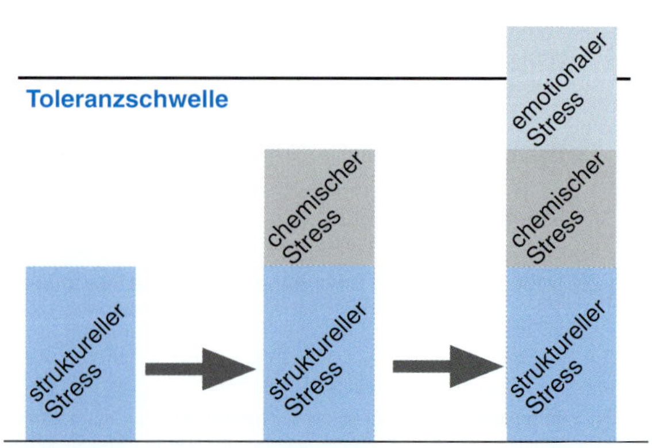

Abb. 3.2: Das Konzept der Gesamtbelastung für das Patientenbeispiel

geschont und die Region auch einige Male krankengymnastisch behandeln lassen, aber dennoch hat der Patient seit acht Monaten weiterhin Beschwerden.
Der Untersuchungsbefund ist folgender: Palpationsschmerz des Akromioklavikulargelenkes, Tender Points im Serratus anterior, mittleren und posterioren Deltoideus sowie im Infraspinatus. Im manuellen Test sind posteriorer Deltoideus und Infraspinatus sowie Subscapularis funktionell schwach. Applied Kinesiology ist eine Methode, die davon ausgeht, dass die Muskelfunktion normal sein muss, damit die Gelenkfunktion normal sein kann. Dementsprechend muss im gegebenen Beispiel die diagnostische Frage beantwortet werden, welche Ursachen der Tab. 2.1 (☞ Kap. 2.5) zu den Dysfunktionen beitragen:
Die systemischen chemischen Stressoren wurden bereits als solche angesprochen. Bevor irgendeine Therapie durchgeführt wird, werden zunächst alle möglichen Faktoren getestet und notiert, da sonst durch eine partielle Therapie der Indikator der Dysfunktion – der dysreaktive Muskel – verloren geht, ohne dass eine vollständige und damit dauerhafte Behandlung durchgeführt worden wäre. Mit Hilfe definierter Screening-Substanzen (☞ Tab. 3.1 und 3.2 sowie Kap. 6 und 8) wird festgestellt, dass die dysreaktiven Muskeln normoreaktiv werden, wenn das Histaminpotenzial und die Schwermetallbelastung gesenkt werden. Die Therapielokalisation der unteren HWS führt zu Normoreaktion der dysreaktiven Muskeln, d. h. dort liegt eine vertebrale Läsion vor, die zur Muskeldysfunktion beiträgt. Die Therapielokalisation der Tender Points im Ansatz des Serratus anterior führt zu Normoreaktion des Deltoideus und des Infraspinatus, die Störungen dieser muskulären Strukturen (Origin-Insertion-Läsion nach Goodheart) trägt folglicherweise zur Dysfunktion der Rotatorenmanschette bei. Schließlich führt die Sperrung der Okklusion durch Watterollen, die zwischen die Backenzähne gebracht werden, zur Normoreaktion der dysreaktiven Muskeln im Test. Dies bedeutet, dass die Okklusion einen strukturellen Stressfaktor darstellt, der zu einer Schultererkrankung beiträgt.
Warum hat der Patient dann nicht schon früher Schulterschmerzen gehabt? Weil er bis zum Zeitpunkt des Unfalls die Dysbalancen kompensieren konnte. Erst der Unfall und die damit verbundenen muskulären Läsionen haben das „Fass zum Überlaufen gebracht". Die Schulter kann aber andererseits nicht ausheilen, da die chemischen Stressoren dies verhindern.
Warum zeigen die anderen Muskeln derselben Segmente (C5/6/7) nicht auch eine Dysfunktion, wenn doch eine vertebrale Läsion zu muskulärer Dysfunktion führen soll? Weil die anderen nicht die zusätzlichen Läsionen der muskulären Strukturen haben, für sie bleibt der Stress unter der Toleranzschwelle.
Warum kann der dysreaktive Muskel eine Normoreaktion durch Challenge mit einem Einzelfaktor zeigen, wenn die Summe der Faktoren erst zur Dysfunktion führt? Auch die Korrektur eines einzelnen Faktors kann zur normalen Funktion des Muskels führen; darauf beruht schließlich der Erfolg traditioneller Therapieverfahren der Orthopädie und Physiotherapie, die sich nicht um die multifaktorielle Genese entsprechend der Triad of Health kümmern. Die Reduktion eines Stressfaktors kann eine Rückkehr unter die Toleranzschwelle bewirken. In der Regel sollen jedoch alle Faktoren korrigiert werden, denn es ist schwierig zu klären, welcher der primäre Faktor ist, und für die Dauerhaftigkeit des Erfolgs der Behandlung ist ein möglichst weitgehendes Absenken der Gesamtbelastung entscheidend.
Positiver Challenge bedeutet grundsätzlich dass in diesem Moment ein Faktor in der Gesamtregulation durch sensorische Provokation verändert wurde. Diese Wirkung geht sofort wieder weg, wenn das Sensorium sich an den Challenge adaptiert hat (☞ Kap. 2.4.2).

3.3 Generalisierte Hyperreaktion – generalisierte Hyporeaktion

Sie werden bald bei Ihren Untersuchungen mit Applied Kinesiology Fälle antreffen, bei denen Sie keinen Muskel finden, der „normal" reagiert, d. h. normal inhibierbar ist. Die in den meisten Fällen an einzelnen Muskeln anzutreffende Hyperreaktion ist dann als Zeichen eines sehr ausgeprägten übergeordneten Stresses an allen getesteten Muskeln manifest.
Dies ist zwar in manchen Fällen, wenn z. B. in der Zahnarztpraxis „nur mal eben" ein Material auf Verträglichkeit getestet werden soll, lästig und hinderlich. Grundsätzlich ist dies jedoch bezüglich der Strategie einer kompletten AK-Untersuchung geradezu hilfreich, da es natürlich sinnvoll ist, bei einer Gesundheitsstörung zunächst immer den übergeordneten Hauptstressor zu suchen und zu behandeln. Hier kann nur das Prinzip des Vorgehens bei generalisierter Hyperreaktion und Hyporeaktion erklärt werden, da die spezifischen Challenge-Verfahren für die zu Grunde liegenden Stressoren erst in den folgenden Kapiteln erklärt werden. Auf diese wird dann jeweils verwiesen, und Sie können nach und nach beim Erlernen der Diagnostik chemischer, struktureller und emotionaler Störungen den entsprechenden Challenge in die Diagnostik der generalisierten Hyperreaktion und Hyporeaktion einbeziehen.

Merke
Grundsätzlich kann der verursachende übergeordnete Stressor bei generalisierter Hyperreaktion mit einem dysreaktiven Challenge oder mit einem normoreaktiven Challenge gesucht werden.

Dies mag zunächst verwirrend erscheinen, lässt sich aber an einem Beispiel, welches bereits verwendet wurde leicht erklären:

Fallbeispiel
Angenommen, die generalisierte Hyperreaktion wird durch eine massive intestinale Kandidose mit ihren entsprechenden chemisch-toxischen Folgen (☞ Kap. 7) verursacht. Kandida-Antigen, oral getestet, stellt dann den spezifischen Challenge dar, und wenn die Hyperreaktion durch Kandida verursacht wird, dann kommt es beim oralen Test zu einer ge-

nerellen Muskelreaktionsänderung von Hyperreaktion zu Hyporeaktion, denn Kandida-Antigen kann, wenn es den Stress im Test erhöht, nur im Sinne einer Dysreaktion (☞ Kap. 2) wirken (☞ Abb. 3.3). Wird in derselben Situation ein Challenge mit Nystatin oder einem anderen (wirksamen) Antimykotikum durchgeführt, dann kommt es zu einer generellen Änderung der Muskelreaktionen in Richtung Normreaktion, denn das Antimykotikum reduziert den generellen Stress. Dies führt zu einem normoreaktiven Challenge (☞ Abb. 3.4). Die Normalisierung der Muskelreaktionen ist normalerweise nicht generell, da die oben geschilderten Summationswirkungen von Stress (☞ Kap. 3.2) nach wie vor wirksam sind und die weiteren Faktoren, die zu Dysreaktion führen können, natürlich weiter vorhanden sind.

Die generelle Reaktionsänderung von Hyperreaktion nach Hyporeaktion wurde von Gerz (1993, 1996) als „Superchallenge“ bezeichnet, da mit ihr ein übergeordneter Stressor gefunden wird. Prinzipiell dasselbe gilt für die generalisierte Hyporeaktion, wobei leider häufig der Faktor, der zur Normreaktion führt, schwieriger zu finden ist. Die generalisierte Hyporeaktion ist Zeichen für eine geringere Reaktionsreserve, eine größere Erschöpfung des Organismus, vergleichbar mit der Erschöpfungsphase der GAS (☞ Kap. 2.4.1). Ein weiterer Hinweis für diese These ist, dass praktisch nie eine Änderung einer generellen Hyporeaktion zu genereller Hyperreaktion durch einen Challenge beobachtet wird.

3.3.1 Hierarchie der Stressfaktoren

Grundsätzlich kann gesagt werden, dass sowohl generalisierte Hyperreaktion als auch Hyporeaktion durch jeden übergeordneten Stressor verursacht werden können, gleichgültig ob struktureller, chemischer oder emotionaler Art:

- Eine Atlas-Funktionsstörung kann bekanntermaßen wegen der überdurchschnittlich großen Zahl der Rezeptoren in subokzipitalen Muskeln, Gelenken und Ligamenten zu massiver neurologischer Dysorganisation (s. u.) führen und zu generalisierter Muskeldysreaktion.
- Ein hohes emotionales Stressniveau kann zu generalisierter Muskeldysreaktion führen.
- Eine hohe toxische Belastung kann zu genereller muskulärer Dysreaktion führen.

Die Erfahrung zeigt jedoch, dass in dem Falle, wo ein struktureller Challenge zum Superchallenge führt, zumindest eine chemische oder emotionale Komponente mit im Spiel ist. Der strukturelle Challenge wird meist als Therapielokalisation zu einer strukturellen Läsion (Atlas, TMJ [Kiefergelenk], kraniale Läsion) ausgeführt.
Wenn Sie die Ursache für eine generelle Hyperreaktion bei einem Patienten suchen, so empfiehlt es sich grundsätzlich, im Sinne eines Screening die Liste der Tab. 3.2 durchzugehen. Im Detail können diese Stressoren nach Abb. 3.1 getestet werden. Dabei wird jeweils der Faktor, der nach Tab. 3.2 und Abb. 3.1 zu einer Dysreaktion führen wird, einen „Superchallenge“, das heißt einen Wechsel der Muskeltestreaktion von Hyperreaktion nach Hyporeaktion verursachen.
Der Challenge-Typ „normoreaktiv“ bewirkt in dem Falle, dass die generalisierte Hyperreaktion durch den getesteten Faktor verursacht wird, eine Veränderung der Testreaktion aller (oder der allermeisten) hyperreaktiven Muskeln in Richtung Normoreaktion. Eine vereinfachte Übersicht bietet die Tab. 3.3.

Fallbeispiel zum „Superchallenge" und normoreaktiven Challenge
Ein 35jähriger Patient klagt über Schwindel, Benommenheit, Unruhe, Nervosität, Panikattacken.
1. Termin Neurologische Tests: Einbeinstand, Romberg, Unterberger Tretversuch negativ, absolut sicherer Stand. Generalisierte Hyperreaktion. Normoreaktiver Challenge mit Nystatin. Verordnung einer entsprechenden Kandidatherapie.
2. Termin (14 Tage später): Der Patient hat eine „Fressattacke“ gehabt, Zucker- und Alkoholkonsum, Panik. Nystatin-Challenge weiter positiv. Wiederum generalisierte Hyperreaktion. Kein positiver Challenge auf Histidin, Magnesium, Vit. C, AP-Formula, Furamide (beides Antiparasiten-Mittel), emotionale neurovaskuläre Reflexe. Versuch eines normoreaktiven Challenge mit Cannabis indica C200 (die Panikattacken begannen vor einigen Jahren nach ausgeprägtem Haschischkonsum). „Superchallenge“ durch Cannabis C200! Dies ist so zu deuten, dass diese isopathische Potenz immer noch „Stress“ bedeutet, d. h. als Schadstoff, nicht als Heilmittel wahrgenommen wird. Normoreaktiver Challenge durch Cannabis C10000. Gabe einer Dosis.

3.4 Gleichzeitiger normoreaktiver und dysreaktiver Challenge

Schon hier sollte darauf hingewiesen werden, dass man sich für einen speziellen Challenge (struktureller, chemischer, potenziell auch emotionaler Art) nicht damit zufrieden geben sollte, dass ein Muskel normoreaktiv wird. Es ist durchaus möglich, dass ein Muskel durch die Provokation normoreaktiv wird, ein oder mehrere andere jedoch dysreaktiv.

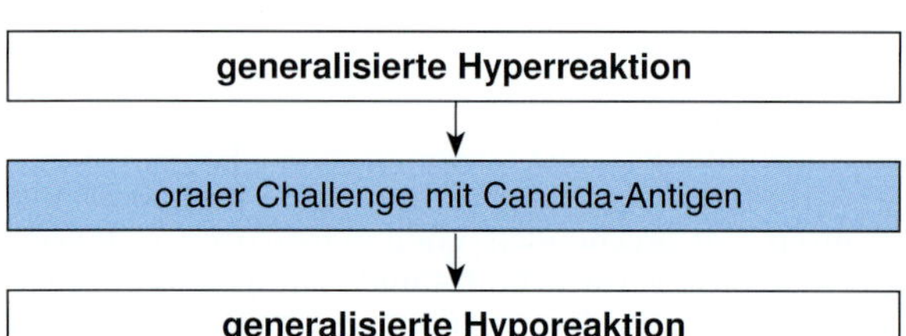

Abb. 3.3: „Superchallenge“ bei Kandida-Belastung

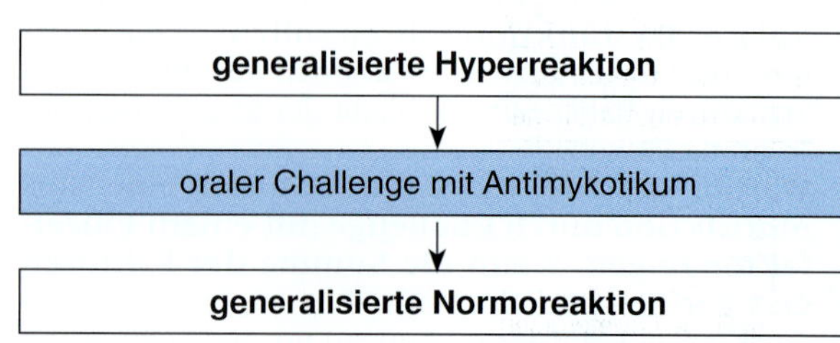

Abb. 3.4: „Normoreaktiver Challenge“ bei Kandida-Belastung

Beispiel für einen chemischen Challenge: Ein Muskel kann bei einem hypoglykämischen Zustand durch die orale Provokation mit Zucker normoreaktiv werden, da der Zucker die Hypoglykämie verbessert. Gleichzeitig wird jedoch Zucker den Patienten noch tiefer in das Glukosetoleranzproblem hineinführen, was dadurch gekennzeichnet ist, dass mit dieser Störung assoziierte Muskeln wie Sartorius (Nebenniere), Pectoralis major sternalis (Leber), Latissimus dorsi (Pankreas) mit Zucker im Mund dysreaktiv werden.
Die diagnostischen Provokationen der Applied Kinesiology müssen also immer im Gesamtkontext der physiologischen Abläufe durchgeführt werden. Sie müssen jeden Diagnoseschritt kritisch überprüfen. Eine einfache Sicherheitsmaßnahme ist, jeweils mehrere Muskeln, die möglichst unterschiedlichen Funktionssystemen zugeordnet sind, für denselben Challenge zu prüfen. In den einzelnen Abschnitten wird darauf hingewiesen werden.
Siehe zu diesem Thema auch Kap. 3.5.4.

3.5 Temporal Tap

Löschfunktion

Eine praktikable Vorgehensweise ist, nach einem positiven normoreaktiven Challenge einen so genannten „Temporal Tap" durchzuführen (☞ Abb. 2.12). Im momentanen Kontext ist bedeutsam, dass der Temporal Tap auch eine „Löschfunktion" hat: Die sensorische Wahrnehmung, die einen normoreaktiven Challenge verursacht, wird durch Temporal Tap gefiltert, geklärt und präzisiert. Dabei wird nichts verbalisiert, sondern nur der Tap durchgeführt. Wenn eine sensorische Provokation nicht vollständig und ausschließlich positiv für den getesteten Organismus wirkt, auch wenn die Dosis der getesteten Substanz nicht ausreichend ist, wird der getestete Muskel nach Temporal Tap wieder dysreaktiv, auch wenn der Challenge (z. B. Medikament im Mund) noch wirksam ist.

Aufdecken unvollständiger Korrekturen

Auch wenn eine Korrekturmaßnahme nicht vollständig ist, z. B. die vertebrale Läsion, die zu einer Muskeldysfunktion führt, korrigiert wurde, jedoch nicht die gleichzeitig bestehende Nährstoffdysbalance, die zur Muskeldysfunktion beitrug, korrigiert wurde, wird der Muskel nach Temporal Tap wieder dysreaktiv (☞ Kap. 2.5.1: Sieben Faktoren des viszerosomatischen Systems).

Suggestionsanker

Goodheart (1976) entwickelte diese Technik als Mittel zur Suggestionsverstärkung. Um den Würgereiz eines Patienten bei einer Zahnbehandlung zu beseitigen, kann z. B. der Satz vom Patienten verbalisiert werden: „Ich atme völlig ruhig und entspannt und schlucke gelassen". Währenddessen beklopft der Behandler die linke Schläfenregion des Patienten mit den Fingerkuppen seiner rechten Hand leicht mit kreisender Bewegung, indem er ausgehend vom Tragus des Ohres über den

Tab. 3.3: Die wichtigsten Faktoren, die bei generalisierter Hyperreaktion zu generalisierter Hyporeaktion („Superchallenge") bzw. generalisierter Normoreaktion führen. Die TL des NL-Reflexpunktes des M. pectoralis minor kann in beide Richtungen wirken.

Superchallenge	Normoreaktiver Challenge
„Chemische" Stressoren **Störfelder und Herde** 1. TL des fraglichen Störfeldes 2. TL von EAV-Messpunkten	**„Chemische" Stressoren** Schwermetalle 3. Potenziertes Schwermetall
Kandida-Dysbiose 4.a Kandida-Antigen	Kandida-Dysbiose 4.b. Nystatin u. a. Antimykotika
Allergien, Unverträglichkeiten 5.a Histidin, Histamin 6.a Cholezystokinin 7.a TL Thymus 8.a TL Leber	Allergien, Unverträglichkeiten 5.b Histamin D12–D30 6.b Aprotinin, Zink, Kinin D12 7.b TL Thymus, Zink, Kupfer 8.b TL Leber, Kupfer
Allgemeine chemische Toxizität 9.a TL neurolymphatischer Reflexpunkt des Pectoralis minor	Allgemeine chemische Toxizität 9.b TL neurolymphatischer Reflexpunkt des Pectoralis minor
Emotionale Stressoren 10.a TL emotionale neurovaskuläre Reflexpunkte	**Emotionale Stressoren** 10.b Visualisieren eines positiven Zustandes
Strukturelle Stressoren 11. TL Total Compression Syndrome 12. Strains/Shifts u. a. kraniale Läsionen 13. TL HWS, bes. C1, C2 14. TL TMJ (Kiefergelenke) 15. TL Sakrum, Kokzyx, SIG	**Strukturelle Stressoren** –

Jochbogen, den hinteren Orbitarand, die Sutura temporoparietalis und zurück zum Jochbogen geht. Positive Statements werden mit Klopfen der linken Schädelseite „verstärkt", negative mit Klopfen der rechten. Aus modernen Gesichtspunkten des neurolinguistischen Programmierens sollte aber bei Suggestionen auf negative Statements ganz verzichtet werden. Es wird postuliert, dass der Temporal Tap die Filtersysteme der sensorischen Wahrnehmung überwinden hilft und damit die zentrale Wahrnehmung eines Reizes intensiviert wird (Walther, 2000).

Der Patient kann die Suggestionsmaßnahme, z. B. beim Versuch, das Rauchen aufzugeben, auch selbst durchführen, indem er mit den Fingerbeeren seiner linken Hand seine linke Schläfe beklopft, während er die Suggestion verbalisiert, z. B. „Ich bin ein glücklicher, ausgeglichener und entspannter Nichtraucher und pflege meine sozialen Kontakte über ein Gespräch." Bei Linkshändern kann sich in manchen Fällen die Seite des Schädels, die beklopft werden muss, ändern.

3.6 Funktionelle neurologische Dysorganisation: Switching

3.6.1 Definition

Der Begriff der funktionellen neurologischen Dysorganisation wurde von Goodheart geprägt (1975). Er bedeutet nichts anderes als ein Überschreiten der individuellen neurologischen Organisationskapazität durch die Summe der auf den Organismus einwirkenden Stressoren. Der Begriff bedeutet eigentlich Bruch der logischen Zusammenhänge der Zeichen von Funktionsstörungen. Der Begriff „funktionell" soll dabei zum Ausdruck bringen, dass diese Störung bei Beseitigung der verursachenden Stressoren sofort reversibel ist.

Warum ist dies hier relevant? Dies wird deutlich, wenn Sie den nächsten Abschnitt lesen: Switching kann Ihre Befunderhebung mit den Techniken der Applied Kinesiology stören.

3.6.2 Zeichen von Switching

- Es treten Widersprüche in den Untersuchungsbefunden auf, z. B.:
  - Haltungsanalyse und Muskelschwächen korrelieren nicht: Bei einer hohen Schulter wird z. B. ein starker Latissimus dorsi getestet, wo ein hyporeaktiver erwartet werden sollte.
  - Untersuchungsbefunde ändern sich während der Untersuchung: Beispielsweise wird ein Muskel, der zu Beginn der Untersuchung normoreaktiv war, nach mehreren Challenges dysreaktiv und ist nicht mehr in seinen Ausgangszustand zurückzuführen. Bei oralen chemischen diagnostischen Provokationen wird dies durch mehrfaches Ausspülen des Mundes und evtl. Temporal Tap zu bewerkstelligen sein. Dysreaktive Muskeln können auch während eines Untersuchungsganges normoreaktiv werden und bleiben, ohne dass sich der Gesamtstress, der auf den Patienten einwirkt, wirklich dauerhaft verändert haben kann.
- Der Patient tut genau das Gegenteil von dem, was man von ihm verlangt (z. B. er legt sich auf den Bauch, wenn man ihn bittet, sich auf den Rücken zu legen).
- Sprachstörungen, Konzentrationsstörungen, Wortfindungsstörungen.

Diese treten nach geistiger Überlastung regelmäßig irgendwann auf: Man stelle sich eine Situation vor, wo man eine Prüfung machen muss und zwei Nächte vorher nicht geschlafen hat.

3.6.3 Ursachen für Switching

Jeglicher Stressor, sei er strukturell, chemisch, emotional oder elektromagnetisch, kann bei Überschreiten der individuellen Toleranzschwelle der Person zu Zeichen von Switching führen. Switching ist also eine andere Reaktionsform der Körpers, übergeordneten Stress zu zeigen.

> **Zur Erinnerung:** Eine einzelne muskuläre Dysreaktion ist ein Stresszeichen, das eher segmentaler Natur oder Funktionskreis-bezogen ist (z. B. Leber-„segment").

Eine generalisierte Hyperreaktion oder Hyporeaktion ist ein systemisches Stresszeichen, d. h. der Stressor wirkt übergeordnet nicht nur auf ein Funktionssystem, sondern viele oder alle (repräsentiert durch die organ- und segmentzugeordneten Muskeln). In einer großen Zahl von Fällen kann man bei generalisierter Hyperreaktion auch Switching finden.

Beispiele für chemische Ursachen

Jegliche Art von toxischer Belastung führt bei Überschreiten einer individuell unterschiedlich hohen Toleranzschwelle zu neurologischer Dysorganisation. Für die häufigen Histaminreaktionen und Kinin-Reaktionen ebenso wie Belastungen durch Gärungs- und Fäulnisprodukte bei Dysbiosen gilt dies ebenso wie für Umweltnoxen wie Schwermetalle und Pestizide (☞ auch Kap. 14, multiple chemische Sensitivität [MCS]). Diese Substanzen sind direkt neurotoxisch. Patienten mit MCS können sehr prägnant über die neurologischen Symptome berichten: Konzentrationsstörungen, Wortfindungsstörungen sind nur einige davon.

Beispiel für emotionale Ursachen

Massiver psychischer Stress führt zu Switching (sinnloses Verhalten nach Unfällen etc). Wenn Sie einen anstrengenden Zehn-Stunden-Tag in der Praxis hatten, gelingen Ihnen die letzten Tests und Beratungen unter Umständen nicht mehr so gut: Fehler schleichen sich ein, ein Zeichen funktioneller neurologischer Dysorganisation.

3.6.4 Gleichzeitig dysreaktiver und normoreaktiver Challenge: eine weitere Form von Switching

Bereits in Kap. 3.4 wurde erklärt, dass eine sensorische Provokation zur Normreaktion eines dysreaktiven Muskels führen kann, während gleichzeitig ein anderer normoreaktiver Muskel dysreaktiv wird. Bei antagonistisch wirkenden Spurenelementen wie Zink und Kupfer ist dies ein typisches Phänomen: Zink führt bei Zinkmangel zu einem normoreaktiven Challenge. Wenn gleichzeitig Kupfermangel oder Manganmangel besteht, führt der Challenge mit Zink u. U. auch zu einzelnen hyperreaktiven Muskeln. Zink-Supplementierung würde im gegebenen Fall zwar den Zinkmangel beseitigen, gleichzeitig aber den Kupfer- und Manganmangel relativ verschärfen. Der Challenge mit Zink führt dann im Allgemeinen zu funktioneller neurologischer Dysorganisation, die mit den im Folgenden beschriebenen Techniken diagnostiziert werden kann (z. B. TL der Punkte Ni27). Gerz (2000) nannte dies „therapeutisches Switching". Die einfachste Methode, dieses Phänomen aufzudecken ist die Durchführung des Temporal Tap, wie oben beschrieben wurde (☞ Kap. 3.5). Das führt sofort wieder zu Dysreaktion, da das Zink (im Beispiel) eben „nicht genau passt".

3.6.5 Diagnostik und Therapie funktioneller neurologischer Dysorganisation

Temporäre Klärung von Befunden

Die in Abb. 3.5 beschriebene Diagnostik dient der Orientierung über das Vorliegen einer funktionellen neurologischen Dysorganisation. Dies kann relevant sein, wenn Widersprüche in Untersuchungsbefunden oder wechselnde Befunde bei gleichartigem Challenge (☞ Kap. 3.6.2), die ursächliche Diagnostik erschweren. Dann werden die Switching-Diagnostik und die temporäre Korrektur wie in Abb. 3.5 angegeben, durchgeführt. Diese Maßnahme führt zu kurzfristiger Klärung der Befunde, ist aber keinesfalls als permanente oder gar ursächliche Korrektur misszuverstehen.

Verwendung der Switching-Parameter zur ursächlichen Diagnostik

Der positive Therapielokalisationsbefund der Switching-Diagnosepunkte und der Ocular-lock-Befund kann aber auch verwendet werden, um die Ursache für neurologische Dysorganisation zu finden: Z. B. finden sich bei einem Legastheniker praktisch immer Ni 27- oder gekreuzt Ni 27- sowie Ocular-lock-Switching-Befunde. Bei letzterem bedeutet eine bestimmte Blickrichtung Stress für den Patienten. Dies ist durch Indikatordysreaktion bei Blick in eine der Kardinalblickrichtungen gekennzeichnet (☞ Abb. 3.5). Alternativ können die Augen des Patienten mit einer Folgebewegung im Kreis geführt werden und dann bei Einnahme der Augenposition, wo ein „Zittern" der Folgebewegung auftritt der Indikatormuskel getestet werden.

Die positive Therapielokalisation an Ni 27 bzw. die Augenposition, die zur Indikatordysreaktion führt, kann durch gleichzeitige TL zu einer potenziell das Switching verursachenden Region aufgehoben werden. Wenn die Therapielokalisation am Kiefergelenk, am Atlas, an Narbenstörfeldern und dergleichen die Switching-Parameter aufheben, dann sind diese Regionen für das Switching verantwortlich. Sie werden dann spezifisch korrigiert.

Goodheart (1970) gab nach Lektüre von Hoffers Arbeiten (s. auch Hoffer, 1973) an, dass Schizophrenie häufig mit einer Dysbalance von Vit. B_3 und B_6 assoziiert ist. Neurologische Dysorganisationsbefunde, die schizoide Charakteristika aufweisen, sind häufig mit gekreuzt Ni 27-Switching und dies wiederum mit homolateral organisiertem Gangmuster (im Gegensatz zum normalen gekreuzten Gangmuster) assoziiert. Therapielokalisation von Ni 27 mit den Zeigefingern beider Händen überkreuzt, wobei die Hände sich nicht berühren sollten (☞ Abb. 3.5) ist dann positiv und die dabei auftretende Dysreaktion eines Indikatormuskels kann auch hier verwendet werden, um die geeigneten Supplemente zu testen. Das richtige Vitamin oder die richtige Kombination von Vit. B_3 und Vit. B_6 heben dann die positive TL auf.

Bei Legasthenikern können mit oraler Provokation typischerweise von Zink, Magnesium, Vit. B_6, Mangan, Vit. B_3, Vit. C die Switching-Parameter entsprechend Abb. 3.5 aufgehoben werden. Dann wird entsprechend mit diesen Nährstoffen therapiert.

Muss Switching immer vorab geprüft werden?

Alle systemischen Stressoren, wie sie ab Kap. 4 beschrieben werden, führen potenziell zu Switching. Daher ist es in der Regel nicht notwendig, vor der Untersuchung eines Patienten Switching zu diagnostizieren und zu korrigieren, sondern es ist sinnvoll, direkt die verursachenden Stressoren zu identifizieren und dann kausal zu korrigieren.

Grundsätzlich muss Switching beseitigt werden, wenn abgegrenzte Testungen mit Applied Kinesiology wie Herd- oder Störfeldtestungen oder Materialtestungen der Zahnmedizin durchgeführt werden. Dabei geht es primär ja nicht um die Findung von Ursachen für Switching, und es werden unvorhergesehene Störungen der Untersuchung, die zu Falschaussagen führen können, vermieden.

Übergeordnete strukturelle Stressoren sind Läsionen der Fixierungsregionen der Dura mater (Okziput, Kopfgelenke, sakrokokzygealer Komplex), das Kiefergelenk sowie bestimmte übergeordnete Duraspannungszustände. Diese führen zu Switching. Mit neurologischer Nomenklatur ausgedrückt sind dies übergeordnete Muskelläsionsketten, welche zu Seitneigungs-, Flexions-/Extensions- und Axialtorsionsmustern führen. Diese werden von Schmitt (1996) als „Centering-the-spine"-Muster bezeichnet und sollten vor der Korrektur lokalisierter Störungen, wie etwa einer vertebralen Läsion, beseitigt werden. Der übergeordnete Charakter dieser Störungen wird auch dadurch deutlich, dass sie mit hormonellen Dysbalancen, autonomen nervalen Störungen und solchen des Säure-Basen-Haushaltes assoziiert sein können.

Zusammenfassend kann man sagen, dass auch diese Muster in der Prioritätenliste der Korrekturen ganz oben stehen und direkt diagnostiziert und korrigiert werden müssen anstatt unspezifisch nach Switching zu suchen.

Ein normoreaktiver Indikatormuskel wird dysreaktiv durch eine oder mehrere der folgenden Provokationsmaßnahmen:

Temporäre Korrektur

1. TL von Ni27 bilateral (sterno-klavikulärer Winkel) Hände homolateral und gekreuzt

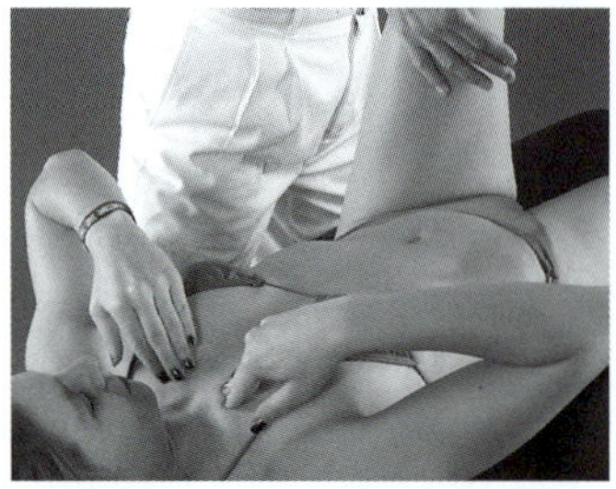

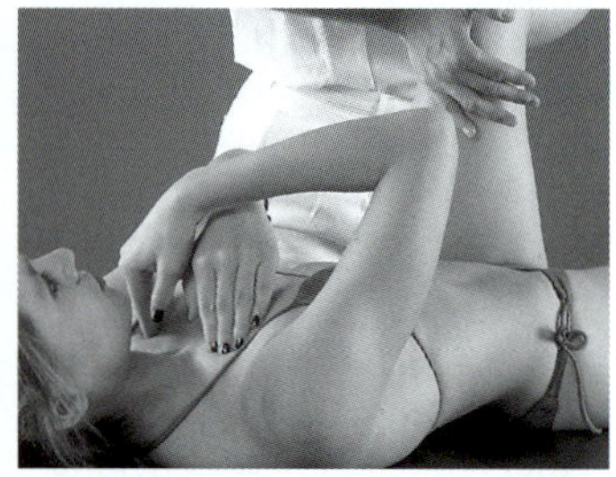

1. Ni27 bilateral und Nabel gleichzeitig reiben

2. Gleichzeitig Nabel und Ni27 auf einer Seite, dann auf der anderen Seite

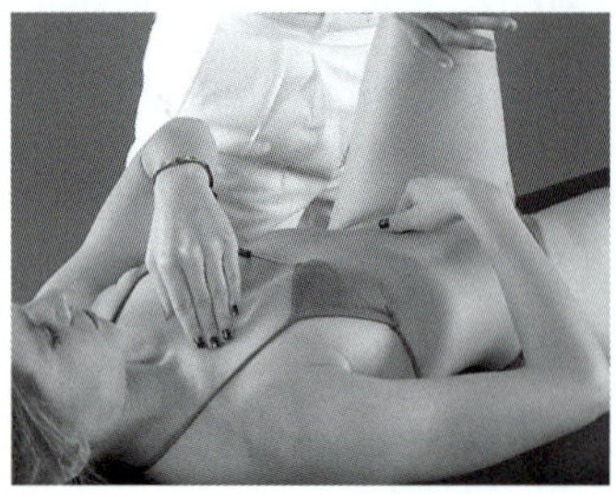

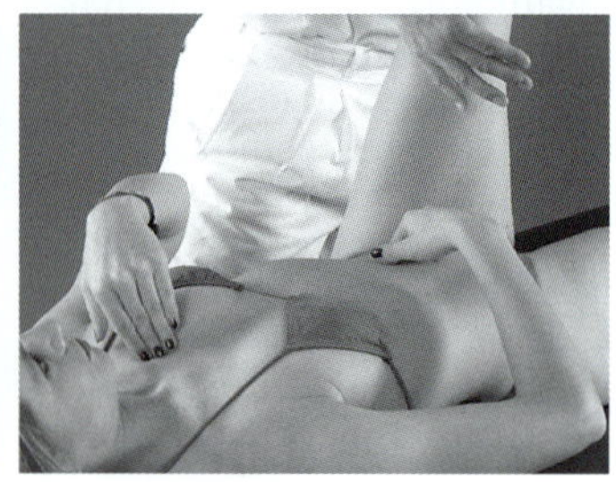

2. Ni27 bilateral und Nabel gleichzeitig reiben

3. TL von KG (Ren Mai) 24 und LG (Du Mai) 27

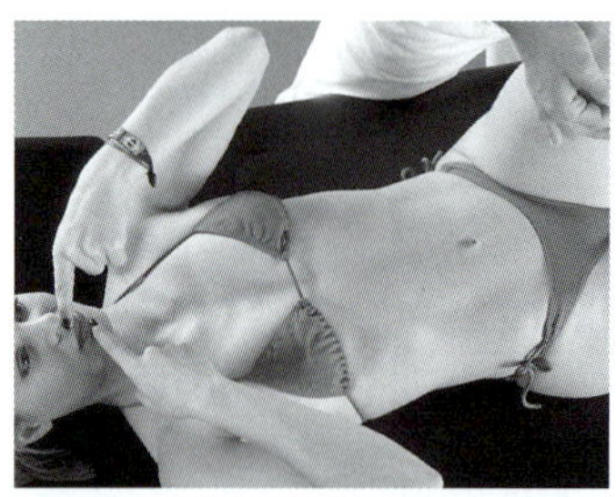

3. LG27, KG24 und Nabel gleichzeitig reiben

4. TL von Nabel und LG1 (Kokzyx-Spitze)

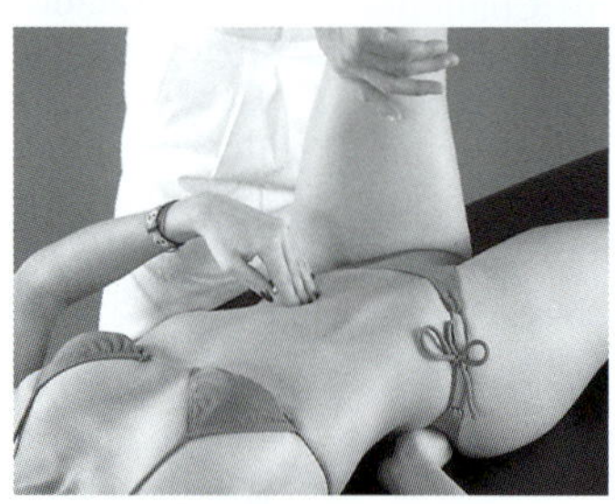

4. Nabel und LG1 gleichzeitig reiben

5. Der Patient blickt nacheinander in die 6 Kardinalblickrichtungen: links, rechts; oben li., oben re.; unten li., unten re.

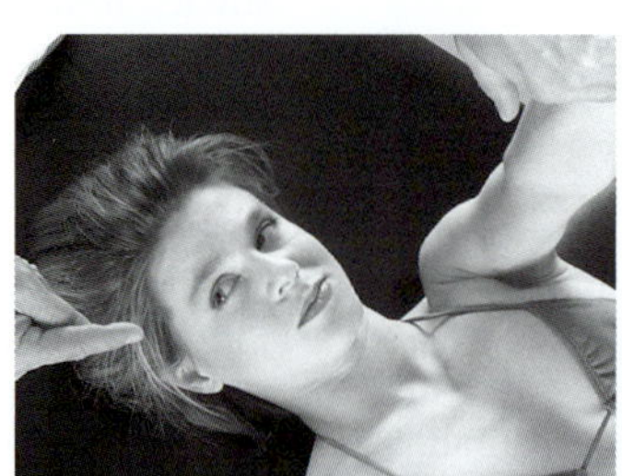

5. Ni27 bilateral und Nabel gleichzeitig reiben

Prinzipiell: Ursache finden und korrigieren (Triad of Health)

Abb. 3.5: AK-Diagnostik funktioneller neurologischer Dysorganisation (links) und temporäre Korrektur (rechts)

Energetische Switching-Ursachen müssen erfasst und korrigiert werden

Hier handelt es sich um Narbenstörfelder, aber auch elektromagnetische Störungen, z. B. durch Batterie-getriebene Uhren oder in machen Fällen auch Armreife oder metallene Halsketten. Abnahme der Schmuckstücke oder Uhren führt nach Temporal Tap zu Beseitigung der Switching-Befunde. Temporal Tap ist notwendig, da die Abnahme alleine nicht immer sofort die energetische Situation normalisiert. Eine Möglichkeit, diese energetischen Störungen auszugleichen ist auch das Now-and-Won-Time Manöver (☞ GARTEN, 2012, Kap. 10.2.1).
Speziell Narben in oder nahe der Mittellinie können zu KG 24/LG 27-Switching führen. Bei diesem Switching-Parameter sollte also speziell nach dergleichen Störfeldern gefahndet werden (GERZ, 2000).

3.7 Übungsfragen zu Kap. 3

Antworten ☞ Kap. 4.12
Frage 1: Was führt zu „Switching" und wie äußert es sich?
Frage 2: Wie stellen Sie „Switching" fest?
Frage 3: Wie korrigieren Sie „Switching"?
Frage 4: Was ist ein „Ocular lock"?

3.8 Antworten zu Kap. 2.8

Antwort 1: Subscapularis.
Antwort 2: Infraspinatus.
Antwort 3: Deltoideus, Serratus anterior (☞ GARTEN, 2012).
Antwort 4: Perikard-Leitbahn
Antwort 5: Anterior: über dem Tractus iliotibialis, „an der äußeren Hosennaht"; posterior: über dem oberen Pol des Sakroiliakalgelenks.
Antwort 6: Zwischen Rippe 5 und 6 rechts.
Antwort 7: Gonaden-Dysfunktion, Vitamin E-Mangel.
Antwort 8: Mangelhafte Drainage der Nebenhöhlen, Nebenhöhlenaffektionen.
Antwort 9: Schilddrüse.
Antwort 10: Nebenschilddrüsen.
Antwort 11: L5, S1, N. tibialis.
Antwort 12: Quadrizeps femoris, Abdominalmuskulatur.
Antwort 13: C5/6.
Antwort 14: Psoas, Iliakus (☞ GARTEN, 2012, Kap. 11).
Antwort 15: Dünndarmdysbiosen und -entzündungen, Nahrungsmittelintoleranzen.
Antwort 16: Popliteus.
Antwort 17: C5/6, Th2.
Antwort 18: Nebenhöhlen.
Antwort 19: Zwischen den Querfortsätzen von Th2 und Th3.
Antwort 20: N. peroneus superficialis; L4, L5, S1, viszeroparietale Beziehung ist nicht beschrieben.
Antwort 21: Supraspinatus, erst bei 90° ist der Deltoideus Hauptagonist.
Antwort 22: Über der Eminentia parietalis.
Antwort 23: Motorische Innervation: Nn. pectorales, C6, 7, 8 und Th1, viszerosomatisches Segment: Th8.
Antwort 24: Spürbare Pulsation oder negative Therapielokalisation.
Antwort 25: Über dem oberen Pol des Sakroiliakalgelenks.
Antwort 26: N. glutealis sup., L4, 5, S1, viszeroparietal: L4.
Antwort 27: Auf dem Rippenbogenrand (ca. Rippen 8–11) und Th 8–11.
Antwort 28: Motorisch: N. femoralis, L2, 3 und 4, viszeroparietal: Th10.
Antwort 29: Zwischen den Rippen 7 und 8 auf der linken Seite.
Antwort 30: Zwischen den Rippen 1 und 2.
Antwort 31: Auf der Eminentia frontalis.
Antwort 32: Motorische Innervation: N. thoracodorsalis, C6, 7, 8, viszerosparietales Segment: Th6.
Antwort 33: Zwischen den Querfortsätzen von Th5 und 6 rechts.
Antwort 34: Auf dem manubriosternalen Gelenk.
Antwort 35: N. suprascapularis, C(4), 5, 6.
Antwort 36: Lymphatische Stauung im Kopfbereich.
Antwort 37: Zwischen den Querfortsätzen von Th 3 und 4.
Antwort 38: N. thoracodorsalis, C6, 7, 8; viszeroparietal Th6.
Antwort 39: Nn. pectorales, C5, 6, 7; viszeroparietal Th5.
Antwort 40: Über dem Os temporale posterior der Sutura temporosphenoidalis.
Antwort 41: Über dem Lambda (posteriore Fontanelle).
Antwort 42: Zwei QF Querfinger lateral, vier QF kranial des Nabels.
Antwort 43: N. glutealis sup., L4, 5, S1; viszeroparietal L5.
Antwort 44: Adduktoren.
Antwort 45: Kranial des Os pubis, lateral des Tuberculum pubicum.
Antwort 46: Über der vorderen Fontanelle (Bregma).
Antwort 47: Zwischen den Processus transversi von Th 11 und 12.
Antwort 48: Im 4. ICR in der Medioklavikularlinie.
Antwort 49: Im 6. ICR links vom Sternum bis zur Mamillarlinie.
Antwort 50: Auf der hinteren Fontanelle (Lambda).
Antwort 51: Motorisch: N. tibialis L4, 5, S1; viszeroparietal: Th4.
Antwort 52: Zwischen den Rippen 3, 4 und 5, parasternal.
Antwort 53: L1, 2, 3, 4; viszeroparietal: Th11, 12.
Antwort 54: N. femoralis, L2, 3; viszeroparietal: Th9.
Antwort 55: Emotionale Probleme.
Antwort 56: N. glutealis sup L4, 5, S1; viszeroparietal: L4.
Antwort 57: Zwischen dem Proc. spinosus von L5 und Spina iliaca posterior superior.
Antwort 58: N. tibialis L5, S1; viszeroparietal entfällt.

4 Störungen des Säure-Basen-Haushaltes

H. Garten

4.1 Grundlagen

Bei allen chronischen Erkrankungen sind Störungen des Säure-Basen-Haushaltes in Betracht zu ziehen und zu untersuchen, da sowohl eine latente Azidose, als auch eine latente Alkalose negative Auswirkungen auf das Immunsystem haben (Abwehrschwäche ebenso wie Allergisierungsneigung) und mit einem erhöhten Potenzial von Entzündungs- und Schmerzmediatoren einhergehen. Chronische Übersäuerung scheint zu einer vermehrten Produktion von Kininen und einer Senkung der Kininaseaktivität zu führen (☞ Kap. 10).
Nach Wiley (1987) gehen Säure-Basen-Störungen auch mit psychoemotionalen Störungen einher. Dies verdeutlicht, dass jeder Krankheitszustand von Säure-Basen-Störungen mitverursacht werden kann. Es muss jedoch vermieden werden, das Augenmerk ausschließlich auf die sog. latente Azidose zu richten. Die vielfach verwandte Säuretitration nach Sander ist, wie später dargestellt, kein Beweis für das Vorliegen von Übersäuerung, selbst wenn ein typisches „Übersäuerungsbild" vorliegt.
Es gibt grundsätzlich zwei Lehrmeinungen zu Säure-Basen-Störungen:

- Die eine ist die naturheilkundliche, deutschsprachige nach Sander (1985) und Worlitschek (1994). Ersterer hat die Urin-Titrationsmethode entwickelt, Letzterer beruft sich vor allem auf die Säuretitrationsmethode im Blut nach Jörgensen (1985). Bei beiden Autoren spielt die Hyperalkalosesituation in ihren Erwägungen keine Rolle, alles „Übel" liegt demnach in der Säure.
- Die zweite Meinung stammt von Wiley (1987) und wurde von Goodheart, Leaf und Shafer durch die Literatur zur Applied Kinesiology bekannt. Vom Grundsatz her beschreibt Wiley basierend auf annähernd 200 Messungen, dass es prinzipiell drei Typen von Menschen gebe: Der erste Typ reagiert unter Stress mit einer Verschiebung in Richtung Alkalose, der zweite in Richtung Azidose und der dritte ist ein Intermediärtypus, der jedoch grundsätzlich auch zum Azidose-„Shift" tendiert.

Die Diskussion um die verschiedenen Auffassungen ist sicher nicht abgeschlossen, sodass hier Aspekte beider Richtungen dargestellt werden. Die Säuretitration ist nach unserer Auffassung nicht vollständig aussagekräftig und auch die Titration nach Jörgensen und die Methode nach Astrup haben unterschiedliche methodische Probleme, die in diesem Kapitel auch dargestellt werden. Der Challenge nach Applied Kinesiology stellt daher ein äußerst wertvolles Instrument zur Evaluation dar.

4.1.1 Physiologie des Säure-Basen-Haushalts

Definitionen

Alkalose

Dekompensiertes Stadium mit Plasma-pH-Werten über 7,45 (arteriell) mit Erschöpfung der Puffermechanismen (Schmidt, Lang et al., 2005).

Latente (funktionelle) Alkalose

Kompensierter Zustand mit Vermehrung der Basenreserve.

Azidose

Dekompensiertes Stadium mit Plasma-pH-Werten unter 7,37 (arteriell) mit Erschöpfung der Puffermechanismen.

Latente (funktionelle) Azidose

Kompensierter Zustand, bei dem der pH-Wert des Blutes durch die Pufferkapazität des Organismus im Normbereich von 7,37 bis 7,45 (arteriell) gehalten wird. Verringerung der Basenreserve durch vermehrte Inanspruchnahme der Pufferkapazität.

pH-Wert

Der pH-Wert ist nach folgender Formel ein Maß für die H^+-Ionen-Konzentration einer Lösung:
$pH = -\log [H^+]$.
Die Normwerte für arterielles Blut (Plasma) liegen bei 37 °C nach Schmidt et al. (2000) bei 7,37 bis 7,45. Für venöses Blut liegen sie bei 7,32 bis 7,43. Der Erythrozyten-pH soll bei 7,2–7,3 liegen (Schmidt, Lang et al., 2005), ist jedoch schwer messbar.

Pufferkapazität

Die chemisch übliche Definition ist folgende:

$$\text{Pufferkapazität} = \frac{\Delta\ PB}{\Delta\ pH}$$

(Δ = Abweichung, PB = Pufferbasen)

Demnach ist die Pufferkapazität als Verhältnis der zugeführten Menge einer Säure zur resultierenden pH-Änderung (z. B. um eine Einheit) definiert. Entscheidend für die Pufferkapazität ist neben der Konzentration des Puffersystems die Nähe des jeweiligen pH-Wertes zum pK-Wert des Systems. Reduziertes Hämoglobin hat eine um 0,3 mmol/10 g Hb (0,48 mmol/mmol Hb) höhere Pufferkapazität als oxygeniertes (Jörgensen, 1985). Diese Tatsache ist beim Vergleich arterieller und venöser Blutproben zu berücksichtigen.

Gesamtpufferbasen

Deren Konzentration beträgt im arteriellen Blut 48 mmol/l (Schmidt, Lang et al., 2005). Es handelt sich um starke Basen: HCO_3^- (22–28 mmol/l), Hämoglobin (7,3–9,6 mmol/l), HPO_4^{2-} und Plasmaproteine mit ihren ionisierbaren Seitengruppen (17–18 mmol/l), die mit ihren korrespondierenden schwachen Säuren die drei Puffersysteme bilden. Ein wichtiger Aspekt ist folgender: Die Karbonate im Knochen sind wesentlich an der Gesamtpufferkapazität des Körpers beteiligt. Ihre Alkali-Reserve beträgt beim Erwachsenen 35 000 mEq (Adrogué und Adrogué, 2001). Die Konzentration der Pufferbasen ist wenig vom CO_2-Partialdruck beeinflusst und eignet sich daher gut zur Beschreibung der Zu- und Abnahme nicht flüchtiger Säuren im Blut (Schmidt, Lang et al., 2005).
Die Puffersysteme des Blutes lassen sich in folgender vereinfachten „van Slyke-Gleichung“ beschreiben:

$$pH = pK + \lg \frac{HCO_3^- + HPO_4^{2-} + \text{Hämoglobinat} + \text{Proteinat}}{H_2CO_3 + \text{Laktat} + \text{Acetoacetat} + \beta\text{-Hydroxybutyrat}}$$

$$= 6{,}1 + \lg \frac{48\ \text{mmol/l}}{2{,}4\ \text{mmol/l}} = 6{,}1 + 1{,}3 = 7{,}4$$

pK ist die Dissoziationskonstante, d. h. der pH-Wert, bei dem in einer Pufferlösung Säure und Basen im Gleichgewicht stehen. Für das Blut ist der pK = 6,1.
H_2CO_3 ist nur zu 50 % an der Gesamtsäure des Blutes beteiligt, denn die CO_2-Konzentration errechnet sich wie folgt aus dem pCO_2: 40 × 0,03 = 1,2 mmol/l. Das bedeutet, dass die übrigen 50 % Säure (die restlichen 1,2 mmol/l im Nenner der Gleichung) nicht flüchtige Säuren sind, die aus dem Intermediärstoffwechsel stammen: Laktat, Ketosäuren u. a.

Bikarbonat-Puffersystem

Das Bikarbonat-Puffersystem wird mit der Henderson-Hasselbalch-Gleichung beschrieben:

$$pH = pK + \lg \frac{HCO_3^-}{H_2CO_3} \qquad (pK = 6{,}1)$$

Mit Hilfe dieser Gleichung errechnen Blutgasautomaten aus pCO_2 und pH das Bikarbonat. Der pK des Bikarbonatpuffers ist 6,1. Er liegt damit relativ weit weg vom pH-Wert des Plasmas (7,4), sodass die Pufferwirkung nur auf Grund der hohen Konzentration des Puffers groß ist. HCO_3^- liefert etwa 86 % der Pufferkapazität im Extrazellulärraum. Bikarbonat puffert vor allem nicht-flüchtige Säuren. Die flüchtige Säure CO_2 wird ausschließlich durch die Nicht-HCO_3^--Puffer neutralisiert (Adrogué und Adrogué, 2001).

pCO_2 (CO_2-Partialdruck)

Erhöhung und Erniedrigung des CO_2-Partialdruckes zeigen an, dass es sich um eine primär respiratorische Säure-Basen-Störung handelt: Erniedrigter pCO_2 entspricht einer primär respiratorischen Alkalose, erhöhter pCO_2 entspricht einer primär respiratorischen Azidose. Eine metabolische Azidose wird innerhalb kurzer Zeit durch Hyperventilation, d. h. Absenken des pCO_2 kompensiert, eine metabolische Alkalose durch Hypoventilation mit Anheben des pCO_2.

Positiver oder negativer Base-Excess (BE)

Allgemein ausgedrückt ist $BE = PB_{aktuell} - PB_{normal}$.
Der Wert der Normalpufferbasen (PB_{normal}) ist 48 mmol/l (Schmidt, Lang et al., 2005). Die Basenabweichung (positiver oder negativer BE) ist bei der Blutgasanalyse nach Astrup (s. u.) ein aus pH und pCO_2 errechneter Wert, der weiterhin von der Hb-Konzentration abhängig ist. Es wird angenommen, dass CO_2-Erhöhung zur Bildung von äquivalenten Mengen H^+ und HCO_3^- führe, wobei das H^+ von Proteinat abgefangen würde. Die Unabhängigkeit des BE von Hb und pCO_2 wird in Schmidt, Thews et al. (2000) noch immer postuliert, und damit die Errechnung des BE aus pH und pCO_2 als akzeptabel angesehen. In Thomas (1998) wird diese Unabhängigkeit jedoch bereits nicht mehr als gegeben und damit die Verwendung des BE als ungenau angesehen.
Ein positiver BE bei normalem pCO_2 zeigt, dass es sich um eine primär metabolische Alkalose, d. h. eine Verminderung nicht flüchtiger Säuren handelt. Ein negativer BE (eigentlich „Basendefizit“) bedeutet einen Abfall dieses Normalwertes. Ein negativer BE zeigt an, dass es sich um eine primär metabolische Azidose, d. h. eine Vermehrung nicht flüchtiger Säuren, handelt. Diese Werte sind entscheidend, da eine pH-Wert-Verschiebung auf Grund einer Störung erst relativ spät auftritt, weil die Puffermechanismen des Körpers (s. o.) dies verhindern.

Basenabweichung der Extrazellulärflüssigkeit (BAecf)

Diese Größe ist als Basenkonzentration der Extrazellulärflüssigkeit definiert, gemessen durch Titration mit starker Säure oder Base bis zum Endpunkt pH von 7,4 bei pCO_2 von 40 mmHg. Hierbei umfasst der Begriff der Extrazellulärflüssigkeit die interstitielle Flüssigkeit, das Plasma und die zellulären Bestandteile des Blutes (Thomas, 1998). Der Wert ist im Gegensatz zum BE praktisch unabhängig von pCO_2 und Hb. Der Normalwert ist −2 bis +3.

Anionen-Lücke (AL), Anion-Gap (AG)

Man versteht darunter die ungemessenen Anionen im Plasma (Proteine, Phosphat, Sulfat, organische Anionen). Sie wird nach folgender Formel berechnet:
$AL\ (mmol/l) = cNa^+ - (cCl^- + cHCO_3^-)$.
Normal ist AL= 8–16 mmol/l.
Eine Zunahme der Anionenlücke spricht für erhöhte Konzentration organischer Säuren wie Laktat, Keton-

säuren und verschiedener Säureradikale (Thomas, 1998). Die Metabolite müssen dann bestimmt werden. Ein niedriger HCO_3^-- Wert und ein hoher AL-Wert gehen üblicherweise miteinander einher, was die Grundlage dafür darstellt, dass aus der HCO_3^-- Konzentration bzw. dem BE, welche bei der klassischen Blutgasanalyse beide aus pH und pCO_2 errechnet werden, auf die Gesamtpufferbasensituation geschlossen wird. Dies ist jedoch nur bedingt korrekt: Erhöhte AL-Werte kommen aber auch bei normalen HCO_3^-- Werten vor (Harrison's, 2005), was für die Interpretation von Blutgasanalysen relevant sein kann.

Strong Ion Difference (SID)

Dieser Parameter, der von Stewart (1983) eingeführt wurde, soll unabhängig von pCO_2 sein (Wooten, 1999, Constable, 1999). Starke Ionen werden als solche definiert, die nicht an den Säure-Basen-Reaktionen teilnehmen. SID ist die Differenz zwischen starken Kationen und starken Anionen:

$SID = [Na^+] + [K^+] + 2[Mg^{2+}] + 2[Ca^{2+}] - [Cl^-] - [Laktat^-] - [Ketosäuren^-] - [Harnsäure^-] - 2[SO_4^{2-}] - [Albumin^-]$.

Die Relevanz der Albumin-Ionen wird von Siggaard-Andersen und Fogh-Andersen (1995) betont. Danach wären Patienten mit hohen Albumin-Spiegeln automatisch alkalotisch, solche mit niedrigen azidotisch. Bezogen auf das Vollblut wären Anämien daher Zustände von Alkalose, Polyzythämien solche von Azidose, was diese Bestimmung aus Sicht von Siggaard-Andersen und Fogh-Andersen (1995) „absurd" macht.

Titrierbare Säure

Darunter versteht man die durch Puffer in pH-neutrale Form gebrachte ausgeschiedene Säure. Die Menge der im Harn ausgeschiedenen Säure lässt sich mittels Titration mit einer Base feststellen (s. auch Säuretitration nach Sander). Hierfür ist zu 80% der $HPO_4^{2-}/H_2PO_4^-$-Puffer, zu 20% Harnsäure verantwortlich (s. u.). Bei Titrieren des Harns mit NaOH bis pH 7,4 bleibt H^+ an NH_4^+ gebunden (pK = 9). NH_4^+ wird demnach als die nicht-titrierbare Säure des Harns bezeichnet. Die titrierbare Azidität macht nur ca. ein Drittel bis die Hälfte der täglichen Säureelimination aus, was die Säuretitration nach Sander als Methode relativiert (s. u.).

Gesamtazidität

Hierunter versteht man die Summe aus titrierbarer Azidität und der über den Ammonium-(NH_4^+-)Mechanismus ausgeschiedenen Säure. NH_4^+ übernimmt 50–65% der Säureelimination.

nMetabolische Regulation des Säure-Basen-Haushaltes

Für die allgemeinmedizinische, orthopädische, schmerztherapeutische und naturheilkundliche Praxis sind weniger die respiratorischen Säure-Basen-Störungen (vermehrtes oder vermindertes Abatmen von CO_2) relevant, sondern die Zustände mit vermehrtem Anfall oder verminderter Elimination von nicht flüchtigen Säuren bzw. ein Mangel daran. Respiratorische Störungen sind eher ein intensivmedizinisches bzw. pulmonologisches Thema. Kompensatorische Veränderungen des pCO_2 entstehen dann, wenn die metabolischen Regulationsmechanismen zur Elimination nicht flüchtiger Säuren nicht mehr greifen.

Protonenproduktion

Energiebereitstellung

Sie ist die Hauptquelle der Protonenproduktion:

$ATP^{4-} + H_2O \Rightarrow ADP^{3-} + H^+ + HPO_4^{2-}$ (Adrogué und Adrogué, 2001).

Die Tagesproduktion an nicht-flüchtigen Säuren beträgt etwa 70 bis 100 mEq oder etwa 1,0 bis 1,5 mEq H^+/kg Körpergewicht. Diejenige von flüchtiger Säure beträgt 15 000 mEq/Tag. Intrazellulär wird die optimale Säure-Basen-Balance durch Pufferung gehalten, aber auch durch Modulation der ATP-Hydrolyse und die Verschiebung von Protonen in den Extrazellulärraum. Ein relativ geringerer Teil der Protonen-Produktion stammt aus der Glykolyse (Laktat), wobei die Glukoneogenese aus Laktat und dessen komplette Oxidation zu CO_2 und Wasser Protonen verbraucht. Azidose hemmt die Glykolyse, Alkalose stimuliert sie, vermittelt durch die pH-sensitive Phosphofruktokinase. Azidose stimuliert die renale Laktat-Utilisation, hemmt jedoch die hepatische (Adrogué und Adrogué, 2001).

Lipolyse

Die Lipolyse produziert freie Fettsäuren, die teilweise oxidiert werden, was zu Ketonsäuren führt. Die Tagesproduktion beträt 300 mmol, die Synthese von Triglyceriden und Fettsäuren verbraucht aber nahezu identische Mengen. Erst bei einem starken Überwiegen des Fettkatabolismus kommt es zu einem Überwiegen der Säureproduktion. Azidose hemmt die für die Lipolyse und damit Ketonsäurenbildung und stimuliert deren Abbau (Adrogué und Adrogué, 2001).

Aminosäurenmetabolismus

Die Oxidation von Aminosäuren bei einem Menschen, der 100 g Protein/Tag aufnimmt, liefert 1000 mmol Protonen/Tag aus der Harnsäuresynthese in der Leber. Die Oxidation der Kohlenstoffgerüste der Aminosäuren verbraucht dieselbe Menge, wenn das Protein gänzlich aus neutralen Aminosäuren besteht. Aminosäuren mit zwei Karboxylgruppen (Glutamat und Aspartat) liefern zwei HCO_3^- für jedes dabei produzierte NH_4^+. Basische Aminosäuren liefern zwei NH_4^+ für jedes dabei produzierte HCO_3^-. Schwefelhaltige Aminosäuren führen auch zu überschüssiger Protonenbildung. Somit hängt die Nettobilanz der Protonenproduktion im Wesentlichen von der Art der gegessenen Proteine ab. Die hepatische Harnsäure-Synthese, die zwei H^+ pro Molekül Harnstoff produziert, wird durch niedrigen pH gehemmt, durch hohen stimuliert. Es gibt also endogene Regulatoren der H^+-Produktion.

Protonen-Elimination

Die Niere spielt bei der Säureelimination die entscheidende Rolle: Würde Säure nur als H^+ ausgeschieden, dann wäre bei einem minimalen Urin-pH von 4,4 die Menge von 1250 Litern Harn notwendig, um 50 mval Säure ausscheiden zu können (Devlin, 1997). Der tägliche Anfall von Säure beträgt 100 mmol.

Die hauptsächliche Ausscheidung erfolgt gepuffert als $H_2PO_4^-$ und gebunden an NH_4^+:

Die Sekretion von H^+ in den renalen Tubuli ist ein von der Karboanhydrase katalysierter Vorgang: Na^+ wird über einen aktiven ATP-abhängigen Transportmechanismus aus dem Tubuluslumen in die Zelle rückresorbiert, H^+ im Austausch in das Tubuluslumen sezerniert und durch das dort vorhandene HCO_3^- gepuffert. Die bürstensaumständige Karboanhydrase wandelt die entstandene Kohlensäure in CO_2 und H_2O um. CO_2 diffundiert in die Zelle zurück. Die Karboanhydrase verwandelt dort $CO_2 + H_2O$ wieder in HCO_3^- und H^+ zurück. Das HCO_3^- wird über ein Na^+-gekoppeltes Carrier-System in das Blut zurücktransportiert. Bei diesem Austauschvorgang wird auch HCO_3^- aus dem Tubuluslumen rückresorbiert, sodass am Ende der Henle-Schleife nur noch eine Konzentration von 5 mmol/l HCO_3^- übrigbleibt (Schmidt et al., 2000).

Letztlich dient also die H^+-Sekretion der Reabsorption von $NaHCO_3$. Der passive Rückfluss in den Urin bleibt annähernd konstant, die aktive Rückresorption wird je nach Anforderung des Säure-Basen-Haushaltes vermehrt oder vermindert.

Durch die H^+-Sekretion sinkt der pH-Wert des Urins in die Nähe des pK des $HPO_4^{2-}/H_2PO_4^-$ Puffersystems, so dass zunehmend mehr H^+-Ionen gepuffert werden.

H^+-Ionen werden zu 50–65% durch Neutralisation mit NH_3 ausgeschieden. Das NH_3 wird zu 85–65% von den Tubuluszellen aus Aminosäuren, vor allem Glutamin, gebildet (Basenproduktion!), 15–35% kommen aus der Leber. Das NH_4^+-Exkretionssystem wird bei länger bestehender Azidose innerhalb von fünf bis sechs Tagen aktiviert. Diese Adaptation beginnt nicht vor dem zweiten oder dritten Tag von Azidosezuständen. Dies ist eine Erklärung für das Phänomen der Fastenazidose. Nach

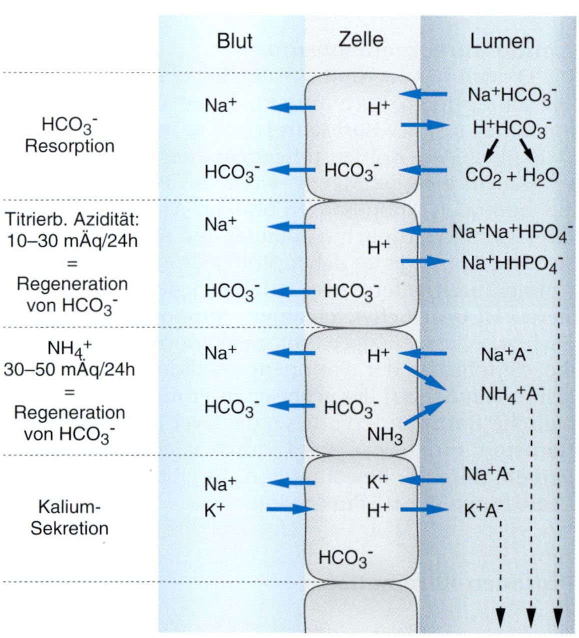

Abb. 4.1: Säure-Eliminationsmechanismen der Niere

Adaptation kann das NH_4^+-System bis zu 500 mval Säure/Tag eliminieren (normaler Tagesanfall: 60–100 mval; Schmidt, Lang et al., 2005).

NH_4^+ hilft bei Azidose, K^+ und Na^+ zu sparen: Elimination von $H_2PO_4^-$ und starken Säuren wie Acetoacetat erfordert gleichzeitige Exkretion von Kationen, um Elektroneutralität zu gewährleisten. Dies führt zu Verarmung an Na^+ und später an K^+. Diese Elektroneutralität wird jedoch auch durch NH_4^+ geschaffen (☞ Abb. 4.1).

▮ pH-Wert

Intrazellulärer pH-Wert

Der Blut-pH-Wert und seine Konstanz dürfen nicht mit den Säure-Basen-Werten einzelner Organe verwechselt werden, die physiologischerweise stark vom pH-Wert des Blutes abweichen: Nach Devlin (1997) liegt der intrazelluläre pH-Wert der Erythrozyten bei 7,2, derjenige der meisten anderen Zellen liegt bei 7,0 und der von Muskelzellen und Knochenzellen bei bis zu 6,0. HCO_3^- liefert 36% der intrazellulären Pufferkapazität (Adrogué und Adrogué, 2001), verglichen mit etwa 86% im Extrazellulärraum.

pH-Wert in Organkompartimenten

Diese weichen entsprechend der Physiologie der Organe z. T. erheblich vom Blut-pH einerseits und vom intrazellulären pH der Organe andererseits ab.

Speicheldrüsen: Der optimale pH-Wert des Speichels liegt zwischen 7,0 und 7,4. Nach Hawkins (in Goodheart 1969: The Ileocecal Valve Syndrom) liegt er sogar bei 7,8. Nach Thomas, 1998 liegen die Normalwerte für Parotisspeichel bei 5,1 bis 6,25, für Submandibularisspeichel bei 5,9 bis 7,3. Die Diskrepanz der Werte aus dem naturheilkundlichen Bereich und der Labormedzin (Thomas) dürfte so zu erklären sein, dass die Labormedizin den Durchschnitt der „gesunden Bevölkerung" als normal ansetzt und dabei die (labortechnisch eben schwer darstellbaren) latenten Azidosen nicht berücksichtigt werden. Saurere pH-Werte werden gemessen bei Mangel an Vitamin-B-Komplex sowie erhöhtem Phosphatgehalt der Nahrung. Die Erniedrigung des Speichel-pH durch Amalgamfüllungen ist spekulativ, eventuell kann aber eine Suppression der Karboanhydrase durch Zinkmangel, der mit Schwermetallbelastung einhergehen kann, zu Mangel an alkalischen Valenzen führen.

Magen: Der physiologische Magen-pH ist 1,5 bis 2,5. Das durch die Aktivität der Karboanhydrase bei der Salzsäurebildung entstehende HCO_3^- wird zu den basophilen Organen Leber und Pankreas transportiert. Die Salzsäureproduktion ist also auch ein notwendiger Schritt zur Bikarbonat-Produktion, welches in den genannten Organen benötigt wird.

Dünndarm: Im Duodenum herrscht ein alkalischer pH-Wert durch die Sekrete der Galle (pH 7,55, Thomas, 2005), des Pankreas und der Dünndarm-Drüsen. Im Ileum und Jejunum herrscht durch die Aktivität der Säuerungsflora ein pH-Wert von ca. 6,5.

Dickdarm: Der normale pH-Wert des Dickdarminhalts liegt zwischen 5,8 und 6,5. Höhere Werte treten bei Fäulnis auf und führen zu Minderexkretion von Am-

moniak, was bei eingeschränkter Leberfunktion von toxischer Relevanz sein kann.
Urin: Starke Schwankungen des Urin-pH sind physiologisch, „Schwankungen zwischen 4,5 und 8,0 spiegeln die Zufuhr von Säuren und Basen mit der Nahrung wieder" (Thomas, 2005). Nach Sander (1985) sollte der morgendliche Urin-pH bei normaler Säurebelastung etwa 6,2–6,5 betragen. Zu hohe pH-Werte können zu Infektneigung und zum Ausfallen von Kalziumsalzen führen. Der Urin hat eine relativ geringe Pufferkapazität, sodass sich der aktuelle Säureanfall sehr stark auf den Urin-pH auswirkt. Vermehrt säuernde Nahrung, Gärungsprozesse und schnelle Darmpassage führen zu niedrigeren Urin-pH-Werten, was bei Chronizität dieser Zustände zu allgemeiner Hyperazidität des Organismus führen könnte.
Gelenke: Der pH-Wert in normalen Gelenken beträgt 7,64 bis 7,31, bei Osteoarthrosen liegt der pH-Wert bei 7,54 bis 7,25, bei rheumatoiden Gelenkerkrankungen bei 7,41 bis 6,85 (Thomas, 2005). Bestimmung des pH-Wertes aus Synovialflüssigkeit ist möglich. Gelenkschmerzhaftigkeit hat also wahrscheinlich nur eine lockere Korrelation mit den intraartikulären pH-Werten und Säure-Basen-Störungen wirken sicher eher an extraartikulären Strukturen.
Liquor: Der pH des Liquors liegt bei 7,35 (Thomas, 2005).

4.2 Die chronische latente Azidose

4.2.1 Entstehung (n. Sander, 1985, Worlitschek, 1994)

Es handelt sich hierbei nach Definition der genannten Autoren nicht um eine manifeste Azidose, die einen pathologischen Zustand darstellt (metabolische Azidose bei Urämie, Diabetes mellitus, Kreislaufversagen). Vielmehr wird der pH-Wert des Blutes durch die Pufferkapazität des Organismus noch im Normbereich von 7,37 bis 7,43 gehalten. Bei der latenten Azidose liegt eine Verringerung der Basenreserve durch vermehrte Inanspruchnahme der Pufferkapazität vor.
Im Metabolismus entstehen überwiegend Säuren: Kohlensäure aus dem Zitratzyklus, Ketonsäuren, Milchsäure, Harnsäure etc. (Zwischen- oder Endprodukte des Metabolismus, s. auch Kap. 4.1). Die Bildung von $NaHCO_3$ durch die Karboanhydrase, welches auf dem Blutwege an die basophilen Organe Leber und Pankreas weitergeleitet wird, geschieht gleichgewichtig mit der Bildung von HCl:
$NaCl + H_2O + CO_2 \leftrightarrow HCl + NaHCO_3$
Bei länger andauernder Säurebelastung, die nach den genannten Autoren vor allem durch „falsche", d. h. säuernde Ernährung entsteht, sinkt also die Basen-Pufferkapazität im Blut (das Verhältnis von Basen zu Säuren ist wie 20:1). In einer späteren Phase sollen zeitweilig überschüssige Säuren im Bindegewebe und bradytrophen Geweben, wie den Knorpelschichten, an die Proteinstrukturen gebunden abgelagert werden. Der Dissoziationsgrad von Säuren ist pH-abhängig: Ein klinisches Beispiel für die Ablagerung von Säuren in Form von Salzen ist die Ablagerung von Harnsäure-Kristallen beim Gichtanfall: Je saurer das Milieu ist, desto weniger liegt Harnsäure in dissoziierter Form vor, fällt also aus.

4.2.2 Ursachen

Vermehrte Aufnahme von sauren und säurebildenden Valenzen

Durch die übermäßige Zufuhr von tierischem Eiweiß, raffinierten Kohlenhydraten (Weißmehl und Zucker), zu schnelles und zu spätes Essen mit der dadurch verursachten Fehlverdauung und Bildung von Gärungssäuren und übermäßiger Genuss von Bohnenkaffee und Alkohol. Beachtenswert ist, dass die Salze organischer Säuren eine Alkaliquelle sind. Na-Laktat ist eine Quelle für Bikarbonat:
$Na^+ + CH_3CHOHCOO^- + 3\ O_2 \rightarrow Na^+ + HCO_3^- + 2\ CO_2 + 2\ H_2O$.
Organische Säuren in Früchten und Gemüsen haben keine Auswirkung auf den Säure-Basen-Haushalt, da sie zu CO_2 und H_2O metabolisiert werden. Die Salze organischer Säuren sind eine physiologische Bikarbonatquelle. Dabei dürfte es eher keine Rolle spielen, ob die Früchte aus heimischer Produktion stammen oder unreif in einem fernen Land gepflückt wurden, wie die Protagonisten der Mayr-Medizin (z. B. Rauch, 1994) gerne ins Feld führen.

Verminderte Aufnahme von basischen Valenzen

Industriell „veredelte" Nahrungsmittel wie raffinierte Kohlenhydrate sind mineralstoffarm und liefern damit vermindert basische Valenzen. Tendenziell haben die landwirtschaftlichen Produkte auf Grund der Mineralstoffverarmung durch Überbewirtschaftung und Übersäuerung des Bodens nicht mehr denselben Mineralstoffgehalt und damit nicht die gleiche basische Wertigkeit wie früher (Worlitschek, 1994).

Verminderte Säureelimination

Schwitzen führt durch Abgabe von Säuren über die Haut zur Säureelimination. Bewegungsarmut führt zu weniger Schwitzen. Durch verminderte Zirkulation kommt es zusätzlich zu verminderter Säure-Mobilisation in den muskulären, bindegewebigen und knorpeligen Geweben. Ein pathologischer Zustand mit verminderter Säureelimination ist die renale Retentionsazidose verschiedener Ursache (Thomas, 2005), welche jedoch eher mit manifesten metabolischen Azidosen einhergeht.

Vermehrte Säureproduktion im Stoffwechsel

Der menschliche Organismus ist prinzipiell säureproduzierend. Erhöhter Sympathikotonus führt über die damit einhergehende Vasokonstriktion ebenso wie jede andere „Durchblutungsstörung" zu einer anaeroben Tendenz. Substratmangel und Enzymblockaden der Mitochondrien durch toxische Substanzen beeinflussen die Atmungskette negativ und es kommt zu anaerobem Stoffwechsel. Jede anaerobe Stoffwechsellage geht mit einer Verschiebung des pH in den sauren Bereich einher.
Jedes anaerobe Training führt über die Bildung von

Laktat zu Laktatazidose. Wiederholtes und gewohnheitsmäßig durchgeführtes anaerobes Training (häufig mit der Absicht, „Stress abzubauen“) führt zu chronischer latenter Übersäuerung, was dem Stress der Arbeitsüberlastung eine gravierende metabolische Stresskomponente hinzufügt. Infektanfälligkeit, Verletzungsanfälligkeit und Erschöpfbarkeit sind die klinischen Zeichen dieser Konstellation.
Im Fastenstoffwechsel kommt es u.a. zur Bildung von Acetoacetat und β-Hydroxybutyrat, welche als Energielieferanten für viele Gewebe, einschließlich des Gehirns dienen, jedoch saurer Natur sind.

Erhöhte toxische Belastung

Da die Leber eine Schlüsselfunktion in der Regulation des Säure-Basen-Haushaltes innehat, kommt es bei toxischer Leberbelastung durch Exotoxine (Alkohol, Lösungsmittel, Medikamente) und Endotoxine (Phenolderivate, Indikan, Ammoniak durch Fäulnis, Alkohole durch Gärung im Darm) zur Hemmung der Glukoneogenese und damit zur Anhäufung von Laktat. Durch Hemmung der Ketonkörperbildung kommt es zur Anhäufung von Fettsäuren (Devlin, 1997).

Stress

Erhöhter Sympathikotonus ist gleichbedeutend mit Stress, gleich welcher Art. Emotionaler Stress führt zu latenter Azidose. Die klinische Erfahrung, dass manche Patienten mit hohem emotionalem Stressniveau auch mit intensiver entsäuernder Therapie nicht dauerhaft in einen neutralen zellulären Stoffwechselbereich gelangen, ist ein Hinweis für diese Feststellung.
Eine wirklich kausale Therapie von Säure-Basen-Störungen muss die genannten metabolischen und emotionalen Faktoren behandeln und Ernährungsfehler korrigieren.

4.2.3 Symptome der latenten Azidose

Nach Sander (1985) und Worlitschek (1994) können unspezifische Befindlichkeitsstörungen wie Konzentrationsschwäche, chronische Müdigkeit, Allergien, chronische Konjunktivitis, Muskel- und Gelenkbeschwerden, Pruritus und chronische Zephalgien die Folge einer latenten, aber anhaltenden Azidose sein.
Nach Goodheart (1969) sind u.a. die folgenden Symptome mit Azidose assoziiert:

- Kurzatmigkeit
- Häufiges Seufzen
- Schlafstörungen
- Globusgefühl
- Kaltschweißigkeit abwechselnd mit Hauttrockenheit
- Harte, trockene Stühle.

Wiley (1987,1989) beschreibt den Typus, der unter Belastung zu Azidose neigt, wie folgt:

- Nervöser, ängstlicher, hyperkinetischer Typ, „Workaholic“.
- Er fühlt sich morgens schlecht, besonders nach Alkohol- und Nikotingenuss am Vorabend und nach zu wenig Schlaf, er hat ausgeprägte Katergefühle nach Genussmittelexzess.
- Er hat eine Hypoglykämie-Tendenz, fühlt sich schlecht beim Fasten und bei Nichteinhalten von Essenszeiten.
- Er zeigt häufiger eine hypoadrenerge Situation. Die Supplementierung von Cholin, Vitamin B_5, Zink, Nebennierenpräparaten kann helfen.
- Chemisch toxische Stoffe (Schwermetalle, Pestizide, etc.) werden vermehrt im ZNS abgelagert.
- Er hat eine Tendenz zu schlechter Heilung akuter Entzündungen wie Bursitis oder Tendinitis.
- Er scheint immer Erkältungen, eine laufende Nase oder grippeähnliche Symptome zu haben, die stresskorreliert sind.
- Er hat eher einen Hypersympathikotonus

Ein gravierendes Symptom einer anhaltenden Azidose ist die Osteoporose: Die Kalziumsalze des Knochens sind relativ zum Plasma alkalisch und werden in chronischen Azidosefällen zur Pufferung mobilisiert. Verbesserte Knochenheilung konnte durch langzeitige Gabe von $NaHCO_3$ nachgewiesen werden (Devlin, 1997). Goodheart (ICAK-Audio-Kassette 2003) gibt einen interessanten Aspekt des Kalziumstoffwechsels in Zusammenhang mit Schmerzsymptomen der Muskulatur an: Hyperkalzämie führt zu vermehrter Muskelspannung, die speziell im Zusammenhang mit strukturellen Stressoren zu Schmerzen führen kann. Hyperazidose führt zu Mobilisation von Kalzium aus dem Knochen, welche in Vollblutanalysen regelmäßig messbar ist.
Azidose führt an Nervenzellen zu verminderter neuronaler Aktivität – im Extremfall zu Koma – durch erhöhte Kalziumspiegel und verminderte Natriumleitfähigkeit. Azidose senkt die Schmerzschwelle durch Sensitivierung der Schmerzrezeptoren durch H^+-Ionen. Zu den Hyperazidose-Zuständen des Dickdarmes nach Goodheart ☞ Kap. 7.6.6.

4.3 Die chronische latente Alkalose

4.3.1 Ursachen

Über die Ursachen der chronisch latenten Alkalose findet sich wenig in der deutschsprachigen Literatur. Chronischer Säureverlust und Chloridverlust (Erbrechen, auch induziert z.B. bei Bulimie, Anorexia nervosa) kann zu latenter Alkalose führen. Auch vermehrte Alkalizufuhr in Form von Bikarbonat oder „Basenpulver“, Antazida, Laktat oder Citrat kann zu Alkalose führen. Das „Milch-Alkali-Syndrom“ mit Alkalose, Hyperkalzämie und Hyperphosphatämie entsteht durch übermäßige Zufuhr von Milch und leicht resorbierbaren Antazida. Ebenso ist Hypokaliämie mit Alkalose assoziiert, wobei jedoch nur eine Verschiebung der H^+-Ionen im Austausch gegen K^+ in den Intrazellulärraum stattfindet. Die Säure-Basen-Situation im Intrazellulärraum ist für die metabolischen Vorgänge entscheidend.
Die Ärzte, die der Lehre Enderleins (1981) folgen (Rau, mündliche Mitteilung), geben an, dass bei chronisch Kranken eine Alkalose des Blutes vorliege, da sich das Hämoglobin aus den Erythrozyten, welches eine hohe Pufferkapazität besitzt, ins Plasma bewege. Die Pufferung durch Globin scheint im Plasma überschießend zu sein. Dies erkläre die Alkalose, bedingt durch den unterschiedlich schnellen Ausgleich des pH in den verschiedenen Kompartimenten (Plasma, inter- und intra-

zellulärer Raum). Als Beleg wird angegeben, dass bei chronischen Erkrankungen, wie Tumoren, eine mikrozytäre Anämie mit Anisozytose auftritt. Das Eisen werde wegen der geringeren Bindung an Hämoglobin dabei im Mesenchym abgelagert und das Globin des Hämoglobins als sog. Symprotite im Blut sichtbar. Dies sind proteinartige Bestandteile, die am Anfang der sog. Zyklogenie-Reihe (Enderlein, 1981) stehen.

4.3.2 Symptome der chronisch latenten Alkalose

Nach Goodheart (1969) sind Alkalosezustände verbunden mit:

- Langsamem Puls
- Juckenden, ziehenden Sensationen
- Gelenksteife
- Nächtlichen Muskelkrämpfen
- Hohem Hämatokrit.

Alkalose geht mit einer geringeren Kalziumverfügbarkeit einher. Daher kommt es zu Spasmophilie, Krampf- und Konvulsionsneigung.

Nach Wiley (1989) ist der Alkalosetypus folgendermaßen gekennzeichnet:

- Er bewegt sich langsamer, ist eher melancholisch, schläft lange, leidet unter allgemeiner Müdigkeit, ist häufig cholerisch.
- Er ist tendenziell hyperglykämisch, hyperlipidämisch.
- Er toleriert Alkohol gut, hat wenig Katersymptome nach Genussmittel-Exzessen, kann gut fasten, fühlt sich dabei besser.
- Er hat eher eine Tendenz zu hyperadrenergen Stressreaktionen, einen hohen Bedarf an Vitamin C. Hohe Dosen Nebennierenextrakt können helfen.
- Chemisch toxische Substanzen lagern sich eher im Fettgewebe ab.
- Es liegen häufiger chronisch arthritische Zustände vor, Kalziumablagerungen, Hyperurikämie.
- Er ist ein Typ, der nie krank ist, kein Fieber und Erkältungen bekommt.

Dieser Typus scheint, abweichend von der Auffassung Wileys, eher durch einen tendenziell gestörten Intermediärstoffwechsels (ähnlich dem „metabolischen Syndrom"), als durch Alkaloseneigung gekennzeichnet zu sein. Wiley's diesbezügliche Aussage beruht unseres Erachtens auf nicht richtig interpretierten Messungen (s. u.). Hyposympathikotonus geht mit einer Alkaloseneigung einher. Dieses Charakteristikum des vegetativen Nervensystems ist sicher für einen bestimmten Typus Mensch kennzeichnend.

Zu den Alkalosezuständen des Dickdarms ☞ Kap. 7.6.6.

4.4 Organazidität/systemische Azidität

Zusammenhänge zwischen Hyperazidität des Magens und latenter Azidose (nach Sander, 1988)

Bei Sander wird die Funktion der Belegzellen des Magens weniger im Sinne der Salzsäureproduktion gesehen, sondern vielmehr im Sinne der Bikarbonatproduktion für die „basophilen" Organe (Leber, Pankreas). Unter Einfluss der Karboanhydrase (Kofaktor Zink) werden Bikarbonat und Protonen gebildet: $CO_2 + H_2O \rightarrow HCO_3 + H^+$. Die Protonen werden in einem energieverbrauchenden Prozess durch eine membranständige K^+-H^+-ATPase (Protonenpumpe) aus den Vesikeln der Belegzellen in das Magenlumen transportiert. Unter physiologischen Bedingungen kommt es zur Neutralisation der Salzsäure im Duodenum durch Bikarbonat im Pankreas- und Gallesekret nach der Gleichung $HCO_3^- + H^+ \rightarrow CO_2 + H_2O$. Bei latenter Azidose, bei der die Gewebe der basophilen Organe bereits einen Basenmangel aufweisen, während das Blut noch seine physiologische Basenreserve besitzt, kommt es gegen Ende der sog. „Basenflut" im Zuge einer Mahlzeit zu einer Erschöpfung der Neutralisationsmöglichkeit des sauren Chymus durch das Pankreas. Das Bikarbonat wird zum Abpuffern der sauren Gewebe gebraucht und steht nicht mehr zur Neutralisation des Magensaftes zur Verfügung. Der absinkende pH-Wert im Duodenum ist der adäquate Reiz für die Ausschüttung von basischem Pankreassaft ins Duodenum, was nach Sander bei Erschöpfung der Basenreserve des Pankreas zur weiteren Stimulation der Bikarbonatproduktion in den Belegzellen führen soll. Dabei entstehe Salzsäure als „Abfallprodukt", und die Hypersekretion des gesunden Magens sei demnach Folge des Basenmangels der basophilen Organe.

Die Gabe von Protonenpumpenblockern und H_2-Blockern ist somit eine rein symptomatische Maßnahme, die zwar akut den Schmerz der Übersäuerung unterdrücken kann, jedoch die Übersäuerung an sich unverändert bestehen lässt. Physiologischer wäre demnach die Gabe von Antazida, wobei hier wiederum die Gabe von physiologisch resorbierbaren alkalischen Substanzen, wie Bikarbonat etc., die kausale Maßnahme wäre und nicht die Gabe von unresorbierbaren Puffersubstanzen, wie sie für die handelsüblichen Antazida verwendet werden.

Nach Sander wäre demnach eine Hyperazidität des Magens ein Symptom einer generellen Hyperazidität oder besser einer mehr oder weniger manifesten Azidose. Er erklärt hiermit das Auftreten von „Begleitgastritiden" bei Stoffwechsel- und inkretorischen Krankheiten wie M. Basedow, M. Addison, Diabetes, Nephritis, Leukämie u. a.

Heutige Erkenntnisse

So bestechend der Ansatz ist: Die Theorie, die 1953 niedergeschrieben wurde, ist mit den physiologischen Regulationsmechanismen, wie sie heute bekannt sind, schwer in Einklang zu bringen: Die Magensäuresekretion wird durch Gastrin auf chemische Reize und Vagusreize hin stimuliert (Schmidt, Lang et al., 2005). Nach dem 3-Rezeptor-Modell wirken neben Gastrin Histamin und Acetylcholin auf die Belegzelle stimulierend, wobei diese beiden auch mittelbar über den Histaminrezeptor wirken. Die Stimulation der Pankreassekretion geschieht ebenfalls durch den N. vagus und Gastrin (gastrale und zephalische Phase). Bei Eintritt des Chymus in das Duodenum während der intestinalen Phase stimuliert jedoch Sekretin und Cholezystokinin (CCK) die HCO_3^--Sekretion im Pankreas. Der adäquate Reiz für die Sekretinfreisetzung ist ein pH unter 4,5, derjenige für die CCK-Freisetzung Eiweiß und Fett sowie ihre Abbauprodukte. Sekretin, welches ebenfalls durch Säure,

Fette und hyperosmolare Lösung im Dünndarm ausgeschüttet wird, bremst andererseits die Sekretion des Magens. Es gibt also keinen nachgewiesenen Rückkopplungsmechanismus, der bei „Basenverarmung" des Pankreas zur vermehrten Salzsäureproduktion des Magens führt, um Bikarbonat für das Pankreas zu bilden. Andererseits sind Zustände bei Gastroileostomie bekannt, bei denen ein dauerhaft übermäßig alkalisches Dünndarmmilieu zu einer Dauerstimulation der G-Zellen des bei der Operation belassenen Antrums mit entsprechender Säureüberproduktion führt (Schmidt u. Thews, 1990). Dennoch ist es einen therapeutischen Versuch wert, abgesehen von der Akuttherapie mit H_2-Rezeptoren- und Protonenpumpenblockern, durch Ausgleich des Säure-Basen-Haushaltes die Hyperazidität des Magens zu reduzieren oder zu beseitigen. Die Kritik, dass durch Bikarbonatgaben eine kompensatorische Hypersekretion von Salzsäure durch Beeinträchtigung des beschriebenen Hemmmechanismus durch saure pH-Werte im Antrum bzw. Duodenum entstünde, gilt in dieser Form auch für die gängigen schwer resorbierbaren Antazida (Forth, Henschler et al 1996). Die bei Forth angegebene Gefahr einer Alkalose durch Antazida, besonders Bikarbonat, hat eher einen positiven Aspekt, wenn die Basentherapie im Zusammenhang mit einer chronischen latenten Azidose erfolgt. Andere Mechanismen für die Entstehung von Gastritis und Ulcus ventriculi bzw. duodeni (emotionale Ursachen, Helicobacter) müssen natürlich ausgeschlossen werden.

4.5 Diagnostik von Säure-Basen-Störungen

Die folgenden Ausführungen basieren auf einer Studie des Autors hauptsächlich mit Schmerzpatienten (Garten, 2001) zur Evaluierung der verschiedenen Säure-Basen-Messmethoden. Die gängige Auffassung, dass der pH-Wert des Blutes eine wenig aussagekräftige Größe für die Diagnose einer Säure-Basen-Störung ist, wird in dieser Studie bestätigt. Nur rund (14%) der Patienten wiesen eine Abweichung vom Norm-pH-Wert auf. Dies und die große Schwankungsbreite der pH-Werte ohne Korrelation zum Base-Excess ist eine Feststellung, die für die Publikationen von Wiley (1987) wichtig erscheint, da er seine Aussagen zu Säure-Basen-Abweichungen ausschließlich aus pH-Messungen im venösen Blut trifft. Diese aus pH-Messungen getroffenen Schlüsse sind irrelevant für die latenten (d.h. kompensierten) Störungen des Säure-Basen-Haushaltes.
Nach den Aussagen von Wiley (1987) sind pH-Schwankungen von 0,01 bereits von Bedeutung, Diese Annahme ist jedoch nicht nachvollziehbar, da solche Schwankungen den Messschwankungen eines pH-Messgeräts entsprechen und im übrigen die Puffervorgänge im Blut dergleichen kleine Schwankungen ausgleichen. Andererseits liefert auch keine der hier beschriebenen Labor-Messmethoden, einzeln angewandt, einen umfassenden Eindruck über die Säure-Basen-Situation des Patienten. Für Einzelheiten zu schulmedizinischen Empfehlungen der Evaluierung des Säure-Basenhaushaltes siehe Wooten (1999) und Fall (2000).
Der Challenge nach Applied Kinesiology mittels $NaHCO_3$/$NaHPO_4$-Gemisch, Betain-HCl, Laktat, Acetoacetat und β-Hydroxybutyrat (s.u.) hilft hierbei weiter. Die metabolischen Stressoren, die potenziell zu Säure-Basen-Dysbalancen führen, müssen dann einzeln und spezifisch getestet werden.

4.5.1 Urin- und Speichel-pH-Messung

Durchführung der Speichel-pH-Messung

Die einfachste, orientierende Messmethode ist die Bestimmung des pH-Wertes im Speichel. Der Speichel-pH kann zwischen den Mahlzeiten gemessen werden, um zu vermeiden, dass der pH-Wert des gerade Getrunkenen oder Gegessenen gemessen wird. Der Normalwert des Mundspeichels beträgt etwa 7,0 bis 7,4 nach naturheilkundlicher Auffassung, Thomas (2005) gibt für den Parotisspeichel pH 5,1–6,25 an, für den Submandibularisspeichel pH 5,9–7,3.
Die Angabe von Hawkins (1977), dass der frische Speichel normalerweise mehr CO_2 enthält als die Raumluft und somit sinnvollerweise zwei Messungen durchgeführt werden sollen (eine Minute nach Abnahme und 1 Stunde später), erscheint uns in der Praxis wenig relevant, da es sich ohnehin nur um einen orientierenden Wert handelt. Nach dem Verfahren von Hawkins (1977) hat der Patient umso höhere Alkalireserven, je mehr der pH-Wert des Speichels durch Entweichen des CO_2 ansteigen kann.

Wertigkeit

Bei der Speichel-pH-Messung handelt es sich um die Messung eines Körper-Sekrets, nicht jedoch um eine Messung der tatsächlichen metabolischen Situation, die intrazellulär oder extrazellulär herrscht. Diese Messung ist daher selbst als orientierende Methode strittig und potenziell irreleitend. Die Speicheldrüsensekretion wird vom Ncl. salivatorius sup. und vom Ncl. salivatorius inf. (Parasympathikus) gesteuert. Diese Kontrolle ist nicht primär pH-abhängig. Die Basenproduktion ist weiter von der Karboanhydrase abhängig, welche Zink als Kofaktor benötigt. Die Konzentration von Kalzium, Bikarbonat und Chlorid von der Flussrate abhängig. Die Konzentration von Bikarbonat steigt über diejenige von Plasma an (Thomas, 2005), hat also keine direkte Korrelation mit dem Plasmaspiegeln, welche mit den Basenfluten ansteigen mögen. Eine zuweilen vorgeschlagene Speichel-pH-Messung zwischen und kurz nach Mahlzeiten ist daher nicht sinnvoll.

Durchführung der Urin-pH-Messung

Nach dem Aufstehen (z.B. 6 Uhr), eine Stunde nach dem Frühstück (z.B. 9 Uhr), eine halbe Stunde vor dem Mittagessen (z.B. um 12 Uhr), eine Stunde nach dem Mittagessen (z.B. um 15 Uhr), eine Stunde vor dem Abendessen (z.B. um 18 Uhr) wird mit einem pH-Indikatorstreifen (z.B. für Uralyt-U® von Madaus, pH-Bereich 5,5 bis 8) der Urin-pH überprüft. Da es beim Gesunden jeweils etwa zwei bis drei Stunden nach jeder Mahlzeit auf Grund der Einleitung der normalen Verdauung zu einer Basenflut (Sander, 1985; Brody, 1999) kommt, wird bei der orientierenden Messung der Mor-

gen-Urin-pH verwendet, der die Ansäuerung durch die in der Nacht ausgeschiedenen Stoffwechselprodukte bestimmt. Physiologischerweise kommt es nach Mahlzeiten durch die Säuresekretion in den Magen zu einer latenten Alkalose des Blutes, Bikarbonat wird vom Pankreas und dem Dünndarm in den Darm sezerniert, ein Teil jedoch auch über den Urin abgegeben.
Der Morgen-Urin-pH sollte nach naturheilkundlicher Auffassung normalerweise zwischen 6,2 und 6,5 betragen, ebenso wie der pH des Urins zwischen den Mahlzeiten. Niedrigere pH-Werte sind jedoch bei erhöhtem Säureanfall durchaus physiologisch (bis pH 4,5). Der Urin-pH ist während der Basenfluten höher und kann bis auf pH 8 ansteigen (Thomas, 2005).

Wertigkeit

Die pH-Messung des Morgenurins, in welchem die nachts angefallenen sauren Valenzen eliminiert werden, kann eine orientierende Auskunft geben über die anfallenden Säuren. Dies kann z. B. bei Fastensituationen nützlich sein. Es darf daraus jedoch nicht der Schluss einer „Säureablagerung in den Geweben“ gezogen werden. Ein Ausbleiben der physiologischen Schwankungen des pH-Wertes bei niedrigen Urin-pH-Werten (hoch nach Mahlzeiten, niedrig zwischen Mahlzeiten) ist jedoch als Hinweis für eine sog. „Säurestarre“ zu werten und sollte therapiert werden (☞ Kap. 4.7).

4.5.2 Säure-Basen-Titration nach Sander (1985)

Durchführung

Hierbei werden fünf oder nach der ursprünglichen Angabe von Sander acht Harnproben zu definierten Zeiten des Tages (6, 9, 12, 15, 18 Uhr) genommen. Mit Hilfe einer Titration mit 0,1 n NaOH bzw. 0,1 n HCl wird die Pufferkapazität der Harnproben im sauren und basischen Bereich bestimmt. Der Morgenurin ist normalerweise sauer, da die über Nacht angefallenen sauren Valenzen mit dem 6-Uhr-Urin ausgeschieden werden. Nach einer Mahlzeit folgt jeweils normalerweise eine „Basenflut“ (9 Uhr und 15 Uhr). Aus den Messwerten wird eine Tageskurve erstellt, aus der der mittlere Aziditätsquotient errechnet wird. Der Verlauf der Kurve und die Höhe des Aziditätsquotienten werden zur Interpretation herangezogen (☞ Abb. 4.2). Bei Patienten, deren Säure-Basen-Haushalt gestört ist, fehlt die Ausgleichsfähigkeit des Organismus, wobei der rhythmische Wechsel der Säure-Basen-Fluten reduziert ist oder praktisch fehlt.

Der mittlere Aziditätsquotient

- Ein mittlerer Aziditätsquotient von +10% bis −10% kann als normal angesehen werden.
- Aziditätsquotienten zwischen +10% und +30% deuten auf leichte Übersäuerung hin, ein Aziditätsquotient zwischen +30% und +50% auf mittelschwere Übersäuerung, ein solcher von +70% bis +100% auf sehr schwere Übersäuerung.
- Leichte Alkalosen zeigen einen mittleren Aziditätsquotienten von −10% bis −60%, die sehr selten vorkommenden schweren Alkalosen haben einen mittleren Aziditätsquotienten von −60% bis −100%.

Wertigkeit

Vorteil der Methode dürfte sein, dass sie sozusagen das Resultat metabolischen Stresses, nämlich die metabolisch produzierte und eliminierte Säure bestimmt. Damit nimmt sie keine Rücksicht auf eventuelle Kompartimentunterschiede des Säure-Basen-Status (Blut-Plasma-Gewebe, verschiedene Organe). Der Nachteil ist sicher die indirekte Interpretation der Gewebsverhältnisse anhand der Urinausscheidung. Die Säuretitration nach Sander ist ohne Aussage bezüglich des tatsächlichen Säure-Basen-Status eines Patienten, da der Urin immer eine saure Tendenz hat. Es ist die normale Funktion der Urinausscheidung, saure Valenzen zu eliminieren. Die Säureelimination unterliegt einer metabolischen Kontrolle, bei der vor allem die Leber durch die Regulation des Glutamin-Stoffwechsels eine Schlüsselrolle spielt.
Ein positiver Aziditätsquotient bedeutet, dass vermehrt anfallende Säure eliminiert wird, nicht jedoch, dass im Organismus ein Überschuss an Säure, die nicht gepuffert werden kann, herrscht. Der geforderte Normalwert von 0% Aziditätsquotient scheint nach den Untersuchungen der genannten Studie (Garten, 2000) fraglich zu sein. Ein negativer Aziditätsquotient bedeutet metabolische Alkalose und kann nur bei pathologischen Zuständen wie chronischem Erbrechen vorkommen (☞ Kap. 4.3.1). Eine „latente Azidose“, wie sie von der Naturheilkunde beschrieben wird (Sander, 1985, Worlitschek, 1994, Jörgensen, 1985), ist als der vermehrte Bedarf an Elimination von sauren Valenzen bei Stress metabolischer, struktureller und emotionaler Art zu verstehen.
Die Säuretitration nach Sander scheint jedoch sehr gut geeignet zu sein, den Eliminationsbedarf an sauren Valenzen zu einem gegebenen Zeitpunkt zu dokumen-

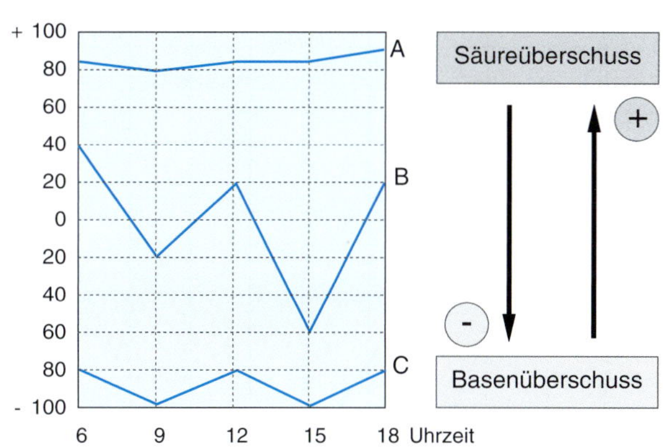

Abb. 4.2: Urin-Titration, modifiziert nach Sander (Quelle: Labor Bayer, Stuttgart)
A (oben): „Säurestarre“, hochgradige Übersäuerung
B (Mitte): normale Kurve: Abwechslung von Säure- und Basenfluten
C (unten): „Basenstarre“, hochgradige Alkalose, z. B. bei exzessiver Therapie mit Basenpräparaten.

tieren. Die Säureelimination wird dann enzymatisch erhöht, wenn vermehrt Säure anfällt, was bei metabolischem Stress (Fastenstoffwechsel, diabetische Ketoazidose oder bei vermehrter alimentärer Säurezufuhr) aber auch emotionalem Stress und Schmerzen der Fall ist. Ein weiterer, vielleicht sogar der wichtigste Gesichtspunkt ist die Dynamik der Kurve von Säure- und Basenfluten (s. o.). Wenn die Titrationskurve starr ist, d. h. die zirkadianen Schwankungen fehlen, kann dies als ein absoluter Mangel an basischen Valenzen interpretiert werden.

Die Säuretitration ist also geeignet, den Erfolg oder Misserfolg einer kausalen Therapie, wie sie nachfolgend beschrieben wird, zu kontrollieren. Die Methode ist schulmedizinisch nicht üblich bzw. anerkannt.

4.5.3 Bluttitration nach Jörgensen (1985)

Durchführung

Bei dieser Methode wird mittels pH-Messelektrode der pH-Wert des venösen Vollblutes gemessen und danach eine Titration von 1 ml Vollblut mit 0,1 n HCl durchgeführt. Die dabei entstehenden pH-Messwerte werden in ein Nomogramm eingetragen (s. Jörgensen, 1985). Am Schnittpunkt der dabei entstehenden Messkurve mit dem Abszissenwert pH 6,1 (= pK des Blutes) lässt sich der entscheidende Wert der Pufferkapazität ablesen (☞ Abb. 4.3).

Die Pufferkapazität des Vollblutes sollte 47–56 mmol/l betragen (s. o.). Dieselbe Titration wird mit Plasma durchgeführt, dessen Ausgangs-pH ohne Bedeutung sein soll, da zwischen den beiden Messungen reichlich CO_2 entwichen ist. Die Pufferkapazität des Plasmas sollte 27–36 mmol/l betragen. Der Unterschied zwischen der Pufferkapazität des Vollblutes und der des Plasmas sollte wenigstens 20 mmol/l betragen.

Hoher Plasma- und niedriger Vollblutwert sollen auf intrazelluläre Azidose hinweisen. Die Lage des Schnittpunktes aus den Werten für pH und Pufferkapazität in einem weiteren Nomogramm lässt Rückschlüsse auf den Charakter der Störung zu: metabolisch oder respiratorisch. Das Verfahren ist schulmedizinisch nicht üblich bzw. anerkannt.

Name Frau Muster				Dat. 20.2.84						
Ausgangswert	Titration 1	Titr. 2	Titr. 3	Titr. 4	Titr. 5	Titr. 6	Titr. 7	Titr. 8	Pufferkapazität	Mat.
7,40	7,15	6,91	6,67	6,43	6,13	5,81				Vollblut
7,48	6,98	6,56	6,13	5,71						Plasma

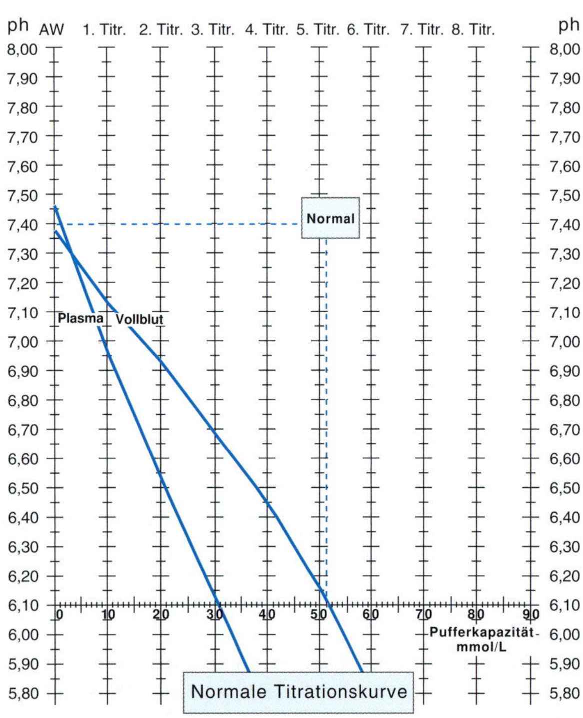

Abb. 4.3: Nomogramm nach der Messtechnik nach Jörgensen (aus Jörgensen, 1985)

Wertigkeit

Die Differenz der Pufferkapazitäten ist abhängig vom Hämatokrit bzw. der Hb-Konzentration. Jede Messung muss daher um die Abweichung des tatsächlichen Hb der Blutprobe vom normalen korrigiert werden. Die Säuretitration nach Jörgensen leidet unter der schwer kontrollierbaren Variable der flüchtigen Säure, die immerhin zu 50 % an der Gesamtsäure beteiligt ist. Die Messung einer Azidose ist bei diesem Verfahren methodisch bedingt vorprogrammiert:

H_2CO_3 ist zu 50 % an der Gesamtsäure des Blutes beteiligt, je nach Vollständigkeit der Elimination von CO_2 aus der Blutprobe kann der Nenner der Van-Slyke-Gleichung zwischen 1,2 und 2,4 mmol/l schwanken, was zu einer pH-Schwankung zwischen 7,40 und 7,70 führen kann, mit entsprechender Beeinflussung der Pufferkapazität. Die Gesamtsäuremenge, die für das diagnostische Bild bestimmend ist, ist um den Faktor 2 variabel! Die Messmethode nach Jörgensen ist nur bei einem eingespielten Labor mit zahlreichen Messungen praktikabel, Jörgensen empfiehlt „immer denselben Rhythmus bei der Messung" (Jörgensen, 1985), da dann der Faktor CO_2 wenig Einfluss habe!

Vergleichbar, jedoch frei von diesen Unwägbarkeiten ist die labortechnische Methode der Basenabweichung der Extrazellulärflüssigkeit (☞ Kap. 4.1.1). Hier wird bis zum Endpunkt pH 7,4 bei konstantem pCO_2 von 40 mmHg titriert. Auch die Bikarbonat- und Gesamt-CO_2-Messung im Serum oder Plasma liefert verlässlichere Werte: Nach Zugabe von starker Säure wird das präformierte und das ausgetriebene CO_2 mittels pCO_2-Elektrode gemessen, das Bikarbonat des CO_2-Systems nach Zugabe von Alkali mittels enzymatischem Test (Thomas, 2005).

Nicht nur durch die methodischen Probleme der Bluttitration nach Jörgensen verursacht, wird eine einseitige Betonung azidotischer Zustände durch die Vertreter der Methode vorgenommen: Nach Worlitschek (mündliche Mitteilung) liege bei alkalotischer Verschiebung eine „ständige Gegenregulation" vor, dies sei „paradox pathologisch". Der Mechanismus der Gegenregulation sei unbekannt. Fraglich ist, ob die Beurteilung der intrazellulären Situation der Blutzellen für die Beurteilung des intrazellulären pH der Organe und des Binde- und Stützgewebes aussagekräftig ist, welche nicht über dieselben Puffersysteme verfügen. Der Norm-pH-Wert von Knochenzellen liegt bei 6!

4.5.4 Verfahren nach Astrup

Durchführung

Dies ist das Standardverfahren der Intensivmedizin und der Lungenheilkunde. Nach Äquilibrierung einer Blutprobe mit zwei Gasgemischen von unterschiedlichem pCO_2 wird der zugehörige pH-Wert bestimmt und man erhält so zwei pH-pCO_2-Paare, die in ein Säure-Basen-Nomogramm eingetragen werden. Die Verbindungsgerade der beiden Punkte im Nomogramm schneidet eine Kurve für die Pufferbasenkonzentration und eine für den Basenüberschuss, aus der dann die aktuellen Werte der Blutprobe herauszulesen sind. Der pH-Wert der aktuellen Probe wird auf die Gerade aufgetragen und der pCO_2-Wert kann abgelesen werden (☞ Abb. 4.4).
Heute ist es möglich, den CO_2-Partialdruck in Blutproben direkt mittels pCO_2-Elektroden zu bestimmen. Durch die gemessenen pCO_2- und pH-Werte wird aus einem Leiterdiagramm der Basenüberschuss BE bestimmt bzw. elektronisch errechnet. Beachtenswert ist jedoch, dass die einzigen direkt bestimmten Größen der pH-Wert und der pCO_2 sind. Die Pufferbasen und der Basenüberschuss, welcher zur Beschreibung der Zu- und Abnahme der nicht flüchtigen Säuren verwendet wird, sind rein rechnerische Werte.

Wertigkeit

Ein überwindlicher Nachteil ist die geringe Verfügbarkeit der Methode, die nur von Lungenfachärzten und im intensivmedizinischen Bereich stationär benutzt wird. Im Gegensatz zur üblichen Praxis der Blutgasanalyse, bei der arterielles Blut gemessen wird, scheint es bei der Diagnostik metabolischer Stressoren, die zu Säure-Basen-Dysbalancen führen können, eher auf die „Endstrecke" des Metabolismus anzukommen, d.h. venöses Blut sollte gemessen werden. Dass der BE, ein errechneter Wert, im arteriellen Blut bei demselben Patienten regelmäßig negativer ist als im venösen (Garten, 2000), scheint von der unterschiedlichen Pufferkapazität oxygenierten und desoxygenierten Blutes verursacht zu sein. Der BE scheint also doch von den Gaspartialdrücken nicht unbeeinflusst zu sein, was auch ein Standardtext der Labormedizin (Thomas, 1998) bestätigt.
Es erscheint fraglich, ob der BE jedoch für die Diagnostik kompensierter Säure-Basen-Störungen einen relevanten Parameter darstellt, denn bei der Mehrzahl der Patienten mit vermehrter Säureelimination (Urintitration) kann ein positiver Base-Excess gefunden werden (Garten, 2000). Ein negativer BE kann jedoch als Hinweis dafür gewertet werden, dass bei entsprechender Symptomatik alkalische Valenzen zugeführt werden sollten. Analog gilt für positiven Base-Excess: Bei entsprechender Symptomatik (z.B. Periarthritis mit Kalziumablagerung) kann saures Kalzium zugeführt werden (☞ Kap. 4.7.2).

4.5.5 Messung saurer Stoffwechselprodukte

Durchführung

Laktatmessungen sind in der Praxis mit einfachen Mitteln durchzuführen (z.B. Miniphotometer LP20, Dr. Bruno Lage GmbH, Berlin), geben jedoch nur einen Hinweis auf die Säureproduktion aus dem Kohlenhydrat- und potenziell dem Aminosäuren-Stoffwechsel. Andere nicht-flüchtige Säuren bleiben dabei unberücksichtigt. Die Messung von Ketonkörpern ist möglich und gibt beim Fastenstoffwechsel oder beim Diabetes wichtige Hinweise über die Säureproduktion aus Acetyl-CoA bei der Hyperlipolyse. Handelsübliche Teststreifen sprechen nur auf Aceton und Acetoacetat im Urin oder verdünntes Serum an und dienen einer semiquantitativen Messung (Thomas, 1998).

Wertigkeit

Die Laktatmessung liefert einen guten Hinweis für Gewebshypoxie und damit eine Quelle für Azidose. Es sind einfache Bedside-Messungen möglich (Geräte s. Anhang). Zur weiteren Diagnostik der Gewebshypoxie kann die Pulsoxymetrie verwendet werden, wo die Sau-

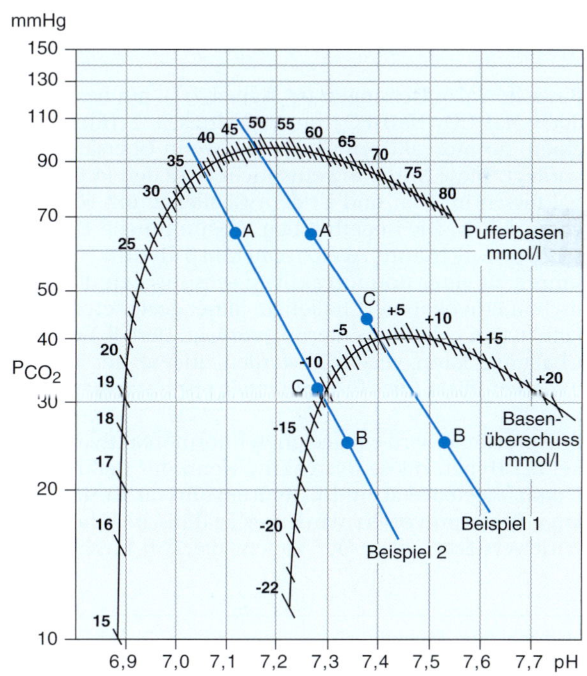

Abb. 4.4: Diagramm zur Ermittlung des CO_2-Partialdruckes, der Pufferbasen und des Basenüberschusses im Blut nach dem Astrup-Verfahren (Quelle: Schmidt, Thews et al. 2000)
A und B sind Punkte, die durch Äquilibrierung mit Gasgemischen von bekanntem pCO_2 und anschließender pH-Messung gewonnen werden; C Ablesung des unbekannten arteriellen pCO_2 auf der Verbindungsgeraden nach pH-Messung.
Beispiel 1: pCO_2 = 44 mmHg, pH = 7,37, Basenüberschuss = 0 mmol/l, Diagnose: normaler Säuren-Basen-Status.
Beispiel 2: pCO_2 = 32 mmHg, pH = 7,28, Basenüberschuss = –11 mmol/l, Diagnose: teilweise kompensierte nichtrespiratorische Azidose

erstoffsättigung des Blutes mit einem kleinen Gerät bestimmbar ist. Als Optimalwert gilt hier eine Sauerstoffsättigung von 98 % (Gerät ☞ Kap. 4.10).

4.5.6 Diagnostik mit Applied Kinesiology

Es gibt keinen spezifischen Muskel, der mit Säure-Basen-Störungen korreliert, da es sich bei Säure-Basen-Störungen um einen systemischen Zustand handelt. Es kann jeder dysreaktive Muskel verwendet werden, wobei die Auswahl von der vorhandenen Gesundheitsstörung bestimmt sein sollte: Störungen des Immunsystems mit Verdacht auf Säure-Basen-Störung werden sinnvollerweise zum Beispiel mit einem dysreaktiven Infraspinatus oder einem der Nebenniere zugeordneten Muskel (Sartorius, Tibialis posterior, Gracilis) getestet.
Es sollte kein Muskel verwendet werden, der einem spezifischen säure- oder basenbildenden Organ zugeordnet ist wie: Pectoralis major clavicularis (Magen), Latissimus (Pankreas), Popliteus (Galle), Pectoralis major sternalis (PMS, der Leber zugeordnet), da hiermit eher die Säure-Basen-Situation im entsprechenden Organ (Hypo- oder Hyperazidität des Magens, exkretorische Insuffizienz des Pankreas etc.) untersucht wird.

Diagnostische Provokation bei hyperazidotischen Zuständen

Basische Salzmischungen (☞ Kap. 4.7.1), am besten jedoch $NaHCO_3/NaH_2PO_4$ im Verhältnis 3 : 1 führen zu einem normoreaktiven Challenge, wenn Übersäuerung vorliegt. Diese Mischung entspricht etwa den Pufferverhältnissen im Blut und ist dem Challenge mit $NaHCO_3$ vorzuziehen. Die isopathischen Verdünnungen D6 oder D12 von Milchsäure, Acetoacetat und β-Hydroxybutyrat führen zu einer normoreaktiven sensorischen diagnostischen Provokation (Challenge) dieser geeigneten Muskeln, wenn eine Übersäuerung vorliegt. Der alkalotische Challenge kann verstärkt werden, indem der Patient hyperventiliert (dies führt zu einer respiratorischen Alkalose).
Entsprechend wird ein geeigneter normoreaktiver Muskel bei Hyperazidose dysreaktiv, wenn mit Betain-HCl, Laktat, Acetoacetat und β-Hydroxybutyrat in molekularer Form provoziert wird. Der azidotische Challenge wird verstärkt, wenn der Patient die Luft anhält, was zu respiratorischer Azidose führt (Apnoe in neutraler Atemlage, um eine diagnostische Provokation des kraniosakralen Systems zu vermeiden, ☞ Abb. 2.28, 2.29). Zu einer verkürzten Apnoezeit kommt es nach Goodheart jedoch auch bei Mangel an Vitamin B_1. Dadurch kann es zu einem dysreaktiven Challenge kommen, ohne dass Säure-Basen-Störungen vorliegen.

Diagnostische Provokation bei hyperalkalotischen Zuständen

Betain-HCl führt bei oraler Applikation zu einem normoreaktiven Challenge eines geeigneten dysreaktiven Muskels, wenn eine Hyperalkalose vorliegt. Der azidotische Challenge kann verstärkt werden, wenn der Patient die Luft anhält (respiratotische Azidose): Apnoe führt zu einem normoreaktiven Challenge.
Entsprechend wird ein geeigneter normoreaktiver Muskel dysreaktiv, wenn mit einer Basenmischung provoziert wird. Der alkalotische Challenge wird verstärkt, wenn der Patient hyperventiliert (respiratorische Alkalose): Hyperventilation führt zu Dysreaktion (☞ Abb. 4.6).

Wertigkeit

Applied Kinesiology, ein System, welches den manuellen Muskeltest als „Messinstrument" benutzt, unterliegt naturgemäß subjektiven Fehlerquellen, welche je nach Erfahrung und Ausbildungsgrad des Untersuchers unterschiedlich hoch anzusetzen sind. Auch die Kooperationsbereitschaft und das Bemühen des Patienten um ein neutrales Ergebnis sind von Bedeutung.
Mit Applied Kinesiology lassen sich einfach und kostengünstig eine Vielzahl von Parametern testen, die nach Bedarf mit Labormessmethoden überprüft werden sollten. Die getesteten Parameter müssen dann zu einer Gesamtaussage zusammengefasst werden (Provokation mit Basenmischung, Betain-HCl, Laktat, Acetoacetat, β-Hydroxybutyrat sowie den einzelnen orthomolekularen Substanzen, die mittelbar mit Säure-Basen-Störungen zu tun haben, s. u.).
Diese Methode besitzt den Vorzug, auch ein kausales Therapiekonzept entwerfen zu können und liefert eine „biologische" Antwort, die verschiedene Einzelaspekte anderer Diagnostikmethoden vereint.

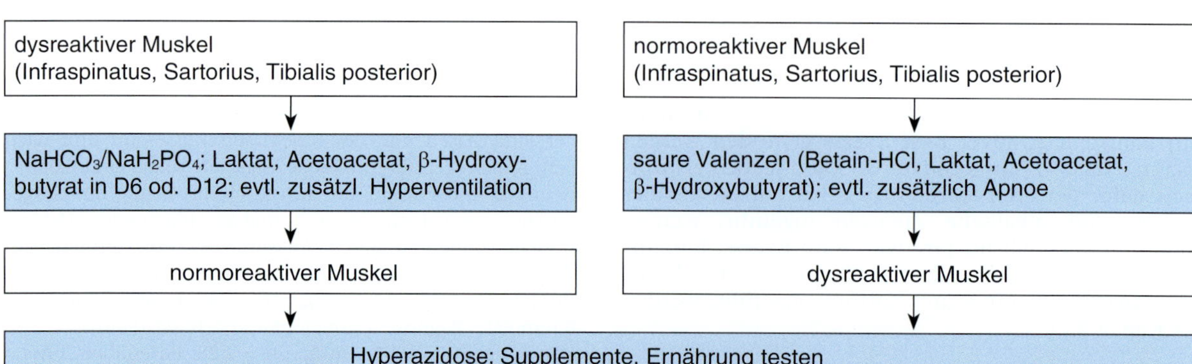

Abb. 4.5: Sensorische Provokation bei Hyperazidosezuständen

4.6 Therapie von Säure-Basen-Störungen

4.6.1 Zufuhr von Basenpräparaten

Indikation

Die Gabe von Bikarbonat oder anderen alkalisierenden Salzen in Fällen mit positivem Aziditätsquotienten nach Sander oder anderen Parametern „latenter Übersäuerung" erscheint unangemessen, da der Bikarbonatpuffer (wie auch die übrigen Puffersysteme) in den meisten Fällen mit positivem Aziditätsquotienten offensichtlich ausreichende Kapazität besitzt (sichtbar am positiven bis normalen Base-Excess und AK-Challenge; Garten, 2000). Beispielsweise hatten in der erwähnten Studie (Garten, 2000) 81% der Patienten einen positiven BE (Hinweis für Alkalosetendenz), während 100% einen positiven Aziditätsquotienten aufwiesen (nach Sander, 1985, Hinweis für latente Azidose).

Die Gabe von Bikarbonat scheint bei Auftreten eines sauren Harns nur bei Akutsymptomatik (Fasten mit entsprechenden Befindlichkeitsstörungen, Kopfschmerzen, Gliederschmerzen etc.), wo sich die Säure-Eliminationsmechanismen noch nicht an die Notwendigkeiten angepasst haben, sinnvoll.

In akuten Schmerzsituationen (Zephalgien, Gelenk- und Muskelschmerzen) und bei Vorliegen von massiver Übersäuerung kann die intravenöse Zufuhr von 250 ml $NaHCO_3$ 4,2% (über mindestens 30 min. infundiert) sinnvoll sein und zu einer sehr schnellen Schmerzreduktion führen. Dabei wird der Base-Excess bei 70 kgKG um 6 Einheiten angehoben. Allgemein kann man davon ausgehen, dass die Verabreichung von 2 mEq/kgKG $NaHCO_3$ das Plasma-Bikarbonat um etwa 2 mEq anhebt (Adrogue und Androgue, 2001).

Die einfachste Möglichkeit für eine kurzfristige Alkalitherapie ist Natriumbikarbonat (Kaiser-Natron® u. a.). Es handelt sich hierbei aber nur um eine Ausgleichstherapie für bereits vorliegende Störungen, niemals um eine ursächliche Therapie. Weitere Fertigpräparate wären: Alkala N®, Basenpulver Pascoe®, Basopher N® Drag und Granulat, Bullrichsalz®, Bullrich-Vital® u. v. a. Verschiedene Basenpulver können rezeptiert werden:

Basenpulver 1 nach Rauch (1994)	
Natrium phos.	10,0
Kalium bicarb.	10,0
Calcium carb.	30,0
Natrium bicarb.	150,0

Basenpulver nach Sander (Basenpulver 2 nach Rauch, 1994)	
Natrium phos.	10,0
Kalium bicarb.	10,0
Natrium bicarb.	80,0
Calcium carb.	200,0

Basenpulver 3 nach Rauch (1994):	
Natrium bicarb.	85,0
Calcium carb.	70,0
Kalium bicarb.	10,0
Kalium citr.	15,0
Magn. citr.	10,0
Natrium phos.	10,0

Die Dosierung beträgt je nach Schweregrad der Übersäuerung 1 Teelöffel auf ¼ Liter lauwarmes Wasser, primär abends vor dem Schlafengehen. Ansonsten bis zu 3-mal täglich zwischen den Mahlzeiten, ein Abstand von 1,5 Stunden zu den Mahlzeiten sollte eingehalten werden, damit die Magensäure nicht neutralisiert wird. Der Autor vertritt die Auffassung, dass es sich bei der Therapie mit alkalischen Salzen um eine „Akutmaßnahme" handelt und dass die Stoffwechselsituation mittels Ernährungsumstellung (s. u.) und Supplementierung verbessert werden sollte. Allgemein gilt das Prinzip, den „metabolischen Stress" zu reduzieren. Der Organismus hat die Fähigkeit, Bikarbonat rückzuresorbieren, die Hauptsäureausscheidung erfolgt über das Phosphat-Puffersystem und Ammonium (☞ Kap.4.1.1). Bei Bikarbonatüberschwemmung des Harns und relativ erhöhtem pH ist das Phosphat-Puffersystem mit seinem niedrigen pK weniger wirksam. Die klinische Erfahrung hat gezeigt, dass in vielen Fällen über Monate Basenpulver verabreicht werden, ohne dass sich bei Absetzen der basischen Valenzen die Säureausscheidung des Urins, die als Maß für Übersäuerung benutzt wird, geändert hätte.

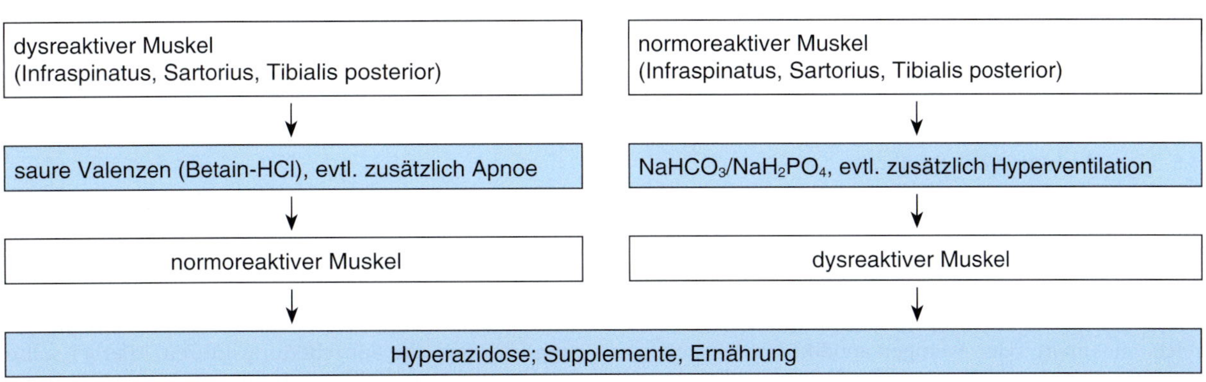

Abb. 4.6: Sensorische Provokation bei Hyperalkalosezuständen

Urin-pH bei Steinleiden

Urin-pH Werte müssen bei Harnsäure-Diathese, Harnsäure-Steinen, Cystin-Steinen, Oxalat-Steinen, Kalziumphosphat-Steinen in den optimalen Löslichkeitsbereich dieser Salze gebracht werden:

- über 6,5 bis 6,8 bei Harnsäuresteinen und Cystin-Steinen durch Gabe von Kaliumbikarbonat,
- zwischen 5,5 und 6,2 bei Kalziumsteinen.
- Bei Oxalat-Steinen bremsen Kalziumzitrat oder -laktatgaben die Oxalatsteinbildung, indem Oxalat vermehrt intestinal gebunden wird (Harrison's, 2005).

Andere Verabreichungsformen

Eine weitere Möglichkeit ist die Anwendung von **Baseneinläufen:** 1 Teelöffel $NaHCO_3$ wird in ½ bis ¾ Liter Wasser per Schwenkeinlauf oder mit der Klyso-Pumpe bei entzündlichen Erkrankungen des Kolons und besonders des Enddarmes appliziert. Der optimale pH-Wert des Kolons von 5,8 bis 6,5 sollte dabei jedoch respektiert werden.

Basenbäder, bei denen das Badewasser mit $NaHCO_3$ auf einen pH-Wert von 8,5 gebracht wird, sollen bei Pruritus geeignet sein.

Basensalbe bei entzündlichen Haut- und Schleimhautveränderungen und Pruritus (nach Rauch, 1994)

Natrium hydrogencarb.	3,0
Oleum rosac.	0,2 g
Aqua dest.	22,0
Eucerin anhydr.	ad 50,0

4.6.2 Zufuhr von Säurepräparaten

Dies ist ein Gedanke, der in der deutschsprachigen Naturheilkunde tabu ist, getreu dem Glauben, dass alles Übel in der Säure liege. Goodheart hat bereits in den 60er Jahren davon gesprochen, dass die systemische Alkalose zu Kalziumablagerungen führt, und dass diese Situation mit „saurem Kalzium" behandelt werden müsste. Möglichkeiten sind die Zufuhr einer Rezeptur wie folgt:

Rezeptur Säurekapseln

Betain-HCl	100,0 mg
NH_4Cl	100,0 mg
$CaCl_2$	100,0 mg
(verkapselt in einer 300-mg-Kps.)	

4.6.3 Änderung der Ernährung

Das Wichtigste bei der Therapie von Säure-Basen-Störungen ist die Anpassung der Ernährungsgewohnheiten entsprechend des spezifischen Zustandes und Typus des Patienten.

Es gibt zahlreiche Literatur im naturheilkundlichen Bereich, die mehr oder weniger apodiktisch feststellen, welche Nahrungsmittel säuern und welche alkalisieren sollen. Alle diese Listen gehen von der Säure-Basen-Eigenschaft der Asche dieser Nahrungsmittel aus, die nach Trocknen und Verbrennen dieses Nahrungsmittels entsteht. In Analogie wird angenommen, dass das jeweilige Nahrungsmittel im Organismus in derselben Weise zu sauren bzw. alkalischen Stoffwechselprodukten führe. Dieses ist jedoch nur in groben Zügen richtig, da die Art der Zubereitung und die Assimilation entscheidenden Einfluss haben, ebenso wie die Kombination der Nahrungsmittel: Ernährung mit überwiegend Fett führt zu Ketoazidose (☞ Kap. 11.5), ebenso wie Fasten mit mangelnder Kohlenhydratzufuhr und Diabetes.

Glaesel (1993) beschreibt die Wirkung von unterschiedlichen Ernährungsformen und Nahrungsmitteln auf die Säuretitrationskurven von Versuchspersonen. Dabei kommt es zu erstaunlichen Ergebnissen: Der Konsum einer Spinat-Rohkost-Diät über zwei Tage führte zu einer ausgeprägten Übersäuerung mit Säurestarre. Dies steht im Widerspruch zur Auffassung, dass Gemüse alkalisierend wirke (s.u.). Ähnlich säuernde Wirkung hatten Salattage und Tomatentage. In einem kurzen Satz wird im Falle der Tomatendiät erwähnt, dass es zu einer Ketonurie gekommen sei. Dies belegt, wie wenig aussagekräftig diese Versuche sind, denn es kommt zu Stoffwechselumstellungen, wie sie dem Fastenstoffwechsel mit der dabei auftretenden Ketoazidose entsprechen können (☞ Kap. 11).

Auch Wiley (1987, 1989) hat die Wirkung von Nahrungsmitteln auf den Organismus an Patienten mittels Säure-Basen-Messungen nach Nahrungsmittelexposition im Sinne einer Monodiät (z.B. nur Weizen nach einer Fastenperiode) untersucht. Wegen der problematischen Interpretation des Blut-pH für die Säure-Basen-Analyse sind diese Informationen jedoch nicht verwertbar.

Grundregeln

Die gängige Einteilung und Empfehlung, die Säure-Basen-Wertigkeit der Nahrungsmittel betreffend, ist kurz so zusammenzufassen: Stark eiweißhaltige Nahrungsmittel inkl. Milchprodukte sind säuernd, Gemüse (inkl. Kartoffeln) und Obst liefern alkalische Valenzen, kohlenhydratreiche Nahrungsmittel (Gebäck, Nudeln etc.) sind umso weniger säuernd, je vollwertiger, d.h. mineralstoffreicher sie sind. Fett ist neutral. Noch einmal sei hier daran erinnert, dass organische Säuren aus Früchten Bikarbonatquellen darstellen (☞ Kap. 4.2.2).

Unverträglichkeiten von Nahrungsmitteln beachten!
Für den Patienten unverträgliche Nahrungsmittel bedeuten metabolischen Stress und führen zu Säure-Basen-Störungen, in der Regel im Sinne einer Azidoseneigung.

Fördernde Ernährungsmaßnahmen

Dazu gehören gründliches Kauen und Einspeicheln. Es sollte nicht zu spät am Abend gegessen werden und nicht zu ballaststoffreich, da die dabei auftretenden Gärungsprozesse zur Säurebildung führen. Hierbei sollte der Verzehr von Vollkornprodukten und bestimmten Gemüsen, vor allem in Form von Rohkost, limitiert

werden. Ein deutlicher Hinweis hierfür ist Meteorismus.
Zusammenfassend sei hier folgendes gesagt:
Die Ernährung sollte vollwertig sein, die Mahlzeiten sollten frisch, schonend und mit Liebe zubereitet sein, denn „das Auge isst bereits mit". Die Zusammensetzung muss individuell nach Verträglichkeit und Bedürfnissen bestimmt werden. Die wichtigen Werkzeuge zur Bestimmung der individuellen Verträglichkeit sind eine gute Anamnese, klinische Beobachtung und der Nahrungsmitteltest der Applied Kinesiology (☞ Kap. 11.2). Blähungen, Stuhlverhalten, Gas-Kotbauch, Radixödem, Hautturgor sind wichtige Parameter, die bestimmen helfen, ob nicht nur das, was gegessen, sondern auch wie es gegessen wird, für den Patienten richtig ist (z.B. RAUCH, 1991).

4.6.4 Orthomolekulare Therapie von Säure-Basen-Störungen

Grundsätzlich scheint der Gedanke von WILEY richtig zu sein: Säure-Basen-Störungen können an bestimmte metabolische Typen und mit diesen Typen inkompatible Lebensgewohnheiten (Ernährung!) gekoppelt sein. Die Typen können durch eine genetische Komponente mitbestimmt sein. Eine wirklich ursächliche Säure-Basen-Therapie sollte also den Intermediärstoffwechsel dieser Typen behandeln.
Auch wenn die von WILEY (1989) gezogenen Schlüsse nicht ganz sinnvoll erscheinen, bietet seine Einteilung in „hypermetabolische" Typen mit Hypoglykämieneigung und funktioneller Nebennierenschwäche einerseits und „hypometabolische" Typen, dem metabolischen Syndrom entsprechend, mit Neigung zu Hyperglykämie (mit Insulinresistenz), Hypercholesterinämie und Hyperurikämie einen Therapieansatz. Eine entsprechende Einteilung wäre in solche Patienten mit Störungen des Glukosestoffwechsels, des Fettstoffwechsels und des Eiweißstoffwechsels. Die Begründung liegt in der Regulation bzw. Fehlregulation der endogenen Protonenproduktion bei diesen Stoffwechselstörungen (s.o.).
Daneben gibt es Zustände mit verminderter Entgiftungskapazität sowie Defizite in der aeroben Energiegewinnung von Bedeutung für den Säure-Basen-Haushalt. Alle diese Zustände erfordern eine adäquate Ernährungsberatung (neben dem Ausschluss von Nahrungsmittelunverträglichkeiten), weiterhin eine orthomolekulare Therapie, die spezifisch für den Patienten ausgetestet werden muss. Laborbestimmungen (sämtliche metabolischen Parameter) sind natürlich notwendig und sinnvoll.
Im Folgenden werden die Substanzen, die für die einzelnen Zustände in Frage kommen und getestet werden sollten, aufgeführt.

Vermehrung der H^+-Ionen-Ausscheidung durch Förderung der NH_3-Synthese

Die Niere hat eine wichtige Funktion bei der Reabsorption von Bikarbonat und Elimination von Protonen: Aus H_20 und CO_2 synthetisieren die Tubuluszellen H^+ und HCO_3^-. Dies dient der Elimination der Protonen, die mit NH_3 zu NH_4^+ gebunden ausgeschieden werden (☞ Kap. 4.1.1).

Tab. 4.1: Säure-Basen-Wertigkeit von Nahrungsmitteln

Alkalisierende Nahrungsmittel	Kartoffeln, Gemüse, Früchte (siehe auch unten), Zitrone Fette, Öle
Neutrale Lebensmittel	Vollkornprodukte Nüsse Rohmilch, Eidotter Mineralwasser, Kräutertees
Säuernde Nahrungsmittel	Tierisches Eiweiß (Fisch, Fleisch, Wurst, Käse, andere Milchprodukte) Raffinierte Kohlenhydrate Süßigkeiten Früchte, die Benzoesäure oder Oxalsäure enthalten (Pflaumen, Zwetschgen, Rhabarber und Sauerkirschen; HAWKINS, 1977) Kaffee Alkohol (?)

Bei metabolischer Azidose werden innerhalb von ungefähr fünf Tagen die Ammoniak-bildenden Enzyme der Niere Glutaminase, Glutamat-Dehydrogenase, Phospho-Enolpyruvat-Karboxykinase und die mitochondrialen Glutamin-Transporter aktiviert. Die Bereitstellung von Glutamin erfolgt durch verminderte Harnstoffsynthese der Leber. Dieser Mechanismus ist umkehrbar: Bei metabolischer Alkalose wird von der Leber vermehrt Harnstoff aus Glutamin gebildet, die renalen Enzyme haben weniger Substrat zur Verfügung und verlieren an Aktivität (DEVLIN, 1997, THOMAS, 2005).
Therapeutisch kann dies vermutlich genutzt werden, indem die Regler-Funktion des Glutamins umgangen wird und Glutamin im Überschuss angeboten wird. Innerhalb einiger Tage sollte dadurch die H^+-Elimination erhöht werden, was eine physiologischere Therapie als die Gabe von Basenpulver darstellt, da diese die Induktion der Ammoniak-bildenden Enzyme eher behindert. Die Auffassung der Schlüsselrolle des Glutamins bei der Regelung des Säure-Basen-Haushaltes ist jedoch nicht unumstritten. Im Rahmen der Applied Kinesiology sollte L-Glutamin im Sinne eines normoreaktiven Challenge getestet werden.

Dysinsulinismus

Diese Patienten weisen erhöhte Insulinspiegel durch Kohlenhydrat-Luxusernährung bei peripherer Insulin-Resistenz auf (☞ Kap.16.10). Der Zustand kann übergehen in einen nicht insulinpflichtigen Diabetes Typ 2 mit erhöhten Blutglukosewerten und Tendenz zur Hyperlipidämie. Adipositas verursacht immer einen gewissen Grad an Insulinresistenz. Dabei entsteht keine Ketoazidose, da die Fettzellen weiter empfindlich für den hemmenden Effekt des Insulins auf die Lipolyse sind.
Eine Provokation mit Insulin, die oral durchgeführt werden kann oder in der Ampulle mit Hautkontakt unter einem 3000 Gauß starken axial magnetisierten Magneten (nicht schwächende Seite zur Haut), führt bei diesen Patienten zur Muskeldysreaktion, was auf „prädiabetische Tendenz" mit erhöhtem Insulinspiegel hinweist. Die Testergebnisse korrelieren sehr gut mit einer familiären Disposition. Neben Kalorienreduktion

und Kohlenhydratreduktion können orthomolekulare Supplemente hilfreich sein (☞ auch Kap. 16.10 und Abb. 16.60).

Insulinpflichtiger Diabetes (Typ 1)

- Hierbei gibt es immer eine Tendenz zur Ketoazidose auf Grund der vermehrten Lipolyse und der beschleunigten β-Oxidation in der Leber. Eine Provokation mit β-Ketobutyrat D12 und Acetoacetat D12, welche zu einem normoreaktiven Challenge führen, zeigt eine Ketoazidose. Die Supplemente unterscheiden sich nicht von denen, die bei Insulinresistenz getestet werden müssen (☞ Abb. 16.60).

Hyperurikämie

Die Labordiagnostik ergibt den Hinweis. Im alkalischen Milieu ist Harnsäure vermehrt löslich (Harrison's, 2005). Darauf beruht die Maßnahme des Harn-Alkalisierens und der Basentherapie bei Hyperurikämie. Bei Hyperazidose, d. h. beim vermehrten Anfall organischer Säuren (diabetische Ketoazidose, Hunger-Ketoazidose, Laktatazidose) kommt es zu einer Konkurrenz der Harnsäure mit diesen Säuren um die renale Ausscheidung. Daneben spielen idiopathische, krankheitsbedingte (Enzymdefekte, neoplastische Bluterkrankungen) und diätetisch bedingte Überproduktion von Harnsäure eine Rolle. Bei Hyperurikämie können neben purinarmer Diät, d. h. Reduktion von Fleisch, Innereien, Meeresfrüchten, Bohnen, Spinat, Erbsen und der Vermeidung von Fruktose, Saccharose, Kaffee und Alkohol, Basenpulver, Vitamin C und Folsäure getestet werden (☞ Kap. 18.5.8).

Hypercholesterinämie

Die beste diagnostische Methode ist die Laboranalyse. Die Diät sollte proteinreich, fettarm und kohlenhydratarm sein, raffiniertes Mehl und Zucker sind zu vermeiden. Die zu testenden Kofaktoren des Cholesterinstoffwechsels entnehmen Sie bitte Kap. 18. 5. 11.

Funktionelle Nebennierenschwäche (außer Morbus Addison)

- Ein hyporeaktiver Sartorius, Gracilis oder Tibialis posterior sind häufig damit assoziiert. Diese Störung ist häufig mit chronischer Hypoglykämie vergesellschaftet (☞ Kap. 16.5). Auf ausreichende Zufuhr von komplexen Kohlenhydraten, auf adäquate Salzzufuhr, am besten jedoch in Form von Gemüsesuppen, ist zu achten: Zucchini, Karotten, Sellerie etc. Absoluter Verzicht auf Zucker und raffinierte Kohlenhydrate. Die Therapieprinzipien entnehmen Sie bitte dem Kap. 16.5.6

Hypothyreose

- Zum Testen verwendet man am Besten den M. teres minor, der der Schilddrüse zugeordnet ist, die Therapie entnehmen Sie bitte dem Kap. 16.4.9.

Störungen der Energieproduktion, anaerober Stoffwechsel

Sämtliche Schmerzzustände gehen tendenziell mit erhöhten Laktatspiegeln einher, so dass auf Grund des erhöhten Sympathikotonus relativ anaerobe metabolische Situationen vermutet werden müssen, die wie oben beschrieben behandelt werden müssen. Die Energiegewinnung aus Nährstoffen geschieht prinzipiell in vier Stufen:

- **Stufe 1:** Glykolyse, bei der aus Glucose Pyruvat entsteht, welches auch aus dem Abbau von Aminosäuren und aus Laktat durch die Laktatdehydrogenase entsteht.
- **Stufe 2:** Weiter die Acetylierung, bei der aus Pyruvat Acetyl-CoA gebildet wird. Letzteres stammt auch aus der β-Oxidation der Fettsäuren.
- **Stufe 3:** Der Zitratzyklus, in dem aus Acetyl-CoA unter Bildung von wasserstoffhaltigen Verbindungen (NADH + H^+ und $FADH_2$) Oxalacetat und aus diese wieder Citrat entsteht.
- **Stufe 4:** Die Atmungskette, in der die wasserstoffhaltigen Verbindungen (Koenzyme NADH + H^+ und $FADH_2$) unter Wasserbildung oxidieren. Dabei entstehen 12 ATP pro Molekül Acetyl-CoA.

Stufe 1

Störung des oxidativen Stoffwechsels bedeutet Störung der ATP-Produktion (☞ auch Kap. 14.5.3). Laktat D12 führt bei gestörtem oxidativen Stoffwechsel zu einem normoreaktiven Challenge im AK-Test. Die Glykolyse benötigt folgende Kofaktoren:

- Niacin (3 × 50 mg/Tag)
- Magnesium (2 × 80 mg/Tag)
- Kalium (2 × 50 mg/Tag)

Stufe 2

Störungen des oxidativen Stoffwechsels können global mit der Atmung von O_2 geprüft werden, was zu einem normoreaktiven Challenge im AK-Test führt. Dann können die folgenden Supplemente getestet werden. Die Acetylierung benötigt:

- Vit. B_1 (2 × 50 mg/Tag)
- Vit. B_2 (100 mg/Tag)
- Niacin (NADH; 2 × 50 mg)
- Magnesium (1 × 80 mg)

Stufe 3

Der Zitratzyklus (Krebszyklus) benötigt:

- Niacin (NADH; 2 × 50 mg)
- Magnesium (1 × 80 mg)
- Mangan (20 mg/Tag)
- Kalzium (3 × 100 mg/Tag)
- Vit. B_1 (2 × 50 mg/Tag)
- Vit. B_2 (100 mg/Tag)
- Vit. B_6 (2 × 50 mg/Tag)
- α-Liponsäure (3 × 100 mg)
- Eisen (10 mg/Tag)
- Schwefel (z. B. in Form v. N-Acetyl-Cystein 2 × 250 mg)
- Biotin (2 × 10 mg)

Stufe 4

Die Atmungskette benötigt folgende Kofaktoren:
- Coenzym Q_{10} (5 mg/kg KG)
- Vit. B_2 (2 × 50 mg/Tag)
- Kupfer (2 mg/Tag)
- Schwefel (z. B. in Form von N-Acetyl-Cystein)
- Magnesium (1 × 80 mg)
- L-Carnitin (100 mg/kgKG, HOFFMANN 1997)
- Eisen (10 mg/Tag)
- Phosphor (keine Supplementierung nötig)
- α-Liponsäure (3 × 100 mg)

4.6.5 Strukturelle Korrekturen

Wie weiter oben beschrieben wurde, gibt es nach SCHMITT (in LEBOWITZ u. STEELE, 1989) eine Beziehung zwischen bestimmten Duraspannungszuständen (Dysfunktionen des kraniosakralen Mechanismus der Osteopathie) und Säure-Basen-Dysbalancen.
Die Korrektur einer Duraspannung, bei der die Positionierung des Patienten in Links-Seitneigungs-Kurve zu einer Normoreaktion führt (Hyperazidosezustand), erfolgt durch sog. „Logan-Basic"-Korrektur am Lig. sacrotuberale rechts. Wenn Rechtsseitneigungs-Lagerung zur Normoreaktion führt (Hyperalkalosezustand), erfolgt die Korrektur mittels Logan-Basic-Kontakt links („Logan basic" ist ein kaudokranial gehaltener Kontakt am Ligamentum sacrotuberale, welcher das gesamte Rückenstreckersystem beeinflusst).
Jegliche Gelenk- und Muskelstörung führt über die verminderte Mechanorezeptoren-Afferenz zu einer verminderten Thalamus- und Kortexaktivierung. Dies wiederum hat zur Folge, dass die inhibitorische Kontrolle der intermediolateralen Zellsäule, d. h. des präganglionären sympathischen Neurons reduziert wird (☞ GARTEN, 2012, Kap. 12). Der daraus resultierende erhöhte Sympathikotonus führt zu Gewebshypoxie und Azidosetendenz. Daher müssen Gelenkdysfunktionen und Dysfunktionen des Bewegungsapparates allgemein behandelt werden.

4.6.6 Emotionalen Stress behandeln

Auch emotionaler Stress kann zu erhöhtem Sympathikotonus mit der entsprechenden Laktatazidoseneigung (und Schmerzschwellenerniedrigung) führen. Emotionaler Stress lässt sich mit Techniken der Applied Kinesiology, des Neuro-Linguistischen Programmierens (NLP), der Psychotherapie, der Verhaltenstherapie und der Hypnotherapie behandeln.

4.7 Fallbeispiele

In der Folge sind fünf Fallbeispiele angegeben, bei denen nach Bestimmung des Ausgangsbefundes mittels Urintitration nach SANDER ausschließlich eine orthomolekulare Supplementierung nach WILEY (1989) nach AK-Testung und keinerlei andere Therapiemaßnahmen wie Ernährungsumstellung durchgeführt wurden. Sie demonstrieren, dass die gezielte, d. h. vor Verabreichung getestete orthomolekulare Therapie zur Verbesserung des Intermediärstoffwechsels den Anfall von Säure im Urin reduzieren kann. Durch die Kontrolle der Säuretitration des Urins nach bzw. während Therapie kann die Wirksamkeit der Therapie im Sinne einer Reduktion des Anfalls saurer Stoffwechselprodukte belegt werden.

Fallbeispiel 1
Patientin, 55 Jahre, Fibromyalgie, multiple Nahrungsmittelunverträglichkeiten. Eine Basentherapie, Ernährungsumstellung nach den Kriterien von WORLITSCHEK und RAUCH brachte keine Befundbesserung, konstant saure Werte, Säuretitration 1. Nach Challenge ergibt sich ein Hyperazidosetypus und die Supplemente werden nach WILEY (1989) entsprechend seinen Angaben getestet.
Neun Wochen Supplementierung mit: B_{12}/Folic acid® (1000/800 µg; PE) 1 × 1, Zinc 30 mg 1 × 1, Phosphatidylcholin (420 mg; Thorne) 1 × 1, Vitamin A (25 000 IU; PE) 1 × 1, Vitamin E (400 mg; PE) 1 × 1, Pantethine® (250 mg; Thorne) 1 × 1, Algasan® (Algenpräparat) 2 × 1, alle nach AK-Test, keine weitere Basentherapie, keine Ernährungsumstellung.
Ergebnis: Befindensbesserung, erneute Säuretitration (☞ Abb. 4.7).

Fallbeispiel 2
Patientin, 26 Jahre, chronisch rezidivierende Zystitis, chronisch rezidivierende intestinale Kandidose.
Nach Challenge Hyperalkalose-Typ, nach Test Supplementierung nach WILEY (1989), mit Vitamin A (25 000 IU; PE) 1 × 1, D-Mulsin®, Vit. C 1 × 500 mg, B-complex plus® (PE) 1 × 1, Potassium/Magnesium (100/70 mg; PE) 2 × 1, Manganese® (15 mg; PE) 1 × 1, Iron-C® (25 mg; PE) 1 × 1.
Urintitration vor und nach acht Wochen Supplementierung ☞ Abb. 4.8

Fallbeispiel 3
Patient, 58 Jahre, mediale Diskushernie.
Nach Challenge Hyperalkalose-Typ, nach Test Supplementierung nach WILEY (1989) mit Vitamin A 1 × 10 000 IE, D-Mulsin® (5 Tr.), Vitamin C 1 × 500 mg,

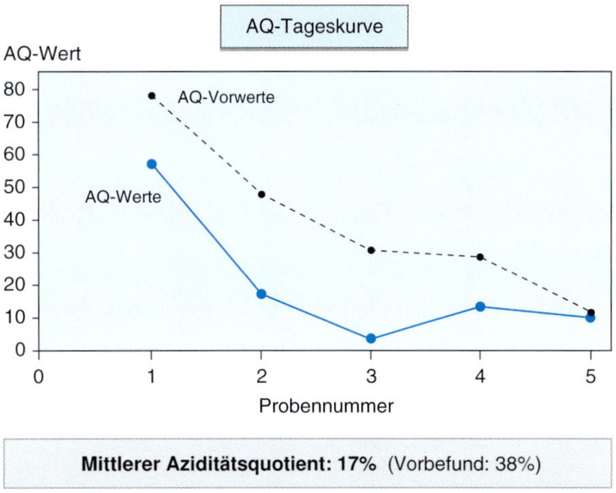

Abb. 4.7: Säure-Titrationskurve des Fallbeispiels 1. Die Säureausscheidung nach orthomolekularer Therapie bei gleicher Ernährung ist vermindert, es fehlt nach wie vor die Dynamik der Säure-Basen-Fluten (☞ Abb. 4.2)

B-complex plus® (PE) 1 × 1, Potassium/Magnesium (PE) 2 × 1, Manganese® 1 × 1.
Urintitration vor und nach acht Wochen Supplementierung ☞ Abb. 4.9.

Fallbeispiel 4
Patientin, 74 Jahre, Osteoporose, mehrere Deckplatteneinbrüche, Wirbelsäulen-Schmerzsyndrom, Infektanfälligkeit. Basentherapie unverträglich (Magen-Darm-Beschwerden), dennoch während sechs Monaten durchgeführt.
Acht Wochen Supplementierung entsprechend Säuretypus nach Wiley (1989) mit B_{12}/Folic acid (PE) 1 × 1, Zink 30 ® (PE) 1 × 1, Phosphatidylcholin (Thorne) 1 × 1, Vitamin A (PE) 1 × 1, d-alpha-tocopherol® (PE) 1 × 1, Pantethine® (Thorne) 1 × 1, Algasan ® (Bioforce) 2 × 1, alle nach AK-Test, keine weitere Basentherapie, keine Ernährungsumstellung.
Säuretitration vor und nach Supplementierung ☞ Abb. 4.10. Wegen der Bedeutung des Säure-Basen-Haushaltes für den Kalzium-Metabolismus ist dieses Ergebnis von besonderer Bedeutung.

Fallbeispiel 5
Patientin, 39 Jahre, Allergie gegen Hausstaub; Asthma bronchiale, Ekzem, Schnupfen; Nahrungsmittelunverträglichkeit mit Bauchbeschwerden, Gelenksteifigkeit, Schwermetallbelastung.
AK-Challenge ergibt Hyperazidosetypus; Supplementierung nach Wiley (nach AK-Test) mit B_{12}/Folic acid® (PE) 1 × 1 Kps., Pantothenic acid ® (Thorne) 1 × 1, Phosphatidylcholin® (Thorne) 1 × 1, Algasan® (Bioforce) 2 × 1, Kalzium Verla® 3 × 1 über acht Wochen nach AK-Test.
Ergebnis: Normalisierung des Bauchbefundes und der Haut, beinahe vollständiges Verschwinden der Gelenksteifigkeit.

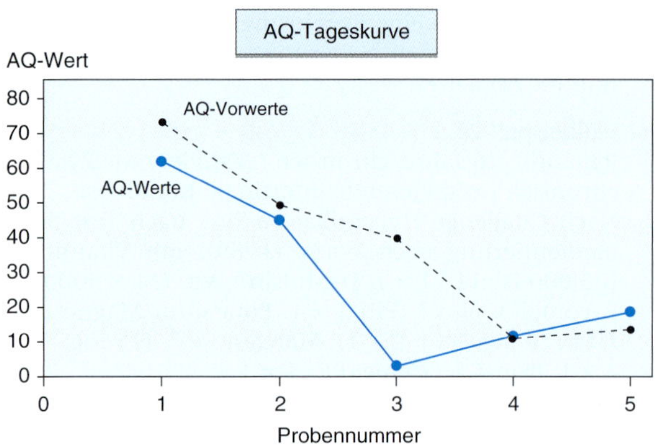

Mittlerer Aziditätsquotient: 25% (Vorbefund: 36%)

Abb. 4.8: Säure-Titrationskurve des Fallbeispiels 2: Verbesserung des Aziditätsquotienten, verbesserte Dynamik

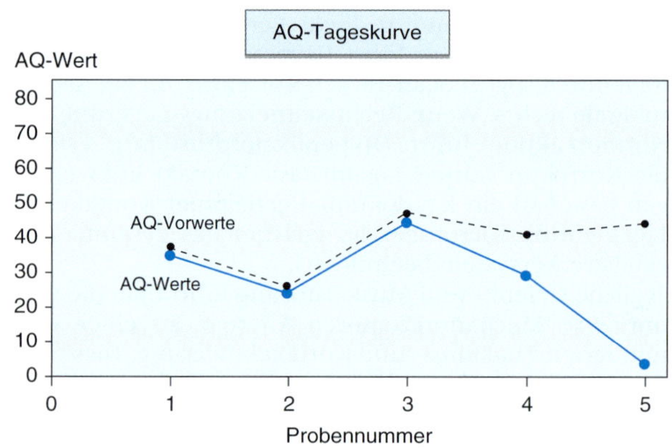

Mittlerer Aziditätsquotient: 29% (Vorbefund: 39%)

Abb. 4.9: Säure-Titrationskurve des Fallbeispiels 3

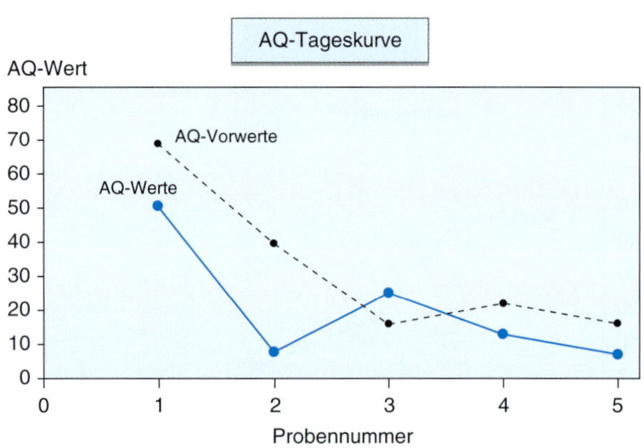

Mittlerer Aziditätsquotient: 19% (Vorbefund: 30%)

Abb. 4.10: Säure-Titrationskurve des Fallbeispiels 4. Die Säureausscheidung nach orthomolekularer Therapie bei gleicher Ernährung ist vermindert, die Dynamik der Säure-Basen-Fluten ist verbessert (vgl. Abb. 4.2).

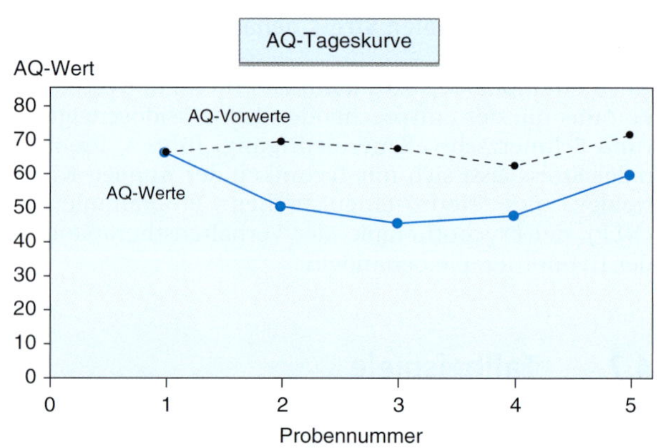

Mittlerer Aziditätsquotient: 51% (Vorbefund: 67%)

Abb. 4.11: Säure-Titrationskurve des Fallbeispiels 5. Die Säureausscheidung nach orthomolekularer Therapie bei gleicher Ernährung ist vermindert, es fehlt nach wie vor die Dynamik der Säure-Basen-Fluten (vgl. Abb. 4.2)

4.8 Empfehlung für das praktische Vorgehen

Schritt 1: Challenge mit Applied Kinesiology wie oben dargestellt mit $NaHCO_3/NaH_2PO_4$ (3 : 1) oder Betain-HCl. Wenn dies zu normoreaktivem Challenge führt:
Schritt 2: Säure-Basen-Titration nach SANDER als Ausgangsbefund. Bei Säurestarre sollte eine kurzzeitige Basensupplementierung nach AK-Challenge durchgeführt werden, bis die kausalen Maßnahmen nach Schritt 3 bis 5 greifen.
Schritt 3: Testung und Beseitigung sämtlicher Stressoren der Triad of Health (Struktur, Chemie, Psyche; Herde, Allergien, Toxizität, hormonelles Gleichgewicht (☞ Kap. 3, 5-16).
Schritt 4: Laktat-Challenge mit Applied Kinesiology; wenn positiv: Laktatmessung und entsprechende Supplementierung (☞ Kap. 4.7.4). Förderung aeroben Stoffwechsels durch Training, Supplementierung und physikalische Maßnahmen, die die Oxygenierung verbessern können (Thoraxmobilität!).
Schritt 5: Bei V. a. Ketoazidose infolge Fastenstoffwechsel bzw. bei Diabetikern: AK-Challenge mit Acetoacetat und β-Hydroxybutyrat. Supplementierung entsprechend Kap. 4.7.4.
Schritt 6: Kontrolle der Säure-Basen-Titration nach Therapie (Labor Bayer, Stuttgart). Die Dynamik der Säure-Basen-Fluten sollte wiederhergestellt sein, sonst symptomatisch.

Übungseinheit

- Testen Sie Infraspinatus, Tibialis posterior und Sartorius, jeweils bilatera l.
- Stellen Sie normoreaktive und dysreaktive Muskeln fest.
- Führen Sie einen Challenge mit einem Basenpulver durch, verstärken Sie diesen oralen Challenge mit Hyperventilation.
- Führen Sie einen Challenge mit Betain-HCl durch, verstärken Sie diesen durch Apnoe.
- Notieren Sie das Ergebnis.
- Testen Sie zumindest stichprobenartig die zugehörigen Supplemente.

4.9 Bezugsquellen, Laboradressen

Säure-Basen-Titration n. SANDER
Labor Bayer, Bopserwaldstr. 26, D-70184 Stuttgart, Tel. 0711-16418-0.

Bluttitration n. JÖRGENSEN
Säure-Basen-Diagnostik-Set NAM 2001, Neukönigsförder Arzneimittel GmbH
Moorbeker Str. 35, D-26197 Großenkneten, Tel. 04435-5067-8

Bezugsquellen Testsubstanzen, orthomolekulare Substanzen
Puremed GmbH, Im Freihafen 8, D-47138 Duisburg, Tel.: 0800-7873633, Fax: 0800-7873634, aus dem Ausland: Tel.: 0049-203-3181866, Fax: 0049-203-3181877, email: puremed@web.de, Internet: www.puremed.net

Laktatmessgerät
Miniphotometer LP20, Dr. Bruno Lange GmbH, Medizinische Abteilung, Postfach 370363, D-14133 Berlin, Tel.: 030-8098 60, Fax: 030-80986270

Pulsoxymeter
Kybermedica, Nederlinger Str. 35, D-80638 München, Tel.: 089-1595951, Fax: 089-1596161, www.applied-kinesiology.org

Laktat D12, β-Hydroxybutyrat D12, Acetoacetat D12
Kybermedica, s. o.

4.10 Übungsfragen zu Kap. 4

Antworten ☞ Kap. 5.8
Frage 1: Was versteht man unter den „Pufferbasen?
Frage 2: Welche Säure-Basen-Status-Messmethoden kennen Sie?
Frage 3: Wie führen Sie einen Alkalose-Challenge mit Applied Kinesiology durch?
Frage 4: Wie führen Sie einen Azidose-Challenge mit Applied Kinesiology durch?
Frage 5: Was kann aus einem positiven Aziditätsquotienten nach SANDER geschlossen werden?
Frage 6: Wie ist der normale Speichel-pH nach HAWKINS?
Frage 7: Wie ist der normale Morgenurin-pH nach naturheilkundlicher Ansicht?

4.11 Antworten zu Kap. 3.7

Antwort 1: Jegliche Form von Stress, welche die metabolische Grenze des Nervensystems überschreitet. Dies führt zur funktionellen neurologischen Dysfunktion: Wortfindungsstörungen, Verwechslungen, Fehlleistungen. Auf der Ebene der Applied Kinesiology äußert dies sich in widersprüchlichen Befunden, wechselnden, inkohärenten Befunden von einem Test zum nächsten, Widersprüchen zwischen Haltungsbefunden und Muskeltestbefunden.
Antwort 2: Therapielokalisation der Diagnosepunkte Ni 27 bds., KG 24/LG 27, Nabel/Kokzyx, Ocular lock (Augenbewegungen).
Antwort 3: Der verursachende Stressor muss gefunden und beseitigt werden: systemisches metabolisches Screening (☞ Kap. 3), strukturelle und emotionale Diagnostik.
Antwort 4: Es ist eine weitere Form von Switching. Dabei werden durch eine bestimmte Blickrichtung alle Muskeln dysreaktiv. Ocular Lock kann auch beobachtet werden, wenn der Patient mit seinen Augen dem Finger des Therapeuten im Uhrzeigersinn oder im Gegenuhrzeigersinn folgt. Auch hier wird ein Muskel schwach. Außerdem kann häufig eine ruckartige Bewegung der Augen beobachtet werden. Üblicherweise liegt bei positivem Ocular lock eine kraniale Läsion vor.

5 Herd- und Störfeldgeschehen

H. Garten

5.1 Grundlagen

Das Bewusstsein um die Bedeutung von sog. Störfeldern oder Herden verdanken wir hauptsächlich den Neuraltherapeuten nach Huneke (Literatur: Dosch 1980, Badtke und Mudra 1994 u. a.). Die empirischen Phänomene der Störfeldtherapie mit Lokalanästhetika lösten eine ausgedehnte Forschung vor allem in Wien aus (Pischinger 1975, 1991, Kellner 1963, 1965, Bergsmann und Bergsmann, 1997 u. a.). Das Störfeld ist für die Applied Kinesiology als Kausalfaktor selbstverständlich von ebensolchem Interesse wie für alle anderen kybernetischen Diagnose- und Therapiesysteme:

- Das Störfeld muss als eine mögliche Ursache für Muskeldysfunktion erkannt werden.
- Störfelder können mit manueller Muskeltestung gefunden und in ihrer Natur differenziert werden.

Dies stellt einen erheblichen Vorteil gegenüber dem probatorischen „Abspritzen" von Narben und anderen potenziellen Störfeldern durch die Neuraltherapie dar, da das Verfahren damit schonender und gleichzeitig differenzierter wird.

> Fallbeispiel 1
> 45-jähriger Patient, seit drei Jahren Schulterschmerz: Flexion sowie Abduktion und Außenrotation eingeschränkt und schmerzhaft. Als Auslöser wird das Anheben des Kindersitzes auf der Rückbank im Auto angegeben. Maßnahmen bis dahin: Injektion von Kortison lokal, Bewegungstherapie, Massagen ohne Erfolg. Zahn-Befund: 48 wurzelbehandelt mit Wurzelspitzenherd, 14, 15 wurzelbehandelt, Zustand nach Wurzelspitzenresektion, apikales Granulom.
> Posteriorer Deltoideus, Infraspinatus funktionell schwach und schmerzhaft im Test, palpatorisch Triggerpunkt im Infraspinatus. AC-Gelenk frei, Supraspinatussehnenansatz etwas vermehrt schmerzempfindlich.
> Positive Therapielokalisation (TL) bei 48. TL von 48 hebt die Infraspinatushyporeaktion auf, der Test ist schmerzfrei. Empfehlung zur Extraktion mit mikroskopgestützter Ostitis-Sanierung (Weisheitszähne werden üblicherweise nicht wurzelspitzenreseziert).

> Fallbeispiel 2
> 38-jährige Patientin, seit ca. sechs Wochen ausgeprägte Kokzygodynie. PAP 3b. Kupferpessar intrauterin. MRT-Befund: Veränderungen im Sinne einer Ostitis/Periostitis im Bereich des Kokzyx. Manualtherapeutische Maßnahmen am Kokzyx sind extrem schmerzhaft und wirkungslos.
> Positive Therapielokalisation oberhalb der Symphyse, welche durch Kupfer D12 (Cuprum metallicum) aufgehoben wird. Diese Therapielokalisation wird durch die positive TL am Kokzyx aufgehoben. Dies bedeutet, dass zwischen beiden Therapielokalisationen ein Zusammenhang besteht.
> Entfernung des Kupfer-Intrauterinpessars. Danach innerhalb von Tagen Besserung bis zur Beschwerdefreiheit.

5.1.1 Definitionen

Herd
Unter Herd oder Fokus versteht man im engeren Sinne eine lokale Gewebsveränderung, die pathomorphologisch fassbar ist, und von der Streuwirkungen durch Bakterien oder Toxine ausgehen können (Heine, 1997, Dosch, 1980, Pischinger, 1991).

Störfeld
Unter einem Störfeld versteht man eine Region mit veränderter Beschaffenheit der Grundsubstanz (Pischinger, 1991, Heine, 1997), welche histopathomorphologischen Routinemethoden nicht zugänglich ist, die aber vegetativ (Dosch, 1980) oder kybernetisch gestört ist (Pischinger, 1991, Heine, 1997) und zu segmentalen oder systemischen Störungen führt.
Ein Herd ist nach diesen Definitionen auch immer ein Störfeld, wenn von ihm Fernwirkungen ausgehen, da die genannten Eigenschaften der Dysregulation auch immer für einen bakteriellen Herd zutreffen.

5.1.2 Störfeldwirkungen

Störfelder machen durch die Veränderungen am Grundsystem den Organismus je nach Disposition mehr oder weniger anfällig gegen Noxen infektiöser, allergischer, toxischer, mechanischer, chemischer, thermischer, elektromagnetischer, nervaler oder emotionaler Art, kurz: für Stressoren aller drei Seiten der „Triad of Health". Das Störfeld kann selbst zu Symptomen führen oder die Reizschwelle soweit senken, dass ein „Zweitschlag", d. h. ein weiterer Stressor, zu Symptomen Anlass gibt.

> Beispiel
> Ein Darmstörfeld (Dysbiose, entzündliche Veränderungen) kann ohne Beschwerden bleiben. Tritt jedoch zusätzlich eine emotionale Stresssituation („Zweitschlag") auf, kann es zu Rückenschmerzen kommen. Dieser Zweitschlag kann auch ein struktureller Stressor sein, wie eine kraniomandibuläre Dysfunktion durch Extraktion mehrerer Seitenzähne oder ein chemischer Stressor wie das Einbringen unverträglicher Zahnersatzmaterialien.

Stufe 1: Störfeld mit örtlich begrenzter Symptomatik

Lokale regulatorische Entartung (Freisetzung von Schmerz- und Entzündungsmediatoren, ☞ Kap. 10) sowie Zytokine (Heine, 1997), zelluläre Migration und Reaktion, zelluläre Proliferation (Narbenbildung), lokale Desintegration des Gewebsverbandes, Ersatz hochdifferenzierten Gewebes durch wenig differenziertes Narbengewebe und die Störung der Zusammensetzung der Grundsubstanz stellen ein lokales Phänomen dar. Diese teilen sich jedoch bereits somato- und/oder viszerosensibel dem zugehörigen Rückenmarkssegment auf nervalem Wege und über die extranervalen Informationssysteme (Biophotonen und VICC, s. u.) mit, ohne dass klinische Symptome entstehen. Dieser Informationsmechanismus ist tendenziell also segmentübergreifend (s. u.) und kann mit bioenergetischen Methoden (Applied Kinesiology oder EAV) schon diagnostiziert werden, bevor klinische Symptome entstehen (☞ Stufe 2 bis 4).

> Beispiel
> Eine Leberfunktionsstörung kann zu Pectoralis sternalis-Dysreaktion führen, bevor die Laborwerte erhöht sind, eine segmentale Hyperalgesie oder eine vertebrale Dysfunktion der Thorakalwirbel 8 oder 9 auftreten. Wenn dies nicht der Fall ist, kann man nicht von einem Störfeld sprechen, sondern es liegt eine lokale Gewebsalteration vor (Narbe etc.), die zu keiner Regulationsstörung führt.

Stufe 2: Segmentale Störung

Die viszerosomatische (im Falle der primären Affektion innerer Organe), die somatoviszerale (im Falle einer primären Affektion der parietalen Strukturen) und ebenso die somato-somatische (Muskel-Funktions- bzw. -Läsionsketten) Reflexantwort kann zu einer typischen tonisch-algetischen Schmerzsymptomatik im zugehörigen segmental regulatorischen Komplex (Bergsmann u. Bergsmann, 1997, Pischinger 1991) führen: Es treten tastbare Veränderungen der Haut, der Unterhaut und des Muskelgewebes auf („Gelosen", „Tender points", „Triggerpunkte").

Stufe 3: Halbseitensymptomatik

Unter dem Einfluss prolongierter regulatorischer Entartung und zunehmender Reizstärke kommt es zu einer dysregulatorischen Halbseitensymptomatik. Dieses Phänomen ist experimentell durch die österreichischen Forscher (Bergsmann, Pischinger, s. o.) sehr gut untermauert (Erklärungsmodelle ☞ Kap. 5.1.3, objektive Befunde ☞ Kap. 5.1.4). In der Regulationsthermographie nach Rost (1987, 1994) drückt sich solch eine halbseitige globale Regulationsstörung als Hyporegulation in der Ellenbeuge aus (☞ Fallbeispiel Tonsillenstörfeld, Abb. . 5.9).
Stufe 2 und 3 werden auch als **„Projektionssyndrome"** bezeichnet (☞ Kap. 5.3).

Stufe 4: Allgemeinkrankheit

Unter dem Einfluss sekundärer und tertiärer Faktoren („Zweit- und Drittschlag") kommt es zu Allgemeinerkrankungen wie Infektanfälligkeit, chronische Müdigkeit, Schmerzsyndrome, im Extremfall zur Zellentartung. Der klassische Huneke-Fall der Verursachung einer „Arthritis" der rechten Schulter durch eine Osteomyelitis-Narbe im linken Unterschenkel (Dosch, 1980) gehört diesen Allgemeinphänomenen an, auch wenn die Erkrankung sich relativ lokal manifestiert. Die rechte Schulter hat eben nicht segmental oder sonst irgendwie neurologisch eine direkte Beziehung. Bei Fibromyalgie und anderen unspezifischen Muskel- und Gelenkschmerzen müssen Sie immer an Herde und Störfelder denken. Die allgemeinste Beschreibung des Störfeldgeschehens findet sich im Leitsatz nach Huneke:

> **Merke**
> Jede Krankheit kann störfeldbedingt sein. (Dosch, 1980)

Bei Herd- und Störfeldgeschehen ist das in der Applied Kinesiology angewandte Stresskonzept sehr deutlich nachzuvollziehen. Herde und Störfelder sind durch Regulationsmaßnahmen wie Neuraltherapie, Akupunktur und Nosodentherapien beeinflussbar, solange das Grundsystem noch regulationsfähig ist. Wird das durch eine oder mehrere minimale chronische Dauerbelastungen destabilisierte Grundsystem von sekundären Noxen systemischer Art (toxische Substanzen, Schwermetalle, Pestizide, enterale Intoxikationen) zusätzlich belastet, so kann dieser „Zweitschlag" die Regulation zusammenbrechen lassen, oder aber die erneute Belastung wird überwertig beantwortet und eine globale Störung der Grundregulation ausgelöst, unabhängig vom Ort der Lokalisation (im Sinne des „Butterfly-Effekts" ☞ unten und Garten, 2012, Kap. 3.6.2).
Auch bei diesen Regulationsstörungen kann man die Charakteristika eines Adaptationssyndroms, welches sich über Jahrzehnte erstrecken kann, erkennen: nach vorübergehender Tendenz zur Überreaktion tritt Erschöpfung und Reaktionsstarre ein (Bergsmann und Bergsmann 1997, Heine, 1997). Die Regulationsstarre des Grundsystems als Endstadium chronisch progredienter Entzündungen führt zu einer völligen Dissoziation von Grund- und Immunsystem. Dabei sind deutliche Überreaktionen der humoralen Immunität feststellbar. Perger (in Heine, 1997) berichtete über einen extremen Fall einer primär chronischen Polyarthritis bei der das IgG innerhalb von drei Stunden um 1466 mg% anstieg.

5.1.3 Erklärungsmodelle für das Störfeldgeschehen

Die segmentalen Wirkungen lassen sich teilweise mit den bekannten neurologischen Mechanismen erklären. Es fehlt aber bei einer Narbe in der Regel der Mechano- oder Nozizeptor-Reiz, der eine segmentale Wirkung auslösen könnte. Die Störfeldwirkungen der Stufen 3 und 4 hängen wahrscheinlich von anderen Informationssystemen ab.

Grundsystem nach Pischinger

Nach Pischinger (1991) ist das Bindegewebe für die Verbindung jeder einzelnen Zelle des Körpers mit jeder anderen verantwortlich. Das Bindegewebe wird als das „Grundsystem“ bezeichnet, welches die Interzellularsubstanz, zelluläre, humorale, neurale und kapillare Elemente enthält. Die Interzellulärsubstanz wird als Grundsubstanz bezeichnet, die Teil der Triade ist, auf der die Funktion eines lebenden Organismus beruht: Grundsubstanz, Kapillaren, Zellen.
Das Grundsystem ist das Substrat der „Grundregulation“, worunter man alle neuralen, humoralen und hormonellen Regulationsmechanismen des Körpers versteht. Es ist das histologische und biochemische Substrat der (aktiven) Regulationsmechanismen des menschlichen Körpers.

System geschlossener elektrischer Kreise

Nordenstroem's (1985) System geschlossener elektrischer Kreise, „Vascular interstitial closed electrical circuit“ (VICC) postuliert einen selektiven Transportmechanismus zwischen Blut und Grundsubstanz auf elektrischem Wege. Es stellt ein zusätzliches Kreislaufsystem neben Blut- und Lymphkreislauf dar (☞ Garten, 2012, Kap. 3.6.2). Diese Mechanismen werden durch Störfelderkrankungen potenziell gestört.

Biophotonen-Lehre

Beide oben genannten Modelle stehen im Einklang mit der Biophotonen-Lehre von Popp (1987), welche ein weiteres Informationssystem des Organismus neben der nervalen Leitung und Leitungsübertragung durch Neurotransmitter für systemische und segmentübergreifende Effekte verantwortlich macht (☞ auch Garten, 2012, Kap. 3.6.2).
Ein Störfeld ist gleichzusetzen mit einem „Störsender“ im Grundsystem, der seine gestörte Information, seinen Störimpuls über nervale und extranervale Strukturen und Informationssysteme in entfernt gelegene Körperregionen überträgt. Siehe hierzu auch die Ausführungen von G. Weiss hierzu in Kap. 9 (Biologische Krebsmedizin).

5.1.4 Objektive Befunde zum Nachweis von Störfeldwirkungen

In Bergsmann u. Bergsmann (1997) finden sich eine Anzahl Berichte über Forschungsergebnisse zur Störfeldwirkung, die vor allem am Ludwig-Boltzmann-Institut in Wien durchgeführt wurden.

Asymmetrie der Blutdruckregulation und anderer Parameter

Beim Schellong-Test (orthostatische Funktionsprüfung) wurde auf der Seite der Herd-Belastung eine signifikant verminderte Amplitudenverminderung, d. h. hyposympathikotone Reaktion des Blutdrucks gemessen. Differenzen der Sauerstoffausschöpfung zwischen herdbelasteter Körperseite und unbelasteter Körperseite konnten ebenso gemessen werden wie Differenzen der Leukozytenzahl im Fingerbeerenblut, der Blutsenkungsgeschwindigkeit, der Antwort auf die Gabe eines Pyrogens und des elektrischen Potenzials bei der Dekoder-Dermographie (s. u.).
Nicht objektivierbar, aber vielen Therapeuten (und Patienten) geläufig, dürfte das Phänomen rezidivierender einseitiger Probleme sein, beispielsweise immer linksseitig Gelenkprobleme im Sinne einer dysregulatorischen Halbseitensymptomatik.

Dekoder-Dermographie (Bergsmann u. Bergsmann, 1997)

Bei dieser Methode erzeugt ein Impulsgenerator gleichgerichtete Impulsfolgen mit einer Frequenz von 10 Hz sehr kleiner, nicht spürbarer Intensität. Im Bereich der Elektroden mit positiver Polarität kommt es zur Ansammlung negativer Ionen, im Bereich der Elektroden mit negativer Polarität zu einer Ansammlung positiver Ionen. Dies bedeutet, dass ein elektrisches Potenzial aufgebaut wird. Zur Messung werden drei Elektrodenpaare (Stirn, Hand, Fuß, jeweils beidseits) angelegt (☞ Abb. 5.1). Für die automatische Untersuchung ergeben sich daraus sieben Messstrecken, wovon vier senkrecht und drei waagerecht liegen. In jeder Messstrecke wird nach Registrierung des Potenzials (1) mit negativen 10 Hertz-Impulsen gereizt (2) und anschließend der Rückstrom der gegensätzlich polarisierten Ionen, die sich im Bereich der Elektroden angesammelt haben (3) sowie die Potenzialdifferenz nach negativen Impulsreizen (4) gemessen. Anschließend folgt eine Reizung mit positiven 10 Hertz-Impulsen (5) und wieder die Registrierung des Rückstroms aus den Geweben (6) sowie die Potenzialdifferenz nach positivem Reiz (7), ☞ Abb. 5.2. Die automatische Registrierung von je sieben differenten Messwerten an sieben Messstellen erlaubt einen guten Überblick über den elektrischen Ruhezustand des Organismus.
Da durch die Messung der Basis-Zustand verändert wird, muss eine zweite Messung folgen, wobei die Veränderungen von der ersten zur zweiten Messung auf die Lage und regulatorische Auswirkung eventuell vorhan-

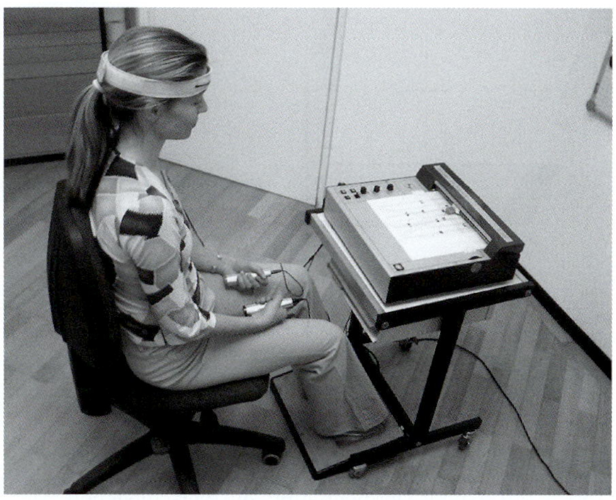

Abb. 5.1: Dekoder-Dermographie (Erläuterung im Text)

dener Belastungsfaktoren schließen lassen. Man kann Normregulation (Normergie), Hyporegulation (Hypergie) und Hyperregulation (Hyperergie) differenzieren. Die Hyporegulation weist auf chronische Entzündungen, Parasympathikotonus, einen degenerativen Prozess oder ein Störfeld hin, während die Hyperregulation eher eine vegetative Übererregung (Sympathikotonus), einen entzündlichen/allergischen Vorgang oder einen bakteriellen Herd bedeutet. Blockierte Regulationsmuster zeigen sich außer bei Störfeldern und Herden u.a. bei Mykosen, Dysbiosen, Intoxikationen und Schwermetallbelastungen.

Die Interpretationen der Entwickler und Anbieter der Dekoderdermographen sind weit vielfältiger, jedoch für die eigentliche Diagnosestellung nach Ansicht des Autors nicht sehr hilfreich, da zu diffus oder spekulativ, sodass hier nicht darauf eingegangen werden soll. Für den Autor hat sich der eigentliche Wert des Geräts zur Bestätigung (oder auch nicht) eines mit den AK-Techniken gefundenen Herdes oder Störfeldes herauskristallisiert. Dort ist es allerdings unentbehrlich. Es genügt dort in der Regel, die Lage der Impulskurven (2 und 5 in Abb. 5.2) in der ersten und zweiten Schreibung zueinander zu begutachten. Die zweite Schreibung muss bei normaler Regulation weiter weg von der Nulllinie liegen als die erste. Wenn beide Messkurven praktisch übereinander liegen, bedeutet das Regulationsstarre, liegt die Kurve der Zweitmessung näher an der Nulllinie als die der Erstmessung, bedeutet dies Fehlregulation. Einzelheiten dazu siehe Handbücher der Gerätehersteller (Bezug über Kybermedica, Tel. 089-1 595 951, www.applied-kinesiology.org).

Nach Herdprovokation, am ehesten neuraltherapeutisch (d.h. durch Injektion eines Lokalanästhetikums), wird eine dritte Messung durchgeführt, bei der sich die Regulation normalisiert, sofern die neuraltherapeutisch behandelte Region als Störfeld bzw. Herd wirksam ist (☞ Abb. 5.3).

Die Fehlerquelle bei diesem Verfahren speziell bei Zahnherden (wie auch bei dem folgenden) ist sicherlich, dass die Provokation mittels des Neuraltherapeutikums den Herd möglicherweise in seiner regulationsverändernden Wirkung nicht vollständig genug ausschaltet, auch wenn danach die Therapielokalisation, verstärkt durch den Magneten auf dem Lymphgefäß (☞ Kap. 5.2), negativ ist. Dann kann bei tatsächlich vorliegender Beherdung und positivem Herdbefund im ursprünglichen AK-Test (vor Neuraltherapie) eine Bestätigung im Dekoder-Dermogramm misslingen (falsch negativer Befund). Ein Herd oder Störfeld, welches sehr dominant ist, kann ein zweites verdecken und die entsprechende Herdprovokation zeigt erst nach der Sanierung des dominanten Herdes einen positiven Befund im Dekoderdermogramm.

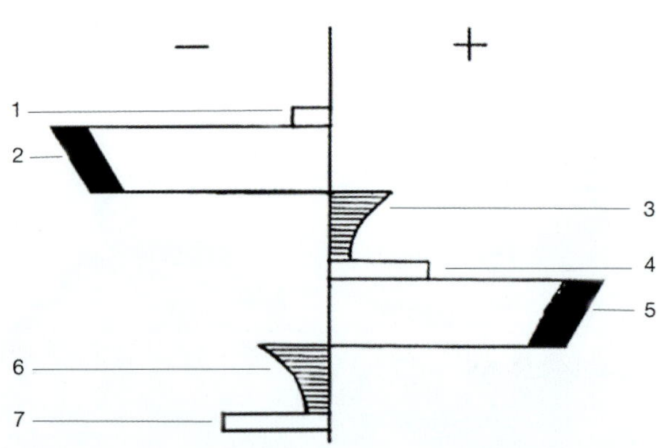

Abb. 5.2: Dekoder-Dermogramm: die verschiedenen Messphasen

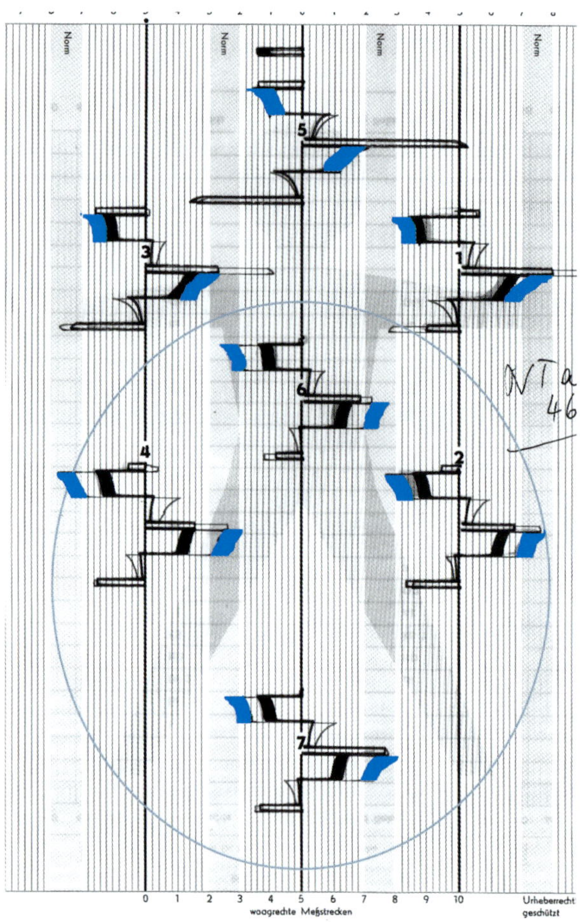

Abb. 5.3: Dekoder-Dermogramm mit Herdprovokation an Zahn 46 mittels Neuraltherapie.

Mit Applied Kinesiology wurde ein Zahnstörfeld 46 (wurzelbehandelt, radiologisch o.B.) getestet. Beschwerden: Schmerzen im rechten Unterbauch, chronische Ileozökalreizung. Ca. 1 bis 1,5 ml Procain 0,5% wird dabei in die vestibuläre Umschlagsfalte gespritzt. Im apikalen (Wurzelspitzen-)Bereich sollten bei der Injektion alle Gewebsschichten erfasst werden. Eine „Lokalanästhesie" der Schleimhaut genügt nicht. Wenn die positive Therapielokalisation am Zahn (s. Abs. 5.2 und 5.5) nicht aufgehoben wird, muss auch noch von palatinal injiziert werden. Danach erfolgt die Drittmessung.

Im Original wird die Erstmessung in Rot, die Zweitmessung in Grün und die Drittmessung in Blau geschrieben. Zur Verdeutlichung im Zweifarbdruck sind Erst- und Zweitmessung hier in Grautönen, die Drittmessung farbig gekennzeichnet. Die Abbildung zeigt, dass an allen Messstrecken die Erst- und Zweitschreibung praktisch übereinander liegen, was Regulationsstarre bedeutet. Die farbig gekennzeichnete Drittmessung zeigt eine „Öffnung" der Registrierung, was als positive Herdprovokation anzusehen ist, denn die Neuraltherapie, die den Zahn für kurze Zeit aus der Regulation ausschaltet, verbessert das Regulationsverhalten des Organismus.

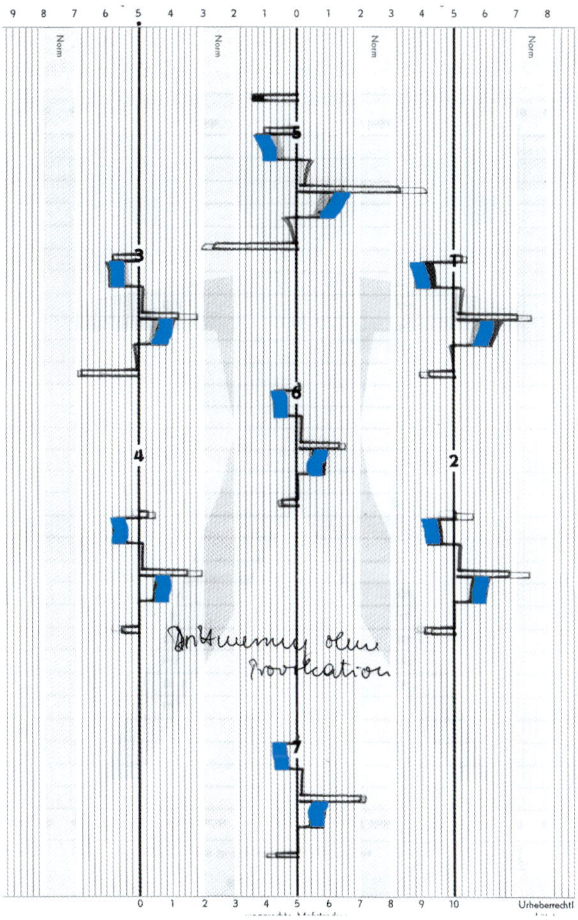

Abb. 5.4: Dekoder-Dermogramm des Patienten aus Abb. 5.3 eine Woche später.
Die Drittmessung ist zur Demonstration dieses mal ohne Herdprovokation wie in Kap. 5.3. geschrieben worden. Die Regulationsstarren sind an allen Messstrecken deutlich: Erst-, Zweit- und Drittmessung liegen praktisch übereinander.

Fallbeispiel
49-jährige Patientin mit Schulterschmerzen rechts, welches als Triggerpunkt-Syndrom imponierte. Tennisspielerin. Mit Applied Kinesiology wurde ein Störfeld an der Leerkieferregion 35 diagnostiziert sowie ein solches am Zahn 16. Bei 35 wurde chronisch-bakterielle Kieferostitis, bei 16 gangränöse Pulpa getestet. Radiologisch war die Leerkieferregion 35 unauffällig, der Zahn 16 hatte eine verdächtige palatinale Wurzel, differenzialdiagnostisch kam ein Wurzelrest von 17 in Frage (☞ Abb. 5.5). Vitalitätsprobe an 16 verzögert. Ein Dekoder-Dermogramm wurde angefertigt (☞ Abb. 5.6). Die Provokation an 35 ergab einen eindeutigen Herdbefund, diejenige an 16 in einer zweiten Sitzung (☞ Abb. 5.7) war nicht eindeutig. Überweisung zum Kieferchirurgen mit folgendem Bericht:
„Die Herdtests in meiner Praxis ergaben, dass sich im Leerkieferbereich 35 eine Restostitis befindet, die mikrochirurgisch ausgeräumt werden muss. Es besteht weiterhin Verdacht auf eine Beherdung von 16, die entsprechende Testung muss jedoch nach Sanierung der Regio 35 wiederholt werden. Die Befunde wurden mittels bioenergetischer Testung und Dekoder-Dermogramm erhoben."
Zur Erläuterung: Der Test mit Applied Kinesiology war eindeutig, die Vitalitätsprobe fraglich. Bezüglich der Herdtestung mit Dekoder-Dermographie kann die Provokation falsch negativ sein, wenn der erste Herd (Zahn 35) die Regulation stark überschwellig stört. Die Herdtestung mittels Neuraltherapie ist im Übrigen nach Aussage der Neuraltherapeuten überdurchschnittlich häufig falsch negativ, wenn man sich nur auf Symptomverbesserung verlässt, wie dies traditionell bei der Neuraltherapie geschieht (bis zu 50%). Die Erfolgsquote lässt sich durch „bildgebende" Regulationstests wie Dekoder-Dermogramm oder Regulationsthermographie erheblich steigern, aber nicht zu einer 100%igen Zuverlässigkeit verbessern.
Ergebnis der Operation: „Bei der Behandlung am

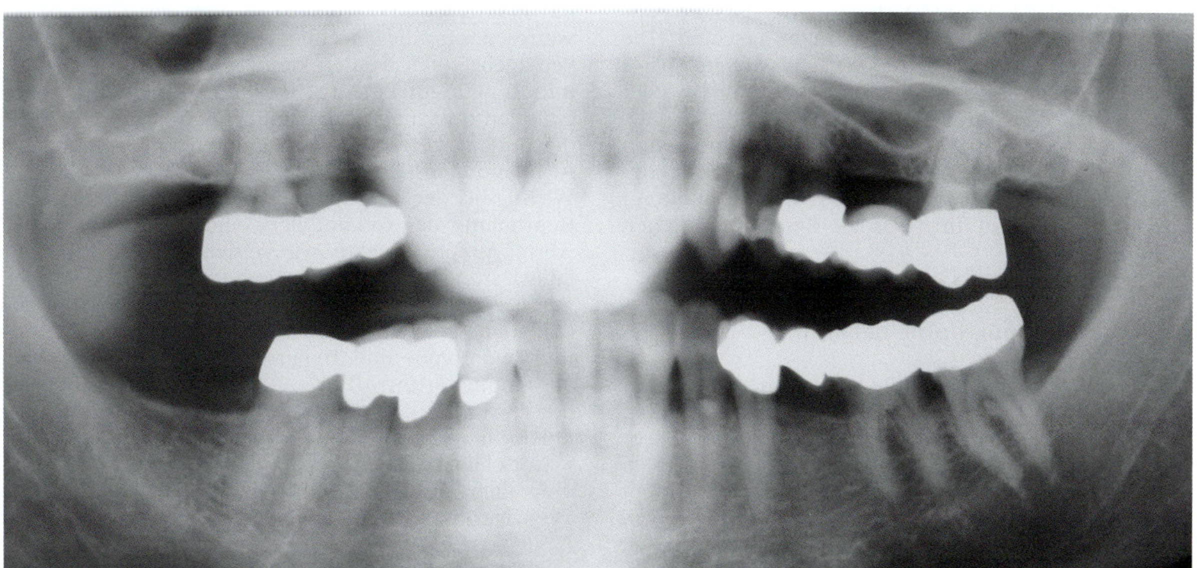

Abb. 5.5: Panoramaaufnahme der Patientin des Fallbeispiels

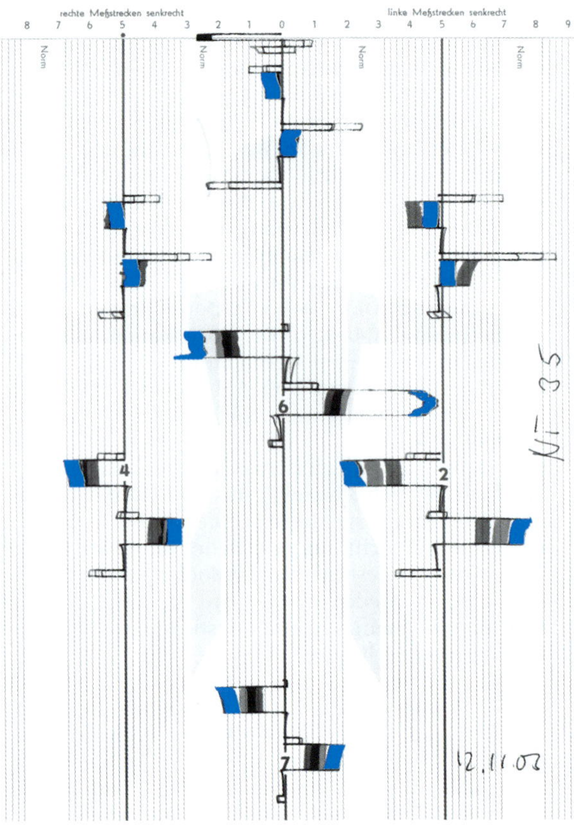

Abb. 5.6: Dekoder-Dermogramm mit Provokation der Leerkieferregion 35. Die Erstschreibung ist normalerweise rot, die Zweitschreibung grün und die Drittschreibung blau (s. oben). Zur besseren Verdeutlichung wurde in dieser zweifarbigen Abbildung die Drittschreibung farbig hervorgehoben.

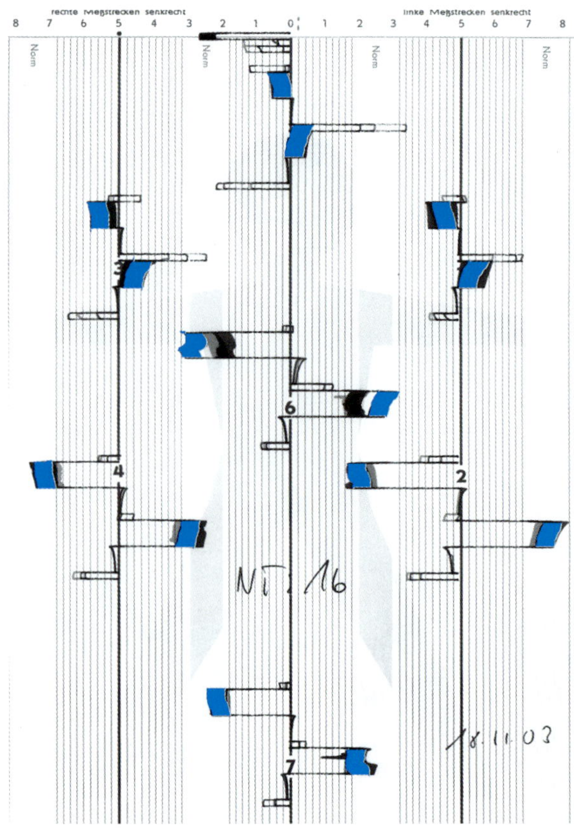

Abb. 5.7: Dekoder-Dermogramm mit Provokation des Zahnes 16: außer an der Messstrecke 6 ist keine „Öffnung" der Regulation zu sehen, d. h. eine Fernwirkung der potenziellen Herdes oder Störfeldes ist nicht ausreichend dokumentierbar.

10.12.03 bestätigte sich der Verdacht einer Restostitis. Es konnte eine kirschkerngroße Zyste aus dem Gebiet Regio 35 exkochleiert werden." Die Schulter wurde in der Folge so beschwerdefrei, dass die Patientin zu keiner Behandlung mehr erschien. Die Patientin meldete sich jedoch sechs Monate später wieder mit der Aussage, dass die Schulter nun wieder schlechter geworden sei. AK-Testbefund 16 nach wie vor positiv wie oben, Dekoder-Dermogramm war nun positiv. Es wird eine endodontische Behandlung (mikroskopgestützte Wurzelbehandlung) von 16 durchgeführt, was zu Beschwerdefreiheit führt.

Kontaktthermographie nach Rost

Wesentlich aufwändiger ist die Kontaktthermographie, die von Rost (1987, 1994) und Schwamm (in Rost, 1987) entwickelt wurde. Bei der Methode nach Rost wird eine Temperaturmessung an organrepräsentativen Punkten der Hautoberfläche durchgeführt. Der Patient kleidet sich im Anschluss aus und zehn Minuten nach der Erstmessung wird eine Zweitmessung durchgeführt. Im Bereich des Kopfes ist eine Erhöhung der Temperatur um 0,2 bis 0,3 °C, am Stamm eine Abkühlung um 0,5 bis 1 °C normal. Hyporegulation und Hyperregulation deuten auch hier auf Degeneration bzw. Erregungszustand hin. Eine Beherdung zeigt sich in Hypo- oder Hyperregulation eines Einzelmesswertes, verbunden mit der Hypo- bzw. Hyperregulation des Globalmesswertes, der für die betreffende Körperseite in der Ellenbeuge abgelesen werden kann. Nach Herdprovokation mittels neuraltherapeutischer Injektion wird auch hier eine Drittmessung durchgeführt, wobei sich, wenn der Herd ausgeschaltet wurde, eine Normalisierung der Regulation einstellt.

Wichtig bei der Beurteilung der Thermographie ist die Beurteilung des Gesamtbildes, nicht einzelner Messwerte. Andere Aspekte, wie beispielsweise Schwermetallbelastung, elektromagnetischer Stress sind an genereller Hyporegulation ablesbar. Eine Disposition zu malignem Geschehen imponiert als chaotische Regulation, wo Hypo- und Hyperregulation nebeneinander vorkommen (Rost, 1987, 1994). Kritisch darf angemerkt werden, dass die Störfeldtestung mit Thermographie zwei wichtige Nachteile hat:

- Störfelder werden nicht immer im lokalen Messwert deutlich, ohne AK-Testung „fischt man im Dunkeln", einziger deutlicher Hinweis ist die Dysregulation der Ellenbeugen.
- Manche Störfelder werden im Thermogramm überhaupt nicht sichtbar.

Dies fällt natürlich nur einem Untersucher auf, der eine

weitere Untersuchungsmethode zur Störfeldtestung beherrscht. Wie andernorts auch betont wird, müssen zur Störfeldtestung möglichst wenigstens zwei Untersuchungsmethoden herangezogen werden, wenn sich aus dem positiven Störfeldbefund bedeutende Konsequenzen ergeben würden (z. B. Zahnextraktion). Diese Methoden müssen dann aber auch möglichst zuverlässig sein!

5.2 Testung lokaler Störungen mit Applied Kinesiology

5.2.1 Lokales Geschehen oder Störfeld?

Entscheidend ist die Differenzierung einer lokalen Gewebsveränderung entzündlichen oder nichtentzündlichen Charakters, ohne symptomatische Allgemein- oder Fernwirkung, von lokalen Gewebsveränderungen, die Fernwirkung haben und damit erst die Definition des Störfeldes erfüllen. So kann eine Appendektomienarbe eine positive Therapielokalisation aufweisen und damit als lokale Gewebsveränderung imponieren, ohne dass daraus irgendwelche Folgeerscheinungen resultieren. Andererseits kann eine Appendektomienarbe, speziell wenn sie sekundär verheilt ist oder mit tiefgehenden Verwachsungen nach perforierter Appendizitis einhergeht, zu segmentalen Störungen des Darmes, der Beckenorgane und der parietalen (osteomuskulären) Strukturen führen oder außerhalb des Segmentes weit entfernt liegende Störungen verursachen.
Eine Osteomyelitisnarbe am Unterschenkel kann ohne Fernwirkung bleiben, zu leitbahnbezogenen Störungen, oder solchen, die keinen organisierten Zusammenhang haben, führen, wie es das Beispiel des Störfeldklassikers von Huneke (☞ Kap. 5.1.3) zeigt. Bei einer chronischen Sinusitis wird die Frage zu beantworten sein, ob z. B. der Darm das verantwortliche Störfeld ist, das per Fernwirkung diese chronische Störung auslöst, da Darm und Nasennebenhöhlen eine funktionelle und embryologische Beziehung haben. Bei einer chronischen Zystitis kann die Frage zu klären sein, ob ein wurzelbehandelter

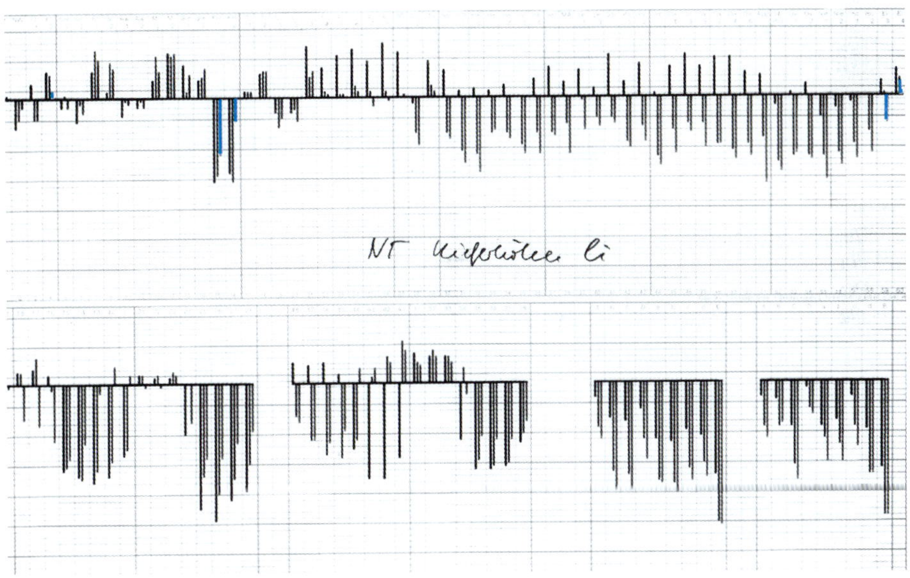

Abb. 5.8: Thermogramm nach Rost mit Störfeldbefund Kieferhöhlen

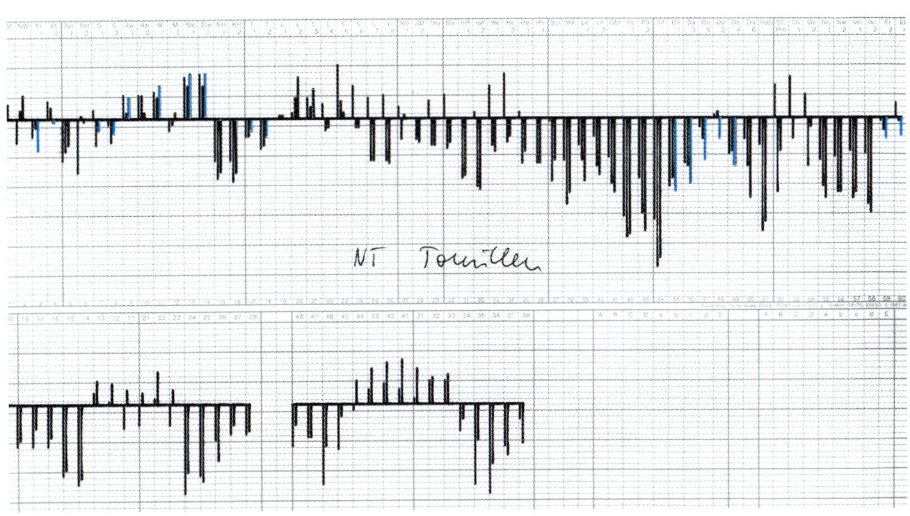

Abb. 5.9: Thermogramm nach Rost mit Störfeldbefund Tonsillen

Schneidezahn, der nach VOLL eine energetische Wechselbeziehung zu Blase und Niere hat, für die chronische Zystitis mitverantwortlich ist (☞ Kap. 5.5.2).

5.2.2 Testung häufiger lokaler Störungen im Kopfbereich

Beispiel Sinusitis

Schritt 1: Am einfachsten geht man von einem normoreaktiven Indikatormuskel aus, wobei sich der Deltoideus oder Serratus anterior mit ihrer Zuordnung zum Respirationstrakt besser eignen als etwa Bizeps oder Pectoralis major clavicularis mit ihrer Zuordnung zum Magen bzw. zur Magenleitbahn, die über die Sinus maxillaris verläuft. Direkt zugeordnet sind der Sternokleidomastoideus und die Skaleni, die hier jedoch nicht als Indikatormuskel empfohlen werden sollen, da ihre Testung gerade für den weniger Erfahrenen relativ schwierig ist und die HWS belasten kann.

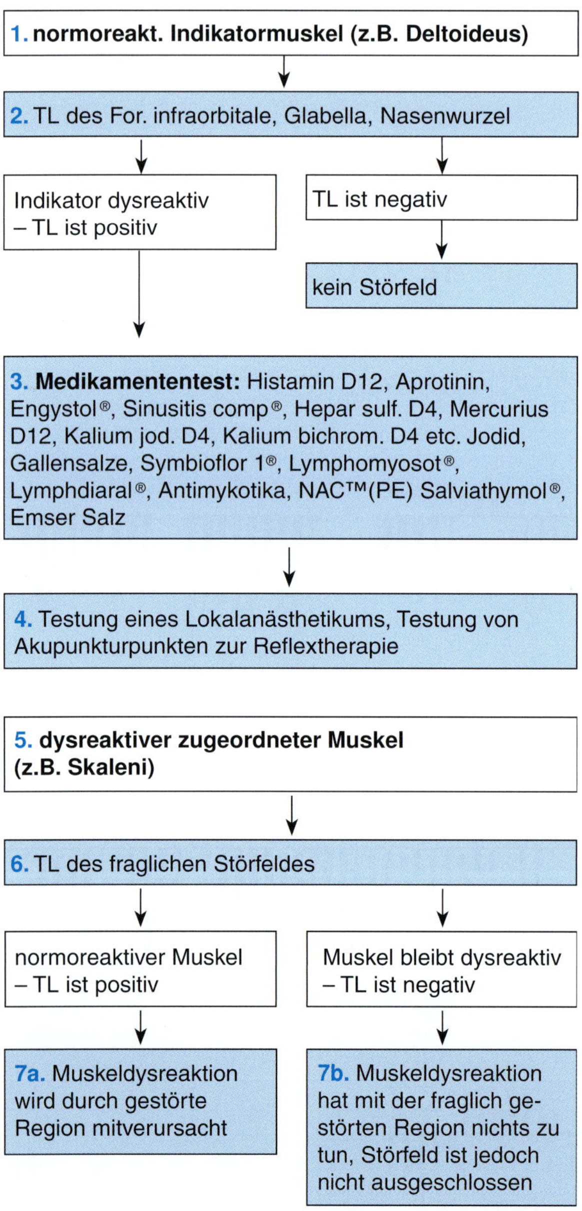

Abb. 5.10: AK-Testung bei V. a. Sinusitis

Schritt 2: Der Patient führt eine Therapielokalisation zu den Kieferhöhlen (im Bereich des Foramen infraorbitale), zu den Stirnhöhlen (am medialen Augenbrauenende) und zu den Sinus ethmoidales (im Bereich der Nasenwurzel) durch. Bei Störung dieser Bereiche wird der normoreaktive Indikatormuskel dysreaktiv. Findet sich ein dysreaktiver organzugeordneter Muskel, so kann man bereits von einer Störfeldwirkung (im viszerosomatischen Segment, ☞ Kap. 2.5.1) ausgehen: Ein dysreaktiver Sternokleidomastoideus oder dysreaktive Skaleni werden durch TL der Nasennebenhöhlen normoreaktiv, wenn eine der Ursachen für die Dysreaktion die Störung des zugeordneten Gewebsbezirkes ist (entsprechend [5] der Abb. 5.10).

Schritt 3: Im Anschluss kann der Charakter der Störung getestet werden. Bei histaminvermittelten Reaktionen wird die positive TL durch Histamin D12 aufgehoben oder durch Aprotinin im Falle von kininvermittelten Entzündungsreaktionen (☞ Kap. 10). Im Falle von viralen Störungen kann Engystol® oder eine entsprechende Virusnosode (Coxsackie etc.) die positive TL aufheben. Bei bakteriellen Sinusitiden ist die Testung mit einer bakteriellen Mischnosode wie z. B. Angina comp® der Fa. Pascoe am praktischsten. Da diese dank der europäischen Gesetzgebung nicht mehr erhältlich ist, muss auf Spenglersan Kolloid Om®ausgewichen werden. Diese Mischung aus potenzierten Streptokokken und Staphylokokken hebt im Falle einer bakteriellen Entzündung die positive Therapielokalisation auf. Eine weitere Nosode, die bei chronischen Prozessen in Frage kommt, ist Sinusitis comp.® der Fa. Pascoe (falls erhältlich) sowie Nosoden anderer Hersteller.

In jedem Falle wird eine homöopathische Medikation mit den Mitteln Mercurius sol. D12, Hepar sulf. D4, Kalium chlor. D3, Kalium bichrom. D3, Euphorbium D2, um nur einige zu nennen, getestet und verabreicht. Diese Mittel können auch als Begleitmedikation („Drainagemittel") bei Nosodentherapie neben einem Lymphmittel wie Lymphomyosot®, Lymphdiaral® oder Cephalymphat® u. a. dienen. Nach GOODHEART (1969) wird bei chronischen Nebenhöhlenbeschwerden mit viskösem Schleim eine Supplementierung mit Jod zu testen sein, bei solchen mit flüssigem Sekret Gallensalze. Als schleimlösendes Mittel kann N-Acetylcystein (NAC der Fa. PE, oder ACC®) getestet und verabreicht werden.

Zur antimykotischen Therapie hat sich die Inhalation mit Borax D6, Salviathymol® (jeweils fünf Tr. in das Inhalat), Emser Sole® und Symbioflor 1® bewährt. Bei therapieresistenten Fällen ist die Testung und Therapie mit Antimykotika wie Itraconazol (Sempera®), Fluconazol (Fungata®, Diflucan®), Ketoconazol (Nizoral®) usw. notwendig.

Schritt 4: Die üblichen Möglichkeiten der Akupunkturtherapie (Di 4, Di 10, Di 11, Di 20, Ma 1, Mi 9, Ma 40 usw.) können mit den Mitteln der Applied Kinesiology differenziert ausgetestet werden. Ein normoreaktiver Indikatormuskel wird durch die TL der indizierten Akupunkturpunkte dysreaktiv und ein mit der Sinusitis assoziierter dysreaktiver Muskel (Sternokleidomastoideus, Infraspinatus, Deltoideus) wird normoreaktiv. Ebenso kann eine positive TL zu den Nebenhöhlen (die einen Indikatormuskel dysreaktiv macht) durch die

Therapielokalisation der indizierten und wirksamen Akupunkte aufgehoben werden. Eine Neuraltherapie, für die das Lokalanästhetikum (Novocain [Procain] 0,5 %, Lidocain 0,5–1 %, Meaverin 0,5 %) getestet werden sollte, kann durchgeführt werden: Von intraoral kann in die Region des Foramen infraorbitale 1 ml Lokalanästhetikum gespritzt werden.

Beispiel Tonsillenstörfeld

Ausgehend von einem normoreaktiven Indikatormuskel (s. o.) wird eine TL über den Lymphabflussgebieten der Tonsillae palatinae kaudal des Kieferwinkels durchgeführt. Im Falle von akuten oder chronischen Tonsillenprozessen sowie bei Störfeldwirkung der Tonsillektomienarben tritt eine positive TL, d. h. Dysreaktion des Indikatormuskels auf. Die Differenzierung von allergisch (bzw. pseudoallergischen, ☞ Kap. 8), bakteriellen und viralen Störungen erfolgt wie für die Nebenhöhlen beschrieben. Neben dem Nosodenkomplex Angina comp® der Fa. Pascoe (bzw. Spenglersan Kolloid Om, s. o.) kommt der Komplex Tonsilla compositum® der Fa. Heel in Frage. Die Begleitmedikation entspricht derjenigen bei Sinusitis. Daneben Präparate wie Phytolacca D6, Mercurius D12 o. ä.
Bei positiver TL des Tonsillen-Lymphabflussgebietes kommt auch die Differenzialdiagnose einer Schwermetallbelastung in Frage. Die mit dem Patientenfinger oder dem Magneten gefundene positive TL wird dann ggf. durch das potenzierte Schwermetall in den Potenzen D6, D12, D30 usw. aufgehoben. Im Falle von positiver TL bei Z. n. Tonsillektomie werden ebenso die entsprechenden Nosoden getestet, daneben Lokalanästhetika zur Neuraltherapie. Die positive TL wird im Falle von Wirkung und Verträglichkeit durch Lidocain, Novocain, Meaverin u. a. aufgehoben. Die Testung erfolgt unter dem Magneten (die nicht schwächende Seite auf der Haut, ☞ Kap. 2.4.3.). Am wirksamsten ist in diesen Fällen eine Neuraltherapie mittels intramuköser und submuköser Injektion an den Tonsillenpolen. Ersatzweise kann eine Lasertherapie durchgeführt werden.

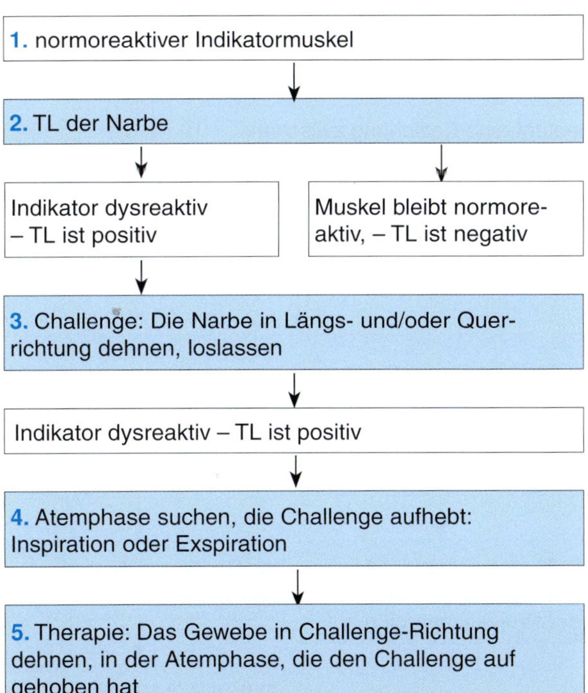

Abb. 5.11: Mechanischer Challenge und Korrektur von Narbengewebe

Beispiel Narbenstörfeld

Übliche Verfahren zur Entstörung einer Narbe sind die Unterspritzung mit einem Lokalanästhetikum, die Massage mit einer ionenhaltigen Creme wie Ionensalbe oder APM-Creme oder die Lasertherapie. Das Lokalanästhetikum kann getestet werden wie bei der Tonsillektomienarbe beschrieben, ebenso die ionenhaltige Creme: Die positive TL wird dann durch diese Medikamente aufgehoben. Narben haben jedoch auch die Eigenschaft, die Propriozeptoren und Exterozeptoren der Haut zu stören. Durch die allmähliche Verkürzung des Narbengewebes entstehen Spannungen in Haut, Unterhaut und Faszien. Diese werden am besten manuell gelöst. Hierzu wird das Gewebe einerseits quer zur Narbe, andererseits längs zur Narbe gedehnt und losgelassen. Es handelt sich also um einen nicht gehaltenen Challenge (☞ Abb. 5.11).
Eine Challenge-Richtung führt zur Dysreaktion des normoreaktiven Indikatormuskels, wenn Narbenspannung vorhanden ist. Zur Korrektur wird eine Atemphase zu Hilfe genommen, die ebenfalls getestet wird: Der vorher positive Challenge wird während gehaltener Inspiration wiederholt und direkt anschließend der Indikatormuskel erneut getestet. Wird der Challenge durch Inspiration negiert, wird die Korrektur während der Inspirationsphase durchgeführt, hebt die Inspiration den Challenge nicht auf, wird während gehaltener Exspiration der Challenge wiederholt. Wird nunmehr der Dehnungs-Challenge aufgehoben, erfolgt die Korrektur in Exspiration.
Alle Gewebsabschnitte, die einen positiven Challenge zeigen, müssen entsprechend korrigiert werden. Dies ist besonders im Falle von Verletzungs- und Operationsnarben an den Extremitäten von Bedeutung, da die Störung der Propriozeption der Haut zu muskulärer Dysfunktion führen kann. (☞ auch Hautpropriozeptoren Garten, 2012, Kap. 10:3.1).
Beachten Sie auch unbedingt die Möglichkeiten der Injury recall technique zur Behandlung von Narbenstörfeldern, die im Kapitel 17 dargestellt sind.
Zur dauerhaften Therapie von Narben können Homöopathika nach Test verwendet werden, die im Narbenbereich s. c. injiziert werden oder aber im Falle von sehr empfindlichen Mundschleimhautnarben (☞ Kap. 5.5.7) auch in die Nähe submukös gespritzt werden: Silicea, Symphytum, Thuja, Hypericum, Causticum, Staphysagria in Potenzen von D6 bis D30 sowie das isopathische Heilmittel Hyaluronidase kommen in Frage.

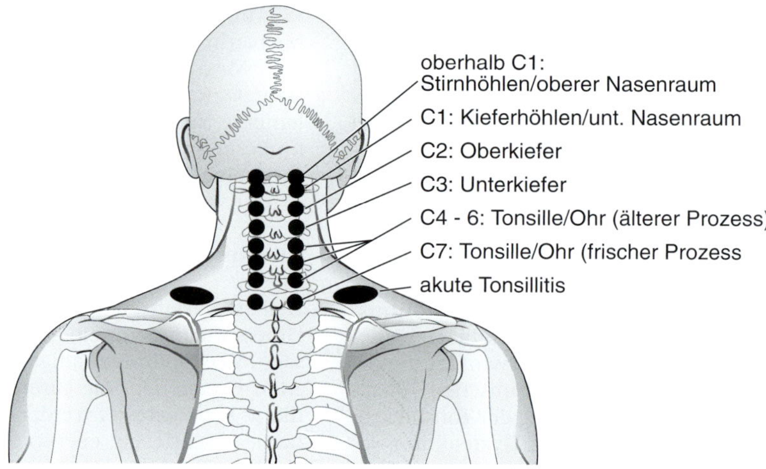

Abb. 5.12: Adlersche Projektionszonen

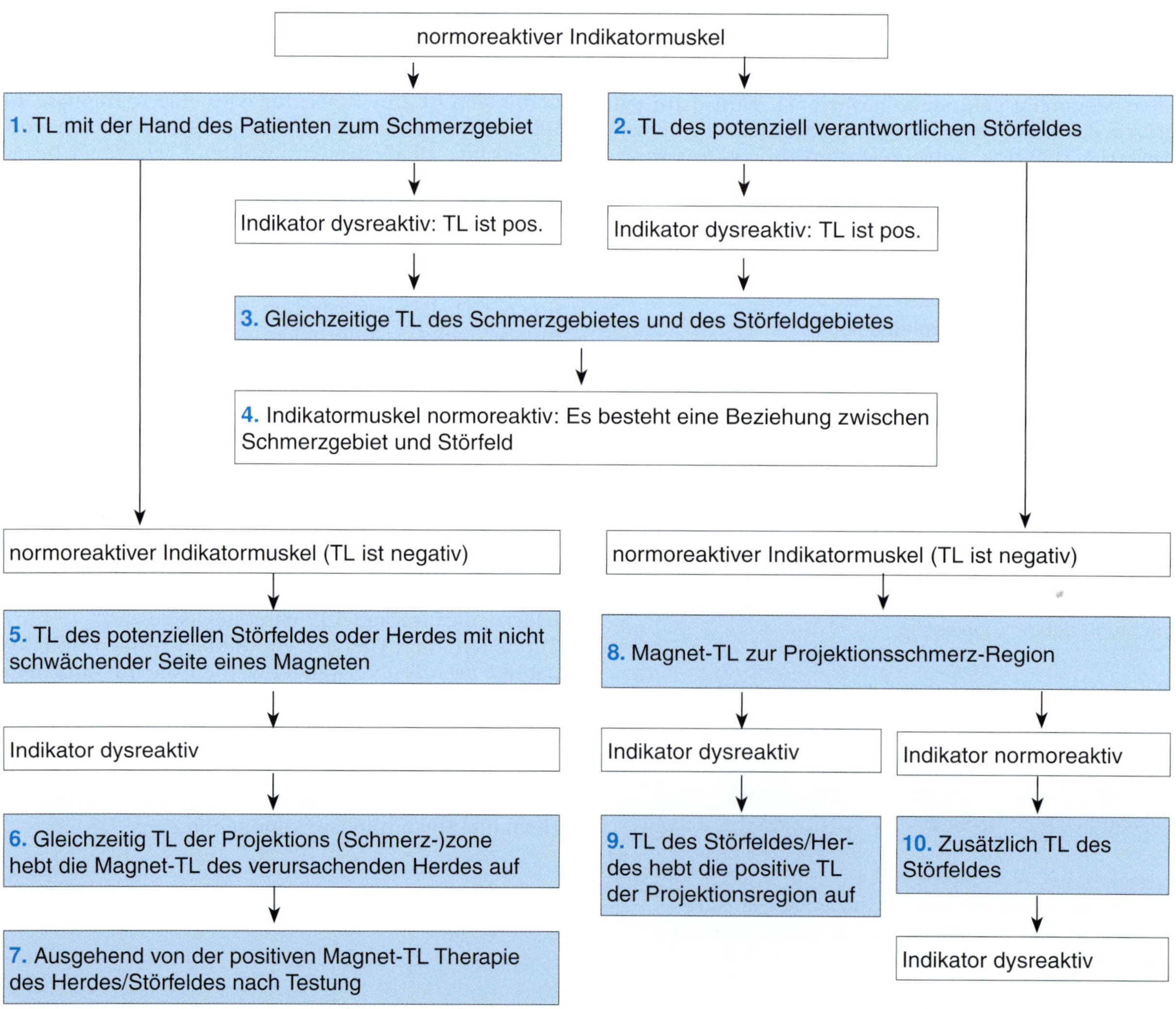

Abb. 5.13: Diagnostik von Projektionssyndromen

5.3 Projektionssyndrome

5.3.1 Adlersche Reflexzonen: von Kopfherden projizierte Störungen

In Fällen chronischer Irritation der subokzipitalen, Nacken- und Schultermuskulatur muss die Frage geklärt werden, inwieweit diese muskulären Reaktionen Projektionssyndrome von Kopfherden ausgehend darstellen. Die entsprechenden segmentalen Projektionen sind aus Abb. 5.12 ersichtlich. Sie imponieren als schmerzhafte Verdichtungen im Unterhautgewebe des Nackens sowie schmerzhafter Spannung der segmentalen Muskulatur. Der erste diagnostische Schritt ist immer die Palpation. Dann muss differenzialdiagnostisch geklärt werden, ob es sich um eine segmentale vertebrale Dysfunktion oder ein Projektionssyndrom handelt. Dies gelingt mit den Mitteln der Applied Kinesiology.
Die hier beschriebene Diagnostik (☞ Abb. 5.13) gilt für Störfelder im Trigeminusbereich und die daraus resultierenden Adlerschen Projektionszonen genauso wie für andere Störfeld-Projektions-Syndrome:
Schritt 1: Die Irritations-, oder besser gesagt Projektionszone, wird ausgehend von einem normoreaktiven Indikatormuskel therapielokalisiert. Die Projektionszonen weisen meist, aber nicht immer eine positive TL auf (☞ dann Schritt 5).
Schritt 2: Im zweiten Schritt wird eine TL des eventuell verantwortlichen Störfeldes vorgenommen: Kieferhöhlen, Tonsillen oder Kieferregion wie oben beschrieben. Diese TL wird, mit dem Patientenfinger durchgeführt, meist positiv sein.
Schritt 3: Wenn die TL über dem Herd und über der Projektionszone einzeln positiv sind, wird eine Doppel-TL (der Finger einer Hand an Kieferhöhle bzw. Tonsille oder Zahn-Kiefer-Region, der Finger der anderen Hand über der Projektionszone) durchgeführt.
Schritt 4: Tritt eine Aufhebung der einen positiven TL durch die andere positive TL auf, so ist eine Beziehung hergestellt und die Therapie muss dem Störfeld Kieferhöhle, Zahn, Leerkieferregion oder Tonsille gelten. Das Vorgehen für die Kieferhöhlen wurde oben beschrieben, zu den Zahnstörfeldern ☞ Kap. 5.5.7. Die möglicherweise durch das Störfeld verursachte vertebrale Dysfunktion (ähnlich einer viszerosomatischen Reflexbeziehung) muss mittels Challenge gefunden und korrigiert werden (☞ Kap. 2.5.1).
Schritt 5: War die TL über der Projektionszone und/oder die TL über dem fraglich zugeordneten Störfeld negativ, so wird zunächst mittels Magnet erneut eine TL über Kieferhöhle, Zahn, Leerkiefer oder Tonsille durchgeführt („Verstärkung“ der TL). Dies führt möglicherweise zu einer Indikatordysreaktion.
Schritt 6: Wenn ein Zusammenhang besteht, wird durch den Magneten auf der Verursacherregion die TL über der Projektionszone mit dem Finger des Patienten positiv. Das bedeutet, dass die gleichzeitig durchgeführte TL der Projektionsschmerzzone die Magnet-TL über dem Herd oder Störfeld aufhebt.
Schritt 7: Ausgehend von der nunmehr positiven TL der Herd- oder Störfeldregion kann nun die spezifische Therapie (z. B. Medikamente, Neuraltherapeutika etc.) ausgetestet werden.
Schritt 8: Auch über der Projektionszone kann der Magnet die dort vorher negative TL positiv werden lassen.
Schritt 9: Dann hebt die TL über dem verursachenden Herd/Störfeld diese Magnet-TL auf.
Schritt 10: Komplizierend kann die Magnet-TL über der Projektionszone zu keiner Indikatorreaktion führen, jedoch die TL des verursachenden Herdes/Störfeldes positiv werden lassen. Dann liegt ein ähnliches Phänomen vor wie bei der differenzierten Zahnherdtestung mit dem Magneten auf dem Lymphgefäß (☞ Kap. 5.5.4).

Eine wichtige Differenzialdiagnose ist im Falle von segmentalen Irritationen der HWS und des Nackens, die wie die Adlerschen Projektionszonen imponieren, zu betrachten: Es könnten auch umgekehrt bei Störungen der oberen HWS Läsionen der Gesichtsschädelknochen vorkommen, die ebenfalls positiv therapielokalisieren, speziell mit dem Magneten. Diese TL würde jedoch nicht durch ein Sinusitis-spezifisches Medikament oder Zahn-Kiefer-spezifische Nosoden (☞ Kap. 5.5.4) ausgeglichen (s. o.). Im Zweifelsfalle muss die HWS-Läsion korrigiert werden (☞ Kap. 2.5.1) und geprüft werden, ob der TL-Befund über der Maxilla verschwunden ist. Ist dies nicht der Fall, muss die Gesichtsschädelläsion oder der „Holographic Jaw“ (☞ Kap. 5.5.6) korrigiert werden.
Lassen Sie sich nicht durch die Komplexität dieser Darstellung irritieren, leider sind biologische Systeme nicht linear. Gehen Sie die verschiedenen möglichen Reaktionen anhand des Textes und des Flussdiagramms Abb. 5.13 einige Male in Ruhe durch und machen Sie am Patienten Ihre eigenen Erfahrungen.

5.3.2 Segmentale Projektionssyndrome von Störfeldern

Bei typischen viszerosomatischen Beziehungen der visceralen Osteopathie handelt es sich um Projektionssyndrome, die zum Teil rein segmentalen Beziehungen gehorchen, zum Teil segmentübergreifend wirken (beispielsweise führt die Cholezystopathie durch die Zwerch-

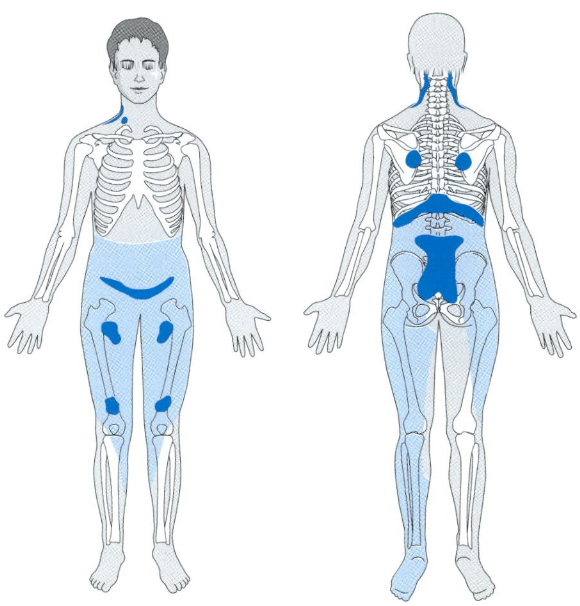

Abb. 5.14: Projektionssyndrome der Niere (nach Bergsmann und Bergsmann, 1997)

fellirritation zu Schulterschmerz). Teilweise lassen diese Bezüge sich durch die embryonale Entwicklung erklären. Beispielsweise kann es durch Nierenptose oder Nierenfixation zu Irritation von Th 6/7 kommen.
Im Falle von parietalen Irritationen durch viszerale Störungen ist häufig die TL über diesen osteomuskulären Strukturen negativ. Beispielsweise zeigt die vierte bis siebte Rippe bei entsprechenden Schmerzen, die durch Leberptose ausgelöst werden, häufig weder eine positive TL noch einen positiven Challenge (Ausnahme: wenn es zu segmentalen, vertebralen Funktionsstörungen oder „Rippenblockierungen" gekommen ist).
Die Therapielokalisation, die der Patient mit seiner Hand über dem verursachenden Organ durchführt, ist meist positiv und die Verstärkung der TL mit dem Magneten führt dann zu einer positiven TL der Projektionszone, d. h. die dort durchgeführte Therapielokalisation mit der Patientenhand wird die Magnet-TL über dem Organ aufheben. Dies entspricht den Punkten 5 und 6 der Abb. 5.13. Dies weist darauf hin, dass das Organ die primäre Läsion hat und primär therapiert werden muss. Ist es bereits zu einer segmentalen Funktionsstörung oder Rippenläsion gekommen, können sowohl TL als auch Challenge an diesen Strukturen durch einen Probechallenge am Organ (siehe viszerale Ostheopathie) oder durch ein spezifisches Medikament (wie Legapas®, LVR-Formular® [PE] u. a. für die Leber) aufgehoben werden. Auch hiermit ist der Nachweis angetreten, dass das Organ die primäre Läsion hat.

5.3.3 Herde und Störfelder mit segmentübergreifender Fernwirkung, Frage nach dem Primärstörfeld

Jedes Störfeld kann, wie bereits erläutert, zu fernab liegenden Störungen führen. Diese Störungen können beispielsweise dem Leitbahnsystem der Akupunktur folgen oder völlig unabhängig davon sein. Die systematische Art von Beziehungen wurde für die Zähne von Voll beschrieben (siehe dazu spezielle Aspekte der Störfeldtestung in der Zahnmedizin, Abs. 5.5). Auch bei Zahnbeherdungen sind jedoch nicht nur die strengen Bezüge nach Voll in der klinischen Praxis zu finden, sondern durchaus auch rein zufällig erscheinende. Siehe dazu folgendes Patientenbeispiel, was auch gleichzeitig die Vorgehensweise zur Feststellung der Beziehungen zwischen zwei Störzonen sowie der Etablierung des Primärherdes veranschaulicht.
Die grundsätzlichen Regeln der Diagnostik von Fernwirkungen von Störfeldern sind folgende:

Fall 1 (☞ Abb. 5.15)

Ein gestörter Organ- oder Gewebsbezirk ist bekannt, ein zweiter gestörter Organ- oder Gewebsbezirk, der als Störfeld wirken könnte, ist ebenfalls bekannt. Die Therapielokalisation (TL) ist positiv sowohl zum einen als auch zum anderen gestörten Bezirk. Hierfür kann ein normoreaktiver Indikatormuskel verwendet werden. Die gleichzeitigen Therapielokalisationen beider Störzonen heben sich gegenseitig auf, der Indikatormuskel bleibt normoreaktiv. Die primäre gestörte Zone ist diejenige, deren spezifisches Heilmittel, bzw. Nosode beide TL unabhängig voneinander aufhebt. Die Nosode Kieferostitis D6 hob sowohl die TL an 46, als auch diejenige an der Blasenregion auf.
Sehr spezifisch wird die Diagnostik bei Vorliegen von dysreaktiven organzugeordneten Muskeln: Nicht nur die TL zum zugeordneten Organ, sondern auch die TL zum verursachenden Störfeld führt zur Normoreaktion dieser Muskeln (siehe Patientenbeispiel).

Fall 2 (☞ Abb 5.16)

Beschwerden einer chronisch verstopften Nase sind nicht durch örtliche TL zu erklären: Die TL zu den Nasennebenhöhlen ist negativ. Die Fragestellung kann sein, ob ein typischerweise zugeordneter Gewebs- oder Organbezirk für die lokale Beschwerde im Sinne einer Fernwirkung verantwortlich ist. Im Falle des angenommenen Beispieles zeigt die ICV (Ileozökalklappe) eine positive Therapielokalisation. Dysbiosen im Sinne eines Overgrowth-Syndroms (☞ Kap. 7) können bekanntermaßen zu chronischen Affektionen der Nebenhöhlen beitragen. Eine Magnet-TL zur Ileozökalregion (ICV) führt zu Dysreaktion des normoreaktiven Indikatormuskels. Bei gleichzeitiger TL im Bereich der Kieferhöhlen (Foramen infraorbitale) kommt es zu Normoreaktion. In diesem Falle wird die TL zur Kieferhöhle erst durch die Magnet-TL der ICV positiv, was per se einen Zusammenhang dokumentiert. Dies gibt zum Verdacht

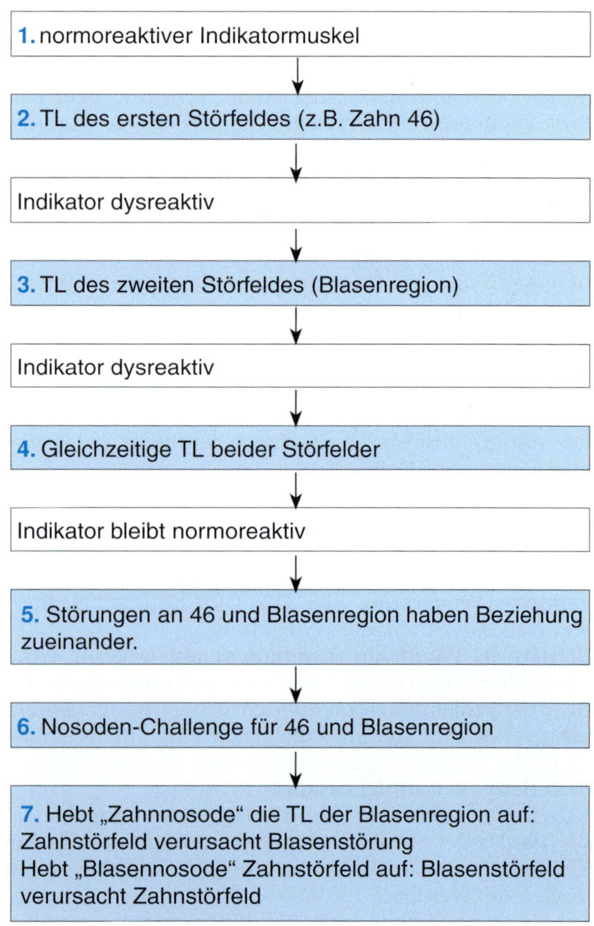

Abb. 5.15: Suche nach dem Primärstörfeld, Fall 1

1. normoreaktiver Indikatormuskel

↓

2. TL des ersten Störfeldes (Kieferhöhle) ist negativ

↓

3. TL des zweiten Störfeldes (Ileozökalklappenregion) ist positiv

↓

4. Magnet-TL der Ileozökalklappe (ICV) führt zu positiver TL der Kieferhöhle (der durch Magnet-TL der ICV dysreaktive Indikatormuskel wird durch TL der Kieferhöhle wieder normoreaktiv): Nebenhöhlenbeschwerden sind durch Ileozökalklappenstörung verursacht.

Abb. 5.16: Suche nach dem Primärstörfeld, Fall 2

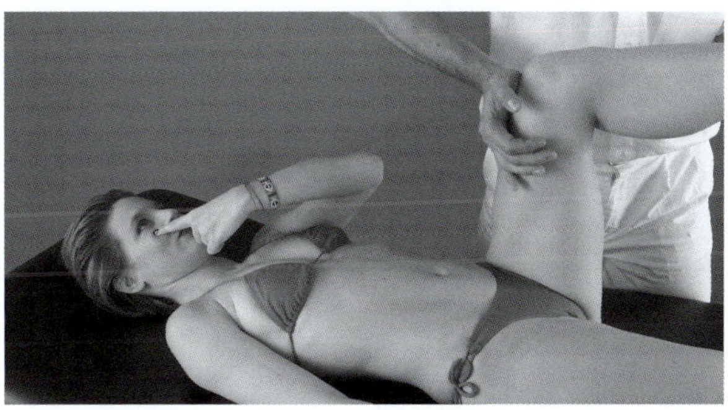

5.16a: TL der symptomatischen Region negativ

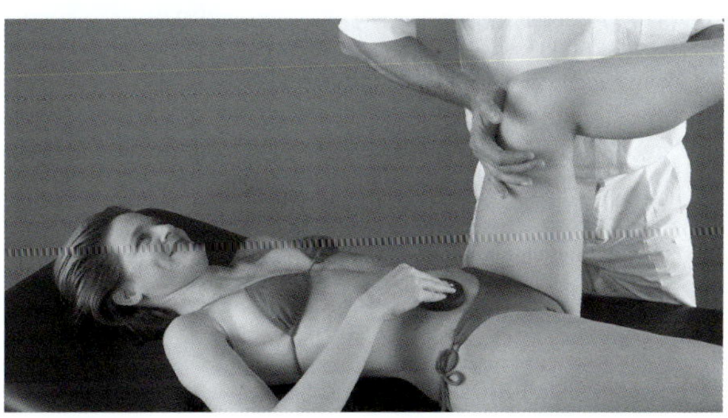

5.16b: TL einer potenziell assoziierten Region positiv

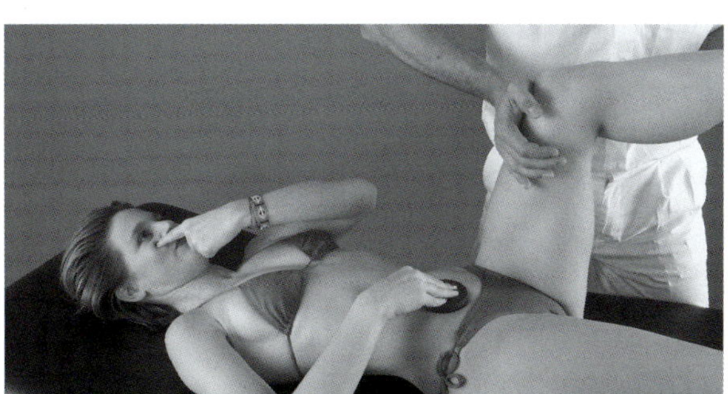

5.16c: Magnet-TL der ICV-Region führt zu positiver TL der Nasennebenhöhlen.

Anlass, dass die Ileozökalklappenstörung für die Nebenhöhlenaffektion verantwortlich ist.

5.4 Messpunkte der Elektroakupunktur nach Voll (EAV) als Diagnosepunkte für Störfeldgeschehen

Voll (z. B. Leonhard, 1977) hat ein Diagnostiksystem entwickelt, welches die Leitwertmessung an distal gelegenen Punkten der Akupunkturleitbahnen diagnostisch verwendet (☞ Abb. 5.17 und 5.18). Abweichungen vom Normwert nach oben und nach unten sowie „Zeigerabfälle" deuten auf entzündliche und degenerative Vorgänge in den zugeordneten Körper- und Organregionen hin. Die Punkte, die vom Normwert abweichen, weisen auch eine positive Therapielokalisation auf. Diese zeigt, wie üblich, wiederum nur an, dass eine Dysbalance vorliegt, nicht jedoch welche Qualität diese hat. Dies ist mittels Challenge (☞ Kap. 2.4.2) zu bestimmen.

Die Voll'schen Akupunkturpunkte können als Screening therapielokalisiert werden, um zu beurteilen, ob eine bestimmte Organregion eine Störung aufweisen könnte. Voraussetzung für eine positive Therapielokalisation scheint zu sein, dass eine Mindestfernwirkung der lokalen Störung vorhanden ist. (☞ Kap. 5.1.3: Stufen der Störfeldwirkung). Diese Tatsache kann auch diagnostisch als Hinweis dafür verwendet werden, dass eben diese Fernwirkung vorhanden ist (s. u.).

5.5 Störfelder im Zahnbereich

In diesem Abschnitt sollen ausschließlich die dentalen Aspekte von Zahnbeherdung und Zahnersatz behandelt werden. Die strukturellen Aspekte der zahnärztlichen Arbeit und ihre Rückwirkungen auf die biomechanische Funktion des Körpers werden in Kapitel 7 in Garten (2004) abgehandelt. Als Referenz dieses Kapitels dient vor allem das exzellente EAV-Buch von Thomsen (1985). Die dort beschriebenen Techniken der Elektroakupunktur nach Voll (EAV) wurden vom Autor an die Techniken und Möglichkeiten der Applied Kinesiology angepasst.

5.5.1 Zuordnung von Zähnen zu Körperregionen nach Voll

Voll hat mittels systematischer Untersuchungen festgestellt, dass eine vermehrte Wahrscheinlichkeit besteht, dass bei Beherdung oder Störung eines bestimmten Odontons (Zahn und zugehöriger Alveolarfortsatz bzw. Schleimhautbezirk) bestimmte Organe und Körperregionen die Folgen dieser Störfeldwirkung zeigen. Die entsprechenden Tafeln wurden von anderen (z. B. Gleditsch, 2000) ergänzt (☞ Tab. 5.1).

5.5.2 Zuordnung von Zähnen zu Körperregionen nach Goodheart

Eine andere Kartographie hat Goodheart beschrieben (☞ Abb. 5.19). Dort sind primär Zahn-Muskel-Bezüge aufgeführt. Es handelt sich im Grunde um eine Übertragung der TS-Line (☞ Kap. 2.5.1) auf die Zahnbögen. Über die Muskel-Zahn-Bezüge ergeben sich Zahn-Organ-Bezüge und Zuordnungen von Zähnen zu vertebralen Segmenten. Die beiden Bezugssysteme haben grundsätzlich keine Parallelen, wie dies etwa auch bei den Somatotopien der TS-Line und der Yamamoto-Zonen, die beide an der Schläfe liegen, beobachtet werden kann (☞ Garten, 2012, Kap. 10).

Wenn also beurteilt werden soll, ob eine Muskeldysreaktion auf ein Zahnstörfeld zurückzuführen ist, wird eine Therapielokalisation zu dem zugeordneten Zahn durchgeführt, wobei beide Bezugssysteme verwendet werden müssen. Hier ist noch einmal Gelegenheit zu vermerken, dass diese Bezüge nicht rigide sind, sondern einer gewissen Wahrscheinlichkeit gehorchen oder – mit anderen Worten – auch andere Zähne für die Muskeldysreaktion im jeweiligen Falle verantwortlich sein können (☞ Abb. 5.19).

5.5.3 Grundsätzliches zur Zahnstörfeldwirkung

Folgende grundsätzlichen Fragestellungen müssen in Betracht gezogen werden:

- Gibt es eine lokale Störung in der Mundhöhle durch entzündliche Prozesse, Narben oder zahnärztlich eingebrachte Materialien?
- Welcher Art genau sind diese Störfaktoren?
- Haben diese Störfaktoren in der Mundhöhle eine Fernwirkung?

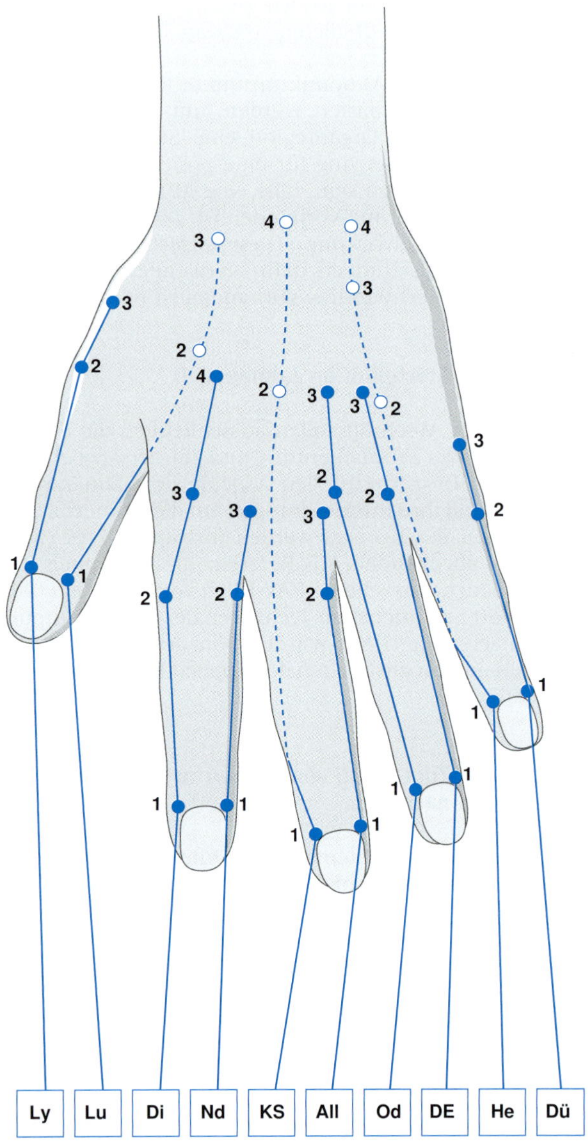

Ly = Lymphe
1 Tonsillen
2 Kiefer
3 Nasennebenhöhlen

Lu = Lunge

1 Parenchym	(Lu 11)
2 Bronchien	(Lu 10)
3 Trachea	(Lu 9)

Di = Dickdarm

1 r.: Colon transv. dextrum	l.: Sigmoid
2 r.: Flexura coli dextra	l.: Colon descendens
3 r.: Colon ascendens	l.: Flexura coli sin.
4 r.: Appendix	l.: Colon transv. sin.

Nd = Nervendegeneration
1 Lumbal-/Sakralmark
2 Zervikal-/Thorakalmark
3 Gehirn, zentrale Ganglien, Medulla oblongata

KS = Kreislauf

1 Arterien	(KS 9)
2 Venen	(KS 8)
3 Herzkranzgefäße	(KS 7)

All = Allergie (Gefäßdegeneration)
1 Bauchorgane, kl. Becken, untere Extremitäten
2 Thorax, Hals, Nacken, obere Extremitäten
3 Kopf, Mundhöhle, Nase, Nasennebenhöhlen

Od = Organdegeneration (nach Mandel: Psyche)
1 Bauchraum, Becken
2 Thorax, Hals
3 Kopf

DE = Drei-Erwärmer (Endokrinum)
1 Keimdrüse, Nebenniere
2 Schilddrüse, Nebenschilddrüse, Thymus
3 Hypophyse, Epiphyse

He = Herz

1 Endokard/Kammern (r.: Valva pulmon., l.: Valva aortae)	(He 9)
2 Endokard/Vorhöfe (r.: Valva tricusp., l.: Valva mitralis)	(He 8)
3 Reizleistungssystem	(He 7)
4 Myokard	(He 6)

Dü = Dünndarm

1 r.: Ileum terminalis	l.: Ileum
2 r.: Duodenum	l.: Jejunum
3 r.: Duodenum	l.: Flexura duod. jejun.

Durchgezogene Linien: Die Meridiane verlaufen dorsal.
Gestrichelte Linien: Die Meridiane verlaufen volar.
Volle Punkte: Messpunkte liegen dorsal.
Kreise: Messpunkte liegen volar.

Abb. 5.17: Die Terminalpunkte der Elektroakupunktur nach Voll an der Hand

- Sind die Störungen in der Mundhöhle primär entstanden oder sekundär durch andernorts gelegene Störfelder?

Jedes Störfeld, so auch jedes dentale kann:

- Ausschließlich lokal wirksam sein (d.h. keine Fernwirkung verursachen). Dies spricht für einen intakten Regulationsmechanismus des Organismus und man spricht in diesem Falle nicht von einem Störfeld im eigentlichen Sinne.
- Segment- oder leitbahnbezogene Fernwirkungen auslösen. Hier gelten die von Voll und Gleditsch etablierten Bezüge der odontogenen Beziehungen zu Leitbahnen und Organsystemen. In einzelnen Fällen können die Zahn-Muskel-Organ-Bezüge nach Goodheart wirksam werden.
- Segment- und leitbahnübergreifende (unsystematische) Fernwirkungen zeigen.

MP = Milz/Pankreas
1 r.: Pankreasleistung — Eiweißfermente
l.: Milzleistung weiße Pulpa (Lymphe: Hals/Thorax)
2 r.: Pankreasleistung — Nukleasenfermente
l.: Milzleistung weiße Pulpa (Lymphe: Abdomen/kl. Becken)
3 r.: Pankreasleistung — Kohlenhydratfermente
l.: Milzleistung rote Pulpa
4 r.: Pankreasleistung — Fettferment
l.: Milzleistung RES

Le = Leber
1 Zentralvenen
2 Leberläppchen (Parenchym)
3 Perivaskuläres System

Gd = Gelenkdegeneration
1 Beckengürtel, untere Extremitäten
2 Schultergürtel, obere Extremitäten
3 Atlas, Axis, Kiefergelenk

Ma = Magen
1 r.: Pylorus — l.: Corpus ventr. — (Ma 45)
2 r.: Antrum pyloricum — l.: Fundus — (Ma 44)
2 r.: Corpus ventriculi — l.: Kardia — (Ma 43)

Bd = Bindegewebsdegeneration
1 Bauchraum, kl. Becken
2 Thorax, Hals
3 Kopf, Mund, Rachen

Hd = Hautdegeneration
1 Bauchraum, untere Extremitäten
2 Thorax, obere Extremitäten
3 Kopf

Fd = Fettgewebsdegeneration
1 Bauchraum (Fettleber, Lipoidnephrose, Pankreas-Lipomatose)
2 Thorax (Herzmuskel, Koronarien, Arterien)
3 Organe und Gefäße des Kopfes (z.B. Zerebralsklerose, Paralyse)

Gbl = Gallenblase
1 r.: Ductus choledochus — (Gbl 44)
l.: Ductus hepaticus com.
2 r.: Ductus cysticus — (Gbl 43)
l.: Ductus hepaticus dexter
3 r.: Gallenblase — (Gbl 42)
l.: Ductus hepaticus sinister
4 r.: Ductuli biliferi dextri — (Gbl 41)
l.: Ductuli biliferi sinistri

Ni = Niere
1 Nierenbecken
2 Pyelorenales Grenzgebiet
3 Nierenmark

Bl = Blase
1 Harnblase — (Bl 67)
2 Blasengrund, Blasenhals, Sphinkter — (Bl 66)
3 Summationsmesspunkt Genitale — (Bl 65)
4 Hoden, Nebenhoden, Tubae — (Bl 64)

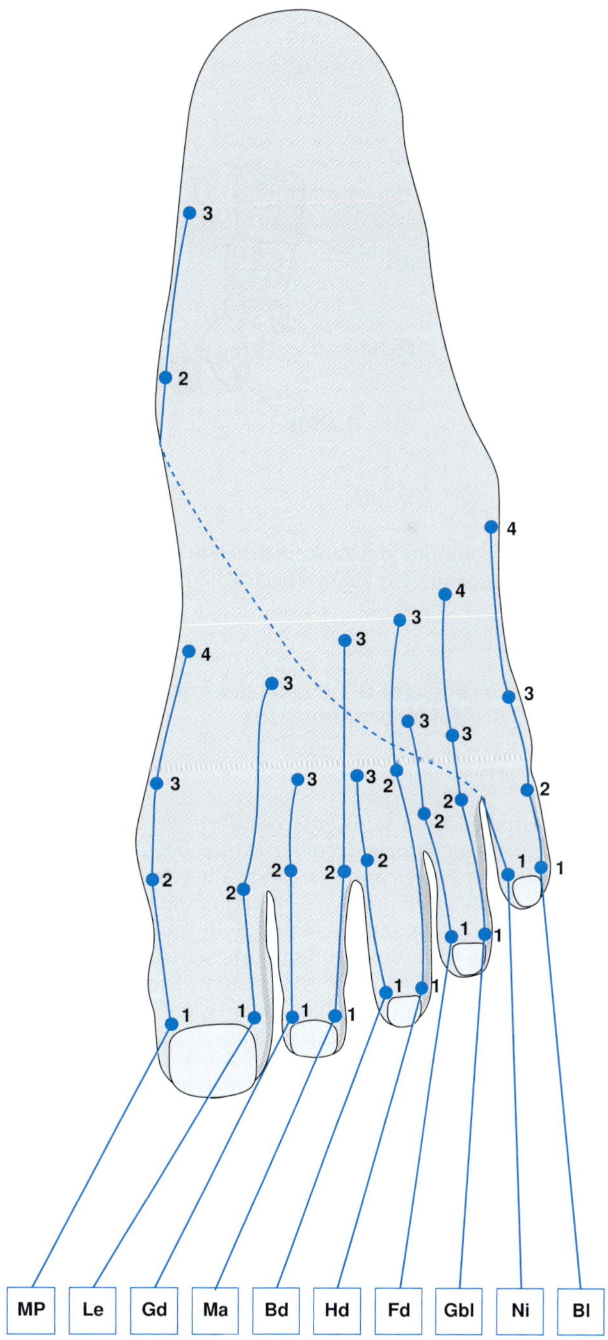

Abb. 5.18: Die Terminalpunkte der Elektroakupunktur nach Voll am Fuß

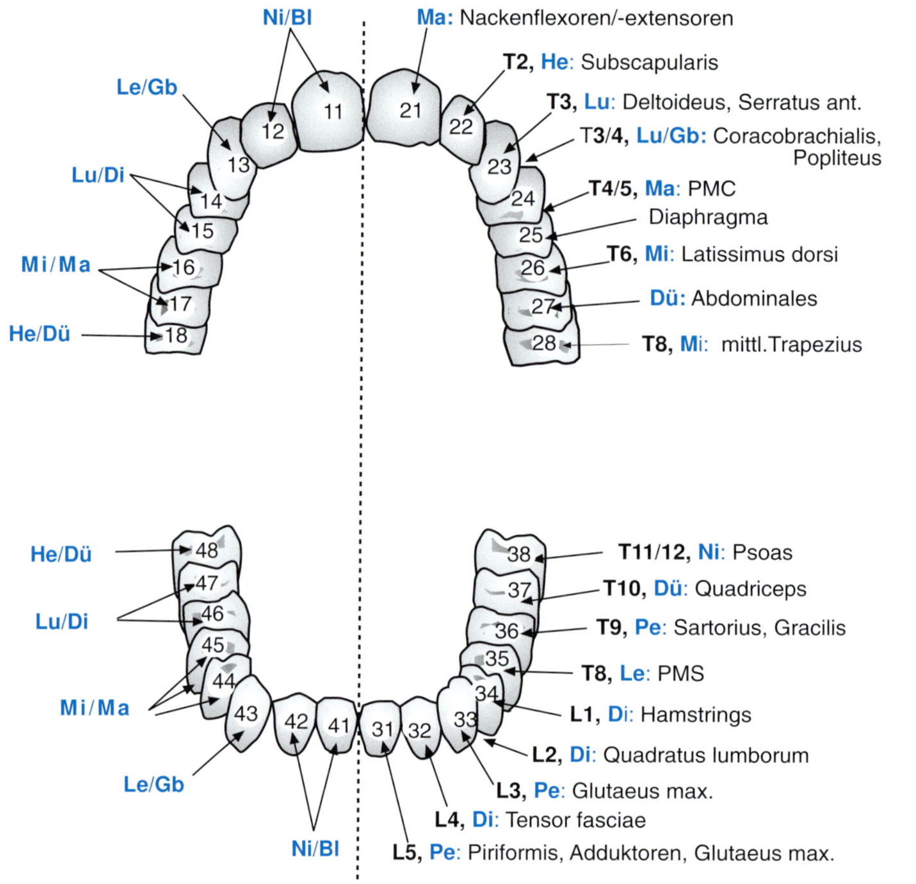

Abb. 5.19: Zuordnung von Zähnen, Segmenten und Muskeln sowie Akupunktur-Leitbahnen nach Goodheart (rechts), Zuordnung von Leitbahnen zu Zähnen nach Voll (links). Die jeweiligen Entsprechungen gelten natürlich jeweils für rechte und linke Kiefer.

5.5.4 Verbesserte Diagnostik der intraoralen Störfelder (☞ Abb. 5.20)

Vorgehen

In diesem Anschnitt wird ausschließlich die Diagnostik und Therapie bei Störfeldern der Zähne, des Zahnhalteapparates, der Kiefer und der Gingiva beschrieben.

Schritt 1: Als Screening wird eine Therapielokalisation mit Magnet (nicht schwächende Seite auf der Haut) durchgeführt, der von außen auf Seitenzähne und Frontzähne gelegt wird (☞ Abb. 5.20a). Diese großflächige TL gibt den Hinweis, dass im entsprechenden Kieferabschnitt ein Störfeld liegt, welches dann mit Einzel-TL gesucht werden muss.

Schritt 2 a: Wenn dieses Screening negativ ist, legen Sie den Magnet auf die Kiefer und lassen den Patienten den Punkt Ly 2 auf dem Lymphgefäß ipsilateral (☞ Abb. 5.20b) therapielokalisieren. Der Magnet kann die TL an Ly 2 verstärken, welche bei stärkerer Fernwirkung des Störfeldes auch ohne „Magnetverstärkung" positiv ist. Es ist jedoch leider nicht möglich, auf eine geringere klinische Bedeutung des Störfeldes zu schließen, wenn eine Magnetanwendung notwendig ist, um es ein Störfeld aufzufinden (s. auch Fallbeispiel 2, Kap. 5.5.6).

Wenn dieses Screening negativ sein sollte und ein begründeter klinischer Verdacht für ein Störfeld besteht (OPG oder Beschwerden) sollten Sie dennoch sicherheitshalber zu Punkt 3a weitergehen.

Schritt 2b: Bei positivem Screening gehen Sie ohnehin zu Schritt 3a bzw. 3b.

Schritt 3a: Stecken Sie den Ringmagneten auf den Daumen (d.h. eigentlich das Lymphgefäß der EAV, ☞ Abb. 5.20b und Abb. 5.20c) der Seite des Herd-/Störfeldverdachtes. Wenn dies zu einer Indikatordysreaktion führt, liegt offensichtlich eine erhebliche Fernwirkung vor, dann benötigen Sie den Magneten für die weitere Diagnostik nicht und Sie testen ohne ihn weiter.

Schritt 3b: Bei positivem Magnet-Screening können auch Läsionen des Gesichtsschädels vorliegen (Os maxillare, Os zygomaticum, Vomer, Mandibula, s. Garten [2016]). Diese werden durch mechanischen Challenge differenzialdiagnostisch gefunden und werden direkt korrigiert.

Schritt 4: Immer wenn der Magnet auf dem Daumen nicht zur Indikatordysreaktion führt, testen Sie mit dem Magneten auf dem Lymphgefäß weiter. Er verstärkt die Therapielokalisationen an den Kieferregionen derselben Seite. Die Erfahrung zeigt, dass sich auch bei negativer einfacher, mit dem Finger durchgeführter TL der Zähne oder Leerkieferregionen ausgeprägte Störfelder und Herde mit gewaltigen gesundheitlichen Konsequenzen für den Patienten finden können und dass die Verstärkung durch den Magneten besonders dann eine wichtige Rolle spielt. Diese Vorgehensweise hat hunderte von mit den üblichen Methoden auch der Applied Kinesiology nicht gefunden Herde aufgedeckt.

Führen Sie die Untersuchung der verdächtigen Kieferregionen auf der Seite der Magnetverstärkung durch. Ausgehend von einem normoreaktiven Indikatormuskel führt der Patient eine TL zum fraglichen Odonton durch. Dabei wird der Zahn inklusive Halteapparat und angrenzenden Kieferknochen möglichst zwischen Daumen und Zeigefinger genommen, sodass eine TL der vestibulären und lingualen Bereiche gleichzeitig durchgeführt wird. Untersuchen Sie (nach Betrachtung der Panoramaaufnahme [OPG], ☞ Kap. 5.5.6) mindestens alle Leerkiefer- und Zahnregionen, die Wurzelfüllungen

Tab. 5.1: Zahn-Organ-Muskel-Bezüge nach Voll und Goodheart

Zahn	Organ n. Voll	Lymphgebiet, Gelenk n. Voll	Organ n. Goodheart	Muskel n. Goodheart	Wirbelebene
11/21	Urogenitalsystem	Sinus frontalis Ohr Tonsilla pharyngea	Nasennebenhöhlen	Nackenbeuger, -strecker	–
12/22	Urogenitalsystem	Sinus frontalis Ohr Tonsilla pharyngea	Herz	Subscapularis	Th2
13/23	Leber/Gallenblase	Sinus sphen. Auge Tonsilla palatina Kine, Hüfte	Lunge	Deltoideus Serratus ant. Coracobrachialis	Th3
14/24	Lunge/Dickdarm	Sinus ethmoidalis Nasennebenhöhlen	Gallenblase	Popliteus	Th4
15/25	Lunge/Dickdarm	Sinus ethmoidalis Nasennebenhöhlen	Magen	Pectoralis major clav.	Th5
16/26	Milz/Pankreas, Magen	Sinus maxillaris Oropharynx	Pankreas	Latissimus dorsi	Th6
17/27	Milz/Pankreas, Magen	Sinus maxillaris Oropharynx	Dünndarm	Abdominales	–
18/28	Herz/Dünndarm	Mittelohr Schulter, Ellenbogen ZNS	Milz	Trapezius (mittlerer Teil)	Th7
31/41	Urogenitalsystem	Sinus frontalis Ohr Tonsilla pharyngea	Gonaden	Piriformis Gluteus maximus Adduktoren	L5
32/42	Urogenitalsystem	Sinus frontalis Ohr Tonsilla pharyngea	Dickdarm	Tensor fasciae latae	L4
33/43	Leber/Gallenblase	Sinus sphenoidalis Auge Tonsilla palatina Kine, Hüfte	Gonaden	Gluteus maximus	L3
34/44	Milz/Magen	Sinus maxillaris Oropharynx Mamma	Dickdarm	Quadratus lumborum Hamstrings	L2 L1
35/45	Milz/Magen	Sinus maxillaris Oropharynx Mamma	Leber	Pectoralis major stern.	Th8
36/46	Lunge/Dickdarm	Sinus ethmoidalis Nasennebenhöhlen Bronchien	Nebenniere	Sartorius, Gracilis	Th9
37/47	Lunge/Dickdarm	Sinus ethmoidalis Nasennebenhöhlen Bronchien	Dünndarm	Quadriceps	Th10
38/48	Herz/Dünndarm	Periph. Nerven Mittelohr Schulter, Ellenbogen	Niere	Psoas	Th11 Th12

1. Screening: TL mit Magnet, der von außen auf sämtliche Kieferabschnitte gelegt wird (Abb. 5.20a). Falls negativ: Magnet-TL mit zusätzlicher TL von Ly 2 ipsilateral.

2a. Negativ: kein Störfeldverdacht.
Bei klinischem Verdacht, z.B. OPG, weiter zu Schritt 3a

2b. Positiv

3a. Ringmagnet auf Lymphgefäß stecken (Abb. 5.20b)

3b. Mechanischer Challenge von Gesichtsschädelläsionen, diese entsprechend korrigieren

Indikator normoreaktiv

Indikator dysreaktiv: ohne Magnetverstärkung weiter

4. TL der Zähne im Bereich der positiven Magnet-TL oder nach OPG von vestibulär und lingual, bzw. Challenge in axialer Richtung (gehalten).

TL positiv

5a. Challenge mit 1 Amp. von Nosoden/potenzierten Schadstoffen in Tiefpotenz.

5b. Challenge Neurologischer Zahn, entsprechend behandeln.

TL wird aufgehoben

TL nicht aufgehoben

6. andere Nosode/ potenzierter Schadstoff

7. Temporal Tap

TL wieder positiv

8. Nosodenchallenge mit 2, 3, 4 usw. Amp. wie in **4a.** bis der Temporal Tap den Challenge nicht mehr aufhebt

Abb. 5.20: Verbesserte Störfeldtestung im Zahnbereich

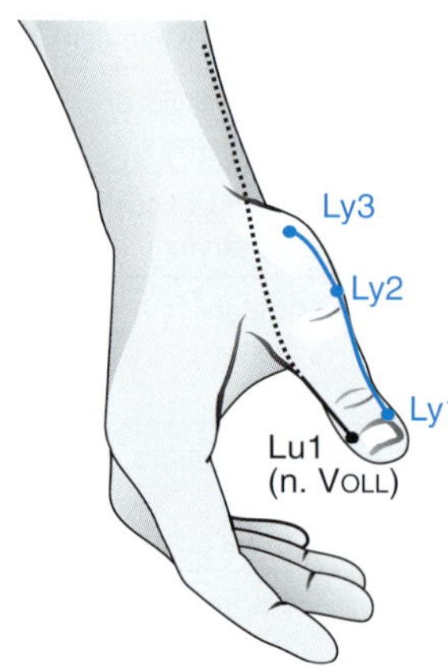

5.20b: Lymphgefäß Ly1, 2, 3 nach VOLL

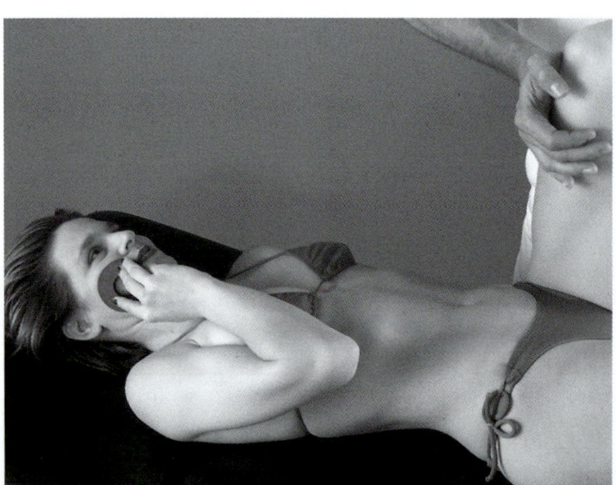

5.20a: Magnet-TL der Kieferregion

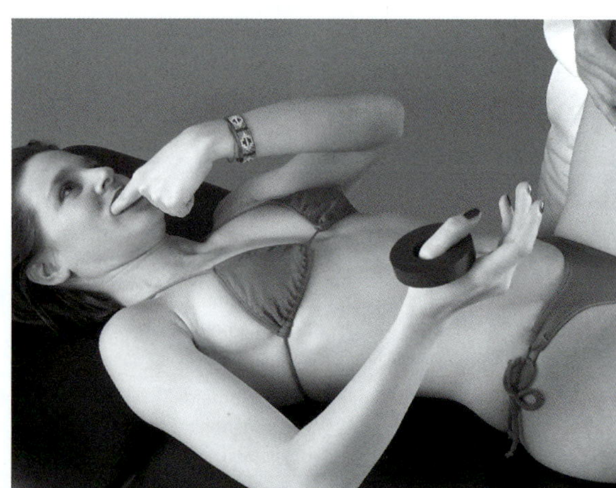

5.20c: Verstärkung der TL am Zahn durch Magnet über dem Lymphgefäß und eine fragliche Vitalitätsprobe aufweisen sowie solche, die beim Magnetscreening (Schritt 1) auffällig waren. Dies ist besonders bei mehrwurzeligen Zähnen von entscheidender Bedeutung. Zusätzlich führt der Patient an den verdächtigen Zähnen einen gehaltenen axialen Challenge durch (d. h. er drückt auf die Zahnkrone), der den Herd noch weiter provozieren kann.

Schritt 5a: Ausgehend von der positiven TL wird der Nosoden-Challenge durchgeführt. Eine Ampulle mit einer Tiefpotenz (D4–D6) der in Frage kommenden Störfaktoren (☞ Kap. 5.5.6) wird vom Patienten in der Hand gehalten (der Hand, welche die TL zum Zahn durchführt und nicht der Hand, die den Magnet trägt) oder auf dem Bauch in Hautkontakt gebracht. Die der Beherdung entsprechende Nosode oder der potenzierte Schadstoff bei sog. Materialstörfeldern führt dann zum Ausgleich der positiven Therapielokalisation, d. h. der Indikator wird normoreaktiv.

Schritt 5b: Gibt es keinen radiologischen Hinweis auf ein Störfeldgeschehen (Granulome, ostitische Herde, fehlende Wurzelfüllungen) – dies sind Situationen, die ohnehin eher keine Herddiagnostik, wie hier dargestellt, brauchen oder ist der Nosodenchallenge negativ –, so muss hier auch der mechanische Challenge eines „neurologischen Zahnes" durchgeführt werden. (☞ Kap. 5.5.6). Mechanische Störungen des Zahnes in seinem Halteapparat kommen z. B. bei Frühkontakten vor.

Schritt 6: Wenn die nach Anamnese und Röntgenbild (z. B. Leerkieferregion – Kieferostitis D6 oder Wurzelfüllung – gangränöse Pulpa D6) gewählte Nosode nicht die Therapielokalisation aufhebt, testen Sie die nächste nahe liegende.

Schritt 7: Hebt eine spezifische Ampulle die positive TL auf, wird ein Temporal Tap (☞ Kap. 3.5) durchgeführt. Ist der Ausgleich durch die Nosoden-Ampulle nicht vollständig, kommt es zur erneuten Dysreaktion des Indikatormuskels.

Schritt 8: Dann wird eine zweite, dritte usw. Ampulle derselben Nosode vom Patienten in der Hand gehalten. (Dies ist eine Anlehnung an die Technik der EAV, mit einer oder mehreren Ampullen den Messwert am Lymphgefäß auszugleichen).

Nach jeder weiteren Ampulle wird ein erneuter Temporal Tap durchgeführt und geprüft, ob der Indikatormuskel nunmehr normoreaktiv bleibt.

Zur Differenzialdiagnose des Ausgleichs durch eine bestimmte Ampullenzahl ☞ Kap. 5.5.6.

Kontrolle: Liegt nur eine Störwirkung vor?

Beispielsweise kann ein wurzelbehandelter Zahn wegen der toxischen Wirkung der Fäulnisprodukte ein Störfeld sein (Ausgleich der TL durch die Nosoden „Gangränöse Pulpa" oder „Wurzelbehandelter Zahn"), eine Krone aus unverträglichem Material tragen, das Wurzelfüllungsmaterial unverträglich sein und zusätzlich ein radiologisch nicht sichtbarer Wurzelspitzenherd vorliegen. Testen Sie alle anderen am Zahn oder der Kieferregion möglichen Störfelder mit den entsprechenden Nosoden oder potenzierten Schadstoffen. Ein Zahn kann ein radiologisch nicht sichtbares Granulom, eine unvollständig gefüllte Wurzel, eine Parodontitis und ein unverträgliches Wurzelfüllmaterial gleichzeitig haben. Einer oder mehrere von zwei, drei oder vier Kanälen können nicht gefüllt sein. Neben dem getesteten Zahn kann auch ein weiteres Störfeld liegen.

Daher kann am Ende des Ausgleichs durch die Nosoden-Ampullen wie oben beschrieben folgendermaßen vorgegangen werden:

- Der Patient führt wieder eine Magnet-TL über der Kieferregion (☞ Abb. 5.20a) durch, wenn dies vorher notwendig gewesen ist, therapielokalisiert der Patient gleichzeitig Ly2 und die getestete Anzahl der Nosoden-Ampullen (im Beispiel „Gangränöse Pulpa") wird auf den Bauch gelegt, gleichzeitig ein Temporal Tap durchgeführt.
- Wenn hierdurch kein vollständiger Ausgleich der Magnet-TL zustande kommt, liegt noch ein anderes Störfeld neben dem getesteten Zahn vor (zu finden mit erneuter Einzel-TL an den Nachbarzähnen mit dem Magneten auf dem Daumen). In diesem Fall wird der Testvorgang mit einer anderen Nosode oder dem potenzierten Schadstoff (z. B. Palladium D12 o. ä.) durchgeführt. Ein Problem kann dabei auftreten, wenn der Zahn neben dem erstgetesteten zufällig dasselbe Störfeld hat. Dann gleichen die Nosoden-Ampullen die Magnet-TL über den Kiefern insgesamt aus. Es ist eben genügend Zeit und Sorgfalt für die Testung notwendig.

Hier soll noch einmal ganz deutlich gesagt werden, dass die Herd- und Störfeldtestung der AK niemals ohne Röntgendiagnostik erfolgen sollte und ein weiteres Störfeld-Testverfahren (Dekoder-Dermographie etc.) angewandt werden muss, wenn kein positiver Röntgenbefund zu erheben ist und ein operatives Verfahren angewandt werden soll (z. B. Extraktion eines wurzelbehandelten Zahnes). Letzterer Fall ist ja die Domäne der Herd- und Störfeldtestung mit bioenergetischen Verfahren wie der AK. Andererseits sind die technischen Verfahren (Dekoder-Dermographie) ohne AK-Diagnostik nicht ausreichend, da keine lokalisatorische Diagnostik ohne „Abspritzen" jedes einzelnen Zahnes (das bedeutet im Zweifelsfalle 32 Dekoder-Dermographien) möglich ist und auch keine Differenzialdiagnostik des Störfeldes.

Merke:
Ein Herd-/Störfeldbefund muss durch mindestens zwei unterschiedliche Verfahren gesichert sein, bevor eine chirurgische Indikation gestellt wird. Es ist ein Kunstfehler, nicht eindeutig beherdete Zähne zu entfernen oder wurzelzubehandeln.

Zur klinischen und radiologischen Untersuchung der verschiedenen Störfeldbefunde sei auf die entsprechenden Abschnitte (☞ 5.5.6) verwiesen.

5.5.5 Diagnostik der Fernwirkung von Zahn-Störfeldern

Die Diagnostik von Fernwirkungen wie oben beschrieben kann verfeinert werden und geschieht stufenweise: Im einfachsten Falle ist die TL am EAV-Messpunkt Lymphgefäß 2 auf der Seite des Störfeldes positiv (☞ Abb. 5.20b), was auf eine Fernwirkung eines Störfeldes hinweist. Diese positive TL wird durch die dem Störfeld entsprechende Nosode aufgehoben.

Weitere Anzeichen einer Fernwirkung von Störfeldern sind:

- Positive TL von Messpunkten auf der Leitbahn, welche dem Odonton zugeordnet ist (☞ Abb. 5.17, 5.18 und Tab. 5.1).
- Positive TL über dem Organ, welches dem Odonton zugeordnet ist.
- Dysreaktion des Organ-Odonton zugeordneten Muskels.

In allen Fällen sind die Fernwirkung und die Beziehung erst bewiesen, wenn der Befund durch die dem Störfeld entsprechende Nosode aufgehoben wird.

Die Herstellung der Kausalbeziehung zwischen einem odontogenen Störfeld und einer Organdysfunktion außerhalb der Leitbahnsystematik der EAV wurde bereits bei der allgemeinen Beschreibung der Störfelddiagnostik in Kap. 5.3 dargestellt: Sie geschieht bei Verwendung eines normoreaktiven Indikatormuskels durch gleichzeitige TL des Störfelds und der gestörten Körperregion, die jeweils einzeln eine positive TL aufweisen. Die positiven Therapielokalisationen heben sich dann gegenseitig auf. Der dem durch das Störfeld funktionsgestörten Organ zugeordnete dysreaktive Muskel wird durch TL des Störfeldes normoreaktiv. Die dem Störfeld entsprechende Nosode führt zu Normoreaktion des dysreaktiven organzugeordneten Muskels (siehe Beispiel weiter unten).

Sind die oben genannten Befunde im direkten Test nicht nachweisbar, so muss eine Verstärkung der Provokation durchgeführt werden. Dies geschieht mit Hilfe des Magneten, der über das gestörte Odonton gehalten wird. Bei Fernwirkung des Störfeldes werden die genannten Befunde – TL des zugeordneten Leitbahn-Punktes, TL über dem zugeordneten Organ – positiv. Die Magnet-TL über dem Odonton wird bei Vorliegen eines kausalen Zusammenhangs durch die TL in der Peripherie aufgehoben.

Fallbeispiel

37-jährige Patientin, chronische Zystitis seit mehr als fünf Jahren. Anamnestisch wurzelgefüllter Zahn 46.
Befunde: Positive TL an 46, welche aufgehoben wird durch eine Ampulle Kieferostitis D6, nicht jedoch Gangränöse Pulpa D6. Positive TL oberhalb der Symphyse (Indikatormuskel: Rectus femoris). Tibialis anterior (der Blase zugeordnet) bds. hyporeaktiv. Anamnestisch wurde die Wurzelbehandlung des Zahnes drei Jahre vor der Erstmanifestation der Zystitis durchgeführt.
Tibialis anterior bds. normoreaktiv bei TL oberhalb der Symphyse. Damit ist der Zusammenhang zwischen der Hyporeaktion des Tibialis anterior und der Blasenstörung hergestellt.
Tibialis anterior bds. normoreaktiv durch TL von 46, ebenfalls normoreaktiv durch Challenge mit Kieferostitis D6. Hierdurch ist der Zusammenhang zwischen Blasenstörung und Zahnherd hergestellt. Weiterhin ist klar, dass der Zahnherd die primäre, verursachende Störung darstellt.
Die positive TL der Blase wird durch die positive TL des Zahnes 46 aufgehoben, wodurch der Zusammenhang zwischen den beiden Störzonen ebenfalls klargestellt ist. Die positive TL der Blase wird durch Berberis D6 und Kieferostitis D6 aufgehoben, nicht jedoch die positive TL des Zahnes 46 durch Berberis D6, was ebenso den kausalen Charakter des Zahnstörfeldes bestätigt.
TL 21 (ebenfalls wurzelbehandelt) negativ.
Durch TL über der Symphyse (s. o.) mit dem Magneten wird die TL bei 21 positiv, die positive TL wird durch eine Ampulle Streptococcus viridans D6 aufgehoben, nicht durch andere Nosoden. Hieraus lässt sich schließen, dass eine Beziehung besteht zwischen der chronischen Zystitis und der Pulpengangrän bei 21, die diese Wurzelfüllung notwendig gemacht hat. Diese Beziehung ist rein energetischer Art. Der Streptokokkenbefund hat sicherlich nichts mit einer Streuung von Streptokokken aus der Blase zu tun. Eine Operationsbedürftigkeit oder sonstige Therapiebedürftigkeit für den Zahn 21 ergibt sich aus dem Testbefund zunächst nicht, vielmehr muss die Zystitis durch chirurgische Sanierung von 46 therapiert werden, da sie durch die Beherdung an 46 unterhalten wird. Dann sollte auch die TL an 21 bei Magnet-TL zur Blasenregion negativ werden, eine spezifische Therapie am Zahn nicht notwendig sein.

5.5.6 Differenzialdiagnostik der Störfelder im Zahn-Kiefer-Bereich

Nomenklatur, Anatomie

Zur Herd- und Störfelddiagnostik sollten Sie auch als Nicht-Zahnarzt die Zahnanatomie vor Augen haben: Welche Zähne sind ein-, zwei- und dreiwurzelig. Die Nomenklatur von Milchgebiss und Wechselgebiss benötigen Sie zur Kommunikation mit den behandelnden Zahnärzten und Kieferchirurgen. Die Details entnehmen Sie bitte der Abb. 5.21 und 5.22. Sicher ist es in diesem Zusammenhang auch sinnvoll, das Kapitel 7.28 in Garten (2004) noch einmal zu lesen.

Die Abb. 5.22 ist ein Protokollbogen für die Herd- und Störfeldtestung im Zahn-Kieferbereich. Sie können dieses als Kopiervorlage für Ihre Störfeldtestungen benutzen. Für die AK-Diagnostik stehen die dort aufgeführten Nosoden zur Verfügung, die Sie für die Testung nach oben stehender Anleitung verwenden können. Das Ergebnis können Sie in das Protokoll eintragen.

Mechanische Störfelder

Der „Neurologische Zahn“

Goodheart hat eine mechanische Störung eines Zahnes als „neurologischen Zahn“ bezeichnet, da sie (natürlich prinzipiell auf gleiche Weise wie die „chemischen, d.h. entzündlichen und toxischen Störfelder“) zu einer neuromuskulären Funktionsänderung, d.h. zur Dysreaktion eines zugeordneten Muskels führen kann (☞ die Zuordnungen von Zähnen und Muskeln in Kap. 5.5.1). Ein „neurologischer Zahn“ steht in einer funktionellen Fehlstellung in seinem Zahnfach.

Jeder Zahn ist durch dentoalveoläre Ligamente in der Alveole aufgehängt. An diesen Ligamenten befinden sich vier verschiedene Rezeptortypen, deren Afferenzen in die Trigeminuskerne geleitet werden (☞ Garten, 2012, Kap. 12). Es handelt sich dabei nach Annunciato (mündliche Mitteilung) um:

- Endköpfe, die für die Erfassung jeglicher Kaukrafterhöhung zuständig sind,
- Ringförmige Spiralrezeptoren, die Kraftreduzierungen melden,

- Impulsgeneratoren, die in Ruheschwebelage spontan feuern und deren Impulse bei Zahnkontakt gehemmt werden; sie können bei Frühkontakten Bruxismus auslösen,
- Nozizeptoren.

Wird ein Zahn durch ein plötzliches Trauma (Aufbiss auf einen Kirschkern) oder durch kontinuierlich vorhandene Fehlkontakte (Elongation, neu eingegliedertem Zahnersatz wie hohe Füllung oder zu hohe Krone) in seiner Achsenrichtung dauerhaft ausgelenkt, feuern diese oben beschriebenen Rezeptoren je nach ihren Messparametern eine Summation von Dauerreizen zu den Trigeminuskernen.

Je nach bereits bestehender Belastung dieser Region und propriozeptivem Input durch den Fehlkontakt sind die Auswirkungen eher lokal oder peripher. Lokale Symptome eines neurologischen Zahnes sind Temperaturempfindlichkeit, Aufbissschmerz und in manchen Fällen auch Berührungsempfindlichkeit. Jede Art peripherer Probleme kann von neurologischen Zähnen ausgehen, die durch Ausweichbewegungen die Kiefergelenkslage verändern (Meierhöfer, 2007). In diesen Fällen ist die manuelle Korrektur wie unten beschrieben nicht von dauerhaftem Erfolg, sondern der Frühkontakt muss durch Einschleifen beseitigt werden. Diese Frühkontakte können immense strukturelle Rückwirkungen auf das gesamte kraniosakrale System haben, z.B. zu einer funktionellen Beinlängendifferenz von mehreren Millimetern führen. Diese Tatsache rechtfertigt einmal mehr den Begriff des „neurologischen Zahnes".

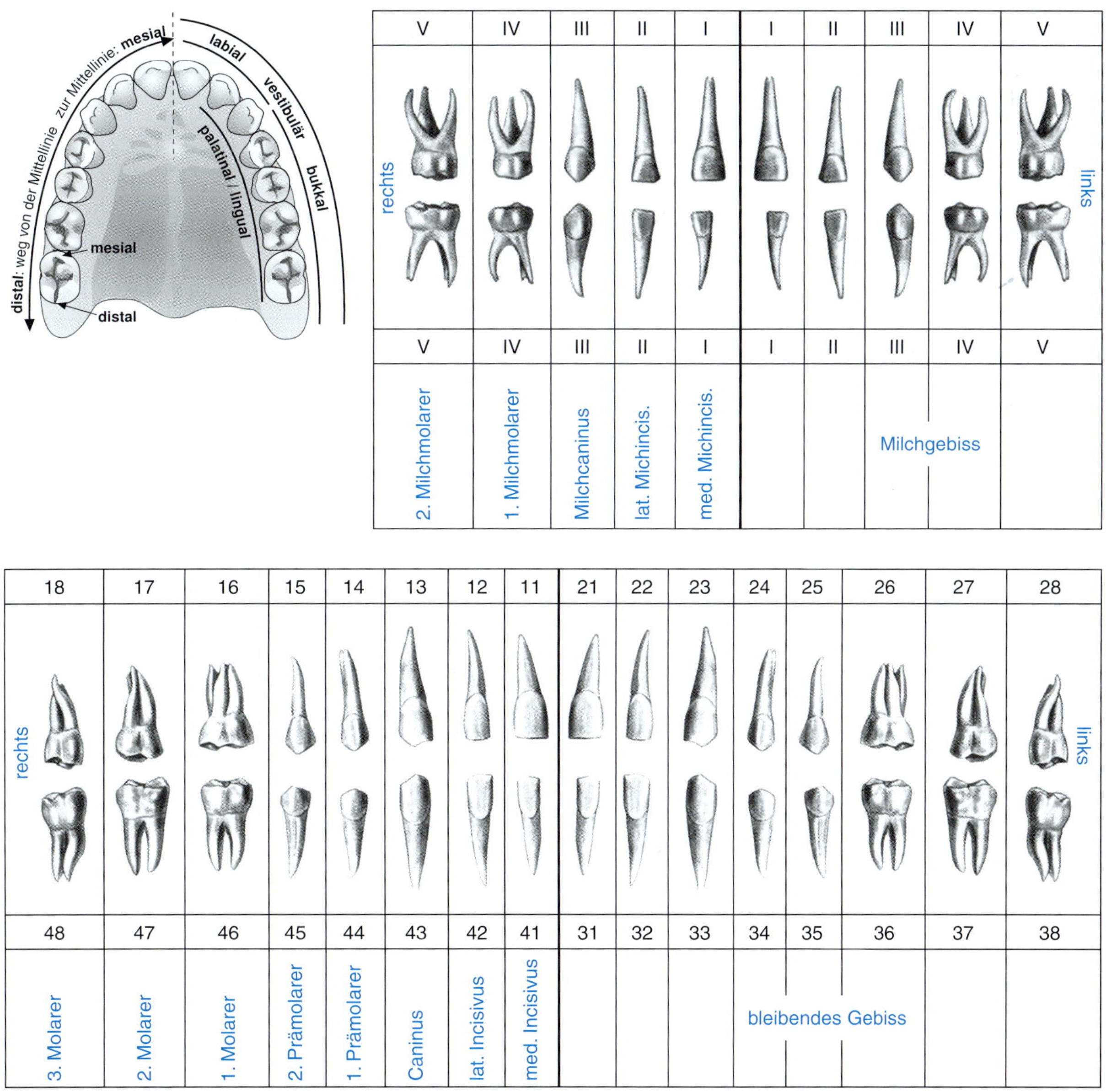

Abb. 5.21: Topographische Nomenklatur der Zahnbögen

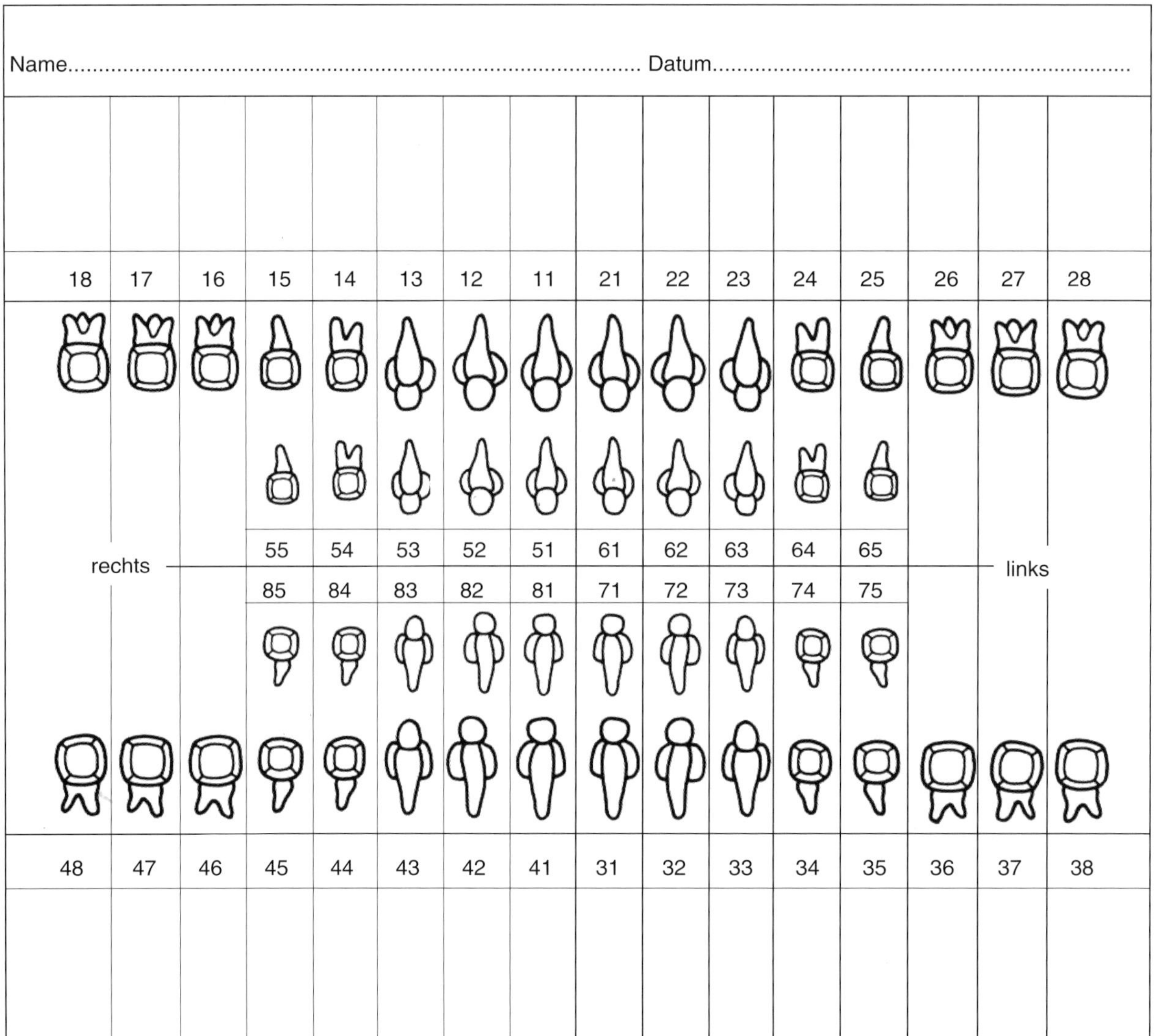

VT: Vitalitätsprobe
0–1 irritiert
1–6 normal
6–8 verzögert
>10 avital

U Spannung >100mV
I Strom >3 µA

Radiologie		**Störfelder/Nosoden, Zahl der Ampullen D....**
R	Randspalt verbreitert	– Periodontitis, Zahnfleischtasche, Gingivitis
P	Perikoronitis	– Parodontose
KT	Knochentasche	– Zahnfleischtasche, Parodontose, Periodontitis,
		– bakterielle Nosoden
K	Karies	– Karies
RZ	radikuläre Zyste	– radikuläre Zyste
FZ	follikuläre Zyste	– follikuläre Zyste
IZ	impaktierter Zahn	– Zahnsäckchen, Parulis
RZ	retinierter Zahn	
AO	apikale Ostitis (mm)	– Wurzelgranulom, Gangrängranulom
WFK	Wurzelfüllung kompl.	– wurzelbehandelter Zahn, gangränöse Pulpa
WFI	Wurzelfüllung inkompl.	– Mercaptan, Thioäther, gangränöse Pulpa
KO	Kieferostitis	– akute bakt. Ostitis, chron. bakt. Ostitis, fettige Ostitis
LKO	Leerkieferostitis	– Kieferostitis, sklerosierende Ostistis, Osteosklerose
ZWR	Zahnwurzelresorption	– chronische Pulpitis, gangränöse Pulpa
FK	Fremdkörper	– Metall- und Füllmaterial-Nosoden
AP		– akute Pulpitis
CP		– chronische Pulpitis

Abb. 5.22: Dokumentation zur Zahn-Störfeld-Testung

Diagnostik und Therapie des Neurologischen Zahnes (☞ Abb. 5.23)

Schritt 1a: Im Falle des typischen Störfeldtestes geht man von einem normoreaktiven Indikatormuskel aus. Ein neurologischer Zahn hat eine positive Therapielokalisation; der normoreaktive Indikatormuskel wird durch TL des Zahnes dysreaktiv.

Schritt 1b: Wird von einem dysreaktiven Muskel ausgegangen, so ist die Fragestellung eine andere: Bei einer Schulterproblematik wird beispielsweise ein funktionell schwacher Serratus anterior gefunden. Neben vielen anderen Gründen (intramuskuläre Störungen, Sieben Faktoren des viszerosomatischen Systems, ☞ Kap. 2), kommt auch ein Zahnstörfeld in Frage. Um zu klären, ob ein Eckzahn (13 oder 23) mit für die Dysfunktion des Muskels verantwortlich ist, wird eine Therapielokalisation des Zahnes durchgeführt. Stellt der Zahn ein Störfeld dar, welches zur Dysfunktion des Muskels beiträgt, wird der Muskel durch die TL normoreaktiv. Für das weitere Vorgehen (Challenge, Atemphase) wird wieder der normoreaktive Indikatormuskel verwendet.

Schritt 2: Nach Meierhöfer (2006) ist ein gehaltener Challenge vorteilhaft, da mit ihm die klare Differenzierung zwischen reinem neurologischen Zahn und Herd bzw. Störfeld möglich ist. Bei der im Walther (2000) beschriebenen Vorgehensweise des nicht gehaltenen Challenge im Sinne eines Probeschubs am neurologischen Zahn ist dies nicht möglich. Auch beherdete Zähne haben häufig einen positiven nicht gehaltenen mechanischen Challenge. Der gehaltene Challenge in die Korrekturrichtung (aus der „Stressposition" heraus) hebt die positive Therapielokalisation beim neurologischen Zahn auf. Dazu drückt der Patient nach Ihrer Anleitung den Zahn in die drei Dimensionen des Raumes, bis die Berührung des Zahnes durch seinen Finger nicht mehr zur Indikatordysreaktion führt: Schubvektoren nach lateral (vestibulär), medial (lingual), anterior (mesial) oder posterior (distal) aber auch axiale Schübe oder Zug müssen getestet werden. Die Kraft, mit der der Challenge durchgeführt wird, beträgt nur wenige Gramm bis einige hundert Gramm, je nachdem um welchen Zahn es sich handelt (Schneidezahn oder Backenzahn). Bei Beherdung im Sinne eines entzündlichen Geschehens wird die Therapielokalisation nicht durch mechanische Veränderungen aufhebbar sein, da während des gehaltenen Challenge die Therapielokalisation weiter besteht.

Schritt 3: Zur Korrektur wird eine Atemphase gesucht, die die Therapielokalisation aufhebt: Testen Sie den Indikatormuskel, während der Patient die Inspiration anhält und den betroffenen Zahn berührt. Führt dies nicht zu einer Aufhebung der positiven Therapielokalisation, testen Sie den Indikatormuskel während gehaltener Exspiration. Die gefundene Atemphase ist therapeutisch hilfreich.

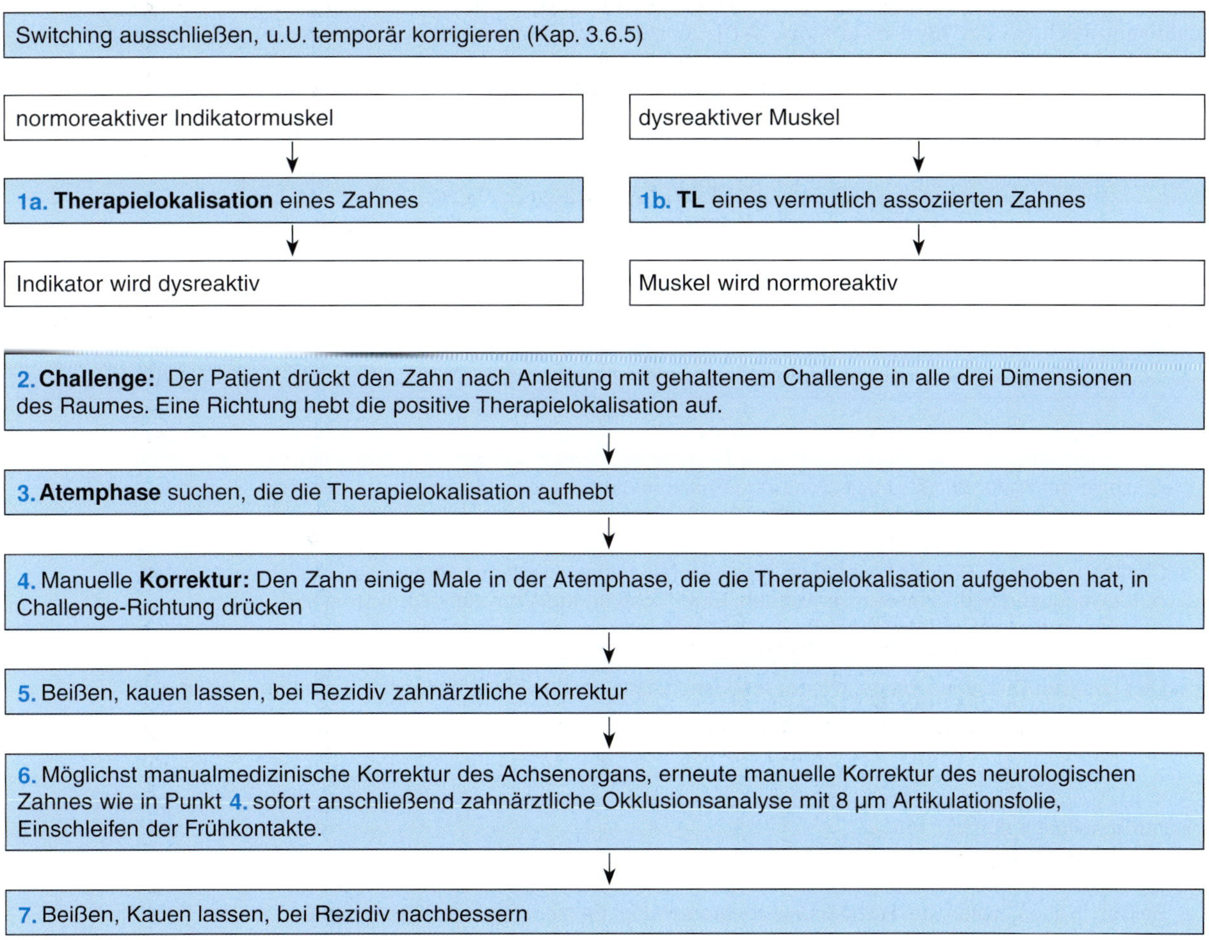

Abb. 5.23: Testung und Korrektur des „Neurologischen Zahnes"

Schritt 4: Die Korrektur besteht in fünf- bis zehnmaligem Schub am Zahn in der Richtung des positiven mechanischen Challenge während der Atemphase, die den Challenge aufgehoben hatte.
Schritt 5: Durch Aufeinanderbeißen der Zähne oder besser Kauen wird geprüft, ob die manuelle Korrektur hält. Dies ist meist nur bei „Verkanten" des Zahnes durch Biss auf einen harten Gegenstand der Fall (s. o.). Im Falle von Frühkontakten tritt ein Rezidiv ein. Dann ist ein Einschleifen notwendig, was jedoch im Idealfall erst nach vollständiger Korrektur von Dysbalancen des Achsenskeletts und der Kaumuskulatur vorgenommen werden soll, da diese zu Veränderungen im Bereich der Okklusion führen (☞ Garten, 2012).
Schritt 6: Die definitive zahnärztliche Korrektur des Einschleifens muss in der Situation eines spannungsfreien Sitzes des Zahnes in seinem Halteapparat durchgeführt werden.
Der Zahn wird erneut manuell korrigiert wie in Schritt 4. Dann wird mittels Artikulationsfolie (Stärke 8 µm) der Frühkontakt gesucht und entsprechend eingeschliffen.
Schritt 7: Anschließend lassen Sie den Patienten erneut kauen, was zu keinem Rezidiv mehr führen sollte. Bei Bedarf muss nachkorrigiert werden.

Intraossäre Spannungen im Kieferbereich

Diese Situation ist hier zu besprechen, da sie differenzialdiagnostisch bei der Herd- und Störfeld-Diagnostik zu erfassen ist, denn sie weist eine positive Magnet-TL auf.

Der Kieferknochen ist ein elastisches Gewebe, das physiologischen Verformungen größeren Ausmaßes beim Kauen und geringeren Ausmaßes im Rahmen des kranialen primär respiratorischen Rhythmus (Garten, 2012, Upledger, 1990) unterliegt. Werden diese Verformungen eingeschränkt durch prothetische Versorgungen, wie fest verankerte Brücken (meist über mehr als eine Leerstelle), Überkronungen von Implantaten im Block oder typischerweise die Intermaxillarnaht überspannende Prothesen bzw. kieferorthopädische Versorgung, kann es zu lokalen Schmerzzuständen im Kieferbereich und Fernwirkungen nicht systematischer Art kommen (☞ auch Fallbeispiel Kap. 9.3). Dazu gehören Schmerzen im Bereich des Bewegungssystems und funktionelle neurologische Störungen. Frontzahnkontakte können ebenfalls solche Störungen verursachen. Dieses Störmuster wird auch als „Holographic Jaw" oder „Universal Jaw" bezeichnet, wobei der Begriff von der Holographie abgeleitet ist. Es soll dabei anklingen, dass es sich um dreidimensionale Spannungszustände handelt; die Holographie ist die Technik der dreidimensionalen Darstellung. Die Applied Kinesiology kennt spezifische Testverfahren zum Aufdecken dieser Störungen (☞ Abb. 5.24).
Gehen Sie von einem normoreaktiven Indikatormuskel aus.
Schritt 1: Eine positive Therapielokalisation der Kieferregionen mit der nicht schwächenden Seite des Magneten zeigt ein Störfeld an, das differenziert werden muss. Auch ein Areal mit intraossärer Spannung führt zu Indikatordysreaktion (so gut wie immer Hyporeaktion).
Betrachten Sie das Areal mit positiver Magnet-TL im

Switching ausschließen, u.U. temporär korrigieren (Kap. 3.6.5)

normoreaktiver Indikatormuskel

↓

1. Magnet-Therapielokalisation über der Kieferregion mit Spannung ist positiv, Ein-Punkt-Therapielokalisation ist negativ, d.h. kein „Neurologischer Zahn", Zahn- oder Leerkieferherd.

↓

2. Therapielokalisation: Der Patient führt eine Therapielokalisation mit den je einem Finger beider Hände gleichzeitig am Kiefer durch. Unterschiedliche Positionen an der vom Magnet in 1. bedeckten Region testen.

↓

3. Challenge: Führen Sie nicht gehaltene Probeschübe in verschiedenen Richtungen des Raumes durch: Scherbewegungen und Torsionen verwenden. Eine Richtung führt zur Indikatordysreaktion

↓

4. Den postiven Challenge mit gehaltener Inspiration, falls negativ mit gehaltener Exspiration wiederholen. Eine Atemphase hebt den Challenge auf.

↓

5. 5- bis 9-mal in Challenge-Richtung während der Atemphase, die den Challenge aufgehoben hat, mobilisieren. Kontrollchallenge durchführen.

↓

6. Beißen, Kauen lassen, bei Rezidiv Ursachenforschung: Fest eingegliederte Brücken und andere Prothetik

Abb. 5.24: Testung und Korrektur eines „Holographic Jaw" oder „Universal Jaw"

Sinne von intraossärer Spannung: Prothesenanker, Brückenpfeiler und Implantate, die verblockt wurden, sind mögliche Ursachen. Therapielokalisation mit einem Finger ist negativ. Sie würde für eine Beherdung oder Störfeld des betreffenden Zahnes (oder Implantates etc.) bzw. der betreffenden Leerkieferregion sprechen.

Schritt 2: Lassen Sie den Patienten mit dem Zeigefinger jeder Hand gleichzeitig eine Therapielokalisation durchführen. Probieren Sie unterschiedliche Positionen der Finger aus. Eine derartige Zwei-Punkt-Therapielokalisation ist spezifisch für einen „Universal Jaw".

Schritt 3: Nehmen Sie mit zwei Fingern an den Stellen der positiven Therapielokalisation Kontakt zum Kieferknochen und führen Sie einen Probeschub im Sinne einer Scherbewegung oder Torsion durch. Lassen Sie los und testen den Indikatormuskel. Bei einer der Probeschübe tritt einen Indikatordysreaktion auf. Das ist der positive Challenge.

Schritt 4: Wiederholen Sie den positiven Challenge, während der Patient in Inspiration die Luft anhält. Dies wird in ca. 80–90% der Fälle den positiven Challenge aus Schritt 3 aufheben. Ist dies nicht der Fall, lassen Sie in Exspiration die Luft anhalten und testen den Indikatormuskel.

Schritt 5: Mobilisieren Sie den Kieferknochen mit demselben Kontakt und derselben Richtung wie beim positiven Challenge: Drücken Sie dosiert mit ca. 100 bis 300 p Kraft ca. 5 bis 9-mal während der Atemphase, die in Schritt 4 den Challenge aufgehoben hat. Führen Sie einen Kontroll-Challenge wie in Schritt 3 durch. Der muss jetzt negativ sein; ist dies nicht der Fall, bessern Sie nach, indem Sie in derselben Richtung noch einige Male nachkorrigieren oder auch einen etwas anderen Vektor verwenden.

Schritt 6: Lassen Sie den Patienten beißen, die Zähne zusammenpressen und dann kauen. Sie können einen Kaugummi verwenden, der keine Indikatorreaktion verursacht, also für den Patienten verträglich ist. Tritt dabei ein Rezidiv auf, muss an eine zahnärztliche Korrektur der intraossären Spannung gedacht werden: Prothesen und Schienen müssen verändert werden, Brückenkonstruktionen beweglich angelegt werden.

Radiologische Diagnostik der Kiefer, allgemeine Aspekte

Bei der Beurteilung von Panorama-Aufnahmen (Orthopantomogramm, OPG) der Kiefer achten Sie auf folgende Faktoren (☞ auch Abb 5.25 bis 5.60).

Kieferknochen

- Kiefergröße, Kieferknochenhöhe
- Verhältnis Ober-, zu Unterkiefer in der a.-p.-Darstellung
- Kondylenform im Seitenvergleich. Bezüglich der Kiefergelenksfunktion kann nur bei extremen Asymmetrien eine Aussage gemacht werden, die die Länge des Mandibula-Astes und die Kondylenrundung betreffen. Einseitige Abflachungen sprechen für arthrotische Veränderungen.

Zähne

- Anzahl
- Stellung
- Schmelz/Dentin: Gibt es dort Aufhellungen, die auf Karies hinweisen?
- Wurzelkontur, Wurzelkanal: Ist dieser sichtbar oder obliteriert, was auf einen devitalen Zahn hinweisen kann?
- Periodontalspalt: Ist dieser verbreitert, was auf Periodontitis, Knochenschwund, Devitalität des Zahnes hinweisen kann?
- Periapikaler Knochen: Ist die Wurzelspitze durch einen feinen Periodontalspalt vom Knochen abgrenzbar? Gibt es an der Wurzelspitze Aufhellungen (Granulome, Ostitiden)?

Pathologische Befunde

- **Apikale Ostitis:**
  - Diffuse Aufhellung
  - Abgegrenzte rundliche Aufhellung (Granulom)
  - Zyste.
- **Wurzelgefüllter Zahn:**
  - Inkomplette, undichte Wurzelfüllungen
  - Überfüllung: Das Füllmaterial ist in den angrenzenden Knochen eingedrungen
  - Laterale Ostitis durch via falsa bei der Wurzelbehandlung, Stiftperforation.
- **Weisheitszähne:**
  - Retiniert
  - Verlagert
  - Mit Kompression auf den N. alveolaris inf.
- **Kieferknochen:**
  - Restostitiden (Leerstreckenostitis)
  - Wurzelreste im Kiefer
  - Fremdkörpereinschlüsse
  - Periodontale Aufhellung: Alveolarknochenentzündung durch parodontale Prozesse
  - Alveolarkompakta unterbrochen/verstärkt: Ostitis
  - Zahnluxation/-fraktur.
- **Dentogene Sinusitis:** apikaler Herd kieferhöhlennah oder in diese hineinragend, Verschattung des Kieferhöhlenbodens.
- **Retinierte oder verlagerte Zähne**
- **Milchzahnpersistenz**

Intradentale Störfelder

Klinische Untersuchung bei intradentalen Herden

Anamnese

Mehr oder weniger starkes Ziehen und Temperaturempfindlichkeit können auf eine Pulpenirritation hinweisen. Eine akute oder chronische Pulpitis kann vorliegen. Jeder wurzelgefüllte Zahn muss auf Störfeldwirkung hin untersucht werden. Kronen, Brücken, Implantate und Prothesen mit unterschiedlichen Metallen sowie Lötstellen sind ebenso mögliche Störfelder. Jeder Gesichtsschmerz sollte zu einer Störfeldsuche im Zahn-Kiefer-Bereich Anlass geben.

Vitalitätsprüfung
Sie wird üblicherweise thermisch mit einem Kältespray durchgeführt, alternativ ist eine elektrische Prüfung möglich. Die Aussagefähigkeit der Vitalitätsprüfung wird durch eine Reihe von Fehlerquellen eingeschränkt: Besonders mehrwurzelige Zähne können eine Wurzel mit gesunder Pulpa haben, die einen positiven Vitalitätstest vortäuschen kann, obwohl andere Wurzeln erkrankt sind. Nach THOMSEN (1985) führen auch feuchte Gangrän und eine sehr dicke Schmelzschicht zu Fehlern bei der Einschätzung der Vitalitätsprüfung.
Eine Pulpa, die einen positiven Vitalitätstest aufweist, kann bereits soweit in ihrer Regulationsfähigkeit eingeschränkt sein, dass ein Präparationstrauma, virale oder bakterielle Besiedelung oder ein okklusales Trauma zu Störungen führen können, die von dieser regulationsgestörten Pulpa ausgehen. Eine Entscheidung darüber, ob der entsprechende Zahn als Störfeld wirksam ist oder nicht, ist nur mit bioenergetischen Testmethoden wie der Applied Kinesiology möglich.

Radiologische Untersuchung
Intradentale Herde können nicht mit Hilfe des Röntgenbildes diagnostiziert werden. Es gibt allenfalls Verdachtshinweise auf Störungen der Pulpa wie: Dentikelbildung, pulpennahe Füllungen, Karies unter Füllungen.
Die im Folgenden gezeigten Aufnahmen zeigen naturgemäß Herde, die radiologisch offensichtlich sind. Wir möchten hier betonen, dass dies nur bei einem Teil der Störungen der Fall ist. Das ist der Grund für die immense Wichtigkeit der Möglichkeiten der Störfeldtestung der AK. Die mit * gekennzeichneten Abbildungen verdanke ich Frau Dr. Babette Klein, Hamburg, der ich hier auch für die kritische Durchsicht dieses Kapitels danken möchte.

Testung mit Applied Kinesiology

☞ Kap. 5.5.4.

Kategorien intradentaler Störfelder

Akute Pulpitis

Diese geht fast immer mit einem deutlichen Schmerzbefund einher. Die Nosode akute Pulpitis D4 bis D6 hebt eine positive TL auf.

Chronische Pulpitis

Anamnestisch wird gelegentlicher ziehender Schmerz, Temperaturempfindlichkeit und mechanische Empfindlichkeit („Aufbiss-Schmerz“) angegeben. Ursachen für die Entwicklung einer chronischen Pulpitis:
- Fortgeschrittene Karies oder Sekundärkaries
- Unsachgemäße Füllungen ohne Unterfüllungen zum Schutz der Pulpa (Silikat, Kunststoff, Amalgam)
- Ätzende Medikamente bei der Präparation (eiweißfällende Wirkung)
- Überhitzung bei der Präparation
- Trauma
- Tiefe Knochentaschen, retrograde Wirkung auf die Pulpa
- Pulpennahe Füllungen
- Hämatogene bakterielle Entzündungen
- Hämatogene virale Entzündungen.

Bakterielle und virale Befunde bei chronischer Pulpitis
Nach THOMSEN (1985) kann bei Messwertausgleich (der TL der AK entsprechend) von zwei Ampullen der Nosode chronische Pulpitis D3 mit einem Bakterienbefall gerechnet werden. Das Dentin wird sowohl über die Pulpa als auch über das parodontale Gewebe aus der Blutbahn versorgt. LODENKÄMPER (in THOMSEN, 1985) entwickelte eine Methode, bei der unter Ausschluss möglicher Bakterien auf der äußeren Zahnoberfläche der bakterielle Befall im pulpanahen Dentin nachgewiesen werden konnte. Dabei wurden allein 15 verschiedene aerobe und anaerobe Bakteriengattungen kultiviert. Auch bei viralen Erkrankungen kann es zu pulpitischen Erscheinungen kommen. Zum Nachweis stehen verschiedene bakterielle Nosoden sowie virale Nosoden (Grippenosoden, u.U. Viren der Herpesgruppe, ☞ Kap. 13) zur Verfügung. Es soll hier nicht auf weitere Einzelheiten eingegangen werden, aber die positive Testung mit bakteriellen Nosoden oder viralen Nosoden kann einen pulpitischen Befund erhärten. In der Regel genügt der Nachweis einer chronischen Pulpitis bzw. einer Pulpendegeneration (s.u.) mit Hilfe der entsprechenden Nosoden.

Differenzialdiagnostik und Therapie bei chronischer Pulpitis
Besonders bei mehrwurzeligen Zähnen (Prämolare und Molare) muss eine punktgenaue bukkale bzw. linguale/palatinale TL mit einem Kugelstopfer oder einem ähnlichen metallischen Gegenstand mit feiner Spitze durchgeführt werden, um die Wurzeln genau zu differenzieren. Als Globaltest werden der Zahn und seine Alveole vom Patienten zwischen Daumen und Zeigefinger genommen. Mit der Nosode chronische Pulpitis D4 bis D6, die die positive TL aufhebt, kann der Befund bestätigt werden. Der Schweregrad wird durch die Anzahl der Ampullen, die die TL aufheben, angezeigt:
- Eine oder zwei Ampullen chronische Pulpitis D4 bis D6 oder höher heben die positive TL auf: Ein konservativer Behandlungsversuch ist möglich: Schädigende Einflüsse wie Amalgam oder Kunststofffüllungen ohne Unterfüllungen, Karies unter Zahnfüllungen müssen sorgfältig beseitigt werden. Danach Unterfüllung, Interimsfüllung, nach sechs Monaten Kontrolluntersuchung.
- Drei Ampullen chronische Pulpitis D4 heben die positive TL auf: Es handelt sich um einen Grenzfall, ein konservativer Behandlungsversuch kann unternommen werden, hat aber wenig Aussicht auf Erfolg. Testen Sie Arthrokehlan A® und Arthrokehlan U® sowie Fortakehl D5® und Notakehl D5® (Fa. Sanum-Kehlbeck). Wenn diese positiv testen, sollten sie alle zwei Tage im Wechsel in die vestibuläre Schleimhaut gespritzt werden. Kontrolle in sechs Monaten.
- Wenn vier oder mehr Ampullen chronische Pulpitis D4 bis D6 die positive TL aufheben, ist eine Wurzelbehandlung lege artis und Wurzelfüllung mit verträglichen Materialien angezeigt.

Gangränöse Pulpa

Eiweißabbauprodukte aus devitalen und wurzelgefüllten Zähnen können in die Umgebung gelangen. Dazu gehören nach Hiller (in Thomsen, 1985, S. 59) Mercaptane sowie Thioäther (Gaebelein in Thomsen), die beim Absterben der Pulpa entstehen. Die Nosode gangränöse Pulpa steht auch für den Prozess der Pulpendegeneration, nicht nur für den Endzustand der Pulpengangrän. Bei bisher nicht wurzelbehandelten Zähnen (Röntgenbild) gilt die Interpretation bezüglich konservativen Behandlungsversuchs und Notwendigkeit einer Wurzelbehandlung entsprechend der Anzahl der Ampullen, die die positive TL ausgleichen, wie für die chronische Pulpitis geschildert. Sowohl hier als auch bei der chronischen Pulpitis gilt, dass die Möglichkeit einer Ausheilung mit konservativen Mitteln gegeben ist, wenn die positive TL durch eine Ampulle der Nosode in der Potenz D4 bis D10 oder höher aufgehoben wird.

Wurzelbehandelte Zähne

Ist bereits eine Wurzelbehandlung durchgeführt worden, so spricht eine positive TL des betreffenden Zahnes für eine Störfeldwirkung. Gleichgültig ob eine oder mehrere Ampullen gangränöse Pulpa D4 die positive TL aufheben: Die Wurzelfüllung ist nicht vollständig, es kommt zu Belastungen durch toxische Eiweißzerfallsprodukte (s. o.). Zur Bestätigung wird mit den Nosoden wurzelbehandelter Zahn D4 bis D6 und/oder Mercaptan D5 sowie Thioäther D5 getestet. Bei Aufhebung der positiven TL durch eine oder mehrere Ampullen wurzelbehandelter Zahn D4 bis D6 sowie eine oder mehrere Ampullen Mercaptan D5 oder Thioäther D5 kann man von einer starken bis sehr starken Fernwirkung des Zahnes und starke Belastung durch toxische Eiweißzerfallsprodukte ausgehen.

Je nach Röntgenbefund, bereits durchgeführten Behandlungen, Zugänglichkeit der einzelnen Wurzeln und anderen technischen Faktoren, die vom Zahnarzt zu entscheiden sind, kommen eine Wurzelrevision, eine Wurzelspitzenresektion oder eine Extraktion des Zahnes als Therapie in Frage. Grundsätzlich kann der Zustand des Periodontiums der entscheidende Faktor sein. Wenn dieser so schlecht ist, dass die Erhaltung des Zahnes aufgrund dessen zweifelhaft ist, wird man keinen aufwändigen Restaurationen durchführen. Deutlich sei aber hier gesagt, dass jeder nicht beherdete wurzelbehandelte oder wurzelspitzenresezierte Zahn besser ist als eine Überbrückung oder ein Implantat.

Wird im Falle von devitalen Zähnen die positive TL durch eine oder mehrere Ampullen Kieferostitis D4 bis D6 oder Zahnwurzelgranulom D4 bis D6 aufgehoben, so liegt zusätzlich ein intraossäres Störfeld vor. In diesen Fällen kommt die Wurzelfüllungsrevision und bei deren Versagen die Wurzelspitzenresektion und die Ausräumung des ostitischen Herdes möglichst unter dem Operationsmikroskop in Frage. Denken Sie bitte an die Notwendigkeit der Bestätigung des Herdbefundes der Applied Kinesiology mit einer weiteren Methode wie Dekoderdermographie (☞ Kap. 5.1.5), bevor Sie die Indikation für chirurgische Maßnahmen stellen.

▮ Störwirkung durch Wurzelfüllmateralien

Djerassi (in Thomsen, 1985) konnten mittels Radioisotopenuntersuchungen nachweisen, dass über Dentin und Wurzelzement ein Stoffaustausch möglich ist. Wurzelfüllmaterialien können ebenso systemisch wirksam werden. Dies gilt für die Wurzelfüllmasse selbst (die unverträglich sein kann; Amalgam oder Silberstifte sollten in jedem Falle obsolet sein), als auch für beigemischte Medikamente. Zum Test der Störwirkung von Wurzelfüllmaterialien stehen von der Fa. Staufen-Pharma zur Verfügung:

- Endomet Sdf.® (Ausgangsmaterial: Endomethason m. Formaldehyd)
- L-Paste Sdf.® (Ausgangsmaterial: Ledermix® aus Triamcinolon und Demeclocyclin)
- N2 Sdf.® (Wurzelkanalzement Universal, bestehend aus Paraformaldehyd, Eugenol, Titandioxid, Schmermetallsalzen)
- Wurzelfüllmittel Sdf.® (Ausgangmaterial AH26® und Epoxidharz).

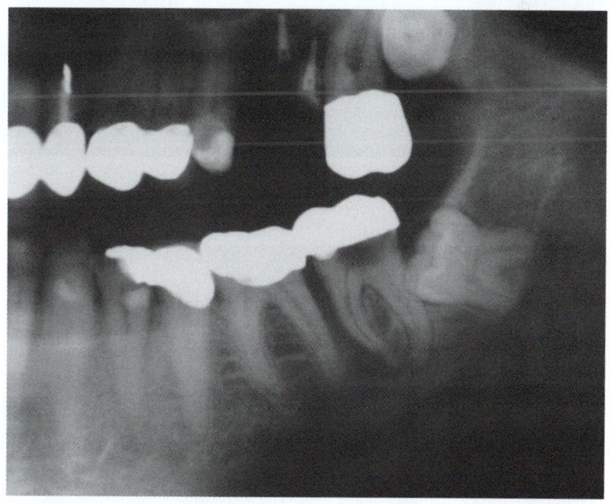

Abb. 5.25: Multiple Störfelder: Karies unter Krone 37, Wurzelspitzen-Granulome 37, impaktierter, verlagerter Weisheitszahn 38, kariöse, teilresorbierte Wurzelreste 26 mit angrenzender Ostitis, impaktierter 28

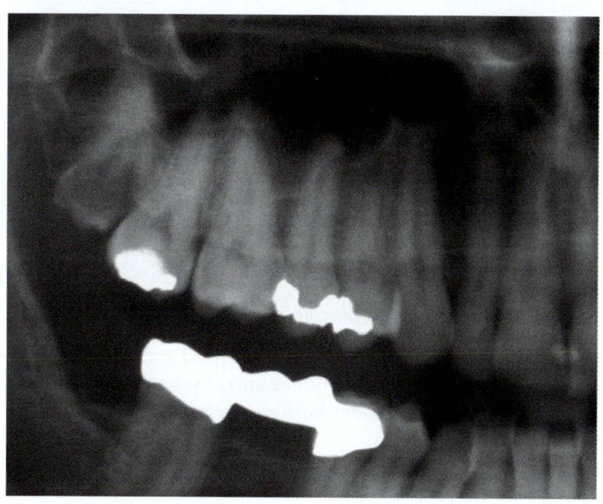

Abb. 5.26: Koronale Aufhellung 18: Karies

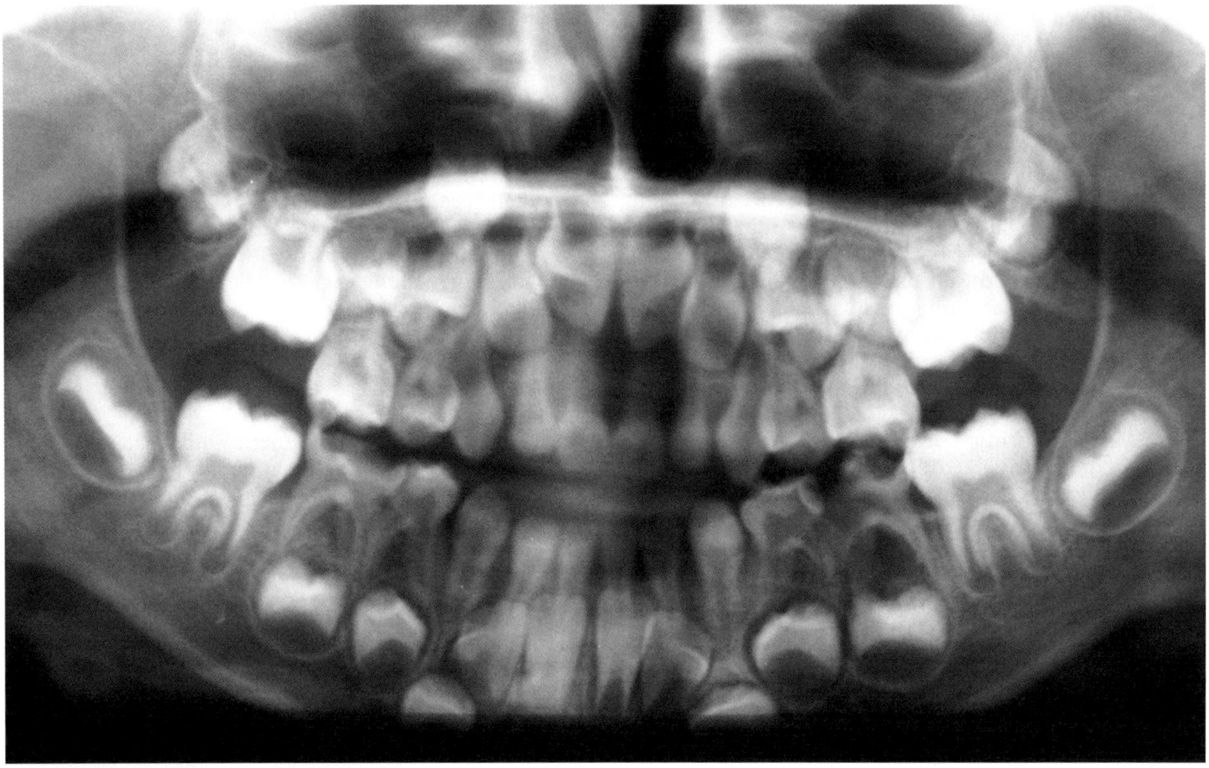

Abb. 5.27: Milchgebiss mit Ostitis bzw. Zyste (Aufhellung) bei 74 und 75, koronale Aufhellung (klinisch: Karies) bei 74, 75 und 85

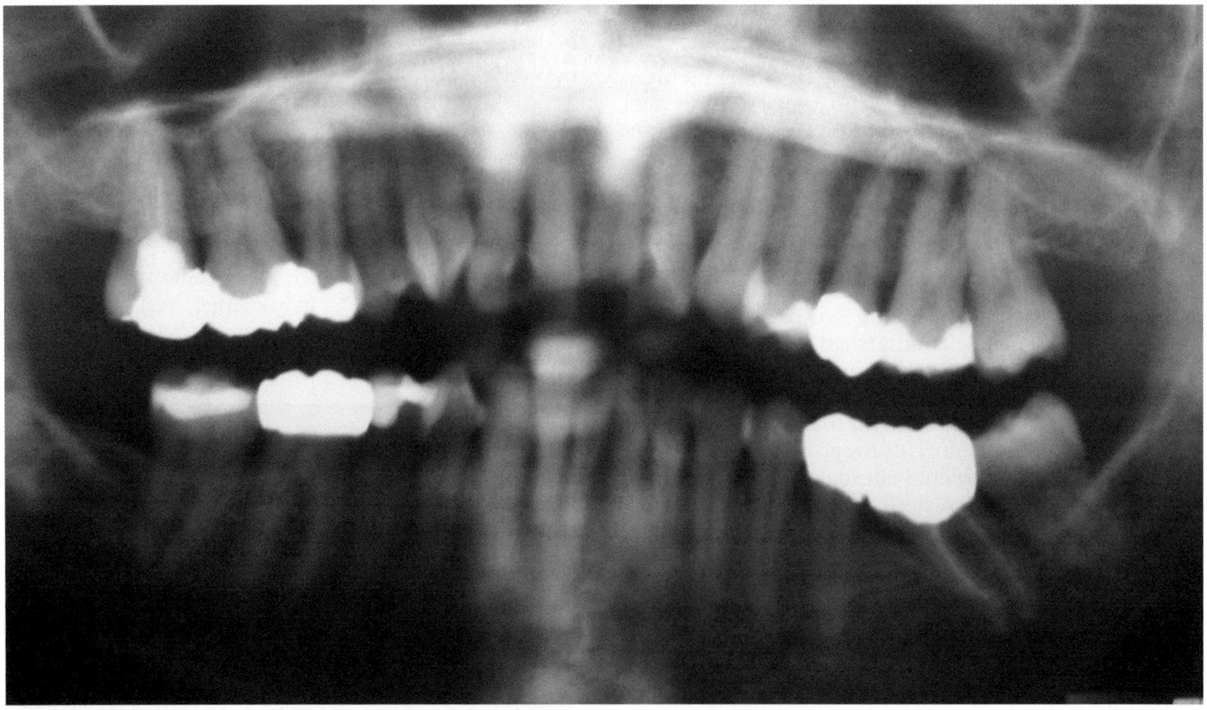

Abb. 5.29: Unvollständige Wurzelfüllung 17: es ist nur eine von drei Wurzeln gefüllt. Periodontale Tasche 36 mesial, mesiale Wurzel unvollständig gefüllt oder apikal sklerosierende Ostitis. Apikale Ostitis 27. Aufhellung bei 11, 12, 22, 32, 44 (DD: nicht röntgenopake Füllung oder kariöser Defekt)

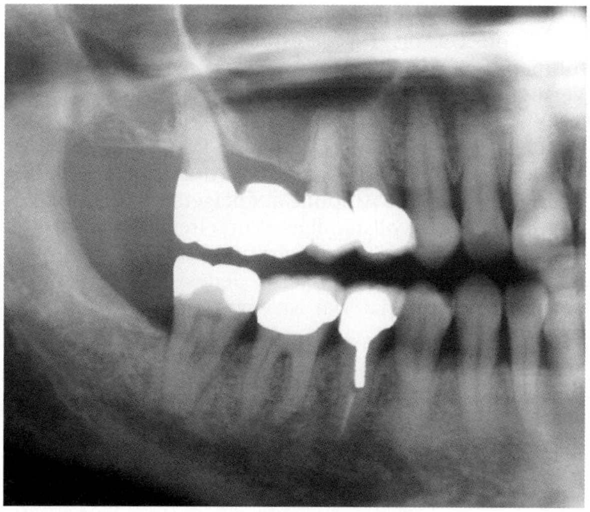

Abb. 5.28: Erweiterter Periodontalspalt 17 mesial (Vitalitätsprüfung negativ), V.a. Wurzelrest 18, Ostitis der Leerkieferregion 16: Verschattung, Verlust der Kompakta-Abgrenzung der Kieferhöhle. V.a. Ostitis 13

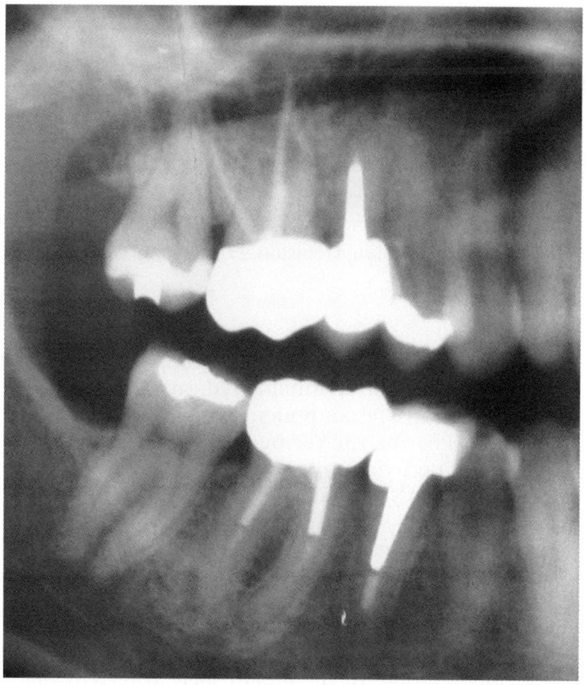

Abb. 5.30: Zahn 16: nur zwei von drei Wurzeln gefüllt, unvollständige Wurzelfüllung 15, möglicherweise unvollständige Wurzelfüllung 45, Fremdkörper bei 45, unvollständige Wurzelfüllung 46, apikale Ostitis

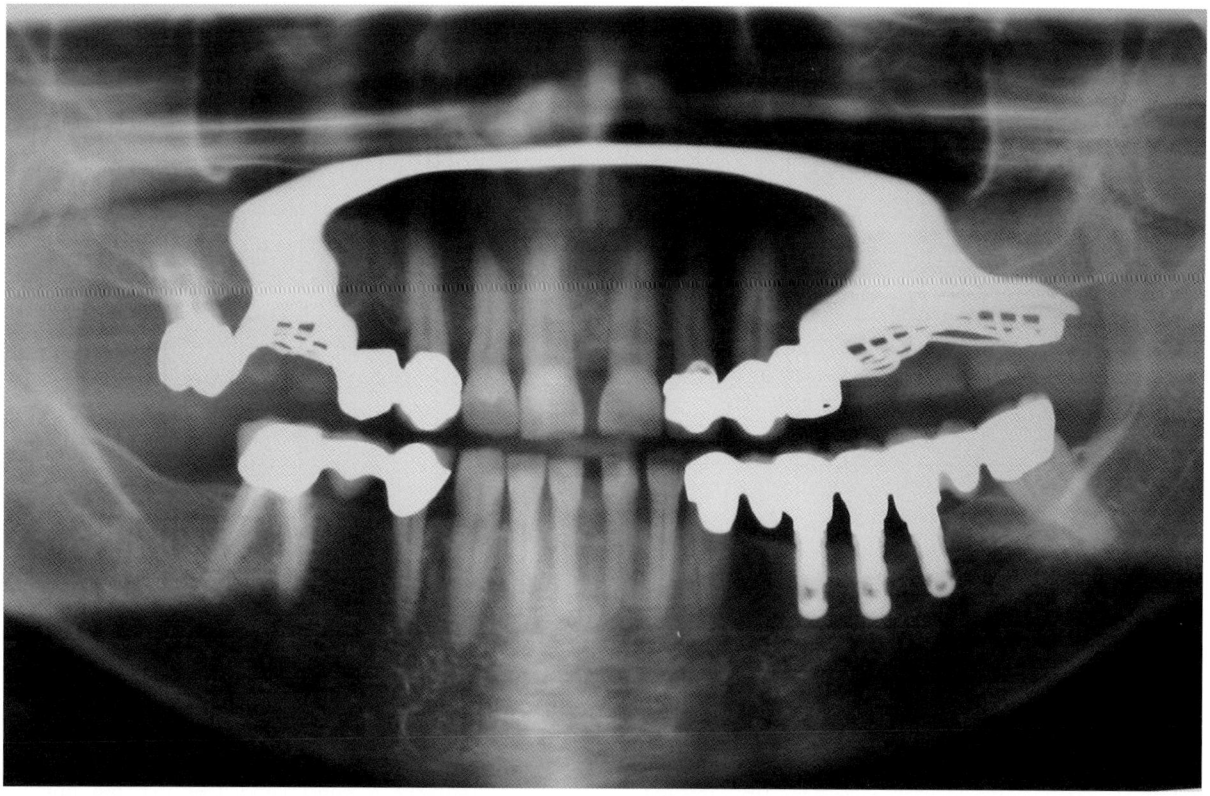

Abb. 5.31: Oberkieferprothese (fälschlicherweise belassen). Unvollständige Wurzelfüllung 17, unvollständige Wurzelfüllung 46, unscharfe Kompakta am mittleren Implantat Regio 35 bis 36. Implantologisch ist der koronale Knochenabbau noch im Normbereich, die Testbefunde der Applied Kinesiology und des Dekoder-Dermogramms zeigten jedoch einen Herdbefund an den Implantaten (☞ Abb. 5.33)

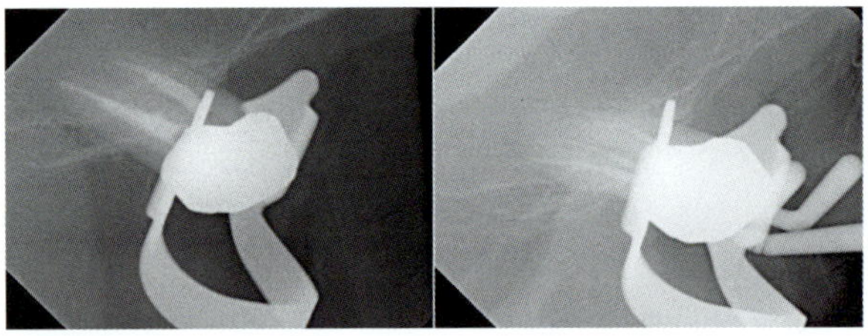

Abb. 5.32: Wurzelfüllungsrevision 17 aus dem OPG in Abb. 5.31

Zu den Medikamentenzusätzen gehören unter anderem Jodoform, Nelkenöl, Formaldehyd, u.U. Antibiotika und Kortison. Als Testampullen stehen hierfür von der Fa. Staufen-Pharma zur Verfügung:

- Balsamum peruvianum
- Caryophyllus (Nelkenöl)
- Colophonium
- Cortisonum (Kortison)
- Devit Sdf. (Toxavit® mit Paraformaldehyd)
- Formaldehyd solutum (Formalin)
- Jodoformium
- Tetracyclinum.

Wird eine positive TL an einem lege artis wurzelgefüllten Zahn nicht durch die zuvor beschriebenen Isopathika (potenzierte Schadstoffe) Mercaptan und Thioäther aufgehoben, so sollten die genannten Wurzelfüllmaterialbeimengungen in einer niedrigen Potenzstufe von D4 bis D6 getestet werden. Die Wurzelfüllmaterialien selbst stehen als Isopathika nicht zur Verfügung.

Sollte die Wurzelfüllmasse bekannt sein, kann ein Materialtest mit einer entsprechenden Probe durchgeführt werden (☞ Kap. 6.5). Schon bei Aufhebung der positiven TL durch eine Ampulle der beigemengten Medikamente ist eine vollständige Wurzelrevision angezeigt (vorausgesetzt die Störfeldwirkung lässt sich im Dekoder-Dermogramm bestätigen). Jedes neu einzubringende Wurzelfüllmaterial ist vorab einem Materialtest zu unterziehen.

Karies

Die Testung erfolgt analog zum vorher Geschilderten mit der Karies-Nosode. Erfolgt eine Negation der positiven TL durch zwei bis vier Ampullen Karies D4 bis D6, ist eine Kariestherapie lege artis mit Ausräumung und Füllungen des Defektes angezeigt, bei einer Ampulle Karies D4 oder höheren Potenzen kann versucht werden, mit Munddesinfizienzien (Salviathymol®, Mixtura thymi [☞ Kap. 7.8], fluorhaltiger Zahnpasta etc.) die Läsion ausheilen zu lassen.

Nach älteren Public-Health-Studien aus dem Commonwealth ist die Qualität der Zähne bei erhöhter zahnärztlicher Prophylaxe, d.h. höherer Frequenz der Zahnarztbesuche geringer als bei „bedarfsgerechtem" Zahnarztbesuch bei Beschwerden (Vortrag von Prof.

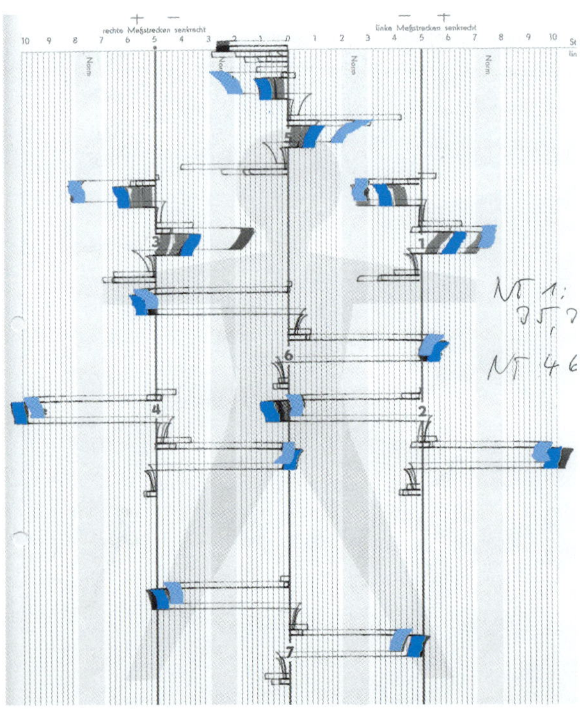

Abb. 5.33: Dekoder-Dermogramm der Patientin, die das OPG der Abb 5.31 hatte. Da die Patientin von weit her kam, wurde eine zweifache Herdprovokation gemacht: zunächst an den Implantaten 35 bis 37 (stärker gefärbte Drittmessung), dann am Zahn 46 (schwächer gefärbte Viertmessung). Dieses Vorgehen ist nicht von den Entwicklern des Dermogramms vorgesehen, kann aber scheinbar in Ausnahmefällen doch so praktiziert werden.

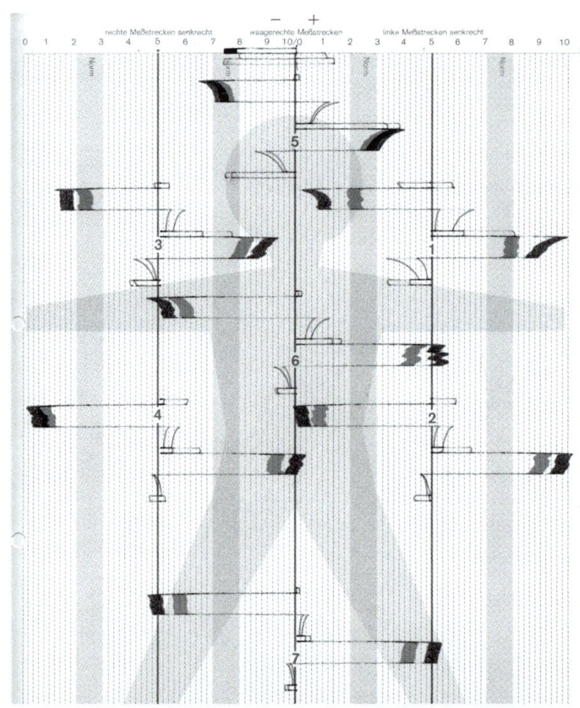

Abb. 5.34: Dekoder-Dermogramm nach Wurzelrevision 17, 46, Wurzelfüllung 14 und 24, Abklappung des Zahnfleisches und Reinigung der Implantate. Es zeigen sich einige Artefakte in der Messstrecke 6, sonst handelt es sich fast um ein Norm-Dermogramm.

Aubrey Sheiham, Dep. of Public Health and Epidemiology, University College, London an der Universitätszahnklinik Aachen, 1992). Sollten dort evtl. zu viele kleine Defekte mit dem Bohrer behandelt worden sein? Die Realität in Deutschland ist glücklicherweise inzwischen anders: Es gibt (abhängig von der sozialen Schicht) zahlreiche 20-jährige, die keinerlei Zahndefekte haben. Dies ist sicher ein Erfolg der zahnärztlichen Prophylaxe!

Intraossäre und parodontale Störfelder

Zu den Störfeldern des Zahnhalteapparates und Kieferknochens, die Fernwirkungen verursachen können, gehören:

- **Periapikale Ostitis:** Nosoden: Kieferostitis, sklerosierende Ostitis, akute bakterielle Ostitis, chronisch bakterielle Ostitis, destr. Granulationsgewebe, Zahnwurzelgranulom, gangränöse Pulpa, wurzelbehandelter Zahn;

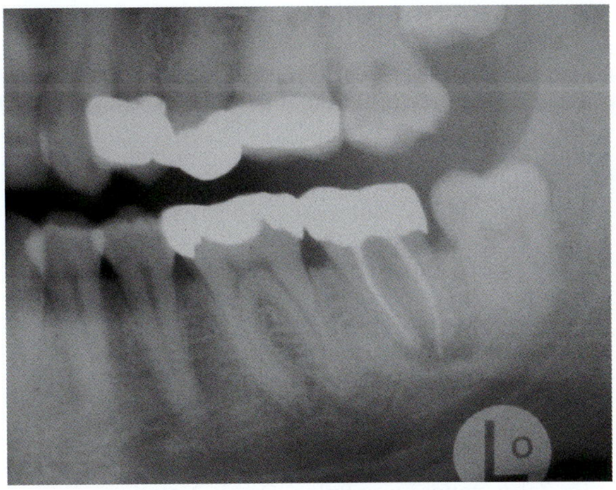

Abb. 5.35: Wurzelresorption/Überfüllung mit sekundärer radikulärer Zyste 37

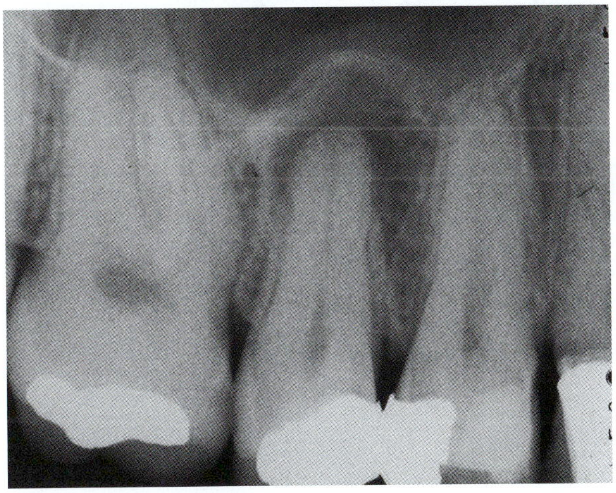

Abb. 5.36: Granulom bei 15

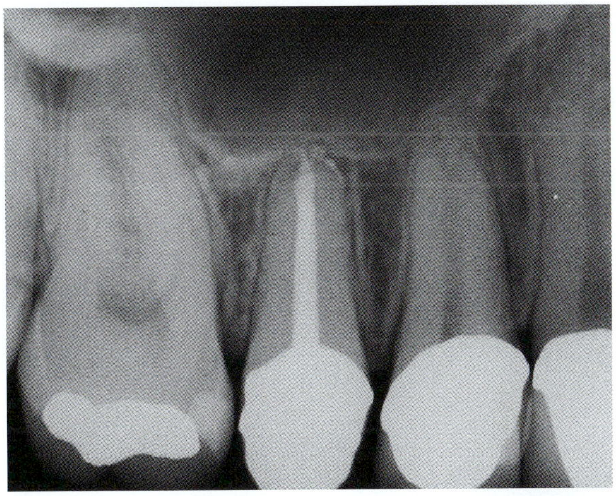

Abb. 5.37: Z.n. endodontischer Versorgung desselben Zahnes. Die Abbildungen verdanke ich Dr. Herbert Mücke, Bad Homburg

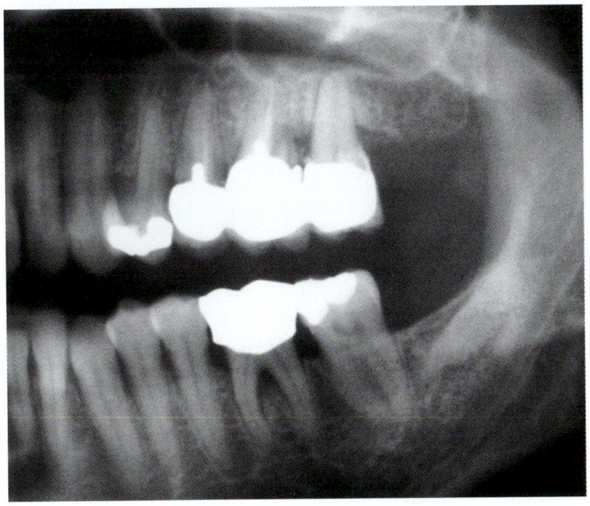

Abb. 5.38: Interradikuläre Osteolyse, verbreiterter Periodontalspalt 36, unvollständige Wurzelfüllungen bei 25 und 26, gering verbreiterter Randspalt 37

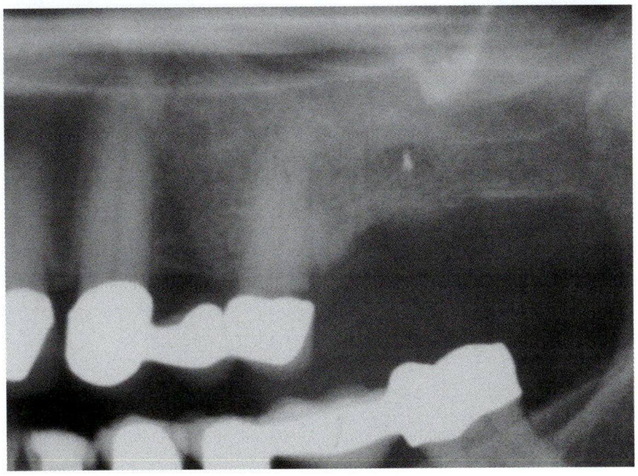

Abb. 5.39: Kieferostitis bei intraossärem Fremdkörper

- **Chronische Ostitis im Leerkiefer:** Nosoden: Kieferostitis, sklerosierende Ostitis, Osteosklerose des Kiefers, chronische bakterielle Ostitis, fettige Ostitis, destr. Granulationsgewebe, Osteomyelitis);
- **Radikuläre Zyste:** Nosode: radikuläre Zyste;
- **Follikuläre Zyste:** Nosode: follikuläre Zyste;
- **Retinierte Zähne:** Nosoden: Zahnsäckchen, Kieferostitis-Nosoden, follikuläre Zyste, bakterielle Nosoden;
- **Tiefe Knochentasche:** Nosoden: Kieferostitis, Zahnfleischtasche M, Periodontitis, Parodontose, Gingivitis, Periodontitis-Periostitis-Nosoden;
- **Wurzelreste im Kiefer:** Nosoden: Ostitis-Nosoden, gangränöse Pulpa, wurzelbehandelter Zahn;
- **Kiefersklerose:** Nosode: Osteosklerose des Kiefers, sklerosierende Ostitis;
- **Reimplantierte Zähne:** Nosoden: wurzelbehandelter Zahn, gangränöse Pulpa, Ostitis-Nosoden.

Röntgenbefunde

Eine chronische Ostitis, die man in der Panoramaaufnahme und zur Detailbegutachtung in Einzelaufnahmen sehen kann, weist bereits 40 % Zerstörung der harten Knochenstruktur auf (Thomsen, 1985). Ein positiver Röntgenbefund beweist zunächst einmal nur einen Lokalbefund, nicht jedoch eine Fernwirkung, die nur mit einer bioenergetischen Methode wie der Applied Kinesiology festgestellt werden kann.

Hinweise auf eine chronische Ostitis

- Diffuse Aufhellung im Leerkieferbereich.
- Aufhellung im Bereich einer ehemaligen Alveole, wobei sich das ehemalige Alveolenlumen in seiner Dichte eindeutig von seinen benachbarten Knochen abgrenzt.
- Unterbrechung der Kortikalis des zahnlosen Alveolarfortsatzes. Bei der kieferchirurgischen Revision fällt man nach Überwindung eines geringen Widerstandes in einen matschigen Gewebsbezirk hinein.
- Im Oberkiefer können umfangreiche Aufhellungen mit einer Unterbrechung der Zeichnung des Bodens der Kieferhöhle einhergehen. Dies kann auf eine alveoläre Ostitis hinweisen.

Röntgenbefunde bei Störungen des Zahnhalteapparates

Typisch sind ein erweiterter Periodontalspalt sowie tiefe, bis zur Apex reichende Knochentaschen.

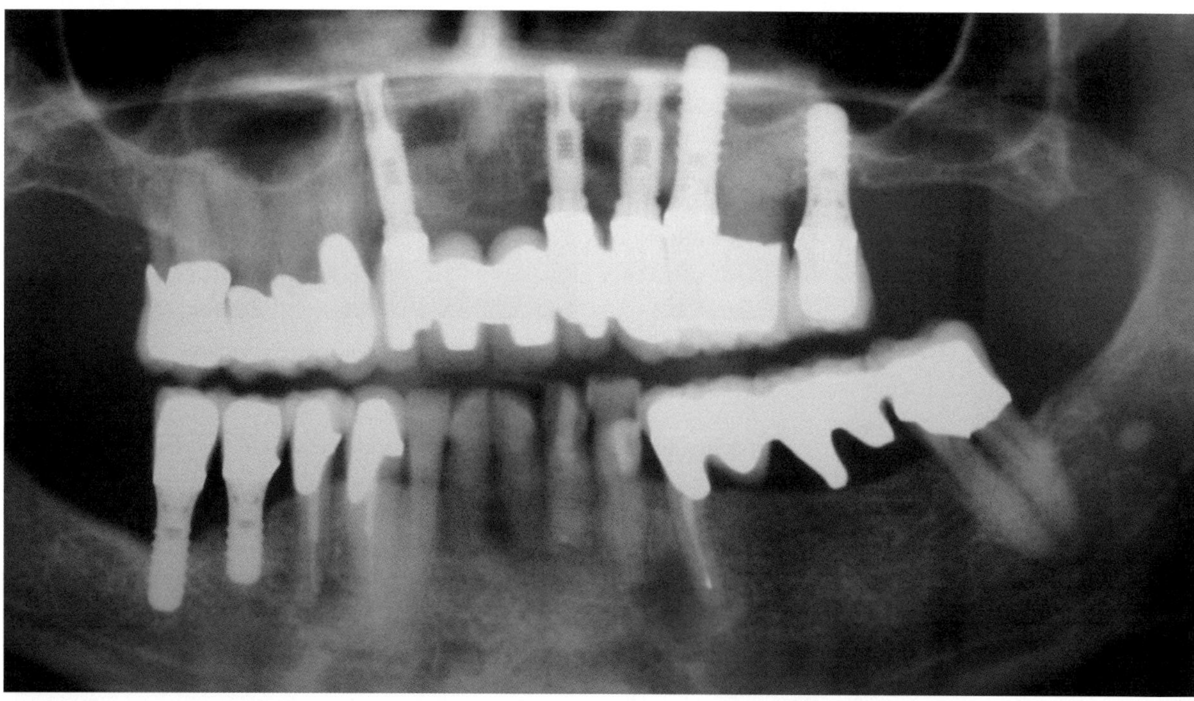

Abb. 5.40: Wurzelrest 38, nach Test Osteolyse/Zyste zwischen 33 und 34 (kann radiologisch ein Normalbefund sein), ostitische Aufhellungen 44, verbreiterter Periodontalspalt 37, perikoronale Osteolyse um Implantate 45, 46

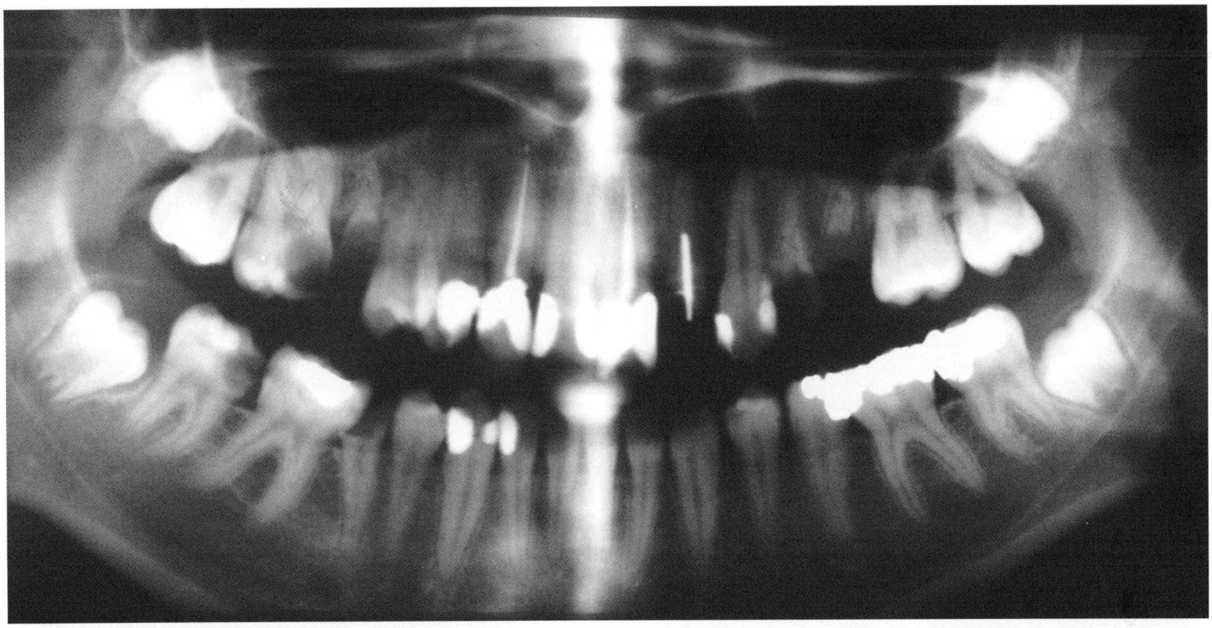

Abb. 5.41*: Weisheitszähne impaktiert, die perikoronale Aufhellung ist nicht pathologisch. Wurzelreste 15, 22, 24, 25, Zyste bei 22 (radikulär, bis in den interradikulären Raum 22–23 reichend), ausgeprägte koronale Aufhellung (Karies) 16, 47

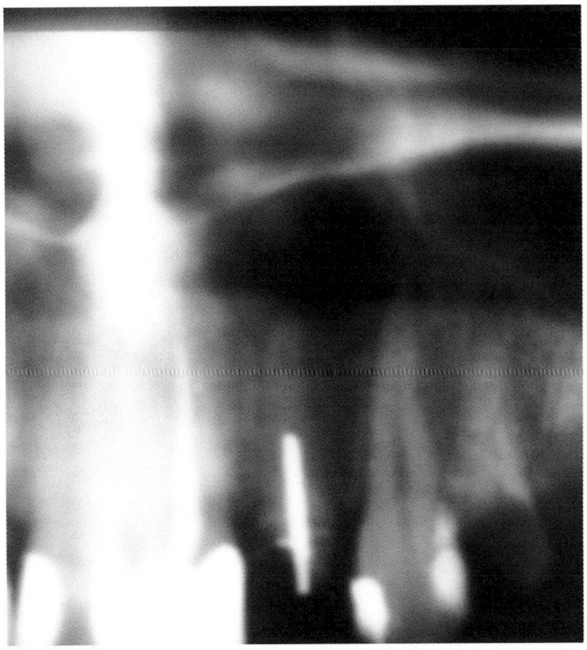

Abb. 5.42*: Zyste aus Abb. 5.41 vergrößert: die Knochensubstanz zwischen 22 und 23 ist aufgehellt, dies führt zur Diagnose einer Zyste und grenzt die Aufhellung über der Radix von einer normalen Kieferhöhlenprojektion ab.

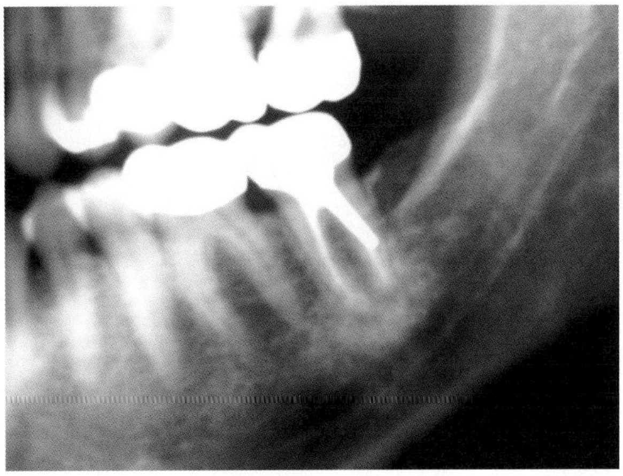

Abb. 5.43: Sklerosierende Ostitis 37

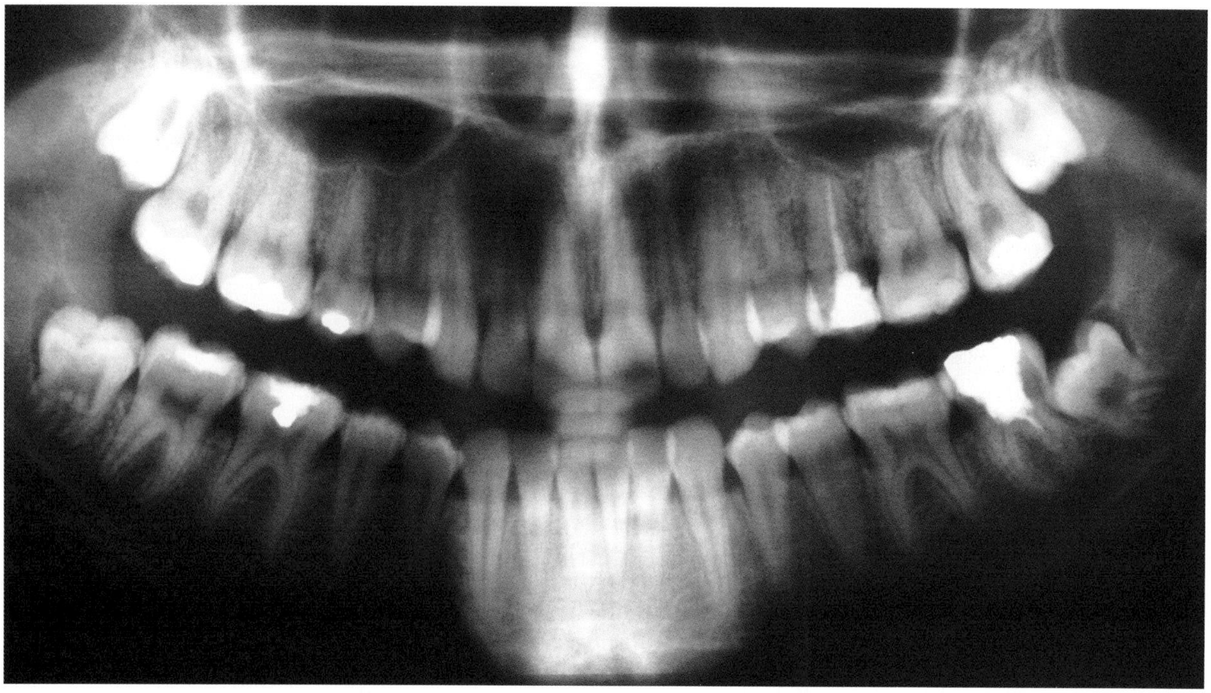

Abb. 5.44*: Retinierte Weisheitszähne, Ostitis bei 37

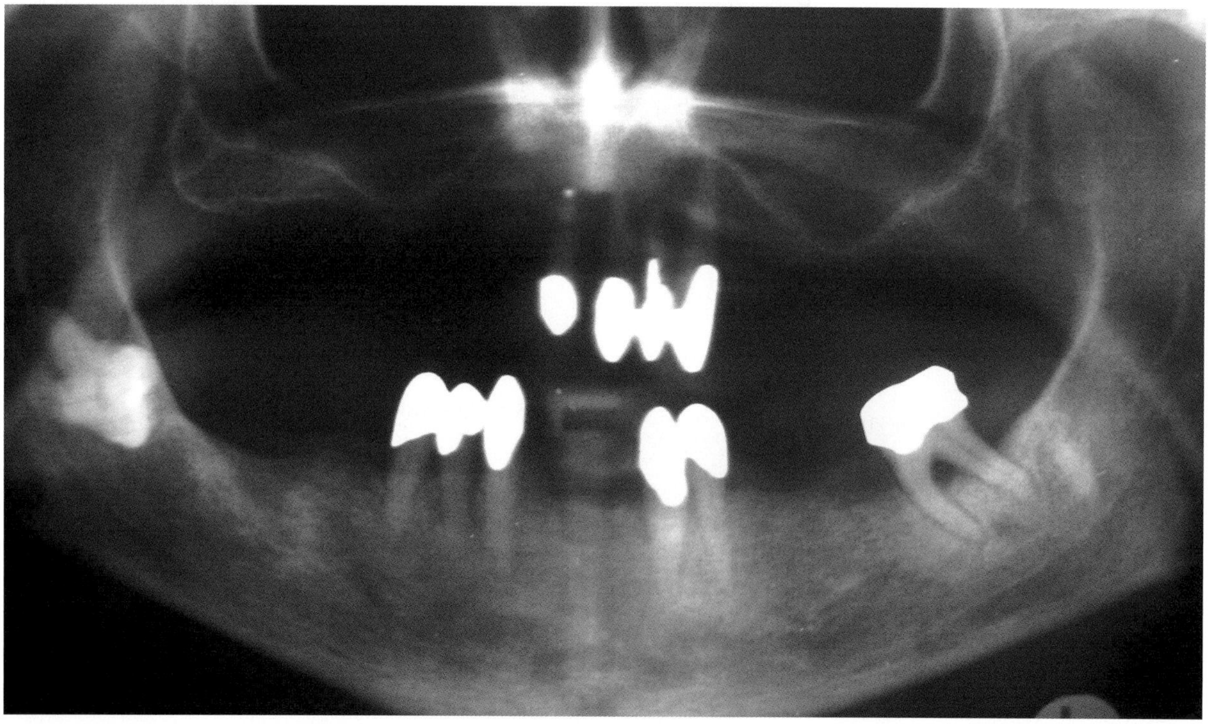

Abb. 5.45: Wurzelrest 38, impaktierter 48, Leerkieferostitis 46, 47 nach AK-Testung und Dekoder-Dermogramm. Radiologisch nicht beweisend. Interradikuläre Osteolyse 37, verbreiterter Periodontalspalt

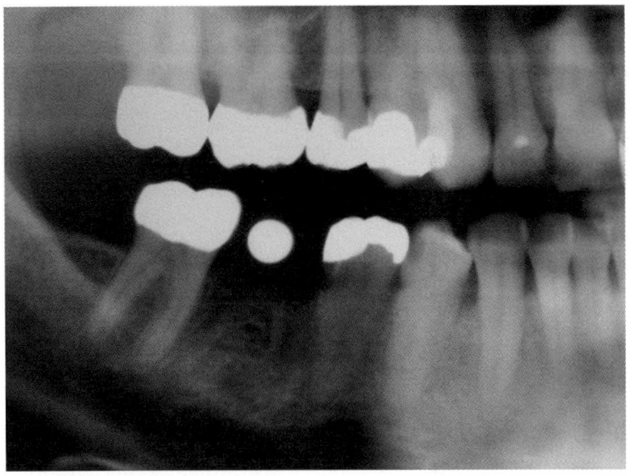

Abb. 5.46: Implantatmessaufnahme, V. a. Ostitis im Leerkieferbereich 46, koronale Aufhellung 45

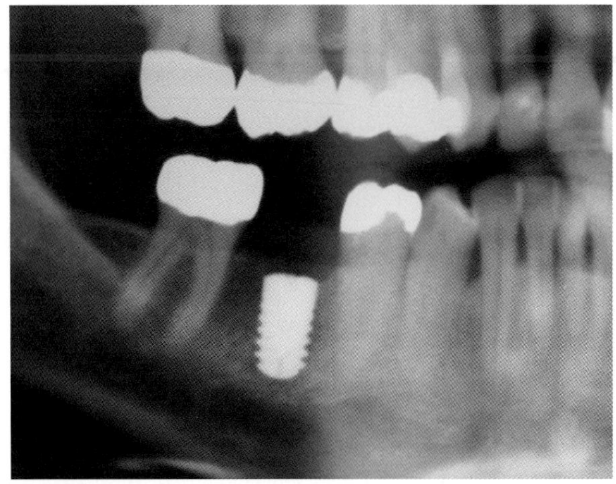

Abb. 5.47: Beherdetes Implantat in Leerkieferregion der Abb. 5.46 (radiologisch Normalbefund). Mit diesem Befund kam die Patientin zur Untersuchung: Massive Verdauungsbeschwerden im Sinne eines Kolon irritabile

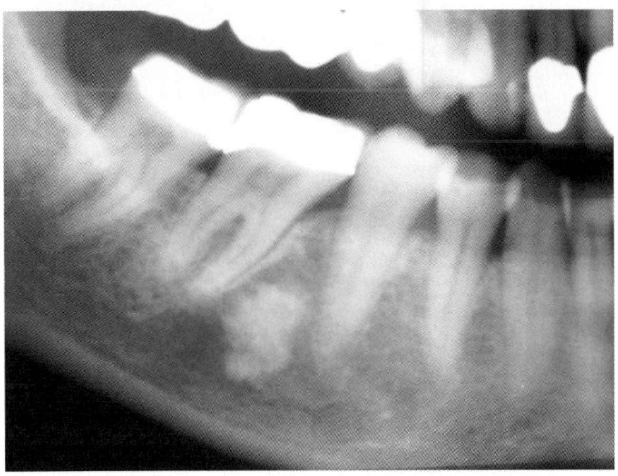

Abb. 5.48*: Odontom, verbreiterter Periodontalspalt 36

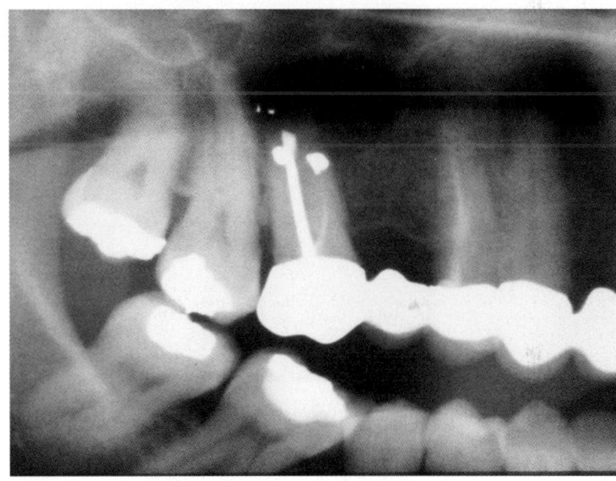

Abb. 5.49*: Z. n. Wurzelspitzenresektion fünf Jahre nach OP, sekundäre Osteolyse (retrograde Wurzelfüllung wie in Abb 5.53 sichtbar). Direkt nach OP und einige Wochen später würde es sich um den Normalbefund einer Resektionshöhle handeln.

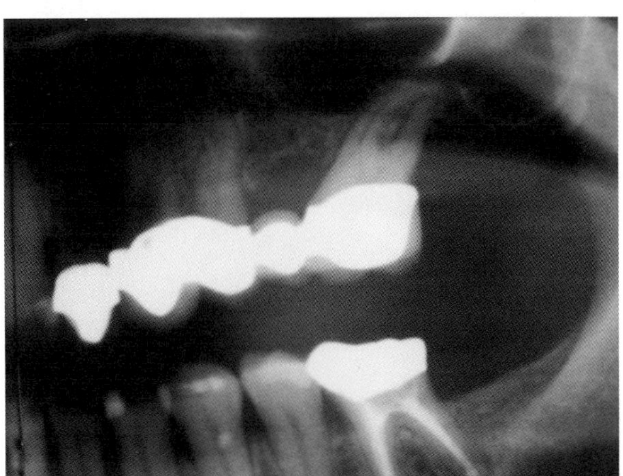

Abb. 5.50*: Alveolariskompakta 26 destruiert, Granulom an der distalen Wurzelspitze 36 bei Z. n. Wurzelspitzenresektion (retrograde Füllung)

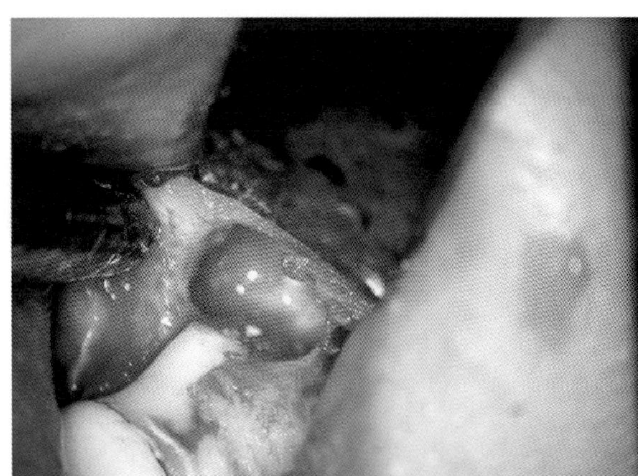

Abb. 5.51*: Wurzelspitzenresektion 36 (distale Wurzel)

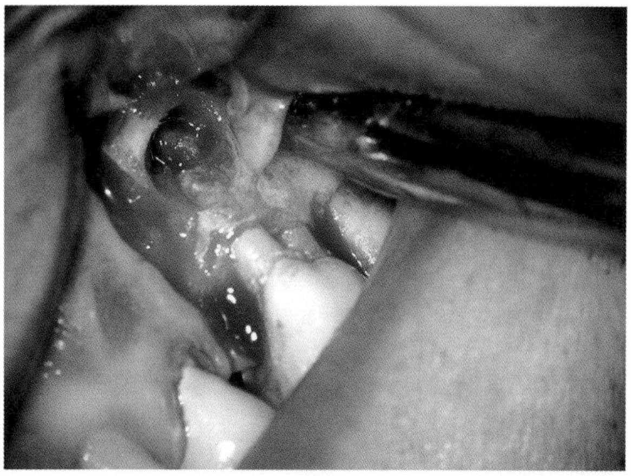

Abb. 5.52*: Herdsanierung im OP-Mikroskop: Wurzelfreilegung 16; sichtbar ist granulomatöses Gewebe

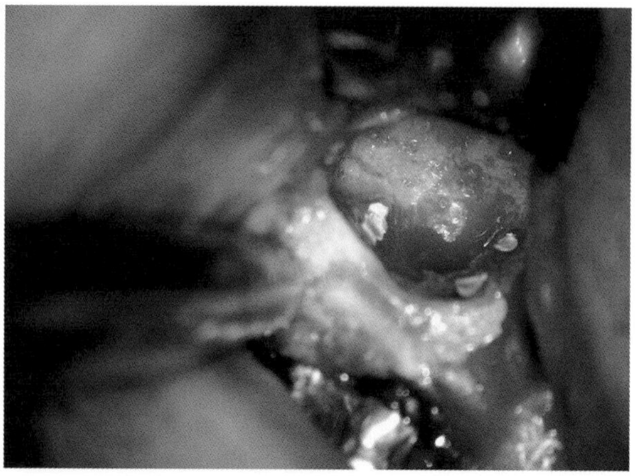

Abb. 5.53*: Wurzelspitzenresektion 16 und retrograde Füllung der drei Wurzelkanäle

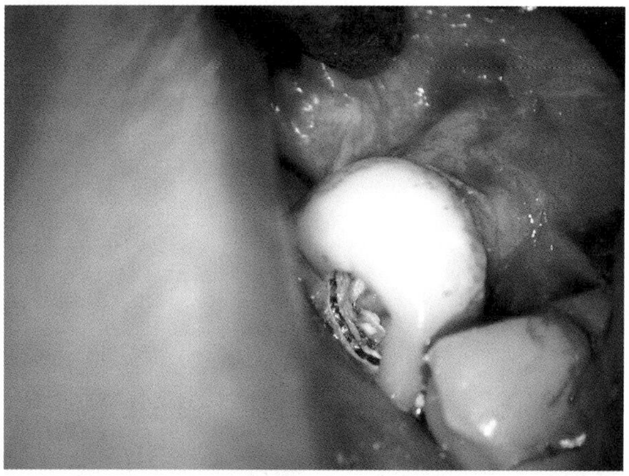

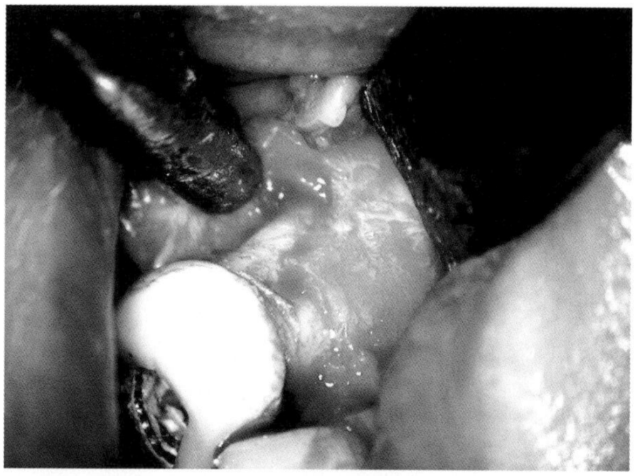

Abb. 5.54*: Chronische Ostitis bei 36 (distale Wurzel)

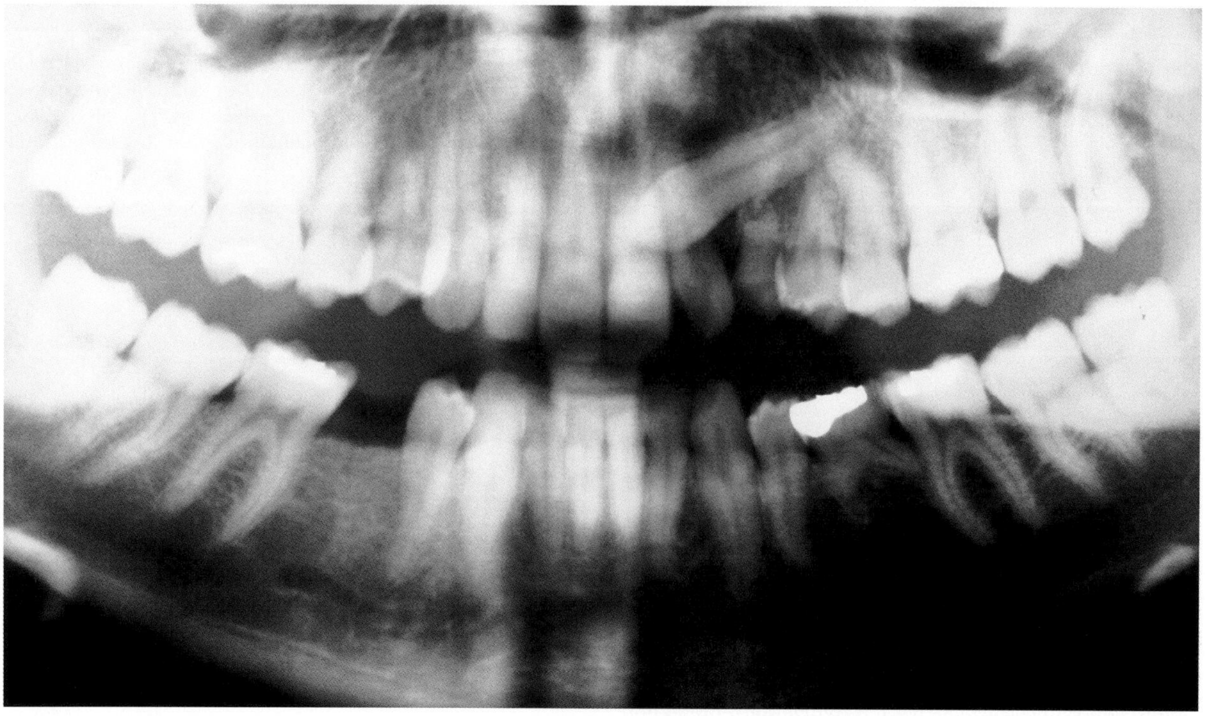

Abb. 5.55*: Verlagerter 23, persistierender 75, Nichtanlage von 35 und 45

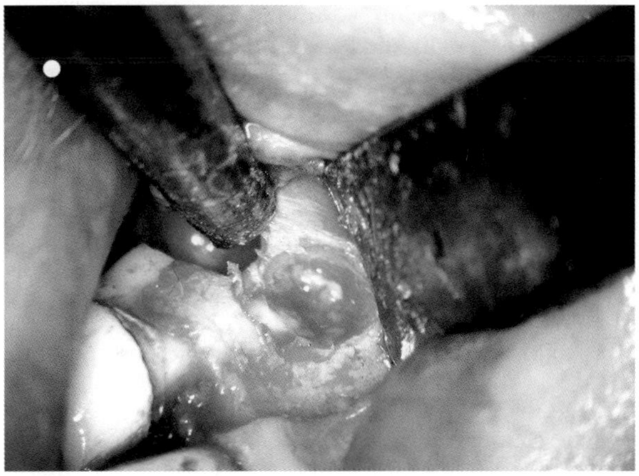

Abb. 5.56*: Granulomatöses Gewebe um die mesiale Wurzel, die distale Wurzel ist bereits reseziert

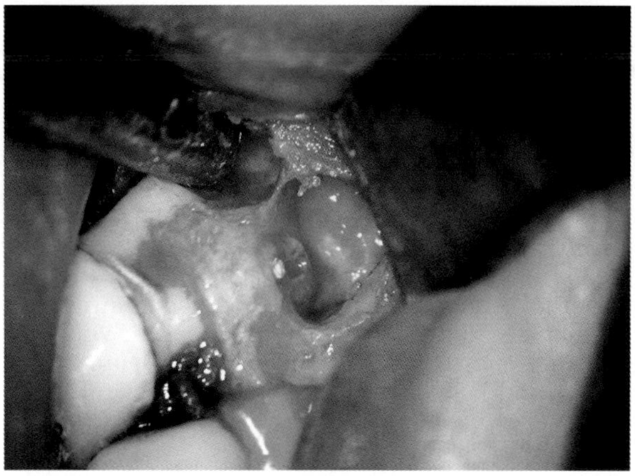

Abb. 5.57*: Anfrischung des Knochengewebes

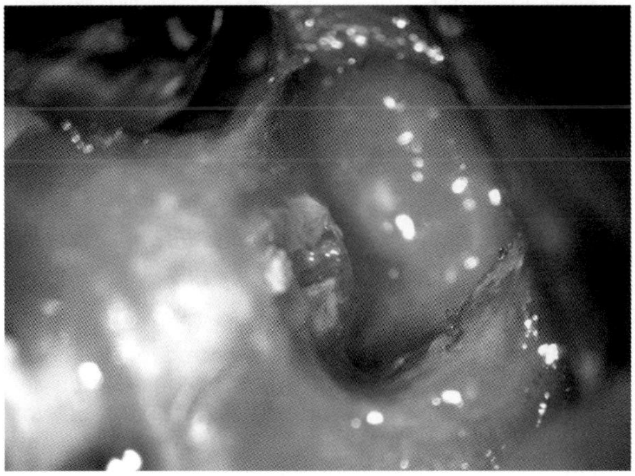

Abb. 5.58*: Resektionshöhle mit offenem Wurzelkanal, bereit für retrograde Füllung

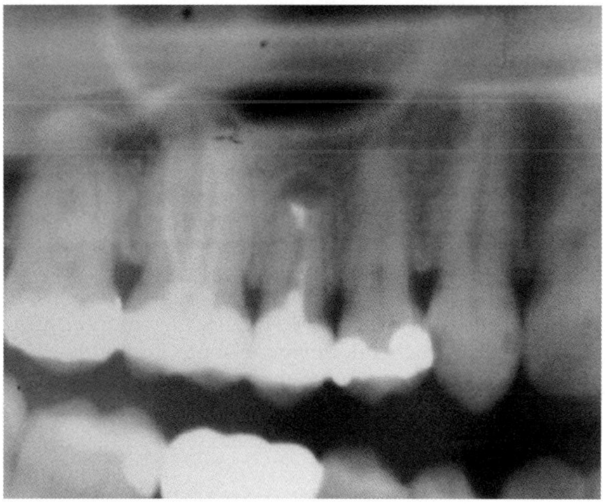

Abb. 5.59: Z.n. Wurzelspitzenresektion 15 mit röntgendichter retrograder Füllung

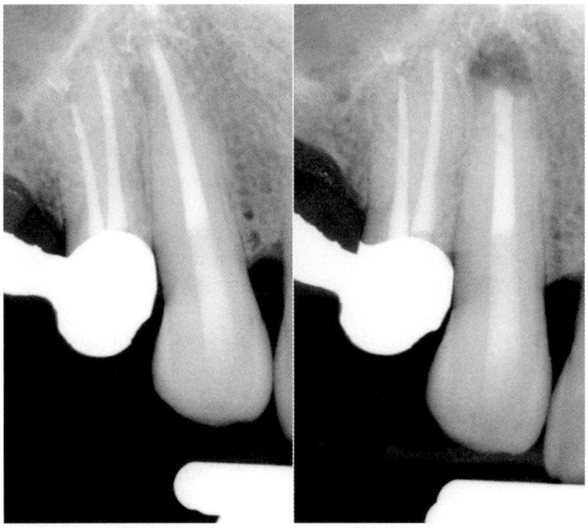

Abb. 5.60: Wurzelspitzenresektion 13 ohne röntgendichte retrograde Füllung (alternative Technik)

Testung mit Applied Kinesiology

Sie erfolgt in strenger Analogie zu dem für die intradentalen Störfelder beschriebenen Regeln nach dem Protokoll in Abb. 5.20.
Die bei den intradentalen Herden beschriebenen therapeutischen Grundsätze gelten auch hier: Wenn die positive TL z.B. durch ein bis zwei Ampullen Kieferostitis oder einer anderen Nosode aufgehoben wird, kann eine medikamentöse Therapie versucht werden. In diesen Fällen ist normalerweise die TL am Odontom nur bei Magnetverstärkung (an Lymphleitbahn nach VOLL) positiv, radiologisch ist im Allgemeinen kein Befund sichtbar und das konservative Vorgehen ist nur dann Erfolg versprechend, wenn radiologisch kein ostitischer Herd nachweisbar ist.
Die entsprechenden Nosoden, ein Lymphmittel und die Präparate der Fa. Sanum kommen hierfür in Frage: Arthrokehlan A®, Arthrokehlan U®, Pefrakehl D5®, Notakehl D5®, Fortakehl D5®. Diese werden alle zwei Tage im Wechsel in die Umschlagsfalte des entsprechenden Odontons gespritzt, am besten mit etwas Procain 0,5%. Immer wenn drei, vier oder mehr Ampullen der entsprechenden Nosoden die positive TL aufheben, ist ein operatives Vorgehen angezeigt. Dasselbe gilt bei radiologisch nachweisbaren Beherdungen. Empfehlenswert ist eine mikroskopgestützte kieferchirurgische Intervention.
Eine differenzierte Betrachtung erfordert die Periodontitis: Auch hier wird der Schweregrad der Störung durch die Zahl der Ampullen, die zur Aufhebung der TL führen, definiert. Eine konservative Therapie ist jedoch auch bei Ausgleich durch vier Ampullen Periodontitis D4 bis D6 möglich. Hierbei ist eine suffiziente Zahnhygiene mit entsprechender mechanischer Reinigung Voraussetzung. Daneben kommen vor allem auch die oben erwähnten Nosoden der Fa. Sanum (Arthrokehlan U® und Arthrokehlan A® sowie Pefrakehl D5® und Fortakehl D5®) infrage.

Merke
Bei der Störfeldwirkung von Implantaten handelt es sich in der Regel nicht um Materialunverträglichkeiten. Implantate stören dann, wenn sie in nicht absolut herd- bzw. störfeldfreie Kieferknochen implantiert wurden. Es muss zur Regel gemacht werden, Patienten vor Implantierungen bezüglich Beherdungen zu testen (☞ Abb. 5.46, 5.47)!

Fallbeispiel 1
38-jährige Patientin, chronische Gesichtsschmerzen und Kopfschmerzen im Frontalbereich. Behandlung mit peripheren Analgetika und Morphinanaloga, bereits stationäre kurmäßige Behandlung. Auslöser: Verlust dreier Oberkieferfrontzähne bei einer Vergewaltigung. Psychotherapeutische Behandlung. Prothetische Versorgung: Überbrückung von 13 nach 22 mit festsitzendem Zahnersatz. Befund: totales Kompressionssyndrom, Kompression der Sutura palatinomaxillaris. Die Befunde wurden behandelt, die Patientin wird angeleitet, bei Ankündigung der Kopfschmerzattacken eine atemunterstützte Separation der Sutura palatomaxillaris durchzuführen. Eine Röntgenaufnahme steht bei Erstuntersuchung nicht zur Verfügung, die Aufnahmen seien aber unauffällig gewesen.
TL der Kieferregion 12 und 11 negativ. Bei TL des Odontons 21 gibt die Patientin bei der Testung einen blitzartigen Schmerz im Rectus femoris an, der als normoreaktiver Indikatormuskel benutzt wird. Diese Reaktion ist mehrfach reproduzierbar. Aufhebung der positiven TL und des Schmerzes beim Test mit der Nosode Kieferostitis D4, nach Temporal Tap Ausgleich mit vier Ampullen Kieferostitis D4. Der Schmerz beim Testen ist verschwunden. Indikation zur operativen Revision.

Fallbeispiel 2
39-jähriger Patient, chronisch rezidivierende Pharyngo-Laryngitis, Infektanfälligkeit, rez. Kandidosen, allgemeine Hypersensitivität gegen chemisch toxische Einflüsse, rez. Störungen des Bewegungsapparates wie Tendinitis, Krankheitsgefühl, verminderte Leistungsfähigkeit. Akuter Fieberschub von 39 °C. Anamnestisch Extraktion von 36 und 37 wegen „Wurzelvereiterung". Radiologisch wird die Leerkieferregion von mehreren Zahnärzten und Kieferchirurgen als „o.B." eingestuft.
Störfeldtestung mit AK: TL mit Finger negativ. Magnet-TL der Region über dem linken Unterkiefer positiv. Ringmagnet auf der Lymphleitbahn (Daumen) führt zu massiv positiver TL an der Leerkieferregion, die durch vier Amp. sklerosierende Kieferostitis D4 aufgehoben wird. Ein Kieferchirurg empfiehlt eine (Vor?-)Behandlung mit Clindamycin (Sobelin®), einem knochengängigen Antibiotikum. Die operative Revision wird jedoch von ihm und von zwei weiteren Kieferchirurgen abgelehnt. Folge der Antibiotikabehandlung: Ösophagitis und allgemeiner Soor. Nystatin-Behandlung und Kandidadiät.
Schließlich wird ein Zahnarzt gefunden, der gegen erneuten Widerstand und auf dringendes Bitten den Leerkiefer revidiert. Er findet „wider Erwarten" völlig verändertes Knochengewebe mit Amalgamresten. Ohne antibiotische Begleitbehandlung wird die Ausheilung über eine offene Wunde gewählt. Unter Behandlung mit Arthrokehlan A® und Arthrokehlan U® kurzer Heilungsverlauf und völlige Rekonvaleszenz.

5.5.7 Therapie von Zahnstörfeldern und -herden

Die Injektionstherapie intradentaler und ossärer Herde mit getesteten Nosoden wie Arthrokehlan A®, Arthrokehlan U®, Notakehl®, Fortakehl® ist allenfalls als adjuvant anzusehen. Die Injektion geschieht mit etwas Procain 0,5% gemischt an die sensitivste Stelle der vestibulären Schleimhaut im entsprechenden Odontom, die Frequenz kann etwa alle zwei Tage betragen. Dies sollte unbedingt geschehen, um eine operative Sanierung sicher zum Erfolg zu führen.
Letztere besteht bei den intradentalen Herden aus einer Wurzelrevision, die, falls der Patient sich dies finanziell erlauben kann, vom endodontologischen Fachmann gemacht werden sollte. Die Mikroskopbenutzung ist bei einwurzeligen Zähnen nicht obligatorisch, wohl aber die Verwendung der notwendigen Zeit (rund eine Stunde pro Wurzelkanal). Dies kann natürlich von jedem, auch nicht spezialisierten Zahnarzt geleistet werden, scheitert aber verständlicherweise normalerweise an den Zwängen der Routine-(Kassen-)Medizin.

Für die Sanierung extradentaler Herde: Granulome, Ostitiden, Fremdkörper etc., ist die Verwendung eines Operationsmikroskopes der Goldstandard. Erfreulicherweise gibt es Kieferchirurgen, die gegen Zuzahlung eines Eigenanteils auch für Pflichtversicherte diese Leistung anbieten. Versuchen Sie Ihre Patienten zu überzeugen, dass hier Sparen fehl am Platze ist. Eine Wurzelspitzenresektion, die ein Granulom beseitigt, kann einen Zahn retten, was allemal besser ist als eine Extraktion, die auch Beherdungen zurücklassen kann, wenn beispielsweise die interradikulären Septen stehen gelassen werden, und keine saubere Kürettage der Alveolen erfolgt.

5.6 Periodontopathie

Diese Volkskrankheit verdient eigentlich ein eigenes Kapitel, soll jedoch hier im Rahmen der Störfelder und Beherdungen abgehandelt werden, wo das Thema systematisch auch hingehört.
Das Problem muss ganzheitlich angegangen werden:
- Lokale zahnärztliche Therapie
- Dysbiosetherapie (☞ Kap. 7)
- Korrektur des Säure-Basen-Haushaltes (☞ Kap. 4)
- Orthomolekulare Medizin.

All diese Ansätze müssen sich ergänzen. Auf einige Aspekte kann in diesem Rahmen nur hinweisend eingegangen werden.

Lokale mechanische Therapie

Es ist selbstverständlich, dass eine suffiziente Zahnhygiene des Patienten, den der Behandler schulen muss, absolute Voraussetzung ist. Immer mehr zahnärztliche Praxen beschäftigen spezialisierte „Dental Hygienists" oder speziell ausgebildete Zahnarzthelferinnen, welche die professionelle Zahnpflege in Zusammenarbeit mit dem Zahnarzt durchführen:
- Entfernung von Zahnplaque, Glättung von Zahn und Wurzel
- Reinigung von Zahnfleischtaschen, evtl. OP
- Messung und Verlaufskontrolle der Zahnfleischtaschen.

Folgende Faktoren müssen in Betracht gezogen und korrigiert werden:
- **Fehlbiss** (Frühkontakte) mit Parafunktionen (Pressen, Knirschen).
- **Zahnplaque** ist die Grundlage der Entstehung von Parodontitis. Sie entsteht (Hauss et al. 1998) auf einer gereinigten Zahnfläche nach einem bekannten Muster: 1. Beschichtung des sauberen Zahnes mit Speichelglykoproteinen, 2. Haftung von Mikroorganismen aus dem Speichel auf dieser Schicht, 3. Etablierung einer Primärflora, 4. Entwicklung einer selektiven Flora und Reifung der Plaque. Die Plaques verhärten sich unter dem Einfluss des Speichels am Zahnfleischrand und führen dort zu einer mechanischen Reizung. Die Plaques-Bakterien produzieren Exotoxine, die in das angrenzende Zahnfleisch diffundieren und dort eine Rötung und Schwellung verursachen. Es entsteht eine Gingivitis, die nach professioneller Zahnreinigung noch reversibel ist. Werden die Plaques jedoch nicht entfernt, schreitet die Infektion voran, und es etabliert sich eine Parodontitis, erkennbar an Blutungen auf Sondierung, Zunahme der Taschentiefe und Abbau von Knochengewebe. In Deutschland liegt die Häufigkeit von behandlungsbedürftigen Parodontitiden bei über 75%.
- Bei der Kolonisation mit **parodontopathogenen Keimen** spielt die körpereigene Abwehr des Patienten eine ganz wichtige Rolle. Die im gesunden Sulcus geringfügig vorhandenen Parodontalkeime werden durch eine intakte humorale Abwehr in Schach gehalten (Kolonisationsresistenz). Eine Vielzahl von Keimen wirken pathogen am Periodontium: Streptokokken, Staphylokokken, Pseudomonas-Spezies, Eubacterium-Spezies, Bacteroides-Spezies, Campylobacter-Spezies, und als wichtige Formen sehr starker Pathogenität: Actinobacillus actinomycetem comitans, Treponema denticolata, Porphyromonas gingivalis, Prevotella denticolata u. a. Die letzten vier Formen können eine systemische Antibiotikatherapie mit Ornidazol oder Metronidazol, d. h. anaerobierwirksamen Antibiotika, notwendig machen.

Pathogenitätsmechanismen der bakteriellen Parodontitis

Folgende Faktoren spielen eine Rolle:
- **Enzyme:** Die Bakterien scheiden kollagenspaltende bzw. proteolytische Enzyme aus wie Kollagenase, Hyaluronidase und Chondroitinsulfatase und zerstören damit die epithelialen Strukturen durch Abbau von Interzellularsubstanz. Sie ermöglichen dadurch eine erleichterte Passage der Plaques-Bakterien in tiefere Bindegewebsschichten. Bakterielle Enzyme wie Peroxidase und Katalase, neutralisieren z. B. die sauerstoffabhängige antibakterielle Wirtsabwehr. Dadurch entstehende Sauerstoffarmut fördert das Aufkommen anaerober Keime, die besonders bei der fortschreitenden Parodontitis zu finden sind.
- **Exotoxine:** Sie werden aktiv von Mikroorganismen freigesetzt und schädigen in ihrer unmittelbaren Umgebung Zellen und Gewebe direkt.
- **Endotoxine:** Lipopolysaccharide, die nach Zerfall von gramnegativen Bakterien aus der Struktur der Zellmembran freigesetzt werden, induzieren z. B. die Knochenresorption.
- **Leukotoxine:** Einige Bakterien produzieren einen Stoff, der imstande ist, sowohl humane polymorphkernige Leukozyten als auch Monozyten abzutöten.
- **Chemotaxis-Hemmung:** Das Anlocken von polymorphkernigen Granulozyten in Entzündungsgebiete mit Hilfe von „Lockstoffen" wird gehemmt und die pathogenen Keime können sich ohne primäre Gegenwehr des Organismus vermehren und in das Gewebe eindringen.
- **Stoffwechselprodukte:** Endprodukte des bakteriellen Metabolismus wie Ammoniak, Indol, Schwefelwasserstoff, Fettsäuren und Polyamine sind für das Gewebe giftig. Sie leiten die Destruktion ein oder fördern die Progression der parodontalen Läsion. So ist bekannt, dass pathogene Parodontitiserreger das Wachstum von oralen Streptokokken unterdrücken, während die Streptokokken ihrerseits viele für das Parodontium pathogene Keime verdrängen. Wird das Immunsystem jedoch durch äußere Faktoren wie Stress, Hormonschwankungen, Medikamente,

Schwermetallbelastung (Amalgam) oder Rauchen gestört, können die Bakterien ihren Selektionsvorteil nutzen, und es etabliert sich eine manifeste Infektion des Parodontiums.

Erregernachweis (Hauss et al. 1998)

Bei den Erregern der Parodontitis handelt es sich vornehmlich um anaerobe gramnegative Stäbchen. Die Diagnostik von Anaerobiern ist aufwändig und geht folgendermaßen vonstatten:

Kultur

In die Zahntaschen werden kleine, saugfähige Filterpapierstreifen (endodontische Papierspitzen) eingeführt und für kurze Zeit dort belassen. Dort saugen sie sich mit dem Sulkus-Fluid voll. Dann müssen sie in sauerstofffreiem Medium verschickt und anaerob kultiviert werden. Leider wachsen diese Bakterien recht langsam und so kann es zwei bis drei Wochen dauern, bis die Anzucht, Anreicherung und Identifizierung abgeschlossen sind. Dann ist es immer noch möglich, dass nach der Prozedur lediglich physiologische Anaerobier nachgewiesen werden, die keine pathologische Bedeutung haben.

Gensonden-Test

Mit Hilfe von so genannten Gensonden werden ganz spezifisch Markerkeime von Parodontitis-Erkrankungen nachgewiesen (z. B. micro-dent-Test® Fa. Hain-Diagnostika, Nehren). Es werden die Anaerobier Porphyromonas gingivalis, Prevotella intermedia, Actinobacillus actinomycetem comitans, Bacteroides forsythus und Treponema denticola nachgewiesen. Auch hierfür werden die Filterpapierspitzen in die Zahntaschen eingeführt. Man sollte jedoch darauf achten, dass die Probennahme aus akut blutenden Taschen, z. B. aufgrund einer vorangegangenen Sondierung, vermieden wird (sonst wird später nur humane DNA angereichert). Zum Versand werden diese Papierstifte einfach in ein steriles Röhrchen gesteckt. Sie brauchen nicht weiter in Medien verbracht zu werden. Es besteht die Möglichkeit, einen Quadranten zu untersuchen oder auch einzelne besonders tiefe Zahntaschen.
Im Labor wird die DNA aus den Filterpapierstreifen isoliert und mit Hilfe von artspezifischen Primern mittels Polymerase-Kettenreaktion vermehrt. Diese Produkte oder Amplifikate werden markiert und ganz spezifisch an immobilisierte DNA auf Filterpapierstreifen gebunden. Nach einer Färbung zeigen sich hier so genannte Banden, natürlich nur sofern die Art im Ausgangsmaterial vorhanden war. Die Analyse ist theoretisch innerhalb eines Tages durchzuführen. Es werden Keime mit wirklich pathogener Bedeutung nachgewiesen und keine apathogene Mundflora.
Der Test kann eingesetzt werden, um das parodontale Risiko zu ermitteln und den Behandlungserfolg zu kontrollieren. Liegen die Keimzahlen unter der Sensitivitätsgrenze des Testes, liegt eine parodontale Stabilität beim getesteten Patienten vor. Die Nachweisgrenze liegt bei ca. 10 000 Keimen. Das ist auch die Schwelle zur Pathogenität. Niedrigere Keimzahlen werden durch den Körper noch toleriert.

Antibiotische Behandlung

Zusätzlich zu den bekannten mechanischen und chirurgischen Behandlungsmethoden werden, insbesondere bei Rezidiven, Antibiotika eingesetzt. Systemische Antibiotikatherapie kann bei Nachweis von Prevotella intermedia und/oder Porphyromonas gingivalis notwendig sein:
- Ornidazol, 1 × 1000 mg/Tag für zehn Tage
- Metronidazol 2 × 500 mg/Tag für zehn Tage

Wird zusätzlich noch Actinobacillus actinomycetem comitans nachgewiesen:
- Metronidazol oder Ornidazol: 3 × 250 mg/Tag
- und Amoxicillin 3 × 375 mg/Tag für sieben Tage

Die Wirkung lokal angewandter antimikrobieller Substanzen wird durch Trägersysteme, die ein Medikamenten-Reservoir schaffen, verbessert. So verfestigt sich bei dem Metronidazol-Gel (Elyzol®) und dem Minozyclin-Gel (Dentomycin®) das Trägermittel in der Tasche und gibt das Antibiotikum über längere Zeit ab. Durch kontrollierte Abgabesysteme (Tetrazyklinfaser Actisite® und Chlorhexidin-Chip (Periochip®) kann eine Freisetzung über längere Dauer in hoher Konzentration erreicht werden.
Eine vollständige Beseitigung von Prevotella intermedia ist nicht möglich. Doch durch lokale Stimulierung des Immunsystems kann die eigene Körperabwehr eine parodontale Gesundheit wiederherstellen. Die pathogene Mikroflora wird durch orale Streptokokken überwuchert und bildet eine so genannte pathogenresistente Zusammensetzung. Dadurch bildet sich ein Puffer gegen eine zukünftige Parodontitis.
Bei bakterizid und bakteriostatisch wirkenden chemischen Stoffen besteht grundsätzlich die Gefahr von Nebenwirkungen auf die nicht mikrobiellen Zellen der Mundhöhle. Da die Plaques einen Komplex aus verschiedenen Bakteriengruppen darstellen, kann von einem chemischen Stoff nicht die Elimination aller Arten erwartet werden. Die Gabe von Antibiotika kann zudem das Wachstum pathogener Hefen in der Mundhöhle fördern.

Desinfizierende und mikrobiologische Therapie des Mundraumes

Die Zahnfleischtaschen müssen mit Chlorhexidin desinfiziert werden. Dieses können einige Patienten auch selbst mit Kunststoffkanülen in Form eines Gels in die Zahnfleischtaschen spritzen. Dies ist bis zu einer Zahnfleischtaschentiefe von 4 mm erfolgversprechend. Der Patient kann selbst eine Spülung mit H_2O_2 zur Desinfektion vornehmen, was auch in die Zahnfleischtaschen gespritzt werden kann. Eine weitere Möglichkeit ist das sog. „Ölziehen", bei dem ein Esslöffel hochwertigen kalt gepressten Speiseöls während mindestens zehn Minuten durch die Zähne gezogen wird, geschehen. Das Öl kann mit einigen Tropfen „Mixtura thymi", welche wegen des Bestandteils an Teebaumöl lipophil ist, versetzt werden und wirkt so desinfizierend (antibakteriell und antimykotisch).

Rp.	
Zimtöl	1,25
Thymianöl	1,25
Teebaumöl	1,00
Mandelöl	ad 50,0

Die Desinfektionsmaßnahmen können alternierend mit Spülungen mit Symbioflor 1® (Streptococcus faecalis, ein physiologischer Bewohner des Mund- und Rachenraumes) nach Testung als Mundspülung (dreimal täglich 30 Tr. in Wasser) angewandt werden. Der Kontakt sollte möglichst intensiv sein, d.h. die Spüllösung muss durch die Zähne gezogen werden. Damit ist gewährleistet, dass nicht nur Flora reduziert sondern eine Selektion zugunsten einer gesunden Flora forciert wird.

Autonosoden

Nicht nur aus traditionell kultivierten Parodontalkeimen, sondern auch aus dem Gensonden-Untersuchungsmaterial, den eingesandten Papierspitzen, können Nosoden (potenzierte abgetötete oder attenuierte Erreger) hergestellt werden (z.B. Fa. Mentop Pharma, Georg-Ohm-Str. 6, 24837 Schleswig). Sie haben daher einen individuellen Bezug zur Krankheitsgeschichte des Patienten. Die Autonosode wird als ein Katalysator angesehen, der einen reaktionsschwachen Organismus aktivieren und die Abwehrkräfte mobilisieren kann. Die Parodontalkeime werden dem Körper in einer verdünnten und für den Körper neuen Form präsentiert. Über die Erkennung keimspezifischer Oberflächenstrukturen wird eine spezifische Immunantwort hervorgerufen. Das führt zu einer ganz neuen Antigenpräsentation und damit auch zu einer neuen Prägung der entsprechenden T- und B-Zellen.
Die Autonosoden werden in Potenzreihen verabreicht (D6, D7, D8, D9, D10, D12, D20, D30, zweimal wöchentlich). Die Anwendung erfolgt in die mechanisch oder chirurgisch vorbehandelte Zahntasche. Eine alleinige Nosodentherapie ohne mechanische/chirurgische Vorbehandlung ist zwecklos, da die entzündeten Gewebe eine viel zu große Oberfläche aufweisen.

Nosodentherapie

Nach den Regeln der Störfeldtestung werden vor allem folgende Nosoden nach dem Enderlein-Prinzip (Enderlein, 1981) getestet:

- Arthrokehlan A® Amp
- Arthrokehlan U® Amp
- Fortakehl® D3 Supp. oder D5 Tropfen
- Notakehl® D3 Supp. oder D5 Tropfen
- Pefrakehl® D3 Supp. oder D5 Tropfen

Dabei sollte die niedrigste erhältliche Potenz verwendet werden (z.B. Suppositorien): ein Supp. tägl. bzw. eine Ampulle in die Schleimhaut des Vestibulums im Bereich der parodontitischen Veränderungen.

Dysbiosetherapie

Kandida- und andere Dysbiosen des Mund-Magen-Darm-Traktes müssen saniert werden (☞ Kap. 7). Reduzierte Kolonisationsresistenz betrifft nicht nur die Mundschleimhaut, sondern auch die unteren Abschnitte der Funktionseinheit Mund-Magen-Darm-Trakt.

Säure-Basen-Therapie

Säure-Basen-Störungen (☞ Kap. 4) führen zu Störungen des Knochenstoffwechsels, da latente Azidose zu Kalziummobilisierung aus dem Knochen führt. Die in Kapitel 11 geschilderten Aspekte (Ernährung, orthomolekulare Therapie) müssen berücksichtigt und umgesetzt werden.

Orthomolekulare Therapie

Folgende Substanzen kommen in Frage und werden ausgehend von einem dysreaktiven Muskel im Sinne eines normoreaktiven Challenge getestet. Es kann auch von einer positiven TL zum parodontalen Störfeld ausgegangen werden, die durch die passende Substanz aufgehoben wird.

- **Zink** (30 bis 60 mg/Tag), stärkt Zellmembran und Kollagen, Immunstimulans
- **Kalzium** (Kalziumzitrat, Kalziumaspartat, 3 × 150 bis 300 mg)
- **Selen** (200 µg/Tag), Antioxidans, Immunstimulans
- **Mangan** (2,5 bis 5 mg) Kofaktor bei der Synthese von Bindegewebs- und Knochengrundsubstanz
- **Folsäure** (z.B. Folic acid liquid PE oder Thorne): 10–15 Tr. in Wasser zum „Durch-die-Zähne-Ziehen"; verbessert Zellregeneration und reduziert Blutungsneigung
- **Coenzym Q_{10}** (CoQ10 PE u.a.): 50–300 mg/Tag – verbessert oxidativen Stoffwechsel
- **Vit. C** (1 g/Tag), notwendig zur Kollagensynthese, Antioxidans, Immunstimulans. Dieses ist oft in gepufferter Form besser verträglich, da das lokale Milieu im Mund bei Parodontose-Patienten ohnehin häufig zu sauer ist und sich eine zusätzliche Irritation durch die Askorbinsäure ergeben kann, auch wenn sie letztlich in alkalische Valenzen umgewandelt wird (☞ Kap 4).
- **Vit. E** (100–400 IE): Antioxidans, Membranschutz
- **Vit. A** (20000 IE): Kollagensynthese, Schleimhautschutz
- **Rutin** stabilisiert Gefäßwandpermeabilität
- **Echinacea** als Spülung 3 × 20 Tr., immunstimulierend.

Einige Behandler benutzen Injektionen von Organpräparaten wie Periostium, Periodontium, Gingiva, Mandibula, Maxilla, z.B. der Fa. Wala, welche in einer ansteigenden Potenzreihe verabreicht werden: beginnend mit D3 jeder getesteten Organnosode werden z.B. zweimal pro Woche in der Reihenfolge D5, D7, D9, D12 etc. als Mischspritze submukös gespritzt.

Merke

- Ein Störfeld kann lokale, segmentale oder globale Störungen verursachen.
- Jede Krankheit kann störfeldbedingt sein.
- AK-Befunde sollen immer mittels weiterer Testmethoden verifiziert werden: z.B. Röntgen, Decoder, Thermographie.
- Die Therapielokalisation eines Störfeldes kann sensitiver gemacht werden, wenn über die zugeordnete Leitbahn der EAV ein Magnet gelegt wird (typisches Beispiel: Ringmagnet über der Lymph-Leitbahn verstärkt die TL im Zahn-Mund- und Nebenhöhlenbereich).
- Voll und Goodheart haben unterschiedliche Zuordnungen der Zähne zu Akupunktur-Leitbahnen und Körperregionen vorgenommen. Beide sollten überprüft werden.
- Die Parodontose ist eine systemische Erkrankung, die neben der Lokaltherapie eine Therapie des Darmes, des Säure-Basen-Haushaltes und der nutrimentellen Balance erfordert.

Anmerkung

Wie bei Thomson (1985) werden zuweilen auch die Störwirkungen der dentalen Materialien (Füllmaterialien und Zahnersatzmaterialien) zu den Störfeldern gezählt. In diesem Buch werden sie gesondert behandelt, da es sich hierbei zum größten Teil um allgemein toxische oder allergische Wirkungen handelt.

▶ Übungseinheit

- Testen Sie Rectus femoris (☞ Kap. 2.7.17), Pectoralis major clavicularis (☞ Kap. 2.7.10) und Sternocleidomastoideus (☞ Kap. 2.7.19). Führen Sie ein Magnet-Screening über den beiden Kiefern und den Nasennebenhöhlen durch. Lassen Sie den Patienten zusätzlich Ly2 therapielokalisieren. Wenn die „Magnet-TL" positiv ist, streifen Sie den Magneten über den gleichseitigen Daumen und lassen den Patienten einen Zahn nach dem anderen therapielokalisieren, ebenso die Kieferhöhlen.
- Führen Sie eine Differenzialdiagnose des Störfeldes durch: mechanisch (neurologischer Zahn) und mit den gängigsten Nosoden aus dem Herd- und Störfeld-Testsatz nach Garten (Fa. Staufen), Bezug: Kybermedica, Tel. 089-15959 51, www.appliedkinesiology.org
- Testen Sie noch andere Muskeln, die Sie schon kennen: Infraspinatus, Teres minor, Subscapularis, Latissimus dorsi, Deltoideus, Piriformis, Hamstrings (☞ Kap. 2.7). Wenn Sie einen dysreaktiven Muskel finden, testen Sie, ob er durch ein Zahnstörfeld verursacht wird, indem Sie die Zähne nach der Zuordnung von Voll und Goodheart therapielokalisieren lassen.

5.7 Übungsfragen zu Kap. 5

Antworten ☞ Kap. 6.15

Frage 1: Welcher EAV-Punkt ist dem Kieferbereich zugeordnet?

Frage 2: Wie lautet die Nomenklatur für den linken oberen Eckzahn?

Frage 3: Wenn ein hyporeaktiver Muskel benutzt wird, unter welchen Bedingungen wird dieser Muskel stark bei gleichzeitiger TL zum beherdeten Zahn?

Frage 4: Wenn ein Herdbefund durch eine Kieferostitis-Nosode aufgehoben wird, soll man dieses Mittel therapeutisch anwenden? Kann man erwarten, dass die Injektionstherapie erfolgreich sein wird?

Frage 5: Eine positive TL zum Zahn deutet auf was hin? Die Differenzierung zwischen den Befunden erfolgt durch welche Maßnahme?

Frage 6: Ein OPG ohne Befund schließt das Vorhandensein eines Zahnherdes definitiv aus. Ja oder nein?

Frage 7: Die diagnostischen Adler-Druckpunkte sind entlang welcher Körperregion zu finden?

Frage 8: Bitte beschreiben Sie die Differenzierung zwischen Herd und Störfeld.

Frage 9: Laut Voll sind die oberen Schneidezähne welchen Organen/Meridianen zugeordnet?

Frage 10: Wie kann man die aktiven Lymph-Punkte für den Kieferbereich außer mit TL auch provozieren? Was ist die Bedeutung?

Frage 11: Ein Weisheitszahn, der im Alter von dreißig Jahren noch nicht durchgebrochen ist, wird immer ein Herd- bzw. Störfeld sein. Ja oder nein?

Frage 12: Was soll man ausschließen als mitwirkende Auslöser beim lokalen Knochenschwund im Kieferbereich?

Frage 13: Was empfehlen Sie Ihrem Patienten, wenn drei Ampullen Kieferostitis D4 bis D6 die Therapielokalisation an einer radiologisch unauffälligen Leerkieferregion ausgleichen?

Frage 14: Welche Störfeldtestmethoden kennen Sie außer der AK?

Frage 15: Wenn eine Muskeldysreaktion durch ein Störfeld ausgelöst ist, können Sie dies durch welches Vorgehen nachweisen?

Frage 16: Schildern Sie die Vorgehensweise bei einem neurologischen Zahn.

Frage 17: Sie finden eine positive Therapielokalisation mit Hilfe des Magneten über dem linken Ober- und Unterkiefer. Woran denken sie differenzialdiagnostisch?

Frage 18: Wenn Sie durch eine Nosode die positive TL eines Zahnes z.B. mit drei Ampullen aufheben können, bedeutet dies, dass nur die dieser Ampulle entsprechende Störung vorhanden ist?

Frage 19: Beschreiben Sie, wie die Zahn-Muskelzuordnung nach Goodheart organisiert ist.

Frage 20: Bei der Korrektur eines neurologischen Zahnes mobilisieren Sie in derselben oder in Gegenrichtung der Provokation, die einen normoreaktiven Muskel dysreaktiv gemacht hat?

Frage 21: Wie können Sie die Störfeldtestung im Zahnbereich sensitiver machen?

Frage 22: Sie haben festgestellt, dass der Zahn 16 eine positive Therapielokalisation aufweist, welche durch drei Ampullen gangränöse Pulpa D4 aufgehoben werden kann. Was führen Sie durch oder wie beraten Sie den Patienten?

Frage 23: Nennen Sie die Organ/Leitbahnzuordnungen der Zähne.

Frage 24: Nennen Sie die wichtigsten orthomolekularen Substanzen, die bei Parodontopathien getestet und danach verabreicht werden sollen.

5.8 Antworten zu Kap. 4.10

Antwort 1: Es handelt sich um starke Basen: HCO_3^-, HPO_4^{2-}, Hämoglobin und Plasmaproteine.
Antwort 2: Methode nach Astrup (ergibt pH, pCO_2, Pufferbasenkonzentration und Basenüberschuss), Urintitration nach Sander, Bluttitration nach Jörgensen.
Antwort 3: Oraler Challenge mit Betain-HCl und Apnoe. Man verwendet einen dysreaktiven Muskel, der keinem Organ zugeordnet ist, welches ein spezifisches Säure-Basen-Milieu hat (z. B. M. sartorius, M. infraspinatus, M. tibialis post.). Oraler Challenge mit basischen Substanzen evtl. zusammen mit Hyperventilation im Sinne eines dysreaktiven Challenge, d. h. ausgehend von einem normoreaktiven Muskel wie oben.
Antwort 4: Oraler Challenge mit Basenpulver und Hyperventilation. Man verwendet einen dysreaktiven Muskel, der keinem Organ zugeordnet ist, welches ein spezifisches Säure-Basen-Milieu hat (z. B. M. sartorius, M. infraspinatus, M. tibialis post.). Oraler Challenge mit Betain-HCl evtl. zusammen mit Apnoe ausgehend von einem normoreaktiven Muskel wie oben. Eine Alternative ist die Provokation mit Laktat, Acetoacetat, β-Hydroxybutyrat in isopathischer Verdünnung, welche bei den entsprechenden Stoffwechselzuständen zu einem normoreaktiven Challenge führen.
Antwort 5: Dass eine normale Säureelimination stattfindet. Hoch positiver Aziditätsquotient und Fehlen der zirkadianen Schwankungen („Säure- und Basenfluten") können einen Hinweis darstellen für Azidose, sind jedoch kein Beweis. Absinken des Aziditätsquotienten durch adäquate Therapie spricht für erfolgreiche Therapie.
Antwort 6: 7 bis 7,4.
Antwort 7: 6,2 bis 6,5.

6 Störungen durch Schwermetalle und zahnärztliche Werkstoffe

H. Garten

6.1 Grundlagen

Schwermetallbelastungen stellen einen bedeutenden systemischen Stressfaktor dar. Viele der Symptome, die durch Beseitigung der Schwermetallbelastung behoben werden können, werden von toxikologischer und arbeitsmedizinischer Seite nicht dokumentiert oder als nicht reproduzierbar negiert. Tatsächlich handelt es sich vielfach um unspezifische, subjektive Befindlichkeitsstörungen, die auch nicht streng einem Schwermetall zuzuordnen sind, sondern ebenso bei einer anderen chemisch toxischen oder viralen Belastung auftreten könnten (Immunsuppression, diffuse Schmerzen, Depression, Schwindel u. a.). Erschwert wird die Situation durch die Schwierigkeiten des labortechnischen Nachweises: Kompartimente, die einer quantitativen Diagnostik nicht zugänglich sind (ZNS, Nervengewebe, Fettgewebe usw.) können als Reservoir dienen. Eine Palladium-Belastung oder -Intoleranz kann laborchemisch u. U. kaum verifiziert werden. Umso höher sind die diagnostischen Möglichkeiten der Applied Kinesiology einzustufen.

Die Schwermetalle, die in der Praxis am häufigsten zu Belastungen führen sind Quecksilber, Zinn (aus Amalgam), Palladium, Gold, Blei, seltener Kadmium, Silber (aus Amalgam, aber auch aus Piercings). Da die Bleibelastung (siehe unten) kontinuierlich abnimmt auf Grund der zunehmend geringeren Verwendung verbleiter Kraftstoffe, spielt die Belastung mit Quecksilber und dem ebenfalls im Amalgam vorkommenden Zinn durch die nach wie vor ausgeprägte Verwendung von Silberamalgam als Zahnfüllstoff die bei weitem größte Rolle. Die Tatsache, dass der Werkstoff ausgesprochen gute materialtechnische Eigenschaften für die Zahnmedizin aufweist und andererseits die toxikologischen Erkenntnisse immer klarer zu Tage treten, führt zu der bekannten Polemik und Polarisierung um seine Verwendung. Exemplarisch sei eine Meldung der Deutschen Presseagentur vom 23. November 1997 aufgeführt: Dort wird berichtet, dass bei einem Feldversuch der Universität Tübingen 20 000 Probanden auf eventuelle gesundheitliche Folgen von Amalgam untersucht wurden. Die Resultate der Studie wiesen einen eindeutigen Zusammenhang zwischen Quecksilber im Speichel, Amalgamfüllungen und dem Risiko für Krankheiten wie Zahnfleischbluten, Müdigkeit oder Gedächtnisstörungen auf. Die ermittelten Werte der Quecksilberkonzentration im Speichel überstiegen die von der Weltgesundheitsorganisation empfohlenen Werte.

Ein Sprecher der Bundeszahnärztekammer vertrat dagegen die Ansicht, dass in dieser Studie keine neuen Erkenntnisse vermittelt worden seien. In einer Stellungnahme von Herrn Prof. Stefan Halbach aus München hieß es, trotz der Tübinger Studie sei weltweit kein Zusammenhang zwischen Amalgam und einer Gesundheitsgefährdung herzustellen.

Um sich diagnostisch und argumentativ auf sicherem Boden zu bewegen, erscheint es wesentlich, die toxikologischen Fakten zu kennen und die Erkenntnisse der biologischen Medizin zu verwerten. Im Folgenden werden daher die toxikologischen Eckdaten für die wichtigsten Metalle aufgeführt (Quelle: vor allem Wichmann, Schlipköter et al., Handbuch der Umweltmedizin, 1992 und spätere Ergänzungslieferungen).

Fallbeispiel: Schmerzen im Bewegungsapparat, Verdauungsstörungen, Metallallergie

64-jährige Patientin, mit Bauchschmerzen unterschiedlicher Lokalisation, Darmträgheit, Zökalregion besonders empfindlich, Kotbauch nach Mayr. Schmerzen im ganzen Körper, Rückenstrecker schmerzhaft. Nahrungsmittelunverträglichkeit (Verdauungsstörungen) wechselnder Art. Orthopädisch war der Spine-Test links positiv, die LWS-Seitneigung in beide Richtungen eingeschränkt. HWS-Linksrotation gering eingeschränkt. Grob neurologisch war die Patientin hyporeflexiv. Die Zunge war vermehrt belegt. In der Panoramaaufnahme verbreiterter Periodontalspalt apikal bei 13 und 22, die Wurzelfüllung bei 17 war unvollständig.

Magnet-TL über Ober- und Unterkiefer beidseits positiv. Daher Tests mit Nosoden „gangränöse Pulpa" und „Kieferostitis", diese waren beide negativ. Die Magnet-TL wurde durch potenzierten Schadstoff Zahngold D200 aufgehoben. Auch ein links schwacher Rectus femoris wurde mit dem potenzierten Metall stark. Therapielokalisation (TL) der Ileozökalklappen-Region positiv, sie war palpationsschmerzhaft. Auch diese TL wird durch Zahngold D200 aufgehoben. Wegen des vermutlich gravierenden Unverträglichkeitsgeschehens (die Patientin hatte seit vielen Jahren teilweise Goldlegierungen im Mund, dazu bis vor ca. acht Jahren Amalgam) erfolgt die Empfehlung, einen Lymphozytentransformationstest durchzuführen. Ergebnis: Stark positive Reaktion, erhöhter Stimulationsindex (als erhöht gelten Werte größer 3) für Gold 18,7; 17,4, Nickel 7,7; 6,5 und Palladium 24,6; 19,8.

Zum homöopathischen Arzneimittelbild Aurum gehören auch einige der Befunde (z. B. Stuhlgang), welche die Patientin beschrieb (☞ 6.9.6). Empfehlung der Entfernung der Goldlegierungen. Dies geschah, da keine anderen wesentlichen Dysbiose-Ursachen gefunden wurden, wie Kandida- oder Anaerobier-Vermehrung, welche mittelbar eine Allergisierung gegen Metalle hätten bahnen können und daher die Metallallergie als primär erachtet wurde (☞ Fallbeschreibung Kap. 6.8.2)

6.1.1 Definitionen

- **Toxische Wirkungen:** Bei quantitativ überschwelliger toxischer Belastung treten Zellschäden, Enzymschäden, genetische Schäden und kanzerogene Wirkungen auf.
- **Unverträglichkeiten:** Schmerz- und Entzündungsmediatoren, Zytokine, Neurotransmitter und andere Mediatoren oder unbekannte energetische Mechanismen verursachen physische und/oder psychische Störungen. Näheres ☞ Kap. 10.
- **Allergien:** Definierte Immunmechanismen der Klassen I bis IV führen zu körperlichen und psychischen Reaktionen. Näheres ☞ Kap. 8.

Unverträglichkeitsreaktionen

Schwermetalle und unverträgliche Zahnersatzmaterialien sind als lokaler und systemischer Stressfaktor („Störfeld") wirksam. Es muss zwischen toxischen Wirkungen, Unverträglichkeiten und Allergien unterschieden werden. Unverträglichkeiten von Materialien beruhen auf der Wirkung galvanischer Ströme, Zytokin- und Neurotransmitter-Veränderungen und mechanischer Irritation. Spezielle Symptome der Metallunverträglichkeiten, die bei toxikologisch unterschwelligen oder nicht nachweisbaren Mengen auftreten können, sind in ihrem Mechanismus nicht vollständig geklärt und sind am ehesten dem homöopathischen Arzneimittelbuch zu entnehmen. Ungenauigkeiten in der Verarbeitung zahnärztlicher Arbeiten, Lötmateralien, Reparatur und Ergänzungen von Kunststoffprothesen mit selbsthärtendem Kunststoff und dergleichen sind für Unverträglichkeitsreaktionen mitverantwortlich.

Allergische Reaktionen

Die allergischen Reaktionen gegen Metalle und Zahnersatzmaterialien sind vor allem HLA-abhängige Immunreaktionen vom Typ IV (☞ Kap. 8.5). Quecksilber, Nickel, Chrom und Gold haben eine hohe Affinität zu Disulfid-(S-S-) oder Sulfhydryl-(S-H-)Gruppen, welche die räumliche Struktur von Bau- und Funktionsproteinen charakterisieren (Mayer, 1999). Quecksilberbelastung führt nach Frank und Bieger (2000) zur Bildung von Autoantikörpern gegen Organgewebe, aber auch Zellkerne und Organellen wie endoplasmatisches Retikulum und Mitochondrien. Quecksilber und andere Metalle wirken als Hapten und es kommt nach Hapten-Modifikation zellulärer Antigene zu einer Sensibilisierung nach TH_1-Effektormodus (☞ Kap. 8.2). Nach Griem (1995) sind durch Korrosion freigesetzte Ionen für die allergische Potenz des Materials entscheidend. Metallionen verändern Körpereiweiße, die dann von Immunzellen wie körperfremd behandelt werden. Diese Reaktionen sind nach Augthun (1990) von der Menge der Ionenexposition abhängig. Bei Prothesenträgern sind neben den eigentlichen Baumaterialien die Hilfsstoffe wie Holzteer, Eugenol, Parabene, Zimtöl, Menthol, Limonen- und Sellerieextrakt sowie Nelkenöl von Bedeutung. Alle können allergen wirksam sein oder Unverträglichkeiten auslösen. Sowohl die Sensibilisierung im allergologischen Sinne als auch die Auslösung von Unverträglichkeitsreaktionen wird erleichtert durch direkten Schleimhautkontakt der Materialien, Läsionen der Mundschleimhaut und Korrosion durch Abweichungen des Speichel-pH vom Neutralwert.

6.2 Symptome bei Allergien auf zahnmedizinische Materialien

Die Anamnese ist häufig unauffällig bezüglich der zeitlichen Zuordnung von Symptomen zur Einbringung von Zahnersatzmaterialien. In vielen Fällen jedoch macht der Patient eine eindeutige Angabe wie diese: „Seit ich die neue Brücke, die neuen Kronen, die neue Prothese im Mund habe, fühle ich mich unwohl, kribbelig usw."

Die Allergiesymptome werden im Folgenden zusammengefasst, da sie relativ unspezifisch sind, was das Material angeht. Den ersten Hinweis auf Unverträglichkeit von Zahnersatzmaterialien liefert jedoch die Anamnese. Molitor und Leonhardt (1993), deren Allergietestsystem in der Folge noch beschrieben wird, unterscheiden zwischen so genannten Major-Symptomen, die sich in der Mundhöhle bemerkbar machen, sowie Minor-Symptomen, die als Fernwirkung imponieren.

Major-Symptome

- Ödematöse Zahnfleischveränderungen bzw. rezidivierende Zahnfleischentzündung
- Mundschleimhaut- bzw. Zungenbrennen
- Mundwinkelrhagaden
- Metallgeschmack
- Aphten im Mundbereich
- Chronische Mundtrockenheit (Sicca-Syndrom)
- Lichen ruber planus
- Ekzematöse Veränderungen im Gesichtsbereich
- Ödembildung im Gesichtsbereich
- Kieferknochenabbau
- Urtikaria.

Minor-Symptome

- Rezidivierende Sinusitis maxillaris
- Irritation der Atemwege
- Chronische Rhinitis
- Kopfschmerz
- Verstärkung chronischer Erkrankungen, besonders Neurodermitis, Psoriasis, Kolitis
- Chronische Konjunktivitis/Lidödem
- Gesichtsschmerz
- Veränderung der körperlichen und/oder geistigen Leistungsfähigkeit
- Magen/Darm-Beschwerden
- Gelenkschmerzen.

6.3 Labormedizinische Diagnostik der toxischen Belastung

6.3.1 Vollblutanalyse

Bei der Bestimmung von Mineralstoffen und Spurenelementen muss man sich der Tatsache bewusst sein, dass ca. 99% des Eisens, 90% des Kaliums, 90% des Zinks, 70% des Magnesiums und 70% des Selens in den zellulären Blutbestandteilen enthalten sind und bei der alleinigen Untersuchung des Serums der Bestimmung entgehen. Eine Bestimmung wenigstens dieser Mineralstoffe und Spurenelemente sollte daher unbedingt im Vollblut erfolgen (Bayer 1993, 1986, Schmitt, Ott et al.,1991). Auch die Bestimmung von Schwermetallen erscheint im Vollblut sinnvoller, da z. B. Zink und Quecksilber ein ähnliches Bindungsverhalten aufweisen.
Grundsätzlich sind jedoch für die laboranalytische Bestimmung von Schwermetallbelastungen die Ausschwemmtests (siehe unten) besser geeignet, da sie Depots zu mobilisieren vermögen und nicht nur das durch akute Belastung zirkulierende Schwermetall erfassen. Dennoch spielt die Vollblutanalyse eine große Rolle, da die Toxizität von Schwermetallen bei Spurenelementmangel (insbesondere Zink, Selen) ausgesprochen erhöht ist und ein solcher Mangel daher unbedingt diagnostiziert werden muss.

Merke
Bei der Interpretation der Analysen ist zu beachten, dass die angegebenen Mineralwerte sich immer auf einen Normal-Hb bzw. -Hämatokrit beziehen. Bei Abweichungen der analysierten Blutprobe vom Normalwert für Hb und Hkt können die Messwerte per einfache Dreisatzrechnung auf den normalen Bezugswert zurückgeführt werden (☞ Fallbeispiel).

Es geht eben nicht nur um die Bestimmung der Mineralstoffe und Spurenelemente im Blutkompartiment welches nur einen Bruchteil der Gesamt-Körperzellmasse ausmacht, sondern um den Gesamtkörperbestand. Bei niedrigem Hämatokrit werden die Werte also verfälscht, da die Zellkonzentration im Blut kleiner ist, eine Veränderung, die nur das Blutkompartiment betrifft. Die Vollblutanalyse hat sich trotz dieser kompartimentbedingten Ungenauigkeiten für uns am besten bewärt, wird aber immer durch eine Diagnostik mit Applied Kinesiology ergänzt. Dabei beachten sie bitte die Regeln des AK-Challenge (☞ Kap. 3.4: Gleichzeitiger normoreaktiver und dysreaktiver Challenge).

Fallbeispiel Blutprobe (Labor Bayer, Stuttgart)
- Hb 12,1 g/dl; Hkt 38%
- Zink 6,52 mg/l (n = 7,3 bis 7,7)
- Magnesium: 30,35 mg/l (n = 34,00–36,00)
- Kalium: 1587 mg/l (n = 1750–1850)

Umgerechnet auf einen angenommenen Normal-Hb von 15 g/dl bzw. 14 g/dl und einen Hkt von 45 bedeutet dies:
- Zink: (6,52 × 15) : 12,1 = 7,74 bzw. (6,52 × 14) : 12,1 = 7,54
- Magnesium: (30,35 × 15) : 12,1 = 37,62 bzw. (30,35 × 14) : 12,1 = 35,16
- Kalium: (1587 × 15) : 12,1 = 1879 bzw. (1587 × 14) : 12,1 = 1836 (auf Hb bezogen)
- Zink: (6,52 × 45) : 38 = 7,72
- Magnesium: (30,35 × 45) : 38 = 35,94
- Kalium: (1587 × 45) : 38 = 1879 (auf Hkt bezogen)

6.3.2 Haarmineralanalyse

Toxische Metalle wie Blei, Kadmium, Aluminium u. a. werden in die Haare eingelagert und können aus entsprechenden Haarproben gemessen werden. Die Aussagekraft der Haaranalyse wird dadurch erheblich beeinträchtigt, dass erhebliche exogene Kontaminationen möglich sind (Blei aus Kraftstoffabgasen, Quecksilber aus der Raumluft bei beruflicher Exposition, Kadmium aus Zigarettenrauch, Aluminium aus Kosmetika etc.) Dies wird auch daran deutlich, dass an verschiedenen Stellen des Kopfes entnommene Haare unterschiedliche Mineralstoffkonzentrationen aufweisen können. Die Haaranalyse stellt einen bis über mehrere Wochen bis Monate sich erstreckenden Mittelwert aus Mineralstoffaufnahme, endogener Ablagerung der Mineralien (und Giftstoffe) in die Haare sowie exogener Kontamination dar (Bayer, 1993).
Bei einer Wachstumsrate von 1 cm/Monat spiegeln die ersten zwei Zentimeter des proximalen Haarabschnitts die durchschnittliche Belastung der vergangenen zwei Monate wider, sodass auch wegen der relativ kürzeren Exposition der proximalen Haarabschnitte gegen äußere Einflüsse dieselben für die Mineralstoffanalyse verwendet werden müssen. Einen Ausweg stellt die Verwendung von Schamhaar dar, wobei zu berücksichtigen ist, dass die Wachstumsrate von Schamhaaren wesentlich geringer als die des Haupthaars ist. Die Analyse von Schamhaar stellt somit eine gewisse Alternative bei chronischer Belastung dar.

6.3.3 Eliminationstests

Modifizierter DMPS-Test nach Daunderer

vergl. Bayer (1992a), Daunderer (1989), Schiele (1989)

Durchführung

- Vor dem Test lässt man den Patienten die Blase entleeren, damit der Urin analysiert wird, der nach Gabe des DMPS produziert wurde.
- 3 mg/kg Körpergewicht DMPS (Dimercaptopropionsulfonsäure; Dimaval®, Unithiol®) wird in einer Kurzinfusion mit 100 ml NaCl 0,9% über 10 Minuten verabreicht. Die Anwendung einer Kurzinfusion erscheint uns von erheblicher Bedeutung, da hiermit das Risiko einer zu schnellen Injektion entfällt. Komplikationen, die als allergischer Schock nach DMPS angesehen werden und wurden, sind in Wahrheit auf die plötzliche Bindung von Mineralstoffen und Spurenelementen (u. a. Kalzium) durch den injizierten DMPS-Bolus zurückzuführen.
- Direkt im Anschluss wird ein Glas Wasser zu trinken gegeben (mehr empfiehlt sich nicht, da sonst der Urin zu sehr verdünnt werden kann). Wir haben in den letzten Jahren gänzlich auf das Trinken von Wasser nach der Infusion verzichtet, da die Spontanurin-Pro-

duktion vollkommen ausreichend ist und die Urinkonzentrationen (sichtbar am Kreatinin-Wert) nie den Normalwert übersteigen.
- Nach 45 Minuten wird der erste Spontanurin gesammelt, in dem Quecksilber, Kreatinin und bei Bedarf die anderen Elemente wie Zinn, Blei, Kadmium bestimmt werden, die vorher im AK-Test gefunden wurden. Die Kreatininbestimmung dient zur Korrelierung des ausgeschiedenen Metalls zur allgemeinen Urinkonzentration.

Nur in Ausnahmefällen (bei Kindern, bei Spritzenphobie) können 10 mg/kgKG DMPS oral (Dimaval®, Mercuval®) verabreicht werden. In diesem Falle erfolgt die Sammlung von Spontanurin erst nach 120 Minuten.

Bewertung

Normalwerte (Labor Bayer, Stuttgart)
Quecksilber < 50 µg/g Kreatinin
Blei < 100 µg/g Kreatinin
Zinn < 2 µg/g Kreatinin
Kadmium < 3 µg/g Kreatinin
Palladium < 5 µg/g Kreatinin.

Der fehlende Nachweis einer Quecksilberintoxikation im unserer Ansicht nach sensibelsten Labortest, dem DMPS-Eliminationstest, kann ebenso wie der fehlende Nachweis in der Vollblut- oder Serumanalyse darauf zurückzuführen sein, dass das Quecksilber in nicht ausreichend zugängliche Kompartimente gebunden abgelagert ist. Speziell ein Zinkmangel führt zu einer minimalen oder nicht mehr vorhandenen Quecksilberausscheidung (Perger und Maruna, 1987). Der Eliminationswert von Quecksilber ist nur ein orientierender Messwert, der je nach Chronizität der Belastung (d.h. Speicherungsgrad in den Depots) und individuellen Verhältnissen (z.B. Gesamtkörperfett, Muskelmasse, körperliche Aktivität) variiert. Daher kann keine absolute Aussage über die Gesamtbelastung mit Quecksilber gemacht werden. So sind erfahrungsgemäß bei muskelkräftigen Männern, ohne dass diese notwendigerweise körperlich besonders aktiv sind, was zu einer erhöhten Mobilisation führen könnte, die Werte häufig auch bei zahlreichen Amalgamfüllungen niedrig bzw. unter dem von Daunderer angegebenen Grenzwert. Unter Umständen wird bei einem zweiten DMPS-Test nach Zinksubstitution ein erhöhter Messwert bestimmt.

Da sich für die Autoren kein praktischer Nutzen aus der Bestimmung von Quecksilber, Zink und anderen Elementen im Urin **vor** Gabe des Chelatbildners DMPS ergeben hat (s.u.), führen wir ausschließlich eine Messung aus dem Urin **nach** DMPS-Gabe durch.

Daunderer gibt die Messung von Kupfer im DMPS-Test an, als Normalwert 500 µg/g Kreatinin. In unzähligen Messungen wurden in der Praxis der Autoren praktisch immer erhöhte Werte gemessen. Da DMPS die höchste Affinität zu Zink, die zweithöchste zu Kupfer, die dritthöchste zu Quecksilber, die vierthöchste zu Zinn hat, verfälschen hohe Werte der Kupferausscheidung die Quecksilbermesswerte im Sinne von falsch niedrigen Werten (Bayer, 1992a). Hierin ist die einzige Bedeutung der Messung der Kupferausscheidung zu sehen, da ansonsten die Kupfermobilisation ausgesprochen stark von der Verteilung des Kupfers in den Kompartimenten abhängig ist (Speicherung in der Leber in Form von Hepatocuprein und Metallothionein, Transport an Albumin und Coeruloplasmin gebunden). Bei entzündlichen Vorgängen und antioxidativen Prozessen wird Kupfer vermehrt in die Zirkulation gebracht, was jedoch nicht mit einer Kupferbelastung zu verwechseln ist, da solch eine vermehrte Kupfermobilisation durch Aktivierung des RES eher mit Kupfermangel einhergehen kann. Dabei sind erhöhte Kupferwerte bei Kupferbelastung natürlich nicht ausgeschlossen. Klarheit verschafft wiederum nur der Test mit Applied Kinesiology, da auch die Vollblutanalysenwerte keine eindeutigen Aussagen zulassen (Bayer, 1994).

Die von Daunderer angegebene Messung von Zink gibt wegen der hohen Affinität des Metalls zu DMPS und wegen dem hauptsächlich intrazellulären Vorkommen keinen Hinweis auf den absoluten Zinkbestand, der eigentlich von Interesse ist. Wiederum bedeutet ein hoher Messwert von Zink einen falsch zu niedrigen Quecksilbereliminationswert.

Der DMSA-Test, wie er ebenfalls von Daunderer angegeben wurde, wird von den Autoren nicht durchgeführt, da die Elimination des DMSA zum größten Teil über die Galle erfolgt und damit die Messung von an DMSA gebundenen Metallen im Stuhl notwendig ist. Variablen wie unterschiedliche Darmpassage, Resorption, etc. machen den Test unsicher. Die unsichere Resorption wird zwar durch das seit kurzem erhältliche parenteral anwendbare DMSA umgangen, die Elimination ist jedoch nach wie vor vor allem biliär, was eine Messung im Stuhl notwendig macht.

▮ DFO-Test

5 mg/kgKG Deferoxamin i.v., wie beim DMPS-Test als Kurzinfusion in 100 ml NaCl 0,9% über 10 Minuten verabreicht, führt zu einem Anstieg der Metalle im Serum, die eine hohe Affinität zu Deferoxamin haben: relevant sind Eisen und Aluminium (☞ Kap. 6.9.1).

6.4 Allergietestung

Es gibt verschiedene Empfehlungen für klassische Hauttests, welche als einzige von den Kassen anerkannt werden (Stand 2006), wenn es um die Kostenerstattung bei Unverträglichkeit von Zahnersatz geht. In der allergologischen Routinediagnostik werden der Epikutantest, Epimukosatest und Mukosatest angewandt.

▮ Epikutantest

Molitor und Leonhardt (1993) geben an, dass sich gegenüber einem Epikutantest mit kommerziellen Testsubstanzen die Zuordnung von Symptomen der Patienten zu im Mund verwendeten Materialien verbessern lässt, indem das Nativmaterial (angeschliffenes Metall, frisch polymerisierter Kunststoff) auf der Haut nach Skarifikation befestigt wird.

Der entscheidende Punkt scheint hierbei zu sein, dass es bei der Mehrzahl der getesteten Patienten (31,5%) erst nach zehn Tagen zu einer positiven Reaktion gekommen ist, bei 8,2% der Patienten noch nach 14 Tagen. Nach 48 Stunden waren bei 0% der Patienten positive

Ergebnisse sichtbar. Dies hat für die Autoren dieses Buches zur Konsequenz, dass dem Patienten empfohlen wird, in jedem Falle nach Entfernung der potenziellen allergenen, mit den Mitteln der Applied Kinesiology als unverträglich getesteten Materialien, das frisch angeschliffene, entfernte Material auf eine skarifizierte Hautstelle zu kleben und 14 Tage dort zu belassen. Wenn das Material bzw. das Pflaster vor Ablauf einer so langen Zeit als störend empfunden wird oder abfällt, ist eine Expositionszeit von mindestens 48 Std. ein Kompromiss, wenn nach 14 Tagen noch einmal abgelesen wird. Die Reaktion wird zunächst vom Behandler abgelesen, im positiven Falle muss sie vom Allergologen verifiziert werden, damit eine Kostenerstattung durch die Kasse auf Grund von Allergie erzwungen werden kann. Mehr zu den Hauttestungen ☞ Kap. 8.6.

Lymphozyten-Transformationstest (LTT)

Eine sehr gute allergologische Alternative stellt der Lymphozytentransformationstest (LTT) und seine Abwandlung MELISA (Memory Lymphocyte Immunostimulation Assay) dar, die in Kap. 8.6 beschrieben werden. Er steht für praktisch sämtliche Zahnersatzmaterialien zur Verfügung (Bieger, 1996; z.B. Gesellschaft für Interdisziplinäre Immunologie, Bayerstr. 53, D-80335 München, Tel. 089/54 308-150 bzw. Institut für medizinische Diagnostik, Nicolaistr. 22, 12247 Berlin, Tel.: 030-77001-220, www.IMD-Berlin.de.

Stejskal, Forsbeck et al. (1996) berichten über 18 Patienten, die unter einem oralen Lichen planus in räumlicher Beziehung zu Amalgamfüllungen litten und bei denen neben dem MELISA auch Epikutantestungen mit metallischem Quecksilber und Phenyl-Quecksilberacetat durchgeführt wurden. Die Ergebnisse dieser Untersuchungen wurden den Veränderungen der Beschwerdesymptomatik nach Amalgamentfernung gegenübergestellt; unter diesem Bewertungskriterium war der MELISA sensitiver als der Epikutantest. Die Rückbildung der Beschwerden nach Versorgung mit alternativen Werkstoffen belegt aber nach allgemeiner Auffassung keinesfalls eine Sensibilisierung des Patienten, verschiedene Mechanismen wie z.B. verringerte mechanische Irritation können für die Abheilung lichenoider Reaktionen verantwortlich sein.

Cederbrant, Hultman et al. (1997) untersuchten ein Kollektiv von 34 Patienten mit Symptomen einer mukosalen Allergie. Bei 20 dieser Patienten war durch Epikutantestung eine Sensibilisierung gegen Gold, bei 18 eine Sensibilisierung gegen Palladium und bei 19 gegen Nickel nachgewiesen worden. Bei diesen Patienten wurden zusätzlich sowohl MELISA, wie konventionelle LTT-Untersuchungen mit Gold-, Palladium- und Nickelsalzen durchgeführt. Bei Vergleich der beiden in-vitro Methoden war der MELISA dem üblichen LTT nicht überlegen. Bezogen auf die Ergebnisse des Epikutantests war die Spezifität der in-vitro Methoden zum Nachweis einer Kontaktallergie gegen die entsprechenden Metalle ausgesprochen niedrig. Die Autoren wiesen auf die Möglichkeit der unspezifischen Stimulierung von Lymphozyten gerade durch Metallsalze hin.

Dieser Mangel wird jedoch heute beseitigt durch die Messung von Zytokinen im Überstand: Der Effektorzellstatus (LTT-CITA®, Cytokine Intensified Transformation Assay; Bieger, 1999) differenziert bei positivem LTT,

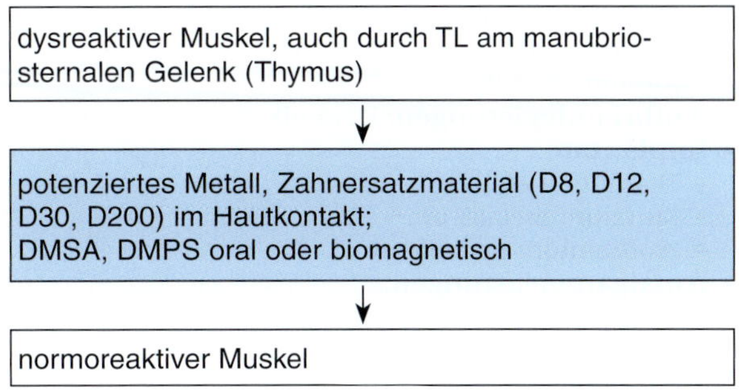

Abb. 6.1: Testung von Metallbelastungen mit Applied Kinesiology

d.h. spezifischer Sensibilisierung gegen ein Antigen, den proinflammatorischen (zytotoxischen, IFN-γ) und regulativen (protektiven, IL-10) Reaktionstyp, indem die Zytokinfreisetzung im Kulturüberstand nach sechs Tagen gemessen wird. Dies erlaubt eine Aussage über die klinische Relevanz der festgestellten Sensibilisierung: Überwiegt die protektive Antwort (IL-10), so sind klinische Beschwerden durch die Sensibilisierung zumindestens weniger wahrscheinlich. Siehe auch Institut für medizinische Diagnostik, www.IMD-Berlin.de.

6.5 Testung von Belastungen mit Metallen und dentalen Materialien mit AK

Der Test mit Applied Kinesiology ist ein „Stress-Test“, d.h. dass er nicht zwischen den verschiedenen Arten der Belastung (Intoxikationen, Unverträglichkeiten, Allergien) differenziert. Um die Testung möglichst reproduzierbar zu machen, geht man am besten von mehreren dysreaktiven Muskeln aus. Diese sollten eine Beziehung zur Symptomatologie des Patienten haben, was nicht immer ganz offensichtlich ist, da die Symptome unspezifisch sind (Zungenbrennen, Hautbrennen etc.). Geeignet erscheint vor allem der M. infraspinatus (dem Thymus zugeordnet), der M. sternocleidomastoideus (dem Lymphsystem des Kopfes zugeordnet), der M. sartorius oder M. gracilis (der Nebenniere zugeordnet). Es ist zuverlässiger, mit mehreren dysreaktiven Muskeln zu arbeiten, die im Idealfall dann alle durch die entsprechenden potenzierten Schadstoffe normoreaktiv werden. Ein globalerer Test kann mit den Schwermetallbindenden Medikamenten DMSA oder DMPS durchgeführt werden, die, wenn sie zur Normoreaktion führen, auch therapeutisch angewandt werden können. Die Vorgehensweise wird in Abb. 6.1 illustriert.

Für die Testung bei bereits im Mund befindlichen Materialien stehen folgende potenzierten Schadstoffe zur Verfügung (Fa. Staufen Pharma, Göppingen):

- **Edelmetall-Metalllegierungen:**
  - Zahngold
  - Palladium-Silber-Legierung
  - Degu Sdf.
  - Einzelmetalle:
  - Aurum metallicum
  - Argentum metallicum
  - Palladium metallicum

- Platinum metallicum
- Indium metallicum
- Iridium metallicum

• **Aufbrennlegierungen:** Keramik-Gold
• **Implantate:**
- Titanium metallicum
- Tantalum metallicum
- Wolframium metallicum

• **Amalgambelastungen:**
- Silberamalgam
- Non-gamma 2-Amalgam
- Einzelmetalle:
- Argentum metallicum
- Cuprum metallicum
- Mercurius solub.
- Stannum metallicum
- Zincum metallicum

• **Nichtedelmetalllegierungen:**
- Chrom-Kobalt-Molybdän-Legierungen
- Kobalt-Chrom-Legierung
- Nickel-Chrom-Gallium-Molybdän-Legierung
- Nickel-Chrom-Berrylium-Legierung
- Chrom-Kobalt-Molybdän-Legierung
- Einzelmetalle:
- Aluminium metallicum
- Berrylium metallicum
- Chromium metallicum
- Cobaltum metallicum
- Cuprum metallicum
- Ferrum metallicum
- Gallium metallicum
- Molybdänum metallicum
- Niccolum metallicum
- Stannum metalicum
- Wolframum metallicum
- Zincum metallicum

• **Prothesenkunststoffe:**
- Autopolimerisat
- Polymerisat
- Methylmethacrylat
- Methylaethylketon
- Urethanum
- P-Haftvermittler
- Mopla B ohne Lack
- Mopla B mit Lack
- Lux
- Pallad.

6.5.1 Vorgehen bei der Testung von bereits im Mund befindlichen Zahnersatzwerkstoffen

Man kann einen beliebigen normoreaktiven Indikatormuskel verwenden. Wie bereits zuvor gesagt, ist jedoch durch einen der belasteten Region zugeordneten Muskel eine größere Sensitivität des Tests zu erwarten. Das weitere Vorgehen ist folgendermaßen (☞ Abb. 6.2):

Schritt 1: Magnet-TL zur Kieferregion, bei unverträglichen Zahnersatzmaterialien ist diese positiv.

Schritt 2: Mit dem vermuteten Schadstoff in potenzierter Form (Ampulle in Hautkontakt) wird versucht, die positive TL aufzuheben. In einzelnen Fällen geschieht ein Ausgleich durch eine tiefere Potenz des Schadstoffs z. B. D8, was für eine stoffliche Belastung spricht, die als Intoxikation zu deuten ist. Meist ist jedoch bei Materialunverträglichkeiten ein Ausgleich der TL durch D12 oder eine höhere Potenz des Schadstoffs zu erzielen, was eher auf eine Unverträglichkeit hindeutet.
Durch eine niedrige Potenzstufe (z. B. von Silberamalgam D6 oder D8) wird, ausgehend von einem normoreaktiven Indikatormuskel, in der Regel eher ein dysreaktiver Challenge gefunden, da diese niedrige Potenz noch als stofflicher Challenge im Sinne einer Vermehrung der Belastung wahrgenommen wird. Hier könnte Ihnen ein Konflikt begegnen: Die Nosoden für die Zahnherde (gangränöse Pulpa, Kieferostitis etc.) werden in eher tiefer Potenz von D4 bis D6 getestet. Für die potenzierten Schadstoffe kann dasselbe Prinzip angewandt werden: Quantitativ bedeutsame Belastungen werden mit niedrigen Potenzen angezeigt, chronische, eher energetische mit höheren. Der Erfahrung gemäß ist es jedoch so, dass Potenzen unter D12 eher zu Dysreaktion führen. Das muss man bedenken, wenn man den Testvorgang ansetzt: Es muss im Zweifelsfall geprüft werden, ob der entsprechende Schadstoff in Tiefpotenz einen dysreaktiven Muskel normalisiert, aber eventuell gleichzeitig bei einem normoreaktiven Indikator zu Dysreaktion führt.
Alle Reaktionsvarianten sprechen jedoch für eine Belastung mit dem getesteten Material.
Eine Testung der Anzahl der Ampullen, wie bei der Herd- und Störfeldtestung (☞ Kap. 5.5.4) beschrieben, gibt nur einen gewissen Hinweis auf den Grad der Belastung, da die Menge bei Unverträglichkeiten immer schwer zu definieren ist.

Schritt 3: Die EAV-Messpunkte Lymphgefäß 2 (Ly2; Kiefer), alternativ die Punkte Nervendegeneration 3 (Gehirn, zentrale Ganglien, oder die Punkte Allergiegefäß 3 (Al3; Nase, Nasennebenhöhlen) und die Punkte 1, 2 oder 3 des 3E-Gefäßes (alles Messpunkte endokriner Drüsen; ☞ Abb. 5.17) können dann therapielokalisiert werden. Eine positive TL weist auf eine Fernwirkung hin.
Wenn diese Therapielokalisation negativ ist, kann der Ringmagnet auf die verdächtige Kieferregion gelegt werden, was die TL am EAV-Punkt verstärkt und so auch auf eine Fernwirkung des Schadstoffes hinweist, wenn die in Schritt 2 getesteten potenzierten Schadstoffe diese positive TL aufheben.

Schritt 4: Wollen Sie einzelne Zahnersatzregionen testen, so gehen Sie wieder von dem normoreaktiven Indikatormuskel aus. Lassen Sie mit dem Finger oder einem leitenden Gegenstand wie einen Kugelstopfer oder einer Pinzette eine TL zu einer speziellen Region des Zahnersatzes durchführen. Bei Unverträglichkeit kann einen positive TL auftreten, der Indikatormuskel wird dysreaktiv. In aller Regel ist jedoch die einfache Therapielokalisation auch bei Unverträglichkeit negativ, da der Organismus sich an das Material im Munde adaptiert hat. Dann ist Schritt 5 notwendig.

Schritt 5: Wenn die Therapielokalisation mit dem Finger auf dem Zahnersatz nicht positiv ist, kann wiederum der Magnet mit dem Loch auf den Daumen des Patienten auf derselben Seite des Ober- oder Unterkiefers, welche die TL zum Zahnersatz oder die positive Magnet-TL aufweist, gestreift werden: Dort liegt er auf dem Lymphgefäß nach Voll. Dies führt zu einer positiven TL zum Material im Mund in praktisch allen Fällen von Unverträglichkeit, auch in Fällen, bei denen der Organismus sich an die eingesetzten Materialien adaptiert hat und keine positive TL am Zahn ohne „Verstärkung“ oder „Provokation“ mit dem Magneten vorhanden ist.

So kann jedoch verständlicherweise nur vorgegangen werden, wenn der Ringmagnet auf dem Daumen nicht bereits zu einer Indikatordysreaktion führt (☞ Abb. 5.20).

Schritt 6: Die Differenzialdiagnose der positiven TL erfolgt mit Ampullen der potenzierten Schadstoffe wie in Kapitel 5 beschrieben (☞ Abb. 5.20).

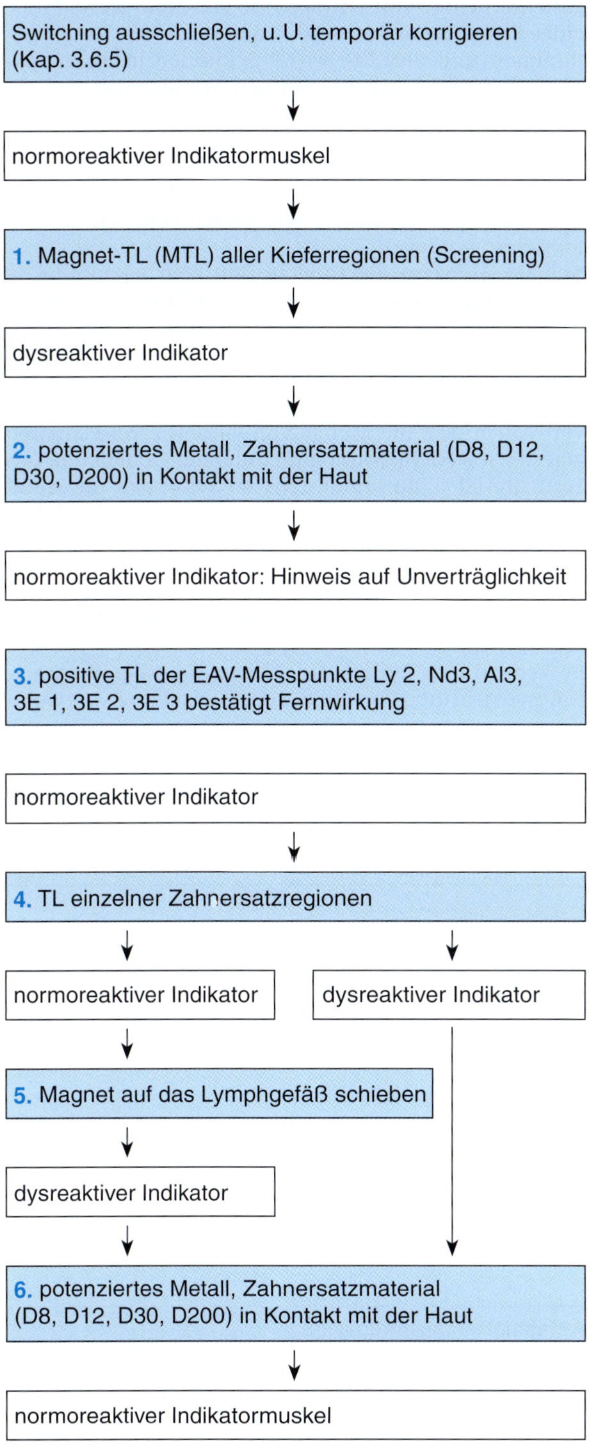

Abb. 6.2: Testung von Unverträglichkeit von Zahnersatzmaterialien im Mund des Patienten

6.5.2 Testung der Unverträglichkeit von herausnehmbarem Zahnersatz

Wie in Kap. 2.4.2 beschrieben, adaptiert sich der Körper an unverträgliche Materialien und Substanzen, sodass nicht immer eine positive TL oder eine ständige Muskeldysreaktion ohne zusätzliche Provokation sichtbar wird. Vergleiche Nahrungsmitteltest: Ein Patient, der eine Milchunverträglichkeit hat, wird nicht auf Grund dessen ausschließlich dysreaktive Muskeln haben. Wenn er mittels oraler Provokation mit Milch konfrontiert wird, wird die Dysreaktion für eine gewisse Zeit sichtbar werden.

Im Falle von herausnehmbarem Zahnersatz ist folgendes Vorgehen möglich: Der Zahnersatz wird für mindestens drei Stunden, besser 24 Stunden aus dem Mund herausgenommen, was bei Reexposition (wieder in den Mund nehmen) bei Unverträglichkeit zu Dysreaktion eines normoreaktiven Indikatormuskels führt. Durch Kontakt an verschiedenen Teilen des Zahnersatzes wie Lötstellen, Kunststoff, Metallteilen, kann differenziert werden, welche Bestandteile unverträglich sind. Dies geschieht am besten mit der Zungenspitze, alternativ mit dem Finger oder über einen Metallgegenstand, wie Pinzette o. ä.

Alternativ kann natürlich wie in Kap. 6.5.1 beschrieben vorgegangen werden: Magnet-TL auf der Kieferregion und/oder Therapielokalisation mit dem Finger auf dem Zahnersatz, während der Magnet auf dem Daumen steckt.

6.5.3 Materialtest in der Planung von Zahnersatz (noch nicht im Mund)

Grundsätzlich besteht bei Unverträglichkeiten, in gewissem Maße auch bei Allergisierungen (s. o.), eine Mengenproblematik. Im Falle von Zahnersatz bedeutet dies, dass ein Gussplättchen von 1 g Gewicht im Test durchaus verträglich sein kann, während eine fertige Arbeit von 7–10 g Gewicht nicht mehr toleriert wird.

Diese Problematik ist natürlich auch bei einem Nahrungsmitteltest gegeben, ist dort jedoch von geringerer Bedeutung. Wenn ein Schluck Milch im Mund toleriert wird, jedoch der Verzehr von einem Liter Milch nicht toleriert wird, so bedeutet das eine Einschränkung der Testgenauigkeit, die jedoch im Vergleich zu der Intoleranz von Zahnersatzmateralien unproblematisch ist. Der einfache Hinweis auf eine gewisse Mengenbeschränkung genügt in diesem Falle, da Nahrungsmittel spätestens nach der Darmpassagezeit wieder eliminiert werden. Im Gegensatz hierzu verbleiben Zahnersatzmaterialien unter Umständen 24 Stunden am Tag während eines gesamten Lebens im Munde, eine Elimination findet also nicht statt.

Der Patient muss entsprechend informiert werden, dass es den beschriebenen Unsicherheitsfaktor gibt. Es gibt jedoch keine bessere Möglichkeit eines Vortestes für Unverträglichkeiten als den Test mit Applied Kinesiology. Allergietests (epikutan, Lymphozyten-Transformationstest, ☞ Kap. 6.4), etwa bei der Planung von Implantaten sollten differenzierend angewandt werden. Zum Ausschluss jeglichen Zweifels bleibt nur die Möglichkeit, mittels Gaumenplatten o. ä. einen Expositionstest vor Fertigung der kompletten zahnärztlichen Arbeit

durchzuführen. Diesem Vorgehen sind in der Realität natürlich enge Grenzen gesetzt.
Als Proben für den Unverträglichkeitstest sollten nicht die Gussplättchen vom Hersteller verwendet werden, sondern Metalle, die einmal den Gussvorgang im Labor durchgemacht haben. Bei der Notwendigkeit der Verwendung von Lötmaterial ist das Zahnersatzmetall in Verbindung mit dem Lötmaterial zu testen.
Im Falle von Kunststoffen ist eine auspolymerisierte Probe zu verwenden, wobei beachtet werden muss, dass die Verträglichkeit von Kunststoffen mit der Alterung sich verbessern kann. Teilweise kann die Verträglichkeit durch Einlegen in 96%igen Alkohol für 24 Std. (Kellner in Thomsen, 1985) oder Nachpolymerisation verbessert werden.
Es sollten bei empfindlichen Patienten Verblendmaterial aus Kunststoff, Keramik, Implantatmaterialien, Füllungsmaterialien aus Kunststoff, Zemente, Wurzelfüllmaterialien, Unterfüllungen und sämtliche anderen Werkstoffe getestet werden. Die Testung sollte erst dann durchgeführt werden, wenn sämtliche unverträglichen Materialien entfernt wurden und eine entsprechende Ausschwemmbehandlung (☞ Kap. 6.7) durchgeführt wurde, und sämtliche Tests (Applied Kinesiology, DMPS-Test) negativ sind. Anders ausgedrückt: sämtliche im Mund verbliebenen Zahnersatzmaterialien müssen verträglich sein, bevor neue Materialien getestet werden. Weiterhin muss die Kieferregion herd- und störfeldfrei sein.
Wichtig ist folgende Maßnahme: Das neu einzubringende Zahnersatzmaterial wird vom Patienten wenn möglich mindestens 14 Tage vor dem Materialtest an drei aufeinander folgenden Tagen für mindestens fünf Minuten im Mund gehalten um eine evtl. Sensibilisierung auszulösen. Am Tag vor dem Test hält er das Material ebenfalls fünf Minuten im Mund.

Verwenden Sie einen normoreaktiven Indikatormuskel. Es sollten am besten zwei oder drei verschiedene Muskeln verwendet werden: z.B. der Infraspinatus, Deltoideus, Sartorius oder Rectus femoris wegen ihrer jeweiligen Organzuordnungen bzw. Praktikabilität. Prüfen und behandeln Sie vor der Materialtestung Switching!
Schritt 1: Das Material wird von dem Patienten auf die Zunge genommen. Zum Test wird ein Plättchen der Metalle in gegossener Form, d.h. so wie es in den Mund des Patienten eingebaut würde, eine ein-Cent-große Probe eines Kunststoffes etc. vom Patienten auf die Zunge genommen und dort 30 bis 60 Sekunden belassen. Zusätzlich wird der Magnet auf den Mund gelegt, um die Interaktion mit den bereits im Mund befindlichen Materialien zu verstärken. Bei Unverträglichkeit tritt Muskeldysreaktion auf. Hier erklärt sich problemlos, dass die Magnet-TL vor der Testung des Materials negativ sein muss, d.h. es dürfen, wie gesagt, keine Herde und Störfelder vorliegen.
Schritt 2: Wenn die Indikatormuskeln normoreaktiv bleiben: Führen Sie einen Temporal Tap durch. Wenn dies zu einer Indikatordysreaktion führt, ist das Material unverträglich.
Schritt 3: In kritischen Fällen wird mit dem gewünschten Material, das in der Menge von ein bis zwei Plättchen verträglich war, die Menge von vier bis zehn Plättchen getestet, jeweils im Mund und unter dem Magneten. Das Testmaterial sollte mindestens 60 Sekunden im Mund verweilen. Dies erfordert gute Kooperation des Zahnarztes und Zahntechnikers.

6.5.4 Verträglichkeitstest der fertigen Arbeit

Es kann durch fehlerhafte Anwendung der Verarbeitungsvorschriften sowohl bei der Herstellung von Guss-

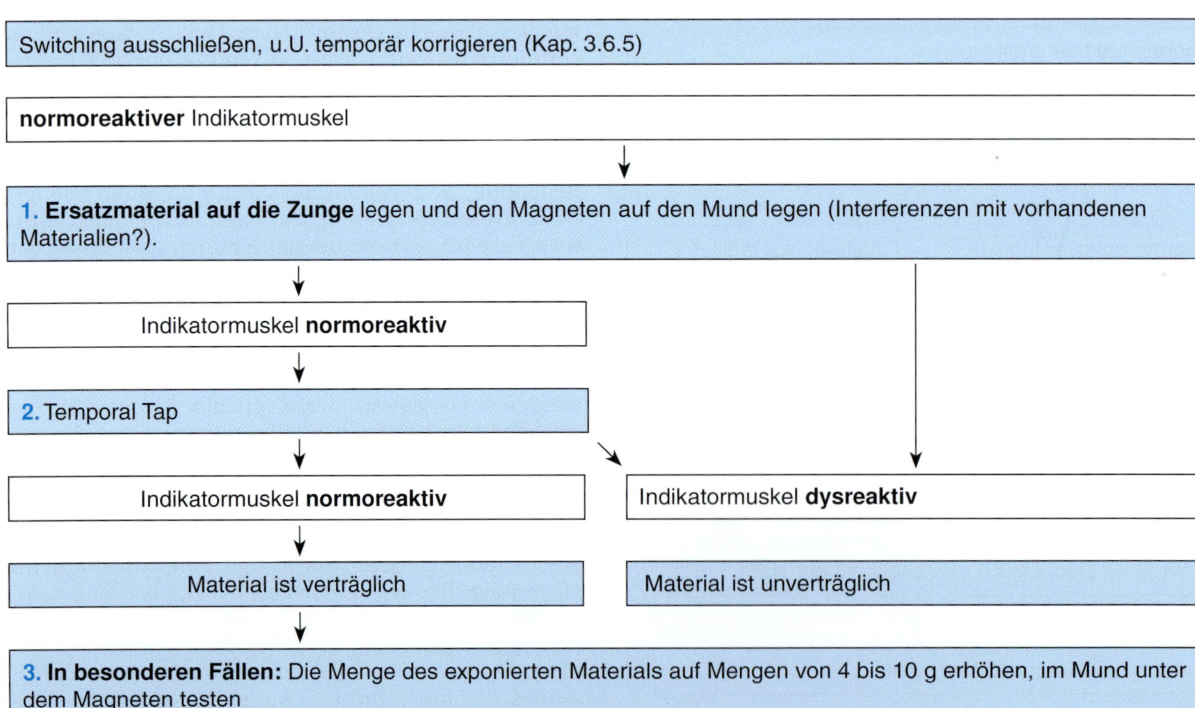

Abb. 6.3: Testung von Materialien bei geplantem Zahnersatz

arbeiten als auch von Kunststoffprothesen zu Unverträglichkeiten kommen. Metalle können zu stark erhitzt oder zu schnell abgekühlt werden, was zur Entmischung von Legierungen führen kann, unsaubere Gussstellen können ausgebessert worden sein und dadurch Interferenzen verursachen. Bei Kunststoffen kann eine Reparatur von defekten selbsthärtenden Kunststoffen durchgeführt worden sein. Die fertige Arbeit wird insgesamt unter dem Magneten, ausgehend von einem normoreaktiven Indikatormuskel, im Mund eingepasst getestet. Wenn hierbei eine Dysreaktion auftritt, wird im Anschluss daran durch Therapielokalisation mit dem Finger oder der Zunge zu verschiedenen kritischen Stellen (Lotstellen, Metallteile, Kunststoffteile) getestet. So kann die verursachende Stelle in der Regel gefunden werden.

6.6 Therapie von Schwermetallbelastungen

6.6.1 Chelattherapie

Aposhian (1983) beschrieb die Anwendung von DMSA und DMPS für Schwermetallvergiftungen. Er empfahl DMPS für die Entgiftung von Arsen (DMSA gleich gut wie DMPS), Quecksilber (DMSA besser als DMPS), Kadmium (DMPS gleich gut wie DMSA und EDTA). Zur Toxizität von DMPS berichtet derselbe Autor, dass bei hohen Dosen (5–10 ml DMPS 5%/Tag teilweise über 780 Tage) bei 26 von 168 Patienten allergische Reaktionen auftraten, jedoch kein anaphylaktischer Schock. Übelkeit trat bei elf Patienten auf, Schwächegefühl bei sieben, Schwindel bei vier, Hautjucken bei drei. Nephrotoxizität wurde nicht beobachtet. Genaue Angaben über die Toxizität vom DMSA werden hier nicht gemacht. Nach diesem Bericht scheint vor allem die Ausscheidung von Zink und Kupfer, jedoch nicht der übrigen Spurenelemente als unerwünschter Effekt der DMPS- und DMSA-Anwendung anzusteigen. Insgesamt scheint DMSA weniger toxisch zu sein als DMPS. Beide sind wesentlich weniger toxisch als Dimercaprol (BAL).
Die US Food and Drug Administration hat 1991 DMSA zur Behandlung von Kindern ab einem Blutgehalt von 450 µg/l Hg vorgeschlagen. Das BGA empfiehlt bei Intoxikationen den Komplexbildner Ca-Na_2-EDTA, bei chronischen Vergiftungen DMPS (Wichmann, Schlipköter et al., 7/1997).

DMSA

Meso-2,3-Dimercapto-succinylsäure (DMSA) ist der oral am besten wirksame Chelat-Bildner, der sich in der Anwendungsweise, wie sie in der Folge beschrieben wird, als sehr verträglich erwiesen hat. Die Anwendung für Quecksilbervergiftungen wurde 1975 von Friedheim und Corvi (1975) beschrieben. Im deutschsprachigen Raum sind intensive Messungen mit DMSA im Auftrag der Fa. Jansen durch Schroth bei Bleibelastungen durchgeführt worden (mündliche Mitteilung). Diese Messungen an 1500 Patienten sind leider aus verschiedenen Gründen nie veröffentlicht worden.
Nach dieser mündlichen Mitteilung verabreicht Schroth zweimal 10 mg/kgKG an einem Tag der Woche. Als Maximaldosis wird bei Bleiintoxikationen für das Präparat Chemet® (DMSA) eine Dosierung von 3 × 10 mg/kg Körpergewicht DMSA während fünf Tagen, im Anschluss daran während 14 Tagen zweimal 10 mg/kgKG angegeben. Die möglichen Nebenwirkungen sind gastrointestinale Störungen, Transaminasenerhöhungen, Hautreaktionen, selten Neutropenien und Thrombozytopenien. Bei dem von uns angewandten Dosierungsschema (s. u.) sind außer seltenen gastrointestinalen Beschwerden wie Magendrücken keine Nebenwirkungen aufgetreten.
Aaseth, Jacobsen et al. (1995) berichten, dass bei Mäusen die Quecksilberkonzentrationen im Hirngewebe von durchschnittlich 2,3 nmol/g mit DMSA-Behandlung auf 0,6 nmol/g, mit DMPS auf 1,6 nmol/g zurückgegangen war. Sie stellten fest, dass bezogen auf die LD 50 DMPS dreimal so toxisch ist wie DMSA, welches zudem effektiver ist zur Elimination von Quecksilber im ZNS. Damit ist DMSA erste Wahl bei der Behandlung von Quecksilber- und Bleivergiftungen. Die Toxizität ist gering. Chisolm (2000) berichtet von einer Studie, in der Kinder mit Bleivergiftungen im Alter von 12 bis 65 Monaten über 26 bis 28 Tage mit DMSA behandelt wurden. Dabei traten keine Nebenwirkungen auf. DMSA eliminiere danach Blei, nicht jedoch Zink und Kupfer über den Urin (Chisolm, 2000). Letztere Feststellung ist fragwürdig, denn die Elimination erfolgt hauptsächlich über die Galle. Es wurde aber auch festgestellt, dass es nach Abschluss der Therapie zu einem Rebound der Bleikonzentrationen im Blut kommt, der sorgfältig beobachtet werden muss. Dies beruht sicherlich auf Umverteilungsphänomenen.

DMPS

Eine Alternative ist DMPS (2,3-Dimercaptopropyl-1-sulfonat) 5 mg/kgKG p. o. (Aposhian, Bruce et al., 1992) bis 10 mg/kgKG. Die Bioverfügbarkeit von oralem DMPS soll 30–50% sein, sodass drei Kps. DMPS à 100 mg etwa 100 mg i. v. entsprechen. Diese Dosis sollte außer bei akuten Vergiftungen maximal 1×/Woche in der Regel alle vier Wochen gegeben werden.
Die orale DMPS-Medikation dürfte gegenüber der Behandlung mit DMSA keinen Vorteil haben und ist sehr kostenintensiv und toxischer. Die schlechtere Blut-Hirn-Schranken-Gängigkeit ist gegenüber DMSA auch ein Nachteil.

N-Acetyl-Cystein

Ein schwacher, jedoch sehr verträglicher Komplexbildner ist N-Acetyl-Cystein (z. B. NAC®, PE). NAC scheint besonders gut Blut-Hirn-Schranken-gängig zu sein und die Toxizität von Schwermetallen im zentralen Nervensystem zu reduzieren. Die chelierende Wirkung von NAC beruht ebenfalls auf einer SH-Gruppe, die Dosierung beträgt 3 × 500 mg einer Reinsubstanz.
Wegen der Funktion im antioxidativen Stoffwechsel kann die Supplementierung mit den SH-Gruppen-haltigen Aminosäuren Cystein und Methionin bzw. mit reduziertem Glutathion sinnvoll sein. N-Acetyl-Cystein ist ebenfalls eine Quelle für Cystein, welches zur Glutathionbildung benötigt wird.

Die Bildung von Antikörpern gegen Zell-Organellen (HSP-AK) bei der Autoagressionsinduktion u. a. durch Schwermetalle verbraucht reduziertes Glutathion (GSH). Die Antikörperbildung wird durch GSH-Restauration gebremst (Frank und Bieger, 2000).

Algenpräparate

Von der Braunalge Ascophytum nodosum ist belegt, dass sie Schwermetalle zu speichern vermag (Volesky und Prasetyo, 1994, Volesky, 1990, Foster, 1976). Es handelt sich jedoch bei diesen Untersuchungen um In-vitro- und umwelttechnische Messungen, ohne dass die therapeutische Wirksamkeit damit zu belegen wäre (Resorptionsverhalten etc.). Eine Bindung von Schwermetallen im Gastrointestinaltrakt und Elimination ist denkbar.
Spirulina ist ein sehr potenter „Biosorber" von Schwermetallen und die Bindung an die Alge erfolgt an drei Molekülgruppen (Chojnacka, Chojnacki et al. 2005). Die physikalische Adsorption beträgt nur 3,7%. Die Alge wird als Bleientgifter in der Umwelt diskutiert (Gong, Ding et al., 2005), eine systemische Wirkung im menschlichen Organismus ist nicht belegt.
Ein Bericht von Klinghardt (1999), dass entsprechend einer Pilotstudie der Universität Tübingen die Alge Chlorella pyrenoidosa die Quecksilberelimination fördern soll, ignoriert dieses Detail: Es wurde belegt, dass die Ausscheidung von Hg im Stuhl bei Patienten, deren Speichel-Hg-Konzentration erhöht war, mit Chlorella gefördert werden konnte. Das belegt jedoch ausschließlich, dass aus dem Gastrointestinaltrakt die dort vorkommenden hohen Konzentrationen beseitigt werden können.
Biologen und Chemiker in Amerika haben in den blaugrünen Algen Proteinfragmente, sog. Phytochelate, nachgewiesen, die toxische Metallatome auch chemisch binden können. Kadmium, einmal an die Alge gebunden, wird nicht wieder an den Körper abgegeben.

Chlorella Alge

Die Größe beträgt kaum mehr als 10 µm, die kleinste nur 3,5 µm. Ihre Zellwand besteht aus unverdaulicher Zellulose und Sporopollenin. Diese Zellschicht wird zerstört, bevor die Chlorella Algen in den Handel kommen. Sporopollenin ist ein natürlicher karotinähnlicher Polymer, der nicht abbaubar ist, in der Chlorella pyrenoidosa vorkommt, aber nicht in der Chlorella vulgaris. Deswegen ist Chl. vulgaris besser magen- und darmverträglich, hat aber auch eine deutliche geringere Potenz, Schwermetalle zu eliminieren. Grünalgen werden auch in Kläranlagen zur Abwasserreinigung benutzt. Sie sollen in der Lage sein, auch Uran und Blei irreversibel zu binden. Die Elimination von Quecksilber erfolgt hauptsächlich über den Stuhl (20-mal mehr als über den Urin).

Afa-Klamath Alge

Klamath Algen sehen unter dem Mikroskop wie Flocken aus. Die Zelle selbst ist nicht in Zytoplasma und Zellkern differenziert. Die DNS-Elemente und Ribosomen sind nicht von einer Biomembran vom Grundplasma abgegrenzt. Das Grundplasma ist gelartig. Eine Zytoplasmamembran schließt gegen die Zellwand ab. Diese besteht aus Peptidoglykanen, Lipiden, Proteinen, Glykoproteinen und Lipopolysacchariden. Sie prägt die Gestalt der Zelle. Die einzelnen Zellen werden dabei von einer schleimartigen Schicht zusammengehalten. Die Schleimschicht nimmt nicht an der Zellteilung teil. Diese Stränge sind etwa 1 cm lang. Sie bestehen aus über 95% Wasser. In diesem Zellwasser ist ein großer Teil der einfachen Nährstoffe der Algen gelöst, wie z. B. Mineralstoffe und Spurenelemente. Aphanizomenon flos aquae (Afa), die Sichelalgen, sind die mineralstoffreichsten Pflanzen der Erde.
Die komplexeren Hauptbestandteile der Algen sind: Essentielle und nicht essenzielle Aminosäuren, Fette, Fettsäuren, Zucker, Kohlenhydrate, Eiweiße, Enzyme und Chlorophyll sowie Ballaststoffe.

Andere Ausleitungsmittel

Die Durchsicht der Literatur zu den biologischen Alternativen (Berberis, Nux vomica, Rosmarin, Derivatio H. etc.) war bezüglich der Wirksamkeit nicht befriedigend. Speziell der angebliche Nachweis mit zwei DMPS-Tests im Abstand von mehreren Wochen kann nicht als Wirksamkeitsnachweis angeführt werden, da DMPS von einem Test zum nächsten ja auch Quecksilber eliminiert. Andererseits können regelmäßig erhöhte Eliminationswerte bei Patienten, die mit den „sanften" Mitteln ausgeleitet wurden, gemessen werden. Gerade auch Zahnärzte, die Schwermetallausleitungen selbst vornehmen und dabei die „biologischen" Verfahren und teilweise exotischen Versionen aus berufsrechtlichen Gründen bevorzugen, sollten die Rationalität der Behandlungen überprüfen. Dass Patienten, die angeblich „biologisch ausgeleitet" wurden und als schwermetallfrei getestet wurden, dies bei weitem nicht sein müssen, zeigt folgendes Beispiel eines Patienten:

> Fallbeispiel
> 32-jähriger Mann, angeblich vollständige Ausleitung nach Amalgamentfernung mit Paracilantro®, Lymphomyosot®, Berberis-Homakkord®, Nux-Vomica-Homakkord®, MG-Algenkapseln®, Betakarotin, Nux vomica D 200, Derivatio H®
> Quecksilber nach DMPS 57 µg/ml (normal bis 50), Blei nach DMPS 131 µg/ml (normal bis 100) Zinn 13,4 µg/ml (normal bis 2,0).

Knoblauch- und Bärlauchzubereitungen

Sie sind wirksam über ihre Schwefelkomponenten (SH-Gruppen), die insbesondere Schwermetalle aus ihren Bindungen im Gewebe lösen können und diese wasserlöslich machen (☞ auch Kap. 6.8.1, Quecksilber). Schwermetallbelastete Patienten leiden häufig auch unter Infektionen (unter anderem therapieresistente Darmdysbiosen). Daraus ergibt sich durch Substanzen, wie das im Knoblauch enthaltene Alliin, das durch Enzyme in Allicin umgewandelt wird (stärkstes natürliches Antibiotikum) eine weitere wichtige Wirkung. Die Zwiebelgewächse sind leider häufig bei Patienten mit vorgeschädigtem Darm extrem schlecht verträglich, müssen also mit den Mitteln der AK sorgfältig getestet werden.

Koriander

Die chinesische Petersilie (Koriander) kann nach Aussagen von Klinghardt (nach Schreiber, Dr. med. Hildegard Schreiber, Arabellastr. 5, 81925 München, Fax: 089-92401425) angeblich Schwermetalle wie Quecksilber, Kadmium, Blei oder Aluminium intrazellulär mobilisieren (aus Verbindungen mit Mitochondrien, Tubulin, Liposomen) und in den Extrazellulärraum transportieren. Belege für diese Aussage konnten nicht gefunden werden.

6.6.2 Mineralstoffe, Spurenelemente

Weder Daunderer (1993) noch Schroth geben eine Substitution der essenziellen Spurenelemente Zink, Kupfer usw. an. Wegen der beschriebenen hohen Affinität dieser Substanzen und dem gleichzeitig bestehenden Antagonismus der zweiwertigen Metalle zu Quecksilber in den Enzymbindungsstellen ziehen wir eine Substitution mit einem Mineralstoff- und Spurenelementgemisch vor. Zusätzlich verabreichen wir hochdosiert Zink, was dem von Perger und Maruna (1987) beschriebenen Vorgehen zur Quecksilberelimination entspricht. Perger strebte mit der ausschließlichen Gabe von Zink und Vitamin C eine kompetitive Verdrängung des Quecksilbers aus den Bindungsstellen an.

Zink

Perger und Maruna (1987) empfahlen die Einnahme von 2 × 40 mg Zink-Orotat, was einer Zinkmenge von ca. 2 × 6 mg entspricht. Die von uns verabreichte Dosis von 1 bis 2 × 30 mg Zink-Piccolinat (Fa. Pure Encapsulation oder Thorne) entspricht 1 bis 2 × 30 mg Zink, das Eineinhalb- bis Dreifache der empfohlenen Tagesdosis ohne Elimination von Zink durch den Chelatbildner. In zahlreichen Vollblutanalysen wurde bei dieser Dosierung nie ein erhöhter Zinkspiegel gemessen, sodass dieses Vorgehen als sicher gelten kann. Es muss allerdings der relative Antagonismus von Zink und Kupfer beachtet werden, ein Ungleichgewicht zwischen beiden Spurenelementen im Verlaufe der Therapie muss am besten mittels Challenge der Applied Kinesiology ausgeschlossen werden (☞ Kap. 3).

Selen

Es wird ausschließlich als Ersatz für eventuell mit dem Chelatbildner eliminiertes Selen substituiert, nicht jedoch mit der Intention, Quecksilber durch Selen abzubinden. Der Quecksilber-Selenit-Komplex ist unlöslich und kann den Angaben verschiedener Quellen nach Quecksilber entgiften. Es ist jedoch wenig über die Elimination dieses Quecksilberkomplexes bekannt, sodass dieses Vorgehen von den Autoren nicht bevorzugt wird. Ausschließlich bei nachgewiesenem Selenmangel wird Selen zusätzlich substituiert.

6.6.3 Antioxidanzien

Die Supplementierung antioxidativ wirksamer Vitamine wie Vitamin C (ca. 1 g/Tag), Vitamin E (bis 400 IE/Tag) und Betakarotin (ca. 20000 IE/Tag) kann von Fall zu Fall angezeigt sein, in jedem Falle jedoch bei Symptomen von Immunsuppression.

6.6.4 Potenzierte Schadstoffe

Die Gabe von potenzierten Metallen führt zu keiner quantitativen Ausscheidung von Metallen wie Quecksilber, deren Elimination gut gemessen werden kann (Scharell, mündliche Mitteilung), kann jedoch die biologische Schadstoffwirkung des Metalls reduzieren helfen. Die Autoren verwenden den potenzierten Schadstoff in der jeweils getesteten Potenz bei zentralnervösen und emotionalen Symptomen bzw. in Fällen, wo das homöopathische Arzneimittelbild von Mercurius, Aurum usw. deutlich ausgeprägt ist (☞ Kap. 6.7.11). In diesen Fällen wird dann auch ein Lymphmittel (Lymphdiaral®, Lymphomyosot®, Cefalymphat®) nach Test in der Dosierung von 3 × 20 bis 2 × 30 Tropfen täglich verabreicht.

6.6.5 Entfernen der Schwermetalle aus dem Mund, Begleittherapie

Empfohlenes Vorgehen

Eine gute Vorgehensweise für die Amalgamentfernung ist neben der Vermeidung von Metallaufnahme mittels genügender Absaugung am besten mit dem Sauger Clean up (Schweden, Scania Dental, 6.10 E, Lieferant Promed), und wenn möglich Kofferdam, die begleitende Gabe eines Chelatbildners (1 × 10 mg/kgKG DMSA in einer Einmalgabe) direkt nach jeder Metallentfernung, gleichgültig ob nun eine Amalgamfüllung entfernt oder ein ganzer Quadrant saniert wurde. Die angegebene Dosierung erlaubt es, an mehreren Tagen hintereinander das Medikament einzunehmen, da die Dosis nur ein Viertel der anderweitig üblichen Wochendosis beträgt. Es wird diskutiert, ob das Amalgam nur allmählich, Zahn für Zahn, entfernt werden soll oder aber quadrantenweise bzw. gar halbseitenweise. Weil sich die Belastung mit dem geschilderten Vorgehen doch extrem gering halten lässt, ziehen wir eine quadrantenweise Sanierung vor. Die Provisorien (am besten haltbarer Zement) sollten vor Eingliederung eines verträglichen (getesteten) Zahnersatzes möglichst lange im Mund bleiben, möglichst bis zur vollständigen Ausschwemmung der Schwermetalle. Es muss abgewogen werden: Zu langes Tragen von Provisorien führt u. U. zu einem unnötig großen Verlust von Zahnsubstanz durch Abrieb etc.

Für die Behandlungsdauer hat es sich bewährt, etwa folgende Richtlinie einzuhalten: Bei 100 µg Hg/g Kreatinin im DMPS-Test wird ein- bis zweimal wöchentlich 10 mg/kgKG DMSA über fünf Wochen gegeben, dann erneut ein DMPS-Test durchgeführt, um den Wert zu kontrollieren. Bei einem Ausgangswert von 200 µg Hg/g Kreatinin kann direkt zwölf Wochen therapiert werden, bei höheren Werten entsprechend länger.

Fallbeispiel
22-jähriger Patient. 1977/78 Diagnose M. Bechterew. 1987 im August: rechtsseitige Iritis. September: beim Sitzen ziehende Schmerzen im linken Oberschenkel, im weiteren Verlauf kein Sitzen mehr möglich. Oktober: stechende Schmerzen im linken Hüftgelenk sowie in der unteren Lendenwirbelsäule. Unterbrechung des Studiums.
Juli 1988: Entfernung eines impaktierten Weisheitszahnes (38), der als Störfeld testete, sowie von 47, der wurzelbehandelt war und einen positiven Störfeldbefund hatte. Entfernung sämtlicher Amalgamfüllungen. Innerhalb von drei Wochen Verminderung der Schmerzen soweit, dass der Patient seinen normalen Lebensrhythmus wieder aufnehmen konnte.

Auswüchse

Ein Beispiel, wie mit der Angst von Leidenden Geschäfte gemacht werden, sind bestimmte Websites (www.toxcenter.de), die mit ihrer Diktion die ernste Problematik der Giftbelastungen zum Nachteil der Patienten ausnutzen. Dort wird beispielsweise behauptet, man könne eine Schwermetallbelastung auf Panoramaaufnahmen sehen. Folgende Feststellungen seien wörtlich wiedergegeben:

- „Vom Zahnfleisch bis zur Wurzelspitze entlang der Wurzel perlschnurartige weiße Aufhellungszonen ..."
- „Bei mehrwurzeligen Backenzähnen scheibchenartig zwischen den Wurzeln eines Zahnes ..."
- „Später sind diese Veränderungen, auch an nicht amalgamgefüllten Nachbarzähnen festzustellen."
- „Besonders stark sind die Metallablagerungen an Weisheitszähnen, auch wenn sie noch nicht durchgebrochen sind, aber auf dem Nerven- und Blutgefäßkanal liegen, über den die Gifte von den Zähnen in den Körper fließen."
- „Am Kieferboden ein weicher, breiter Metallspiegel ..."
- „Neuronaler Gift-Transportweg im Riechnerv sichtbar" (!)

Weiter heißt es, man könne auch Schwermetallbelastungen auf MRTs ohne Kontrastmittel sehen:

- „Die Ursache von Nervenstörungen oder psychischen Störungen erkennt man im Kernspin."

Die Metalleinlagerungen werden lapidar als MS (Multiple Sklerose) bezeichnet.

- „Ohne Amalgam gäbe es keine MS."
- „Amalgam wird bei der Schizophrenie an 80 verschiedenen Stellen im Hirn gefunden."
- „Der neuronale Nerventransport in die Hypophyse ist sichtbar."
- „Wie im Kieferröntgen verursachen alle Metalle im Gehirn (in der T2-Gewichtung) weiße, stoffwechselgestörte Pünktchen bis Flecken. Weiße Flecken entsprechen hohen Giftwerten an der Leiche."

Das Infame an diesen Publikationen ist, dass sie den Betroffenen suggerieren, dass Schwermetallbelastung gleich bedeutend ist mit MS, Schizophrenie, Tumoren und allen möglichen anderen Geißeln der Menschheit. Diese Art von Gleichungen können zweierlei bedeuten: einmal eine positive Wirkung auf die Psychonneuroimmunologie, wenn gleichzeitig suggeriert wird, dass mit einer radikalen Entfernung alles heilbar ist, oder aber eine katastrophale Reduktion der Lebenskräfte des Patienten, wenn dieser sich dem Schicksal der Vergiftung ausgeliefert fühlt. Die Empfehlung ist, dass alle toten Zähne gezogen werden, diejenigen, um die herum Schwermetalle im Kiefer sichtbar seien, ebenfalls. Dies führt zu zahllosen zahnlosen Patienten, wie sie ähnlich radikale Propagierungen in gewissen Hochburgen der EAV verursacht haben. In jedem Falle ist es ein gutes Geschäft für die Toxikologen, Zahnärzte und Kieferchirurgen, die dem therapeutischen Zirkel angehören: „Nur bei Zahnärzten bohren lassen, die Schwerkranken geholfen haben; nicht zu denen, die schwer geschadet haben." (www.toxcenter.de)

Ich möchte in den Raum stellen, ob es nicht für Ihren Patienten förderlicher ist, wenn Sie ihm klarmachen, dass Sie ihm (oder ihr) helfen können, die schwersten Belastungen mit effektiven Mitteln zu beseitigen, ohne ihm gleichzeitig auf andere Weise zu schaden, dass er aber physiologische Möglichkeiten und ein Entgiftungssystem hat, das auch zu einer normalen Elimination von Schwermetallen führt (s. Halbwertszeit von Quecksilber). Stärken Sie die Heilungskräfte des Patienten, anstatt ihn zu amputieren.

	So	Mo	Di	Mi	Do	Fr	Sa
DMSA (1 x 10 mg/kg KG)	x						
DMPS (1 x 10 mg/kg KG)	x alle vier Wochen						
N-Acetyl-Cystein (3 x 500 mg)	x	x	x	x	x	x	x
Zink 1 x 30 mg (abends)		x	x	x	x	x	x
Mineralstoffe (z.B. Mineral 650™, PE)		x	x	x	x	x	x
Pot. Metall Dil. .... (D...) .... Tr.	x	x	x	x	x	x	x
Lymphmittel 3 x 30 Tr.	x	x	x	x	x	x	x

Abb. 6.4: Beispiel für ein Therapieschema zum Ausschwemmen von Schwermetallen mit DMPS oder DMSA. Die Dosierung für den Chelatbildner DMSA entspricht etwa einem Viertel der anderweitig empfohlenen Dosis. Damit wird die Therapie sehr sicher und verträglich.

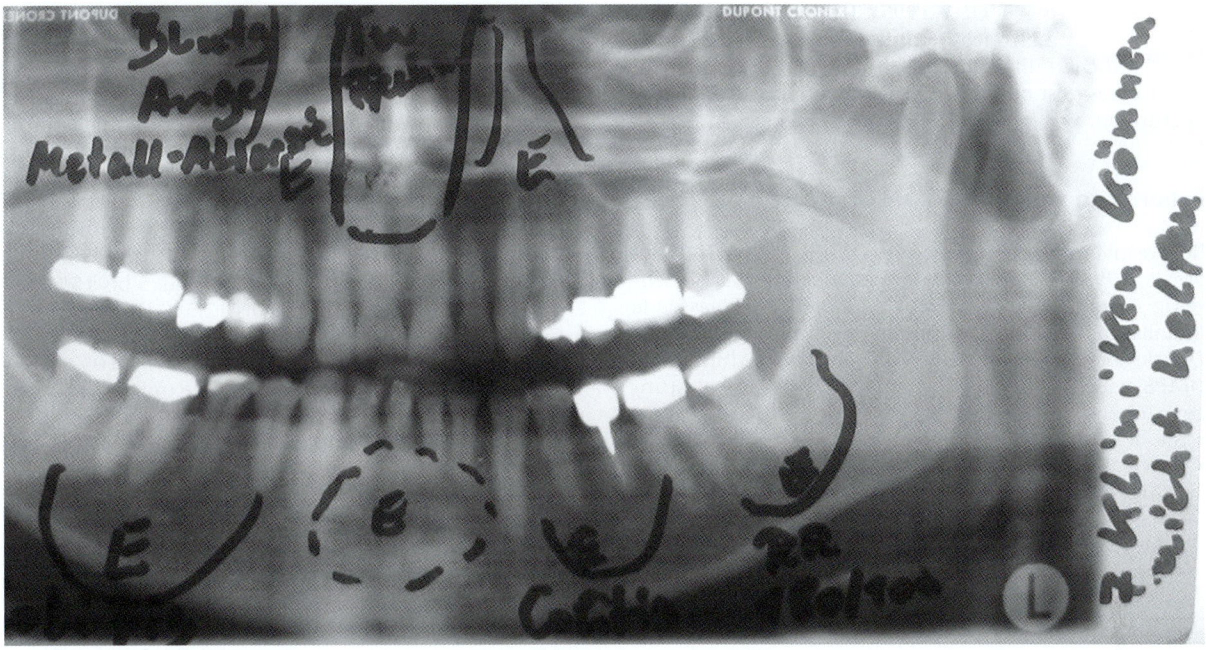

Abb. 6.5: Typisches OPG, begutachtet von einem besonders namhaften, „sehenden" Behandler. Er sieht, dass es durch 13 bis 5 Blutungen gebe und das Auge schlecht werde, dass dort Metallallergien sind, 11 und 12 zeigen einen Tumor des „Riechnerven". Bei „E" sei überall Entzündung, 34 und 35 zeigen Colitis (die die Patientin nicht hatte) und 37 sei für Bluthochdruck verantwortlich. Das schlimmste sei wohl, dass „sieben Kliniken nicht helfen können". 35 ist apikal tatsächlich verdächtig. Bei 26 gibt es tatsächlich eine Metalleinsprengung, die problematisch ist. Diese ist der Demonstrationswut des Begutachters aber wohl entgangen.

6.7 Toxikologie der Metalle und Zahnersatzmaterialien

6.7.1 Amalgame

Amalgame bestehen zu 53% aus Quecksilber und zu 47% aus einem Gemisch, bei dem man entsprechend der Zusammensetzung des Legierungspulvers zwischen konventionellen, γ2-haltigen und Non-γ2-Amalgamen (Wichmann, Schlipköter et al., 7/1997) unterscheidet. Erstere sind heute nicht mehr in Gebrauch, kommen aber in alten Füllungen noch vor.

Mit Gamma-2 wird die beim Abbindevorgang entstehende metallische Sn_8Hg-Phase beschrieben. Der Ausdruck „γ2-Phase" ist der Metallurgie entnommen. Die Sn_8Hg-Phase ist auf Grund ihres hohen Gehaltes an Zinn, dem unedelsten der in Dentalamalgamen enthaltenen Metalle, sehr korrosionsempfindlich. Dies führte zur Entwicklung der Non-γ2-Amalgame, die durch wesentlich höheren Kupfergehalt gekennzeichnet sind, was zu einer Verringerung der γ2-Phase und bevorzugten Bildung der korrosionsfesteren Cu_6Sn_5-Phase (Etaphase, metallurgische Bezeichnung) führt.

Amalgame sind im Vergleich zu anderen dentalen Werkstoffen sehr preiswerte Füllungsmaterialien. Der Anwendungsbereich erstreckte sich bisher allgemein auf das Seitenzahngebiet. Mit Gültigkeit zum 1. Juli 1995 hat das Bundesinstitut für Arzneimittel und Medizinprodukte (BfArM) eine neue Anordnung zum Wortlaut der „Gebrauchs- und Fachinformation" für Amalgame erlassen, die folgende Anwendungsbeschränkungen enthalten (Wichmann, Schlipköter et al., 7/1997):

- Nachgewiesene Amalgam-Allergie
- Bestimmte Formen der Nierenerkrankung, insbesondere Niereninsuffizienz
- Schwangerschaft („keine bzw. keine weitere Anwendung")
- Frauen und Mädchen im gebärfähigen Alter, Kinder unter sechs Jahren
- Retrograde Wurzelfüllungen
- Verwendung außerhalb des kaudrucktragenden Seitenzahnbereichs
- Verwendung als Material für Stumpfaufbauten bei Kronen oder Inlays
- Einsatz bei okklusalem oder approximalem Kontakt mit vorhandenem gegossenem Zahnersatz.

Amalgamfüllungen dürfen nur noch für okklusionstragende Füllungen im Seitenzahnbereich eingesetzt werden, und nur dann, wenn andere plastische Füllungsmaterialien nicht indiziert sind und andere Restaurationstechniken nicht in Frage kommen (Wich-

Tab. 6.1: Zusammensetzung der Metallgemische, die neben dem Hauptanteil von Quecksilber (ca. 53%) die Amalgame bilden.

Metall	γ2-haltiges Amalgam	Non-γ2-Amalgam
Ag	Min. 65%	Min. 40%
Sn	Max. 29%	Max. 32%
Cu	Max. 6%	Max. 30%
Hg	Max. 3%	Max. 3%
Zn	Max. 2%	Max. 2%

MANN, SCHLIPKÖTER et al., 7/1997). BfArM wie auch BGA haben jedoch mehrfach betont, dass derzeit keine wissenschaftlichen Erkenntnisse vorliegen, die den Verdacht eines gesundheitlichen Risikos durch Amalgame begründen.

Labordiagnostik

Bei positivem Challenge wird ein DMPS-Test nach DAUNDERER (1993; ☞ Kap. 6.3.3) angeschlossen, was gleichzeitig erlaubt, das quantitativ am meisten belastende Metall annähernd zu bestimmen (zumindest gilt dies für Quecksilber, Zinn und Blei, die ähnliche Affinität zu DMPS haben). Für die Testung von Amalgambelastungen stehen folgende Testampullen zur Verfügung:

- Silberamalgam, Non-γ2-Amalgam Sdf.
- Sowie die Einzelmetalle:
  - Argentum metallicum
  - Cuprum metallicum
  - Mercurius solubilis Hahnemanni
  - Stannum metallicum
  - Zincum metallicum.

Diagnostik mit Applied Kinesiology

Die therapeutisch potenziell wirksame Substanz (DMPS, DMSA) oder das Amalgam in isopathischer Verdünnung (in D8, D12, D30 bis D200) wird zum Screening-Test verwendet. Diese Testsubstanzen führen bei entsprechender Schwermetallbelastung zu einem normoreaktiven Challenge.

Therapie ☞ Kap. 6.7

Legierung	Typ	Au	Pd	Ag	Pt	Cu	In
Hochgoldhaltige Gusslegierungen							
Degulor A (D)	I	87,5	< 2	11,5	–	–	–
Degulor M (D)	IV	70,0	< 2	13,5	4,4	8,8	–
Portadur IN (W)	II	87,9	–	5,0	4,0	–	–
Portadur P2 (W)	IV	71,0	1,5	12,2	2,5	12,2	–
Maingold GV (H)	II	78,5	1,5	10,0	1,0	7,0	–
Maingold SG (H)	IV	71,0	1,9	12,2	2,0	12,3	–
Goldreduzierte Gusslegierungen							
Stabilor GL (D)	IV	60,0	3,5	22,5	< 2	12,0	–
Stabilor NFIV (D)	IV	55,0	9,9	29,0	–	–	4,0
Oroplat OP 4 (W)	IV	63,4	–	19,5	3,5	12,0	–
Auropal 2 (W)	IV	55,0	7,9	25,0	–	11,5	–
Hera G (H)	III	69,5	1,9	18,2	0,8	7,5	–
Hera SG (H)	IV	55,6	3,7	24,4	1,0	14,0	–
Palladium-Silber-Legierungen							
Palliag W (D)	I	2,0	27,5	70,0	–	–	–
Palliag M (D)	IV	2,0	27,4	58,5	–	10,5	–
Alba KF (H)	IV	–	39,9	53,0	–	–	2,0
Alba SG (H)	IV	10,0	20,9	57,0	–	10,0	–
Palladiumbasis-Aufbrennkeramik-Legierungen							
Bond-on 4 (D)	IV	< 2	79,7	–	< 2	5,0	–
Pors-on 4 (D)	IV	–	57,8	30,0	–	–	4,0
Simidur S 2 (W)	IV	2,0	79,0	–	–	9,5	–
Simidur S1S (W)	IV	–	56,0	32,0	–	–	1,0
Alabond (H)	IV	–	60,1	27,8	–	–	7,0
Alabond C (H)	IV	15,0	52,2	21,5	–	–	6,0

Abb. 6.6: Zusammensetzung einiger Edelmetall-Legierungen (Massengehalte in %, Herstellerangaben)

D = Degussa; W = Wieland; H = Heraeus; Typen: I = weich, II = mittelhart, III = hart, IV = extrahart (aus WICHMANN, SCHLIPKÖTER et al., 7/1997)

6.7.2 Edelmetalllegierungen in der Zahnmedizin

Es gibt hochgoldhaltige Gusslegierungen, goldreduzierte Gusslegierungen und Palladiumbasislegierungen mit mehr oder weniger großem Silbergehalt. Palladium und Platin werden in Dentallegierungen zur Erhöhung des Schmelzintervalles und der Aushärtbarkeit zugefügt, was vor allem bei der Verwendung als Aufbrennlegierung (Verblendkeramik, s. dort) erforderlich ist.

- Hochgoldhaltige Gusslegierungen enthalten zwischen 0 und 2% Palladium, 70 bis 88% Gold, 5 bis 15% Silber, 0 bis 4,5% Platin und 0 bis 12,5% Kupfer.
- Goldreduzierte Gusslegierungen enthalten zwischen 55 und 70% Gold, 18 bis 29% Silber, 0 bis 10% Palladium, 0 bis 3,5% Platin, 0 bis 14% Kupfer.
- Palladium-Silber-Legierungen enthalten zwischen 0 und 10% Gold, 20 bis 40% Palladium, 53 bis 70% Silber, 0 bis 10% Kupfer.

Diagnostik mit Applied Kinesiology

Für die Testung mit Applied Kinesiology stehen für sämtliche Bestandteile der aufgeführten Legierungen die Testampullen (Potenzreihen) der Fa. Staufen Pharma zur Verfügung:

- Zahngold (nicht näher beschriebene Zahngoldlegierung)
- Palladium-Silber-Legierung
- Degu Sdf. (Ausgangsmaterial Degudent U, Degussa)
- Aurum metallicum
- Argentum metallicum
- Palladium metallicum
- Platinum metallicum
- Indium metallicum
- Iridium metallicum.

Die einzelnen Metalle müssen unter Umständen in Kombination getestet werden. Das potenzierte Metall (Metallkombination) in D12, D30 oder höherer Potenz führt bei Unverträglichkeit zu einem normoreaktiven Challenge.

Therapie

Eine isopathische Therapie kann versucht werden, ebenso die Setpoint-Technik der Applied Kinesiology zur Toleranzsteigerung (☞ Kap. 17). Es sollte immer bedacht werden, dass die Metallunverträglichkeit oder Allergie nur ein Stressor neben vielen möglichen anderen (Dysbiose, Nahrungsmittelunverträglichkeiten, struktureller Stress, emotionaler Stress etc. ☞ Kap. 7 ff.) ist. Wenn andere Stressoren einfacher beseitigt werden können, dann sollte dies zunächst geschehen, denn die Metalle können dann unter Umständen wieder verträglich werden. Auch ein positiver Lymphozyten-Transformationstest ist kein unveränderlicher Befund. Vielfach hilft jedoch nur die Entfernung der nicht verträglichen Metalle. Beachten Sie jedoch immer die Ökologie und Ökonomie der Behandlung: Fangen Sie nicht mit dem Teuersten und Belastendsten an, sondern mit dem, was dem Patienten insgesamt am meisten weiter hilft.

Fallbeispiel 1
38-jährige Patientin. Beschwerden: Erschöpfungszustände, rezidivierende HWS-Beschwerden, Lumbalbeschwerden. Beruf: Zahnärztin, hohe berufliche Belastung, sportlich aktiv, zur Erholung „Erlebnisurlaube“. Diagnosen: EAV-Arzt: Senkniere, Indikation zur Nephropexie wurde gestellt. „Biologischer“ Zahnmediziner: Die Metalle des Zahnersatzes seien unverträglich geworden, müssten unbedingt durch Keramik ersetzt werden. Die Patientin ist verunsichert, ob sie diese eingreifenden Maßnahmen durchführen soll.
Erstbefund: Atlas links lateral, TMJ-Klick rechts mehr als links, positiver Challenge mit Zahngold D200, was auf Unverträglichkeit dieses Materials hinweist. Keine Zahnbeherdung. Positive Therapielokalisation (TL) der Niere rechts, Ptose-Challenge (☞ Garten, 2016) positiv, Psoas rechts hyporeaktiv. DMPS hebt die positive Nieren-TL auf, DMPS-Test: Quecksilber 83,7 µg/g Kreatinin (n < 50), Zinn 34,2 µg/g Kreatinin (n < 2,0); ☞ Kap. 6.3.3. Korrektur der Nierenptose und eines abgesenkten Os naviculare homolateral (☞ Garten, 2016), Belastungschallenge durch Springen und eine Stunde spazieren gehen, danach kein Rezidiv der Nierenptose, Naviculare bleibt o. B. Gespräch über das Stressmanagement.
Zweitvorstellung: Die Patientin hat einen Erholungsurlaub in Österreich gemacht, hat 1 kg zugenommen, Psoas bds. normoreaktiv. Keine Reaktion auf das potenzierte Zahngold mehr. TL Niere rechts u. links negativ, Challenge negativ. Atlas o. B., rechts Rotationseinschränkung HWS: C6, C7 Korrektur, Levator-scapulae-Detonisierung, Akupuntur zur Behandlung weiterer möglicher Kopfschmerzursachen, Neuraltherapie der Tonsillennarben wegen Lymphknotenschwellung rechts subokzipital. Sartorius links hyporeaktiv, ADR-Formula™ (ein Nebennieren-stützendes Präparat) führt zu Normoreaktion, wird verschrieben, Fuß weiterhin stabil. Ausleitung von Quecksilber und Zinn mit DMSA, Substitution von Mineralen (Mineral 650 und Zink).
Dieses Beispiel zeigt, wie eine funktionelle Störung, die mit einfachsten Mitteln regulativ erfolgreich behandelt werden kann, zu einer völlig unnötigen Indikation eines völlig neuen Zahnersatzes und zur Operationsindikation einer Senkniere geführt hat.
Erläuterungen: Nierenptose ist wegen der Versorgung der Nebenniere über einen mit der Niere gemeinsamen Gefäßstamm häufig mit funktioneller Nebennierenschwäche und anderen hormonellen Störungen wie Amenorrhö assoziiert. Nierenptosen haben Assoziationen mit Psoasdysfunktionen und umgekehrt, diese wiederum mit Störungen des Os naviculare oder auch des Os cuboideum des ipsilateralen Fußes. Diese Läsionsketten können aufsteigend oder absteigend auftreten (☞ Garten, 2016).
Weiterhin ist auffällig, dass Metallunverträglichkeiten bei entsprechender Allgemeinbehandlung verschwinden können. Beispiele, dass positive Lymphozytentransformationstests (LTT) durch eine ganzheitliche (strukturelle, chemische und emotionale) Behandlung negativ wurden, haben die Autoren gesehen. Dieses Fallbeispiel verdeutlicht, dass ein entscheidender Faktor bei der Bewältigung von Chronic Fatigue das Aufzeigen der Möglichkeiten zur Selbstheilung sein kann. Es geht um die Vermittlung der Tatsache, dass regulative Maßnahmen helfen können und dass der Patient an dieser Heilung beteiligt ist, zudem die Vermittlung der Einsicht, dass er seine Gesundung durch eine kleine Änderung seines Lebensstils und durch Stressmanagement selbst in die Hand nehmen kann.

Fallbeispiel 2
Es handelt sich um die Tumor-Patientin aus Kapitel 9. Ihr Beispiel gehört hierher, da sie trotz des insgesamt dramatischen Verlaufs ein Beispiel dafür darstellt, dass auch labormedizinisch nachgewiesene Metallallergien bei Allgemeinbehandlung zu beseitigen sind (☞ Abb. 6.7 und 6.8). Es könnte postuliert werden, dass der LTT negativ geworden ist, da das Immunsystem bei bereits ablaufender Tumorerkrankung nicht mehr reaktionsfähig war. Bei Anergie im Rahmen dieser kurz danach festgestellten Tumorerkrankung wäre eher ein positiver AK-Testbefund bei negativem LTT zu erwarten gewiesen.

6.7.3 Nichtedelmetalllegierungen

Diese bestehen aus Nickel, Kobalt, Chrom und weisen günstige mechanische Werte für Härte, Elastizität, Bruchfestigkeit und Gießfestigkeit auf. Die toxikologischen Eigenschaften dieser Metalle sind jedoch äußerst ungünstig, besonders durch die bekannte allergisierende Eigenschaft von Nickel. Die Allergisierungswirkung von Chrom, sowie dessen karzinogene Wirkung lassen diese Materialien unerwünscht erscheinen.

Toxizität und Symptome

Durch die genannten Metalllegierungen wird selten eine quantitativ messbare Belastung auftreten, wohl aber Allergisierungen und Unverträglichkeitsreaktionen. In Tierversuchen konnten Nachweise erbracht werden, dass Gold, Nickel, Quecksilber, Chrom und Silber hochselektiv Autoantikörperbildung auslösen können. Dies ist am Menschen dokumentiert worden (Bieger, 1996, 1997, Griem und Gleichmann, 1995), s. o.
Die Symptome sind häufig unspezifisch und diffus, und es sollte der Versuch unternommen werden, andere Stressoren, die für beklagte Symptome verantwortlich sein könnten, zu definieren und zu eliminieren. Es lohnt sich im Sinne des Patienten, über die Gesamtbelastung und ihre Reduktion nachzudenken (s. o.) und zu sprechen. Es ist nicht immer der einfachste und kostengünstigste Weg, den Versuch einer Stressreduktion ohne vorhersehbaren Ausgang mit der Entfernung von Zahnersatz zu machen (☞ auch das Problem der multiplen chemischen Hypersensitivität, Kap. 14).
Nach den Richtlinien zur kassenzahnärztlichen Versorgung mit Zahnersatz sind Nichtedelmetall-Legierungen neben Palladium-Basislegierungen als Regelversorgung festgeschrieben. Palladium-Kupfer-Legierungen sollten nicht mehr angewendet werden, bis der Nachweis der Korrosionsstabilität und der Biokompatibilität vorliegt. Über eine biologische Verträglichkeit von Dentallegierungen bestehen für die konservierende Zahnheilkunde zwar derzeit keine verbindlichen Vorschriften, in der neuen europäischen Richtlinie über Medizinproduk- werden jedoch auch die Hersteller von Dentall-

Dr. med.	Name:	W		PatientID-Nr:	
Hans Garten	Vorname:	M		Tagesnummer:	
Nederlinger Straße 35	Geburtsdatum:	16.09.48		Eingangsdatum:	28.01.98
80638 München					

Testbericht: Immuntoxikologie - LTTS SCHWERMETALLE (Melisa®)

Metall		SI	Metall		SI
Gold	H	7,6	Cadmium	H	4,5
	M	4,0		M	2,0
	L	1,4		L	2,7
Silber	H	1,4	Zinn	H	4,2
	M	1,3		M	3,2
	L	0,5		L	1,5
Kobalt	H	0,8	Kupfer	H	1,0
	M	0,8		M	1,7
	L	0,5		L	0,7
Chrom	H	1,1	Ethyl-Hg	H	0,5
	M	1,6		M	1,5
	L	1,2		L	1,5
Nickel	H	1,6	Methyl-Hg	H	1,2
	M	1,7		M	1,1
	L	0,7		L	1,5
Titan	H	1,2	Phenyl-Hg	H	2,0
	M	1,0		M	1,6
	L	0,6		L	0,9
Platin	H	1,3	Anorg-Hg	H	0,6
	M	1,0		M	0,7
	L	1,0		L	0,6
Palladium	H	1,8	Kontrolle	+	386,0
	M	1,2		-	1
	L	0,5			

Basalwert:	642,5	Mitogen Stimulation:	248012		
Legende: Normal	< 2	fraglich	2 – 3	erhöht	> 3

Die Testergebnisse werden als Stimulationsindex SI wiedergegeben, der dem Quotienten aus maximaler Antigen-Stimulierbarkeit und basaler Einbaurate ohne Antigen (neg. Kontrolle) entspricht. SI = CPM(Antigen)/CPM(neg. Kontrolle). Ein hoher SI Wert ist Ausdruck einer starken Antigenstimulation und belegt das Vorhandensein spezifischer Immunzellen (Gedächtniszelle). Ein Stimulationsindex von < 2 gilt als negativ. Indizes zwischen 2 und 3 sind als grenzwertig, solche > 3 als positiv zu werten.
Die Metalle wurden in 3 Konzentrationen getestet: L = niedrig; M = Mittel; H = Hoch.

Beurteilung:
Im LTT Nachweis einer zellulären Sensibilisierung im Sinne einer Typ IV-Allergie:

fraglich	**schwach**	**mittel**	**stark**
	Cadmium, Zinn	Gold	

Unverträglichkeitsreaktionen bei langandauernder/chronischer Exposition gegenüber den mittel/stark reagierenden Metallen sind zu erwarten. Bei klinischem Verdacht wird eine Kontrolle der unter „fraglich“ genannten Metalle empfohlen!

Eine zelluläre Sensibilisierung auf Cadmium wird häufig bei Rauchern beobachtet.

Abb. 6.7: Positiver LTT

Dr. med.	Name:	W	PatientID-Nr:		
Hans Garten	Vorname:	M	Tagesnummer:		
Nederlinger Straße 35	Geburtsdatum:	16.09.48	Eingangsdatum:	30.05.01	
80638 München					

Testbericht: Immuntoxikologie - CITA ®: LTTS SCHWERMETALLE

Gold	1,9 / 1,5	Cadmium	1,0 / 0,6
Silber	1,7 / 1,5	Zinn	1,1 / 1,0
Kobalt	1,7 / 1,4	Kupfer	1,3 / 1,1
Chrom	1,7 / 1,4	Ethyl-Hg	1,4 / 1,3
Nickel	1,3 / 1,3	Methyl-Hg	1,3 / 1,0
Titan	1,7 / 1,5	Amalgam	1,1 / 1,1
Platin	1,3 / 1,2	Anorg-Hg	1,8 / 1,6
Palladium	1,7 / 1,6	Kontrolle (neg. / pos.)	1,0 / 36,4

Basalwert:	3967	Mitogen Stimulation:	144427		
Legende:	Normal < 2	fraglich 2 – 3	erhöht > 3		

Beurteilung:
Im LTT KEIN HINWEIS auf eine zelluläre Sensibilisierung gegenüber den untersuchten Metallen.

Abb. 6.8: Negativer LTT derselben Patientin drei Jahre später

rungen zur Anwendung bestimmter Verfahren verpflichtet, um Eignung und Sicherheit der Produkte gewährleisten zu können. Bei Patienten mit bekannter oder vermuteter Nickelallergie sollte palladiumhaltiger Zahnersatz nicht ohne vorherige Allergietestung eingegliedert werden. Bei Nickelallergikern wird ein Verzicht von nickelhaltigem Zahnersatz empfohlen (Wichmann, Schlipköter et al., 7/1997).

Diagnostik mit Applied Kinesiology

Das bei den übrigen Metallen bereits weiter oben Gesagte gilt entsprechend: Mit den potenzierten Schadstoffen wird im Sinne eines normoreaktiven Challenge getestet. Für die Nichtedelmetalllegierungen stehen folgende Isopathika zur Verfügung:

- Chrom-Kobalt-Molybdän-Legierung (Herkunft: Sheralit Imperial)
- Kobalt-Chrom-Legierung Sdf. (Herkunft: Wirobond)
- Nickel-Chrom-Gallium-Molybdän-Legierung Sdf. (Micro-Bond NPL®)

- Nickel-Chrom-Berrylium-Legierung Sdf. (Rexillium®).

Weiterhin die Einzelmetalle:
- Aluminium metallicum
- Beryllium metallicum
- Chromium metallicum
- Cobaltum metallicum
- Cuprum metallicum
- Ferrum metallicum
- Gallium metallicum
- Molybdaenum metallicum
- Niccolum metallicum
- Stannum metallicum
- Wolframium metallicum
- Zincum metallicum.

Therapie

☞ Ausführungen in Kap. 6.7 und zu den Edelmetalllegierungen in Kap. 6.8.2.

6.7.4 Aufbrennlegierungen

Palladiumbasis-Aufbrennkeramik-Legierungen enthielten üblicherweise zwischen 0 und 15% Gold, 52–80% Palladium, 0–32% Silber, 0–10% Kupfer, 0–7% Indium. Inzwischen sind aufbrennfähige Legierungen mit einem Palladiumgehalt um 3–10% und einem Platingehalt zwischen 10 und 3% erhältlich (Platin ersetzt dann Palladium).

Symptome bei Unverträglichkeit von Aufbrennlegierungen aus Edelmetall

Es treten Schlafstörungen, Einschlaf-, Durchschlafstörungen (keine Erholung durch Schlaf), allgemeines Unruhegefühl, Reizbarkeit, Schleimhautbrennen, Konzentrationsstörung, Leistungsschwäche, schnelle Ermüdbarkeit, arterielle Hypertonie, Brennen der Mundschleimhaut, Zungenbrennen und periodontitische Beschwerden nicht entzündlicher Art auf.

Diagnostik mit Applied Kinesiology

Zur Testung steht folgende Nosode zur Verfügung: Keramik-Gold Sdf. (Herador H; enthält kein Silber). Der potenzierte Schadstoff bzw. die Einzelmetalle in der Potenz D12, D30 oder höher führen zu normoreaktivem Challenge.

Therapie

☞ Kap. 6.7 und 6.8.2.

6.7.5 Implantate

Traditionelle Keramikimplantate sind kaum noch in Gebrauch, die Testung alter Keramikimplantate erfolgt mit den potenzierten Schadstoffen für Keramik. Neuerdings findet Zirkonoxid Keramik in der Implantologie Verwendung. Zirkon ist ein Mineral aus der Gruppe der Silikate, ein Inselsilikat. Die chemische Formel ist $ZrSiO_4$. Zirkon kristallisiert im tetragonalen Kristallsystem und hat eine vergleichsweise hohe Härte. Langzeiterfahrungen mit dem Material fehlen, ebenso toxikologische Daten. Es scheint jedoch ausgesprochen verträglich zu sein. Ein potenzierter Schadstoff existiert nicht. Auch heute werden noch mehrheitlich Titan und seine Legierungen verwendet, ☞ Kap. 6.9.15.

6.8 Toxikologie der Metalle im Einzelnen

6.8.1 Aluminium

Vorkommen

Mit ca. 8% ist es das häufigste Metall der Erdkruste und ist durch ubiquitäre Verwendung sowohl als metallische Legierung (Baumaterial, Verpackungen etc.) als auch in einer Vielzahl von ionischen Verbindungen in der Nahrungsmittelindustrie und als Arzneimittel, gekennzeichnet.
Aluminiumverbindungen dienen in der Nahrungsmittelindustrie als Trennmittel, Stabilisatoren, Antiklumpmittel, Emulgatoren, sowie zur Oberflächenfärbung von Lebensmitteln (Wichmann, Schlipköter et al., 1/1994). Aluminiumchloride, Hydroxide, Hydroxycarbonate, Magnesium-Silikat-Hydrate und organische Komplexe werden als Antazida, Phosphatbinder, Antidiarrhoika, Kationenaustauscher, Lipidsenker, Adsorbenzien für Impfstoffe und Allergenextrakte, Adstringenzien, Antiseptika, Desodoranzien und Zahnpasten verwendet. Je nach Aggressivität der Inhaltsstoffe können Nahrungsmittel durch die Freisetzung von Aluminiumionen aus Verpackungsmitteln oder Aluminiumgeschirr kontaminiert sein.

Aufnahme und Speicherung

Die Aufnahme erfolgt inhalativ, oral, dermal oder parenteral. Bei Dialysepatienten kam es durch mit Aluminium kontaminierte Dialyselösungen und Einnahme von aluminiumhaltigen Phosphatbindern zu schweren Vergiftungen. Speicherung erfolgt vor allem im ZNS und im Knochen.

Toxizität und Symptome

Im Vordergrund steht die neurotoxische Wirkung. Ein Zusammenhang mit der Alzheimer-Krankheit wird diskutiert, da die Dialyse-Enzephalopathie mit erhöhtem Aluminiumgehalt im Gehirn einhergeht und auch im Gehirn von Alzheimer-Kranken überhöhte Aluminiumkonzentrationen nachgewiesen werden konnten. Die Dialyseenzephalopathie ist durch EEG-Veränderungen, Sprachstörungen, Myoklonien, Krampfanfälle, psychische Veränderung und Demenz gekennzeichnet. Aluminium wird in den Knochen eingelagert und führt dort zu Osteomalazie mit Knochen- und Gelenkschmerzen, Spontanfrakturen und Myopathie. Eine mikrozytäre, hypochrome Anämie ist ein weiteres Vergiftungszeichen. Daneben können Leberschädigungen auftreten. Eine immunsuppressive Wirkung wird diskutiert, ebenso wie das Auftreten von Verhaltensstörungen.

Labordiagnostik

Messung im Serum und Vollblut, Haaranalyse, notfalls Knochenbiopsie.
DFO-Test: 5 mg/kgKG Deferoxamin i. v. führt zu einem Anstieg über 150 µg Al/l Serum, was auf Aluminiumüberladung hinweist.

Diagnostik mit Applied Kinesiology

Aluminium D12, D30 oder höhere Potenz führen zu normoreaktivem Challenge (☞ Kap. 6.6).

Therapie

Die Elimination von Aluminium kann mit Komplexbildnern wie Citrat, Malonat u. a. erfolgen. Wegen der kompetitiven Einlagerung im Knochen bieten sich Kalzium- und Magnesiumcitrat in Dosen von 1500 bzw. 1000 mg/Tag an. Bei quantitativ höherer Belastung wird der Komplexbildner Deferoxamin eingesetzt. Dosierung: 2–10 g über den Tag verteilt per os, 1–2 g als i. v.-Infusion in 200 ml Glukose-Lösung. Als Nebenwirkungen können Blutdruckabfall, reversible Gesichtsfeldausfälle, Neuropathie des Nervus opticus und anaphylaktische Reaktionen auftreten. Da eine hohe Affinität zu Eisen besteht, muss an die Substitution von Eisen und anderen Spurenelementen gedacht werden.

6.8.2 Arsen

Vorkommen

Das weiße, geschmacklose und geruchlose Arsentrioxid (Arsenic) wurde durch die Jahrhunderte als Mordgift par excellence verwendet. Es kommt in Rattengift vor. Früher hatten Kupfer-, Blei- und Kalziumarsenate weltweit große Bedeutung als Pestizide, die vor allem im Wein- und Tabakanbau verwendet wurden. Es kam durch mangelnde Reinigung der Früchte im Moselweinbaugebiet zu Todesfällen durch „Haustrunk". Arsenverbindungen wurden in Deutschland 1974 verboten, ausländische Früchte sind jedoch nicht immer frei von Arsen. Die Verwendung von Arsenverbindungen als Chemotherapeutikum (Salvarsan, Neosalvarsan) ist heute vollständig verlassen. Bis vor wenigen Jahren wurde Arsen in der Zahnheilkunde zur Behandlung von Wurzelkanälen toter Zähne verwendet. In unmittelbarer Nachbarschaft speichert der Knochen das Arsen irreversibel.
In industriellen Fertigungsprozessen (Halbleiterindustrie, Glas- und Keramikindustrie) fallen Arsenverbindungen an.

Aufnahme und Speicherung

Arsen wird über Haut, Lunge und Gastrointestinaltrakt rasch resorbiert. Die Speicherung erfolgt vor allem im Keratin der Haut und der Fingernägel, es findet jedoch eine Verteilung über alle Gewebe statt. Im Körper wird dreiwertiges Arsen zu weniger giftigem fünfwertigen oxidiert und als Dimethylarsinsäure und Methylarsonsäure renal eliminiert. Andere Eliminationswege sind über Haare, Nägel, Haut und Schweiß.

Toxizität und Symptome

Arsen blockiert die Sulfhydrylgruppen und führt bei akuter Vergiftung zu Magenschmerzen, Erbrechen, wässrig-blutigen Durchfällen, Schock und Exsikkose. Überlebende leiden später an Polyneuritis, Dermatitis und Leberschäden. Bei chronischen Vergiftungen kommt es zu Lid- und Knöchelödemen, Proliferationshemmung der Haut, Pigmentverschiebung (Melanose), Hyperkeratose, Epitheliom, Basaliom, peripherer Neuritis, gastrointestinalen Störungen, Schwächegefühl, motorischer Lähmung, Muskelatrophie und Parästhesie. Arsen wirkt auch im Bereich der Atemwege, der Leber und dem Darm kanzerogen. Ein Leitsymptom der chronischen Arsenvergiftung ist das Mees'sche Nagelband (weiß).
Symptome entsprechend homöopathischer Arzneimittellehre: Kopfschmerzen, depressive Stimmung, Gedächtnisschwäche, große Erschöpfung nach der leichtesten Anstrengung, reizbare Schwäche, brennende Schmerzen, Furcht, Sorge, Angstzustände, Gesicht rot juckend, brennend und gedunsen, abdominelle Schmerzen und schmerzhafte Vergrößerung von Leber und Milz.

Labordiagnostik

Messung im Vollblut (< 10 µg/l), im Harn (< 25 µg/l), im Urin nach DMPS-Test (< 2 µg/g Kreatinin) und in Haaren und Nägeln.

AK-Diagnostik

Arsen (Arsenicum metallicum) D12, D30 oder höhere Potenzen führen zu normoreaktiver Challenge.

Therapie

DMPS bildet mit Arsen einen leicht nierengängigen Komplex. Bei akuter Vergiftung sind Natriumsulfat und Kohle angezeigt. Weitere Informationen: Wichmann, Schlipköter et al., 3/2001.

6.8.3 Blei

Vorkommen

Der Eintritt von Blei in die Biosphäre war in den vergangenen Jahrzehnten enorm. Messungen im Grönlandeis aber auch in Waldböden in Schweden belegen

1000-fach höhere Bleikonzentrationen als zu prähistorischen Zeiten (Bindler, Brännvall et al., 1999). Die größte Bedeutung hat Blei auch heute noch durch die Verwendung von Bleitetraäthyl bzw. Bleitetramethyl als Antiklopfmittel im Benzin. 10% des weltweiten Gesamtverbrauchs an Blei geht in die Herstellung dieser Substanzen.
Weitere Quellen sind Bleifarben (Bleiweiß, Mennige, Bleirohre in der Trinkwasserversorgung und früher in Glasuren von Töpferwaren). Lange Verweilzeit, Wärme und saure Wasserbestandteile (Huminsäure) führen zu Lösung erheblicher Bleimengen aus den früher gebräuchlichen Bleirohren und können zu Vergiftung führen, ebenso wie die Verwendung von Essig und sauren Fruchtsäften in bleihaltigen Töpferwaren. Glasmaler und Klempner können einer hohen Bleibelastung ausgesetzt sein.
Bezüglich einer Bleibelastung sind Kinder besonders gefährdet, weil sie, bezogen auf das Körpergewicht dreimal so viel Wasser aufnehmen. Säuglinge resorbieren Blei um ein Vielfaches stärker aus dem Darm. Kinder sind auch bereits intrauterin und nach der Geburt über verschiedenste Aufnahmewege gegenüber schädlichen Chemikalien exponiert. Auch die Muttermilch ist ein wichtiger Belastungsweg für kleine Kinder. Die Milchdrüsen als apokrine Schweißdrüsen dienen entwicklungsgeschichtlich auch der Entgiftung des mütterlichen Organismus. Hunderte von fettlöslichen Schadstoffen wurden in der Muttermilch nachgewiesen. Es ist noch nicht bekannt, welcher Stellenwert der vorgeburtlichen Exposition im Vergleich zur frühkindlichen Giftaufnahme zukommt.

Aufnahme und Speicherung

Die Resorption von Blei über den Magen-Darm-Trakt erfolgt nur zu etwa 10%, während die lungengängigen Aerosole der Salze oder Oxide des Bleis, die bei der Verbrennung von bleihaltigem Benzin entstehen, je nach Partikelgröße und Löslichkeit zu 50–80% zur Resorption gelangen. In der Praxis des Autors wurde eine chronische Bleibelastung bei der Frau eines Klempners gefunden, die nur Bürotätigkeit in unmittelbarer Nähe des Betriebes ausführte.
Im Blut sind 95% des zirkulierenden Bleies an die Erythrozyten locker gebunden. Das Blei im Blut steht mit dem im Knochen in Form von schwer löslichem Bleiphosphat gebundenen Bleidepot im Gleichgewicht. Beschleunigte Bleimobilisation erfolgt bei Knochenabbau, z. B. in Folge von physischem Stress, Azidose, katabolen Steroiden, Infektionskrankheiten u. a.
Die Eliminationshalbwertszeit beträgt aus Blut und Weichteilen etwa 20 Tage, aus dem Knochen 10–30 Jahre, die Elimination erfolgt über Urin und Stuhl.

Toxizität und Symptome

Blei wirkt schädigend auf die Erythropoese: Sowohl die Hämoglobinsynthese als auch der Eiseneinbau in das Häm-Molekül werden gehemmt. Dies führt zu vermehrter Delta-Aminolaevolinsäure-(δ-ALA-)Ausscheidung im Harn (diagnostischer Parameter), vermehrter Koproporphyrin-III-Ausscheidung, hypochromer Anämie, Anisozytose und basophiler Tüpfelung der Erythrozyten. Einlagerung in die Gingiva führt zu Bleisaum, toxische Wirkungen an der glatten Muskulatur führen zu Bleikolik und Gefäßspasmen (Bleiblässe), neurotoxische Wirkungen führen zu Bleilähmung, die typischerweise am N. radialis der führenden Hand bevorzugt auftritt sowie an den oberen Extremitäten allgemein. Allgemeinsymptome sind Schwächegefühl, Appetitlosigkeit, Müdigkeit, Nervosität, Tremor, Übelkeit, Abmagerung, Kopfschmerzen, Impotenz und Amenorrhö. Bei Kindern speziell kommt es zu Bleienzephalopathie, die durch Krämpfe und psychische Alterationen charakterisiert sind.
Bleitetraäthyl wird als hochlipophile Substanz auch durch die äußere Haut resorbiert. Bei Bleitetraäthyl stehen Degenerationserscheinungen am ZNS, psychomotorische Erregungszustände, epileptiforme Krämpfe, delirante Krisen, Lähmungen und Parkinsonismus im Vordergrund.
Die homöopathische Materia medica führt folgende Symptome für Blei auf: Paralyse einzelner Muskeln besonders der Extensoren, Schmerzen, Taubheit, Zittrigkeit der Gliedmaßen, geschwollene Füße. Delirium, Koma und Konvulsionen, arterieller Hypertonus und Atherosklerose, fortschreitende Muskelatrophie, motorische Ataxie, extreme und rasche Abmagerung, Bulbärparalyse. Depression, Gedächtnisverlust, amnestische Aphasie, Halluzinationen und Wahnvorstellungen, Demenz. Gastralgie, Erbrechen, Koliken, Verhärtung der Brustdrüsen, chronische interstitielle Nephritis und Blasentenesmen.
Bei Kindern führt Bleibelastung zu einer verzögerten intellektuellen und motorischen Entwicklung, zu vermehrter Aggressivität und Verhaltensauffälligkeit (Greater Boston Physicians, 2001; http://www.igc.org/psr/;data). Kognitive Beeinträchtigungen scheinen allerdings eher mit einer Bleiaufnahme nach der Geburt zu korrelieren als mit einer solchen während der Schwangerschaft. Es wird geschätzt, dass die Verringerung der Blei-Blutkonzentration bei Kindern um den Faktor Zehn einem durchschnittlichen Gewinn an fünf IQ-Punkten gleichkommt!

Labordiagnostik

Messung im Vollblut, Haarmineralienanalyse und DMPS-Test. Bei Kindern sind Blutkonzentrationen von nur 0,1 bis 0,25 µg/ml für Intelligenzdefekte verantwortlich gemacht worden. Der Grenzwert für Blei im DMPS-Test ist <100 µg/g Kreatinin.

Diagnostik mit Applied Kinesiology

Blei (Blumbum metallicum) D12, D30 oder höhere Potenzen führen zu normoreaktivem Challenge.

Therapie

$CaNa_2$-EDTA und D-Penicillamin werden für akute Zustände angewandt. BAL ist kontraindiziert, da sich die lockeren Komplexe in der Niere dissoziieren und zu Schädigungen führen. Das Mittel der Wahl bei chronischen Vergiftungen ist DMSA in der Dosierung von 10 mg/kgKG einmal wöchentlich oder 10 mg/kgKG an zwei aufeinanderfolgenden Tagen/Woche. Chelatbildner sind für die Elimination von Bleitetraäthyl und Tetramethyl unwirksam. Weitere Informationen: WICHMANN, SCHLIPKÖTER et al., 10/1994.

6.8.4 Kadmium

Vorkommen

Das Metall findet sich in einigen Leuchtfarben, in Pigmenten (Kadmiumgelb) und gelangte als Bestandteil von Trockenbatterien über Müllkippen und Müllverbrennungsanlagen sowie Klärschlamm in die Umwelt. Kadmium kann durch saure Speisen auch aus Keramiküberzügen und aus dem Dekor mit Kadmiumhaltigen Farben herausgelöst werden. Bedeutsam als Kadmium-Quelle ist Tabakrauch. Auch bei Arbeitern in Batterieindustrie sind Intoxikationen möglich.

Aufnahme und Speicherung

Kadmium hat eine hohe Eiweißbindefähigkeit und wird daher per os nur zu 10–40% resorbiert, aus der Nahrung nur zu 3–8% (FORTH, et al. 1996). Eine hohe Resorptionsquote findet sich in der Lunge (Tabakrauch!). Kadmium wird in der Leber an Metallothioneine (metallbindende Proteine mit bis zu 20 freien SH-Gruppen von Cystein) gebunden gespeichert, nachdem es wahrscheinlich bereits in den Darmmukosazellen von Metallothionein abgefangen wird. Die Eliminationshalbwertszeit beträgt zwischen 12 und 35 Jahre! Bei saurem Harn dissoziiert Kadmium mehr vom Metallothionein-Komplex und gelangt zur Ausscheidung oder erneuter Reabsorption und Speicherung.

Toxizität und Symptome

Bei akuter Vergiftung mit Kadmiumsalzen treten Brechdurchfälle auf, ein toxisches Lungenödem nach Einatmen Kadmiumhaltiger Dämpfe (Schweißen oder Schneidbrennen Cd-haltiger Legierungen). Die chronische Vergiftung ist durch entzündliche Degeneration der Schleimhäute von Nase, Rachen und Kehlkopf, einem Kadmiumsaum (gelber Ring am Zahnhals), Hyposmie, Anosmie, Nierenschaden, Knochendefekte, Kachexie und Schädigung der Keimzellen gekennzeichnet. Kadmium ist krebserzeugend.

Labordiagnostik

Vollblutanalyse, Haaranalyse (s. u.), DMPS-Test.

Diagnostik mit Applied Kinesiology

Kadmium D12, D30 oder höhere Potenz führt zu normoreaktivem Challenge.

Therapie

Die hohe Affinität zu DMPS macht die Chelattherapie mit diesem Medikament zur besten therapeutischen Möglichkeit. Weitere Informationen: WICHMANN, SCHLIPKÖTER et al., 5/1995.

6.8.5 Chrom

Vorkommen

Chrom ist das vierthäufigste Element der Erdkruste. Industriell kommt Chrom als Legierungsbestandteil von Stahl vor. Chrom wird in der Keramikindustrie, als Katalysator und als Bestandteil von Farbstoffen und Pigmenten verwendet.
Im Alltag von größter Bedeutung ist die Verwendung von Chrom (III)-Sulfat als Gerbstoff. Holzimprägnierungsmittel enthalten Chrom, ebenso wie Beizen und Farbstoffe in der Textilindustrie. Zement- und Wandputz enthalten Chrom, Metalllegierungen von Zahnprothesen, Brückendrähten und Zahnspangen sind chromhaltig. Chromverbindungen dienen als adstringierendes, warzenverätzendes Therapeutikum.

Aufnahme und Speicherung

Die Aufnahme erfolgt über den Gastrointestinaltrakt, die Lunge und die Haut. Chrom wird an Proteine gebunden und renal ausgeschieden, 6-wertiges Chrom wird jedoch auch intrazellulär gespeichert und verbleibt dort bis zum Zelltod. Neben der renalen Ausscheidung erfolgt eine Elimination über Leber und Stuhl.

Toxizität und Symptome

Bei akuten Vergiftungen treten Verätzungen der Schleimhäute, Leber- und Nierenschädigungen auf. Daneben Krämpfe und ZNS-Schäden. Chronische Chrom (VI)-Belastung kann zu Dermatitis, Lungenschäden und Lungenkrebs führen. Typisch ist das Maurerekzem, welches durch Chrom (III) aber auch Chrom (VI) im Zement verursacht wird.
Insbesondere leichte, flexible Lederartikel, aber auch Schuhleder und Möbelleder können zu allergischen Reaktionen vom Typ IV führen (Chromatekzem). Chromatsensibilisierungen bei Hausfrauen und Haushaltshilfsberufen wird durch Scheuermittel verursacht (WICHMANN, SCHLIPKÖTER et al., 1/1994). Durch Chrom in Metalllegierungen entsteht anders als bei Nickel keine Kontaktallergie.

Labordiagnostik

Standardmethode ist die Epikutantestung mit Kaliumdichromat mittels Pflastertest, welcher nach 72 Stunden zu einer Rötung und Induration führt.

Diagnostik mit Applied Kinesiology

Chromium D12, D30 oder höhere Potenz führen zu normoreaktivem Challenge. Die AK-Testung von Chrom in therapeutischen Dosen 200 µg/Tag als Glukosetoleranzfaktor spielt eine bedeutende Rolle bei der Therapie von Glukosetoleranzstörungen und Fettstoffwechselstörungen (☞ Kap. 16.10, 16.11).

Therapie

Akutvergiftungen können mit DMPS, (sicher auch DMSA), N-Acetylcystein oder Kalzium-dinatrium-EDTA behandelt werden. Nach Wichmann, Schlipköter et al. (1/1994) wirken diese bei chronischen Vergiftungen jedoch kaum. Therapie bei Sensibilisierung ist vor allem Vermeidung.

6.8.6 Gold

Toxizität und Symptome

Die toxischen Wirkungen von Gold sind vor allem aus der Rheumatherapie, wo es seit langem in kolloidaler Form eingesetzt wird (Forth et al., 1996), bekannt: Eine Hemmung der Funktion von Makrophagen und lysosomalen Enzymen, Thrombopenien, Agranulozytose, exfoliative Dermatitis, Leber- und Nierenschädigungen mit Proteinurie. Eine Anreicherung erfolgt vor allem in Leber, Haut, Lymphknoten und Knochenmark (Wichmann, Schlipköter et al., 7/1997).
Bei den unverwünschten Nebenwirkungen von Gold stehen sicher die durch subtoxische Dosen ausgelösten im Vordergrund, die im homöopathischen Arzneimittelbuch nachgelesen werden können: Das homöopathische Arzneimittelbild von Aurum hat auffallende Ähnlichkeiten mit Quecksilbervergiftungen. Es treten schwere Depressionszustände, Hoffnungslosigkeit, Niedergeschlagenheit, starke Selbstmordneigung, Karies, nächtliche Knochenschmerzen, besonders im Kranialbereich, Drüsenschwellung. Bluthochdruck, Atherosklerose, Gedächtnisschwäche, heftiger Kopfschmerz und Schwindel auf.

Labordiagnostik

Lymphozyten-Transformationstest, der naturgemäß nur zelluläre Allergisierung anzeigt, keine quantitative Belastung oder Unverträglichkeiten.

Diagnostik mit Applied KInesiology

Aurum D12, D30 oder höher führen zu einem normoreaktiven Challenge.

Therapie

Dimercaprol (BAL) ist ein Antidot gegen akute Goldvergiftungen (Rheumatherapie). Bei den hier relevanten Goldwirkungen handelt es sich um subtoxische Mengen bzw. Unverträglichkeitsreaktionen, die mit Aurum in der isopathischen Potenzierung wie oben getestet und u. U. beeinflusst werden können. Goldlegierungen müssen in der Regel entfernt werden.

6.8.7 Kupfer

Vorkommen

Kupfer wird in der Elektroindustrie in großen Mengen verwendet. Ebenso für Kessel- und Rohrsysteme im Heizungsbau, Brauereiwesen und in Haushalten. Weiter für Dachabdeckungen und Dachrinnen. Akute Vergiftungen können bei Säuglingen auftreten, die Wasser aufgenommen haben, was längere Zeit mit Kupferleitungen oder Armaturen in Berührung stand und einen sauren pH-Wert aufweist. Es kommt zu Ablagerungen von Kupfer in der Lunge mit Lungenfibrose, in der Leber (Leberzirrhose) sowie zu Keratitis der Handflächen und Fußsohlen. Daneben wird das Gehirn geschädigt (German Childhood Zirrhosis). Zur Prophylaxe wird empfohlen, bei neuen Kupferleitungen das Wasser mindestens zwei Minuten lang vorlaufen zu lassen.
Eine weitere Risikogruppe sind Dialysepatienten, wenn in Dialysegeräten Kupferheizspiralen verwendet werden. Kupferspiralen zur Schwangerschaftsverhütung können Schleimhautentzündungen oder ekzematöse Dermatitis auslösen. Kupferverbindungen werden in Farbstoffen, Fungiziden, Pestiziden, Moluskiziden sowie als Beizmittel zum Galvanisieren, als Adstringens und schließlich im Zahnersatz (sowohl Edelmetall als auch Amalgam) verwendet.

Aufnahme und Speicherung

Nach oraler Aufnahme wird Kupfer im Magen und oberen Dünndarm resorbiert. Dabei spielen Aminosäurekomplexe sowie wie das intestinale Zytocuprein und das Metallothionein eine Rolle. Das resorbierte Kupfer wird an Albumin und Aminosäuren locker gebunden und in der Leber aufgenommen, wo es an Hepacuprein und Metallothionein reversibel gebunden und gespeichert wird. Die Leber synthetisiert Coeruloplasmin, was das Plasmatransportprotein des Kupfers ist. Kupfergaben induzieren Coeruloplasmin-Synthese.
Die Kupferspeicherkrankheit M. Wilson beruht auf einer Hemmung der Coeruloplasminsynthese, die genetisch bedingt ist und zu einer gesteigerten Einlagerung von Kupfer in der Leber (Leberzirrhose), Gehirn (extrapyramidales System, Linsenkern) und Hornhaut (Fleischer-Kayser-Kornealring) führt. Im Blut finden sich erniedrigte Kupferkonzentrationen, eine Kupfertherapie ist jedoch kontraindiziert!

Toxizität und Symptome

Leberzirrhose, Keratitis der Hand- und Fußflächen und zentralnervöse Schäden. Bei Kupferbelastungen treten metallischer Mundgeschmack, Fieber und Schüttelfrost auf. Kupfererhöhung führt zu einer relativen Mangelsituation von Eisen, Molybdän und Zink.
Leitsymptome des homöopathischen Arzneimittelbildes sind spastische Beschwerden, Krämpfe, Konvulsionen, in den Fingern und Zehen beginnend, heftige Kontrak-

tions- und intermittierende Schmerzen, Epilepsie und Schwindel. Stark metallischer, schleimiger Geschmack mit Speichelfluss, Zungenlähmung, stammelnde Sprache, Übelkeit, Erbrechen, Kolik, Durchfall und Spasmen sind die charakteristischen Symptome im Bereich des Magen-Darm-Traktes.
Die Problematik der labortechnischen Bestimmung, bei der erhöhte Kupferwerte in der Vollblutanalyse mit absolut verringertem Gesamtkupferbestand einhergehen können, lässt es sinnvoll erscheinen, die Symptomatik von Kupfermangel zu beschreiben. Ernährungsbedingte Kupfermangelerscheinungen führen zu einer Reihe von Enzymdefekten, da Kupfer in diesen Enzymen als Kofaktor wirkt (Wichmann, Schlipköter et al., 11/2000):

- Coeruloplasmin-Mangel: Anämie, gestörte Eisenmobilisierung.
- Zytochromoxidase-Mangel: Anämie, gestörte Erythropoese, Ataxie durch Degeneration des ZNS, Depression der Phospholipidsynthese (Myelinsynthese), nur bei Tieren festgestellt.
- Superoxiddismutase-Mangel: Lysyloxidase ist eine Aminoxidase. Anämie, gestörte antioxidative Wirkung, Neutropenie und Membranschäden durch gestörten Energiestoffwechsel (oxidative Phosphorylierung).
- Lysyloxidase-Mangel: Osteoporose, gestörte Vernetzung von Kollagen, Spontanfrakturen, Skelettveränderungen, Herzversagen, Arterienrupturen, Aneurysmen und Emphyseme durch gestörte Vernetzung von Elastin (nur bei Tieren festgestellt).
- Dopamin-Beta-Hydroxylase-Mangel: Hypotonie und Herzrythmusstörungen (Tachykardie, Extrasystolen) durch gestörte Synthese von Katecholaminen.
- Tyrosinase-Mangel: Akromotrichie (Albinismus) durch Störung der Melaninsynthese (nur bei Tieren festgestellt). ☞ Kap. 18.3.2

Labordiagnostik

Es gibt kein Laborverfahren, das eine sichere Aussage über den tatsächlichen Kupferbestand des Organismus zulässt. Die Ursache hierfür sind die starken Verteilungsunterschiede durch bestimmte pathopysiologische Zustände: Jede Aktivierung des RES durch Immunprozesse führt zu einer erhöhten Kupferkonzentration im Blut infolge einer gesteigerten Coeruloplasminsynthese. Dabei können die Gewebe an Kupfer verarmen, was bei Patienten mit akuter rheumatoider Arthritis gezeigt werden konnte, wo bis zu 50% erniedrigte Kupferkonzentrationen im Knochen gemessen wurden. Bei rheumatischen Erkrankungen korreliert der Kupferspiegel im Blut mit BSG und C-reaktivem Protein. Bei Tumorerkrankungen kann die Aktivität orientierend am Kupferspiegel im Blut abgeschätzt werden (Morbus Hodgkin, Blasenkarzinom, gynäkologisches Karzinom, Mammakarzinom, Non-Hodgkin-Lymphom): Die Menge zirkulierenden Kupfers kann dann erhöht sein. Umgekehrt verhält sich Eisen: Bei Aktivierung von entzündlichen Prozessen wird Eisen vermehrt im RES eingelagert.
Im Harn wird ein Normalwert von weniger als 50 µg/Tag im 24 Stunden-Urin gemessen, im Vollblut ist ein Wert von 1,1 bis 1,2 mg/l normal.

Diagnostik mit Applied Kinesiology

Aus den genannten Gründen spielt die Diagnostik mit Applied Kinesiology eine besondere Rolle. Bei Kupfer-Intoxikation bzw. relativ erhöhtem Kupfergehalt in Folge von Mangel an Zink und Molybdän sowie Mangan führt die orale Provokation mit Kupfer (in Form von Picolinat oder Citrat) zu einem dysreaktiven Challenge. Es erklärt sich von selbst, dass bei Kupfermangel ein oraler Challenge mit orthomolekularem Kupfer zur Normoreaktion führt.

Therapie

In akuten Intoxikationsfällen kann mit DMPS (3 mg/kgKG i.v. oder 10 mg/kgKG p.o.) sowie mit DMSA (10 mg/kgKG p.o.) therapiert werden. Ebenso wichtig ist die Gabe der Antagonisten Zink, Molybdän und Mangan. Auch bei M. Wilson ist die Therapie der ersten Wahl Zinkgabe (Harrisons, 2005).
Kupfersupplementierung muss mit ausreichenden Dosen (2 mg/Tag) und im Gleichgewicht mit Zink (etwa Kupfer : Zink wie 1 : 10 bis 1 : 7) erfolgen. Kupfersupplementierung kann bei Anämie aufgrund der Ferroxidase-Wirkung des Coeruloplasmin ein entscheidender Faktor sein (Sharp 2004).

6.8.8 Nickel

Vorkommen

Nickel kommt als Legierungszusatz der Sonderstähle wie V2A-Stahl vor und ist in zahlreichen Metallteilen des täglichen Gebrauchs wie Druckknöpfe, Reißverschlüsse, Münzen, Uhren, Scheren, Brillengestelle, Konservendosen, Edelstahltöpfe, Wasserleitungen, sowie in Metalllegierungen der Zahnmedizin (Kronen und besonders Drähte der Kieferorthopädie) enthalten. Die Industrie verwendet Nickel als Katalysator bei der Härtung von Speiseöl. Nickelverbindungen gelten als lichtschützendes Additiv in Kunststofffolien.
Hohe Konzentrationen kommen in Schokolade (2,6 mg Nickel/kg) und anderen Kakaoprodukten, sowie in Getreide (bis zu 6,5 mg/kg) vor. Der Gesamtkörperbestand des Erwachsenen beträgt etwa 10 mg (Neuburger, 1996).

Aufnahme und Speicherung

Oral wird Nickel zwischen 1 und 19% aufgenommen, metallisches Nickel kann der Organismus nicht resorbieren. Der Respirationstrakt resorbiert inhalativ aufgenommenes Nickel zu 30–50%. Nickel in der Stadtluft entstammt den Abgasen von Kraftwerken und Heizölverbrennung, sowie den Autoabgasen.
Die Speicherung erfolgt vor allem in Knochen und Haaren, Lungen, Niere und Bindegewebe. Die Ausscheidung erfolgt über Urin, Haut, Haare und Schweiß.

Toxizität und Symptome

Nickel hemmt die RNS-Poymerase und die ATPase. Auf andere Enzyme wirkt das Metall jedoch aktivierend. Akute Vergiftungen treten ausschließlich durch orale oder inhalative Aufnahme von Nickeltetracarbonyl auf. Dies hat ausschließlich arbeitsmedizinische Bedeutung. Nickel- und Nickelverbindungen haben ein hohes Sensibilisierungspotenzial. Kontaktallergien treten durch Modeschmuck, Uhren, Zahnersatz, Brillengestelle u. a. auf. Eine relevante Exposition ist durch Kochen von säurehaltigem Nahrungsmittel in Edelstahlkochtöpfen, Verzehr großer Mengen von Kakaoprodukten und Getreiden denkbar. Allergisierung kann unter Umständen zu einer verstärkten Sensitivität gegenüber Palladium führen. Die MAK-Kommission hat Nickelverbindungen auch als inhalative Allergene eingestuft. Sämtliche Nickelverbindungen werden als kanzerogen eingestuft (NEUBURGER, 1996).

Labordiagnostik

Messungen im Serum, EDTA-Blut, Hausstaub, Speichel oder 24-h-Sammelurin sind möglich. Bei der Diagnostik von Belastung durch Zahnersatz kann der Kaugummi-Test relevant sein. Im Normalspeichel oder Speichel 1 (vor Kaugummi) sind bis zu 9,9 µg/l normal (NEUBURGER, 1996). Die übliche kutane Diagnostik wird bei Kontaktallergie gegen Nickel verwendet.

Diagnostik mit Applied Kinesiology

Nickel (Niccolum) D12, D30 oder höhere Potenzen führen zu normoreaktivem Challenge.

Therapie

Dithiocarb (FORTH, HENSCHLER et al. 1996) ist ein gegen Nickel wirksamer Chelatbildner.

6.8.9 Palladium

Vorkommen

Nach WICHMANN, SCHLIPKÖTER et al. (5/1995) werden 49% des Palladiums in der Elektrotechnik verwendet, 29% in der Zahnprothetik, 9% in Abgaskatalysatoren, 5% in Schmuck und 8% in sonstigen Bereichen. Die Palladiumbelastung nimmt auf Grund der Platin-Palladium-Katalysatortechnik von Kraftfahrzeugen kontinuierlich zu. Palladium gehört zusammen mit Platin, Iridium, Osmium, Rodium und Rutenium zu den sog. Platinmetallen. 1986 wurden in San Diego am Straßenrand 15–280 µg Pd/kg Staub gemessen, Katalysatoren wurden in den USA Mitte der 70iger Jahre eingeführt. Gegenüber der Belastung durch Zahnersatzlegierungen scheint die Belastung durch den Straßenverkehr wesentlich höher zu sein.

Aufnahme und Speicherung

Palladium kann per Inhalation, über die Haut oder oral aufgenommen werden. Hauptanreicherungsorgane sind Leber, Nieren, Milz, Lunge, Nebenniere und Knochen sowie Gehirn.

Elimination

Die geschätzte Halbwertszeit beträgt ca. zwölf Tage. Die Elimination erfolgt über den Stuhl und über den Harn.

Toxizität und Symptome

Toxikologisch sind vor allem allergische Atemwegserkrankungen, Dermatosen und Augenaffektionen bekannt. Palladiumallergien treten in einem hohen Prozentsatz zusammen mit Nickelallergien auf, welche ja bekanntermaßen zu den häufigsten Kontaktallergien zählen. Die allergisierenden Wirkungen werden in der Literatur Dermatitis, Entzündung der Mundschleimhaut aber auch Lichen planus der Mundschleimhaut zugeordnet. Bei Untersuchungen von 1913 traten durch 2–5 mg Palladium s. c. Gewichtsreduktion und Euphorie auf (WICHMANN, SCHLIPKÖTER et al., 5/95). Kopfschmerzen, Muskeldystrophie, Knochendegeneration im Kieferbereich und Parodontose werden auch bei fehlendem positivem Allergietestergebnis der Palladiumbelastung zugeschrieben (NEUBURGER, 1996, DAUNDERER, 1995).
Die beschriebenen Mechanismen für Typ-IV-Allergien gelten besonders auch für Palladium, Allergisierungen sind häufig. Eine Verminderung der T-Lymphozyten mit Modifikation des T_4/T_8-Quotienten wird als möglich angesehen. Für diese toxischen Wirkungen prädisponiert besonders eine noch vorhandene Amalgambelastung nach entsprechender Entfernung der Füllungen.
In der homöopathischen Materia medica sind motorische Schwäche, Abneigung gegen körperliche Bewegung, Bedürfnis nach Bestätigung, einschießender oder brennender Schmerz im kleinen Becken durch Entzündungen der Ovarien, ziehende, neuralgische Schmerzen in den Extremitäten und rheumatische Schmerzen vermerkt.

Labordiagnostik

Palladium wird mit DMPS nur mäßig ausgeschieden. Es stehen die Messung im Serum bzw. im Vollblut für die quantitative toxische Belastung, der Lymyphozytentransformationstest und der Prick- bzw. Patch-Test für die Allergiediagnostik zur Verfügung.

Diagnostik mit Applied Kinesiology

Palladium D12 oder höhere Potenz führt zu normoreaktivem Challenge.

Therapie

Palladiumelimination kann trotz relativ geringer Affinität mit DMPS bzw. DMSA versucht werden. Supplementierung mit Zink, Selen, N-Azetyl-Zystein und Gabe des potenzierten Schadstoffes nach AK-Test (s. o.) können unterstützend wirken.

6.8.10 Platin

Platinoxide und lösliche Platinverbindungen können bei inhalativer und dermaler Exposition sensibilisierend und allergenisierend wirken. Zu den Symptomen gehören Rhinitis, Konjunktivitis, Asthma und Urtikaria. Platinkomplexe können mutagen sein. Platin wird über den Urin und den Stuhl ausgeschieden, die Halbwertszeit beträgt ca. 20–30 Stunden. Weitere Informationen: WICHMANN, SCHLIPKÖTER et al., 7/1997.
Im homöopathischen Arneimittelbuch sind folgende Symptome aufgeführt: Arroganz, Stolz, Überheblichkeit, Verachtung anderer, unwiderstehlicher Impuls zu töten, krampfartige pressende Kopfschmerzen, Trigeminusneuralgie, Kälte und Taubheit in der ganzen rechten Gesichtshälfte, Obstipation mit schwieriger Stuhlentleerung, überempfindliche weibliche Genitalien, Vaginismus, Nymphomanie, taubes und müdes Gefühl der Extremitäten und Lähmungsgefühl.

Labordiagnostik, AK-Diagnostik, Therapie

☞ Kap. 6.9.9, wie Palladium.

6.8.11 Quecksilber

Quecksilberbelastung wird, da seine häufigste Quelle Amalgamverbindungen sind, häufig synonym mit Amalgambelastung gesehen. Eine Differenzierung der einzelnen Amalgambestandteile soll hier jedoch versucht werden.

Vorkommen von Quecksilber

Bei Zahnärzten (Amalgambereitung) und im Gewerbe (anorganische Quecksilberverbindungen aus Fabrikabfällen). Die WHO stellte fest, dass die tägliche Quecksilberaufnahme in Europa aus Nahrung, Wasser- oder Luftverschmutzung bis 6,5 µg/Hg pro Tag beträgt, aus Amalgamfüllungen jedoch 3,8 bis 21 µg pro Tag (NEUBURGER, 1996). Die Höhe der Quecksilberdepots im Organismus (inkl. Gehirn und Nieren) korreliert signifikant mit der Anzahl der Amalgamfüllungen (BIRKMAYER, DAUNDERER et al. 1990, NYLANDER, 1987).
Quecksilber geht als das edelste der im Amalgam enthaltenen Metalle in deutlich geringeren Anteilen in Lösung als andere Legierungsbestandteile, von denen vor allem das Zinn von Bedeutung ist. Die Freisetzung des Quecksilbers aus Amalgamen erfolgt in erster Linie in atomarer Form durch Verdampfung. Auf Grund einer Korrosionsschicht auf der Amalgamoberfläche, die eine Schutzschicht darstellt, ist die Quecksilberverdampfung deutlich geringer als von einer reinen Quecksilberoberfläche. Daher führt Kauen und Zähneputzen, d. h. mechanische Beanspruchung der Amalgamfüllungen vorübergehend zu einer Erhöhung der Quecksilberabgabe, die durch Messung der Quecksilberkonzentration in der Mundhöhle (z. B. im Speichel nach Kauen im sog. „Kaugummitest") oder Ausatemluft nachweisbar ist.
Es wurden bei Kaugummikauen Werte bis zu 480 µg Quecksilber gemessen. Verstärkt werden diese Effekte noch zusätzlich, wenn andere Schwermetalle wie etwa Gold gleichzeitig im Mund vorhanden sind. Es entsteht eine Batterie infolge der unterschiedlichen Metalle, deren Spannung messbar ist (Elektrogalvanismus). Dadurch wird die Freisetzung von Quecksilber aus Amalgam erhöht. Saure Getränke oder Speisen führen zu verstärkter Freisetzung von Quecksilber aus der Legierung. Auch Zähneputzen mit handelsüblichen Zahnpasten führt zu einer Erhöhung der Belastung mit gasförmigem und ionisiertem Quecksilber (KOCH, 2000).

Resorption und Speicherung

Anorganische Quecksilberverbindungen wie Quecksilber (I)-Chlorid, Kalomel (Hg_2Cl_2) und Quecksilber (II)-Chlorid, Sublimat ($HgCl_2$) sind relativ wenig giftig und werden nur in kleinen Mengen resorbiert (5–10%, HALBACH, 1990). Wasserlösliche anorganische Verbindungen treten leicht durch die Schleimhäute (Blase, Nase, Augen) und werden am stärksten in den Nierenrinden, weniger in Leber und Verdauungstrakt angereichert. Ein direkter Übergang von Quecksilber durch Dentin, Pulpa und Blutkreislauf in den Organismus ist besonders bei nicht vorhandenen bzw. unzureichenden Unterfüllungen gegeben. Erhöhte Quecksilberkonzentrationen treten dann im Kieferknochen auf.
Organische Quecksilberverbindungen werden zu 80% über die Schleimhäute resorbiert (HALBACH, 1990). Durch Kauen abgeriebenes Amalgam gelangt in den Gastrointestinaltrakt, wo Quecksilber teilweise von den Darmbakterien methyliert werden kann. Die Umwandlung anorganischen Quecksilbers in organische Verbindungen (Methyl-Quecksilber) durch die Darmflora wird jedoch kontrovers diskutiert (BARREGARD, HORVAT et al.1994) und in anderen Quellen (WICHMANN, SCHLIPKÖTER et al., 7/1997 sowie 3/2002) bestritten. Die Speicherung erfolgt vor allem in Leber, Nieren, Gastrointestinaltrakt und ZNS.
Dampfförmiges Quecksilber: Aus Amalgamfüllungen freigesetztes Quecksilber, aber auch die Dämpfe aus der Amalgambereitung und -entfernung oder von zerbrochenen Quecksilberthermometern werden zu 80% als metallisches Quecksilber über die Lungen resorbiert. Als Dampf aufgenommenes Quecksilber findet sich in relativ hoher Konzentration in Gehirn und Hypophyse, da es aufgrund seiner Fettlöslichkeit in der Lage ist, die Blut-Hirn-Schranke zu durchdringen. Die Hypophysen von Zahnärzten wiesen bei Obduktionen bis zu 1000-fach (durchschnittlich 40-fach) höhere Quecksilberkonzentrationen als die unbelasteten Kontrollen auf (WICHMANN, SCHLIPKÖTER et al., 7/1997). Man kann annehmen, dass möglicherweise Quecksilber über den Nervus olfactorius direkt in die Hypophyse transportiert wird (STÖRTEBECKER, 1987, 1989, NYLANDER, FRIBERG et al., 1989).
Bei chronischer Quecksilberdampfexposition stehen Störungen des zentralen Nervensystems im Vordergrund des Krankheitsbildes (Zahnärzte!). Die Symptome des sog. Mikromerkurialismus (ein unspezifisches psy-

choasthenisches und vegetatives Syndrom) treten ab Quecksilberkonzentrationen im Urin von 50 µg/l mit zunehmender Häufigkeit auf. Auch die Plazentaschranke wird sehr gut passiert, was zur fötalen Quecksilberbelastung führt. Ein Patientenbeispiel, das ich Herrn Kollegen Schaper verdanke, soll das Belastungsrisiko bei Zahnärzten illustrieren. (s. u.).

Fallbeispiel 1
Abb. 6.9 gibt den Analysenbefund aus dem Hirntumorgewebe eines Zahnarztes wieder. Trotz eindeutig erhöhter Schwermetallspeicherung spricht der umweltmedizinische Befund nicht von „exzessiver Kumulation".

Fallbeispiel 2
Bei diesem handelt es sich um einen 31-jährigen Bodybuilder und Kickboxer, der wegen nicht heilender Schulterverletzungen, Neurodermitis und Asthma in die Behandlung kam. Er hatte die Ernährung umgestellt nach Nahrungsmitteltest, ließ seitdem die Milchprodukte weg, was seine Haut neben einer klassischen homöopathischen Behandlung über mehr als zwei Jahre praktisch reizlos werden ließ. Nach 3 Jahren Wiedervorstellung wegen Verschlechterung der Haut und der Schulter. Deltoideus posterior, Infraspinatus, Pectoralis major rechts w (hyporeaktiv). Normoreaktion durch Zink. Körpergewicht des Patienten ca. 110 kg. Trotz 90 mg Zinkpiccolinat pro Tag niedrige Werte in der Vollblutmessung. Aufgrund dessen (Zinkantagonismus) wird Mercurius D12 und D30 getestet. Diese führen zu Normoreaktion. Der Patient gibt auf Befragen an, dass er zur Sicherstellung seiner Proteinzufuhr für seinen Sport täglich drei Dosen Thunfisch isst. Er hat nie eine Amalgamfüllung im Mund gehabt. Der DMPS-Test führt zu einem Eliminationswert von 280 µg/g Kreatinin (n < 50 µg/g Kreatinin). Alimentäre Aufnahme von Quecksilber in relevanten Mengen ist also in Ausnahmefällen auch von Bedeutung.

Elimination

Die anorganischen Quecksilberverbindungen werden über Urin, Stuhl, Schweiß, Tränenflüssigkeit, Speichel und Muttermilch ausgeschieden. Organische Quecksilberverbindungen werden über Stuhl und Urin ausgeschieden. Die biologische Halbwertszeit liegt in beiden Fällen bei 80 bis 95 Tagen, für im Gehirn abgelagertes Quecksilber kann sie mehrere Jahre betragen (Halbach, 1990; Wichmann, Schlipköter et al., 7/1997).

Gewebeproben (g)	Lokalisation	Quecksilber (ng/g)	
Einwaagen		Nassgewicht	Trockengewicht
NG: 2,96 g TG: 0,43 g	Tumor	22	150
NG: 1,75 g TG: 0,23 g	Umgebung	18	140
		Vergleichswerte	
NG: 5,68 g TG: 1,25 g		6	30
NG: 4,29 g TG: 0,84 g		5	30
NG: 4,02 g TG: 0,94 g		12	50
NG: 6,19 g TG: 1,91 g		9	30

Unter Berücksichtigung der Referenzkonzentrationen haben sich in Ihren Hirngewebeproben vergleichsweise höhere Konzentrationen gezeigt. Von einer exzessiven Kumulation oder Quecksilberbelastung kann jedoch u. E. nicht ausgegangen werden. Zunächst sollte auch geprüft werden, ob es neben einer berufsbedingten vermehrten Quecksilberexposition auch durch evtl. vorhandene Amalgamfüllungen zu einer erhöhten internen Quecksilberbelastung gekommen sein könnte. Es ist aus der Literatur bekannt, dass die Zahl der Amalgamfüllungen mit der Höhe der Quecksilberkonzentration in Gewebematerialien korrelieren kann.

Für evtl. Rückfragen stehen wir gerne zur Verfügung und verbleiben

mit freundlichen kollegialen Grüßen

Abb. 6.9: Bericht des Pathologen zum Biopsiematerial bei Hirntumor eines Zahnarztes

Toxizität und Symptome der Quecksilbervergiftung

Chronische Quecksilberbelastungen können zu Autoimmunerkrankungen und Immunopathien (IgE-Erhöhung, Glomerulonephritis, Dermatitis, Absinken der T-Lymphozyten (Reuter, 1989, Perger und Maruna 1987, Henry, Jarnot et al., 1988, Griem, 1995) führen. Dabei liegen die für die Induktion einer Immunopathie erforderlichen Quecksilberdosen im nichttoxischen Bereich. Quecksilber kann zu Autoantikörperbildung gegen Gewebezellen, Zellkerne (ANA) und Organellen (Mitochondrien und endoplasmatisches Retikulum; Frank und Bieger, 2000) führen. Quecksilber reagiert in sehr niedrigen Konzentrationen mit Enzymen, die funktionelle SH-Gruppen (Sulfhydryl-Thiogruppen) besitzen. Quecksilber regt den Peroxydstoffwechsel an. Die Enzyme, die die dabei entstehenden freien Radikale abfangen können (Glutathion-Peroxydase und Superoxyddismutase) sind selen- bzw. zinkabhängig, sodass chronische Quecksilbervergiftung zu Selen- bzw. Zinkmangel führen kann.

Das aus den Amalgamfüllungen freigesetzte Quecksilber verändert die Zusammensetzung der Darmflora, was zum Überwuchern antibiotikaresistenter Keime im Mund und Darm führen kann (Summers, Wireman et al., 1990 und Summers, Vimy et al., 1991). Negative Effekte von Schwermetallen, im Speziellen von Quecksilber, auf die männliche und weibliche Fertilität wurden gefunden, Zyklusstörungen konnten mit Quecksilberbelastung korreliert werden. Bei einer DMPS-stimulierten Ausscheidung von mehr als 500 µg Hg/g Kreatinin trat keine spontane Schwangerschaft ein (Gerhard, Runnebaum, 1992).

Als akute Vergiftungssymptome nach Quecksilberingestion werden Hypersekretion im Magen-Darm-Trakt, eine äußerst heftige Gastroenteritis bzw. nach ein bis zwei Wochen eine Colitis mucomembranacea und Stomatitis mercurialis beschrieben. Nach Daunderer (1993) treten als Symptome der Amalgamvergiftung, die zur Hauptsache dem Quecksilber zuzuordnen sind, Symptome wie Antriebslosigkeit, Kopfschmerzen, Bauchschmerzen, Infektanfälligkeit, Gedächtnisstörungen, Schlafstörungen, Depressionen, Schwindel, Muskelschwäche, Gelenkschmerzen, Sehstörung, Hörstörungen, Malignome und multiple Sklerose auf. Eine allgemeine Immunsuppression wird durch deutliche Verminderung der T-Helfer-Zellen deutlich.

Nach Perger (1987) wurden hohe Hg-Belastungen bei allergischen Erkrankungen und multipler Sklerose gefunden, sodass von einer prädisponierenden Wirkung von Quecksilber für eine Allergieentwicklung (und für neurologische Krankheitsbilder) auszugehen ist. Nach Perger sind weiterhin bereits subtoxische Schwermetalldepots, bei denen keine typischen Vergiftungssymptome auftreten, durch die Verdrängung der metallischen Koenzyme Eisen, Kupfer und Zink aus ihren Verbindungen von Bedeutung. Dies führt zu Störungen der entsprechenden Enzymfunktionen.

Von den bei der Amalgambelastung relevanten toxischen Quecksilbersymptomen sind die Allergisierungen durch Quecksilber abzugrenzen, die im Epikutantest bzw. Lymphozytentransformations-Test nachgewiesen werden können (☞ Kap. 10.3)

Unverträglichkeitsreaktionen

Patienten, bei denen weder eine allergische Reaktion noch eine Intoxikation durch Quecksilber mittels Blutanalyse, Haaranalyse oder Eliminationstest nachgewiesen werden kann, können dennoch unter Symptomen leiden, die dem Quecksilber zuzuordnen sind. Die zuzuordnenden Symptome sind am besten in der homöopathischen Arzneimittellehre dokumentiert, die durch genaue Aufzeichnung von Symptomen bei Vergiftung mit einer Substanz entstanden ist (z.B. Mezger, 1991): Beschrieben werden Geschwüre um Mund und Hals, Haarausfall, Ausschläge, Ulzerationen in Mund und Hals. Zittern überall, Zittern der Extremitäten, besonders der Hände, Gedächtnisschwäche, mangelnde Willenskraft, Lebensmüdigkeit. Schwindel beim Liegen auf dem Rücken, Speichelsekretion stark vermehrt, Zahnfleisch schwammig, zurückweichend, leicht blutend, wunder Schmerz beim Berühren und Kauen, Furche auf der oberen Zungenoberfläche in Längsrichtung, Zunge schwer, dick, feuchter gelber Belag, stinkender Mundgeruch, starker Durst bei feuchtem Mund, Gliederschwäche, Schmerzen in Knochen und Gliedern und allgemeine Schweißneigung.

Labordiagnostik

Bei positivem Challenge wird ein modifizierter DMPS-Test nach Daunderer angeschlossen (☞ Kap. 6.3.3). Damit lässt sich die Ausgangssituation dokumentieren und der Therapieerfolg sowie die notwendige Dauer der Therapie abschätzen. Die DMPS-Infusion stellt ja auch bereits Therapie dar. Hauttest und LTT bei Allergisierung. Wenn ein Allergietest positiv ist, gibt es manchmal eine Chance für Kostenerstattung durch die Kassen.

Diagnostik mit Applied Kinesiology

Die therapeutisch potenziell wirksamen Substanzen DMPS, DMSA oder das Schwermetall in isopathischer Verdünnung (Mercurius D12 oder höher) werden zum Screening-Test verwendet. Diese Testsubstanzen führen bei entsprechender Schwermetallbelastung zu einem normoreaktiven Challenge entsprechend Abb. 6.1.

Therapie

Mit DMSA und DMPS. N-Acetylcystein wie in Kap. 6.7 beschrieben. Knoblauch- oder Bärlauchzubereitungen enthalten schwefelhaltige organische Verbindungen, die durch ihre Sulfhydrilgruppen Quecksilber und andere Schwermetalle oxidieren und diese Metalle damit wasserlöslich machen. Damit werden diese Substanzen für den Organismus ausscheidbar.

6.8.12 Selen

Klinisch relevant sind Selenmangelzustände. Diese führen vor allem zu Mangel an Glutathion-Peroxidase-Aktivität (Mangel an antioxidativer Kapazität), Myopathien (inkl. endemische Kardiomyopathie), Infertilität, Leberdystrophie und Pankreasfibrose (☞ Kap. 18.3.7).

Die pharmakologische Therapie mit Selen hat jedoch eine relativ geringe therapeutische Breite. Chronisch toxische Wirkungen treten bei Selenkonzentration von mehr als 1000 µg/l auf, was verdeutlicht, dass gegenüber dem typischen Normalwert von 80–130 µg/l eine ausreichende Spanne besteht. Bei oralen und parenteralen Gaben von Selen in Form von anorganischen und organischen Verbindungen wird die LD 50 in einem Bereich von 1–5 mg/kgKG angegeben (Bayer, 1992b).

Toxizität und Symptome

Toxische Symptome, die bei Industriearbeitern durch Einwirkung von Selenstäuben oder Selenwasserstoff beobachtet wurden, sind Irritation der Schleimhäute, der Atemwege, Kopfschmerz, Schwindel, Müdigkeit und Erbrechen, Kreislaufversagen und schließlich Lebernekrose. Bei Verzehr von Nüssen mit extrem hohem Selengehalt werden gastrointestinale Störungen, Diarrhö, knoblauchartiger Atemgeruch, Störung des Haar- und Fingernagelwachstums sowie vereinzelt neurologische Störungen beobachtet.
Nicht Selen selbst, sondern die Metabolite (R-Se-Anionen sowie Selenocystein und Selenothionein) sind hochtoxisch. Vitamin E wirkt antagonistisch. Weitere toxische Symptome: Lähmungen, Gangstörungen und Atemlähmung. Teratogene Wirkungen werden vermutet. Die maximale orale Einmalgabe bei Erwachsenen sollte 50 µg/kgKG Selen nicht überschreiten, bei längerer Anwendung maximal 5 µg/kgKG pro Tag (Bayer, 1992b). Weitere Informationen in Wichmann, Schlipköter et al., 11/1999.

Labordiagnostik

Vollblutanalyse; Normalwert: 80–130 µg/l
Hauttest, LTT bei Allergisierung.

Diagnostik mit Applied Kinesiology.

Selenium D12, D30 oder höhere Potenzen führen zu normoreaktivem Challenge, wenn Toxizität oder Allergisierung durch Selen vorliegen. Selen in molekularer Form führt dann zu dysreaktivem Challenge.

Therapie

Zur Therapie werden kaum Angaben gemacht; Vitamin E wirkt antagonistisch, die Halbwertszeit beträgt zwischen 1 und 2 Wochen (Forth et al., 1996).

6.8.13 Silber

Silber ist zu 40 bis 70% im Amalgam enthalten, es erfolgt Freisetzung vor allem durch Abrieb. Die Aufnahme kann über Lunge, Haut und Magen-Darm-Trakt erfolgen. Silber wird an Albumin und Metallothionein gebunden gespeichert, Hauptspeicher ist die Leber. Eliminationshalbwertszeit ist 50 Tage, zu 90% erfolgt die Elimination über den Stuhl. In den Organen erfolgt jedoch eine irreversible Bindung an Proteine. Auch bei der schweren Silberimprägnation (Argyrose) sind keine Vergiftungssymptome beschrieben. Silber verdrängt Kupfer und Selen aus ihren Bindungsstellen in den Enzymen.
Nach der homöopathischen Arzneimittellehre ist die Hauptwirkung auf die Gelenke, Knochen, Knorpel und Bänder konzentriert: Starke Rückenschmerzen und rheumatische Beschwerden der Gelenke sind die Folge. Dumpfe Neuralgie, Schwindel und erschöpfender Laufschnupfen sind weitere Symptome.

Labordiagnostik

DMPS-Test.

Diagnostik mit Applied Kinesiology

Argentum metallicum D12 bis D30 führen zu normoreaktivem Challenge.

Therapie

Zur Therapie wurden keine Angaben gefunden. Dimercaprol (BAL) dürfte wie bei Gold bei Akutvergiftungen wirksam sein, die aber kaum vorstellbar sind. Bei den hier relevanten Silberwirkungen handelt es sich um subtoxische Mengen bzw. Unverträglichkeitsreaktionen, die mit Argentum metall. in der isopathischen Potenzierung wie oben getestet und u. U. beeinflusst werden können. Silberamalgam muss entfernt werden.

6.8.14 Thallium

Vorkommen

In Rattengift. Die industrielle Anwendung betrifft die Herstellung von Halbleitern, Spezialgläsern, Linsen, Prismen. Bei der Röstung von Pyriten und Kiesen werden thalliumhaltige Flugstäube freigesetzt. Bei der Zementherstellung tritt eine hohe Thalliumbelastung auf, 1979 wurden im Umkreis von Zementfabriken Schäden an Bäumen, Feldfrüchten und Gemüse festgestellt (Wichmann, Schlipköter et al., 1992).

Aufnahme und Speicherung

Thallium gelangt über die Luft und die Nahrung in den Organismus. Es wird über die Lunge und den Gastrointestinaltrakt aufgenommen. Die Verteilung erfolgt in fast alle Geweben. Thallium lagert sich hauptsächlich im Knochen, Nieren, Leber, Muskeln, Haaren und Fingernägeln, sowie den Mitochondrien von Zellen des zentralen und peripheren Nervensystems ab. Dabei spielt die Ähnlichkeit mit Kalium eine Rolle. Die Ausscheidung erfolgt sowohl renal als auch über den Stuhl.

Toxizität und Symptome

Bei akuten Vergiftungen (durch Rattengift) leiden die Betroffenen an Übelkeit, Erbrechen, Durchfall und Obstipation sowie Koliken. Nach rund zwei Wochen Ausfall sämtlicher Körperhaare. An den Augenbrauen bleiben die medialen Bereiche stehen. Bei chronischer Vergiftung treten Reizbarkeit, Kopfschmerzen, leichte Ermüdbarkeit, Schlafstörungen sowie Gliederschmerzen auf. Haarausfall, Nierenfunktionsstörungen, Leberschäden und Polyneuritis kommen vor.

Labordiagnostik

Bestimmung in Serum (< 0,3 µg/l) und EDTA-Blut (< 0,6 µg/l) sind möglich.

Diagnostik mit Applied Kinesiology

Thallium metallicum D6 bis D30 und höher führen bei Belastung zu normoreaktivem Challenge.

Therapie

Die toxischen Effekte können durch Berlinerblau (Kalium-Eisen-Hexazyanoferrat) gemildert werden, was die Elimination von Thallium fördert.

6.8.15 Titan

Dieses Metall ist durch hohe Verträglichkeit, geringes Gewicht und Geschmacksneutralität gekennzeichnet. Es eignet sich hervorragend für die Verwendung für Implantate, da es nicht nur bindegewebig umscheidet, sondern in das Knochengewebe selbst integriert wird (Wichmann, Schlipköter et al., 7/1997). Allergisierung (LTT!) und Unverträglichkeiten sind relativ selten. Selbst wenn im Lymphozyten-Transformationstest eine Allergisierung festgestellt wurde, scheint dies nur bei Titanimplantanten, die einen Abrieb aufweisen, wie Hüftendoprothesen, von Bedeutung zu sein, weniger bei Zahnimplantaten (Mayer, 1999).
Für die Testung bei Implantaten (die nicht aus reinem Titan bestehen) stehen folgende potenzierte Schadstoffe zur Verfügung:

- Titanium metallicum
- Tantalum metallicum
- Wolframium metallicum.

☞ auch Kap. 6.8.5.
Verunreinigungen mit Aluminiumoxid kommen durch Sandstrahlen zur Vergrößerung der Oberfläche vor. Dies kann allergisierend wirken.

6.8.16 Zinn

Vorkommen

Als das unedelste der in Amalgamen enthaltenen Metalle ist bei einem Massenanteil von 32% das Zinn bevorzugt dem korrosiven Einfluss des Speichels (besonders bei sauren pH-Werten) ausgesetzt und geht somit in bedeutenden Mengen in Lösung. Freisetzung aus Zinngeschirr o. ä. ist heute kaum von Bedeutung.

Resorption und Speicherung

Der wichtigste Aufnahmeweg ist über den Magen-Darm-Trakt, da die Dampfphase auch beim Ausbohren von Amalgamfüllungen von geringerer Bedeutung ist. Durch Abrieb beim Kauen und Elektrolyse können anorganische Zinnverbindungen durch Resorption in den Körper gelangen. Die Resorptionsquote im Magen-Darm-Trakt liegt jedoch nur bei 3% (Wichmann, Schlipköter et al., 7/1997).

Elimination

Die Elimination erfolgt mehrphasisch, 20% des resorbierten Zinns werden mit einer Halbwertszeit von 4 bis 25 Tagen ausgeschieden, 60% mit einer Halbwertszeit von 400 Tagen, vorwiegend über den Urin.

Toxizität und Symptome

Anorganische Zinnverbindungen werden im Gegensatz zu organischen als relativ untoxisch angesehen (Wichmann, Schlipköter et al., 7/1997). In vitro ist jedoch eine Methylierung, d. h. Umwandlung in organische Zinnverbindungen durch Mikroorganismen (z. B. der Darmflora) nachgewiesen (Cooney, 1988). Daunderer (1993) beschreibt Zinn als ein sehr starkes Nervengift, welches immunsupressiv wirkt. Die Vergiftungszeichen sind zunehmende Schwäche, Antriebslosigkeit, Neuralgien, Schmerzempfindlichkeit, Paresen, kolikartige Magen-Darmbeschwerden, Kopfschmerzen, Heiserkeit, Sehstörungen und bronchitische Beschwerden.
Das homöopathische Arneimittelbuch gibt folgende Symptome an: paralytische Schwäche, Spasmen, Lähmungen, depressive Stimmung, Menschenscheu, Stirn- und Schläfen-Kopfschmerz, abdominelle Koliken, geschwollene Knöchel, Schwindel und Schwäche beim Hinuntergehen, spastische Muskelzuckungen in Unterarm und Hand, Fingerzucken beim Halten des Stiftes, Neuritis, Schreibkrampf und erschöpfende Nachtschweiße.

Labordiagnostik

Zinn hat eine gute Affinität zu DMPS, der DMPS-Test kann wie beschrieben zum Nachweis von Zinnbelastungen herangezogen werden (n < 2 µg/g Kreatinin).

Diagnostik mit Applied Kinesiology

Stannum metallicum D12 oder höhere Potenz führt zu normoreaktivem Challenge.

Therapie

DMSA oder DMPS wie für Quecksilber beschrieben.

6.9 Dentalzemente

Zinkphosphat-Zemente werden zum Befestigen von Kronen und Gussfüllungen sowie als Unterfüllung verwendet. Siliko-Phosphat-Zemente (Steinzemente) werden für Langzeitprovisorien benutzt. Die Bestandteile von Carboxylat-Zementen sind Zinkoxyd und Polyacrylsäure. Glasionomer-Zemente bestehen aus Aluminumsilikatglas und Polyacrylsäure und werden für provisorische Füllung sowie Aufbaufüllung unter Kronen verwendet. Die Zemente lassen sich über Säuregruppen direkt an das Dentin anbinden. Die Unverträglichkeiten gegenüber Zahnzementen entstehen vor allem durch die organischen Bestandteile, die allergisierend wirken können. Der Nachteil ist bei allen Zementen die geringe Druckfestigkeit, die die Anwendung nur als provisorisches Füllmaterial, als Unterfüllung, sowie in nicht kaubelasteten Bereichen zulässt.

Labordiagnostik

Lymphozytentransformationstest bei Allergisierung.

Diagnostik mit Applied Kinesiology

Als Testampullen stehen zur Verfügung:
- Zincum oxydatum
- Phosphat-Zement
- Carboxylat-Zement.

Therapie

Bei Unverträglichkeit Entfernung.

6.10 Kompositkunststoffe

Der Ausdruck bedeutet „zusammengesetztes Kunststoffmaterial“. Der Einsatz ist auf gering belastete Bereiche (approximale, d.h. zwischen zwei Zähne gelegene Füllungen, Füllungen am Zahnhals usw.) beschränkt. Sie bestehen aus einem fein gemahlenen anorganischen Füllstoff (Glaspulver) und einer organischen Matrix (Dimethylacrylate), die über einen Haftvermittler (Organosilane) miteinander verbunden sind. Daneben sind Polymerisationsinitiatoren, Polymerisationsstabilisatoren und Pigmente zugemischt. Die Polymerisation kann durch einen chemischen Aktivator oder durch Licht erfolgen und führt innerhalb von 40 Sekunden zu einer belastbaren Füllung. Zur besseren Haftung wird der Zahnschmelz mit 35% Phosphorsäure angeätzt und die Härte lässt sich durch Erwärmung auf 120% steigern. Komposite können Inhaltsstoffe abgeben, die allergen, lokal und systemisch toxisch wirken: lichenoide Reaktionen an der Gingiva und Wangenschleimhaut sowie toxische Pulpenreizung können die Folge sein. Dimethacrylate können Formaldehyd und andere Fremdstoffe abgeben.

Labordiagnostik

Lymphozytentransformationstest bei Allergisierung.

Diagnostik mit Applied Kinesiology

Für die Testung von Prothesenkunststoffen stehen die folgenden Isopathika zur Verfügung:
- Autopolymerisat (Autoacrylat, Paladur)
- Polymerisat (Polymerisat, Paladon)
- Methylmethacrylat (Methacrylsäuremethylester, ein Autopolymerisat)
- Methylaethylketon (chemisches Lösungsmittel)
- Urethanum
- P-Haftvermittler Sdf. (Primo-Haftvermittler, Methoxy- und Ethoxycilane)
- Dimethylpolyriloxan m.L. Sdf. (Molloplast)
- Dimethylpolyriloxan o.L. Sdf. (Molloplast)
- Lux Sdf. (Luxene, ein Prothesenkunststoff auf Vinylbasis der 60er Jahre)
- Comp. Füllmaterial.

Diese Isopathika geben allenfalls einen Hinweis. Es ist nicht möglich, von allen einen entsprechenden potenzierten Schadstoff zur Verfügung zu stellen, da die Anzahl der hergestellten und verwendeten Kunststoffe unüberschaubar ist und sich die Zusammensetzung der Prothesenkunststoffe in rasantem Tempo verändert. Bei bereits im Mund befindlichen Kunststoffen ist für die Testung eine „Hinweisampulle“ der Substanzgruppe in der Regel ausreichend. Wenn eine positive Therapielokalisation einmal nicht durch diese ausgeglichen werden kann, dann müssen differenzialdiagnostisch alle intradentalen und intraossalen Nosoden getestet werden sowie u.U. Amalgam, was zuvor in dem nunmehr kunststoffgefüllten Zahn vorhanden war.

Therapie

Bei Unverträglichkeit Entfernung.

6.11 Keramik

Man unterscheidet zwei Gruppen: herkömmliche Dentalkeramiken, die durch Brennen (Sinterkeramiken) oder Gießen (Glaskeramik) verarbeitet werden. Zum anderen industriell hergestellte Feldspatkeramikblöcke, die mit computergestützen Frästechniken verarbeitet werden. Sie zeichnen sich durch hervorragende Ästhetik, hohe mechanische Festigkeit und gute biologische Verträglichkeit aus. Ein Problem kann die mangelnde Verformbarkeit, sowie eine gegenüber dem natürlichen Schmelz fehlende Abrasion sein, was zu mittelfristigen und langfristigen Störungen der Okklusion führen kann. Inhaltsstoffe sind Feldspat (70–80%), Siliziumdioxid und Aluminiumoxid. Der Nachteil besteht darin, dass in der Regel zum Eingliedern des Keramikzahnersatzes Kunststoffkleber, die massive allergische Reaktionen auslösen können, verwendet werden. Es soll auch eine Eingliederung ohne Kleber möglich sein. ☞ auch Kap. 6.8.5, Zirkon-Keramik.

6.12 Schlussbemerkung

Bei der Testung von Verträglichkeiten und Unverträglichkeiten von Zahnersatzmateralien sollte immer der Aspekt der Gesamtbelastung im Auge behalten werden. Unverträglichkeiten von Zahnersatzmateralien sind häufig die Spitze des Eisberges bei Patienten, die unter einer hohen gesamttoxischen Belastung stehen. Es kann schwere Fälle geben, bei denen zunächst eine allgemeine Entgiftung durchgeführt werden muss, bevor überhaupt ein Zahnersatzmaterial gefunden wird, das verträglich ist. Es empfiehlt sich also einmal mehr eine ganzheitliche Betrachtung, bei der für den Patienten und den Behandler ökologisch (d. h. für Gesundheit und Geldbeutel des Patienten verträglich) vorgegangen wird und das Machbare und Bezahlbare angestrebt wird.

> Fallbeispiel
> 35-jähriger Patient. Beschwerden: Mundbrennen, Kopfschmerzen, Erschöpfung, Übelkeit, Schlaflosigkeit, Kribbeligkeit. Er beschreibt, dass er gerade vom Zahnarzt kommt, der ihm die seit einem Jahr bestehenden Präparationshöhlen nach Amalgamentfernung mit Kunststoff gefüllt hat. Diese Kunststofffüllungen wurden eingesetzt, da bis dahin nur Zement, der auf Grund der Größe der Defekte nicht haltbar sein konnte, vertragen wurde. Drei Stunden nach Einsetzen des Kunststoffes Symptome wie vor der Amalgamentfernung: Der Patient ist kollaptisch, benommen, hat Übelkeit. Anamnestisch gibt der Patient an, dass er im väterlichen Haus wohnt, welches vor ca. 12 Jahren mit Holzvertäfelungen dekoriert wurde, welche mit Xyladekor® behandelt wurden.
> Positiver Test mit dem potenzierten Schadstoff Xyladekor D12. Sofortmaßnahme: massive antioxidative Therapie per Infusion mit 10 g Vit. C in 250 ml NaCl 0,9%, 50 ml $NaHCO_3$ 4,2%, Vitamin B-Komplex, Vitamin E, A, i. m. Hochdosierte antioxidative Therapie, dringende Empfehlung, das Haus zu verlassen und den Kunststoff vorerst wieder entfernen zu lassen.
> Nach einjähriger Behandlung und Auszug des Patienten aus dem belasteten Haus kann der Patient nach Test Kunststoff für die kleineren Defekte und eine Edelmetalllegierung für die größeren Ersatzarbeiten vertragen, die dann erfolgreich eingegliedert werden.

Übungseinheit

- Testen Sie Rectus femoris (☞ Kap. 2.7.17), Deltoideus (☞ 2.7.3), Infraspinatus (☞ 2.7.6), Sartorius (Abs. 2.7.18); notieren Sie normoreaktiv und dysreaktiv.
- Führen Sie eine Magnet-TL zu den verschiedenen Kieferregionen aus, evtl. zusätzlich TL von Ly2.
- Testen Sie, ob eines oder mehrere der potenzierten Zahnersatz-Materialien die positive Magnet-TL aufhebt. Wenn ja: Wird auch einer oder alle der vorher gefundenen dysreaktiven Muskeln normoreaktiv (systemische Wirkung!)?
- Testen Sie ausgehend von einem der dysreaktiven Muskeln oder von der positiven Magnet-TL: DMPS oder DMSA, ebenso wie Mineralstoffe (Zink etc.).

6.13 Übungsfragen zu Kap. 6

Antworten ☞ Kap. 7.12

Frage 1: Wie gehen Sie bei der Testung von Zahnersatzmaterialien vor?
Frage 2: Wie beraten Sie den Patienten, wenn ein Materialtest anzeigt, dass ein Zahnersatzmaterial verträglich ist?
Frage 3: Welche Vorsichtsmaßnahmen ergreifen Sie beim DMPS-Test?
Frage 4: Ein Patient hat eine Dysbiose mit Dyspepsie und eine reaktive Depression durch mehrere Trauerfälle. Er beklagt Mundbrennen und Erschöpfung. Sie testen Unverträglichkeit von Zahnmetallen. Welche Überlegungen sollten Sie anstellen?
Frage 5: Wie gehen Sie bei Test auf Unverträglichkeiten von Materialien, die bereits im Mund des Patienten sind, vor?
Frage 6: Welche schwefelhaltige Substanz fördert Schwermetallausleitung und ist Bestandteil von Glutathion?
Frage 7: Wie soll ein Zahnersatzmaterialtest sorgfältig durchgeführt werden? Gibt es auch schulmedizinische Testverfahren die aussagekräftig sind, um Unverträglichkeiten festzustellen?

6.14 Antworten zu Kap. 5.7

Antwort 1: Lymph 2.
Antwort 2: 23.
Antwort 3: Wenn der Herd die funktionelle Muskelschwäche mindestens mitverursacht.
Antwort 4: Die Injektionstherapie ist sehr selten erfolgreich. Eine chirurgische Sanierung ist notwendig, adjuvant können Arthrokehlan A und/oder U, Notakehl, Fortakehl u. a. Nosoden verwendet werden.
Antwort 5: Beherdung, Störfeld oder neurologischer Zahn. Der Challenge liefert die Differenzialdiagnose.
Antwort 6: Nein.
Antwort 7: In der Nacken-Schulter-Region.
Antwort 8: Herd: lokale entzündliche Gewebsänderung mit Fernwirkung; Störfeld: veränderte Beschaffenheit der Grundsubstanz mit Fernwirkung ohne mit schulmedizinisch anerkannten Methoden (Lichtmikroskop, Elektronenmikroskop, Immunhistochemie etc.) nachweisbarem Unterschied zu normalem Gewebe.
Antwort 9: Dem Urogenital-Bereich
Antwort 10: Mit einem Magneten. Das Einbringen des Daumens des Patienten in das Loch eines Ringmagneten kann zur Indikatorreaktionsänderung führen, wenn eine ausreichend starke Herdwirkung vorhanden ist. Ist dies nicht der Fall, kann die vorher negative Therapielokalisation im Kiefer-Bereich positiv werden (Verstärkung der lokalen Herd-TL).
Antwort 11: Nein.
Antwort 12: Herdbefund, Schwermetallbelastung, latente Azidose.
Antwort 13: Es sollte ein weiterer Herdtest durchgeführt werden, z. B. ein Dekoder-Dermogramm. Wenn der Befund bestätigt wird, ist eine mikorchirurgische Herdsanierung angezeigt, evtl. begleitet von Nosoden-Injektionstherapie.

Antwort 14: Dekoder-Dermographie, Regulationsthermographie.
Antwort 15: Der dysreaktive Muskel wird durch TL des assoziierten Störfeldes normoreaktiv.
Antwort 16: a: TL ist positiv. b: Probeschub führt zu Dysreaktion eines vorher normoreaktiven Muskels. c: Eine Atemphase hebt diesen positiven Challenge auf. d: Korrektur besteht in mehrmaligem Drücken in Richtung des positiven Challenge in der Atemphase, die den Challenge aufgehoben hat.
Antwort 17: Zahnstörfeld, Kieferhöhlenstörfeld, osteopathische Läsion von Gesichtsschädelknochen.
Antwort 18: Nein, mit den drei Ampullen sollte eine erneute Magnet-TL der Kieferregion negativ sein, auch wenn Sie einen Temporal Tap durchführen. Sicherheitshalber sollten Sie noch mit den anderen differenzialdiagnostisch in Frage kommenden Nosoden versuchen, die TL auszugleichen.
Antwort 19: Sie entspricht der TS-Line.
Antwort 20: In Richtung der positiven Provokation.
Antwort 21: Durch einen Ringmagneten auf der Lymph-Leitbahn nach Voll.
Antwort 22: Es muss eine Vitalitätsprüfung durchgeführt werden: Diese kann positiv sein, wenn nur eine oder zwei Wurzeln abgestorben sind. Es muss unbedingt eine Röntgenaufnahme des Zahnes angefertigt werden. Ist diese ohne Befund, sollte eine weitere Herdtest-Methode durchgeführt werden: Thermographie oder Dermogramm. Wenn diese den Befund bestätigt: Wurzelbehandlung am besten Mikroskop-gestützt.
Antwort 23: Schneidezähne: Urogenitalsystem, Ni/Bl. Eckzähne: Leber/Galle. Prämolaren im Oberkiefer (14, 15, 24, 25): Lunge/Dickdarm. Erste und zweite Molaren Oberkiefer (16, 17, 26, 27): Milz-Pankreas/Magen. Prämolaren Unterkiefer (34, 35, 44, 45): Milz-Pankreas/Magen. Erste und zweite Molaren (36, 37, 46, 47): Lunge/Dickdarm. Weisheitszähne Oberkiefer u. Unterkiefer: Herz/Dünndarm.
Antwort 24: Folsäure, Coenzym Q10, Vit. C (gepuffert), Vit. E, Vit. A, Zink, Kalzium, Selen, Rutin, Echinacea.

7 Gestörte Funktion des Verdauungstrakts

H. Garten

7.1 Einführung

Die Störungen des Verdauungstrakts haben für jeden Bereich der Gesundheitsvorsorge und -fürsorge immense Bedeutung: Im Sinne der „Triad of Health" wird die chemische Seite durch die mehr oder weniger normale Versorgung des Gesamtorganismus mit Nährstoffen betroffen. Daneben können die Körperfunktionen durch Bildung von Fäulnis- und Gärungsprodukten sowie erhöhte Permeabilität in einem gestörten Intestinaltrakt beeinträchtigt werden. Diese toxischen Produkte stellen ein inflammatorisches Potenzial dar, beeinträchtigen den Säure-Basen-Haushalt und haben Einfluss auf die zentralnervöse Funktion, denn sie sind neurotoxisch. Somit kann auch die emotionale Seite des Dreiecks betroffen sein.

Die Struktur wird durch veränderte Spannungs- und Volumenverhältnisse eines entzündlichen oder auch degenerativen Magen-Darm-Trakts mit anormalen Füllungsverhältnissen irritiert („Gas- und Kotbauch", Rauch, 1994). Diese führen zu statischen Veränderungen, die konstitutionell unterschiedlich ausfallen können. Typisch sind verstärkte Halswirbelsäulen- und Lendenlordose sowie Brustkyphose; vermehrte muskuläre Spannung im Bereich des Schultergürtels und der LWS ist die Folge.

Aus diesem Grunde werden in diesem Kapitel die Störungen des Verdauungstrakts und zum besseren grundlegenden Verständnis die physiologischen und pathophysiologischen Grundlagen ausführlich dargestellt.

> Fallbeispiel Kopfschmerzen
> 47-jährige Patientin, seit einigen Jahren Kopfschmerzen, derzeit 2 mal wöchentlich (dumpf, abends stechend). Konzentrationsschwäche, verstärkt unter geistiger Belastung. Lymphödem rechtes Bein, Menopausenbeschwerden (Schwitzen, Reizbarkeit, Nervosität). Anatomische Beinlängendifferenz rechts minus 13 mm, Spannung linke Scaleni, linker Trapezius, linker Levator scapulae, Psoas rechts schmerzhaft. Irritation der Facette C3 links. Primärer respiratorischer Impuls (kraniosakraler Rhythmus, ☞ Garten, 2012, Kap. 7.2) rechtsbetont eingeschränkt. Zunge blass, leichte Zahneindrücke.
> Erste Maßnahme: Kandida-Challenge positiv, Nystatin hebt diesen auf, Zink bewirkt normoreaktiven Challenge. Verordnung der beiden Medikamente plus Kandida-Diät. Akupunktur des Levator scapulae, C3 lokal. Drei Tage nach Beginn der Diät keine Kopfschmerzen mehr, was dauerhaft anhält, da die Patientin sich an die Ernährungsumstellung hält. Eine weitere strukturelle Maßnahme bei den vielfältigen Befunden des Bewegungsapparates war nicht notwendig.

7.2 Nervale Steuerung des Magen-Darm-Trakts

Man kann eine intrinsische und extrinsische nervale Steuerung unterscheiden.

Extrinsisches autonomes Nervensystem

Parasympathikus

Die bulbären Parasympathikuskerne geben präganglionäre Fasern ab, die aus den Nc. salivatorius sup. mit dem N. facialis (VII) zum Ganglion submandibulare (zur Glandula submandibularis und sublingualis), dem N. glossopharyngeus (IX) zum Ganglion oticum (zur Parotis) und N. vagus (X) zum Ösophagus, Magen, Dünndarm, proximalen Dickdarm sowie Leber, Gallenblase und Pankreas verlaufen (☞ Garten, 2012, Abb. 12.55).

Die sakralen präganglionären parasympathischen Fasern aus dem Sakralmark (S2 bis S4) versorgen über den N. splanchnicus pelvinus das Colon descendens, Sigmoid, Rektum und die Analregion (Kandel, Schwartz et al. 2000, Schmidt, Lang et al., 2005).

Die präganglionären Fasern enden an den intraparenchymalen Ganglien der Speicheldrüsen und Leber bzw. den intramuralen Plexus des Magen-Darm-Kanals (Neurotransmitter: Acetylcholin, nikotinempfindliche Rezeptoren). Die postganglionären Fasern wirken über Acetylcholin als Transmitter auf die muskarinempfindlichen Rezeptoren der Effektorzelle. Weitere postganglionäre Neurotransmitter sind das vasoaktive intestinale Polypeptid (VIP), Substanz P, Serotonin und Enkephaline. Stickstoffmonoxid (NO) ist ein Transmitter, der u.a. die glatte Muskulatur des Gastrointestinaltrakts zum Erschlaffen bringt. Er wurde früher als Endothelium derived relaxing factor (EDRF) bezeichnet (☞ auch Kap. 10).

Reizung des Parasympathikus führt generell zu verstärkter Motilität der Hohlorgane des Gastrointestinaltrakts und zu Sphinktererschlaffung (Bedeutung für die Verdauungsfunktionen!).

Sympathikus

Die präganglionären Fasern des Sympathikus für den Bauchraum stammen aus dem 5. bis 12. Thorakalsegment und werden im Ganglion coeliacum und Ganglion mesentericum superius, die präganglionären Fasern des Sympathikus aus dem 1. bis 3. Lumbalsegment im Ganglion mesentericum inferius umgeschaltet. Präganglionär ist Acetylcholin, postganglionär Noradrenalin Neurotransmitter. Sympathikusreizung führt allgemein

zu verminderter Motilität der Hohlorgane und Sphinkterkontraktion.
Afferente autonome Fasern leiten einerseits über den N. vagus (zum Nc. t. solitarii), N. splanchnicus pelvinus (Mechanorezeptoren und Chemorezeptoren), andererseits über den Sympathikus (starke Dehnung, ischämische Reize) Impulse zum ZNS weiter, was zur bewussten Wahrnehmung oder zur Auslösung autonomer Reflexe führt.

Intrinsisches autonomes Nervensystem

Hierbei handelt es sich um das eigentliche autonome Steuerungssystem des Darms, das die Peristaltik und die Sekretionsvorgänge unabhängig von Parasympathikus und Sympathikus, die nur zentral modulierend eingreifen, regelt. Das Darmnervensystem besteht aus Plexus myentericus und Plexus submucosus, jeweils Ansammlungen von Nervenzellen. Man unterscheidet sensorische Neurone, die durch Dehnung und Kontraktion der Darmwand erregt werden, motorische Neurone, die die glatte Ring- und Längsmuskulatur und die Drüsen innervieren, sowie Interneurone, die die afferenten und efferenten Neurone verbinden.

7.2.1 Diagnostik und Therapie autonomer Funktionen des Verdauungstrakts mit Applied Kinesiology (Schmitt, 1999)

Veränderungen im autonomen (sympathischen und parasympathischen) Status sind von Veränderungen in der Muskelfunktion begleitet, da autonome Funktionen somatische motorische Bahnen über viszerosomatische Reflexwege beeinflussen. Aufgrund viszerosomatischer Konvergenz kann der Körper nicht zwischen Nozizeption, die in der Haut entsteht, und solcher, die in einem Organ entsteht, unterscheiden (☞ Garten, 2012, Abb. 12.56). Somit kann autonome Funktion durch Testung funktioneller Muskelfazilitation und -inhibition im Zusammenhang mit Veränderungen autonomer Funktion erfasst werden.
Der autonome Tonus in einem Organ kann entweder mit erhöhter oder erniedrigter sympathischer oder parasympathischer Aktivität assoziiert sein (Schmidt, Lang et al., 2005). Jeder der vier Zustände (Hyper-, Hypoparasympathikotonus, Hyper-, Hyposympathikotonus) kann durch Muskeltestmuster als Reaktion auf Reizung sensorischer Rezeptoren identifiziert werden.

Hyperparasympathikotonus

Hyperparasympathikotonus ist mit vermehrter Motilität der Hohlorgane, Sphinkterspasmen, Neigung zu Dyspepsie und beschleunigter Darmpassage assoziiert:
Wenn das Reiben einer viszerosomatischen Projektionszone des Organs eine funktionelle Inhibition eines organassoziierten Muskels verursacht (☞ Abb. 7.1, Ziffer 1) bedeutet dies, dass das assoziierte Organ eine erhöhte parasympathische Aktivität oder eine verminderte sympathische Aktivität oder beides aufweisen kann. Der organassoziierte Muskel wird am günstigsten für diesen Challenge benutzt: Ein Challenge der Haut und Unterhaut kann auch aus anderen (mechanischen) Gründen positiv sein, dann wird jeder beliebige normoreaktive Indikatormuskel dysreaktiv.
Zur Differenzierung muss in diesen Fällen 1 Tropfen Tinctura Belladonnae, oder Belladonna D6 getestet werden (☞ Abb. 7.1, Ziffer 3). Die wirksame Substanz Atropin wirkt parasympathikolytisch (anticholinerg an den Muscarin-Rezeptoren) und führt bei Hyperparasympathikotonus wieder zur Normoreaktion, wenn der „Reibechallenge" durchgeführt wird. Belladonna kann therapeutisch angewandt werden: bis zu 1 mal stdl. 5 Glob. Belladonna D5 oder Tinctura Belladonnae 3 mal tä Glandula 8 Tr. in Wasser (Weiss und Fintelmann, 1999). Diese Rezeptur (Rp.: Tinct. Belladonnae 20,0) wird als spasmolytische Magen-Darm-Rezeptur verwendet (Weiss und Fintelmann, 1999).
Erhöhter Tonus des kranialen Parasympathikus tritt z. B. bei vermehrter Stimulation durch nozizeptive Afferenzen auf. Dies erklärt die vegetativen Reaktionen bei Schmerz (Übelkeit, Erbrechen, vermehrte Darmperistaltik, ☞ Garten, 2012, Kap. 12).

Hyposympathikotonus

Wenn Kneifen der Haut (vermehrte Noziafferenz, ☞ Abb. 7.1, Ziffer 2) eines Körperareals zur Normoreaktion vorher hyporeaktiver Muskeln führt, kann dies normalerweise als Zeichen dafür interpretiert werden, dass eine vermehrte sympathische Stimulation dieses Körperareals eine positive Auswirkung hat. Es kann aber auch ein Hyperparasympathikotonus vorliegen. Der hyporeaktive organassoziierte Muskel wird am häufigsten diesen Challenge nahe legen.
Das inhibitorische SMP (Summen-Membranpotenzial) der intermediolateralen Zellsäule (präsynaptische Zelle des thorakalen Sympathikus) wird durch Mangel an Fazilitation oder Mangel an Inhibition der inhibitorischen Zuflüsse zu diesen Zellen verursacht.
Dies kann entweder aufgrund mangelnder sympathischer Aktivität (z. B. mangelnde Stimulation der intermediolateralen Zellsäule durch die mesenzephale Formatio reticularis oder vermehrte inhibitorische Stimulation durch die pontobulbäre Formatio reticularis, ☞ Garten, 2012, Kap. 12.3.2) oder durch erhöhte parasympathische Aktivität auftreten (vermehrte Exzitation des kranialen Parasympathikus führt wiederum zu vermehrter Inhibition des thorakalen Sympathikus). Beide Faktoren können gleichzeitig eine Rolle spielen.
Die Differenzierung erfolgt so (☞ Abb. 7.1, Ziffer 4): Orale Provokation mit 1 Tr. Adrenalin 1/10 000, das heißt, ca. 0,1 ml oder 0,01 mg einer kommerziellen Lösung 1 mg/10 ml führen bei Hyporeaktion zur Normoreaktion, alternativ erfolgt die Testung unter der nicht schwächenden Seite eines Magneten. Ebenso wirkt in vielen Fällen Vitamin B_6 (P5P z. B. PE).
Es kann versucht werden, 1 bis 3 mal 50 mg P5P, der aktivierten Form von Vitamin B_6, therapeutisch zu nutzen.

Hypersympathikotonus

Wenn Reiben einer viszerosomatischen Projektionszone des Organs zur Normoreaktion eines dysreaktiven assoziierten Muskels führt (☞ Abb. 7.1, Ziffer 5), kann ein Hypersympathikotonus oder ein Hypoparasympathi-

kotonus (☞ unten) vorliegen mit den Folgen: Hypomotilität der Hohlorgane, spastische Sphinkter, atonische Obstipation.
Auch wenn Kneifen in einer viszerosomatischen Projektionszone eines Organs eine Hyporeaktion (funktionelle Inhibition) von assoziierten Muskeln verursacht (☞ Abb. 7.1, Ziffer 6), liegt eine erhöhte sympathische Aktivität dieses Organs nahe. Dies kann mit verminderter Parasympathikusaktivität einhergehen.
Die Differenzierung von Hypersympathikotonus und Hypoparasympathikotonus geschieht mit spezifischen Substanzen (☞ Abb. 7.1, Ziffer 7): Extr. Rauwolfiae ist das spezifische Antisympathikotonikum (Weiss und Fintelmann 1999), das früher bei der antihypertensiven Therapie (Reserpin) verwendet wurde. Ein Tropfen der Tinktur führt bei oraler Provokation zur Normoreaktion eines dysreaktiven Muskels, wenn ein Hypersympathikotonus vorliegt.
Hypersympathikotonus kann typischerweise mit einer Hyperreaktion von Muskeln assoziiert sein, wenn dies auch kein konstanter Befund ist (☞ Kap. 2). Therapeutisch ist die Anwendung von Rauwolfia auch in der Hypertonusbehandlung heute verlassen worden. Zur Beruhigung eines Hypersympathikotonus sollten neurologisch orientierte Maßnahmen ergriffen werden, wie Normalisierung der Mechanorezeptoren-Afferenzen der Wirbelsäule und der peripheren Gelenke (Manipulationen, Bewegungsübungen), um die kortikalen inhibitorischen Einflüsse zu fördern (☞ Garten, 2012, Kap. 12.3.2).

Hypoparasympathikotonus

Bei Hypoparasympathikotonus führt ein Tropfen Pilocarpin (1%ige Lösung), das Alkaloid von Pilocarpus (Forth, Henschler et al., 1996) oder Tinct. Fol. Jaborandi (Weiss, 1980) zur Normoreaktion eines dysreaktiven Muskels (☞ Abb. 7.1, Ziffer 8). Beide Substanzen sind Parasympathikomimetika.

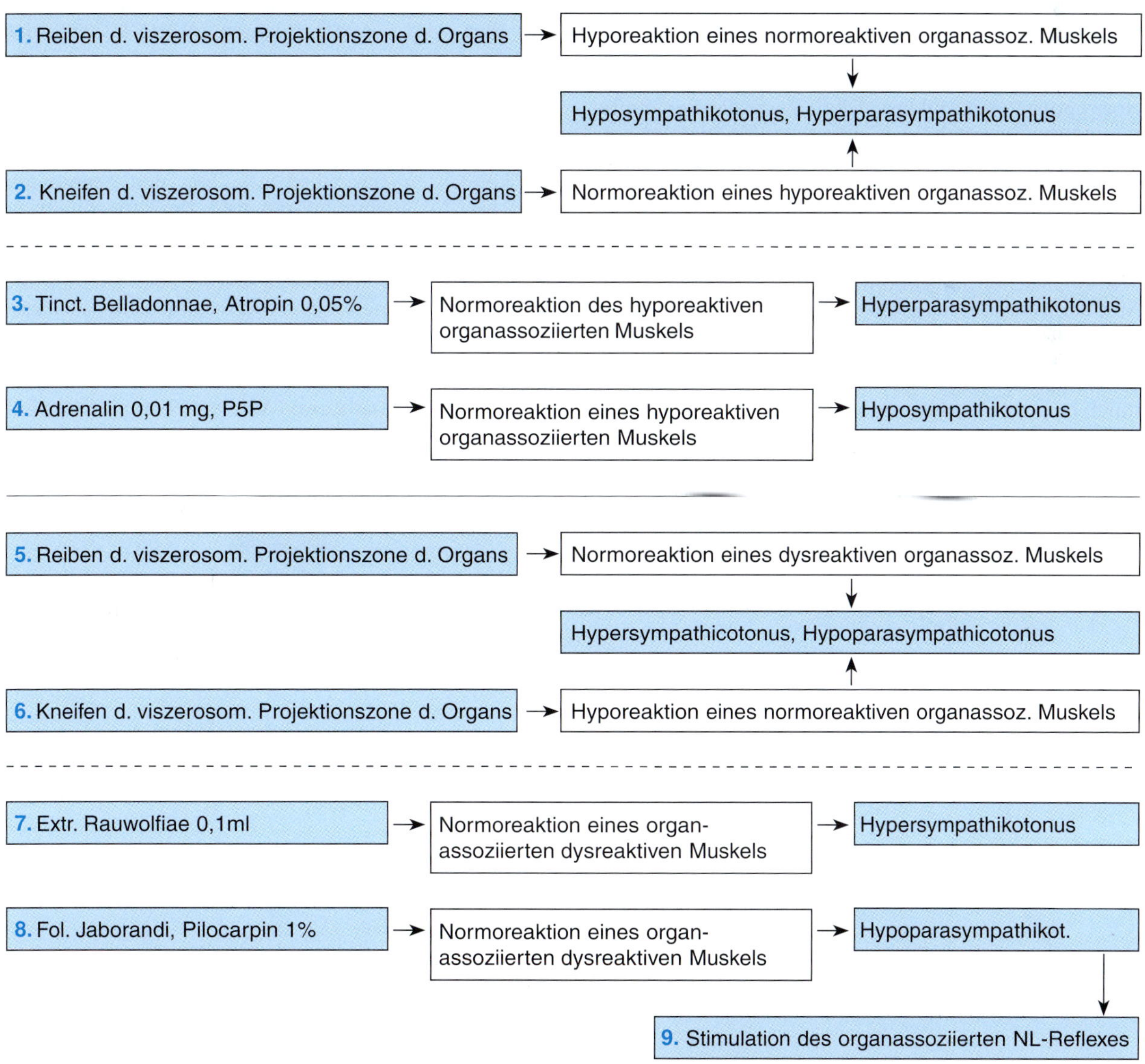

Abb. 7.1: Diagnostische Provokation bei Dysbalancen des autonomen Nervensystems

Therapeutische Konsequenzen

Die Challenges, wie sie oben aufgeführt sind, sind bei Verdauungsstörungen wie Colon irritabile, Dyspepsie, rezidivierenden Ileozökalklappenstörungen, Hyperazidität oder Hypazidität des Magens u. ä. relevant.
Die Therapie von Dysbiosen und Nahrungsmittelunverträglichkeiten sowie von toxischen Belastungen ist in diesen Fällen in der Regel nicht ausreichend: Die Organe gehorchen einer zentralen nervalen Steuerung. Wenn diese nicht normal ist, muss der Versuch gemacht werden, sie zu normalisieren. Dies kann teilweise mit rehabilitatorischen Maßnahmen, teilweise mit orthomolekularen oder homöopathischen Ansätzen geschehen. Es ist jedoch notwendig, zunächst die Störung zu klassifizieren, was in den vorhergehenden Abschnitten beschrieben wurde.

Hypersympathikotonus

Dies ist das häufigste Szenario: Mangelnde zerebrale Stimulation der pontobulbären Formatio reticularis führt zu mangelnder Inhibition der Columna intermediolateralis, d. h. zu einem erhöhten Tonus des thorakalen Sympathikus (☞ Garten, 2012, Kap. 12.3.2).
Nozizeptive Reflexe inklusive derjenigen, die die Columna intermediolateralis, d. h. die sympathische Funktion anheben, werden durch Mechanorezeptorenaktivität gehemmt. Daher wird der positive Effekt einer Verminderung sympathischer Aktivität und einer Vermehrung parasympathischer Aktivität oder beides für ein spezifisches Organ aufgezeigt, wenn das Reiben über der viszerosomatischen Projektionszone zur Vermehrung von Mechanorezeptorenafferenzen bis zur Normoreaktion eines vorher dysreaktiven Testmuskels führt (Schmitt, 1998b). Colitis ulcerosa ist zwar eine autoaggressive Erkrankung, dennoch wird eine arterielle Konstriktion durch Hypersympathikotonus den Schleimhautläsionen abträglich sein. Der Hypersympathikotonus wird z. B. auch an einer erhöhten arteriovenösen Ratio der Augenhintergrundgefäße sichtbar werden (normal 1 : 1 bis maximal 1 : 1,5). Mechanorezeptorenstimulation, die allgemein durch aerobes Training, gezielt und lokalisiert durch langsame Dehnung von Muskeln (☞ Garten, 2012, Kap. 10 und Kap. 12) geschehen kann, wird über vermehrte Afferenzierung zu einer Hemmung des Sympathikus führen. Dies muss dem Patienten therapeutisch vermittelt werden.
Grundsätzlich sind manuelle Techniken, die diejenigen Segmente des sympathischen Grenzstrangs erreichen, die mit einer speziellen Organdysfunktion assoziiert sind, geeignet, den Sympathikus zu modulieren. Das „Rib raising" der Osteopathie kann verwendet werden, da die Rippenköpfchen in unmittelbarer Nähe des sympathischen Grenzstrangs liegen (☞ Garten, 2016). Aber auch alle vertebralen Korrekturen kommen in Frage (Ward, 2003).
Das bedeutet konkret, dass Sie bei Dysfunktionen der kranialen Regionen (Sinus paranasales) und des Halses die Segmente Th1 bis Th4, bei Symptomen der Thoraxorgane die Segmente Th2 bis Th8 behandeln müssen. Das Herz wird von den Segmenten Th1 bis Th5, der Respirationstrakt von den Segmenten Th2 bis Th7 versorgt. Die Oberbauchorgane mit Teilen des Duodenums und des Pankreas werden von Th5 bis Th9 (Ganglion coeliacum) versorgt, die Darmabschnitte bis zum Colon transversum von Th9 bis Th12 (Ganglion mesent. sup.), die kaudalsten Darmabschnitte von den Segmenten Th12 bis L2 (Ganglion mesent. inf.). Der Urogenitaltrakt schließlich wird von den Segmenten Th11 bis L2 versorgt.
Anmerkung: Bei „irritablem Kolon" oder „Reizdarm", wie die Symptome eines hyperreagiblen, motilitätsgestörten Darms u. a. auch genannt werden, kann möglicherweise mittels neuraltherapeutischer Ganglion-coeliacum-Blockade („oberer Nierenpol" nach Wischnewsky, in Dosch, 1980, Badtke und Mudra, 1994) eine Norma-

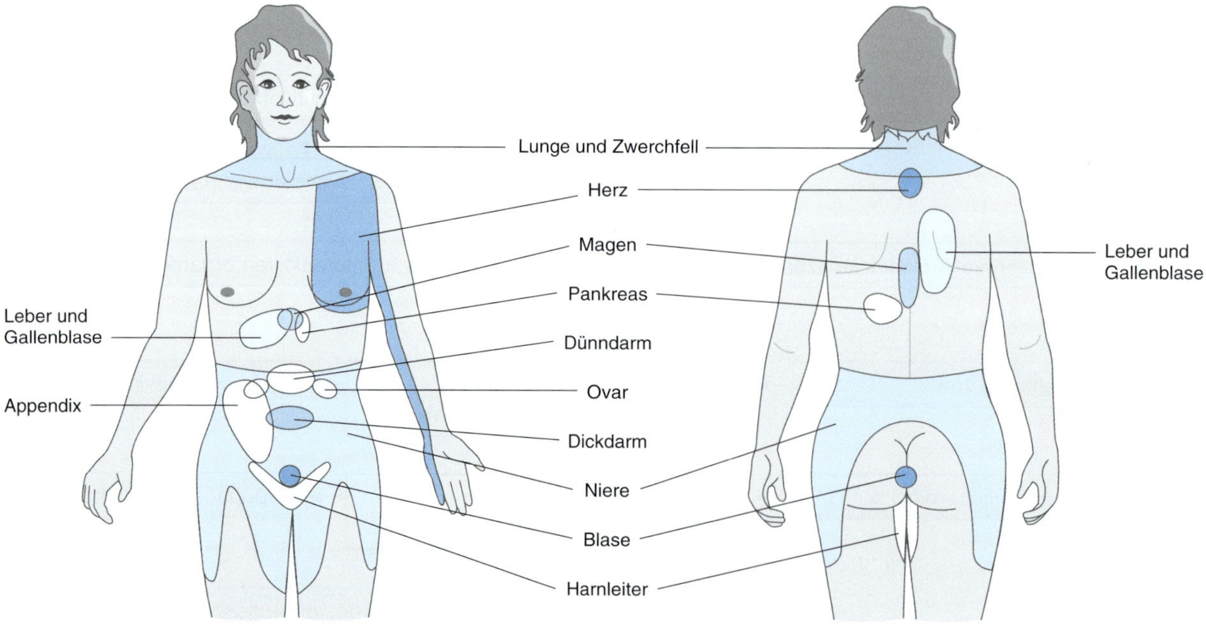

Abb. 7.2: Viszerosomatische Projektionszonen der Organe (nach Schmitt)

lisierung der Motilität und auch der Verträglichkeit von Nahrungsmitteln erzielt werden.

Hyposympathikotonus

Die mesenzephale Formatio reticularis stimuliert die IML, d.h. die Sympathikusneurone. Sympatikus-Aktivierung kann am ehesten durch Training der Nah-Fern-Reaktion der Augen erreicht werden.
Bei Depressionen können Dopamin- und Noradrenalindefizite eine Rolle spielen. Vitamin B_6 ist Kofaktor der DOPA-Decarboxylase (Murray, Granner et al., 2000), L-Tyrosin die Ausgangssubstanz der Katecholaminsynthese, bei der weiterhin Vitamin C und Kupfer benötigt werden. L-Phenylalanin wird zu L-Tyrosin umgewandelt, D-Phenylalanin ist eine essenzielle Aminosäure. In einer Studie von Sabelli (1986) wurde bei Anwendung hoher Dosen L-Phenylalanin (bis zu 14 g/Tag) bei Depressionen ein positiver Effekt gefunden. Für geringere Dosen, auch von L-Tyrosin, war dies nicht der Fall (Meyers, 2000), vermutlich weil die limitierende Tyrosin-Hydroxylase normalerweise zu 75% mit Tyrosin abgesättigt ist. Die therapeutische Anwendung ist also nur in sehr hohen Dosen sinnvoll.

Hypoparasympathikotonus

Erhöhung segmentaler parasympathischer Aktivität durch Stimulation der NL-Reflexe

Reiben der Haut über der viszerosomatischen Projektionszone eines Organs führt bei Vorliegen eines Hypoparasympathikotonus (der häufig mit Hypersympathikotonus einhergeht) zur Normoreaktion eines vorher dysreaktiven Muskels (☞ oben). Cholin kann nach oraler Provokation zur Normoreaktion (z.B. Phosphatidylcholin, Thorne™, z.B. 2 × 400 mg) führen.
Die so genannten neurolymphatischen Reflexe (NL-Reflexe, ☞ Abb. 7.1, Ziffer 9) sind somatoviszerale Reflexe, die zuerst von Chapman (in Walther, 2000, Chaitow, 1988) beschrieben wurden. Goodheart (1965) assoziierte durch ausgedehnte Untersuchungen Muskeln mit NL-Reflexen, sodass mittelbar Organe mit Muskeln assoziierbar wurden (☞ Kap. 2). Es handelt sich um knotige, indurierte Zonen im viszerosomatischen Segment des Organes. Chapman empfahl die Manipulation dieser empfindlichen Zonen, bis die Empfindlichkeit und Induration abnimmt.
Zonen vermehrter Gewebsirritation dürften vermehrte afferente Signale zum Rückenmark senden, was zur segmentalen Stimulation des thorakalen Sympathikus führt (☞ Garten, 2012, Kap. 12.3.2). Dies wurde an Tierversuchen demonstriert, bei denen sowohl nozizeptiver als auch Mechanorezeptoren-Input vermehrt wurde (Coote, Downman et al., 1969). Die Indikation für NL-Reflex-Behandlung ist dann gegeben, wenn Reiben (Stimulation von Mechanorezeptoren) der viszerosomatischen Projektionszone eines Organs den organassoziierten Muskel funktionell fazilitiert, d.h. normoreaktiv macht.
Die Manipulation der NL-Zonen führt zur Auflösung eines Musters vermehrter Nozi-Afferenz und damit vermehrter Sympathikusaktivität mit Ischämie und Muskelspasmus. Zwar ist die Manipulation der NL-Zonen zunächst schmerzhaft (Nozizeptorenaktivierung), das Endresultat ist jedoch eine verminderte Irritation. Es kommt in der Summe zu relativer Zunahme von Parasympathikusaktivität, da der parasympathische Zufluss (Vagus, sakraler Parasympathikus) zum entsprechenden Organ derselbe bleibt.
Die Veränderungen der Reaktion im manuellen Muskeltest durch Behandlung von neurolymphatischen Reflexen sind wahrscheinlich durch die kollateralen Verbindungen von intermediolateralen Axonen, die die α-Motoneurone erreichen, bedingt.

Praktische Anwendung
Im Falle chronischer Obstipation (Stuhlfrequenzen von etwa einmal wöchentlich) kann über die Stimulation der NL-Reflexe, die jedoch wiederholt und bis zu 10 Minuten lang durchgeführt werden muss, eine Erhöhung der Stuhlfrequenz bis zu einmal täglich erreicht werden (Caso, 2004).

Osteopathische Techniken

Grundsätzlich sind die kraniosakral osteopathischen Techniken, die den kranialen (N. III, VII, IX und X) bzw. den sakralen Parasympathikus (S2–S4) erreichen, geeignet, den Parasympathikus zu modulieren (☞ Garten, 2016). Das bedeutet, dass sie prinzipiell unspezifisch sind und sowohl eine hypo- als auch eine hyperparasympathikotone Situation bei Irritation der Hirnnerven IX und X beim Durchtritt durch das Foramen jugulare positiv beeinflussen können. Die Techniken sind Occiput-Release und CV4, V-spread an der Sutura occipitomastoidalis, Atlas-Impulstherapie sowie andere manuelle Techniken an Atlas und Axis, die den kranialen Parasympathikus beeinflussen. Alle Techniken am sakrokokzygealen Komplex und Beckenboden beeinflussen den sakralen Parasympathikus. Hierzu gehören die sakrokokzygealen Flexions- und Extensionsläsionen sowie die Mobilisierung des Lig. sacrotuberale und des M. levator ani (Ward, 2003, ☞ Garten, 2016). Wenn Sie diese Techniken nicht selbst beherrschen, denken Sie bitte nicht nur in Einzelfällen daran, die Patienten zu einem manualmedizinisch tätigen Kollegen oder einer Kollegin zu schicken.

Hyperparasympathikotonus

Eindrucksvolle Ergebnisse sind bei Säuglingen mit sog. Dreimonatskoliken mit kranial osteopathischen Techniken zu erzielen. Die Irritation des Vagus, die zu Hyperperistaltik führt, oder aber dessen Hemmung durch Engpass im Foramen jugulare, die zu einem relativen Überwiegen des Sympathikus mit Sphinkterspasmen führt, wird durch Normalisierung der Schädelbasisfunktion gebessert. Bei Erwachsenen sind die Reaktionen normalerweise nicht so prägnant, aber doch sichtbar. Im Übrigen gilt das oben zum Hypoparasympathikotonus gesagte.

7.3 Gastrointestinale Hormone und Peptide

Es wurden bisher 18 Zellarten im Magen-Darm-Trakt und im Pankreas differenziert, in denen gastrointestinal

wirksame Hormone oder Peptide nachgewiesen wurden (Schmidt, Lang et al., 2005), Murray, Granner et al. (2000) listen 14 gastrointestinale Hormone.
Der Stimulus zur Freisetzung der Hormone erfolgt zum einen über vagale Reize, zum anderen über gastrointestinale Rezeptoren, die auf Reize bestimmter Substanzen im Darmlumen reagieren und die Ausstoßung der Hormone aus den Zellen in die Kapillaren bewirken. Die Regulation der Hormonproduktion erfolgt also weniger über den Blutspiegel als durch direkten Kontakt der Nahrungsbestandteile mit endokrin aktiven Zellen in den jeweiligen Darmabschnitten. Interessanterweise ist die Mehrzahl der gastrointestinalen Hormone im ZNS als Neurotransmitter wiederzufinden. Die gastrointestinalen Hormone können in zwei Gruppen eingeteilt werden:

- Die erste Gruppe umfasst Gastrin und Chylozystokinin.
- Die zweite Gruppe wird durch Hormone und Peptide wie Sekretin, VIP (vasoaktives intestinales Polypeptid), Glukagon, GIP (gastric inhibitory peptide) repräsentiert; sie haben komplexe Wirkungen.

Gastrin und Cholezystokinin: Sie haben ähnliche Wirkung, die sich jedoch an unterschiedlichen Rezeptoren verschieden stark entfaltet. Gastrin wirkt stärker auf die Belegzellen des Magens als Cholezystokinin, Cholezystokinin bewirkt eine stärkere Gallenblasenkontraktion als Gastrin.
Sekretin: Von der Darmschleimhaut freigesetztes Sekretin stimuliert bei Eintritt des Chymus (Säuren, Fette, hyperosmolare Lösung) in das Duodenum und während der intestinalen Phase die HCO_3^--Sekretion im Pankreas. Der adäquate Reiz für die Sekretinfreisetzung ist ein pH unter 4,5. Sekretin bremst auch die Säure- und Pepsinsekretion des Magens (Schmidt, Lang et al., 2005).
VIP: Das vasoaktive intestinale Polypeptid stimuliert die Pankreassekretion und den gallensäureunabhängigen Gallenfluss, hemmt die Magensekretion und relaxiert glatte Muskulatur.
Substanz P: Sie stimuliert u. a. die Speicheldrüsen und die Kontraktion der glatten Muskulatur.

7.4 Gastrointestinale Motilität

Man unterscheidet verschiedene Arten von Peristaltik:
Oral-aborale propulsive Peristaltik: Die Kontraktion der Ringmuskulatur schreitet wellenförmig über das Darmrohr fort.
Nichtpropulsive Peristaltik: Sie verläuft über eine kurze Strecke und bewirkt zusammen mit der Segmentationsbewegung, worunter man sich eine gleichzeitige Kontraktion der Ringmuskulatur eng benachbarter und wechselnder Bereiche vorzustellen hat, die Durchmischung des Speisebreis.
Durch **tonische Dauerkontraktion** bestimmter spezialisierter Bereiche werden funktionell verschiedene Räume voneinander abgetrennt: der Ösophagus vom Magen durch den unteren Ösophagussphinkter, das Ileum vom Zökum durch die Ileozökalklappe (Bauhin-Klappe).
Eine funktionell wichtige Darmaktivität ist der **interdigestive myoelektrische Motorkomplex:** In den Verdauungspausen rollt eine sog. interdigestive Front von Kontraktionswellen, beginnend vom Antrum des Magens über den gesamten Dünndarm hinunter bis zum Ileum, von wo aus die Welle wieder nach oben springt und das Ganze von neuem beginnt. Die Wanderungsgeschwindigkeit beträgt 6–8 cm pro Minute im oberen und ca. 2 cm pro Minute im unteren Dünndarm; die Welle läuft zyklisch alle 1,5 Stunden ab. Vor der Aktivitätsfront werden Nahrungsreste, Bakterienansammlungen und auch Fremdkörper nach distal getrieben. Dieser wandernde Motorkomplex wird auch als „housekeeper" des Magens und Darms bezeichnet. Bedeutsam ist, dass bei Patienten mit pathologischer Bakterienbesiedelung des Dünndarms dieser Motorkomplex gestört sein kann.
Praktisch bedeutet dies, dass auch bei Aufnahme relativ zahlreicher kleinerer Mahlzeiten immer eine Phase von wenigsten drei Stunden zwischen den Mahlzeiten eingehalten werden sollte, damit diese Reinigungsfunktion wirksam werden kann.

7.5 Darmassoziiertes Immunsystem

25% der Darmschleimhaut bestehen aus immunkompetentem Lymphgewebe, was in seiner Menge etwa dem der Milz entspricht. Das GALT (gastrointestinal associated lymphoid tissue) besteht aus drei Komponenten:

- **Peyer-Plaques:** Ansammlung von Lymphfollikeln, in denen sich intestinale Antigene sammeln. Sie bewirken die Antikörperantwort auf die Darmantigene.
- **Lymphozyten und Plasmazellen der Lamina propria:** Sie bilden Immunglobuline, vorwiegend IgA, das sich vom IgA des Serums durch Vorkommen im Darmlumen unterscheidet (sekretorisches IgA, sIgA).
- **Intraepitheliale Lymphozyten:** Diese sind nur durch die Tight Junctions (Verbindungsstellen) zwischen den Epithelzellen vom Darmlumen getrennt. Antigene werden aus dem Darmlumen per Endozytose in die Darmepithelzellen aufgenommen und dann per Exozytose in den Interzellularraum abgegeben, wo sie immunkompetente Zellen stimulieren (bzw. von solchen als Antigene erkannt werden, ☞ Abb. 8.1).

Klinische Anwendung: Die Therapie mit lebenden Symbionten und die Autovakzinetherapie sind Stimulationsverfahren für das GALT (☞ Kap. 7.7.4).

7.6 Assimilationsfunktion der einzelnen Darmabschnitte

Der Magen-Darm-Trakt dient der Aufnahme und dem Weitertransport, der Verdauung und der Ausscheidung der Nahrung sowie der Resorption der Nährstoffe. Verdauung (Digestion) und Resorption (Absorption) werden zum Begriff „Assimilation" zusammengefasst.

7.6.1 Speicheldrüsen

Funktion

Die Zähne zerkleinern die Nahrung beim Kauen. Mangelhaftes Gebiss bzw. unvollständiges Kauen unter Zeitdruck und beim „Arbeitsessen" ist die erste Ursache für Fehlfunktion des Verdauungstrakts, da mangelhaft zerkleinerte (nicht ausreichend vorverdaute) Nahrungsteile in die tiefer liegenden Abschnitte gelangen, wo es potenziell zu Fäulnis und Gärung sowie generell zu Malassimilation kommt. Die Enzyme linguale Lipase, Speichel-Amylase und Speichel-Ptyalin beginnen bereits im Mund die Fett- und Stärkeverdauung.
Der Speichel enthält sekretorisches IgA. Die α-Amylase des Speichels ist bei pH 4–11 stabil und hat ihr Wirkoptimum bei pH 6,14. Sie spaltet Stärke zu Maltose und Maltotriose. Täglich wird ca. 1 l Mundspeichel gebildet.

Testung und Therapie mit Applied Kinesiology

Nach Schmitt (1981) kommt der Glandula parotis die Funktion zu, für die Dejodination von Nahrungsmitteln zu sorgen, was das Nahrungsjod erst verwertbar macht. Dasselbe mag für andere Mikronährstoffe gelten, was zu der Empfehlung führte, die Nährstoffsupplemente, soweit sie aus organischen Verbindungen zusammengesetzt sind (z. B. Organpräparate), zu kauen, anstatt sie einfach zu schlucken.
Die Glandula parotis hat wegen der erwähnten Dejodination eine wichtige Rolle im hormonellen Gleichgewicht. Wenn bei entsprechend vorhandenen Indikatoren für glanduläre Dysfunktion (die Schilddrüse und Ovarien sind jodabhängig) und suffizienter Supplementierung keine zufriedenstellende Wirkung zustande kommt bzw. die Wirkung der Supplemente nach einer gewissen Zeit nachlässt, ist die Parotis zu testen:
Ein dysreaktiver hormondrüsenzugeordneter Muskel (M. sartorius – Nebenniere, M. teres minor – Schilddrüse, M. piriformis – Gonaden) wird durch oralen Challenge mit einem Parotisextrakt (z. B. VM-Nutri, Standard Process), oder einem potenzierten Organpräparat wie Glandula parotis D3 bis D5 der Fa. Wala normoreaktiv. Dieses Prinzip kann für andere, der Assimilation zugeordnete Muskeln übernommen werden: z. B. M. pectoralis major clavicularis (Magen), M. pectoralis major sternalis (Leber), M. latissimus dorsi (Pankreas), M. quadriceps (Dünndarm), M. tensor fasciae latae (Dickdarm) oder im Prinzip jeder andere dysreaktive Muskel. Schließlich kann jede Organfunktion durch Malassimilation beeinträchtigt werden.
Therapeutisch wird die Parotissupplementierung durchgeführt (z. B. 1 Kps. VM-Nutri vor den Mahlzeiten), das potenzierte Organpräparat (z. B. Glandula Parotis D3 oder D5) verabreicht (z. B. 1 Amp./Tag s. c.). Der Säure-Basen-Haushalt muss normalisiert werden, um das pH-Optimum des Parotissekrets zu erreichen (☞ Kap. 4).

7.6.2 Magen

Der Magen produziert pro Tag zwei Liter Magensaft. Dieser besteht aus Salzsäure, die durch die Belegzellen gebildet wird, und Schleim, der von den Schleimzellen (Nebenzellen) gebildet wird und Na^+, K^+ Cl^- und HCO_3^- enthält. Die Hauptzellen bilden Pepsinogen 1 und 2. Der Intrinsic Factor, der für die Vitamin-B_{12}-Resorption essenziell ist, ist ebenfalls im Magensaft enthalten. In der Pylorusregion finden sich G-Zellen, die Gastrin produzieren.
Die Bildung von HCl ist von ATPase in der Membran abhängig, die H^+ aus den Belegzellen in den Magensaft transportiert (Protonenpumpe). H^+ entstammt der Dissoziation von H_2CO_3 in H^+ und HCO_3^-. H_2CO_3 wird durch die Karboanhydrase in der Belegzelle aus H_2O und CO_2 gebildet.
Im Magen herrscht ein tendenziell saures Milieu, die HCl-Produktion überwiegt in der Sekretionsphase bei weitem die HCO_3^--Produktion. Aufgrund dieser Milieusituation ist der Magen weitgehend frei von Mikroorganismen. Eine Ausnahme stellt in pathologischen Fällen der Helicobacter pylori dar, der säureresistent ist. Auch Kandidahefen können im sauren Magenmilieu überleben bzw. sich bei entsprechender Fehlernährung (kohlenhydratreich, gleichzeitig fettreich, was zu langer Verweildauer im Magen führt) vermehren.

▮ Hyperazidität

Die klinische Differenzierung zwischen hyper- und hypoaziden Zuständen kann schwierig sein. Der Mechanismus für überschießende Säurebildung im Magen ist nach wie vor nicht einhellig geklärt: genetische Prädisposition, Fehlernährung, Rauchen, Alkoholabusus, nichtsteroidale Antirheumatika und Stresssyndrom sind akzeptierte Ursachen.

Klinische Untersuchungstechniken

Gastrin kann im Serum bestimmt werden. Die Messung der basalen und pentagastrinstimulierten Magensekretion über eine Ausheberung per Duodenalsonde ist als Routinemethode verlassen, allenfalls beim Zollinger-Ellison-Syndrom noch üblich (Harrison's, 2005). Umso wichtiger ist die funktionelle Diagnostik mit Applied Kinesiology.

Diagnostik mit Applied Kinesiology

Dysreaktion, meist Hyperreaktion des M. pectoralis major clavicularis (PMC), auch bilateral, kann vorhanden sein. Oraler Challenge mit basischen Substanzen wie

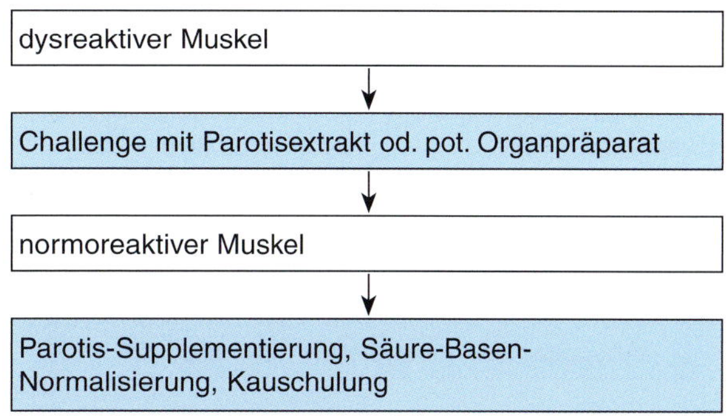

Abb. 7.3: Parotis-Challenge

Bikarbonat oder einem Basenpulver bzw. einem spezifischen H_2-Rezeptor-Antagonisten oder Protonenpumpenblocker (z.B. Cimetidin oder Omeprazol) führt zur Normoreaktion bei Hyperazidität.
Sollte zum Untersuchungszeitpunkt weder eine positive Therapielokalisation noch eine Dysreaktion assoziierter Muskeln (besonders PMC) vorhanden sein, so kann ein Challenge mit Betain-HCl, einem Produkt, das zur Verdauungsunterstützung angeboten wird, durchgeführt werden. Dies führt dann zur Dysreaktion der normoreaktiven assoziierten Mm. pectorales majores clavicularis.
Die gastrale Phase der Magensekretion ist dadurch gekennzeichnet, dass chemische Reize die Gastrinfreisetzung aus den G-Zellen des Antrums stimulieren, was zu vermehrter Magensäureproduktion führt. Die spezifischen Reize für die Gastrinfreisetzung sind besonders Eiweißabbauprodukte wie Peptide und Aminosäuren, insbesondere Phenylalanin und Tryptophan, Kalzium, Alkohol und Koffein. Bei Hyperazidität kann ein oraler Challenge mit Phenylalanin (PE) oder Koffein (z.B. Coffeinum Tabl. Merck) zur PMC-Dysreaktion führen. Nach Harrison's (2005) stimuliert auch koffeinfreier Kaffee die Gastrinsekretion, daher kann mittels oraler Provokation mit Kaffee ein Screening durchgeführt werden. Dabei müssen zur Differenzialdiagnose einer Unverträglichkeit von Kaffee auch andere Muskeln auf Dysreaktion getestet werden.

Therapie

Basenpulver kann in mehreren über den Tag verteilten Gaben verwendet werden: 1 Teelöffel in ¼ l lauwarmem Wasser, im Abstand von wenigstens einer Stunde zu den Mahlzeiten in den Nüchternphasen.
Der Versuch, einen erhöhten Vagotonus (Diagnostik ☞ Kap. 7.2) zu normalisieren, sollte gemacht werden. Dies geschieht über zentrale Mechanismen und wird in Garten (2016) beschrieben (Kapitel zu kranialen osteopathischen Techniken).
Nur in Notfällen empfehlen wir H_2-Rezeptoren-Blocker und Protonenpumpenblocker, da dadurch der Säure-Basen-Haushalt zusätzlich gestört werden kann (☞ Kap. 4, Säure-Basen-Haushalt).

▮ Hypazidität

Mangelhafte Magensäuresekretion wird bei mehr als der Hälfte aller Personen über 60 Jahre gefunden (Vellas, Balas et al. 1991a und 1991b). Mangel an Magensäure führt zu mangelhafter Aktivität des Magenpepsins und zu mangelhafter Aktivierung der Pankreasenzyme Chymotrypsin und Trypsin. Mangel an Magensalzsäure kann außerdem zu übermäßigem Wachstum von Bakterien im Dünndarm beitragen, was zusätzlich die Fettverdauung stören kann.
Symptome von Hypazidität sind Geblähtsein und Aufstoßen, Brennen und Flatulenz direkt nach Mahlzeiten, Völlegefühl und Allgemeinreaktionen nach dem Essen, Verdauungsstörungen wie Durchfall und Obstipation, Analpruritus, schwache, sich spaltende Fingernägel, dilatierte Kapillaren der Wangen und der Nase (auch bei Nichtalkoholikern), Erwachsenenakne, Fehlbesiedelung des Darms mit Parasiten, Hefen und Bakterien, unverdaute Nahrungsreste im Stuhl.

Klinische Untersuchungstechniken

☞ Hyperazidität.

Diagnostik mit Applied Kinesiology

Typischerweise ist der Hypazidität des Magens eine bilaterale Dysreaktion (meist Hyporeaktion) des M. pectoralis major clavicularis (PMC) zugeordnet. Diese ist nach Goodheart (z.B. Walther, 2000) wiederum der kranialen Seitneigungsläsion Temporal bulge zugeordnet (☞ Kap. „Kraniosakrale Therapie", Garten, 2016). Eine Erklärungsmöglichkeit dieses Zusammenhangs ist die Irritation des N. vagus im Bereich des Foramen jugulare bei dieser kranialen Läsion.
Die PMC-Hyporeaktion wird durch Betain-HCl oder durch die Magensaftproduktion fördernde Phytotherapeutika, wie beispielsweise Quassia amara, aufgehoben. Zink, das Koenzym der Karboanhydrase, kann ebenfalls die PMC-Dysreaktion aufheben und muss dann supplementiert werden. In einigen Fällen kann paradoxerweise Bikarbonat die PMC-Hyporeaktion auch bei Vorliegen einer Hypazidität des Magens aufheben. In diesem

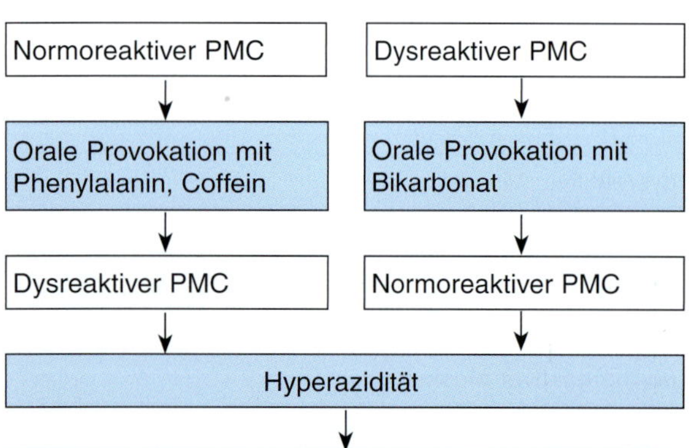

Abb. 7.4: Diagnostische Provokation bei Hyperazidität des Magens

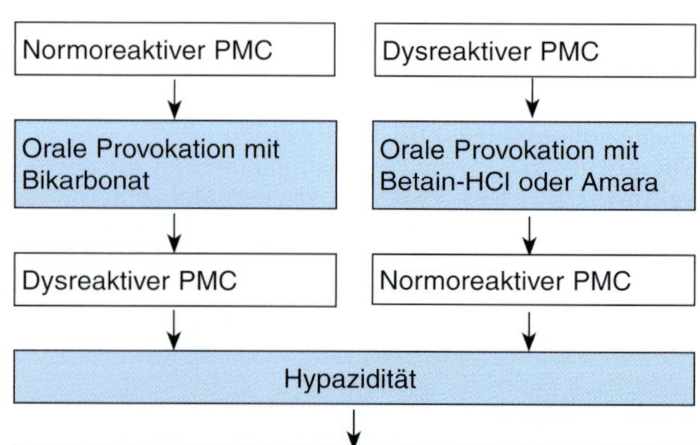

Abb. 7.5: Diagnostische Provokation bei Hypazidität des Magens

Falle kann die Situation einer allgemeinen systemischen Übersäuerung mit eingeschränkter Alkalireserve vorliegen (Worlitschek, 1994, Sander, 1985). Diagnostik und Therapie ☞ Kap. 9.
Liegt als Ausgangsbefund ein normoreaktiver M. pectoralis major clavicularis vor, muss der umgekehrte Weg beschritten werden: Bikarbonat oder eine Basenmischung führt dann bei Hypazidität des Magens zu einem dysreaktiven Challenge.

Therapie

Im Notfall und zur Überbrückung Betain-HCl oder Betain-Pepsine (Thorne, Pure Encapsulations; 1 Kps. vor den Mahlzeiten). Normalisierung eines möglichen ungenügenden Vagotonus ☞ Kap. 7.2.

Helicobacter pylori

Dieses Bakterium, ein gramnegatives gebogenes Stäbchen, setzt sich an den schleimbildenden Nebenzellen fest. Es produziert Urease, Superoxiddismutase und Katalase. Die Urease spaltet Harnstoff, wobei Ammoniak entsteht, was den lokalen pH-Wert anhebt. Die Typ-B-Gastritis des Antrums ist durch Neutrophileninfiltration der Magenschleimhaut und Reduktion der antrumständigen G-Zellen bei normalen Gastrinspiegeln gekennzeichnet. Bei 90% der Patienten mit Duodenalulkus und 70% der Patienten mit Magenulkus wurde Helicobacter pylori gefunden.

Klinische Tests

Durch Gastroskopie und Biopsie. Einfacher und jederzeit durchführbar ist die Antikörperbestimmung. Beim Atemtest wird Harnstoff, der ein mit ^{13}C oder ^{14}C radioaktiv markiertes Kohlenstoffatom trägt, verabreicht. Die Helicobacter-Urease spaltet diesen Harnstoff, wobei neben Ammoniak CO_2 entsteht, sodass ein Anstieg des Anteils von CO_2 mit radioaktiv markiertem Kohlenstoff in der Atemluft gemessen werden kann.

Diagnostik mit Applied Kinesiology

Im Screening-Test der Applied Kinesiology kann ersatzweise die Nosode Campylobacter D6, D12 oder eine etwas höhere Potenz verwendet werden. Diese Nosode zeigt nach Auskunft der Firma Stauffen Pharma eine Kreuzreaktion mit Helicobacter, eine Helicobacter-Nosode im eigentlichen Sinne existiert nicht. Bei Vorliegen einer Helicobacter-pylori-Infektion hebt eine der unterschiedlichen Potenzen der Campylobacter-Nosode die PMC-Dysreaktion auf. Sollte keine PMC-Dysreaktion vorliegen, so kann eine positive Therapielokalisation zur Magenregion oder zum NL-Reflex des Magens durch die Nosode aufgehoben werden.

Therapie

Campylobacter-Nosode in der Potenz wie im Test.
Wismutsalze: Formula SF734™ (Thorne) 2 × 1 Kps.
Wir haben vereinzelt Erfolge bei der Helicobacter-Therapie mit der Anwendung von Spenglersan Kolloid G gesehen. Die Therapie ist völlig nebenwirkungsfrei und kann daher als Ersttherapie versucht werden.
Bei Erfolglosigkeit: Eradikation mit Dreierkombination: Metronidazol 250 mg/Tag, Clarithromycin 500 mg/Tag, Omeprazol 40 mg/Tag, während sieben Tagen. Bekannte alternative Schemata ☞ Fachliteratur.

7.6.3 Pankreas

Physiologie

Bereits in der kephalischen Phase (Stimulation durch Geruch, Geschmack, „Vorfreude“) der Pankreassekretion stimuliert der N. vagus die Pankreassaftproduktion. Beim Eintritt von Säuren, Fetten, besonders langkettigen Fettsäuren, Eiweiß und Eiweißabbauprodukten sowie hyperosmolarer Lösung (Nahrungsbrei) in den Dünndarm kommt es zur Freisetzung von Sekretin aus der Dünndarmschleimhaut, was die Magensaftsekretion bremst (Schmidt, Thews et al., 2000). Fett stimuliert auch die Bildung von GIP (Gastric Inhibitory Peptide), das ebenfalls die Magensäureproduktion hemmt (Harrison's, 2005). Von der Dünndarmschleimhaut wird Cholezystokinin freigesetzt. Sekretin und Cholezystokinin stimulieren die Pankreassekretion, Kohlenhydrate nicht. Insgesamt werden etwa 2,5 Liter Pankreassekret pro Tag produziert. Das vom Pankreas sezernierte Bikarbonat neutralisiert die Magensäure.

Pankreasinsuffizienz

Die Funktionsreserve des Pankreas ist nach einem Standardlehrbuch der Physiologie (Schmidt et al., 2005) groß. Danach werden etwa die zehnfachen Enzymmengen produziert, die für eine ausreichende Hydrolyse der Nahrung erforderlich wären. Bei einer Resektion von 90% des Pankreas reicht die Restfunktion der belassenen 10% aus, eine Verdauungsinsuffizienz zu verhindern (Schmidt et al., 2005, Harrison's, 2005). Dies widerspricht jedoch der klinischen Erfahrung der Häufigkeit von Verdauungsstörungen durch Pankreasinsuffizienz, die etwa mittels Chymotrypsin- oder Elastasemessung im Stuhl nachgewiesen werden kann. In Stuhlproben treten dann auch vermehrt pflanzliche Fasern und Proteinfasern auf. Es handelt sich dabei meist um funktionelle Störungen, die sich bei Normalisierung des vegetativen Tonus und der übrigen Verdauungsfunktionen normalisieren können.

Klinische Tests

Messung der Pankreas-Elastase-1 im Stuhl (spezifischer als Chymotrypsinmessung), Messung von Pflanzen- und Proteinfasern, Stuhlfett und Reststickstoff.
Fluoreszein wird beim Pankreolauryltest, Paraaminobenzoesäure beim PABA-Test oral verabreicht. Pankreasenzyme spalten diese Substanzen, sie werden resorbiert und im Urin ausgeschieden. Ihre Konzentration kann dann gemessen werden. Verminderte Konzentrationen sprechen für Pankreasinsuffizienz (Thomas, 2005).
Invasiv ist der Sekretin-CCK-Test, bei dem nach Injek-

tion von Sekretin Duodenalsaft in mehreren Fraktionen gesammelt wird (Thomas, 2005).

Diagnostik mit Applied Kinesiology

Der M. latissimus dorsi ist der zugeordnete Muskel, der häufig bei Pankreasfunktionsstörungen sogar bilateral eine Hyporeaktion zeigt. Cholezystokinin (CCK), Pankreasenzyme und deren Kofaktor Zink können zu einem normoreaktiven Challenge führen. Ein Hinweis dafür, dass die Maldigestion durch eine mangelhafte Aktivierung der Pankreasenzyme bei Hypazidität des Magens verursacht wird, ist ein normoreaktiver Challenge des dysreaktiven M. latissimus dorsi durch Amara-Stoffe oder Betain-HCl.
In digestiver Ruhesituation kann u. U. ein Parameter, der auf Pankreasinsuffizienz hinweist, fehlen (negative Therapielokalisation, kein dysreaktiver zugeordneter Muskel). In diesem Falle muss ein spezifischer Challenge durchgeführt werden. Ein oraler Challenge mit Paraaminobenzoesäure wie beim PABA-Test (☞ oben) kann bei Pankreasinsuffizienz zu einem dysreaktiven Challenge führen, der dann durch Cholezystokinin, Pankreasenzyme und deren Kofaktor Zink aufgehoben werden kann. Ein viszeral osteopathischer Challenge der Papilla Vateri (☞ Kap. Viszerale Osteopathie, Garten, 2016) sollte durchgeführt werden, da funktionelle Verschlüsse vorkommen, die einerseits zu Enzymmangel, andererseits zu pankreatitischen Reizungen führen können.

Therapie

Pancreatic Enzyme Formula™ (PE), AI-Enzymes™ (PE) 1–3 Kps. vor den Mahlzeiten, Zink 30 mg/Tag, Quassia Amara, Amara-Tropfen (Pascoe®), wenn eine Magenhyposekretion zu Pankreassekretion führt.
Bei Pankreatitis bzw. pankreatitischer Reizung mit Erhöhung der Lipase muss Selen (200–400 µg/Tag) getestet und verabreicht werden.
Osteopathische Therapie der Papilla Vateri (☞ Garten, 2016; Barral u. Mercier, 2005), Stimulation der NL-Reflexe entsprechend Kap. 7.2.

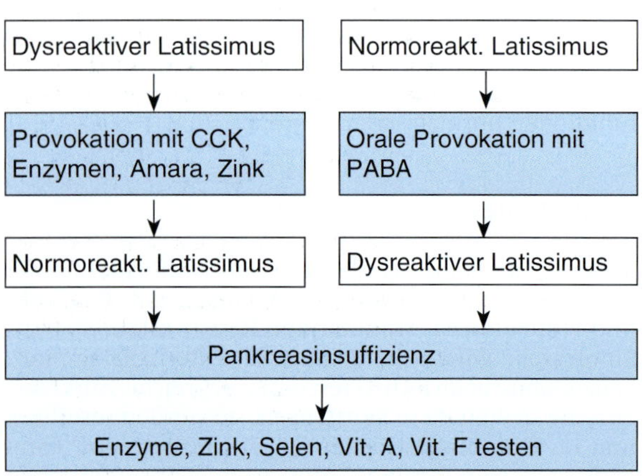

Abb. 7.6: Diagnostische Provokation bei Störungen des Pankreas

7.6.4 Galle

Physiologie

Die Leber produziert etwa 600–700 ml Gallensaft pro Tag, der in der Gallenblase zur Hälfte gespeichert wird, wozu eine Eindickung auf etwa 10–20% ihres urspünglichen Volumens durch Wasserresorption in der Gallenblase notwendig ist. Das Gallensekret enthält Wasser und Bikarbonat (dessen Sekretion Sekretin-gesteuert ist). Der Cholesteringehalt des Gallensafts trägt zur Regulation des Cholesterinhaushalts bei. Bilirubin wird, an Glukuronsäure und Sulfat gebunden, aktiv in die Galle ausgeschieden. Phospholipide (vorwiegend Lecithin) werden ebenfalls aktiv sezerniert. Die Gallensäuren, die in der Leber aus Cholesterin gebildet werden, werden an Glycin und Taurin konjugiert und aktiv in die Gallenflüssigkeit ausgeschieden. Diese primären Gallensäuren werden durch anaerobe Bakterien im distalen Ileum und Kolon dehydroxyliert und zu Lithocholsäure und Desoxycholsäure (sekundäre Gallensäuren) umgewandelt.
Die Regulation der Gallensekretion erfolgt unter dem Einfluss des N. vagus. Parasympathomimetika und Cholezystokinin stimulieren die Gallenblasenkontraktion, der adäquate Reiz für die Cholezystokininausschüttung des Dünndarms ist der Kontakt mit Fetten.
Die Gallensäuren emulgieren die Fette zu Mizellen, die aus Gallensalzen, ionisierten und nichtionisierten Fettsäuren, Cholesterin und Lecithin bestehen. Diese Mizellenbildung ist durch die gleichzeitig hydro- und lipophile Eigenschaft der Gallensäuremoleküle möglich. Fettlösliche Vitamine (A, D, E, K) werden mit den Mizellen resorbiert.

Gallensekretionsstörungen

Neben den pathologischen Bildern des Gallengangsverschlusses durch Steine, Tumoren etc. kommen funktionelle Störungen vor, die auch mit dem klinischen Zeichen der Stuhlaufhellung durch vermindertes Auftreten von Bilirubinabbauprodukten im Stuhl gekennzeichnet sind. Mangelnde Fettabsorption durch gestörte Mizellenbildung ist die Folge.
Adäquater Reiz für die Cholezystokininauschüttung, die zur Erschlaffung des Sphincter Oddii und Kontraktion der Gallenblase führt, sind Fett und Aminosäuren im Duodenum. Vegetarische Ernährung führt zu verminderter Gallesekretion und vermindertem Auftreten von Gallensäuren im Stuhl.

Klinische Tests

Die Gallensäuren können im Stuhl gemessen werden.

Diagnostik mit Applied Kinesiology

Bei Gallenhyposekretion führt Cholezystokinin zu einem normoreaktiven Challenge (nicht dysreaktivem Challenge wie bei den kininvermittelten Unverträglichkeitsreaktionen ☞ Kap. 10.7) des M. popliteus, wenn dieser dysreaktiv ist, oder eines anderen dem Verdauungstrakt zugeordneten Muskels. Alternativ kann eine

positive TL zum NL der Gallenblase (des M. popliteus) als Ausgangspunkt für den normoreaktiven Challenge verwendet werden.
Ein viszeral osteopathischer Challenge der Papilla Vateri (☞ Kap. „Viszerale Osteopathie", GARTEN, 2016) sollte durchgeführt werden, da funktionelle Verschlüsse vorkommen und zu relativer Hyposekretion führen können.

Therapie

Chelidonium ø (ø bedeutet Urtinktur), Artischocke (Cynara scolymus ø), Taraxacum ø, Tinctura Absinthii, Carduus Marianus, d.h. Silymarin, z.B. Legalon®, (jeweils 3 × tägl. 20–30 Tr. in Wasser), Curcuma longa (z.B. Curcumin PE, 3 × 1 Kps. vor den Mahlzeiten).
Viszeral osteopathische Behandlung.

7.6.5 Dünndarm

Der Dünndarm ist für den größten Teil der Digestion und Absorption (Assimilation) verantwortlich.

Enzyme der Dünndarmschleimhaut

Oligosaccharidasen

Diese Enzyme der Bürstensaummembran spielen eine entscheidende Rolle: Die nach der Amylaseverdauung (Parotis, Pankreas) entstehenden Oligosaccharide werden von diesen Enzymen zu Monosacchariden gespalten und damit der Resorption zugeführt. Man unterscheidet Maltase (spaltet Maltose: Glukose-Glukose), Isomaltase (spaltet Isomaltose, ein sterisches Isomer der Maltose), Saccharase (spaltet Saccharose, engl. Sucrose: Glukose-Fruktose) und Laktase (spaltet Laktose: Galaktose-Glukose). Die Aktivität dieser Enzyme kann innerhalb von zwei bis fünf Tagen durch vermehrtes Angebot an Oligosacchariden adaptativ erhöht werden. Umgekehrt kommt es bei Kohlenhydratkarenz zu einem Abfall der Enzymspiegel, was bei nachfolgender Kohlenhydratbelastung (z.B. bei unkontrolliertem Abbrechen von Kandida-Diäten, Kohlenhydratkarenzdiäten bei Unverträglichkeiten) zu Maldigestion und Malabsorption mit entsprechender Vergärung der Kohlenhydrate in den unteren Dünndarmabschnitten führt. In der Regel ist aber nicht die Kohlenhydratdigestion, sondern die Absorption der limitierende Faktor.
Eine Ausnahme bildet die Laktase. Die Hydrolyserate der Laktose ist langsamer als die Resorption, die Laktose ist bei Mitteleuropäern in 10–20% der Individuen insuffizient, bei Schwarzafrikanern und Asiaten in 90–100%, bei den Mittelmeervölkern in 70–80%. Lediglich die Nordeuropäer zeigen nur bei 1–5% der Individuen Laktasemangel und damit Laktoseintoleranz (☞ Abb. 7.8).

Dünndarmpeptidasen

Diese Enzyme sind ebenso in den Enterozyten lokalisiert. Sie spalten Oligopeptide in Dipeptide und Aminosäuren.

Transportmechanismen der Dünndarmschleimhaut

Das Darmepithel hat eine spezielle feingewebliche Struktur: Die intestinale Epithelzelle und der zwischen zwei benachbarten Epithelzellen gelegene Interzellularraum bilden eine funktionelle Einheit. Sämtliche Enterozyten (Darmepithelzellen) sitzen auf einer Basalmembran. Auf der luminalen Seite tragen die Enterozyten Mikrovilli, benachbarte Enterozyten sind durch so genannte Schluss- oder Kittleisten (Tight Junctions) miteinander verbunden. Diese interzellulären Verbindungen sind für Wasser und kleinere gelöste Teilchen durchlässig und für die Transportprozesse im oberen Gastrointestinaltrakt von großer Bedeutung (SCHMIDT,

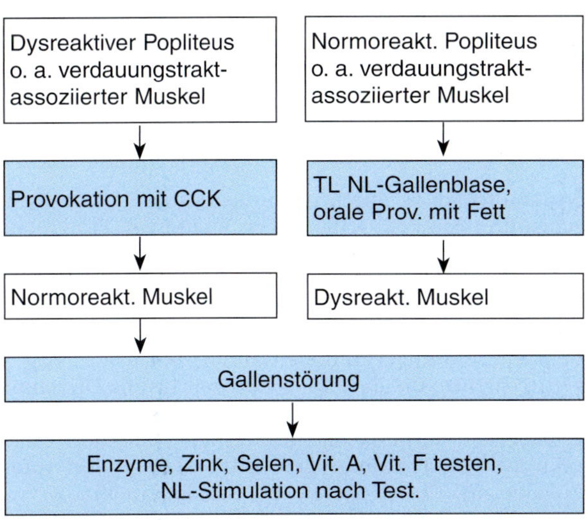

Abb. 7.7: Diagnostische Provokation bei Störungen der Galle

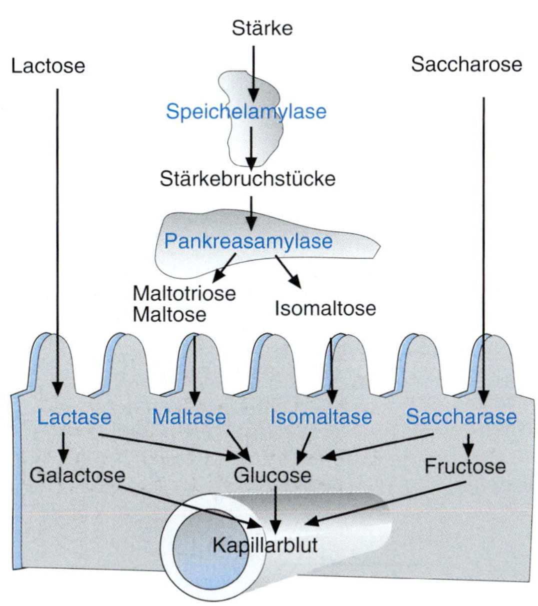

Abb. 7.8: Disaccharidassimilation

LANG et al., 2005). Es gibt zwei verschiedene Transportwege für Substanzen und Wasser:

- Der **parazelluläre** Transport nimmt den Weg über die Tight Junctions; diese stellen die kritische Größe für die normale oder erhöhte intestinale Permeabilität dar (Leaky-Gut-Syndrom, ☞ Kap. 7.7.4).
- Die **transzellulären** Transportvorgänge können aktiv carriervermittelt und energieabhängig sein oder passiv per Diffusion und Konvektion ablaufen.

Kohlenhydratassimilation

Die Stärkeverdauung beginnt mit der Speichelamylase im Mund, deren Aktivität durch die Denaturierung des Enzyms durch den niedrigen pH-Wert des Magens kurz ist. Im Duodenum werden Stärken und Oligosaccharide durch die Pankreasamylase hydrolysiert. Spezifische Disaccharidasen des Bürstensaums der Dünndarmschleimhaut (Laktase, Maltase, Saccharase), die auf den Mikrovilli der Enterozyten lokalisiert sind, spalten die Mehrfachzucker weiter zu Monosacchariden, die über einen spezifischen natriumabhängigen Carriermechanismus aufgenommen werden. Die resorbierten Endprodukte sind Glukose, Galaktose und Fruktose, wobei die Fruktose passiv in Form der erleichterten Diffusion aufgenommen wird. Zur Fruktosemalabsorption ☞ Kap. 11.2.5.

Proteinassimilation

Die Verdauung von Nahrungsprotein beginnt durch die Magensäure und das Pepsin des Magens. Im Duodenum erfolgt die Hydrolyse in Oligopeptide und die Aminosäuren durch die proteolytischen Pankreasenzyme. Die endgültige Digestion der Proteine erfolgt duch die Peptidasen des Bürstensaums der Enterozyten. Zur Resorption kommen Aminosäuren, Di- und Oligopeptide. Die zytoplasmatische Peptidase der Darmzellen vollendet die Spaltung von Di- und Oligopeptiden in Aminosäuren, die dann über das Interstitium zum Pfortaderblut geleitet werden.

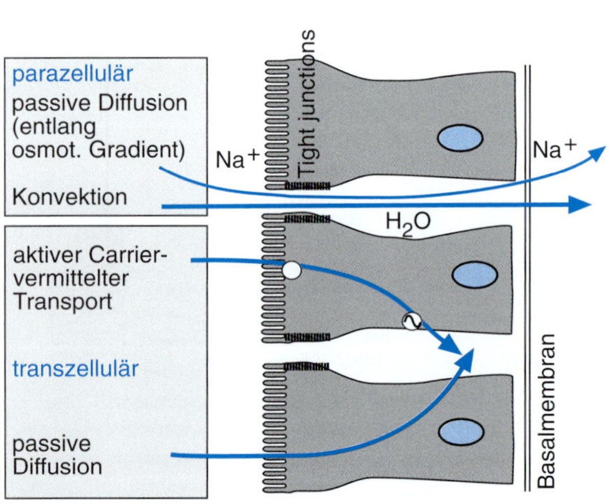

Abb. 7.9: Transportwege der Darmschleimhaut

Fettassimilation

Nahrungsfett ist wasserunlöslich und große wasserunlösliche Partikel müssen in eine lösliche, absorbierbare Form umgewandelt werden. Die Verdauung beginnt im Mund mit der Sekretion der lingualen Lipasen. Im Magen werden die Fettpartikel in Tröpfchen von rund 100 nm Größe dispergiert. Pankreasenzyme spalten Triglyzeride in Fettsäuren und Monoglyzeride, die dann mit Gallensäuren, Phospholipiden und Cholesterin zu Mizellen zusammengefasst werden. Die Mizellen transformieren die wasserunlöslichen Lipide in eine wasserlösliche Form, die durch den proximalen Dünndarm absorbiert werden kann. Die Pankreaslipase wird in großem Überschuss gebildet, sodass ca. 80% des Fettes bereits gespalten sind, wenn es die Mitte des Duodenums erreicht hat. Phospholipase A spaltet Lecithin zu Lysolecithin, in der Nahrung als Esther vorhandenes Cholesterin wird durch eine Cholinesterase gespalten. In dieser Form werden Fettsäuren, Lecithin und Cholesterin in den gemischten Mizellen aufgenommen. Kurz- und mittelkettige Fettsäuren und ihre entsprechenden Fette sind ausreichend wasserlöslich, um auch ohne Vermittlung der Mizellen in die Mukosazellen zu diffundieren. Nach Absorption werden die Fettsäuren und andere Lipide erneut von den Enterozyten verestert. Sie werden in einem vom Golgi-Apparat der Zelle gebildeten Glykoprotein zu Chylomikronen eingehüllt. Diese gelangen in sekretorische Vesikel, die in den Interzellularraum ausgestoßen werden und über den zentralen Lymphgang der Darmzotten und den Ductus thoracicus ins Blut gelangen. Die kurz- und mittelkettigen Fettsäuren gelangen direkt, nachdem sie in die Zelle aufgenommen wurden, über die Kapillaren ins Pfortaderblut. Dies kann ausgenutzt werden, indem man bei Störungen der Fettverdauung und Resorption die langkettigen durch mittelkettige Triglyzeride in der Nahrung ersetzt.

▮ Malassimilation

Maldigestion

Hypochlorhydrie wurde bereits als Ursache für mangelhafte Aktivierung der Pankreasproenzyme genannt. Pankreasinsuffizienz und Gallenfunktionsstörung wurden bereits weiter oben als Ursache für Maldigestion beschrieben.

Malabsorption

Malabsorption ist durch abnormal erhöhte fäkale Ausscheidung von Fett, fettlöslichen Vitaminen, Proteinen, Kohlenhydraten, Mineralien und Wasser sowie wasserlöslichen Vitaminen gekennzeichnet. Als Ursachen kommen in Frage: Maldigestion von Proteinen, Fett oder Kohlenhydraten, ungenügende Emulgierung der Fettsäuren (Mangel an Gallensäuren), schnelle Passagezeit (Diarrhö), die die Absorptionszeit für die Digestion zu gering werden lässt, Störungen der Mukosazelle und reduzierte Resorptionsfläche, intestinale Infektion. Charakteristische Erkrankungen mit Malabsorption sind: Zöliakie, M. Crohn, Befall mit Giardia lamblia, Kryptosporidien, Laktoseintoleranz, eosinophile Gastroenteritis.

Laktoseintoleranz
Bei der Laktoseintoleranz liegt ein primärer, angeborener Laktasemangel der Darmepithelzellen oder aber ein sekundärer Laktasemangel durch entzündliche Veränderungen der Zottenspitzen der Darmschleimhaut, durch Allergie (Zöliakie, Glutenintoleranz) oder in abgeschwächter Form durch Dysbiose (auch Kandidaüberwucherung) vor. Die sekundären Laktasemangelzustände treten nicht isoliert auf, sondern sind begleitet von Malabsorption von Fetten und Proteinen (in unterschiedlichem Grad), da auch die Dipeptidasen des Bürstensaums sowie die Resorptionsfläche zur Aufnahme von Mizellen vermindert sind. Entzündliche Darmerkrankungen wie M. Crohn und Parasitosen durch Giardia lamblia oder Cryptosporidium, in geringerem Maße durch Entamoeba coli, Blastocystis hominis und andere kleine Amöbenarten, Hefen und Bakterien (Salmonella, Shigella, Vibrio cholerae u. ä.) verursacht, sind Beispiele. Symptome sind Blähungen, Krämpfe, Diarrhö, chronische Müdigkeit, chronische intestinale Infektionen, Anämie, Autoimmunerkrankungen, Nahrungsmittelunverträglichkeiten und -allergien, Colon irritabile, Gewichtsverlust.
Zu Fruktoseintoleranz und Trehaloseintoleranz sowie zur Fruktosemalabsorption ☞ Kap. 11.2.5.

Leaky-Gut-Syndrom
Dies ist ein Zustand, bei dem die Permeabilität der Darmschleimhaut pathologisch erhöht ist. Ursachen sind entzündliche Darmerkrankungen (M. Crohn), Nicht-steroidale Antirheumatika, Traumata und Verbrennungen (Hollander, 1999; Manahan, 2004), aber auch Folgen von Dysbiosen und Entzündungen der Darmschleimhaut durch Unverträglichkeitsreaktionen (☞ Kap. 10 und 11).
Der Dünndarm hat die Zwitterfunktion, einerseits eine Barriere gegen Penetration toxischer Substanzen und Makromoleküle darzustellen, andererseits Nährstoffe und Wasser aufzunehmen. Entzündungen der Darmschleimhaut vermindern einerseits die Digestion (Enzymmangel) andererseits werden atypische Makromoleküle, inflammatorisch wirkende Substanzen, nutrimentelle Antigene und Bakterienantigene vermehrt aufgenommen. Die parainfektiösen rheumatischen Erscheinungen bei Shigellen-, Salmonellen-, Yersinien- und Campylobacterinfektionen (☞ unten) sind teilweise hiermit zu erklären, ebenso die Entwicklung von Nahrungsmittelallergien. Es entsteht ein Circulus vitiosus: Pathogene Agenzien und Nahrungsmittelunverträglichkeiten und -allergien (Bsp. Glutenallergie) sind Ursache von Schleimhautschäden mit Permeabilitätsstörungen, welche dann wiederum in der Folge zu Nahrungsmittelallergie und -unverträglichkeit führen können. Dies ist ein zwingender Grund dafür, dass bei Nahrungsmittelallergien und -unverträglichkeiten (☞ Kap. 11) zunächst der Darm saniert werden muss.

Klinische Tests für Malassimilation

Atemtests für Disaccharidintoleranz
Es wird eine Belastung mit Laktose, Maltose oder Saccharose durchgeführt und nach ein, zwei und drei Stunden H_2 und CH_4 in der Atemluft gemessen, die durch bakterielle Fermentierung der im Dünndarm nicht resorbierten Kohlenhydrate im Kolon entstehen und schließlich in das Blut und die Atemluft übertreten. Speziell zur Laktoseintoleranz siehe auch das Kapitel über Unverträglichkeitsreaktionen. Die Schwierigkeit bei den Disaccharid-Intoleranztests ist, dass beim Overgrowth-Syndrom, d. h. der Überwucherung der oberen und mittleren Dünndarmabschnitte mit anaeroben disaccharidspaltenden Dickdarmkeimen, die normalerweise nicht in diesen Darmabschnitten vorkommen, diese Bakterien zur Fermentierung der Zweifach- und Mehrfachzucker führen und damit H_2 und CH_4 in der Atemluft erscheint, obwohl kein Disaccharidasemangel vorliegt.

Allgemeiner Test für Malabsorption: D-Xylose-Belastung
Xylose wird normalerweise im Dünndarm problemlos resorbiert. 25 g Xylose werden in 300 ml Wasser getrunken. Bei Malabsorption der Xylose im proximalen Dünndarm tritt weniger als 4 g Xylose im 5-h-Urin auf und die Serumspiegel sind erniedrigt.

Laktulose-/Mannitoltest bei Leaky Gut
Mannitol, ein Monomer, wird leicht transzellulär aufgenommen, jedoch nicht verstoffwechselt und im Urin ausgeschieden. Es dient als Absorptionsreferenz. Laktulose, ein Disaccharid, wird normalerweise nicht resorbiert. Wenn nach Trinken einer Mannitol/Laktulose-Mischung niedrige Mengen von Mannitol im 6-h-Sammelurin auftreten, spricht dies für Malabsorption. Erhöhte Laktulosemengen sprechen für „Leaky Gut", d. h. erhöhte Permeabilität der Tight Junctions (Johnston, Smye et al., 2001).

Diagnostik mit Applied Kinesiology

Ein oraler Challenge mit Laktose, Maltose oder Sukrose und analog dem Einfachzucker Fruktose führt zur Dysreaktion eines normoreaktiven darmzugeordneten Muskels (M. rectus femoris, M. tensor fasciae latae). Wenn im Nahrungsmitteltest (☞ Kap. 11.2.1) eine Unverträglichkeit für Fleisch verschiedener Herkunft getestet wird, dann kann es sich hierbei um einen Peptidasemangelzustand handeln. Werden verschiedenste fettreiche Nahrungsmittel unverträglich getestet, dann kann es sich um eine Fettmalassimilation im Allgemeinen handeln.

Therapie

Ernährung
Vermeiden des nicht tolerierten Kohlenhydrats. Bei Laktoseintoleranz kann der Versuch einer Substitution der Laktase gemacht werden. Proteine und Fette müssen bei entsprechendem Befund bis zur Regeneration der spezifischen Verdauungswege reduziert werden. Bei sekundären Malassimilationssyndromen muss nach Beendigung der Karenzzeit das nicht tolerierte Nahrungsmittel langsam und mit Pausen von ca. zwei bis vier Tagen wieder eingeführt werden, damit die Möglichkeit einer Aktivierung der bürstensaumständigen Enzyme gegeben ist (☞ Kap. 11.2.2). Trennkost, d. h. das Vermeiden des Verzehrs von protein- und kohlenhydratreichen Nahrungsmitteln in einer Mahlzeit, kann eine Hilfe sein.

Biologische Medikamentöse Therapie

- **Dinatriumcromoglykat, Nedocromil-Dinatrium** (Pentatop®, Colimune® u.a.): Hemmt die Mastzelldegranulation und wirkt damit stabilisierend bei histaminvermittelten Reaktionen (☞ Kap. 10.6.3): Dosis: 4 × 400 mg vor den Mahlzeiten.
- **Quercitin (Fa. PE oder Thorne):** Dieses Bioflavinoid wirkt ähnlich durch Stabilisierung der Mastzellen. Dosis: ca. 500 mg/Tag, höhere Dosen testen.
- **L-Glutamin (Fa. PE oder Thorne):** Dies ist der Hauptnährstoff der Dünndarmschleimhaut. Es ist zwar eine der im Körper mit am häufigsten vorkommenden Aminosäuren, bei oraler Gabe kann sie aber bei Schleimhautreizungen positiv wirken. Dosis bis zu 2 g/Tag in verteilten Dosen (Miller, 1999).
- **Butyrat (Apothekenzubereitung):** Das Salz der Buttersäure wirkt antiinflammatorisch an der Kolonschleimhaut. 1-molares Butyrat wird in der Menge von 100 ml per Einlauf während dreier Wochen verabreicht und wirkt ebenso gut wie Kortison-Einläufe (Cummings, 1997, Scheppach, Müller et al., 1997, ☞ auch Kap.7.7.3).
- **Bentonit (kolloidales Aluminiumsilikat):** Wirkt adsorbierend auf Bakterien- und andere Toxine. Dosis: 2 × 300 mg/Tag ebenso Froximun (Klinoptilolern, eine Vulkanerde).
- **Gamma-Linolensäure:** Kann als Vorstufe antiinflammatorischer Prostaglandine der Serie E1 gegeben werden (Borretschöl, Nachtkerzenöl). Dosis: 3–9 g/Tag.
- **Alpha-Linolensäure** (Leinöl, Kürbiskernöl) und **Eicosapentaensäure** (Fischöl) sind die Vorstufen der antinflammatorischen Prostaglandiserie E3 und der Leukotrienserie B5 (☞ Kap. 10.10). Die Einnahme von 1 Esslöffel frischen kalt gepressten Leinöls oder 6–9 g Fischöl pro Tag kann die Entzündungserscheinungen bei Colitis in vielen Fällen ins Schach halten.
- **Zink:** Zink (30 mg/Tag) hat bei M. Crohn einen schleimhautabdichtenden Effekt (Sturniolo, 2001) und zweifellos auch bei anderen Ursachen für Leaky Gut. Zink ist daher bei der Therapie von Dysbiosen und Unverträglichkeitsreaktionen zu testen.

7.6.6 Dickdarm

Physiologie

Im Dickdarm stehen die bakterielle Einwirkung auf den Chymus sowie die Elektrolyt- und Flüssigkeitsresorption im Vordergrund. Colon sigmoideum und Rektum haben hauptsächlich Speicherfunktion. Die Kolonschleimhaut besitzt nicht wie der Dünndarm Villi, sondern Mikrovilli, die zwischen den Krypten von 0,7 mm Tiefe liegen, die Epithel-, Schleim- und einige endokrine Zellen enthalten. Das Kolon verfügt über ein reich entwickeltes lymphatisches Gewebe, was im Zusammenhang mit der massiven Bakterienbesiedelung verstanden werden muss. Die immunkompetenten Zellen sezernieren hauptsächlich sIgA (sekretorisches IgA).

Die Kolonmotilität und damit auch die Defäkation wird durch gastrointestinale Polypeptide und Einflüsse des autonomen Nervensystems gesteuert, wobei der Parasympathikus die Kolonmotiliät über Acetylcholin steigert, während der Sympathikus und Noradrenalin motilitätshemmend wirken. Gastrin und Cholezystokinin steigern die Kolonmotilität, Sekretin und Glukagon wirken hemmend. Zentralnervöse Einflüsse modifizieren die Darmmotilität über das vegetative Nervensystem. Dies lässt sich im Versuch mit Messungen demonstrieren, bei denen ein Druckmessballon in das Sigmoid eingebracht wird und dann die Unterhaltung auf Themen, die Aggression, Feindseligkeit und Spannung erzeugen, lenkt. Hierbei steigt der Druck an. Bei Themen die Depression, Furcht und Trauer auslösen, wird der Druck im Sigmoid herabgesetzt.

Die Transitzeit des Chymus von der Bauhin-Klappe (Ileozökalklappe) bis zum Rektum beträgt bei der faserstoffarmen westlichen Diät zwei bis drei Tage. Dabei beträgt das Stuhlgewicht etwa 110 g. Afrikanische Dorfbewohner mit faserreicher Kost haben eine durchschnittliche Passagezeit von 36 Stunden bei einem Stuhlgewicht von 480 g (Schmidt, Lang et al., 2005).

Die Hauptmotilität ist nicht eine propulsive Peristaltik, sondern eher eine durchmischende. Ein- bis zweimal täglich kommt es zu einer Massenbewegung, die den Inhalt des Colon transversum bis zum Sigma transportiert. Die Motilitätsabläufe werden durch Nahrungsaufnahme gesteigert. Dabei beeinflussen der Energiegehalt und die Zusammensetzung, nicht aber das Volumen und der pH-Wert die Motilität. Energiereiche Mahlzeiten und Fett steigern die Motilität, Kohlenhydrate und Proteine haben keinen Einfluss. Ein gastrokolischer Reflex, der 10 Min. nach dem Essen einsetzt, ist wahrscheinlich gastrin- und cholezystokininvermittelt und kann zu Stuhldrang nach dem Essen führen.

Obstipation und Diarrhö

Eine Steigerung der nichtpropulsiven Kontraktionen führt zu Obstipation. Diese spastische Obstipation ist beim irritablen Kolon häufig nachweisbar. Eine herabgesetzte Motilität kann auch zu Diarrhö führen, da der Widerstand der segmentalen Kontraktionen fehlt. Auf der anderen Seite kann bei Erkrankungen wie bei Colitis ulcerosa Durchfall durch gehäuft auftretende propulsive Massenbewegungen auftreten. Hydroxyfettsäuren, einschließlich der Rizinolsäure, sowie Gallensäuren ändern die Resorptionseigenschaften des Kolons, indem sie die Tight Junctions in Leaky Junctions umwandeln. Dabei kommt es zu Natrium- und Wasserverlust und damit zu Durchfall. Ein Standardphysiologiebuch (Schmidt, Lang et al., 2005) gibt als Normalbereich der Stuhlfrequenz zwischen drei Entleerungen pro Tag und drei Entleerungen pro Woche an. Dem ist entgegenzusetzen, dass jede Entleerungsfrequenz, die weniger als einmal pro Tag beträgt, zu gering ist. Jedoch können auch Patienten, die einmal täglich Stuhlgang haben, unter den Folgen einer enteralen Autointoxikation leiden, wenn die Passagezeit entsprechend verlängert ist und es damit es zur vermehrten Rückresorption toxischer Produkte (vor allem Fäulnisprodukte) kommt.

Stuhlanalytik als labortechnische Absicherung metabolischer intestinaler Befunde

Stuhlanalysen und Darmflorabefunde stellen eine Momentaufnahme dar und die Interpretation der Ursachen für vorhandene Floraverschiebungen hängt von der diagnostischen Sorgfalt, der genauen Beachtung der

Symptome des Patienten und dem Wissen des Therapeuten ab. Im Folgenden werden einige Leitlinien zur Interpretation angegeben.
Als orientierender Parameter für die Summe aller Stoffwechselaktivitäten im Darm kann der pH-Wert des Stuhls angesehen werden. Normal sind Werte von 6,0–7,0, bei Säuglingen von 4,5–5,0.

Kolonalkalose (pH-Werte von 7,5–8,5)

Symptome (Goodheart, 1969)

Spastisches Kolon, Fäulnis (mäßige Gasmenge mit ausgeprägtem, fauligem Geruch), Obstipation (möglicherweise abwechselnd mit Diarrhö), Pruritus ani, intestinale Autointoxikation mit Symptomen von Heuschnupfen, Schleim, Ulzera, Kolitis (bei ausgeprägter Alkalose).

Ätiologie

Erhöhte pH-Werte weisen entweder auf Eiweißfäulniszustände und Maldigestion hin oder auf Rückgang der Säuerungsflora: Lactobazillus, Bifidobakterien, Enterokokkus. Mangel an Gallensalzen und Verlängerung der Darmpassage, Hypazidität des Magens und verminderte Werte von kurzkettigen Fettsäuren führen zu alkalischem Stuhl. Weiterhin übermäßiger Verzehr von alkalisch reagierenden Nahrungsmitteln, Leberinsuffizienz, überaktives Pankreas, Vitamin-B-Komplex-Überschuss aber auch Zufuhr von Basenpulvern. Ammoniak, der in nicht unerheblichem Maße durch Proteus und andere fäulnisbildende Enterobacteriaceae gebildet wird, liegt bei alkalischen pH-Werten fast ausschließlich in Form von freiem Ammoniak vor. Freies Ammoniak wird dann resorbiert und gelangt über den Pfortaderkreislauf zur Leber. Dort muss die hochtoxische Substanz zu Harnstoff entgiftet werden, was bei massenhaftem Auftreten von Fäulnisbildnern zu einer nicht unerheblichen Leberbelastung führt. Ein alkalischer Stuhl-pH ist mit erhöhtem Risiko von Kolonkarzinom und Kolitis assoziiert.

Therapie

- Diätetische Behandlung: Ernährung mit milchsauren Produkten: Joghurt, Kefir, Sauerkraut, „Brottrunk". Säuernde Nahrungsmittel sind Kohlenhydrate, auch unverdauliche faserreiche Nahrungsmittel, aus denen durch Vergärung Milchsäure und Essigsäure entsteht (☞ Kap. 7.7.5).
- Die Ansäuerung des Darminhalts in den Bereichen des terminalen Ileums durch Laktobazillen und im Kolon durch Bifidobakterien hemmt den Stoffwechsel der Fäulnisflora.
- Faserreiche Kost, Supplementierung zur Beschleunigung der Passagezeit (Flohsamen etc.).
- Normalisierung der Eiweißverdauung durch Normalisierung der Magensäuresekretion und Pankreasfunktion.
- Reduktion der Fäulnisflora mit Manesiumperoxid (Ozovit®), was in der Dosierung 1 Teelöffel bis 1 Esslöffel morgens in Wasser während zwei Wochen genommen werden soll. Es führt etwas ab und schafft ein aeroberes Milieu.

Kolonazidose (pH-Werte unter 6,0)

Symptome (Goodheart, 1969)

Niedrige pH-Werte des Darminhalts (< 6,0) begünstigen das Wachstum von Kandida und Geotrichum candidum, hemmen jedoch das Wachstum der putriden Flora. Atonisches Kolon, Blähungen durch Gärung (Methan- und CO_2-Bildung), Durchfall, Hämorrhoiden, intestinale Ptose, Kolitis bei ausgeprägter Azidose.

Ätiologie

Schnelle Darmpassage, Vergärung von Kohlenhydraten bei Malabsorption, bakterieller Overgrowth, Pankreasinsuffizienz sowie Hyperazidität des Magens führen zu tieferen pH-Werten, desgleichen eine bakterielle Flora, die höhere als normale Mengen von kurzkettigen Fettsäuren produziert, sowie Malabsorption von kurzkettigen Fettsäuren oder erhöhter Proteinmetabolismus. Übermäßiger Verzehr säureproduzierender Nahrungsmittel, eher überaktive Leber, Vitamin-B-Komplex-Mangel sind weitere Ursachen.

Therapie

- Diätetische Behandlung: Mehr Nahrungsmittel, die alkalisch reagieren, verzehren.
- Nicht zu faserreiche Kost, da dies einerseits zu Gärung Anlass gibt, andererseits die Darmpassage beschleunigen kann.

Hoher Stuhlfettgehalt

Der Gesamtstuhlfettgehalt ergibt sich aus der Summe von Triglyzeriden, Cholesterin und langkettigen Fettsäuren. Daher bedeutet ein erhöhter Stuhlfettspiegel entweder eine Pankreasinsuffizienz (zu erwarten sind erhöhte Triglyzeride), eine Malabsorption (zu erwarten sind erhöhte langkettige Fettsäuren) oder auch beides. Malabsorption entsteht u. a. durch Dekonjugation von Gallensäuren des Dünndarms durch die Dickdarmflora (☞ Kap. 7.7.3).

Hoher Gesamtgehalt an kurzkettigen Fettsäuren

Kurzkettige Fettsäuren sind die Endprodukte der mikrobiellen Faserspaltung. Ein erhöhter Gesamtgehalt an kurzkettigen Fettsäuren kann auf eine Überproduktion durch die bakterielle Flora, Schleimhautentzündung oder aktive Kolitis hinweisen, einhergehend mit einem bakteriellen „Overgrowth". Andererseits könnte ein erhöhter Gehalt an kurzkettigen Fettsäuren auch auf Malabsorption der Dickdarmschleimhaut zurückzuführen sein.

Niedriger Gesamtgehalt an kurzkettigen Fettsäuren

Ein niedriger Gehalt der vier wichtigsten kurzkettigen Fettsäuren kann auf eine Störung der normalen Flora des Kolons hinweisen. Der Gehalt an kurzkettigen Fettsäuren kann auch durch faserarme Ernährung niedrig sein.

Schleim

Das Vorhandensein von Schleim oder Eiter kann ein Anzeichen für irritables Kolon, Darmwandentzündung (durch Typhoide, Shigellen oder Amöben verursacht), Nahrungsmittelunverträglichkeiten, Divertikulitis oder Darmwandabszess sein.

Alpha-1-Antitrypsin

Der Wert ist bei Patienten mit entzündlichen Darmerkrankungen erhöht.

7.7 Physiologie und Pathophysiologie der Intestinalflora

7.7.1 Intestinalflora des Säuglings

Normalerweise kommt es während des Geburtsvorgangs zum ersten Kontakt mit Mikroorganismen, und zwar mit Keimen der Vaginalflora, die sich normalerweise aus Lactobacillus acidophilus in hohen Keimzahlen, Bifidobakterien in relativ hohen Keimzahlen und in geringer Menge aus Streptokokken, Enterokokken und Hefen zusammensetzt. Der nächste Kontakt erfolgt mit der Perianalflora der Mutter, bestehend aus zahlreichen Enterobakterien (E. coli, Proteus, Klebsiella u. a.), Enterokokken und erst in zweiter Linie Bifidobakterien und Bacteroides. Laktobazillen kommen nur in geringer Zahl vor. Da die meisten der aufgenommenen Keimarten mehr oder weniger sauerstoffempfindlich sind, finden sich in den ersten Tagen nach der Geburt relativ hohe Keimzahlen an E. coli und Enterokokken, die beide aerobe Keime sind (E. coli ist fakultativ anaerob).
Bei Brustkindern siedeln sich relativ schnell verschiedene Arten von Bifidobakterien an, die teilweise auch den Harnstoff der Muttermilch als Stickstoffquelle verwenden. Durch die Vergärung des Milchzuckers der Nahrung zu Milch- und Essigsäure durch die sich schnell ausbreitende Bifidusflora kommt es zu einem Absinken des intestinalen pH-Werts auf 4,5–5,0, was zu einer Reduktion der Koliflora führt und auch die fäulnisbildenden Anaerobier zurückdrängt (KNOKEund BERNHARDT, 1986).
Bei Flaschenkindern kann sich aufgrund des geringeren Angebots an Stickstoff nur eine schwächere Bifidusflora ansiedeln, was zu einem wesentlich höheren Anteil an E. coli und fäulnisbildenden Bakterien führt, da die Ansäuerung des Darmmilieus geringer ausfällt. Durch Gabe von adaptierten Milchen (☞ Kap. 11) kann immerhin ein pH-Wert von 5,5–5,8 erzielt werden, was in den meisten Fällen eine massive Überwucherung mit Fäulnisbildnern verhindert.
Noch gravierender ist die Situation bei Sectiokindern, wo sich vermehrt Enterobakterien (E. coli, Proteus, Klebsiella u. a.), in großer Zahl Bacteroides, Eubakterien und verschiedenen Clostridienarten ansiedeln. Mit Beginn der Zufütterung von Nicht-Milchnahrung kommt es zu einer starken Vermehrung von Bacteroides und Eubakterien sowie anderen Mikroorganismen (Clostridien, anaerobe Kokken u. a.). Der Grund ist eine verminderte Aufnahme von Antikörpern über die Muttermilch und die Aufnahme der ersten Ballaststoffe, die zu einem großen Teil Nährsubstrate für fäulnisbildende Organismen darstellen. Zu diesem Zeitpunkt kommt es oftmals zu den ersten intestinalen Beschwerden (Dreimonatsblähungen). Es hängt nun von der Intaktheit der Flora der ersten Besiedelungsphase (Milchernährung) ab, ob die Fäulnisbildner durch weiterhin tiefen pH-Wert relativ zurückgehalten werden können. Man spricht von Kolonisationsresistenz (GÜNTHER, in SCHULER, SCHULER, 1993). Hierzu gehört auch ein „Training" des Immunsystems des Säuglings: Weder gegen Laktobazillen noch gegen Bifidobakterien werden Antikörper gebildet, wohingegen alle anderen Bakterienarten der Intestinalflora als potenziell pathogen erkannt und vom Immunsystem in Schach gehalten werden. Fehlt der Schutz durch die Immunglobuline der Muttermilch sowie durch die Säuerungsflora, können potenziell pathogene Keime pathogen werden und Erkrankungen wie Enterokolitis auslösen.

Tab. 7.1: Übersicht über die Zusammensetzung der Flora des Intestinaltrakts (nach Schuler, 1993)
1+ selten vorkommend
2+ regelmäßig in geringen Keimzahlen vorkommend
3+ regelmäßig in hohen Keimzahlen vorkommend
4+, 5+ regelmäßig in Keimzahlen größer 10^{10} vorkommend

Lokalisation	Keimart	Keimzahl
Magen, Duodenum, Jejunum	Keimfrei bis keimarm	
Ileum, proximale Abschnitte	Laktobazillen	1+ bis 2+
	Enterokokken	1+ bis 2+
Ileum, distale Abschnitte	Laktobazillen	3+
	Enterokokken	3+
Ileum, terminaler Bereich	Laktobazillen	4
	Enterokokken	3+
	Bifidobakterien	2+ bis 3+
	Bacteroides	2+ bis 3+
	Eubakterien	2+ bis 3+
	Clostridien	1+ bis 2+
	Andere Mikroorganismen der Dickdarmflora	2+
Kolon	Bifidobakterien	4+
	Bacteroides	5+
	Eubakterien	4+
	Clostridien	2+
	Anaerobe Kokken	2+
	Enterokokken	2+
	Streptokokken	2+
	Escherichia coli	2+
	Andere Enterobakterien	1+

7.7.2 Intestinalflora des Erwachsenen

Magen, Duodenum und Jejunum sind normalerweise keimfrei bis keimarm. Die im Ileum siedelnden **Laktobazillen** vergären die kohlenhydrathaltigen Anteile des Darminhaltes zu Milchsäure, wodurch eine pH-Absenkung des bis dahin alkalischen oder neutralen Darminhaltes erfolgt. Durch diese Ansäuerung wird eine physiologische Schranke zwischen Dünn- und Dickdarm errichtet, die zu einem großen Teil dafür verantwortlich ist, dass ein Aufsteigen der Dickdarmflora über den terminalen Teil des Ileums hinaus verhindert wird. Darüber hinaus sorgen die Darmmotilität und die Funktion der Ileozökalklappe dafür, dass ein Überwuchern des Dünndarms mit Dickdarmflora verhindert wird. Auch das sekretorische Immunglobulin A (sIgA) spielt dabei eine nicht zu unterschätzende Rolle.
Die Säuerungsflora des Dickdarms besteht aus **Bifidobakterien,** die den pH-Wert des Dickdarminhalts in einem Bereich halten, der eine uneingeschränkte Vermehrung fäulnisbildender Keime verhindert (pH um 5,8). Als Normalwerte in den zivilisierten Ländern werden jedoch pH-Werte zwischen 6,0 und 7,0 akzeptiert.
Die dritte wichtige Gattung der Intestinalflora ist **Bacteroides,** die zahlenmäßig im Dickdarm den größten Anteil stellt. Es folgen **Eubakterien** mit einem Anteil von etwa 20–25 % der sichtbaren Gesamtflora. **Enterokokken** und **E. coli** machen maximal 1 % der Gesamtflora aus. Jedes Ansteigen der fäkalen Koliflora über 1 % deutet auf Fäulnisdysbiose hin und ist mit einem deutlichen Anstieg des pH-Werts verbunden. In geringen Mengen finden sich **Clostridien** und **anaerobe Kokken** sowie **Streptokokken** in der eubiotischen Darmflora.

7.7.3 Wechselbeziehungen zwischen Mensch und Intestinalflora

Von allen Umweltfaktoren, mit denen der Organismus konfrontiert wird, übt die Darmflora in ihrer Gesamtheit den größten Einfluss aus. Die Darmflora vollbringt enorme Enzymleistungen, die jedoch für den Wirtsorganismus in der Mehrzahl keinen nennenswerten Nutzen bringen. Davon auszunehmen sind die Bifidokeime und Laktobazillen und zum Teil auch die Eubakterien.

Kohlenhydratabbau

Die Hauptstoffwechselprodukte der Bifidobakterien und Laktobazillen sind Milch- und Essigsäure, die aus der Vergärung kohlenhydrathaltiger Substrate stammen. Hierzu gehören auch die unverdaulichen Kohlenhydrate der Nahrung (Ballaststoffe). Auch die übrige Kolonflora gewinnt ihren Energiebedarf überwiegend aus der Aufspaltung und Vergärung von nicht verwertbaren Kohlenhydraten, wobei Weizenkleie nur zu etwa 40 % von der Kolonflora abgebaut wird und somit von allen Ballaststoffen den größten Füllungseffekt auf den Darm aufweist. Die Stoffwechselprodukte, die aus dem Abbau solcher pflanzlicher Nahrungsrückstände entstehen, sind vorwiegend Butter-, Propion- und Essigsäure neben geringen Mengen von Ameisensäure, Isobuttersäure, Iso- und N-Valeriansäure sowie Iso- und N-Capronsäure. Die durch bakteriellen Abbau von Kohlenhydraten entstehenden kurzkettigen Fettsäuren, besonders die Buttersäure, dienen den Kolonepithelzellen als Energiequelle. Daraus leitet sich das Therapieprinzip der Behandlung von Proktitis mit Einläufen von Butyrat ab, was ebenso wirksam ist wie Einläufe mit Kortison (Cummings, 1997, Scheppach, Müller et al., 1997). Anwendung: 100 ml 1-molarer Na-Butyrat-Lösung als Einlauf 1 × täglich während 3 Wochen.

Eiweißabbau – Fäulnis (☞ Abb. 7.10 und 7.11)

Der Stickstoff-Stoffwechsel zum Aufbau zelleigenen Bakterieneiweißes ist bei der putriden Flora durch echte Fäulnis gekennzeichnet. Zur Fäulnisbildung sind E. coli, Enterococcus faecalis, Klebsiella, Bacteroides und Clostridien befähigt. Die Enzymsysteme der Fäulnisflora arbeiten bei pH-Werten über 6,5 am besten, während bei tieferen pH-Werten die Enzymaktivität fast gegen 0 gehen kann. Säuerung von Nahrungsmitteln ist eines der ältesten Konservierungsverfahren. Die Ansäuerung des Darminhalts in den Bereichen des terminalen Ileums durch Laktobazillen und im Kolon durch Bifidobakterien hemmt den Stoffwechsel der Fäulnisflora. Die Fäulnisbakterien spalten eine stickstoffhaltige Aminogruppe aus den Aminosäuren ab, die freigesetzte Aminogruppe wird zu Ammoniak reduziert und aus dem Bakterium ausgeschieden. Diese Ammoniakproduktion ist einer der Hauptgründe, warum ein faulender Stoff immer alkalischer wird. Der freie Ammoniak wird bei pH-Werten über 6,5 resorbiert und gelangt über den Pfortaderkreislauf zur Leber, wo er zu Harnstoff entgiftet wird. Bei pH-Werten unter 6,5 liegt das Ammoniumion vorwiegend in Form schwer fettlöslicher Ammoniumsalze vor, die zum großen Teil mit dem Stuhl ausgeschieden werden. Die Bifidusflora verwertet die ausgeschiedenen Ammoniumverbindungen zur Deckung ihres eigenen Stickstoffbedarfs, ist also von der Ammoniakproduktion der Fäulnisflora abhängig. Bei hohen pH-Werten wird durch die Resorption des freigesetzten Ammoniaks der Bifidusflora ihr Hauptnahrungsbestandteil entzogen.
Laborbestimmung, Diagnostik mit Applied Kinesiology, Therapie ☞ „Overgrowth-Syndrom" (☞ Kap. 7.7.4).

Gallensäure-Dekonjugation, Bildung kanzerogener Substanzen

Das pH-Optimum aller für die Dekonjugation von Gallensäuren (Abspaltung des Aminosäurenanteils) benötigten bakteriellen Enzyme liegt über 6,5.
Die Dehydroxylierung stellt den wesentlichen Schritt in der Aromatisierung des Steroidkerns der Gallensäuren bei der Bildung kanzerogener aromatischer Verbindungen aus den Gallensäuren dar. Zur Transformation von Steroiden sind wahrscheinlich ausschließlich bestimmte Clostridienstämme befähigt. Die Bacteroidesflora ist befähigt, sog. Fekapentaene (Hentges, 1983), die mutagene Eigenschaften haben, zu synthetisieren. Das vermehrte Auftreten von steroidtransformierenden Clostridien und die Produktion von Fekapentaenen sind vom starken Verzehr von Fett und tierischem Eiweiß abhängig.

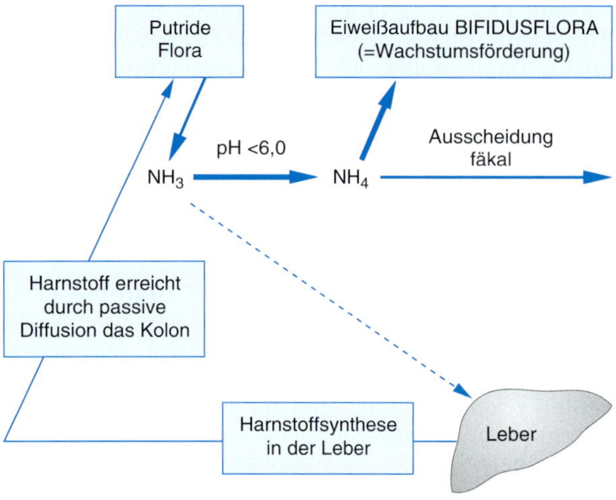

Abb. 7.10: Ammoniakstoffwechsel bei Eubiose (nach SCHULER, 1993)

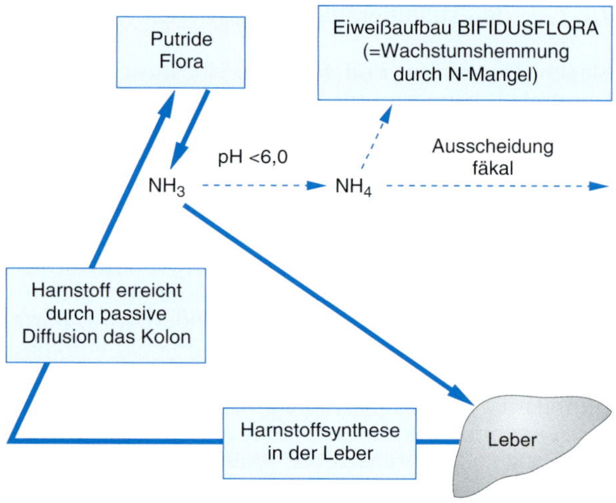

Abb. 7.11: Ammoniakstoffwechsel bei Dysbiose (nach SCHULER, 1993)

Enterohepatischer Kreislauf der Gallensäuren

Die Gallensäuren gelangen als gemischte Mizellen in das Duodenum. Außer Cholesterin und Lecithin werden die Produkte der Fettverdauung, Fettsäuren und Monoglyzeride, in die Mizellen eingeschlossen. Beim Kontakt mit der Darmwand diffundieren die Lipide durch die Bürstensaummembran in die Darmzelle, die Gallensäuren bleiben im Darmlumen zurück. Erst später werden etwa 50% der Gallensäuren passiv in Dünn- und Dickdarm resorbiert. Dabei fördert die Dekonjugation und Dehydroxylierung der Gallensäuren durch Bakterien ihre Lipidlöslichkeit und damit die passive Diffusion. Die aktive Resorption der Gallensäuren findet ausschließlich im terminalen Ileum statt. Diejenigen Gallensäuren, die am schlechtesten passiv resorbiert werden können, wie z.B. Taurinkonjugate, werden am besten aktiv resorbiert. 7–20% des Gesamtgallensäurepools entgehen der aktiven und passiven Resorption und werden ausgeschieden. Die Gegenwart von Gallensäuren im Kolon fördert in erheblichem Maße den Stuhlgang. Bei Resektion des terminalen Ileums kann es zu einer chologenen Diarrhö kommen.
Nach ihrer Resorption werden die Gallensäuren in der Leber erneut konjugiert und ein Teil der sekundären, im Ileum und Kolon dehydroxylierten Gallensäuren rehydroxyliert. Im Stuhl gehen 0,2–0,6 g pro Tag verloren und werden neu synthetisiert. Der Gesamtgallensäurepool des Körpers beträgt 3 g, bei einer fettreichen Mahlzeit ist bis zum 5fachen dieser Menge erforderlich, die über den beschriebenen enterohepatischen Kreislauf „recycelt" werden.

7.7.4 Fehlbesiedelung des Dünndarms (Overgrowth-Syndrom)

Die Fehlbesiedelung des Dünndarms wird als „Overgrowth-Syndrom" bezeichnet und bedeutet eine Überwucherung mit mehr oder weniger normaler Dickdarmflora.

Pathogenese

Der aus der Sicht der Applied Kinesiology häufigste Befund ist der einer offenen Ileozökalklappe. Hierdurch fällt die mechanische Schutzbarriere weg. Dysbalancen des vegetativen Nervensystems, Fehlernährung (zu viel Rohkost) und entzündliche Reizungen durch Fehlbesiedelung, Nahrungsmittelunverträglichkeiten und -allergien sind dafür verantwortlich. Daneben kommen als strukturelle Ursachen anatomische Veränderungen am Intestinaltrakt (Strikturen und Obstruktion durch Operation oder Entzündungen wie bei M. Crohn) sowie natürlich unphysiologische Verbindungen von Darmabschnitten durch Operation bei Tumoren oder entzündlichen Darmerkrankungen in Betracht.
Häufiger als die letztgenannten anatomischen Störungen kommen als Ursachen die Hypo- oder Achlorhydrie des Magens, Nahrungsmittelallergien, Malabsorption nach Gastroenteritis und bei Disaccharidmalabsorption, Störungen der physiologischen Dünndarmflora während und nach antibiotischer oder antiinflammatorischer Therapie als Ursachen in Frage. Jede Stresssituation ist mit einem Anstieg der potenziell pathogenen Flora bei gleichzeitiger Reduktion der Bifidobakterien- und Laktobazillenflora verbunden (SCHULER, 1993).

Auswirkungen

Folgen der bakteriellen Überwucherung des Dünndarms sind: Anämie, Blähungen, Diarrhö, Hypalbuminämie, Immundefizit, Steatorrhö, Vitamin-B_{12}-Malabsorption und -Mangel, Gewichtsverlust, Permeabilitätserhöhung des Darms (Leaky Gut) und in der Folge Endotoxämie mit Leberbelastung und Erkrankungen des Bewegungsapparats. Es erfolgt ferner eine Produktion von kanzerogenen Nitrosaminen. Im Einzelnen können folgende Störungen beobachtet werden:

Disaccharidmalassimilation

Durch die Fehlflora im Dünndarm kommt es zu bakterieller Dekonjugation von Gallensäuren, die einen toxischen Effekt auf die Dünndarmschleimhaut ausüben und damit zu entzündlichen Schädigungen der Darmschleimhaut führen. Dies führt zu einer Schädigung der Bürstensaumenzyme Saccharase, Maltase und Laktase. Diese können unter Umständen auch direkt durch bakterielle Proteasen angegriffen werden. Solche Proteasen werden von Bakterien der Gattung Bacteroides produziert. In der Folge kommt es zu einer Malabsorption von Kohlenhydraten und Aminosäuren mit einer erheblichen Gasbildung (Gracey, in Hentges, 1983).

Aminosäurendesaminierung, NH_3-Bildung

Die bakterielle Besiedelung des Dünndarms mit Fäulniskeimen führt zur intraluminalen Desaminierung von Aminosäuren mit einem Anstieg der Ammoniakproduktion.

Gallensäure-Dekonjugation: Fettmalassimilation, Durchfälle

Anaerobe Bakterien (Bacteroides, Bifidobakterien, Clostridien) dekonjugieren Gallensalze (Midtvidt, Hill, in Schuler, 1993), wobei freie, beim pH-Wert des oberen Dünndarms schwer lösliche Gallensäuren entstehen. Die Konzentration an konjugierten Gallensäuren fällt ab, die Mizellenbildung wird reduziert oder sogar unmöglich, was zu den damit verbundenen Störungen der Fettverdauung führt. Die Fehlflora des Dünndarms produziert erhebliche Mengen an Hydroxyfettsäuren durch Hydrogenierung mehrfach ungesättigter Fettsäuren, die ebenso wie die entstehenden sekundären Gallensäuren (☞ oben) die Wasser- und Elektrolytsekretion fördern und damit zu Durchfällen führen.

Nährstoffmangelzustände

Eine Fehlflora des Dünndarms kann den Vitamin-B_{12}-Intrinsic-Factor binden, was in schweren Fällen zu einer Vitamin-B_{12}-Malabsorption führen kann. Die beschriebene Fettresorptionsstörung könnte die Ursache für die Malabsorption fettlöslicher Vitamine sein (Schuler, 1993). Es kann zur Zerstörung von Bioflavinoiden der Nahrung, die natürliche Antioxidanzien darstellen, sowie zur Produktion von Vitamin-B_{12}-Antagonisten kommen.

Gas im Magen-Darm-Trakt

Bakterieller Overgrowth führt, wie oben beschrieben, zu vermehrter Vergärung und Fäulnis und damit zur Gasbildung. Bei vermehrter Blähungsneigung ist es sinnvoll, sich über die Herkunft der Gase Gedanken zu machen, denn nicht jede Gasbildung ist durch eine Kandida-Vermehrung verursacht, wie leider immer wieder fälschlich angenommen wird. Die Gasmenge im Magen-Darm-Trakt beträgt normalerweise weniger als 200 ml. Die Menge, die täglich über das Rektum ausgeschieden wird, beträgt im Mittel etwa 600 ml pro Tag. Mit jedem Bissen werden etwa 2–3 ml Luft verschluckt. Diese wird durch Aufstoßen zum größten Teil wieder aus dem Magen entleert. CO_2 entsteht bei der Reaktion von H^+ aus dem Magensaft und den Fettsäuren mit HCO_3^- aus den Sekreten des Pankreas, des Darms und der Leber. Dieses CO_2 wird zum großen Teil im Dünndarm wieder resorbiert. CO_2, das aus dem Rektum entweicht, stammt aus bakteriellem Abbau von Kohlenhydraten im Kolon.

H_2 wird durch bakterielle Fermentation aus nicht resorbierbaren Kohlenhydraten im Kolon freigesetzt. Hefen (Kandida u.a.) setzen Zucker zu Alkoholen und CO_2 um, was die vermehrte Blähneigung bei Pilzbefall verursacht. CH_4 (Methan) entsteht ebenfalls durch bakteriellen Abbau von Kohlenhydraten im Kolon. Es ist nicht ganz geklärt, wann CH_4 und wann H_2 gebildet wird; ein Faktor ist sicher die individuelle Besiedelung des Kolons. Die intestinal gebildeten Gase diffundieren in die Kapillarwege und werden über die Lunge abgeatmet. Hierauf beruhen die Atemtests zur Diagnostik von Intoleranzen (☞ Kap. 11.2). Der unangenehme Geruch der Darmgase stammt von Spuren flüchtiger bakterieller Abbauprodukte wie Indol, Skatol, Merkaptan und Schwefelwasserstoff. Genauso wie CH_4 und H_2 werden diese flüchtigen Fäulnisprodukte auch teilweise resorbiert und über die Atemluft abgegeben, was den schlechten Atem bei Fäulnisdysbiose erklärt.

Diagnostik

Klinische Hinweise sind chronisch durchfällige Stühle, Meteorismus mit Zwerchfellhochstand, Völlegefühl relativ rasch nach den Mahlzeiten und bald darauf einsetzende Flatulenz, Fötor und Intoleranz von Disacchariden (Milch, Zucker). Ein Ileozökalklappen-Syndrom und ein Radixödem nach Mayr (☞ Kap. „Viszerale Osteopathie", Garten, 2016) korrelieren als klinischer Untersuchungsbefund mit dem Overgrowth-Syndrom.

In Stuhlanalysen kann sich ein Mangel an Laktobazillen finden (aufgrund der toxischen Wirkung der dekonjugierten Gallensäuren), weiterhin Malabsorptionszeichen wie Erhöhung der langkettigen Fettsäuren, erhöhtes Cholesterin. Eine Erhöhung der β-Glukuronidase (ein Enzym, das durch E. coli, Bacteroides und Clostridium gebildet wird und durch Deglukuronidierung Karzinogene entstehen lässt) kann durch relativen Mangel an Laktobazillen und Bifidobakterien sowie bei zu hohem intestinalem pH-Wert auftreten.

Atemtest für Dysbiose des Dünndarms (Overgrowth-Syndrom)

Prinzip: Belastung mit Glukose oder Laktulose. Glukose wird normalerweise bereits im oberen Dünndarm gespalten und resorbiert. Wenn nach Glukosebelastung CH_4 und H_2 frühzeitig vermehrt in der Atemluft auftreten, bedeutet dies, dass Anaerobier vermehrt im oberen Dünndarm vorhanden sein müssen. Laktulose ist ein synthetisches Disaccharid, das normalerweise nicht gespalten wird. Daher wird Laktulose im Gegensatz zu Glukose in den distalen Dünndarmabschnitten auftreten und dann in diesen Anschnitten bakteriell fermentiert, wenn ein Overgrowth-Syndrom vorhanden ist.

Der Nachteil dieses Tests ist, dass zu einem späteren Zeitpunkt Laktulose auch normalerweise durch die Anaerobier im Dickdarm fermentiert wird, was zu einem Anstieg von CH_4 und H_2 in der Atemluft führt. Je nach Passagezeit ist es unter Umständen schwierig, den Peak einer Fermentation im Dickdarm oder Dünndarm zuzuordnen.

Durchführung: Im nüchternen Zustand wird eine Lösung von 10 g Laktulose verabreicht. Während der folgenden zwei Stunden wird alle 15 Minuten die Atemluft gesammelt und der Gehalt an CH_4 und H_2 gemessen und mit dem Ruhewert verglichen. Die Durchführung kann mit käuflichen Testkits oder direkt in einem Labor erfolgen.

Laborbestimmung: Eine labortechnische Messung der Fäulnisaktivität gelingt über die Bestimmung von Indikan und Phenolderivaten im Urin, die sämtlich bei verstärkter Fäulnis erhöht sind (z. B. Labor L&S, Mangelsfeld 4, 97708 Bad Bocklet, Tel.: 09708/910029 und andere Anbieter). Normalwerte:

- Gesamtphenole < 70 mg/Tag
- Nitrosonaphthol < 0,1 dE
- Indikan 1,0–3,0 mg/Tag

Daneben liefert die Stuhldiagnostik Befunde, die Vermehrung putrider Flora oder Verminderung der Laktobazillen- und Bifidusflora oder beides anzeigen.

Diagnostik mit Applied Kinesiology

Zu jeder Untersuchung des Darmtrakts gehören Diagnostik und Therapie von Ileozökalklappenstörungen (☞ Kap. viszerale Osteopathie, Garten, 2016). Hinweise auf Overgrowth können folgenden Tests geben (☞ Abb. 7.12):

- Mit den potenzierten Schadstoffen Indikan D4 bis D200 und Acidum carbolicum (Phenolum) D4 bis D200 der Fa. Staufen Pharma kann ein Screening durchgeführt werden. Man verwendet am besten einen dysreaktiven M. pectoralis major sternalis (der Leber zugeordnet), der bei entsprechender Fäulnisbelastung bei sensorischer Provokation mit dem potenzierten Schadstoff normoreaktiv wird.
- Ein dysreaktiver M. rectus femoris (Dünndarm), M. tensor fasciae latae (TFL, Dickdarm) oder M. pectoralis major sternalis (Leber) wird bei Vermehrung der putriden Flora normoreaktiv durch Challenge mit Proteus D6 oder D12, Clostridium D6 oder D12, Klebsiella D5, D6 oder D12 (alles putride Dickdarmflora). Paromomycin (Humatin)®, Metronidazol (z. B. Clont®, Flagyl®), d. h. Chemotherapeutika, die gegen Anaerobier gerichtet sind, und Ozovit® (Magnesiumperoxid, was durch Sauerstofffreisetzung eine positive Wirkung gegen Anaerobier hat) führen zu einem normoreaktiven Challenge.

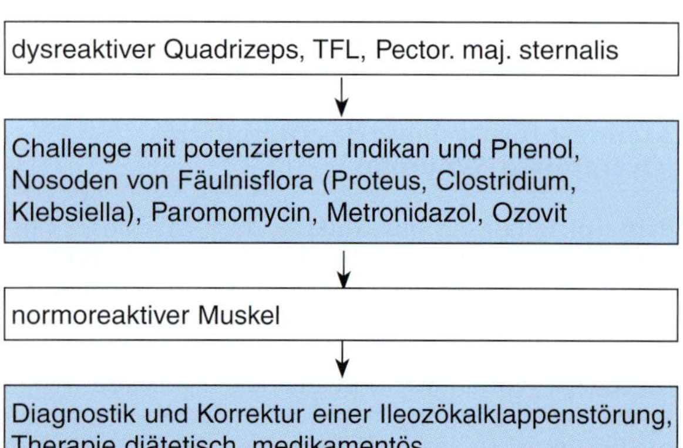

Abb. 7.12: AK-Diagnostik und Therapie des Overgrowth-Syndroms

Therapie

Darmreinigung

Eine gute Hilfe zur Beruhigung des Darms ist die Reinigung durch mildes Abführen mit Bittersalzlösung, am besten ein Esslöffel F.X. Passagesalz® auf ein großes Glas lauwarmes Wasser. Dieses „Bitterwasser" fördert auch die Gallensekretion und ist nicht als salinisches Abführmittel zu verstehen, da es keine hyperosmolare Lösung darstellen soll. Es wird wenigstens eine halbe Stunde vor dem Frühstück auf nüchternen Magen getrunken. Der Effekt dieser Maßnahme kann verbessert werden, wenn nach Einnahme des Bittersalzes die Peristaltik durch leichte Gymnastik angeregt wird. Einläufe (z. B. mit Klyso-Pumpe®) beeinflussen nur den Dickdarm, sind aber grundsätzlich zum Entgiften hilfreich.

Ernährungshygiene

Entscheidend ist die Einhaltung klarer Ernährungsrichtlinien. Die Kost sollte leicht verdaulich, ballaststoff- und fettarm sein, um eine möglichst gute Schonung der meist schon vorgeschädigten Dünndarmschleimhaut zu erreichen und der Fehlflora möglichst wenige zusätzliche Nährstoffe anzubieten. Auch zu hoher Proteingehalt ist wegen der dadurch verlängerten Passagezeit zu vermeiden. Empfehlenswert ist, die Nahrungszufuhr auf drei Mahlzeiten, die nicht zu voluminös sind, zu beschränken, um die Reinigungsfunktion der Peristaltikwellen zwischen den Mahlzeiten (interdigestive Front ☞ Kap. 7.4) auszunutzen.

Die Abendmahlzeit sollte möglichst frühzeitig eingenommen werden, um sicherzustellen, dass die Nahrung den Magen und den oberen Dünndarm zur Bettzeit bereits passiert hat. Abendessen nach 19.00 Uhr sollte unter allen Umständen vermieden werden, besser ist, die letzte Mahlzeit vor 18.00 Uhr einzunehmen. Wird eine Gewichtsreduktion angestrebt, so ist in erster Linie auf die Abendmahlzeit aus den vorgenannten Gründen zu verzichten. Es ist unbedingt auf sorgfältigstes Kauen (die besagten 30 Mal pro Bissen) zu achten, um die Verdauung durch die Speichelamylase auszunutzen. Die gute Zerkleinerung der Nahrung stellt einen bis in die mittleren Dünndarmabschnitte bereits abgeschlossenen Digestions- und Absorptionsvorgang sicher, sodass es der Fäulnisflora in den distalen Dünndarmabschnitten und im Dickdarm an Substrat fehlt.

Kohlenhydratarme, faserarme Ernährung
Auch ohne zusätzliche Kandida-Vermehrung ist es empfehlenswert, völlig auf Zucker in Form von Disacchariden wie Saccharose, Laktose u. a. zu verzichten. Po-

tenziell liegt beim Overgrowth-Syndrom eine mehr oder weniger ausgeprägte Schädigung der Disaccharidasen des Bürstensaums vor, was zu einer Vergärung der in den oberen Dünndarmabschnitten nicht resorbierten Disaccharide in distalen Dünndarm führt. Dasselbe gilt für Produkte aus Getreidemehlen. An kohlenhydrathaltigen „Grundnahrungsmitteln" können Kartoffeln, Reis, Mais, Buchweizen, Hirse, Quinoa und Amarant verzehrt werden. Gemüse muss verzehrfreundlich sein, d. h. angedünstet werden. Blähende Hülsenfrüchte sind wegen eines zu hohen Anteils an Ballaststoffen zu vermeiden (Levitt, in Schuler, 1993).

Ungesättigte Fettsäuren
Zum Kochen können Butter und qualitativ hochwertiges Pflanzenöl in kleinen Mengen verwendet werden. Reichlich kaltgepresste Öle (Leinöl, Distelöl, Sonnenblumenöl, Olivenöl etc.) bester Qualität können nach Abschluss des Garvorgangs zugesetzt werden; am besten erst auf dem Teller, um ein Erhitzen und die dabei auftretende Hydrierung zu vermeiden. Bei 60 °C kommt es zur Hydrierung der Doppelbindungen der ungesättigten Fettsäuren (☞ Kap. 10.10).

Eiweißzufuhr
Gut geeignet sind Fisch, Geflügel (außer Ente, Gans und anderen fettreichen Geflügeln), Wild und Rindfleisch. Auf Schweinefleisch ist wegen des hohen Fettanteils und Histamingehalts vollständig zu verzichten. Eier können verzehrt werden, am besten in Form von Rührei oder weichgekochten Eiern.

Unverträgliche Nahrungsmittel vermeiden
Da unverträgliche Nahrungsmittel den vorhandenen Entzündungszustand unterhalten, sind sie vor Beginn der Therapie mittels Toleranztest der Applied Kinesiology (☞ Kap. 11.2) zu bestimmen. Auf Bohnenkaffee, scharfe Gewürze und hochprozentige alkoholische Getränke muss während mindestens vier Wochen verzichtet werden.

Zubereitung der Nahrung
Alles scharf Gebratene ist vollständig zu vermeiden. Gut geeignet ist mildes Kochen („Blanchieren") von Gemüsen, grundsätzlich ist auch Fleisch und Fisch besser gekocht als gebraten zu verzehren. Verboten ist während der Therapiephase von mindestens drei Wochen jegliche Rohkost, also auch rohes Kern- und Steinobst sowie Weintrauben. Bananen und kleine Mengen Beeren sind erlaubt.

Medikamentöse Therapie, Symbiontentherapie

Es gibt die Auffassung, dass die Substitutionstherapie mit lebenden E. coli und Bifidobakterien kontraindiziert sei. Beide Bakterienarten sind im Ileum der Fremdflora zuzuordnen und ihre Substitution könne zu einer Verschlechterung des Krankheitsbildes führen. Dagegen könne die natürliche Laktobazillenflora substituiert werden (Schuler, 1993). Dazu muss man wissen, dass der oben genannte Autor Besitzer eines Labors ist, das Laktobazillencocktails zur Therapie herstellt. Tatsache ist, dass nach der Erfahrung des Autors die Substitution mit Laktobazillen und Bifidobakterien die Kontrollbefunde desselben Labors Schuler nicht verändert, auch nach monatelanger Substitution. Es gilt offensichtlich hier die Kritik, dass die „Aufforstungs"idee eben doch irrig ist (Beckmann, Rüffer et al., 1997b). Zur Therapie mit Coli-Bakterien ☞ unten.
Es können natürliche antibakteriell wirksame Substanzen nach Test eingesetzt werden: Zitrussamenextrakt (Citricidine™, Thorne u. a.), berberinhaltige Produkte, bei Verträglichkeit Knoblauch, Carduus benedictus, Sarsaparilla, Sanguinaria u. a. Sämtliche möglicherweise fehlenden Nährstoffe, besonders Vitamin B_{12}, Folsäure und fettlösliche Vitamine, werden entsprechend vorangegangenem Test supplementiert. Nutrimente für die Verbesserung des Stoffwechsels der Darmflora, wie L-Glutamin, Vitamin A, Zink, Pantothensäure, essenzielle Fettsäuren, werden ebenfalls nach Test verabreicht. Bei Hypazidität des Magens werden Amara-Stoffe (Amara-Phytotherpeutika; Amara-Tropfen, Amara-Pascoe®, Quassia Amara® u. a., Extr. Centaurii, Extr. Gentianae; 30 Tr. vor den Mahlzeiten.), nur im Notfall Betain-HCl verabreicht. An eine generelle Übersäuerung mit der Notwendigkeit der zeitweisen Basengabe ist zu denken.
Bentonit (z. B. zusammen mit Undecylensäure und Zitrussamenextrakt in Undecyne™, Fa. Thorne), eine Aluminiumsilikatverbindung, wirkt als gutes Adsorbens von bakteriellen Stoffwechselprodukten. In schwierigen Fällen muss die Behandlung mit Ozovit® (morgens 1 Teelöffel in Wasser während einiger Wochen), evtl. Humatin® (3 × 2 Kps. während acht Tagen) begonnen werden.

Physikalische Therapie

Manuelle Bauchbehandlung nach Mayr oder wie in der viszeralen Osteopathie üblich, ist zur Tonisierung des ptotischen Darms sowie zur lymphatischen Entstauung hilfreich, teilweise unerlässlich (Rauch, 1994).

7.7.5 Bakterielle Fehlbesiedelung des Dickdarms

Ursachen

Antibiotikatherapie führt bekanntermaßen zur Dysbiose des gesamten Darmtrakts. Chronischer Laxanzienabusus, aber auch Antidiabetika und fettlösliche Derivate des Thiamins können Dysbiosen des Dickdarms auslösen (Schuler, 1993). Dysbiose auslösend sind ebenso extreme Kostformen (Schnitzer, Bruker, in Pirlet, 1992), die sich durch einen sehr hohen Anteil an unverdaulichen Kohlenhydraten auszeichnen und dadurch das Nährstoffangebot an die Dickdarmflora drastisch erhöhen, denn zu den im Ballaststoffanteil der Nahrung eingeschlossenen Vitaminen und Mineralstoffen hat fast ausschließlich die putride Flora Zugriff. Wenn bereits vor der Umstellung auf Rohkosternährung eine dysbiotische Intestinalflora (Dünn- oder Dickdarm) vorliegt, kommt es zur explosionsartigen Vermehrung von Fäulniskeimen, besonders der Clostridienflora. Zuckeraustauschstoffe (Sorbit, Xylit) können zu einer Vermehrung der E.-coli-Flora und von Clostridien führen.
Anstieg des pH-Werts durch Hypazidität des Magens, verlängerte Darmpassage und bereits stattfindende Fäulnis führen zu weiterer Verbesserung der Wachstums- und Stoffwechselbedingungen für die Fäulnis-

flora und über die bereits beschriebenen Mechanismen zur intestinalen Autointoxikation.

Folgen gestörter Dickdarmflora

Der menschliche Magen-Darm-Trakt trägt 60–70 % des Immunsystems. Er ist für die Produktion von 99% der Neurotransmitter verantwortlich. Dies sind nur kleine Hinweise, welch bedeutende Rolle die normale Funktion des Verdauungstrakts für die Gesundheit spielt. Eine Störung der Dickdarmflora bedingt eine Kaskade von Folgeerscheinungen.

Intestinale Autointoxikation

Dies ist die unspezifischste Folgeerscheinung: Vermehrte Fäulnisbildung und Vergärung mit den Symptomen Blähungen, Müdigkeit, Abwehrschwäche, Leberbelastung, Muskel- und Gelenkschmerzen sind charakteristisch. Die verminderte Kolonisationsresistenz kann zur Vermehrung von Hefe- und Schimmelpilzen sowie Einzellern führen, was die Autointoxikationsproblematik verschärft (☞ unten). Im Besonderen kommt es zu den im Folgenden beschriebenen Störungen durch Dysbiose des Dickdarms.

Schmerz, Entzündung und oxidativer Stress

Antigener Reiz stimuliert das darmständige Immunsystem zur Freisetzung von Entzündungsmediatoren wie NO, Hydroxylradikalen, Kininen, Histamin und Serotonin (☞ Kap. 10). Kinine und Fäulnisprodukte wie Phenol aktivieren die Phospholipase A2, was letztendlich die Bildung von Eicosanoiden einleitet mit den Folgen Vasokonstriktion und Schmerz. Freie Radikale können den Zitratzyklus und die Atmungskette entkoppeln, was zu anaerober Energiegewinnung und weiterem oxidativen Stress im Sinne eines Circulus vitiosus führt.

Funtionelle Hypothyreose

Die funktionell inaktiven Metaboliten T_3-Acetat und T_3-Sulfat, die in der Leber zu 20% aus T_4 entstehen, treten in den Darmtrakt über. Die gastrointestinale Sulfatase, die von einer gesunden Darmflora abhängig ist, dekonjugiert T_3-Sulfat und führt es über in aktives T_3. Dysbiose resultiert demnach in einer Verminderung von aktivem T_3.

Dekonjugation von Metaboliten

Durch das bei Dysbiose induzierte gastrointestinale Enzym β-Glucuronidase kann es zur Dekonjugation von glukuronidierten Metaboliten von Hormonen (speziell Estrogen!) und toxischen Substanzen kommen. Diese werden in den enterohepatischen Kreislauf zurückgeführt und erhöhen daher die Entgiftungsbelastung der Leber.

Hormonelle Dysbalancen: prämenstruelles Syndrom

Bakterien des Intestinaltrakts produzieren estrogene Steroide aus Steroiden der Gallenflüssigkeit (Goldin, in Schuler, 1993). Intestinal produzierte Estrogene werden zum großen Teil in der Mukosa des Dickdarms, zum Teil auch in der Leber zum Glukuronid konjugiert und teilweise renal ausgeschieden, teilweise erreichen sie über die Galle wieder den Dickdarm. Die relative Erhöhung der Estrogene hat eine Bedeutung bei der Entstehung des Mammakarzinoms. Daneben erklärt dieser Prozess die Beobachtung, dass prämenstruelle Syndrome, die durch eine relative Erhöhung von Estrogen gegenüber Progesteron gekennzeichnet sind, durch die Sanierung der Intestinalflora mit entsprechender Entlastung des Leberstoffwechsels gebessert werden können.

Desoxycholsäure: Kanzerogenität und Gallensteinbildung

Besonders Clostridien haben die Fähigkeit, Desoxycholsäure aus Cholsäure zu bilden. Desoxycholsäure ist eindeutig kanzerogen (Kasper, 1991, Beckmann, Rüffer et al.1997a). Durch Erhöhung der Desoxycholsäure im Gesamtgallensäurepool bei Vermehrung der Bacteroides- und Clostridienflora steigt die Cholesterinkonzentration in der Galle deutlich an. Dies steigert das Risiko für Cholesterin-Gallensteinbildung. Reduktion der anaeroben Flora, besonders der Bacteroides und Clostridien, wiederum reduziert die Produktion von Desoxycholsäure aus Cholsäure und damit die Prädisposition zur Produzierung von Gallensteinen.
Große Mengen Weizenkleie in der täglichen Nahrung führen zur Cholesterinreduktion, die Verabreichung von Laktobazillenkulturen kann kompetitiv die Clostridien- und Bacteroidesflora reduzieren (Yamagishi, Serikawa et al., 1974, Pomare, Heaton et al., 1976). Bei fettarmer Ernährung werden weniger Gallensäuren gebildet. Deshalb führt fettarme Kost zu einer Verminderung des Substratangebots für Clostridien. Weil die zur Bildung der Desoxycholsäure benötigten Enzyme bei pH-Werten unter 6,0 gehemmt werden, wirkt eine Absenkung des Darm-pH durch Laktose, Laktulose oder Sauermilchprodukte krebsvorbeugend.

Rheumatische Erkrankungen

Zusammenhang mit der Darmflora

Bei Patienten mit rheumatoider Arthritis wurde eine signifikant höhere Besiedelung mit Clostridien gefunden (Shinebaum, Neumann et al., 1987). Die Wirkung von Sulfasalazin als Antirheumatikum scheint auf seiner gleichzeitigen antibakteriellen Wirkung zu beruhen, indem es die fäkalen Keimzahlen von Clostridium perfringens und E. coli reduziert (West, Lendrum et al., 1974). Andere Keime wie Klebsiella, Proteus, Salmonella, Citrobacter und Parasiten wie Blastocystis hominis und Entamoeba coli werden durch antigene Wirkung mit rheumatischen Gelenkerkrankungen assoziiert.

Bakterien dysbiotischer Darmflora, die zu rheumatischen Erscheinungen führen können

Hier wird eine Übersicht über fakultativ pathogene Bakterien mit möglicherweise systemischen Wirkungen, etwa in Form von post- und parainfektiösen Arthritiden oder Autoimmunprozessen. gegeben, die per AK-Test gefunden und dann in der Stuhlkultur bestätigt werden können. Dabei ist selbstverständlich, dass die Qualität der Florabefunde von der diagnostischen Sorgfalt abhängt. Verschiebungen betreffen vor allem den anaerob wachsenden Teil der Flora, d.h. die Keime, die sauerstoffempfindlich sind und bei Nichtbeachtung entsprechender Vorsichtsmaßnahmen in den Kulturen nicht entsprechend anwachsen. Laktobazillen sind äußerst empfindlich und werden bei mangelndem Flüssigkeitsgehalt der Stuhlprobe vermindert oder nicht nachgewiesen. Der Systematik wegen sind hier auch dünndarmständige, fakultativ pathogene Bakterien aufgeführt, wie etwa der Campylobacter jejuni.

Campylobacter: Campylobacter Species zählen neben Salmonellen weltweit zu den häufigsten Erregern von Enteritiden. Es handelt sich um gramnegative sporenlose Bakterien in Kommaform oder regelmäßigen Windungen. Der pathogenste und häufigste Erreger von Durchfall-Erkrankungen ist Campylobacter jejuni. Campylobacter fetus kann Endokarditis, Meningitis, Peritonitis, Arthritis, Cholezystitis oder Sepsis verursachen (Kayser, 1998).

Klebsiella: Klebsiellen (Gattung der Enterobacteriaceae) verursachen vor allem bei Menschen mit geschwächtem Immunsystem nosokomiale Infektionen. Gegen Antibiotika ist Klebsiella im Allgemeinen sehr resistent. Klebsiellen sind potente Ammoniakbildner und daher häufig für eine Alkalisierung der Stühle verantwortlich. Klebsiella kann Zystitis, Pneumonie, Prostatitis und Bakteriämie verursachen. Sie werden der Fäulnisflora zugerechnet und führen in höheren Konzentrationen zu Diarrhö, Flatulenz und begünstigen in Verbindung mit anderen Faktoren (Arzneimittel, Alkoholismus) die Entstehung von Leberschäden. Neuere Untersuchungen bringen Darminfektionen mit Klebsiella mit den unterschiedlichsten Autoimmunkrankheiten wie Spondylitis ankylosans (Morbus Bechterew) und Myasthenia gravis in Verbindung.

Salmonella: Salmonella ist die häufigste Ursache für Lebensmittelvergiftungen. Salmonella kommt üblicherweise in rohem Fleisch, Milchprodukten und Eiern vor, wurde aber ebenso in einer Reihe von anderen Nahrungsmitteln gefunden. Infektionen werden auch durch Tiere übertragen. Salmonella-Infizierte können asymptomatische Träger sein. Der Keim kann auch in die Mukosa eindringen und akute Gastroenteritis, fieberhafte Enteritis oder eine fokale Erkrankung mit oder ohne Septikämie hervorrufen. Reaktive Arthritiden sind keine Seltenheit.

Shigella: Shigella wird mit mangelhafter Hygiene in Verbindung gebracht und ist die zweithäufigste Ursache für Reisediarrhö. Am häufigsten ist die fäkal-orale Infektion, obwohl die Übertragung auch durch kontaminierte Nahrungsmittel und Wasser möglich ist, was zu Symptomen von milder Diarrhö bis zu ulzerativer Dysenterie mit blutigen und wässrigen Stühlen führen kann. Reaktive Arthritiden sind beschrieben worden.

Yersinia: Yersinia enterocolitica wird als bedeutende Ursache für Gastroenteritis angesehen. Der Keim, der üblicherweise von Tieren, besonders Schweinen, herrührt, hat die Fähigkeit, in die intestinale Mukosa einzudringen und ein hitzestabiles Enterotoxin zu produzieren. Die Symptome sind vielfältig und können einer Colitis ulcerosa ähneln. Es konnte gezeigt werden, dass Yersinia Antigendeterminanten hat, die immunologisch kreuzreaktiv sind mit Schilddrüsenzellmembranen, sodass die Entstehung einer Autoimmunerkrankung der Schilddrüse möglich ist. Yersinia wurde auch mit anderen Autoimmunerkrankungen wie Arthritis, Erythema nosodum oder Sjögren-Syndrom in Verbindung gebracht.

Clostridien: Clostridien zählen zur physiologischen Darmflora und kommen im eubiotischen Dickdarm in Konzentrationen von bis zu 10^5 koloniebildenden Einheiten pro Gramm Stuhl vor. Es handelt sich um obligat anaerobe grampositive Stäbchen. Clostridium difficile produziert Toxine, von denen nachgewiesen wurde, dass sie pseudomembranöse Kolitiden verursachen. Interessanterweise ist dies für gewöhnlich das Resultat einer Antibiotikabehandlung, vor allem mit Ampicillin und Clindamycin aber auch möglicherweise mit Paromomycin (Humatin®), welches ja der Anaerobiertherapie dient. Clostridium perfringens kann über eine Lebensmittelvergiftung zu Magenschmerzen, Schwindel, Erbrechen oder blutigem Durchfall, Enteritis mit kolikartigen Schmerzen und Verstopfung führen. Im Muskelgewebe und in den Faszienlogen führt C. perfringens zu Gasbrand und anaerober Zellulitis. Hohe Clostridienkonzentrationen im Darm sind unerwünscht, da einige Clostridien bei pH-Werten über 6,5 zur Bildung von kanzerogenen Substanzen aus Gallensäuren und Cholesterin befähigt sind (☞ oben). Einige Clostridien (C. innocuum, C. paraputrificum) können kontrazeptive Steroidhormone inaktivieren.

Diagnostik mit Applied Kinesiology

Stuhldiagnostik unterliegt einer Reihe von Störfaktoren, die hier nicht im Einzelnen beschrieben werden sollen. Daher ist in jedem Falle eine Diagnostik mit Applied Kinesiology hilfreich (☞ Abb. 7.13). Ausgehend von einem dysreaktiven dickdarmzugeordneten Muskel (TFL) werden die folgenden Nosoden getestet: Salmonella, Proteus, Shiga-Kruse-Bazillus, Clostridium, Shigella, Yersinia, Campylobacter, Bact. dysenteriae, Paratyphus in D6, D8 oder D12.

Wenn kein dysreaktiver dickdarmzugeordneter Muskel vorliegt, kann ersatzweise eine positive Therapielokalisation zur Zökalregion, der rechten oder linken Kolon-

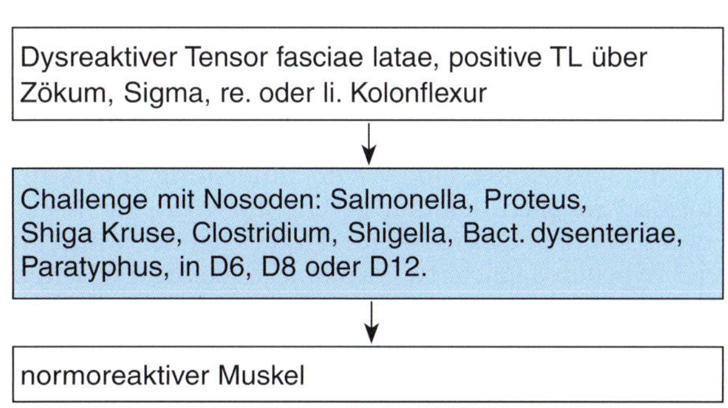

Abb. 7.13: AK-Diagnostik bei V.a. parainfektiöse Arthritis

flexur oder dem Sigma verwendet werden, die durch die entsprechenden Nosoden ausgeglichen wird.
Die gegen Anaerobier wirksamen Chemotherapeutika Paromomycin (Humatin®) und Metronidazol (Clont®, Flagyl®) sowie Ozovit® (Magnesiumperoxyd, das durch Sauerstofffreisetzung eine Wirkung gegen Anaerobier hat) führen bei vermehrter Anaerobierbesiedlung zu einem normoreaktiven Challenge. Dabei ist zu beachten, dass Humatin® und Metronidazol (Flagyl®, Clont®) auch gegen Einzeller wirksam sind. Bei Yersinieninfektion kann die Gabe von Tetrazyklinen notwendig sein, bei Clostridium difficile die von Vancomycin. Nach dem Screening mit AK sind in jedem Falle eine Antikörperbestimmung und eine Stuhldiagnostik durchzuführen.

▮ Labordiagnostik

Für Salmonellen, Shigellen, Campylobacter und Yersinien sind IgG/IgA-ELISA-Tests gängig. IgA-Antikörper werden nach sieben Tagen positiv (KEAT, HERZER, TOIVANEN, EASTMOND, in TILLER, 1992). Zum Erregernachweis sollten Stuhlproben von drei aufeinander folgenden Tagen verwendet werden.

▮ Symbioselenkung

Eine erhebliche Kontroverse besteht darüber, ob eine „Wiederaufforstung" der Darmflora möglich ist, oder ob die Wirkungen nach der Gabe von physiologischen eubiotischen Bakterien (Laktobazillen, E. coli u.a.) eine rein immunologische Wirkung haben. Wie eingangs beschrieben wurde, findet die Erstbesiedelung des Darms normalerweise durch Kontakt mit der Flora des Vaginaltraktes und abhängig von der Milchfütterung des Säuglings statt. Nach Abschluss des Besiedelungsvorgangs findet sich ein relativ konstantes Muster der Darmflora, weswegen man auch von einer „Kolonisationsresistenz" spricht. Störungen der Darmflora sind in der großen Anzahl der Fälle die Folge bestimmter pathologischer Zustände wie Malnutrition, Maldigestion, Malabsorption, allergischer Erkrankungen, antibiotischer und immunsuppressiver Behandlungen, aber auch funktioneller Zustände wie Stress, Diarrhö nach Kostumstellung (Reisediarrhö) und Obstipation. Gleichermaßen ist das Overgrowth-Syndrom des Dünndarms die Folge einer Fehlfunktion der Ileozökalklappe, von Fehlernährung, Nahrungsmittelallergien und anderen bereits beschriebenen Ursachen abgesehen.
Die Gesamtmenge an Mikroorganismen im Darmtrakt beträgt ca. 10^{14} bis 10^{15} Bakterien, Hefen und Schimmelpilze (BECKMANN, RÜFFER et al. 1997b). Die therapeutisch verabreichten Dosen liegen zwischen 10^7 bis 10^9 Kolonie bildende Einheiten. Das Verhältnis von „Implantat" zur Gesamtflora liegt also im besten Falle bei 1:1 000 000, was die Vorstellung, eine Wiederaufforstung der Darmflora sei möglich, bildhaft beschreibt. WOLF (in BECKMANN, 1997b) beschreibt eine Studie, bei der während vier Wochen täglich 10^{11} Kolonie bildende Einheiten des Keims Lactobacillus reuteri verabreicht wurden. Dies sind 100- bis 10 000-mal mehr Keime als die übliche therapeutische Dosis. Lactobacillus reuteri ließ sich während der Versuchsperiode innerhalb von sieben Tagen nach Beginn der oralen Gaben im Stuhl nachweisen und war auch noch ca. einer Woche nach Absetzen des Präparats anzüchtbar. Eine dauerhafte Ansiedelung gelang jedoch in keinem Falle. Dies ist ein Hinweis dafür, dass sich ins Kolon übertretende, noch vermehrungsfähige Keime nicht auf Dauer in dem sehr stabilen Ökosystem des Darms ansiedeln lassen. Die zweifellos erzielbaren therapeutischen Wirkungen scheinen daher in erster Linie auf einen immunmodulierenden Effekt zurückzuführen zu sein, wobei die mikrobiologischen Präparate Antigene darstellen, die von den Zellen der Peyer-Plaques aufgenommen werden und das Immunsystem triggern (BECKMANN, 1997b).
Aus diesem Grunde ist eine Aussage, wie sie bei SCHULER (1993) zu finden ist, dass nämlich die Gabe von E. coli und Bifidobakterien als Substitutionstherapie beim Dünndarmüberwucherungssyndrom absolut kontraindiziert sei, zu relativieren. E. coli kommt in vielen verschiedenen Mutanten und Gattungen vor und stellt in jedem Falle im Bereich des Ileums eine Fremdflora dar, hat also unter Umständen eine durchaus positive antigene Wirksamkeit, die man im Sinne eine Vakzine verstehen kann.

Autovakzine

In diesem Sinne ist auch die häufige gute Wirksamkeit der sog. Autovakzinen, die aus der Darmflora des Patienten hergestellt wird, zu sehen. Eine sorgfältige Anzüchtung vorausgesetzt, stellt diese sicherlich die spezifischste immunmodulierende Möglichkeit dar. Zur Herstellung einer Autovakzine werden aus körpereigenem Material fakultativ pathogene Keime isoliert und kultiviert sowie anschließend inaktiviert, sodass sie ihre antigenen Eigenschaften behalten. Neben einer spezifischen Stimulation des Immunsystems wird durch die orale Antigenapplikation auch die sog. Paraimmunität (☞ auch Kap. 8.4), d.h. die nicht erregerspezifischen Abwehrmechanismen des Körpers, aktiviert. Effekte der Paraimmunisierung sind: Steigerung der Phagozytose, Induktion der Bildung von Interferon und anderen Zytokinen, Aktivierung des lymphopoetischen Zellsystems, Aktivierung saurer Proteasen von Lysosomen. Alternativ kommen auch abgeschwächte Keime (Lebendvakzine) zur Anwendung.

▮ Diagnostik mit Applied Kinesiology

In der Praxis können ausgehend von einem dysreaktiven darmzugeordneten Muskel in Anlehnung an einen Stuhlbefund verschiedene Gattungen von Laktobazillen (Lactobacillus sporogenes™, PE, nicht kühlungsabhängig, Präparate wie Omniflora® u.a.) sowie Keime der Koliflora (Mutaflor®, Symbioflor 2® u.a.) getestet und verabreicht werden. Die Therapiedauer beträgt mindestens vier Wochen.

7.8 Kandidadysbiose, systemische Kandidose

▮ Vorkommen, Pathogenität

Dickdarm und Dünndarm können bei bakterieller Dysbiose zusätzlich mit Kandidahefen besiedelt sein, was

über die Kohlenhydratvergärung zu Alkoholen und Kohlendioxid zu einer weiteren Vermehrung der intestinalen Gasbildung führt. Hefen werden als schwacher pathogener Faktor eingestuft (Bolivar, Boday, 1985). Geringe Mengen von Hefepilzen finden sich im normalen Gastrointestinaltrakt, können sich jedoch bei entsprechender Disposition des Wirtsorganismus, d. h. bei Störung der intestinalen Kolonisationsresistenz durch Antibiotika, Kortikosteroide, Zytostatika und Immunsuppressiva, allergische Erkrankungen, Tumoren, psychische Belastungen (Psychoneuroimmunologie) und Fehlernährung mit zu viel Zucker und raffinierten Kohlenhydraten, vermehren und zu Krankheitssymptomen führen.
Ein anschauliches Zitat des Mykologen Rieth (1991) beleuchtet das Thema: „Die Tatsache, dass es in Afrika und Südamerika große Bevölkerungsgruppen gibt, die bis zu 100% verwurmt sind, berechtigt nicht zu der Behauptung, dies sei ‚normal'."
Bei entsprechender Virulenz (☞ unten) kann es zu Stomatitis candidosa, Oesophagitis candidosa, Mykosen des Magens, des Dünndarms und des Dickdarms kommen. Dies ist auch anhand pathologisch-anatomischer und histologischer Untersuchungen belegt. Makroskopische Veränderungen sind hämorrhagische, nekrotisierende bzw. ulzeröse Endzündungen sowie weiße, graue oder schwarze Beläge auf den Schleimhäuten. Diese als Soor bezeichneten Erscheinungen sind jedoch keineswegs obligatorisch für eine Schleimhautkandidose. Histologisch findet man invasives Wachstum von Pseudohyphen im mittleren und unteren Dünndarmbereich (Deicke, Nolting, in Rüffer, 1997). Auch in Läsionen bei Colitis ulcerosa und Morbus Crohn kommen Kandidabesiedelungen vor.
Kandida kann in verschiedenen phänotypischen Formen vorkommen: Unter schlechten Überlebensbedingungen wandelt sich die Sprossform in die Hyphenform um, die besonders invasive Eigenschaft hat. Sie hat die Tendenz, ihr Wachstum an vorgegebenen Strukturen wie Zellgrenzen und Läsionen anzupassen. Die Epithelien können durch Kandida-Proteinasen aufgelockert werden. Die Bestimmung der Kandida-Aspartyl-Proteinasen als Virulenzfaktor ist diagnostisch von Bedeutung. Candida albicans vermag auch ein Protein, das die Adhäsion an Zellen vermittelt, zu bilden. Dieser auch als Adhäsin bezeichnete Faktor wird durch Glukose stimuliert (Gustafson, Vercellotti et al., 1996, Hostetter, 1996).
Als „Switching-Phänomen" wird die Möglichkeit der Veränderung der Expression einer Vielzahl von Genen bezeichnet, was eine hohe Anpassungsfähigkeit an den Wirt ermöglicht und neben der bereits erwähnten Sekretion der Aspartyl-Proteinase Veränderungen in der Morphologie der Zelle beinhaltet. Auch die Umwandlung von sphärischen Formen (Sprosszellen) zu Hyphen gehört zum Switching-Phänomen.

Symptomatik intestinaler Kandidose

Bei der Kohlenhydratvergärung durch Pilze entsteht unter starker CO_2-Bildung neben Äthanol auch Propanol, Isobutanol, Isoamylalkohol, Amylalkohol. Dies erklärt die bei Pilzüberwucherung vorhandene Leberbelastung, was neben einer verminderten Alkoholtoleranz der betroffenen Patienten Allgemeinsymptome wie Konzentrationsstörungen, Kopfschmerzen, Müdigkeit, Benebeltsein usw. erklären kann (Nolting, 1994).

Kandidaallergie

Von den toxischen Effekten einer Pilzbelastung sind echte Allergien gegen Kandida abzugrenzen. Patienten mit Kandidaallergie haben bereits durch geringfügige Kandidavermehrung zum Teil massive klinische Symptome der Haut, des Intestinaltrakts und der Atemwege. Dabei liegen relativ häufig Kreuzallergien mit anderen Hefen wie Saccharomyces cervisiae (Bierhefe und Bäckerhefe) vor.

Kandida und Immunsystem

Kandida führt nach Epithelinvasion zur Stimulation von T-Helferzellen (Th2-Population). Diese stimulieren über Interleukin-4 die B-Lymphozyten, die IgE bilden und die Mastzellen zur Histaminfreisetzung und 5-Hydroxytryptamin-Freisetzung (☞ Kap. 10) anregen, was wiederum zur vermehrten Prostaglandin-E2 (PGE2)-Bildung durch Makrophagen führt. Diese wirken proinflammatorisch und beeinflussen das enterale autonome Nervensystem, das Afferenzen zum Sympathikus und Parasympathikus sowie zum Großhirn sendet, womit systemische Fernwirkungen erklärbar werden (Heizmann, 1997). Kandidaantigen oder die Toxine von Kandida können zu allgemeiner Immundepression führen (Rivas, Rogers, 1983). Es kann jedoch auch eine Induktion von Autoantikörpern stattfinden. In der Praxis der Autoren wurden zwei Fälle von Normalisierung antinukleärer Antikörper (ANA) durch Kandidatherapie beobachtet.
Candida albicans verfügt über Mannanproteine und Glykoproteine der Zellwand, die immunsuppressive Wirkung haben (Kayser, Bienz et al., 1998). Andererseits darf nie vergessen werden, dass Kandida ein fakultativ pathogener Keim ist, der Komplikationen bei einem vorgeschädigten Wirt auslöst (Rüffer, Beckmann et al., 1997).

Chronische mukokutane Kandidose

Bereits 1983 wurden Autoantikörper bei chronischer mukokutaner Kandidose beschrieben (Zouali, 1994), die durch die Behandlung mit Ketoconazol verschwanden. Unter mukokutaner Kandidose wird ein Syndrom verstanden, wo Hefen auf den Schleimhäuten und der Haut, d. h. auf Lippen und Mund und am Anus, gefunden werden. Es kann eine Endokrinopathie, also eine Depression der endokrinen Drüsen, gefunden werden. Chronische mukokutane Kandidose ist eine Manifestation einer primären Immundefizienz und wird durch abnormale T-Zell-Funktion und gestörte Chemotaxis charakterisiert. Die klinischen Symptome sind: rezidivierende virale und bakterielle Infektionen sowie Pilzinfektionen, die gegen die üblichen Behandlungsmethoden resistent sind. Häufig ist die Erkrankung kongenital (Harrison's, 2005). Diese schwere Form der Kandidose ist jedoch entgegen der Veröffentlichung von Zouali (1984) praktisch therapieresistent gegen die meisten Antimykotika (Amphotericin B, Fluconazol, Itraconazol etc.).

Eine Behandlungsmöglichkeit besteht in der Gabe von Cimetidin (400 mg 3 × tägl.) und Zinksulfat (200 mg/Tag) unter Kontrolle der Blutzinkspiegel, die im oberen Normalbereich liegen sollten (Polizzi et al., 1996). Diese Maßnahmen können die CD_4-Zell-Zahlen erhöhen. Sowohl Cimetidin als auch Zink sind immunpotenzierend (☞ auch Kap. 9) und die Kombination wurde bereits erfolgreich bei rezidivierenden Herpesinfektionen verwendet. Die Cimetidingabe hat eine Magensäurereduktion zur Folge, was zu einer verminderten Absorption von Vitamin B_{12}, Folsäure, Eisen, Kalzium und anderen Nährstoffen führen kann, so dass entsprechend supplementiert werden muss (Polizzi, 1996).

> Fallbeispiel
> 48-jährige Patientin, Anästhesistin, multiple Nahrungsmittelunverträglichkeiten, massive Reaktionen auf Spuren von Narkosegasen, chemische Sensitivität. Durchfälle, Blähungen, Lidschwellungen, Urtikaria. Rezidivierend positive Testbefunde auf Kandida: Stuhlprobe, Antikörpertiter, Test der Applied Kinesiology. Immer wieder Behandlungen mit Nystatin, systemischen Antimykotika, die eine Besserung des Allgemeinbefindens und der Nahrungsmitteltoleranz bringen. Hochdosiertes Antioxidanzien-Therapieprogramm ist die einzige wirksame Maßnahme, die Allergiesymptomatik darüber hinaus zurückzuhalten (☞ Allergiebehandlung, Kap. 8 und Kap. 10). Die Patientin entwickelt ein autonomes Adenom der Schilddrüse, das operiert wird; danach geringfügige kurzfristige Verbesserung der Allergiesymptomatik. In der Mineralstoff-Vollblutanalyse fällt eine massive Natrium-Kalium-Verschiebung auf, was zur Verdachtsdiagnose Hypoaldosteronismus führt. Die Nebennierendiagnostik deckt Aldosteron- und Kortisolmangel auf. Zunächst Supplementierung mit Kortisol durch den Endokrinologen, später Ersatz durch DHEA, Normalisierung der Leistungsfähigkeit. Im Verlauf sind immer wieder antimykotische Therapien sowohl mit topischen als auch mit systemischen Medikamenten notwendig.

Diagnostik

Anamnese, klinische Befunde

Klinische Symptome, die auf Kandidaüberwucherung hinweisen können, sind überaus zahlreich und als Einzelsymptom nicht pathognonomisch. Die folgende Liste ist eine Auswahl und erhebt keinen Anspruch auf Vollständigkeit:
- Allergien, Überempfindlichkeit gegen chemische Substanzen (Abgase, Parfüm), Urtikaria
- Chronische Sinusitis und Bronchitis, Sodbrennen, chronische Infekte
- Gastritis, Enterokolitis, Obstipation, Durchfall, Magen-Darm-Krämpfe
- Angstzustände, Depressivität, Schwindel, Benebeltsein, Hyperaktivität bei Kindern, Lernstörungen bei Kindern, Nervosität, Reizbarkeit, Schlafstörungen, chronische Müdigkeit, Konzentrationsstörungen, Libidoverlust, Gedächtnisstörungen
- Gelenk- und Muskelschmerzen, Kopfschmerzen, Menstruationsstörungen, prämenstruelles Syndrom, Blähungen, Wassereinlagerungen
- Genitalmykose, Gewichtszunahme oder -abnahme, Dermatitis.

Labordiagnostik

Die Stuhlbefunde sind häufig falsch negativ. Aufgrund der vorgenannten Virulenzfaktoren, die aus den jeweils angegebenen Keimzahlen (10^2 bis 10^6 Kolonie bildende Keime pro g Stuhl und ähnliche Mengenangaben) nicht hervorgehen, ist auch eine Aussage, dass 10^2 koloniebildende Keime pro Gramm Stuhl normal seien, während darüber hinausgehende Mengen pathologisch seien, nicht haltbar. Die Aussage, dass Stuhlproben häufig falsch negativ sein können, kann gemacht werden, da gleichzeitig nicht selten erhöhte Antikörpertiter auftreten (inklusive IgM und IgA) und eine Besserung oben genannter Symptome durch eine spezifische Pilztherapie erreicht werden kann, was als pathognomonisch anzusehen ist. Es hängt von der Virulenz des Keims ab, d. h. seiner Enzymausstattung (☞ oben), und von der Empfindlichkeit des Wirtsorganismus, welche Mengen an Hefen toleriert werden und welche nicht mehr. Ein statistisches Mittel ist für den individuellen Fall ungeeignet.

Antikörperbestimmung

Relevant sind IgM, IgG und IgA sowie die Antigenbestimmung:
- **IgM:** Vorhandensein eines erhöhten IgM-Antikörpertiters ist beweisend für eine akute Auseinandersetzung mit Kandida. Rezidivsituationen mit phasenhafter Erhöhung der Belastung mit Kandidahefen sind ebenfalls von einer IgM-Titer-Erhöhung begleitet.
- **IgA:** Pathologisch erhöhte IgA-Titer treten so gut wie regelmäßig bei Patienten auf, die sich bereits seit längerem mit Kandida im Darmtrakt auseinander setzen. IgA-Titer-Erhöhung folgt der IgM-Titer-Erhöhung bei der Erstauseinandersetzung mit Kandida (Dumrese, 1997).
- **IgE:** Hierbei handelt es sich um den Antikörper der allergischen Typ-1-Reaktion. IgE-Immunglobuline bilden einen Komplex mit Kandidaantigen und binden sich an Mastzellen und basophile Leukozyten, die ihre Endzündungsmediatoren, vor allem Histamin, freisetzen. Erhöhte IgE-Spiegel deuten auf eine allergische Komponente des Kandidabefalls hin.
- **IgG:** IgG-Titer-Erhöhungen sind bei mäßiger Erhöhung als Einzelmesswert nur Ausdruck eines stattgefundenen Kontakts mit Kandida. Massiv erhöhte IgG-Antikörpertiter können einen Hinweis für mukosale Kandidose mit hoher Proteaseaktivität sein. Titerabfall bei kandidaspezifischer Therapie ist beweisend für aktive Kandidose. Die Interpretation muss zusammen mit dem Titerverhalten von IgA und IgM vorgenommen werden.

Saure Proteinase

Die saure Proteinase ermöglicht die Invasion von Haut und Schleimhäuten, da sie keratinolytische Aktivität hat und das sIgA der Schleimhäute zerstört. Wegen der stärkeren Invasivität werden proteinasepositive Stämme weniger im Stuhl ausgeschieden als die weniger virulenten proteinasenegativen Stämme, da sie an der Darmwand adhärieren. Proteolytische Kandidastämme sind gegenüber Ketoconazol und Fluconazol wesentlich weniger empfindlich als nicht proteinasebildende Stämme. Candida-tropicalis-Stämme scheinen aufgrund von Proteinasebildung noch invasiver sein zu können als Candida albicans (Odds, 1985, 1993, Walsh, Merz, 1986).

Antigennachweis

Kandidaantigen kann im Serum am sensitivsten mittels PCR (Polymerase Chain Reaction) nachgewiesen werden. Der Antigennachweis kann bei erhöhter Permeabilität der Darmmukosa positiv sein, ohne dass eine echte Pilzsepsis vorliegt. Dennoch wird der positive Antigennachweis in aller Regel zu einer systemischen Pilztherapie mit Itraconazol, Ketoconazol u. a. Anlass geben.

Diagnostik mit Applied Kinesiology

Aufgrund der Situation, dass Stuhlkulturen einerseits häufig falsch negativ sind, dass andererseits bei vorhandener Darmmykose die Antikörperbestimmung ohne Befund sein kann, es also keine einzelne objektive Labormethode gibt, die eine für den Patienten belastende Auseinandersetzung mit Kandida beweisen kann, gewinnt der Test der Applied Kinesiology an entscheidender Bedeutung (Blum, 1996).
Bereits 1984 beschrieben Mowles und Schmitt die Bedeutung von Kandida und die Testung im Sinne eines normoreaktiven Challenge mit antimykotischen Substanzen. Der Begriff „Allergie“ trifft einen Teilaspekt des Problems, da positive AK-Testbefunde nicht zwischen Kandidaüberwucherung mit den entsprechenden Toxizitätseffekten und Kandidaallergie unterscheiden. Das Kandidaantigen in Pulverform ist leider zur Zeit nicht mehr lieferbar. Das Vorgehen ist in Abbildung 7.14 dargestellt: Im einfachsten Fall geht man von einem normoreaktiven Indikatormuskel aus, der möglichst dem Dünndarm (M. rectus femoris) oder dem Dickdarm (M. tensor fasciae latae) zugeordnet sein sollte (☞ Abb. 7.14, Ziffer 1), da sich im Darm in der Regel die erste Auseinandersetzung mit Kandida abspielt. Eine geringe Menge von Kandidaantigen (etwa so viel, wie auf der Spitze eines Zahnstochers liegen bleibt) wird dem Patienten auf die Zunge gegeben (☞ Abb. 7.14, Ziffer 2).
Bei Asthmatikern, bei denen unter Umständen bei oraler Provokation mit Kandidaantigen ein Status asthmaticus zu befürchten ist, sollte zunächst das Fläschchen mit dem Antigen unter den Magneten auf die Haut des Bauchs gelegt werden (☞ biomagnetische Testung, Kap. 2.4.2).
Bei Patienten mit zum Zeitpunkt des Tests zu hoher Aktivität von Kandida kommt es durch den Challenge zu einer Dysreaktion des Indikatormuskels (☞ Abb. 7.14, Ziffer 3).
Solange das Kandida-Antigen nicht erhältlich ist, muss auf den zweiten Weg (Ziffern 6 bis 8 der Abb. 7.14) zurückgegriffen werden. Dieser liegt ohnehin dann nahe, wenn z. B. bei der Diagnostik einer Beckenläsion sich die Frage stellt, ob eine Kandidadysbiose hierfür mit verantwortlich ist. Auch bei einer generalisierten Hyperreaktion (☞ Kap. 3.3) muss die Frage geklärt werden, ob dies eine Stressreaktion darstellt, die durch Kandidabelastung verursacht wird.
Ein dysreaktiver Darm-zugeordneter Muskel wird bei Kandidavermehrung normoreaktiv, wenn Sie die Nosode Candida D12 im Hautkontakt testen. Bei systemischen Kandidosen wählen Sie den Muskel, der dem vermutlich befallenen Organ zugeordnet ist. Unspezifischer ist der Test mit einem Antimykotikum (☞ unten Therapie), da Sie bei einem negativen Challenge mit diesen Substanzen ausschließlich den Schluss ziehen können, dass diese Substanz nicht gebraucht wird oder nicht verträglich ist. Ein Patient kann dabei Kandidavermehrung haben.
Wenn jedoch Nystatin zur Normoreaktion führt, kann dies eigentlich nur damit zu begründen sein, dass der Patient zuviel von einem Keim hat, der nystatinempfindlich ist, also Kandida oder evtl. Geotrichum candidum, ein Schimmelpilz, welcher ebenfalls gegen Nystatin empfindlich ist. Geotrichum candidum liegt auch als Nosode vor (Klösterl-Apotheke, Waltherstr. 32, 80337 München, Tel. 089-54 343 211) und kann entsprechend getestet werden.
Sollte kein dysreaktiver Muskel vorliegen, was bei einem Patienten, bei dem die Kandidapathologie relevant ist, ungewöhnlich ist, dann können Sie mit einer möglicherweise positiven Therapielokalisation über dem Zökum oder Sigmoid, evtl. mit dem Magnet verstärkt, arbeiten. Die Therapielokalisation liefert dann den dysreaktiven Muskel, den Sie für den Challenge mit den Nosoden brauchen.

Therapie

Therapie von intestinalen Kandidosen

Im zweiten Schritt kann das spezifische Antimykotikum getestet werden (☞ Abb. 7.14, Ziffer 4): Zur Auswahl stehen in einer Reihenfolge, die von der persönlichen therapeutischen Erfahrung geprägt sein wird: Nystatin (3 × 500 000 IE/Tag), alternativ als topisches Antimykotikum: Amphotericin B (2–3 × 100 mg/Tag), Undecyne® (Thorne, 3 × 1–2 Kps./Tag), AC-Formula® (PE, 3 × 1–2 Kps./Tag), Citricidine® (Thorne, 3 × 1–2 Kps./Tag), Mycocidine® (Thorne, 3 × 1–2 Kps./Tag). Dasjenige Antimykotikum, das wirksam und verträglich ist, hebt den dysreaktiven Challenge durch Kandidaantigen auf (☞ Abb. 7.14, Ziffer 5).

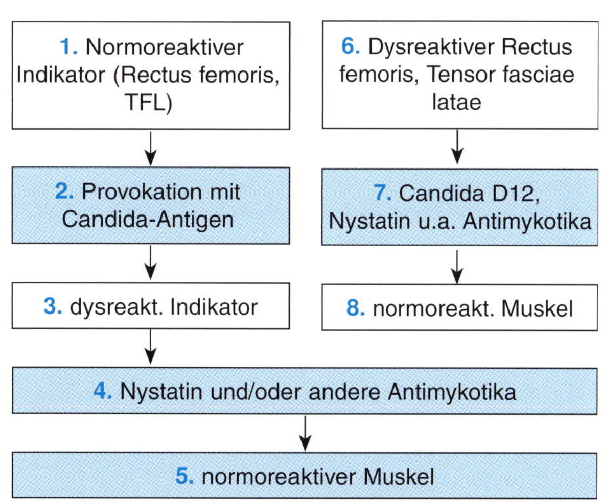

Abb. 7.14: Diagnostik von Kandidabelastung

Ihre Candida-Therapie

	1. Woche	2. Woche	3. Woche	4. Woche	weitere
Mund spülen morgens					
Nystatin Suspension (1 Pipette)					
Nyst. 1 Kps. (öffnen, in Wasser verrühren)					
Amphotericin Susp. (1 Pipette)					
Salviathymol (10 Tr. in Wasser)					
Mixtura thymi (10 Tr. in Wasser)					
Inhalieren					
Salviathymol (5 Tr. in Druckinhalator)					
Borax D6 (5 Tr. in Druckinhalator)					
einnehmen					
Nystatin 500 000 IE					
Amphotericin B					
AC-Formula™					
Undecyne™					
Ketoconazol					
Itraconazol					
Fluconazol					

Inhalation:
Verwenden Sie einen Druckinhalator wie z. B. einen Pariboy® und geben Sie die angegebene Tropfenzahl Ihres Medikaments mit Wasser in das Reservoir.

Mundspülung:
Öffnen Sie eine Kapsel Nystatin und verrühren Sie deren Inhalt in 1 Glas Wasser, gurgeln Sie und schlucken hinunter.
Verwenden Sie, wenn so von Ihrem Arzt angegeben, 1 Pipette Nystatin-Suspension (..),
Amphotericin-Suspension (...) oder ....
mit einem Schluck Wasser, spülen den Mund und schlucken hinunter.

Diät:
Bitte beachten Sie unbedingt, dass eine zuckerfreie und kohlenhydratarme Diät zur Therapie dazugehört.
Wir informieren Sie darüber.

Abb. 7.15: Kandida-Therapieschema

Einige Pflanzenstoffe sind antimykotisch wirksam und man kann unter dem Gesichtspunkt, dass Kandidavermehrung meist nicht Ursache, sondern Folge von Störungen des Wirtsorganismus ist, mit sanften, konservativen Therapeutika wie Thymian, Zitrusextrakt, Rosmarin etc. behandeln (☞ Abb. 7.15).

Auch wenn nicht durch Abstrich oder Kultur aus dem Gurgelwasser des Patienten Kandida in der Mundhöhle nachgewiesen wurde, sollte routinemäßig der Magen-Darm-Trakt von oben bis unten behandelt werden. Dies erfolgt durch Spülen mit einer Nystatinlösung: 1 Kps. Nystatin à 500 000 IE wird geöffnet und in einem halben Glas Wasser suspendiert. Mit dieser Flüssigkeit wird morgens der Mund gespült, gegurgelt und anschließend geschluckt. Mittags und abends wird je eine Kapsel à 500 000 Einheiten gegeben. Nach einer Woche kann 3 × täglich die ungeöffnete Kapsel Nystatin geschluckt werden.

Nach Test kann hierfür auch eine Amphotericin-Suspension oder eine phytotherapeutische Mischung (Salviathymol® oder „Mixtura thymi", bestehend aus Zimtöl 1,25; Thymianöl 1,25; Teebaumöl 1,00; Mandelöl ad 50,0) verwendet werden.

Die Gesamtbehandlung sollte primär auf vier Wochen angesetzt werden, wobei es sich empfiehlt, nach zwei Wochen das verordnete Medikament erneut zu testen: aufgrund der beschriebenen Adaptationsfähigkeit von Kandida (Switching) kann relativ schnell das angewandte Pilzmittel nicht mehr wirksam bzw. auch unverträglich geworden sein und muss dann gewechselt werden. Aus diesem Grunde erscheint es auch sinnvoll, im wöchentlichen Wechsel ein anderes getestetes Pilzmittel anzuwenden (☞ auch Abb. 7.15), z. B.:

- 1. Woche: 3 × 1 Kapsel Nystatin (à 500 000 IE)
- 2. Woche: 3 × 2 Kapseln AC-Formula®
- 3. Woche: 3 × 1 Kapsel Undecyne®
- 4. Woche: 3 × 1 Kapsel Nystatin.

Therapie systemischer Kandidosen

Bei systemischer Kandidose (IgM-Erhöhung, IgG-Erhöhung, Antigennachweis) und bei Therapieresistenz mit topischen Antimykotika muss ein systemisches Antimykotikum getestet und verabreicht werden: Fluconazol (Diflucan®, 2 × 200 mg/Tag), Itraconazol (Sempera®, 1 × 2 Kps./Tag während 7 bis 14 Tagen), Ketoconazol (Nizoral®, 1 × 1 – 2 Tabl./Tag, ebenso lange).

Topische Therapie des Mund-Nasen-Raums

Bei Anwendung eines systemischen Antimykotikums wie Itraconazol u. a. sollte gleichzeitig ein topisch wirksames Antimykotikum für im Darmlumen oder an der Darmmukosa adhärente Hyphen verabreicht werden, da das über den Blutweg wirksame systemische Antimykotikum dort unter Umständen nicht in der notwendigen Konzentration auftritt.

Testung und Therapie bei Verdacht auf Kandidaallergie

Während das Kandidaantigen im Mund verbleibt, kann eine hierbei bestehende Muskeldysreaktion ausgenützt und getestet werden, ob eine allergische Komponente vorliegt (☞ Abb. 7.16). In diesem Falle hebt Histamin D12 oder eine andere Potenz die Muskeldysreaktion auf (normoreaktiver Challenge). Histamin D12 ist das isopathische Heilmittel für erhöhte Histaminspiegel (☞ Kap. 10.6), das in Ampullenform in der Hand gehalten wird. Gegenüber chemischen Antihistaminika hat Histamin D12 den Vorteil, dass keine Unverträglichkeitsreaktionen zu erwarten sind, die zu falsch negativen Reaktionen Anlass geben können. Obwohl eine Allergie gegen Kandida vorliegt, führt ein unverträgliches chemisches Antihistaminikum zu keiner Veränderung des durch Kandidaprovokation hyporeaktiven Muskels bzw. zu einem hyperreaktiven Challenge.

Auf die gleiche Weise kann die Verursachung von Entzündungsreaktionen durch Kandida getestet werden. Bei Schmerzsyndromen des Bewegungsapparats oder chronischem Kopfschmerz kann diese Fragestellung von Bedeutung sein. Der positive Challenge durch Kandidaantigen wird dann durch Provokation mit einer Antikininsubstanz wie Aprotinin (Trasylol®) oder Kinin D12 aufgehoben. Kandida-Stoffwechselprodukte oder sekundäre Dysbioseprodukte wie Phenolderivate führen zur Bradykininaktivierung, wodurch wiederum die Prostaglandinkaskade in Gang gesetzt wird (☞ Kap. 10).

AK-Testung und Therapie bei Verdacht auf Organbefall

Es wird eine Therapielokalisation zur Region des fraglichen Organs durchgeführt. Bei Kandidabefall tritt, so wie bei jeder anderen Art von Störung, in der Regel eine positive TL auf. Diese wird mit dem verträglichen und wirksamen Antimykotikum aufgehoben. Die Anwendung der Antimykotika erfolgt nach pharmakologischen Gesichtspunkten, das heißt, das entsprechende Organ bzw. Kompartiment muss von dem Pilzmittel erreicht werden: Bei Sinusitis ist eine Inhalation mit antimykotischen Phytotherapeutika (Thymian, Salbei, z. B. Salviathymol®) häufig wirksam, bei Versagen sind auch hier systemische Antimykotika angezeigt. Bei Befall der Gallenblase oder der Prostata (die nächsthäufigen „Kandidanester") müssen systemische Antimykotika angewandt werden. Ketoconazol (Nizoral®, 3 × 1 Tabl.), Itraconazol (Sempera®, 2 × 1 Tabl.) nach Test während

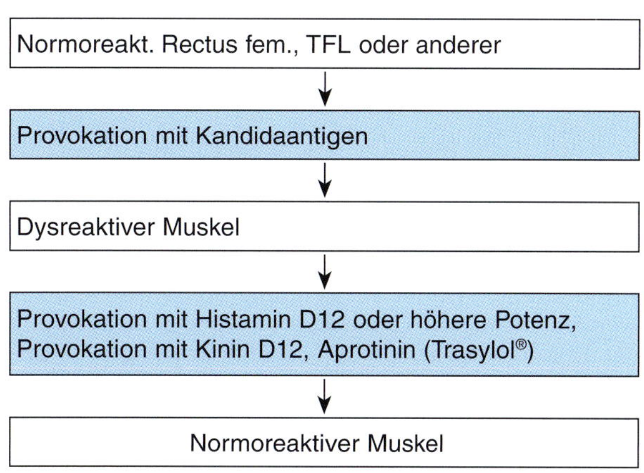

Abb. 7.16: Diagnostik von Kandidaallergien

mindestens zwei Wochen sind angezeigt. Bei Kandidavaginitis können lokale Antimykotika (Nystatin-Creme und Ovula, Canesten®) verwendet werden, teilweise ist auch hier ein systemisches Antimykotikum angezeigt. Die von gynäkologischer Seite häufig praktizierte Gabe von zwei Tagesdosen Sempera® erscheint jedoch vollkommen ungenügend, wenn ein systemisches Antimykotikum notwendig ist. Eine Therapiedauer von mindestens zwei Wochen ist auch hier erforderlich, da eine Kandidose nicht als lokales Phänomen betrachtet werden kann.

„Pseudo-Herxheimer-Reaktion"
Die richtige Bezeichnung ist eigentlich Jarisch-Herxheimer-Reaktion, worunter eine Fieber- und Entzündungsreaktion mit Kopfschmerzen und Gelenk-Muskel-Schmerzen sowie initiale Symptomverschlimmerung bei der Syphilis- und Leptospirosebehandlung mit Antibiotika, wahrscheinlich verursacht durch Induktion von Entzündungsmediatoren (TNF u.a.) durch Treponemen-Lipoproteine (Harrison´s, 2005), verstanden wird. Bei der Kandidatherapie kann eine Pseudo-Herxheimer-Reaktion auftreten.
Speziell bei der Behandlung mit Nystatin kommt es immer wieder vor, dass bereits nach den ersten Gaben eine massive Befindensstörung der Patienten auftritt, die von der Verstärkung vorhandener Symptome wie Magenschmerzen, Darmkrämpfe, Blähungen bis zur Ausbildung von Kopf- und Gliederschmerzen und Katergefühl kommt. Wenn sichergestellt ist, dass Nystatin verträglich ist (testen!), handelt es sich um eine Reaktion durch absterbende Kandidahefen, die massiv Toxine freisetzen, was zu toxischen und unter Umständen allergischen Symptomen führt. Kayser (1998) spricht von Schocktoxinen, die von Kandidahefen produziert werden. Es handelt sich nicht immer um allergische, sondern durchaus auch um toxische Reaktionen, so dass der Begriff der „Herxheimer-Reaktion" nicht ganz korrekt ist.
Der Patient muss auf solche eventuell auftretenden Reaktionen hingewiesen werden, damit er trotz einer momentanen Verschlechterung für die Fortsetzung der eingeschlagenen Therapie Verständnis aufbringt. Diese Symptome sind ähnlich wie ein „Kater" nach durchzechter Nacht mit Gaben von basischen Salzen zu behandeln. Eine Mischung aus $NaHCO_3$ und $KHCO_3$ im Verhältnis 2 : 1 in der Dosierung von einem Teelöffel auf ein großes Glas Wasser mehrmals täglich kann verwendet werden oder aber einfach Bullrich-Salz oder ein anderes gängiges Antazidum. Der Abstand zu einer Mahlzeit sollte wenigstens 1,5 Stunden betragen, damit die Verdauungsfunktion der Magensäure nicht beeinträchtigt wird.
In jedem Falle muss für eine ausreichende Ausscheidung der Toxine gesorgt werden. Dies geschieht durch Gabe von Bittersalzen (F.X.-Passagesalz oder Ähnliches) täglich morgens eine halbe Stunde vor dem Frühstück. Sollte dies nicht ausreichen, so sind Einläufe mit der Klyso-Pumpe® (unter Verwendung von Wasser) anzuwenden. In diesen Fällen kann auch die Anwendung der Kolonhydrotherapie als „Notfallmaßnahme" sinnvoll sein.

Symbioselenkung
Grundsätzlich sollte während der gesamten Behandlung ein möglichst saures pH-Niveau des Darms angestrebt werden, um die Schutzflora zu fördern. Andererseits hat die Kandida-Proteinase ein pH-Optimum bei 4,0 bei einem Wirkungsbereich von pH 5,2–6. Aus diesem Grunde kann bei Nachweis von proteinasepositiven Stämmen die Anwendung von Baseneinläufen (☞ Kap. 4.7.1) und die mehrmals tägliche orale Gabe von Basenpulver empfehlenswert sein. Ein Monitoring des Stuhl-pH sollte dabei aber sicherstellen, dass der pH-Wert nicht über 7 ansteigt. Im Anschluss an die antimykotische Behandlung muss die Darmflora unbedingt optimiert werden (☞ hierzu Symbioselenkung, Kap. 7.7.5).

Diätetische Maßnahmen

Ein alleiniges „Aushungern" der Pilze im Darm mit einer kohlenhydratarmen Diät kann nicht empfohlen werden, da dies zu einem Übergang der Kandidasporen in eine invasiv wachsende Fadenform führen kann (Rüchel, 1991, Nolting, 1994, Rüffer, 1997). Da entgegen immer noch geäußerter gastroenterologischer Meinung Kandidahefen auch im oberen Verdauungstrakt vorkommen und schon im Normalfall, d.h. ohne Disaccharidmalabsorption, die Resorption der Einfachzucker erst im Jejunum abgeschlossen ist, ist eine Verringerung des Substratangebots für Kandida in jedem Falle sinnvoll. Kandidabefall führt aber in vielen Fällen zu einer entzündlichen Reaktion der Darmschleimhaut mit relativem Disaccharidasemangel und Disaccharidmalabsorption, so dass auch in den tieferen Darmabschnitten des Ileums noch Kohlenhydrate auftreten können, die dort sowohl durch Kandida als auch durch die lokale Darmflora fermentiert werden. Vor allem hierdurch ist erklärbar, dass durch Einhalten einer Anti-Kandida-Diät bereits innerhalb von ein bis zwei Tagen ein erheblicher bis völliger Rückgang der Blähungsneigung zu verzeichnen sein kann.
Abzulehnen sind aber extreme Diäten über lange Zeit (Patienten berichten teilweise, dass sie über sechs bis zwölf Monate Anti-Kandida-Diät eingehalten hätten). Die Bewertung von Lebensmitteln wird hier in der Regel allein aufgrund des Kohlenhydratgehalts vorgenommen und ist damit häufig völlig unausgewogen in Bezug auf die Versorgung mit Vitalstoffen (vollwertiges Getreide ist ein hochwertiger Träger von Mineralstoffen, Spurenelementen und Vitaminen). Grundsätzlich muss eine Anti-Kandida-Diät an die individuellen Gegebenheiten des Patienten angepasst werden. Ein Patient, der sich in seiner Lebensqualität durch eine strikte Diät über die Maßen eingeschränkt fühlt oder, noch schlimmer, der zwanghaft jedes Gramm Zucker in der Nahrung zählt und jeden minimalen Ausrutscher mit schlechtem Gewissen bezahlen muss, schädigt seine Immunkompetenz derart (Psychoneuroimmunologie, ☞ Kap. 7.10), dass der ohnehin fragliche Vorteil einer überstrengen Diät dadurch vollständig zunichte gemacht wird.
Insbesondere müssen Sie bei Patientinnen (und Patienten) mit Essstörungen mit weiteren Reglementierungen und Einschränkungen sehr vorsichtig verfahren, da diese wohlgemeinten Maßnahmen zu massiven Krisen des psychosomatischen Leidens führen können. In Abb. 7.17 ist der Text des Anti-Kandida-Diät-Beratungsbogens, wie er in der Praxis der Autoren verwendet wird, wiedergegeben.

Liebe Patientin, lieber Patient

Das Ziel
es wurde Ihnen von Ihrem Therapeuten angeraten, eine Candidadiät zu machen.
Überlegen Sie sich bitte, dass Sie, statt dem Diktat eines Therapeuten zu folgen, für sich die Chance erarbeiten, etwas darüber zu erfahren, wie Ihr Organismus besser funktionieren kann. Sie können die Erfahrung machen, wie Sie Ihr Wohlbefinden bessern können, wenn Sie durch Ihre aktive Leistung die Menge der Hefepilze reduzieren, die bisher durch Produktion von Fuselalkoholen und anderen giftigen Stoffen Ihnen das Leben nicht gerade verschönt haben.
Neben naheliegenden Beschwerden einer Kandidabelastung wie Stuhl-unregelmäßigkeiten, Blähungen, Darmkrämpfen, sind Kopfschmerzen, Gliederschmerzen, Kreuzschmerzen, Infektanfälligkeit, Nebenhöhlenentzündungen, Konzentrationsmangel, Erschöpfung und Depression nur die häufigsten von vielen Symptomen.
Nahrungsmittel werden teilweise unverträglich, da die Pilze durch eine chronische latente Entzündung der Darmschleimhaut zu vermehrter Durchlässigkeit derselben und Allergisierung beitragen.
Also, seien Sie neugierig auf eine andere Lebensqualität und viel Spaß beim kreativen Erstellen neuer Menüs.

Der Schreck
Manche erschrecken vor den „Verboten". Wir bitten Sie, erst einmal in Ruhe nachzulesen, was Sie alles essen dürfen, und zwar solange bis Sie satt sind!

Der Trost
Das alles können Sie essen:
Alle Gemüse, d.h. Avocado, Blumenkohl, Brokkoli, Karotten, Fenchel, Zucchini, Auberginen, Gurken, Kohlrabi, Bohnen, Erbsen und andere Hülsenfrüchte, Rosenkohl, Champignons und andere Speisepilze, Kartoffeln, Vollwertreis, Hirse, Sojaprodukte (Tofu), Mais, Amarant, Quinoa.
Milchprodukte wie Käse (außer Schimmelkäse), Joghurt, Quark; Milch sollte wegen der häufigen Unverträg lichkeit vermieden werden.
Eier, Eierspeisen,
Nüsse, Mandeln, Nuss- und Mandelmus
Fleisch in jeder Form, Geflügel, Fisch,
Butter, Öle, Gewürze und möglichst frische Kräuter (besonders Knoblauch, der gegen Candida wirksam ist),
Kaffee in mäßiger Menge, schwarze oder grüne Tees (nach Absprache mit Ihrem Therapeuten), Kräutertees.
Sie werden zugestehen, dass die Auswahl recht groß ist, zumal Sie die sehr strenge Form der Diät zunächst einmal nur für eine Woche durchführen müssen.

Der Grund
Pilze leben von Zucker und raffinierten Kohlenhydraten, die Sie logischerweise weglassen müssen, denn was nützt es, wenn Sie ein Medikament gegen Pilze einnehmen und diese gleichzeitig mit Zucker füttern.

Also absolut vermeiden:
Zucker in jeder Form: Honig, Traubenzucker, Konfitüren, Schokoladen, Ahornsirup, Maissirup, Birnendicksaft etc.
Industriell verarbeitete Nahrungsmittel enthalten häufig große Mengen von versteckten Mehrfachzuckern oder Zuckeraustauschstoffen (Dextrose, Maltose aber auch Xylit, Sorbit), sollten also vermieden werden.
Raffinierte Kohlenhydrate (Weißmehl) in Form von Weißbrot, Graubrot, Brötchen, Keksen und Kuchen, jegliches Brot, Nudeln und Getreide.
Früchte, da sie sämtlich zuckerhaltig sind. Generell alle Obstsäfte.
Alkohol sollten Sie vermeiden, da beim Zerfall der Pilze durch die medikamentöse Behandlung auch Giftstoffe freigesetzt werden, die Sie und Ihre Leber belasten. Diese Belastung ist in den meisten Fällen für einen Teil der Symptome bei Candidaüberwucherung des Darmes verantwortlich.
Eine völlig kohlenhydratfreie Ernährung ist weder möglich noch sinnvoll, da die Schutzflora des Darmes (Bifidobakterien und Lactobazillen) aus Kohlenhydraten Milchsäure produzieren, die zur Ansäuerung des Darmmilieus und damit Hemmung von Fäulnisvorgängen führt.
Hefeprodukte: Hefegebackenes und Bier. Dieses letzte Verbot hat den Hintergrund, dass es teilweise Hefepilz-Empfindlichkeiten gibt, die Querreaktionen mit Bäckerhefe und Bierhefe zeigen. Diese Empfindlichkeit kann von Ihrem Therapeuten getestet werden, was bei Verträglichkeit Ihren Speiseplan
z.B um vegetarische Pasteten, die auf Hefebasis hergestellt sind, erweitern würde.
Achten Sie jedoch unbedingt darauf, dass Ihre Nahrung frei ist von Schimmel; dies ist ein ganz anderer Pilz, aber er belastet Sie immunologisch und mit seinen Giftprodukten, was wiederum die Eigenabwehr des Körpers gegen Hefepilze schwächt.
Was sollen Sie aber nun zum Frühstück essen? Warum essen Sie nicht einmal etwas Reis, leicht gebratene Kartoffeln oder evtl. ein paar Reiswaffeln? Es ist nur eine Gewohnheitssache. Denken Sie daran, daß die Japaner mit Fisch zum Frühstück beginnen und Ihr Marmeladebrot für absolut merkwürdig halten würden. Die Asiaten beginnen mit Reis und Erdnüssen und sie machen immerhin ein rundes Drittel der Erdbevölkerung aus.
Sauerkraut, welches häufig zur Antipilzdiät empfohlen wird, wird häufig von einem gereizten Darm, wie er bei Fehlbesiedelung mit Candida und anderen Fremdkeimen vorliegt, nicht gut vertragen und sollte daher nicht verzehrt werden.
Dasselbe gilt für die betont faserreiche Kost, die häufig empfohlen wird, jedoch sehr häufig nicht verträglich ist. Befragen Sie Ihren Therapeuten!

Die erste Erleichterung
Nach ca. einer Woche kann Ihr Therapeut erneut die Candidabelastung überprüfen und kann evtl. dann für die restlichen 3 Wochen der Therapie die Diät etwas lockern (nach Absprache):
Jetzt sind sogar schon kleine Mengen Vollkorn-Schrotbrot (max. 2 Scheiben) erlaubt, z.B. zum Frühstück, wo es besonders schwer fällt, darauf zu verzichten. Sie können die lange (1 Woche!) vermissten Früchte in Form eines nicht zu süßen Apfels wieder einführen und Wein in Form eines Glases einer trockenen Sorte trinken.

Abb. 7.17: Anti-Kandida-Diät-Beratungsbogen

Der Lohn

Nach insgesamt vier Wochen Diät haben Sie eine sehr gute Chance, dass Sie die Hefepilze in Ihrem Körper mit Hilfe der Medikamente und Ihres Immunsystems soweit reduziert haben, dass nun Ihre eigene Darmflora wieder die Schutzfunktion gegen erneute Überwucherung übernehmen kann – sofern – ja wenn Sie nicht wieder in denselben Schlendrian der übermäßigen Zuckerzufuhr zurückfallen. Um die Darmflora zusätzlich zu unterstützen, wird Ihnen in der Regel ein Präparat zur Stützung der Darmflora verordnet, z. B. Mutaflor®, Lactobacillus u. a.

Ganz sicher werden Sie aber selbst im Falle einer „Entgleisung" in Ihrer Ernährung in der Zukunft die Folgen selbst einschätzen und dann leicht gegensteuern können.

Sie verstehen vielleicht jetzt, was gemeint ist: Wenn Sie eine kurze Zeit lang die Sache konsequent anpacken, haben Sie die Chance wahrgenommen, Ihr Wohlbefinden selbst in die Hand genommen zu haben. Und es ist das Ziel Ihres Therapeuten, sie darin unterstützt zu haben.

Viel Erfolg!

Ein paar Anregungen für die Komposition „neuer" Mahlzeiten in der ersten harten Woche.

Frühstück:

Reiswaffeln, Maischips, Pellkartoffeln, Polenta, Butter
Quark, Schafskäse, Ziegenkäse, Frischkäse, Tofu
Eieromelett, Putenschinken, Rinderschinken, Nüsse, Mandeln
Kräutertee, schwarzer, grüner Tee

Mittagessen:

Salzkartoffeln, Pellkartoffeln, Kartoffelbrei, Reis, Polenta, Fleisch, Geflügel, Fisch, Tofu
Karotten, Bohnen, Erbsen, Fenchel, Zucchini, Auberginen, Blumenkohl, Brokkoli, Tomaten, Spinat, Champignon, Blattsalat (sehr gut kauen)
kaltgepreßte Öle, Creme fraiche, Kräuter, Gewürze (nicht zu scharf)
Brottrunk, Wasser, Kräutertee

Abendessen:

Pellkartoffeln, „baked Potatoes" (aus der Alufolie), Kartoffelbrei, Reis, Gemüse, Gemüsesuppe,
Fleisch (gekocht), Fisch (gekocht), Tofu
Reiswaffeln, Maischips, Käse (kein Schimmelkäse!), Quark
keine Rohkost, kein Blattsalat!
Melissentee, Fencheltee, andere Kräutertees nach Geschmack

Abb. 7.17 *(Fortsetzung)*

Orthomolekulare Zusatztherapie

Biotin

Biotin ist Teil des Vitamin-B-Komplexes, wird aber auch als Vitamin H bezeichnet. Es wird von den eubiotischen Bakterien der Darmflora synthetisiert. Biotinmangel führt zu einer vermehrten Konversion von Kandidasporen in die aggressive Hyphenform (Yamaguchi, Kanoa et al., 1982). Die orthomolekularen Substanzen können jeweils ausgehend von einem dysreaktiven Muskel oder aber unter Benutzung des durch den Kandida-Challenge dysreaktiv gewordenen Indikatormuskels getestet werden. Biotin wird in der Dosis von 3 × 300 mg/Tag gegeben. Bei Wirksamkeit und Verträglichkeit tritt Normoreaktion ein.

Essenzielle Fettsäuren

Wegen der Stimulation von proinflammatorischen Prostaglandinen durch Kandidatoxine ist eine Supplementierung mit Omega-3- und Omega-6-ungesättigten Fettsäuren nach Test speziell in Fällen einer Symptomatik, die auf entzündliche Darmveränderungen hinweist (Leaky Gut, Nahrungsmittelunverträglichkeiten, Darmkrämpfe), angezeigt (☞ Kap. 7.6.5, Prostaglandine). EPA aus einer verlässlichen Quelle oder Leinöl sollten in einer Dosis von 3 × 1–3 g/Tag verabreicht werden, Nachtkerzenöl, Borretschöl oder Johannisbeersamenöl in der Dosis von 3 × 1 g/Tag. Der Test mit Applied Kinesiology entscheidet darüber, ob die eine oder andere Sorte Öl oder beide zusammen verabreicht werden.

Andere Supplemente

Orthomolekulare Substanzen, die das Immunsystem stützen, sind folgende: Zink (1–3 × 30 mg/Tag, wirkt auch auf „Leaky gut"), Selen (1–2 × 200 µg), Vitamin C (1–6 × 1 g), Vitamin B_6 (in der Form von P5P, 3 × 50 mg), Vitamin B_5 (Pantothensäure 2 × 250 mg), Vitamin B_2 (Riboflavin, 2 × 50 mg), Folsäure (1 × 800 µg).

Die Toxizität von Kandida kann durch die Antioxidanzien Vitamin A (10 000 IE/Tag) und Vitamin E (400 mg/Tag) aufgefangen werden. Bei massiven toxischen Symptomen ist an reduziertes Glutathion oder N-Acetylcystein als Ausgangssubstanz für die L-Glutathion-Produktion zu denken.

Entzündungsreaktionen der Darmschleimhaut können mit L-Glutamin behandelt werden.

Molybdän (z. B. Molybdenium™ PE, 100 µg/Tag) ist als Kofaktor der Aldehyddehydrogenase notwendig, die Acetaldehyd und andere aus dem Abbau von Alkoholen entstehende Aldehyde entgiftet (Murray, Granner et al. 2000).

Kalzium (3 × 80–300 mg) bzw. Magnesium (3 × 80–200 mg) können bei den parallel mit der Dysbiose auftretenden Säure-Basen- und Resorptionsstörungen Dysbalancen aufweisen und sind für eine normale neuromuskuläre Funktion, also auch die Darmmotilität, essenziell.

Fallbeispiel

Eine 63-jährige Patientin kommt wegen der Hauptbeschwerden brennender Magenschmerz, Stuhlunregelmäßigkeiten und Blähungen in die Praxis. Endoskopisch kein Nachweis eines Ulkus, einer Gastritis, einer Ösophagitis, Helicobacter negativ. Kandidatest mit Applied Kinesiology: Pectoralis major clavicularis hyperreaktiv, Hyporeaktion („Superchallenge") durch Kandidaantigen in der oralen Provokation. Normoreaktiver Challenge durch Nystatin.

Die Patientin ruft am nächsten Tag an und berichtet, dass die Magenbeschwerden, die doch gerade einigermaßen erträglich gewesen seien, jetzt nach Einnahme des Nystatins unerträglich geworden seien. Telefonischer Ratschlag: intervallmäßige Einnahme von Natriumbikarbonat. Verabredung, dass am Abend desselben Tages noch einmal telefonisch die Wirksamkeit dieser Maßnahme überprüft werden sollte. Telefonat am Abend: Die Patientin berichtet, dass sie die Therapie abgebrochen hat, nachdem sie sich mit ihrem Internisten besprochen hat. Dieser gab ihr die Information, dass das alles Humbug sei, ein Kandidabefall des Magens würde als weiße oder grauschwarze Beläge sichtbar sein! Die Einnahme von Bikarbonat zur Kupierung der Absterbereaktion wurde nicht versucht.

Schlussbetrachtung

Gerade bei der Kandidatherapie beweist sich, dass Sektorensicht, Radikalismus und Sektierertum in der Medizin keinen Platz haben – im gegebenen Falle weder auf Seiten der Kandidabehandler noch auf Seiten der Kandidanihilisten (Rösch, 1986, Rüffer, 1997).

7.9 Parasitosen

Parasitismus ist eine Beziehung zwischen Wirt und „Gast"-Lebewesen, bei dem der Wirt durch die Anwesenheit des Letzteren mehr oder weniger ausgeprägt geschädigt wird.

Symptome und Inzidenz

Zu den Symptomen parasitärer Infektionen zählen folgende:
Entzündungen des Magen-Darm-Trakts, Permeabilitätsstörungen des Gastrointestinaltrakts, abdominelle Schmerzen und Krämpfe, Stuhlunregelmäßigkeiten, Obstipation, Diarrhö, Malabsorption, Gewichtsverlust, Übelkeit, Erbrechen, Kopfschmerzen, Lumbalgien, Pruritus, Analpruritus, Urtikaria, Arthritis, Kolitis, Morbus Crohn, Leukopenie, Autoimmunerkrankungen inkl. Arthritiden, chronischer Müdigkeit, Temperaturerhöhungen, Nahrungsmittelallergien, Immundefizit (sIgA-Mangel), Neurodermitis (Ionescu, Klycsz et al., 2000).
Fonk (1992) gibt in einer Auswertung von 680 Krankheitsfällen folgende Symptome an, die typischerweise bei Darmparasitosen auftreten können: tiefliegende dunkel geränderte Augen, Oberlidekzem, alle Formen des chronischen Ohrekzems, die trockene, entzündete, verkrustete, juckende Nase, die nur morgens auftretende Nasensekretion, Mundwinkelrhagaden. Parasitogene Krisen: Sie treten auffallend häufig nachts und in den frühen Morgenstunden auf, sind durch Schmerzattacken im Magen-Darm-Trakt, teilweise durch Übelkeit und Erbrechen, Atemnot, panikartige Angst, große Unruhe, Tachykardie, hypotone sowie hypertone Krisen und Kollapszustände charakterisiert. Daneben kommen Schweißausbrüche, Hitzewallungen, Frösteln, Schüttelfrost, Schwindel, Augenflimmern und Schwächezustände vor, des Weiteren tetaniforme, epileptiforme sowie Migräneanfälle. Es treten Stoffwechselstörungen in Bezug auf Magnesium, Kalzium sowie Kalium, aber auch die B-Vitamine auf. Fonk fand in dem ausgewerteten Patientengut in 80% den Befund einer Darmparasitose (Diagnostikmethode: Elektroakupunktur nach Voll).
Aufgrund wahrscheinlich ungenügender Beachtung der Bedeutung von Parasitenbefall für systemische Erkrankungen und demzufolge Nichtbeachtung der Qualitätskriterien bei der Laboratoriumsdiagnostik von Parasitenbefall in Deutschland werden Verbreitung und Bedeutung von Parasiten wie Einzellern, aber auch Würmern deutlich unterschätzt. Eine Studie aus dem Jahr 1981 von Laboratorien des öffentlichen Gesundheitswesens berichtet über 15,6% positiver Parasitenbefunde in Stuhluntersuchungen. Ein großes Labor in den USA gibt an, in 30% der Stuhlproben einen positiven Parasitenbefund zu finden (Great Smokies, 1994), ein großes deutsches Labor beziffert das Vorkommen mit 5%. Der Versuch, gleiche Stuhlproben zu diesen beiden Labors zu schicken, machte deutlich, dass es nicht in erster Linie an unterschiedlichen Populationen zu liegen scheint, die die beiden Labors untersuchen. Hinweise zur Technik geben Koontz und Weinstock (1996).
In der Praxis der Autoren werden die Stuhlproben zur Parasitensuche nach Vortest mit AK eingesandt (☞ unten). Nach dieser Selektion sind rund 60% der Stuhlproben parasitenpositiv.
Auf der anderen Seite machte eine Meldung der Zeitschrift „Spiegel" (50/1999) mit dem Titel „Rückkehr der Schmarotzer" Furore, in dem von einem hohen Prozentsatz von Heilungen bei entzündlichen Darmerkrankungen wie Colitis ulcerosa und Morbus Crohn durch einen Trunk mit Eiern von Trichuris suis (Weinstock, Medline-Suche ohne Erfolg) berichtet wird. Die Idee von Weinstock ist, dass die zunehmenden Hygienemaßnahmen mit Elimination des Wurmbefalls zu Immundefekten führen, die dann zu Autoimmunreaktionen Anlass geben.

Die wichtigsten Einzeller mit der Möglichkeit systemischer Wirkung

Blastocystis hominis

Blastocystis hominis wird seit kurzem als pathogen betrachtet und kann eine Blastozystose hervorrufen. Tritt es als Krankheitserreger in großer Anzahl oder bei bereits geschwächtem Organismus auf, verursacht es akute gastrointestinale Symptome. Blastocystis wird mit Darmreizungen, chronischer Müdigkeit sowie arthritischen und rheumatischen Beschwerden in Zusammenhang gebracht. Drei Formen wurden differenziert: Die vakuoläre Form kann gastrointestinale Krämpfe, Erbrechen, Schlaflosigkeit, Schwindel, Gewichtsverlust, Vertigo, Flatulenz, Anorexie und Pruritis hervorrufen. Die Blastozysten befinden sich häufig in der Darmschleimhaut und machen eine Elimination schwierig. Parasitäre Antigene können in das Epithelgewebe eindringen und antigensensitive Zellen stimulieren, was zu Autoimmunreaktionen führen kann.

Kryptosporidien

Es handelt sich um Protozoen. Insgesamt sind fünf Cryptosporidien-Arten bekannt, von denen C. parvum wegen seiner geringen Wirtsspezifität am weitesten verbreitet zu sein scheint. C. parvum kann von Nutztieren auf den Menschen übertragen werden. Kryptosporidien befallen die Epithelzellen des Dünndarms und zerstören die Mikrovilli. Kryptosporidien sind opportunistische Erreger. Oft bleibt die Infektion bei immunkompetenten Personen klinisch unbemerkt oder es tritt lediglich ein kurz andauernder wässriger Durchfall auf. Bei Immunschwäche (z.B. bei AIDS-Patienten) und sehr selten bei Kleinkindern kann die Kryptosporidiose jedoch zu schweren intermittierenden und lang anhaltenden schweren Durchfällen mit hohem Wasser- und Elektrolytverlust (bis zu 8 Liter wässriger Stuhl mit Millionen von Oozysten) führen. Diese Diarrhö endet nicht selten tödlich, da die typischen Kokzidiose- wie auch Amöbenmittel nicht wirksam sind. Kot von Haus- und Nutztieren, aber auch infiziertes Grundwasser stellt in den Industrieländern die Hauptinfektionsquelle. Immungeschwächte Personen sollten jeden Kontakt zu Tierfäzes meiden.

Dientamoeba fragilis

Dientamoeba fragilis ist ein pathogener Flagellat. Im trophozoiten Stadium ähnelt er einer Amöbe, obwohl es sich nicht um ein Zystenstadium handelt. Die Übertragung erfolgt durch direkte Aufnahme des Trophozoiten über infiziertes Wasser oder über die Eier von Eingeweidewürmern, insbesondere von Madenwürmern. Eine Infektion kann asymptomatisch verlaufen oder sich mit Durchfall und Druckempfindlichkeit des Bauchs äußern. Im Stuhl kann Blut auftreten.

Endolimax nana

Bei Endolimax nana handelt es sich um die kleinste Amöbe. Die Übertragung erfolgt durch Aufnahme der Zysten. Eine Infektion kann entweder asymptomatisch verlaufen oder Durchfall verursachen. Eine Infektion mit E. nana wird oft mit reaktiver Arthritis in Verbindung gebracht. Die pathogene Wirkung steigt, sobald E. nana zusammen mit anderen schwach pathogenen Einzellern wie Blastocystis hominis auftritt.

Entamoeba coli

Entamoeba coli hat einen ähnlichen Lebenszyklus wie E. histolytica, befällt jedoch nicht die Schleimhaut des Dickdarms. Eine Infektion erfolgt über die direkte Aufnahme der Zysten. Die Infektion verläuft meist asymptomatisch, kann jedoch zu leichtem Durchfall führen. Die Folgeschäden einer parasitären Infektion können über gastrointestinale Beschwerden hinausgehen, wenn parasitäre Antigene in das Epithelgewebe eindringen und antigensensitive Zellen stimulieren, was zu autoimmunisierenden Reaktionen führen kann.

Entamoeba histolytica

Man unterschiedet zwei Formen: den beweglichen Trophozoiten und die Zyste. Der Trophozoit (die parasitäre Form) befindet sich im Darmlumen und ernährt sich von Bakterien oder Gewebe. Die Trophozoiten gelangen bei Durchfall unverändert in den Stuhl und sterben sofort nach der Berührung mit der Raumtemperatur ab. Stellt sich kein Durchfall ein, so verkapseln sich die Organismen zu überlebensfähigen Zysten, bevor sie den Darm wieder verlassen. Die Trophozoiten dringen hauptsächlich bei Stase des Darminhalts in die Schleimhaut ein (Flexura coli dextra und sinistra, ICV, Sigmoid). Das erste Krankheitsstadium ist ein kleiner Abszess. Die Läsionen können sich jedoch weiter ausdehnen und zu Blutungen, Ödemen und ulzerativen Dickdarmentzündungen führen. An Symptome treten Durchfall oder Verstopfung, Flatulenz, Krämpfe, Nahrungsmittelunverträglichkeiten und Müdigkeit auf. Eine Empfindlichkeit der Leber und des Colon ascendens kommen vor und der Stuhl kann Schleim oder Blut enthalten. Gelegentlich durchdringt der Einzeller die Darmwand und gelangt so über die Pfortader in die Leber und Lungen, wo sich weitere Abszesse bilden können.

Entamoeba hartmanni

Entamoeba hartmanni ist die kleinere Form der E. histolytica und weniger pathogen.

Giardia lamblia

Giardia lamblia kommt im Duodenum und in der Galle vor und verursacht Gastroenteritis. Symptome sind Schwindel, Flatulenz, epigastrische Schmerzen, Bauchkrämpfe, Nahrungsmittelunverträglichkeiten, chronische Müdigkeit, Erbrechen, Wachstumsstörungen bei Kindern und Kleinkindern, allergische Reaktionen, immunologische Dysfunktion und Durchfall. Bei schweren Fällen kann eine Malabsorption auftreten. Die meisten Stuhlproben enthalten das verkapselte Zystenstadium des Parasiten. Den begeißelten Trophozoiten kann man für gewöhnlich nur bei schwerem Durchfall nachweisen. Die Übertragung erfolgt fäkal-oral, Epidemien, die auf eine Kontamination des Wassers zurückzuführen sind, breiten sich über Flüsse, Quellen und manchmal auch über chlorierte kommunale Wassersysteme aus.

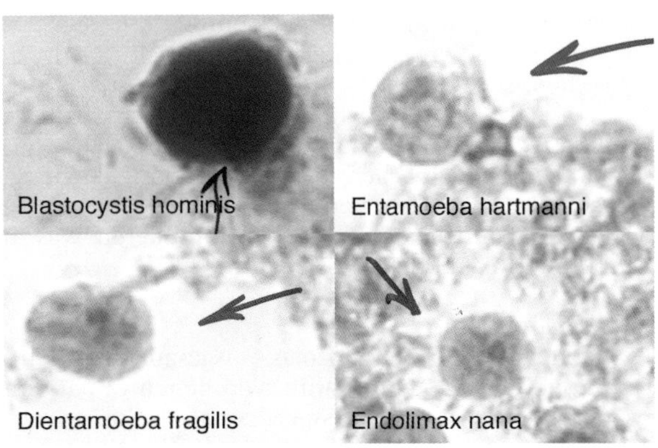

Abb. 7.18: Parasitäre Einzeller

Würmer

In Mitteleuropa sind vor allem Zestoden (Bandwürmer der Gattung Taenia, Rinderbandwurm, Schweinebandwurm), Echinococcus (Hundebandwurm), Askariden (Spulwurm) und Enterobius vermicularis (Madenwurm, Oxyuris) relevant.

Diagnostik

Außer für Entamoeba histolytica, Giardia lamblia und verschiedene Wurmsorten sind keine Antikörpertests verfügbar. Die Stuhluntersuchung ist relativ aufwendig und nur bei entsprechend spezialisierten Labors zuverlässig (☞ oben). Somit ist folgendes Vorgehen empfehlenswert:

Screening mit Applied Kinesiology

Ein dysreaktiver darmzugeordneter Muskel (M. rectus femoris, M. tensor fasciae latae) wird verwendet, um einen Challenge mit antiparasitären Substanzen durchzuführen. Wenn kein dysreaktiver zugeordneter Muskel zur Verfügung steht, wird eine Therapielokalisation zur Ileozökalregion, zum Sigma, zur linken oder rechten Kolonflexur durchgeführt (evtl. auch mit dem Magneten). Bei lokalisierten intestinalen Problemen führt dies zur Dysreaktion des als Indikator verwendeten darmzugeordneten Muskels.

Furamide™, AP-Formula™ (PE), Metronidazol (Flagyl®) oder Paromomycin (Humatin®) oder Tinidazol (Simplotan®, zurzeit nicht im Handel) heben die positive Therapielokalisation auf, was auf einen Befall mit Einzellern, die auf diese Substanzen empfindlich sind, hinweist. Die beiden letztgenannten Substanzen sind aber auch gegen Anaerobier wirksam, so dass eine Differenzialdiagnose mit Anaerobiernosoden, besonders Clostridien (☞ Kap. 7.7.4), durchgeführt werden muss. Letztendlich kann immer beides vorliegen und es sollte der Versuch eines Erregernachweises mittels Stuhlprobe gemacht werden.

Die Fa. Staufen-Pharma liefert eine Nosode Amöben ohne spezielle Differenzierung, ebenso eine Nosode Giardia lamblia sowie die Nosoden Oxyuren, Taenia, Askariden. Ein dysreaktiver darmzugeordneter Muskel zeigt bei Parasitenbefall mit der entsprechenden Nosode in einer niedrigen Potenz (D4 oder D6) einen normoreaktiven Challenge. Wenn der Nosodentest negativ, das Screening mit den antiparasitären Substanzen jedoch positiv ist, dann sollte eine Stuhlanalyse durchgeführt werden.

Labordiagnostik

Die Rate positiver Befunde nimmt durch die Anwendung von geeigneten Fixiermitteln und Färbeverfahren, die Untersuchung von mehreren Proben desselben Patienten und die Untersuchung von abgeführten Stuhlproben zu. Vorrangig dürften jedoch die Qualität der Ausbildung und die von der Laborführung vorgegebene Untersuchungszeit sowie interne Qualitätsverfahren sein.

Für Wurmeier (Ascaris und Oxyuren) ist weniger die Untersuchung einer Stuhlprobe als die mikroskopische Untersuchung eines über Nacht auf den Anus geklebten transparenten Klebestreifens erfolgversprechend. Ascarislarven sind mittels spezifischen IgE-Antikörpers nachweisbar (Kayser, 1998).

Therapie

Phytotherapie

Es kann ein Versuch mit Phytotherapeutika gemacht werden: Biologische Therapeutika sind Berberin (aus Hydrastis), das eine Wirkung gegen Entamoeba histolytica hat, weiterhin Allicin, der aktive Wirkstoff von Knoblauchextrakt, ebenfalls wirksam gegen Entamoeba histolytica, Grapefruitsamen-Extrakt in Kombination mit Artemisia annua. Von Quassia wird ein anthelmintischer Effekt mit Wirkung gegen Ascaris lumbricoides, aber auch Wirkung gegen Amöben und Giardia berichtet. Ein Mischpräparat verschiedener antiparasitärer Phytotherapeutika ist AP-Formula™ (PE). AP-Formula™ (PE) 3 × 1–3 Kps. und Artecine™ (Thorne) 3 × 1–3 Kps. sind die am häufigsten angewandten Substanzen.

In einem ansonsten zweifelhaften Buch gibt Clark (1997) folgende Wurmkur an. Sie besteht zumindest aus anderweitig als parasitenwirksam beschriebenen Inkredienzien:

- Extractum Absinthii: 1 × 7 Kps. à 200 mg morgens nüchtern (Wermut, Artemisia absinthium, der eine anthelmintische Wirkung haben soll, hat in hohen Dosen neurotoxische Wirkungen)
- Gewürznelken (Flores Caryophyllii): 1 × 3 Kps. à 500 mg morgens nüchtern
- Tinktur aus den Schalen der Schwarznuss (Juglans nigra): 2 Teelöffel morgens auf nüchternen Magen.

Diese drei Mittel werden einmal wöchentlich genommen.

Chemotherapeutika bei Einzellerbefall

- Paromomycin (Humatin®): 25–30 mg/kgKG/Tag in drei Dosen, sieben Tage gegen Blastocystis hominis, Dientamoeba fragilis, asymptomatische Amöbiasis, extrem hohe Erfolgsrate bei Versagen anderer Mittel. Ist gegen Anaerobier wirksam. Nebenwirkungen: gastrointestinale Störungen, selten Schädigung des N. acusticus (wie bei anderen Aminoglykosid-Antibiotika), Nierenschädigung.
- Tinidazol (Simplotan®): fünf Tage lang 2 × 1 g, wirkt bei intestinaler und systemischer Amöbiasis, Blastocystis hominis und Giardia lamblia, ist zudem wirksam gegen Anaerobier. Die Substanz hat sich bewährt, ist jedoch zurzeit nicht im deutschen Handel erhältlich.
- Nimorazol (Esclama®): 2 Tabl. morgens und abends, sieben Tage lang gegen Amöben und Giardia sowie Trichomonas.
- Metronidazol (Flagyl®, Clont®): 750 mg/Tag über zehn Tage, symptomatische Amöbiasis, Nebenwirkungen: Kopfschmerzen, Nausea, Mundtrockenheit, Erbrechen, Durchfall, Schlafstörungen, Vertigo, Parästhesien, selten neurologische Symptome wie Krampfanfälle und Ataxie, periphere Neuropathie.
- Quinacrine HCl (Atabrine®): 100 mg/Tag über fünf Tage, gegen Giardia lamblia, Nebenwirkungen: Schwindel, Kopfschmerzen, Erbrechen, Durchfall, selten Schlafstörungen, Albträume, toxische Psychose, Urtikaria, sehr selten Krampfanfälle, akute Lebernekrose.

7.10 Psychoneuroimmunologische Aspekte

Nicht immer ist die Symptomatik, die auf bakterielle, Kandida- oder parasitäre Dysbiosen hinzudeuten scheint, auch tatsächlich von diesen Ursachen geprägt.

Dysbiosen sind Ursachen für Beschwerden wie Unverträglichkeiten, Allergien, Schmerzsyndrome, aber andererseits geben vegetative Funktionsstörungen und Unverträglichkeitsreaktionen auch zur Entwicklung von Dysbiosen Anlass.

Wenn die Sanierung von Dysbiosen nach bestem Wissen und Gewissen nicht zum Erfolg führt oder die erreichte Symptomverbesserung nicht anhält, da das verursachende Moment nicht erfasst wurde, ist es wenig hilfreich, mit noch schärferer Diät, stärkeren Pilzmitteln etc. etwas erreichen zu wollen. Dann muss das Konzept geändert werden: „Wenn das, was du tust, nicht funktioniert, tu etwas anderes!" Die Dysphorie über die kleine Auswahl von „noch verträglichen" Nahrungsmitteln, die drohende Zahnsanierung (z.B. Ersatz einer Goldlegierung durch Keramik bei Metallunverträglichkeit) etc. kann unter Umständen kränker machen als die ökologische Noxe.

Auch der emotionale Stress gehört zum „Total Load", der Gesamtbelastung, die der Therapeut reduzieren will. Also muss er sich darüber Rechenschaft ablegen, ob und wie er das mit seinen Therapien anstellt. Die Fülle an Horrorbüchern und -schriften im Tenor von „Kandida, die tödliche Bedrohung", „Zahnersatzmaterialien, Horror autotoxicus", die den Autoren Einkommen verschaffen, da die Patienten auf der Suche nach Hilfe sind, führen diese in so vielen Fällen in eine Spirale der Dysphorie und der Somatisierung psychischer Konflikte hinein – diese gilt es zu durchbrechen.

Fallbeispiel Bauchschmerzen

10-jähriges Mädchen, Hauptbeschwerde: Bauchschmerzen.

Befunde: Kandida-Challenge positiv, Therapie entsprechend mit Antimykotikum und Diät. Nahrungsmittelscreening positiv, Nahrungsmitteltest und Karenzdiät. Parasitenscreening mit Furamide® und AC-Formula™ positiv. Stuhlbefund bestätigt: massenhaft Blastocystis hominis. Therapie mit Furamide® und schließlich Humatin®.

Keine Besserung, die Mutter ist verzweifelt, will „endlich Schmerzmittel". Aufgrund einer eigenartigen Geschwisterkonstellation (die vierjährige Schwester geht der Mutter während den Behandlungen der Schwester ständig an die Brust, die sie vorher entblößt) wird ein emotionales Screening durchgeführt und das Mädchen zur NLP-Therapeutin überwiesen. Die NLP-Arbeit begann mit der „wohlgeformten Zielbestimmung". Das unerwartete Resultat: „Ich möchte fröhlich sein" („so wie früher"). Fröhlich sein bedeutet für sie „wild sein", „das Leben genießen". Zur wohlgeformten Zielbestimmung gehört die „Ökologie": „Was verlierst du, wenn du das Ziel erreichst?" Das ist für sie zunächst nicht zu beantworten.

Daher wird in die Repräsentationssysteme (visuell, akustisch, kinästhetisch) gegangen: „Stelle dir einen Zustand vor, in dem du so gewesen bist, wie du gerne sein möchtest": Das Bild, wie sie glücklich auf ihrem Pferd reitet, taucht auf. Dabei fängt sie an zu weinen. In mehreren Schritten und gezielter Fragestellung (Metamodell des NLP) wird ein Glaubenssatz der kleinen Patientin aufgedeckt: „Wenn ich glücklich bin, wird mir etwas weggenommen." Erklärung: Das Pferd war vor ca. zwei Jahren gestorben und daraus hat sich ein Glaubenssystem entwickelt: „Was wird mir weggenommen werden von den Dingen und Personen, die ich am meisten liebe, wenn ich das nächste Mal glücklich bin?", woraus sich eine psychosomatische Störung entwickelt: „Du sollst nicht glücklich sein" wird in tägliche Bauchschmerzen umgesetzt.

Die Arbeit bestand in „Reframing" und „Veränderung von Glaubenssystemen". Erläuterung: Beim Bedeutungs-Reframing (auch Inhalts-Reframing genannt) bleiben Kontext und Situation erhalten, aber die emotionale Bedeutung eines Ereignisses wird neu interpretiert (Ötsch, Stahl, 1997). Das Glaubenssystem wurde verändert und die anschließende Timeline-Arbeit (zukunftsorientiert) klärte, ob sie auch in der Zukunft das Recht haben würde, glücklich zu sein, ohne dafür bestraft zu werden. Nachdem dies bejaht werden konnte, wurde die Patientin mit einem „Future-Pace" entlassen.

Aus dem Tagebuch des Kindes (nach der zweiten Sitzung):

- 14.2.: Heute habe ich total viel Power, ich lebe wieder. Bin auch ganz fröhlich.
- 15.2.: Heute war Fasching am Marktplatz. Das Fest an sich war stinklangweilig, doch ich war froh, endlich mal wieder auf nichts aufpassen zu müssen; einfach Krapfen essen, er war zwar total voll Alkohol und total fettig, aber trotzdem bekam er mir sehr gut.
- 16.2.: Heute hatte ich Geige; ich schaffte zum ersten Mal ein Stück ohne Quietschen, Verspielen und Stocken; meine Lehrerin lobte mich sehr. Bauch- und kopfwehmäßig sieht's wirklich gut aus.
- 18.2.: Habe kein Bauch- und Kopfweh. Sonst geht's mir gut.

Dauer der Arbeit: 3 Sitzungen à eine Stunde im Abstand von 10 bzw. 14 Tagen.

Übungseinheit

- Testen Sie M. rectus femoris, M. tensor fasciae latae, M. pectoralis major, M. popliteus und M. latissimus dorsi bds.
- Führen Sie einen Kandida-Challenge durch:
  - Ausgehend vom normoreaktiven Muskel
  - Ausgehend vom dysreaktiven Muskel.
- Führen Sie einen Medikamententest bei Kandidabelastung durch.
- Führen Sie einen Test durch, mit dem Sie untersuchen, ob die Nasennebenhöhlen mit Kandida befallen sind.
- Führen Sie Tests zu bakterieller Dysbiose durch.
- Führen Sie Tests zu Parasitose des Darmes durch.

7.11 Übungsfragen zu Kap. 7

Antworten ☞Kap. 8.14

Frage 1: Nennen Sie zwei typische Gründe für Dysbalancen der Kolonflora.

Frage 2: Was sind zwei typische Symptome bei Kopfschmerzen, die durch Hypochlorhydrie verursacht werden?

Frage 3: Nennen Sie einige Symptome, die mit Obstipation vergesellschaftet sind.

Frage 4: Welche Untersuchungen müssen Sie mit den Mitteln der AK bei Hyperazidität des Magens durchführen?

Frage 5: Wenn ein Patient Gasbildung kurz nach dem Essen beklagt, ist welches Problem wahrscheinlich?
Frage 6: Wenn Gasbildung mehrere Stunden nach einer Mahlzeit auftritt, was sind die wahrscheinlichen Probleme?
Frage 7: Wodurch kann eine bilaterale PMC-Hyporeaktion, assoziiert mit Magensäurestörungen, verdeckt werden? Wie gehen Sie vor?
Frage 8: Ist die Supplementierung mit Betain-HCl normalerweise eine Dauermaßnahme?
Frage 9: Bei Hypochlorhydrie kann es zum Mangel welchen Mineralstoffs kommen?
Frage 10: Sind Kokosnussöl und Palmöl diätetisch wertvolle Öle?
Frage 11: Was ist das Problem bei der labortechnischen Untersuchung der Leber?
Frage 12: Welche sind die leberassoziierten Muskeln in der AK?
Frage 13: Welches ist der der Gallenblase zugeordnete Muskel in der AK?
Frage 14: Nennen Sie fünf Faktoren, die zur toxischen Belastung der Leber führen können.
Frage 15: Wie führen Sie den Challenge zur Diagnostik eines Hypoparasympathikotonus durch?
Frage 16: Wie differenzieren Sie diesen Challenge von Hypersympathikotonus?
Frage 17: Wie kann es bei Hypazidität des Magens zu retrosternalem Schmerz kommen?
Frage 18: Nennen Sie verschiedene diagnostische Provokationen bei rheumatischen Erkrankungen, die im Zusammenhang mit Dysbiosen stehen.
Frage 19: Wie kommt es zu Schmerzsyndromen durch Dysbiosen?
Frage 20: Wie testen Sie eine Fäulnisdyspepsie mit den Mitteln der AK?
Frage 21: Was gehört zur AK-Diagnostik eines Overgrowth-Syndroms?

7.12 Antworten zu Kap. 6.14

Antwort 1: Das Zahnersatzmaterial wird vom Patienten, wenn möglich, mindestens 14 Tage vor dem Materialtest an drei aufeinander folgenden Tagen für mindestens fünf Minuten im Mund gehalten, um eine evtl. Sensibilisierung auszulösen. Am Tag vor dem Test hält er das Material ebenfalls fünf Minuten im Mund. Beim Test selbst wird das Material in verarbeiteter Form für 30–60 Sekunden im Mund gehalten und vorher ein normoreaktiver Indikatormuskel geprüft.
Antwort 2: Sie klären ihn auf, dass der bioenergetische Test für mögliche Unverträglichkeitsreaktionen die beste Möglichkeit des Vortests ist, dass jedoch eine Mengenproblematik vorhanden ist, so dass eine absolute Sicherheit bezüglich der Verträglichkeit erst nach Exposition des Patienten mit der gleichen Menge Material, wie sie für die definitive Arbeit notwendig ist, möglich ist.
Antwort 3: Eine Kurzinfusion garantiert sowohl einen venösen Zugang als auch eine ausreichend lange Infusionszeit. Reanimationsmöglichkeiten müssen vorhanden sein.
Antwort 4: Der Patient befindet sich in einer immunologisch schlechten Situation, deren Ursprung evtl. die emotionale Belastung sein könnte. Ein emotionales Screening kann mit den Mitteln der AK durchgeführt werden. Die geringste Belastung für den Patienten stellt sicherlich die Dysbiosesanierung dar, daher sollte auf der körperlichen Ebene damit angefangen werden. Anschließend sollte die Unverträglichkeit der Zahnersatzmaterialien erneut geprüft werden.
Antwort 5: Sie suchen einen normoreaktiven Indikatormuskel. Die Magnet-TL über sämtlichen Kieferregionen wird geprüft und wird in aller Regel über gestörten Regionen (Herde oder unverträgliche Materialien) positiv sein. Sie prüfen mittels potenzierten Zahnersatzmaterials, welches die positive Magnet-TL aufhebt. Es muss danach noch geprüft werden, ob die Nosoden für Zahnherde (Ostitis, Pulpitis, gangränöse Pulpa je nach Anamnese, Röntgenbild etc.) die positive Magnet-TL auch aufheben. Im positiven Falle muss eine genaue Lokalisation der Herde durchgeführt werden. Vor Entfernung der unverträglich getesteten Ersatzmaterialien muss das Störfeld zunächst beseitigt werden, da es selbst auch zu Materialunverträglichkeiten Anlass geben kann.
Antwort 6: N-Acetylcystein (NAC) über die Förderung von Glutathionbildung und evtl. über direkte Chelatwirkung.
Antwort 7: Material drei Tage in Folge ca. zehn Minuten im Mund halten. Nach zwei Wochen noch mal das Gleiche, bevor das Material mit AK überprüft wird. Das Material wird im Mund getestet, der Magnet wird dabei auf den Mund gehalten. Lymphozytentransformationstest (LTT) und Intrakutan-Test geben jeweils Teilaspekte der Immun- bzw. Unverträglichkeitsreaktionen wieder.

8 Allergie, Immunschwäche

H. Garten

8.1 Definitionen

- **Allergische Reaktionen:** Allergie (Hypersensibilität) ist eine übersteigerte Immunantwort, bei der krank machende Folgen im Vordergrund stehen. Bei Autoimmunkrankheiten richtet sich die Immunantwort gegen körpereigenes Gewebe.
- **Immunschwäche:** Es handelt sich um eine in erster Linie klinische Diagnose, die eine weite Spanne von Zuständen beschreibt, beginnend bei der Infektanfälligkeit der oberen Luftwege und endend bei AIDS. Nach Thomas (1998) ist der Begriff an eine messbare Defizienz des Immunsystems gebunden; relevante Störungen sollen dann vorliegen, wenn der Patient mindestens drei Infektepisoden pro Jahr von mehr als vier Wochen Dauer aufweist. Die Erfahrung zeigt jedoch, dass dieses Kriterium auch erfüllt werden kann, wenn keine Immunparameter messbar verändert sind.

Für die Störungen des Immunsystems stehen inzwischen hervorragende Möglichkeiten der Labordiagnostik zur Verfügung. Diese ermöglichen auch zunehmend eine Differenzierung allergischer Reaktionen von pseudoallergischen oder Unverträglichkeitsreaktionen, die unter Umständen durch denselben Mediator verursacht werden.

Die Realität der Praxis zeigt jedoch, dass bei zahlreichen Patienten diese Unterscheidung mit labortechnischen Mitteln nicht gelingt. Die Applied Kinesiology bietet dann hervorragende differenzialtherapeutische Möglichkeiten. Zu deren Ausschöpfung ist die Kenntnis der immunologischen Grundlagen notwendig, die daher im Folgenden dargestellt werden. Sie können diese Passagen überlesen, wenn Sie sich nur die Essenzen für die Praxis aneignen wollen (☞ Kap. 8.7, 8.9.2, 8.10.2).

8.2 Zelluläre Komponenten des Immunsystems

8.2.1 Polymorphkernige Leukozyten

Neutrophile Granulozyten

Sie haben die Funktion der Aufnahme und Verdauung von Mikroorganismen und werden von chemotaktischen Faktoren, die vom eingedrungenen Mikroorganismus selbst, von verletzten Geweben oder von Plasmabestandteilen (Komplementkomponenten) gebildet werden, gesteuert. Neutrophile Granulozyten sind zur Bildung freier Radikale (reaktive Sauerstoff- und Stickstoffverbindungen, ☞ Kap. 10.3) befähigt.

Eosinophile Granulozyten

Sie werden als proinflammatorische Effektorzellen angesehen. Über oxidative und nicht-oxidative Mechanismen sind sie an den grundlegenden entzündlichen Reaktionen beteiligt. Letztere werden durch basische Proteine vermittelt. Das Ausmaß der Eosinophilie korreliert bei allergischen Erkrankungen wie Rhinitis, Asthma bronchiale und atopischer Dermatitis sowie bei parasitären Erkrankungen mit dem klinischen Schweregrad der Erkrankung.

Basophile Granulozyten

Sie besitzen im Gegensatz zu den Neutrophilen und Eosinophilen keine Peroxidasen. Die Granula der Basophilen enthalten jedoch große Mengen an Heparin und Histamin. In dieser Hinsicht sind sie den Mastzellen vergleichbar, deren Verwandtschaft mit den Granulozyten unklar ist.

8.2.2 Makrophagen

Makrophagen haben auch die bedeutsame Funktion der Produktion reaktiver Sauerstoffverbindungen. Diese freien Radikale werden speziell von den Kupffer-Sternzellen der Leber als Reaktion auf Toxine, die durch unvollständige Konjugation in der Phase 2 entstehen, gebildet. Auch andere Gewebsmakrophagen sind an der Bildung von freien Radikalen, auch als Reaktion auf die Phagozytose von Bakterien und anderen Mikroben, beteiligt. Daneben setzen Makrophagen Zytokine frei.

Antigenpräsentierende Zellen (APZ)

Sie werden vor allem in Haut, Lymphknoten, Milz und Thymus gefunden. Zu dieser Zellgattung gehören Monozyten, Makrophagen, dendritische Zellen, Langerhans-Zellen, B-Lymphozyten und Astrozyten.

Lösliche exogene Antigene (bakteriell, parasitär, Toxine, Haptene, Immunkomplexe) werden durch die APZ aufgenommen und in Phagolysosomen in Peptide gespalten. In den Phagolysosomen wird dann das Fragment der „invarianten Kette" (CLIP, class-III-inhibiting protein) der MHC-II-Moleküle (☞ Kap. 8.3.2), das normalerweise das Dimer der MHC-II-Moleküle vor dem Zugriff anderer zelleigener Proteine schützt, durch ein Antigenfragment ersetzt. Dieses wird an der Zelloberfläche an MHC-II-Molekülen gebunden präsentiert, wo es von $CD4^+$-Helferzellen erkannt wird (exogener Weg, ☞ Abb. 8.1).

In der Zelle synthetisierte endogene Peptide und partikuläre Antigene aus Viren, Bakterien und Parasiten werden in der Zelle prozessiert, im endoplasmatischen Retikulum an MHC-Klasse-I-Moleküle gebunden und auf der Zelloberfläche präsentiert. An der APZ-Oberfläche werden sie von $CD8^+$-Zellen (zytotoxischen Zellen, ☞ unten) erkannt (endogener Weg, ☞ Abb. 8.1).

MHC-Moleküle

Beim MHC-Molekül handelt es sich um Proteine der Immunglobulin-Superfamilie, die von Genen des Haupthistokompatibilitätskomplexes (major histocompatibility complex) kodiert werden. Die MHC-Moleküle werden auch als HLA-Moleküle (humanes Lymphozytenantigen) bezeichnet, da sie zunächst als der Faktor, der für Gewebsabstoßung, z. B. bei Transfusionen, verantwortlich ist, erkannt wurden. Es gibt MHC-Klasse-I- und -Klasse-II-Moleküle, die von Klasse-I- und Klasse-II-Genen kodiert werden. Jeder Mensch besitzt eine charakteristische MHC-Struktur. MHC-I-Moleküle werden von allen Körperzellen des Erwachsenen exprimiert, während MHC-II-Moleküle von antigenpräsentierenden Zellen (s. o.) sowie aktivierten B-Lymphozyten gebildet werden. Hierauf beruht die B-/T-Zell-Interaktion (☞ Abb. 8.2).

Die prozessierten Antigene werden an MHC-Moleküle gebunden präsentiert (☞ antigenpräsentierende Zellen), was bei Nicht-Selbst-Antigenen zur T-Zell-Aktivierung führt. Erkennung von körpereigenen Strukturen zusammen mit MHC-Molekülen führt zu Nicht-Reaktivität, d. h. zu Toleranz. MHC-I-Moleküle vermitteln den zytotoxischen Weg ($CD8^+$-CTL- und indirekt über Interleukin-2 u. a. NK-Zell-vermittelt). MHC-II-Moleküle vermitteln den zellvermittelten verzögerten Typ der Immunreaktion ($CD4^+$ TH1) und den B-Zell-vermittelten Weg der Antikörperbildung (zusammen mit $CD4^+$ TH2).

8.2.3 Lymphozytensubpopulationen

Die lichtmikroskopisch relativ homogene Zellpopulation der Lymphozyten kann mit Hilfe von spezifischen Oberflächenantigenen, die nach der CD-Nomenklatur

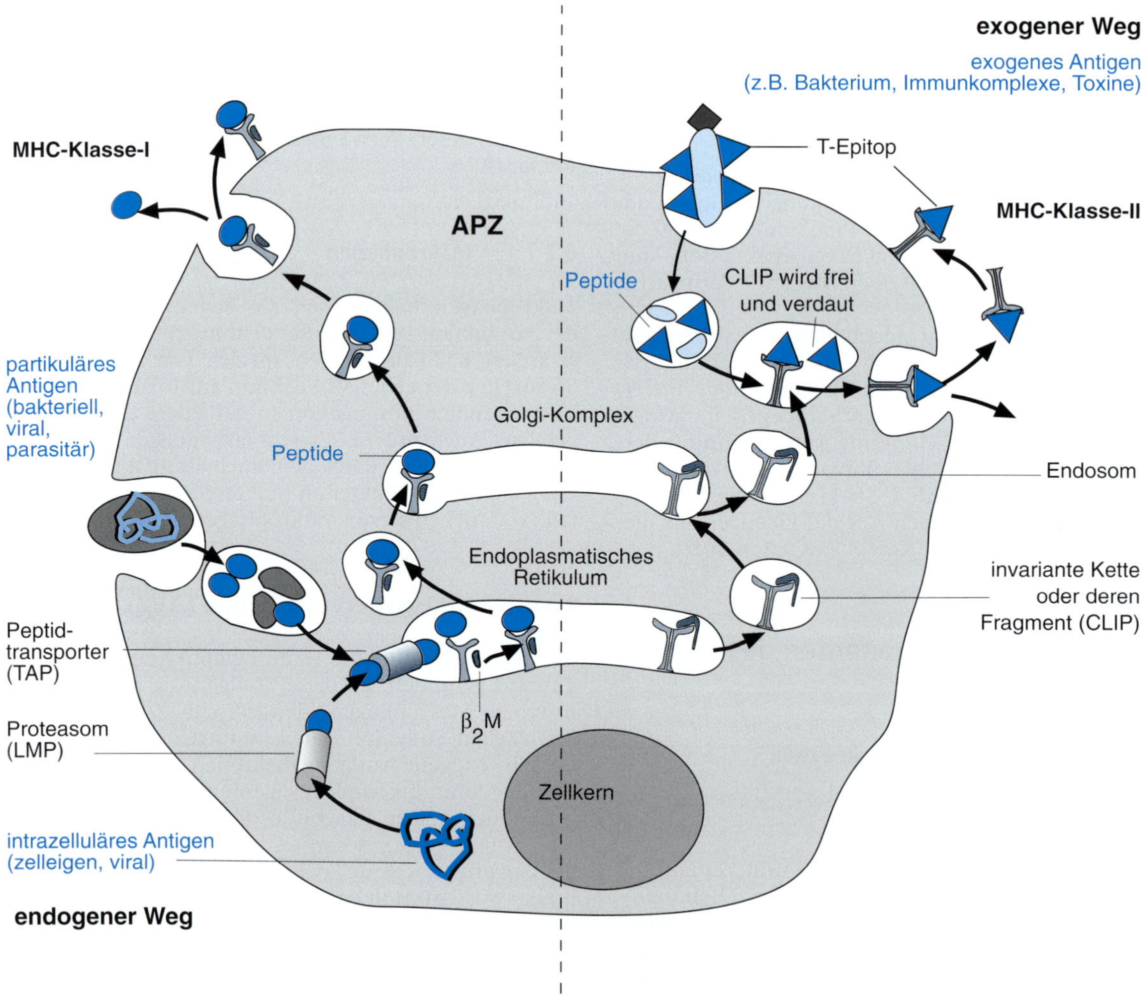

Abb. 8.1: Antigenpräsentierende Zelle und ihre Funktionen: Links ist der endogene Weg der Antigenpräsentation, rechts der exogene dargestellt (modifiziert nach Kayser, Bienz et al. 1998). Beschreibung siehe Text.

(CD: cluster of differentiation) bezeichnet werden, in Subpopulationen unterteilt werden (☞ Tab. 8.1). Die Differenzierung der Subpopulationen dient als:

- Basisscreening bei zytopathischen Virusinfekten: HIV, EBV, Herpesviren, Sarkoidose, Autoimmunerkankungen, Organtransplantation, Abstoßungsreaktion, Kontrolle unter immunsuppressiver Therapie;
- Eingangsuntersuchung bei Verdacht auf sekundären zellulären Immundefekt bei Malignom, Nephrose, Hepatose, Lymphom, CFS, Stress-Endokrinopathie, chronische Infektionen;
- Screening bei Verdacht auf primären Immundefekt.

Natürliche Killer(NK)-Zellen ($CD3^-/CD16^+/CD56^+/CD57^+$)

NK-Zellen sind CD3-negativ ($CD3^-$), was sie von den CD3-positiven zytotoxischen T-Zellen ($CD8^+$-CTL, ☞ unten) unterscheidet. Sie tragen die Oberflächenantigene CD16 und CD56 und können durch lösliche Substanzen aus zytoplasmatischen Granula gewisse Tumorzellen, virusinfizierte und embryonale Zellen beinahe unmittelbar nach dem Zusammentreffen abtöten. Auch die unten erwähnten $CD3^+$-zytotoxischen T-Zellen ($CD8^+$-CTL) tragen die Marker CD16, CD56 und CD57. Die Aktivität der natürlichen Killerzellen kann durch Zytokine wie IL-2, IL-12, Interferon-α und Interferon-γ sowie bakterielle Produkte wie Picibanil, pflanzliche Lektine (Mistelpräparate) und Bromophyrin gesteigert werden.

B-Lymphozyten ($CD19^+$)

Die antigenunabhängige Entwicklung bis zur Stufe der naiven B-Zellen findet im Knochenmark (**b**one marrow) statt. Sie wandern in die Milz und in die peripheren lymphoretikulären Gewebe (Lymphknoten, Peyer-Plaques, Appendix, Tonsillen etc.). Durch Antigeninduktion differenzieren sie sich in Gegenwart von T-Zellen und deren löslichen Produkten zu Plasmazellen und bilden Immunglobuline (Antikörper).

Die native B-Zelle weist monomeres IgM an der Oberfläche auf. Bei der Reifung tritt kurzfristig IgD auf, was später nicht mehr nachweisbar ist. Bei der Aktivierung kann die Entwicklung alternativ zu IgM-, IgG-, IgA- und IgE-synthetisierenden Plasmazellen verlaufen (☞ Kap. 8.8). An einem bestimmten Punkt des Entwicklungszyklus kann die Zelle in die G0-Phase zurückkehren und zur Gedächtniszelle (memory cell) werden. Diese kann durch Reexposition mit demselben Antigen reaktiviert werden und zu einem erneuten Start des Differenzierungszyklus führen.

B-Lymphozyten tragen spezielle Zellmarker (CD19, CD20, CD21, CD5, CD23) und weitere charakteristische Oberflächenmoleküle wie z.B. Fc-Rezeptoren für Immunglobuline, C3-Komplement-Rezeptoren, MHC-Klasse-II-Moleküle und EBV-Rezeptoren (Wichmann, Schlipköter et al., 1995).

Verminderung der B-Zell-Zahl kommt bei Immundefizienz, chronischer Bronchitis, körperlicher Überanstrengung, Intoxikationen, Leberzirrhose u.a. vor, Vermehrungen sieht man bei tiefen Hautinfektionen, Zystitiden und allergischen Syndromen (Müller, Bayer et al.,1998b).

T-Lymphozyten ($CD3^+$)

Diese reifen im Thymus. Zellen, die die körpereigenen MHC-Moleküle nicht erkennen, sterben ab. T-Zellen tragen für die antigene Erkennung den T-Zell-Rezeptor (TCR, ☞ Abb. 12.2). Dieser wird nach Antigenkontakt durch Rearrangement von Genabschnitten in der T-Zelle gebildet. Das CD3-Molekül ist Teil des T-Zell-Rezeptors, so dass alle reifen T-Zellen als $CD3^+$ bezeichnet werden können.

T-Helfer-Lymphozyten: Th „$CD4^+$-Zellen" ($CD3^+/CD4^+/CD8^-$)

Sie exprimieren neben anderen das Oberflächenmolekül CD4, nicht jedoch CD8. Sie erkennen Antigene in Interaktion mit MHC-II-Molekülen der antigenpräsentierenden Zellen (APZ) und sezernieren Zytokine, die eine weitere Unterscheidung der T-Helferzellen möglich macht: Th1-Typ-Lymphozyten produzieren IL-2, IFN-γ und TNF-α/β. Dies entspricht eher einer das zelluläre Immunsystem hochregulierenden Funktion. Das Zytokinprofil der Lymphozyten vom Th2-Typ besteht aus IL-4, IL-5, IL-6, IL-10 und IL-13 (Cosmi, Annunziato et al., 2000). Dies entspricht einem das humorale Immunsystem hochregulierenden Zytokinprofil (☞ Tab. 8.1, Abb. 8.1).

Bisher war es nicht möglich, durch Oberflächenmarker die Th1- oder Th2-Zellen sicher zu unterscheiden (Cosmi, Annunziato et al., 2000; Shibata, Nezu et al., 2002). Es wurde darauf hingewiesen, dass Th1-Lymphozyten die Oberflächenmarker CD26, membranständiges IFN-γ und das Lymphozytenaktivationsgen 3 tragen können, während auf Th2-Lymphozyten CD30 nachgewiesen wurden (Male, 2004). Diese Marker wurden aber von anderen Arbeitsgruppen nur bedingt bestätigt, z.T. wurden sie sogar widerlegt (Pellegrini, Berghella et al., 2003).

Auch mit Chemokinin-Rezeptoren sind Th1/Th2-Lymphozyten unterschiedlich ausgestattet. Vorzugsweise finden sich die Chemokininrezeptoren CCRS und CXCR3 auf Th1-Lymphozyten, CCR3, CCR4 und CCRS auf Th2-Lymphozyten. CXCR4 kann zu gleichen Anteilen sowohl bei Th1- als auch bei Th2-Lymphozyten nachgewiesen werden. Die zytometrische oder immunhistochemische Messung der genannten Moleküle gestaltet sich in vivo und in vitro allerdings sehr schwierig (Cosmi, Annunziato et al., 2000).

Ein neuer, Th2-Lymphozyten-spezifischer Oberflächenmarker ist der Chemoattractant-Receptor CRTH2, der nur auf Th2-Lymphozyten exprimiert wird, aber auch an basophilen und eosinophilen Granulozyten nachzuweisen ist (Cosmi, Annunziato et al., 2000).

Patienten mit einem fortgeschrittenen Magen- oder kolorektalen Karzinom und bestehender Kachexie zeigen eine Th1/Th2-lmbalance (Shibata, Nezu et al., 2002). Auch bei parasitären Infektionskrankheiten wie Lepra oder Leishmaniose findet man diese Imbalance der Th1/Th2-Lymphozyten.

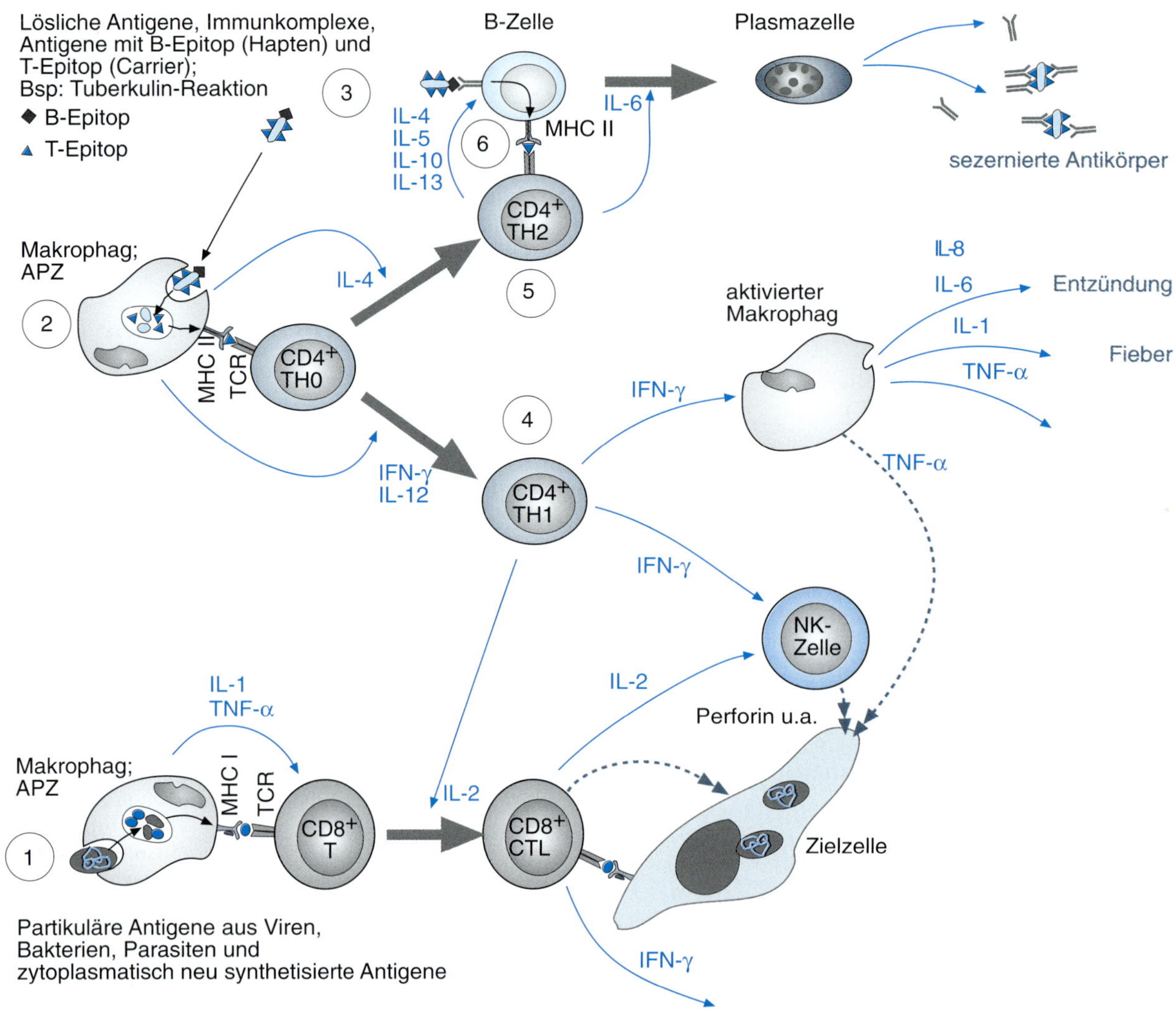

Abb. 8.2: Die antigenpräsentierende Zelle (APZ) phagozytiert Antigene (native Antigenerkennung durch T-Zellen ist nicht möglich, im Gegensatz zur B-Zelle) (nach Bieger, 1996, Kayser, 1998, Wichmann et al., 1995)

(1) Partikuläre Antigene aus Viren, Bakterien, Parasiten und zytoplasmatisch neu synthetisierte Antigene werden auf dem MHC-I-Molekül präsentiert und vom $CD8^+$-T-Zell-Rezeptor (TCR) erkannt.

(2) Lösliche Antigene, Immunkomplexe, Fremdantigene mit dreidimensionaler Struktur, enthalten ein T-Epitop (Carrier). Nach Aufnahme des Fremdantigens durch antigenpräsentierenden Zellen (APZ) und Prozessierung wird das T-Epitop auf MHC-II-Molekülen präsentiert. Die CD4-Helferzelle ($CD4^+$-Th0) erkennt mit ihrem T-Zell-Rezeptor (TCR) das Antigen auf dem MHC-II-Molekül. Dieser Erkennungsvorgang aktiviert die APZ, die daraufhin Zytokine (IFN-γ und IL-12) produzieren.

(3) Das B-Epitop (Hapten) wird von den B-Zellen erkannt und ebenfalls über MHC II präsentiert. Dies führt zu direkter Interaktion zwischen T-Zellen und B-Zellen. Diese führt u.a. zum Switch der B-Zellen von der Produktion von IgM zu anderen Ig-Klassen (☞ auch Punkt 5).

(4) IFN-γ und IL-12 regen die Th0-Zelle zur Proliferation an (Umwandlung zu $CD4^+$-Th1). Die so gereiften Th1-Helferzellen steuern mittels Zell-Zell-Kontakt und γ-Interferon die NK-Zell-Aktivierung und aktivieren mittels IL-2 $CD8^+$-zytotoxische Zellen (CTL). Diese sind nach Bindung an APZ über MHC-I-TCR und unter IL-2-Einfluss aus naiven CD8+T-Zellen hervorgegangen. NK-Zelle und $CD8^+$-CTL attackieren vor allem zelluläre Antigene, Tumorzellen oder virusinfizierte Zellen.

(5) IL-4 stimuliert die Ausreifung zu $CD4^+$-Th2-Zellen, hemmt gleichzeitig den Ausreifungsweg zu $CD4^+$-Th1-Zellen. Die $CD4^+$-Th1-Helferzellen stimulieren weiter über IFN-γ Makrophagen, die Entzündungsreaktionen (durch IL-8 und TNF-α-Ausschüttung) und Fieber (durch IL-1 und TNF-α) in Gang setzen.

(6) Th2-Zellen aktivieren über IL-4, IL-5, IL-10 und IL-13 sowie direkte Zell-Zell-Bindung (MHC-II-Molekül) die B-Zellen, die unter Einfluss von IL-6 zu Immunglobulin-sezernierenden Plasmazellen ausreifen. Die Plasmazellen sezernieren spezifische Antikörper der Klassen IgM, IgA, IgG sowie IgE und sind somit für die humorale Immunantwort zuständig.

Zytotoxische T-Lymphozyten: CD8⁺-CTL ($CD3^+/CD4^-/CD8^+/CD16^+/CD56^+/CD57^+$)

Diese sind $CD3^+$, $CD4^-$, $CD8^+$. Sie erkennen das Antigen in Interaktion mit dem MHC-Klasse-I-Molekül. Da sie nach Antigenaktivierung zu Lyse von Zielzellen in der Lage sind, können sie virusinfizierte oder körperfremde Zellen (wie auch Krebszellen) abtöten und werden daher auch als **Killer-T-Zellen** bezeichnet. Sie üben aber auch über Interleukinfreisetzung viele nicht lytische Funktionen aus.
Der Begriff der **„Suppressorzellen"** **($CD3^+/CD4^-/CD8^+/CD16^-/CD56^-/CD57^-$)**, wurde für $CD8^+$ Zellen als Gegenstück zu dem der „Helferzellen" geprägt. Diese sind jedoch im Gegensatz zur meist üblichen Praxis von den hier besprochenen CTL-(zytotoxischen)$CD8^+$-Zellen abzugrenzen (Kayser, Bienz et al., 1998). Suppressorzellen sind $CD8^+$-Zellen, die sich durch ihre Oberflächenmarker ($CD75s^+$ bei murinen T-Lymphozyten) (Zimring, Levery et al., 2003) und durch andere Markereigenschaften (Massaia, Dianzani et al., 1987) von den $CD8^+$-CTL unterschieden werden können. Ihnen fehlt der CD56- und CD57-Marker, was sie eindeutig von NK-Zellen und CTL-Zellen unterscheidet (☞ Tab. 8.1). Ein weiterer Marker: $CD11B^+$ steht für Suppressorzellen (mündliche Mitteilung: Müller, Labor Bayer, Bopserwaldstraße 26, 70184 Stuttgart, Tel. 0711/164180).

Tab. 8.1: Die wichtigsten Leukozyten-Marker nach CD-Nomenklatur (n. Bieger 1996, Thomas 2005, Harrison's 2005)

CD2	(1) Thymozyten, d.h. jugendlichen T-Zellen, die im Thymus ausreifen. (2) Alle reifen T- Zellen und (3) einige NK Zellen.
CD3	Alle reifen T-Zellen. Das CD3-Molekül ist Teil des T-Zellrezeptors (TCR), der der spezifischen Erkennung von Fremdantigen dient.
CD4	T-Helferzellen. Als T-Zellen verfügen sie auch über das Antigen CD3. Die wichtigste Zellgruppe des spezifischen Immunsystems, die die Kooperation aller Immunzellen durch Zell-/Zellkontakte und durch Zytokine (Interleukin 2) steuert. CD4-Zellen bestehen aus zwei Hauptpopulationen: Th1 -Zellen und Th2 -Zellen.
CD8	Zytotoxische T-Zellen. Als T-Zellen verfügen auch sie über den spezifischen T-Zellrezeptor und das CD3-Molekül. Es gibt zwei Hauptpopulationen: Regulator-(Suppressor)-zellen und die zytotoxischen Zellen (CTL), letztere gekennzeichnet durch Koexpression des CD16, CD56 und CD57 -Moleküls.
CD10	Unreife B-Zellen. Entspricht dem CALLA (Common Acute Lymphocytic Antigen).
CD11	Adhäsionsmolekül auf Lymphozyten (NK-Zellen), welches bei Aktivierung verstärkt exprimiert wird.
CD16	NK-Zellen bzw. CTL. CD16 dient als niedrig affiner IgG-Rezeptor auf NK-Zellen, CD8-T-Zellen und Monozyten/Makrophagen.
CD19	Reife B-Lymphozyten. Das CD19-Molekül ist Tell des B-Zellrezeptors (BCR) für die spezifische Antigenerkennung.
CD20	Reife B-Lymphozyten. Das CD20-Molekül ist bei der Regulation der B-Zellaktivierung beteiligt.
CD21	Reife (aktivierte) B-Lymphozyten. Das CD21 -Molekül ist Teil des BCR und dient als Rezeptor für EBV und C3-Komplement (C3d)!
CD22	Reife, aktivierte B-Lymphozyten. Das CD22-Molekül bindet u.a. CD45RO und dient der Adhäsion an Monozyten, T-Zellen und Erythrozyten.
CD23	Reife, aktivierte B-Lymphozyten. CD23 ist ebenfalls Teil des BCR, es fungiert als niedrig affiner Rezeptor für IgE.
CD25	Aktivierte T-Zellen. CD25 ist der IL 2-Rezeptor, der im Rahmen der T-Zellaktivierung verstärkt exprimiert wird.
CD38	Späte Vorläuferzellen, v.a. aktivierte zytotoxische Zellen
CD44	Adhäsionsmolekül auf Leukozyten, das die Bindung an Endothellen vermittelt („Homing-Rezeptor") CD44 kommt in zahlreichen verschiedenen molekularen Varianten vor, die auch im Serum nachgewiesen werden können: CD44vl -9.
CD45	Leukozyten. Das Molekül ist auf allen kernhaltigen Zellen hämatopoetischen Ursprungs nachweisbar
CD45RA.	Naive T-Zellen, die ausgereift sind, aber durch fehlenden Antigenkontakt noch nicht spezifisch immunkompetent sind.
CD45RO	Nach Antigenkontakt spezifisch immunisierte Zellen: Gedächtniszellen, „Memory Cells"' bzw. aktivierte T-Zellen. CD45RO entsteht aus CD45RA durch Konformationsänderung im Rahmen der Aktivierung.
CD56	NK-Zellen bzw. CTL. CD56 und CD16 zusammen definieren eindeutig NK-Zellen. CTL weisen zusätzlich CD3 auf.
CD57	NK-Zellen ($CD3^-$), CTL-Zellen ($CD3^+$). CD56 und CD57 unterscheiden $CD8^+$CTL von $CD8^+$-Suppressorzellen
CD63	Aktivierte Basophile (Mastzellen). CD63 ist ein lysosomales Protein, das nach Aktivierung auf die Oberfläche von Mastzellen oder Thrombozyten und Makrophagen gelangt.
CD69	Aktivierte Lymphozyten. CD69 wird auch als AIM („Activation Inducer Molecule") bezeichnet. Es wird auf allen Lymphozyten: B-Zellen, T-Zellen, NK-Zellen innerhalb weniger Stunden nach Aktivierung exprimiert und nach Tagen wieder herunterreguliert.
CD71	Aktivierte Lymphozyten. CD71 = Transferrinrezeptor, wird auf allen Lymphozyten nach Aktivierung innerhalb Tagen exprimiert und bleibt lange nachweisbar.
CD78	Aktivierte B-Zellen

γ/δ-T-Zellen (CD3⁺/CD8⁻/CD4⁻)

Vorwiegend intraepithelial vorkommende T-Zellen der Schleimhäute, Normalwert im peripheren Blut: < 5 %; der γ/δ–Rezeptor ist ein Ko-Rezeptor des CD3-Komplexes und erkennt bestimmte Klasse-I-artige Genprodukte (Kayser, 1998). Sie sind erhöht bei HIV-Infektion, anderen Infektionen (EBV, HCV), unter therapeutischer Immunsuppression, selten bei lymphoproliferativen Erkrankungen (T-Zell-Lymphome).

8.2.4 Lymphozytenfunktionstests

Der Aktivitätsnachweis der Lymphozyten ist u.a. bei Infektion, Entzündung, Tumoren, Kollagenosen wichtig.

Multitest Merieux

Es handelt sich um einen Intrakutantest mit sog. Recall-Antigenen wie Tetanustoxoid, Tuberkulin, Streptokokken-, Candida-, Proteus- und Trichophytonantigen. Voraussetzung für eine positive Hautreaktion ist ein früherer Kontakt mit den betreffenden Antigenen, für die Ausprägung der Immunantwort ist jedoch die Aktivität des Immunsystems insgesamt verantwortlich, so dass der Multitest Merieux ein geeignetes Screeningverfahren darstellte. Der Test ist nicht mehr erhältlich.

CD69-Funktionsassay

Spezifischer, schneller Screeningtest der T-Zell-, B-Zell- und NK-Zell-Funktion. Isolierte Lymphozyten und Monozyten werden vier Stunden mit Mitogen/Antigen stimuliert und die B/CD4/CD8-Lymphozyten-Expression des Aktivierungsmarkers CD69 auf der Oberfläche der jeweiligen Zellpopulation gemessen. Die aktivierten NK-Zellen werden durch spezifische Marker zusätzlich identifiziert.
CD69 wird innerhalb weniger Stunden nach Aktivierung von den betreffenden Lymphozytenpopulationen exprimiert. Der CD69-Test dient als zellspezifischer Funktionsassay, dessen Aussagefähigkeit dem LTT (s. u.) vergleichbar ist. Nachteil: geringere Sensitivität und weniger spezifisch. Vorteil: Einzelne Zellpopulationen können selektiv analysiert werden.

HLA-DR⁺

HLA-DR⁺-T-Zellen sind postmitotische Effektorzellen mit eingeschränkter Lebensdauer. Es handelt sich um den wichtigsten Aktivierungsmarker auf Blutzellen.

Lymphozytentransformationstest

Der Lymphozytentransformationstest (LTT) wird seit circa 20 Jahren angewendet (Schuett, 1991). Memory-T-Zellen, die gegen ein bestimmtes Antigen sensibilisiert sind, reifen bei erneutem Kontakt und vermehren sich rasch durch Zellteilung. Diese „Transformation" geht notwendigerweise mit der Bildung von Zell-Desoxyribonukleinsäure (DNS, DNA) für die Verdopplung des Erbguts der Zelle einher. Für diese DNA-Herstellung benötigen die Zellen den DNA-Baustein Thymidin, eine Aminosäure (Bussa, Rumi et al., 1993).
Die Lymphozyten werden mit dem zu testenden Antigen (z.B. Zahnersatzmaterial, Nahrungsmittel u.a.) in Verbindung gebracht. Nach einer Inkubationszeit von drei bis fünf Tagen wird den Zellen 16 Stunden vor Zellernte radioaktiv markiertes Thymidin zugesetzt. Die Menge des dann von den Zellen aufgenommenen radioaktiven Thymidins ist abhängig davon, wie schnell sich die Zellen teilen, ob sie sich schon mit der zu testenden Substanz im Sinn einer Allergiebereitschaft auseinander gesetzt haben (Sensibilisierung) und wie stark sie dadurch angeregt wurden (Stimulation der Lymphozyten). Als Kontrolle wird parallel Blut des Patienten in einem 2. Testansatz, nur ohne Antigenzusatz, behandelt.
Das Ergebnis wird als Stimulationsindex angegeben. Dieser Index wird durch das Verhältnis der 3H-Thymidin-Einbaurate der Zellen mit und ohne Antigenzusatz errechnet. Ein Stimulationsindex > 3 wird in der Praxis meist als positiv gewertet und zeigt an, dass sensibilisierte Lymphozyten ausreichend im Blut vorhanden waren und eine Transformation durchgemacht haben (Berg, Daniel et al., 1996)
Der Melisa® (Memory Lymphocyte Immunostimulation Assay nach Stejskal) ist eine geringfügige Modifikation des LTT, der insbesondere zur Diagnostik von Zahnmetallallergien propagiert wird (mehr hierzu ☞ Kap. 6.3). Dieser Test unterscheidet sich von einem konventionellen LTT dadurch, dass die Lymphozyten nicht aus heparinisiertem, sondern defibriniertem Patientenblut gewonnen und dass durch eine Vorbehandlung (Plastikadhärenz) Monozyten reduziert werden. Die Modifikationen basieren auf der Vorstellung, dass Heparin die Haptenpräsentation unterdrückt und Monozyten durch unspezifischen Einbau von radioaktiv markierter DNA ein falsch positives Ergebnis vorspiegeln könnten.

8.3 Lösliche Faktoren, humorale Komponenten

8.3.1 Zytokine (Proteinmediatoren)

Funktion

Sie dienen im Wesentlichen der Zellinteraktion (als Botenmoleküle). Entsprechend ihrer Produktionsquelle können Lymphokine (aus Lymphozyten) und Monokine (von Monozyten und Makrophagen) unterschieden werden. Jedes Zytokin hat seine spezifische biologische Funktion, die durch andere Zytokine verstärkt (Synergie), antagonisiert oder erst vermittelt wird. Aus diesem komplexen Zusammenspiel ergibt sich die Schwierigkeit einer spezifischen Immuntherapie mit Interleukinen bei der Interferontherapie (z.B. bei multipler Sklerose und chronisch aggressiver Hepatitis C oder Nierenzellkarzinom, Steiner, Berg et al., 1998). In groben Zügen lassen sich sechs verschiedene Gruppen unterscheiden: (Kayser, 1998):

- Entzündungsfördernd: IL-1, IL-3, IL-6, IL-8, TNF-α, TNF-β
- Entzündungshemmend: IL-10, IL-13, TGF-β
- Hämatopoesefördernd: IL-3, IL-5, IL-7, G-CSF, M-CSF, GM-CSF

- Immunregulatorisch: IL-2, IL-4, IL-10, IL-12, IL-13, IL-15, IFN-γ, TGF-β
- Antiinfektiös: IFN-α, -β, -γ (Viren), TNF-α (Bakterien)
- Antiproliferativ: IFN-γ, TNF-α, TGF-β.

Weitere Einzelheiten ☞ Tab. 8.2 und Abb. 8.2.

Laborbestimmung von Zytokinen (☞ Tab. 8.3)

Man kann sowohl die Genexpression, die Zytokinproteinbildung als auch die Zytokinwirkung erfassen:

- Zur Zytokin-Genexpressionsbestimmung wird mittels PCR (Polymerase-Kettenreaktion) die Zytokin-mRNA der typischen proinflammatorischen Zytokine (TNF-α, IL-8, IL-6) in frisch gewonnenen Zell- und Gewebeproben gemessen. Nur für diese drei hat sich die Routinediagnostik etabliert (Thomas, 2005).
- Proteinkonzentrationen der Zytokine werden mittels ELISA (enzyme linked immunosorbent assay) gemessen. Die diagnostische Wertigkeit wird durch die kurze biologische Halbwertszeit im Plasma, die mit Ausnahme des IL-12 bei wenigen Minuten liegt, eingeschränkt. Die Halbwertszeit wird durch Bindung an

Tab. 8.2: Zytokine und ihre Funktionen (nach Wichmann, 1995, Bieger, 1996, Kayser, 1998, Harrison's, 2005)

Zytokin	Bildung (Hauptquelle)	Wichtige Eigenschaften
IL-1	Makrophagen/Monozyten, Granulozyten, Mastzellen, Endothelzellen, NK-Zellen.	aktiviert und stimuliert T- und B-Zellen zur Lymphokinproduktion, stimuliert PGE_2-Produkte in Makrophagen, Chemotaxis; ist Hauptmediator der Entzündungsreaktion, induziert Fieber und Katabolismus
IL-2	CD4-Helferzellen (Th0 u. Th1) und z.T. NK-Zellen	Wichtigstes Zytokin, das die spezifische Immunabwehr der B-Zellen, CD8-Zellen und NK-Zellen steuert. Aktivierung von zytotoxischen T-Zellen, die Aktivierung von NK-Zellen und die Stimulation der humoralen Immunantwort (Th2-Zellen). Modulation der HHN-Achse durch direkte Stimulation der Hypophyse.
sIL-2R		Löslicher Interleukin-2-Rezeptor, der nach Aktivierung aus membranständigem Rezeptor freigesetzt wird. Zunahme von sIL-2R im Serum ist ein direktes Maß für die Aktivierung von T-Zellen im Rahmen von Entzündungen, Infektionen, Systemerkrankungen, Malignomen, etc.
IL-3	T-Zellen (Th2-Subtyp), Mastzellen und Eosinophile.	Stimulation der B-Zellaktivierung und -proliferation. Aktivierung von Mastzellen. Multipotenter koloniestimulierender Faktor (hämatopoetischer Wachstumsfaktor).
IL -4	T-Zellen (Th0 und Th2) und Mastzellen	Induktion der Bildung von CD4-Zellen des Subtyps Th2 und Stimulation der B-Zellaktivierung und -proliferation mit Umschaltung (Switch) zur IgE-Synthese.
IL-5	T-Zellen (Th0 und Th2)	Beteiligt am Wachstum und an der Aktivierung von Eosinophilen.
IL-6	Makrophagen, Endothelzellen, Fibroblasten und T-Zellen	Induziert in der Leber die Bildung von Akut-Phase-Proteinen wie CRP und ist bei der Aktivierung von B- und T-Zellen beteiligt.
IL-7	Verschiedene Zellen	Wachstumsfaktor für reife B-Zellen, Thymozyten und best. T-Lymphozyten.
IL-8	Makrophagen/Monozyten, neutrophile Granulozyten, Fibroblasten, Endothelzellen	Chemotaxin für neutrophile Granulozyten
IL-9	T-Zellen (Th1)	Kostimulatorischer Faktor für T-Zell-Proliferation, reguliert Mastzellwachstum
IL-10	T-Zellen (Th2), B-Zellen	Inhibiert Zytokinsynthese von Th1-Zellen, stimuliert B-Zellen, reguliert Mastzellwachstum und Makrophagendifferenzierung.
IL-11	Stromazellen	Multipotenter hämatopoetischer Wachstumsfaktor.
IL-12	akzessorische Zellpopulation	Reguliert NK-Aktivität.
IL-13	aktivierte T-Zell-Popul. (Th2)	Inhibiert Zytokinsynthese in Monozyten und Makrophagen, reguliert B-Zell-Proliferation
TNF-α	Monozyten/Makrophagen, T-Zellen, B-Zellen u.NK-Zellen	TNF-α hat zahlreiche Wirkungen, u.a. Aktivierung von Granulozyten und Endothelien; Produktion von Akut-Phase-Proteinen in der Leber, Induktion von Fieber und Steigerung des Katabolismus.
TNF-β	T-Zellen (Th1-Subtyp)	Steigerung der Zytotoxizität und Aktivierung von Granulozyten, Endothelzellen. Antivirale und Antitumorwirkung, proinflammatorischer Faktor.
sTNFR I/II		Lösliche Komponenten des TNF-Rezeptors, die bei Aktivierung TNF-Rez.-positiver Zellen ins Blut abgegeben werden. Typ I u. Typ II TNF-R korrelieren beide mit der Krankheitsaktivität bei AIDS oder auch bei rheumatoider Arthritis.
TGF-β	T-Zellen und Monozyten/ Makrophagen.	Stimulation von Chemotaxis, Suppression von T-Zellen und Monozyten. Bedeutendste Aktivität ist die Wachstumsregulation und -hemmung (Tumorwachstum). Konzentrationserhöhung im peripheren Blut korreliert mit progredienter Tumorerkrankung.
IFN-γ	T-Zellen (Subtyp Thl) und NK-Zellen	Aktivierung von Monozyten und Makrophagen, insbesondere des oxidativen „Burst" mit Freisetzung aktiver Sauerstoffverbindungen Außerdem Aktivierung von NK-Zellen, spezifische Verstärkung der MHC I und MHC II-Expression und Differenzierung von T- und B-Zellen.

membrangebundene Rezeptoren, an Plasmaproteine, lösliche Rezeptoren, den proteolytischen Abbau und die Elimination über die Nieren bestimmt.

- Ein Parameter der Zytokinwirkung ist der Neopterinspiegel, der als Monitoring bei Virusinfekten, Transplantaten und Tumoren sowie zur Effektivitätsbeurteilung von IFN-Therapie benutzt werden kann.
- Lösliche HLA-Moleküle und lösliche Zytokinrezeptoren (sTGFR I/II, sIL-2R) sowie E-Selectin (ein Adhäsionsmolekül) entstehen unter Zytokineinfluss und können gemessen werden. Sie haben eine längere Halbwertszeit als die Zytokine selbst.
- Ein wichtiger Aspekt ist die in-vitro-Allergen-induzierte Zytokinsekretion, womit die Wertigkeit von positiven LTT-Reaktionen definiert werden kann (☞ Kap. 6.4). IL-10-Anwort spricht eher für Toleranzinduktion, IFN-γ-Antwort eher für eine zytotoxische Abwehrreaktion.

8.3.2 Immunglobuline und ihre Rezeptoren

Aufbau

Immunglobuline (Ig), Antikörper, werden nur von B-Lymphozyten gebildet. Die Grundstruktur aller Immunglobuline besteht aus einer Einheit von zwei identischen schweren **(H = heavy)** Ketten (die 5 Typen μ, δ, γ, α und ε bestimmen die Zugehörigkeit des Antikörpers zur Klasse IgM, IgD, IgG, IgA und IgE) und zwei identischen leichten **(L = light)** Ketten mit den zwei Typen Kappa (κ) und Lamda (λ), die durch Disulfidbrücken miteinander verbunden sind (☞ Abb. 12.3). Von letzterem existieren mindestens vier unterschiedliche Isotypen. Die leichten Ketten bestehen aus zwei „Domänen" (Polypeptidketten von ca. 110 Aminosäuren) die schweren Ketten aus deren vier bis fünf. Die N-terminalen Domänen (mit einem Stickstoffatom am Ende) der leichten Ketten (V_L) und die der schweren Ketten (V_H) sind die **variablen Domänen (V)**. Die übrigen sind demgegenüber weitgehend konstant **(konstante Domänen, C).** Die variablen Domänen sind für die Spezifität des Antikörpers gegen ein Antigen verantwortlich. Im Zuge der Differenzierung der B-Lymphozyten von der Stammzelle zu antikörperproduzierenden B-Zelle werden die verschiedenen Abschnitte zu einer Vielzahl von unterschiedlichen V-Abschnitten rekombiniert. Theoretisch gibt es mehr als 10^{12} Möglichkeiten, was die theoretisch unbegrenzten Möglichkeiten der Antikörperbildung ausdrückt. Diese Vielzahl von Aminosäuresequenz-Rekombinationsmöglichkeiten wird durch drei verschiedene Hauptgenfamilien gesteuert, die auf den Chromosomen 2, 4 und 22 liegen.

Im Verlauf der Immunantwort kann die gleiche V-Domäne nacheinander mit unterschiedlichen C-Domänen auftreten. Der Wechsel der Immunglobulinklassen **(class switch)** geschieht im Laufe der Immunantwort und ist der Steuerung durch die T-Zellen und ihre löslichen Faktoren unterworfen: Während der B-Zell-Aktivierung durch ein Antigen kann ein Wechsel von der IgM- zur IgG-, IgA- oder IgE-Expression erfolgen. So führen IL-4 und IL-13 zum Wechsel zu IgE, während IFN-γ dem entgegenwirkt (Wichmann et al.1995).

Durch Papainbehandlung entstehen ein sog. **Fc-Fragment,** das für die Bindung an Rezeptoren, Aktivierung von Komplement und die Passage von Membranen verantwortlich ist, sowie zwei **Fab-Fragmente**, an deren Ende sich variable V-Regionen befinden (☞ Abb. 8.3). Die **Fab-Fragmente** enthalten die variablen Domänen und stellen die Bindungsstellen für das komplementäre Epitop des Antigens dar (Paratop, Wichmann et al., 1995). Die höchst variable Antigenbindungsstelle wird auch als Idiotyp des Antikörpers bezeichnet (Harrison's, 2005).

Die verschiedenen Immunglobulinklassen

IgM

Immunglobuline M werden bei der primären Immunantwort als Erstes ausgeschüttet, und zwar als Pentamere; sie können die Plazentaschranke nicht passieren. IgM-Moleküle binden sich gut an Komplement.

Tab. 8.3: Indikationen für quantitative Bestimmung von Zytokinen (Thomas 2005)

Zytokin	Erkrankung	Bemerkung
IL-6 (Plasma/Serum)	Sepsis, Trauma Herzinsuffizienz	Sehr guter Prognoseparameter (besser als CRP) Maß für systemische Entzündung, Organschädigung Maß für periphere Hypoxie
IL-6 (Urin)	Nierentransplantation	Zeichen für Abstoßung, Transplantatinfektion
IL-6 (Plasma)	Rheumatoide Arthritis	Unspezifischer Aktivitätsmarker
sIL-2R (Plasma, Serum)	Transplantation Sarkoidose	Unspezifischer Aktivitätsmarker („Alarmzeichen") Aktivitätsmarker
IL-8 (Plasma, Serum)	Sepsis, Trauma Herzinsuffizienz	Maß für systemische Entzündung Maß für periphere Hypoxie
IL-10 (Plasma, Serum)	Polytrauma, Operationen, Sepsis	Maß der Immundepression Marker für Infektionsrisiko
TNFα (Plasma, Serum)	Sepsis Herzinsuffizienz	Maß für systemische Entzündung Prognoseparameter bei Meningokokkensepsis Negativer Prognoseparameter
TNFα (Liquor)	Multiple Sklerose Meningitis	Aktivitätsmarker Besonders bei bakterieller Meningitis

IgA

Diese treten in hoher Konzentration in den Sekreten wie Speichel, Darm, Bronchial- und Nasensekret und Milch auf und haben die Aufgabe, die Anlagerung und das Eindringen von Mikroorganismen in die Schleimhaut zu verhindern. Sie werden von Plasmazellen in der Submukosa des Darms oder den exokrinen Drüsen synthetisiert und wandern als Dimere in das Lumen. Man unterscheidet Serum-IgA und sekretorisches IgA (sIgA).

IgG

Es ist die vorherrschende Immunglobulinklasse. IgG-Antikörper bereiten Zellen, Mikroorganismen oder Partikel für eine Verdauung oder Lyse durch phagozytierende Zellen auf (Opsonierung). IgG ist als einziges Immunglobulin plazentagängig. Der IgG-Antikörper bindet mit seinem Fc-Teil an spezialisierte Fc-Rezeptoren an der Oberfläche von Phagozyten und fängt mit seiner Fab-Region das Antigen ein. IgG-Moleküle aktivieren effizient die Komplementkaskade.

Das Immunglobulin der Klasse IgG stellt mit ca. 70% den mit Abstand größten Anteil der Antikörper dar. Die Syntheserate liegt mit täglich etwa 33 mg/kgKG deutlich oberhalb der der IgM-Synthese (6–7 mg/kgKG täglich), jedoch etwa um 50% niedriger als die IgA-Synthese. Bei erstem Antigenkontakt werden die IgG-Antikörper meist nach IgM-Ak gebildet und können Immunität vermitteln. Bei Zweitkontakt mit dem Antigen kommt es häufig zu einem deutlichen Anstieg der IgG-Antikörper-Konzentration im Rahmen einer Boosterung durch Aktivierung von Memory-Zellen. Eine Zweiterkrankung ist aber nicht ausgeschlossen.

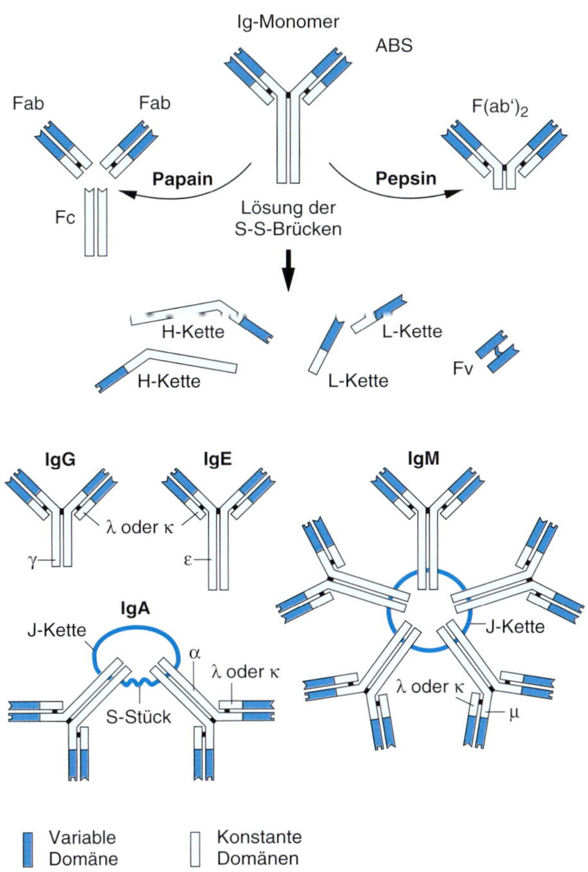

Abb. 8.3: Immunglobuline: die verschiedenen Klassen (aus Kayser, 1998)

Seit Anfang der 60er Jahre ist bekannt, dass die IgG-Antikörper in mindestens vier Subklassen, IgG1 bis IgG4, zu differenzieren sind. Eine Übersicht über die IgG-Subklassen gibt Tabelle 8.4.

Bei der Erregerabwehr erfüllen die einzelnen IgG-Subklassen spezielle Aufgaben: IgG1-Antikörper werden gegen viele unterschiedliche Arten von Erregern gebildet. IgG2-Antikörper werden insbesondere bei Infektionen mit bekapselten Bakterien wie Streptococcus pneumoniae bzw. Haemophilus influenzae gebildet. Die IgG3-Antikörper gelten als die stärksten virusneutralisierenden Antikörper. IgG4-Antikörper werden vor allem nach erfolgreicher Hyposensibilisierung (z.B. bei Bienengiftallergie) produziert.

Eine ausreichende Menge an IgG ist für ein funktionsfähiges Immunsystem unerlässlich. Wird die kritische Grenze von ca. 2,5 g/l an IgG unterschritten, so ist mit einer erhöhten Infektanfälligkeit zu rechnen und es sollten die Möglichkeiten der Immunmodulation z.B. durch Paramunitätsinduktion(☞ Kap. 8.4) angewandt werden.

In der Diagnostik von Immundefekten hat die Bestimmung der IgG-Subklassen einen wichtigen Stellenwert, besonders bei gehäuft auftretenden Infekten. Die Bestimmung der IgG-Subklassen kann auch bei normalwertigem Gesamt-IgG im Serum sinnvoll sein. Aufgrund des sehr niedrigen Anteiles an IgG2, IgG3 und IgG4 am Gesamt-IgG kann die IgG-Konzentration trotz eines Mangels an der jeweiligen IgG-Subklasse noch im altersgruppenbezogenen Referenzbereich liegen. Sie sollten auch dann bestimmt werden, wenn die Gesamt-IgG-Konzentration im Serum im Referenzbereich liegt, um einen IgG2- oder IgG3-Mangel sicher ausschließen zu können. Die nachfolgende Aufstellung gibt einen Überblick über den Zusammenhang von spezifischen IgG-Subklassen-Defekten und klinischen Symptomen.

IgG-Mangel-assoziierte Erkrankungen

- IgG1-Mangel (meist zusammen mit IgG2- und IgG3-Mangel): häufig bei variablem Immundefektsyndrom, sekundären Immunstörungen, nephrotischem Syndrom

Tab. 8.4: IgG-Subklassen und ihre Charakteristika

	IgG1	IgG2	IgG3	IgG4
Molekulargewicht	146 kD	146 kD	170 kD	146 kD
Komplementaktivierung	+++	+	+++	Nein
Planzentapassage	++	+/–	+++	–
Halbwertszeit [Tage]	ca. 20	ca. 20	ca. 7	ca. 20
Blockierung von IgE	–	–	–	+
Fc-Rez.-Bindung an Neutrophile/Makrophagen	++	–	+	+/–
Fc-Rez.-Bindung an Mastzellen	–	–	–	+

- IgG2-Mangel: Infektionen der oberen und tiefen Atemwege, Autoimmunerkrankungen, Autoimmunthrombozytopenie, erhöhte Anfälligkeit gegenüber bekapselten Bakterien
- IgG2- und IgA-Mangel (20% der Patienten mit IgA-Mangel sind auch von IgG2-Mangel betroffen): erhöhte Neigung zur Sepsis mit bekapselten Bakterien
- IgG3-Mangel: rezidivierende Infekte der oberen Luftwege, Asthma bronchiale, Durchfälle
- IgG1- und IgG3-Mangel: schwerwiegende Infekte, häufig mit obstruktiver, teilweise mit Bronchiektasenbildung einhergehende Lungenerkrankung
- IgG4-Mangel ist ohne besondere klinische Relevanz (5,8% der Gesunden sind betroffen) und tritt häufig kombiniert auf. IgG2- und IgG4-Mangel ist eine häufige Kombination bei Kindern
- Pathologisch erhöhte IgG-Subklassen-Konzentrationen sind häufig bei chronischer Antigenstimulation.

IgG-Erhöhung-assoziierte Erkrankungen

- Erhöhte IgG1- und IgG3-Spiegel: typischerweise bei HIV-Patienten
- Erhöhte IgG2-Spiegel: massiv bei Patienten mit allergischer Alveolitis
- Erhöhte IgG4-Spiegel: bei Mukoviszidose und auch bei Allergien.

Die in den letzten Jahren von den verschiedensten Labors so vehement vermarktete IgG4-Bestimmung gegen Nahrungsmittel als „Unverträglichkeitstest" ist eine Falschdeklaration, da es sich nicht um Unverträglichkeiten handelt, die bestimmt werden, sondern spezifische Immunreaktionen. Darüber hinaus hat sich in der Praxis der Autoren dieses Verfahren nicht bewährt, da die Korrelationen der bestimmten „Unverträglichkeiten" meist nichts mit der Beschwerderealität der Patienten zu tun hat und die Karenz von diesen Nahrungsmitteln auch keine Änderung des Laborbefunds ergibt, geschweige denn der Beschwerdesymptomatik. IgG4 ist in seiner Bedeutung anscheinend noch nicht richtig verstanden, denn sie haben wohl auch supprimierende Eigenschaften, ebenso wie die Lymphozyten der darmwandständigen Immunsystems (Sydora, Habu et al., 1993; Chehade, Nowak-Wegrzyn et al., 2004), wie bei der Hyposensibilisierung (☞ Kap. 8.5.4). IgG4 hat aber anscheinend auch die Fähigkeit, sich spezifisch an Immunzellen zu binden und bei Antigenkontakt zur Histaminfreisetzung zu führen, was einer Sofortreaktion entspräche.
Th1-vermittelte Reaktionen (☞ Abb. 8.2), wie sie bei M. Crohn, Colitis ulcerosa, rheumatoider Arthritis, Psoariasis etc. vorkommen, scheinen IgG4-assoziiert zu sein. IgG4-Titer scheinen auch bei anderen Erkrankungen, die mit veränderten Zytokinaktivitäten assoziiert sind, erhöht zu sein: Migräne, Adipositas, Hypertonie, Hyperthyreose sind solche Beispiele.
Verfechter des Verfahrens argumentieren, dass es nicht normal sei (wie die Kritiker behaupten, ☞ Kleine-Tebbe, Lepp et al., 2005), dass gegen Nahrungsmittel Antikörper gebildet würden (z. B. evomed Medizinservice; Imupro300). Sie argumentieren mit Studien zum Irritable Bowel Syndrome (Atkinson, Sheldon et al., 2004), zu Lipidveränderungen (Erlinger, Miller et al., 2003) und anderen Studien, z. B. der York Nutritional Laboratories (2000), erhältlich bei evomed (Fax 06151/66 68 01), nach denen Patienten durch Einhalten der Karenz von Nahrungsmitteln, gegen die IgG4-Antikörper gemessen wurden, in Prozentsätzen von 40–80% eine Symptomverbesserung erzielt hätten.
Schwer zu erklären ist die Auffassung von Autoren wie Klein-Tebbe, Lepp et al. (2005), dass eine Unverträglichkeitstestung mit Pricktests zu machen sei. Auch von Seiten der Schulmedizin herrscht also eine Begriffs- und Konzeptverwirrung zwischen Allergien (verschiedenen Typs) und Unverträglichkeiten. Bei der Vielzahl der in den Bestimmungen positiven Nahrungsmitteln kommt die entsprechende Karenz häufig beinahe einem Fasten gleich und echt unverträgliche Nahrungsmittel werden sozusagen zufällig auch gemieden. Das letzte Wort ist hier noch nicht gesprochen und wir empfehlen, eigene Erfahrungen zu machen. Für Behandler, die nicht die Möglichkeit eines Nahrungsmitteltests mit Applied Kinesiology haben, stellt die IgG4-Bestimmung evtl. eine Alternative dar.

IgE

Es kommt im Serum des gesunden Menschen nur in niedrigster Konzentration vor. IgE-Antikörper binden sich mit ihrem Fc-Teil an Fc-Rezeptoren von Mastzellen und Basophilen. Nach Antigenkontakt führt das zu einer Quervernetzung von IgE-Molekülen mit nachfolgender Zellaktivierung und Degranulation der Zelle unter Freisetzung biogener Amine (Histamin, Serotonin). Es ist das Immunglobulin der Anaphylaxie.

IgD

Wird von B-Zellen an der Oberfläche exprimiert. Die Struktur entspricht weitgehend der von IgG4. Ihre Funktion ist bisher noch unklar.

8.4 Paramunität

Funktion

Unter Paramunität versteht man die Funktionen des „primitiven Immunsystems". Dieses paraspezifische Immunsystem besteht aus Monozyten, Gewebsmakrophagen, Alveolarmakrophagen, neutrophilen Granulozyten, MHC-unabhängigen natürlichen Killerzellen, primitiven Zytokinen wie IL-1 und TNF, Akute-Phase-Proteinen, Komplement und Opsoninen sowie Histamin und chemotaktischen Faktoren. Die Funktion des paraspezifischen Immunsystems ist am stärksten modulierbar sowie von exogenen und endogenen Einflüssen abhängig.
Die Kommunikation mit dem Hormon-, Kreislauf-, Stoffwechsel- und Nervensystem erfolgt beinahe durchgehend paraspezifisch, ebenso die Wechselbeziehungen mit der Psyche (Psychoneuroimmunologie) (Mayr und Büttner, 1992; Mayr 1993, 1999). Interessant ist, dass ein Säugerorganismus ohne B- und T-Lymphozyten relativ problemlos überleben kann (SCID-Mäuse), ohne Phagozyten und NK-Zellen jedoch todgeweiht ist (Chediak-Higashi-Syndrom). Die paraspezifischen Abwehrreaktionen modulieren die Qualität und Quantität nachfolgender spezifischer Immunreaktionen. Interferon und Interleukin-2 als typische Faktoren des para-

spezifischen Teils des Immunsystems fördern z. B. die Bildung von IgG1 und IgG2 und hemmen die Bildung von IgE, wirken damit antiallergisch, besonders bei Allergien vom Soforttyp.

Paramunitätsinduktion

Paramunitätsinducer sind Präparate auf der Basis von Viren, Bakterien, Pilzen oder Pflanzenextrakten, die die zellulären paraspezifischen Immunaktivitäten stimulieren, jedoch zu keiner Antikörperbildung führen. Hochgereinigte inaktivierte Viruspartikel spezieller Pockenvirenstämme sind gut untersucht. Die beiden Gattungen Avipoxvirus Stamm HP 1 (Präparat Duphapind®) und Parapoxvirus Stamm ORF-D 1701 (Präparat Baypamun®) stehen zur Verfügung. Die Präparate sind allerdings nur für verschiedene Tierspezies zugelassen. Sie besitzen aber bei Mensch und Tier annähernd gleich gute Wirksamkeit und Unschädlichkeit. Sie werden von Immuntherapeuten im Rahmen der ärztlichen Verordnungsfreiheit auch zur Immunmodulation etwa bei Tumorerkrankungen und Immunschwächen eingesetzt (Mayr, 1993, 1999). In einer Studie wurde die Interferon-α-, Interferon-γ- und TNF-α-Aktivität im menschlichen Blut unter Einfluss von Parapockenviren in vitro getestet. Die Immunaktivität erreichte ihr Maximum nach 72 Stunden. Die Ergebnisse bei Viruserkrankungen (EBV, CMV, HBV, Immunschwäche bei Chemotherapie) sind vielversprechend. Weitere Indikationen: Behandlung von Abwehrschwächen unterschiedlichster Genese, Therapie bei Tumorkrankheiten, Regulation der Homöostase von Hormonstoffwechsel und Nervensystem. Der Paramunitätsinducer Baypamun® wurde beispielsweise äußerst erfolgreich bei der Behandlung von Mammatumoren von Hündinnen eingesetzt (Berg, 1998).
Dosierung: Eine Amp. (50 mg = 2 ml) Baypamun P® oder Duphapind® einmal wöchentlich (Leder, 1998, Mayr, 1999). Solange die BSE-Frage nicht zuverlässig geklärt ist, sollte jedoch auf den auf Rinderlungenkulturen gezüchteten Baypamun®-Impfstoff zugunsten des auf Hühnerembryofibroblastenkulturen gezüchteten Duphapind®-Impfstoffs bzw. Zylexis® (Parapoxvirus ovis, Traeder, Brune et al., 2005) verzichtet werden.
Ein anderer Inducer ist Ribomonyl®, eine Mischung aus ribosomalen Antigenen aus Klebsiella pneumoniae, Streptococcus pneumoniae, Streptococcus pyogenes und Haemophilus influencae, den häufigsten bakteriellen Krankheitserregern des Respirationstrakts. Hierfür wird auch eine spezifische Antikörperproduktion, die bei rezidivierenden Infekten des oberen Respirationstrakts von Nutzen sein soll, gemessen. Ähnlich zusammengesetzt ist Broncho-Vaxom® (Buck, 1996, Bellanti und Clot, 1997). Ähnlich ist die Wirkung der Coli-Impfstoffe (z. B. Uro-Vaxom®).
Toxische Nebeneffekte und die Gefahr der Entgleisung von endogenen Regelmechanismen (Beispiele Interleukin-2-Präparate zur Melanom- und Nierenkarzinombehandlung) kommen bei Anwendung von Paramunitätsinducern nicht vor.
Das Streptokokkenderivat OK-432 (Picibanil) wird intensiv erforscht und scheint gute immunitätsinduzierende Eigenschaften zu haben. Mino, Naomoto et al. (2004) fanden eine stabile Langzeitinduktion von $CD8^+$-T-Zellen.

8.5 Typen allergischer Reaktionen

Typ I: anaphylaktische Reaktionen

Die Sensibilisierung führt zur Bildung von Antikörpern der Klasse IgE. Diese binden sich mit ihrem Fc-Ende (☞ Kap. 8.3) an Rezeptoren von basophilen Granulozyten im Blut oder Mastzellen im Gewebe. Jeweils zwei Antikörper binden sich mit ihrer freien Antigenbindungsstelle bei erneutem Antigenkontakt an das Allergen, was zu Ausschüttung von präformierten Mediatoren wie Histamin, Heparin und Enzymen sowie von neusynthetisierten Mediatoren wie Prostaglandinen, Leukotrienen und dem plättchenaktivierenden Faktor führt (Forth, Henschler et al., 1996). Beispiele: allergisches Asthma bronchiale, Nahrungsmittelallergie, Urtikaria, anaphylaktischer Schock.

Typ II: zytotoxische Reaktionen

Ihnen geht die Synthese von Antikörpern der Klasse IgG oder IgM voraus. Das Allergen bindet sich an die Oberfläche von Zellen (Erythrozyten, Leukozyten und Thrombozyten), was dazu führt, dass diese körpereigenen Zellen dann als fremde Zellen behandelt werden und der Antikörper sich daran bindet. Dies führt zur Aktivierung von Komplementkomponenten von C1 bis C9 oder dem membranangreifenden Komplementkomplex (MAC), was zur Zerstörung der körpereigenen Zellen führt. Beispiele: immunhämolytische und perniziöse Anämie, Immunthrombozytopenie, Morbus haemolyticus neonatorum, Pemphigus, Diabetes mellitus Typ I, Morbus Basedow, Myasthenia gravis, Transplantatabstoßung.

Typ III: Immunkomplexreaktionen

Ablauf der Reaktion

Ein Antigen führt zunächst zur Bildung von Antikörpern der Klasse IgM oder IgG, der mit dem Allergen einen Antigen-Antikörper-Komplex bildet. Diese können in kleineren Gefäßen abgelagert werden und dort das Komplement aktivieren, was zur Zerstörung der Gefäße und zum weiteren Austritt von Immunkomplexen ins Gewebe führt. Phagozytierende Zellen (Granulozyten, mononukleäre Phagozyten) werden durch Komplementspaltprodukte angelockt, die diese aber nur schwer eliminieren können. Bei ihrem Phagozytoseversuch setzen diese Zellen dann größere Mengen von Entzündungsmediatoren (Prostaglandine, Leukotriene, Enzyme, reaktive Sauerstoffverbindungen und Zytokine wie Interleukin oder Tumor-Nekrose-Faktor) frei (☞ Abb. 8.2). Diese Reaktionskaskade führt zu Gewebszerstörung. Beispiele: Serumkrankheit, allergische Alveolitis, Vasculitis allergica, Glomerulonephritis, Lupus erythematodes, rheumatisches Fieber.

Zirkulierende Immunkomplexe (CIC)

Sie entstehen durch Reaktion spezifischer Antikörper mit Antigen (infektiöser Erreger, Allergen, Toxin, körpereigenes alteriertes Protein), wodurch das Antigen eliminiert wird. CIC werden über ihren Gehalt an Antikörpern der Klasse IgG, IgA oder IgM gemessen. CIC aktivieren darüber hinaus häufig Komplement und binden einzelne Faktoren (C3C), die ebenfalls gemessen werden können. Wegen der stark variierenden Eigenschaften der CIC werden mehrere unterschiedliche Bestimmungsverfahren empfohlen:

- CIC-PEG-Suchtest, bei dem CIC aus dem Serum präzipitiert und anschließend über ihren Gehalt an IgG, IgA, IgM oder C3C quantifiziert werden. Hoher IgM-Anteil spricht für akutes Geschehen, IgA für Autoimmunerkrankung oder protrahierte Infektion und C3C für aktiven, komplementverbrauchenden Prozess.
- CIC-C3d ist ein aktiviertes C3-Fragment (klassischer + alternativer Weg).
- CIC-C1q: CIC werden in diesem Fall aufgrund ihrer Fähigkeit, Komplement zu binden (C1q bedeutet klassischer Weg), quantifiziert. Sie sind demnach Teil der normalen Abwehr. Bei überschießender CIC-Bildung oder bei reduzierter Elimination kommt es zum Anstieg der CIC im Serum: chronische Infekte (HIV), Autoimmunerkrankungen und Malignome.

Typ IV: Bildung von immunreaktiven Leukozyten

Typ IVa: zellvermittelte, zytotoxische allergische Reaktion
Diese wird durch T-Lymphozyten mit dem Oberflächenmarker CD8 vermittelt, die bei einem Zweitkontakt mit Zellen, die Allergene an der Oberfläche tragen, dieselben zerstören.

Typ IVb: zellvermittelte allergische Reaktionen vom verzögerten Typ
Sensibilisierte T-Lymphozyten, sog. Helfer-T-Lymphozyten mit dem Oberflächenmarker CD4, sezernieren nach Antigenstimulation Lymphokine, die mononukleäre Phagozyten und andere Zellen zum Ort des Geschehens locken und diese Zellen zur Freisetzung von Mediatoren stimulieren, wie sie für den Typ III beschrieben wurden. Beispiele: Kontaktallergie, Transplantatabstoßung, Hashimoto-Thyreoiditis, Tuberkulose, Lepra, Sarkoidose.

8.6 Klassische Allergietestung

Pricktest

Es werden Tropfen der Allergenlösung auf die Haut aufgebracht, die mit einer Lanzette schräg angestochen wird. Nach 20 Minuten wird bei allergischer Reaktion eine Quaddel- oder Erythembildung abgelesen. Ist auch bei Nahrungsmittelallergien, die zu IgE-vermittelten Reaktionen führen, relativ zuverlässig.

Intrakutantest

Wird als klassischer Intrakutantest nur noch bei negativem Pricktest empfohlen. I. d. R. wird mit der größten Verdünnung des Allergens begonnen (meist 1 : 100 einer Stammlösung). Bei Allergie kommt es bei einer bestimmten Konzentration zu einer IgE-vermittelten Sofortreaktion (Maximum nach ca. 20 Minuten).

Provokations-Neutralisations-Methode

Es handelt sich um einen modifizierten Intrakutantest (Miller, 1972, 1977, 1992, Rea, 1984). Hierbei wird umgekehrt vorgegangen: 0,05 ml von 5fach verdünnten Extrakten eines Nahrungsmittels bzw. einer umwelttoxischen Substanz werden intrakutan injiziert. Tritt eine Reaktion im Sinne einer Quaddel oder Rötung auf, wird in absteigender Verdünnungsreihe so lange nachinjiziert, bis keine Quaddelreaktion oder keine durch die Injektion der Lösung aufgetretenen Symptome wie Schwindel, Jucken etc. mehr auftreten. Dies ist dann die „neutralisierende Dosis", von der jeden zweiten Tag 0,05 ml subkutan injiziert oder mehrmals täglich sublingual eingenommen werden.

Patchtest

Das vermutete Antigen wird mit einem Träger, der einen Tag auf der Haut belassen wird, aufgebracht. Dies ist vor allem für die Prüfung von Kontaktallergenen gut geeignet (z. B. Fregert und Brandmann, 1975).

RAST (Radio-Allergo-Sorbent-Test)

Man unterscheidet IgE- und IgG-RAST, bei denen mit Radiojod markierte zirkulierende Immunglobuline der Klasse IgG bzw. IgE bestimmt werden. Dazu wird das Patientenserum, das die Antikörper enthält, mit Allergenextrakt in Kontakt gebracht und nach Auswaschung des unspezifischen IgE radioaktiv markiertes Anti-IgE bzw. Anti-IgG zugesetzt. Je nach Menge der spezifischen IgE/IgG und damit Anti-IgE-/Anti-IgG-Menge ergibt sich eine unterschiedliche Radioaktivität, die zu einer Einteilung in fünf Klassen (0–4) führt. Gerade die Bestimmung der IgG als Vermittler der verzögerten Reaktion kann weit über die IgE-Rast-Testung hinausgehende Informationen liefern. Vorteil der RAST: Bei Gefahr einer Anaphylaxie (Testung von Insektengiften etc.) besteht im Gegensatz zur Intrakutan- oder Pricktestung aufgrund der fehlenden Exposition mit dem Antigen keine Gefahr für den Patienten.

ELISA-EIA (Enzyme-Immunoassays) (Miller, 1998)

In letzter Zeit werden ELISA-EIA-Tests zur Bestimmung von IgG-Antikörpern gegen Nahrungsmittel angeboten. Diese Tests beruhen auf der Beobachtung, dass hohe Spiegel von IgG-Antikörpern mit Zeichen von Nahrungsmittelallergien assoziiert werden konnten. Die Tests sind relativ teuer und ihre Aussagekraft bisher begrenzt.

Lymphozytentransformationstest (LTT)

Es handelt sich um den wichtigsten Nachweis einer spezifischen zellulären Immunantwort gegen Fremdstoffe. Der LTT kann sowohl zum Nachweis zellulärer Sensibilisierung gegenüber Medikamenten und zahnärztlichen Werkstoffen als auch zur Erkennung seronegativer Infektionen (z. B. Neuroborreliose) verwendet werden.

Der LTT basiert auf dem Prinzip, dass das zelluläre Immunsystem nach Erstkontakt mit einem Fremdantigen sog. Gedächtniszellen entwickelt, die jahrzehntelang persistieren. Bei erneutem Antigenkontakt attackieren diese Zellen sowie durch Makrophagen (APZ, ☞ Abb. 8.1 und Abb. 8.2) zur Vermehrung gebrachte weitere antigenspezifische Immunzellen das Antigen.
Die Proliferation der Immunzellen kann durch Einbau radioaktiv markierter Nukleinsäuren in die wachsende DNA gemessen werden. Lymphozyten aus peripherem Blut des Patienten werden isoliert, vier bis sechs Tage mit dem Antigen in unterschiedlicher Konzentration inkubiert und die Proliferation antigenspezifischer Lymphozyten über die Einbaurate der radioaktiv markierten Nukleinsäure quantitativ ermittelt. Das Ergebnis wird als Stimulationsindex (SI) wiedergegeben.
Der Effektorzellstatus (LTT-CITA®, Cytokine Intensified Transformation Assay; Bieger, 1999) differenziert bei positivem LTT, d. h. spezifischer Sensibilisierung gegen ein Antigen, den proinflammatorischen (zytotoxischen, IFN-γ) und regulativen (protektiven, IL-10) Reaktionstyp, indem die Zytokinfreisetzung im Kulturüberstand nach sechs Tagen gemessen wird. Dies erlaubt eine Aussage über die klinische Relevanz der festgestellten Sensibilisierung: Überwiegt die protektive Antwort (IL-10), so sind klinische Beschwerden durch die Sensibilisierung zumindestens weniger wahrscheinlich.

ALCAT

Der „Antigen Leucocyte Cellular Antibody Test" misst Veränderungen der Leukozytengröße nach Antigenexposition in vitro (Pasula, 1993). Die darauf basierende Eliminationsdiät bei Nahrungsmittelallergien (bzw. -unverträglichkeiten) bei Arthritis, Urtikaria, Bronchitis, Gastroenteritis führte zu rund 75% Besserung, bei Hyperaktivität, Rhinitis und atopischer Dermatitis nur zu rund 40% (Mylek, 1995). Dieser Test wurde bisher nicht validitiert (Bindslev-Jensen, Poulsen 1996, Potter, 1992).

Granulocyte Cytotoxicity Test (GCT) und Leukozytenagglutinationstest (LAT)

In diesen Tests werden antineutrophile Antikörper bestimmt. Die Resultate sollen nicht mit den ELISA-Testresultaten übereinstimmen (Hayashi, 1994).

Leukotrien-Release-Test

Der unter dem Namen CAST (Cellular Antigen Stimulation Test sowie Basophilen-Degranulationstest) publizierte Leukotrien-Release-Test beruht auf der Messung von Sulfidoleukotrienen. Er soll allergische und pseudoallergische Reaktionen bestimmen (Hipler, 1995, De Weck, 1997, Cahen, Maly et al., 1997). Aus einer Patientenprobe isolierte Leukozyten werden unter gleichzeitiger Anwesenheit von Interleukin-3 mit dem entsprechenden Allergen bzw. Antigen stimuliert. Vorwiegend basophile Leukozyten bilden als Folge u. a. die Entzündungsmediatoren Sulfidoleukotriene (sLT: LTC_4, LTD_4 und LTE_4), die dann im Zellüberstand gemessen werden. Die Synthese und Freisetzung können sowohl IgE-vermittelt als auch pseudoallergisch ausgelöst werden. Die Werte der antigenstimulierten Proben werden mit den nicht stimulierten Proben des Patienten verglichen. Hier scheint tatsächlich der erste echte Unverträglichkeitslabortest vorzuliegen (☞ auch Kap. 10.10). Grundsätzlich sind sämtliche potenziellen Auslösersubstanzen für den Test geeignet.

8.7 Testung mit Applied Kinesiology

Das Testprinzip ist einfach: Ausgehend von einem normoreaktiven Indikatormuskel, der möglichst dem Organsystem zugeordnet sein sollte, das die allergischen Reaktionen zeigt, wird eine Exposition mit dem Antigen durchgeführt. Allgemein kann der M. infraspinatus (Thymus-zugeordnet) oder der M. sartorius (Nebennieren-zugeordnet) verwendet werden. Bei Nahrungsmitteln wird, sofern keine anaphylaktischen Reaktionen in der Anamnese berichtet werden, ein oraler Challenge durchgeführt. Bei sehr sensitiven Personen oder wenn das Allergen giftig ist, wird auf den biomagnetischen Test zurückgegriffen: Die Substanz wird unter einem 3000 Gauss starken Magneten mit der Haut des Patienten in Kontakt gebracht.
Bei Allergie tritt eine Indikatordysreaktion auf. Dieser dysreaktive Challenge erlaubt jedoch keine Unterscheidung zwischen Allergie, Pseudoallergie und Unverträglichkeit oder toxischer Belastung, denn auch bei letzteren kommt es zur Indikatordysreaktion. Typ-I-allergische Reaktionen können differenziert werden, indem die Indikatordysreaktion mit Histamin D12 oder einer anderen Potenz von Histamin aufgehoben wird. Dieser Challenge ist jedoch auch bei pseudoallergischen Reaktionen, die histaminvermittelt sind, positiv.
Eine Differenzierung von Unverträglichkeitsreaktionen, bei denen Kinine und Prostaglandine sowie Leukotriene freigesetzt werden (☞ Kap. 10.) ist möglich, indem ausgehend von den durch die Exposition mit dem Allergen dysreaktiven Muskeln mit Aprotinin (einem Antikinin) oder Kinin D12, ☞ Kap. 10.7.), Prostaglandin D6 oder Leukotrien D6 provoziert wird. Bei durch Unverträglichkeit verursachter Dysreaktion tritt dann ein normoreaktiver Challenge ein (☞ Abb. 8.4). Die genannten

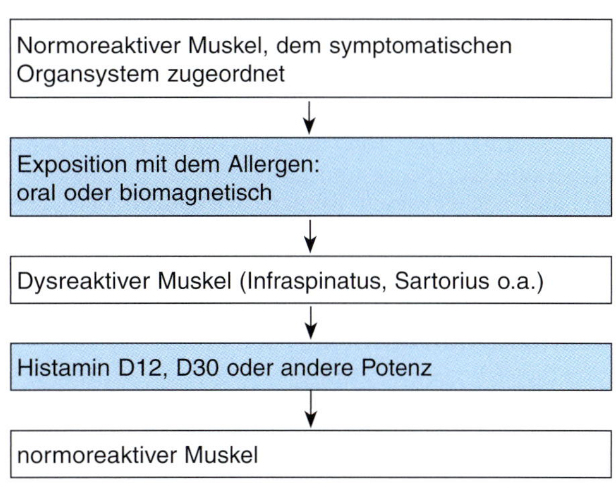

Abb. 8.4: Testung einer Typ I-Allergie mit Applied Kinesiology

Mediatoren werden jedoch auch bei Allergiereaktionen freigesetzt, besonders bei Typ-III-Immunreaktionen (Wichmann et al., 1995). Um eine genaue Differenzierung durchzuführen, muss die Palette der Allergietests ausgeschöpft werden: IgE- und IgG-RAST-Test, Lymphozyten-Transformationstest (LTT).
Bei Substanzen, die im AK-Test zu einer Reaktion führten, im Allergietest jedoch kein positives Ergebnis zeigten, ist per Ausschlussdiagnose Unverträglichkeit zu vermuten. Über die Testung von Allergenen hinaus können Zytokinaktivitäten mit AK-Mitteln getestet werden (☞ Kap. 8.9.2, Abb. 8.5).

8.8 Therapie von Allergien

Hyposensibilisierung

Dies stellt eine spezifische Prophylaxe bei Heuschnupfen, Bienen- und Wespengiftallergie, Hausstaubmilbenallergie und Asthma infolge von Schimmelpilzbelastung dar. Wegen der schweren systemischen Nebenwirkungen, die auftreten können, wird die Methode bei Asthma nicht empfohlen. Bei der Hyposensibilisierung werden ansteigende Dosen des Allergens intrakutan appliziert, was nach neueren Erkenntnissen zu einer Bildung von IgG4, einer Art blockierender Antikörper, führt. IgG4 kann gleichzeitig zur Bestimmung des Hyposensibilisierungserfolgs gemessen werden. Ein Problem ergibt sich aus der klinischen Beobachtung, dass die Hyposensibilisierung nicht wirksam war oder aber im schlimmeren Falle zu einer Symptomverschiebung führt: z. B. ist der Heuschnupfen erst einmal weg oder deutlich besser, aber es entsteht einige Zeit später eine Ekzem, Asthma, eine rheumatische Entwicklung o. Ä.

Enzympotenzierte Desensitisierung (EPD)

Hier werden niedrigdosierte Antigenextrakte und Beta-Glukuronidase mit einem aktivierenden Alkohol kurz vor der intrakutanen Injektion zusammengemischt. Die Beta-Glukuronidase scheint wie ein Lymphokin zu wirken, die Antigene scheinen T-Suppressorzellen zu reprogrammieren. Es kommt auf eine genaue Dosierung des Antigens an. Die EPD ist bereits nach einer oder zwei Behandlungen gegen Hausstaubmilben wirksam, bei Nahrungsmittelunverträglichkeiten tritt nach drei oder vier Behandlungen eine Wirkung ein. Die Wirksamkeit der EPD bei Colitis ulcerosa, Heuschnupfen (Fell und Brostoff, 1990, Astarita, Scala et al., 1996), Hyperaktivität (Egger und Stolla, 1992) konnte doppelblind nachgewiesen werden. Wirkungen bei Otitis media, Asthma, dermatitis, Nahrungsmittelallergien und M. Menière wurden beschrieben (Pulec, 2002).

Neutralisierungsmethode nach Miller

Die neutralisierenden Dosen einer Reihe von Nahrungsmitteln und Inhalationsallergenen werden kombiniert meist jeden zweiten Tag in der Menge von 0,05 ml subkutan injiziert oder öfter sublingual genommen (Literatur ☞ Miller, 1972, 1977, 1992, Rea, 1984).

Orale Toleranzinduktion

Im Bereich der Darmmukosa kann durch aufgenommene Antigene die Induktion einer systemischen Immuntoleranz erfolgen (Marth, 1999; Marth und Zeitz, 1999) Nach oraler Antigengabe erfolgt durch eine Generation antigenspezifischer T-Zellen und gesteigerte Ausschüttung supprimierender Zytokine wie IL-4, IL-10 und TGF-β meist die längerfristige Suppression systemischer Immunantworten auf humoraler und zellulärer Ebene. Die orale Gabe von Autoantigenen wird bei Erkrankungen wie rheumatoider Arthritis, multipler Sklerose und Diabetes mellitus als mögliche Therapie getestet (Weiner, in Marth, 1999). Die Therapie erscheint vielversprechend bei darmassoziierten Autoimmunerkrankungen wie Colitis ulcerosa und Morbus Crohn.

Spezifische Immuntherapie

Zum Zeitpunkt der Herausgabe dieses Buches sind spezifische immuntherapeutische Strategien wie monoklonale Antikörper gegen T-Lymphozyten, antiinflammatorische Zytokine, toxinmarkierte Zytokine, spezifische Zytokininhibitoren (TNF-α-Blocker, z. B. Infliximab, Remicade®, bei rheumatoider Arthritis, Weinhold, 2000, und Morbus Crohn, Arzneimitteltelegramm, 2001) als antiinflammatorische Agenzien, Anwendung von Autoantigen in einer tolerierten Form, Anwendung löslicher Adhäsionsmoleküle zur Unterbrechung inflammatorischer Reaktionen, die mit hochregulierten Adhäsionsmolekülen einhergeht, zum Teil bereits etabliert. IFN-β wird bei der multiplen Sklerose angewandt, wohingegen die Anwendung von Interferon bei chronisch aggressiver Hepatitis Typ C von der Subtypisierung abhängig gemacht wird (Harrison's, 2005). Die Beschreibung dieser Verfahren geht jedoch über den Rahmen dieses Buches hinaus.

Haptentherapie

Dies ist nicht wirklich ein Verfahren zur Therapie von Allergien, sondern es korrigiert sozusagen fehlgelaufene Immunreaktionen bei chronischen Erkrankungen wie Arthritiden, Ekzem etc. Die Haptentherapie verfolgt das Prinzip, dass eine spezifische Antikörperbildung durch die B-Zelle nur möglich ist, wenn der Carrier eines konjugierten Antigens (T-Zell-Epitop) von der $CD4^+$-Helferzelle präsentiert wird und der Haptenanteil (B-Zell-Epitop) mit den B-Zellen eine Bindung eingeht (☞ Abb. 8.2).
Danach sollen bei oral aufgenommenen Antigenen durch Einwirkung der Verdauungsenzyme die polysaccharidartigen Haptene zerstört und dadurch der Carrier freigesetzt werden können (Cornelius, 1998). Der Carrier wird an T-Zell-Rezeptoren gebunden, was zu Entzündungsreaktionen ohne Antigenelimination führen soll. Der Carrier kann gleichzeitig eine „Ersatzhapten"-Bindung mit körpereigenem Gewebe eingehen, gegen das sich dann die Immunantwort richten kann.
Beispiel: Mykobakterien können über Eier, die belastet sind, in den Verdauungstrakt aufgenommen werden. Atypische Mykobakterien können besonders bei immungeschädigten Patienten zu Lymphadenitis, Lungenerkrankungen, Tendinitis und Arthritis führen (Kay-

SER, 1998). Wird nun im Verdauungstrakt das Hapten vom Carrier dieser Bakterien abgespalten, so bindet sich der Carrier an den T-Zell-Rezeptor und löst einen primär chronischen Entzündungsprozess aus. Die Nosode Tuberculinum avis (nach VOLL in der Potenzfolge D6, D8, D10, D12, D15, D30, D60, D100, D200) wird zur „Mobilisierung" (CORNELIUS) der Antigene benutzt. Das Hapten Myc D6 (Fa. Sanum-Kehlbeck) wird nach Test verabreicht, immer wenn eine Verschlechterungsreaktion nach Nosodengabe auftritt, ansonsten alternierend mit der Nosode. Dadurch sollen die TCR-Carrier-Komplexe wieder mit ihrem spezifischen Hapten versehen und eliminiert werden können (CORNELIUS, 1998).
Die Haptene stehen in Tropfenform zur Verfügung und sollen perkutan angewandt werden. Der Test erfolgt genauso wie der der Erregernosoden: Ausgehend von einem dysreaktiven Muskel wird mit dem Hapten in Hautkontakt diagnostisch provoziert. Das passende Hapten führt zu einem normoreaktiven Challenge. Man verwendet einen der Symptomatik des Patienten assoziierten dysreaktiven Muskel. Es stehen die folgenden Haptenpräparate zur Verfügung (Fa. Sanum Kehlbeck):

- Sanukehl Acne® D6 Tr. (Propionibacterium acnes)
- Sanukehl Brucel® D6 Tr. (Brucella melitensis)
- Sanukehl Cand® D6 Tr. (Candida albicans)
- Sanukehl Coli® D6 Tr. (E. coli)
- Sanukehl Coli® D7 Tr. (E. coli)
- Sanukehl Klebs® D6 Tr. (Klebsiella pneumoniae)
- Sanukehl Myc® D6 Tr. (Mycobacterium bovis)
- Sanukehl Prot® D6 Tr. (Proteus vulgaris)
- Sanukehl Pseu® D6 Tr. (Pseudomonas aeruginosa)
- Sanukehl Salm® D6 Tr. (Salmonella enteritis)
- Sanukehl Staph® D6 Tr. (Staphylococcus aureus)
- Sanukehl Strep® D6 Tr. (Streptococcus pyogenes)
- Sanukehl Trich® D6 Tr. (Trichophyton verrucosum).

Desensibilisierung mit Setpoint-Technik der AK u. a.

☞ Kap. 17.

Desensibilisierung mittels Techniken des NLP

Alle Verfahren Verfahren der AK und des NLP arbeiten vermutlich über die Achse: limbisches System – Hypothalamus – zytokinvermittelte Reaktionen. Sie scheinen besonders bei IgE-vermittelten Reaktionen und bei pseudoallergisch ausgelösten Histaminreaktionen wirksam zu sein, auch wenn sich in der klinischen Praxis nicht immer differenzieren lässt, welcher Reaktionstyp beseitigt wurde.

> Fallbeispiel
> 35-jähriger Patient, Beschwerde: Grasallergie, immer wenn der Patient sich auf eine Wiese begibt, bekommt er Augentränen, Heuschnupfen, Niesattacken.
> Mit Techniken des NLP erinnert er sich, dass er als 4-jähriger Junge in einer Wiese von einer Biene gestochen worden war und daraufhin eine heftige Reaktion erlitten hatte. Die Wiese bedeutete also von nun an eine Bedrohung und die Notwendigkeit von Abwehr dagegen („Imprint").
> Die Ausbildung von Heuschnupfensymptomen ließ sich vollständig und momentan beseitigen, nachdem dieser „Irrtum des Immunsystems" deutlich geworden war und das Liegen in einer Wiese mit Wohlgefühl und Entspannung assoziiert werden konnte („Reimprint").

Ursachenforschung mit Applied Kinesiology

Eine entscheidende Möglichkeit bietet die Applied Kinesiology bei der Diagnostik der Ursachen von Allergien: Störfelder (☞ Kap. 5), Schwermetallbelastungen (☞ Kap. 6), Dysbiosen (☞ Kap. 7) und alte Infekte können mittelbar zu Allergien Anlass geben.

8.9 Autoimmunreaktionen

Eine Autoimmunerkrankung wird entweder durch Antikörper, die mit körpereigenem Gewebe reagieren (Typ-II-Allergie) oder Immuneffektor-T-Zellen, die autoreaktiv gegen endogene, körpereigene Peptide gerichtet sind (Typ-IV-Allergie), verursacht. Da die B-Zell-Antwort auch T-Helferzeller-Vermittlung erfordert, bedeutet B-Zell-Autoantikörperreaktion im Allgemeinen auch eine gestörte Kontrolle der T-Zell-Immunregulation. In manchen Fällen kann eine normale T- und B-Zell-Immunantwort gegen körperfremde Organismen und Substanzen, die Polysaccharidantigene enthalten, zu Kreuzreaktionen mit ähnlichen körpereigenen Antigenen führen. Man spricht von „molekularem Mimikri" (HARRISON'S, 2005). Beispiele sind Myasthenia gravis, Morbus Basedow, Hashimoto-Thyreoiditis und Diabetes mellitus Typ1.
Autoantikörper haben auch eine normale regulatorische Funktion: Beispielsweise werden Anti-Idiotyp-Antikörper (Antikörper gegen den Idiotyp, d. h. die Antigenbindungsstelle der Antikörper, ☞ Kap. 8.3.2) gegen Antitetanus-Antikörper gebildet, um ein Abschaltsignal an die B-Zellen, die Tetanus-Antikörper sezernieren, zu bewirken. Eine Störung dieses Mechanismus führt zu einem fehlendem Abschaltsignal für die B-Zell-Differenzierung und kann bei der Bildung von Antirezeptor-Antikörpern wie etwa beim Diabetes Typ 1 oder bei Autoimmunthyreoititis eine Rolle spielen (HARRISON'S, 2005).
Ein genetischer Faktor in Gestalt des MHC- oder HLA-Moleküls (☞ Kap. 8.2.2) spielt bei vielen Autoimmunkrankheiten eine Rolle: HLA-B27 (MHC I-Molekül) ist mit einer Anzahl von rheumatischen Erkrankungen wie Morbus Bechterew assoziiert. Diabetes mellitus Typ 1 ist mit verschiedenen Genen, von denen die wichtigsten jedoch MHC-Gene sind, assoziiert. Andere Mechanismen wie die Induktion von HEV-Adhäsionsmolekülen (Adhäsion von Effektorlymphozyten an „high endothelial venules" im postkapillären venösen Endothelbett, das zum Lymphozytenaustritt spezialisiert ist, durch Moleküle wie L-Selectin u. a.) kann zu systemischen Autoimmunkrankheiten wie Lupus erythematodes führen (HARRISON'S, 2005).
Toxikologisch relevant ist die Induktion von Autoimmunreaktionen durch Metallionen. Dreiwertiges Gold (Au III), vierwertiges Palladium (Pd IV) und Platin (Pt IV) können schwefelhaltige Aminosäuren in den Seitenketten der körpereigenen Peptide oxidieren. Zwei-

wertiges Quecksilber (Hg II) und Platin (Pt II) sowie einwertiges Gold (Au I) dringen in die antigenpräsentierende Zelle (APZ) ein und bilden mit körpereigenen Eiweißmolekülen sog. Metall-Protein-Komplexe. Diese veränderten (denaturierten, oxidierten) Proteine können direkt von MHC II der APZ präsentiert werden oder die Metall-Protein-Komplexe werden von den APZ prozessiert und dann vom MHC-II-Molekül präsentiert, was zu einer Immunantwort führt. Man spricht von sog. Neoantigenen oder „Cryptic Peptides" (Griem, 1995). Bei Patienten mit Autoimmunreaktionen auf Dentalmetalle wurden bei 40,2% ANA, bei 35,9% Nerven-AK, bei 24,5% Schilddrüsen-AK, bei 25% ENA nachgewiesen. Dabei wurde ein Kollektiv mit mindestens einer positiven LTT-Reaktion auf Dentalmetall untersucht (Bieger, 1997).

8.9.1 Labordiagnostik

Antinukleäre Antikörper (ANA), extrahierbare nukleäre Antikörper (ENA), zirkulierende Immunkomplexe (CIC), organspezifische Antikörper (Schilddrüse, Nerven, Gangliosid etc.) können bei qualifizierten Labors bestimmt werden.

8.9.2 Screening mit Applied Kinesiology

Die Möglichkeiten sind hier relativ beschränkt. Nur indirekt können proteolytische Enzyme als Indikatoren für Erhöhung zirkulierender Immunkomplexe getestet werden (s. u.). Bromelain und andere führen dann zu einem normoreaktiven Challenge.
Die potenzierten Formen der Zytokine in D6, D12 oder einer höheren Potenz, die proinflammatorisch und immunreaktionssteigernd sind, können getestet werden. Diese führen bei Aktivierung des Immunsystems zu einem normoreaktiven Challenge (☞ Abb. 8.5; ☞ hierzu auch Kap. 2.4.22, Isopathisches Prinzip).
Es müssen die homöopathisch potenzierten Zytokine verwendet werden, da die molekulare Substanz nicht stabil genug ist. Quelle: Metabolics Ltd., 5 Eastcott Common, Devizes, Wiltshire, England SN 10 4PL; www.metabolics.co.uk.

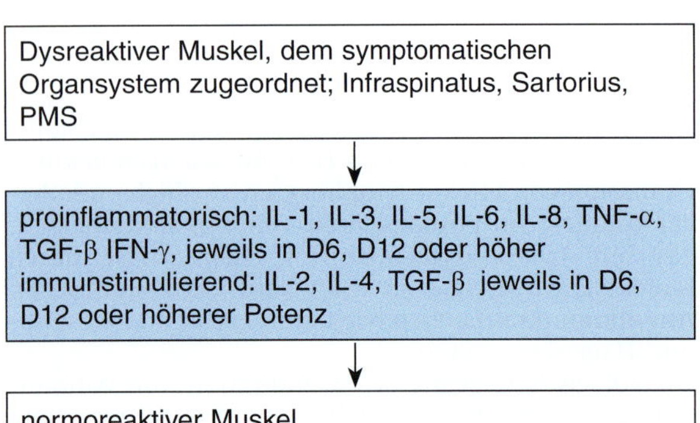

Abb. 8.5: Testung der Immunaktivität mit Applied Kinesiology

8.9.3 Therapeutische Ansätze

Beseitigung der Auslöser

Der wichtigste therapeutische Ansatz ist die Eliminierung und Beseitigung von exogenen Noxen wie Schwermetallen, die zu Autoimmunreaktionen prädisponieren. Post- und parainfektiöse (reaktive) Arthritiden können eine Autoimmunkomponente haben, denn sie sind bei Patienten, die HLA-B27-positiv sind, gehäuft beschrieben (Harrison's, 2005).
In der Praxis des Autors konnten zwei Fälle mit systemischer Kandidareaktion (Kandida-IgG- und -IgM-positiv) und Erhöhung der ANA beobachtet werden, wo eine adäquate Kandidatherapie (☞ Kap. 7) zum Verschwinden der ANA führte. Neben der Beseitigung anorganischer auslösender Faktoren ist also auch die Beseitigung von mikrobiellen Auslösern zu fordern.

Enzyme

Bei chronisch destruktiven Prozessen bei Autoimmunreaktionen kommt es regelmäßig zu einer Erhöhung der CIC (Circulating Immune Complexes). Es kann der Versuch unternommen werden, mit Enzymen (Papain, Bromelain, Trypsin, z. B. Bromelain 2400™ 500 mg PE, AI-Formula™ PE, Wobenzym® etc.) in hoher Dosierung (z. B. 3 × 3 Kps. bzw. Tabl.) die zirkulierenden Immunkomplexe zu beseitigen. Die Enzyme werden wie oben beschrieben getestet.

Potenzierte Zytokine

Die nach Abbildung 8.5 getesteten isopathischen Zytokine (in D6, D12 oder höherer Potenz) können auch therapeutisch angewandt werden. Gesicherte Therapieergebnisse liegen jedoch nicht vor. Wegen der geringen Halbwertszeit der Zytokine in vivo und der schnellen Umsatzrate ist eine etwa stündliche Einnahme in Tropfenform (20 Tr.) angezeigt. Die Herstellung der potenzierten Zytokine kann mit einem elektronischen Gerät (homöopathischer „Simulator", Fa. Staufen Pharma) erfolgen. Die Hersteller für Mikroimmuntherapie liefern diese ebenfalls.

8.10 Immunschwäche

Die Diagnostik sollte abgestuft erfolgen: Bei rezidivierenden Infekten, der sicher am häufigsten beklagten Immunschwächesituation, sind auch mit den heute üblichen Labortechniken häufig keine aussagekräftigen Befunde zu erzielen. Dann sollte die Diagnostik vor allem eine Terraindiagnostik sein: Dysbiosen (darmwandständiges Immunsystem, ☞ Kap. 11), Schwermetallbelastungen (☞ Kap. 6), chemisch toxische Belastungen (vom Nikotinabusus bis zu den Umweltschadstoffen) sowie Herd- und Störfeldgeschehen (☞ Kap. 5) und Nahrungsmittelunverträglichkeiten (☞ Kap. 11) sind mit den diagnostischen Mitteln der Applied Kinesiology leicht abzuklären.
Wo notwendig, sind Labortests anzuschließen: Das hu-

morale Immunprofil (Immunelektrophorese, quantitative Bestimmung der Immunglobulin-Subklassen) und das zelluläre Immunprofil (T- und B-Zell-Subpopulationen) inklusive Stimulationstests liefern in vielen Fällen therapeutisch verwertbare Parameter.

8.10.1 Labordiagnostik

- Die erste Stufe der Labordiagnostik ist der zelluläre Immunstatus **(Lymphyzytensubpopulationen)** und die Immunelektrophorese, Bestimmung von IgG, IgA, IgM, IgE.
- **CD69-Funktionstest** (Stimulation der T- und B-Lymphozyten sowie NK mit Mitogen führt binnen vier Stunden zur Expression des CD69-Markers).
- **LTT** mit Mitogenen (unspezifische T- und B-Zell-Aktivatoren) der T und B-Zellen.
- Der **ImmuCheck**® (Bieger, 1999) basiert auf dem LTT. Hier werden zwölf verschiedene Gedächtnisantigene wie Tuberkulin, Streptococcus, Tetanus, Diphtterie etc. für sechs Tage mit den isolierten Lymphozyten und Monozyten inkubiert, worauf die Aktivierung von Lymphozyten mittels Messung der Einbaurate radioaktiv markierter DNA bestimmt wird. Dem entspricht im Prinzip der wesentlich weniger aufwendige kutane Stempeltest **Multitest Merieux**, der zurzeit leider nicht verfügbar ist.
- **Phagozytosefähigkeit** der Monozyten/Makrophagen und Granulozyten, bei dem die Aufnahmerate fluoreszenzmarkierter E.-coli-Partikel nach Inkubation mit den beiden Zelltypen getrennt bestimmt wird.
- Die **Chemolumineszens** bestimmt die Bildung von Sauerstoffradikalen („oxidativer Burst") nach Phagozytose, das zweite wichtige Funktionskriterium der Phagozyten.
- Der **NK-Zytotoxizitätsassay** bestimmt die NK-Zell-Funktion durch Messung der Zytolyse markierter Tumorzellen in vitro. Die Basalfunktion kann verglichen werden mit der Funktion nach In-vitro-Inkubation der Zellen mit möglichen Stimulatoren der NK-Aktivität wie Mistellektinen, xenogenen Peptiden (AF2) und anderen.

8.10.2 Testung mit Applied Kinesiology

In leichteren Fällen von Immunschwäche, wo unter Umständen Abweichungen im zellulären oder humoralen Immunstatus nicht objektivierbar sind, können auch ohne labortechnische Messung der Immunparameter die angegebenen Immuntherapeutika (☞ Kap. 8.11) mit den Mitteln der Applied Kinesiology getestet und verabreicht werden. Grundsätzlich ist die Laborimmundiagnostik wegen des Bedürfnisses nach Reproduzierbarkeit und objektiver Erfolgskontrolle der Therapie bei schwereren Fällen von Immunschwäche und speziell bei Tumorerkrankungen empfehlenswert.
Die AK-Testung ist auf der Basis einer labortechnischen Untersuchung oder auch als alleiniges Werkzeug zur Findung des bestmöglichen Therapeutikums geeignet. Als Testmuskel ist der M. infraspinatus (Thymus-zugeordnet) oder aber ein Nebennieren-zugeordneter Muskel am besten geeignet. Bei Immunstörungen sind diese und andere Muskeln, die einem von der Störung betroffenen Organgebiet zugeordnet sind, häufig dysreaktiv. Wenn dies nicht der Fall ist, kann eine Provokation des Thymus durchgeführt werden, die in einem leichten Schlag mit der Faust auf das obere Sternum besteht. Dies führt dann zur Dysreaktion.
Die aufgeführten therapeutischen Substanzen sollten dann zu einem normoreaktiven Challenge führen, wenn sie angezeigt und verträglich sind (☞ Abb. 8.6). Die angewandten Substanzen sollten in Abständen von zwei bis acht Wochen je nach Grad der jeweils festgestellten Veränderungen nachgetestet werden, um die Indikation und die Verträglichkeit zu überprüfen. Das Immungeschehen unterliegt labilen Gleichgewichtsreaktionen.

8.11 Differenzialtherapie gestörter immunologischer Parameter

T-Lymphozyten ($CD3^+$) erniedrigt

n = 920–2580/µl; 61–84% der Lymphozyten
Bei systemischen Virusinfektion (späte/chronische Phase), zellulärer Immundefizienz, HIV-Infektion (spät), malignen Tumoren, längerer immunsuppressiver Therapie (auch Chemo- und Strahlentherapie), im Alter (konstitutionell).

Thymuspeptide
Die Gabe von Thymuspeptiden (Thym-Uvocal®, Thymoject®, Neytumorin®) ist besonders bei ausgeprägten T-Zell-Defiziten und hohem Aktivierungsgrad sinnvoll, die Stimulation mit Paramunisierungspräparaten (Parapoxvirus, Baypamun P® bzw. Avipoxvirus, Duphapind® und Ribomonyl®, s. u.) ist hierbei nicht sehr erfolgversprechend.

Immun Response Modifiers
Factor AF2®, Polyerga®, Ney-Tumorin® u. a. können nach Test angewandt werden.

Orthomolekular
Hier müssen Eisen (20 mg/Tag), Kupfer (2 mg/Tag), Selen (200 µg/Tag), Zink (30 mg/Tag) (Heinitz, 1999) Vitamin C (500–100 mg/Tag), Vitamin A (20000 IU), Bioflavonoide, die insgesamt T-Zell-stimulierend sind, Vitamin (25 mg/Tag), Vitamin B_3 (100 mg/Tag) oder Vitamin-B-Komplex, Vitamin E (400 IU) getestet werden. Ein wichtiges Ergebnis der Literaturübersicht von Lamson (1999) ist, dass generell eine Antioxidanzientherapie eine gleichzeitige Chemo- und Strahlentherapie positiv synergistisch beeinflussen kann.

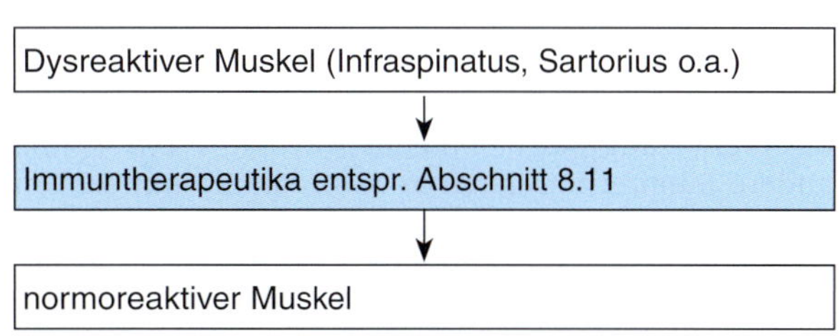

Abb. 8.6: Prinzip der Testung von Immuntherapeutika mit Applied Kinesiology

Phytotherapeutika

- Die Wirkung von Mistellektinen (Viscum album) scheint auf einer lymphozytenstimulierenden Wirkung, besonders auf die NK-Zellen, zu beruhen. Eine Modulierung der CTL-Zellen scheint auch eine Rolle spielen zu können (Wagner, 2001).
- Echinacin hebt sowohl CD4- als auch CD8-Zellen (Wagner, 1995), Echinacin 3 × 30 Tropfen über fünf Tage, nach fünf Tagen Pause wieder 3 × 30 Tropfen über insgesamt sechs Wochen.
- Weiterhin: Eleutherococcus (Wagner und Wiesenauer 1995, Werbach, 1994): 500 mg Eleutherosid-B-Extrakt/Tag.
- Sanguinaria canadensis und Chelidonium majus wurden bei HIV getestet und haben CD4- und CD8-stimulierende Wirkung (Werbach, 1994).
- Glycyrrhiza glabra kann CD4und CD8-Zellen anheben (Werbach, 1994); Vorsicht wegen der aldosteronartigen Wirkung.
- Baptisia tinctoria (Wilder Indigo) fördert T-Lymphozyten-Proliferation und Phagozytose (Wagner, 1995).

T-Helferzellen ($CD3^+/CD4^+$) erniedrigt

n = 550–1660/µl; 32–60% der Lymphozyten
Spätphase systemischer Virusinfektionen, chronisch persistierende Virusinfekte (CMV, EBV u.a.), HIV-Infektion, Leukämie, Tumor, floride Tuberkulose, längere therapeutische Immunsuppression und Chemo-/Strahlentherapie, im höheren Alter, konstitutionell.

Als Ergebnis einer Studie von Müller, Bayer et al., (1998) konnten für Patienten mit Tumorerkrankungen eine absolute Lymphozytopenie, ein vermindertes Helferzell/CTL-Verhältnis, meist bedingt durch zu niedrige T-Helferzellen, und ein erhöhter Prozentsatz aktivierter T-Lymphozyten festgestellt werden. Dabei sind diese Defizite nicht nur ein Überbleibsel aus Chemo- und Strahlentherapie. Patienten, die diese Therapieformen durchgemacht hatten, wiesen jedoch durchschnittlich niedrigere Gesamt-T-Lymphozytenzahlen auf als diejenigen, die niemals vorher zytostatisch behandelt worden waren. Die Tumorerkrankung ist begleitet (vielleicht auch verursacht?) durch eine Immunsuppression. Noch Jahre nach erfolgreicher Tumortherapie besteht ein erhöhtes Risiko für Virusrezidive (Herpes zoster) und Mykosen. Das Prinzip der Zytostase und Radiatio muss also gegenüber dem der Immunmodulation/-stimulation abgewogen werden, da das Tumorgeschehen eine immunologische Erkrankung darstellt.

Acetylsalicylsäure, ungesättigte Fettsäuren

In derselben Studie (Müller, 1998b) wurde der zelluläre Immunstatus bei Patienten mit Tumoranamnese mit demjenigen von Patienten mit anderen Krankheiten verglichen. Als Gründe für die Fähigkeit von Tumoren, der Abwehr des Immunsystems zu entkommen, werden die Freisetzung des hemmenden Zytokins TGF-β und andere Suppressionsfaktoren sowie die Induktion von Suppressorzellen durch starke Makrophagenaktivierung angesehen. Entzündungsmediatoren wie Prostaglandin E2 wirken sich hemmend auf die T-Lymphozyten, besonders die T-Helferzellen, aus. Die Gabe von Acetylsalicylsäure in niedrigen Dosen (300 mg, Aspirin® junior 1 × 1) und das regulative Konzept der Gabe antiinflammatorischer ungesättigter Fettsäuren (EPA, GLA, ☞ Kap. 10.10) können dem entgegenwirken und insgesamt zu einer Verbesserung der T-Zell-Aktivität führen.

Phytotherapeutika

- Panax ginseng (Werbach, 1994) 100 mg/Tag. Ginseng kann unter Umständen problematisch sein, da möglicherweise kein Unterschied besteht in dem, was unterstützt wird: Immunzellen oder Tumorzellen?
- Silymarin (aus Silybum marianum; Werbach, 1994): 250–100 mg/Tag.
- Echinacin, Eleutherococcus, Thymuspeptide sollten getestet werden.
- Reishi Mushroom extract (z.B. Pure Encapsulations, Ganoderma lucidum) kann positiven Effekt auf die Produktion zytotoxischer Zytokine durch Makrophagen und T-Zellen haben (Wang et al. 1997).

Selen

Selen (200 µg/Tag) hebt vor allem CD4-Helferzellen an. Es katalysiert als Bestandteil der Glutathion-Peroxidase den Abbau des freien Radikals H_2O_2. Selen schützt im Tierversuch vor den karzinogenen Effekten von Chemikalien und Viren. Es bindet Hg und Cd und schützt vor deren toxischen Effekten (Harrison's, 2005).
Weiterhin kommen Eisen, Kupfer, Zink, Vitamin A (s.o.) und C in Frage.

T-Helferzellen ($CD3^+/CD4^+$) erhöht

Frühes Zeichen bei immunologischer Aktivierung (Infektion, Autoimmunkrankheit), als Koaktivierung bei bakteriellen Infekten, häufig, aber nicht obligat bei Sarkoidose, multipler Sklerose, Leberzirrhose, Diabetes Typ I, Hyper-IgE-Syndrom, SLE, rheumatoider Arthritis, Sjögren-Syndrom, aber auch bei Herden.

Gegensensibilisierung nach Theurer (Allergostop®) kann T-Helferzellen absenken.
Auch Zytostatika sollten vorteilhafterweise vor Verabreichung getestet werden. Da es sich in der Regel um toxische Substanzen handelt, sollte die biomagnetische Testung angewandt werden, primär mit einem normoreaktiven Muskel, dann, ob durch das Medikament ein tumorassoziierter dysreaktiver Muskel normalisiert werden kann, bzw. eine positive TL zu einem befallenen Organ (z.B. Leber bei Leberfiliae) negiert wird. Einige Zytostatika (Cyclophosphamid, Epirubicin) u.a. wirken in niedriger Dosierung immunmodulierend!

Zytotoxische T-Zellen (CTL; $CD3^+/CD8^+/CD16^+/CD56^+/CD57^+$) erniedrigt

n = 280–930/µl; 13–40% der Lymphozyten
HIV-Infektion (Spätphase), chronisch persistierende Virusinfektionen, Leukämie, Malignome, sekundäre Immundefekte, längere therapeutische Immunsuppression und Chemo-/Strahlentherapie, im höheren Alter, konstitutionell.

Es müssen die Substanzen wie unter „T-Lymphozyten erniedrigt" (s.o.) dargestellt getestet werden. Außerdem je nach Erkrankung und klinischem Bild: antivirale Substanzen (Aciclovir etc.), Zytostatika.

▮ Suppressor-Zellen (CD3⁺/CD8⁺/CD16⁻/CD56⁻/CD57⁻) erniedrigt

n = 32–360/µl; 2–10 % der Lymphozyten
Allergisches bzw. Autoimmungeschehen.

Therapie nach Erkrankung und klinischem Bild.

▮ Zytotoxische T-Zellen (CTL; CD3⁺/CD8⁺/CD16⁺/CD56⁺) erhöht

Aktivierungszeichen, chronisch aktive Virusinfekte (HBV, HCV, CMV, EBV), Langzeitaktivierung bei Tumoren, HIV-Infektion (Frühphase), multiples Myelom, M.Behçet, CD8⁺-CLL, blutabnahmeassoziierter Stress.

Nach klinischer Konstellation Antioxidanzien (Vit. C, A, E, β-Carotin).

▮ T-Suppressor-Zellen (CD3⁺/CD8⁺/CD16⁻/CD56⁻/CD57⁻) erhöht

Akute systemische Virusinfektionen, Tumoren mit massiver Immunkompromittierung.

Je nach Erkrankung und klinischem Bild: antivirale Substanzen, Zytostatika: Cyclophosphamid (oder Epirubicin) in einer niedrigen Dosis von 300 mg/m² KO, Cimetidin (2 × 800 mg/Tag). Proteolytische Enzyme. Auch Immunstimulanzien wie bei „CD4⁺-Zellen erniedrigt“.

▮ CD4⁺/CD8⁺-Ratio erniedrigt

Normbereiche: 1,5–2,9 Säuglinge, 1,0–1,6 Kleinkinder, 1,0–2,0 Schulkinder, 0,9–2,8 Erwachsene.
Die Normbereiche gelten üblicherweise bei den Analysen der Lymphyzytensubpopulationen für CD4⁺/CD8⁺-Suppressorzell-Ratio (nicht CTL-Zellen), (☞ Abb. 8.7 bis 8.9). Wesentlich ist hier der Vergleich der Prozentzahlen der CD4⁺- und CD8⁺-Zellen, die Zähler und Nenner des Quotienten ausmachen. Weiterhin müssen Parameter der Aktivierung in Bezug gesetzt werden.
Erniedrigung der CD4⁺-Zellen: Spätphase systemischer Virusinfektionen, HIV-Infektionen, chronisch persistierende Infektionen (Viren, intrazelluläre Bakterien, Parasiten), idiopathische (non-HIV) CD4⁺-Lymphopenie, im höheren Alter.

Vitamin E (100 mg/Tag) zusammen mit Omega-3-EFA können die CD4/CD8-Ratio verbessern (Lamson, 1999). Im Übrigen siehe „CD4⁺- und CD8⁺-Veränderungen“ (s. o.).

▮ CD4⁺/CD8⁺-Ratio erhöht

Frühphase systemischer Virusinfektionen, bei akutem Schub einer Autoimmunkrankheit, reaktiv bei einigen Tumoren (z. B. Magen), T-Zell-Lymphome (CD4⁺), fakultativ bei Krankheiten, die mit Gewebeinfiltration zytotoxischer T-Zellen assoziiert sind: multiple Sklerose, Enzephalitis, dilatatorische Kardiomyopathien, Leberzirrhose, portale Fibrose.

Proteolytische Enzyme können getestet werden. Medikamente nach Erkrankung und klinischem Bild.

▮ Verhältnis naiver T-Helferzellen (CD3⁺/CD4⁺/CD45RA⁺) und Memory T-Helferzellen (CD3⁺/CD4⁺/CD45RO⁺)

Naive T-Helferzellen: n = 280–630/µl, 30–60% der CD4-Zellen
Memory-T-Helferzellen: n = 150–600/µl; 30–50% der CD4-Zellen
Entscheidend ist das Verhältnis zwischen naiven T-Zellen (bisher ohne Antigenkontakt) und Gedächtnis-T-Zellen. Ein Abfall dieser Ratio (meist durch Expansion an Gedächtnis-T-Zellen) ist ein sensitives Zeichen für eine persistierende Immunaktivierung, z. B. bei chronischen Virusinfektionen (HIV, CMV, EBV, VZV), CFS, Autoimmunopathien, MS, oder Tumorerkrankungen, die oft über Wochen nachweisbar ist. Gleiches gilt für übertrainierte Sportler. Bei HIV stellt der Abfall von CD45RA⁺-T-Zellen und der relative Anstieg von CD45R0⁺-T-Zellen einen negativen Prognosemarker dar (Korrelation zur „viral load“). Unter Tumorchemotherapie zeigt eine niedrige Ratio durch verminderte naive CD45RA⁺-Zellen einen verminderten Nachschub an naiven T-Zellen an. Beim Anti-Phospholipid-Syndrom (das bei systemischem Lupus erythematodes, aber auch beim Fibromyalgiesyndrom und Chronic-Fatigue-Syndrom vorkommt; Heller, 1998) ist ein Anstieg der CD45RA⁺/CD45R0⁺-Ratio beschrieben.

Die Therapie erfolgt entsprechend dem klinischen Bild und weiterer Parameter.

▮ B-Lymphozyten (CD19⁺) erniedrigt

n = 120–630/µl, 7–21% der Lymphozyten
Spätphase eines Infekts nach Antigenelimination, dabei vermehrte Präsenz am Infektort, Zuwachs an Suppressorzellaktivität (Müller, Bayer et al., 1998), Immundefekte, häufig konstitionell, ohne Antikörpermangel.

Die T-Helferzellen sind für die Bildung von unterstützenden Zytokinen für die Effektorzelle verantwortlich, ohne die weder die B-Lymphozyten Antikörper bilden noch die zytotoxischen T-Lymphozyten entartete Zellen attackieren. Daher sollten die T-Zell-stimulierenden Substanzen (s. o.) getestet werden, daneben Paramunitätsinducer wie Baypamun®, Ribomonyl® u. a. zur Zytokinstimulation (Bellanti, 1997) (☞ Kap. 8.3.1).

▮ B-Lymphozyten (CD19⁺) erhöht

Frühphase eines Infekts, Antigenstimulation, EBV-Infektion (Frühphase), B-Zell-Lymphome (monoklonal), B-Lymphozytose polyklonal (unklare Genese).

Natürliche Killerzellen (NK) erniedrigt ($CD3^-$/$CD16^+$/$CD56^+$)

n = 140–450/µl, 7–22% der Lymphozyten
Malignome, längere therapeutische Immunsuppression und Chemo-/Strahlentherapie, Immundefekte, zirkadiane Rhythmik (niedriger abend/nachts). IL-2, IL-12, Interferon-α und Interferon-γ steigern die Aktivität.

- Picibanil und Bromophyrin sind pflanzliche Produkte, die die Aktivität steigern.
- Lentinan (Shiitake-Pilz), i. v. gegeben, wirkt über die Aktivierung von Makrophagen, T-Lymphozyten, Komplement, NK-Zellen (1 mg/Tag 2 × wöchentlich; Wagner, 1995).
- MGN-3 (modifizierte Arabinoxylan-Reis-Kleie, Biobran®) kann die NK-Zell-Aktivität erhöhen.
- Mistellektine: Die ML-1-Komponente der Mistellektine stimuliert die NK-Zellen (Hajto, Hostanska et al., 1996).
- Factor AF2 (xenogenes Peptid) wirkt NK-Zell-stimulierend.
- Vitamin A oder besser Betakarotin kann neben den NK-Zellen auch T-Zellen und die B-Zellen stimulieren. Dabei ist nach neueren Forschungsergebnissen darauf zu achten, dass sämtliche Komponenten des Betakarotin-Komplexes verabreicht werden, ☞ auch Kap. 9 und 18.1.1.
- Acetylsalicylsäure in niedriger Dosierung (100–300 mg/Tag) wirkt stimulierend auf NK-Zellen.

Sämtliche Phytotherapeutika und orthomolekularen Substanzen wie für die T-Zell-Defekte allgemein angegeben sind hier angezeigt. Bei all diesen therapeutischen Optionen gilt es aber auch zu bedenken, dass die Effekte wegen des doch geringen NK-Pools des Körpers insgesamt relativ begrenzt sind (z. B. bei fortgeschrittenen Tumoren). Es muss kontrolliert werden, ob ein Erfolg der Therapie anhand der NK-Zell-Zahl und -Aktivität (CD69-Marker; ☞ Tab. 8.1) zu messen ist oder nicht.

Natürliche Killerzellen (NK) erhöht ($CD3^-$/$CD16^+$/$CD56^+$)

Akute systemische Virusinfektionen, HIV-Infektion, NK-Zell-Lymphome (sehr selten), chronisch-persistierende Virusinfektionen, häufig konstitionell, v. a. im höheren Alter.

Tab. 8.5: Aktivierte T-Zellen ($CD3^+$)

	Normalwert	Expression nach Aktivierung
CD69+	< 12%	↑ nach 2–4h, ↓ nach 2–3 T.
CD25+	< 10%	↑ nach 1,5–2h, ↓ nach 4–6 T.
HLA-DR+	< 12%	↑ nach 2–4 T., bis zum Zelltod
$CD38^+$/$CD8^+$	45–67%	↑ nach 12–24h, ↓ n. Wochen (wichtig bei HIV, weil Anstieg negativer Prognoseparameter ist (CD4-Zellzahl ↓ HIV viral load ↑).

Aktivierungsgrad ($CD3^+$/$CD69^+$; $CD3^+$/$CD25^+$; $CD3^+$/HLA-DR^+)

Das Verhalten der Aktivierungsparameter im zeitlichen Verlauf wird in Tab. 8.5 dargestellt. Es ist sichtbar, dass $CD69^+$ und $CD25^+$ (Interleukin-2-Rezeptor) nur Kurzzeit-Aktivierungsmarker sind. Langzeitaktivierung des T-Zell-Systems wird durch die Koexpression des HLA-DR^+-Antigens erkennbar ($CD3^+$/HLA-DR^+).

Granulozytopenie

- Granulozytopenische Phasen lassen sich mit Verabreichung von Lithium in einer Dosierung, die unter den psychiatrisch verwendeten liegen, z. B. 500–1000 mg/Tag, verkürzen (Schrauzer, 1991).
- Berberine aus Hydrastis canadensis, Berberis aquifolia und Berberis vulgaris können die Leukozytenzahl allgemein anheben (Werbach, 1994).
- Cumarin (auch in Angelica sinensis [Engelwurz], Meliotus officinalis [Steinklee] und Trifolium pratense [Rotklee]) kann die Zahl der Monozyten/Makrophagen erhöhen und diese aktivieren (Werbach, 1994).

Fallbeispiel Immuntherapie
56-jähriger Patient, klinische Diagnose: Arachnopathie bei Z. n. mehreren Wirbelsäulenoperationen mit Spondylitis und Diszitis, eventuell nach Diskographie.
Das erste Immunprofil vom 25. 05. 1998 (☞ Abb. 8.7) wurde anlässlich einer erneuten Operation wegen segmentaler, vertebraler Instabilität angefertigt. Erniedrigte Lymphozyten und Granulozyten. Entsprechend sind die absoluten Zellzahlen der $CD3^+$-Zellen insgesamt und NK-Zellen erniedrigt. Die $CD8^+$-Zellen sind jedoch absolut im Normalbereich. Die aktivierten Lymphozyten sind nicht vermehrt ($HLDR^+$). Im Falle des Patienten ist der niedrige CD4/CD8-Quotient also vor allem durch die erniedrigte $CD4^+$-Zell-Zahl verursacht, auch wenn die prozentuale Erhöhung der $CD8^+$-Zellen für den Quotienten rechnerisch mit verantwortlich ist. Die Praxis, den CD4/CD8-Quotienten (Helfer-/Suppressorzell-Quotient) als Indikator für den Zustand des Immunsystems anzusehen, so wie es in dem Befund getan wird, erscheint fragwürdig und sollte nicht mehr unbesehen übernommen werden. $CD8^+$-Zellen sind sowohl zytotoxische Zellen als auch Suppressorzellen. Ein hoher Prozentsatz von $CD8^+$-Zellen (☞ Abb. 8.7) kann primär eine Aktivierung der zytotoxischen Immunreaktionen, also durchaus eine starke Immunantwort, bedeuten. Eine Unterscheidung zwischen $CD8^+$-Suppressor- und $CD8^+$-zytotoxischen Zellen ist hier dadurch gegeben, dass zytotoxische T-Zellen $CD3^+$/$CD8^+$/$CD16^+$/$CD56^+$/$CD57^+$ sind, Suppressorzellen jedoch $CD3^+$/$CD8^+$/$CD16^-$/$CD56^-$/$CD57^-$. Hier sind beide Kategorien prozentual erhöht. Als Besonderheit kommt eine Koexpression von $CD4^+$ und $CD8^+$ bei einem erhöhten Prozentsatz der Zellen zum Ausdruck, was eine Störung der Ausdifferenzierung der $CD3^+$-Zellen bedeutet.
Therapie: Thymoject® 3 × wöchentlich 1 Ampulle sowie Baypamun P (die Therapie fand vor der BSE-Krise statt, heute würde eher Duphapind® zur Anwendung kommen) einmal wöchentlich 1 Ampulle

über 8 Wochen. Zink, Selen, Vitamin A und E, alle nach Test.

Der zweite Immunstatus vom 07.07.1998 (☞ Abb. 8.8) wurde in der Klinik unter dieser Therapie präoperativ erhoben. Es werden eine Normalisierung der Granulozytenzahl und ein Anstieg der Lymphozyten in den unteren Normbereich deutlich. Der CD4/CD8-Quotient ist mit 0,81 verbessert (im Befund in Abb. 8.8 ist er falsch ausgerechnet).

Der dritte Immunstatus wurde 7 1/2 Monate nach Beendigung der Therapie (09.03.1999) und postoperativ erhoben, um evtl. Langzeiteffekte der Therapie bei diesem aktiven und geschwächten Immungeschehen zu beurteilen (☞ Abb. 8.9). Der Quotient $CD4^+/CD8^+$ ist mit 0,79 quasi unverändert gegenüber dem Status vom 07.07.1998, aber die hier differenzierten Prozentzahlen von CTL und Suppressorzellen sind hilfreich bei der Interpretation: am 09.03.1999 sind die Suppressorzellen prozentual normal, die zytotoxischen Zellen erhöht, es liegt also ein aktiviertes Immungeschehen vor. Dies wird dadurch belegt, dass die NK-Zellen als Ausdruck für Verbrauchsreaktion erniedrigt sind (deren Pool ist erschöpflich).

Der Immunstatus vom 09.03.1999 ist als schlechter einzustufen als der vom 07.07.1998. Die Absolutzahlen von $CD3^+$- und $CD4^+$-Zellen sind gesunken (von 862 auf 771 bzw. von 419 auf 304), der Aktivierungsgrad von $CD3^+/CD3^+HDLR^+$: $CD3^+$ absolut (14/µl : 862/µl = 1,6 %) etwas auf 172/µl : 771/µl = 2,2 % angestiegen. Dies ist ein Hinweis, wenn auch vielleicht kein statistisch signifikanter Befund.

In diesem Befund sind weiterhin alle üblichen Aktivierungsparameter aufgeführt: $CD3^+/CD25^+$(IL-2R), $CD3^+/CD69^+$, $CD3^+/HLDR^+$. Bemerkenswert ist noch die Spezifizierung von NK-Zellen, die $CD8^+$, aber $CD3^-$ sind. Der $CD56^+$-Marker identifiziert sie als NK-Zellen.

Eine unspezifisch immunstimulierende Therapie mit Paraimmunitätsinducern war hier nicht mehr angezeigt, die Zellzahlen sollten erhöht werden mit Thymusextrakt und den orthomolekularen Substanzen. Das vorliegende Beispiel ist bewusst gewählt, da es die Komplexität der Interpretation von Immunstatus und der daraus gewonnenen Schlussfolgerungen zeigt. Umso mehr sind die Möglichkeiten eines funktionellen Testverfahrens wie der AK zu schätzen, wo die biologische Antwort auf eine Maßnahme bezüglich Wirksamkeit und Verträglichkeit vorab abgeschätzt werden kann.

8.12 Psychoneuroimmunologie

Psychische, neuronale und hormonelle Einflüsse haben eine Wirkung auf das Immunsystem, ebenso wie Immunzellen Einfluss auf das Zentralnervensystem haben. Lymphknoten sind sympathisch noradrenerg innerviert; Noradrenalin fördert über Betarezeptoren die IgM-Antwort (Koch, 1998). Peptiderge Efferenzen führen zu Milz, Thymus und Knochenmark. Die immunologischen Gewebe haben für Neurotransmitter und Hormone die entsprechenden Rezeptoren (☞ Tab. 8.6). Substanz P erleichtert die Lymphozytenmigration in entzündete Gewebe und es gibt Hinweise, dass Substanz P die Entzündungsreaktionen bei rheumatoider Arthritis und Herpes zoster mit bedingt. Alpha-2-Rezeptoren-Aktivierung führt zur Bildung von weniger humoralen Antikörpern, Serotonin soll die humorale Immunantwort, Dopamin die Lymphozytentransformation hemmen. Eine durch Cyclophosphamid im Trinkwasser bedingte Immunsuppression kann im Tierversuch konditioniert werden: Ohne Cyclophosphamid bitter gemachtes Trinkwasser löst dann den gleichen immunsuppressiven Effekt aus!

Lymphozyten besitzen Rezeptoren für Kortikoliberin (CRF), Kortikotropin (ACTH) und endogene Opiate

ANALYSE	ERGEBNIS	EINHEIT	NW (spezifisch)
Lymphozytenzahl abs.	■ 1073	/µl	1100 – 4000
Monozytenzahl	333	/µl	140 – 800
Granulozytenzahl	■ 2294	/µl	2400 – 6400
CD3:T-Lymphozyten	76	% Lympho	61 – 84
CD3-aktiviert: HLDR+	4	% Lympho	0 – 12
CD8:Suppressorzellen	■ 50	% Lympho	13 – 40
Cytotoxische CD8-Zellen	■ 13	% Lympho	2 – 10
CD4:Helferzellen	■ 25	% Lympho	32 – 60
Flowcytometrisch vermehrt CD4/CD8-positive Lymphozyten nachweisbar. Seltener Befund im Sinne einer T-Zellreifungsstörung bei akuten Virusinfekten (EBC/CMV), HIV-Infektion (ARC/AIDS), im Alter oder bei NPL!			
Quotient CD4:CD8	■ 0.5	Quotient	0.90 – 2.80
CD4+/CD8+ Zellen (CD3 unreif)	■ 6	% Lympho	< 1.0
CD19+: reife B-Zellen	13	% Lympho	7 – 21
CD16+/56+: NK-Zellen	10	% Lympho	10 – 30
CD3/T-Zellen absolut	■ 815	/µl	920 – 2580
CD3/HLDR+ abs.	43	/µl	bis 230
CD4-Zellen abs.	■ 268	/µl	550 – 1660
CD8-Zellen abs.	537	/µl	280 – 930
CTL/Cytotoxische T-Zellen	139	/µl	32 – 360
B-Zellen abs.	139	/µl	120 – 630
NK-Zellen abs.	■ 107	/µl	210 – 740

Abb. 8.7: Immunprofil vom 25.05.1998

(Endorphine, Enkephaline). Kortikoide senken die Zahl der Lymphozyten und erhöhen die der Neutrophilen. Die Bedeutung für Stresssyndrome liegt auf der Hand. Zytokine aktivieren die Hypothalamus-Hypophysen-Nebennieren-Achse. TNF-Therapie hat diverse Nebenwirkungen auf Schlaf, Körpertemperatur und Verhalten. IL-1 erhöht die Zahl der Opiatbindungsstellen und steigert die Noradrenalinumsatzrate im ZNS.

Es gibt weitere Beobachtungen, dass Allergien etwas mit der Psyche zu tun haben: Werden einem Allergiker Allergene in Narkose zugeführt, so reagiert er nicht. Andererseits können Allergien während einer Psychose

ANALYSE	ERGEBNIS	EINHEIT	NW (spezifisch)
Leukozyten	5.7	/nl	4.0 – 10.0
CD4/CD8-TYPISIERUNG	.		
Lymphozytenzahl abs.	1197	/µl	1100 – 4000
Monozytenzahl	399	/µl	140 – 800
Granulozytenzahl	4101	/µl	2400 – 6400
CD3:T-Lymphozyten	72	% Lympho	61 – 84
CD3/CD8:Suppressorzellen	■ 43	% Lympho	13 – 40
CD8-aktiviert: HLDR+	8	% CD8	0 – 12
CD3/CD4:Helferzellen	35	% Lympho	32 – 60
CD4-aktiviert: HLDR+	■ 13	% CD4	0 – 12
Quotient CD4:CD8	■ 0.66	Quotient	0.90 – 2.80
CD3/T-Zellen absolut	■ 862	/µl	920 – 2580
CD3/HLDR+ abs.	14	/µl	bis 230
CD3/CD4+ abs.	■ 419	/µl	550 – 1660
CD4/HLDR+ abs.	54	/µl	bis 230
Das Ergebnis ist bezogen auf die Gesamtzellzahl der Helferzellen.			
CD3/CD8 abs.	515	/µl	280 – 930
CD8/HLDR+ abs.	51	/µl	bis 230
Das Ergebnis ist bezogen auf die Gesamtzellzahl der Suppressorzellen.			

Abb. 8.8: Immunprofil vom 07.07.1998

ANALYSE	ERGEBNIS	EINHEIT	NW (spezifisch)
Lymphozytenzahl abs.	■ 1014	/µl	1100 – 4000
Monozytenzahl	468	/µl	140 – 800
Granulozytenzahl	2418	/µl	2400 – 6400
CD3:T-Lymphozyten	76	% Lympho	61 – 84
T-Zellen aktiviert	.	% Lympho	
CD3+/4+/8+: frühe T-Zellen	■ 6	% Lympho	< 5
Flowcytometrisch vermehrt CD4/CD8-positive Lymphozyten nachweisbar. Seltener Befund im Sinne einer T-Zellreifungsstörung bei akuten Virusinfekten (EBC/CMV), HIV-Infektion (ARC/AIDS), im Alter oder bei NPL!			
gamma/delta-T-Zellen	2	% Lympho	< 5
CD3-aktiviert: HLDR+	■ 17	% Lympho	0 – 12
CD3-aktiviert: CD25/IL2r	4	% Lympho	< 10
CD3-aktiviert. CD69+	3	% lympho	0 - 12
CD8:Suppressorzellen	38	% Lympho	13 – 40
Cytotoxische CD8-Zellen	■ 17	% Lympho	2 – 10
CD4:Helferzellen	■ 30	% Lympho	32 – 60
Quotient CD4:CD8	0.79	Quotient	0.90 – 2.80
CD19+: reife B-Zellen	17	% Lympho	7 – 21
CD3-/CD56+: NK-Zellen	.		
CD56+/CD8+: NK-Zellen	6	% Lympho	4 – 12
CD56+/CD8-: NK-Zellen	■ 1	% Lympho	3 – 10
CD3/T-Zellen absolut	■ 771	/µl	920 – 2580
CD3/HLDR+ abs.	172	/µl	bis 230
CD3/CD25+ (IL2R) abs.	41	/µl	bis 180
CD3+/CD69+ abs.	30	/µl	bis 230
CD4-Zellen abs.	■ 304	/µl	550 – 1660
CD8-Zellen abs.	385	/µl	280 – 930
CTL/Cytotoxische T-Zellen	172	/µl	32 – 360
B-Zellen abs.	172	/µl	120 – 630
CD56+/CD8-: NK-Zellen abs.	■ 10	/µl	60 – 200
CD56+/CD8+: NK-Zellen abs.	■ 61	/µl	80 – 250

Abb. 8.9: Immunprofil vom 09.03.1999

verschwinden, um später wieder aufzutauchen. METZ (1985) fand, dass 75% der akuten Urtikariafälle nicht allergischer Natur sind, bei den chronischen Urtikariafällen sogar 90%. Neben den Fällen, die durch pseudoallergische Reaktionen ausgelöst werden, sind auch solche psychosomatischer Natur bekannt.

Angst als Stressor beeinflusst das immunologische System negativ, ebenso Trauer. Bei psychischer Hoffnungslosigkeit steigen die B-Lymphozyten an und die T-Helferzellen sinken ab. Bei Pessimisten funktionieren B- und T-Lymphozyten schlechter. Entspannungstraining erhöht die Zahl der NK-Zellen. Psychisch positiv trainierte Asthmapatienten zeigen eine verbesserte Funktion der T-Suppressorzellen, Zärtlichkeit und positive Gedanken stärken das Immunsystem (BIERTZ-CONTE, 1992). Die Methoden des NLP zur Behandlung von Allergien und die Simonton-Methode (SIMONTON, MATTHEWS-SIMONTON et al., 1982, SIMONTON, 1995) zur Behandlung von Krebs und anderer schwerer immunologischer Erkrankungen beruhen auf diesem Prinzip.

Sowohl Antigen-Antikörper-vermittelte als auch pseudoallergische Reaktionen unterliegen durch Freisetzung von Mediatoren ohne Ag/Ak-Reaktion neuroemotionalen Einflüssen. Diese Tatsachen verdeutlichen, dass immunologisch bedingte Erkrankungen (Allergien und Immundefizite) auch mit Mitteln der psychotherapeutischen Intervention (Hypnose, Neurolinguistisches Programmieren, evtl. Verhaltenstherapie) behandelt werden können, bei Dominanz der emotionalen Störung sogar müssen (GARTEN und CARVALHO-GARTEN, 2000).

Strategisch sollte so vorgegangen werden, dass nach Screening der Unverträglichkeiten und toxischen Belastungen mit Applied Kinesiology, Testung und entsprechender Therapie (Karenz, orthomolekulare sowie homöopathische Therapie sowie Anwendung von Desensiblisierungstechniken) eine psychosomatische Exploration durchgeführt wird, wenn die somatisch orientierten Therapien ohne ausreichenden Erfolg waren. Diese kann mit Mitteln der AK durchgeführt werden (Emotionaler Challenge, ☞ Kap. 2).

Tab. 8.6: Experimentell nachgewiesene Rezeptoren auf immunkompetenten Zellen (aus Koch, 1998)

Zellpopulation	Rezeptor
Lymphozyten	Opiatrezeptor Insulinrezeptor TSH-Rezeptor Kalzitoninrezeptor Human-Growth-Hormone-Rezeptor Androgenrezeptor Estrogenrezeptor Acetylcholinrezeptor (Muscarin) Substanz-P-Rezeptor Vaso-Intestinal-Peptide-Rezeptor Somatostatin-Rezeptor ACTH-RH (CRF)-Rezeptor ACTH-Rezeptor Dopamin-Rezeptor Tachykininrezeptor (Subst. K) Prolaktinrezeptor
Mastzellen (Basophile)	Histaminrezeptor (H2) Opiatrezeptor
NK-Zellen	Betarezeptor
Neutrophile	Prostaglandinrezeptor (PGE, PGI) Benzodiazepinrezeptor
B-Zellen	Serotoninrezeptor
Monozyten (Makrophagen)	Opiatrezeptor Beta-Rezeptor Acetylcholinrezeptor (Muscarin) Benzodiazepinrezeptor Substanz-P-Rezeptor Vaso-Intestinal-Peptide-Rezeptor Somatostatin-Rezeptor ACTH-Rezeptor Human-Growth-Hormone-Rezeptor
Leukozyten	Kortikoidrezeptor
Thymozyten	Human-Growth-Hormone-Rezeptor

Fallbeispiel: chronische Urtikaria

Eine 32-jährige Patientin beklagt eine chronische Urtikaria. Das Screening bezüglich histamin- und kininvermittelten Reaktionen ist positiv. Der folgende Nahrungsmitteltest ergibt Unverträglichkeit von Milchprodukten und Weizen neben einigen anderen unbedeutenden Unverträglichkeiten. Kandidatest positiv. Therapie mit Antimykotika und Pilzdiät sowie Nahrungsmittelkarenz entsprechend Test. Erfolg bezüglich dem Symptom Urtikaria: keiner.

Die Patientin berichtet, dass sie nach Italien gefahren sei, alles gegessen habe und keinerlei Symptome gehabt habe. Bei der Rückfahrt nach Deutschland seien jedoch bei Erreichen der Brennerpasshöhe die ersten Hauterscheinungen aufgetreten. Dies führte zur Überweisung zur NLP-Therapeutin. Schnell wurde die Ursache, ein Terrainkonflikt am Arbeitsplatz (die Patientin arbeitete als Sekretärin/Geschäftsführerin im väterlichen Betrieb) mit dem Hintergrund in der familiären Konstellation der Kindheit über die Methode der Reimprinting-Technik aufgedeckt und mit der Anwendung des Modells der Neurologischen Ebenen nach DILTS eine völlige Symptomfreiheit erzielt.

Erläuterung: Prägungen (Imprint) sind eingeprägte und prägende Erfahrungen, die die Identität einer Person nachhaltig beeinflusst haben und immer noch beeinflussen. Bei einer Neuprägung (Re-Imprint) wird die Prägungssituation in Erfahrung gebracht, näher erkundet, unter Zuhilfenahme positiver, hilfreicher Ressourcen moduliert und mit der Gegenwart verbunden (ÖTSCH und STAHL, 1997). Die Prägung innerhalb der Familie war: „Du musst die Beste in der Schule usw. sein, damit du unserem Familienprinzip entsprichst." Die Neuprägung war: „Du kannst die Person sein, mit den Eigenschaften, Träumen, Wünschen, die du sein willst, und auch in unserer Familienkonstellation kannst du deinen eigenen Weg gehen." Der Vater kann weiter die dominante Person mit all seinen (auch schwierigen) Eigenschaften sein, aber die Tochter sieht ihn in einem anderen Licht, das heißt, sie hat ihr Repräsentationssystem vom Vater geändert, was ein anderes Verhalten ermöglicht. Ergebnis: Die Patientin hat nicht die Firma gewechselt, sondern führt die Firma des Vaters besser und ohne Urtikaria.

Dauer der Arbeit: zwei Sitzungen à eine Stunde.

Fallbeispiel: Herpes glutealis
43-jähriger Patient, klagt über massiven Herpes glutealis seit sechs Jahren, stärkste lumboischialgiforme Beschwerden, Lymphknotenschwellungen. Tritt ca. alle vier bis sechs Wochen auf, regelmäßig bei Sonnenbestrahlung im Freibad und am Strand. Therapie mit Aciclovir und Immunglobulin-Infusionen (10 × 10 g), Nosodentherapie, Behandlung eines Enteropathiesyndroms, orthomolekulare Therapie erfolglos.
NLP-Behandlung: „Gespräch mit dem Symptom“: In der Visualisierung erscheint das Symptom wie eine giftige Schlange, die viel stärker ist als der Patient, die ihm sehr viel Angst macht und mit der er sich nicht auseinander setzen mag. Nach der Grundannahme des NLP steht hinter jedem Verhalten, also auch jedem Lebewesen, eine gute Absicht: Durch Befragen (der Patient fragt das Symptom, er arbeitet unter Visualisierung oder in Trance mit seinem Unterbewussten) kommt der Patient zu dem Ergebnis, dass die Schlange ihn vor den Gefahren der Sonne und denen seiner Sexualität (er ist ein gut aussehender Homosexueller und sein exponiertes Gesäß könnte ihn mit den Gefährdungen seiner Sexualität konfrontieren) schützen will.
Die Technik des „Gesprächs mit dem Symptom“ hat das Ziel, das Symptom als Freund zu integrieren, seine gute Absicht anzuerkennen und ihm für die Mitteilung derselben zu danken. Diese geschieht im Wesentlichen über Techniken der Dissoziation und die Arbeit mit Submodalitäten. Der Patient lernt von seinem Symptom, dass er sein Immunsystem nicht überfordern darf, Grenzen setzen muss beim Konsum von Alkohol und Drogen, die Sonnenexposition nicht übertreiben darf. Auf der anderen Seite lernt er dabei, dass er seine Sexualität und die Wirkung seiner Ausstrahlung in seiner Hand hat und nicht zu fürchten braucht.
Resultat: Im letzten Strandurlaub von drei Wochen trat keinerlei Herpes auf, der Patient hat aber die Sonnenexpositionszeiten auf ca. drei Stunden volle Sonne (Lernprozess) gegenüber früher (vor dem Ausbruch der Herpeserkrankung), wo er im Urlaub oder am Wochenende täglich sechs Stunden und mehr in der Sonne lag, reduziert. Der Herpes tritt auch im Alltag nur noch ca. alle sechs Monate in äußerst minimaler Form auf.
Diese Technik kann bei allen Krankheitssymptomen, inkl. lebensbedrohlicher Erkrankungen, verwendet werden, ohne dass dabei eine notwendige Operation oder andere angezeigten Therapien vergessen werden dürfen, die den Patienten angeboten werden müssen. Die Konstellationen, Erscheinungsbilder und „guten Absichten“ der Symptome sind immer andere, aber wir können über viele ähnlich erfolgreiche Fälle in unserer Praxis zurückblicken.

Übungseinheit

- Testen Sie folgende Muskeln bilateral: M. infraspinatus, M. sartorius, M. pectoralis major sternalis. Registrieren Sie dysreaktive Muskeln.
- Werden diese normoreaktiv mit Histamin D12 oder einer anderen Potenz?
- Werden sie normoreaktiv durch potenzierte proinflammatorische Zytokine?
- Werden die dysreaktiven Muskeln normoreaktiv mit einem Immunstimulans wie Echinacin, Eleutherokokkus oder Thymusextrakt?
- Werden diese Muskeln normoreaktiv durch einen an Heilung und Gesundung orientierten Gedanken? Emotionaler Challenge, Psychoneuroimmunologie.

8.13 Übungsfragen zu Kap. 8

Antworten ☞Kap. 9.9
Frage 1: Erklären Sie die Funktion der antigenpräsentierenden Zellen.
Frage 2: Erklären Sie die speziellen Eigenschaften der MHC-Moleküle.
Frage 3: Nennen Sie die wichtigsten Subklassen der Lymphozyten.
Frage 4: Nennen Sie die wichtigsten entzündungsfördernden Zytokine.
Frage 5: Wie sind sowohl eine Diagnostik als auch ein Behandlungsversuch der entzündlichen Aktivität des lymphozytären Systems möglich?
Frage 6: Erläutern Sie den Begriff des Haptens.
Frage 7: Welche Kategorien von Zytokinen würden Sie bei Autoimmunreaktionen testen?
Frage 8: Nennen Sie einige orthomolekulare Substanzen, die bei erniedrigten Killerzellen und erniedrigten T-Helferzellen indiziert sind.
Frage 9: Nennen Sie einige immunstimulierende Phytotherapeutika.
Frage 10: Wie führen Sie die diagnostische Provokation für allergische Reaktionen vom Typ I mit den AK-Mitteln durch?
Frage 11: Wie differenzieren Sie pseudoallergische Reaktionen von allergischen Reaktionen?
Frage 12: Wie ist erklärbar, dass bei Allergien eine emotionale Komponente eine Rolle spielen kann?

8.14 Antworten zu Kap. 7.11

Antwort 1: Antibiotikatherapie, zu viel Fasern (Rohkost), Malassimilation des Dünndarms.
Antwort 2: Gasbauch, Fäulnisdyspepsie, Temporal Bulge (kraniale Läsion ☞ GARTEN, 2012).
Antwort 3: Kolonkarzinom, Divertikulose und Divertikulitis, Cholesterinerhöhung, Varikose und Phlebitis, Übergewicht, allgemeine Toxizität.
Antwort 4: Emotionaler Challenge, Temporal Bulge (☞ Garten, 2012), Nebennieren (☞ Kap. 16), Challenge mit Helicobacter-Nosode.
Antwort 5: Hypazidität des Magens; Luftschlucken bei N.-IX-Läsion mit Gaumensegeldysfunktion (bei Schädelbasisdysfunktion).
Antwort 6: Overgrowth-Syndrom, Kandidose, Disaccharidasen- und Dipeptidasemangel.
Antwort 7: Durch eine thorakolumbale Fixation mit bilateraler funktioneller Schwäche des unteren Trapezius. Die bilaterale Trapeziushyporeaktion kann eine relative Hyperfazilitation des M. pectoralis verursachen (Antagonist). Es muss dann am besten nach der Fixation gesucht und diese korrigiert werden. Ansonsten

muss ein Säurechallenge des Magens durchgeführt werden.

Antwort 8: Nein, die sieben Faktoren des viszerosomatischen Systems des Magen müssen korrigiert werden.

Antwort 9: Kalziummangel.

Antwort 10: Nein, sie enthalten zu viel gesättigte Fettsäuren.

Antwort 11: Die meisten Leberstörungen sind subklinischer Art, d.h. ohne Anwendung spezifischer Funktionstests, allein durch Bestimmung der Leberenzyme nicht bestimmbar.

Antwort 12: M. pectoralis major sternalis und Mm. rhomboidei.

Antwort 13: M. popliteus.

Antwort 14: Medikamente, Schwermetalle, Pestizide, Nahrungsmittelzusätze wie Farbstoffe und Konservierungsstoffe, Süßstoffe, besonders aber Giftstoffe, die bei Fäulnis und Gärung im Darmtrakt entstehen.

Antwort 15: Reiben über der viszerosomatischen Projektionszone des betreffenden Organs führt zu normoreaktivem Challenge.

Antwort 16: Bei Hypoparasympathikotonus führt Pilocarpin zum normoreaktiven Challenge.

Antwort 17: Hypazidität führt zu Gasbildung im oberen Verdauungstrakt, bei Kardiainsuffizienz kann es zum Reflux kommen, wobei auch geringe Säuremengen initieren können.

Antwort 18: 1. Normoreaktiver Challenge mit bakteriellen Nosoden (Yersinien, Klebsiellen, Salmonellen, Campylobacter, Shigellen, Clostridien), 2. Normoreaktiver Challenge mit antiparasitären Substanzen wie, Paromomycin, Metronidazol, 3. Dyreaktiver Candida-Challenge.

Antwort 19: Fäulnisprodukte wie Phenolderivate u.a. führen zu Kininbildung, diese wiederum zur Bildung proinflammatorischer Prostaglandine.

Antwort 20: Acidum carbolicum (Phenolum) D12, Indikan D12, führen zu normoreaktivem Challenge.

Antwort 21: Normoreaktiver Challenge des M. rectus femoris und/oder des M. pectoralis major sternalis mit potenziertem Indikan und/oder Phenol. Normoreaktiver Challenge des M. rectus femoris durch bakterielle Ursachen: Proteus, Clostridium, E. coli, Klebsiella. Challenge der Ileozökalklappe.

9 Biologische Krebstherapie

G. Weiss

9.1 Allgemeine Betrachtungen

Die Krebserkrankung ist eine Allgemeinerkrankung, die genauso wenig wie andere chronische Krankheiten allein mit schulmedizinischen Strategien bekämpft werden kann. Immunschwäche ist nur ein, wenn auch wichtiger, Teilaspekt. Daher wird das Thema hier in einem eigenen Kapitel abgehandelt.

Komplementär-onkologische Therapiekonzepte sollen die tumordestruktiven Therapie ergänzen und optimieren. Studien belegen die Relevanz dieser Therapiestrategien, die am Patientennutzen erkennbar sind:

- Verbesserte Lebensqualität
- Reduktion von therapiebedingten Nebenwirkungen oder tumorassoziierter Symptome
- Verlängerte rezidiv-/metastasenfreie Zeit bzw. Gesamtüberlebenszeit.

Die Diagnose Krebs ist für jeden Betroffenen und seine Angehörigen primär sehr negativ besetzt und ein schwerer Schock. Es ist die Konfrontation mit einer Krankheit, die trotz moderner Therapieverfahren und großer wissenschaftlicher Anstrengungen eine tödliche Bedrohung darstellt. Dabei werden unter dieser Diagnose sehr unterschiedliche Krankheitsbilder zusammengefasst, von denen die einen eher gutartig verlaufen und hohe Heilungsaussichten haben, während andere von Anfang an eine bösartige Entwicklung nehmen.

Dennoch kann für nahezu alle Krebserkrankungen (von lokalisierten Tumoren und Tumoren mit bekannten Auslösern einmal abgesehen) nach unserer Überzeugung postuliert werden, dass es sich primär um ein ganzheitliches Krankheitsbild handelt, das eine mehr oder weniger lange Entwicklung auf mehreren Ebenen unseres Lebens voraussetzt. Diese Entwicklung führt letztendlich zum Einbruch der Immunabwehr. Wenn nicht ganzheitlich eine Umkehrung der vorbestehenden Fehlentwicklung gelingt, kommt es über kurz oder lang zwangsläufig zu einem „point of no return" mit Zusammenbruch des Immunsystems.

Für die Behandlung von Krebserkrankungen gibt es keine Patentrezepte, unabhängig von der medizinischen Richtung, die man als Therapeut vertritt. Deshalb erscheint es besonders wichtig, eine breite und vernünftige Krebsprävention zu betreiben, die durchaus effektiv durchgeführt werden könnte. Eine sinnvolle Prävention über die Ernährung und weitere Veränderungen des Lebensstils und der Lebensgestaltung kann vermutlich mehr Menschen retten, indem sie vor einer Erkrankung bewahrt werden können, als alle derzeit angebotenen therapeutischen Optionen zusammen.

Alle Maßnahmen, die Sie entsprechend der Anleitungen der Kapitel 4 bis 8 und 10 bis 16 treffen, können im Sinne einer solchen Krebsprävention verstanden werden. Es handelt sich um die Reduktion von immunologischem Stress, und dies betrifft die drei Seiten der Triad of Health.

Operation, Chemotherapie und Strahlentherapie sind die Säulen der konventionellen schulmedizinischen Behandlung – alles Therapieverfahren, die direkt aggressiv die Krebszellen bekämpfen, während die ganzheitliche Krebsbehandlung versucht, die gesunden Kräfte im Körper (speziell das Immunsystem) zu mobilisieren.

9.1.1 Planung einer komplementären Therapie

Meist wird der erste und notwendige therapeutische Eingriff die Operation sein. Oft wird bei der Planung nicht die Möglichkeit angesprochen, bereits vorher eine Substitutionstherapie oder immunmodulierende Behandlung einzuleiten. Gerade zu diesem Zeitpunkt aber hat die Einleitung einer sinnvoll geplanten ergänzenden Therapie mit ganzheitlichen Behandlungsverfahren den maximalen Effekt für den Patienten, weil durch frühzeitige Intervention die Abwehrkräfte des Tumorkranken gesteigert, Nebenwirkungen der eingreifenden schulmedizinischen Therapieverfahren erheblich gemindert oder zum Teil ganz vermieden werden können. Durch bessere Verträglichkeit wird natürlich auch die Effektivität einer Chemotherapie gesteigert.

Bei der OP-Planung ist auch zu diskutieren, ob die Aufbereitung des Tumorgewebes zu Impfstoffen möglich und zweckmäßig ist, ob eine immunologische „Impftherapie" mit beispielsweise dendritischen Zellen durchgeführt bzw. Tumorgewebe zur Rezeptorbestimmung eingesandt wird, oder ob zur Prophylaxe einer frühen Metastasierung perioperative Therapien erfolgversprechend sind (z. B. beim Kolonkarzinom).

9.1.2 Zeitpunkt und Führung einer komplementären Therapie

Sowohl die konventionelle Krebstherapie als auch eine biologisch-ganzheitliche Behandlung haben ohne Zweifel ihre Berechtigung. Beide Ansätze sind bei den meisten Tumorerkrankungen notwendig und sinnvoll.

Konventionelle Verfahren zielen auf die möglichst vollständige Entfernung von bösartigen Zellen aus dem Körper, um die „Tumorlast" zu verringern. Die komplementäre Therapie strebt an, das Immunsystem und die psychischen Kräfte zu stärken und damit die Selbstheilungskräfte des Körpers so zu kräftigen, dass er in die Lage versetzt wird, die Krankheit überwinden zu können. Neben der Operation sind Chemotherapie und Bestrahlung Bestandteil der konventionellen Therapie.

Erkenntnisse, dass Chemotherapien nach oder zusammen mit orthomolekularen oder immunologischen oder

Zelltherapien effektiver wirken und wesentlich besser verträglich sind, werden in der Regel aus Unkenntnis nicht berücksichtigt.
Spätestens nach der Klinikentlassung bekommen Patienten regelmäßig von allen Seiten Erfahrungen und wohlmeinende Ratschläge zu hören und werden meist zum ersten Mal mit biologisch-ganzheitlichen Therapien konfrontiert! Dabei sollte unbedingt beachtet werden: „Weniger ist mehr" gilt gerade für biologische Heilverfahren.
Besonders in der Tumortherapie ist eine sorgfältige Abstimmung auf die individuellen Bedürfnisse des Patienten wichtig. Im Umgang mit krebskranken Menschen zeigt sich immer wieder, dass individuelle und persönliche Gesichtspunkte eine sehr wichtige Rolle für die Krankheitsentwicklung und für den Verlauf einer Krebserkrankung haben. Auch biologische Heilmaßnahmen können schaden, wenn sie zu viel und zum falschen Zeitpunkt eingesetzt werden. Die Applied Kinesiology bietet Ihnen als AK-Therapeuten ein hervorragendes bioenergetisches Testinstrument zur Etablierung und Steuerung einer sinnvollen und verträglichen komplementären Krebstherapie.

9.1.3 Kommunikation mit dem Patienten

Primär empfinden Patienten die Diagnose Krebs zuallererst als lebensbedrohliche Erkrankung, die mit langwierigen, eingreifenden und nebenwirkungsreichen Therapien verbunden ist. Die Aussicht auf möglicherweise verstümmelnde Eingriffe und Behandlungsarten wie Chemo- oder Strahlentherapie verstärkt die Ängste besonders auch im Hinblick auf erhebliche Einschränkungen der Lebensqualität. Auch Ärzte haben oft erhebliche Probleme mit dem „Tabuthema" Krebs. Offenbar ist die Diagnose Krebs auch für Heilberufe so negativ besetzt, dass von Seiten der potenziellen Helfer immer wieder rational nicht nachvollziehbare Reaktionen und Aussagen entstehen. Dies führt in vielen Fällen leider dazu, dass gerade krebskranke Patienten, die einer umfassenden und stützenden Betreuung bedürfen, in dieser Hinsicht häufig schlecht versorgt sind.
Wir möchten in diesem Zusammenhang dafür plädieren, sich die Formulierung von Aussagen bezüglich der Erkrankung und ihrer Prognose gegenüber krebskranken Patienten sehr genau zu überlegen. Es macht einen riesigen Unterschied, ob Sie zu einem Patienten sagen: „Ihr Krebs ist unheilbar (möglichst noch mit Zeitvorgabe: „Üblicherweise haben Sie noch ein halbes Jahr zu leben"), wir führen jetzt eine Chemotherapie durch, um vielleicht eine Remission zu erreichen" (auch Sie würden automatisch denken: wozu die Chemotherapie, wenn es unheilbar ist), oder ob man so formuliert: „Sie haben eine sehr schwerwiegende, möglicherweise lebensbedrohende Erkrankung. Eine Krebserkrankung ist bedingt heilbar. Das ist schwierig. Es kommt darauf an, dass wir gemeinsam die Bedingungen im Ganzen so gestalten, dass eine Heilung möglich wird. Wir werden zusammen daran arbeiten."
Die Patienten geraten durch eine schonungslose Aufklärung als Begründung einschneidender schulmedizinischer Behandlungsmaßnahmen ohne entsprechende Darstellung positiver Optionen in einen Zustand von Unbehagen, Angst und persönlicher Entwürdigung. Alles „muss" therapeutisch so ablaufen wie vorgegeben, um möglicherweise Rettung vor tödlicher Bedrohung zu erfahren. Wenn Patienten zögern, einer vorgeschlagenen schulmedizinischen Behandlung ohne Überdenken oder zweite Meinung sofort zuzustimmen, reagieren manche Kollegen oftmals mit Unverständnis oder sogar Schuldzuweisungen.
Dabei sind bei Betroffenen allein durch die empfundene Bedrohung die emotionalen und kognitiven Fähigkeiten verändert. Kranke in derartiger Ausnahmesituation denken anders und hören anders, ihre Wahrnehmung hat sich plötzlich verändert. Man ist „wie besessen von dieser Nachricht", alles dreht sich nur noch darum. In Gesprächen erfährt man immer wieder, dass viele Patienten sich im Nachhinein doch nicht ausreichend informiert fühlen.
Zu einer vernünftigen Auseinandersetzung gehört auch das Zurechtrücken emotional gesteuerter prognostischer Fehleinschätzungen. Eine Brustkrebs wird beispielsweise in der Regel grundsätzlich als tödliche Erkrankung verstanden, wogegen eine koronare Herzerkrankung, die statistisch gesehen häufiger zum Tode führt, aber nicht in diesem Maße wie eine Krebserkrankung im Denken als tödliche Bedrohung verankert ist (Schmidt, 1995, und „Krankheitsanfälligkeit und Brustkrebs – Harmlosigkeit der Krebszelle und Merkmale einer mangelnden Selbstheilung". Paracelsus Heute – Stiftung zeitgemässe Praxis und kritische Wissenschaft in der Medizin. Furrenmatte 4, CH-8840 Einsiedeln, Fax +41-055-4 12 53 65, Tel. 4 12 47 77).
In diesem Stadium des Kontakts ist es am wichtigsten, Patienten anzuhören und sensibel auf jeden Hinweis bezüglich der therapeutischen Erwartungen zu reagieren. Nichts sollte aufgenötigt werden. Hilfreiche Zusatztherapien, durch eine sensible bioenergetische Testung (AK) bestmöglich abgesichert, sollten aber möglichst gleichzeitig (besser noch vorher) mit dem schulmedizinischen Therapieprotokoll begonnen werden. Damit können Schädigungen des Immunsystems und Nebenwirkungen, wie sie durch Chemo- und Strahlentherapie zwangsläufig entstehen, weitestgehend und regelmäßig vermieden werden. Um eine entsprechende Einsicht beim Patienten zu erreichen, sind meistens aufwendige Erklärungen der geplanten schulmedizinischen Therapie nötig (die Patienten in der Klinik in der Regel nicht erhalten bzw. sie haben diese in ihrem seelischen Ausnahmezustand nicht realisiert), um den Patienten für eine sinnvolle Zusatzbehandlung motivieren zu können. Kompetente Vermittlung ist Grundlage einer vernünftigen Zusammenarbeit.
Ethisch-moralisch sollten gerade in der Frühphase einer Krebserkrankung auch die biologischen, „scheinbar unschädlichen Therapieformen" auf das primär Notwendige begrenzt werden. Es gilt, Behandlungen nicht aufzunötigen mit zweifelhaften Wirkungsversprechungen, für die Menschen in einer psychischen Ausnahmesituation eben empfänglicher sind als zu anderen Zeiten. Andererseits sollten sinnvolle und hilfreiche Therapien aber konsequent angeboten und bei Akzeptanz auch durchgeführt werden.
Besonders bei Vermeidung von Hospitalisierungen kann eine vernünftig geführte Zusatzbehandlung sogar ganz erheblich Kosten einsparen. Die Optimierung und Überprüfbarkeit des ganzheitlichen, patientenindividuell modifizierten Behandlungskonzepts mit einem bioenergetischen Testverfahren wie der Applied Kinesiology führt zu messbaren Erfolgen.

Voraussetzungen sind ein klares und reproduzierbares Testsetting mit weitestmöglicher Minimierung der bei einem bioenergetischen Testverfahren vorhandenen Fehlerquellen sowie eine saubere und vollständige Dokumentation. Dies hat einen gewichtigen Grund: Die klassische Schulmedizin steht „komplementären" Therapieverfahren großenteils ablehnend gegenüber. Eine klare Dokumentation und weitgehende Reproduzierbarkeit stärken damit die Argumentation gegenüber der Schulmedizin und können so eine sinnvolle Zusammenarbeit – zum Nutzen der Patienten – von Anfang an erleichtern.
Die vorhandene Flut von ganzheitlichen und naturheilkundlichen Therapieansätzen ist auch für versierte Naturheilkundige nicht mehr überschaubar, schon gar nicht die zahlreichen Angebote aus dem esotherischen Bereich.

9.1.4 Allgemeine Vorgehensweise mit Applied Kinesiology

Hier gelten die in Kapitel 1 aufgeführten allgemeinen Hinweise zur Testung mit Applied Kinesiology. Für das sensible Thema der Krebstherapie seien diese jedoch noch einmal dargelegt.

Zur Erinnerung:
Vorgehen bei Applied Kinesiology

- Erklären Sie das Vorgehen genau.
- Schätzen Sie die Belastbarkeit des Patienten mit aller Vorsicht ein und legen Sie danach den Umfang der aktuellen Testung fest, prüfen Sie vordringlich Sinnvolles und Notwendiges zuerst, ggf. weitere Testung planen.
- Weit am Anfang stehen immer eine Störfelddiagnostik und ggf. Sanierung, insbesondere wenn Anamnese und Labor (Lymphozytenstatus) Anhaltspunkte geben.
- Suchen Sie wenigstens einen normoreaktiven Muskel und einen dysreaktiven Muskel. Beachten Sie dabei: Dysreaktive Muskeln müssen nicht mit dem Tumorgeschehen assoziiert sein. Genauso wenig bedeutet ein Organbefall notwendigerweise eine Dysreaktion zugeordneter Muskeln.
- Falls (ausnahmsweise) kein geeigneter dysreaktiver Muskel gefunden werden kann, ist eine Testung mit einem normoreaktiven Muskel und positiver TL zur belasteten Region, evtl. verstärkt durch den Magneten, eine Alternative.
- Vermeiden Sie unbedingt emotionale Einflüsse auf das Testergebnis! Sagen Sie eher: „Wir testen jetzt verschiedene Medikamente, um zu sehen, ob diese für Sie verträglich und nützlich sind", statt beispielsweise: „Sie wissen ja sicher, dass Mistelpräparate das Immunsystem gegen den Krebs hervorragend unterstützen können, wir testen jetzt Iscador …".
- Schalten Sie genauso mögliche Einflüsse auf das Testergebnis durch Ihre Projektionen aus, wie etwa: „Hervorragendes Medikament, bin überzeugt, dass das hilft."
- „Verblinden" Sie das Testverfahren so weit wie möglich, sagen Sie nicht, was Sie gerade testen, nehmen Sie auch einmal etwas zufällig aus dem Testkasten.
- Überprüfen Sie Ihr Testergebnis noch einmal bei „nur positiven oder nur negativen Resultaten"! Manche Patienten (auch depressive) arbeiten zuweilen regelrecht ihr Pensum ohne Konzentration auf die Sache ab.
- Testen Sie möglichst immer mehrere Muskeln unterschiedlicher Testqualität. Prüfen Sie, ob ein anderer Muskel dysreaktiv wird, wenn Ihr gewählter Muskel durch den Challenge normoreaktiv geworden ist („therapeutisches Switching"). Verwenden Sie den Temporal Tap als „Reset" und führen Sie dann eine erneute Kontrolle durch!

9.2 Schulmedizinische Therapie – Aspekte für die Ganzheitstherapie

9.2.1 Chemotherapie

Bei der Chemotherapie werden Zytostatika eingesetzt. Diese Zellgifte enthalten chemische, mineralische oder pflanzliche Substanzen. Die Wirksamkeit beruht darauf, dass sie die Zellteilung hemmen oder blockieren. Da sich Krebszellen schneller als normale Körperzellen teilen, werden sie besonders stark von diesen Zellgiften betroffen. Dadurch kann das Wachstum einer Krebsgeschwulst gebremst oder gestoppt werden. Da aber die Zytostatika in den ganzen Organismus gelangen, werden auch gesunde Zellen in ihrem Wachstum geschädigt.
Besonders betroffen davon sind Körperzellen, die sich ebenfalls häufig erneuern und teilen. Das sind vor allem die Zellen des Knochenmarks, wo die Blutzellen und Abwehrzellen gebildet werden, die Zellen der Haarwurzeln sowie die Zellen der Schleimhäute und der Fortpflanzungsorgane. Daher treten Nebenwirkungen der Chemotherapie besonders in diesen Bereichen auf.
Nebenwirkungen sind: Schädigung der Blutzellen und der Abwehrzellen, dadurch unter anderem vermehrte Infektneigung, Entzündungen der Schleimhäute, Blutungsneigung, Übelkeit, Erbrechen, Appetitlosigkeit, Durchfälle, Verstopfung. Haarausfall, Hautschäden. Müdigkeit und Erschöpfung; außerdem je nach Substanz chronische Organschäden etwa an Herz, Lunge oder Nieren (☞ oben).
Die Nebenwirkungen können auftreten, müssen aber nicht bei jedem Patienten in gleicher Weise vorhanden sein. Das hängt zum einen von der Art der verwendeten Medikamente ab, von der Höhe der Dosis, der Dauer der Behandlung und in sehr starkem Maß auch von der individuellen Verträglichkeit und Reaktionsweise. Viele Patienten haben nur wenige Beschwerden, bei anderen muss die Therapie aufgrund der Nebenwirkungen eingeschränkt oder abgebrochen werden.

Merke
Grundsätzlich sollte nach einer Chemotherapie sehr viel getrunken werden, um die Zellgifte schnell wieder auszuschwemmen.

Die Ergebnisse und der Nutzen einer Chemotherapie sind, abhängig von der Art des behandelten Tumors und vom Tumorstadium, stark unterschiedlich. Während die medikamentöse Chemotherapie bei Lymphomen, Morbus Hodgkin, Leukämien, Hodenkrebs und teilweise bei Sarkomen in vielen Fällen spektakuläre Erfolge erzielen kann, zeigt die Behandlung von soliden Tumoren in

fortgeschrittenem Stadium ernüchternde Ergebnisse. Die gerade veröffentlichte Studie des Münchner Krebsregisters (Engel, Anker et al., 2005) zeigte in diesem Bereich in den Jahren 1978–2003 keine oder allenfalls marginale Verbesserungen der Überlebenszeiten bei den vier großen Krebsarten Mamma-, Prostata-, Lungenkarzinom und Darmkrebs; beim Mammakarzinom ergab sich sogar eine leichte Verschlechterung.
Diese Ergebnisse decken sich mit den Beobachtungen des Autors bezüglich Chemotherapien bei fortgeschrittenen Tumoren in der täglichen Praxis. Nicht in jedem Falle, aber häufig entstehen dabei außer teilweise erheblichen Nebenwirkungen mit deutlicher Beeinträchtigung der Lebensqualität keine positiven Effekte. Die Aufklärung über den Nutzen der Therapie ist dabei oftmals unscharf, Alternativen werden nicht diskutiert oder entschieden negiert, zum Schaden des Patienten.
Es ist ja keineswegs sicher, dass die Tumorzellen auf eine Chemotherapie reagieren werden. Sie können resistent sein oder bei fortgeführter bzw. wiederholter Therapie resistent werden und nicht mehr reagieren. Dies wird mit Dosiserhöhungen und mit Kombinationen mehrerer Mittel zu umgehen versucht.
Die Wirksamkeit einer Chemotherapie sollte bereits nach den ersten Behandlungen überprüft werden, um eine potenziell schädliche oder sogar lebensbedrohliche Therapie abbrechen zu können, wenn sie keine Wirkung zeigt. Leider werden häufig ganze Chemotherapiezyklen ohne Zwischenkontrollen durchgezogen mit der Begründung, dass vorher noch kein Effekt nachweisbar sei. Meist dürften aber andere Interessen wie Studienzwänge, die eingefahrenen Regime onkologischer Abteilungen oder auch wirtschaftliche Zwänge eine gewisse Rolle spielen. Trotz zahlreicher Studien zur Chemotherapie gibt es jedoch kaum welche, in denen ein Zugewinn an Lebensqualität nachgewiesen wurde (Irmey et al., 2001, Moss, 1997, Hirneise, 2002).
Sehr kritisch zu beurteilen ist die Hochdosis-Chemotherapie, insbesondere nachdem sich herausgestellt hat, dass mehrere Studien mit positiver Wirkungseinschätzung, wohl vor dem Hintergrund erheblicher finanzieller Interessen, gefälscht worden sind. In den USA sind die Ergebnisse umstritten, denn Untersuchungen ergaben, dass die Ergebnisse bei einer Hochdosis-Chemotherapie nicht besser sind als bei einer konventionellen Form der Chemotherapie (Moss, 1997). „Bei dieser Behandlung werden Zytostatika so hoch dosiert, dass von vornherein eingeplant wird, aufgrund des zerstörten Knochenmarks eine Stammzelltherapie anschließen zu müssen. Während diese Therapieform bei Erkrankungen des blutbildenden Systems durchaus angezeigt sein kann, ist ihr Einsatz bei fortgeschrittenem Brustkrebs oder anderen fortgeschrittenen Krankheitsbildern sehr in Frage zu stellen. Die Patienten gehen mit dieser aggressiven Chemotherapie ein hohes Risiko ein und der therapeutische Nutzen ist eher ungewiss. In Deutschland darf diese Therapie nur in Studien versuchsweise angewandt werden, nicht in der Routinebehandlung" (Irmey et al., 2001).
Die Therapie ist mit erheblichen Nebenwirkungen verbunden. Sie treten entsprechend der mehrfach höheren Dosierung in viel stärkerer Form auf. Zusätzlich kommt es zu Einschränkungen des Wahrnehmungsvermögens, und Leukämien können auftreten. Möglich sind Schäden an Lunge, Herz, Nieren, Leber, Darm, Nervensystem, Knochenmark, Keimdrüsen, Haut und Muskulatur. Es können sich Störungen der Sexualfunktionen, des Zuckerstoffwechsels, des Geschmacksinns und der Psyche einstellen. In der Phase zwischen Abschluss der Chemotherapie und erfolgreich abgeschlossener Stammzelltherapie mit neu aufgebautem Knochenmark besteht ein sehr hohes Risiko, an Infektionen zu erkranken und diese nicht abwehren zu können.
Eine verbesserte Einschätzung der Wirksamkeit von Chemotherapien ist teilweise bereits möglich durch Chemosensitivitätstests.

Wirksamkeitstests für Chemotherapie

Eine Chemotherapie ist nicht bei allen Patienten wirksam. Für viele Patienten wird eine damit verbundene Hoffnung zu einer Enttäuschung. Bei vielen Krebsarten werden mehr als die Hälfte der Patienten mit Zytostatika behandelt, ohne dass sie davon profitieren. Sie werden nur mit gravierenden Nebenwirkungen konfrontiert.
Eine Methode, um den Therapieerfolg vor Behandlungsbeginn zu prüfen, existierte bislang nicht. Das liegt vor allem daran, dass Krebszellen selbst bei der gleichen Tumorart patientenindividuell auf Zytostatika reagieren können. Häufig entwickeln Krebszellen auch während der Chemotherapie Abwehrmechanismen gegen bestimmte Zytostatika und werden resistent. Inzwischen gibt es Testverfahren, mit denen die Wirksamkeit einer Chemotherapie vor der Behandlung geprüft werden kann.

Tumorchemosensitivitätstest (ATP-TCA-Test)

Dieser wird für Erkrankungen von Brust und Eierstock verwendet. Der Vorhersagewert für die Wirksamkeit bei Mammatumoren liegt nahe 80, bei Ovarialkrebs bei 85–90%, eine Resistenz von Tumorzellen gegen bestimmte Zytostatika kann mit großer Sicherheit festgestellt werden.
Vorgehen: Das durch eine Biopsie gewonnene oder bei der OP anfallende Gewebe wird im Labor in einer speziellen Lösung in einzelne lebende Zellen zerlegt, die auf besondere Testplatten verteilt und mit den zu testeten Zytostatika in verschiedenen Verdünnungsstufen versetzt werden. Die Kulturen werden dann im Brutschrank sieben Tage bei 37 °C gehalten. Schließlich misst man mit einem Luminometer den ATP-Gehalt der Zellen, der anzeigt, ob und wie stark die Arzneistoffe die Krebszellen geschädigt haben. Aus den sog. Hemmkurven kann man dann als Ergebnis errechnen, ob die Tumorzellen sensitiv, teilweise sensibel oder resistent reagiert haben. Der Test kann nur mit frischem vitalem Tumormaterial (weniger als 1 g Masse) durchgeführt werden.

Testlabors und Kliniken

- Dresden, Labor der Uni-Frauenklinik, Fetscherstr. 74, Tel. 0351/4 58 24 27
- Bonn, Uni-Frauenklinik Medical Diagnostik, Sigmund-Freud-Str. 25, Tel. 0228/2 87 54 74
- Mainz, Uni-Institut für Toxikologie, Obere Zahlbacher Str. 76, Tel. 06 131/3 93 33 18
- München, Klinikum Großhadern, Uni Frauenklinik, Marchioninistr. 15, Tel. 089/70 95 28 49

Drug Resistance Screening

Bestimmt werden Ansprechwahrscheinlichkeit und Toxizität bei Chemotherapie. Durch den Nachweis bestimmter Mutationen im Tumorgewebe oder bestimmter überexprimierter Moleküle kann man heute mit großer Sicherheit Wirksamkeit und Nebenwirkungen einiger zytostatischer Therapien vorhersagen. Durch mRNA-Profiling der betreffenden Moleküle kann man eine exakte und zeitnahe Aussage treffen. Beispiele dafür sind: TS (5-FU), TP (Capecitabin = Xeloda), DPD (5-FU-Abbau, Vorhersage der zu erwartenden Nebenwirkungen), c-kit, CD117 (Glivec), HER-2 (Herceptin), EGF-Rezeptor (Iressa).
Ein Beispiel für die Detektion von Hochrisikopatienten einer 5-FU-Therapie ist die Bestimmung der DPD-Exon-14-Skipping-Mutation. Der Nachweis der DPD-Exon-14–Skipping-Mutation ist derzeit die einzige routinefähige Möglichkeit, Patienten mit einem hohen Risiko für schwere Nebenwirkungen zu identifizieren und somit einen Teil der schweren Toxizitätsfälle unter 5-FU-Therapie zu vermeiden.
Labor: Cabion Technologies, 89077 Ulm, Sedanstr. 14, Tel. 0731/93579328

▪ Überprüfung der Verträglichkeit mit Applied Kinesiology

Die Verträglichkeit und Wirksamkeit von Chemotherapeutika kann, sofern verfügbar, auch mit AK geprüft werden. Es empfiehlt sich die Verwendung eines dysreaktiven Testmuskels mit Bezug zum Tumorgeschehen. Wirksam und verträglich ist eine Chemotherapie dann, wenn bei Überprüfung mit dem Chemotherapeutikum eine Normoreaktion eintritt. Möglich ist auch eine Testung mit TL (evtl. magnetverstärkt) zum Tumor, ausgehend von einem normoreaktiven Indikatormuskel. Das Zuführen des Zytostatikums (Ampulle auf der Haut unter der nicht schwächenden Seite des Magneten, ☞ Kap. 1) würde im positiven Falle zu Normoreaktion führen.

9.2.2 Strahlentherapie

Energiereiche Strahlung (Röntgenstrahlen, α-, β- und γ-Strahlen) hat die Eigenschaft, bei der Absorption Energie zu übertragen und Moleküle zu ionisieren. Diese Ionisierung leitet die Bildung von Hydroxylradikal ($OH^{·}$) und anderen freien Radikalen ein, die strukturelle Veränderungen an zahlreichen Bausteinen verursachen (Buddecke, 1983).
An DNA und RNA können hohe Strahlendosen zu einer Zerstörung von Purin- und Pyrimidinbasen führen, während der Desoxyribose- bzw. der Riboseanteil weniger strahlenempfindlich sind. Unabhängig davon wirkt ionisierende Strahlung (dosisabhängig) wachstumshemmend, indem sie eine Hemmung der DNA-Synthese und Mitoseblockierung verursacht.
Bei der Strahlentherapie wird der Tumor mit energiereicher Strahlung bombardiert. Trotz hohen technischen Aufwands, mit dem versucht wird, nur die Krebsgeschwulst zu treffen, lässt es sich nicht vermeiden, dass auch gesundes Gewebe angegriffen wird. Dies führt im mitbetroffenen gesunden Gewebe zu teilweise quälenden Beschwerden, insbesondere an den empfindlichen Schleimhäuten. Die freien Radikale führen zu Entzündungen, verschlimmern diese und lassen sie chronisch werden.
Die Nebenwirkungen hängen von der verabreichten Strahlendosis, der Empfindlichkeit der bestrahlten Körperreaktion und in hohem Maße von der individuellen Verträglichkeit ab. Lokale Bestrahlungen verursachen meist nur geringe Nebenwirkungen. So kommt es bei der üblichen Bestrahlung nach einer kleinen Brustoperation selten zu heftigen Beschwerden, da Fettgewebe sehr unempfindlich gegenüber Strahlen ist. Auch gezielte Knochenbestrahlungen werden meist gut vertragen, sofern nicht stark mit Schleimhäuten ausgekleidete Organe mit betroffen sind, etwa im Bereich des Beckens, des Brustkorbs oder des Halses. Es kann dann je nach bestrahltem Bereich zu Durchfällen, Problemen beim Wasserlassen, Entzündungen der Unterleibsorgane, Atemnot oder Entzündungen in Mund und Rachen kommen.
Viele Nebenwirkungen bei Bestrahlungen treten nur akut während der Behandlung auf, dazu gehören Mattigkeit, Reizungen der Haut oder Schleimhäute, Funktionsstörungen an Darm, Harnwegen, Lunge oder im Rachenraum. In den meisten Fällen bessern sich diese Beschwerden nach einigen Wochen und heilen ab. Bei etwa 5–10% der Patienten kann es jedoch zu erheblichen Spätschäden kommen, vor allem nach intensiven Bestrahlungen des Unterleibs, des Bauchraums, der Lunge und der Hals- und Rachenregion. Es entwickeln sich chronische Entzündungen, Vernarbungen oder Gewebsnekrosen. Die empfindlichen Schleimhäute des Darms, der Harnwege oder der Geschlechtsorgane können verkümmern, schrumpfen oder miteinander verbacken, es können sich Fisteln oder Geschwüre ausbilden. Diese Beschwerden treten oft erst Monate nach der Behandlung auf und sind schwer zu therapieren.
Daraus folgt wiederum, dass eine prophylaktische und begleitende Komplementärtherapie zur Vermeidung dieser Komplikationen unbedingt notwendig und sinnvoll ist.

9.2.3 Therapie mit immunkompetenten Zellen und Antikörpern

Diese Therapien sind unter der Rubrik „Biologische Therapie" in Harrison's Principles of Internal Medicine (2005) gelistet: Immuntherapie mit allogenen T-Zellen, autologen T-Zellen, Tumor-Vaccinen, Antikörper-Therapien und Zytokin-Therapien. Hier soll nur kursorisch darauf eingegangen werden, da diese Therapieformen üblicherweise nicht einer vorherigen kybernetischen Testung unterliegen können und müssen.

▪ Dendritische Zellen

Dendritische Zellen sind antigenpräsentierende Zellen, die im unreifen Stadium z. B. Tumorbestandteile oder Bruchstücke von Tumorzellen in die Zelle aufnehmen können, umbauen, um die charakteristischen Merkmale dieser Bestandteile später für andere Immunzellen erkennbar zu machen, und dann diese Strukturen im Zusammenhang mit speziellen Signalzeichen an ihrer Oberfläche (dendritische Ausläufer) präsentieren, so

dass andere Immunzellen dieses Signal wahrnehmen und als schädlich erkennen können. Dendritische Zellen wandern dann in die Lymphknoten und aktivieren dort verschiedene Arten von Vollstreckerzellen wie zytotoxische T-Lymphozyten und natürliche Killerzellen, die in der Lage sind, entartete Zellen abzutöten.
Durchführung: Aus Patientenblut werden Immunzellen isoliert und mit Wachstumsfaktoren und Tumorbruchstücken (Tumorzellen durch Biopsie oder intraoperativ gewonnen, Tumormarker) stimuliert. Nach Anzucht und Reifung der beladenen dendritischen Zellen im Brutschrank und Reinheitsprüfung wird die fertige Suspension als „Impfung“ in der Nähe von Lymphknoten zweimal im Abstand von sechs bis acht Wochen verabreicht. Nebenwirkungen treten praktisch kaum auf, leichtes Fieber und leichte grippeähnliche Zustände können vorkommen.
Der Vorteil einer Therapie mit dendritischen Zellen gegenüber einer Tumorimpfung (☞ unten) liegt in der einfacheren Anwendbarkeit. Die Dendriten können nach Anzucht aus dem Patientenblut mit Tumorbruchstücken beladen werden, aber auch mit Tumormarkern (Oberflächenbruchstücke von Tumorzellen), wenn keine OP möglich oder sinnvoll ist.
Literatur: Hsu, Benicke et al. (1996), Hsu und Komarovskaya (2002)
Quelle: Cabion Technologies: www.cabion.de, Tel. 0731/93 57 93 28

Tumorimpfung (ASI)

Die Tumorimpfung ist ein weiteres Behandlungsverfahren, mit dem die Heilungschancen für viele Patienten deutlich und zum Teil erheblich verbessert werden können. Von der Impfung können alle Patienten profitieren, deren Immunsystem noch intakt ist und aktiviert werden kann. Das dürfte im Anfangsstadium der Erkrankung meist der Fall sein.
Die Impfung wird mit autologen (körpereigenen), inaktivierten Tumorzellen durchgeführt, die dem Patienten zuvor bei der Operation oder durch gesonderte Eingriffe entnommen werden. Das Verfahren wird als Aktiv-Spezifische-Immuntherapie (ASI) bezeichnet.
Die Impfung bewirkt eine Rezidivprophylaxe mit dem Ziel, beim Patienten das Auftreten von Metastasen zu verhindern oder zeitlich zu verzögern. Sie wird gleich nach der Erstbehandlung, also nach der ersten Operation oder Strahlentherapie, durchgeführt und führt in der Regel zur Verlängerung der Überlebenszeit und Verbesserung der Lebensqualität bei fortgeschrittenem Tumorleiden. Eine direkt vorausgegangene Chemotherapie mindert allerdings die Erfolgschancen.
Bei fortgeschrittenen Erkrankungen, wenn also schon Metastasen vorliegen, geht es darum, weitere Rückfälle zu verhüten. Es sprechen bis zu 30 % der Patienten positiv an und es kann zu langfristigen Remissionen kommen. Die Überlebenszeiten konnten bei einigen Tumorarten gegenüber herkömmlichen Therapien verdoppelt werden. Die Ergebnisse sind einer Chemotherapie vergleichbar, jedoch ohne deren Nebenwirkungen.
Bei folgenden Tumorarten liegen gesicherte Erkenntnisse über die günstige Wirkung der ASI vor: Hypernephrom (Repman, Wagner et al., 1997), Ovarialkarzinom, malignes Melanom, Kolonkarzinom (Patel, Lutz et al., 1992) und Magenkrebs, Brustkrebs, Bronchialkarzinom (nicht kleinzellig), Blasen- und Prostatakarzinom, Sarkome. Follikuläre Lymphome sind auf diese Weise behandelt worden, indem das Adjuvans GM-CSF (granulocyte macrophage-colony stimulating factor, z. B. Neupogen) verwandt wurde, um dendritische Zellen auf Tumorantigenen anzusetzen, die normalerweise schlecht erkannt werden, fibringeschützt sind oder durch lösliche Moleküle abgeschirmt werden (Longo, in Harrison's, 2005)
Die ASI sollte immer mit abwehrstärkenden Behandlungen verbunden werden (Mistel, Organpräparate, Zytokine, Vitamine).
☞ auch: www.people.freenet.de/asi-heidelberg, www.biokrebs.de
Durchführung: Grundsätzlich kann die Impfung bei allen organbezogenen Krebserkrankungen angewandt werden. Voraussetzung ist, dass bei der Operation oder anderen Formen der Gewebeentnahme eine ausreichende Menge an Tumorzellen gewonnen werden kann. Zur Herstellung des Impfstoffs werden 5–10 g Tumormasse benötigt.
Nebenwirkungen: In Einzelfällen kann es zu allergischen oder fiebrigen Reaktionen und Befindensstörungen kommen.

Monoklonale Antikörper

Monoklonale Antikörper sind im Labor hergestellte Substanzen, die ein spezifisches Ziel (z. B. ein Protein) auf der Oberfläche einer Krebszelle erkennen und sich an dieses binden. Jeder monoklonale Antikörper erkennt nur ein Zielprotein oder -antigen. Nach der Bindung an den Zielort kann der monoklonale Antikörper die Krebszellen abtöten und/oder das körpereigene Immunsystem für den Angriff des Ziels mobilisieren. Monoklonale Antikörper können allein oder in Kombination mit Chemotherapeutika oder als Träger von Substanzen wie beispielsweise Toxinen oder kleinen Strahlenquellen eingesetzt werden. Beispiele sind:

- Rituximab, das ein Antikörper gegen den CD20-Rezeptor ist, der auf B-Zell-Lymphomen exprimiert wird,
- Trastuzumab, ein Antikörper gegen der HER-2/neu-Rezeptor in epithelialen Karzinomen, speziell Mammakarzinomen,
- Alemtuzumab, ein monoklonaler Antikörper gegen den CD52-Rezeptor, wird bei chronisch lymphatischer Leukämie angewandt.

Die folgenden Antikörper können mit Radioisotopen (Yttrium-90; Ytracis®) beladen werden:

- Ibritumomab, ein Anti-CD20-Antikörper, zugelassen zur Radioimmuntherapie für CD20-positive follikuläre B-Zell-Lymphome,
- Cetuximab (Erbitux®), ein monoklonaler Antikörper gegen den EGFR (Epidermal Growth Factor Receptor), der von soliden Tumoren von Darm, Mamma, Lunge, Kopf und Hals ausgebildet wird,
- EMD 72 000: ähnlich wie Cetuximab.

Sie inhibieren natürliche EGFR-Liganden wie TGF-α und EGF, hemmen daher Tumorwachstum und beseitigen die Apoptosehemmung der Tumorzellen.

Zytokine

Kommerziell erhältlich sind IFN-α2a und IFN-α2b, die gegen Neoplasien des blutbildenden Systems und Melanome verwendet werden können. Il-2 verstärkt das Wachstum von T-Zellen und NK-Zellen und kann bei einigen Tumoren zu Regression führen. Die Nebenwirkungen sind jedoch sehr ausgeprägt (Longo, in Harrison's, 2005).

9.3 Allgemeinbehandlung im Rahmen der Ganzheitstherapie

9.3.1 Herd- und Störfeldtestung sowie Therapie

Kopfherde sind in der Dunkelfelduntersuchung nach Enderlein (1981) mit Zeichen assoziiert, die von denen eines Krebskranken kaum zu unterscheiden sind. Behandlungserfolge bei Krebskranken werden umso besser, je gründlicher die Sanierung von Kopfherden erfolgt. Kopfherde können auch bei der Entstehung einer Krebserkrankung eine bedeutende Rolle spielen.

Ein Umstand, der besonders bei der notwendigen Sanierung von Zahnherden/-störfeldern immer wieder Probleme bereitet – auch in der Therapiediskussion mit den behandelnden Zahnärzten –, soll hier noch einmal verdeutlicht werden: Selbst perfekteste zahnärztliche Therapien zur Konservierung können allenfalls den senkrechten Mittelstamm des Wurzelkanalsystems erfassen, nicht aber die sich abzweigenden seitlichen Äste, ebenso wenig die zahlreichen Dentinkanälchen, die ebenfalls vom Wurzelkanal ihren Ausgang nehmen. Auch nach sorgfältigster Präparation des Wurzelkanals wird in diesen Nebenräumen immer etwas Eiweiß verbleiben. Dieses Eiweiß ist in der Regel infiziert und durch Desinfektions- und Füllstoffe denaturiert, wobei toxische Abbauprodukte gebildet werden. Diese Dentinkanälchen weisen eine reiche Bakterienbesiedlung auf. Die von diesen Mikroben erzeugten Fäulnisgifte können beim wurzelgefüllten Zahn nicht mehr nach außen in die Mundhöhle entleert, sondern nur noch durch die Querverbindungen und die unverschlossenen Äste des Wurzelkanals abgeleitet werden, um schließlich in die Markräume des Kiefers und damit in die Fließsysteme des Organismus zu gelangen. Aus dem Zahn ist durch die devitalisierende und konservierende Behandlung eine „Giftfabrik" geworden, durch die der Organismus fortwährend geschädigt wird. Der wurzeltote Zahn nimmt Entzündungsvorgänge nicht mehr wahr, auch dann nicht, wenn die Eiterung bereits in den umgebenden Knochen eingebrochen ist. Der Warnschmerz ist dem devitalen Zahn verloren gegangen. Nichts veranlasst daher Betroffene, diesen gefährlichen Giftherd entfernen zu lassen.

Die Entzündungsvorgänge, die in den Kanälchen und Wurzelgängen des nervtoten Zahns in Gang gekommen sind, können im Laufe der Zeit auch auf die Markräume des knöchernen Zahnbetts übergeifen, wo sie eine Knochenmarksentzündung hervorrufen können. Der weitere Verlauf dieser Entzündung wird durch die noch vorhandene Resistenz des Organismus bestimmt. Bei intakter örtlicher Resistenz kann dieser Prozess durch eine bindegewebige Kapsel abgeschirmt werden, die man als Granulom bezeichnet. Wenn ein Entzündungsprozess nicht mehr lokalisiert und abgekapselt werden kann, zeigt dies (Pischinger und andere), dass der Organismus bereits weitgehend reaktionsunfähig geworden ist.

Röntgenaufnahmen dieser Zähne zeigen in der Regel keine Aufhellungen (röntgennegativ) und die Patienten bekommen vom Zahnarzt mitgeteilt, dass alles in Ordnung sei, was natürlich zu Irritationen führt. Solche Zähne zeigen aber bei Herdtestung mit AK und beispielsweise bei der Decoderdermographie eindeutige Befunde! Hier ist eine kompetente Herddiagnostik mit Applied Kinesiology und dem Nosodenchallenge bei sauberer Durchführung ein zuverlässiges diagnostisches Instrument!

Die einzig sichere Therapie ist in solchen Fällen die sichere Sanierung eines beherdeten Zahns. Die neueren Verfahren der Endodontie bieten hier die besten Möglichkeiten, und die Prognose bei einem nur abgestorbenen Zahn mit röntgenologischer Aufhellung (Bakterien im Zahn und um den Bereich der Wurzel) ist bei gründlicher Säuberung und Verschluss gut. Derartig optimal wurzelgefüllte Zähne zeigen eine breite röntgendichte Füllung, die keine Unterbrechungen hat. Jede radiologisch haarförmig aussehende Wurzelfüllung legt nahe, dass die Seitenkanäle nicht ausreichend bereinigt wurden (☞ oben).

Der Erfolg bei Erneuerung (Revisison) einer bereits vorhandenen, nicht vollständigen Wurzelfüllung ist abhängig von der Dauer der Infektion, die manchmal bereits über Jahre besteht. In diesem Fall ist bei Krebskranken meines Erachtens die rasche Radikalsanierung der sinnvolle Weg. Damit ist es aber oft nicht getan. Die Erfahrung hat gezeigt, dass auch vitale Zähne so geschädigt sein können, dass ihre krank machende Wirksamkeit fast der eines avitalen Zahnes gleichkommt. So kann ein Nerv eines dreiwurzeligen Zahns abgestorben sein, es können chronische Pulpaentzündungen, Ostitiden oder sonstige Veränderungen entstehen, die man im Röntgenbild nicht erkennen kann.

Chronisch entzündete Mandeln sind Kopfherde, die sich auf den Gesamtorganismus oft noch erheblich stärker schädigend auswirken können als Zahnherde. Sämtliche Herde und Störfelder müssen mit den dort beschriebenen Techniken der Applied Kinesiology getestet werden und nach den Regeln der ärztlichen Kunst saniert werden. Dabei sind besonders bei Tumorkranken keine Halbheiten erlaubt.

Eine Totalsanierung von Kopfherden, insbesondere des Gebisses, ist erforderlich, da sie immer Auswirkungen auf das Immunsystem haben. Eine Dysbiosetherapie im Mund ist, insbesonders im Rahmen der Therapie von Periodontopathien, ebenfalls notwendig. Eine Therapie mit Autonosoden (potenzierte abgetötete und attenuierte Erreger) kann sinnvoll sein. Autonosoden werden als Katalysator angesehen, der einen reaktionsschwachen Organismus aktivieren und die Abwehrkräfte mobilisieren kann.

Eine ausführliche Darstellung zu diesem Thema finden Sie im Kapitel 5.

Fallbeispiel (H. Garten)
Eine 50-jährige Patientin stellte sich wegen linksseitiger Kiefer- und Nackenschmerzen vor. Befunde: Kiefergelenksklick links, Linksrotationsläsion bei C2, positive TL des Kiefergelenks links bei Schlussbiss. Palpationsschmerzhaftigkeit der vestibulären Schleimhaut in der Region 35 bis 37. Positive Therapielokalisation. Die angeforderte Panoramaaufnahme zeigte drei Implantate in der Region 35 bis 37, die mit einem Block überkront waren. Keine Veränderungen des Knochens sichtbar. Der Nosodentest ergab Kieferostitis. Die Regulationsthermographie ergab einen positiven Herdtest im Bereich 35 und 36. Universal Jaw (intraossärere Spannungszustand im Bereich der Implantate). Gangränöse Pulpa D4 glich positive TL am wurzelbehandelten Zahn 26 und 14 aus.
Multiple Nahrungsmittelunverträglichkeiten wurden getestet, eine phytotherapeutische Behandlung mit AC-Formula (PE) wegen positiven Challenge durch Geotrichum angesetzt.
Aufforderung, die wurzelbehandelten Zähne revidieren zu lassen, Dysbiosetherapie, Karenz von unverträglichen Nahrungsmitteln. Die Ostitis im Bereich der Implantate sollte saniert und die Blocküberkronung als Einzelüberkronung umgearbeitet werden. Lymphozytentransformationstest (1998) positiv gegen Gold, Kadmium (Wurzelfüllungsmaterialien?), Zinn (aus den entfernten Amalgamfüllungen?, ☞ Abb. 6.7).
Nach acht Wochen Kontrolle. Die Patientin fühlte sich insgesamt besser, der Geotrichumbefund war jetzt negativ. Die wurzelbehandelten Zähne waren revidiert worden. Die Patientin konnte sich nicht zu einer Behandlung der Implantatregion durchringen. Nach Test Injektionstherapie mit Arthrokehlan A und Arthrokehlan U im Wechsel alle zwei Tage. Es gingen drei Jahre ins Land, in denen die Patientin ausschließlich symptomatisch schmerzbehandelt wurde. Dann wurde ein neuer Anlauf genommen, das Kernproblem zu lösen:
Die Kontrolle des Lymphozytentransformationstests 05/2001, der aufgrund des nunmehr negativen AK-Testbefunds für Zahngold durchgeführt wurde, war durch die bisherige Behandlung ebenfalls negativ geworden (☞ Abb. 6.8). Nach wie vor lag eine positive Therapielokalisation am linken Unterkiefer vor.
Da zuweilen auch bei neurologischen Zähnen und intraossären Spannungszuständen die Nosode Kieferostitis positiv testet, wurde zunächst nach Absprache mit dem Zahnarzt geplant, die Verblockung der Überkronung der Implantate zu trennen und so die Mechanik des Kieferknochens zu normalisieren. Der Zahnarzt empfahl der Patientin jedoch mit der Behauptung, es käme alles vom Kiefergelenk, eine erneute Schienentherapie. Eine ältere Schiene hatte an den Beschwerden nichts geändert. Daher erneutes Ermahnen, dass das Störfeld Kiefer saniert werden musste. Erneute positive Herdtestung, diesmal bestätigt mittels Decoderdermogramm.
Sporadisch kam sie weiter zur manuellen Behandlung der Halswirbelsäule. Bei dieser Gelegenheit erwähnt sie, dass sie eine Verdickung in der linken Brust festgestellt habe. Der Gynäkologe habe schon vor einem Jahr gesagt, das sei eine Zyste. Aufforderung, eine Mammographie durchzuführen, daraufhin PE und Exzision eines Karzinoms (7/2001). Bestrahlung, Chemotherapie. Begleitende Antioxidanzientherapie, Misteltherapie, Endobiosetherapie (☞ unten).
Erneute Aufforderung, die Herdsanierung vorzunehmen. Die Patientin konnte sich weiterhin nicht entschließen. Nach weiteren elf Monaten Lokalrezidiv des Tumors im Sternumbereich. Weiter keine „Zeit" zur Herdsanierung. Die Patientin verstarb im Februar 2003 an massiver Metastasierung des Tumors.
Die Herstellung eines Zusammenhangs zwischen dem Herd und der Entstehung des Mammakarzinoms ist sicher spekulativ, der rasante Verlauf ist jedoch relativ ungewöhnlich. Die Zähne 35 und 36 sind nach Voll (☞ Kap. 5.5.1) u.a. der Mamma zugeordnet. Lange vor der Entstehung des Tumors hätte eine Sanierung des Kiefers stattfinden müssen, spätestens jedoch zum Zeitpunkt, als das Immunsystem nach Chemotherapie und Bestrahlung wieder intakt war. Leider ist kein Patient zu einer auch noch so sinnvollen Maßnahme zu zwingen. Wenig hilfreich sind „Ablenkungmanöver" mit nicht indizierten Therapien, wie die eigentlich geplante Entfernung des Zahngoldes und Ersatz durch Keramik sowie das Anfertigen einer nicht indizierten Aufbissschiene.

Ernährung

Die Durchführung einer Darmsanierung ist an anderer Stelle ausführlichst dargestellt (☞ Kap. 7.7.5). Deswegen soll an dieser Stelle nur auf einige spezifische Aspekte in der Krebstherapie eingegangen werden. Eine gesunde Mikroflora des Darms ist deswegen extrem wichtig, weil er bei einer Gesamtoberfläche von ca. 300–400 m^2 Schleimhautoberfläche die größte Abwehreinrichtung unseres Körpers ist. Die sog. Peyer-Plaques sind Bestandteil der Darmschleimhaut. In ihnen werden T- und B-Lymphozyten sowie Makrophagen und natürliche Killerzellen gebildet. Dies hat erhebliche Folgen für die Abwehrfunktion bei Schleimhautstörungen und -schäden, z. B. infolge von Dysbiosen, Nahrungsmittelunverträglichkeiten usw.
In diesem Zusammenhang sehr wichtig ist auch eine Herdsanierung, vor allem von Zahnherden. Nach Enderlein (1981) ist Mucor racemosus (linksdrehende Milchsäuren) im Krebsgewebe und in wurzelbehandelten oder toten Zähnen am stärksten vertreten. Diese müssen demnach saniert werden (☞ Kap. 5). Linksdrehende Milchsäuren werden erzeugt zur Sicherung des Überlebens der Tumorzelle.
Die diätetische Therapie besteht in Aufnahme von reichlich rechtsdrehenden Milchsäuren in sauren Milchprodukten (Joghurt, Buttermilch, Dickmilch, milchsauer vergorenem Sauerkraut, Sauerkrautsaft etc.). Darmsanierungsdiäten, z. B. eine Diät nach F. X. Mayr (Rauch, 1991, 1994) müssen, so wichtig sie sind, zeitlich begrenzt werden, weil sie aufgrund ihrer Nährstoffzusammensetzung Behandlungsformen sind. Sie stellen keine dauerhaften Ernährungsweisen dar, da sie sonst selbst oxidativen Stress auslösen können. Unsinnige Diätregimes steigern die Sensitivität der Darmschleimhäute. Beispielsweise induziert eine cholesterinarme Kostform mit Einschränkung des Eier-, Butter- und Fleischkonsums bei erhöhtem Verzehr an Margarine und bestimmten Pflanzenölen (z. B. Distel-, Sonnenblumenöl), und

damit ungesättigter Fettsäuren, einen oxidativen Stress infolge von Selenverarmung und Verarmung des Organismus an Vitamin E.
Bei Tumorpatienten und chronisch Kranken ist praktisch immer die Darmflora gestört (PERGER, 1990). Eine kohlenhydratreiche Ernährung (z.B. Vollwertkost) muss für diese Patienten nicht immer die beste sein. Denn im Darm werden umso mehr toxische Gärungsalkohole (unter anderem Methanol, Ethanol, Propanolol, Butanol) gebildet, je kohlenhydratbetonter, naturbelassener und ballaststoffreicher die Kost ist. Bei Störung der Darmflora und/oder hoher Zufuhr von Eiweiß erhöht sich deren Produktion über das tolerierbare Maß. Insofern sind Lebens- und Krankheitsgeschichte eines Patienten bei der Diätberatung zu beachten (Alter des Patienten, Lebensumstände wie Familie, Beruf, psychische Belastungen). Welche Nahrung wie und wann aufgenommen wird sowie konstitutionstypologische Eigenschaften und anderes sind von wesentlicher Bedeutung (☞ Kap. 10).
In den letzten Jahren konnte durch zahlreiche Forschungsergebnisse eine größere Sicherheit in den Empfehlungen zur Prävention und Therapie von Krebskrankheiten über die Ernährung erzielt werden (LEITZMANN, 2003): Danach kann davon ausgegangen werden, dass etwa 35% der Krebsfälle durch eine geeignete Ernährungsweise verhindert werden könnten. Aufschluss über mögliche Einflussfaktoren geben vor allem Beobachtungen an Bevölkerungsgruppen mit verschiedenen Ernährungsgewohnheiten. Dabei zeigt sich, dass die Inzidenz einiger Krebsarten in manchen Ländern deutlich höher ist als in anderen, was vor allem auf Umwelteinflüsse, zu denen auch die Ernährung zählt, und weniger auf genetische Faktoren zurückzuführen ist. Bedingt durch unterschiedliche Ernährungsgewohnheiten und regionale Einflüsse sind einzelne Krebsarten in bestimmten Gebieten besonders verbreitet (☞ Tab. 9.1, aus RENNER und CANZLER, 1995).
Die Nahrung kann sowohl kanzerogene (Initiatoren) und kokanzerogene (Promotoren) als auch antikanzerogene Substanzen enthalten (☞ Tab. 9.2, BARTRAM, 1997). Bisher sind etwa 700 chemische Stoffe bekannt, die im Tierversuch Krebs auslösen können. Kanzerogene und kokanzerogene Substanzen entstehen aber auch durch Verarbeitung, Lagerung und Konservierung. Zu den natürlichen toxischen Inhaltsstoffen in Lebensmitteln mit mutagener Wirkung zählen z.B. das Solanin in Kartoffeln oder blausäurehaltige Glukoside in bitteren Mandeln und in Kernen von Steinobst. Die Bedeutung von Lebensmittelzusatzstoffen und Rückständen in Nahrungsmitteln bei der Krebsentstehung ist noch nicht eindeutig geklärt; gegenüber anderen Ernährungsfaktoren haben diese Substanzen aber eine untergeordnete Bedeutung (GÄRTNER und SEITZ, 1993).

Tab. 9.1: Gebiete mit charakteristischer Tumorlokalisation und ihre vermutliche oder nachgewiesenen Ursachen (nach RENNER und CANZLER, 1995)

Region	Tumorlokalisation	Vermutete/nachgewiesene Ursache
Südostasien	Mundhöhle	Kauen von Betelnüssen (berauschende Wirkung und Verringerung des Hungergefühls)
Afrika	Leber	Schimmelpilzgifte durch falsche Lagerung
Thailand	Gallenblase	Chronische Gallenblasenentzündung durch Nematoden in rohem Weißfisch
Karibik (Insel Curaçao)	Speiseröhre	Krotonöl (Wirkstoff von Wolfsmilchgewächsen; berauschende Wirkung)
Iran	Speiseröhre	Opium
Frankreich	Speiseröhre	Ethylalkohol
China	Speiseröhre	Vitaminmangel, heiße Speisen
Japan	Magen	Hohe Kochsalzaufnahme
Lettland	Magen	Räucherfisch
Westl. Industrieländer	Dickdarm/ Brust	Ballaststoffarme, fettreiche Nahrung

Alkohol

Schon lange gilt Alkohol als Risikofaktor bei der Krebsentstehung, vor allem für Speiseröhre, Mundhöh-

Tab. 9.2: Mögliche fördernde und hemmende Faktoren bei der Krebsentstehung (nach BARTRAM, 1997)

Lokalisation	Fördernde Faktoren	Protektive Faktoren
Lunge	Tabak	Karotinoide, Vitamin A, C, E, Selen
Mamma	Fett, evtl. Alkohol	Obst, Vitamin C, Selen, evtl. Vitamin A, E
Prostata	Fett	Gemüse
Harnblase	Fragl. Tabak und Kaffee	Betakarotin, evtl. Vitamin E, Selen
Ovarien	Fett, Fleisch	Obst, Gemüse
Uterus	Unklar	Gemüse, Obst, Betakarotin, Vitamin A, C
Mundboden, Larynx, Ösophagus	Tabak, Alkohol	Karotinoide, Vitamin C, E
Magen	Kochsalz, Nitrat, Nitrit	Betakarotin, Selen, Vitamin C, E
Kolon	Fett, Fleisch	Ballaststoffe, Stärke, evtl. Fischöle (Omega-3-Fettsäuren), Kalzium, Vitamin C, D, Selen
Pankreas	Fragl. Alkohol	Obst, Gemüse

le, Kehlkopf und Rachen (Homann und Seitz, 1996). Alkohol selbst hat keine kanzerogene Wirkung, kann aber als Kokanzerogen auftreten und in dieser Eigenschaft durch unterschiedliche Mechanismen die Krebsentstehung fördern. Zudem wurden in verschiedenen alkoholischen Getränken (Whisky, Wermut und Bier) kanzerogene Stoffe wie polyzyklische aromatische Kohlenwasserstoffe und Nitrosamine nachgewiesen.
Die alkoholbedingte Mangelernährung stellt in der Kanzerogenese ebenfalls einen bedeutenden Faktor dar, denn Alkoholiker nehmen bis zu 50% ihrer täglichen Nahrungsenergiemenge in Form von Alkohol auf.
Korrelationen zwischen dem Alkoholkonsum und anderen Krebsarten wie Rektum-, Mamma-, Lungen- und Pankreaskarzinom sind ebenfalls beschrieben worden. In der Leber kann Alkohol durch direkte Einwirkung und durch eine Leberzirrhose (oft mit Hepatitis-B-Infektion) zu einem hepatozellulären Karzinom führen (Osswald, Simanowski et al., 1991).

Fette

Eine zu hohe Fettzufuhr mit der Nahrung gilt als Promoter bei der Entstehung verschiedener Krebsarten. Es gibt deutliche Hinweise, dass die Höhe der Fettaufnahme bzw. die Art des Nahrungsfetts mit der Entstehung des Kolonkarzinoms korreliert, während ein Zusammenhang zwischen Fettzufuhr und Mamma-, Prostata-, Endometrium- und Ovarialkarzinom noch diskutiert wird (Stangl, 1999). Epidemiologische und experimentelle Studien weisen darauf hin, dass speziell beim Kolonkarzinom nicht nur die Höhe des Gesamtfettverzehrs ausschlaggebend ist, sondern auch das Fettsäuremuster. Lebensmittel mit einem hohen Anteil gesättigter Fettsäuren scheinen das Kolonkarzinomrisiko zu erhöhen. Ähnliches gilt für eine hohe Aufnahme an Omega-6-Fettsäuren, während Omega-3-Fettsäuren, die in Fischölen enthalten sind, eine protektive Wirkung haben. Daher wird empfohlen, den Anteil der Omega-3-Fettsäuren in der Nahrung zu erhöhen (Bartram und Kasper, 1995).
Beim Mammakarzinom wird zunehmend die Frage aufgeworfen, ob tatsächlich der Fettgehalt die ausschlaggebende Rolle spielt, oder ob die Ursache nicht vielmehr der Gesamtenergiegehalt und damit verbundenes Übergewicht ist. In einer Studie wurde nachgewiesen, dass Übergewicht das Mammakarzinomrisiko für Frauen, zumindest nach der Menopause, erhöht (Trentham-Dietz, Newcomb et al., 1997).

Proteine

Bei proteinreicher Kost wird vermehrt Harnstoff gebildet, der im Kolon zu Ammoniak gespalten wird. Ammoniak bewirkt eine Steigerung des Zellumsatzes, das verstärkte Auftreten von Polyploidie, eine höhere Anfälligkeit der Zellen gegenüber Virusinfektionen und die Verstärkung der Wirkung von Mutagenen. Somit wird Ammoniak insgesamt als kokanzerogen angesehen.

Nitrosamine

Nitrosamine entstehen aus Nitrit, das durch bakterielle Aktivität aus Nitrat gebildet wird, und sekundären Aminen. Nitrat kommt vor allem in pflanzlichen Lebensmitteln vor. Gemüsesorten wie rote Bete, Spinat und einige Kohlarten enthalten beachtliche Mengen an Nitrat. Hohe Nitratgehalte können auch dem Trinkwasser entstammen, besonders wenn nitrathaltige Düngemittel ins Wasser gelangen. Zur Käsereifung wird ebenfalls Nitrat eingesetzt (Belitz und Grosch, 1992). Nitrat selbst ist nicht kanzerogen, kann aber in Nitrit umgewandelt werden. Nitrosamine kommen insbesondere in Fleisch- und Wurstwaren vor, aber auch in Bier und geräuchertem Fisch. Die Nitrosamingehalte in gepökeltem Fleisch und Bier wurden inzwischen durch veränderte Technologien (verminderter Einsatz von Nitrat beim Pökeln und veränderte Malzverfahren bei der Bierherstellung) reduziert. Das am stärksten kanzerogen wirkende Nitrosamin ist das Dimethylnitrosamin. Diese Verbindung ist in Lebensmitteln besonders häufig vorhanden.
Nitrosamine, die im Magen gebildet werden können, haben einen entscheidenden Einfluss auf die Magenkanzerogenese, die durch eine Hypoazidität des Magens (erhöhter pH-Wert), z. B. aufgrund chronischer Entzündungen (atrophische Gastritis), gefördert wird. Das Bakterienwachstum wird begünstigt, wodurch vermehrt Nitrat zu Nitrit reduziert wird. Kochsalz fördert das Auftreten einer atrophischen Gastritis und wirkt dadurch kokanzerogen. Durch verbesserte Konservierungsmethoden und die Einführung des Kühlschranks sind Risikofaktoren des Magenkarzinoms (Schimmelpilze; geräucherte, gesalzene und gepökelte Lebensmittel) teilweise eliminiert worden, so dass es heute wesentlich seltener auftritt als früher (Gärtner und Seitz, 1993).

Mykotoxine

Diese werden von Schimmelpilzen gebildet. Sie entstehen vor allem bei unsachgemäßer Lagerung und sind deshalb in tropischen und subtropischen Ländern verbreitet. Das größte Problem stellen Aflatoxine dar. Aflatoxin B1 ist das Toxin mit der stärksten kanzerogenen Wirkung. Mit Aflatoxinen können unterschiedliche Lebensmittel kontaminiert sein, vor allem aber Erdnüsse, andere Nussarten und Samen, Reis sowie Getreide. Schimmeliges Brot sollte aufgrund des Aflatoxingehalts nicht verzehrt werden; auch ein Entfernen der schimmeligen Stellen reicht nicht aus, da Aflatoxine schnell in tiefere Schichten des Brots eindringen, ohne dass dies von außen erkennbar ist. Vom Tier stammende Lebensmittel können über verunreinigte Futtermittel kontaminiert sein. Weitere Mykotoxine kommen in Obst und Gemüse sowie daraus hergestellten Produkten, vor allem Apfelsaft, vor. Von besonderer Bedeutung ist dabei das Patulin. Die Verunreinigung von Getreide durch Mutterkorn (Claviceps purpurea) hingegen hat durch Saatgutbeizung und Reinigung des Brotgetreides heute keine Bedeutung mehr (Belitz und Grosch, 1992).

Polyzyklische aromatische Kohlenwasserstoffe

Der bekannteste polyzyklische aromatische Kohlenwasserstoff (PAK) ist das Benzpyren. Es ist in pflanzlichen Lebensmitteln in höherer Konzentration als in tierischen Produkten vorhanden. Die Mengen der PAK in Getreide und anderen Pflanzen variieren je nach Standort. So sind die PAK-Werte in stark industrialisierten Gebieten oder in der Nähe von Straßen höher als an anderen Standorten. Neben der Übertragung durch die Luft spielt bei tierischen Produkten besonders die Verarbeitung eine große Rolle, da Benzpyrene auch beim Räuchern oder Grillen entstehen (RABAST, 1992).

Heterozyklische Amine

Heterozyklische Amine entstehen bei der Zubereitung von Lebensmitteln unter sehr hohen Temperaturen (Maillard-Reaktion), z. B. beim Grillen. Betroffen sind vor allem proteinreiche Lebensmittel wie Fleisch und Fisch.

Prävention

Zur Verhütung der Krebsentstehung wird eine Reihe von Substanzen diskutiert, die natürlicherweise in Nahrungsmitteln vorkommen. Zu diesen zählen antioxidative Substanzen (u. a. Betakarotin, Vitamin E und C), Vitamin A, Kalzium, Selen, Ballaststoffe, weitere sekundäre Pflanzenstoffe und Milchsäure. Diskutiert werden auch die Vitamine B_2 und Folsäure. Die Ernährungsweise kann in verschiedenen Stadien auf das Krebsgeschehen Einfluss nehmen:

- Primäre Prävention: Beeinflussung der initialen Krebsentstehung
- Sekundäre Prävention: verhindert die maligne Entartung von Vorstufen
- Tertiäre Prävention: verhindert einen erneuten Ausbruch der Krankheit nach einer Genesung (JUNGI, 1997).

Antioxidanzien

Sie schützen den Körper vor oxidativem Stress. Bei den Antioxidanzien handelt es sich um nichtenzymatische Systeme, wie Betakarotin und die Vitamine E und C, oder um enzymatische Systeme wie die Superoxid-Dismutase, Katalase und Glutathion-Peroxidase. Auf die Wirkungen von Antioxidanzien wird an anderer Stelle (orthomolekulare Substanzen, ☞ Kap. 9.10.3) ausführlich eingegangen.
Oxidative Prozesse tragen zur Entstehung von freien Radikalen oder anderen reaktiven Sauerstoffverbindungen bei. Sauerstoffradikale können die Desoxyribose oder die Basen der DNA modifizieren und dadurch mutagene Veränderungen auslösen. Bei Proteinen können sie zu gravierenden Veränderungen der biologischen Aktivität führen. Auch Lipide, vor allem die mehrfach ungesättigten Fettsäuren in Membranen, sind häufig von oxidativen Schädigungen betroffen (LÖFFLER und PETRIDES, 1998). Freie Radikale sind an allen Stadien der Krebsentstehung beteiligt (KRÄMER, LOOK et al., 1996).
Ergebnisse epidemiologischer Studien zeigen beispielsweise, dass eine negative Korrelation zwischen dem Verzehr von gelb-grünen Gemüsen und gelb-orangeroten Früchten, die hohe Betakarotinkonzentrationen aufweisen, einerseits (☞ Tab. 9.3) und dem Auftreten verschiedener Krebsarten, z. B. Lungen-, Magen-, Ösophagus-, Larynx- und Zervixkarzinom andererseits besteht. Niedrige Blutspiegel an Betakarotin bergen ein höheres Krebsrisiko, besonders für Lungenkrebs (EICHHOLZER und STÄHELIN, 1994).
In den letzten Jahren wurden einige Interventionsstudien mit Antioxidanzien durchgeführt, die zu widersprüchlichen Ergebnissen führten. Bei einer Krebspräventionsstudie in China (Provinz Linxian) wurde eine kombinierte Supplementierung von Betakarotin (15 mg/Tag), Vitamin E (30 mg/Tag) und Selen (50 µg/Tag) vorgenommen. Die Bevölkerung in Linxian weist eine überdurchschnittlich hohe Erkrankungsrate an Magen- und Speiseröhrenkrebs auf und hat eine besonders niedrige Zufuhr an Mikronährstoffen. Die Supplementierung führte zu einer verringerten Krebsmortalität, besonders für Magenkrebs (BLOT, LI et al., 1993).
Keine Effekte einer Supplementierung mit Betakarotin (50 mg jeden zweiten Tag über zwölf Jahre) auf die Häufigkeit bösartiger Neoplasmen wurden in der Physicians' Health Study an gesunden, gut ernährten amerikanischen Ärzten festgestellt (HENNEKENS, BURING et al., 1996).
Die finnische ATBC(Alpha-Tocopherol, Beta-Carotene)-Lungenkrebs-Präventionsstudie zeigte ein anderes Ergebnis. Sie wurde mit langjährigen starken Rauchern (im Durchschnitt 35,9 Jahre, 20,4 Zigaretten/Tag) durchgeführt, die Vitamin E (50 mg/Tag) oder Betakarotin (20 mg/Tag) als Supplemente einnahmen. Unter

Tab. 9.3: Betakarotin-Gehalt verschiedener Lebensmittel (nach ELMADFA, Aign et al., 2001)

Lebensmittel	Betakarotin (µg/100 g)
Grünkohl	8680
Karotte	8480
Wirsing	4700
Feldsalat	3980
Paprika, rot	3500
Chicoree	3430
Spinat	3250
Kopfsalat	1450
Blutgrapefruit	1310
Mango	1230
Aprikose	800
Tomate	610
Grapefruit	590
Rosenkohl	540
Sauerkirsche	400
Nektarine	370
Brokkoli	300
Zucchini	220
Brombeere	120
Paprika, grün	120
Pfirsich	90
Weißkohl	25
Orange	11

der Vitamin-E-Gabe wurde keine Veränderung der Lungenkrebsraten gefunden, bei der Verabreichung von Betakarotin jedoch eine um 1,8% höhere Inzidenz und eine um 8% höhere Todesrate (HEINONEN und ALBANES, 1994). Diese Studie wurde viel diskutiert. Einer der wichtigsten Kritikpunkte ist, dass nach der langen Exposition der Studienteilnehmer mit Zigarettenrauch kaum noch von einer Prävention ausgegangen werden kann, weil vermutlich bereits ein Großteil der Studienteilnehmer unentdeckt Lungenkrebs hatte. Da Betakarotin vor allem in den frühen Phasen der Krebsentstehung eingreift, kann es somit keine Wirkung mehr zeigen (PRYOR, 1994). Im Rahmen der GARET-Studie (Beta-Carotene and Retinol Efficacy Trial) nahmen Raucher und Arbeiter mit Asbestexposition Betakarotin (30 mg/Tag) und Vitamin A (25 000 IE/Tag) ein, um das Lungenkrebsrisiko zu senken. Nachdem es unter der Supplementierung vermehrt zu Lungenkrebserkrankungen gekommen war, wurde die Studie früher als geplant beendet (OMENN, GOODMAN et al., 1996).
Auch diese Studie warf neue Fragen auf, zum Beispiel, ob eine Lungenkrebsprävention mit Hochrisikopersonen überhaupt möglich ist und ob es nicht auch zu Beginn dieser Studie bereits unentdeckte Lungenkrebsfälle gab. Grundsätzlich wurde im Zusammenhang mit diesen Interventionsstudien aber auch die Frage aufgeworfen, ob die aus epidemiologischen Korrelationen bekannten inversen Beziehungen, z.B. zwischen Betakarotin und Inzidenz des Bronchialkarzinoms, überhaupt kausaler Natur sind. Möglicherweise ist die Betakarotinversorgung eher als Indikator einer gemüsereichen Ernährung zu sehen, die durch eine Vielzahl von Schutzstoffen zur Krebsprävention beiträgt.
Über die notwendige Zufuhr von Betakarotin, Vitamin E und C bestehen unterschiedliche Auffassungen. Es existieren Empfehlungen verschiedener Gremien und Autoren, die teilweise große Unterschiede aufweisen. Weitere Untersuchungen sind nötig, um konkrete Empfehlungen ableiten zu können. Im Hinblick auf die oben genannten Studien wird über eine Begrenzung der täglichen Betakarotinmenge für Raucher diskutiert. Vom Scientific Committee for Food (1997) werden derzeit 10 mg/Tag Betakarotin als sicher und unbedenklich angesehen. Weiteres zu diesen Antioxidanzien ☞ Kap. 18.1.1, 18.1.8 und 18.1.10

Ballaststoffe

Bevölkerungsgruppen, die vergleichsweise große Mengen an Ballaststoffen mit der Nahrung aufnehmen, erkranken seltener an Kolonkrebs als andere Personen, woraus geschlossen wurde, dass Ballaststoffe der Darmkrebsentstehung entgegenwirken. Für den protektiven Effekt der Ballaststoffe werden verschiedene Mechanismen diskutiert (KASPER, 1991):

- Steigerung des Stuhlvolumens, dadurch geringerer Anteil der Kanzerogene an der gesamten Stuhlmenge,
- Bindung von Kanzerogenen an Ballaststoffe,
- Beschleunigte Darmpassage, somit kürzere Kontaktzeit der Kanzerogene mit der Darmwand,
- Bakterieller Abbau einiger Ballaststoffkomponenten zu kurzkettigen Fettsäuren (Azetat, Propionat, Butyrat), von denen besonders Butyrat der Kolonkarzinomentstehung entgegenwirkt,
- Absenkung des pH-Werts durch die entstehenden kurzkettigen Fettsäuren, dadurch Hemmung des Enzyms 7α-Dehydroxylase und somit verminderte Entstehung krebsfördernder sekundärer Gallensäuren,
- Entzug von Ammoniak, das die Karzinomentwicklung begünstigt, aus dem Darmlumen.

Eine Studie, durch deren Ergebnisse die Schutzwirkung der Ballaststoffe in Frage gestellt wurde, hat für Aufruhr gesorgt. In einer Nachauswertung der Nurses' Health Study wurde kein Einfluss der Ballaststoffaufnahme auf die Entstehung kolorektaler Karzinome oder Adenome beobachtet (FUCHS et al., 1999). Bei der Interpretation dieser Ergebnisse wurde aber nicht berücksichtigt, dass selbst die Studiengruppe mit der höchsten Ballaststoffzufuhr im Durchschnitt nur 24,9 g/Tag aufnahm und damit deutlich unter der empfohlenen Mindestzufuhr von 30 g/Tag blieb. Es kann daher nicht gefolgert werden, dass bei ausreichender Zufuhr kein protektiver Effekt besteht.

Sekundäre Pflanzenstoffe

Sekundäre Pflanzenstoffe sind chemisch sehr unterschiedliche Verbindungen, die trotz ihrer geringen Konzentration in pflanzlichen Lebensmitteln vielfältige Wirkungen, u.a. antikanzerogene, ausüben. Sie können in alle Stadien der Kanzerogenese (Initiation, Promotion und Progression) protektiv eingreifen. Pflanzliche Lebensmittel, vor allem Zwiebelgewächse, alle Kohlarten, Tomaten, Hülsenfrüchte und Zitrusfrüchte, weisen diese Wirkstoffe auf. Daraus wird ersichtlich, dass es eine Vielzahl von positiven Wirkstoffen in Obst und Gemüse gibt, die neben den Vitaminen und Mineralstoffen eine Rolle spielen. Näheres hierzu ☞ Kap. 11.1.1.

Milchsäure

Das wichtigste Stoffwechselprodukt der Fermentation von Lebensmitteln ist die Milchsäure. Dabei lassen sich zwei Arten unterscheiden, nämlich L(+)-Milchsäure und D(–)-Milchsäure, die sich bezüglich ihrer molekularen räumlichen Anordnung wie Bild und Spiegelbild verhalten. Im Stoffwechsel des Menschen wird fast ausschließlich L(+)-Milchsäure gebildet, während D(–)-Milchsäure vor allem mit der Nahrung zugeführt wird. Milchsäure findet sich in großen Mengen in fermentierten Gemüseprodukten (z.B. Sauerkraut) und in vergorenen Milchprodukten (z.B. Joghurt, Käse).
Milchsäurebakterien haben einen direkten tumorhemmenden Einfluss. So konnte in Tierversuchen gezeigt werden, dass Joghurt das Tumorwachstum hemmt. Auch milchsauer vergorener Rote-Bete-Saft hemmt die Vermehrung von Tumorzellen. Vor allem bei der Prävention von Kolonkrebs spielen milchsauer vergorene Lebensmittel eine große Rolle, da sie in der Lage sind, die Darmflora des Menschen positiv zu verändern. Sie hemmen die Bildung einiger bakterieller Enzyme im Stuhl, die die Umwandlung von Prokanzerogenen zu proximalen Kanzerogenen stimulieren (MÜLLER, FRIEDEL et al.,1993).

Ernährungsempfehlungen

Insgesamt scheinen es weniger die einzelnen Substanzen zu sein, die die Tumorentstehung verhindern, sondern vielmehr eine generelle Ernährungsweise, die reich an Gemüse, Obst und Vollkornprodukten ist und eine nicht zu hohe Energie- und Fettaufnahme aufweist. Die Empfehlungen zur Krebsprävention entsprechen weitgehend denen für eine allgemein gesunderhaltende Ernährung (Koerber, 1999).

- Fettreduktion auf 30 % der Gesamtnahrungsenergiemenge
- Steigerung des Verzehrs von Gemüse und Obst
- Bevorzugen komplexer Kohlenhydrate (z. B. Vollkornprodukte)
- Verminderter Verzehr von geräucherten und gepökelten Lebensmitteln
- Reduktion des Konsums oder Meiden von Alkohol
- Senkung der Kochsalzzufuhr
- Meiden des Verzehrs schimmeliger Lebensmittel
- Einschränkung des Verzehrs von gegrillten Lebensmitteln
- Erzielen eines akzeptablen Körpergewichts.

Therapeutische Ernährungsformen

Bekannte Ernährungsformen bei Krebserkrankungen mit therapeutischer Intention zur Erzielung einer effizienten Entgiftung des Körpers und Stoffwechselumstellung sind die (umstrittenen – ☞ unten) Gerson-Diät und die Öl-Eiweiß-Kost nach Budwig.

Gerson-Diät

Die Gerson-Diät (Gerson 1978, 1996, Gerson und Walker 2001) verwendet im Wesentlichen in hoher Frequenz (d. h. häufige Mahlzeiten) rohe, frisch gepresse Säfte sowie rohe und gekochte vegetarische Kost. Die Sauerstoffversorgung des Organismus sowie die gesamte Stoffwechselsituation und die Energieversorgung und Entgiftung der Zellen sollen verbessert, die bestehende Immunsuppression in Richtung auf ein normal funktionierendes Immunsystem verändert werden, lebenswichtige Organe sollen sich regenerieren können. Ziel ist die Regeneration aller lebenswichtigen Organe. Die Ernährung nach Gerson ist fettarm und kochsalzfrei, der Organismus soll mit leicht verdaulichen Nährstoffen versorgt werden, die in der Lage sind, durch ihre optimal erhaltenen Inhaltsstoffe die Immunabwehr zu verbessern. Kern der Diät sind biologisch gewachsene frische Früchte und Gemüse: 13 Glas frisch gepresster Saft sollen in stündlichen Abständen täglich getrunken werden (garantiert u. a. die Versorgung mit frischen Enzymen!). Durch diese Ernährung werden große Mengen an Mineralstoffen, Enzymen und Antioxidanzien wie Vitamin A und C, Betakarotin, sekundäre Pflanzenstoff und Bioflavonoide sowie weitere wichtige Spurenelemente zugeführt. Der biologische Anbau soll die Zufuhr von toxischen, den Stoffwechsel zusätzlich belastenden Substanzen, wie Pestiziden und Fungiziden, vermeiden bzw. auf ein geringes Maß reduzieren.

Fleisch ist nicht erlaubt, jegliches tierisches Eiweiß soll in den ersten sechs bis acht Wochen der Behandlung weggelassen und danach auf einem Minimum gehalten werden. Die Diät ist weitgehend fettfrei, beinhaltet aber Naturjoghurt, Magerquark, Hüttenkäse und Buttermilch, alles ungesalzen, sowie Leinöl (Linolsäure und Linolensäure). Die Erkenntnisse zu ungesättigten Fettsäuren von Budwig (☞ unten) wurden integriert.

Wenn die Versorgung der Gewebe mit aktiven Mineralien und Enzymen wiederhergestellt wird, führen diese Nährstoffe zu einer Verminderung des Natriumüberschusses und der Toxine, die sich angehäuft haben. Deshalb muss die Entgiftung über die Leber auf jeden Fall zusätzlich gefördert werden, was auch eine effiziente Darmreinigung mit Einläufen oder sogar eine Kolonhydrotherapie erfordert.

Zusätzlich kann Ozon rektal insuffliert oder eine Ozontherapie oder Hämatogene Oxidationstherapie durchgeführt werden (über die Verbesserung des Leberstoffwechsels durch diese Therapien siehe dort). Bei stationären Gerson-Therapien wird außerdem eine Sauerstoffinhalationstherapie (v. Ardenne, 1987) durchgeführt.

Die Gerson-Therapie verwendet außerdem zur Unterstützung der Entgiftung Supplemente, und zwar Schilddrüsenextrakt, Kaliumjodid, Leberextrakt, Pankreasenzyme und Niacin (Vit. B_3), die in der Regel täglich zugeführt werden. Bei Erbrechen oder anderen Störungen im oberen Verdauungstrakt können die Supplemente zumindest vorübergehend auch rektal zugeführt werden.

In der Originaldiät nach Gerson werden Kaffeeeinläufe zur Entgiftung empfohlen. Die Autoren halten salinische Einläufe oder die Gabe von F.X.-Passagesalz® oder Ozovit® (Magnesiumperoxid, das Sauerstoff freisetzt und damit möglicherweise Anaerobier im Darm reduziert) für besser praktikabel. Die Wirkung der Kaffeeeinläufe könnte über Phenolsäuren (Kaffeesäure und Ferulasäure), die im Kaffee vorkommen, erklärbar sein. Sie wirken im Tierversuch protektiv bei verschiedenen Krebserkrankungen (Magen, Speiseröhre, Haut und Lunge). Die Wirkung kann weiter auch auf einer Induktion von Entgiftungsenzymen beruhen (Koffein bedeutet einen starken Entgiftungsreiz, ☞ Kap. 14.4.4), die Kanzerogene binden und so den Kontakt mit der DNA verhindern. Außerdem sind es starke Antioxidanzien (Watzl u. Leitzmann, 1999). Der Sinn der Einlaufmaßnahmen auch im Hinblick auf die Belastbarkeit des Patienten muss im Einzelfall geprüft werden.

Ob eine Gerson-Therapie tatsächlich die dargestellten Effekte bewirken kann, ist nicht gesichert. Leider weisen die Studien zu Gerson-Anwendungen teilweise schwere methodische Mängel auf.

Öl-Eiweiß-Kost nach Budwig

Budwig (2003a) empfiehlt eine Öl-Eiweiß-Kost, dabei soll die Utilisation von Sauerstoff aus mehrfach ungesättigten Fettsäuren im Organismus durch Proteinverbindungen stimuliert werden, die einen Schwefelsäureanteil haben und Öle wasserlöslich machen.

Diese Schwefelsäuren sind auch in Käse, Nüssen, Zwiebel- und Lauchgemüse, wie Bärlauch, Lauch, Schnittlauch, Zwiebel und Knoblauch, aber besonders im Quark vorhanden. Für die richtige Oxidation werden auch Fermente der Zellatmung benötigt, die in sehr enger Verbindung mit ungesättigten Fettsäuren stehen. Es ist nach Budwig essenziell, dass nur unverarbeitete, kalt gepresste Öle mit einem hohen Linolsäurewert verwendet werden, wie z. B. Leinöl (auch Walnussöl, Kürbiskernöl). Wesentlich dabei sollen das Gleichgewicht zwischen den richtigen Ölen und Eiweiß sowie die Har-

monie zwischen Kohlehydraten einerseits und Fett-Eiweiß andererseits sein.
Hochungesättigte Fettsäuren sind für den Menschen essenziell, also lebensnotwendig. Sie sind anfällig gegen Oxidation, die Nahrungsmittel werden ranzig. Die Nahrungsmittelindustrie versucht dies durch Hydrierung (Hocherhitzen) und Zufügen von Konservierungsmitteln wie Antioxidanzien zu verhindern. Gehärtete Fette wirken nach Ansicht von Budwig als Zellatmungsgifte.

Kousa-Diät
Kousa empfiehlt für den Erwachsenen 500–1000 g Weizen pro Tag, der mit etwa der gleichen Menge Wasser mehrere Stunden zu kochen und dann zwecks Entfernung der gröbsten Schalenbestandteile mittelfein zu passieren ist. Es ergeben sich so etwa 1–2 Liter Schleim, dessen Konsistenz man zweckmäßigerweise zwischen der eines Breis und einer Suppe hält. Nach meiner Erfahrung kommt man aber auch mit weniger als 1 Liter täglich aus. Das am einfachsten auf einmal hergestellte und im Kühlschrank aufzubewahrende Quantum wird auf vier bis fünf Portionen über den Tag verteilt und nach Belieben warm oder kühl genossen. Die Stärke des Weizens wird durch den Kochprozess größtenteils verkleistert und dextriniert und damit leicht assimilierbar. Die eiweißähnlichen Bestandteile quellen und verwandeln sich in ein Gel. Lässt man die gewaschenen (und selbstverständlich beizmittelfreien) Weizenkörner zwei bis drei Tage lang vorher in täglich gewechseltem Wasser ankeimen, so setzt eine enzymatische Invertierung der Stärke ein und man kommt mit etwa der halben Kochdauer aus.
Kousa erklärt sich die Erfolge seiner Diät mit ihrer primären Wirkung auf die Eingeweide und ihre Peristaltik. Seiner Ansicht nach bestehen bei vielen Menschen koprogene Ablagerungen auf den Schleimhäuten des Darms, die zu Fäulnis- und Gärungsvorgängen führen und dadurch lokale Reiz- und toxische Fernwirkungen auslösen können, wie man sie bisher als Folge einer Dysbakterie zu erklären versuchte. Nach Homogenisierung des Kots durch den Weizenschleim komme es allmählich zu einer Lösung dieser „Sedimente" und zu einer Selbstreinigung des Magen-Darm-Kanals, wodurch dieser wieder zu seiner physiologischen Tätigkeit befähigt wird. Im gleichen Maß entgiften sich auch das Blut und der gesamte Organismus, was sich vor allem schon bald durch vermehrte Harnabsonderung, durch gehobenes Allgemeinbefinden und besseres Aussehen bemerkbar mache. Auch die Gewichtsabnahmen seien nicht unerheblich (aus einem Sonderdruck von 1952: Dr. Karl Windstosser, „Die Weizenkur nach Dr. Kousa", Ein Erfahrungsbericht, beim Verfasser). Diese Diät hat Verwandtschaft mit der Therapie mit fermentierter Weizenkeimextrakt (MSC, ☞ Kap. 9.5.7, Polyphenole).

Allgemeine Ernährungsempfehlungen

Eine Erschwernis bei der Gestaltung eines vernünftigen Ernährungsplans entsteht aus der Tatsache, dass von der schulmedizinischen Onkologie Patienten in der Regel erfahren, dass sie im Prinzip alles essen können und nur darauf achten sollen, genügend Kalorien zuzuführen.
Eine sinnvolle und praktikable Ernährung bei Krebserkrankungen sollte dagegen nach Meinung des Autors vitalstoffreich sein (Rohkost, frische Früchte, wenn verträglich, ansonsten blanchiertes Gemüse, Vollkornprodukte), fettreduziert mit einem hohen Anteil mehrfach ungesättigter Fettsäuren, mit einem hohen Übergewicht an Omega-3-ungesättigten Fettsäuren und einem geringen Anteil an Arachidonsäure sowie wenig Kochsalz. Protein sollte aus Pflanzen und Fisch zugeführt werden, evtl. aus Quark. Über milchsauer vergorene Produkte wie Sauerkraut, rote Bete oder Bioghurt, Buttermilch etc. sollte die Zufuhr rechtsdrehender Milchsäuren gesteigert werden. Die Kost sollte zuckerfrei sein und Alkohol nur in sehr kleinen Mengen und nicht regelmäßig beinhalten. Die Zubereitung der Lebensmittel sollte möglichst schonend erfolgen. Nur Produkte aus biologischem Anbau sollten verwendet werden. Außerdem sollte reichlich getrunken werden, am besten Wasser oder Kräutertees. Wichtig sind auch ruhiges Essen und ausreichendes Kauen.

Ordnungstherapie

Nach dem Verständnis der Ordnungstherapie hält sich ein Organismus auf einer höheren Ordnungsstufe durch fortwährende Aufnahme („Aufsaugen") von Ordnung aus seiner Umwelt. Dabei ist die „Ordnung" der Stoffe (in der sich diese Stoffe befinden), die wir aufnehmen, wichtiger als die Stoffe an sich (Schroedinger1983). Der Organismus erhält dadurch seine eigene Ordnung bzw. erhält sich dadurch am Leben. Denaturierte, noch schlimmer chemisch manipulierte Lebensmittel haben diese „natürliche Ordnung" verloren und haben nur einen sehr begrenzten Wert für unsere Erhaltung, denn die Ordnungselemente, vor allem Vitamine und Eiweißstoffe, sind verändert, vermindert oder zerstört.
Die Möglichkeiten des Organismus, sich selbst zu helfen, wenn der Stoffwechsel durch eine falsch zusammengesetzte Nahrung gestört wird, sind bisher weit unterschätzt worden. Je mehr sich unsere Umgebungsbelastungen nicht vermeiden lassen, desto mehr sollte den Faktoren Aufmerksamkeit gewidmet werden, die wir selbst in der Hand haben. Dazu gehört vor allem die Ernährung.
Ernährung mit möglichst naturbelassenen Lebensmitteln ist schonend für unseren Stoffwechsel und Energiehaushalt und sichert eine optimale Ausnutzung der Nahrungsmittel. Dies ist insbesondere in der Ernährung von Krebspatienten ein wichtiger Faktor. Leider sind durch mangelhafte Ernährung der Eltern von Krebspatienten die dadurch möglicherweise verursachten konstitutionellen Schwächen (☞ hierzu auch Kollathsche Thesen zur Mesotrophie, Kollath, 1998) nachgeburtlich nur bedingt aufzufangen.

Darmsanierung

Zur Darmsanierung sollten Sie Folgendes beachten: Ein immunbiologischer Reiz ist nur dann sinnvoll, wenn der Patient ihn auch beantworten kann. Dazu ist eine intakte Darmschleimhaut erforderlich. Ein dysbiotisch gestörter Darm stellt ein riesiges Störfeld dar (☞ Kap. 5 und 7). Deswegen sollte im Idealfall primär eine Darmsanierung vor einer Immuntherapie durchgeführt werden. Dies beugt auch allergischen Reaktionen vor.
Durch die Darmsanierung (mikrobiologische Therapie) soll das natürliche Gleichgewicht der Darmflora wieder-

hergestellt werden. Bei Tumorpatienten ist die Darmflora praktisch immer gestört. Das darmassoziierte Immunsystem ist das größte Immunorgan unseres Körpers, weil etwa 80% aller Abwehrzellen des menschlichen Organismus im Darmbereich tätig sind. Hier liegen auch die meisten Lymphknoten – aus gutem Grund: Schließlich ist der Darm die größte Berührungsfläche unseres Körpers mit der Umwelt, in dem sich zahlreiche mit der Nahrung aufgenommene Schadstoffe befinden und in den Organismus übertreten können.
Entsprechende Therapeutika werden wie üblich mit den Mitteln der Applied Kinesiology getestet: Symbioflor, Colibiogen, Mutaflor, Omniflora N, Lactobazillen, Acidophilus etc. führen bei Indikation und Verträglichkeit zu einem normoreaktiven Challenge. Den potentesten Antigenreiz liefern E.-coli-Stämme (Mutaflor®, Symbioflor® 2).

9.4 Immundiagnostik

Zur Beurteilung der Gesamtsituation, insbesondere unter dem Gesichtspunkt einer Immuntherapie, ist bei Tumorpatienten vor Therapiebeginn und in regelmäßigen Abständen eine Immundiagnostik sinnvoll: Unter Chemotherapie und zur Steuerung einer Immuntherapie sollten die im Folgenden beschriebenen Parameter alle vier bis acht Wochen kontrolliert werden!
Die Bestimmung der Lymphozytensubpopulationen ist die Basisdiagnostik. Das ist die Differenzierung der optisch homogen erscheinenden Lymphozytenzellen mit Hilfe spezifischer Oberflächenantigene (CD = cluster of differentation) in Subpopulationen (☞ Kap. 8.2).
Weitere Möglichkeiten zur Überwachung einer Immuntherapie sind Bestimmungen der Lymphozytenstimulationsmarker CD25 ($CD25^+$-Lymphozyten, IL-2-Rezeptor), HLA-DR ($HLA\text{-}DR^+$-Lymphozyten), der LQ-Score (Lebensqualitäts-Score). Es wurden verschiedene Skalen zur Beurteilung der Immunsituation entwickelt (wie etwa der Karnofsky-Index, z. B. auch von Biosyn als Ersatz für den Multitest Merieux), FACS (Fluorescence Activated Cell Sorter), dendritische Zellen.
Eine relativ kostengünstige Möglichkeit zur Steuerung beispielsweise einer Misteltherapie ist nach Wagner (2001) die Bestimmung des Differenzialblutbilds mit Leukozyten, Lymphozyten, Eosinophilen, Granulozyten und des Interleukin-2-Rezeptors (CD25). Beim IL-2-Rezeptor ist das Ziel der mittlere Bereich der angegebenen Norm. Der IL-2-Rezeptor ist der „Januskopf": sowohl Unterschreitung als auch Überschreitung des Normbereichs sind prognostisch ungünstig. Zielwerte (bei gutem Ansprechen etwa einer Misteltherapie) ☞ Tab. 9.4.

Tab. 9.4: Steuerung der Misteltherapie: Zielwerte im Differenzialblutbild

	Ohne Chemo-/ Strahlentherapie	Während Chemo-/ Strahlentherapie
Leukozyten	6000	4000
Lymphozyten	2000	1500
Eosinophile Granulozyten	400	300
Interleukin-2-Rezeptor (☞ Kap. 8.8)	2500–500; Normbereiche schwanken stark von Labor zu Labor	2500–500

Eosinophile Granulozyten als Kontrollparameter

Die eosinophilen Granulozyten scheinen archaische Abwehrzellen zu sein, die ursprünglich die Immunantwort im Organismus reguliert haben. Man muss sich vorstellen, dass dieses archaische Abwehrsystem wie das Stammhirn des Gehirns funktioniert. Das Großhirn, das entwicklungsgeschichtlich viel jünger ist, hat dann spezielle Funktionen übernommen und nimmt jetzt differenzierte Vorgänge wahr und verarbeitet verschiedene Prozesse. Auch das archaische Abwehrsystem der eosinophilen Granulozyten wurde von den Lymphozyten und deren spezialisierte Formen wie natürlichen Killerzellen etc. quasi überwuchert. Es gibt aber Anzeichen und Berichte, dass die regulatorische Funktion der eosinophilen Granulozyten weiter erhalten ist und sie für den Verlauf einer Krebskrankheit wesentlich sein können.
Auch in der Literatur (z. B. Wagner, 2001) finden sich zunehmend Analysen zur Funktion der eosinophilen Granulozyten. Es ist nachgewiesen, dass die Eosinophilie im Krebsgewebe, wie sie vom Pathologen festgestellt werden kann, ein wichtiger Faktor für die Prognose des Patienten ist. Je höher die Infiltration des Tumorgewebes mit eosinophilen Granulozyten ist, desto besser ist die Prognose. Auf der anderen Seite zeigt eine gleichzeitige Bluteosinophilie an, dass die Abwehrzellen in der richtigen Weise in ihrer Funktion reguliert werden. Die beste Prognose hat der Patient mit einer Blut- und einer Gewebseosinophilie in seinem Tumor. Bei der Bluteosinophilie ist darauf zu achten, dass unter einer Misteltherapie die eosinophilen Granulozyten massiv ansteigen. Dies muss dem Patienten mitgeteilt werden. Viele Ärzte wissen nämlich nicht, dass dies eine Folge der Misteltherapie ist, und suchen dann nach einer Allergie oder nach einem Parasitenbefall.
Wichtig zu wissen ist, dass die eosinophilen Granulozyten eben nicht nur eine Funktion bei allergischen Erkrankungen haben, sondern dass sie durch ihre verschiedenen Inhaltsstoffe tatsächlich auch zytotoxisch wirken, weitere Abwehrzellen anlocken und so in die Tumorabwehr eingreifen können. Sie wirken jedoch nicht nur zytotoxisch, sondern auch immunregulatorisch. Die Anzahl der eosinophilen Zellen, fortlaufend bestimmt in der normalen Nachsorge gleichzeitig mit den Lymphozyten und den Leukozyten, ist ein sehr kostengünstiger Parameter, um zu sehen, ob der Patient wirklich auf ein eingesetztes Mistelpräparat o. ä. reagiert. Auch psychische Einflüsse, etwa schwerwiegende Lebensveränderungen, können erhebliche, labortechnisch nachweisbare Einflüsse auf das Immunsystem zeigen.

Steuerung einer Immuntherapie über $CD8^+$-Zellen

Eine Immuntherapie ist am sinnvollsten, wenn sie so frühzeitig wie möglich vorgenommen wird, doch sie wird derzeit am häufigsten bei Patienten mit fortge-

schrittenen Tumoren in scheinbar hoffnungslosen Fällen als Option gesehen. Die besten Voraussetzungen ergeben sich dann, wenn Metastasen da sind, die operabel sind, das heißt, wenn auf diesem Weg einerseits Material für eine immuntherapeutische Aufbereitung gewonnen, aber auch die Tumorlast insgesamt gesenkt werden kann. Eine Senkung der Tumorlast verbessert wiederum die Erfolgsaussichten einer immunologischen Therapie.
Ein manifester Tumor konterkariert das Immunsystem in Abhängigkeit von der Größe der Tumorlast („blocking factors", ☞ Enzyme). Je größer ein Tumor ist, desto stärker ist in der Regel das Immunsystem herunterreguliert durch die Suppressorzellen als „inflammatorische Reaktion" auf den Tumor. Dies wirkt sich sehr ungünstig auf die Abwehrsituation aus, weil in der Regel kaum noch NK-Zellen vorhanden sind: Sie werden durch die Suppressorzellen heruntergeregelt (Bach, 2002). Bei Tumorpatienten besteht der Hauptanteil der $CD8^+$-Zellen (Suppressorzellen, zytotoxische T-Lymphozyten, NK-Zellen) in fortgeschrittenen Stadien aus Suppressorzellen (☞ Kap. 8.8).
Wenn mit einer Immuntherapie, z. B. einer Misteltherapie, in ein suppressives System hineinstimuliert wird, stimuliert man den Patienten möglicherweise weiter in die Suppression! Bei Mistelgesamtextrakten ist allerdings bei suffizienter Anwendung auch eine eigenständige Normalisierung erhöhter Suppressorzellwerte durch die Therapie beschrieben. Wenn die Suppressorzellen erhöht sind, sollten Sie der Tumorsuppression entweder durch Absenken der Tumorlast (Entfernung des Tumors bzw. Metastasen) oder durch medikamentöse Immunmodulierung (Mistelextrakte, Cyclophosphamid, Epirubicin, Cimetidin) zu begegnen suchen. Eine Erhöhung der $CD8^+$-Zellen bei Tumorpatienten hat erhebliche negative prognostische Bedeutung, sofern diese die Suppressorzellenfraktion ($CD56^+/CD57^+$) betrifft.
Die Suppressorzellen werden durch die Tumorzellen gefördert. Diese produzieren Substanzen, die Suppressorlymphozyten stimulieren wie PGE2, TGF-β, Immunsuppressive Acid Protein und VEGF (Vascular Endothelial Growth Factor; für maligne Tumorerkrankungen prädominanter angiogener Faktor, stimuliert Bildung von Blutgefäßen) und dendritische oder antigenpräsentierende Zellen blockieren. Dies verhindert die Antigenerkennung der Tumorzelle. Ohne dendritische Zellen gibt es keine Immunantwort (☞ Kap. 8). TGF-β veranlasst Megakaryozyten, ebenfalls VEGF zu produzieren.
Cyclooxygenasehemmer wie Acetylsalicylsäure werden verwendet zum Herunterregeln der Prostaglandine, gezielter Prostaglandin E2 durch COX-2-Hemmer (soweit verfügbar). Dies ist von Bedeutung, weil Schmerz die Suppressorzellen aktiviert. COX-2-Hemmer weisen zusätzlich noch antiangiogenetische Eigenschaften auf.

Immunmodulierung: Normalisierung der $CD4^+/CD8^+$-Ratio

Absenken der Suppressorzellen

Mit bestimmten Medikamenten können die Suppressorzellen „abgeriegelt" werden. Dies kann, wie bereits erwähnt, mit niedrig dosiertem **Cyclophosphamid** (oder Epirubicin) erfolgen, und zwar in einer Dosis von 300 mg/m² Körperoberfläche, oder mit Cimetidin (2 × 800 mg/Tag). Cyclophosphamid wirkt in dieser niedrigen Dosierung offenbar nicht zytostatisch (Bach, 2002). **Cimetidin** ist ein selektiver Histamin-2-Rezeptor-Antagonist, der zunehmend für die Behandlung immunsuppressiver Zustände interessant wird, nachdem entdeckt wurde, dass Suppressor-T-Lymphozyten Histamin(H_2)-Rezeptoren auf ihrer Oberfläche haben und gezeigt werden konnte, dass mit diesem Antagonisten die Wirkung von Suppressorzellen sowohl auf zellvermittelte als auch auf humoral vermittelte Immunreaktionen vermindert werden kann (Bayer, 2001). Die Desinhibition führt zudem zum Anstieg von T-Helferzellen und erhöht die NK-Zell-Aktivität. Untersuchungen wurden inzwischen bei verschiedenen Probanden und Patientengruppen durchgeführt, bei denen man eine suppressive immunologische Ausgangslage vermutete. So konnte gezeigt werden, dass Cimetidin z. B. den durch einen operativen Eingriff verursachten Defekt der mitogenstimulierten Lymphoproliferation aufhob.
Achtung: andere H_2-Blocker oder Protonenpumpenhemmer sind bezüglich Immunmodulation nicht wirksam. Eine Abriegelung über mindestens drei bis fünf Tage scheint bei Cimetidin ausreichend zu sein! Danach kann mit einer Immuntherapie begonnen werden (Bach, 2001).
Erste vorläufige Ergebnisse liegen auch zur Wirksamkeit von Cimetidin in der Therapie von Patienten mit Varicella-Zoster- und mit Herpes-simplex-Infektionen vor, ebenso vielversprechend sind auch die bisherigen Daten zur Behandlung von Patienten mit mukokutaner Kandidiasis und mit Hypogammaglobulinämie auf der Grundlage eines Common Variable Immunodeficiency Syndrome (CVID). Da nicht nur diese klinischen Zustände an eine Dysregulation des Immunsystems denken lassen, sondern sich solche von Suppressorzellen abhängigen Hypoergien auch bei Krebspatienten entwickeln, wurde nun eine randomisierte plazebokontrollierte Studie an Patienten mit kolorektalen Karzinomen vorgenommen, um zu prüfen, ob Patienten, die Cimetidin erhalten, eine höhere Überlebenszeit haben und ob sie mehr Lymphozyten im Tumorgebiet aufweisen. Die Einnahme von Cimetidin in einer Dosierung von 2 × 800 mg/Tag scheint tatsächlich einen Überlebensvorteil mit sich zu bringen, wenngleich für die ganze Gruppe nur ein Trend auszumachen war. Einen signifikanten Vorteil hatten jedoch jene Patienten, deren Tumor nicht mit einer Replikationsanomalie behaftet war. Wahrscheinlich ist, dass verschiedene Wirkungsmechanismen für den Überlebensvorteil sorgen. So gibt es erste Studien, die zeigen, dass Cimetidin auch in der Lage ist, die Adhäsion von Krebszellen an Gefäßendothelien zu verhindern, indem es die Expression von E-Selektin herunterreguliert, was im Endeffekt einer antimetastasierenden Wirkung entspricht.
Eine weitere Möglichkeit ist die Abriegelung der Suppressorzellen mit proteolytischen Enzymen (Mechanismus über TGF-β, ☞ unten).

Erhöhte CD4-Zellen bei Herdgeschehen

Eine weitere Aussage erhalten wir über den Lymphozytenstatus zu einem evtl. Herdgeschehen. Eine Misteltherapie stimuliert über IL-1 die CD4-Zellen und führt

damit zu einer Erhöhung von Makrophagen und T-Helferzellen. Auch bei einem chronischen Fokus sind die CD4-Zellen erhöht, aber natürlich auch bei Autoimmunerkrankungen und rheumatischen Krankheiten. Das Immunsystem erschöpft sich durch den ständigen Immunreiz. Hier gilt es primär die Ursache der Überstimulation zu finden und zu beheben. Danach ist Misteltherapie möglich.
Insgesamt kann labormedizinisch der Zustand des Immunsystems nur in Ansätzen dargestellt werden kann. Die Beurteilung der Ergebnisse erfordert eine gewisse Erfahrung, ein qualifiziertes Labor ist dabei sinnvollerweise einzubeziehen. Regelmäßige Kontrollen ermöglichen es aber, Tendenzen erkennen zu können, so dass bei Entgleisungen frühzeitig reagiert werden kann.

9.5 Biologische Therapieverfahren

9.5.1 Misteltherapie

Die Misteltherapie in der Behandlung von Tumorpatienten ist unter den biologischen Therapiemethoden am weitesten verbreitet. Ca. 75% der Patienten reagieren auf eine Misteltherapie, aber 25% eben nicht! Die Behandlung mit der Mistel geht im anthroposophischen Sinne davon aus, dass jeder Organismus von Natur aus die Fähigkeit hat, sich durch Selbstregulation und Regeneration zu heilen. Diese Kräfte müssen angeregt werden. Die Herstellung der Mistelpräparate ist kompliziert, da die Pflanze über 600 verschiedene Inhaltsstoffe enthält, darunter sehr viele Lektine, Viskotoxine, Enzyme, Aminosäuren und Spurenelemente (Wagner, 2001, Ribereau-Gayon, Jung et al., 1989, Franz, 1985, Beuth, Ko et al., 1994). Insbesondere die Lektine haben auch naturwissenschaftlich orientierte Forscher interessiert, da diese Lektine sowohl Krebszellen hemmen, also zytostatisch wirken, als auch immunmodulierend oder immunstimulierend wirken können. Diese beiden für einen Krebspatienten extrem wichtigen Funktionen in einer Substanz kannten wir bis dahin in der modernen Forschung nicht.
Nach Angaben Rudolf Steiners soll die Mistel im Sommer und im Winter geerntet werden, die beiden Säfte sollen in einem speziellen Mischprozess vereint werden, um eine neue Wirksamkeit entstehen zu lassen. Dieses Mischverfahren hat aus heutiger Sicht auch einen pharmazeutischen Sinn, da die verschiedenen Inhaltsstoffe, zum Beispiel die Viskotoxine und die Mistellektine, zu unterschiedlichen Jahreszeitpunkten ihre Aktivität entfalten. Eine Mischung dieser beiden Säfte bringt bezüglich aller Inhaltsstoffe die optimale Konzentration.
Die Reduzierung der Misteltherapie auf einen alleinigen Wirkstoff, wie etwa Mistellektin 1 (Ml-1), ist kritisch zu betrachten. Es gibt viele Studien, die nachweisen, dass auch die anderen Inhaltsstoffe der Mistel, wie zum Beispiel die Viskotoxine, einen erheblichen Anteil an der Wirksamkeit der Präparate haben. Darüber hinaus gibt es verschiedene Arbeitsgruppen, die die Mistellektine 2 und 3 genauso wichtig erachten wie das Mistellektin 1. Weiterhin ist es fraglich, ob die Wirksamkeit des Mistellektins 1 nicht an das Vorhandensein bestimmter anderer Mistelinhaltsstoffe gebunden ist (☞ auch sekundäre Pflanzenstoffe und Wirksamkeit von Vitaminen). Nach den praktischen Erfahrungen wirkt bis jetzt der Gesamtextrakt immer noch besser als die auf einen Einzelstoff reduzierten Mistelpräparate.
Von den insgesamt etwa 1300 Mistelarten und -formen wird nur Viscum album in Europa therapeutisch verwendet. Generell ist eine Misteltherapie bei allen soliden Tumoren (Karzinome, Sarkome, Melanome) wirksam, unabhängig von Lokalisation und Histologie. Zurückhaltung ist bei der Behandlung von Hämoblastosen geboten.

Immunmodulation durch Mistelextrakte

Mistelextrakte stimulieren die vermehrte Bildung und/oder Ausschüttung einer Reihe von Zytokinen, Monokinen und Lymphokinen und induzieren T-Lymphozyten, wie z.B. natürliche Killerzellen (Heiny, 1991, Beuth, Ko et al., 1993, Heiny und Beuth, 1994, Beuth, Stoffel et al., 1995, Berg und Stein, 2001, Fritz, Mürdter et al., 2001).
Die Synthese einer Reihe von Immunmodulatoren kann von Mistelextrakten angeregt werden. Ml-1 wirkt in niedriger Dosierung immunmodulatorisch und β-Endorphin-freisetzend (Heiny und Beuth, 1994, Heiny, Albrecht et al., 1998). Außerdem bewirkt sie eine Stimmungsaufhellung oder Erhöhung der Lebensqualität, die auf Freisetzung von β-Endorphin zurückzuführen ist. Es ist auch eine allgemeine Beobachtung, dass Patienten mit Misteltherapie weniger Analgetika benötigen.
Die Immunmodulation findet lektinvermittelt statt. In vitro konnte demonstriert werden, dass Mistellektin 1 zuckerspezifisch an Lymphozyten und Monozyten bindet (Beuth, Ko et al., 1993, Heiny und Beuth, 1994, Endo, Tsurugi et al., 1988, Fritz, Mürdter et al., 2001), einen Anstieg von verfügbarem Kalzium induziert, eine signifikante IL-2- bzw. HLA-DR-Rezeptor-Expression als Korrelat der T- bzw. B-Lymphozyten-Aktivierung induziert, eine starke Zytokinfreisetzung durch menschliche monokuleäre Zellen bewirkt, keinen Einfluss auf das Proliferationsverhalten von Tumorzellen ausübt und bei Respondern statistisch signifikante Veränderung des β-Endorphin-Plasmaspiegels bewirkt.
Mistellektin 1 besteht aus zwei Polypeptidketten, die durch Disulfidbrücken verbunden sind (Eschenburg, Krauspenhaar et al., 1988). Die Mistellektine stimulieren Makrophagen und T-Lymphozyten. In hoher Konzentration können Mistellektine zytotoxisch wirken (☞ unten). Nach Einschleusen in die Zelle kommt es entweder zur Aktivierung von Endonukleasen (B-Kette) oder über eine Hemmung der Ribosomen zur Blockade der Proteinsynthese (A-Kette), wodurch Apoptose ausgelöst wird (Büssing, Suzart et al., 1996). Für die Therapie von Tumorpatienten wird die immunmodulatorische Wirkung der Mistelextrakte ausgenutzt (Schumacher, 2000).
Die Immunmodulation erfolgt in einem Dosisbereich, der um den Faktor 10000 niedriger ist als bei der zytotoxischen Wirkung. Immunsuppression beginnt aber bereits bei 10facher Modulationsdosis (Hajto, Hostanska et al., 1990, Gabius, Walzel et al., 1992, Beuth, Ko et al., 1994).
Experimentelle Studien zur Interaktion von Immunsystem und neuroendokrinem System deuten auf eine enge Korrelation hin. Aus therapeutischen Erfahrungsberichten geht hervor, dass die Verabreichung von Zyto-

kinen, wie z. B. Interleukin-2 und Interferon-γ, eine Veränderung der Stimmungslage bewirkt. Immunkompetente Zellen können nach Aktivierung opioide Substanzen und Hormone produzieren, wie zum Beispiel ACTH, Somatostatin, vasoaktives intestinales Peptid und β-Endorphin, sowie Rezeptoren für Hormone und Neuropeptide exprimieren (u. a. für β-Endorphine). Damit wird der Prozess der Immunantwort eingeleitet und stabilisiert. Peptide des Immunsystems und des neuroendokrinen Systems erfüllen ähnliche Funktionen. So wird durch ACTH sowohl die Kortisonfreisetzung stimuliert wie auch die Produktion und Ausschüttung von β-Endorphinen durch immunkompetente Zellen ermöglicht. Beide Neurohormone leiten sich von Propiomelanocortin (POMC) ab und werden durch den Corticotropin-Releasing-Faktor (CRF) kontrolliert. Interleukin-1 als definiertes Zytokin kann die CRF-Freisetzung und die POMC-Gen-Aktivierung stimulieren und Lymphozyten unter anderem zur Sekretion von β-Endorphinen anregen. Der β-Endorphin-Spiegel korreliert mit Veränderungen der Stimmungslage, Wohlbefindlichkeit, Stressfähigkeit, Euphorie, vereinzelt aber auch Dysphorie und Agitiertheit. Eine erhöhte Expression des Interleukin-2-Rezeptors (CD25) fördert die Sekretion von β-Endorphinen aus Lymphozyten. In einer umfangreichen Studie wurde ein Zusammenhang zwischen niedrigen β-Endorphin-Spiegeln im Plasma, niedrigen Natürlichen-Killerzell-Aktivitäten und einer erhöhten Anfälligkeit für infektiöse Erkrankungen aufgezeigt.

Zytotoxische Wirkung

Bei Zellsystemen ist eine zytotoxische Wirkung von Mistelextrakten belegt (Siegle, Mürdter et al., 2000, Siegle, Fritz et al., 2001). Die zytotoxischen Eigenschaften der Mistelextrakte sind im Zellkultursystem durchaus mit denen konventioneller Zytostatika vergleichbar. Die gleichzeitige Gabe von Mistelextrakten und Zytostatika wurde ebenfalls im Zellkulturexperiment untersucht. Bei Zellen eines Bronchialkarzinoms wurde eine additive, aber keine synergetische Wirkung bei Kombination mit Adriamycin, Etoposid und Cisplatin gefunden. Zellbiologische Untersuchungen sprechen daher nicht gegen eine gleichzeitige Applikation von Mistelextrakten und den untersuchten Zytostatika, beweisen aber keinesfalls eine möglichen Vorteil einer solchen Therapie.

Für ML-1-normierte Mistelextrakte konnte gezeigt werden, dass die zytotoxische Aktivität der natürlichen Killerzellen, aber auch von zytotoxischen T-Zellen (CD8) gesteigert werden kann. Die meisten der im peripheren Blut zirkulierenden natürlichen Killerzellen befinden sich unter normalen Umständen nicht im aktivierten Zustand.

In neueren Studien mit Hirntumorpatienten (Beuth, Schierholz et al., 1999, Lenartz, Schierholzet al., 1999) konnte gezeigt werden, dass nach Applikation eines auf das Mistellektin 1 normierten Mistelextrakts der durch tumordestruktive Maßnahmen bedingte Abfall der Zahl natürlicher Killerzellen, CD8-Zellen und der Aktivierungsmarker CD25 und HLA-DR stabilisiert werden konnte. Gleichzeitig wurde die Stimmungslage der Patienten (Lebensqualität) stabilisiert (Spitzer-Index). Ähnliche Ergebnisse nach Applikation von Mistellektin-1-norminiertem Mistelextrakt wurden bei Kopf- bzw. Halstumorpatienten erzielt (Steuer-Vogt, Bonkovsky et al., 2001).

Praktische Durchführung

Auf dem deutschen Markt sind derzeit 33 verschiedene Mistelzubereitungen von neun verschiedenen Herstellern verfügbar mit Differenzierungen durch die einzelnen Wirtsbäume. Iscador, Helixor, Abnoba, Iscucin und Isorel stammen aus der anthroposophisch erweiterten Medizin, andere wie Eurixor verwenden normierte Mistellektine. Zur genaueren Information sei auf die einzelnen Fachinformationen verwiesen. Im Folgenden sind die verfügbaren Mistelpräparate aufgeführt:

- Abnoba® – Mali, Aceris, Betula, Quercus, Fraxini, Amygdali, Crataegi, Abietis, Pini
- Cefalektin®
- Eurixor®
- Helixor® – Mali, Abietis, Pini
- Iscador® – Mali, Quercus, Pini, Ulmi, Quercus spezial, Mali spezial
- Iscucin® – Mali, Quercus, Tiliae, Populi, Salicis, Crataegi, Abietis, Pini
- Isorel® – Mali, Abietis, Pini
- Lektinol®
- Plenosol®.

Testen mit Applied Kinesiology

Zum Testen mit AK sollten die verschiedenen Präparate als Testampullen vorhanden sein. Die einzelnen Präparate sind von den verschiedenen Herstellern in der Regel auf Anforderung problemlos erhältlich. Zum Testen empfiehlt sich ein dysreaktiver Muskel mit Bezug zum Tumorgeschehen, alternativ kann ein dysreaktiver Muskel nach TL zur belasteten Region verwendet werden.

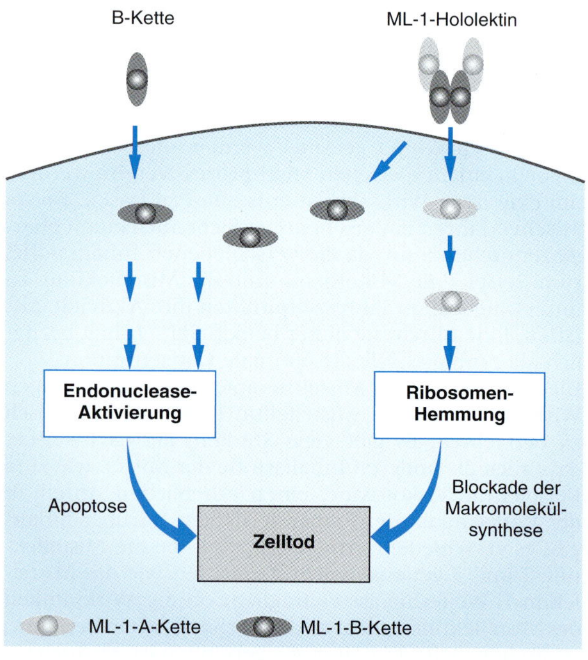

Abb. 9.1: Induktion von Apoptose durch Mistellektin 1 (modifiziert nach Büssing, Suzart et al., 1996)

Homöopathische Ampullen können in der Hand gehalten werden, Lektinzubereitungen werden am besten auf dem Bauch unter dem Magneten getestet. Das Testergebnis sollte nach einigen Minuten bei weiterbestehendem Kontakt überprüft werden, mit erneuter Kontrolle nach Temporal Tap.
Zur Entscheidung über die Durchführung einer Therapie sollten in jedem Falle auch die Laborparameter herangezogen werden: Blutbild, Immunstatus, Interleukin-2-Rezeptor (CD25). Eine weitere Möglichkeit zur Verbesserung der Therapiesicherheit bei Misteltherapie ist der Misteldifferenzierungstest nach Wagner.

Misteldifferenzierungstest nach Wagner

Der Test verwendet das Ausmaß der Degranulierung von eosinophilen Granulozyten durch unterschiedliche Mistelpräparate als Prognosemarker für eine Misteltherapie. Der Test wird lichtmikroskopisch ausgewertet und führt zu einem Wirksamkeitsprofil für den einzelnen Patienten (Wagner 2001).
Von den einzelnen Herstellern liegen Erfahrungswerte und Vorschläge für die Therapie der verschiedenen Karzinomarten vor. Diese unterscheiden sich zum Teil trotz gleicher Wirtspflanze von Hersteller zu Hersteller und können nur als Orientierung dienen. Der Autor selbst verwendet zur Steuerung die oben angeführten Laborparameter sowie ggf. den Misteldifferenzierungstest und den AK-Test. Bei fortgeschrittenen Tumorleiden wird in jedem Falle die Durchführung des Muskeldifferenzierungstests empfohlen, um nicht unnötig Zeit zu verlieren, immerhin spricht, wie bereits erwähnt, ein Viertel der Patienten ohnehin nicht auf eine Misteltherapie an.
Die labormedizinischen Zielwerte für eine optimierte Misteltherapie sind in Kap. 9.10.4 zusammengefasst. Ein gutes Ansprechen zeigt sich in aller Regel innerhalb weniger Wochen an einem Rückgang von Schmerzen, einer verbesserten Lebensqualität, Appetit, verminderten Nebenwirkungen einer Chemotherapie (Leukopenie, Brechreiz u. a.).

Applikation der Misteltherapie

- Injektion: Die Mistelextrakte werden in der Regel zwei- bis dreimal wöchentlich subkutan verabreicht, die Injektion in Tumornähe wird bei den anthroposophisch hergestellten Präparaten empfohlen.
- Behandlungsintervalle: fünf bis zwölf Wochen Therapie, anschließend – individuell angepasst – ein bis zwei bis vier Wochen Pause.

Bei fortgeschrittenen Tumoren ist eine hochdosierte Infusionstherapie möglich!

Kontraindikationen

Hämatologische Neoplasien wie Plasmozytome und Leukämien stellen derzeit zumindest eine relative Kontraindikation für eine Misteltherapie dar.

9.5.2 Pilzproteoglukane

Die Mykotherapie, die Heilbehandlung mit Pilzen, gehört seit mehreren tausend Jahren zur Traditionellen Chinesischen Medizin und zur Hildegard-Medizin (Biologische Krebsabwehr-Impulse, 2004). Exotischen und einheimischen Heilpilzen wie Shii Take, Reishi und Maitake wird eine große Wirkung nachgesagt und einiges gilt inzwischen als erwiesen. Speisepilze enthalten acht essentielle Aminosäuren und sehr viel Eisen, Selen und B-Vitamine sowie viele Spurenelemente und wirken antioxidativ und entgiftend. Für die Krebstherapie ist besonders ihr hoher Gehalt an Polysacchariden und Beta-Glukanen interessant, die immunstimulierend wirken. Da Pilze aus dem Umfeld, in dem sie wachsen, toxische Substanzen aufnehmen, ist es wichtig, Pilze aus kontrolliert biologischem Anbau zu verwenden. In Japan und China werden immer noch Pestizide verwendet, die in Europa seit 20 Jahren verboten sind.

In der Krebstherapie eingesetzte Pilze

Bei der in der Mykotherapie verwendeten Präparaten handelt es sich um Pilzprodukte aus Japan bzw. China. Im Einzelnen wurden Lentinan, Schizophyllan, Active Hexose (Cor)related Compound (Cop, AHCC), Maitake-D-Fraktion, Polysaccharide-K und Polysaccharide-P isoliert (Kidd, 2000). Polysaccharide-K und Polysaccharide-P haben sowohl für solide Tumoren als auch für solche des blutbildenden Systems in China bzw. Japan die Stufe von klinischen Phase-III-Studien erreicht und werden allein oder in Kombination mit Chemotherapeutika erfolgreich angewandt. Die Wirkung besteht in Anhebung der NK-Zell-Aktivität, der IL-2-Aktivität (ebenso wie IL-1, IL-6, IL-8, TNF) und verbesserter CD4/CD8-Ratio. Lentinan und Schizophyllan müssen Intravenös verabreicht werden.
Besonders wirksam scheint der Shii-Take-Pilz zu sein. In der Krebstherapie wird heute ein hochgereinigter Extrakt aus den Polysacchariden (Lentinan) gespritzt. Der Wirkungsmechanismus ist noch nicht genau bekannt. Wissenschaftliche Untersuchungen zeigen aber eine Rückbildung des Tumors bei Magen-, Dickdarm-, Prostata- und Brustkrebs. Lentinan gilt als eines der hoffnungsvollsten Mittel, um Mikrometastasen bei Krebsarten im Verdauungstrakt zu verhindern. In Japan ist es für die Behandlung von Magenkrebs zugelassen (Rimpler und Pölzl, 2002, Pölzl und Rimpler, 1998).
Der Maitake (das heißt „tanzender Pilz") kommt auch in einheimischen Wäldern vor und heißt dort „Laubporling" oder „Henne der Wälder". Der Pilz enthält große Mengen von Ergostol, der Vorstufe von Vitamin D, und wirkt vorbeugend gegen Osteoporose und Rachitis. Außerdem enthält Maitake Substanzen, die die Leber schützen und kann daher auch begleitend zu einer Chemotherapie eingesetzt werden, um die Nebenwirkungen zu mindern. Für die Krebstherapie sind vor allem die Polysaccharide (Grifolan) von Bedeutung, die das Immunsystem stimulieren. Maitake wirkt besonders in Kombination mit Vitamin C krebshemmend (Irmey, Jordan et al., 2001).
Reishi heißt in China „Geistpflanze" oder „Pflanze der Unsterblichkeit". Reishi und Hericium sammeln Germanium, ein in der Natur sehr seltenes Metall, mit dem sie eine organische Verbindung mit deutlicher Antitumorwirkung herstellen. Reishi enthält außerdem Spurenelemente und Lentinan wie der Shii-Take. Das Fruchtkörperpulver wirkt beruhigend auf das zentrale Nervensystem, kann die Leber schützen und hilft, Mangelzustände (wie in der Erholungsphase einer Erkrankung) auszugleichen. Die Bildung der weißen Blut-

körperchen und der Blutplättchen wird angeregt, gleichzeitig werden die Nerven beruhigt und der Schlaf verbessert sich.
Hericium enthält neben Germanium Zink und Selen und ist in der Krebstherapie, bei Geschwüren und Entzündungen einsetzbar.

Testen mit Applied Kinesiology

Zum Testen mit AK gibt es pulverisierte Pilzpräparate von Maitake, Reishi, Coprinus und Shii-Take, zu beziehen beim Institut für Neurobiologie in Stuttgart, www.ink-neuro-biologie.de. Die Firma Pure Encapsulations (Quelle: Puremed, Im Freihafen 8, D-47138 Duisburg, Tel.: 0800-7873633, Fax: 0800-7873634, email: PUREMED@web.de) vertreibt Pilzextrakte in verkapselter Form.

9.5.3 Thymuspeptide

Bereits vor 2000 Jahren wurde von griechischen Ärzten die Wichtigkeit des Thymus für Psyche und Immunabwehr beschrieben. Der Thymus ist das entscheidende Organ bei der Etablierung und Funktionsfähigkeit der zellulären Immunität. Aufgaben:

- Steuerung der Hämatopoese im Knochenmark
- Differenzierung der Ausreifung und Ausschwemmung von T-Lymphozyten
- Ausbildung von Immuntoleranz gegen körpereigenes Gewebe
- Sezernierung von Peptiden (Thymushormone), Zytokinen, Wachstumsfaktoren.

Wirkung

Die meistverwendeten Thymuspräparate sind Peptidmischungen aus chromatographisch standardisierten Polypeptiden mit einem Molekulargewicht unter 10000 Dalton. Thymuspeptide bewirken bei athymischen Mäusen und thymusdefekten Patienten eine Normalisierung der T-Lymphozyten, eine Verbesserung der T-Zell-Funktion und eine tumorzelltoxische Wirkung von Granulozyten und haben somit auch eine infektprophylaktische Wirkung (Maurer, Eckert et al., 1999, Chretien, Lipson et al., 1990, zitiert aus Schumacher, 2000, Eckert, Grunberg et al., 1997a und b).
Insbesondere die bei Tumorpatienten supprimierte Aktivität von NK-Zellen kann durch Thymuspeptide signifikant gesteigert werden. In klinischen Untersuchungen zeigt sich eine Normalisierung von vor der Therapie erniedrigten T4/T8-Quotienten. Ergänzend zu den immunologischen Wirkungen sind andere Mechanismen nachgewiesen, die einen Einfluss auf die Lebensqualität haben.
Thymosine gehören zu den neuroaktiven Immuntransmittern, die Informationen vom Immunsystem ans ZNS weiterleiten. Thymosinstimulierte Lymphozyten bilden beispielsweise β-Endorphin. Derartige Substanzen induzieren physiologische Reaktionen wie Analgesie und gesteigertes Wohlbefinden. Thymuspeptide können auch psychologische Reaktionen wie Angst und Depressionen beeinflussen. Tierexperimentell sind auch stressprotektive Effekte nachgewiesen. Eine Reihe klinischer Studien zeigt eine Verbesserung der onkologischen Standardtherapie, besonderes der Chemotherapie, durch gleichzeitige Gabe von Thymusextrakten bzw. -peptiden bei malignen Melanomen und Bronchialkarzinom (Schumacher, 1990) sowie kolorektalen Karzinomen und Mammakarzinom (Schulof, Loyd et al., 1985). Ein Nutzen zeigt sich vor allem bei gleichzeitiger wirksamer Chemotherapie durch Verbesserung der Remissions-, Überlebens- und geringeren Rezidivraten.

Testen mit Applied Kinesiology

Die Verträglichkeit und der therapeutische Nutzen einer Therapie mit Thymuspeptiden wird mit AK getestet, am besten wieder mit einem dysreaktiven Muskel mit Bezug zum Tumorgeschehen, alternativ kann ein dysreaktiver Muskel nach TL zur belasteten Region verwendet werden.

Durchführung der Therapie

Gebräuchliche Präparate sind: Thym-Uvocal, Thymojekt und Thymokehl. Außerdem finden Thymusgesamtextrakte und Thymusfraktionen Verwendung.
Bei Verträglichkeit wird eine Injektionstherapie mit dem entsprechenden Präparat durchgeführt. Am sinnvollsten sollten Immuntherapien, wie früher bereits erwähnt, vor einer Chemotherapie begonnen werden. Eine Vorbehandlung von einigen Wochen (vier bis sechs Wochen), die sinnvoll wäre, ist in der Realität leider kaum zu etablieren. Thymuspeptide wirken vor allem immunrestaurativ und neuromodulierend. In der Regel wird vor und während einer Chemotherapie alle zwei Tage eine Injektion verabreicht, ein Abstand von 24 Stunden zur Zytostatikagabe sollte eingehalten werden. In der Nachbehandlung nach Chemotherapie bzw. postoperativ werden dann ein bis zwei Injektionen sc. oder i. m. wöchentlich gegeben. Es wird empfohlen, die Therapie mindestens ein Jahr fortzuführen.
Bei Überprüfung des Bedarfs mit AK zeigt sich allerdings immer wieder, dass bei vielen Patienten bereits nach einigen Wochen die Präparate nicht mehr gut testen. Zur Anhebung der Leukozyten bei therapiebedingten Leukopenien sind oft Therapiezyklen über etwa drei Wochen ausreichend. Verlässliche Studien zum Nutzen bzw. bezüglich von Wirkungsunterschieden einzelner gereinigter Thymusfraktionen gegenüber Gesamtextrakten existieren leider nicht.
Thymuspräparate sind auch als Dragees verfügbar, die Wirkung scheint aber geringer ausgeprägt zu sein als bei der parenteralen Anwendung.

9.5.4 Biological Response Modifiers: Leber-Milz-Peptide

Sie werden aus Leber und Milz neonataler Schafe hergestellt. Die Lösung ist frei von Eiweiß, Viren, Prionen, Pyrogenen und Konservierungsmitteln. Sie enthalten chromatographisch standardisierte Polypeptide, Glykopeptide, Glykolipide und Nukleotide mit einem mittleren Molekulargewicht von ca. 6000 Dalton.

Wirkung

Die Wirkung umfasst eine breite Palette von immunologischen Reaktionen, wie Aktivierung von Makrophagen und Granulozyten, Induktion von Vorläufer-T- und -B-Lymphozyten, Aktivierung zytotoxischer T-Lymphozyten, eine Steigerung der Interferon-γ-Synthese und der Hämatopoese (Schumacher, 2000, Cramer, Ort et al., 1993, Lange, 1987). In vitro führen Leber-Milz-Peptide zu einer Proliferationshemmung von Tumorzellen (Baier, Neumann et al., 1991).
Bei gleichzeitiger Verabreichung mit Chemotherapie kommt es zu einem Rückgang der unerwünschten Arzneimittelwirkungen. Immunmodulatoren sollen Rezidive und Metastasen durch Immunstimulierung verhindern. Hervorzuheben sind eine deutliche antiemetische Wirkung (eigene Erfahrung), vor allem gegen das späte Erbrechen, und eine Schutzwirkung auf die Leukozytenzahl (verringerter Leukozytenabfall). Möglicherweise wird letzteres vermittelt durch Wachstumsfaktoren aus der Milz!

Testen mit Applied Kinesiology

Der Bedarf wird wiederum mit AK getestet (☞ Mistel- und Thymuspräparate).

Durchführung der Therapie

Präparate: Factor AF2 (standardisierte Mischung aus Leber- und Milzpeptiden), Polyerga® (Milzpeptide), Ney-Tumorin® (niedermolekulare Mischung aus Leber- und Milzpeptiden und Thymus). Für die Anwendung gibt es standardisierte Therapieprotokolle. Bei Factor AF2 ist bei Mukositis und Erbrechen während der Chemotherapie in der Regel in der Therapiephase die tägliche Verabreichung in individuell angepasster Dosierung erforderlich (2- und 10-ml-Ampullen verfügbar).

9.5.5 Essenzielle Fettsäuren (PUFA)

Gesättigte, einfach und mehrfach ungesättigte Fettsäuren sind alle drei für das Wohlbefinden nötig, sie sollten etwa zu gleichen Teilen in der Nahrung enthalten sein. Die essenziellen (mehrfach ungesättigten) Fettsäuren (EFA oder PUFA) kann der Körper nicht selbst produzieren, sie müssen mit der Nahrung zugeführt werden. Die Linolsäuren (Omega-6-Fettsäuren) sind vorwiegend in Pflanzenölen und auch in rotem Fleisch vorhanden. Der tägliche Bedarf von etwa 10 g wird durch eine vollwertige Ernährung gedeckt.

Wirkung

Eine übermäßige Zufuhr von Omega-6-Fettsäuren steht inzwischen im Verdacht, bestimmte Krebsarten (Mammakarzinom) zu fördern (☞ auch unter Vitamin E). Anders ist es bei den Omega-3-EFA, die sich bekanntermaßen vorwiegend in Kaltwasserfischen wie Makrele, Hering, Lachs, Kabeljau finden. Sie scheinen als Immunstimulans eine Schutzfunktion im Krebsgeschehen auszuüben. Da sich über eine herkömmliche Ernährung der Tagesbedarf von 1–3,6 g kaum decken lässt, ist eine Substitution mit Fischölkapseln oder Lebertran sinnvoll. Dabei können Dosen bis 9 g/Tag sinnvoll sein.
Generell gilt, dass bei einer Krebserkrankung auf zu viel Fett in der Nahrung verzichtet werden sollte. Es kann, im Übermaß verzehrt, die Entstehung und Ausbreitung verschiedener Tumoren fördern.

Testen mit Applied Kinesiology

Bevor im Einzelfall Fettsäureprofile per labortechnischer Messung (z.B. Labor Bayer, Bopserwaldstr. 26, 70184 Stuttgart, Tel. 0711-164180, www.labor-bayer.de) bestimmt werden, sollten Sie den Bedarf der einzelnen Fettsäuregattungen mit Applied Kinesiology bestimmen: Eine möglichst große Zahl dysreaktiver Muskeln sollte durch oralen Challenge normoreaktiv werden. Gleichzeitig sollte ein normoreaktiver Muskel normoreaktiv bleiben.

9.5.6 Orthomolekulare Therapie

Wirkung

In zahlreichen Untersuchungen konnte gezeigt werden, dass ein vermindertes antioxidatives Potenzial des Plasmas mit einer erhöhten Tumorinzidenz korreliert. Am wichtigsten in diesem Zusammenhang sind antioxidativ wirkende Vitamine und Spurenelemente (Vitamin A, Betakarotin, Vitamin C, Vitamin E, Selen, Glutathion, Zink), antioxidativ wirksame Enzyme, wie die selenabhängige Glutathionperoxidase, sowie bei Bedarf Vitamin D, Vitamin-B-Komplex, Eisen.
In der Tumorprävention scheint sowohl aus biochemischer Sicht als auch biologisch eine Ernährung mit ausreichenden Anteilen aller Antioxidanzien, evtl. kombiniert mit Nahrungsergänzungsmitteln als Kombinationspräparate, der Substitution von Einzelsubstanzen überlegen zu sein. Dies ist bei therapeutischen Interventionen anders, besonders in der Anwendung zur Verringerung von Nebenwirkungen einer Zytostatika- und Strahlentherapie, da ja bei diesen Therapien große Mengen von freien Radikalen erzeugt werden (☞ oben).
Tumorkranke haben einen nachgewiesen deutlich erhöhten Bedarf an essenziellen Mikronährstoffen, der auch durch eine gesunde, vollwertige Kost nur schwer zu decken ist. Besonders gilt dies zu Zeiten einer Chemo- und Strahlentherapie, da hier der Verbrauch an Antioxidanzien und Mikronährstoffen durch den anfallenden Tumordetritus und die Belastung des Zellstoffwechsels deutlich erhöht ist.
Orthomolekularen Substanzen verstärken bei Chemo- und Strahlentherapie deren Wirkung und verbessern die Verträglichkeit (Chinery, Brockman et al., 1997, Mediavilla, Cos et al., 1999, Jaakkola, Lahteenmaki et al., 1992). Es gibt gut belegte Hinweise, dass Antioxidanzien in hoher Dosierung das rezidivfreie Intervall und die Überlebenszeit bei bestimmten Tumorerkrankungen verlängern können (belegt ist dies für Tumoren der Mundhöhle, des Rachens, der Lunge; Leukoplakien können ganz zurückgebildet werden).

Durchführung der Therapie

In der Therapie ist es notwendig, die (bei gleichzeitiger schulmedizinischer Therapie) in der Regel sowieso extrem verunsicherten Patienten über den Sinn und Zweck der Substitution genau zu informieren und ihnen Ängste bezüglich einer Beeinträchtigung der Wirksamkeit anderer Therapien zu nehmen. Aus oben genannten Gründen ist es sehr wichtig, die Patienten so umfassend zu instruieren, dass sie mit dem therapeutischen Vorgehen zurechtkommen können. Dazu sollten die Patienten einen ausführlichen Therapieplan mit Erläuterungen erhalten.
Aus Unkenntnis wird von vielen Onkologen und Strahlentherapeuten leider der Sinn und die Notwendigkeit einer Zusatzbehandlung häufig verneint oder die Patienten werden dahingehend informiert, mit dieser Behandlung bis nach einer Chemo-/Strahlentherapie warten zu müssen, damit deren Wirkung nicht beeinträchtigt würde (dies oft auch vor dem Hintergrund laufender Studien). Damit wäre natürlich der therapeutische Nutzen solcher Behandlungen, die gerade auf die Verhinderung der Komplikationen dieser Therapien ausgerichtet sind, deutlich gemindert. Im Zweifelsfalle hilft oft ein kurzes Telefongespräch, viele Kollegen sind Gott sei Dank eher dankbar, wenn Ihnen bei einem Erklärungsnotstand abgeholfen wird.
Für die orthomolekulare Substitutionstherapie stehen für die unten besprochenen Substanzen ausreichend dosierte und ausgewogen gestaltete Kombinationspräparate zur Verfügung, die je nach persönlicher Vorliebe und bei entsprechender Verträglichkeit im AK-Test eingesetzt werden können. In der Praxis haben sich z. B. die Kombinationspräparate Nutrient 950 (PE) oder Care-Immun (Biosyn) bewährt. Die relevanten Einzelsubstanzen und ihre Dosierungen gehen aus Tab. 9.5 hervor. Sie werden in Kap. 18 näher beschrieben.

Tab. 9.5: Orthomolekulare Substanzen in der Krebstherapie

Orthomolekulare Substanz	Tagesdosis
Vitamin A	10 000–25 000 IE
Betakarotin	15–30 mg
Vitamin C	> 10 g
Vitamin E	400–600 IE
Kalzium	1000–1500 mg
Selen	200–400 µg
Zink	30–600 mg (postoperativ)
Coenzym Q_{10}	90–390 mg
Glutathion	2–5 g akut, 600–1200 mg Erhaltung
Essenzielle Fettsäuren (PUFA)	bis 9 g

9.5.7 Antikanzerogen wirksame sekundäre Pflanzenstoffe, bioaktive Substanzen

Bearbeitet von R. Wiesler
Sekundäre bioaktive Pflanzenstoffe lassen sich aufgrund ihrer chemischen bzw. funktionellen Eigenschaften in folgende Klassen einteilen: Glukosinolate, Karotinoide, Monoterpene, Phytosterine, Saponine, Polyphenole, Proteaseinhibitoren, Phytoestrogene, Sulfide und Phytinsäure. Sie kommen in Obst, Gemüse, Kartoffeln, Hülsenfrüchten und Vollkornprodukten sowie in fermentierten Lebensmitteln (z. B. Sauerkraut) vor, im Vergleich zu primären Pflanzenstoffen (Kohlenhydrate, Eiweiß, Fett) jedoch nur in geringen Mengen.
Einige der sekundären Pflanzeninhaltsstoffe zählen zu den antinutritiven Substanzen, die eine weniger gute Verträglichkeit, eine schlechtere Ausnutzung von Nährstoffen oder eine inhibitorische Wirkung auf Enzyme haben können. Inzwischen gibt es aber auch Erkenntnisse, dass zahlreiche sekundäre Pflanzenstoffe gesundheitsfördernde Wirkungen haben (☞ Kap. 11). Beispielsweise wurden Stoffe, die vor Tumorentstehung schützen können, in Kohlarten, Kresse, Zwiebelgewächsen, Obst, Gemüse, Getreide, Kartoffeln, Kaffee, Tee, Zitrusfrüchten und Kümmel gefunden.
Es handelt sich um schwefelhaltige Stoffe (Indole), Gerbstoffe (Phenole), Karotinoide, Flavonoide und Terpene. Indole in Kohlgemüse fördern den Abbau von Estrogenen, so dass sie unter Umständen der Brustkrebsentstehung entgegenwirken. Sekundäre Pflanzenstoffe wirken antikanzerogen (vermutlich durch Regulation von Enzymaktivitäten und Begrenzung des Zellwachstums und Zunahme der Apoptose, Beinflussung des Estrogenstoffwechsels (Sojaisoflavone wie Genistein und Daidzain), antioxidativ und häufig auch antimikrobiell, immunmodulierend. Trotz ihrer geringen Konzentration in pflanzlichen Lebensmitteln üben sie vielfältige Wirkungen aus und können in alle Stadien der Kanzerogenese protektiv eingreifen. Farbstoffe in der Schale von Tomaten, Äpfeln, Trauben etc., die zur Gruppe der Karotinoide und Flavonoide gehören, sind auch an Schutzfunktionen gegenüber aggressiven Oxidationsmitteln beteiligt (z. B. schützen sie Vitamin C vor Oxidation und Fette vor Peroxidation).
Bei einer überwiegend vegetarischen Ernährung kann die Aufnahme an sekundären Pflanzeninhaltsstoffen deutlich höher liegen als bei einer Ernährung, die zum Großteil auf Fleischverzehr ausgerichtet ist. Für Zufuhrempfehlungen ist der derzeitige Kenntnisstand jedoch nicht ausreichend. Gesichert ist, dass ein hoher Verzehr von Obst und Gemüse (in frischer und zum Teil roher Form) die Aufnahme sekundärer Pflanzenstoffe steigert und zur Gesunderhaltung wesentlich beiträgt. Die DGE empfiehlt fünfmal täglich Obst und Gemüse, d. h. drei Portionen oder 375 g Gemüse, etwa die Hälfte davon roh, und mindestens zwei Portionen oder ca. 250–300 g Obst, am besten frisch.
Weiterhin steht zur Diskussion, inwieweit Erntezeit, Anbaubedingungen und die Verarbeitung von Lebensmitteln den Gehalt an sekundären Pflanzenstoffen beeinflussen. Eine Beschreibung der relevanten sekundären Pflanzenstoffe finden Sie in Kap. 11.1.

9.5.8 Antihomotoxische Tumortherapie

In der Homotoxikologie nach Reckeweg (1977) richtet sich die Therapie nach der sog. Phasenlehre, dabei markiert der „biologische Schnitt" die Grenze ganzheitlicher Regulation des Organismus mit der Gefahr des Übergangs in eine zunehmende regulatorische Entkopplung seiner Systeme, z. B. Verlust der regulatorischen Kopplung zwischen Hormon- und Immunsystem bei chronischen Erkrankungen bis hin zur Entkopplung von Zellfunktionen (z. B. Aufhebung der Apoptose = genetisch programmierter Zelltod) bei Tumoren. Reckeweg postuliert folgende sechs Reaktionsphasen des Körpers gegen ihn bedrohende Homotoxine:

- Exkretionsphase
- Inflammationsphase
- Depositionsphase
- Imprägnationsphase
- Degenerationsphase
- Dedifferenzierungsphase.

Das sog. Vikariationsprinzip besagt, dass sich eine Erkrankung unter Therapie dann bessert oder geheilt wird, wenn die einzelnen Phasen rückläufig bis einschließlich der Exkretionsphase durchlaufen worden sind: regressive Vikariation („Das heißt quasi, angesammelter Müll muss wieder raus aus dem Körper und zur Ausscheidung gebracht werden!“). Eine progressive Vikariation bedeutet dagegen Verschlechterung. In der Krebsentstehung gestaltet sich der Durchlauf der sechs Phasen nach Reckeweg zur Eskalation:

- Die Entgiftung wird zeitig durch supprimierende Medikamente erschwert (Bsp. Paracetamol).
- Die Reaktionsphase wird besonders durch entzündungshemmende Mittel behindert.
- Einlagerung von Schlacken und Giftstoffen in der Grundsubstanz (Depositionsphase), das heißt, Leber, Nieren und Darm konnten ausscheidungspflichtige Substanzen nicht ausreichend eliminieren. Mit weiterer Homotoxinanhäufung erschöpft sich die Lagerungskapazität im Mesenchym.
- Wenn eine Infektion nicht mit einer akuten fieberhaften Reaktion beantwortet wird, bleibt oft ein mehr oder weniger großer Teil der eingedrungenen Erreger im Körper zurück. Sie verursachen so genannte „Resttoxikosen", die zwar zunächst ohne klinisch fassbare Symptomatik verlaufen, bei jahrelangem Bestehen jedoch schwerwiegende Folgen für den Organismus nach sich ziehen können, indem sie eine Dauersensibilisierung hervorrufen und ständig einen Teil der verfügbaren Abwehrenergie für sich in Anspruch nehmen.
- In der Imprägnationsphase entstehen zunehmend intrazelluläre Giftanhäufungen, zuerst in den Mitochondrien, den „Kraftwerken“ der Zelle. Diese verändern sich strukturell zu elektronenmikroskopisch sichtbaren Metachondrien, wobei die Enzyme ihre Leistungsfähigkeit verlieren. (Mitochondrien sind aus Bakterien hervorgegangen die ihre Energie durch oxidative Phosphorylierung gewannen. Durch diese „Symbiose“ war die Zelle, die eigentlich nur glykolysieren kann, in der Lage, ihre Energieproduktion um ein Vielfaches zu steigern. Bei Überschreitung des „biologischen Schnitts“ zwischen Phase 3 und 4 kann somit nicht mehr genügend Energie produziert werden, weil die Leistungsfähigkeit der Mitochondrien gemindert ist. Folge: klinisch relativ beschwerdefreier Patient, wenig oder keine Infekte, kein Fieber, niedrige BSG als Zeichen einer Regulationsblockade/-starre).
- Dem kann nur die Zelldegeneration folgen, die letzte Phase der Entartung ist programmiert.

Nach Wander (2002) führt so jede Form von Energiemangel langfristig zur Krebsentstehung. Die Enzyme des Zitratzyklus werden in ihrer Leistung besonders durch Lösungsmittel, Schädlingsbekämpfungsmittel, polychlorierte Phenole und Konservierungsstoffe beeinflusst. Die Mitochondrien können dann nur noch aerob glykolisieren. Dieses pathologische Energiedefizit wird von den Mitochondrien an den Zellkern informativ übertragen mit dem Ziel, die Zahl der Mitochondrien zu vermehren. Das ist aber nur begrenzt möglich und so kommt es letztendlich durch Umwandlung dieser Information in der Zelle zu einer Gesamtzellvermehrung, dem Karzinom.

In der Tumorzelle findet vorwiegend eine anaerobe Glykolysierung statt, diese führt zu Laktatüberschuss und Übersäuerung. Dies müsste eigentlich den Zellstoffwechsel zum Erliegen bringen. Die Tumorzelle verfügt aber über ein eigenes Natrium-Wasser-Antiportsystem. Sie kann so ihren neutralen intrazellulären pH-Wert relativ konstant halten und gut gedeihen. Die extrazellulär angehäuften Säuren bewirken eine Strukturveränderung der Proteoglykane und Glykosaminoglykane der Grundsubstanz um die Tumorzelle und damit zur Maskierung der Tumorzelle (☞ auch Enzyme). Makrophagen und NK-Zellen müssen sich durch diesen Säure-

Tab. 9.6: Angenommene Wirkungen sekundärer Pflanzenstoffe

	A	B	C	D	E	F	G	H	I
Karotinoide	x	–	x	–	x	–	–	–	–
Phytosterine	x	–	–	–	–	–	–	x	–
Saponine	x	x	–	–	x	–	–	x	–
Glukosinolate	x	x	–	–	–	–	–	x	–
Polyphenole	x	x	x	x	x	x	x	–	x
Protease-Inhibitoren	x	–	x	–	–	–	–	–	x
Monoterpene	x	–	–	–	–	–	–	–	–
Phytoöstrogene	x	–	x	–	–	–	–	–	–
Sulfide	x	x	x	x	x	x	x	x	–
Phytinsäure	x	–	x	–	x	–	–	x	x

A = antikanzerogen, B = antimikrobiell, C = antioxidativ, D = antithrombotisch, E = immunmodulierend, F = entzündungshemmend
G = Blutdruck regulierend, H = Cholesterin senkend, I = Blutzucker regulierend

schutzmantel „durchphagozytieren", werden aber aus oben dargestellten Gründen azidotisch geschädigt (da kein Na^{2+}-H_2O-Antiportsystem) und leistungsunfähig. Tumorausbreitung und Metastasierung sind so möglich.

Die Therapie zielt auf eine Leistungsoptimierung der Mitochondrien. Es muss versucht werden, die oxidative Phosphorylierung zu ermöglichen, um den Informationsreiz zur pathologischen Zellteilung auszuschalten (☞ oben). Die entsprechenden Präparate (Katalysatoren des Zitronensäurezyklus) sind im Sortiment der Fa. Heel zu finden (Packung mit 10 Amp. Katalysat. D Zitronensäurezyklus, zusätzlich ggf. Galium Heel, Coenzyme comp., Ubichinon comp., Glyoxal comp.).

Nach Wander (2002) werden die Infusionen anfangs über zehn Wochen zweimal wöchentlich im Wechsel verabreicht (☞ Tab. 9.7). Danach werden die Zeitabstände verlängert. Bei Chemo- oder Strahlentherapie soll nur die Procain-Baseninfusion bis zu viermal wöchentlich gegeben werden. Zusätzlich sind hochdosierte Vitamin-C-Infusionen sinnvoll (nicht am gleichen Tag einer Strahlen- oder Chemotherapie, am besten zwei Tage Abstand!).

Bei leistungsschwachen, erschöpften Patienten sollte cAMP in verschiedenen Potenzen gegeben werden. Damit soll die Umwandlung zum ADP und ATP erreicht werden. Der Laktatüberschuss wird durch Glyoxal comp. (Cori-Zyklus) über Anregung der Umwandlung zu Glykogen abgebaut.

Procain-Baseninfusionen können zur Neutralisierung des Säureüberschusses gegeben werden. Procain soll den Eiweißschutzmantel der Tumorzelle aufbrechen helfen. Procain hat auch einen relativ kurzlebigen Effekt auf die ATP-Produktion in den Mitochondrien (Acetyl-CoA-Spiegel, dieser kann – bei Verträglichkeit im Test – stabilisiert werden durch Gabe von Carnitin und Alpha-Liponsäure).

Bei der zusätzlich erforderlichen Entgiftung der Grundsubstanz gilt: Das geschädigte kranke (und damit ausscheidungsschwächste) Organ sollte geschont werden (z. B. Leber bei Leberfiliae, Nieren bei Harnstauung oder Tumor, Darm bei Kolonkarzinom usw.).

9.5.9 Isopathische Therapie nach Enderlein

Die Isopathie versteht Bakterien und Pilze als zwei mikrobielle Phasen in Abhängigkeit vom energetischen Milieu (Beobachtung eines Pleomorphismus von Mikroorganismen, Enderlein, 1981). Dieser Phasenwechsel im Wachstum ist primär vom Nährstoffangebot in der Nährflüssigkeit abhängig. Bei einem hohen Nährstoffangebot leben die einzelnen Zellen des Pilzes sehr eigenständig, wobei sie durch den Austausch von chemischen Botenstoffen in ständigem Kontakt miteinander sind. Bei einem Nährstoffmangel steigt die Konzentration an Botenstoffen in der Nährlösung an, und die einzelnen Zellen erhalten somit das Signal zum Phasenwechsel und damit zur Vereinigung als Pilzform. In dieser Form, in der die einzelnen Zellen auch ihre Arbeit teilen, können sie einem Nährstoff- und Energiemangel wesentlich effektiver begegnen. Außerdem ist die Pilzform die optimale Form zur Vermehrung. Die Sporen der Pilze sind darüber hinaus eine ideale Dauerform, die gegenüber äußeren Einflüssen sehr widerstandsfähig ist.

Eine geniale Entdeckung Enderleins war, dass niedrige Entwicklungsphasen von Pilzen (Schneider, 2001) die höheren Entwicklungsphasen (Bakterien, Pilze) auf kopulativem Wege abbauen können. Dieses Prinzip ist zur Erhaltung des Gleichgewichts der Wachstumsphasen sehr wichtig, und es hat bereits durch Enderlein selbst eine therapeutische Anwendung gefunden, indem Arzneimittel, die Zubereitungen niedriger Entwicklungsphasen von apathogenen Pilzen enthalten, zum Abbau

Tab. 9.7: Antihomotoxisches Behandlungsschema zur Tumortherapie (nach Wander, 2002)

Katalysatoren des Zitratzyklus 2 × wöchentlich s.c	1. Injektion	Magnesium-Manganum-phosphoricum-Injeel Natrium-pyruvicum-Injeel Natrium-oxalaceticum-Injeel
	2. Injektion	Acidum-citricum-Injeel Acidum-cis-aconiticum-Injeel
	3. Injektion	Baryum-oxalsuccinicum-Injeel Acidum-α-ketoglutaricum
	4. Injektion	Acidum-succinicum-Injeel Acidum-fumaricum-Injeel Acidum-DL-malicum-Injeel
	Danach 1 × wöchentlich	1 Ampulle Gyoxal compositum s. c.
Procain-Basen-Infusion	Vorbereitung	1 Ampulle Coenzyme compositum 1 Ampulle Ubichinon compositum 1 Ampulle Solidago compositum 1 Ampulle Hepar compositum oder Hepeel 1 Ampulle Nux vomica-Homaccord
	Basen-Therapie	50 ml Kochsalzlösung (0,9%) 40–120 ml Natriumhydrogencarbonat (8,4%) 20–50 ml Procain (1,0%) 1 Ampulle Galium-Heel
Vitamin-C-Infusion	15 g auf 250 ml Kochsalzlösung (0,9%)	

pathogener Bakterien, Pilze und Hefen verwendet werden. Der Phasenwechsel des mikrobiellen Wachstums lässt sich im dunkelfeldmikroskopischen Bild leicht verfolgen.
Mykosen entwickeln sich vorwiegend unter den Bedingungen eines allgemeinen oder lokalen Energiemangels, bevorzugt also in stark geschwächten Organen. Als Fazit ergibt sich, dass ein Wachstum pathogener Bakterien im lebenden Organismus hauptsächlich während eines allgemeinen oder lokalen Energiestaus entsteht, während sich pathogene Pilze und Hefen vorwiegend bei einem allgemeinen oder lokalen Energiemangel vermehren. Ein genaueres Eingehen auf die postulierten Zusammenhänge ist im Rahmen dieses Kapitels nicht möglich.

Basistherapie

Für die Immunmodulation hat sich die sog. „Kapselkur" bewährt, bei der jeweils eine Kapsel Latensin®, Recarcin®, Utilin® oder Utilin® S im wöchentlichen Wechsel eingenommen wird. Auch Ausleitungstherapien sind möglich. Die Präparate werden wie immer mit Applied Kinesiology getestet.

Therapie mit Arthrokehlan® U

Arthrokehlan® U ist ein Formoltoxoid von Corynebacterium spir. und wirkt v. a. stimulierend auf das hämopoetische System, z. B. während Myelodepression bei Chemo- und Strahlentherapie. Zweck der Therapie ist es, im Organismus auf künstlichem Wege eine aktive Immunität zu erzeugen. Nebenwirkungen: lokale Reaktionen und Herdreaktionen. Diese sind ein Zeichen für eine zu hohe Dosierung. Allgemeine Reaktionen können sein Kopfschmerzen, Schwindel, Adynamie, Fieber, v. a. nach s. c. Injektion, weniger bei i. m. Verabreichung. Diese klingen in der Regel innerhalb von zwölf Stunden wieder ab.

9.5.10 Enzymtherapie

Literatur: Wrba (1995, 2000), Zänker (2001), Anders-von Ahlften und Bessing (2002), Hager (1996).
Enzymtherapien werden bereits seit der Jahrhundertwende propagiert und angewandt. In der Onkologie hat sich die orale Gabe von proteolytischen Enzymen etabliert. Die Resorption hochmolekularer intakter Substanzen ist heute qualitativ wissenschaftlich belegt. Die resorbierten Enzyme entfalten dabei eine definierte pharmakologische Aktivität. Die hydrolytische Aktivität des Serums unterliegt einer physiologischen Tagesrhythmik, die nachts ein Minimum aufweist. Bei und nach der Resorption werden Proteasen durch sog. Antiproteinasen abgefangen (α_1-Antitrypsin, α_2-Makroglobulin), mit denen Komplexe gebildet werden. Dadurch erfolgt keine Inaktivierung der Enzyme. Außerdem verhindert die Bindung an Antiproteinasen allergische und anaphylaktische Reaktionen, da die antigenen Determinanten der Enzyme dadurch verdeckt werden. Resorbierte Enzyme werden über die Leber und andere Zellen des RES eliminiert (mononukleäres phagozytäres System).

Wirkmechanismen

Im Unterschied zu anderen Enzymen bezieht sich die Spezifität der Proteasen auf kein bestimmtes Substrat, sondern auf definierte Aminosäurensequenzen der Proteine. Ein Protein kann so gleichzeitig an verschiedenen Stellen seiner Struktur angegriffen werden. Proteinasengemische sind dabei effektiver als die addierten Effekte der Einzelenzyme.
Fibrinolytische Eigenschaften: Die vermehrte Fibrinbildung ist eine wichtige Voraussetzung für das Krebswachstum und die Metastasierung. Antikoagulanzien (ASS-Effekt) können diese sog. „cancer cell stickiness" herabsetzen und das Tumorwachstum hemmen. Ein weiterer negativer Effekt des Fibrins scheint eine Maskierung der Tumorzellantigene zu sein. Diese Maskierung entzieht die Tumorzellen der Erkennung durch immunkompetente Zellen! Ein Fibrinabbau trägt somit dazu bei, die Tumorzellantigene freizulegen und die entsprechenden immunkompetenten Zellen zu aktivieren.
Metastasierungshemmung: Ein weiterer Aspekt für die erhöhte Blut- und Zellviskosität bei malignen Erkrankungen sind sog. Adhäsionsmoleküle. Das sind Glykoproteinstrukturen, die von Blut- und Endothelzellen an der Zelloberfläche exprimiert werden und spezifisch die Anheftung untereinander bzw. den Zellkontakt ermöglichen. Sie dürften für die Metastasierung entscheidend sein (vCD44, Vitronektin, Fibronektin, ICAM-1, ICAM-2 und weitere). Die systemische Enzymtherapie beeinflusst diese Molekülgruppe über eine Modulation von Zelloberflächenmolekülen des Immunsystems und den in Immunkomplexen gebundenen Immunglobulinen über deren CH_2-Region und räumlich äquivalente Strukturen (Wrba, 1995).
Antiphlogistische und analgetische Wirkung: Diese leiten sich auch aus der Antikininwirkung der Enzyme ab (☞ Kap. 10.7. und 10.10), was zu geringerer Bildung von entzündungsfördernden Prostaglandinen beiträgt.
Immunmodulierende Eigenschaften: Pathogene Immunkomplexe (durch Reaktion von Tumorzellantigenen und Antikörpern, „blocking factors") bewirken pathophysiologisch eine Immunsuppression. Durch das sog. „Shedding", d. h. die Zerstörung von Krebszellen, oder durch Veränderungen der Tumorzellmembran werden Tumorzellantigene freigesetzt, die mit den spezifischen Antikörpern Immunkomplexe bilden. Eine Therapie mit proteolytischen Enzymen führt zur Auflösung von Immunkomplexen. Als Folge davon wird die zelluläre Immunität deutlich verbessert. Weitere wichtige immunologische Effekte sind die Stimulation des mononukleären phagozytären Systems, die Induktion und Regulation von Tumor-Nekrose-Faktor und Zytokinen sowie die Aktivierung von Makrophagen und Killerzellen. Enzyme führen in vitro auch zu einer Reifung von dendritischen Zellen! Proteolytische Enzyme hemmen auch die Überproduktion von TGF-β, der u. a. von Krebszellen selbst hergestellt und im Mikromilieu des Tumors angereichert wird. Eine orale Enzymtherapie neutralisiert TGF-β über eine Aktivierung von α_2-Makroglobulin, das ein Zytokinfänger für TGF-β ist.
Verhinderung von Fibrosen: Bleomycintherapie induziert TGF-β-Bildung und damit die Bildung von Fibrosen (Lungenfibrose), außerdem erhöht Bleomycin die thrombotische Aktivität und führt zu einem typischen Thrombozytenabfall. Eine zusätzliche Enzymtherapie

führt zu einer weitgehenden Verhinderung dieser Komplikationen.

Selektive Onkozytolyse: In vitro führt die Zugabe von proteolytischen Enzymen zu einem Nährmedium mit Krebszellen zu Enukleationserscheinungen, einer weitgehenden Desintegration und schließlich zur völligen Zytolyse, während gesunde Zellen unbeeinflusst bleiben.

Erhöhung der Bindegewebspermeabilität: (Grundgewebe) Verbessert die Diffusion von s.c. und i.m. verabreichten Medikamenten deutlich. Orale Enzymgabe steigert die Resorption und Wirkung gleichzeitig verabreichter Antibiotika und Zytostatika. Dadurch kommt es zu weniger Nebenwirkungen und einer größeren Effizienz. Enzymgabe ist auch wirksam in der Reduktion von Zytostatika-induzierten Paravasatnekrosen.

Testung mit Applied Kinesiology

Ideal ist die Testung mit einem dysreaktiven Muskel mit Bezug zum Tumorgeschehen, z.B. M. infraspinatus. Die Testung erfolgt auf dem Bauchnabel unter dem Magneten, besser allerdings oral. Der Test unter dem Magneten wird wegen des schlechten Geschmacks der Enzyme auf der Zunge praktiziert, außerdem tritt häufig bei Zungenapplikation ein lang anhaltendes Brennen auf.

Durchführung

In der Regel wird eine orale Therapie durchgeführt, im Idealfall bereits beginnend mit der Diagnosestellung, da nach den oben dargelegten Wirkungen neben einer besseren Wundheilung postoperativ auch ein verbessertes Ansprechen auf die weitere aggressive Tumortherapie mit Chemotherapie und Strahlentherapie zu erwarten ist. Enzymtherapie führt nicht nur zu einer besseren Verträglichkeit einer Chemotherapie, es sprechen auch deutlich mehr Patienten auf eine Chemotherapie an (frühere Remission, späteres Auftreten von Rezidiven). Die additive Enzymtherapie führt zu deutlich höheren Gewebsspiegeln von Zytostatika im Tumorgewebe.

Proteolytische Enzyme vermindern auch die Nebenwirkungen der Strahlentherapie durch Elimination von Immunkomplexen und Entzündungsmediatoren. Eine schnellere Bindung von freien Radikalen vermindert die Peroxidation von freien Fettsäuren. Die Rheologie des Bluts wird verbessert. Dadurch werden nicht nur Frühschäden begrenzt, sondern besonders auch Spätschäden wie Strahlenfibrose und Narbenbildung weitgehend verhindert.

Präparate: Wobe-Mugos® E, Wobenzym® N, Bromelain-POS® oder andere Bromelainpräparate. Dosierung: Die Therapie sollte hochdosiert initial (z.B. Wobe-Mugos® E 3 × 2 Tabl.) und während der Phase von Chemo- und Strahlentherapie durchgeführt werden (Intensivtherapie) sowie eine Erhaltungstherapie anschließen für mindestens ein Jahr (z.B. Wobe-Mugos® E 2–3 × 1 Tabl./Tag).

9.5.11 Sauerstofftherapien

Sauerstofftherapien sind biologische Heilverfahren, die durch das Setzen von Reizen auf verschiedenen Ebenen die Regulation von Körpervorgängen stimulieren. Dies geschieht über die Bildung von aktivierten Sauerstoffstufen (z.B. Singulettsauerstoff) welche immunmodulatorische Eigenschaften (immunstimulierende Wirkung des Sauerstoffs) haben. Sauerstoff wirkt stimulierend auf die Cyclooxygenase (☞ Kap. 10.10) und moduliert damit die Prostaglandinsynthese: Je nach Vorwiegen der Vorstufen werden eher proinflammatorischen Prostaglandine der Serie E2 oder antiinflammatorische der Serien E1 und E3 gebildet.

In der konventionellen Medizin wird Sauerstoff über Inhalation angewendet, vor allem bei Erkrankungen, die mit einer reduzierten Sauerstoffaufnahme einhergehen, wie z.B. Atemwegs-erkrankungen und Herzerkrankungen (obstruktive und restriktive Lungenerkrankungen, Herzinsuffizienz, Herz-Rhythmusstörungen), aber auch bei bestimmten Lebererkrankungen, Augenerkrankungen und in der Geriatrie.

Sauerstofftherapien bewirken über eine gezielte Kombination mehrerer Behandlungsschritte eine Anhebung des Energiestatus. Die körperlichen und immunologischen Kräfte können messbar über Monate oder Jahre positiv verändert werden.

Sauerstoff-Mehrschritttherapie (SMT) nach Manfred von Ardenne

Durch die SMT (Ardenne, 1987, 1997) soll die sog. biologische Schnellauslösung des generalisiert ablaufenden zellulären Gefäßwandschaltmechanismus der Mikrozirkulation erreicht und über die Lunge eine lang anhaltende Erhöhung des arteriellen sowie eine Senkung des venösen Sauerstoffpartialdrucks im übrigen Körpergewebe bewirkt werden. Ob und wie stark die Verbesserung eintritt, kann schon wenige Stunden nach Ende der Behandlung bzw. am nächsten Tag festgestellt werden, z.B. durch Bestimmung von SpO_2.

Diese „Hochschaltung" der Mikrozirkulation und Erhöhung des arteriellen Ruhe-Sauerstoffpartialdrucks werden ausgelöst, wenn eine bestimmte Dosisschwelle der Sauerstoffzufuhr überschritten wird. Der Mechanismus läuft in den Kapillaren des Körpers ab und wird vom Sauerstoffstatus des gesamten Körpers gleichzeitig und gleichgerichtet gesteuert. Nach Ardenne wird dieser Schaltmechanismus durch das An- oder Abschwellen der Endothelzellen am venösen Ende der Kapillaren ausgelöst.

Theorie

In fast allen Zellen des Körpers gibt es die Na^+/K^+-ATPase, das biochemische Äquivalent zur Natriumpumpe. Dieses Enzym hat die Aufgabe, Natriumionen gegen einen Konzentrationsgradienten aus der Zelle heraus- und Kaliumionen, ebenfalls gegen einen Konzentrationsgradienten, in die Zelle hineinzutransportieren. Dafür werden bis zu 50% des Ruheumsatzes einer Zelle verbraucht. Da aufgrund des physiologischen Sauerstoffmangels in dieser Zelle nicht mehr genug ATP für den Antrieb der energiebedürftigen Na^+/K^+-ATPase vorhanden ist, strömt Wasser in die Zelle ein, und es kommt Ardenne zufolge zu einem Anschwellen der Endothelzelle. Dadurch verringert sich der Durchmesser der Kapillare, der Widerstand steigt an und die Durchblutung sinkt. Dieses durch den Sauerstoffmangel hervorgerufene Energiedefizit bewirkt zudem die konsekutive

Senkung des Blutflusses sowie die Verminderung der Blutviskosität, die wiederum einen Sauerstoffmangel verursachen. Dieser Circulus vitiosus kommt somit einem System mit Schalteigenschaften gleich, deren Größen sich gegenseitig verstärken.
Gesteuert wird der Schaltmechanismus vom Sauerstoffstatus am venösen Ende der Kapillaren und von der Höhe des kapillären Blutflusses. Wenn in diesem Bereich eine Mangelsituation herrscht, kommt es zu einem Herunterschalten der Mikrozirkulation von hohen zu niedrigen Werten. Umgekehrt führen ein hoher kapillärer Blutfluss und ein besonders guter Sauerstoffstatus am venösen Kapillarende zu einem Hochschalten der Mikrozirkulation, was das Ziel der SMT ist.

Durchführung
Das von Ardenne bevorzugte Grundschema ist der 36-Stunden-18-Tage-Sauerstoffmehrschritt-Prozess. Bei aktiven Patienten hält die Wirkungsweise mindestens ein Jahr in unveränderter Stärke an.
Vorgehen:
- 1. Schritt: Verabreichung von Medikamenten und Vitaminen (Antioxidanzien), die die Sauerstoffausnutzung im Gewebe erhöhen.
- 2. Schritt: nach 30 Minuten Einatmung von fast reinem Sauerstoff mit einem Fluss von 4 l/min.
- 3. Schritt: Sicherstellung von guter Durchblutung durch körperliche Aktivität. Bei bestimmten Indikationen, z. B. in der Tumortherapie, zusätzlich Schritt 4:
- 4. Schritt: noch eine Immunstimulierung, z. B. durch Gabe von Thymuspräparaten.

Indikationen: Die Indikationen sind vielfältig, am besten untersucht und dokumentiert sind die Behandlung bei arteriellen Durchblutungsstörungen, bei Lungeninsuffizienz und Asthma bronchiale, bei Angina pectoris, Herzrhythmusstörungen, Hypertonie, Hypotonie, Arteriosklerose und diabetischen Spätschäden. Wirksam ist die Behandlung aber auch bei Lebererkrankungen, Niereninsuffizienz, vegetativen Beschwerden, Erschöpfungszuständen, zur Steigerung der Belastbarkeit, in der Onkologie. Die SMT ist in vielen Kliniken mit komplementärer Krebsbehandlung inzwischen eine etablierte Standardbegleittherapie (nähere Hinweise ☞ Ardenne, 1987).

Hämatogene Oxidationstherapie (HOT) und Ultraviolettbestrahlung des Bluts (UVB)

Beide Verfahren wirken ähnlich und unterscheiden sich hauptsächlich in der Wirkintensität, wobei die HOT (nach Wehrli) die tiefgreifendere und intensivere Wirkung haben soll.

Wirkung
Bei beiden Verfahren wird eine Sauerstofftherapie mit einer Lichttherapie (UV-Bestrahlung des Blutes) kombiniert, gleichzeitig wird die immunstimulierende Wirkung der Eigenbluttherapie genutzt. Die UV-Bestrahlung setzt eine photochemische Reaktion in Gang und überträgt somit Energie ins System. Der entstehende Singulett-Sauerstoff (u. a.) führt zur Bildung von Enzymen, Vitaminen und verbessert die Zellatmung und die Sauerstoffaufnahme. Der Singulett-Sauerstoff wird nicht wie normaler Sauerstoff schnell oxidiert und als Kohlendioxid abgeatmet, sondern greift durch seine lange Verweildauer im Blut aggressiv in den Zellstoffwechsel ein. Umweltgifte und Zellabbauprodukte werden abgebaut, der Zellstoffwechsel wird gesteigert und damit das Sauerstoffangebot der Zellen erhöht. Während der HOT können veränderte Messwerte nachgewiesen werden (Normalisierung der Enzyme u. a.).

Durchführung
Bei beiden Verfahren wird Patientenblut (UVB: 50 ml, HOT: 80–100 ml) entnommen, in einem geschlossenen sterilen Einmalsystem zur Gerinnungshemmung mit Natriumzitrat versetzt, mit UV-C-Licht bestrahlt und reinfundiert (bei der UVB) bzw. mit Sauerstoff aufgeschäumt und vor der Reinfusion mit UV-C-Licht bestrahlt (bei der HOT). Der Vorteil beider Verfahren (gegenüber der SMT) liegt in der intensiveren Wirkung, insbesondere auch auf das Immunsystem, und bei der UVB im wesentlich geringeren Zeitbedarf gegenüber HOT, SMT und Ozontherapien. Nebenwirkungen und Spätschäden sind nicht bekannt.
Kontraindikationen: Akute Blutungen, fieberhafte Erkrankungen unbekannter Ursache, Schilddrüsenüberfunktion.
Indikationen: Alle Sauerstoffmangelzustände und -mangelkrankheiten. Der Schwerpunkt liegt in der Behandlung von arteriell und venös bedingten Durchblutungsstörungen, Ulzerationen, koronaren Erkrankungen, Stoffwechselkrankheiten wie Diabetes, Lebererkrankungen, chronischen Lungenerkrankungen, Migräne und Kopfschmerzen, Erkrankungen des Nervensystems, Allergien und Hauterkrankungen, Krebserkrankungen (adjuvant) sowie der Stärkung der Immunabwehr.
Beim zytostatisch und strahlentherapeutisch behandelten Krebskranken bewirkt die HOT eine bessere Verträglichkeit der Chemotherapeutika und der Hochvoltbestrahlung. Die negativen Begleiteffekte wie Stomatitis, Übelkeit, Erbrechen, Durchfall und Haarausfall können deutlich gemildert oder ganz vermieden werden. Das Blutbild verändert sich weniger als ohne HOT (geringerer Abfall der weißen Blutkörperchen).
Ein wichtiges Einsatzgebiet ist auch die Rekonvaleszenz und Rehabilitation sowie die Anwendung bei Erschöpfungszuständen. In der Regel werden fünf bis zehn Behandlungen benötigt, um einen nachhaltigen Effekt zu erzielen. Bei manchen Indikationen sind weitere Behandlungen zur Erhaltung des Therapieeffektes notwendig.
Literatur: Frick G., Frick U. et al. (2001).

9.5.12 Hyperthermie

Seit langem ist bekannt, dass Tumorgewebe besonders hitzeempfindlich ist. Im Temperaturbereich von 40–42 °C wird die Zellmembran geschädigt. An den Zellwänden kommt es zu Veränderungen durch Hitzeschockproteine, so dass die Krebszellen vom Abwehrsystem besser zu erkennen und zu bekämpfen sind. Die Krebszellen reagieren unter Hyperthermie auch sehr viel empfindlicher auf Zytostatika oder Strahlen. Die Wirksamkeit kann durch die Kombination dieser Therapien verdoppelt werden. Gesunde Körperzellen werden bei diesen Temperaturen nicht geschädigt. Für die Überwärmung werden Mikro-, Radio- und Ultraschallwellen oder Infrarotstrahlen eingesetzt. Eine optimale Wirkung

auf Tumorzellen wird bei Temperaturen zwischen 41,5 und 42 °C erreicht, der sog. „extremen Hyperthermie“. Die wichtigsten angewandten Verfahren sind:
- Ganzkörperhyperthermie
- Regionale Tiefenhyperthermie (RTH)
- Perfusionshyperthremie
- Prostatahyperthermie.

Ganzkörperhyperthermie

Diese wird vor allem angewandt bei generalisierten Krebsleiden, entweder durch Überwärmung in Wärmeröhren mit unterschiedlicher Luftfeuchtigkeit oder durch Infrarotstrahler. Sie ist jedoch auch bei regional begrenztem Tumorgeschehen möglich. Der ganze Körper wird überwärmt. Damit können im Organismus Kerntemperaturen von 41,5 bis etwa 42 °C erreicht werden (Kleef, 2000). Weniger aufwendig ist die Ganzkörperhyperthermie in einem ringsum mit Aluminiumfolien isolierten „Wärmebett“, wie sie in einigen Kliniken oder ambulant in Praxen angewandt wird. In dieser Form wird sie meist anstelle oder zur Unterstützung einer Fiebertherapie durchgeführt, mit Erwärmungen auf 39–40 °C, als „moderate Hyperthermie“. Die erhöhte Temperatur soll über vier bis sechs Stunden eingehalten werden (Heckel, 1982, 1992, Szasz A., Szasz U. et al., 2004).

Regionale Tiefenhyperthermie, Perfusionshyperthermie, Prostatahyperthermie

Lokale Anwendung einer Hyperthermie bei entsprechend lokalisierten, örtlich begrenzten Tumoren.über fokussierte Energiezufuhr mittels elektromagnetischer Felder, bei modernen Geräten meist über Antennenkopplung mit Mikro- oder Hochfrequenzwellen. Der Patient wird weniger belastet und am Tumor können leichter die wirksamen Temperaturen erreicht werden. Der Tumorbereich wird über Plattenelektroden oder Ringstrahler durch Mikrowellen gezielt erwärmt. Im Tumor werden dabei Temperaturen bis zu 42 °C erreicht.
Die RTH findet z. B. Anwendung in der Behandlung von Lebermetastasen (auch in Kombination mit Chemotherapie), in der Therapie von Hirntumoren (Hager, Dziambor et al., 2004), Kopf- und Halskarzinomen, lokal fortgeschrittenem Mammakarzinom, Pankreaskarzinom, malignem Melanom, Karzrinomen der Lunge. Eine intrakavitäre Perfusionshyperthermie kann z. B. angewendet werden bei Peritonealkarzinose in Kombination mit einer Chemotherapie.
Bei speziellen Indikationen, z. B. Hirntumoren, finden auch neuere Verfahren der Hyperthermie mit Nanoteilchen (winzige Eisenteilchen) Anwendung (am Bundeswehrkrankenhaus Berlin in Zusammenarbeit mit der Charité in Berlin). Diese werden in den Tumor in Narkose per Katheter millimetergenau instilliert. Durch die Magnetflüssigkeitshyperthermie wird dann der mit Nanoteilchen behandelte Bereich im Magnetfeld auf bis zu 45 °C erwärmt.
Interessanterweise hat sich auch die Anwendung eines elektrischen Feldes ohne Temperaturerhöhung (mit weniger als 5 Watt) als wirksam gegen Krebs erwiesen. Diese von Nordenstroem vom Karolinska Institutet in Schweden eingeführte Elektro-Karzinom-Therapie wird in Japan und China häufig angewandt. Bei uns wird diese Therapieform als Perkutane Elektro-Tumortherapie (ECT) angeboten (Nordenstroem, 1983, 1998, Xin, 1994, Matsushima, Takahashi et al., 1994).

Kombination mit anderen Therapien

Durch eine Hyperthermie alleine werden nicht immer alle Tumorzellen so geschädigt, dass sie absterben. Um das zu erreichen, werden ergänzende Therapien eingesetzt. Dabei wird die Hyperthermie mit einer Chemo-, einer Strahlen- und/oder einer Immuntherapie kombiniert. Eine zusätzliche Chemo- oder Strahlentherapie kann eventuell mit kleinerer Dosis erfolgen. Die Ansprechrate ist hoch. Bei den extremen Ganzkörperhyperthermien kann – in Kombination mit anderen Therapien – bei bis zu 60% der Patienten eine Teil- oder Vollremission erreicht werden. Gravierende Nebenwirkungen treten bei sachgerechter Durchführung nicht auf. Die Temperaturerhöhung im ganzen Körper bei der Ganzkörperhyperthermie führt zu einer starken Belastung von Herz und Kreislauf, der ständig überwacht werden muss. Für ältere oder geschwächte Patienten kann die Belastung zu groß sein.
Literatur: z. B. auch Ardenne M., Ardenne A. et al. (1997).

9.6 Psychoonkologie

9.6.1 Grundlagen

Die Wichtigkeit der Psyche und des „sozialen Wohlbefindens“ für die Entstehung schwerer chronischer Krankheitsbilder wie einer Krebserkrankung ist oft beschrieben worden. Leonhard Syme nennt dies **„Control of Destiny“**, das bedeutet, dass die Fähigkeit, sein Schicksal unter Kontrolle zu haben und daraus genügend Lebensfreude zu ziehen, abhängig ist von der Sozialklasse! Dies bestimmt den Verlauf von Krebserkrankungen weit mehr als medizinische Interventionen.
In ähnlichem Sinne drückt das die provokative These von Johannes G. Schmidt aus, nach der die Krebszelle eine homogene Aggressivität hat. Die Anfälligkeit des Wirts ist entscheidend für den Verlauf. Nach Schmidt verbessern die „Minderung der geistigen Armut“ und die „Sanierung des Inneren Hauses“ sowie „geistige Ernährung“ die Prognose. Sehr deutlich ist, dass das weitere Verhalten nach Auftreten der Krebskrankheit und nach der Operation einen Einfluss auf die Überlebenszeit und die Lebensqualität der Patienten hat. Viele Patienten entwickeln nach Diagnose ein Verhalten, das dann für die weitere Prognose sehr ungünstig ist.
Wie Forschungsergebnisse belegen (LeShan, 1993, Stierlin, und Grossarth-Maticek, 2000, Simonton, 1982), sind therapeutische Wegbegleitung und Beratung wirksamere Werkzeuge als jede andere Behandlungsform, die gegenwärtig existiert. Der Effekt der therapeutischen Wegbegleitung ist, dass die Zahl der Langzeitüberlebenden signifikant gesteigert wird, eine Verdopplung der erwarteten Überlebenszeit möglich ist und eine verbesserte Qualität des Lebens und des Sterbens erreicht wird. Wirksame Beratung ist somit ein wichtiger Aspekt der Behandlung.

Eine große Rolle in der Krankheitsentwicklung spielt die Psychoenergetik. Körper, Seele und Geist können tatsächlich nicht getrennt werden, es sei denn im Tod. Ein Hauptproblem stellen negative Glaubenssätze dar, wie es DILTS (1993) u.a. am Beispiel seiner Mutter ausführlich dargestellt hat, die irgendwann im Laufe des Lebens erworben wurden und hinter allen Verhaltensmustern stehen können. Solche Muster werden u.a. im NLP und verwandten Verfahren angegangen. „Ich bin ein Versager" und weitere Einprägungen stellen erhebliche negative Energiepotenziale mit möglichen schwerwiegenden Auswirkungen dar. Ein weiterer sehr wichtiger Aspekt ist die persönliche Unmöglichkeit (z.B. wegen eines Glaubenssatzes) aus individuell nicht passenden und demzufolge schwer belastenden Gruppenzwängen oder sozialen Zwängen auszusteigen.
Für viele Menschen spielen in der Verarbeitung einer Erkrankung gerade die spirituelle Ebene und das Religiöse eine wichtige Rolle. Erinnert sei in diesem Zusammenhang an sog. Spontanheilungen, z.B. durch Lourdes-Pilgerfahrten von Kranken. Ca. 60 solcher Spontanheilungen sind wissenschaftlich sauber dokumentiert und aufgearbeitet. HEIM und SCHWARZ problematisieren, ob dabei eine erhebliche kollektive Konzentrierung positiver „spirituell-geistiger Energien" die gesund machende Rolle spielt? (HEIM und SCHWARZ, 1998).
Handlungen eines Menschen aufgrund einer inneren Überzeugung sind Ausdruck wirksamer Seelenkräfte, die vom Geist über die psychische Verhaltensweise zum Ausdruck gebracht werden. Immer ist dabei der Körper mit einbezogen (Körperhaltung, Anspannungen, Mimik, Tonfall usw.). KÖHLER (1998) meint, es sei viel zu wenig bekannt, dass sich nicht nur bestimmte Körperhaltungen fixieren können (Genick einziehen), sondern auch jedes Mal, wenn bestimmte Muskelgruppen aktiviert werden, gleichzeitig auch das zugehörige psychische Korrelat aktiviert wird (vgl. „kinetische Ketten", BERGSMANN und BERGSMANN 1997).

Als simples Beispiel korreliert das Ballen einer Faust mit Aggression. Umgekehrt führen Bewegungsmuster zu ausgleichenden psychischen Effekten. Hier bestehen auch die Bezüge zu den Auswirkungen von anderen Behandlungsformen wie Sport. Bei zunehmender „innerer" Fixierung bildet sich im Laufe der Zeit eine zunehmende Starre, die sich auch auf die Stoffwechselregulation auswirkt. Eine sehr gute Interventionsmöglichkeit in der Bearbeitung der Krebserkrankung auf psychischer Ebene stellen neben Empathie bestimmte Techniken des Neurolinguistischen Programmierens (NLP) dar.

9.6.2 Visualisierung nach SIMONTON

SIMONTON (1982, 1995) zählt zu den Pionieren der Psychoonkologie. Die Berufung auf die inneren Heilkräfte oder die innere Führung, die über unsere individuellen Grenzen und persönlichen Fähigkeiten hinausgehen, sind ein wesentliches Element von SIMONTONS Arbeit. Eine gute Hilfe für viele Patienten zur Visualisierung sind konkrete Bilder. Für viele ist es naturgemäß schwer, sich „Abwehrzellen" und ihre Wirkung vorzustellen, weil sie so etwas noch nie gesehen haben.
Bei der Visualisierungsübung können Sie sich vorstellen, wie der abgebildete Vorgang in Bewegung abläuft und eine Abwehrzelle tatsächlich eine viel größere Krebszelle angreift und zerstört (☞ Abb. 9.2 und 9.3). Beginnen Sie mit dem ersten Bild links oben, das die Annäherung einer Abwehrzelle an eine große, bedrohlich wirkende Tumorzelle zeigt. Daneben rechts sehen Sie, wie der T-Lymphozyt beginnt, in die Wand der Tumorzelle einzudringen. Ein Strahlenkranz um die Tumorzelle zeigt so den bevorstehenden Tod der Krebszelle an. Im nächsten Bild links unten dringt die Abwehrzelle weiter ein; dies führt zur Schrumpfung der Tumorzelle. Der Übergang toxischer Substanzen von der Abwehrzelle in die Krebszelle kann beobachtet wer-

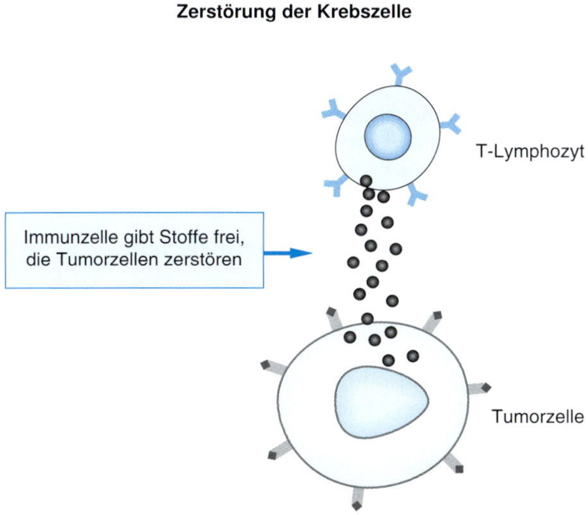

Abb. 9.2: Zerstörung der Krebszelle (aus einer Infobroschüre von Cabion Technologies, mit persönlicher Erlaubnis von Dr. M. Ramadani)

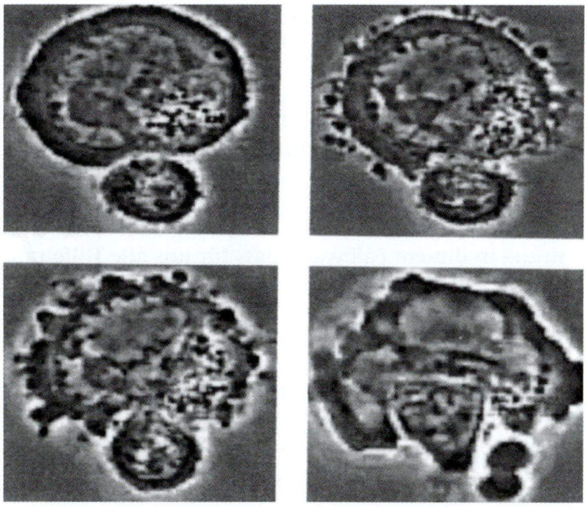

Abb. 9.3: Visualisierung der Wirkung von Abwehrzellen. Zytologische Originalaufnahmen dieses Vorgangs (aus WAGNER, 2003, Anhang I, Arbeitsmaterialien zum Kopieren)

den. Im letzten Bild hat der T-Lymphozyt die Krebszelle völlig zerstört, schwarze kompakte Teilchen als Reste der Tumorzelle bleiben übrig.
Diese Übung zeigt, wie martialisch es im Körper bei der Tumorabwehr zugeht, wenn ein T-Lymphozyt eine Krebszelle tatsächlich vernichtet. Der Patient sieht aber auch, wie aktiv dieses Abwehrsystem ist: dass es gezielt Tumorzellen angreifen kann und wie diese hilflos darauf reagieren. Ziel ist es bei dieser Übung, durch aktives Denken eine reale Vorstellung von diesen Vorgängen zu bekommen. Das ist eine große Hilfe im Kampf gegen die Krankheit.
Für viele Patienten sind solche Vorstellungen allerdings zu aggressiv. Hier sind andere Bilder, wie neuere von Simonton propagierte Bilder vom Krebs als einer Wiese und den Abwehrzellen als Schafen, die die Wiese abweiden und kurz halten, besser geeignet. Auch im schulmedizinischen Denken gibt es ja inzwischen Ansätze, eine Krebserkrankung nicht mehr in jedem Falle radikal bekämpfen zu wollen, sondern die Therapien so auszurichten, dass der Patient mit seinem Krebs über viele Jahre, möglicherweise sogar lebenslänglich, leben kann.
Es ist gesünder ist, positiv als negativ zu denken, z. B. ist es besser zu sagen: „Ich werde gesund werden" statt „Ich werde nicht gesund werden". Ein gesundheitsförderndes Denken steht in Verbindung mit Hoffnung und es ist vereinbar mit der Realität, wie wir sie verstehen. Die grundlegende gesunde Glaubenshaltung in diesem Zusammenhang würde heißen: „Ich kann gesund werden." Diese Aussage passt gut zu der klassischen Definition von Hoffnung, die wir im Wörterbuch finden. „Hoffnung" ist definiert als eine Glaubenshaltung bzw. Überzeugung, dass wünschenswerte Dinge erreicht werden können, ungeachtet, wie abwegig die Möglichkeiten sind. Es ist also die Überzeugung, dass ich gesund werden kann, egal, wie krank ich bin. Es ist nicht die Überzeugung: „Ich werde gesund werden." Für das Individuum kann es von großer Bedeutung sein, den Unterschied zwischen positivem und gesundheitsförderndem Denken zu berücksichtigen – insbesondere für Therapeuten ist es wichtig, den Unterschied zu verstehen.
Der erste Schritt ist, die Überzeugung zu entwickeln oder zu stärken, dass wir eine innere Führung haben. Genauer gesehen wäre es vielleicht eine Kombination von innerer und äußerer Führung, die uns im Leben verfügbar ist. Einer der wirksamsten Wege, diesen wichtigen Glauben zu stärken, ist, ein Ritual um den Glauben herum zu entwickeln. Rituale sind Handlungsabfolgen, die man mit gewisser Regelmäßigkeit ausführt; die getan werden, um einer bestimmten Überzeugung mehr Gewicht zu verleihen. Die Überzeugung oder Glaubenshaltung in diesem Fall wäre, dass für uns alle Hilfe und Führung verfügbar ist. In dem Maße, wie diese Überzeugung wächst, werden wir Wege entwickeln, uns selbst zu beruhigen und uns wirksamer Hilfe von innen und außen öffnen.
Simonton sieht die Botschaft der Krebserkrankung als „Botschaft der Liebe". Die philosophische Sichtweise der Bedeutung von Krankheit ist eine sehr wichtige Themenstellung. Wenn wir nach der Bedeutung der Krankheit fragen, dann ist die Antwort eine philosophische, religiöse oder spirituelle Stellungnahme. Anschließend kann begonnen werden, die gesunden oder weniger gesunden Antworten auf diese Frage zu bewerten. Die Botschaft der Liebe zu sehen ist eine der gesündesten Arten, die Frage nach der Bedeutung der Krankheit zu beantworten. Dieses Thema wird schon in antiken Schriften behandelt, und es ist ein Unglück, dass die gegenwärtige Medizin philosophische Fragen nicht systematisch mit einbezieht.
Wenn eine Person beginnt, die Botschaft der Krankheit als eine Botschaft der Liebe zu sehen, wird diese Haltung viele andere philosophische, religiöse oder spirituelle Überlegungen nach sich ziehen. Die hauptsächliche Botschaft der Krebserkrankung ist nach Meinung von Simonton die Notwendigkeit, das Leben neu zu fokussieren. Die Krebserkrankung ist ein Mittel, das der Körper anwendet, um den Menschen dermaßen zu schockieren, dass er die notwendigen Umstellungen vornimmt, diesen Gedanken zu akzeptieren. In unserer Kultur glauben die meisten Menschen, Krebs sei ein schreckliches Unglück, ein rein zufälliger Schicksalsschlag ohne besonderen Anlass.
Einige Menschen meinen sogar, sie würden für einen früheren Fehler oder eine Übertreibung bestraft. Für Simonton ist die Krebserkrankung eine Botschaft, die dem Betroffenen mitteilt, mit all dem aufzuhören, was ihm Leiden bringt, und ihn auffordert, vermehrt Dinge zu tun, die ihm Freude bereiten – Dinge, die im Einklang mit **seiner** Persönlichkeit sind und mit dem Leben, das **er** gerne führen möchte. Nach meinen Erfahrungen ist es allerdings vielen Patienten, trotz der schweren Bedrohung und des Schocks, nicht möglich, ihre sozialen und familiären Abhängigkeiten so umzugestalten, dass sie eine Möglichkeit zur Gesundung bekommen. Insoweit ist dieser positive Ansatz nicht für alle Patienten umsetzbar, weil nicht bei jedem die entsprechenden Voraussetzungen gegeben sind, nämlich selbstregulative Fähigkeiten und ein Umfeld, das ihn stützt und Veränderungen mitträgt!

9.6.3 Wohlgeformte Zielbestimmung

Jede therapeutische Intervention ist wenig wirksam, wenn der Patient nicht das Ziel der Gesundung bzw. Veränderung hat. Ob dies der Fall ist, ist dem Patienten selbst häufig nicht bewusst zugänglich. Gerade beim Krebsgeschehen entscheidet jedoch die „Einstellung" häufig über Leben oder Tod. Die Zielbestimmung wird hier allgemein, d. h. nicht ausschließlich auf ein Krebsgeschehen abgezielt, dargestellt. Sie ist grundsätzlich für alle Krankheitsgeschehen anwendbar und sinnvoll. Der Therapeut soll niemals ein Ziel vorformulieren, es muss immer vom Patienten selbst erarbeitet werden.

1. Das Ziel muss positiv formuliert sein

In der Erarbeitung des Ziels sind das „nicht" und alle mögliche Verneinungen (z. B. „kein ...") unbrauchbar. Bei Sätzen wie „Ich möchte nicht mehr krank sein" wird gefragt: „Was willst du stattdessen?" Es sollen auch keine Vergleiche verwendet werden, wie „Ich will mich besser fühlen".
Frage: „Was willst du erreichen? Was ist das Gute daran, dieses Ziel zu erreichen?"
Muskeltest zur Kongruenzprüfung: Wird der normoreaktive Muskel beim Verbalisieren des Ziels dysreaktiv, dann muss nach Psychological Reversal (☞ unten) gesucht bzw. das Ziel neu formuliert werden.

2. Das Ziel muss sinnlich wahrnehmbar sein

Um das Ziel konkret zu erfühlen, müssen wir eine genaue sinnliche Vorstellung davon haben.
Fragen: „Woran wirst du merken, dass du das Ziel erreicht hast?" – „Was wirst du sehen, hören, fühlen (und alle andere Sinnessysteme einbeziehen), wenn du das Ziel erreicht hast? Was wirst du zu dir sagen ...?"
Muskeltest zur Kongruenzprüfung: Wenn das Gefühl ausgedrückt wird, der Patient aufgefordert wird, es zu erleben, und der normoreaktive Muskel wird dysreaktiv, ist das vorgestellte Ziel nicht kongruent bzw. „echt": „Ist es das wirklich, was du sehen, hören, fühlen (etc.) wirst?"

3. Das Ziel muss selbst erreichbar sein – Referenzindex

Es geht darum, die Formulierungen zu finden, die das Ziel durch eigene Kraft erreichbar machen, beispielsweise durch Geld zu verdienen, statt Lotto zu spielen.
Fragen: „Welche Möglichkeiten hast du, um zu erreichen, dass du....?" – „Was wirst du machen, um das Ziel zu erreichen?"
Muskeltest zur Kongruenzprüfung: Glaubt der Klient daran, das Ziel mit den eigenen Mitteln zu erreichen?

4. Das Ziel muss kontextbezogen sein, es muss für die Person im realen Kontext evident sein

Das Ziel muss konkret formuliert werden. Dabei geht es darum, eine genauere Vorstellung zu bekommen als beispielsweise die vage Ansage „ich möchte mich frei fühlen".
Fragen: „Wann, wo und mit wem noch willst du das Ziel erreichen?" – „Wann ist es so weit ...?"
Muskeltest zur Kongruenzprüfung: Wenn der Indikator dysreaktiv wird, Psychological Reversal testen.

5. Das Ziel muss „ökologisch" sein

Die „Ökologie" im NLP bedeutet: Um welchen Preis für mich und meine Umwelt will ich das Ziel erreichen?
Frage: „Welche andere Konsequenz könnte es haben, dieses Ziel zu erreichen?" – „Unter welchen Umständen willst du es nicht?" – „Wie werden deine Freunde und Mitmenschen reagieren?" – „Was verlierst du, was gewinnst du, wenn du das Ziel erreicht hast?" – „Was verlieren und gewinnen andere, wenn du das Ziel erreicht hast?"
Muskeltest zur Kongruenzprüfung: Wird der Indikator dysreaktiv, muss das Ziel erneut überprüft werden, erneut evtl. ein Reversal geprüft und korrigiert werden.

6. „Future Pace"

Der Ausdruck „Future Pace" bedeutet für die Zielbestimmung, in die Zukunft zu gehen und die Qualität, Intensität und Erreichbarkeit des Ziels zu überprüfen. Das geschieht, nachdem alle Fragen so beantwortet und umformuliert werden, bis der Befragte und der „Therapeut" mit allen Punkten zufrieden sind.
Frage: „Und wenn du das Ziel erreicht hast und zurückschaust, hat es sich gelohnt?" – „Welche Schritte könntest du noch verbessern?" – „Hast du jetzt, was du wirklich willst?"
Muskeltest: Kongruenzprüfung.
Weitere Informationen ☞ www.baumannweiss.de; www.nlp-kommunikation-therapie.com; www.dvnlp.de.

9.6.4 Psychological Reversal

Dies ist eine AK-Technik, die auf Callahan zurückgeht (Callahan, 1981, Walther, 2000), zum Aufdecken unbewusster Blockaden, eine Art „Selbstsabotage" für eine mögliche Heilung. Neben der Durchführung dieser Technik sollte eine Zielbestimmung erfolgen mit Ökologiecheck. Diese kann Auskunft darüber geben, ob das Ziel wirklich „Gesundheit" ist oder ob der Tumor unbewusst eine Funktion hat beim Erreichen eines anderen Ziels als Gesundheit.

> **Merke**
> Wenn die Ökologie nicht stimmt, ist die Durchführung des Psychological Reversal nicht sinnvoll!

Das Hauptaugenmerk der therapeutischen Wegbegleitung und Beratung sollte nach Simonton auf die Lebensqualität des Patienten und nicht auf den Verlauf der Krankheit gerichtet sein. Dabei sind folgende Punkte wichtig (Original nach Simonton):

- Der Verletzlichkeit des Krebspatienten ist Rechnung zu tragen. Deshalb sollten die therapeutischen Interventionen so sanft wie möglich geschehen.
- Was stärkt den Lebenswillen des Patienten? Was bringt ihm in seinem Leben mehr Freude und wirkliche Erfüllung? Diese Fragen sollten von Anfang an im Blickpunkt aller therapeutischen Bemühungen stehen.
- Die Realität des Patienten ist zu stärken. Es ist nicht unbedingt Aufgabe des Therapeuten, das Verleugnungssystem des Patienten zu zerstören. Patienten, die ihren Krankheitsprozess verdrängen, leben wesentlich länger als diejenigen, die in Hoffnungs- und Ausweglosigkeit verfallen.
- Der Therapeut steht dem Patienten zur Seite, um in ihm ein gesundes Denken zu fördern und seine negativen Glaubenssätze zu verändern.
- Die Imaginationsübungen sind ein wesentlicher Teil des Beratungsprogramms.
- Die therapeutische Wegbegleitung und Beratung soll Patienten in die Lage versetzen, ihre zerstörerische Emotionen, wie z.B. Versagen, Schuld, Hoffnungslosigkeit und Angst aufzulösen, so dass der Krebskranke zu der Aussage gelangen kann: „Ich möchte leben, weil es für mich wichtig ist zu leben!"
- Die Fürsorge des Therapeuten darf nicht zu einem Haftung an den Ergebnissen seiner therapeutischen Bemühungen führen. Nächstenliebe und menschliche Wärme wirken auch dann, wenn ein Tumorgeschehen fortschreitet.
- Wirksame therapeutische Prozesse können nur dann eingeleitet werden, wenn der Patient Entspannung, innere Ruhe oder Stille erfahren kann.

- Wirksame Kommunikation mit dem Patienten und seinen Angehörigen ist eine weitere wichtige Basis der Beratung.
- Spiritualität darf in der Beratung nicht fehlen – der Bedeutung der Krebserkrankung im individuellen Leben des betroffenen Patienten ist nachzugehen.

9.7 Sport, Bewegungstraining und rhythmische Therapien in der Krebstherapie

Zwischen der Immunabwehr und Sport bzw. Bewegungstraining sowie Krebs bestehen enge Beziehungen. Besonders ein regelmäßiges Ausdauertraining sorgt für Stressresistenz und stärkt die Immunabwehr. Eine Krebserkrankung selbst bedeutet für Betroffene enormen Stress, der die Immunabwehr schwächt. Andererseits kann das Immunsystem durch Hochleistungssport geschwächt und so einer Krebserkrankung Vorschub geleistet werden.
Auch ein stabilisiertes mentales und psychisches Befinden (durch Spaß, Freude und Erfolgsgefühle bei der Bewegung und beim Sport) wirkt sich über neurovegetative und psychoneuroimmunologische Regelkreise positiv auf immunologische Abwehrmechanismen aus. Außerdem entsteht nach Uhlenbruck eine „körperliche Entzündungsreaktion“ durch muskulären Gewebestress (Beuth, 2002, Uhlenbruck und Ledvina, 2002).
Regelmäßiges sportliches Ausdauertraining vermindert signifikant das Risiko für einzelne Krebsarten (Brust, Darm, Prostata) und wirkt protektiv wahrscheinlich auch im Hinblick auf andere Krebserkrankungen. Auch in der Rezidivprophylaxe ergibt sich ein postkanzeroprotektiver Effekt. Dabei ist besonders die Aktivierung immunologischer und psychoneuroimmunologischer Regelkreise von Bedeutung. Andere Formen des Wohlbefindens ergeben sich durch Urlaub, Erfolgserlebnisse und Rehabilitationsaufenthalte.
Zu den Möglichkeiten der Selbstverwirklichung gehören aber auch andere Formen kreativ-geistiger Anregungen im Sinne der Gesundung als individuellem kreativem Prozess, wie Kunst, Musik, Literatur, Malerei, Lesen und Schreiben, Tanzen usw. Uhlenbruck und Ledvina (2002) sprechen in diesem Zusammenhang von unserem Immunsystem als sechstem Sinnesorgan. Dabei sind auch die Ansätze der Anthroposophen in der „Heileurythmie“ ein möglicher Weg.

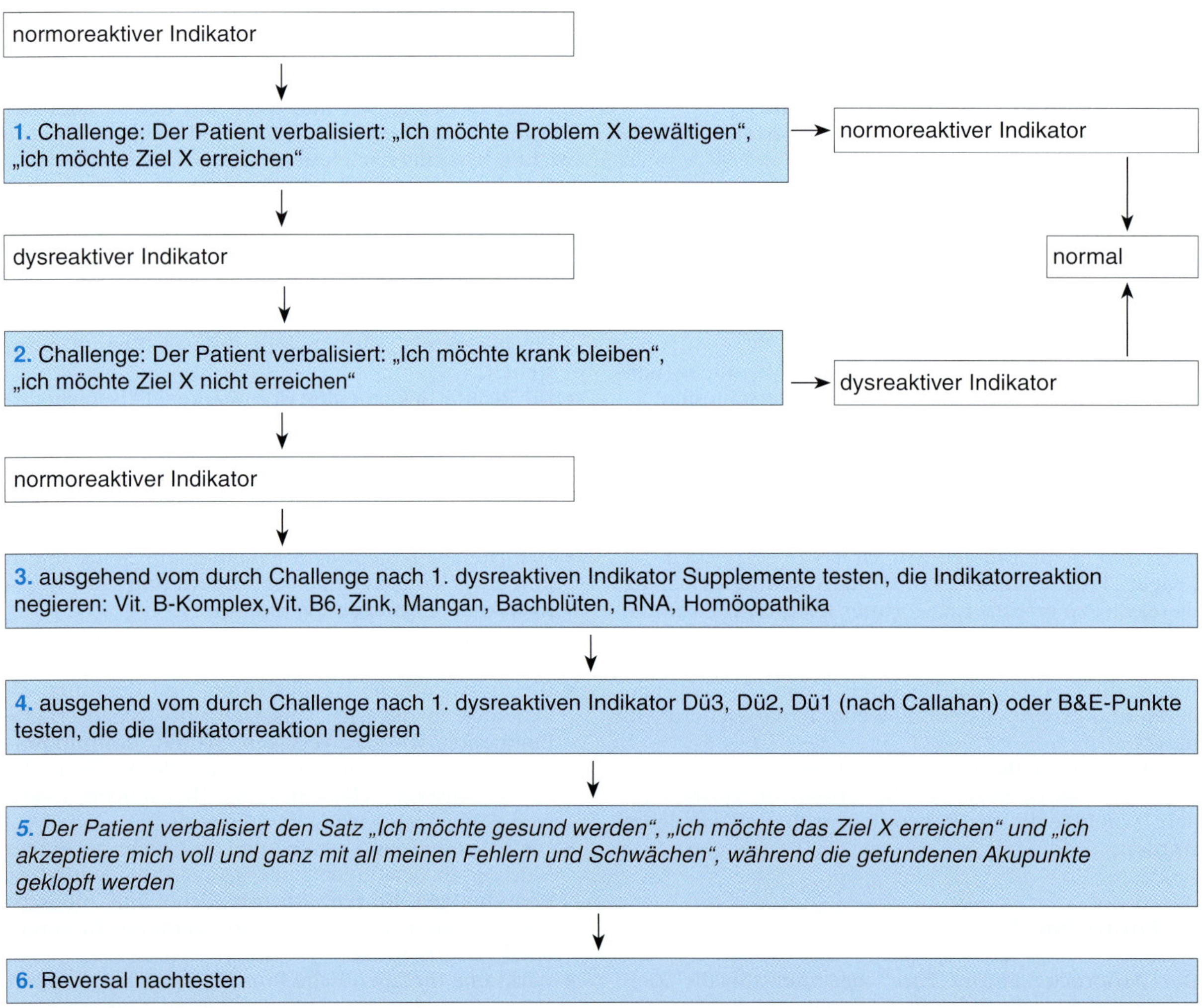

Abb. 9.4: „Psychological Reversal“

Bereits unter normalen Verhältnissen fällt das zirkadiane Mitosemaximum von Tumorzellen auf, das mit dem nächtlichen Parasymphatikusmaximum zusammenfällt. Die Schaltstelle für die Mitoserhythmik fand LACASSAGNE (1961) im Hypothalamus, der bei Tumorpatienten Veränderungen aufzuweisen scheint. Die Tumorkrankheit mit der dabei vorhandenen biologischen Reaktionsstarre der Grundregulation und ihrer immunologischen Erblindung zeigt auch einen Mangel an seelischer Wahrnehmungs-, Begegnungs- und Auseinandersetzungsfähigkeit. Es gibt auch weitere zirkadiane Rhythmen, z.B. für eine Chemotherapie. Das Rezidivrisiko beim Mammakarzinom scheint am günstigsten zu sein, wenn die Brustoperation am achten Tag des Zyklus durchgeführt wird.

Rhythmische Therapien haben somit einen sehr ernsten Hintergrund! Stark rhythmusfördernd ist auch eine unspezifische Immunstimulation durch eine Fieber- und Misteltherapie oder Organo- oder Zelltherapeutika. Nach SCHÜRHOLZ (1988) kann der Krebs als dynamische Krankheit als Katastrophe der Form- und Gestaltbildung betrachtet werden. Es ist demnach sinnvoll, alles anzuregen, was zur Gestaltung des Lebens beiträgt (künstlerische Betätigung, Töpfern u.v.m.), immer vorausgesetzt, der Patient hat Freude daran und ist zur Mitarbeit bereit.

In diesen Zusammenhang gehört auch die Bindung der funktionalen Symmetrie des Lebens an Rhythmen. Krebs ist dabei eine Störung der funktionalen Symmetrie. Damit ist nach HEINE (1997) folgendes gemeint:

„Legt man eine Skala von Aggregaten von höchster Symmetrie bis zum Chaos zugrunde, so liegen die Organismen in der Mitte (MAINZER, 1988). Ihre Symmetrie ist durchweg statistischer Natur, da bei der Selbstreproduktion zwar invariante Muster von Eigenschaften wiederkehren, aber auch zufällige Abänderungen. Eine geringe Anfangsschwankung in einem energetisch offenen System führt zu einer ungleichmäßigen Verteilung und damit einer Symmetriebrechung, die sich makroskopisch z.B. in unterschiedlichen Organgrößen oder mikroskopisch in abgewandelten Zellfunktionen zeigen kann. Das bedeutet, dass die Form einem Typus („Norm") entspricht, um den die realen Werte streuen. Eine Struktur, deren Elemente funktional aufeinander abgestimmt sind und die bei Selbstreproduktion im Sinne einer mathematischen Selbstabbildung erhalten bleibt, stellt ebenfalls eine Art der Symmetrie dar. Im Unterschied zur geometrischen Gestaltsymmetrie sprechen wir von einer funktionalen Symmetrie. Symmetrie, Evolution und Chaos sind durch Symmetriebrechungen aufeinander bezogen. In diesem Kontext stellen Mutationen sprunghafte Symmetriebrüche dar (MAINZER, 1988). Vor diesen Hintergrund erscheinen das Krebsproblem und das chronischer Krankheiten ein Problem des Verlassens des periodischen Verhaltens der Organ- und Gewebsfunktionen als einer funktionalen Symmetrie. Da Zelle und Grundsubstanz zusammen das realisieren, was wir unter Leben verstehen, müssen Symmetriebrechungen dieser Wechselbeziehung das Krebsproblem beinhalten. Die funktionale Symmetrie des Lebens ist an Rhythmen gebunden."

9.8 Übungsfragen zu Kap. 9

Antworten ☞Kap. 10.3

Frage 1: Warum ist eine Krebserkrankung als Allgemeinerkrankung zu verstehen (ganzheitliches Krankheitsbild)?

Frage 2: Was ist bei der Kommunikation mit dem Patienten besonders wichtig?

Frage 3: Welches Vorgehen ist bei der Etablierung komplementärer Verfahren mit Applied Kinesiology sinnvoll?

Frage 4: Wie sollten sie mit Applied Kinesiology allgemein bei dem sensiblen Thema Krebstherapie vorgehen?

Frage 5: Wie überprüfen Sie Verträglichkeit und Wirksamkeit von Chemotherapeutika mit AK?

Frage 6: Welche Gründe sprechen für eine frühzeitige Herd- und Störfeldtestung (insbesondere Kopfherde) in der Tumortherapie und ggf. umgehende Sanierung? Was verursacht Probleme bei der Durchführung einer Herdsanierung im Zahnbereich? Beschreiben Sie das Vorgehen mit Applied Kinesiology.

Frage 7: Warum ist in der biologischen Krebstherapie eine gesunde Darmflora besonders wichtig? Welcher Zusammenhang besteht zu Zahnherden? Beschreiben Sie kurz das Vorgehen bei der Durchführung einer Darmsanierung mit AK.

Frage 8: Wie gehen sie praktisch bei der Durchführung einer Immuntherapie vor? Was kann mit AK getestet werden?

Frage 9: Welche Empfehlungen würden sie einem Tumorpatienten bezüglich der Ernährung geben? Was erschwert oft die Etablierung einer sinnvollen Ernährung?

Frage 10: Geben sie mindestens drei Gründe für die Durchführung einer orthomolekularen Substitutions-/Zusatztherapie in der biologischen Krebstherapie an.

Frage 11: Nennen Sie mindestens fünf Vitamine und Spurenelemente für die häufig ein Bedarf in der Tumortherapie vorliegt.

Frage 12: Nennen Sie Gründe für die große Wichtigkeit einer psychoonkologischen und selbstregulativen Betreuung von Tumorpatienten.

Frage 13: Jede therapeutische Intervention ist wenig wirksam, wenn der Patient nicht das Ziel der Gesundung bzw. Veränderung hat. Ob dies der Fall ist, ist dem Patienten selbst häufig nicht bewusst zugänglich. Gerade beim Krebsgeschehen entscheidet jedoch die „Einstellung" häufig über Leben oder Tod. Wie sollte eine „wohlgeformte Zielbestimmung" gemäß den Techniken des NLP aussehen?

Frage 14: Beschreiben Sie das Vorgehen beim „Psychological reversal".

Frage 15: Wie sollte ein regelmässiges Bewegungstraining zur Steigerung der Immunabwehr gestaltet werden?

9.9 Antworten zu Kap. 8.13

Antwort 1: Sie phagozytieren und prozessieren Antigene und präsentieren sie mit Hilfe der MHC-Klasse-I- und -Klasse-II-Moleküle.

Antwort 2: MCH-I-Moleküle vermitteln den zytotoxischen Weg, MHC-II-Moleküle den zellvermittelten verzögerten Typ der Immunreaktion sowie zusammen mit B-Lymphozyten die Antikörperbildung.

Antwort 3: Natürliche Killer(NK)-Zellen ($CD3^-/CD16^+/CD56^+/CD57^+$)

B-Lymphozyten ($CD19^+$)

T-Helfer-Lymphozyten: TH, „$CD4^+$-Zellen" ($CD3^+/CD4^+/CD8^-$)

Zytotoxische T-Lymphozyten: $CD8^+$-CTL ($CD3^+/CD4^-/CD8^+/CD16^+/CD56^+/CD57^+$) γ/δ-T-Zellen ($CD3^+/CD8^-/CD4^-$).

Antwort 4: IL-1, IL-3, IL-6, IL-8, TNF-α, TNF-β.

Antwort 5: Die entzündungsfördernden und immunregulatorischen Zytokine können in isopathischer Form getestet werden: Dabei geht man von einem immunassoziierten dysreaktiven Muskel aus. Therapeutisch kann die Einnahme isopathischer Zytokine in kurzen Abständen versucht werden.

Antwort 6: Ein B-Zell-Epitop, das eine Antigen-Antikörper-Reaktion auslöst, wenn es an einen Carrier mit T-Zell-Epitop gekoppelt ist und mit der B-Zelle eine Bindung eingeht. Die Antikörperbildung durch die B-Zelle ist nur dann möglich, wenn der Carrier seinerseits von der T-Helferzelle präsentiert wird (T-Zell-B-Zell-Synergie).

Antwort 7: Proinflammatorisch: IL-1, IL-3, IL-5, IL-6, IL-8, TNF-α, TGF-β, IFN-γ, jeweils in D6, D12, oder höher immunstimulierend: IL-2, IL-4, TGF-β, jeweils in D6, D12 oder höherer Potenz

Antwort 8: Eisen, Kupfer, Selen, Zink, Vitamin C, Vitamin A, Bioflavinoide, Vitamin B_2, Vitamin B_3 oder Vitamin-B-Komplex, Vitamin E.

Antwort 9: Echinacin, Eleutherococcus, Sanguinaria canadensis, Chelidonium majus. Glycyrrhiza glabra, Baptisia tinctoria. Reishi Mushroom Extrakt, Panax ginseng, Silymarin.

Antwort 10: Ausgehend von einem dysreaktiven Muskel wird mit Histamin D12 oder einer anderen Potenz provoziert.

Antwort 11: Endgültig ist nur mit Hilfe der labortechnischen Allergietests zu klären, welche Allergene Allergien auslösen. Diejenigen, die mit den Mitteln der Applied Kinesiology getestet eine negative Reaktion auslösen, nicht jedoch eine positive Allergiereaktion aufweisen, müssen als Pseudoallergie oder Unverträglichkeit auslösend betrachtet werden.

Antwort 12: Über Konditionierungsmechanismen (Psychoneuroimmologie), aber auch durch funktionelle Nebennierenschwäche durch lang dauernden emotionalen Stress.

10 Schmerz und Entzündung, Unverträglichkeitsreaktionen

H. Garten

10.1 Definitionen

Es scheint sinnvoll und gerechtfertigt, diese physiologischen und pathophysiologischen Vorgänge unter einer Überschrift zusammenzufassen: Moleküle wie Histamin, Bradykinin, Prostaglandine, Leukotriene sind Mediatoren der entzündlichen Reaktion und des Schmerzes ebenso wie von Unverträglichkeits- und Intoleranzreaktionen.

Schmerz: Durch Rezeptoren vermittelte kognitive Wahrnehmung eines unangenehmen sensorischen und emotionalen Potenzials. Schmerzrezeptoren (Nozizeptoren) werden direkt durch chemische Reize erregt. Dabei können die Rezeptoren direkt durch Schmerzmediatoren zur Depolarisation gebracht werden. Thermisch und mechanisch erregbare Nozizeptoren werden durch Schmerzmediatoren sensitisiert (d.h. näher an die Depolarisationsschwelle gebracht).

Entzündung: Durch zelluläre und humorale Mechanismen vermitteltes Geschehen aseptischer oder septischer Natur, das mit reversiblen oder irreversiblen Gewebsveränderungen und Schmerz einhergeht.

Unverträglichkeiten, Pseudoallergien: Diese Begriffe werden in der Regel synonym benutzt. Man versteht darunter Reaktionen auf Nahrungsmittel- oder Umweltfaktoren, die nicht durch eine allergische Reaktion vom Typ I bis IV verursacht werden. Im engeren Sinne versteht man unter Unverträglichkeiten pseudoallergische Erscheinungen, die mit Mediatorfreisetzung ohne vorhergehende Antigen-Antikörper-Reaktion einhergehen. Die Mediatoren der Unverträglichkeitsreaktionen sind dieselben wie die der Entzündungs- und Schmerzreaktionen.

Intoleranzen: Intoleranzen sind nach der engeren Definition durch angeborene oder erworbene Enzymdefekte bedingt (Laktoseintoleranz, Fructoseintoleranz etc.), sind also grundsätzlich von Unverträglichkeitsreaktionen abzugrenzen. Sekundär können jedoch auch hier Schmerz- und Entzündungsmediatoren eine Rolle spielen. (Das Thema wurde bereits in Kapitel 7 unter „Malassimilation" abgehandelt.)

10.2 Ablauf entzündlicher Reaktionen

Entzündungsreaktionen werden durch pathogene Keime und Parasiten, Umwelttoxine und Allergene ausgelöst. Der Körper reagiert auf diese mit lokalen oder systemischen Prozessen. Zu diesen gehören:

- Phagozytose als unspezifische Abwehrreaktion
- Produktion hochreaktiver Sauerstoffverbindungen (freie Radikale)
- Bildung von Antikörpern und unspezifischen löslichen Faktoren wie Komplement, Serumamyloid, C-reaktivem Protein
- Antigen-Antikörper-vermittelte Immunreaktionen vom Typ I, anaphylaktische Reaktion (☞ Kap. 8.5)
- Perforinproduktion durch natürliche Killerzellen und zytotoxische Reaktion (☞ Kap. 8.5).

Eine Zusammenfassung der Vorgänge beim Entzündungsgeschehen stellt Abb. 10.1 dar. Die Essenz ist, dass es durch allergische Reaktionen mit Bildung von Antikörpern und Immunkomplexen genauso wie durch toxische Reaktionen und Unverträglichkeitsreaktionen zur Bildung von Schmerz- und Entzündungsmediatoren kommt.

10.3 Freie Radikale

Hierunter versteht man eine Vielzahl von Verbindungen, die sich von molekularem Sauerstoff (O_2) ableiten, jedoch im Gegensatz zu O_2 sehr reaktionsfreudig sind. Die wichtigsten Vertreter sind das Superoxidradikal-Anion ($O^{\cdot}{}_2{}^-$), das Hydroxylradikal ($OH^{\cdot}$), Alkoxyradikale ($R\text{-}O^{\cdot}$) und Peroxydradikale ($R\text{-}O\text{-}O^{\cdot}$). Nicht radikalische Verbindungen sind Singulett-Sauerstoff, organische Hydroperoxide (z.B. auch die Primärprodukte der Zyklooxygenase- und Lipoxygenasereaktion, ☞ Kap. 10.10) und H_2O_2. Von großer Bedeutung sind hochreaktive Verbindungen, die biologisch aus reaktiven Sauerstoffverbindungen entstehen: unterchlorige Säure (HOCl), Chlor und Chloramine (R-NHCl).

10.3.1 Biologische Bedeutung

Freie Radikale bei der Entgiftung

Die Oxidation erfolgt vor allem durch die Monooxygenasen der Superfamilie der Cytochrom-P450-Enzyme, weiterhin durch flavinhaltige Monooxygenase (FMO) und durch Peroxidasen. Peroxidasen benutzen zur Oxidation nicht Sauerstoff, sondern H_2O_2 oder Hydroperoxide.

Bei den Reaktionen der Cytochrom-P450-Enzyme entstehen reaktive Sauerstoffverbindungen, Singulett-Sauerstoff, Superoxid-Anionen, Wasserstoffsuperoxid und Hydroxyl-Radikale. Diese hochreaktiven Verbindungen sind zelltoxisch und müssen entsprechend entgiftet werden (Scavenging, ☞ Kap. 10.3.3).

Wenn die Phase II der Entgiftung nicht optimal funktioniert, kann es bei der dann überwiegenden Phase-I-Reaktion zu einer Ansammlung dieser toxischen Substanzen kommen. In der zweiten Entgiftungsphase werden die intermediären Metaboliten durch Konjuga-

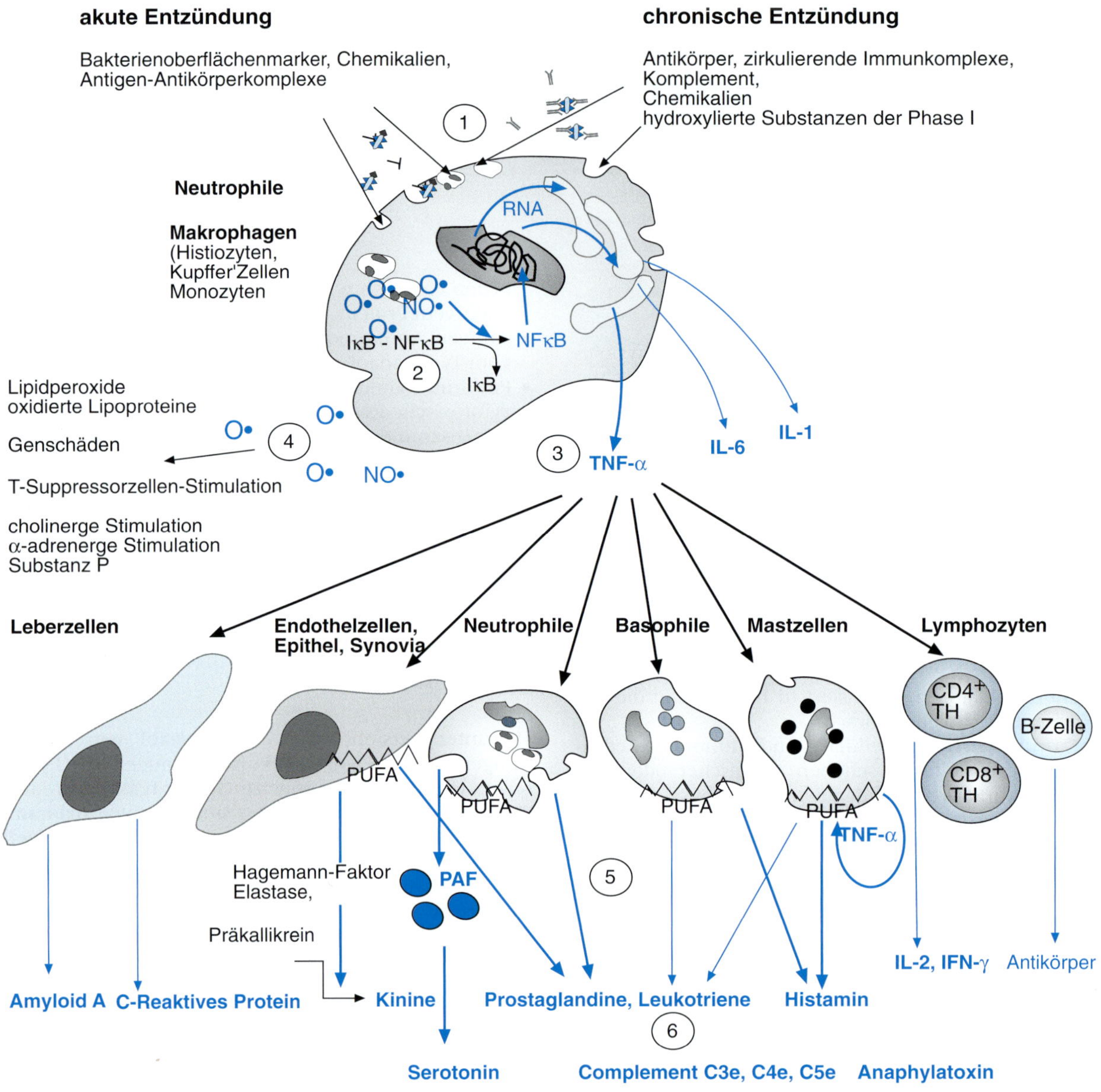

Abb. 10.1: Zusammenfassende Darstellung des Entzündungsgeschehens

Neutrophile („Mikrophagen") und Makrophagen (Histiozyten, Kupffer-Sternzellen in der Leber, Alveolarmakrophagen der Lunge und histiozytäre Retikulumzellen, die alle von den mobilen Monozyten abstammen, phagozytieren als stationäre oder mobile Zellen *(1)*. Die Makrophagen sind als antigenpräsentierende Zellen (APZ) auch im spezifischen Immungeschehen involviert (☞ Kap. 8.2.2).

Im Falle akuter Entzündungen sind es vor allem Bakterienzellwandbestandteile und Exotoxine von Erregern, aber auch Antigen-Antikörper-Komplexe, die phagozytiert werden und dann die im Folgenden beschriebene Kaskade auslösen. Im Falle chronischer Entzündungen sind es vor allem Chemikalien, in Phase I hydroxylierte toxische Stoffe, zirkulierende Immunkomplexe und Komplementbestandteile, die das Entzündungsgeschehen triggern. Die Aufbereitung der phagozytierten Moleküle in den Phagolysosomen führt über die Bildung von reaktiven Sauerstoffradikalen zu einer Geninduktion *(2)* und in der Folge zur Bildung von TNF-α, IL-1, IL-6, IL-8 *(3)*. Frei zirkulierende reaktive Sauerstoffverbindungen führen zu Genschädigungen, Lipidperoxidation und Oxidation von Lipoproteinen, Hauptursachen der Atheroskleroseentstehung und anderer Membranschädigungen *(4)*.

Die Leber wird zur Bildung von Akute-Phasen-Proteinen (C-reaktives Protein und Serumamyloid A) angeregt. Negativ geladene Moleküle, wie sie bei Verletzung mit Freilegung von Kollagen, aber auch über die Wirkung freier Radikale auftreten, führen zur Aktivierung des Kininsystems *(5)*. TNF-α (ebenso wie IL-1 und IL-6) vermittelt die Bildung neugenerierter Lipidmediatoren (Prostaglandine, Leukotriene) *(6)*, wie auch die Kinine. Die Synthese des plättchenaktivierenden Faktors (PAF) aus Membranlipiden führt zur Freisetzung von Serotonin.

tion an eine Reihe verschiedener Verbindungen weiter wasserlöslich gemacht, um sie schließlich eliminierbar zu machen.

Freie Radikale im Entzündungsgeschehen

Unspezifische Entzündungen, die regelmäßig einen negativen Abstrich aufweisen, wie Pharyngitis, Sinusitis, Reizungen des oberen Respirationstrakts (Pseudokrupp!), Harnwegsinfekte, bei denen kein Keimnachweis möglich ist, können Zeichen einer Erkrankung durch freie Radikale sein. Antibiotikatherapien sind dann nur durch die Hemmung von opportunistischen Keimen erfolgreich, nie jedoch auf Dauer; sie bedingen mittelfristig eine Verschlechterung der Symptome und eine Verringerung der Immunkompetenz.
Sauerstoffradikale führen zur Umwandlung von essenziellen Fettsäuren in den Zellmembranen zu den entsprechenden Prostaglandinen, bei Überschuss an Arachidonsäure vor allem zu proinflammatorischen Prostaglandinen, bei Überschuss an GLA und EPA vor allem zu antiinflammatorischen Prostaglandinen.
Die Radikalbildung von Phagozyten dient der Abtötung von Bakterien und Protozoen im Zusammenspiel mit lytischen Enzymen. Neutrophile, Makrophagen, Endothelzellen und andere reagieren auf Exotoxine von Keimen oder deren Zelloberflächenmarker mit Bildung freier Radikale. Makrophagen produzieren zur Zerstörung phagozytierter korpuskulärer Elemente freie Radikale und werden durch Toxine, die einer Konjugation in der Phase-II-Entgiftung entgangen sind, zur Bildung reaktiver Verbindungen angeregt. Dabei hat das Superoxid-Radikal-Anion ($O^{\cdot}{}_2^-$) als Primärprodukt für weitere toxische Metaboliten (H_2O_2, $OH^{\cdot}$, OCl^-, RNHCl) eine Schlüsselfunktion.
Das $O^{\cdot}{}_2^-$-Radikal und seine Folgeprodukte scheinen aber nicht nur bei der Abtötung von Bakterien von Bedeutung zu sein, sondern auch an der Rekrutierung von Leukozyten im Infektionsherd (über Zytokine vermittelt) beteiligt zu sein. Die reaktiven Sauerstoffverbindungen schädigen jedoch nicht nur die phagozytierten Keime, sondern auch das Wirtsgewebe, zunächst nur lokal. Endotoxinbedingte Komplementaktivierung (C5a) kann zu allgemeiner $O^{\cdot}{}_2^-$-Freisetzung führen, was ein Substrat des Endotoxinschocks sein könnte.
Auch nichtinfektiöse Entzündungsreize werden durch Phagozyten ähnlich beantwortet: Sie reagieren auf Kontakt mit Fremdkörpern (Rußpartikel u. a., aggregierte Immunkomplexe und Zelldetritus) mit Superoxid-Radikal-Bildung.
Die nachgewiesenen Wirkungen von Superoxid-Radikalen und deren Folgeprodukten sind: Depolymerisation von Kollagen, Proteoglykanen und Hyaluronsäure, Zersetzung von Lipiden, Denaturierung von Enzymen, Inaktivieren von Serinprotease-Inhibitoren (α-Antitrypsin), Bildung leukotaktischer Faktoren durch Interaktion mit Metaboliten der Arachidonsäure, Zerstörung von Leukozyten, Erhöhung der Gefäßpermeabilität und Lyse von Erythrozyten durch Schädigung von Membranlipiden (Forth, Henschler et al., 1996). Kollagen wird durch Elastase ebenso wie durch die Sauerstoffradikale abgebaut. α_1-Antitrypsin hemmt im gesunden Gewebe die Elastase, wird jedoch seinerseits durch die Sauerstoffradikale und Folgeprodukte gehemmt.
Reaktive Sauerstoffverbindungen triggern die Bildung von TNF-α, das dann weitere Schritte der Entzündungsreaktion vermittelt (☞ Kap. 10.4, Abb. 10.1).

Lipidperoxidation

Der Angriff der freien Radikale auf Membran- und Plasmalipide führt zur Initiierung der Lipidperoxidation (LPO), einer unkontrollierten radikalischen, autokatalytischen Kettenreaktion mit den polyungesättigten Fettsäuren (PUFAs, ☞ Kap. 10.10) der Lipide als Substrat. Ein Übermaß an LPO wird mit verschiedenen Krankheitsbildern assoziiert, z. B. Atherosklerose, Autoimmunerkrankungen, neurodegenerativen Erkrankungen wie Morbus Parkinson, Morbus Alzheimer, tardiver Dyskinesie, Trisomie 21 (Down-Syndrom) und anderen.
Die Bedeutung der Lipidperoxidation für normale Lebensprozesse ist zurzeit noch umstritten, ihr Zusammenhang mit pathogenen Prozessen dagegen eindeutig bewiesen. Nach derzeitigen Erkenntnissen bewirkt sie:
- Eine Destruktion der Membranstruktur, die zu einem Verlust der Membranfunktion mit Abnahme der Fluidität und Permeabilität der Zellmembran sowie zu einer Inaktivierung membrangebundener Enzyme und Rezeptoren führen kann; derartige Membranschäden sind bis zu einem gewissen Grad durch selenhaltige Peroxidasen (GPX) reparabel;

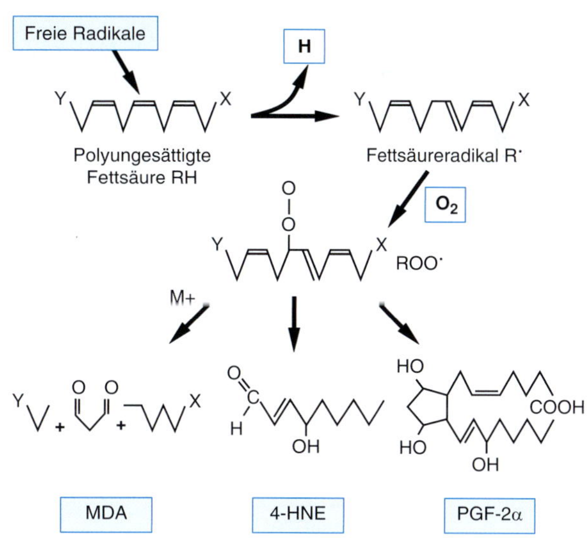

Abb. 10.2: Lipidperoxidation – autokatalytische Kettenreaktion
Oben: Initiierung der Lipidperoxidation durch die Wechselwirkung von freien Radikalen, z. B. $OH^{\cdot}$ mit einer ungesättigten Fettsäure (RH) eines Phospholipids. Es kommt zur Abspaltung eines Wasserstoffatoms an der Fettsäure und zur Bildung des Fettsäureradikals ($R^{\cdot}$).
Mitte: Reaktion des entstandenen Fettsäureradikals ($R^{\cdot}$) mit molekularem Sauerstoff zu einem Fettsäureperoxidylradikal ($ROO^{\cdot}$). $ROO^{\cdot}$ reagiert mit einer weiteren Fettsäure unter Generierung neuer Fettsäureradikale ($R^{\cdot}$) und Anhäufung von Lipidhydroperoxiden (ROOH).
Unten: Durch Sekundärreaktionen entstehen Autoxidationsprodukte, v. a. MDA (Malondialdehyd), 4-HNE (4-Hydroxynonenal) und $PGF_{2\alpha}$ (8-iso-Prostaglandin $F_{2\alpha}$).

- Die Modifikation von Lipoproteinen, die ein erhöhtes Risiko atherosklerotischer Gefäßwandschädigung zur Folge hat;
- Die Bildung sekundärer Autoxidationsprodukte mit verschiedenen Sauerstoffgruppierungen durch Spaltung, Umlagerung und Oxidation generierter Lipidperoxide (ROO·), z. B. Malondialdehyd, 4-Hydroxyalkenale mit 4-Hydroxynonenal als Haupt- und 4-Hydroxyhexenal als Nebenprodukt sowie 8-iso-Prostaglandin F2α.

Genschäden durch freie Radikale: degenerative DNA-Oxidation

8-Hydroxy-2'-deoxyguanosin (8-OHdG)

Ionisierende Strahlung, UV-Strahlen, Metalle und Schadstoffe können die Entstehung von freien Radikalen begünstigen. Zellen, deren antioxidativer Schutz nicht adäquat ist, werden geschädigt. Moleküle in der Nachbarschaft der freien Radikale, wie Lipide, DNA, RNA, Proteine oder Enzyme, werden chemisch alteriert. Besonders problematisch ist die Radikalschädigung der DNA entweder durch direkte Wechselwirkung von H_2O_2, Superoxidanion-Radikalen oder Hydroxyl-Radikalen mit verschiedenen Gruppen der DNA oder indirekt durch Inaktivierung von DNA-Reparaturenzymen. Eines der wichtigsten Oxidationprodukte der DNA mit mutagenem Potenzial ist 8-Hydroxy-2'-deoxyguanosin (8-OHdG).

Erhöhte 8-OHdG-Spiegel im Urin findet man bei überschießender Belastung mit reaktiven Sauerstoffspezies, aber auch bei einer effizienten Reparatur der DNA nach Schädigung. Andere Ursachen für hohe OHdG-Spiegel liegen bei einem hohen Turnover der Zellen bei Nekrosen und Apoptose, aber auch bei einer Oxidation des Pools an freien Nukleotiden. 8-OHdG kann daher als Marker genetischer Schädigung durch oxidativen Stress gemessen werden (Wu, Chiou, et al., 2004)

DNA-Reparaturenzyme eliminieren oxidativ veränderte DNA-Abschnitte und setzen Deoxynukleotide frei, die nachfolgend zu Deoxynukleosiden hydrolysiert werden. Im Falle des 8-OHdG setzt eine N-Glycosylase die Base 8-oxo-Guanin (8-oxo-G) frei (☞ Abb. 10.2).

Körperliche Aktivität hat keine Auswirkungen auf das Auftreten oxidativer DNA-Marker, wenn das antioxidative Potenzial der Zellen ausreicht (Rall, Roubenoff., et al., 2000). Zigarettenrauchen resultiert in signifikantem Anstieg oxidativer DNA-Schäden (Suzuki, Ito, et al., 2003). Auch Schadstoffe wie Benzol, Benzpyren, Metalle, Quecksilberverbindungen und Mineralstäube induzieren erhöhte 8-OHdG-Bildung. Porphyrie, chronische Entzündungen, Bleivergiftung etc. wirken ebenfalls in diesem Sinne. Mit zunehmendem Alter sind aufgrund nachlassender antioxidativer Reserve vermehrt oxidative DNA-Metaboliten nachweisbar.

Sekundäre Pflanzenstoffe, Flavonoide, haben besonders gute Fähigkeiten, die Bildung der DNA-Oxidationsprodukte zu reduzieren (Kanazawa, Uehara, et al., 2006) Man findet sie vermehrt in Zwiebeln, Grünkohl und grünen Bohnen.

8-oxo-Guanin

8-oxo-Guanin ist oxidativ verändertes Guanin. Es wird als Folge von oxidativem Stress, ionisierender Strahlung oder Tabakrauch gebildet. Guanin erhält dabei ein zusätzliches Sauerstoffatom an der C8-Position. 8-oxo-Guanin ist mutagen wegen seiner Fehlkodierungseigenschaften mit Verlust der Basenpaarungsspezifität bei der Fehlablesung des benachbarten Pyrimidins oder Insertion von Adenin auf der Gegenseite von 8-oxo-Guanin. Es wird durch Aktivität der Reparaturenzyme, welche die oxidierten Basen vor dem Einbau in DNA (z. B. 8-

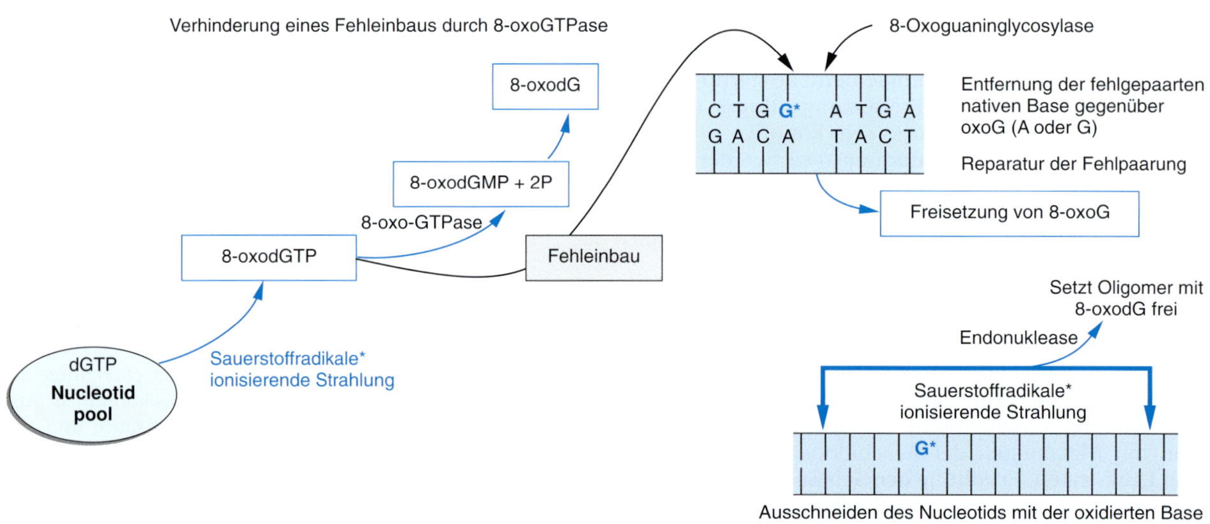

Abb. 10.3: Oxidative Veränderung der Base Guanin in vivo und Reparaturwege zur Beseitigung von Fehlinsertionen mit Verlust der Basenpaarspezifität: Sauerstoff-Radikale, UV-Strahlung und Radioaktivität greifen intakte DNA an bzw. oxidierte Basen werden von der Polymerase in die DNA eingebaut. Die Glycosylase schneidet die oxidierte Base aus, die Endonuklease schneidet das Nukleotid aus. 8-oxo-GTPase verhindert den Fehleinbau. In allen Fällen fällt 8-oxo-G an. (Erklärung: 8-oxo-dG bedeutet 8-oxo-7,8-Dihydroguanine, 8-oxo-G steht für 8-oxo-Guanin).

oxo-GTPase) eliminiert oder aus der veränderten DNA ausschneidet (Glycosylase, Endonuklease) freigesetzt (☞ Abb. 10.2).

10.3.2 Bildung reaktiver Sauerstoffverbindungen

Superoxid-Radikal-Anionen ($O^{\cdot}{}_2^-$)

Sie entstehen als Nebenprodukt der mitochondrialen Atmung und treten verstärkt durch gewisse Xenobiotika und zytostatische Antibiotika auf. Das Herbizid Paraquat führt zu besonders ausgeprägter $O^{\cdot}{}_2^-$-Bildung. Monozyten, Makrophagen und polymorphkernige Leukozyten bilden bei der Phagozytose von Bakterien und nichtinfektiösen Fremdkörpern ebenso wie endogenen und xenogenen Substanzen $O^{\cdot}{}_2^-$.

Wasserstoffperoxid (H_2O_2)

H_2O_2 kann im Organismus direkt als Nebenprodukt enzymatischer Reaktionen oder indirekt durch Dismutation von $O^{\cdot}{}_2^-$ entstehen:

$$2\ O^{\cdot}{}_2^- + 2\ H^+ \longrightarrow O_2 + H_2O_2$$

Organische Hydroperoxide

Sie können durch Autooxidation der ungesättigten Fettsäuren in Membranpeptiden entstehen. Dies geschieht bei Belastung des Organismus mit Oxidanzien und oxidierenden Radikalen. Die Fettsäureperoxide zerfallen über Zwischenstufen in Aldehyde, von denen das **Malondialdehyd** ein Marker oxidativer Belastung ist. Auch in spezifischen enzymatischen Reaktionen werden Hydroperoxide gebildet, z.B. die Primärprodukte der Cyclooxygenase- und Lipoxygenasereaktion bei der Prostaglandinsynthese (PGG_2, 5-HPETE, 12-HPETE, 15-HPETE; ☞ Kap. 10.10).

Hydroxyl ($OH^{\cdot}$)- und Alkoxyl-Radikale ($RO^{\cdot}$)

Wahrscheinlich entsteht das $OH^{\cdot}$-Radikal in entzündetem Gewebe aus $O^{\cdot}{}_2^-$ und H_2O_2 bzw. aus einem organischen Säurerest und H_2O_2 (Haber-Weiss-Reaktion, ☞ Tab. 10.1).
Fenton-Reaktion (Murray et al., 2000): Hier entstehen Hydroxylradikale nichtenzymatisch katalysiert durch Fe^{2+} aus H_2O_2. Diese Reaktion scheint vor allem für die Neurodegeneration bei Morbus Parkinson etc. von Bedeutung zu sein (☞ Tab. 10.1, Gerlach, Reichmann et al., 2000).

Myeloperoxidaseprodukte (OCl^-)

Die Myeloperoxidase (MPX) setzt in polymorphkernigen Leukozyten H_2O_2 mit Halogeniden zu unterhalogenigen Säuren um (☞ Tab. 10.1). Die unterchlorige Säure ist aggressiver als H_2O_2. Nichtenzymatische Folgeprodukte sind im Folgenden aufgeführt.
HOCl steht im Gleichgewicht mit Chlor:

$$2Cl^{\cdot} + OH^- \longleftrightarrow H^+ + OCl^- + Cl^-$$

HOCl kann mit Aminen zu Chloraminen reagieren: R-NHCl. Ferner kann aus HOCl Singulett-Sauerstoff gebildet werden.

Singulett-Sauerstoff ($^1\Delta_gO_2$)

Die unterchlorige Säure, die bei der Myeloperoxidase-Reaktion entsteht (☞ oben), reagiert nichtenzymatisch mit Wasserstoffperoxid unter Bildung von Sauerstoff. Die freie Energie der Reaktion bleibt in Form eines elektronischen Anregungszustands des Sauerstoffmoleküls erhalten und man spricht von Singulett-Sauerstoff ($^1\Delta_gO_2$). Singulett-Sauerstoff entsteht ferner als Nebenprodukt der Prostaglandinsynthese (☞ Tab. 10.1).
Singulett-Sauerstoff hat auch eine wichtige biologische Wertigkeit, es ist die biologisch relevante, physikalisch angeregte Form des Sauerstoffmoleküls. Sauerstoff im Grundzustand hat zwei Elektronen in zwei verschiedenen Orbitalen mit paralleler Drehrichtung und ist deshalb reaktionsträge. Singulett-Sauerstoff hat zwei Elektronen mit antiparallelem Spin. Es benötigt 22 kcal/mol, um den Sauerstoff in diesen Zustand zu bringen. In diesem angeregten Zustand ist Reaktion mit anderen Molekülen und Atomen möglich. Nach der Einatmung wird Sauerstoff auf dem Weg zu den Mitochondrien zu aktiviertem Singulett-Sauerstoff, vermutlich auch während der Bindung an Hb. Singulett-O_2 ist auch wichtig in der Abwehr gegen Mikroorganismen (Lipidperoxidation, Zerstörung der DNA). Nach Popp hat Singulett-Sauerstoff eine bis zu 800% stärkere Photonenemission.

10.3.3 Deaktivierung reaktiver Sauerstoffverbindungen

Außer nichtenzymatischen Reaktionsmöglichkeiten (Reaktionen mit SH-Gruppen, Scavenging durch α-Tokopherol und Karotinoide, Vitamin C) gibt es spezifische enzymatische Entgiftungsreaktionen (☞ Tab. 10.1).

Superoxid-Dismutasen

Superoxid-Dismutasen (SOD) setzen $O^{\cdot}{}_2^-$ um. Es sind Metallproteine, in deren katalytischem Zentrum Eisen, Mangan oder Kupfer, bei kupferhaltigen Superoxiddismutasen zusätzlich noch Zink zu finden sind. Der limitierende Faktor der Entgiftungsreaktion ist nicht die Zeitkonstante, sondern die Konzentration von Superoxiddismutase, die in hoher Konzentration in der Zelle vorkommt (☞ Tab. 10.1). Bei Männern und Frauen zeigt Superoxiddismutase in gleichem Maße eine altersabhängige Abnahme (ab 65 Jahren) in ihrer Aktivität.

Katalase

Sie ist ein Hämprotein, kommt in allen Körperzellen vor und entgiftet das in den Peroxisomen entstehende H_2O_2 zu O_2 und H_2O (☞ Tab. 10.1). Zudem wirkt sie auch peroxidativ, da sie die Oxidation von Wasserstoffdonatoren katalysiert; z.B. werden Lipidhydroperoxide zu nichttoxischen Alkoholen umgesetzt. Katalase ist in sog. Peroxisomen in allen menschlichen Zellen – beson-

Tab. 10.1: Bildung und Detoxifizierung reaktiver Sauerstoffverbindungen			
Synthese Freier Radikale			
1. Atmungskette	$O_2 \xrightarrow{+e} O_2^{\cdot -} \xrightarrow[+H^+]{+e} H_2O_2 \xrightarrow{+e} OH + OH^{\cdot} \xrightarrow[+H^+]{+e} H_2O$		
2. Enzymatische Reaktionen	Xanthin-Oxidase	Xanthin + O_2	$\longrightarrow$ Harnsäure + $O_2^{\cdot -}$ + H_2O_2
	Stickoxid-Synthase	Arginin + O_2	$\longrightarrow$ Citrullin + $NO^{\cdot}$
	Monamin-Oxidase	$RCH_2NH_2 + O_2 + H_2O$	$\longrightarrow$ $RCHO + NH_3 + H_2O_2$
	Myeloperoxidase	$Cl^- + H_2O_2$ $OCl^- + H_2O_2$	$\longrightarrow$ $H^+ + OCl^- + OH^-$ $\longrightarrow$ $Cl^- + H_2O + {}^1\Delta_gO_2$
	Haber-Weiss-Reaktion	$H_2O_2 + O_2^{\cdot -}$	$\xrightarrow{(Fe)}$ $O_2 + OH^- + OH^{\cdot}$
3. Nicht-enzymatische Reaktionen	Fenton-Reaktion	$H_2O_2 + Fe^{2+}$	$\longrightarrow$ $Fe^{3+} + OH^- + OH^{\cdot}$
Entgiftung von reaktiven Sauerstoffverbindungen			
1. Enzymatische Reaktionen	Superoxid-Dismutase	$2O_2^{\cdot -} + 2H^+$	$\xrightarrow{(Cu, Zn; Mn)}$ $H_2O_2 + O_2$
	Glutathion-Peroxidase	$2GSH + H_2O_2$	$\xrightarrow{(Se)}$ $2H_2O + GSSG$
	Katalase	$H_2O_2 + H_2O_2$	$\longrightarrow$ $2H_2O + O_2$
2. Nichtenzymatische Reaktionen: Antioxidantien (s. Tab. 10. 2)			

ders reichlich jedoch in der Leber und in den Erythrozyten – lokalisiert.

Glutathion-Reduktase

Glutathionreduktase (GR) gehört zu den Enzymen des Glutathionsystems und reguliert in einer $NADPH_2$-abhängigen Reduktion des oxidierten Glutathions (GSSG) die Verfügbarkeit des wichtigsten zellulären Antioxidans Glutathion (GSH).

Glutathion-Peroxidasen

Glutathion-Peroxidase (GPX) katalysiert zum einen die Detoxifikation von Wasserstoffperoxid (H_2O_2) zu Sauerstoff und Wasser (☞ Tab. 10.1) und verhindert dadurch die Fenton-Reaktion, bei der H_2O_2 in Gegenwart von Schwermetallionen zu hochtoxischen Hydroxylradikalen umgesetzt wird. Zum anderen katalysiert GPX die Reduktion von Hydroperoxiden von ungesättigten Fettsäuren zu Alkoholen, weiter von Steroiden und Nukleotiden. GPX ist ein selenhaltiges Enzym, das in den Mitochondrien und im Zytosol vorhanden ist und als Substrat reduziertes Glutathion (GSH) benötigt. Kovalent gebundenes Selen ist essenziell für seine Aktivität. In klinischen Studien konnte gezeigt werden, dass die Aktivität der GPX besonders stark von der Lebensweise (Ernährung, Tabakkonsum) abhängt, verglichen mit den anderen indizierbaren Enzymen. Erhöhter Tabakkonsum erniedrigt die Aktivität, hingegen wird sie durch gesunde Ernährung gesteigert.

Glutathion-S-Transferasen

Dies ist eine Familie von Schlüsselenzymen der Glutathionbindung in der zweiten Phase der Detoxifikation (☞ Kap. 14.5.1). Folgende Isoenzyme kommen vor:

- GST-α (besonders in Leber, Lunge, Niere vorkommend) entgiftet Cumenhydroperoxide, alkylierende Medikamente (Chlorambucil).
- GST-μ (in Leber, Lunge, Niere, Herz, Mamma, Hirn, Muskel, Pankreas und Testes) entgiftet Epoxide, Chinone, Styrol, Stilben, Acrolein und Benzylhalogenide.
- GST-π (in fast allen Geweben außer Leber, Muskel, Pankreas und Testes) entgiftet Acrolein, Propanal, 4-Hydroxynonenal, Pyrene und alkylierende Zytostatika.
- GST-θ (nur in der Leber) entgiftet halogenierte Kohlenwasserstoffe (Methylpromid etc.), Ethylenoxid, Styren-7,8-oxid, Manoepoxibuten, Diepoxibutan.

Der entscheidende Unterschied ist die katalytische Aktivität gegenüber unterschiedlichen endo- und xenotoxischen Substanzen.

10.3.4 NO· (Stickstoffmonoxid)

NO·wurde als der endothelrrelaxierender Faktor identifiziert und hat eine breit gefächerte physiologische Bedeutung. Ein Mangel wird mit essenzieller Hypertonie ebenso wie mit anderen Artherosklerose-Risikofaktoren wie Hyperlipidämie assoziiert. NO· relaxiert die gastrointestinale glatte Muskulatur, was zu reduzierter Motilität und Relaxation der Sphinkter führt. NO· hat leberprotektive Wirkung, eventuell indem es den Verbrauch von reduziertem Glutathion verhindert (Harrison's, 2005).

NO· wird von Makrophagen, Lymphozyten und neutrophilen Granulozyten gebildet und ist Teil der bakteriziden, fungiziden, viriziden, parasitiziden und antitumorösen Aktivitäten von Makrophagen. Auf der anderen Seite limitiert es die Lymphozytenproliferation und moduliert den allogenen Immunresponse. NO· soll die Neuroplastizität fördern (Fried, Merrell et al., 1999). NO· wird aus Arginin gebildet (☞ Tab. 10.1, Devlin, 1997). Seine Produktion ist Teil der Paramunaktivität.

Die Aktivität von NO˙ ist also ambivalent: Ein Zuwenig scheint relevanter zu sein als ein Zuviel. Therapeutische Implikationen ergeben sich für den Mangel bisher außer den bekannten der traditionellen Nitrovasodilatatoren (Nitroglyzerin) und der neuen Anwendung von NO˙-Donatoren für die Behandlung von Impotenz, Sildenafil (Viagra®),und andere nicht, da die Verabreichung von Arginin (3 × 2 g/Tag) als Versuch einer antihypertensiven Therapie keinen Erfolg hatte (Pezza, Bernardini et al., 1998).

NO˙ ist ein Neurotransmitter und ein bedeutendes Glied in einer ganzen Reihe von Faktoren, die zu Hirngewebsuntergängen führt. Das ist zum Beispiel beim Schlaganfall so, aber auch bei den so genannten primär degenerativen Erkrankungen, wie der Parkinson-Krankheit und sicherlich auch bei der Alzheimer-Krankheit. Curcumin fungiert als Scavenger für NO˙, was die Bedeutung dieser Substanz als antiinflammatorischen Wirkstoff erklärt. Vitamin C ist für die Stabilität von NO˙ an der Basalmembran von Bedeutung (☞ Kap. 9 und 14).

10.3.5 Labordiagnostik oxidativen Stresses

α_1-Antitrypsin

n = 83–199 mg/dl

Es handelt sich um einen Serinproteaseinhibitor. α_1-Antitrypsin wird durch Sauerstoffradikale und Folgeprodukte gehemmt.

Erhöhte Werte finden sich bei:

- Akut entzündlichen Prozessen
- Akuten Schüben von chronisch-entzündlichen Prozessen (auch im Stuhl bestimmbar)
- Tumoren (insbesondere Bronchialkarzinom)
- Schwangerschaft
- Östrogenbehandlung.

α1-Antitrypsin ist erniedrigt bei:

- Heriditärem α_1-Antitrypsin-Mangel
- Icterus prolongatus bzw. Hepatitis des Neugeborenen
- Kindlicher chronischer Hepatitis oder Leberzirrhose
- Lungenemphysem
- Oxidativem Stress.

2,5-Dihydroxybenzoat

Dihydroxybenzoat (2,5-DHB) und Catechol können im Urin nach Acetylsalicylsäure- und Acetaminophenbelastung (je 650 mg) gemessen werden. Sie sind das direkte Produkt eines Hydroxylradikalangriffs auf Salicylsäure. Weiterhin kann 2,5-DHB enzymatisch mit dem Superoxidradikal aus Neutrophilen gebildet werden (Kettle und Winterbourn, 1994, Grootveld und Halliwell, 1986, 1988). Daher können erhöhte 2,5-DHB-Spiegel das Superoxidpotenzial, assoziiert mit inflammatorischen Prozessen, dokumentieren. Erhöhte Werte im Serum sprechen auch für hohe Aktivität der Phase-I-Detoxifikation.

Glutathion

n = 2,4–4,4 µmol/l im Serum

Es stellt das wichtigste zelluläre Schutzsystem gegenüber oxidativen Stress dar. Glutathion ist Kofaktor der Phase-I-Entgiftung (☞ Kap. 14) über die Glutathiontransferasen. Ein wichtiger Faktor ist das Verhältnis zwischen reduziertem Glutathion (GSH) und oxidiertem Glutathion (GSSG; Glutathiondisulfid). GSSG hat normalerweise nur einen Anteil von 10% am Gesamtglutathion; eine Verschiebung in Richtung oxidiertes Glutathion führt zu einer Aktivierung von Entzündungssystemen über den Transkriptionsfaktor NF-κB (☞ Kap. 10.4.1). Der Quotient GSSG/GSH sollte im Normalfall < 0,48 sein.

Glutathion lässt sich außer im Serum in Zellenpopulationen bestimmen, wo die Konzentrationen naturgemäß die im Serum um ein Vielfaches übersteigen (z. B. Erythrozyten: 1880–2360 µmol/l. Glutathionerniedrigung kann hinweisen auf:

- Erhöhten zellulären oxidativen Stress mit Verbrauch von reduziertem Glutathion
- Erhöhte Toxinbelastung mit Glutathionverbrauch
- Mangel an Restitutionsmechanismen für oxidiertes Glutathion
- Verminderte Glutathionsynthese infolge Enzymdefekts (Glutathionsynthetase) oder Substratmangels (Cysteinmangel).

Glutathionperoxidase

n = 4170–10488 U/l

In klinischen Studien konnte gezeigt werden, dass die Aktivität der GPX besonders stark von der Lebensweise (Ernährung, Tabakkonsum) der untersuchten Personengruppe abhängt, verglichen mit den anderen indizierbaren Enzymen. Erhöhter Tabakkonsum erniedrigt die Aktivität, hingegen wird sie durch eine gesunde Ernährung gesteigert. Erhöhte Glutathionperoxidasewerte weisen auf vermehrten Glutathionumsatz hin.

Glutathion-S-Transferasen

n = 18,5–42,0 ng/ml

Erhöhte Glutathion-S-Transferase-Aktivitäten weisen auf Induktion durch Schadstoffe bei gesteigertem Glutathionverbrauch hin. Erniedrigte Werte können Hinweis geben auf einen genetischen Defekt, fehlende oder niedrige Schadstoffbelastung oder lang anhaltende Belastung.

Superoxiddismutase

n = 30–205 U/ml

Dies ist das Schlüssenenzym der Wasserstoffperoxidelimination. Zytoplasmatische Superoxiddismutase ist kupfer- bzw. zinkabhängig, mitrochondriale Superoxiddismutase ist manganabhängig. Ein erniedrigter Wert kann für Kupfer- oder Zinkmangel oder Erschöpfung durch lang andauernde Belastung sprechen.

Serumlipidperoxide

Lipidperoxide entstehen durch oxidativen Stress aus Membran und Serumlipiden. PGE_2, PGI_2, TXA_2 können als Ausdruck proinflammatorischer Aktivität bestimmt werden.

Produkte der Lipidperoxidation

Aldehyde

Malondialdehyd: n = 0,36 – 1,42 µmol/l
Diese haben verglichen mit den freien Radikalen relativ lange Halbwertszeiten, werden intra- und extrazellulär über größere Distanzen fortbewegt und sind in der Lage, mit Enzymen, Proteinen und Nukleinsäuren, auch weit entfernt vom ursprünglichen radikalischen Angriff, zu reagieren. Malondialdehyd (MDA) ist ein reaktives Hauptprodukt der Peroxidation von Lipiden und gilt daher als signifikanter diagnostischer Marker der Lipidperoxidation, vorwiegend der Plasmalipide (☞ auch Abb. 10.2). Physiologisch bildet sich MDA ausschließlich aus peroxidierten mehrfach ungesättigten Fettsäuren (PUFAs) mit mindestens drei Doppelbindungen, z. B. Arachidonsäure und Docosahexaensäure. Die Reaktivität von MDA mit Lysinresten im Apolipoprotein B-100 führt zur LDL-Modifikation und damit zur bevorzugten Bildung sog. Schaumzellen, die in der Pathogenese der Atherosklerose eine bedeutende Rolle spielen. Die Metabolisierung von MDA (Detoxifikation) erfolgt in Phase-I-Reaktionen durch Aldehyddehydrogenasen.

4-Hydroxynonenal

4-Hydroxynonenal (4-HNE) entsteht ebenfalls bei der Peroxidation von PUFAs, z. B. der Linol- oder Arachidonsäure, die Bestandteile biologischer Membranen sind (☞ Kap. 10.10 und Abb. 10.2). Aufgrund seiner zwei funktionellen Gruppen (Aldehyd und Hydroxyl) und der C=C-Doppelbindung gehört 4-HNE zu den reaktivsten Autoxidationsprodukten. Diskutiert wird hierbei insbesondere die Reaktivität gegenüber biologisch wichtigen Thiolverbindungen wie Glutathion, Cystein und SH-Proteinen. Die DNA-schädigende Wirkung begründet sich durch die Reaktion mit Deoxyguanosin. Die Metabolisierung von 4-HNE erfolgt in Phase-I-Reaktionen durch Alkoholdehydrogenase und Aldehyddehydrogenase und in Phase-II-Reaktionen, letztere durch die spontane oder durch GST-Pi katalysierte Konjugation mit Glutathion.

F_2-Isoprostane

8-Iso-Prostaglandin F_{2a} (PGF_{2a}) gehört zur Familie der F_2-Isoprostane und ist ein Lipidperoxidationsprodukt der Arachidonsäure (☞ Abb. 10.2). Nachgewiesen wurde seine Eigenschaft als starker Vasokonstriktor mit einer Schlüsselrolle in der Pathogenese des hepatorenalen Syndroms und der Atherosklerose. Des Weiteren hat PGF_{2a} einen signifikanten Anteil an der Destruktion der Membranstruktur. Es zirkuliert im Plasma und wird im Urin sezerniert.

8-Hydroxydesoxyguanosin (8-OH-2′-Deoxyguanosin)

8-OH-2′-Deoxyguanosin (8-OHdG) und die anderen oxidativen DNA-Metaboliten sind schlechte Substrate für DNA-Synthese-Enzyme. Da sie wasserlöslich sind, werden sie ohne weiteren Metabolismus renal ausgeschieden. Extern zugeführtes 8-OHdG wird gastrointestinal nicht resorbiert, so dass die Nierenausscheidung diätetisch nicht verfälscht wird. Die Harnkonzentration von 8-OHdG ist daher ein direktes Maß der kumulativen oxidativen DNA-Schädigung des Körpers, wobei sowohl zelluläre als auch mitochondriale DNA betroffen sind.
8-OHdG kann immunologisch, mittels kompetetiven ELISA-Tests im Urin nachgewiesen werden. 8-OHdG kann aber auch intrazellulär in den Lymphozyten gemessen werden. Dabei wird ein Floureszenzfarbstoff direkt an 8-oxo-Guanin gebunden und die Zahl der fluoreszierenden Zellen sowie die Intensität der Fluoreszenz sind ein Maß für die oxidative Schädigung der Lymphozyten. Die Nachweise in den unterschiedlichen Materialien sollten den spezifischen Fragestellungen angepasst werden:

- Eine streng organspezifische oxidative Schädigung spiegelt sich nicht in den Lymphozyten des peripheren Blutsystems wider, dagegen sehr wohl im Urin.
- Bei einer Nierenfunktionsstörung muss man hingegen auf die Analyse dieses oxidativen Stressmarkers im Blut ausweichen.

Eine oft im Alter reduzierte enzymatische Reparaturfähigkeit von Endonuklasen und Glykosylasen (die spezifisch die oxidierte Base ausscheiden) wird dagegen bei einem diskrepanten Ergebnis zwischen der zellulären Bestimmung (hohe Werte) und der Urinanalyse (niedriger Wert) sichtbar. Auch eine Oxidation des freien Nukleotidpools sowie DNA-Abbau aus toten Körperzellen kann man nur im Urin messen (☞ auch Abb. 10.3).
Labor: z. B. Tiller u. Kollegen, Bayerstr. 53, 80335 München, Tel. 089-54 30 80, Bayer, Stuttgart, Tel. 0711-164180, www.Labor-bayer.de

„Komplexe Serum-Redoxdifferenz-Provokationsanalyse"

Heinrich (1997) führt eine Analytik, die auf Messungen von Redoxpotenzialen beruht, durch. Hierzu wird eine Elektrolytkapillare benutzt, mit deren Hilfe folgende weiteren Messungen in 0,5 ml Vollserum nach Inkubation von 60 Minuten vorgenommen werden (laut Patentschrift DE 4238967 A 1 vom 19.11.92):

1. Messung des Leer- oder Basispotenzials.
2. Messung des Potenzials nach Zugabe von 1,5 mg ATP.
3. Messung nach Zugabe von 2,5 mg ATP und 50 µg Koffein.
4. Messung nach Zugabe von 3,5 mg GPT.
5. Messung nach Zugabe von 4,5 mg FAD^+.

Auswertung

Die Bioeffektoren cAMP und cGMP (als deren Ersatz die billigeren Nukleotidtriphosphate ATP und GPT verwendet werden) führen zu Phosphorylierungen. Aus den dabei gemessenen unterschiedlichen Redoxdifferenzwerten (gegenüber der Basismessung) ergeben sich Aussagen über die thermodynamische Stabilität der zellulären Membranstrukturen:

- Reduktive, gesunde Lage: ATP/cAMP ↑
  Bei gesundem Gleichgewicht zwischen Mitose- und Apoptoseaktivität (als Parameter für Entartungsrisi-

ko) ist die Effektivität von ATP/cAMP gegenüber GPT/cGMP weitaus höher. Der Quotient aus cAMP/cGMP für Mitoseaktivität ist charakteristisch. Der Quotient ATP/cAMP : GPT/cGMP sollte > 1 sein.
- Oxidative Lage: GPT/cGMP ↑
  Bei Zunahme der inflammatorischen, mitotischen bzw. oxidativen Aktivität steigt die Aktivität der s-Guanylatzyklase (vermittelt die Bildung von cGMP aus GPT). Es resultiert: cGMP ↑.
- Die Adenylatzyklase (cAMP-Bildung aus ATP) wird zunehmend gehemmt, die Aktivität der Phosphodiesterase 4 (cAMP-Abbau) nimmt zu. Es resultiert: cAMP ↓.

Koffeinzusatz

Koffeinzusatz hemmt Phosphodiesterase 4, die spezifisch für cAMP ist:
- Reduktive, gesunde Lage: Die Phosphodiesterase ist ohnehin wenig aktiv. Es resultiert: ATP/cAMP praktisch unverändert gegenüber der Messung mit ATP.
- Oxidative Lage: Aufgrund der Hemmung der Phosphodiesterase 4 durch Koffein kommt es bei oxidativer Lage zur weiteren Erhöhung des cAMP gegenüber der Messung mit ausschließlich ATP.

Messung des Oxidative Burst

Der „Bursttest" erlaubt die quantitative Bestimmung des oxidativen Burst von Leukozyten im Vollblut. Die Produktion freier Radikale wird durch Stimulation der Zellen mit E. coli oder dem chemotaktischen Peptid FMLP ausgelöst. Es handelt sich also um einen Test für die Bildungsfähigkeit von reaktiven Sauerstoffverbindungen der Leukozyten. Eine gesteigerte Antwort wird bei inflammatorischen Prozessen in der Initialphase gefunden. Bei Sepsis findet sich trotz Voraktivierung eine verminderte Bildung von Sauerstoffradikalen. Interessant sind vor allem die Defekte der Radikalenbildung bei rekurrenten purulenten Infekten u.ä. Dabei sind Enzymdefekte (NADPH-Oxidase, Cytochrom b, Glukose-6-Phosphat-Dehydrogenase, Superoxidase oder Myeloperoxidase) ursächlich. Erschwerend für die Bestimmung ist der aufwendige Transport, da das Analysematerial gefroren versandt werden muss.

10.3.6 Diagnostik mit Applied Kinesiology

„Clorox"-Test nach Schmitt (1985)

Bleichstoffe des Haushalts und Sanitärreiniger enthalten NaOCl (Natriumhypochlorid) oder andere hypochlorische Verbindungen, die dem Hypochloridradikal OCl^- entsprechen. Patienten, die eine Freie-Radikale-Pathologie aufweisen, zeigen einen dysreaktiven Challenge durch Einatmen von Dämpfen aus der Haushaltsreinigerflasche oder beim biomagnetischen Test (Probe in Glasröhrchen). Dieser ist gerade bei Patienten, die chemisch toxisch empfindlich sind, vorzuziehen, da vermieden werden sollte, eine Reaktion chemischer Sensitivität zu triggern (☞ Kap 13 und 14).
Positive Provokationstests mit Bleichstoffen gehen häufig mit niedrigen Taurinspiegeln (Schmitt, 1985) bzw. mit einem Defekt, Homocystein in Cystein und schließlich in Taurin umzuwandeln, einher. Dies kommt bei einem genetischen Defekt mit dem Unvermögen, aktivierte Folsäure zu bilden (5-Methyl-Hydrofolat; 5-MTHF) vor, was zu messbarer Homocysteinämie führt. Homocystein wird in Homocysteinsäure umgewandelt, ein potentes exzitatorisches Neurotoxin. Homocysteinsäure triggert auch die Aspartam- und Glutamintoxizität (Schmitt, 2003, Rogers und Hambley, 1982, El Idrissi, Messing et al., 2003). In diesen Fällen müssen nach entsprechendem Test Vitamin B_{12}, B_6 und Folsäure sowie evtl. Taurin supplementiert werden.

Testung mit H_2O_2

Die biomagnetische Testung oder besser die olfaktorischer Provokation mit Wasserstoffsuperoxid führt bei entsprechend erhöhtem Potenzial an diesem Radikal zu dysreaktivem Challenge.

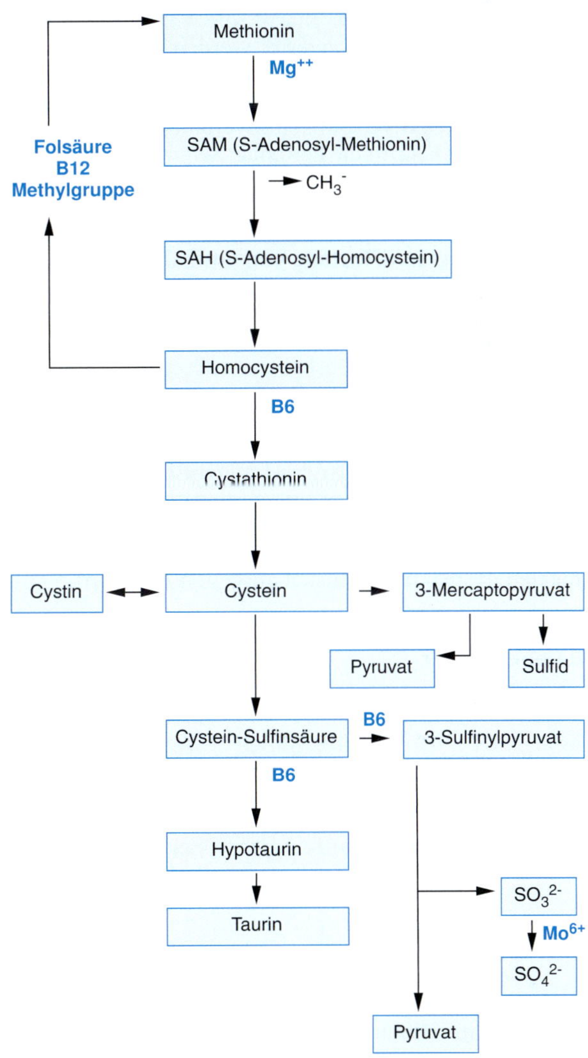

Abb. 10.4: Stoffwechsel schwefelhaltiger Aminosäuren (nach Schmitt, 2003)

Arginin-Challenge

Dieser wurde ursprünglich von GOODHEART (1993) vorgeschlagen: Orale Provokation mit Arginin kann zur Dysreaktion eines vorher normoreaktiven Testmuskels führen. Dies gilt für den Fall, dass die Aktivität von NO˙ zu hoch ist. Aus Arginin wird NO˙+Citrullin (Enzym Stickstoffmonoxidsynthase, Kofaktoren Kalzium und Magnesium) gebildet. Das Superoxid-Radikal-Anion kann innerhalb von Sekundenbruchteilen NO˙ oxidieren; Superoxiddismutase (SOD, welche das Superoxid-Radikal-Anion zerstört) kann die Abbaurate reduzieren, und damit die Wirkung von NO˙ verstärken.

$$\text{L-Arginin} \xrightarrow[O_2,\ NADPH]{\text{NO-Synthase}} NO^{\cdot} + \text{L-Citrullin} + NADP^{+}$$

Dementsprechend werden bei positivem Arginin-Challenge Kalzium, Magnesium, Folsäure, Vitamin B_{12} und Superoxiddismutase empfohlen.
Die Pathologie von NO˙ liegt jedoch eher in seinem Mangel. NO˙ ist vasodilatatorisch wirksam, während die reaktiven Sauerstoffverbindungen wie $O^{\cdot}{}_2^{-}$ (Superoxid und H_2O_2), vasokonstriktorisch wirken.
Führt Arginin zur Normoreaktion eines dysreaktiven Muskels, so muss auch Niacin, die Vorstufe der aktivierten Form NADPH, getestet werden (MURRAY et al., 2000). Dieses wirkt bekanntermaßen selbst auch vasodilatatorisch. Daneben sind es vor allem die Antioxidanzien, die die reaktiven Sauerstoffverbindungen abbauen helfen: Vitamin C für die Peroxide, Selen und Kupfer für die SOD.

10.3.7 Therapie: Testung von Antioxidanzien

Die aufgeführten Substanzen werden im Sinne eines normoreaktiven Challenge getestet. Man geht von einem dysreaktiven Muskel aus, der der symptomatischen Region oder dem Organsystem zugeordnet ist. Allgemein ist ein der Leber zugeordneter Muskel (M. pectoralis major sternalis) geeignet, ebenso der M. infraspinatus (dem Thymus zugeordnet), der M. deltoideus (den Atemwegen zugeordnet) der M. sartorius oder M. gracilis (der Nebenniere zugeordnet). Man kann auch von einem durch Provokation mit freien Radikalen dysreaktiven Muskel ausgehen (☞ oben).

Leberschutz

Katechin, ein wasserlösliches Flavonoid, das freie Radikale fängt, entwickelt antioxidative Eigenschaften, besonders in der Leber. Daneben hemmt Katechin die Histaminbildung durch Hemmung der Histidindecarboxylase. Antioxidativen Leberschutz liefert auch Carduus marianus. α-Liponsäure wirkt leberschützend durch antioxidative Wirkung.

Atemwege

Das respiratorische System wird durch die Substanzen Betakarotin, Glutathion, NAC und Vitamin E geschützt.

Nervensystem

Zugeordneter Muskel nach GOODHEART ist der M. supraspinatus. Ginkgo biloba hat antioxidative Eigenschaften. Taurin fungiert als Freie-Radikale-Fänger (NO˙) und ist vor allem für Hirngewebe relevant (BRADFORD und ALLEN, 1996, Cozzi, RICORDI et al., 1995, RIVAS-ARANCIBIA, DORADO-MARTINEZ et al., 2000).
Kofaktoren bei der Bildung von Taurin aus L-Methionin (3 × 350 mg) und Cystein (über Homocystein) sind: Mg^{2+} (3 × 80 mg), Vitamin B_{12} (1 × 200 μg), Pyridoxal-5-Phosphat (3 × 50 mg), Folsäure (1 × 400 μg), Riboflavin (2 × 50 mg), Kupfer (1 × 2 mg) oder Zink (1 × 30 mg), Niacinamid (3 × 100 mg), Selen (1 × 200 μg), Vitamin E (100–400 mg).
Eine hochdosierte antioxidative Therapie ist naturgemäß bei allen hypoxischen Zellschädigungen des Zentralnervensystems notwendig. Hierbei können die Dosen wie oben und in Tabelle 10.2 angegeben um das Doppelte erhöht werden.
Am Zentralnervensystem ist eine Elimination von Eisen zur Verhinderung von Zellschädigungen wegen der durch dieses katalysierten FENTON-Reaktion notwendig, wenn Eisen im oralen Challenge zur Dysreaktion des M. supraspinatus oder eines anderen normoreaktiven Muskels führt. Testen Sie dies bei allen neurodegenerativen Erkrankungen.
Deferoxamin (Desferal®) ist die einzige derzeit gängige Substanz, die dieses vermag. Es ist aber sehr schlecht Blut-Hirn-Schranken-gängig (GERLACH, 2000). Es sollte ausgehend von einem dysreaktiven Muskel getestet werden (z. B. M. supraspinatus) und dann kann es parenteral verabreicht werden (1–4 g/Tag s. c. oder i. m.). Die Nebenwirkungen bestehen in der Depletion anderer Spurenelemente (FORTH, HENSCHLER et al., 1996). Ein Versuch mit N-Acetylcystein, das ein milder Chelatbildner ist und Blut-Hirn-Schranken-gängig ist, ist ähnlich wie bei Quecksilberbelastungen des ZNS angezeigt.

Andere Organsysteme

Das kardiovaskuläre System (zugeordneter Muskel: M. subscapularis) kann im Falle von oxidativem Stress von Weißdorn und Coenzym Q_{10} profitieren, der Gastrointestinaltrakt von Quercitin. Ebenso wirkt Tyrosin in der Samenflüssigkeit als Antioxidans (VAN OVERVELD, HAENEN et al., 2000).
Kritisch ist die Verfügbarkeit von SH-Gruppen-haltigen Aminosäuren. Mangel an Cystein kann gerade bei Patienten mit vermehrtem oxidativem Potenzial dadurch auftreten, dass zwei Moleküle verfügbaren Cysteins sich zu Cystin verbinden. Dies entzieht sowohl der Bildung von Glutathion (ein Tripeptid aus Cystein) als auch der Bildung von Taurin das notwendige Cystein. Die Reduktion von Cystin zu Cystein erfordert reduziertes Glutathion und das Coenzym NAD (Nikotinadenindinukleotid), das hierbei aktive Enzym Glutathionreduktase ist kupfer- und riboflavinabhängig.
Bei Kupfermangel oder -überschuss, Mangel an Niacin oder Folsäure kann es zu Problemen bei der Neutralisation von Hypochlorid kommen. Kupferüberschüsse führen zu einer vermehrten Konversion von Cystein in Cystin mit den oben beschriebenen Effekten. Zink und Mangan sind für die Superoxiddismutase notwendig, Selen ist das zentrale Element der Glutathionperoxida-

se, alle drei Metalle spielen eine Rolle bei der Beseitigung freier Radikale und müssen somit getestet werden (☞ auch Kap. 14, „Multiple chemische Sensitivität").

Anmerkung zu Betakarotin

Es werden immer wieder Studien zitiert, dass bei Rauchern das Krebsrisiko durch Einnahme von Betakarotin steige oder kein Effekt von Supplementierung gegen kardiovaskuläre Erkrankungen und Krebs nachzuweisen sei (z. B. Bundesinstitut für gesundheitlichen Verbraucherschutz, Omenn, Goodman et al., 1996, Rautalahti, Albanes, et al., 1997 Patrick, 2000). Bei Rauchern könnte ein schlechter Antioxidanzienstatus dazu führen, dass Betakarotin zu einem Prooxidans wird, wenn es die Oxidanzien des Zigarettenrauchs (Stickstoffoxid u. a.) neutralisiert (Patrick, 2000). Zum Schutz von Betakarotin vor Oxidation sind Vitamin E und C notwendig, die in ausreichender Menge gleichzeitig supplementiert werden müssen. Dabei wird die Verabreichung von synthetischen trans-Karotinoiden, die im Prinzip besser absorbiert werden, möglicherweise die chemoprotektiven 9-cis-β-Karotinoide herunterregeln. Es könnte entscheidend sein, das volle Spektrum der natürlichen Karotinoide anzuwenden, die eine Mischung aus cis- und trans-Karotinoiden enthalten (Challem, 1996).

Tab. 10.2: Antioxidanzien

Gruppe	Substanz	Dosierung
Wasserlösliche Vitamine	Karotinoide	10–120 mg
	Vitamin C	500–2000 mg
	Riboflavin (Vit. B_2)	10–50 mg
	Niacinamid (Vit. B_3)	500–1500 mg
Fettlösliche Vitamine	Vitamin A	25 000 IE
	Vitamin E	100–400 mg
Bioflavinoide	Hesperidin	100–1000 mg
	Quercitin	250–1000 mg
	Naringen	300–1200 mg
	Pycnogenole (Proanthrocyanidine)	30–90 mg
	Curcumin	250–1000 mg
	Rutin	5–50 mg
Phytotherapeutika	Gingko biloba	40–120 mg
	Blaubeere (Anthrocyanidin)	25–100 mg
	Silymarin (Carduus marianus)	200–600 mg
	Crataegus (Procyanidin, Flavinoide)	500–2000 mg
	Zingiber officinalis	400–1200 mg
Spurenelemente	Selen	200 µg
	Zink	30 mg
	Kupfer	2–3 mg
	Mangan	2–10 mg
	Magnesium	100–300 mg
Enzyme	SOD	1000–3000 IE
	Katalase	15 000–45 000 IE
Aminosäuren u. a.	N-Acetylcystein	500–3000 mg
	Red. Glutathion	50–250 mg
	α-Liponsäure	25–100 mg
	Coenzym Q_{10}	50–250 mg
	Taurin	500–3000 mg
	L-Carnitin	1000–3000 mg
	DMSO	Meist lokale Anwendung

10.4 Tumor-Nekrose-Faktor α (TNF-α)

10.4.1 Bildung und biologische Eigenschaften

Bei Gesunden zirkuliert kein TNF-α. Seine Bildung wird durch die Phagozytose von Lipopolysacchariden, β-Glykanen (exogene Noxen) in Monozyten/Makrophagen (☞ oben) oder durch endogene Mediatoren wie IL-1 stimuliert. Hohe Spiegel werden bei Sepsis, bakterieller Meningitis, AIDS und Autoimmunerkrankungen wie rheumatoider Arthritis, multipler Sklerose und Sarkoidose gefunden (Eigler, Sinha et al., 1997). Die in Phagozyten gebildeten reaktiven Sauerstoffverbindungen (☞ oben) starten die Phosphorylierung des IκBα-Proteins. Dies ist ein zytoplasmatisches Inhibitionsprotein des nukleären Faktors kappa B (NF-κB). Durch Verlust dieses Inhibitors kommt es zur Aktivierung von NF-κB und zur Translokation in den Zellkern. Durch NF-κB werden spezifische Gene zur Bildung proinflammatorischer Zytokine (TNF-α, IL-1, IL-6, IL-8 u. a.) exprimiert (Eigler, Sinha et al., 1997, Astill-Smith, 2000, Swantek, Cristerson et al., 1999).

TNF, das hauptsächlich in Makrophagen gebildet wird, induziert eine Reihe von proinflammatorischen Veränderungen in Endothelzellen: Zytokinproduktion, Expression von Adhäsionsmolekülen, Freisetzung prokoagulatorischer Substanzen und Induktion der Stickstoffmonoxidsynthase. In Hepatozyten wird die Produktion von Akute-Phase-Proteinen angeregt (☞ Abb. 10.1).

10.4.2 Hemmung der Bildung

Substanzen, die cAMP anheben, inhibieren die TNF-Synthese. Phosphodiesterase-Inhibitoren hemmen den cAMP-Abbau, während Prostanoide (Prostaglandin E_2 u. a.) die Adenylatzyklase über G-Proteine und damit die cAMP-Bildung stimulieren.

Antioxidanzien

Die Inaktivierung (Scavenging) von reaktiven Sauerstoffverbindungen blockiert den ersten Schritt entzündlicher Reaktionen, die Transkription durch die Aktivierung von NF-κB. Scavenger von Hydroxyl-Radikalen wie Dimethylthioharnstoff, Dimethylsulfoxid (DMSO) hemmen die TNF-Bildung in mononukleären Zellen, nicht aber in neutrophilen Granulozyten. Glutathion, NAC und Ascorbinsäure hatten diesen Effekt nicht (VULCANO, ROSA et al., 1998). Orale Gabe von 62,5 mg/kgKG Nicotinamid hat einen inhibitorischen Effekt auf TNF-α- und IL-1-Produktion (FUKOSAWA, SATOH et al., 1997). Taurinchloramin hemmt die NO˙-Bildung und TNF-α-Bildung (KIM, PARK et al., 1996).

Phytotherapeutika

Der Brennnesselwirkstoff 13-Hydroxyoctadecatriensäure (13-HOTrE, HOX alpha) soll die TNF-Bildung hemmen. Dafür gibt es jedoch keinen gesicherten Wirknachweis (Arznei-Telegramm 2000, Jg. 31, Nr. 12).
Von Harpagophytum wird eine Hemmung der Freisetzung von TNF-α beschrieben, begleitet von einer COX-2-Hemmung (☞ Kap. 10.10, RIBBAT und SCHAKAU, 2001). Dichroa febrifuga Lour (aus der Familie der Saxifragazeen) hemmt die Sekretion von NO˙ und TNF-α (KIM, KO et al., 2000). Lignane aus Magnolia fargesii hemmen die TNF-Produktion in Makrophagen (CHAE, KIM et al., 1998). Curcumin hemmt die TNF-α-Bildung neben der von IL-1 und IL-8 (ABE, HASHIMOTO et al., 1999), wohl über die Hemmung der NF-κB-Aktivierung (JOBIN, BRADHAM et al., 1999). Andere antioxidativ wirksame Bioflavinoide ☞ Tabelle 10.2.

Phosphodiesterasehemmer

Der Phosphodiesterasehemmer Pentoxifyllin (Dusodril®) hemmt die Transkription über eine Inhibition der NF-κB-Interaktion mit dem TNF-Gen. Der spezifische Typ-IV-Phosphodiesterasehemmer Rolipram wirkt wesentlich stärker (EIGLER, SINHA et al., 1997).

Antisense-Oligonukleotide

Ein Antisense-Oligonukleotid ist eine kurzkettige synthetische Nukleinsäure mit einer frei wählbaren Abfolge von Basen. Ein Antisense-Oligonukleotid bindet über komplementäre Basenpaarung an eine Nukleinsäure, deren Basenabfolge dazu exakt passt (Sense-Nukleinsäure, HARTMANN, BIDLINGMAIER, 1998). Durch die Verabreichung von Antisense-Oligonukleotiden kann die Bildung eines einzelnen Zielproteins gehemmt werden, da diese Oligonukleotide sich sequenzspezifisch an die komplementäre Ziel-RNA binden. Die Bildung von TNF-α konnte auf diese Weise gehemmt werden. Die Phase III klinischer Studien mit diesem Prinzip wurde bei CMV-Retinitis bei AIDS erfolgreich absolviert, Phase II wurde bei Erkrankungen wie Morbus Crohn, Colitis ulcerosa, rheumatoider Arthritis, Psoriasis und Tumorerkrankungen absolviert.

Anti-TNF-α Antikörper

Monoklonale Antikörper (MAB) gegen TNF-α (Infliximab, Adalimumab) und IgG-gebundene TNF-α-Rezeptor-Proteine (Etanercept) sind für Erkrankungen wie Rheumatoide Arthritis, M. Crohn und Psoriasis zugelassen. Mehr dazu in der Fachliteratur (z.B. HARRISON'S, 2005, COTTONE, MOCCIARO et al., 2006

10.4.3 Testung und Therapie mit Applied Kinesiology

Ausgehend von einem dysreaktiven Muskel, der einem Organsystem zugeordnet ist, in dem sich der Entzündungsprozess abspielt, kann zunächst die potenzierte Form von TNF-α (D6, D12 oder eine höhere Potenz) getestet werden. Bei erhöhter Aktivität des Zytokins führt dieser Challenge zur Normreaktion. Bei entzündlich veränderten Gelenken kann ein Muskel verwendet werden, der das Gelenk bewegt. Dieser wird dann praktisch immer schmerzhaft im Test und hyporeaktiv sein. Eine subjektive Reduktion des Schmerzes beim Testen tritt in der Regel am deutlichsten bei der oralen Testung der Antioxidanzien nach Tabelle 10.2 und durch orale Testung eines geeigneten Phytotherapeutikums auf (☞ Kap. 10.4.2). Außer diesen kann therapeutisch das potenzierte Zytokin wie getestet angewandt werden (Quelle: www.degemit.de).
Auch chemische Substanzen wie die erwähnten Phosphodiesterase- und Synthesehemmer wie Chlorpromazin (Propaphenin®), ein Neuroleptikum, können vor Verabreichung auf Verträglichkeit und potenziellen Nutzen getestet werden (EIGLER, SINHA et al., 1997).

10.5 Akutphasenproteine

Hierunter versteht man verschiedene Gruppen von Proteinen, die in der Phase akuter Entzündung von der Leber synthetisiert werden. Sie haben die Funktion, bei der Abwehr proinflammatorischer Agenzien, der Gewebsregeneration und der Abwehr von Keimen mitzuwirken.

C-reaktives Protein

Der Plasmaspiegel von C-reaktivem Protein (CRP) korreliert in einer akuten Entzündungsphase relativ gut mit der Aktivität des bakteriellen, autoagressiven oder viralen (außer Adenoviren) Entzündungsprozesses. CRP kann bei systhemischen chronischen Entzündungsprozessen (rheumatische Erkrankungen, Lupus erythematodes) persistieren.

Serumamyloid A

In der akuten Entzündungsphase stimulieren proinflammatorische Zytokine wie IL-1, IL-6 und TNF die Synthese von Serumamyloid A (SAA) in der Leber, das eine passagere Komponente des HDL (High-Density-Lipoprotein) ist. SAA ist ein Chemokin, das die inflammatorische Reaktion verstärkt. Bei chronischem Persistieren des inflammatorischen Prozesses kommt es zu Ablagerungen von Amyloid im Extrazellularraum der Gewebe (Niere, Herz, Leber, Haut, Gastrointestinaltrakt, Zentralnervensystem). Cholchicin ist in diesen Fällen unter Umständen therapeutisch wirksam (HARRISON'S, 2005).

10.6 Histamin

10.6.1 Physiologie

Endogene Bildung und Abbau

Die Synthese von Histamin erfolgt durch Dekarboxylierung des L-(+)-Histidins durch die Histidindekarboxylase, die in Gewebsmastzellen und basophilen Leukozyten, aber auch im ZNS in spezifischen histaminergen Neuronen vorkommt. Der Abbau erfolgt vor allem auf zwei Wegen: über Diaminoxidase (DAO), auch Histaminase genannt, oder über Histamin-Methyltransferase, die den ersten Schritt einleiten. Die DAO ist Vitamin-B_6-abhängig (Jarisch, 1999).
Der Hauptmetabolit Methylhistamin kann im Urin nachgewiesen und zum Nachweis von kurz zurückliegenden Belastungen bzw. pseudoallergischen Histaminfreisetzungen eingesetzt werden (Gremmer, Bethke et al., 1990, Imamura, Watanabe et al., 1984, Oosting, Keyser et al., 1989).
Medikamente können über die Hemmung des Enzyms Diaminoxidase, das im Darm Histamin abbaut, zu erhöhten Histaminspiegeln führen. Auch bei entzündlichen Darmerkrankungen kann es zu einer Abnahme der DAO-Aktivität im Darm kommen. Beachtenswert ist die Tatsache, dass einige dieser Medikamente bei Erkrankungen eingesetzt werden, die auch eine histaminvermittelte Komponente haben können.

Wirkungen

Histamin als Entzündungsmediator

Der Reiz für die Histaminausschüttung kann im Rahmen einer Immunreaktion vom Typ I (☞ Kap. 8.5) auftreten. Spezifisch sensibilisierte B-Lymphozyten werden unter Einfluss von IL-4 aus aktivierten $CD4^+$-TH2-Helferzellen (☞ Abb. 8.2) zur Bildung von IgE und IgG_4-Antikörpern stimuliert. IL-4 hat keinen Einfluss auf die Sekretion von IgG_1, IgG_2 und IgG_3 (Nüsslein und Spiegelberg, 1990).

IgE vermittelt den Soforttyp der Allergiereaktion, IgG_4 einen verzögerten Typ. IgG_4 ist fähig, ähnlich wie IgE, an basophile Leukozyten und Mastzellen anzudocken, so dass man sich vergegenwärtigen muss, dass auch bei verzögerten allergischen Reaktionen Histamin ausgeschüttet werden kann. Diese Reaktion wird bei der üblichen Allergiediagnostik des Pricktests nicht gefunden, ebensowenig beim IgE-RAST.
Möglicherweise gibt es neben dem IgG_4-Typ mit der anaphylaktoiden Wirkung auch einen weiteren Subtyp, der für die blockierende Wirkung bei der Hyposensibilisierung verantwortlich ist. Er könnte sich an IgE-Rezeptorstellen der Mastzellen binden und diese für den IgE-Zugriff blockieren.
Bei allergisierten Personen wird der IgE-Allergiemechanismus durch den Histamin-Releasing-Faktor (HRF), ein Zytokin, das von mononukleären Zellen gebildet wird, vermittelt. Er kann auch ohne IgE-Vermittlung spontane Histaminfreisetzung durch Bindung an Mastzellen und basophile Granulozyten auslösen. HRF vermittelt also bei sensibilisierten Personen die Hyperreagibilität auf unspezifische Stimuli wie Hitze, Kälte, Stress (physikalische Urtikaria).
Bei allergischen Personen können nichtsteroidale Antirheumatika die Histaminfreisetzung fördern (☞ Tab. 10.4). Dies muss bei der genauen Betrachtung der Ursache der entzündlichen Erkrankung beachtet werden. Bei Elimination der Nahrungsmittelallergene sinkt die spontane Histaminfreisetzung allmählich auf das Niveau nicht reagibler Personen ab, was jedoch drei bis sechs Monate in Anspruch nimmt (Bieger, 1993).
Pseudoallergische Unverträglichkeitsreaktionen, die histaminvermittelt sind, können durch Konservierungsmittel wie Benzoesäure, Sorbinsäure, Natriumglutamat u.a. (☞ Kap. 11) sowie Farbstoffe, Lösungsmittel usw. ausgelöst werden.
Interessanterweise kann unter Umständen auch Helicobacter pylori entweder Histamin freisetzen oder ein Zytokinmuster wie oben beschrieben induzieren und damit über die Permeabilitätsveränderung der Magenschleimhaut zu verstärkter Antigenaufnahme und Sensibilisierung gegen Nahrungsmittel führen (Jarisch, 1999).

Tab. 10.3: Histaminaktivitätserhöhung durch DAO-Blocker bei histaminsensitiven Erkrankungen (aus Jarisch, 1999)

DAO-Blocker	Indikation
Acetylcystein	Bronchitis
Aminophyllin	Asthmoide Bronchitis, Asthma
Amitriptilin	Psychosen
Chloroquin	Malariaprophylaxe, rheumatische Arthritis
Clavulansäure	Infektionen
Isoniazid	Tuberkulose
Metamizol	Gastrointestinale Störungen
Metoclopramid	Gastrointestinale Störungen
Propafenon	Arrythmien
Verapamil	Arrythmien

Tab. 10.4: Einige nichtsteroidale Antirheumatika, die die Histaminfreisetzung bei Allergikern beeinflussen (aus Jarisch, 1999)

Wirkung	Wirksubstanz	Beispielpräparat
Förderung der Histaminfreisetzung	Acetylsalicylsäure	Aspirin®
	Diclofenac	Voltaren®
	Flurbiprofen	Froben®
	Indometacin	Indohexal®
	Ketoprofen	Profenid®
	Meclofenaminsäure	Meclomen®
	Mefenaminsäure	Parkemed®
	Naproxen	Proxen®
Hemmung der Histaminfreisetzung	Fenbufen	Lederfen®
	Ibuprofen	Avallone®
	Levamisol	Ergamisol®

Histamin als Neurotransmitter

Im Zentralnervensystem sind histaminerge Systeme im Hypothalamus, Zerebellum und in anderen Arealen zu finden (Gillson, Wright et al., 1999). Im Hypothalamus werden Funktionen wie Durst, Hunger, Libido, Schlaf-wach-Rhythmus, Urinsekretion, Thermoregulation, Nozizeption und Vestibularisfunktion gesteuert. Histamin ist auch an der stressinduzierten Sekretion von ACTH, β-Endorphin, Melatonin, Prolaktin und peripheren Katecholaminen beteiligt.
Bei multipler Sklerose werden Symptome wie Müdigkeit, Gleichgewichtsstörung und schlechte Wärmetoleranz einem Mangel an Histaminwirkung durch Verarmung in den zentralen Synapsen zugeschrieben (Gillson et al., 2000).
Histamin hat eine autoregulatorische Wirkung auf Mastzellen, die zur Hemmung der Freisetzung von Mastzell-Histamin führt.

Exogene Zufuhr

Viele Nahrungsmittel weisen einen erhöhten Gehalt an bioaktiven Aminen, insbesondere Histamin auf:

- Fisch (Thunfisch, Makrele, Sardinen, Sardellen, Heringe, Fischkonserven)
- Fleisch (Schweinefleisch, Hasenfleisch)
- Käse (Emmentaler, Cheddar, Edamer, Roquefort, Gouda)
- sonstige: Sauerkraut, Weine, besonders Rotweine.

Näheres hierzu ☞ Tab. 11.14 und 11.15.
Aktuell wird davon ausgegangen, dass etwa 20% der Gesamtbevölkerung DAO-Hemmer einnehmen und dadurch unter pseudoallergischen Reaktionen auf Nahrungsmittel mit erhöhtem Histamingehalt aufweisen (Sattler, Hafner et al., 1989). In einer Studie wurden bei 50% der Probanden ohne Anamnese mit Nahrungsmittelunverträglichkeiten durch perorales Histamin Symptome hervorgerufen (Wohrl, Hemmer et al, 2004) In neuerer Zeit ist eine transdermale exogene therapeutische Zufuhr von Histamin zur Therapie der Symptome von MS-Kranken in der Diskussion (Gillson, Wright et al., 2000).

Histaminrezeptoren

Die Wirkungen des Histamins lassen sich verschiedenen Rezeptoren zuordnen.

- **H_1-Rezeptoren** sind vor allem für die Darmkontraktion, Bronchialkonstriktion, Gefäßkonstriktion, Gefäßpermilitätserhöhung und Adrenalinausschüttung verantwortlich. Zentral kommt es bei Stimulation der H_1-Rezeptoren zu erhöhter Vigilanz und erhöhter Schmerzwahrnehmung. Diese sind durch eine Erhöhung von intrazellulärem Ca^{2+} und Bildung von Inositoltriphospat und Diacylglycerol vermittelt.
- **H_2-Rezeptoren** vermitteln die Magensaftsekretion, die Tachykardie und Gefäßdilatation. Der Mechanismus ist eine Erhöhung von intrazellulärem cAMP.
- **H_3-Rezeptoren** vermitteln die Hemmung der Freisetzung von Neurotransmittern wie Histamin (Autoregulation im ZNS), 5-Hydroxytryptamin (ZNS), Noradrenalin, Acetylcholin und Peptiden. Dieser Rezeptortyp hat demnach wahrscheinlich vor allem für die Lernfunktion und das Verhalten Bedeutung (Forth, Henschler et al., 1996).

Histaminvermittelte Symptome

Organische Symptome

Die Symptomatologie speziell bei Histaminreaktionen sind Diarrhö, Übelkeit, Erbrechen, Bauchkrämpfe, Dyspnoe, Bronchospasmus, Urtikaria, Quincke-Ödem, atopisches Ekzem, Migräne, Photosensibilisierung.
Die allergische Bronchokonstriktion lässt sich durch H_1-Antihistaminika in der Regel nicht beeinflussen, da andere Mediatoren wie Leukotriene hauptsächlich verantwortlich sind.

Psychische Symptome

Dramatische Korrelationen des Histaminspiegels mit psychischen Störungen beschreibt Pfeiffer (1993, 1998). Danach korrelieren sowohl niedrige Histaminspiegel im Blut, die mit hohen Kupferspiegeln im Serum verbunden sind (Histapenie), als auch hohe Histaminspiegel (Histadelie) mit psychotischen Symptomen wie schizophrenen und depressiven Stimmungslagen.

Histapenie
Nach Pfeiffer (1993) sind die folgenden Symptome möglicherweise mit Histapenie assoziiert:

- wenig Kopfschmerzen
- wenig Allergien
- starke Körperbehaarung
- überschüssiges Fett an den Beinen
- zahlreiche Zahnfüllungen
- Größenwahn, ungerechtfertigtes Misstrauen gegenüber anderen Menschen
- abnormes Sehen und Hören von Dingen
- Tinnitus
- hohe Schmerztoleranz.

Bei Kindern mit Histapenie und eindeutigen schizophrenen Symptomen wies Brenner (in Pfeiffer, 1993) stark erhöhte Kupferspiegel im Serum, Ozek (in Pfeiffer, 1993) bei 66% von Schizophreniepatienten Kupferspiegel oberhalb der Norm nach. Histidinmangelzustände können nach Gillson et al. (2000) andererseits mit erniedrigten Kupfer- und Zinkspiegeln korrelieren.
Bei multipler Sklerose wurden verminderte Histidinspiegel gefunden (Gillson et al. 2000), was mit einer Hypo- bzw. Achlorhydrie bei 70% dieser Patientengruppe korrelierte. Die dabei auftretende Proteinmalassimilation führt zu einer weiteren Histidinverarmung.

Histadelie
Der Verdacht auf Histadelie liegt bei folgenden Symptomen nahe (Pfeiffer, 1993):

- wenig Körperbehaarung
- häufige Rückenschmerzen, Bauchschmerzen oder Muskelkrämpfe,
- starker Speichelfluss und Übelkeit
- vegetative Überempfindlichkeit
- häufige Kopfschmerzen und saisonale Allergien
- Neigung zu Weinerlichkeit
- innerer Anspannung und gelegentliche Depressionen
- abnorme Angstgefühle

- Selbstmordneigung
- Zwangsvorstellungen, Rituale
- Hypermetabolismus,
- hoher Toleranz gegenüber Alkohol und Tranquillanzien.

Pfeiffer wagt die Hypothese, dass berühmte Selbstmörder wie Marilyn Monroe, Judy Garland und Shane McNeill an Histadelie gelitten hätten. Bei Histadelie liege ein erniedrigter Kupferspiegel vor. Diese Aussagen seien therapeutisch relevant. Nach Ansicht des Autors dieses Kapitels müssen diese Aussagen relativiert werden, da die Messung des Kupfers im Serum bzw. Vollblut starken Verteilungs- und Kompartimentierungsphänomenen unterliegt (☞ Kap. 18.2.2).

10.6.2 Diagnostik mit Applied Kinesiology

Erhöhte Histaminaktivität

Bei Allergien, histaminvermittelten Unverträglichkeiten oder Pseudoallergien normalisiert Histamin D12 oder eine andere Potenz wie Histamin D30 die Dysreaktion eines Muskels, der entsprechend der Zuordnung zu dem Organ oder Gewebe, wo sich die Histaminreaktion zeigt, ausgewählt werden sollte (☞ Abb. 10.5, Ziffer 1). Dies sind für Nase und Nasennebenhöhlen: M. sternocleidomastoideus, M. deltoideus; für den Magen-Darm-Trakt: M. rectus femoris, M. tensor fasciae latae, M. pectoralis major sternalis und M. clavicularis; für Allgemeinreaktionen: M. infraspinatus, M. sartorius, M. subscapularis. Andere dysreaktive Muskeln sind prinzipiell geeignet.

Sollte zum Testzeitpunkt kein dysreaktiver Muskel vorliegen, kann eine Therapielokalisation zum Thymus oder zu dem Organbereich, wo sich die Allergiereaktion manifestiert, durchgeführt werden. Man geht dann von der positiven Therapielokalisation aus, die durch das potenzierte Histamin aufgehoben wird.

Histidin, die direkte Vorstufe von Histamin bei oralem Challenge, oder Histamin direkt (unter dem Magneten) führen zur Dysreaktion (☞ Abb. 10.5, Ziffer 2), da es vom Organismus wie die Erhöhung des Histaminpotenzials „verstanden" wird, wenn Histaminreaktionen ablaufen (mehr Histidin führt in einem Reaktionsschritt zu mehr Histamin, so wie mehr Tryptophan zu mehr Serotonin führt, ☞ unten).

Danach erfolgt die Testung antihistaminisch wirksamer Substanzen wie unten beschrieben: Entweder kann die histidinausgelöste Dysreaktion durch die antihistaminisch wirkenden Substanzen aufgehoben werden oder man geht erneut von dem dysreaktiven Muskel aus.

Erniedrigtes Histaminpotenzial

Führt der orale Challenge mit Histidin oder Histamin unter dem Magneten zur Normoreaktion eines dysreaktiven Muskels, so liegt eine Verarmung an Histidin und/oder Histamin vor (☞ Abb. 10.5, Ziffer 3).

Dies kann mit der von Pfeiffer beschriebenen Histapenie (☞ oben) oder aber nach Gillson, Wright et al. (1999, 2000) mit Entzündungszuständen des ZNS wie multipler Sklerose korrelieren. Histamin verbessert die Vigilanz und bei Patienten mit entzündlichen Erkrankungen des ZNS evtl. die zentralnervösen Symptome: Müdigkeit, Erschöpfung, Gleichgewichtsstörungen, geringe Wärmetoleranz.

Histamin kann bei entzündlichen Erkrankungen unter Umständen über die autoregulatorische Rückkoppelung die Mastzelldegranulation hemmen (Gillson, Wright et al., 1999, 2000). Daher sollte auch bei augenscheinlich erhöhter Histaminaktivität der Versuch einer Histaminbehandlung zunächst mit Histidinsupplementierung gemacht werden. Verlässliche Daten liegen hierzu allerdings noch nicht vor, die transdermale Histaminanwendung befindet sich im Experimentierstadium.

Gefriergetrocknetes Urtica dioca (Brennnessel), das (neben Serotonin und Acetylcholin) Histamin enthält, wurde in der Dosis von 300 mg/Tag bei allergischer Rhinitis als wirksam befunden (Mittman, 1990). Allergische Reaktionen korrelieren möglicherweise nicht mit hohem, sondern niedrigem Plasmahistamin und die exogene Histamingabe könnte auch hier zu einem Antihistamineffekt führen. Histamin stimuliert die Sekretion des Magens und des Pankreas, Brennesselextrakt kann verdauungsfördernd wirken.

10.6.3 Therapie

Orthomolekulare Therapie/Phytotherapie

Die zu testenden Substanzen gehen aus Tabelle 10.5 hervor. Bei Histaminmangelzuständen ist auch transdermales Histamin in einer Gel-Basis als Option in Betracht zu ziehen.

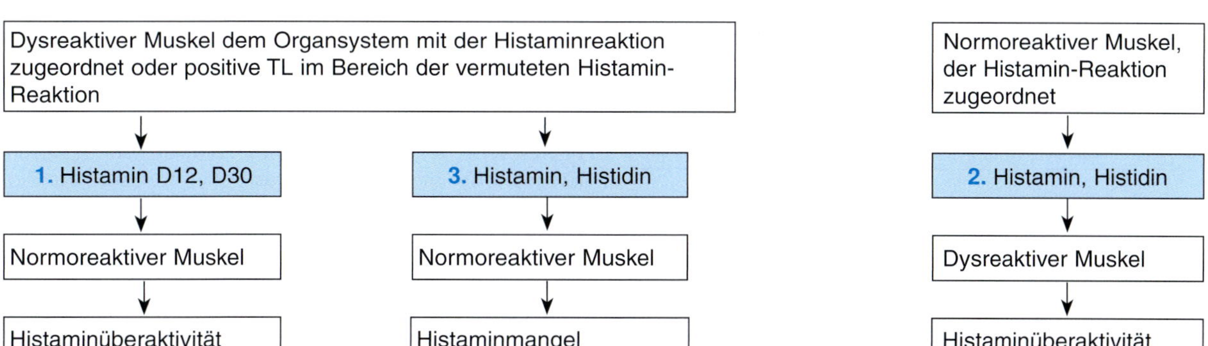

Abb. 10.5: Testung Histamin-vermittelter Reaktionen

Tab. 10.5: Antihistamisch wirkende orthomolekulare Substanzen

Wirkung	Substanz	Dosierung
Förderung der Histaminfreisetzung	Vitamin B_6, P5P (Pyridoxal-5-Phosphat)	3 × 50–200 mg
	Vitamin C (Jarisch, 1999)	3 × 500 mg
Hemmung der Histaminfreisetzung	Kalzium (besonders bei i.v.-Gabe)	3 × 300 mg
	Magnesium	3 × 80 mg
	Cromoglicinsäure (z. B. Colimune® p. o., Intal® u. a. per inhal.)	3 × 200 mg
	Quercetin	3 × 250 mg
	Curcumin	3 × 100 mg
	Hesperidin	3 × 250 mg

Tab. 10.6: Orthomolekulare Therapie bei Histadelie (Pfeiffer, 1993, 1998)

Substanz	Dosierung
Kalzium	3 × 300 mg
Methionin	2 × 500 mg
Zink	1 × 30 mg
Mangan	2 × 10 mg
Vitamin B_6 (bis Träume erinnert werden)	Bis 2000 mg
Vitamin C	2 × 1 g
Allgemein: Eiweißarme und kohlenhydratreiche Kost	

Tab. 10.7: Orthomolekulare Therapie bei Histapenie

Quelle	Substanz	Dosierung
Pfeiffer, 1993, 1998	Niacinamid	2 × 500 mg
	Niacin	2 × 100 mg
	Zink	1 × 30 mg
	Folsäure	1 × 5 mg
	Mangan	2 × 10 mg
	Vitamin B_{12} (i. m. einmal wöchentlich)	3 mg
	L-Tryptophan	Abends 500–1000 mg
	Allgemein: Eiweißarme und kohlenhydratreiche Kost	
Gillson et al., 2000	Histidin	500–1000 mg
	Thiamin	2 × 250 mg
	Kupfer	1 × 2 mg

Pharmakotherapie

H_1-Rezeptor-Antagonisten der neueren Generation sind praktisch nicht in der Lage, die Blut-Hirn-Schranke zu passieren, und wirken daher weniger sedierend (die H_1-Rezeptoren im Gehirn sind für die Aufrechterhaltung des Wachzustands zuständig!): Cetirizin (Zyrtec®), Terphenadin (Teldane®) und Loratedin (Lisino®) sind Beispiele dafür.
Die H_2-Rezeptoren-Blocker finden in der Allergiebehandlung keine Anwendung, die H_3-Rezeptoren unterliegen derzeit noch einer intensiven Forschung. Es könnten sich neue Möglichkeiten der Behandlung psychischer Störungen ergeben.

10.7 Bradykinin

Bradykinin ist ein Nonapeptid und neben dem Kallidin der wichtigste Vertreter der Kinine.

10.7.1 Physiologie

Bradykininbildung

Für die Bradykininbildung aus Kininogenen ist das im Plasma vorkommde Kallikrein verantwortlich. Präkallikrein (Kallikreinogen) wird in der Leber gebildet und im Plasma durch den aktivierten Hageman-Faktor (Faktor XII der Blutgerinnung) in Kallikrein umgewandelt. Neben dem Plasmakallikrein sind auch Trypsin und Schlangengift in der Lage, im Plasma eine Kininbildung zu bewirken. Die Plasmahalbwertszeit beträgt 0,5 Minuten.

Kininspaltung

Die Kininspaltung erfolgt durch die Carboxypeptidase N (Kininase I) und Angiotensin-converting Enzyme (ACE, Kininase II). Kininase I inaktiviert auch die Anaphylatoxine, d. h. die Komplementkomponenten C3a, C4a und C5a. Kininase II findet sich vor allem an der luminalen Oberfläche der Endothelzellen der Lunge und bewirkt Bradykininabbau während der Lungenpassage. Sie ist auch verantwortlich für die Umwandlung von Angiotensin I in Angiotensin II und Angriffspunkt der antihypertensiv wirkenden ACE-Hemmer.

Wirkungen

Vasodilatation durch NO· und Prostaglandinbildung

Durch Bradykinin kommt es durch Stimulation von Rezeptoren der Endothelzellen der Gefäße zur Aktivierung der Phospholipase A_2 bzw. durch Phosphatidylinositol-Spaltung vermittelt (Bell, Baenziger et al, 1980) und damit zur Entstehung gefäßerweiternder, entzündungsfördernder Prostaglandine (Prostaglandin E_2 und Prostacyclin, ☞ Kap. 10.9). Diese Wirkung kann durch Hemmstoffe der Phospholipase A_2 (Kortikosteroide) und der cycloxygenase (nichtsteroidale Antirheumatika) gehemmt werden.

Sekretorische Stimulation

Am Darm steigert Bradykinin neben der motorischen auch die sekretorische Aktivität. Diese Wirkung ist zum

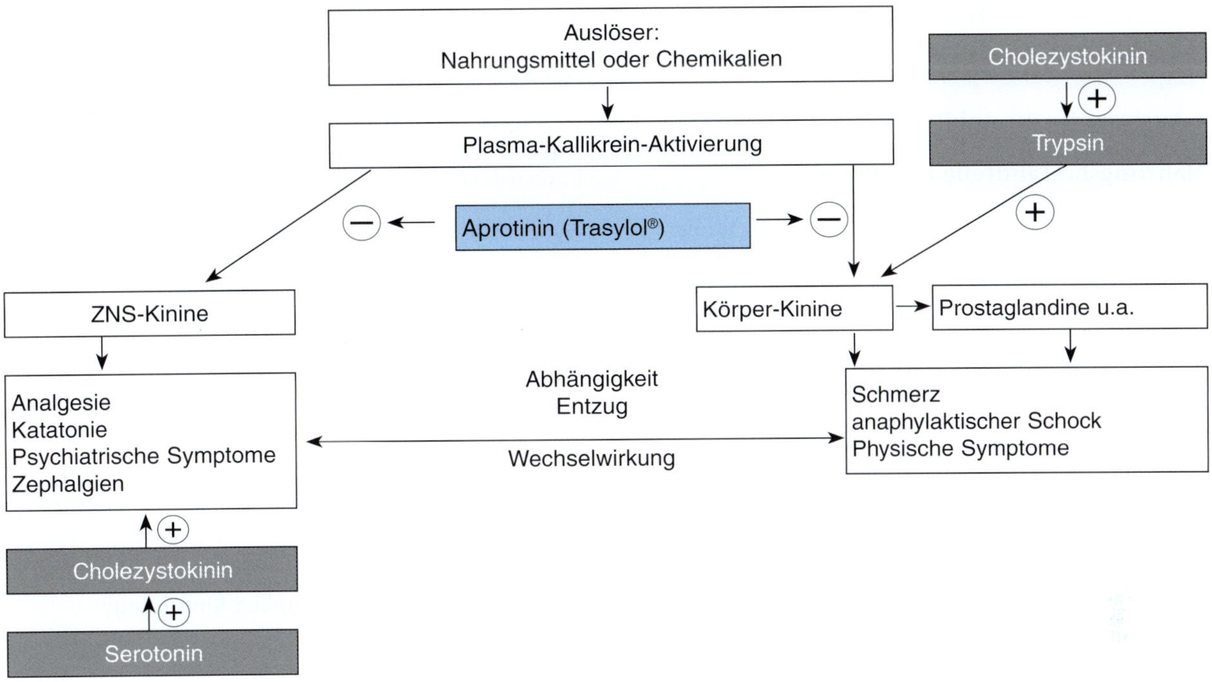

Abb. 10.6: Übersicht über den Kininstoffwechsel

Teil die Folge der Stimulation des Ionentransports und der Flüssigkeitssekretion durch Darmepithelien, zum Teil Ergebnis der Stimulation cholinerger Neurone durch Prostaglandine, die durch Aktivierung der Phospholipase A_2 entstanden sind. Sie kann durch einen Cyclooxygenase-Inhibitor (z. B. Indometacin, NAKAHATA und NAKANISHI, 1988) abgeschwächt werden (☞ Kap. 10.10, „Prostaglandine").

Die permeabilitätserhöhende Wirkung soll bei der Ausbildung entzündlicher, allergischer und thermischer Ödeme eine Rolle spielen. Bei allergischer Rhinitis und allergischem Asthma bronchiale wurde eine erhöhte Bradykininaktivität im Plasma bzw. im Nasensekret gefunden. Die Bradykininbildung spielt wahrscheinlich bei Pankreatitis eine Rolle, wo eine Aktivierung von Kallikrein durch Trypsin stattfinden könnte. Bei rheumatischen Gelenkerkrankungen ist der Bradykininspiegel in der Synovialflüssigkeit erhöht. Die algogene (schmerzprovozierende) Wirkung von Bradykinin hängt auch mit der Bildung von Prostaglandinen durch Bradykinin zusammen.

Bedeutung bei Nahrungsmittelunverträglichkeiten

SCHMITT (1986) hat bereits vor 20 Jahren auf die Bedeutung der Kinine bei Nahrungsmittelunverträglichkeiten und chemischer Sensitivität hingewiesen. Seine Aussagen beruhen unter anderem auf einem Modell der Kininwirkung von BELL (1975). Verzögerte Reaktionen auf Nahrungsmittel wurden bereits von BLEUMINK und GALLANT (in BELL) Kininmechanismen zugeordnet. ROHWE und RANDOLPH (in BELL) haben Symptome, die neurotischen oder psychotischen Zuständen bei Patienten zugeordnet werden, mit Nahrungsmittelempfindlichkeiten assoziiert.

Allgemeinwirkungen

Eine Reihe von Symptomen wird auch durch einen Überschuss an Bradykinin ausgelöst (BELL, 1975):

- Palpitationen, Tachykardie, Wärmegefühl
- Nausea, Dyspnoe, Engegefühl der Brust
- klopfender Kopfschmerz, Gesichtsrötung, Schwitzen
- lokaler Schmerz
- Muskelkrämpfe, Verspannung der Nackenmuskulatur
- Photophobie
- Synkopen, Müdigkeit
- Reizbarkeit, Somnolenz, Stupor
- Neigung zu blauen Flecken

Die betroffenen Patienten leiden unter Verschlimmerung der Symptome nach Mahlzeiten mit unverträglichen Lebensmitteln. MENSE (1993), KANDEL, SCHWARTZ et al. (2000) und andere beschreiben Sensitivierung von Schmerzrezeptoren durch Bradykinin.

Neurotansmitterwirkungen

Bradykinin erhöht den Acetylcholingehalt im Gehirn und kann die Adrenalinsekretion in der Nebenniere stimulieren. Diese Mechanismen sind für einen Teil der aufgeführten Symptome möglicherweise verantwortlich: Bradykinin kann im Gehirn morphinartige Wirkungen haben: Analgesie, Hyperglykämie, ADH-Sekretion und Noradrenalinmangel sowie Katatonie sind die Folge (BELL, 1975). Die Maskierung von Nahrungsmittelunverträglichkeiten und Ausbildung von physischen Symptomen durch unverträgliche Nahrungsmittel im Sinne einer Sucht oder Abhängigkeit, ebenso Euphorie und Dysphorie können mit der Parallelität der Effekte von Morphinen und Bradykinin im ZNS in Verbindung gebracht werden. Rezeptorplastizität kann für Bradykinin ebenso wie für Morphinsubstanzen vermutet werden.

Auslöser für Kininbildung

Nahrungsbestandteile und Phenol

Malabsorptionssymptome wie bei Laktoseintoleranz wurden mit abnorm hohen Plasmakallikreinspiegeln assoziiert. Es wird spekuliert, dass Kallikrein durch Nahrungsbestandteile bzw. Zusatzstoffe in der Nahrung im Gehirn aktiviert wird, ebenso wie durch unspezifische Stressoren in Form von körperlicher oder emotionaler Überlastung. Phenole interagieren mit dem kininbildenden System.
Sile werden nicht nur in umweltmedizinisch relevanten Produkten, sondern auch in Tabakrauch, Weizenkleie und Kuhmilch gefunden.
Bei Pankreasinsuffizienz und Enzymschäden des Bürstensaums sowie Permeabilitätsstörungen der Darmschleimhaut kommt es zur Absorption von antigen wirksamen Polypeptiden mit Histaminausschüttung in der Folge. Durch diese atypischen Bruchstücke von Nahrungsmolekülen kann aber auch eine Kininbildung zustande kommen.

Fäulnisprodukte, Chemikalien, Stress

Fäulnis im Darm führt zur Bildung von Phenolderivaten, neben Indikan, Nitrosonaphthol, Skatol, Putreszin, Kadaverin u. a. Zu den kininaktivierenden Substanzen gehören weiterhin Antigen-Antikörper-Komplexe, Kollagen, Peptone, Salze von Fettsäuren, Glycerin, Polysaccharide, Hefen, Säuren, Aceton, Chloroform, Ischämie, körperliche Belastung, emotionale Belastung.
Hyperazidität (chronische Übersäuerung) scheint zu einer vermehrten Produktion von Kininen und einer Senkung der Kininaseaktivität zu führen. Hier ist auch die Verbindung zur Prostaglandinaktivierung von Bedeutung. Für alkalische Zustände gilt das Umgekehrte.

Hemmung der Kininbildung

Aprotinin (Trasylol®) ist ein Kallikreininhibitor und führt daher zu einer Hemmung der Kininbildung. Therapeutisch wird die Substanz nur bei Gerinnungsstörungen, die im Rahmen des Schockgeschehens (Verbrauchskoagulopathie) auftreten, angewandt. Aprotinin ist jedoch als Screening-Substanz für die Diagnostik von Hyperkininzuständen geeignet (☞ unten).
Selektive Bradykinin(B_2)-Rezeptor-Antagonisten wie HOE 140 können in der Zukunft bei allergisch bedingten Erkrankungen, gastrointestinalen Störungen sowie septischem Schock und Pankreatitis therapeutisch eine Bedeutung erlangen.

10.7.2 Labordiagnostik

Keine Routinemethode bekannt, extrem kurze Halbwertszeit.

10.7.3 Diagnostik mit Applied Kinesiology

Schmitt (1986) gab einen Challenge mit Cholezystokinin (CCK) an, der das Vorliegen einer Situation mit erhöhter Kininaktivität anzeigt (☞ Abb. 10.7, Ziffer 1). Sie sind häufig verursacht durch Nahrungsmittelunverträglichkeiten, die wiederum durch Maldigestion bei Pankreasinsuffizienz ausgelöst werden. Dies ist durchaus mit der Physiologie der Bradykininaktivierung durch Fäulnisprodukte im Darm (☞ oben) vereinbar. Die Annahme, dass durch Cholezystokinin bei kininvermittelten Unverträglichkeiten ein dysreaktiver Challenge entsteht, da Cholezystokinin eine „Kininsubstanz" sei, erscheint jedoch diskussionswürdig, da die beiden Moleküle von CCK und Bradykinin sich sehr voneinander unterscheiden, d. h. nicht dieselben Rezeptoren haben können. Die Praxis der Autoren bestätigt jedoch die von Schmitt beschriebene Erfahrung, so dass das Screening mit CCK zur Diagnostik erhöhter Kininaktivität durch Unverträglichkeitsreaktionen durchaus prakti-

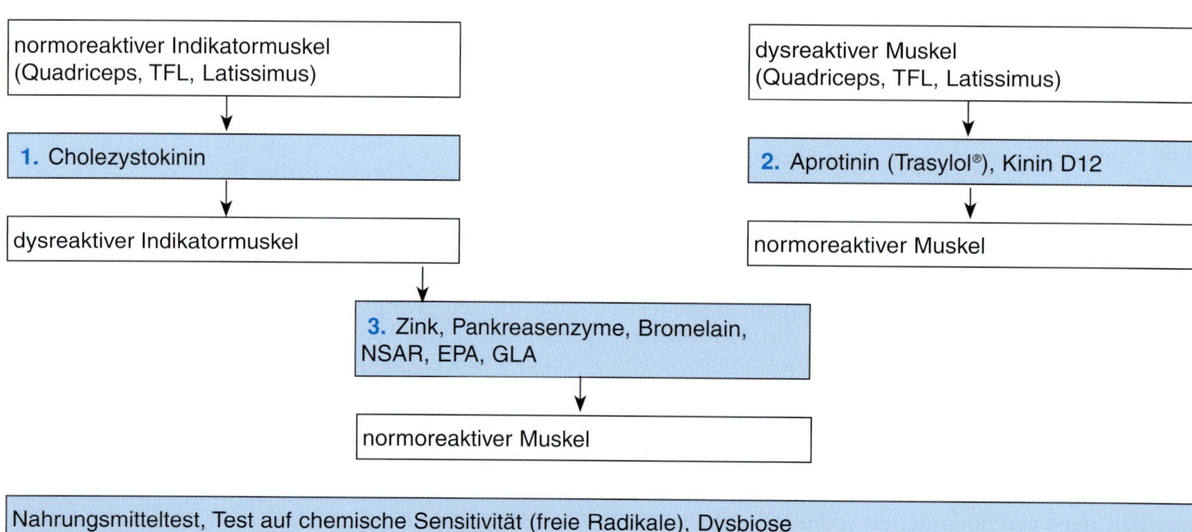

Abb. 10.7: Screening-Untersuchung bei Hyperkinin-Zuständen

kabel ist, jedoch eine andere Erklärung erfordert: Cholezystokinin erhöht die Trypsinaktivität, Trypsin kann ebenso wie Plasmakallikrein die Bradykininaktivität erhöhen, so dass hiermit ein dysreaktiver Challenge erklärbar wird.

Weiter ist Cholezystokinin der Vermittler zentralnervöser Serotoninwirkungen (☞ oben); zentralnervöse Effekte eines CCK-Challenge wären somit erklärbar. Diese haben jedoch wahrscheinlich nichts mit Kininwirkungen zu tun.

In manchen Fällen führt CCK zu einem normoreaktiven Challenge und man muss in diesen Fällen vermuten, dass eine Pankreasinsuffizienz oder Gallesekretionsstörung vorliegt (vermehrter CCK-Stimulus sollte zu erhöhter exkretorischer Pankreasenzymaktivität und Gallefluss aufgrund von vermehrter Gallenblasenkontraktion führen).

Potenziertes Kinin (in D12, D30 oder einer anderen Potenz) steht als Testsubstanz auch direkt zur Verfügung (Fa. Kybermedica, www.applied-kinesiolog.org ☞ Abb. 10.7, Ziffer 2). Molekulares Kinin ist nicht verfügbar, da es zu instabil ist.

Aprotinin senkt als Kallikreininhibitor die Bradykininaktivität, bei erhöhter Kininaktivität durch Unverträglichkeitsreaktionen führt Aprotinin zum normoreaktiven Challenge. Für alle Screening-Tests verwendet man am besten Darm- oder Pankreas-assoziierte Muskeln (M. quadriceps, M. tensor fasciae latae, M. latissimus dorsi).

10.7.4 Therapie

Zink und Pankreasenzyme

Die Gabe von Zink und/oder Pankreasenzymen (nach Test, die Substanzen führen dann zum normoreaktiven Challenge) wurde bereits von Schmitt (1986) als Therapie angegeben (☞ Abb. 10.7, Ziffer 3). Zink ist Kofaktor der Karboanhydrase und der Pankreasenzyme und kann daher die Verdauungsleistung fördern helfen. Ein Ausgleich des Säure-Basen-Haushalts (☞ Kap. 4.), Gabe von Amara-Tropfen (30 Tr. vor den Mahlzeiten) und im Notfall Betain-HCl (1–3 Kps. vor den Mahlzeiten) kann ebenfalls die Verdauungssituation verbessern.

Bromelain und Bioflavonoide

Einige Kininwirkungen können durch Bromelain und Bioflavonoide wie Hesperidin und Naringen antagonisiert werden. Bromelain stimuliert die Plasminproduktion und ist damit Antagonist der Kininbildungswege, ebenso reduziert es das Plasmakininogen (Thornhill, 2000, Kelly, 1996). Dabei scheint die Gabe von Enzymen über mehr als eine Woche nicht sinnvoll zu sein.

Antioxidanzien

Bei chemischen Toxizitäten, die zur Bildung von freien Sauerstoffradikalen führen, sind es Antioxidanzien wie Selen, reduziertes Glutathion, Vitamin E, Betakarotin und Vitamin C, die die Dysreaktion aufheben (☞ auch Kap. 11.2.2).

10.8 5-Hydroxytryptamin (5-HT, Serotonin)

10.8.1 Vorkommen

Der größte Teil des im Organismus vorhandenen 5-HT (90%) kommt in den enterochromaffinen Zellen der Mukosa des Darms vor (Forth, Henschler et al., 1996). Die Freisetzung von 5-HT erfolgt durch Aktivierung efferenter Neurone. Freigesetztes 5-HT kann afferente Fasern stimulieren, die mit dem N. vagus assoziiert sind und bei der Auslösung des Brechreflexes eine Rolle spielen. Weiter wird das von enterochromaffinen Zellen ins Kapillarblut freigesetzte 5-HT von Thrombozyten aufgenommen. Das in die Thrombozyten aufgenommene 5-HT spielt die wesentliche Rolle außerhalb des ZNS.

Im Gehirn ist 5-HT ein bedeutender Neurotransmitter. Eine Anhäufung serotoninerger Neurone ist in den Raphekernen des Hirnstamms lokalisiert (☞ Garten, 2012, Kap. 12).

10.8.2 Biosynthese und Abbau

Ausgangsstoff ist das Tryptophan, was zytoplasmatisch zu 5-Hydroxytryptophan hydroxyliert wird. Die Verfügbarkeit von Tryptophan begrenzt die Geschwindigkeit der Synthese, umgekehrt kann ein vermehrtes Angebot von Tryptophan bzw. 5-Hydroxytryptophan zu einer Erhöhung der Serotoninaktivität führen, was zur Therapie von Schlafstörungen und Depressionen ausgenutzt werden kann. Der Abbau erfolgt durch oxidative Desaminierung durch die Monoaminoxidase (MAO). In der Epiphyse kann 5-HT durch die 5-Hydroxyindol-O-Methyltransferase in 5-Methoxytryptamin umgesetzt werden, was die Zwischenstufe zur Melatoninsynthese darstellt.

10.8.3 Rezeptoren und physiologische Wirkungen

Der Name des Neurotransmitters geht auf seine Wirkung auf den Blutdruck zurück: Nach i. v. Injektion von 5-HT kommt es zu kurzem Blutdruckabfall, einer kurzen Phase von Blutdruckanstieg und einer einige Minuten anhaltenden Blutdrucksenkung.

Im ZNS gibt es Projektionen der serotoninergen Axone in praktisch allen Teilen: 5-HT ist an der Kontrolle des emotionalen Verhaltens, des Schlaf-wach-Rhythmus, der Schmerzwahrnehmung, der endokrinen Funktion, des Blutdrucks, der Körpertemperatur und des Appetits beteiligt. Es sind eine Reihe von Rezeptoren bekannt, die unterschiedliche Effekte des 5-HT vermitteln.

$5\text{-}HT_{1A}$-Rezeptoren hemmen die Entladungsfrequenz von 5-HT-Neuronen in den Raphekernen des Hirnstamms, was zur Anxiolyse, Schmerzhemmung und Blutdrucksenkung führt (Forth, Henschler et al., 1996, Kandel, Schwartz et al,, 20000). Besondere Bedeutung haben nach einer der gängigen Vorstellungen zur Pathogenese der Migräne 5-HT-Rezeptoren im Bereich des trigeminovaskulären Systems, wo ebenso wie an den Endothelzellen der Blutgefäße des Gehirns und der Hirnhäute $5\text{-}HT_{2B}$-Rezeptoren vorkommen. Die Aktivierung dieser Rezeptoren führt zur Freisetzung von Endothelium derived relaxing factor, d. h. NO˙ (Forth,

Henschler et al., 1996), und damit zur Vasodilatation. Aktivierung von Nozizeptoren durch Serotonin ebenso wie durch Bradykinin und Prostaglandine (Kandel, Schwartz et al,, 2000 führt zur Freisetzung von Substanz P und CGRP (Calcitonin gene related peptide, Kandel, Schwartz et al., 2000), die eine neurogene vaskuläre Entzündung mit Vasodilatation und Permeabilitätserhöhung der Gefäße auslösen. Weitere Modelle zur Genese der Migräne ☞ Garten, 2016.

5-HT kann auch in zwei Schritten durch Aktivierung der Phospholipase C und Diazylglyzeridlipase die Bildung von Prostaglandinen triggern (☞ unten). 5-HT$_3$-Rezeptoren im Nucleus accumbens bewirken eine Freisetzung von Cholezystokinin aus entsprechenden Neuronen, dem eine Rolle für die Kontrolle des emotionalen Verhaltens zugeschrieben wird.

Im Gastrointestinaltrakt führt 5-HT zu rhythmischen Kontraktionen des Darms. Die Freisetzung von 5-HT im Gastrointestinaltrakt kann über die beschriebenen afferenten Fasern zu Auslösung des Brechreflexes führen.

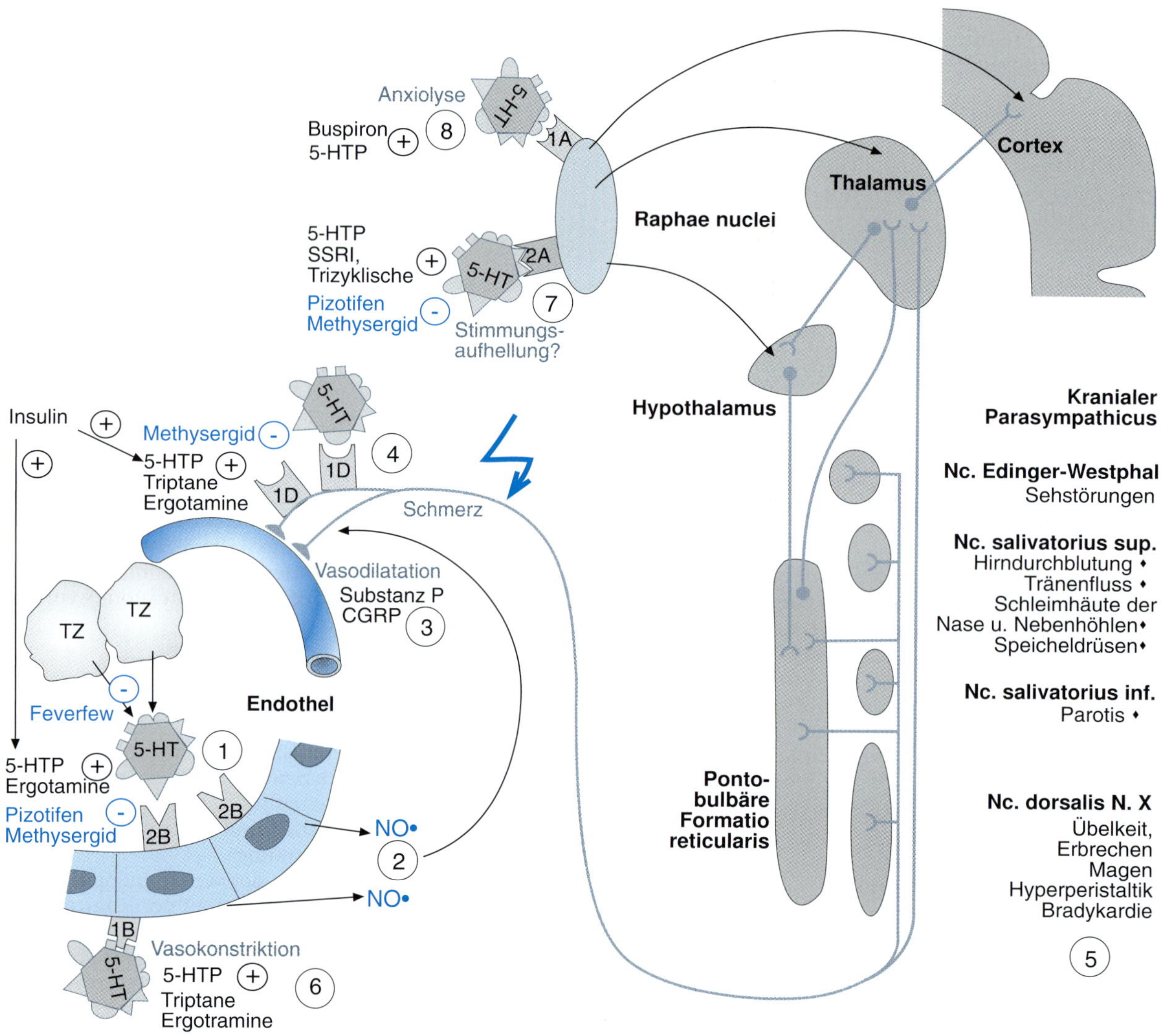

Abb. 10.8: Übersicht über einige Serotoninwirkungen

Freisetzung von Thrombozyten-Serotonin *(1)* führt über 5-HT$_{2B}$-Rezeptoren zu NO$^{\bullet}$-Bildung *(2)*; dieses stimuliert schmerzvermittelnde Nervenfasern (bei Migräne: Trigeminus); die Freisetzung von Substanz P und Calcitonin gene related peptide (CGRP) verursacht eine neurogene Entzündung *(3)*. 5-HT$_{1D}$-Rezeptoren hemmen die Neuropeptidfreisetzung *(4)*. Die Nozizeption führt zu vegetativen Begleiterscheinungen *(5)*. Vermutlich in einer späteren Phase bewirkt 5-HT über 5-HT$_{1B}$-Rezeptoren eine Vasokonstriktion.

Andere nichtentzündliche Wirkungen von Serotonin sind die an den Raphekernen: Anxiolyse (HT$_{1A}$-Rezeptor-vermittelt), Stimmungsaufhellung (5-HT$_{2A}$-vermittelt). Die serotoninergen Areale des ZNS sind vor allem die Raphekerne und kleinere Areale im Nucleus caudatus ventralis (rostraler Hirnstamm) und Neurone im ventrolateralen Bulbus (Jacobs und Azmitia, 1992, Kandel, Schwartz et al, 2000).

Die agonistisch und antagonistisch wirkenden Substanzen (☞ Text) sind jeweils aufgeführt; die Gabe von 5-Hydroxytryptophan (5-HTP) ist in ihrer Wirkung nicht spezifisch und der klinische Erfolg muss im Einzelfall beurteilt werden.

Serotonin und Unverträglichkeitsreaktionen

Es kann hypothetisch angenommen werden, dass die Freisetzung von 5-HT durch ähnliche Reize ausgelöst wird, die zur Freisetzung von Histamin führen (☞ dort): Bestimmte Nahrungsmittel können einen klassischen Migräneanfall auslösen und bei Nahrungsmittelunverträglichkeiten bzw. toxischen Reaktionen durch Kandidadysbiose werden emotionale Störungen beobachtet (Angst, Depression, Störungen des Schlaf-wach-Rhythmus), die dem Serotoninstoffwechsel zuzuordnen sind. Auch die gastrointestinalen Auswirkungen von Nahrungsmittelunverträglichkeiten (außer Malabsorption) wie Diarrhö und Obstipation, die von zentralen Symptomen wie Müdigkeit usw. begleitet werden, sind hypothetisch dem Serotonin zuzuordnen. Spezifische chemische Therapeutika sind Serotoninantagonisten.

Serotonin und Sucht auf Süßes

Eine interessante Rolle spielt der Neurotransmitter 5-Hydroxytryptamin bei der Erklärung von Suchtphänomenen sowohl beim übermäßigen Essen von Süßigkeiten und fettreichen Nahrungsmitteln als auch beim Fasten (Huether, Schmidt et al., 1998). Das serotonerge System wird von Drogen wie Ecstasy, die gleichzeitig Serotonin entspeichern und seine Wiederaufnahme hemmen, oder LSD, das selektiv serotoninrezeptor-agonistisch wirkt, aber auch durch bestimmtes Nahrungsaufnahmeverhalten aktiviert. Die serotonergen Präsynapsen können bei vermehrtem Tryptophanangebot mehr Serotonin produzieren und reagieren daher sehr empfindlich auf Änderungen der Tryptophanverfügbarkeit (Fernstrom und Wurtmann, 1971; Fernstrom, 1986, 1988).

Die Aufnahme einer proteinarmen, jedoch kohlenhydrat- oder fettreichen Diät erhöht die für die Synthese von Serotonin im Gehirn zur Verfügung stehende Konzentration an Tryptophan. Der Mechanismus ist folgender: Eine kohlenhydratreiche Mahlzeit stimuliert die Insulinsekretion. Das vermehrt ausgeschüttete Insulin steigert die Aufnahme der großen neutralen Aminosäuren im Gehirn, die sonst mit Tryptophan über einen kompetitiven Transportmechanismus dorthin gelangen. Tryptophan zirkuliert daher in dieser Situation im Verhältnis zu den anderen Aminosäuren vermehrt im Blut und wird demzufolge vermehrt in das Gehirn transportiert. Daher wird bei Verzehr kohlenhydratreicher Speisen oder Süßigkeiten die Serotoninaktivität erhöht, was ein entsprechendes Wohlgefühl, geringere Schmerzempfindlichkeit und Ängstlichkeit, aber auch etwas Schläfrigkeit verursacht.

Serotonin und Fasteneuphorie

Beim Fasten kommt es im Kortex zu einer verminderten Effizienz der Wiederaufnahme des freigesetzten Serotonins. Der Vorgang ähnelt der pharmakologischen Wirkung der Serotoninwiederaufnahmehemmer, die ebenfalls zu einer Erhöhung des wirksamen Serotonins führen. Dies erklärt die psychischen Effekte des Fastens. Die Missbefindlichkeit und das Hungergefühl verschwinden nach einigen Tagen und machen einem stimmungsstabilisierenden und spannungslösenden Effekt, der bis zu tranceartigen Zuständen gehen kann, Platz.

Das Serotoninsystem wird als global wirksames permissives System betrachtet, das die eintreffenden Informationen moduliert und filtert (Jacobs und Azmitia, 1992, Spoont, 1992). Aus diesem Grund sind Richtung, Art und Intensität der Wirkung von Serotonin in starkem Maße von der aktuellen Stimmungslage einer Person, ihrem Umfeld, ihrer Motivation und ihren bereits gemachten Erfahrungen abhängig. Ebenso wie Serotoninerhöhung zu innerer Harmonie, Wohlbefinden, Schmerzreduktion und angenehmen, tranceartigen Zuständen führen kann, kann es zu erhöhter Erregbarkeit, Aggressivität und emotionaler Instabilität, Dysphorie und Apathie kommen (Keys, Brozek et al., 1950). Dies erklärt die wenig vorhersehbare Wirkung von Substanzen, die den Serotoninspiegel über unterschiedliche Mechanismen beeinflussen. Weiterhin ist hiermit ein Anhalt gegeben, wie es durch emotionalen Stress oder aber auch „programmiert" als psychosomatischen Ausdruck zu einer Migräneattacke kommen kann.

Serotonin und Migräne

Thrombozytenserotonin und Kopfschmerz

Serotonin spielt sowohl bei der Entstehung von Migräne als auch bei Spannungskopfschmerz eine Rolle. In beiden Fällen treten vaskuläre und muskuläre Veränderungen auf. Die Freisetzung von Serotonin aus hypersensitiven Thrombozyten scheint die Ursache für die vasokonstriktorische Anfangsphase der Migräne zu sein (D'Andrea, Cananzi et al., 1995). Die Aktivierung von Serotoninrezeptoren in den Wänden der Blutgefäße der Dura mater könnte zu Vasokonstriktion und damit einer Beendigung des Kopfschmerzes führen (Ferrari und Saxena, 1993). Es konnte nachgewiesen werden, dass Patienten mit klassischer Migräne abnorm hohe Thrombozytenserotoninspiegel haben.

Systemisches Serotonin und Kopfschmerz

Migränepatienten haben chronisch niedrige Serotoninspiegel (Ferrari und Saxena, 1993). Es muss offensichtlich zwischen systemischer Serotoninwirkung und derjenigen in den Thrombozyten unterschieden werden. Anderseits kann eine Erhöhung des Blutserotoninspiegels zu Cluster-Kopfschmerz (plötzlich auftretende halbseitige Kopfschmerzattacken mit lokalem Schwitzen, Nasen- und Tränenfluss, Augenrötung) bei entsprechend empfindlichen Personen führen (Mathiau, Brochet et al., 1994).

Diätetische Tryptophan- und Serotoninreduktion

In einer Studie wurden zehn Frauen mit Migräneanfällen untersucht, die zusammen mit Gesichtsrötung, Urtikaria oder Hautjucken eine Hemmung der Serotoninaufnahme in den Thrombozyten aufwiesen. Sie erhielten eine Diät, in der serotoninreiche Nahrungsmittel wie Bananen, Tomaten und Walnüsse ausgeschlossen und Nahrungsmittel mit hohem Tryptophangehalt (Sojabohnen, Milchprodukte, Eier, Fisch und Fleisch) reduziert wurden. Mit dieser Maßnahme wurden die Hautprobleme verbessert, die Kopfschmerzen reduziert und die Serotoninaufnahme der Thrombozyten normalisiert (D'Andrea, Cananzi et al., 1995). Dieses Vorgehen kann sicher nicht als allgemein gültig angesehen, sollte jedoch als Hinweis genommen werden.

Erhöhung des Hirntryptophangehalts durch kohlenhydratreiche Kost

Andererseits muss verhindert werden, dass der Serotoningehalt des Hirngewebes, wo 5-HT einen Teil des Schmerzkontrollsystems darstellt, reduziert wird. Eine Erhöhung des Serotoninspiegels in diesen Geweben sollte angestrebt werden, was durch eine kohlenhydratreiche Diät, die über Insulinsekretionserhöhung zu einer vermehrten Passage von Tryptophan durch die Blut-Hirn-Schranke führt, erreicht wird (Fernstrom und Wurtman, 1971). In diesen Fällen kann Tryptophansupplementierung diesen Effekt erhöhen (Huether, Schmidt et al., 1998).

10.8.4 Diagnostik mit Applied Kinesiology

Aus den obigen Ausführungen wird deutlich, dass es von Patient zu Patient unterschiedliche Erfordernisse gibt bezüglich der therapeutischen Erhöhung oder Erniedrigung der Serotoninspiegel. Weiterhin ist es offensichtlich von Bedeutung, zu welchem Zeitpunkt eines Kopfschmerzgeschehens der Versuch gemacht wird, das Serotonin im Gehirn zu erhöhen.
Der erste Teil des Tests soll die Frage beantworten, ob eine Erhöhung des Serotoninspiegels durch Tryptophansupplementierung und bessere Passage in das Hirngewebe hilfreich sein kann.

5-Hydroxytryptophan

Als Testsubstanzen werden solche verwendet, die den Serotoninspiegel im Hirngewebe zu steigern vermögen. Die biologische Alternative für Serotoninagonisten (Triptane) ist 5-Hydroxytryptophan (z.B. Fa. Pure Encapsulations), das die direkte Vorstufe des Serotonins darstellt.
Führt 5-Hydroxytryptophan oder Tryptophan zur Normoreaktion eines vorher dysreaktiven Muskels (am besten des M. supraspinatus, der dem Gehirn zugeordnet ist), so ist Tryptophansupplementierung zu versuchen (☞ Abb. 10.9, Ziffer 1). Diese muss prophylaktisch z.B. in der Dosis von 50–100 mg/Tag versucht werden. Wenn dies nicht zum Erfolg führt nach Auftreten der Vorsymptome (Aura der Migräne), ein zweiter Versuch in hoher Dosierung (z.B. 1 × 300 mg oder 3 × 100 mg).
Führt Insulin im biomagnetischen Challenge zur Normoreaktion eines vorher dysreaktiven geeigneten Muskels (☞ Abb. 10.9, Ziffer 2), so sollte kohlenhydratreiche Diät versucht werden. Der bei einigen Patienten ohnehin vorhandenen Lust auf Süßes um den Zeitraum der Migräneattacke herum sollte gefolgt werden, da die Erhöhung des Blutglukosespiegels über den erhöhten Insulinspiegel die Tryptophanverfügbarkeit im Gehirn erhöht.
Führt Tryptophan oder 5-Hydroxy-Tryptophan zur Dysreaktion eines vorher normoreaktiven M. supraspinatus (☞ Abb. 10.9, Ziffer 3), so liegt wahrscheinlich eine erhöhte zentralnervöse Serotoninempfindlichkeit vor. Dieselbe Aussage gilt, wenn Serotonin D12 (☞ Abb. 10.9, Ziffer 4) oder eine andere Potenz oder aber Feverfew (☞ unten) zur Normoreaktion eines vorher dysreaktiven M. supraspinatus führt (Serotonin D12 ist ein „Antiserotonin").
Führt Cholezystokinin (CCK) zur Dysreaktion eines normoreaktiven M. supraspinatus (☞ Abb. 10.9, Ziffer 5), so liegt wahrscheinlich eine zentrale Serotoninempfindlichkeit vor (☞ auch Kap. 10.8.3 und Abb. 10.8).

Feverfew

Feverfew (Tanacetum parthenium) wirkt speziell an den Thrombozyten als Serotoninantagonist. Es kann versucht werden, die Hypersensitivität der Thrombozyten mit Feverfew zu diagnostizieren und zu behandeln. In dieser Situation kann 5-Hydroxytryptophan (z.B. Fa. Pure Encapsulations) zu einem dysreaktiven Challenge führen. Von dieser Dysreaktion ausgehend führt Feverfew wieder zu einem normoreaktiven Challenge. Sie können jedoch auch direkt von einem dem Symptom zugeordneten dysreaktiven Muskel ausgehend Feverfew testen.
Wie weiter oben beschrieben wurde, ist nicht eindeutig, in welcher Weise der Gehalt an Serotonin, das grund-

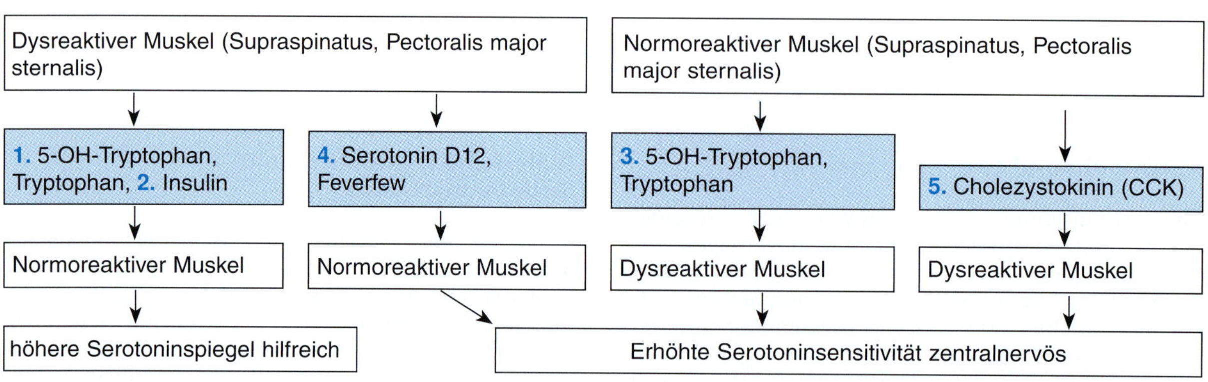

Abb. 10.9: Test der Serotoninreaktionen

sätzlich schmerzkontrollierend ist, oder andererseits die Serotoninfreisetzung durch die Thrombozyten im individuellen Falle die entscheidende Rolle spielt. Die Genese der Migräne steht mit vielfältigen neurologischen Mechanismen in Verbindung, die im jeweiligen Falle spezifisch evaluiert werden müssen, um zum Erfolg zu kommen (Einzelheiten hierzu ☞ GARTEN, 2016).

10.8.5 Labordiagnostik

5-Hydroxyindolessigsäure kann im Urin, Serotonin im Sammelurin und in Thrombozyten bestimmt werden (THOMAS, 2005). Diese Bestimmung wird bei V. a. Karzinoidsyndrom durchgeführt und ist nur dann von diagnostischem Wert.

10.8.6 Therapie

Feverfew

In einer Übersichtsarbeit stellen ERNST und PITTLER (2000) nach Überprüfung von sechs plazebokontrollierten Doppelblindstudien fest, dass das Phytotherapeutikum Feverfew wahrscheinlich für die Prophylaxe von Migräne wirksam ist, da die Mehrzahl der Studien dies bestätigten. Danach bestehen keine Sicherheitsprobleme.

Erstaunlicherweise stellt praktisch dieselbe Autorengruppe (PITTLER, VOGLER et al. 2000) nach derselben Literaturdurchsicht fest, dass die Wirksamkeit von Feverfew für die vorbeugende Behandlung von Migräne nicht zweifelsfrei festgestellt werden konnte. Dieses Statement ist aber bei praktisch allen Untersuchungen, die unter der Leitung von ERNST, Inhaber des Lehrstuhls für Complementary Medicine in Exeter, England, zur Wirksamkeit alternativer Methoden durchgeführt werden, Standard. Die Dosierung beträgt 160–480 mg/Tag in verteilten Dosen (z. B. Fa. Pure Encapsulations).

5-Hydroxytryptophan

5-Hydroxytyptophan-Supplementierung scheint nicht in Konflikt zu treten mit der vorher beschriebenen Besserung durch Diäten, die einen geringen Tryptophangehalt im Gesamtprotein aufweisen (WERBACH, 1997). Der Zeitpunkt der Gabe von 5-Hydroxytryptophan muss für den Patienten individuell erprobt werden (☞ oben).

Kofaktoren

Kofaktoren der Serotoninbildung sind nach SCHMITT (1988) Vitamin B_6, Folsäure, Niacinamid und Eisen.

Diät

Bei Patienten, die unter klassischer Migräne leiden, d. h. solcher mit visuellen Sensationen wie Lichtblitzen (Aura) vor Auftreten des Schmerzes, kann die Kombination aus kohlenhydratreicher und tryptophanarmer Diät (um einerseits den Serotoningehalt des Hirngewebes anzuheben, andererseits den systemischen Serotoninspiegel abzusenken), eine Besserung erreichen.

Bei Migräne ohne Aura scheint dieser Zusammenhang nicht vorhanden zu sein, eine Verbesserung durch die genannten diätetischen Maßnahmen konnte bei diesen Patienten nicht festgestellt werden.

Die beschriebene Anwendung von kohlenhydratreicher und protein-/tryptophanarmer Diät kann zusätzlich durchgeführt werden, wobei ohne Tryptophansupplementierung eine solche Diät nicht über lange Zeit durchführbar ist, da Migränepatienten chronisch systemisch niedrige Serotoninspiegel aufweisen.

5-HT-Rezeptor-Agonisten

Ergotamin und Dehydroergotamin (Ergosanol®, Dyhidergot®) wirken der Dilatation von meningealen Blutgefäßen entgegen, haben aber auch eine hohe Affinität zur Alpha-1 und Alpha-2-Adrenozeptoren sowie zu Dopaminrezeptoren.

Selektiver wirken die Triptane Sumatriptan (Imigran®) und die neueren Zolmitriptan (Asco TOp®) und Rizatriptan (Maxalt®) u. a., diese können aber eine Kontraktion von Koronararterien, die ebenfalls mit 5-HT_{1B}-Rezeptoren ausgestattet sind, verursachen. Weitere unerwünschte Nebenwirkungen sind Müdigkeit, Schwindel, Schweregefühl in verschiedenen Körperteilen und Schwächegefühl. Gewöhnungseffekte mit immer häufigerer Anwendung bis schließlich Dauerkopfschmerzen können aus einer häufigen Anwendung folgen.

Buspiron (Bespar®) ist ein 5-HT_{1A}-Agonist und wirkt anxiolytisch.

Zisabrit (Propulsin®) und Metoclopramid (Paspertin®) sind 5-HT_4-Rezeptor-Agonisten und wirken durch Stimulation der Acetylcholinfreisetzung im Sinne einer Steigerung der Motilität im Gastrointestinaltrakt.

5-HT-Rezeptor-Antagonisten

Pizotifen (Sandomigran®), Lisurid (Dopergin®) und Methysergit (Deseril retard®) sind 5-HT-Rezeptor-Antagonisten, die zur Migräneprophylaxe eingesetzt werden können. Erhebliche unerwünschte Nebenwirkungen wie Müdigkeit, Gewichtszunahme, Übelkeit, Völlegefühl, Schlafstörungen, Muskelschwäche, Diarrhö und Magenkrämpfe schränken den therapeutischen Nutzen ein. Eine Zusammenfassung der Serotoninmechanismen und Behandlungsansätze gibt Abbildung 10.8.

5-HT-Wiederaufnahmehemmer

Es handelt sich um Antidepressiva mit gegenüber den klassischen trizyklischen Antidepressiva (die auch Noradrenalin-Wiederaufnahmehemmer sind) geringerer anticholinerger Wirkung. Sie hemmen die Wiederaufnahme von 5-HT und haben eine hohe Affinität zu H_1-Rezeptoren und 5-HT_{2A}-Rezeptoren. Bei Depressiven wurde eine geringere Konzentration von 5-HT und von 5-Hydroxyindolessigsäure im Liquor und von Noradrenalinmetaboliten im Urin gemessen (FORTH, HENSCHLER et al., 1996), die sich bei Besserung der Depression normalisieren. Fluvoxamin (Fevarin®), Fluoxetin (Fluctin®) und Paroxetin (Seroxat®) sind typische Vertreter selektiver Serotoninrückaufnahme-Inhibitoren (SSRI).

10.9 Anaphylatoxine

Es handelt sich dabei um Spaltprodukte des Komplementsystems, die für die Entstehung von Entzündungsreaktionen als komplementabhängige pathophysiologische Antwort auf die Invasion von Fremdmaterial in den Organismus von Bedeutung sind (☞ Kap. 8.5, Immunreaktion Typ III).
Die Anaphylatoxine C3a, C4a und C5a bewirken aber eine unterschiedliche Koaktion von weiteren Mediatoren wie Leukotrienen und Thromboxan A_2 sowie Histamin. C5a hat chemotaktische Wirkung auf Leukozyten und führt zur Freisetzung von lysosomalen Enzymen sowie zur Bildung von reaktiven Sauerstoffverbindungen (☞ Kap. 10.3).
Neben Typ-III-Allergien entstehen Anaphylatoxine bei Endotoxinämie, Bakteriämie, Verbrennungen, Polytraumata, Hämodialyse, Leukopherese, kardiopulmonalem Bypass, Kontrastmittelgabe, Streptokinase-Injektion. Zirkulierende Immunkomplexe wurden auch in der Synovialflüssigkeit rheumatischer Patienten, in entzündlichen Exsudaten, in Gefäßen mit immunologisch bedingten Entzündungsprozessen und im Liquor cerebrospinalis bei Meningitis nachgewiesen.

10.9.1 Labordiagnostik

Zirkulierende Immunkomplexe (CIC) können laboranalytisch nachgewiesen werden.

10.9.2 Diagnostik mit Applied Kinesiology

Wenn die antiinflammatorischen Enzyme Bromelain, Papain, Trypsin und Pepsin bei entzündlichen Krankheitsbildern zu einem normoreaktiven Challenge führen, gibt dies einen Hinweis, dass vermehrt zirkulierende Immunkomplexe vorliegen könnten. Etwas spezifischer ist ein Challenge mit CIC D12 (Metabolics; www.metabolics.co.uk) oder einer anderen Potenz, was bei Vermehrung zirkulierender Immunkomplexe zu einem normoreaktiven Challenge führt.

10.9.3 Therapie

Die antiinflammatorische Wirkung von Enzymen wie Bromelain, Pepsin und Trypsin könnte auf der Spaltung von zirkulierenden Immunkomplexen beruhen. Die Verwendung von vegetabilen Enzymen kann vorteilhaft sein, da das pH-Optimum ihrer Wirkung zwischen pH 2 und 11 liegt und damit einerseits sichere Wirkung und andererseits auch eine bessere Resistenz gegen Spaltung durch die Magensäure gewährleistet ist. Es sind hohe Dosen von bis zu 3 g/Tag, in verteilten Dosen zwischen den Mahlzeiten gegeben, notwendig, z. B. Bromelain 2400® (PE), Wobenzym®, Phlogenzym®. Werden die Enzyme zu den Mahlzeiten genommen, wird die Enzymaktivität bei der Verdauung aufgebraucht.

10.10 Neu generierte Lipidmediatoren

10.10.1 Definition

Es handelt sich um Eicosanoide (Metaboliten der Fettsäuren in Zellmembranen). Diese sind unterteilbar in:
- Prostanoide (Prostaglandine und Thromboxane, zyklooxygenaseabhängig) und
- Peroxidmetaboliten und Leukotriene (lipoxygenaseabhängig).

10.10.2 Zyklooxygensaseabhänige Metaboliten: Prostaglandine und Thromboxane

1991 (Xie, Chipman et al.) wurde die neben der Zyklooxygenase (COX) 1 zweite Isoform COX-2 kloniert. Beide Formen unterscheiden sich hinsichtlich Gen, Gewebeverteilung und Regulation der Expression. COX-1 reguliert physiologische Adaptationen und Protektions-

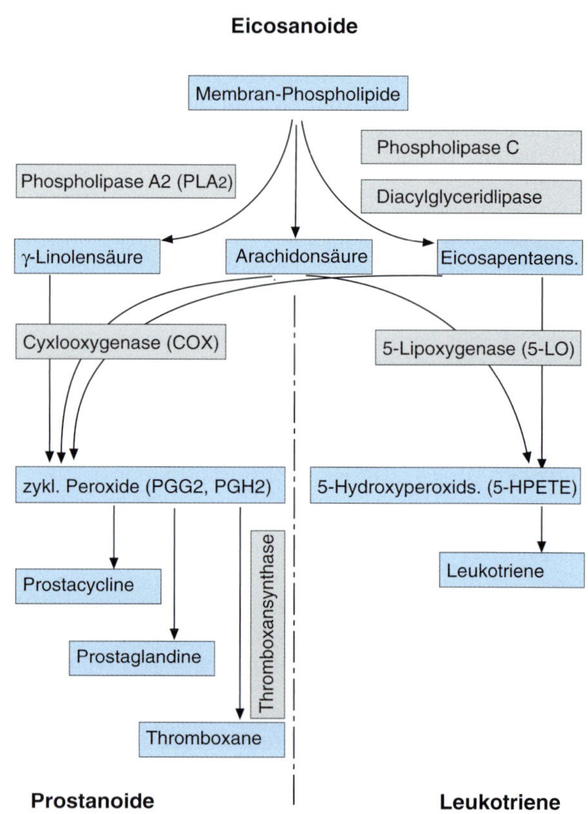

Abb. 10.10: Gemeinsamer Vorläufer der Prostanoide und der Leukotriene sind mehrfach ungesättigte Fettsäuren (PUFA), die an Membranphospholipide gebunden sind. Auf adäquate Reize hin werden sie aus diesen durch die Phospholipase A2 oder in zwei Schritten durch die Phospholipase C und Diacylglyceridlipase freigesetzt. Die Fettsäuren der Klasse omega-6 vom Typus γ-Linolensäure werden nicht in Leukotriene umgesetzt, die Arachidonsäure (Typ omega-6) und die Fettsäuren der Serie omega-3 (α-Linolensäure und Eicospentaensäure) werden durch die Zyclooxygenase bzw. 5-Lipoxygenase sowohl in Prostaglandine als auch in Leukotriene umgesetzt.

mechanismen in Niere, Magen, Thrombozyten und Gefäßendothel und ist sozusagen die „gute COX". Bei Gewebsschädigung und Entzündung wird unter dem Einfluss von TNF-α, IL-1 und anderen Zytokinen die COX-2 exprimiert. Dies wird durch Glukokortikoide und antiinflammatorische Zytokine wie IL-4 und IL-10 gehemmt.

Daher lag der Versuch nahe, nur die COX-2 selektiv zu hemmen (die nichtsteroidalen Antirheumatika [NSAR] hemmen beide Isoformen), um die negativen Wirkungen der NSAR zu verhindern. Da sowohl die Selektivität der Medikamente als auch die selektive Wirkung von COX-1 und COX-2 sich nicht vollständig bestätigt haben, ist die Euphorie um die COX-2-Inhibitoren (z. B. Celecoxib, Rofecoxib) relativer Ernüchterung gewichen (z. B. ARZNEITELEGRAMM 2005, 36 [3] S. 25–26). Inzwischen sind die meisten Präparate wegen der Erhöhung des kardiovaskulären Risikos ohnehin vom Markt genommen worden, Celecoxib ist (Stand 2005) das einzige auf dem amerikanischen Markt verbliebene Mittel (blitz-at, 7. April, 2005).

Aus essenziellen mehrfach ungesättigten Fettsäuren (EFA, essential fatty acids; PUFA, polyunsaturated fatty acids) entstehen durch die Zyklooxygenase die zyklischen Peroxide PGG_2 und PGH_2 (☞ unten). Daraus können enzymatisch und nichtenzymatisch die Prostaglandine und in den Thrombozyten durch das Enzym Thromboxansynthase die Thromboxane entstehen.

Die Prostaglandine werden in zwei Gruppen unterteilt:

- inflammatorisch wirksame Prostaglandine der Serie E_2 (PGE_2)
- antiinflammatorisch wirkende Prostaglandine der Serien E_1 und E_3 (PGE_1 und PGE_3) sowie die weniger erforschte Gruppe E_4.

10.10.3 Lipoxygenaseabhängige Metaboliten: Leukotriene

Die Lipoxygenase (LO) kommt in verschiedenen Formen mit unterschiedlicher Spezifität nur in einer begrenzten Zahl von Zellen vor wie Neutrophilen, Eosinophilen, Retikulozyten, Thromozyten und Makrophagen. Sie bilden die Hydroxyperoxide 15-HPETE, 12-HPETE und 5-HPETE (HPETE steht für Hydroperoxy-Eicosatetraen-Säure).

Aus 5-HPETE entstehen in Leukozyten und Makrophagen sowie Tumorzellen die Leukotriene. Sie haben in der Blutbahn die kurze Halbwertszeit von weniger als einer Minute.

10.10.4 Essenzielle Fettsäuren

Essentielle Fettsäuren (EFA) oder PUFA (polyunsaturated fatty acids) können im menschlichen Organismus nicht synthetisiert werden und sind die Vorstufen von Prostaglandinen und Leukotrienen. Über diese Funktion hinaus haben sie eine wichtige Funktion als Membranbestandteile, die deren Elastizität, Permeabilität und Eigenschaft als Bindungsort von Enzymen und Rezeptoren beeinflussen (KIDD, 1996).

Die essenziellen Fettsäuren werden in zwei Gruppen eingeteilt: die Omega-6-Fettsäuren und die Omega-3-Fettsäuren. Bei beiden Kategorien handelt es sich durchgehend um mehrfach ungesättigte Fettsäuren.

Beispiele sind die Linolsäure aus der Omega-6-Gruppe, die als 18:2n-6-Fettsäure bezeichnet wird, bzw. die Eicosapentaensäure der Omega-3-Serie, die als 20:5n-3-Fettsäure bezeichnet wird. Die erste Ziffer gibt an, dass 18 bzw. 20 Kohlenstoffatome die Fettsäurekette bilden, 2n bzw. 5n deutet an, dass zwei bzw. fünf Doppelbindungen in der Kette sind, und die Ziffer 6 sagt aus, dass die letzte Doppelbindung sechs Kohlenstoffatome vom Methylende der Kette liegt.

Das Carboxyl-Ende (-COOH) der Fettsäure wird Delta-Ende genannt. Dies ist von Bedeutung, da die Enzyme, die zur Bildung einer Doppelbindung (Desaturierung) führen, nach der Stelle ihrer Aktion bezeichnet werden: Die Delta-6-Desaturase fügt eine Doppelbindung sechs Kohlenstoffatome vom Delta-Ende (-COOH) entfernt ein.

Bemerkenswert ist, dass DHA partiell in EPA zurückverwandelt werden kann, was für die EPA-Versorgung von Vegetariern von Bedeutung ist (CONQUER und HOLUB, 1997).

10.10.5 Membranständigkeit der EFA

Die EFAs stellen einen entscheidenden Schutzfaktor der Gefäßendothelien dar. Eine Ursache von Gefäßkrankheiten dürfte demnach eine Dysbalance der Membranphospholipidkonzentration der C20- und C22-EFAs der Serie Omega-3 und Omega-6 spielen (HORROBIN, 1995).

Die membranständigen essenziellen Fettsäuren müssen zunächst durch das Enzym Phospholipase A_2 oder in

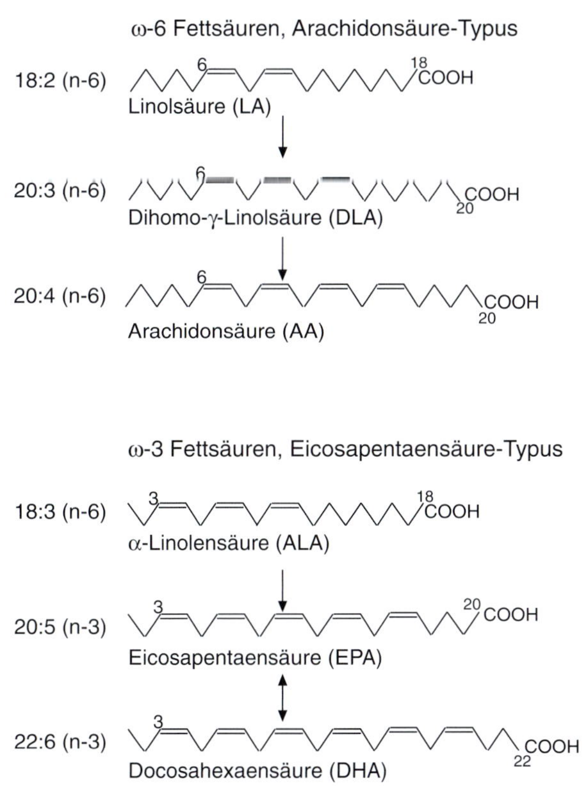

Abb. 10.11: Beispiele mehrfach ungesättigter Fettsäuren

zwei Schritten durch die Phospholipase C und Diacylglyceridlipase aus ihrer Phospholipidbindung freigesetzt werden.
Die Enzyme werden durch chemische und pharmakologische Stimuli sowie die bereits besprochenen Mediatorsubstanzen aktiviert: TNF-α und IL-1 sowie IL-4, IL-5, IL-6 sind Entzündungsmediatoren, die zur Eicosanoidbildung führen (☞ Abb. 10.1; HARRISON'S, 2005). Auslöser sind auch IgE-vermittelte Reaktionen. Inflammatorische Leukotriene treten zusammen mit Histamin auf und sind in Bezug auf die Entzündungsaktivität ca. 1000- bis 5000-mal wirksamer als dieses (KROEGEL, KÖNIG et al., 1997). Bradykinine stimulieren die Phospholipase A_2, Serotonin die Phospholipase C.

10.10.6 Cis- und trans-Fette

Die essenziellen Fettsäuren weisen die cis-Form der Doppelbindung auf, das heißt die beiden Enden der Kohlenstoffketten vor und nach der Doppelbindung liegen auf derselben Seite.
Bei den trans-Fettsäuren liegen die beiden Kettenenden vor und nach der Doppelbindung auf gegenüberliegenden Seiten. Trans-Fette entstehen bei der industriellen Verarbeitung von natürlichen Fettsäuren durch (partielle) Hydrogenierung. In der Nahrungsmittelindustrie wird dieser chemische Prozess zur Verbesserung der Haltbarkeit von Ölen und Fetten verwendet. Die trans-Fette werden für ein erhöhtes kardiovaskuläres Risiko durch Erhöhung des LDL-Cholesterins (BRODY, 1999), Allergieneigung und erhöhtes Brustkrebsrisiko verantwortlich gemacht.

▪ Metabolismus der essenziellen Fettsäuren: Prostaglandin- bzw. Leukotrienbiosynthese

Als Quellen für die folgende Übersicht wurden die Artikel von SCHMITT (1986a), HORROBIN (1983, 1989, 1991), KIDD (1996) und FORTH, HENSCHLER et al., 1996) verwendet.
Der Syntheseweg der Fettsäuren mit der ersten Doppelbindung am dritten C-Atom (α-Linolensäure; Omega-3-Serie, die zur Prostaglandinserie E_3 führt) und der Fettsäuren mit der ersten Doppelbindung am sechsten C-Atomen (Linolsäure; Omega-6-Serie, die zu den Prostaglandinserien E_1, und Arachidonsäure der Omega-6-Serie, die zur Prostaglandinserie E_2 führt) verläuft abwechselnd mit je einem Schritt der Dehydrogenierung durch das Enzym Desaturase und anschließend mit der Anhängung von zwei Kohlenstoffatomen durch das Enzym Elongase (☞ Abb. 10.12).
Die Omega-3-Serie und die Omega-6-Serie treten in Konkurrenz um die Enzyme. Diese haben die höchste Affinität zu den Omega-3-Fettsäuren, eine geringe zu denen der Omega-6-Serie und eine zu vernachlässigende zu den Fettsäuren der Omega-9-Serie (Ölsäure, eine einfach ungesättigte Fettsäure aus Oliven, Mandeln, Avocado u. a., die im Übrigen nicht essenziell ist). Dies bedeutet in der Praxis, dass ein hohes Angebot an Omega-3-Fettsäuren den Metabolismus der Omega-6-Fettsäuren hemmt.
Die Schlüsselfettsäuren sind Dihomo-γ-Linolensäure (führt zu Prostaglandin E_1), Arachidonsäure (führt zu Prostaglandin E_2 und Leukotrienen der Klasse B_4, C_4, D_4, E_4) und Eicosapentaensäure (führt zu Prostaglandinen der Serie E_3 und Leukotrienen der Serie B_5).
Nach SCHMITT (1986a) könnte Docosahexaensäure (langkettige PUFA mit 22 C-Atomen) zu Prostaglandinen der Serie E_4 führen. Die Bedeutung dieser mehrfach ungesättigten Fettsäure liegt jedoch vor allem in der endothel- und membranprotektiven Wirkung (MONOGRAPH, 2000).

▪ Omega-6-PUFAs: Prostaglandinserie E_1

Stoffwechsel

Ausgangssubstanz ist die Linolsäure, die in Distel-, Sonnenblumen-, Mais-, Soja- und Sesamöl sowie in sehr geringem Umfang auch in Olivenöl vorkommt. Palmöl und Kokosnussöl enthalten praktisch keine Linolsäure. Weiter kommt Linolsäure in Milchprodukten, Innereien wie Leber und Muttermilch vor.
Die Linolsäure wird umgewandelt in γ-Linolensäure (Enzym: Delta-6-Desaturase, D-6-D). Die γ-Linolensäure ist ein weiterer natürlich vorkommender Grundstoff für die Prostaglandinserie E_1. Sie kommt vor allem in Nachtkerzenöl, Borretschöl und Öl der schwarzen Johannisbeersamen vor. Die γ-Linolensäure wird durch das Enzym Elongase zu Dihomo-γ-Linolensäure umgewandelt, die wie alle anderen PUFAs an Membranphospholipide gebunden wird. Es besteht jedoch auch die Möglichkeit, dass die Delta-5-Desaturase Dihomo-γ-Linolensäure in Arachidonsäure und damit zur Vorstufe der proinflammatorischen Prostaglandinserie E_2 umwandelt. Dieser Schritt wird durch EPA gehemmt (☞ Abb. 10.12).
Die membranständige Phospholipase A_2 setzt Dihomo-γ-Linolensäure aus der Phospholipidbindung frei. Die Cyclooxygenase wandelt sie in die Prostaglandine der Serie E_1 um, als Zwischenprodukte entstehen toxische zyklische Lipidendoperoxide. Aus Omega-6-Fettsäuren entstehen keine Leukotriene.

Wirkungen

Prostaglandine E_1 hemmen die Freisetzung von Histamin aus den Mastzellen und von Sauerstoffradikalen aus aktivierten Leukozyten. Entweder die PGE_1 oder die ω-6-PUFAs selbst hemmen die Bildung proinflammatorischer Leukotriene, IL-1 und TNF-α (☞ Tab. 10.9; KETTLER, 2001).

▪ α-Linolensäure (ALA), eine Omega-3-PUFA: Prostaglandinserie E_3, Leukotriene B_5

Ausgangssubstanz ist die α-Linolensäure (ALA), die in Lein-, Walnuss-, Soja-, Weizenkeim-, Sesam-, Raps- und Kürbiskernöl vorkommt. Die Delta-6-Desaturase wandelt ALA in Stearidonsäure um, diese wiederum wird durch Elongase zu Eicosatetraensäure verlängert. Letztere wird durch Delta-5-Desaturase in Eicosapentaensäure umgewandelt.
Die direkte Zufuhr von EPA aus Fischöl empfiehlt sich unter Umständen, da ALA im menschlichen Organismus nach gängiger Meinung nur in kleinen Mengen zu EPA umgewandelt wird (LIEBMAN, 1992, ENGEL, 1995).

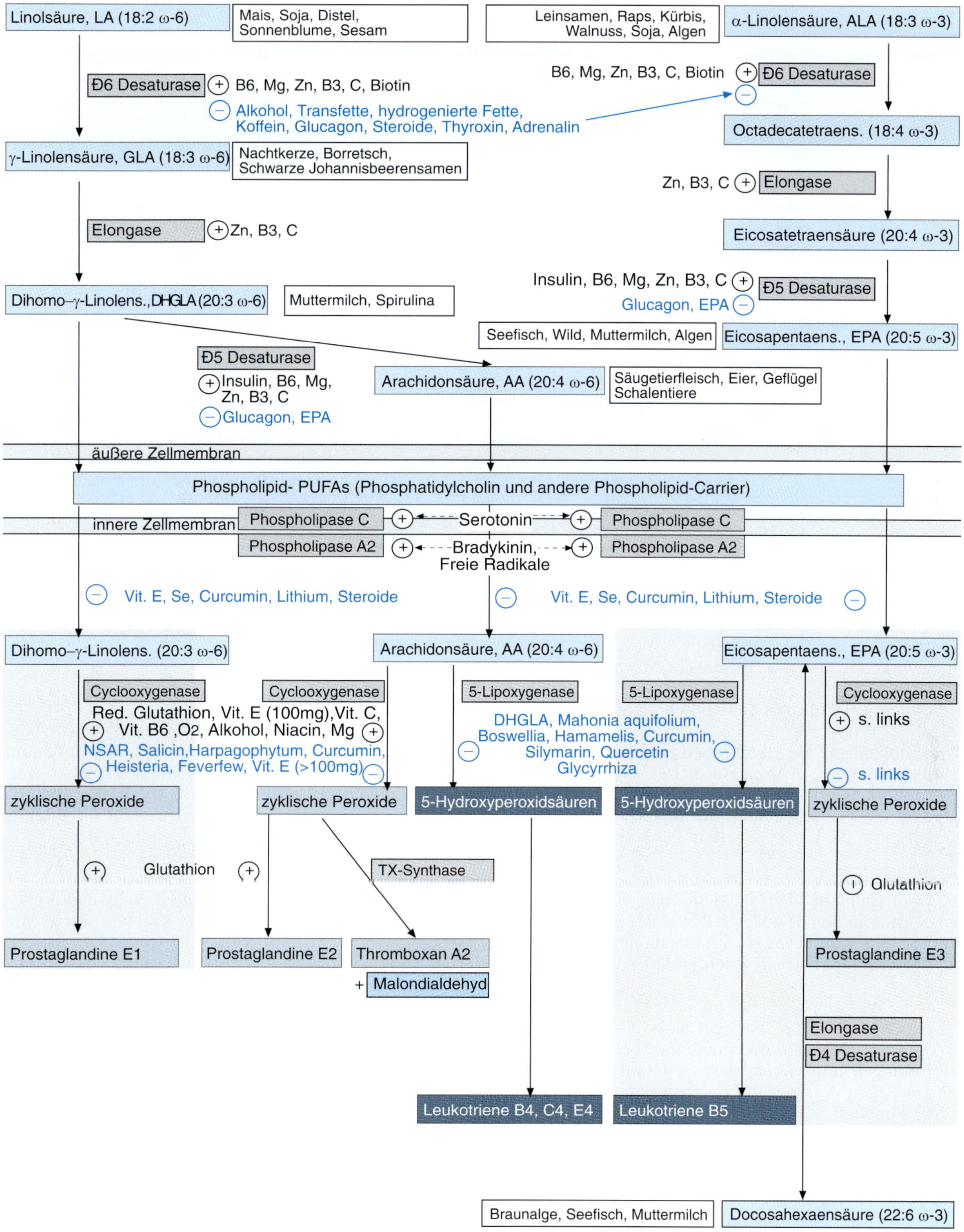

Abb. 10.12: Der Stoffwechsel mehrfach ungesättigter Fettsäuren (PUFA): Synthesewege der Eicosanoide Antiinflammatorisch (grau unterlegt): Prostaglandine Serie E_1 und Serie E_3; Leukotriene der Serie B_5; proinflammatorisch: Prostaglandine Serie E_2, Thromboxan A_2; Leukotriene der Serie B_4, C_4, D_4. Die Kofaktoren der Enzyme und fördernde Substanzen sind in schwarz mit (+) vermerkt, die hemmenden Substanzen farbig mit (–).

Tab. 10.8: Kofaktoren und Hemmstoffe der Enzyme des Eicosanoidstoffwechsels

Substanz	Wirkung	Kofaktoren und Stimulatoren	Hemmung
Phospholipase A2	Setzt PUFAs aus ihren Phospholipidverbindungen frei.	Bradykinin, Kalzium, Zink	Steroide, Lithium, Vit. E, Selen, Curcumin, Glukokortikoide induzieren die Synthese eines Lipokortins, das die Phospholipase A_2 hemmt.
Phospholipase C	Setzt Arachidonsäure aus Phospholipid-Arachidonsäure frei.	Kalzium, stimuliert durch Serotonin (5-HT)	Prostaglandin E_1
Delta-6-Desaturase	Wandelt Linolsäure in γ-Linolensäure, α-Linolensäure in Stearidonsäure um.	Vit. B_6, Magnesium, Zink, Insulin, niedrige Temperatur, hohe Proteinzufuhr	Trans-Fette, gesättigte Fettsäuren, Arachidonsäure, Glukose, Fruktose, Alkohol, Koffein, proteinarme Diät, Fasten, Rauchen, Schwermetalle, erniedrigte Temperatur, Glukagon, Adrenalin, Glukokortikoide, Thyroxin, Alter
Delta-5-Desaturase	Wandelt Dihomo-γ-Linolensäure in Arachidonsäure und Eicosatetraensäure in Eicosapentaensäure um.	Insulin, Vit. B_3, B_6, C, Magnesium, Zink, kohlenhydratreiche Kost	Eicosapentaensäure, Cholesterin, Ölsäure, proteinarme Diät
Cyclooxygenase-Enzymkomplex	Katalysiert die Bildung der Endoperoxide.	Reduziertes Glutathion, Vit. E (100 mg), Vit. C, O_2, Alkohol, Niacin, Vit. B_6, Magnesium	Nichtsteroidale Antirheumatika, hohe Dosen Vit. E (> 400 mg), Lithium, Steroide, Curcumin, Harpagophytum (Ribbat und Schakau, 2001) und Heisteria (Kraus, Neszmelyi et al., 1998)
5-Lipoxygenase	Katalysiert die Bildung von 5-Hydroxyperoxidsäuren.	–	Mohania aquifolium, Boswellia, Silymarin, Glycyrrhiza, Quercetin, Heisteria acuminata

Dem widersprechen neue Erfahrungen aus der Praxis, die belegen, dass mit Leinöl durchaus eine wirksame Veränderung der Fettsäurebalance zugunsten der EPA zu bewirken ist (Ramsak, mündliche Mitteilung, ☞ Kap. 10.10.9).

EPA kommt reichlich in Tiefseefischöl vor, aber auch in Wildfleisch und Algen. EPA wird als Eicosapentaen-Phospholipide an die Membranen gebunden und durch die Phospholipase A_2 freigesetzt. Der Cyclooxygenase-Enzymkomplex wandelt über die Zwischenstufe Lipidperoxid die Eicosapentaensäure in Prostaglandine der Serie E_3 um, die Lipoxygenase in Leukotriene der Serie B_5.

Die antiinflammatorische Wirkung der Prostaglandine E_3 kann ebenfalls über die Hemmung der Freisetzung von Histamin aus den Mastzellen sowie die Hemmung der Freisetzung von Sauerstoffradikalen und Leukotrien B_4 aus aktivierten Leukozyten erklärt werden (☞ Tab. 10.9).

Über die Wirkung der Leukotriene der Serie B_5 ist wenig beschrieben. Sie sind „weniger aktiv als die der Serie B_4" (Kidd, 1996). Tieruntersuchungen bei Transplantatabstoßungen implizieren, dass es darauf ankommt, in diesen Fällen die Serie B_4 zugunsten der Serie B_5 zurückzudrängen, was durch die Applikation von Eicosapentaensäure gelingt (Grimminger, Grimm et al., 1996) Dieselbe antiinflammatorische Wirkung ist bei Coli-Sepsis und Transplantationen zu erzielen (Grimminger et al., 1996, 1997a, b).

Entweder die PGE_1 oder die Omega-3-PUFAs selbst hemmen die Bildung proinflammatorischer Leukotriene, IL-1 und TNF-α (Kettler, 2001).

▮ Arachidonsäure, eine Omega-3-PUFA: Prostaglandine E_2, Thromboxan A_2 und Leukotriene der Serie 4

Prostaglandine E_2

Die etablierte medizinische und pharmakologische Literatur beschränkt sich, wenn die pro- oder antiinflammatorische Wirkung der Prostaglandine beschrieben werden sollte, fast ausschließlich auf die Diskussion des Arachidonsäurestoffwechsels. Dieser ist für die Bildung von proinflammatorischen Prostaglandinen der Serie E_2 verantwortlich und das pharmakologische Konzept der Schule ist, diese Stoffwechselwege zu blockieren.

Arachidonsäure stammt aus den Nahrungsquellen Fleisch, Eigelb, Schalentieren wie Krabben sowie Muscheln.

Dihomo-γ-Linolensäure kann durch Delta-5-Desaturase in Arachidonsäure umgewandelt werden (Shunt zwischen den anti- und den proinflammatorischen Omega-3-PUFAs). Beide Fettsäuren sind membrangebunden. Für die Freisetzung aus den Membranphospholipiden sind auch hier die Phospholipasen A_2 und C verantwortlich.

Der Zyklooxygenase-Enzymkomplex führt zur Bildung der primären Zyklooxygenase-Stoffwechselprodukte (die Endoperoxide PGG_2, PGH_2, außerdem PGD_2, PGF_{2a}). Daraus entstehen enzymatisch und nichtenzymatisch Prostaglandin E_2 (PGE_2). Im Gefäßendothel werden die Prostaglandin-Endoperoxide zu vasodilatatorisch und Thrombozytenaggregrations-hemmendem Prostacyclin (PGI_2) umgewandelt. Dieses wird zum metabolisch stabilen 6-Keto-PGF_{1a} hydrolysiert (Forth, Henschler et al., 1996).

Neben den genannten Produkten des Zyklooxygenase-Stoffwechsels kommt es zur Bildung von Malondialdehyd, dessen physiologische Bedeutung unklar ist. Die relative Menge der Bildung ist in etwa parallel zu derjenigen der Endoperoxide zu vermuten, weshalb Malondialdehyd als ein Laborparameter oxidativen Stresses verwendet werden kann.

Thromboxan A_2

In den Thrombozyten werden aus den Endoperoxiden durch Thromboxansynthase Thromboxan A_2 und Thromboxan B_2 gebildet (das inaktive Degradationsprodukt von TXA_2).

Leukotriene der Serie B_4

Neben dem Zyklooxygenase-Weg können die Arachidonsäuremetaboliten den 5-Lipoxygenase-Weg beschreiten. Dieses Enzym kommt jedoch nur in Neutrophilen, Eosinophilen, Retikulozyten, Thrombozyten und Makrophagen vor.
Verschiedene Typen (je nach Zellart) der Lipoxygenase bilden aus Arachidonsäure verschiedene Subtypen von Hydroperoxy-Eicosatetraensäure (HPETE). Aus 5-HPETE entsteht LTA_4, das je nach Zellart vorwiegend zu LTB_4 umgewandelt wird. Mittels Glutathion-S-Transferase entsteht LTC_4 und schließlich LTD_4 und LTE_4. Diese Cysteinyl-Leukotriene bilden zusammen die „slow reacting substance of anaphylaxis". LTC_4 hat weniger als eine Minute Halbwertszeit, das heißt, die Leukotriene dürften vor allem am Ort der Bildung ihre Wirkung entfalten (Forth, Henschler et al., 1996).
Eine sehr gute Übersicht über den Leukotrienstoffwechsel, Rezeptoren und Antagonisten findet sich in Kroegel, König et al. (1997).

Wirkungen der Omega-3-PUFA-Metaboliten (☞ Tab. 10.9)

Prostaglandin E_2
Prostaglandin E_2 fördert auch die Plättchenaggregation, relaxiert die glatte Gefäßmuskulatur, potenziert den Effekt von Histamin, Bradykinin und die Thrombozytendegranulation, d. h. die 5-HT-Liberation. PGE_2 verkürzt die Darmpassagezeit, verursacht Diarrhö, Erbrechen und kolikartige Bauchschmerzen, relaxiert jedoch die Bronchial- und Trachealmuskulatur. Der schwangere Uterus wird von Prostaglandin E_2 kontrahiert, der nicht schwangere Uterus relaxiert.
Prostaglandin E_2 und Thromboxan A_2 (TXA_2) sowie Leukotriene und PAF (☞ unten) werden von polymorphkernigen Leukozyten im Falle von rheumatoider Arthritis synthetisiert und der inflammatorische Response durch Immunkomplexe wird durch diese Faktoren verstärkt.
Auf der anderen Seite hat PGE_2 einen inhibitorischen Effekt auf die zelluläre Immunantwort, indem sowohl die IL-1-Wirkung auf die CD8-T-Lymphozyten als auch die IL-2-Wirkung auf zytotoxische T-Lymphozyten und NK-Zellen (☞ Kap. 8.2.3 und 8.3.1) gehemmt wird (Foegh und Ramwell, 1988). Die Wirkung der Leukotriene B_4 ist diesbezüglich jedoch genau entgegengesetzt.

Tab. 10.9: Wirkungen von Prostaglandinen und Leukotrienen

Eicosanoid (Quelle)	Hemmt	Fördert
PGE_1 (γ-Linolensäure)	• Histaminfreisetzung aus Mastzellen • Freisetzung von Leukotrienen B_4 aus aktivierten Leukozyten • Thrombozytenaggregation • Magensaftsekretion	• Gefäßdilatation • Schleim- und Bikarbonatsekretion des Magens
PGE_2 (Arachidonsäure)	• Proliferation von T-Lymphozyten • Differenzierung von B-Lymphozyten • Lymphokinfreisetzung • Thrombozytenaggregation in hohen Dosen • Magensaftsekretion • Ringmuskulatur des Magen-Darm-Trakts	• Fieber, Schmerzmediation • Thrombozytenaggregation in niedrigen Dosen • Schleim- und Bikarbonatsekretion des Magens • Längsmuskulatur des Magen-Darm-Trakts • Motilität des Magen-Darm-Trakts • Relaxation der Bronchial- und Trachealmuskulatur • Kontraktion des schwangeren Uterus • Diurese und Blutfluss in der Niere
LTB_4, LTC_4, LTD_4, LTE_4 (Arachidonsäure)	–	• Chemotaxis, Permeabilität • Freisetzung freier Sauerstoffradikale • Thrombozytenaggregation • Bronchokonstriktion
TXA_2 (Arachidonsäure)	–	• Thrombozytenaggregation • Vasokonstriktion • Bronchokonstriktion • Diurese
PGE_3 (Eicosapentaensäure, α-Linolensäure)	• Histaminfreisetzung aus Mastzellen • Freisetzung von Leukotrienen B_4 aus aktivierten Leukozyten	–
LTB_4 (Eicosapentaensäure, α-Linolensäure)	Entzündungsvorgänge	–

Thromboxan A_2
Thromboxan A_2 ist vasokonstriktorisch und proaggregatorisch wirksam, an den Bronchien wirkt es konstriktorisch, genauso wie die Endoperoxide.und Prostazyklin. Es steigert den renalen Fluss und die Diurese. Acetylsalicylsäure hemmt in kleinen Dosen relativ spezifisch die proaggregatorischen TXA_2-Biosynthese.

Leukotrien B_4
Leukotrien B_4 kann vor allem bei entzündlichen Erkrankungen der Gelenke und in epidermalen Läsionen bei der Psoriasis nachgewiesen werden. Es wirkt chemotaktisch, proaggregatorisch und permeabilitätssteigernd. Leukozyten setzen auf Stimulation mit LTB_4 Sauerstoffradikale frei.
Wahrscheinlich kommt ihm eine Rolle beim Morbus Crohn und bei der Colitis ulcerosa zu. Leukotriene werden aus der entzündeten Darmschleimhaut in erhöhten Mengen freigesetzt. Eventuell haben die Standardtherapeutika Sulfasalazin (Azulfidine®) und 5-Aminosalicylsäure (Salofalk®) eine Hemmwirkung auf die Leukotriensynthese in der Mukosa des Dünn- und Dickdarms. Leukotriene wirken auf die Atemwege bronchokonstriktorisch (Kroegel, 1997). Ihr biologischer Effekt ist im Vergleich zum Histamin nicht nur um das 1000fache stärker, sondern auch mit 30–40 Minuten von etwa vierfach längerer Dauer. Asthmatiker reagieren auf Provokation mit Leukotrienen trotz interindividueller Schwankungen sogar bis zum 5000fachen der Wirkung des Histamins (Kroegel, 1997). Neben der bronchokonstriktorischen Wirkung induzieren Leukotriene bei Asthmatikern einen über mehrere Tage persistierenden deutlichen Anstieg der bronchialen Hyperreagibilität. LTC_4 und LTD_4 gelten darüber hinaus als potente Stimulatoren der Mukussekretion. Leukotriene steigern ferner die vaskuläre Permeabilität und Plasmaexsudation mit nachfolgender Ausbildung eines Gewebeödems. Schließlich induzieren LTB_4, aber auch LTE_4 eine zelluläre Infiltration der Bronchialschleimhaut, vor allem durch neutrophile und eosinophile Granulozyten.

Abbau der Prostaglandine und Leukotriene

Die Inaktivierung der Prostaglandine der E- und F-Serien geschieht zu 95% in der Lunge (15-Hydroxy-Prostaglandin-Dehydrogenase). Thromboxan A_2 hydroxyliert nichtenzymatisch mit einer Halbwertszeit von 30 Sekunden zu TXB_2. Leukotrien B_4 wird zu Leukotrien E_4 oxidiert und acetyliert, das über die Galle und den Urin ausgeschieden wird. (☞ Tab. 10.9)

10.10.7 Labordiagnostik

Für Prostaglandine ist keine Routinemethode gebräuchlich. Im Rahmen der Diagnostik von Pseudoallergien wird die Messung von Leukotrienen der Serien C_4, D_4 und E_4 nach Inkubation von Leukozyten mit Allergenen durchgeführt.
Hilfreich kann die Messung des Fettsäureprofils sein, das die Balance der Vorstufen der Prostaglandine und Leukotriene dokumentiert (z.B. Labor Bayer, ☞ Kap. 10.10.9.). Wegen des Kostenaufwands ist jedoch die im Folgenden beschriebene Testung mit den Mitteln der Applied Kinesiology als Routineverfahren anzusehen.

10.10.8 Diagnostik mit Applied Kinesiology

Prostaglandindysbalancen

Eine Mischung von nichtsteroidalen Antirheumatica (NSAR) führt bei Überwiegen von proinflammatorischen Prostaglandinen zu normoreaktivem Challenge möglichst vieler dysreaktiver Muskeln. Besonders deutlich wird dies, wenn ein schmerzhafter Muskel benutzt wird.
Wenn NSAR zu einem dysreaktiven Challenge führen, liegt eine Unverträglichkeit dieser Substanzen vor.
Nach diesem Screening werden die verschiedenen Öle, die Vorstufen der antiinflammatorischen Prostaglandinserien E_1 (Omega-6-EFA: Distelöl, Sonnenblumenöl, Borretschöl, Nachtkerzenöl, Johannisbeersamenöl) und E_3 sind (Omega-3-EFA: Leinöl, Kürbiskernöl, Fischöl), getestet.
Für die einzelnen enzymatischen Schritte werden die Kofaktoren und Hemmstoffe getestet (☞ unten).

Leukotriendysbalancen

Es wird von einem normoreaktiven Indikatormuskel ausgegangen, der möglichst mit der Beschwerderegion assoziiert sein sollte. Mit einer Quelle von Arachidonsäure (Schweineschmalz etc.) wird ein oraler Challenge durchgeführt, was zur Dysreaktion führt, wenn eine Leukotrien- oder Prostaglandindysbalance vorhanden ist. Wenn die Dysreaktion nicht durch nichtsteroidale Antirheumatika aufgehoben wird, kann man davon ausgehen, dass es sich um eine Leukotriendysbalance handelt.
Die Arachidonsäurequelle (Speck, Schmalz) wird erneut auf die Zunge gegeben, die dabei entstehende Dysreaktion wird durch folgende Substanzen möglicherweise aufgehoben. Ab diesem Schritt kann auch wieder ein schmerzhafter dysreaktiver Muskel verwendet werden. Die Supplemente entsprechend Tabelle 10.12 werden getestet. Eventuell kann mit Olibanum RA® oder einem anderen Boswellia-Präparat (Indischer

Tab. 10.10: Eicosapentaensäuregehalt einzelner Fischsorten

Fischsorte	Eicosapentaensäuregehalt [mg/100 g]
Flussbarsch	30
Kabeljau	80
Hecht	70
Plöze	70
Zander	230
Kleine Moräne	180
Steinbutt	280
Forelle	240
Ostsee-Hering	310
Lachs	620
Hering (außer Ostsee-Hering)	2070

Weihrauch, z.B. Fa. Fritz Zilly, Eckbergstr. 18, 76534 Baden Baden, Tel.: 07221-7 37 34, Fax 07221-7 37 33) ein Therapieversuch gemacht werden. Die Boswellinsäure ist ein 5-Lipoxygenase-Hemmstoff und führt dann entsprechend zu einem normoreaktiven Challenge.

10.10.9 Therapie

Zufuhr „antiinflammatorischer" Fettsäuren

Klinische Studien belegen die Wirkung der Therapie mit GLA bei Psoriasis, mit EPA bei Kolitis und entzündlichen Gelenkerkrankungen. Es gibt zahlreiche Veröffentlichungen, die belegen, dass sich die Fettsäurebalance in den Membranen durch die orale Aufnahme zu Gunsten der antiinflammatorischen Fettsäuren steuern lässt (Kidd, 1996 u.a.). Dies hat neben den Wirkungen im Entzündungsstoffwechsel (Grimminger, 1997, 1996, Volker, Fitz Gerald et al., 2000, Raedersdorf, Pantzke et al., 1996) auch Effekte bei der Atheroskleroseprophylaxe (Pakala, Pakalaet al., 2000, Kidd, 1996) und der Tumorprophylaxe (Noguchi, Earashi et al., 1995). Gelenkschwellung und Schmerz bei rheumatoider Arthritis werden durch PUFAs in dosisabhängiger Weise in der Reihenfolge Dihomo-γ-Linolensäure > γ-Linolensäure > Eisosapentaensäure > Arachidonsäure durch Hemmung der T-Zell-Proliferation unterdrückt (Zurier, Rosetti et al., 1999).
Dihomo-γ-Linolensäure hemmt die Leukotrien-B_4-Bildung (Chilton, Surette et al. 1996). Prosetti, Seiler et al. (1997) geben an, dass 2,4 g γ-Linolensäure aus Borretschöl in Kapselform die T-Zell-Proliferation bei rheumatoider Arthritis hemmt, dieser Effekt aber durch Linolsäure und α-Linolsäure ausblieb.
Die aufgeführten Literaturstellen sind nur eine Auswahl, eine Medline-Suche liefert ungezählte Hinweise für die Wirksamkeit dieses Prinzips.

Ernährung

Die vermehrte Zufuhr der antiinflammatorischen Fettsäuren in der Ernährung ist die Basis jeglicher Therapie von Prostaglandin- und Leukotriendysbalancen. Ein bis drei Esslöffel kaltgeschlagenes Leinöl pro Tag, Verwendung von Distelöl oder Sonnenblumenöl bester, frischer Qualität sowie vermehrte Zufuhr von EPA/DHA über Fischmahlzeiten sind einfache, aber wirksame Prinzipien. Alimentär werden maximal 100–200 mg Fischölfettsäuren täglich zugeführt.
Die gängige Meinung der Wissenschaft, dass zu einem wirksamen Anheben der EPA-Spiegel die Supplementierung von Fischöl notwendig sei, wird durch neue Praxisuntersuchungen (Ramsak, mündliche Mittteilung) widerlegt, die zeigen, dass alimentär zugeführtes Leinöl dasselbe bewirkt (☞ Abb. 10.15 bis 10.18). Eine Quelle für qualitativ hochwertiges Leinöl verdanke ich E. Burtscher: Frau Christine Sieber, Am Gütle 4, A-6921 Kennelbach, Tel. 0043-5574-7 01 17. Andere in Ihrer Nähe sollten Sie in Erfahrung bringen.

Supplementierung von PUFAs der Omega-3- bzw. Omega-6-Reihe

- α-Linolensäure ist in grünen Pflanzen und besonders reichlich in Raps-, Soja- und Leinöl enthalten. Die Zufuhr von 10 g α-Linolensäure pro Tag bewirkt einen messbaren Anstieg der Eicosapentaensäure nach etwa zwei Wochen und kann die proinflammatorische Eicosanoidsynthese hemmen.
- EPA kommt immer in der Kombination mit DHA in Fischöl vor, die Tagesdosis beträgt zwischen 2 und 9 g, und die ausreichende Dosis muss individuell ausprobiert werden.
- Die Supplementierung von Eicosapentaensäure führt durch die Hemmung des Bypasses zwischen der Serie E_1 und E_2 (Delta-5-Desaturase) sowohl zur Vermehrung der Prostaglandine der Serie E_3 als auch zu einer Vermehrung der Prostaglandinserie E_1 bei gleichzeitiger Reduktion der Serie E_2 und sollte daher immer mit gegeben werden, wenn Omega-6-Fettsäuren verwendet werden).
- Borretschöl in Kapselform, Öl aus Samen schwarzer Johannisbeeren und Nachtkerzenöl sind die Quellen

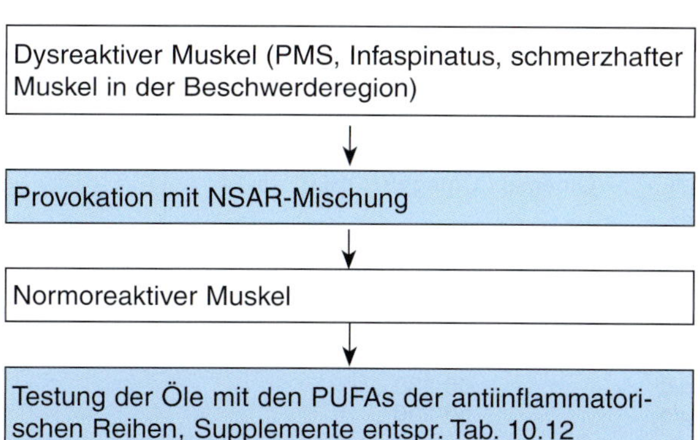

Abb. 10.13: Diagnostik der Prostaglandindysbalancen

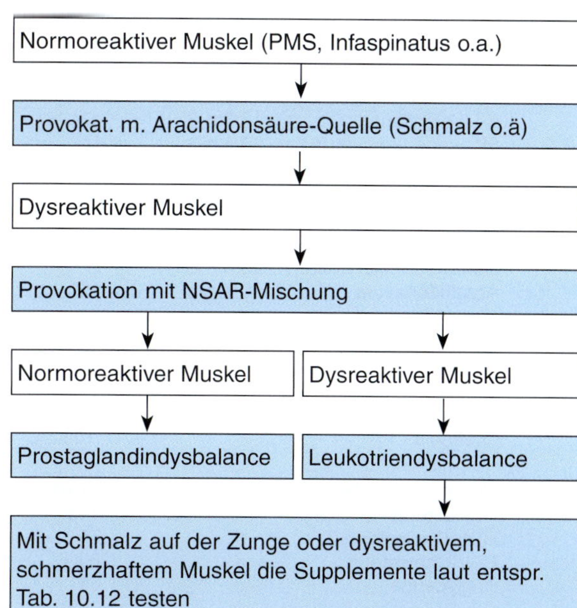

Abb. 10.14: Diagnostik der Leukotriendysbalancen

für γ-Linolensäure. Auch hier beträgt die adäquate Dosis zwischen 2 und 9 g/Tag.

Es ist ein unschätzbarer Vorzug der Applied Kinesiology, dass die Notwendigkeit der Supplementierung von Fettsäuren der Omega-3- bzw. Omega-6-Reihe oder einer Kombination aus beiden in ihrer biologischen Antwort getestet werden können.

Reduktion „proinflammatorischer" Fettsäuren

Neben der vermehrten Zufuhr antiinflammatorischer Fettsäuren muss die Zufuhr von Arachidonsäure reduziert werden.

Trans-Fette, gesättigte Fettsäuren, Arachidonsäure, Glukose, Fruktose, große Mengen Alkohol, Rauchen und Schwermetalle potenzieren den Effekt einer arachidonsäurereichen Ernährung auf Gefäßsystem, Zellmembranen und Entzündungsgeschehen. Das bedeutet für die Ernährung, dass wenig Fleisch (am ehesten Geflügel, Wild) und keine Schalentiere als Quelle der Arachidonsäure verzehrt werden sollen (☞ Tab. 10.11).

Tab. 10.11: Arachidonsäuregehalt in Lebensmitteln (Müller und Leuer 1996)

Lebensmittel	Arachidonsäuregehalt [mg/100 g Lebensmittel]
Vegane Produkte	0
Süß-Molke	0
Quark (mager)	0
Kuhmilch (1,5% Fett)	2
Kuhmilch (3,5% Fett)	4
Quark (20% i. Tr.)	5
Camambert	im Durchschnitt 34
Kalbfleisch	im Durchschnitt 53
Vollei	70
Rindfleisch	70
Schweinefleisch	120
Hühnerfleisch	im Durchschnitt 112
Leberwurst (Fett)	230
Thunfisch	280
Eidotter	297
Schweineleber	870
Schweineschmalz	1700

Datum: 01.02.2005 Analyse: 772399

Fettsäure	Bezeichnung	Wert	Einheit	Norm	Diagramm
Gesättigte Fettsäuren					
Myristinsäure	14:0	30	mg/l	20-80	*
Palmitinsäure	16:0	572	mg/l	500-900	*
Stearinsäure	18:0	215	mg/l	150-270	0
Arachinsäure	20:0	6	mg/l	3-12	*
Behensäure	22:0	16	mg/l	9-25	0
Einfach ungesättigte Fettsäuren					
Palmitoleinsäure	16:1,n-7	36	mg/l	35-150	*
Ölsäure	18:1,n-9	461	mg/l	450-850	*
Mehrfach ungesättigte Fettsäuren, Omega 3					
α-Linolensäure	18:3,n-3	**12**	mg/l	15-30	<
Eicosapentaensäure	20:5,n-3	**16**	mg/l	20-55	<
Docosahexaensäure	22:6,n-3	**41**	mg/l	50-110	<
Mehrfach ungesättigte Fettsäuren, Omega 6					
Linolsäure	18:2,n-6	842	mg/l	810-1320	*
γ-Linolensäure	18:3,n-6	**6**	mg/l	10-30	<
Homo-γ-Linolensäure	20:3,n-6	**27**	mg/l	32-75	<
Arachidonsäure	20:4,n-6	**157**	mg/l	185-335	<

Summen	Wert	Einheit
gesättigte Fettsäuren (FS)	839	mg/l
einfach ungesättigte FS	497	mg/l
Omega 3 - FS	69	mg/l
Omega 6 - FS	1032	mg/l

Quotienten	Wert	Norm
gesättigt/ungesättigt	0.53	0.25 - 0.75
Omega6 / Omega3	**15.0**	5-14

Messparameter	Wert	Einheit	Normalbereich
Cholesterin	**143**	mg/dl	150-200
HDL-Cholesterin	75	mg/dl	40-80
LDL-Cholesterin	60	mg/dl	50-130
Triglyceride	63	mg/dl	50-200

Abb. 10.15: Fettsäureprofil: Ausgangsbefund (Quelle: Labor Dr. Bayer, Bopserwaldstr. 2b, D-70184 Stuttgart, Tel.: 0049(0)711-164180, Fax: 0049(0)711-1641818)

Orthomolekulare Substanzen und Phytopharmaka

Therapieprinzip: Hemmung der Zyklooxygenase (COX) und 5-Lipoxygenase (5-LO)

Grundsätzlich gilt folgendes Prinzip: Das Fettsäureprofil muss zugunsten der antiinflammatorischen Fettsäuren verschoben und die Bildung der antiinflammatorischen Prostaglandine und Leukotriene gefördert werden.
Die Enzyme metabolisieren die Fettsäuren, die ihnen angeboten werden, unselektiv: Je nach Überwiegen der jeweiligen Vorstufe (Dihomo-γ-Linolensäure, Arachidonsäure bzw. Eicosapentaensäure) werden vor allem die zugehörigen Prostaglandinserien E_1, E_2 oder E_3 gebildet, da eine Kompetition um den Zyklooxygenase-Enzymkomplex herrscht.
Die Supplementierung der Kofaktoren der Desaturase und Elongase trägt ein Problem in sich: Teilweise sind dieselben Kofaktoren für die Cyclooxygenase effektiv, so dass diese ebenso stimuliert werden kann (☞ Tab. 10.12). Es ist daher immer besser, die direkten Vorstufen γ-Linolensäure (GLA) und EPA zu supplementieren, als sich auf deren Bildung aus den Pflanzenölvorstufen zu verlassen.
Die gleichzeitige Therapie mit nichtsteroidalen Antirheumatika (NSAR) zur COX- Hemmung und die Gabe von PUFAs können aus folgendem Grund sinnvoll sein: Die Metaboliten der ungesättigten Fettsäuren konkurrieren um den Zyklooxygenase-Komplex. Wenn dieser durch NSAR gehemmt wird, dann kann die Konkurrenz um die geringe Menge des Enzyms durch hohe Dosen von antiinflammatorischen Vorstufen zugunsten der antiinflammatorischen Serien E_1 und E_3 entschieden werden.

Eingesetzte Substanzen

Phytotherapeutisch kommt **Curcumin** (z.B. Zhang, Altkorki et al., 1999) als COX-Hemmer in Frage. Weiter sind ebenso **Heisteria acuminata** (Kraus, Neszmelyi et al., 1998) und Vitamin E in hoher Dosierung (> 400 mg/d) COX-Inhibitoren, Salicin, der Wirkstoff der Weidenrinde, der im Organismus zu Salicylsäure umgewandelt wird, ist nur schwach, aber doch eindeutig hemmend wirksam.
Feverfew hemmt die Prostaglandinsynthese (Werbach, 1994), wahrscheinlich durch Hemmung des oxidativen Burst der Leukozyten (Brown, Edwards et al., 1997). Für Steroide (Phospholipase-A_2-Hemmung) in niedrigerer Dosierung ist die Situation nicht so eindeutig: Wenn die Phospholipase A_2 durch Steroide gehemmt ist, dann werden weniger Phospholipid-gebundene Fettsäuren in den Metabolismus eingeschleust. Wenn das Gleichgewicht zugunsten der antiinflammatorischen Fettsäuren durch Supplementierung verschoben wird, dann wird auch weniger proinflammatorische Phospho-

Datum: 14.03.2005 Analyse: 778367

Fettsäure	Bezeichnung	Wert	Einheit	Norm
Gesättigte Fettsäuren				
Myristinsäure	14:0	20	mg/l	20-80
Palmitinsäure	16:0	509	mg/l	500-900
Stearinsäure	18:0	239	mg/l	150-270
Arachinsäure	20:0	5	mg/l	3-12
Behensäure	22:0	13	mg/l	9-25
Einfach ungesättigte Fettsäuren				
Palmitoleinsäure	16:1,n-7	**24**	mg/l	35-150
Ölsäure	18:1,n-9	**428**	mg/l	450-650
Mehrfach ungesättigte Fettsäuren, Omega 3				
α-Linolensäure	18:3,n-3	**54**	mg/l	15-30
Eicosapentaensäure	20:5,n-3	34	mg/l	20-55
Docosahexaensäure	22:6,n-3	66	mg/l	50-110
Mehrfach ungesättigte Fettsäuren, Omega 6				
Linolsäure	18:2,n-6	819	mg/l	810-1320
γ-Linolensäure	18:3,n-6	**< 5**	mg/l	10-30
Homo-γ-Linolensäure	20:3,n-6	**17**	mg/l	32-75
Arachidonsäure	20:4,n-6	**131**	mg/l	185-335

Diagramm

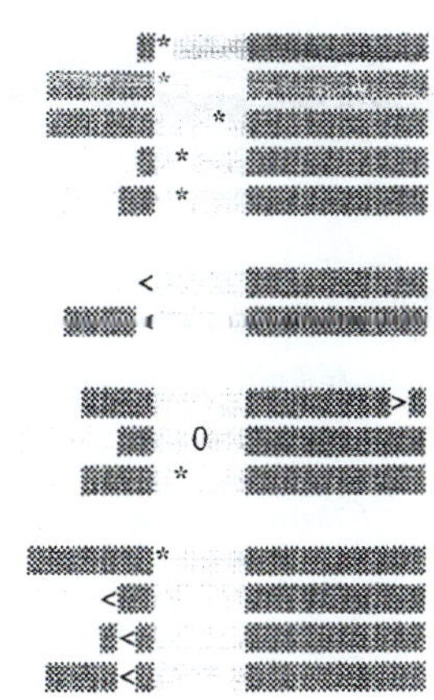

Summen	Wert	Einheit
gesättigte Fettsäuren (FS)	786	mg/l
einfach ungesättigte FS	452	mg/l
Omega 3 - FS	154	mg/l
Omega 6 - FS	967	mg/l

Quotienten	Wert	Norm
gesättigt/ungesättigt	0.50	0.25 - 0.75
Omega6 / Omega3	6.3	5-14

Messparameter	Wert	Einheit	Normalbereich
Cholesterin	**143**	mg/dl	150-200
HDL-Cholesterin	72	mg/dl	40-80
LDL-Cholesterin	57	mg/dl	50-130
Triglyceride	63	mg/dl	50-200

Abb. 10.16: Zweites Fettsäureprofil nach vier Wochen. Einnahme von zwei Esslöffel Leinöl pro Tag. Wichtig ist zu sehen, dass das Verhältnis zwischen Omega-6/Omega-3 auf 6,3 abgesunken ist bei gleichzeitigem Absinken der Arachidonsäure; sowohl EPA als auch DHA sind angestiegen, was der gängigen Meinung entspricht, dass mit pflanzlichen Omega-3-ungesättigten Fettsäuren dies nur ungenügend gelinge.

Datum: 01.04.2005 Analyse: 780748

Fettsäure	Bezeichnung	Wert	Einheit	Norm	Diagramm
Gesättigte Fettsäuren					
Myristinsäure	14:0	31	mg/l	20-80	
Palmitinsäure	16:0	507	mg/l	500-900	
Stearinsäure	18:0	189	mg/l	150-270	
Arachinsäure	20:0	6	mg/l	3-12	
Behensäure	22:0	16	mg/l	9-25	
Einfach ungesättigte Fettsäuren					
Palmitoleinsäure	16:1,n-7	36	mg/l	35-150	
Ölsäure	18:1,n-9	**364**	mg/l	450-850	
Mehrfach ungesättigte Fettsäuren, Omega 3					
α-Linolensäure	18:3,n-3	16	mg/l	15-30	
Eicosapentaensäure	20:5,n-3	34	mg/l	20-55	
Docosahexaensäure	22:6,n-3	60	mg/l	50-110	
Mehrfach ungesättigte Fettsäuren, Omega 6					
Linolsäure	18:2,n-6	**768**	mg/l	810-1320	
γ-Linolensäure	18:3,n-6	15	mg/l	10-30	
Homo-γ-Linolensäure	20:3,n-6	**27**	mg/l	32-75	
Arachidonsäure	20:4,n-6	**144**	mg/l	185-335	

Summen	Wert	Einheit
gesättigte Fettsäuren (FS)	749	mg/l
einfach ungesättigte FS	400	mg/l
Omega 3 - FS	110	mg/l
Omega 6 - FS	954	mg/l

Quotienten	Wert	Norm
gesättigt/ungesättigt	0.51	0.25 - 0.75
Omega6 / Omega3	8.7	5-14

Messparameter	Wert	Einheit	Normalbereich
Cholesterin	**142**	mg/dl	150-200
HDL-Cholesterin	69	mg/dl	40-80
LDL-Cholesterin	62	mg/dl	50-130
Triglyceride	52	mg/dl	50-200

Abb. 10.17: Drittes Fettsäureprofil nach zwei Wochen Pause. Es ist zu einem gewissen Anstieg der Omega/Omega-Ratio gekommen.

Datum: 11.05.2005 Analyse: 786496

Fettsäure	Bezeichnung	Wert	Einheit	Norm	Diagramm
Gesättigte Fettsäuren					
Myristinsäure	14:0	32	mg/l	20-80	
Palmitinsäure	16:0	531	mg/l	500-900	
Stearinsäure	18:0	207	mg/l	150-270	
Arachinsäure	20:0	6	mg/l	3-12	
Behensäure	22:0	16	mg/l	9-25	
Einfach ungesättigte Fettsäuren					
Palmitoleinsäure	16:1,n-7	35	mg/l	35-150	
Ölsäure	18:1,n-9	**432**	mg/l	450-850	
Mehrfach ungesättigte Fettsäuren, Omega 3					
α-Linolensäure	18:3,n-3	19	mg/l	15-30	
Eicosapentaensäure	20:5,n-3	**72**	mg/l	20-55	
Docosahexaensäure	22:6,n-3	70	mg/l	50-110	
Mehrfach ungesättigte Fettsäuren, Omega 6					
Linolsäure	18:2,n-6	**775**	mg/l	810-1320	
γ-Linolensäure	18:3,n-6	**6**	mg/l	10-30	
Homo-γ-Linolensäure	20:3,n-6	**17**	mg/l	32-75	
Arachidonsäure	20:4,n-6	**146**	mg/l	185-335	

Summen	Wert	Einheit
gesättigte Fettsäuren (FS)	792	mg/l
einfach ungesättigte FS	467	mg/l
Omega 3 - FS	161	mg/l
Omega 6 - FS	944	mg/l

Quotienten	Wert	Norm
gesättigt/ungesättigt	0.50	0.25 - 0.75
Omega6 / Omega3	5.9	5-14

Messparameter	Wert	Einheit	Normalbereich
Cholesterin	158	mg/dl	150-200
HDL-Cholesterin	**83**	mg/dl	40-80
LDL-Cholesterin	60	mg/dl	50-130
Triglyceride	59	mg/dl	50-200

Abb. 10.18: Viertes Fettsäureprofil nach vier Wochen. Einnahme von 2 Kaps./Tag EPA/DHA, entsprechend 2 g Fischöl mit 300 mg EPA und 200 mg DHA pro Gramm Fischölkonzentrat (Pure Encapsulations). Die Konzentrationen von EPA und DHA sind deutlicher angestiegen als mit Leinöl, allerdings kann auch der reine Zeitfaktor der Einnahme eine Rolle spielen. Das Verhältnis Omega-6/Omega-3 hat sich weiter verbessert. (Ich danke Herrn I. Ramsak, der die Abbildungen 10.15–10.18 zur Verfügung gestellt hat.)

lipid-Arachidonsäure freigesetzt sicher, aber auch weniger antiinflammatorische Fettsäuren.

Die Hemmung der 5-Lipoxygenase kann mit biologischen Mitteln durch EPA und hohe Dosen **Vitamin E** (400 mg) erfolgen (☞ auch Tab. 10.12).

Boswellia-serrata-Extrakt H15 wurde für die Therapie bei Morbus Crohn in einer Doppelblindstudie als sicherer und effektiver als Mesalazin befunden (GERHARDT, SEIFERT et al., 2001). GUPTA, PERIHAR et al. (1997) beschrieben eine bessere Wirksamkeit von Boswellia-Extrakt bei Colitis ulcerosa als von Sulfasalazin in Dosen von 3 × 350 mg/Tag. Etwa dieselben Dosen waren bei der Behandlung von Asthma bronchiale wirksam (GUPTA, GUPTA et al., 1998). Daneben hemmt Boswellia die proinflammatorische Leukozytenelastase (SAFAYHI, RALL et al., 1997) und hat möglicherweise antitumoröse Wirkungen (HUANG, BADMAEV et al., 2000). SAFAYHI, BODEN et al. (2000) fanden, dass Boswellia serrata und Olibanum in granis (Boswellia aus Arabien) die 5-LO-Produkt-Bildung in vitro in Extrakten mit 10–15 µg/l hemmten, in niedrigen Konzentrationen jedoch stimulierten! Eigene Erfahrungen mit Boswellia sind nicht sehr positiv.

Hamamelis virginiana hat durch die enthaltenen Tannine eine Hemmwirkung auf die 5-Lipoxygenase (HARTISCH, KOLODZIEJ et al., 1997). **Mahonia aquifolium** kann bei Psoriasis extern angewandt werden (AUGUSTIN, ANDREES et al., 1999) und wirkt durch Leukotrienhemmung (BEZAKOVA, MISIK et al., 1996). Mahonia-Salben waren wirksam, jedoch weniger als das vergleichend untersuchte Dithranol, was jedoch äußerst stark reizend wirkt.

Quercetin, Curcumin, Carduus marianus (Silybum marianum), Glycyrrhiza entfalten ebenfalls leukotrieninhibitorische Wirkungen.

Pharmaka

5-Lipoxygenase-Blocker und Cysteinyl-LT-Rezeptorantagonisten sind zur Asthmatherape inzwischen in der Praxis etabliert. Zileuton ist ein 5-LO-Synthese-Inhibitor. Zafirlukast und Montelukast sind LTD_4-Rezeptor-Antagonisten. Sie wirken bronchodilatatorisch und können bei belastungsinduziertem Asthma vorteilhaft sein.

Die Standardtherapeutika für entzündliche Darmerkrankungen Sulfalazin (Azulfidine®) und 5-Aminosalicylsäure (Mesalazin, Salofalk®) haben eine 5-Lipoxygenase-blockierende Wirkung. Die Bildung von LTE_4 aus der Vorstufe LTD_4 wird durch D-Penicillamin (Metalcaptase®) gehemmt, was dessen Wirkung auf rheumatische Erkrankungen erklärt.

Nutrimentelle Einwirkung auf andere proinflammatorische Prostaglandinserien

Das Bioflavonoid Rutin hemmt das Enzym 9-Keto-Reduktase, die aus Prostaglandinen der E-Serie proinflammatorische Prostaglandine der Serie F bildet.

Glutathion ist ein Aktivator der Prostaglandin-E-Isomerase, was zu einer vermehrten Bildung der Prostaglandine der Serie E und einer Verminderung anderer möglicherweise proinflammatorischer Produkte führen kann.

Beziehungen zwischen Prostaglandinstoffwechsel und B-Vitaminen (SCHMITT, 1984)

Viele Störungen, die mit Prostaglandindysbalancen verbunden sind, wie Arthritis, Bursitis, Colon irritabile, Adipositas, Kapillarfragilität, Infertilität, Autoimmunerkrankungen, sind auch mit einem Mangel an Vitaminen des B-Komplexes assoziiert. Mangelerscheinungen von Biotin, Pantothensäure und Riboflavin sowie Vitamin B_{12} und B_1 werden durch ungesättigte Fettsäuren abgemildert und umgekehrt. Bei den entsprechenden Störungen sollte also neben der Supplementierung mit den entsprechenden Fettsäuren auch an die Supplementierung mit Vitaminen des B-Komplexes gedacht werden.

EFA und Jod

Erhöhter Umsatz von freien Fettsäuren führt zu einem erhöhten Jodbedarf, der supplementiert werden muss, wenn entsprechende Symptome auftreten (rissige Haut, Blutungsneigung, graue Hände, raue Haut lateral an den Oberarmen).

Tab. 10.12: Biologische antiinflammatorische Maßnahmen im Bereich der Eicosanoide

Angriffspunkt		Eingesetzte Substanzen
Steuerung der Fettsäure-Balance	Omega-6-PUFAs	Linolsäure γ-Linolensäure
	Omega-3-PUFAs	Eicosapentaensäure
Enzymmodulation	Phospholipase-C und -A_2-Hemmung	Vit. E (400 mg) Selen (200 µg) Curcumin (250 mg) Lithium
	COX-Inhibition, gleichzeitig hohe Dosen PUFAs wie oben	Vit. E (> 400 mg) Harpagophytum Heisteria Salicin Curcumin Niedrige Dosen NSAR
	5-LO-Inhibition, LTB_4-Weg	EPA (3 × 3 g) Vit. E (3 × 200 mg) Boswellia serrata (900–2000 mg/Tag) Quercetin (3 × 250 mg) Curcumin (3 × 100 mg) Carduus marianus (Silybum marianum) Mahonia aquifolium (extern) Glycyrrhiza
	Weitere	Reduziertes Glutathion (2 × 100 mg) Pantothensäure (2 × 250 mg) Riboflavin (2 × 50 mg) Vit. B_{12} (1 mg) Vit. B_1 (2 × 250 mg) Rutin Jod (100–200 µg) Fevervew

Inhibition der Plättchenaggregation (TXA_2)

Zingiber officinalis ist ein Inhibitor der Thromboxanaynthase und hebt Prostacyclin an, ohne die proinflammatorischen Prostaglandine anzuheben (Werbach, 1994). Zwiebel und Knoblauch wirken ähnlich.
Die biologische Therapie entzündlicher Erkrankungen wie Asthma, Kolitis, Morbus Crohn, Exkzem und Psoriasis besteht in einer Veränderung der Fettsäurebilanz zugunsten der Vorstufen antiinflammatorischer Prostaglandine und Leukotriene und der relativen Hemmung der Zyklooxygenase und 5-Lipoxygenase mit NSAR und Phytopharmaka. Hierdurch wird der Umsatz der Fettsäuren kompetitiv zugunsten antiinflammatorischer Eikosanoide verändert.

10.11 Klinische Anwendung: Unverträglichkeiten, Pseudoallergien

Definitionen ☞ Kap. 10.1.
Bei Unverträglichkeitsreaktionen bzw. Pseudoallergien sind immer Mediatoren der Entzündung wie Histamin, 5-Hydroxytryptamin, Bradykinin, Prostaglandine, Leukotriene und freie Sauerstoffradikale im Spiel, wie sie auch bei allergischen Reaktionen speziell der Typen I und IV freigesetzt werden.
Reaktionen auf Nahrungsmittel und Umweltfaktoren werden häufig durch prädisponierende Faktoren verursacht: Enzymdefekte (Disaccharidase-, Lipase- und Peptidasemangel, ☞ unten) bei Darmdysbiosen und entzündlichen Darmerkrankungen sowie Nährstoffmangelzustände, chronische Übersäuerung, enterale Autointoxikation und nicht zuletzt Schwermetallbelastungen, die hier als toxische Inweltbelastung verstanden werden, da die häufigste Quelle Amalgamfüllungen sind.
Die echten Allergien des Typs I bis IV und die Unverträglichkeitsreaktionen sind nur dadurch zu differenzieren, dass erstere einen positiven klassischen Allergietest aufweisen, letztere jedoch nicht, auch wenn die Reaktionsendstrecke der Entzündungsmediatoren dieselbe ist.
Es ist nicht statthaft, bei negativen Allergietests dem Patienten zu erklären, dass eine Unverträglichkeit der jeweiligen Allergene nicht vorliege. Es muss vielmehr klar gesagt werden, dass eine Allergie im klassischen Sinne nicht festgestellt werden konnte, dass jedoch dieselben oder ähnliche Reaktionen auch durch andere Mechanismen hervorgerufen werden können und damit eine Unverträglichkeit dennoch vorliegen kann.
Grundsätzlich sind Unverträglichkeitsreaktionen auf alle Nahrungsmittel möglich. Es gibt jedoch entsprechend den Ernährungsgewohnheiten und dem Grad der Industrialisierung einer Gesellschaft und damit auch dem Grad der Industrialisierung der Nahrungsmittelherstellung und entsprechender Denaturierung charakteristische Häufungen von Unverträglichkeiten bestimmter Nahrungsmittelkategorien. In Mitteleuropa werden die häufigsten Unverträglichkeiten auf Milch und Milchprodukte, Weizen (weniger auf andere Getreide) und erst mit größerem Abstand auf Zwiebelgewächse und Nachtschattengewächse gefunden.

10.11.1 Klinische Beispiele

Colon irritabile

Bei 70% vorher erfolglos behandelter Patienten konnten durch Elimination der auslösenden Nahrungsmittel und Empfehlungen für eine Rotationsdiät Erfolge erzielt werden, zwei bis drei Jahre später waren 90% gesund (Jones, McLaughlan, 1982). Daneben ist die vielfach frappierende Wirkung von 1 bis 2 Esslöffeln Leinöl oder die Einnahme von 4 bis 9 g Fischöl/die hervorzuheben.

Morbus Crohn

In Studien (Jones, Dickinson et al., 1985; Riordan, Hunter et al., 1993) konnten bei Morbus Crohn binnen 14 Tagen mit einer hypoallergenen Diät die meisten Patienten in eine Remission gebracht werden. Die Vermeidung von Nahrungsmitteln war, bei weniger Rückfällen, so wirksam wie die Steroidbehandlung. Die Erfahrung aus der Praxis der Autoren ist nicht ganz so positiv: Danach führen die Beachtung einer verträglichen Ernährung und begleitende naturheilkundliche Maßnahmen in den meisten Fällen zu einer Symptombesserung unterschiedlichen Grades, die Unverträglichkeit von Nahrungsmitteln ist jedoch sicherlich nur eine Komponente des Krankheitsgeschehens. Auch hier ist die Anwendung hoher Dosen von Omega-3-PUFAs sehr erfolgversprechend.

Migräne

In einer Studie von Egger, Carter et al. (1983) wurden 93% der Patienten, die eine Eliminationsdiät durchführten, gebessert in Bezug auf Migräneattacken und Kopfschmerzen. In einer Studie von Grant (1979) wurden 85% der Patienten mit Kopfschmerzen durch Eliminationsdiät beschwerdefrei bei einem Rückgang des durchschnittlichen monatlichen Medikamentenkonsums von 135 Tabletten auf weniger als eine. Von 45 Kindern mit Epilepsie und Migräne wurden 25 anfallsfrei, 11 hatten weniger Anfälle, wohingegen die Kopfschmerzen und Bauchschmerzen nicht reduziert wurden (Egger, Carter et al., 1989). Nach der Erfahrung der Autoren sind Nahrungsmittelunverträglichkeiten und andere endo- und exotoxische Belastungen neben strukturellen Störungen der HWS und des Kiefergelenks die entscheidenden kausalen Faktoren für Kopfschmerzen und Migräne.

Arthritis

Bei allen Arthritisformen ist der Versuch zu unternehmen, durch Umstellung der Diät eine Verbesserung zu erzielen, wobei die Vermeidung von unverträglichen Nahrungsmitteln genauso von Bedeutung ist wie die Regulation des Fettsäurestoffwechsels (☞ Kap. 10.10, Prostaglandine, Leukotriene). Bei der großen Anzahl seronegativer Arthritiden ist auf diese Weise in den meisten Fällen eine Besserung zu erzielen.

Minimale zerebrale Funktionsstörung

Die Auslösung von emotionalen und kognitiven Störungen durch Nahrungsmittel ist in einer Doppelblindstudie erwiesen worden (King, 1991). Schulprobleme bei Kindern, Gedächtnis- und Sprachprobleme, Stimmungsschwankungen, Panikattacken und Konzentrationsstörungen sind häufig durch Intoleranzen und chemische Hypersensitivität verursacht (Schauss, 1980).

10.11.2 Diagnostik von Unverträglichkeiten (außer Applied Kinesiology)

Eliminationstests und Belastungstests

Am einfachsten sind Eliminationstests mit Nahrungsmitteln durchzuführen. Bereits in den 30er Jahren wurde diese Standardmethode entwickelt, die darin besteht, die Nahrungsmittel für eine Weile zu vermeiden, um zu sehen, ob die Symptomatik sich bessert.
Je nach Schwere der Symptomatik kann so vorgegangen werden, dass einzelne Nahrungsmittelgruppen, wie z.B. Milch und Milchprodukte, Getreide, Nachtschattengewächse usw., konsequent für mindestens fünf Tage weggelassen werden. Die Magen-Darm-Passage beträgt im durchschnittlichen Falle in Mitteleuropa drei Tage, so dass bei fünf Tagen Nahrungsmittelkarenz eine gewisse Sicherheitsspanne eingehalten wird.
Nach Randolph (1965) gibt es falsch negative Tests, wenn nicht eine Karenz von mindestens fünf Tagen eingehalten wird. Erst nach dieser Zeit reagiert der Organismus wieder auf neuerliche Allergenzufuhr mit deutlichen Symptomen. Maskierungen eines nutritiven Allergens äußern sich in suchtartigem Verlangen oder ekelartiger Abneigung gegen bestimmte Speisen, aber auch in Hyperaktivität, depressiven Verstimmungen und anderen Wesensveränderungen wie Angstzuständen. Mediatoren können Histamin (Pfeiffer, 1993) oder Bradykinin (Bell, 1975) sein.
In Einzelfällen, besonders wenn Entzugssymptome nach Weglassen von Nahrungsmitteln auftreten, ist die Karenzphase auf sieben oder sogar zehn Tage zu erhöhen. Dasselbe gilt für Testung bei Hauterkrankungen: Eine Verbesserung der Symptomatik bei Ekzemen und Psoriasis ist nicht sicher vor Ablauf von mindestens zehn Tagen, besser 20 Tagen zu erwarten.
Bei V.a. multiple Unverträglichkeiten bzw. unklarer Symptomatik ist es erforderlich, statt des Weglassens einzelner Nahrungsmittel bzw. Nahrungsmittelgruppen eine hypoallergene Monodiät durchzuführen: Dinkelmonodiät, die allenfalls um etwas Mandelmus, das meist verträglich ist, bereichert wird, ist ein in manchen Neurodermitiskliniken praktiziertes Verfahren.
Im Anschluss an die Allergenkarenz werden die einzelnen Nahrungsmittel neu eingeführt. Dabei sollte nur alle 72 Stunden ein neues Nahrungsmittel gegessen werden, da zwar bei manchen Testmahlzeiten akute Reaktionen auftreten, manchmal jedoch erst nach zwei Tagen. Die Symptome müssen dann erneut abklingen, bevor mit einem neuen Nahrungsmittel provoziert werden kann.
Durch absolutes Fasten kommt es nach Knudsen, Welsh et al. (1968) zum starken Abfall der enteralen Disaccharidaseaktivität. Dadurch kann es nach Karenz und Wiedereinführen der entsprechenden Disaccharide in der Nahrung zu einer Verstärkung der Symptome kommen.
Für die Durchführung dieser Art von Suchdiäten ist eine sehr eingehende und aufwendige Patienteninformation notwendig, wobei klar gemacht werden muss, dass nur strikte Allergenkarenz zu Ergebnissen führt und dass nur die Provokation mit Einzelnahrungsmitteln, nicht mit industriell verarbeiteten Produkten zum Erfolg führt. Beispielsweise sind in Wurstwaren eine nicht überschaubare Anzahl von verschiedenen Bestandteilen und unter Umständen auch verschiedene Fleischsorten enthalten.

Oraler Provokationstest

Beim oralen Provokationstest wird das zu testende Lebensmittel in einem Mixer zu feinem Brei zerkleinert und dem Patienten in den Mund gegeben. Er soll die Zunge am Gaumendach halten, der Nahrungsmittelbrei soll während zweier Minuten unter der Zunge verbleiben, dann werden Kreislaufreaktion, Pulsbeschleunigung von mehr als 20 Schlägen pro Minute, Gesichtsrötung, verstärktes Schwitzen, leichter Schwindel, Augentränen, Juckreiz der Augen, Schleimhautreaktion des Atemtraktes (Kratzen und Brennen im Rachen, Nasenlaufen und Niesreiz, Bronchospastik, Atemnot, Hustenreiz), des Magen-Darm-Trakts (Völlegefühl, Magendrücken, Blähungen, Bauchschmerzen, Nabelkoliken von Kleinkindern, Durchfälle) und der Haut als Unverträglichkeitsreaktion registriert. Es ist augenscheinlich, dass verzögerte Reaktionen, die nach ein bis zwei Tagen erst auftreten, bei diesen Verfahren nicht registriert werden können.
Bei multiplen Allergien, die außer Nahrungsmitteln Chemikalien und Inhalationsallergene umfassen, werden Patienten in sog. Umwelt-Kontrollstationen für drei Wochen aufgenommen, wo sie die ersten fünf Tage fasten müssen. Umwelt-Kontrollstationen wurden in den 60er Jahren in den USA entwickelt (Randolph, 1965). Diese sind allergenfrei hergestellt (Aluminium oder Kachelwände, keinerlei Materialien, die flüchtige organische Stoffe abgeben, leistungsfähige Wasser- und Luftfilter). Flüchtige Chemikalien, auch etwa aus Zeitungen und durch Zigarettenrauch belastete Kleidung, werden absolut ferngehalten. Bei schwer belasteten Patienten sind nur unter diesen Bedingungen Belastungstests mit Inhalationsallergenen an den Konjunktiven, der Nasenschleimhaut oder den Bronchien durchführbar.
Insgesamt sind aus offensichtlichen Gründen Eliminationsdiäten und Belastungstests sehr zeitraubend und von genauester klinischer Beobachtung abhängig. Im praktischen Betrieb sind sie realistischerweise nur vom Patienten in Zusammenarbeit mit den Verwandten zu Hause durchführbar. Dies bringt jedoch das Problem der Unerfahrenheit des Patienten und der Störeinflüsse des Alltags mit sich, so dass letztlich doch nur der Weg der klinischen Diagnostik gegangen werden kann (Lessof, 1993).

Saugbiopsie

Für den Nachweis einer Zöliakie und tropischen Sprue, bei der eine Zottenatrophie aufgrund enteraler Aller-

gie gegen Gliadin, den Bestandteil des Weizenklebers Gluten, auftritt, ist eine Saugbiopsie das beweisende Diagnostikum. Mit Hilfe der Dünndarmbiopsie kann die Zöliakie von der allgemeinen Getreideallergie, d. h. einer Allergie gegen andere Bestandteile des Getreides außer Gluten, differenziert werden.
Bei konsequenter Diät kann dann später von Nachuntersuchern im Dünndarm oft bioptisch kein Nachweis mehr gefunden werden, so dass bei Nichtkenntnis dieser Entwicklungsmöglichkeit Rückfallgefahr durch fälschliche Lockerung der Ernährungsempfehlungen besteht. Bei Kuhmilch- und/oder Eiallergie, Medikamentenabusus, Parasiteninfektionen u. a. treten Zottenatrophien auf, die dann sekundäre Disaccharidmangelzustände und Laktoseintoleranz hervorrufen.

Stuhlanalysen

Im Stuhl können Gliadin-Antikörper nachgewiesen werden. Ansonsten ermöglicht die Bestimmung der Gallensäuren und der Pankreaselastase im Stuhl ebenso wie die Bestimmung der Nährstoffreste Zucker, Fleisch- und Pflanzenfasern sowie Fett eine Annäherung an die Ursachen von Unverträglichkeitsreaktionen. Vermehrtes Vorkommen von Fleisch- und Pflanzenfasern ist ein indirekter qualitativer Indikator für Maldigestion durch HCl-/Pepsinmangel oder exokrine Pankreasinsuffizienz.

Leukotrien- und Histamin-Release

Angereicherte basophile Granulozyten im Falle des Histamins, basophile, eosinophile Granulozyten, Monozyten und Makrophagen aus Heparinblut im Falle der Leukotriene werden mit verdächtigen Allergenen inkubiert und die Freisetzung von Histamin und Leukotrienen (☞ Kap. 10.6. und 10.10) gemessen (Thomas, 2005).

10.11.3 Therapie

Karenz

Die Therapie besteht vor allem in diätetischen Maßnahmen, d. h. der Karenz von unverträglichen Nahrungsmitteln. Diese muss in manchen Fällen absolut sein, nämlich dann, wenn jegliche Zufuhr des unverträglichen Nahrungsmittels zu Reaktionen führt. In anderen Fällen kann mittels Rotationsdiät, bei der nur etwa jeden vierten Tag das schlecht verträgliche Nahrungsmittel gegessen wird, die Exposition im verträglichen Rahmen gehalten werden.

Toleranzsteigerung

- Desensibilisierung mit Setpoint-Technik
- Desensibilisierung mittels Injury-Recall-Technik der AK (☞ Kap. 17)
- Desensibilisierung mittels Techniken des NLP (z. B. www.nlp-kommunikation-therapie.com, www.applied-kinesiology.org).

Alle 3 Verfahren arbeiten über die Achse limbisches System – Hypothalamus – zytokinvermittelte Reaktionen.

Übungseinheit

- Testen Sie M. pecoralis major sternalis, M. pectoralis major clavicularis, M. infraspinatus, M. rectus femoris und M. sartorius; dokumentieren Sie die Testreaktionen.
- Führen Sie einen Challenge durch mit Haushaltbleiche: Freie-Radikale-Pathologie.
- Testen Sie Antioxidanzien entsprechend Tabelle 10.2.
- Führen Sie einen Challenge durch mit Histamin D12, Histidin, Kinin D12, Pankreozymin-Cholezystokinin: Unverträglichkeitsreaktionen Histamin- und Kinin-vermittelt. Testen Sie die orthomolekularen Substanzen, die für diese Zustände als hilfreich beschrieben wurden (☞ Kap. 10.6.3 und 10.7.3).
- Führen Sie eine Therapielokalisation der Thymusregion (manubriosternales Gelenk) durch mit gleichzeitigem Klopfen auf die dort liegende Hand des Patienten: Immunologische Belastungen, zellulär vermittelt.
- Führen Sie einen Challenge durch mit Feverfew und 5-Hydroxy-Tryptophan: Serotonin-Dysbalancen.
- Führen Sie einen Challenge durch mit Omega-3-PUFAs und Omega-6-PUFAs. Testen Sie die Kofaktoren der Prostaglandinsynthese (☞ Kap.10.10.9).

10.12 Übungsfragen zu Kap. 10

Antworten ☞ Kap. 11.7

Frage 1: Was versteht man unter Prostanoiden?
Frage 2: Was versteht man unter Eicosanoiden?
Frage 3: Welche proinflammatorischen und antiinflammatorischen Eicosanoide kennen Sie?
Frage 4: Nennen Sie die Vorstufen der pro- und antiinflammatorischen Eicosanoide.
Frage 5: Welche Enzyme spalten die PUFAs aus den Phospholipidbindungen in den Zellmembranen ab?
Frage 6: Nennen Sie Faktoren, die die oben genannten Enzyme fördern, und solche, die sie hemmen.
Frage 7: Nennen Sie die PUFAs, die an der Zellmembran gebunden werden.
Frage 8: Nennen Sie die Enzyme, die aus Linolsäure Arachidonsäure bilden.
Frage 9: Welche PUFA wird durch diese Enzyme zu Eicosapentaensäure umgewandelt?
Frage 10: Welches sind die Kofaktoren der Delta-6-Desaturase?
Frage 11: Nennen Sie die Kofaktoren der Elongase.
Frage 12: In welchen Nahrungsmitteln kommt Linolsäure vor?
Frage 13: In welchen Nahrungsmitteln kommt α-Linolensäure vor?
Frage 14: Was sind Quellen von γ-Linolensäure?
Frage 15: Nennen Sie Quellen für Eicosapentaensäure.
Frage 16: Welche Substanzen fördern die Delta-5-Desaturase?
Frage 17: In welchen Nahrungsmitteln kommt Arachidonsäure vor?
Frage 18: Welche Substanzen fördern die Zyklooxygenase?
Frage 19: Welche Substanzen hemmen die Zyklooxygenase?
Frage 20: Welche Substanzen hemmen die 5-Lipoxygenase?
Frage 21: Nennen Sie Quellen von Docosahexaensäure.
Frage 22: Welches sind die zwei Haupttypen von Un-

verträglichkeiten, die nach SCHMITT und LEBOWITZ in der AK unterschieden werden?

Frage 23: Nennen Sie die Challenge-Substanzen für histaminvermittelte Unverträglichkeiten.

Frage 24: Nennen Sie die Challenge-Substanzen für kininvermittelte Unverträglichkeiten.

Frage 25: Wie ist die Allergieneigung bei funktioneller Nebennierenschwäche erklärbar?

Frage 26: Nennen Sie einen Hauptansatzpunkt von Kortison bei Unverträglichkeitsreaktion und Entzündungsvorgängen.

Frage 27: Nennen Sie drei Supplemente zur Behandlung von histaminvermittelten Unverträglichkeiten (und Allergien).

Frage 28: Nennen Sie drei verschiedene Supplemente zur Behandlung von kininvermittelten Unverträglichkeiten.

10.13 Antworten zu Kap. 9.8

Antwort 1: Es handelt sich um ein Krankheitsbild bei dem es letztendlich zum Einbruch der Immunabwehr kommt. In der Entwicklung von immunologischem Stress sind alle drei Seiten der Triad of Health betroffen.

Antwort 2: Hoffnung zulassende Formulierung von Aussagen.

Antwort 3: Bestmögliche Absicherung mit einem bioenergetischen Testverfahren wie der Applied Kinesiology. Saubere und vollständige Dokumentation und ein klares und reproduzierbares Testsetting mit weitestmöglicher Minimierung der bei einem bioenergetischen Testverfahren möglichen Fehlerquellen.

Antwort 4: Am Anfang steht immer eine Störfelddiagnostik und ggf. Sanierung. Suchen Sie wenigstens einen normoreaktiven Muskel und einen dysreaktiven Muskel. Beachten Sie dabei: Dysreaktive Muskeln müssen nicht mit dem Tumorgeschehen assoziiert sein. Genauso wenig bedeutet ein Organbefall notwendigerweise eine Dysreaktion zugeordneter Muskeln. Falls (ausnahmsweise) kein geeigneter dysreaktiver Muskel gefunden werden kann, ist die Testung mit einem normoreaktiven Muskel und positiver TL zur belasteten Region, evtl. verstärkt durch den Magneten, eine Alternative. Emotionale Einflüsse auf das Testergebnis müssen vermieden werden! Testen Sie möglichst immer mehrere Muskeln unterschiedlicher Testqualität, prüfen Sie, ob ein anderer Muskel dysreaktiv wird, wenn ihr gewählter Muskel durch den Challenge normoreaktiv geworden ist („Therapeutisches Switching"). Verwenden Sie den Temporal Tap als „Reset" und führen Sie dann eine erneute Kontrolle durch!

Antwort 5: Es empfiehlt sich die Verwendung eines dysreaktiven Testmuskels mit Bezug zum Tumorgeschehen. Wirksam und verträglich ist eine Chemotherapie dann, wenn bei Überprüfung mit dem Chemotherapeutikum eine Normoreaktion eintritt.

Antwort 6: Gründliche Sanierung von Kopfherden. nach kompetenter Herddiagnostik mit Applied Kinesiology: Mikrochirurgie und Endodontie, Beseitigung unverträglicher Zahnersatzmaterialien, Parodontosebehandlung.

Antwort 7: Weil der Darm die größte Abwehreinrichtung unseres Körpers ist. Die sogenannten Peyer'schen Plaques sind Bestandteil der Darmschleimhaut. In den Peyer'schen Plaques werden T- und B-Lymphozyten gebildet, sowie Makrophagen und natürliche Killerzellen. Nach ENDERLEIN (1991) sind linksdrehende Milchsäuren (linksdrehende Milchsäuren werden erzeugt zur Sicherung des Überlebens der Tumorzelle) im Krebsgewebe und in wurzelbehandelten oder toten Zähnen am stärksten vertreten. Diese müssen demnach saniert werden. Therapeutika zur Darmsanierung werden wie üblich mit den Mitteln der Applied Kinesiology getestet: Ausgehend von einem dysreaktiven darmzugeordneten Muskel (TFL, Hamstrings – Dickdarm; Rectus femoris, Abdominals – Dünndarm) werden Darmtherapeutika getestet, die hilfreich und verträglich sind:. Symbioflor, Colibiogen, Mutaflor, Omniflora N, Lactobacillen, Acidophilus etc. Den potentesten Antigenreiz liefern E. coli-Stämme (Mutaflor, Symbioflor 2).

Antwort 8: Zum Testen empfiehlt sich ein dysreaktiver Muskel mit Bezug zum Tumorgeschehen, alternativ kann ein dysreaktiver Muskel nach TL zur belasteten Region verwendet werden. Homöopathische Ampullen können in der Hand gehalten werden, Lektinzubereitungen werden am besten auf dem Bauch unter dem Magneten getestet. Das Testergebnis sollte nach einigen Minuten bei weiterbestehendem Kontakt überprüft werden, mit erneuter Kontrolle nach Temporal Tap. Zur Entscheidung über die Durchführung einer Therapie sollten in jedem Falle auch die Laborparameter herangezogen werden: Blutbild, Immunstatus, Interleukin-2-Rezeptor (CD 25).

Antwort 9: Eine sinnvolle und praktikable Ernährung bei Krebserkrankungen sollte vitalstoffreich sein (Rohkost, frische Früchte, wenn verträglich, ansonsten blanchiertes Gemüse, Vollkornprodukte), fettreduziert mit einem hohen Anteil mehrfach ungesättigter Fettsäuren, mit einem hohen Übergewicht an Omega-3-ungesättigten Fettsäuren und einem geringen Anteil von Arachidonsäure, sowie wenig Kochsalz. Protein sollte aus Pflanzen und Fisch zugeführt werden, evtl. aus Quark. Über milchsauer vergorene Produkte wie Sauerkraut, rote Bete oder Bioghurt, Buttermilch etc. sollte die Zufuhr rechtsdrehender Milchsäuren gesteigert werden. Die Kost sollte zuckerfrei sein und Alkohol nur in sehr kleinen Mengen und nicht regelmäßig beinhalten. Eine Erschwernis bei der Gestaltung eines vernünftigen Ernährungsplans entsteht aus der Tatsache, dass von der schulmedizinischen Onkologie Patienten in der Regel erfahren, dass sie im Prinzip alles essen können und nur darauf achten sollen, genügend Kalorien zuzuführen.

Antwort 10: Vermindertes antioxidatives Potenzial des Plasmas korreliert mit einer erhöhten Tumorinzidenz. Tumorkranke haben deutlich erhöhten Bedarf an essentiellen Mikronährstoffen, der auch durch eine gesunde, vollwertige Kost nur schwer zu decken ist. Bei Chemo- und Strahlentherapie ist der Verbrauch an Antioxidanzien und Mikronährstoffen durch den anfallenden Tumordetritus und die Belastung des Zellstoffwechsels deutlich erhöht ist. Orthomolekularen Substanzen verstärken bei Chemo- und Strahlentherapie deren Wirkung und verbessern die Verträglichkeit. Antioxidantien in hoher Dosierung können das rezidivfreie Intervall und die Überlebenszeit bei bestimmten Tumorerkrankungen verlängern.

Antwort 11: Vitamin C, Vitamin E, Betakarotin, Vitamin A, Selen, Glutathion, Zink, antioxidativ wirksame

Enzyme, wie die selenabhängige Glutathionperoxidase, Vitamin D, Vitamin-B-Komplex, Eisen.

Antwort 12: Therapeutische Wegbegleitung und Beratung sind wirksamere Werkzeuge als jede andere Behandlungsform.

Antwort 13: Der Therapeut sollte niemals ein Ziel vorformulieren, es muss immer vom Patienten selbst erarbeitet werden. Das Ziel muss positiv formuliert sein. Das Ziel muss sinnlich wahrnehmbar sein. Das Ziel muss selbst erreichbar sein. Das Ziel muss Kontext-bezogen sein, es muss für die Person im realen Kontext evident sein. Das Ziel muss „ökologisch" sein. Ökologie im NLP bedeutet: „Was gewinne und verliere ich, was gewinnt und verliert meine Umwelt, wenn ich das Ziel erreiche?"

Antwort 14: Dies ist eine AK-Technik, die auf CALLAHAN zurückgeht zum Aufdecken unbewusster Blockaden, eine Art „Selbstsabotage" für eine mögliche Heilung. Sie sollte erst nach Ökologie-Check erfolgen (☞ Antwort 13). Die negative Aussage zur Gesundung wird mit Normoreaktion beantwortet, die positive mit Dysreaktion. Diese Reaktion wird durch B&E-Punkte ausgeglichen, die dann stimuliert werden, während der Patient die positive Aussage verbalisiert.

Antwort 15: Zwischen der Immunabwehr und Sport bzw. Bewegungstraining sowie Krebs bestehen enge Beziehungen. Besonders ein regelmäßiges Ausdauertraining sorgt für Stressresistenz und stärkt die Immunabwehr. Andererseits kann das Immunsystem durch Hochleistungssport geschwächt werden. Siehe hierzu die Ausführungen in GARTEN (2004) Kap. 10: Aerobes/anaerobes Training.

11 Ernährung, Heilfasten, Nahrungsmittelunverträglichkeiten

R. Wiesler, G. Weiss, H. Garten, J. Farkas (†)

„Der Mensch ist, was er isst.“ Dies ist das zweifellos richtige Zitat eines bekannten Ernährungswissenschaftlers. In Abwandlung dieses Zitats wäre zu ergänzen: „Der Mensch ist, **wie** er isst.“ Es geht also um die Art und Beschaffenheit der Nahrung sowie um die Art und Weise der Nahrungsaufnahme: Zu welcher Zeit und in welcher Zeit wird gegessen, wie gut wird gekaut etc.
Die (für den Patienten) „falschen Nahrungsmittel“, Mangel an Nährstoffen, Überschuss an Nährstoffen, Störungen bei der Verdauung und Aufnahme dieser Nährstoffe sind entscheidende Faktoren, die bei jeder Art von Erkrankung in Betracht zu ziehen sind. Immunstörungen, Erkrankungen, bei denen der Schmerz im Vordergrund steht (Kopfschmerzen, Wirbelsäulenschmerzsyndrome, Gelenkschmerzen, Muskelschmerzen), bis zu Störungen, die man landläufig den allergischen Erkrankungen zuordnet, wie Ekzeme, Heuschnupfen, Asthma, um nur einige exemplarisch herauszugreifen, können durch Ernährung, die nicht an die Bedürfnisse des Patienten angepasst ist, verursacht sein.

Fallbeispiel (Gynäkologie, Orthopädie, Dermatologie)
Eine 34-jährige Patientin stellte sich mit folgenden Beschwerden vor: starker Juckreiz im Gesicht, an Hals und Thorax seit 18 Jahren, dieser ging einher mit starker nesselsuchtartiger Rötung. Seit einem Jahr Juckreiz der Vulva. Schulter-Nacken-Schmerz, lumboischialgiforme Beschwerden bds. bei Hüftdysplasie. Prämenstruelles Syndrom, beginnt zehn Tage vor Menses, ausgeprägte Dysmenorrhö während der ersten zwei Blutungstage. Immer wieder Kopfschmerzen.
Kandida-Challenge negativ (☞ Kap. 7.8), Histidin-Challenge positiv (☞ Kap. 10.6), Leber-Challenge (im Sinne einer Kompression der Leber) wurde negiert durch Zink, das rezeptiert wurde. Rezeptur von Prosoothe™ (PE), einer Mischung aus Agnus castus, Dioscorea, Bupleurum, Zingiber officinalis, Taraxacum mongolici und P5P (aktiviertes Vit. B_6). Der Nahrungsmitteltest ergab Unverträglichkeit von Milchprodukten, Knoblauch, Zwiebel, einigen Früchten, Zucker, Schweinefleisch, Tomaten, Paprika, Weißwein, Kaffee. Entsprechende Karenzdiät wurde verordnet. Wegen positivem Challenge mit Silberamalgam D12 bei Zähnen Entfernung von sieben Amalgamfüllungen vor vier Jahren. Durchführung eines DMPS-Tests (☞ Kap. 6, Resultat: Quecksilber 42,0 µg/g Kreatinin (n < 50 µg/g Kreatinin), Zinn 3,8 µg/g Kreatinin (n < 2 µg/g Kreatinin). Keine weiteren Maßnahmen diesbezüglich.
Erneuter Lebensmitteltest 14 Tage später: Milchprodukte, Weißwein, Paprika, Zwiebelgewächse bleiben nach wie vor unverträglich. Bereits 14 Tage nach Nahrungsumstellung kein Juckreiz mehr, Veränderung des Zyklus.
Panoramaaufnahme ergab Wurzelspitzenherd des wurzelgefüllten 36. Die Wurzelfüllung wurde revidiert, parallel dazu Arthrokehlan A®, Arthrokehlan U® nach Test zur Injektionstherapie an Zahn 36.
Zwei Monate nach dem ersten Nahrungsmitteltest: Die Haut ist in Ordnung, reagiert jedoch spürbar auf die nicht verträglichen Nahrungsmittel. Keine Kopfschmerzen mehr, Zyklus normal, kein Menstruationsschmerz, keine Hüftbeschwerden mehr. Leber-Challenge positiv, Mobilisation des Lig. triangulare bds., LVR-Formula™ (Pure Encapsulations) zum Kupieren von eventuellen Unverträglichkeitsreaktionen.

11.1 Nährstoffe und ihre Funktionen

Die Hauptenergielieferanten in der Nahrung sind Kohlenhydrate, Fette, Protein. Als Energie liefernder Faktor muss jedoch Alkohol mit berücksichtigt werden. Aufgenommene Nahrungsenergie wird im Körper unter Wärmeproduktion umgewandelt und genutzt. Die freie Energie wird im Körper in Form von Adenosintriphosphat (ATP) oder Elektronen transportiert. Der Energiegehalt der Nahrung bzw. ihre Verbrennungswärme (Brennwert) wird in Joule angegeben:
1 kJ = 0,239 kcal; 1 kcal = 4,187 kJ.
Der physikalische Brennwert (durch Oxidation in der Kalorimeterbombe als Wärmemenge bestimmt) entspricht bei Fetten (39 kJ/g) und Kohlenhydraten (17 kJ/g) in etwa dem physiologischen Brennwert (für den Körper verfügbare Energie), da diese Nährstoffe im Organismus in die gleichen Endstufen (H_2O und CO_2) abgebaut werden wie im Kalorimeter. Der physiologische Brennwert von Protein (17 kJ/g) dagegen liegt unter dem physikalischen Brennwert, da der im Stoffwechsel anfallende Stickstoff in einem energieaufwendigen Prozess (Harnstoffzyklus) als Harnstoff entgiftet werden muss (☞ Tab. 11.1). Die Nährstoffe liefern aber auch die Grundstoffe für den Aufbau körpereigener Substanzen (Baustoffwechsel). Die körpereigenen Substanzen wiederum können in Struktursubstanzen (Knochen, Zähne) und Funktionssubstanzen (Enzyme, Immunglobuline etc.) unterteilt werden.

Tab. 11.1: Physiologischer Brennwert der Hauptenergielieferanten

Kohlenhydrate	17,2 kJ/g
Fette	38,9 kJ/g
Protein	17,2 kJ/g
Alkohol	29,7 kJ/g

11.1.1 Proteine

Proteine sind Polymere aus Aminosäuren, die miteinander durch Peptidverbindungen verbunden sind. In den meisten Proteinen kommen 20 verschiedene Aminosäuren vor, wovon acht essenziell sind. Diese sind Threonin, Valin, Leucin, Isoleucin, Lysin, Methionin, Phenylalanin und Tryptophan. Als seminessenziell (d.h. unter bestimmten Umständen essenziell) gelten Histidin für den Säugling und Arginin bei besonderen Belastungen (z.B. bei Vergiftungen). Aus den Aminosäuren synthetisiert der Körper Gerüst- und Strukturproteine (z.B. Kollagene, Keratine und Elastine) und Funktionsproteine (Hormone, Enzyme, Transportproteine wie Albumin, Coeruloplasmin, Ferritin etc., Immunglobuline und Eiweiße der Blutgerinnung).

Biologische Wertigkeit von Eiweißen

Eine kritische Größe ist die sog. biologische Wertigkeit des Eiweißes, die angibt, wie viel des betreffenden Nahrungseiweißes in Körpereiweiß umgewandelt werden kann. Dabei wird das Eiweiß des Hühnereis mit 100% als Vergleichssubstanz herangezogen, weil es den Bedarf an essenziellen Aminosäuren weitgehend deckt (☞ Tab. 11.2).

Limitierende Aminosäuren sind z.B. Lysin in Weizen, Roggen und Reis, Tryptophan in Mais, Methionin in Leguminosen. Mischungen von verschiedenen pflanzlichen oder tierischen Proteinen, z.B. Hülsenfrüchte und Getreide, können ein unausgewogenes Aminosäuremuster verbessern und damit die biologische Wertigkeit des Proteins steigern. Entspricht der Gehalt an essenziellen Aminosäuren nicht den Erfordernissen, so wird die biologische Wertigkeit dadurch vermindert und ein anderes Eiweiß muss zur Ergänzung des essenziellen Aminosäurenmusters hinzugefügt werden.

Eiweißkombinationen mit gutem Ergänzungswert sind z.B. Getreide mit Milch, Fleisch, Fisch oder Ei, Kartoffel mit Milch, Fleisch oder Ei sowie Milch mit Ei oder Hülsenfrüchten. Die Grundernährung der Bevölkerung mit Kartoffel und Quark, wie sie in Nordeuropa in der Nachkriegszeit praktiziert wurde, war somit eine bezüglich der Eiweißversorgung absolut vollwertige Ernährung. Die höchste biologische Wertigkeit wurde für die Kombination von Kartoffel mit Ei ermittelt. Abgesehen vom Säuglings- und Kleinkindesalter lässt sich der Eiweißbedarf bei sorgfältiger Zusammenstellung der Nahrung auch ausschließlich mit pflanzlichen Proteinen decken.

Tab. 11.2: Einige biologische Wertigkeiten von Eiweiß

Ei	(100%)
Milch	(90%)
Fisch	(80%)
Fleisch	(80–90%)
Kartoffel	(99%)
Soja	(85%)
Getreide	(80% bis 50%)
Hülsenfrüchte	(70%)

Empfohlene Zufuhr (☞ Tab. 11.3 und 11.4)

Tab. 11.3: Proteinzufuhr nach der Empfehlung der deutschen Gesellschaft für Ernährung (DGE)

Alter		Empfohlene Proteinzufuhr
Säuglingsalter	< 1 Monat	2,7 g/kgKG/Tag
	1. und 2. Monat	2,0 g/kgKG/Tag
	3. und 4. Monat	1,5 g/kgKG/Tag
Kindesalter		1 g/kgKG/Tag
Erwachsenenalter		0,8 g/kgKG/Tag

Tab. 11.4: Durchschnittlicher Proteingehalt einzelner Nahrungsmittel

Lebensmittel	Proteingehalt
Fleisch	20%
Fisch	15–22%
Käse	25–34%
Frischkäse und Weichkäse	17–26%
Milch	3–4%
Getreide	10–12%
Sojabohnen	34%
Erbsen	5%
Nüsse	12–25%

11.1.2 Fette

Nahrungsfette bestehen aus einem Gemisch verschiedener Triglyzeride (Triester aus Glyzerin und Fettsäuren). Diese machen 98% der Speisefette aus, der Rest besteht aus fettähnlichen Verbindungen wie zum Beispiel Cholesterin. Bei den Fettsäuren sind gesättigte und einfach bzw. mehrfach ungesättigte Fettsäuren zu unterscheiden. Essenzielle Fettsäuren können vom Körper nicht synthetisiert werden. Die essenziellen Fettsäuren werden in Omega-6 und Omega-3 mehrfach ungesättigte Fettsäuren unterteilt (☞ Kap. 10).

Die aufgenommenen Fette werden entweder im Betriebsstoffwechsel verbrannt oder in Form von Depotfett im Gewebe gespeichert. Die essenziellen Fettsäuren werden u.a. zur Synthese von Phospholipiden als Bestandteil der Zellmembran und der Mitochondrien sowie zur Synthese von Prostaglandinen verwendet.

Nach Richtwerten der DGE, ÖGE, SGE, SVE (Deutsche, Österreichische und Schweizerische Gesellschaft für Ernährung, Schweizerische Vereinigung für Ernährung, 2000) sollten Personen mit leichter bis mittelschwerer Arbeit nicht mehr als 30% der Energie in Form von Fett zu sich nehmen. Der tatsächliche Fettverzehr liegt jedoch bei etwa dem Doppelten.

Übermäßige Fettzufuhr führt zu Zivilisationskrankheiten (neben dem Übergewicht Atherosklerose, Fettstoffwechselstörungen, Bluthochdruck). Der Risikofaktor Cholesterin, der eine fast magische Beachtung findet, wird jedoch vielfach vollkommen falsch beurteilt. Es gibt komplizierte Zusammenhänge zwischen Cholesterinzufuhr und -blutkonzentration, da die Resorptionskapazität im Darm begrenzt ist und die Cholesterinproduktion der Leber (ca. 1 g/Tag) in Abhängigkeit von der aufgenommenen Cholesterinmenge schwankt. Diese beträgt etwa 750 mg/Tag.

Trans-Fettsäuren

Trans-Fette (Definition ☞ auch Kap. 10.10.6) in der Nahrung stammen aus zwei unterschiedlichen Quellen:

- Aus gehärteten Ölen, die bei der partiellen Härtung von ungesättigten Fettsäuren bei der technologischen Verarbeitung von Koch- und Streichfetten z.B. in Margarinen, Back- und Frittierfetten (Pommes frites und Kartoffelchips) entstehen.
- Des Weiteren stammen sie aus Fett von Wiederkäuern (durch mikrobielle Hydrierung im Pansen) und sind enthalten in Fleisch oder Fleischwaren von Wiederkäuern.

Trans-Fettsäuren erhöhen die LDL-Cholesterin-Konzentration im Serum und bewirken einen Abfall der HDL-Fraktion. Sie verdrängen die cis-Form der essenziellen Fettsäuren aus Enzymsystemen. Für Deutschland geht man von einer durchschnittlichen täglichen Aufnahme von ca. 3,4 g bei Frauen und ca. 4,1 g bei Männern aus. Diese derzeitige Zufuhr von trans-Fettsäuren wird von Experten als nicht schädlich beurteilt. Die Aufnahmemengen von trans-Fettsäuren in den USA liegen weitaus höher; dies kann auf andere Verzehrsgewohnheiten zurückzuführen sein, zudem enthalten amerikanische Margarinen höhere trans-Fettsäuren-Anteile.

Die Empfehlung lautet dennoch, so wenig wie möglich trans-Fettsäuren aufzunehmen. Dabei gilt zu beachten, dass vor allem billige Margarinesorten oder Bratfette, insbesondere wenn sie öfter verwendet wurden, reich an trans-Fettsäuren sind. So sind auch Kartoffelchips, Pommes frites, Gebäckmischungen, Snacks und Gebäck aus Blätterteig bezüglich ihres trans-Fettsäure-Anteils nicht empfehlenswert. Produkte mit gehärtetem Pflanzenfettanteil können bis zu 20% trans-Fettsäuren enthalten.

Bei Margarine ist angegeben, ob sie gehärtete Fette enthält. Hochwertige Margarinesorten wie Diät- oder Reformhausmargarinen enthalten keine oder kaum trans-Fettsäuren, wohingegen billige Margarinesorten höhere Werte aufweisen können.

Von Patienten häufig missverstanden wird die Tatsache, dass nicht alle Fette bei Hypercholesterinämie eingespart werden müssen: Gesättigte Fettsäuren erhöhen, ungesättigte Fettsäuren senken den Cholesterinspiegel und sollten daher vermehrt zugeführt werden. Langkettige, gesättigte Fettsäuren, wie sie vor allem in Lebensmitteln tierischer Herkunft enthalten sind, heben den Cholesterinspiegel doppelt so stark an, wie mehrfach ungesättigte Fettsäuren ihn absenken. Einfach ungesättigte Fettsäuren, z.B. reichlich in Olivenöl (Ölsäure) enthalten, senken ebenfalls die LDL-Cholesterin-Konzentration im Blut, aber weniger wirksam als mehrfach ungesättigte Fettsäuren.

Aufgrund der Möglichkeit einer Oxidation von LDL (Sauerstoffradikale können die in LDL-Partikeln transportierten mehrfach ungesättigten Fettsäuren oxidieren) sollte die Zufuhr von mehrfach ungesättigten Fettsäuren nicht zu hoch gewählt werden. Für die Praxis der Ernährungsberatung gelten Richtwerte (DGE et al., 2000) zur Verminderung der Gesamtfettzufuhr auf 30% der täglichen Energiezufuhr, davon:

- Gesättigte Fettsäuren: maximal ⅓
- Einfach ungesättigte Fettsäuren: mindestens ⅓
- Mehrfach ungesättigte Fettsäuren: maximal ⅓.

D.h. eine geringere Zufuhr von gesättigten Fettsäuren, die vermehrt in Lebensmitteln tierischer Herkunft vorkommen (als sichtbares und unsichtbares Fett), und eine höhere Zufuhr von einfach ungesättigten Fettsäuren, z.B. in Form von Olivenöl, und mehrfach ungesättigte Fettsäuren wie in Sonnenblumenöl, Maiskeimöl, Sojaöl, Distelöl etc. Die Menge der mehrfach ungesättigten Fettsäuren kann, wenn nötig (z.B. als antiinflammatorische Therapie, ☞ Kap. 10.10.9), ohne die Gefahr der Fettsäureoxidation (☞ oben) erhöht werden, wenn gleichzeitig Antioxidanzien wie Vitamin E und Betakarotin verabreicht werden.

Tab. 11.5: Einige Werte für den Gesamtfettgehalt von Nahrungsmitteln

Wurstwaren	ca. 20–50%
Schweinefleisch	ca. 8–25%
Filet oder Schnitzel	bis ca. 5%
Schinken	ca. 10–30%
Kalbfleisch, Wild, Geflügel	bis ca. 5%
Gans, Ente, Truthahn	ca. 15–30%
Aal, Hering, Lachs, Karpfen, Makrele	ca. 5–25%
Schellfisch, Kabeljau, Seelachs, Tintenfisch, Hecht und andere magere Fische	ca. 1–5%
Nüsse, Mandeln, Süßwaren	ca. 35–65%

Tab. 11.6: Durchschnittlicher Anteil gesättigter sowie einfach und mehrfach ungesättigter Fettsäuren verschiedener Nahrungsfette, ca.-Angabe in % (Huth u. Kluthe, 1986

	SFA	MUFA	PUFA
Distelöl	10	15	75
Sonnenblumenöl	8	27	65
Sojaöl	14	24	62
Maiskeimöl	14	29	57
Erdnussöl	19	50	31
Olivenöl	19	73	8
Kokosfett	92	6	2
Schweineschmalz	43	49	8
Rindertalg	54	43	3
Milch-/Butterfett	60	37	3

SFA: gesättigte Fettsäuren
MUFA: einfach ungesättigte Fettsäuren
PUFA: mehrfach ungesättigte Fettsäuren

Mittelkettige Triacylglyzerine (MCT)

Sie spielen eine besondere Rolle als Energielieferanten. Die Fettsäuren der MCT enthalten sechs bis zwölf C-Atome. Sie haben einen anderen Resorptionsmechanismus als langkettige Fettsäuren. Mittelkettige Fettsäuren werden im Gegensatz zu langkettigen Fettsäuren nicht in Chylomikronen eingebaut und über die Lymphe abtransportiert, sondern gelangen als freie Fettsäuren oder ungespalten als mittelkettige Triacylglyzerine (MCT) in das Pfortaderblut. MCT werden deshalb rascher und ohne Pankreaslipase oder Galle resorbiert. Bei Patienten mit Maldigestion oder Malabsorption sind sie von diätetischer Bedeutung. Sie sind in Form von MCT-Margarinen oder MCT-Speiseöle im Handel.

Milchfett

(Quelle: „Der Gesundheitsbrief", Nr. 2 [o. J.], Labor Glaesel, Am Ergatshauser Hof 1, 78431 Konstanz)
Das Milchfett ist ein natürliches, leicht verdauliches Fett. Der Schmelzpunkt liegt bei 28–32 °C, also noch unter der menschlichen Körpertemperatur. Es besitzt damit den niedrigsten Schmelzpunkt aller tierischen Fette. Das Milchfett enthält gesättigte und ungesättigte Fettsäuren und dient nicht nur der Energiegewinnung, sondern enthält vor allem die wichtigen fettlöslichen Vitamine. Nur die Milch in ihrer Ganzheit hat einen diätetischen Wert. Ausschließlich mit Magermilch gefütterte Tiere starben bei den Rattenversuchen von Prof. Kollath in wenigen Tagen.
Befürchtungen wegen eines Einflusses auf den Cholesterinspiegel im Blut durch Vollmilch sind unbegründet – ganz im Gegensatz zu den chemisch aufbereiteten, v. a. den gehärteten und erhitzten Fetten, bei denen zudem der begründete Verdacht besteht, dass sie Darmerkrankungen begünstigen. Dies zeigt sich beispielsweise bei der üblichen bürgerlichen Gaststätten- und Kantinenkost, bei der wegen der geschmacksbildenden Wirkung und für eine schnelle Zubereitung erhitzte Fette verwendet werden.
Das Milchfett ist in der Milch sehr fein in Form kleiner Kügelchen verteilt. Die winzigen Fettkügelchen schwimmen in der Milchflüssigkeit und bilden eine Aufschwemmung (Emulsion). Der Durchmesser der Fettkügelchen, die im Mikroskop sichtbar gemacht werden können, liegt im Mittel im Bereich von 1–5 µm.

Verhütung des Aufrahmens durch Homogenisierung

Die Milch neigt zum Aufrahmen. Infolge ihres geringen spezifischen Gewichtes steigen die Fetttröpfchen nach oben. Sie trennen sich dabei vom Milchplasma, wobei Rahm (Sahne) als fettreiche Oberpartie und Magermilch als darunter stehende Flüssigkeit entstehen. Um den Aufrahmungsprozess zu verhindern, die Milch zu stabilisieren und lagerfähiger zu machen, wird sie homogenisiert. Dabei wird die Milch bei 50–75 °C mit einem Druck bis zu 350 bar (= 35 000 kPa) durch eine Düse, ein Homogenisierungsventil, gepresst. Die Fettkügelchen werden dadurch sehr stark auf etwa 1/50 ihrer ursprünglichen Größe verkleinert.
Das Homogenisieren ist ein harter Eingriff in die naturgegebene Beschaffenheit der Milch. Wird die Fettkügelchenmembran durch Homogenisierung zerstört, wird die Milch schon in wenigen Minuten ranzig, weshalb die Lipoproteinlipase zuvor durch Erhitzung inaktiviert werden muss. Rohmilch hält sich dagegen bei richtiger Lagerung trotz Anwesenheit dieser Enzyme tagelang ohne Entwicklung eines ranzigen Fehlaromas.
Durch so harte Eingriffe in das natürliche Gefüge können sehr wohl unerwünschte Reaktionen ausgelöst und Unverträglichkeitserscheinungen hervorgerufen werden. Die starke Zunahme von Kuhmilchallergien hat bereits aus medizinischer Sicht zu Milchverboten geführt, was mit der Zeit eine zunehmende Reduzierung des Milchverbrauchs zur Folge haben muss. Dass hier Zusammenhänge mit der Milchtechnologie bestehen müssen, ergibt sich schon aus der Feststellung, dass in vielen Fällen neben einer Kuhmilchunverträglichkeit Schaf- und Ziegenmilch vertragen wird, wenn sie nicht pasteurisiert und homogenisiert wird.

Die Milchfettresorption

Es war zu vermuten, dass ein durch die Homogenisierung künstlich stark emulgiertes Milchfett nicht mehr in der Lage ist, die reflektorisch gesteuerte Gallenausschüttung auszulösen (☞ Kap. 7.6.4), wonach die Milchfettverdauung nach der klassischen Vorstellung beeinträchtigt sein würde. Andererseits bleibt aber zu berücksichtigen, dass das Milchfett eine Sonderstellung einnimmt. Es ist das einzige tierische Fett, das in seiner natürlichen Form ohne vorhergehende Spaltung durch die Lymphe direkt aufgenommen wird. Das ist von der Natur vorgesehen, weil die nach der Geburt nicht vollständig leistungsfähige Leber des Säuglings noch nicht belastet werden soll.
Hieraus erklärt sich auch die klinische Erfahrung, warum in seiner natürlichen Beschaffenheit belassenes Milchfett sehr bekömmlich ist und sich hervorragend nicht nur für Kinder, sondern auch für alte und kranke Menschen eignet, auch bei Magen-, Galle- und Leberleiden. Die Fettkügelchen der Milch besitzen eine eiweißhaltige Hülle. Nur diese eiweißhaltige und daher wasserlösliche Milchfettmembran ermöglicht es, dass das Milchfett unter Umgehung der Aufspaltung direkt durch die Lymphe aufgenommen und bis in die Körperzellen geschleust werden kann. Haubold (in Glaesel, ☞ oben) hat dies schon vor langer Zeit experimentell bewiesen und im Tierversuch den Weg der Rohmilchpartikel bis in das Protoplasma der Organzellen verfolgt. Dabei war die Anwesenheit von Vitamin A notwendig. Die Milchfettpartikel fungieren für die Vitamin-A-Übernahme als Trägersubstanz.

11.1.3 Kohlenhydrate

Es werden unterschieden: Monosaccharide (Einfachzucker), Disaccharide, Oligo- und Polysaccharide.

- Zu den Monosacchariden gehören Glukose (Traubenzucker), Fruktose (Fruchtzucker) und Galaktose. Fruktose und Galaktose können in Glukose umgewandelt werden. Die Monosaccharide sind aktiv am Stoffwechsel beteiligt, während die Polysaccharide die Speicherform der Kohlenhydrate im Organismus darstellen.

- Die Disaccharide sind die Form der Kohlenhydrate, die neben der Stärke quantitativ am meisten aufgenommen wird. Rüben- oder Rohrzucker ist Saccharose (Glukose-Fruktose). Laktose (Milchzucker) besteht aus Glukose und Galaktose, Maltose aus zwei Glukosemolekülen.
- Polysaccharide bestehen aus mehreren (bis zu 10 000) Monosacchariden. Die wichtigsten sind Glykogen (tierische Stärke, 3×10^3 bis 6×10^4 Glukoseeinheiten), Amylose, Amylopektin (pflanzliche Stärke), Zellulose und Dextrine. Dextrine sind Spaltprodukte der Stärke und des Glykogens. Einige Polysaccharide sind für den Menschen von den körpereigenen Enzymen nicht aufspaltbar. Im Dickdarm werden sie teilweise bakteriell abgebaut. Hierzu zählen Zellulose, Hemizellulose, Pektin, ebenso Lignin (kein Polysaccharid, sondern ein Polymer von Phenylpropan).

Die Leber speichert etwa 150 g Glykogen, die Muskulatur 200 g. Dies entspricht etwa dem Energiebedarf eines Tages. Neben ihrer Funktion als Energiespeicher sind die Kohlenhydrate als Bestandteil von Zellmembranen und des Bindegewebes von Bedeutung. Daneben werden Moleküle des Intermediärstoffwechsels (Ribose, Desoxyribose u. a.) sowie Bestandteile der Grundsubstanz (Mukopolysaccharide, Glykoproteine u. a.) aus Kohlenhydraten gebildet. Kohlenhydrate können in Lipide umgewandelt werden.

Kohlenhydrate sind nicht essenzielle Bestandteile der Nahrung. Da die Nervenzellen, die Erythrozyten und Nierenmarkzellen ihren Energiebedarf praktisch ausschließlich über Glukose decken, wird diese bei unzureichender Zufuhr aus Aminosäuren, Laktat oder Glyzerin gebildet (Glukoneogenese). Nur im Fastenstoffwechsel kommt es nach einer Adaptationszeit zur Verwertung von Ketonkörpern (☞ Kap. 11.4.3).

Der Richtwert für den Kohlenhydratanteil der Nahrungsenergie liegt bei über 50%. Die optimale Menge beträgt etwa 5 g/kgKG, wobei der überwiegende Anteil aus Polysacchariden (Stärke) bestehen soll. Aufgrund der eiweiß- und fettreichen Ernährung liegt in den entwickelten Ländern der Anteil der Kohlenhydrate bei nur etwa 40%, der Anteil der niedermolekularen Kohlenhydrate (Mono- und Disaccharide) beträgt dabei 50%. Damit besteht das Risiko für Kohlenhydratstoffwechselstörungen wie chronische Hypoglykämie mit Ausbildung einer Zuckersucht sowie Folgen übermäßigen Zuckergenusses wie Karies und Milieustörungen des Verdauungstrakts.

Die Kohlenhydratzufuhr sollte in Form von Polysacchariden erfolgen, die zunächst in Monosaccharide aufgespalten werden müssen und dadurch langsamer resorbiert werden. Vollwertige Kohlenhydrate (Getreideerzeugnisse aus Vollkorn bzw. niedrig ausgemahlenen Mehlen mit hohem Ballaststoffanteil) stellen die Versorgung mit Vitaminen, Mineralstoffen und Spurenelementen besser sicher und sind in jedem Falle zu bevorzugen.

Der Kohlenhydratanteil in Getreideerzeugnissen liegt bei ca. 60% bei Vollkornmehlen und bei 70–75% bei Auszugsmehlen. Die Erhöhung des Kohlenhydratanteils geht auf Kosten des Anteils an Nähr- und Ballaststoffen in den äußeren Schichten des Getreidekorns. Der Kohlenhydratanteil bei Gemüsen liegt zwischen 3 und 10%, Kartoffeln haben 16%, Erbsen 12% Kohlenhydratanteil. Obst und Obstsäfte enthalten 10–20%, wobei der Anteil niedermolekularer Kohlenhydrate (Glukose, Fruktose, Saccharose) sehr hoch ist. Limonaden und Colagetränke enthalten etwa 12% Zucker.

11.1.4 Vitamine

In diesem Abschnitt sollen die wesentlichen Aspekte der Versorgung mit diesen Vitalstoffen beschrieben werden. Bei der Verordnung von Diäten ist es wichtig, auf die Frage antworten zu können, welche Mangelerscheinungen auftreten können, wenn bestimmte Nahrungsmittel weggelassen werden, und welche Nahrungsmittel bevorzugt zum Decken eines Bedarfs an einem bestimmten Vitalstoff verzehrt werden sollten. Weitere Informationen zu den Vitaminen finden Sie in Kap. 18.1.

Es gibt sozusagen 13 „anerkannte" Vitamine, die dem Körper als solche oder in Form von Vorstufen (Provitamine) mit der Nahrung zugeführt werden müssen. Sie werden nach ihren physiologisch-chemischen Eigenschaften in wasserlösliche und fettlösliche Verbindungen eingeteilt (☞ Tab. 11.7). Vitamine sind bei der Lagerung und Nahrungsmittelzubereitung empfindlich gegenüber Luft, Licht und Wärme. Die wasserlöslichen Vitamine können ebenso wie die Mineralstoffe durch Wasser ausgelaugt werden.

Tab. 11.7: Empfohlene Zufuhr (Erwachsene) wasser- und fettlöslicher Vitamine in der Nahrung (nicht pharmakologische Dosierung, angelehnt an DGE et al., 2000)

Fettlösliche Vitamine	
Vitamin A (Retinol) (RÄ = Retinoläquivalent)	0,8 (w)–1 mg (m) RÄ oder 2000–3000 IU
Betakarotin	5–6 mg all-trans-β-Carotin oder 15 000 IU
Vitamin D_3	5 bis 10 µg oder 200 bis 400 IU
gemischte Tocopheryle (Vit. E) (Tocopherol-Äquivalent)	12 (w)–15 mg (m) TE oder 18–23 IU
Phyllochinon (K)	60–80 µg
Wasserlösliche Vitamine	
Thiamin (B_1)	1,0 (w)–1,3 (m) mg
Riboflavin (B_2)	1,2 (w)–1,5 (m) mg
Pyridoxin (B_6)	1,2 (w)–1,5 (m) mg
Niacinamid (B_3)	13 (w)–16 (m) mg
Folsäure (B_9)	400 µg
Biotin (H)	30–60 µg
Pantothensäure (B_5)	6 mg
Hydroxocobalamin (B_{12})	3 µg
Ascorbinsäure (C)	100 mg

Vitamin A

Vitamin A kommt nur in tierischen Lebensmitteln vor. Die besten Nahrungsquellen sind Milch (ausgenommen Magermilch), Käse, Butter, Eigelb, Leber.
Provitamin-A-Karotinoide sind Pflanzenfarbstoffe, deren wirksamste Form das Betakarotin darstellt. Als Provitamin liefern die Hauptmenge gelbe Gemüse und Früchte sowie die Blätter grüner Gemüse, wie z. B. Möhren, Paprika, Tomaten, Spinat, Brokkoli, Grünkohl, Fenchel, Aprikosen, Melone. Unter den bekannten Getreidesorten enthalten Mais und Weizen verhältnismäßig viel Provitamin A.
Die Bioverfügbarkeit von Karotinoiden aus Gemüse hängt von der Zubereitung ab. Beispielsweise wird das Karotin aus roh verzehrten Karotten weniger gut resorbiert als nach vorherigem mechanischem Aufschließen der Pflanzenzellen: Zerkleinern, Dünsten oder Pürieren das Karotin. Bei der Zubereitung trägt die Zugabe von etwas Butter oder Öl zur besseren Verwertung des fettlöslichen Vitamins bei (☞ auch Kap. 18.2.1).

Vitamin D

Die Vitamin-D-Gruppe umfasst mehrere vitaminwirksame Verbindungen, z. B. Cholecalciferol (Vitamin D_3) tierischer Herkunft und das Ergocalciferol (Vitamin D_2) pflanzlicher Herkunft. Neben der UV-Licht-abhängigen Bildung einer Vorstufe des Vitamins D in der Haut tragen vor allem folgenden Nahrungsmitteln zur Versorgung bei: Seefische (Hering, Makrele, Rotbarsch, Heilbutt, Thunfisch, Sardine), Süßwasserfische (Aal, Lachs) sowie Leber, Eigelb, Butter, Sahne, Käse und Pilze (Champignons, Pfifferlinge, Morcheln, Steinpilze) (☞ auch Kap. 18.2.10).

Vitamin E

Vitamin E kommt vorwiegend in pflanzlichen und tierischen Fetten vor. Gute Quellen sind: Pflanzensamen und Nüsse (Mandeln, Sonnenblumenkerne, Leinsaat etc.) und deren Produkte (Weizenkeimöl. Sonnenblumenöl, Margarine), weiterhin Gemüse, Sojabohnen, Vollkornprodukte, Eier, Fisch (☞ auch Kap. 18.2.11).

Vitamin K

Von verschiedenen Vitamin-K-wirksamen Verbindungen sind die bedeutendsten: Vitamin K_1 (Phyllochinon) kommt in Pflanzen (insbes. in grünen Blättern) vor; Vitamin K_2 (Menachinon) wird überwiegend von Bakterien (auch denen der Darmflora) gebildet. Als ideale Vitamin-K-Quellen gelten Grüngemüse und alle Kohlsorten (auch Sauerkraut). Bedeutsam für die Versorgung sind außerdem Vollkornprodukte, Milch/Milchprodukte, Fleisch, Kartoffeln sowie verschiedene Gemüsesorten.

Vitamin B_1

Thiamin kommt in fast allen pflanzlichen und tierischen Lebensmitteln vor, häufig aber nur in kleinen Mengen. Hohe Konzentrationen haben mageres Schweinefleisch, Geflügel und auch andere Fleischsorten. Unter den pflanzlichen Lebensmitteln sind vor allem die Vollkornprodukte wie Vollkornbrot, Haferflocken, Naturreis etc. sowie Hülsenfrüchte und Kartoffeln erwähnenswert.
Vitamin B_1 befindet sich vorwiegend in den äußeren Schichten des Korns; somit enthalten hoch ausgemahlene Mehle (z. B. Weizenmehl Type 405) und daraus hergestellte Produkte (Backwaren) und auch geschälter Reis nur noch sehr wenig Vitamin B_1.
Vitamin B_1 ist sehr labil, d. h., es wird bei Einwirkung von Hitze und Sauerstoff leicht zerstört bzw. wird es wegen seiner hohen Wasserlöslichkeit leicht ausgewaschen. Bei sachgemäßer haushaltsüblicher Zubereitung gehen 20–40 % verloren. Deshalb sollten Gemüse und Kartoffeln nicht länger in Wasser liegen gelassen werden (☞ auch Kap. 18.2.2).

Vitamin B_2

Riboflavin kommt vor allem in Milch und Milchprodukten, Fleisch, Fisch, Leber, Getreideerzeugnissen sowie in Mandeln und Hefe vor. Bei der Keimung steigt die Riboflavinkonzentration, z. B. in Weizen, Gerste, Mais, an (☞ auch Kap. 18.2.3).

Niacin (B_3)

Das Vitamin kommt in der Natur vorwiegend als Nicotinamid (Amid des Niacins = Nicotinsäure) vor und ist im Tier- und Pflanzenreich weit verbreitet, kommt jedoch meist in relativ geringer Menge vor. Sehr gute Niacinquellen sind Fleisch, insbesondere Innereien, Fisch und Vollkorngetreide. Milch und Eier besitzen wenig Niacin. Wegen ihres hohen Tryptophangehalts haben sie jedoch ein hohes Niacinäquivalent. In Getreidearten, wie z. B. in Mais und auch in Kartoffeln, liegt Niacin in einer gebundenen, nicht absorbierbaren Form (Niacitin) vor. Ferner enthält Kaffee Niacin, das beim Rösten der Bohnen aus einer dem Niacin verwandten Verbindung entsteht (☞ auch Kap. 18.2.4).

Pantothensäure (B_5)

Pantothensäurelieferanten sind viele Lebensmittel. Relativ viel ist enthalten in Leber, Fleisch, Fisch, Eiern, Milch, Hefe, Vollkorngetreideprodukten, Hülsenfrüchten und Gelee royal (☞ auch Kap. 18.2.5).

Vitamin B_6

Pyridoxin kommt in vielen Lebensmitteln tierischen und pflanzlichen Ursprungs vor. Als gute Nahrungsquellen gelten Getreidevollkorn, Nüsse, Hefe, Bananen, Leber, aber auch Fleisch, Geflügel, Fisch, Kartoffeln, viele Gemüsesorten (Rosenkohl, grüne Bohnen, Avocados) sowie Vertreter der Hülsenfrüchte wie Kichererbsen und Linsen (☞ auch Kap. 18.2.6).

Vitamin B_{12}

Cobalamin wird durch Mikroorganismen im tierischen Organismus gebildet. Es kommt somit hauptsächlich

in tierischen Lebensmitteln wie Leber, Fleisch, Fisch, Milch, Ei vor. Durch bakterielle Gärungsvorgänge, z. B. bei der Herstellung von Sauerkraut, Brottrunk und anderen milchsauren Gemüseprodukten und Bier, enthalten diese Produkte auch geringe Mengen an Vitamin B_{12}. Da Wurzelgemüse und Leguminosen (Erbsen, Linsen, Bohnen) im Boden eng mit Bakterien vergesellschaftet sind, können sie Spuren von Vitamin B_{12} enthalten. Der Darmflora, die auch Vitamin B_{12} produziert, kommt bei der Versorgung nur eine untergeordnete Bedeutung zu.
Eine Problemgruppe bezüglich mangelnder Vitamin-B_{12}-Zufuhr stellen strenge Vegetarier (Veganer) dar. In dieser Ernährungsform werden nicht nur Fleisch, sondern auch Milch, Milchprodukte und Eier ausgeschlossen. So bleiben nur die milchsauren Gemüsesorten zur Vitaminversorgung (☞ auch Kap. 18.2.8).

Folsäure (B_9)

Viele pflanzliche Nahrungsmittel enthalten Folsäure. Auf das reichliche Vorkommen in grünen Blättern weist die Benennung hin: „Folium" bedeutet „das Blatt". Nahrungsquellen sind: grünes Blattgemüse wie Spinat, Salat, Kohlarten, Hülsenfrüchte, Brokkoli, Fenchel, Spargel, Weizenkeime, Nüsse, Vollkornprodukte, Hefe. Unter den tierischen Lebensmitteln tragen auch Fleisch, Leber, Eier und Milchprodukte zur Versorgung bei (☞ auch Kap. 18.2.7).

Biotin (H)

Zu den Biotinquellen in der Nahrung gehören: Leber, Eigelb, Sojabohnen, Möhren, Erbsen, grüne Bohnen, Spinat, Tomate, Weizenkeime, Haferflocken, Hefe. Biotin wird auch von Darmbakterien gebildet, das dem Körper zum Teil zur Verfügung steht.

Vitamin C

Alle frischen Obst- und Gemüsesorten und deren Säfte sind reichhaltige Ascorbinsäurequellen. Besonders reich an Vitamin C sind Sanddorn, Johannisbeeren, Kiwi, Tomaten, Paprika und Zitrusfrüchte. Grünes Blattgemüse (auch Weißkohl, Sauerkraut) ist auch ein guter Lieferant. Kartoffeln tragen, sofern häufig verzehrt, trotz des relativen Verlusts beim Kochen ebenso zur Versorgung mit bei (am besten aber, wenn, soweit möglich, die Schale mit verzehrt wird) (☞ auch Kap. 18.2.9).

Pseudovitamine

Diese werden gelegentlich den Vitaminen zugeordnet, ohne dass deren Vitamincharakter erwiesen ist. Zu diesen „Pseudovitaminen" zählen Orotsäure (B_{13}), Inosit, Liponsäure, Rutin (P), Carnitin (T), Pangaminsäure (B_{15}) und Ubichinon (Coenzym Q_{10}). Therapeutische bzw. pharmakologische Wirkungen dieser Stoffe sind nachgewiesen bzw. werden derzeit diskutiert (s. hierzu die Spezialliteratur).

11.1.5 Mineralstoffe, Spurenelemente

Mineralstoffe sind anorganische Verbindungen, die nach ihrem Gehalt im Körper in Mengen- und Spurenelemente eingeteilt werden:

- Zu den **Mengenelementen** werden Natrium, Kalzium, Kalium, Magnesium, Chlorid, Phosphor und Schwefel gerechnet. Der Körperbestand der Mineralstoffe insgesamt liegt bei ca. 5 % des Körpergewichts.
- Die **Spurenelemente** umfassen Arsen, Kobalt, Chrom, Kupfer, Eisen, Fluor, Jod, Mangan, Molybdän, Nickel, Selen, Silizium, Zinn, Vanadium und Zink. Die Gesamtmenge der im Körper vorhandenen Spurenelemente liegt bei etwa 10 g. Entsprechend ihrem niedrigen Gehalt im Körper liegt die notwendige tägliche Zufuhrmenge deutlich geringer als für Mengenelemente.

Natrium

Es wird meist in gebundener Form als Natriumchlorid bei der Zubereitung und Verarbeitung von Lebensmitteln zugesetzt. Die mittlere tägliche Kochsalzaufnahme ist mit mehr als 10 g/Tag (= 4 g Natrium) deutlich als zu hoch zu beurteilen. Für Erwachsene sind 5 g NaCl/Tag (= 2 g Na) ausreichend. Zu den salzreichen Nahrungsmitteln (durch Zusatz von NaCl) zählen: gepökelte Fleisch- und Wurstwaren (z. B. Schinken, Kasseler), Wurst, Käse, gesalzener und geräucherter Fisch (Hering, Sardinen, Sardellen), Dosengemüse, Brot und Salzgebäck, Fertigsaucen, Fertigsuppen, Fertigwürzen, wie z. B. Monosodiumglutamat, und viele andere Fertiggerichte.
Mittlere Gehalte an Natrium weisen z. B. Milch, Sahne, Weichkäse, Eier, Frischfleisch, Frischfisch auf. Natriumarme Lebensmittel sind beispielsweise frisches Obst und Gemüse (außer Wurzelgemüse), Reis, Weizen, Nüsse etc.

Kalzium

In den westlichen Industrieländern wird durch Milch und Milchprodukte der größte Teil des Kalziums aufgenommen. Sie enthalten nicht nur höhere Konzentrationen an Kalzium als pflanzliche Lebensmittel, sondern der Körper kann dieses Kalzium auch besser verwerten als pflanzliche Lebensmittel. Die Bioverfügbarkeit liegt bei 30 %. Diese Tatsache führt leicht zu Unverständnis, wenn bei der sehr häufigen Unverträglichkeit von Milch und Milchprodukten nach Alternativen gesucht werden muss. Oft hilft dann bereits die Frage weiter: „Was meinen Sie, wo die Kuh all Ihr Kalzium herbekommt?"
Hervorzuheben ist weiterhin, dass es Bevölkerungsgruppen in Asien, Afrika, Südamerika und Australien gibt, die sich ohne Milch und Milchprodukte ernähren müssen (teilweise aufgrund von Laktasemangel) und dennoch keinen Kalziummangel aufweisen. In diesen Ländern ist auch die Osteoporose selten.
Der Organismus kann sich mittels Adaptation der Resorptions- und Ausscheidungsvorgänge an eine erstaunlich niedrige Kalziumversorgung anpassen, die bei etwa 200 mg/Tag liegen. Jedoch ist hierbei das Risiko einer Unterversorgung groß. Die Mindestzufuhr von 500–600 mg/Tag bei Erwachsenen sollte nicht unter-

schritten werden. Die von der DGE empfohlene Zufuhr beträgt 1000 mg/Tag, für Säuglinge 500 mg/Tag, Jugendliche in der Wachstumsphase und Schwangere sollten 1200 mg/Tag zu sich nehmen. Tabelle 11.8 gibt dagegen die Mengenempfehlungen der NIH wieder (z. B. GROFF und GROPPER, 2000).
Die in Nahrungsmitteln vorkommenden Kalziumsalze Kalziumsalze sind relativ schwer löslich. Da Ca^{2+} nur in ionisierter Form absorbiert wird, muss Ca^{2+} während ca. einer Stunde in leicht saurem Milieu aus den Salzen herausgelöst werden. Absorption im alkalischeren Milieu des Dünndarms (besonders Ileum) wird erschwert durch erneute Komplexbildung mit anderen Nahrungsmittelbestandteilen (☞ auch Kap. 18.3.1).

Absorption, Transportmechanismen und Elimination
☞ Kap. 18.3.1

Kalziumzufuhr ohne Milch und Milchprodukte
Zur Kalziumversorgung tragen neben Milch und Milchprodukten (Kuh-, Schafs-, Ziegenmilchprodukte) auch Grüngemüse wie Brokkoli, Grünkohl sowie Obst, Vollkornbrot, Hülsenfrüchte, Nüsse, Mandeln, Sesam und Fisch bei (☞ Tab. 11.9). Kalziumreiche Mineral- und Heilwässer sind eine gute Kalziumquelle, da die Resorption aus Kalziumkarbonat nicht schlechter ist als aus organischen Kalziumverbindungen (GROFF, 2000).
Nach einer Verzehrserhebung zeigte sich, dass Veganer, die keinerlei tierische Lebensmittel essen, im Vergleich zu Mischköstlern und Ovo-Lakto-Vegetariern am wenigsten Kalzium aufnehmen. Die meisten Veganer waren dennoch ausreichend mit Kalzium versorgt, nur in Einzelfällen wurden Mangelzustände festgestellt. Vermutlich trägt eine gesteigerte Resorptionsrate sowie niedrige Proteinzufuhr zu der positiven Bilanz bei. Sehr kritisch zu bewerten ist die vegane Ernährung bei Kleinkindern, die oft nur 50% der empfohlenen Kalziumzufuhr erreichen. Säuglinge und Kleinkinder, die keine Milchprodukte vertragen, können mit allergenarmen Spezialnahrungen auf Sojabasis ernährt werden, die mit Kalzium und Nährstoffen angereichert sind. Sojamilch ohne Kalziumzusatz ist kein gleichwertiger Ersatz, da ihr Kalziumgehalt zu gering ist. Durch kalziumreiches Mineralwasser und angereicherte Fruchtsäfte (falls verträglich) und kalziumhaltige Gemüsesorten kann die Zufuhr zusätzlich gesteigert werden.
Ein Milchprodukt, das sich bei Milch(eiweiß)unverträglichkeit meist verträglich zeigt, ist die Butter. Sie enthält mehr als 80% Fett, ca. 16% Wasser und nur noch Spuren von Milchprotein. Bei einer weniger ausgeprägten Unverträglichkeit von Kuhmilchprodukten oder nach einer Karenzzeit der Kuhmilchproteine ist eine sukzessive Einführung von Kuhmilchprodukten in den Speiseplan häufig möglich. Geeignet sind zu Beginn vor allem sehr fettreiche Produkte wie Sahne (Schlagsahne mit 30% Fett) und fettreiche Käsesorten.

Tab. 11. 8.: Empfohlene Kalziumzufuhr pro Tag nach NIH (GROFF, 2000).

Wachstumsalter:	1200–1500 mg/Tag
Schwangerschaft und Laktation:	1200–1500 mg/Tag
für 51 J. und älter:	1000 mg/Tag

Tab. 11.9: Kalziumgehalte einiger Lebensmittel (ELMADFA et al., Die große GU Nährwerttabelle, 1998/99)

Lebensmittel	mg Calcium/100g
Kuhmilch	120
Schafsmilch	183
Stutenmilch	110
Ziegenmilch	123
Frauenmilch	31
Amaranth	214
Hafer	79
Reis (Naturreis)	23
Reis (poliert)	6
Roggen	64
Roggen-Mehl Type 1150	20
Weizen	44
Bohnen weiß	113
Kichererbsen	124
Linsen	74
Sojabohne	201
Sojamilch	21
Tofu	105
Cashewkerne	31
Kokosraspeln	22
Kokosmilch	27
Leinsaat	198
Mandeln	252
Paranuss	130
Pistazienkerne	130
Sesamsamen	783
Sonnenblumenkerne	100
Artischocke	53
Brokkoli (gekocht)	87
Fenchel	109
grüne Bohnen (gekocht)	50
Grünkohl	212
Mangold	103
Spinat	126
Zucchini	30
Brunnenkresse	180
Gartenkresse	214
Endiviensalat	54
Petersilienblatt	245
Oliven (grün)	96
Banane, getrocknet	32
Brombeere	44
Getr. Aprikose	82
Getr. Feigen	190
Getr. Datteln	61
Getr. Korinthen	95
Himbeeren	40
schw. Johannisbeeren	43

Die Angaben der Fettgehaltsstufen werden in der Trockenmasse (Fett i. Tr.) angegeben (ausgenommen Sauermilchkäse). So enthält Emmentaler Käse mit 45% Fett i. Tr. ca. 29 g Fett in 100 g (Trockenmasse 62–65%), Brie mit 60% Fett i. Tr. enthält ca. 32 g Fett/100 g (Trockenmasse ca. 52%).

Kalium

Es kommt vorwiegend in Obst, Gemüse, Kartoffeln, Hülsenfrüchte, Trockenfrüchte, Kakaopulver und Bierhefe vor. Auch Milch(produkte), Fleisch und Fisch enthalten Kalium. Wenig Kalium besitzen tierische und pflanzliche Fette und Öle, Stärkemehle, Marmelade und Zucker.

Magnesium

Magnesium kommt in den meisten pflanzlichen (Zentralatom des Chlorophylls) und tierischen Lebensmitteln vor. Reichlich Magnesium liefern Vollkorngetreideprodukte, bei der Ausmahlung des Getreides treten jedoch erhebliche Verluste auf. Weiter sind Gemüse, Hülsenfrüchte, Kartoffeln, Obst, Milchprodukte, Nüsse, Fleisch und Fisch Magnesiumlieferanten. Weiterhin können Mineralwässer mit mehr als 50 mg Magnesium pro Liter zur Versorgung mit beitragen.
Magnesium und Kalzium benutzen dieselben Carriersysteme in Niere und Darm, ein gleichzeitiges Angebot beider Mineralien kann also deren Resorption wechselseitig hemmen (☞ auch Kap. 18.3.3).

Phosphat

Es kommt in vielen Nahrungsmitteln vor, ein Mangel tritt praktisch nie auf. Besonders reiche Phosphorquellen stellen proteinreiche Lebensmittel wie Milch und Milchprodukte, Eier, Fleisch und Fisch dar. Weiterhin ist Phosphat oder Phosphorsäure Zusatzstoff zahlreicher verarbeiteter Erzeugnisse. Sie sind deklarationspflichtig und dienen als Säuerungsmittel (Phosphorsäure in koffeinhaltigen Erfrischungsgetränken), als Verdickungs- und Geliermittel (für gelierende Milcherzeugnisse, Puddings), als Lockerungsmittel (für Backwaren), als Kutterhilfsmittel (bei der Wurstherstellung), als Schmelzsalze (für die Herstellung von Schmelzkäse).
Bei den heutigen Verzehrgewohnheiten (reichlich Fleisch und Fleischerzeugnisse sowie phosphathaltige Getränke wie Cola) wird oftmals deutlich mehr Phosphat als Kalzium aufgenommen, was zu einem unausgewogenen Kalzium/Phosphor-Verhältnis führen kann. Eine Kalzium-Phosphor-Relation von 1 : 1 gilt als optimal (☞ auch Kap. 18.2.1 und Kap. 18.3.6).
Magnesium hemmt die Phosphorresorption (wohl wegen Präzipitation als Magnesiumphosphat).

Eisen

Um eine ausreichende Eisenversorgung sicherzustellen, empfiehlt die DGE für männliche Jugendliche 12 mg/Tag, für männliche Erwachsene 10 mg/Tag, für weibliche Jugendliche und Erwachsene 15 mg/Tag und nach der Menopause auch für die Frau 10 mg/Tag. In der Schwangerschaft werden 30 mg, während der Stillzeit 20 mg täglich empfohlen.
Eisen ist ein lebensnotwendiges Spurenelement, das als zweiwertiges und dreiwertiges Eisen in Lebensmitteln vorkommt. Zweifelsohne ist die Gesamtverfügbarkeit von Eisen aus Nahrungsmitteln tierischen Ursprungs (Häm-Eisen) höher als die von pflanzlichem Eisen. Während die Resorptionsrate des Eisens aus Fleisch und Fleischprodukten bei ca. 23% liegt, beträgt diese bei pflanzlichen Lebensmitteln nur ca. 3–8%. Der Grund dafür ist, dass in pflanzlichen Lebensmitteln nicht-hämgebundenes Eisen enthalten ist, das meist in dreiwertiger Form (Fe^{3+}) vorliegt und deshalb vor der Aufnahme durch die Darmwand zu zweiwertigem Eisen (Fe^{2+}) reduziert werden muss.

Eisenaufnahme
Reduzierende Begleitstoffe in der Nahrung, z.B. Vitamin C und Milchsäure begünstigen daher die Verfügbarkeit. So kann Vitamin C die Eisenverfügbarkeit aus pflanzlichen Lebensmitteln bis auf das Siebenfache steigern (☞ Tab. 11.10). Günstig sind daher auch Kombinationspräparate von Eisen mit Vitamin C (z.B. Iron-C®, Fa. Pure Encasulations).
Dagegen kommt das Eisen in tierischen Lebensmitteln bereits in zweiwertiger Form vor. Bei vegetarischer Kost werden ca. 5% und bei Mischkost ca. 10–15% der zugeführten Eisenmenge resorbiert. Zu den Stoffen, die die Eisenresorption behindern, gehören u.a. die Oxalsäure (Rhabarber, Spinat), die Phytate (Getreide), Tannine (schwarzer Tee, Kaffee) und Alginate (Puddingpulver, Speiseeis, ☞ Tab. 11.11).

Eisenzufuhr bei Vegetariern
Mit der Frage, ob eine ausreichende Eisenversorgung ohne den Verzehr von tierischen Lebensmitteln möglich ist, schenkten Forscher in den letzten 20 Jahren den Vegetariern besondere Aufmerksamkeit. Immer wieder kam der Verdacht auf, die fleischlose Kost führe zu einem Mangel aufgrund der verminderten Verfügbarkeit aus pflanzlichen Lebensmitteln. Es zeigte sich jedoch, dass sich bei der überwiegenden Zahl der Vegetarier eine ausreichende Eisenversorgung ergibt. Die Laborparameter der Eisenversorgung liegen im Allgemeinen im (unteren) Normbereich, wenngleich vereinzelt auch Mangelerscheinungen gefunden wurden. Dies trifft sowohl auf Lakto-(Ovo-)Vegetarier als auch auf Veganer zu. Vielfach wird die verringerte Eisenverfügbarkeit durch Aufnahme größerer Eisenmengen (z.B.

Tab. 11.10: Eisenverfügbarkeit

fördernde Faktoren	hemmende Faktoren
Vitamin C Fructose Zitronensäure Proteine aus Fleisch und Fisch Milchsäure Alkohol	Oxalate (in Spinat, Rharbarber u.a.); Phytate in Getreide, Soja; Calcium, Phosphat in Milch; Polyphenole in schwarzem Tee, Kaffee; Ballaststoffe; exzessive Zufuhr anderer Metallionen (Mg, Cu, Zn, Cd)

Tab. 11.11.: Eisengehalte einiger pflanzlicher Lebensmittel (ELMADFA et al., Die große GU Nährwerttabelle, 1998/99)

Lebensmittel	mg Eisen/100g
Roggen (Korn)	4,6
vgl. Roggenmehl Type 815	2,1
Hafer (Korn)	5,8
Haferflocken (Vollkorn)	4,6
Hirse, Amaranth	9,0
Dinkel (Korn)	4,2
Keime	7,5
Bohnen, weiß	6,1
Erbsen	5,2
Kichererbsen	6,9
Linsen	7,5
Sojabohnen	6,6
vgl. Sojakäse	5,4
vgl. Sojamilch	0,8
Cashew-Nuss	2,8
Kokosraspel	3,6
Mandel	4,1
Pinienkerne	5,2
Pistazienkerne	7,3
Sesam-Samen	10,0
Sonnenblumenkerne	6,3
Fenchel	2,7
Feldsalat	2,0
Gartenkresse	2,9
Schwarzwurzel, roh	3,3
Spinat, roh/gekocht	4,1 / 2,2
Brokkoli, roh	1,3
Feldsalat	2,0
Grünkohl, gekocht	1,9
Mangold, roh	2,7
Meerrettich, roh	1,4
Möhren, roh	2,1
Petersilienblatt	6,
Zucchini, roh	1,5
Champignons	1,1
Morchel	1,2
Pfifferling	6,5
Johannisbeere, schw.	1,3
Himbeere	1,0
Aprikose, getrocknet	4,4
Dattel, getrocknet	1,9
Feige, getrocknet	3,2
Pflaumen, getrocknet	2,3
Rosinen	2,7

aus Vollkorngetreide und Hülsenfrüchte) kompensiert. Zudem kann die Resorption bei unzureichender Versorgung gesteigert werden. Während der Körper bei Mischkost ca. 10% des Eisens aufnimmt, kann er bei leeren Eisenspeichern die Resorptionsrate auf 30% steigern. Bei Schwangeren wurden sogar im letzten Schwangerschaftsdrittel Quoten von 60% gemessen.
Dies belegt, dass eine ausreichende Eisenversorgung bei geeigneter Lebensmittelauswahl auch bei vegetarischer Ernährung möglich ist. Zur Sicherstellung einer ausreichenden Eisenzufuhr bei Vegetariern kann für die Praxis folgende Empfehlung gegeben werden:

- Bevorzugter Verzehr von eisenreichen pflanzlichen Lebensmitteln (☞ Tab. 11.9) wie Getreide (Hirse, Hafer, Vollkornbrot) und Keimlingen, Gemüse (Hülsenfrüchte, Pfifferlinge, Schwarzwurzeln, Wirsingkohl, Rosenkohl).
- Zu den eisenreichen Lebensmitteln auch Vitamin-C-reiche Lebensmittel verzehren.
- Stoffe, die die Eisenresorption vermindern, möglichst nur in kleinen Mengen verzehren bzw. darauf verzichten (☞ oben).
- Gemüse nur in wenig Wasser dünsten und das Gemüsewasser mit verwenden.

Tabelle 11.12 stellt beispielhaft einen Speiseplan dar, der die empfohlene Tagesmenge von 15 mg Eisen garantiert.

Chrom

Findet sich vorwiegend in Vollkornprodukten, Kartoffeln, Gemüse, Nüssen, Obst, Bierhefe, Weizenkeimen und Honig.

Fluor

Fluor kommt vor allem in Meerestieren (5–10 mg/kg), in mit den Gräten verzehrten Seefischen wie Sprotten, Sardinen und in bestimmten Schwarzteeblättern (ca. 100 mg/kg) vor. Des Weiteren tragen Getreideprodukte, Fleisch, Leber und einige Mineralwässer zur Versorgung bei.

Jod

Der Jodgehalt in pflanzlichen und tierischen Lebensmitteln ist weitgehend abhängig von den Bedingungen bei der Erzeugung: Jodgehalt des Bodens der Anbaugebiete, Jodversorgung der Tiere sowie Art der Verarbeitung und Zubereitung. Lediglich Meeresprodukte wie Seefische, Muscheln, Seetang oder Algen weisen hohe Jodgehalte

Tab. 11.12: Speiseplan mit Eisenzufuhr von 15 mg bei vegetarischer Ernährung

5 Scheiben Roggenbrot (250 g)	8,3 mg
1 Portion Grünkohl (200 g)	1,9 mg
1 Portion Feldsalat (50 g)	1,0 mg
1 Portion Kartoffel (200 g)	0,8 mg
2 Äpfel (300 g)	3,0 mg

auf. Milch und Eier sowie bei der Verarbeitung bzw. Zubereitung von Lebensmitteln eingesetztes jodiertes Speisesalz tragen auch zur Jodversorgung bei. 1 kg jodiertes Speisesalz enthält 15–25 mg Jod.
Die Jodgehalte in Nahrungsmitteln liegen vielfach zu niedrig, so dass eine ausreichende Versorgung häufig nicht sichergestellt ist. Erwähnenswert ist, dass die Verfügbarkeit des Jods im Trinkwasser bei höherem Härtegrad verringert wird und somit die Kropfhäufigkeit erhöhen kann.

Kobalt

Es kommt in Lebensmitteln wie Vollkornprodukten, Milch, Eiern vor.

Kupfer

Es kommt entsprechend der Bedeutung im tierischen Organismus besonders viel in Innereien vor. Daneben ist Kupfer vertreten in Fischen, Schalentieren, Nüssen (v.a. Cashewkerne) und Vollgetreide, Buchweizen, Hirse, Hülsenfrüchten (v.a. Bohnen), Pilzen und einigen Gemüsesorten (Artischocken, Schwarzwurzeln, Brokkoli u.a.) (☞ auch Kap. 18.3.2).

Mangan

Mangan ist in Lebensmitteln weit verbreitet, besonders reichlich ist es in Getreide und Vollkornprodukten, Nüssen, Sojabohnen und anderen Leguminosen, grünem Blattgemüse, Bananen, Beeren (v.a. Heidelbeeren), Wurzeln und Knollen (Rote Bete, Pastinake, Schwarzwurzel) und schwarzem Tee. Tierische Nahrungsmittel hingegen sind meist relativ manganarm, ebenso Stärke- und Zuckerprodukte.

Molybdän

Der Molybdängehalt in Lebensmitteln ist weitgehend von den Bodenverhältnissen abhängig. Vollkornprodukte, Hülsenfrüchte und Blumenkohl gelten als gute Quellen (☞ auch Kap. 18.3.5).

Schwefel

Gute Nahrungsquellen für Schwefel: Fleisch, Eier, Milch und Milchprodukte sowie Nüsse und Leguminosen.

Selen

Der Selengehalt in Lebensmitteln hängt neben der geografischen Herkunft mit ihrem Proteingehalt zusammen. Selen ist zum größten Teil in der Proteinfraktion enthalten, so dass primär Fisch, Fleisch, Innereien, aber auch Nüsse, Getreide, Sojabohnen, Hülsenfrüchte, Kartoffeln, Sonnenblumenkerne und Eier zu den selenreichen Nahrungsmitteln zählen. Der Selengehalt im Getreide ist abhängig vom Standort. Beispielsweise ist der durchschnittliche Selengehalt des Getreides in den USA und Großbritannien höher als in Deutschland (☞ auch Kap. 18.3.7).

Zink

Lieferanten sind Fleisch, Fisch und Schalentiere, Eier, Milch und Milchprodukte, Gemüse, Leguminosen und Vollkornerzeugnisse. Niedrig ausgemahlene Mehle bzw. Produkte daraus, Zucker und Fette enthalten nur geringe Zinkmengen (☞ auch Kap. 18.3.9).

11.1.6 Sekundäre Pflanzenstoffe

Sekundäre bioaktive Pflanzenstoffe lassen sich aufgrund ihrer chemischen bzw. funktionellen Eigenschaften in folgende Klassen einteilen: Glukosinolate, Karotinoide, Monoterpene, Phytosterine, Saponine, Polyphenole, Proteaseinhibitoren, Phytoestrogene, Sulfide und Phytinsäure. Sie kommen in Obst, Gemüse, Kartoffeln, Hülsenfrüchten und Vollkornprodukten sowie in fermentierten Lebensmitteln (z.B. Sauerkraut) vor, im Vergleich zu primären Pflanzenstoffen (Kohlenhydrate, Eiweiß, Fett) jedoch nur in geringen Mengen. Einige der sekundären Pflanzeninhaltsstoffe zählen zu den antinutritiven Substanzen, die eine weniger gute Verträglichkeit, eine schlechtere Ausnutzung von Nährstoffen oder eine inhibitorische Wirkung auf Enzyme haben können. Inzwischen gibt es aber auch Erkenntnisse, dass zahlreiche sekundäre Pflanzenstoffe gesundheitsfördernde Wirkungen haben (☞ auch Tab. 9.6).

Glukosinolate

Sie sind für den typischen Geschmack in Senf, Knoblauch, Meerrettich und Kohlgemüse verantwortlich.

Tab. 11.13: Mineralstoffe und Spurenelemente: Empfohlene Tagesmengen (Schätzwerte)

Natrium	550 mg
Calcium	1000 mg
Magnesium	400 mg
Kalium	2000 bis 3000 mg
Phosphor	700 mg
Chlorid	830 mg
Zink	15 mg
Mangan	5 mg
Eisen	10–15 mg
Kupfer	2 mg
Bor	2 mg
Iod	200 µg
Chrom	100 µg
Selen	100 µg
Vanadium	200 µg
Molybdän	50–100 µg

Durch Erhitzen verringert sich der Gehalt um 30–60%. Im Folgenden sind Details zu den einzelnen Substanzen aufgeführt. Zu den Wirkungen der sekundären Pflanzenstoffe ☞ auch Tab. 9.5.

Karotinoide

Sie kommen vor allem in roten, gelben und orangefarbenen Obst und Gemüsesorten (Aprikosen, Möhren, Paprika, Tomate) und in grünen Gemüsesorten (Spinat, Grünkohl, Feldsalat) vor. Ein Großteil davon (v.a. die in grünblättrigem Gemüse) ist nicht hitzestabil. Eine Ausnahme ist das bereits beschriebene Betakarotin in der Karotte. Verwandt sind weitere Karotinoide wie Lutein, Lycopin, Zeaxanthin und Betacryptoxanthin.

Monoterpene

Diese kommen als Aromastoffe in Lebensmitteln vor, wie Menthol in der Pfefferminze, Zitrusöl in Limonen und Karvon in Kümmelöl. Terpene zeigen im Tierversuch antikanzerogene Wirkung (dafür sind wohl Alkylgruppen der Terpene verantwortlich). Limonen steigern in Leber und Dünndarm die Aktivität von Entgiftungsenzymen (möglicherweise krebspräventiv).

Phytosterine

Sie sind in Pflanzensamen und -ölen enthalten. Jedoch werden nur etwa 5% der mit der Nahrung aufgenommenen Menge resorbiert. Sie bewirken u.a. eine verminderte Cholesterinresorption.

Flavonoide

Diese Stoffgruppe ist als Farbstoffe in vielen Obst- und Gemüsesorten enthalten und schützt diese vor oxidativem Verderb. Deshalb sind diese Stoffe überwiegend in den Randschichten enthalten und gehen durch Schälen größtenteils verloren. Zu den Flavonoiden gehören verschiedene Pflanzenfarbstoffe – Flavonole, Flavone und die Anthocyane –, die eine gewisse Sonderstellung einnehmen und zu den am stärksten wirksamen antioxidativen Substanzen gehören. Gut untersucht ist das stark antioxidative Quercetin.
Bestimmte Isoflavonoide haben antiestrogene Wirksamkeit, indem diese Phytoestrogene (am besten untersucht sind Genistein und Daidzain aus Soja) an zelluläre Estrogenrezeptoren binden, ohne eine estrogene Wirkung auszulösen. Sie besitzen auf diese Weise bei hormonabhängigen Tumoren eine antikarzinogene Wirkung. Trotzdem wird wohl aus juristischen Gründen im Allgemeinen eine Anwendung von Isoflavonen bei manifestem Mammakarzinom nicht empfohlen.

Lektine

Sie stehen hier der Vollständigkeit halber. Sie gehören u.a. zu den Bestandteilen von Hülsenfrüchten und Getreideprodukten und können den Blutglukosespiegel niedrig halten.

Phenolsäuren

Phenäthyl-Isothiocyanat und Sulforaphan sind zwei sehr wirksame Entgifter und in sämtlichen Kohlarten sowie reichlich in rohem, milchsauer vergorenem Sauerkraut vorhanden. Diese und Ellagsäure (in Erdbeeren, Himbeeren und Weintrauben) verhindern DNA-Methylierungsreaktionen und neutralisieren Karzinogene.

Proteaseinhibitoren

Diese kommen v.a. in Hülsenfrüchten vor und sind Enzyme, die den Abbau von Pflanzenproteinen hemmen. Sie beeinflussen auch die Aktivität eiweißspaltender Enzyme (Proteasen). Durch Erhitzen können Proteaseinhibitoren in ihrer Aktivität stark eingeschränkt oder inaktiviert werden. So kann auch der Trypsininhibitor der Sojabohne durch Einweichen und anschließende Erhitzung inaktiviert werden.

Sulfide

Sie sind für den typischen Geruch von Knoblauch- und Zwiebelgewächsen verantwortlich. Sie sind mikrobiell, antioxidativ und immunstimulierend wirksam.

Phytinsäure

Sie ist in allen Hülsenfrüchten und auch im Getreide enthalten. Sie bindet zweiwertige Kationen wie Kalzium, Eisen, Magnesium und Zink, deren Bioverfügbarkeit dieser dadurch herabgesetzt wird. Durch Keimen und Fermentation kann der Phytingehalt deutlich reduziert werden.

Allicin

Allicin (in Knoblauch, Zwiebeln, Porree, Schnittlauch) hemmt den bakteriellen Umbau von Nitrat zum kanzerogenen Nitrit im Magen, wirkt also antikanzerogen. Bei Substitutionsbedarf sind Nahrungsergänzungspräparate mit Gemüse- und Obstpräparationen in pulverisierter Form in Kapseln verfügbar. Es gibt eine Vielzahl von Anbietern, eine saubere Deklaration der Inhaltsstoffe sollte Standard sein. Außerdem Weizengras-, OPC- und orthomolekulare Präparate mit Anthocyanen (z.B. Billberry, Cranberry, PE; Literatur bei Beuth, 2002).

Polyphenole

Diese sind wirksame Bestandteile aus pflanzlicher Nahrung, die im klassischen Sinn zwar nicht als essenziell gelten, heute aber als unentbehrlich für die Gesunderhaltung des Menschen eingestuft werden. Zahlreiche epidemiologische und vor allem experimentelle Studien belegen, dass Polyphenole eine selektive Wirkung auf die Ätiologie und den Krankheitsverlauf bei Zivilisationserkrankungen (z.B. KHK) haben. Polyphenole besitzen eine sehr gute antioxidative Wirkung und beeinflussen den Hormonhaushalt und das Zellwachstum.

Weitere Eigenschaften bestehen in der Fähigkeit, geschädigte Zellen durch Einleiten des programmierten Zelltods (Apoptose) zu eliminieren und Zelldifferenzierungsprozesse zu aktivieren.
Für die diätetische Beeinflussung der Tumorentwicklung (Chemoprävention) gibt es in allen Stadien der Mehrstufenkaskade (Initiierung, Promotion, Progression und Terminalphase) verschiedene Interventionsmöglichkeiten der bioaktiven Substanzen. Hohe Anteile finden sich beispielsweise in fermentiertem Weizenkeimextrakt (Produkt Avemar®, Fa. Fresenius), ebenso Chinone aus dem Weizen (aus Biologische Krebsabwehr, Impulse 08/2004, Ausgabe 84, S. 4). In Ungarn wird fermentierter Weizenkeimextrakt (MSC) seit 2000 in die Behandlung von Krebspatienten mit einbezogen. Seitdem ist dort die Krebssterblichkeitsrate gesunken. Das ungarische Gesundheitsministerium hat das Produkt (Avemar®) im Jahr 2002 als medizinisches Nahrungsergänzungsmittel für Krebspatienten zugelassen.
Die gute Wirksamkeit bestätigte eine Studie (Jakab, Shoenfeld et al., 2003). 66 Patienten mit Kolorektalkrebs nahmen den Weizenkeimextrakt für sechs Monate ein, 104 Patienten erhielten ausschließlich eine konventionelle Krebstherapie und bildeten die Kontrollgruppe. Das Ergebnis war positiv: Die Überlebensrate der Patienten, die MSC einnahmen, war höher als die in der Kontrollgruppe. Das Präparat hatte praktisch keine Nebenwirkungen, als größten Nachteil nannten die Patienten den „unangenehmen Geschmack". In vorangegangenen Studien hatte sich MSC bereits bei Patienten mit Krebs in der Kopf- und Halsregion, der Mundhöhle, im Bereich der Harnwege und bei Brustkrebs bewährt. Der Weizenkeimextrakt kann auch begleitend zu einer Chemotherapie eingenommen werden.

Saponine

Diese wirken vornehmlich im Darm, senken vermutlich das Kolonkarzinomrisiko (☞ oben) und stimulieren das Immunsystem Glukosinolate (Indole). Sie kommen vor allem in Senf, Meerrettich, Blumenkohl, Rosenkohl, Weiß- und Grünkohl, Brokkoli und Kohlrabi vor und zeigen in Tierversuchen antikanzerogene Wirksamkeit u.a. bei Magen-, Mamma-, Leber- und Bronchialkarzinom. Enzymregulative Wirkungen werden diskutiert. Möglicherweise können sie vor estrogensensitiven Krebserkrankungen schützen. Bis vor kurzem wurden sie wegen ihrer hämolytischen Eigenschaften als gesundheitsschädlich betrachtet, was jedoch in Humanstudien nicht nachweisbar war. Durch Erhitzen wird ein Teil ihrer hämolytischen Aktivität zerstört. Des Weiteren werden sie durch die Darmflora abgebaut.

11.1.7 Ballaststoffe

Unter diesem Sammelbegriff werden unverdauliche Bestandteile der Nahrung zusammengefasst. Hierzu zählen sehr unterschiedliche organische Substanzen pflanzlicher Herkunft, die von den menschlichen Verdauungsenzymen nicht aufgespalten werden. Man kann zwischen wasserlöslichen Ballaststoffen (Pektin, Hemizellulosen, Glukanen, Gummi arabicum, Guar und Thannin) sowie wasserunlöslichen Ballaststoffen (Zellulose, Lignin, bestimmte Hemizellulosen und bestimmte Glukane) unterscheiden. Weitere Ballaststoffe sind zum Beispiel Pentosane, Tragant, Arabinose, Algenpolysaccharide wie Agar, Keratin und Galaktomanane.

Funktionen

Die wasserlöslichen Ballaststoffe bilden hochvisköse Lösungen und sind vor allem in hoch ausgemahlenen Getreideprodukten, Obst und Gemüse (Pektin) enthalten. Die wasserunlöslichen Ballaststoffe sind teilweise mikrobiell abbaubar (Zellulose, Hemizellulose), teilweise nicht (z.B. Lignin).
Die Ballaststoffe sind für die Funktion des Verdauungsapparates als Füllstoffe unentbehrlich, sie regulieren die Nahrungsaufnahme und beeinflussen Verdauung und Resorption anderer Nahrungsinhaltsstoffe. Sie erfüllen diese Funktion mit der durch die Faserstruktur gegebenen Fähigkeit, Wasser sowie organische und anorganische Substanzen zu binden. Durch die Bindung von Wasser und Quellung wird das Volumen der aufgenommenen Nahrung vergrößert, ein größerer Sättigungseffekt erzielt und die Darmperistaltik positiv beeinflusst. Die Darmpassagezeit wird verkürzt und das Stuhlvolumen vergrößert.
Die Ballaststoffe werden von den menschlichen Verdauungsenzymen nicht gespalten und gelangen nahezu unverändert in den Dickdarm. Dort werden sie zum Teil von den Darmbakterien (insbesondere Bifidobakterien) aufgespalten. Die entstehenden Abbauprodukte (Laktat, Butyrat, Valerianat, Acetat, Propionat) werden teilweise resorbiert und von den Zellen der Dickdarmschleimhaut energetisch verwertet, was den protektiven Effekt von Ballaststoffen gegen die Entwicklung von entzündlichen Darmerkrankungen und Karzinomen des Dickdarms mit erklären kann. Diese kurzkettigen Fettsäuren haben einen antibakteriellen Effekt gegenüber Enterobakterien (E. coli, Proteus, Klebsiella etc.).

Empfohlene Mengen

Die DGE gibt als Richtwerte für die Zufuhr mindestens 30 g Ballaststoffe pro Tag an, was etwa 12,5 g/1000 Kilokalorien (bzw. 3 g/kJ) entspricht.
Die Anwendung von Ballaststoffen darf nicht unkritisch erfolgen: Überhöhte Balaststoffaufnahme kann zu einer verminderten Resorption essenzieller Nährstoffe führen, ebenso zu Blähungen, Gärungsprozessen und mechanischen Reizungen oder Schädigung der Darmschleimhaut, Durchfall oder – in Verbindung mit zu geringer Flüssigkeitsaufnahme – sogar zu Darmverschluss.
Leinsamen enthalten zyanogene Glykoside, die von der Intestinalflora unter Freisetzung von Blausäure zerlegt werden können. Ein Missbrauch von Weizenkleie, Leinsamen und anderen Ballaststoffen kann durch einen Abschilferungseffekt Läsionen der Darmschleimhaut hervorrufen. Daneben können pflanzliche Ballaststoffe Gallensäurekomplexe bilden, was zu einer Verschlechterung der Fettverdauung und Verarmung des Gallensäurepools des Organismus führen kann.
Ein positiver Effekt dieser Wirkung ist z.B. die Senkung der LDL-Cholesterin-Fraktion durch den Verzehr von Hülsenfrüchten, Haferflocken und anderen ballaststoffreichen Nahrungsmitteln. Andererseits können Mi-

neralstoffe und Spurenelemente durch Adsorption an pflanzliche Ballaststoffe einer Resorption entgehen (in Schuler, 1993).

∎ Vorkommen

Ballaststoffreiche Nahrungsmittel sind Getreideprodukte aus Vollkorn, Gemüse, Hülsenfrüchte, Kartoffeln und Obst: Reis hat 3%, Weizen 10%, Roggen 13%, Vollkornbrot 7–8%, Weißbrot 3–3,5% Ballaststoffe, Gemüse enthält zwischen 2 und 4% Ballaststoffe.
Balaststoffarm sind Gurke, Zucchini, Aubergine, Kohlrabi, Radieschen und Spargel, wohingegen Hülsenfrüchte bis zu 10% Ballaststoffe haben.

∎ Synthetische Ballaststoffe

Synthetisch hergestellte Laktulose wird mit dem Ziel einer Stuhlnormalisierung und einer Förderung der Bifidusflora angewandt. Leider kann es bei deren Anwendung jedoch auch zu einer Förderung des Wachstums anderer laktulosespaltender Bakterien wie Clostridium perfringens und Proteus sowie Bacteroides vulgatus kommen (in Schuler, 1993). Aus diesem Grund sollte sich die therapeutische Anwendung von Laktulose auf die Behandlung des Leberkomas beschränken. Die Anwendung von Sorbit und Xylit führt durch die Spaltung durch die E.-coli-Flora zu erheblicher Gasbildung.

11.2 Nahrungsmittelunverträglichkeiten

Das Risiko zur Ausbildung von Nahrungsmittelallergien ist während der ersten vier Lebensmonate, wo die Immunkompetenz des Darmlymphatikums noch nicht entwickelt ist, besonders hoch. Durch Brustmilchernährung ist dieses Risiko weitestgehend zu reduzieren.
Die Mechanismen der Allergie- und Unverträglichkeitsreaktionen sind in Kapitel 12 und 13 beschrieben. Nach Schmitt (1986) sowie Lebowitz und Steele (1989) werden mindestens drei relevante verschiedene Typen von Unverträglichkeitsreaktionen unterschieden:

- histaminvermittelte
- kininvermittelte
- zellulär vermittelte
- cholinerg vermttelte.

Prinzipiell kann jede Substanz, also nicht nur Nahrungsmittel, die entsprechenden Mediatoren freisetzen bzw. eine zelluläre Reaktion in Gang setzen. Die cholinerg vermittelten Unverträglichkeitsreaktionen werden hier nicht näher ausgeführt, da sie in der Bedeutung weit zurücktreten bzw. nur zusammen mit gleichzeitig auftretende Unverträglichkeiten der anderen Typen vorkommen.

11.2.1 Testung mit Applied Kinesiology

Vor der eigentlichen Testung der möglicherweise unverträglichen Nahrungsmittel wird in der Applied Kinesiology ein Screening mit den Entzündungsmediatoren (Histamin, Kinin usw., ☞ Kap. 10.6 und 10.7) durchgeführt. Bei positivem Screening-Test wird die Indikation zum Nahrungsmitteltest mit Originalnahrungsmitteln, die in frischer (oder gekochter bzw. verarbeiteter) Form von den Patienten mitgebracht werden, gestellt.

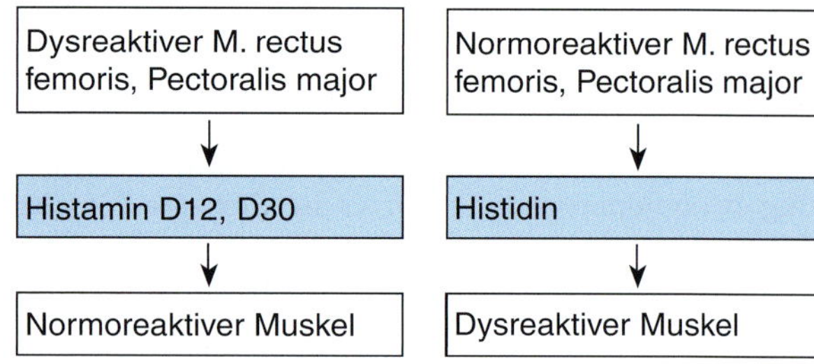

Abb. 11.1: Screening von Hyperhistaminzuständen

∎ Screening

Histaminvermittelte Reaktionen

Bei histaminvermittelten Unverträglichkeiten oder Pseudoallergien normalisiert Histamin D12 oder Histamin D30 die Dysreaktion eines Darm- oder Leberassoziierten Muskels (☞ Abb. 11.1). Diese können Sie wegen der Organzuordnung am besten verwenden. Andere dysreaktive Muskeln sind prinzipiell geeignet, wenn die vorgenannten bei Ihrem Patienten nicht dysreaktiv gefunden werden. Histidin, die direkte Vorstufe von Histamin, führt dann bei oralem Challenge zu Dysreaktion, da dies vom Organismus wie die potenzielle Erhöhung des Histaminpotenzials verstanden wird.

Kininvermittelte Unverträglichkeiten

Bei kininvermittelten Unverträglichkeiten sind Aprotinin (Trasylol®) oder Kinin D12 die spezifischen Antikininsubstanzen, die zu einem normoreaktiven Challenge führen (☞ Kap. 10.7). Die dysreaktiven Muskeln werden entsprechend Symptomatologie des Patienten und Organzuordnung ausgewählt: bei Übelkeit z. B. der Leber zugeordnet (M. pectoralis major sternalis, PMS), der Gallenblase zugeordnet (M. popliteus); bei Kopfschmerz der Leber zugeordnet (PMS), dem Darm zugeordnet (M. quadriceps, M. tensor fasciae latae) etc. Weniger spezifisch für diesen Unverträglichkeitstyp ist der normoreaktive Challenge durch Zink (☞ Abb. 11.2).

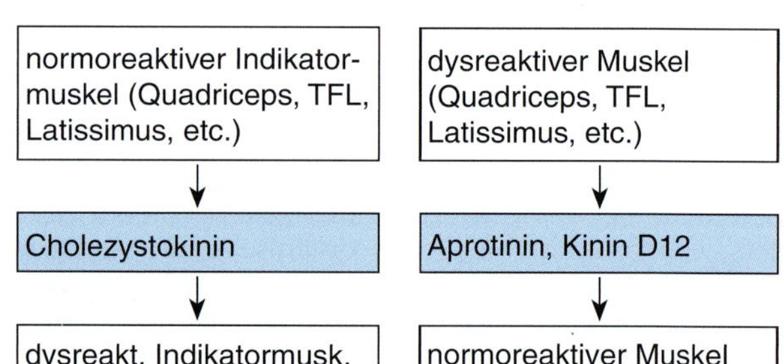

Abb. 11.2: Screening bei kininvermittelten Unverträglichkeitsreaktionen

Der Nahrungsmitteltest

Toleranztest mit Originalnahrungsmitteln

Alternativen zu den wenig tauglichen Unverträglichkeitstests wie Eliminations- und Provokationstest (☞ Kap. 8) stellen die orale oder inhalative Provokation, in Fällen von hochtoxischen Substanzen die biomagnetische Testung (☞ Kap. 2.4.2) oder die Testung über den potenzierten Schadstoff mit den Mitteln der Applied Kinesiology dar. Bei Provokation mit der Originalsubstanz wird sowohl bei Unverträglichkeit als auch bei Allergie ein dysreaktiver Challenge eines normoreaktiven Indikatormuskels auftreten.
Er sollte immer mit frischen oder frisch gekochten Originalnahrungsmitteln oral getestet werden, da Tests mit kommerziellen Testsätzen der Nahrungsmittel, z. B. in D4 potenziert, wesentlich weniger zuverlässig sind. Es handelt sich um einen chemischen Challenge und die Chemorezeptoren-Afferenz müssen Sie für einen reproduzierbaren Test nutzen. Diese ist weder mit potenzierten noch mit substanziellen Nahrungsmitteln (die dann evtl. Konservierungsstoffe enthalten) im Gläschen, das Sie auf die Haut legen, gegeben. Nur im Notfall (z. B. bei Kleinkindern oder anderen nicht kooperationsfähigen Patienten) ist es legitim, als Ersatz den biomagnetischen Test durchzuführen. Legen Sie dazu das Nahrungsmittel unter die nicht schwächende Seite eines Magneten auf die Haut des Patienten auf (☞ Kap. 2.4.2).

Merke
Die Nahrungsmittel werden in dem Zustand getestet, in dem sie verzehrt werden, d. h. Fleisch gekocht oder gebraten, Kartoffeln gekocht, nicht roh, etc.

Bei der Durchführung sind alle Kautelen zu beachten, wie sie im Kapitel 2 und 3 zum oralen Challenge beschrieben wurden. Bei Unverträglichkeiten kann immer eine Hypo- oder Hyperreaktion auftreten, d. h., ein Muskel, der bei oralem Challenge mit dem Nahrungsmittel „stark" bleibt, muss immer auch auf Hyperreaktion geprüft werden.
Weiterhin sollten Sie immer einen Temporal Tap (☞Kap. 2.4.2) durchführen, um zu prüfen, ob das getestete Nahrungsmittel wirklich zuverlässig verträglich ist (☞ unten).

Normoreaktiver Challenge mit für den Patienten positiv wirksamen Nahrungsmitteln

Die von einem dysreaktiven Indikatormuskel ausgehende orale Testung führt bei einem nützlichen Lebensmittel zu einem normoreaktiven Challenge. Dies ist in mehrerlei Hinsicht ein interessanter Ansatz. Zum einen können entsprechend den Ausführungen über bioaktive Substanzen, Vitamine, Spurenelemente und Mineralstoffe in diesem Kapitel für den Patienten nützliche Nahrungsmittel getestet werden. Alternativen zu unverträglichen Nahrungsmitteln können gefunden werden. Dies hat auch unter Umständen eine pädagogische Funktion. Dabei dürfen Sie aber auf keinen Fall die Neutralität beim Testen aufgeben (☞ hierzu auch Kap. 2 und 3).

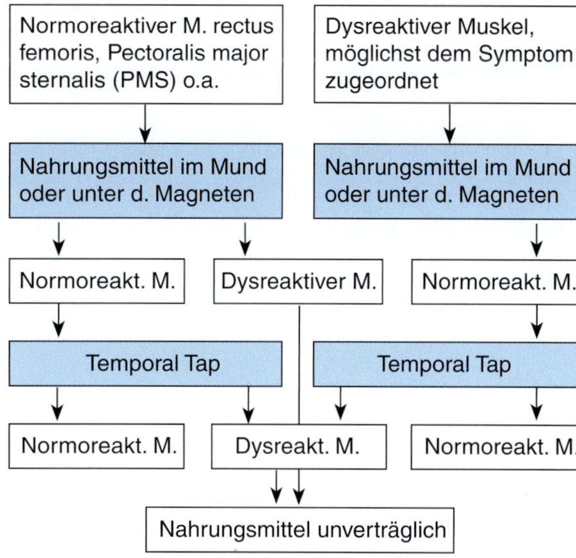

Abb. 11.3: Nahrungsmitteltest: Unverträglichkeiten und positive Wirkungen

Temporal Tap

Es scheint Unverträglichkeitsreaktionen zu geben, die der Patient entsprechend einem „Glaubenssystem" im oralen Provokationstest nicht offenbart. Gerade unverträgliche Nahrungsmittel werden häufig besonders bevorzugt zu sich genommen, es gibt sog. Suchtallergien. Bei oraler Provokation kann dann eine Hyperreaktion auftreten oder der Nahrungsmitteltest kann falsch negativ ausfallen. GERZ (2000) nennt ähnliche Phänomene auch „therapeutisches Switching". Ein Mittel, dies zu erkennen, ist der Temporal Tap (☞ Kap. 3.5).
Es empfiehlt sich daher in jedem Falle, mit dem Nahrungsmittel im Munde einen Temporal Tap durchzuführen, der sozusagen das sensorische Filtersystem des Organismus durchlässig und die Testreaktion „echt" macht.
In einigen Fällen wird bei vorher negativem Test mit Temporal Tap der Test positiv. Das Umgekehrte ist nicht der Fall.
Werden Nahrungsmittel als Heilmittel (☞ oben) getestet, so sollte ebenfalls ein Temporal Tap mit dem Nahrungsmittel im Mund durchgeführt werden, da dadurch versteckte Intoleranzen aufgedeckt werden können, wenn also das Nahrungsmittel doch nicht optimal „passt".

11.2.2 Therapie von Intoleranzen

Orthomolekulare Therapie

Das Prinzip ist eine Supplementierung der orthomolekularen Substanzen, die die Freisetzung der Mediatoren Histamin und Bradykinin hemmen, deren Abbau fördern bzw. die Bildung von antiinflammatorischen Prostaglandinen fördern.

Anti-Histamin (☞ auch Tab. 10.5 und 10.6)

- Kalzium (3 × 300 mg, besonders bei i.v. Gabe wirksam, dann 100 mg als Einzeldosis)
- Magnesium (3 × 80 bis 300 mg)
- Vitamin B_6 bzw. P5P (Pyridoxal-5-Phosphat) 3 × 50 mg
- Vitamin C 1000–2000 mg
- Bioflavonoide: Quercetin (3 × 250 mg)
- Curcumin (3 × 150 mg)
- Hesperidin (3 × 250 mg)
- Cromoglicinsäure (z.B. DNCG oral 4 × 200 mg).

Anti-Kinin-Substanzen

- reduziertes Glutathion (2 × 100 mg) bzw. dessen Vorstufe N-Acetyl-Cystein (3 × 500 mg)
- Bromelain, Pepsin, Trypsin; es sind hohe Dosen von 3 × 3 Kps. bis 3 × 4 Kps., zwischen den Mahlzeiten gegeben, notwendig (Bromelain 2000® PE, Wobenzym®, Phlogenzym®)
- Vitamin E (3 × 100–200 IE)
- Betakarotin (10 000 IE)
- Zink (1 × 30 mg)
- Amara-Tropfen (Quassia amara, Gentiana lutea u.a.; 30 Tr. vor den Mahlzeiten) und im Notfall Betain-HCl (1–3 Kps. vor den Mahlzeiten); letzteres ist als Verdauungshilfe in der Regel nicht länger als 3 Wochen gut verträglich.

Antiinflammatorische Prostaglandine

Unverträglichkeitsreaktionen beinhalten auch die Eikosapenoide (☞ Kap. 10). Die therapeutischen Möglichkeiten seien hier noch einmal zusammengefasst:
- Gabe von EPA-Vorstufen (α-Linolensäure) durch vermehrte Zufuhr in der Ernährung (z.B. 2–3 Esslöffel kaltgepresstes Leinöl/Tag)
- Fischöl (EPA) 9 g/Tag oder Borretschöl (GLA) in Kapselform
- reduziertes Glutathion PE (3 × 100 mg), Vitamin E (400 mg/Tag), Vitamin C (3 × 500 mg), Sauerstoff (aerobes Training)
- Rutin, Biotin, Pantothensäure und Riboflavin, Vitamin B_{12} und B_1 sowie Jod (☞ Kap. 10.10.9).

Anti-Leukotriene

EPA (3 × 3 g), Vitamin E (400 mg), Zink (1 × 30 mg), Quercetin (3 × 250 mg), reduziertes Glutathion (2 × 100 mg), Selen (1 × 200 µg), Carduus marianus, Boswellia (900–2000 mg/Tag).

Setpoint-Technik zur Toleranzsteigerung

Diese Technik (☞ Kap. 17) kann eine Desensibilisierung erreichen, die sowohl für Allergie- als auch für Unverträglichkeitsreaktionen wirksam sein kann. Nach Auffassung des Autors kann hiermit eine „Löschung" auf neuroimmunologischem Wege erreicht werden. Die Wirkung ist vergleichbar mit der von Allergietechniken aus der Hypnotherapie und dem NLP.

Karenzdiät

Einige grundsätzliche Dinge zur Beachtung von Diäten

Gleichgültig, ob es sich um eine Anti-Kandida-Diät oder um eine Diät bei Nahrungsmittelunverträglichkeit handelt: Sie muss strikt und konsequent eingehalten werden, um dem Therapeuten und dem Patienten zu demonstrieren, was sich durch die Veränderung der Ernährung bewegen lässt. Wenn nach konsequenter Austestung sämtlicher relevanter Nahrungsmittel und der konsequenten Einhaltung der entsprechenden Karenzdiät während dreier Wochen keine Veränderungen eingetreten sind, so ist der weggelassene Nahrungsfaktor überhaupt nicht oder zumindest derzeit nicht der dominierende Faktor. Die Einschränkungen, die die Diät dem Patienten auferlegt, werden dann durch das Resultat nicht gerechtfertigt.

Andere Maßnahmen wie Entgiftung von Schwermetallen und anderen chemischen Belastungen und nicht zuletzt eine psychosomatische Exploration sollten dann gegenüber einer Ernährungstherapie in den Vordergrund treten. Auch eine konstitutionelle homöopathische Therapie wird sinnvoller Weise dann angesetzt, wenn größere allergisch toxische Belastungen ausgeschlossen sind.

Die Diät sollte nicht schlimmer als die Krankheit sein! Gerade bei Kindern können die Zwänge einer Karenzdiät, die über lange Zeit durchgeführt wird, zu psychosozialen Problemen führen, die durch eine Stigmatisierung, ein Anderssein, gekennzeichnet sind. Bei Erwachsenen ergibt sich unter Umständen eine Einschränkung der Sozialfähigkeit (Einladungen werden nicht mehr angenommen) oder eine strikte Einhaltung von Diäten ist aus beruflichen Gründen (Geschäftsessen, Geschäftsreisen etc.) grundsätzlich nicht möglich.

Grundsätzlich muss auch bei einer Diät deren Nutzen gegenüber den Belastungen und Risiken abgewogen werden. Das konstante Zuführen eines Nahrungsmittels in kleinen Mengen, was an sich nicht vertragen wird, führt zu einer gewissen Hyposensibilisierung. Andererseits führt, wie bereits vorher beschrieben wurde, das Weglassen beispielsweise von Disacchariden zu einer Einschränkung der Aktivität der Bürstensaumenzyme. Ein erneutes Zuführen der Nahrungsmittel nach Karenz (oder sog. Diätfehler) kann dann zu schweren Reaktionen führen, die zumindest mit stärkeren Unverträglichkeitsreaktionen einhergehen und die einigen Angaben zufolge bis zu anaphylaktischen Reaktionen gehen können (Ruzicka, 1997)

Sämtliche als unverträglich getesteten Nahrungsmittel müssen möglichst konsequent weggelassen werden, damit eine vollständige Entlastung des Immunsystems sowie eine Regeneration der entzündlich veränderten Darmschleimhaut und der Milieustörung des Darms möglich wird. Je nach Einzelfall (Motivation des Patienten, Schwere der Erkrankung etc.) wird diese Karenz zunächst für mindestens zehn Tage eingehalten. Nach dieser Zeit sind erste positive Veränderungen bei Schmerzsyndromen und abdominellen Problemen sichtbar, ekzematöse Hauterkrankungen erfordern zur Abschätzung der positiven Auswirkung der Karenz eine Zeit von mindesten zwei, häufig drei Wochen.

Nach 10 bis 21 Tagen wird ein erneuter Test der unverträglichen Nahrungsmittel durchgeführt, um zu beur-

teilen, ob bereits für einzelne eine Toleranzsteigerung eingetreten ist. Die Toleranz einzelner Lebensmittel kann durch die Setpoint-Technik nach SCHMITT (in LEBOWITZ und STEELE, 1989) gesteigert werden, und zwar umso wirkungsvoller, je weniger Einzelsubstanzen unverträglich sind.
Es wird immer wieder von Patienten und Therapeuten die Befürchtung geäußert, dass es bei Diäten innerhalb kürzester Zeit zu Mangelerscheinung kommen würde. Um dieser Befürchtung argumentativ entgegentreten zu können, wurden am Anfang dieses Kapitels die Grundlagen der Ernährungsphysiologie erläutert.

Karenz histaminhaltiger Nahrungsmittel

Die Histaminliberation durch Nahrungsmittel und Nahrungsmittelbestandteile ist grundsätzlich ein Phänomen, das durch die verschiedensten, die Empfindlichkeit des Patienten bestimmenden Faktoren, wie gesamttoxische Belastung, vorbestehende Sensibilisierung und Aktivität der histaminabbauenden Diaminoxidase (DAO), bestimmt wird. Manche Nahrungsmittel (☞ Tab. 11.14) sind jedoch mehr oder weniger stark histaminhaltig und sollten bei Histaminintoleranz (JARISCH, 1999) vermieden werden. Die Liste kann als grundsätzliche Richtlinie dienen für Patienten mit Symptomen der Atemwege, des Verdauungstrakts und der Haut sowie der Psyche, die hohen Histaminspiegeln zuzuordnen sein könnten. Histamin wird in Lebensmitteln durch Mikroorganismen gebildet, wobei die idealen Bedingungen eine Temperatur von 20–30 °C und ein pH von 5–7 sind. Vergärung und Fäulnis können grundsätzlich zur Histaminbildung führen, weshalb Käse, Sauerkraut, Essig und sämtliche Konserven normalerweise einen hohen Histamingehalt aufweisen. Konservierungsstoffe der E-Klasse sind ausgeprägte Histaminliberatoren und Fertigkost sollte daher grundsätzlich bei Histaminintoleranz vermieden werden. Weitere Einzelheiten zu Histaminliberatoren ☞ Tab. 11.15.

Tab. 11.14: Histamingehalt einiger Nahrungsmittel ROSLER, 2000)

Nahrungsmittel	Histamingehalt
Fisch	
Thunfisch	< 0,1–13000 mg/g
Sardinen	110–1500 mg/kg
Käse	
Emmentaler	< 0,1–555 mg/kg
Harzer Käse	390 mg/kg
Gouda	29,5–180 mg/kg
Gorgonzola	158 mg/kg
Tilsiter	50–60 mg/kg
Camembert	35–55 mg/kg
Wurst	
Salami	< 0,1–279 mg/kg
Westfälischer Schinken	38–159 mg/kg
Gemüse	
Sauerkraut	6–3000 mg/kg
Spinat	38 mg/kg
Tomaten-Ketchup	22 mg/kg
Essig	
Rotweinessig	4000 µg/l
Getränke	
Rotwein	60–3800 µg/l
Champagner/Sekt	15–670 µg/l
Dessertwein	80–400 µg/l
Bier	21–305 µg/l
Alkohol wirkt auch als DAO-Blocker	

11.2.3 Spezielle Aspekte der Milch- und Milchproduktunverträglichkeit

Neben der Unverträglichkeit von Laktose (Laktoseintoleranz infolge Laktasemangels) können mindestens 25 einzelne Proteinkomponenten beim Menschen antigen wirksam werden. Die folgenden fünf Eiweißbestandteile der Kuhmilch sind die wichtigsten (☞ Tab. 11.16).

Laktoseintoleranz

Die Laktoseintoleranz zählt zu den häufigsten Kohlenhydratintoleranzen. Die Laktose (4β-Galactosylglukose,

Tab. 11.15: Histaminliberatoren (ROSLER, 2000)

Säuerungsmittel, Säureregulatoren
Orthophosphorsäure und Di-,Tri- und Polyphosphate
Farbstoffe
Tartrazin (E 102)
Chinolingelb (E 104)
Gelborange S (E 110)
Azorubin (E 122)
Amaranth (E 123)
Cochenillerot A (E 124)
Erythrosin (E 127)
Konservierungsstoffe
Sorbinsäure und Salze (E 200–203)
Benzoesäure und Salze (E 210–213)
PHB-Ester (E 220–227)
Diphenyl + Orthaphenyl (E 231–232)
Thrabenrudazol (E 233)
Butylhydroxianisol (BHA), Butylhydroxitoluol (BHT)
Sonstige
Nitrate (E 251–252)
Glutamate (E 620–625)

Tab. 11.16: Eiweißbestandteile der Kuhmilch	
Gesamt-Proteine	2,9–4,4%
Kaseine (80%)	2,2–3,4%
Molkenproteine (20%):	Ø 0,6%
Rinderserum-Albumin	
Rinderserum-Gammaglobulin	
α-Laktalbumin	
β-Laktoglobulin	

Milchzucker), das Hauptkohlenhydrat der Milch, wird im Dünndarm durch Laktase, einer Disaccharidase, die im Bürstensaum der Mukosazelle lokalisiert ist, hydrolytisch in Glukose und Galaktose gespalten (☞ Kap. 7.6.5). Für den Säugling stellt die Laktose in den ersten Lebensmonaten das einzige Nahrungskohlenhydrat dar. Nach der Stillperiode nimmt die Laktaseaktivität (β-Galaktosidase) im Darm ab.

Kongenitaler Laktasemangel

Die kongenitale Form der Laktoseintoleranz, die schon bei der Geburt besteht, ist selten. Diesen Säuglingen fehlt Laktase vollständig. Starke osmotische Durchfälle und Erbrechen treten nach dem Verzehr laktosehaltiger Nahrung auf.

Primäre Laktoseintoleranz beim Erwachsenen

Die primäre Laktoseintoleranz bei Erwachsenen beruht auf einer Abnahme der Laktaseaktivität, die im Kindesalter einsetzt. Je nach dem Grad der Abnahme der enzymatischen Aktivität kann Laktose nur in kleinen Mengen oder gar nicht vertragen werden. Beim überwiegenden Teil der Weltbevölkerung ist dieser Rückgang der Laktaseaktivität nach dem Säuglingsalter ein normaler physiologischer Vorgang und somit die Laktoseintoleranz im Erwachsenenalter besonders ausgeprägt. So entwickeln z. B. australische Ureinwohner, der überwiegende Teil der Afrikaner (seltener Nigerianer), die Bevölkerung Südeuropas, des Nahen und Fernen Ostens und die farbige Bevölkerung Südamerikas nahezu ausnahmslos eine mehr oder weniger stark ausgeprägte Laktoseintoleranz, während Weiße europäischer Abstammung (Kaukasier) auch im Erwachsenenalter Laktose besser vertragen können. Vermutlich entstand im Laufe der Evolution durch Mutation eine Menschengruppe, deren Laktaseaktivität im Erwachsenenalter nicht abnahm (☞ auch Blutgruppenabhängigkeit, Kap. 11.3).

Erworbene Laktoseintoleranz

Die erworbene Laktoseintoleranz tritt oft als Folge verschiedener Darmerkrankungen oder Darminfektionen bzw. nach Schädigung des Dünndarmepithels auf. Infolge stark reduzierter Aktivität der β-Galaktosidase gelangt nicht gespaltene und daher nicht resorbierbare Laktose in die Dünndarmabschnitte. Hier kommt es zu einer osmotisch bedingten Wasserkonzentration und zu einer verstärkten Aktivität laktosespaltender Mikroorganismen, was zu Flatulenz und Diarrhö führt (☞ auch Kap. 7.6.5).

Behandlung der Laktoseintoleranz

Bei Laktoseintoleranz muss vollständig auf Milch verzichtet werden. Bei einer weniger ausgeprägten Form ist der Verzehr von fermentierten Milchprodukten oder solchen mit geringerem Laktoseanteil oft möglich. Die geringen Mengen von Laktose, die sich in Joghurt, Käse und Quark finden, können je nach Ausprägung des Laktasemangels vertragen werden (☞ Tab. 11.17). Je näher diese Milchprodukte zum Verfallsdatum verzehrt werden, desto mehr ist Laktose durch die laktosespaltenden Bakterien oder Pilze verstoffwechselt und desto verträglicher werden in diesen Fällen die Produkte.
Laktosefreie Lebensmittel: Sojamilch, Fleisch und Fisch, Fette, Reis, Mais, alle Getreidesorten, Gemüse, Obst, Nüsse, Kartoffeln. Bei einer ausgeprägten Laktoseintoleranz ist es wichtig, auf die Inhaltsstoffe in Gebäck, Fertigprodukten bzw. verschiedenen Zubereitungen zu achten (Zutatenliste!).

Kuhmilchproteinunverträglichkeit

Die Proteine der Kuhmilch setzen sich zusammen aus den Kaseinen und den Molkenproteinen. Der Anteil der Kaseine am Gesamtproteingehalt der Milch beträgt etwa 80%, der an Molkenproteinen etwa 20%:
- Die Kaseine (Käsestoff) sind Proteine, die bei der Labfällung (Dicklegung der Milch bei der Käseherstellung) bei 20 °C beim isoelektrischen Punkt (Kuhmilch pH 4,7) ausfallen, während die Molkenproteine in der Molke gelöst bleiben. Kaseine sind hitzestabil, Molkenproteine hitzelabil.
- Die Molkenproteine liegen in der biologischen Wer-

Tab. 11.17: Laktosegehalt von Milch und Milchprodukten (Renner, Renz-Schauen, 1989)

100 g Lebensmittel enthalten	Laktose [g]
Konsummilch (Frischmilch, H-Milch)	4,8–5,0
Joghurt	3,7–5,6
Buttermilch	3,5–4,0
Sahne, Rahm (süß, sauer)	2,8–3,6
Creme fraiche	2,0–2,4
Kaffeesahne (10–15% Fett)	3,8–4,0
Butter	0,6–0,7
Molke	3,5–5,2
Eiscreme	5,1–6,9
Magerquark	4,1
Speisequark (10–70% Fett i. Tr.)	2,0–3,8
Hüttenkäse (20% Fett i. Tr.)	3,0
Emmentaler, Bergkäse, Edamer, Tilsiter, Camembert, Schafskäse, Weichkäse, Handkäse) etc.	< 0,1

tigkeit (104%) etwas über der des Volleis (100%; vgl. Kuhmilch 88%, Rindfleisch 92%).
Weit verbreitet ist eine Unverträglichkeit des β-Laktoglobulins (Hauptanteil der Molkenproteine), gefolgt von den Kaseinen, dem α-Laktalbumin, den Immunglobulinen und dem Serumalbumin. In erhitzter Milch bleibt die Reaktionsfähigkeit der Kaseine, des β-Laktoglobulins und teilweise auch des α-Laktalbumins erhalten, während die Immunglobuline und das Serumalbumin bei Temperaturen von über 100 °C inaktiviert werden. Das entscheidende Protein für die Kuhmilchunverträglichkeit ist vermutlich das β-Laktoglobulin.

Tab. 11.18: Zusammensetzung verschiedener Milchen (Angaben in %) (Kielwein, 1994)

	Proteine	Laktose	Fett
Frauenmilch	1,0	7,0	4,0
Pferd	2,5	6,2	1,9
Kuh	3,4	4,7	3,8
Ziege	3,4	4,1	3,5
Schaf	5,5	4,8	7,4

Molke und Molkenkäse

Molke ist das Produkt, da bei der Käse- und Kaseinherstellung anfällt. Sie bleibt als Süß- oder Labmolke nach Abscheidung der Käsemasse zurück. Die Dicklegung der Milch bzw. Kaseinfällung erfolgt durch mikrobielle Säuerung oder Labgerinnung (Sauermilchkäse, Labkäse).
Molkenproteine:

- β-Laktoglobulin (hitzestabil)
- α-Laktalbumin (relativ hitzestabil)
- Serumalbumin (hitzelabil)
- Immunglobuline IgG_1, IgG_2, IgA, IgM (hitzelabil).

Molke ist fettarm und enthält neben Wasser Molkenproteine, Laktose, Mineralstoffe und Vitamine der B-Gruppe. Molkenkäse werden hergestellt, indem der Molke Wasser entzogen wird und gegebenenfalls Sahne, Butter und andere Milchprodukte zugesetzt werden. Bei Kuhmilchproteinintoleranzen kann der Anteil der Kaseine oder Molkenproteine für die Verträglichkeit von Käsesorten ein entscheidender Faktor sein.
Neue Verfahren der Käseherstellung (z. B. Ultrafiltration) zielen jedoch darauf ab, den gewöhnlich über die Molke abgeführten Molkenproteinanteil in die Käsemasse (Kaseinfraktion) einzubringen. Neben einer Ausbeutesteigerung führen diese Verfahren zur Einsparung aufwendiger Molkeaufbereitung und von Abwasserabgabekosten. Durch die technologischen Schritte der Molkenproteinnutzung hat der Verbraucher keine Klarheit bezüglich reinen Molkenprotein- bzw. Kaseinkäses.
Die Lebensmittelindustrie setzt Molkenpulver bzw. Molkenproteine zur Anreicherung von Säuglings- und Kindernahrung, zur Herstellung von diätetischen Produkten, in Süßwaren, Backwaren, Getränken und zur Herstellung geschäumter Nahrungsmittel ein.

Kaseine der Kuhmilch

Es handelt sich um das αs1-, αs2-, β-, und γ-Kasein (hitzestabil) mit verschiedener Aminosäurenanzahl. Kaseine und Kaseinate werden im Lebensmittelbereich zur Proteinanreicherung und/oder zur Erzielung bzw. Stabilisierung bestimmter physikalischer Eigenschaften eingesetzt: z. B. Eiweißanreicherung fettreduzierter Trinkmilch, Eiscreme, Desserts, als Bindemittel für Wurst- und Fleischwaren, als Emulgator für Mayonnaise, Saucen, als Schaummittel in Puddingpulver, Süßwaren, Getreideprodukten, Kaffeeweißern, diätetischen Erzeugnissen etc. Der aus Kuhmilchmolke gewonnene Ricotta ist ein Nebenprodukt der Pecorinoherstellung. Er kann (in Abhängigkeit von der Zugabe von weiteren Milchbestandteilen wie Sahne oder Magermilch) bei Käseinintoleranz verträglich sein.

Kuhmilchersatz: Schafs-, Ziegen- und Stutenmilch

Letztendlich geht es bei einer Kuhmilchproteinintoleranz darum, die Kuhmilch und deren Produkte zu meiden bzw. zu ersetzen. Als Ersatz können wie oben erwähnt Milchprodukte von anderen Tierarten verwendet werden, wie z. B. Büffelmozarella, Ziegenmilchjoghurt, Ziegenkäse, Schafsmilchjoghurt, Schafkäse (Manchego, Manouri, Pecorino). Die Milch verschiedener Tierarten enthält in unterschiedlichem Verhältnis Kaseine und Molkenproteine (☞ Tab. 11.18).
Da β-Laktoglobulin und α-Laktalbumin von Ziegenmilch bzw. Schafsmilch antigene Verwandtschaft zu den entsprechenden Proteinen der Kuhmilch zeigen, können auch Intoleranzen gegenüber diesen Ersatzprodukten bestehen. In der grundsätzlichen Zusammensetzung sind sich Kuhmilch und Ziegenmilch ähnlich. Ein bekannter Molkenkäse aus Italien ist der Schafsricotta (Ricotta di pecora), der aus Schafkäsemolke hergestellt wird und bei Kuhmilchunverträglichkeiten eine gute Alternative bieten kann.

Pflanzliche „Milch“

Eine weitere Alternative bieten „Milch“ aus dem Pflanzenreich, wie z. B. Sojamilch, Reismilch, Mandelmilch, Kokosmilch (☞ Tab. 11.19). Mandelmilch lässt sich herstellen, indem man ca. zehn Stück (10–12 g Mandeln) im Mixer (oder die entsprechende Menge Mandelmus,

Tab. 11.19: Inhaltsstoffe versch. pflanzlicher „Milchen“ (Elmadfa et al., 1998)

pro 100g	kJ	kcal	Eiweiß [g]	Fett [g]	KH [g])	Ca^{2+} [mg])
Mandeln	2608	624	19,5	56,4	9,5	252
Kokosmilch	36	9	0,3	0,2	1,4	27
Sojamilch	130	31	3,4	1,5	1,0	21
Reismilch	211	50	0,1	1,0	10,1	
Schafsmilch	405	97	5,3	6,3	4,7	183
Ziegenmilch	289	69	3,7	3,9	4,8	123

im Naturkostladen oder Reformhaus erhältlich) mit 100 ml Wasser vermischt.
Weitere Proteinquellen: Hülsenfrüchte (Bohnen, Erbsen, Linsen, Kichererbsen, Sojabohnen), Samen und Nüsse (Cashewkerne, Erdnuss (häufig aflatoxinbelastet!), Mandel, Walnuss, Pinienkerne, Sesam, Sonnenblumenkerne).
Ölsaaten zeichnen sich nicht nur durch den beachtlichen Proteingehalt von 20–30% aus, sondern durch weitere ernährungsphysiologische Parameter wie Vitamingehalt, Mineralstoffgehalt und Anteil an Spurenelementen. Beispielsweise enthalten Sonnenblumenkerne viel Kalium, Magnesium, Vitamin E, B_1, B_6 und Niacin. Sesamsamen zeichnen sich neben der Proteinqualität durch den Gehalt an Vitamin B_1, B_2, Provitamin A, Niacin sowie durch den Gehalt an Kalzium, Eisen, Mangan und Nickel aus. Bezüglich der Belastung mit Schimmelpilzen können die Samen und Nüsse zum Teil recht hohe Werte aufweisen.

Kuhmilchfreie Ernährung des Säuglings bei Kuhmilcheiweißallergie

In erster Linie ist Stillen in den ersten sechs Monaten wichtig, um das frühe Auftreten einer Allergie zu verhindern, insbesondere für Säuglinge mit familiärer Disposition bezüglich allergischer Erkrankungen. Bei einer bereits auftretenden Kuhmilcheiweißallergie sollte sich auch die stillende Mutter kuhmilchfrei ernähren. Die allergisierenden Proteine aus der Kost der Mutter können in ihre Milch übergehen und zu Unverträglichkeitserscheinungen beim bereits gegen Kuhmilch sensibilisierten Säugling führen.
Vermeidet die stillende Mutter Kuhmilchprodukte, sollte sie für eine ausreichende Versorgung mit Kalzium sorgen. Häufig sind Schafs- und Ziegenmilchprodukte eine wertvolle Alternative (☞ Kalziumversorgung, Kap. 11.1). Die Zufuhr von Kalzium aus dem Gemüse der Gläschennahrung kann unter Umständen zu gering sein. Wenn die Mutter nicht (mehr) stillen kann, muss auf eine geeignete Milchersatznahrung für den Säugling zurückgegriffen werden. Da die herkömmlichen Säuglingsmilchnahrungen auf der Basis von Kuhmilch hergestellt sind, eignen sie sich bei einer Kuhmilcheiweißallergie nicht (☞ Tab. 11.20).
Der Mineralstoffgehalt (v. a. Kalzium und Phosphor) der Ziegenmilch liegt höher als in der Kuhmilch. Ziegenmilch sollte deshalb (ebenso wie Kuhmilch) bei Verabreichung an Säuglinge nur verdünnt gegeben werden. Der niedrige Gehalt an Eisen, Kupfer und besonders an Folsäure in Ziegenmilch sollte bei der Verwendung als Säuglingsnahrung bedacht werden. Eine einseitig auf Ziegenmilch ausgerichtete Ernährung kann zu einer Mangelsituation der genannten Spurenelemente mit Ziegenmilchanämie führen.
Bei Säuglingen eignet sich nach der Stillzeit auch Stutenmilch, die in der Zusammensetzung der Frauenmilch ähnlich ist und wie diese einen niedrigen Proteingehalt mit einem hohen Anteil an Molkenproteinen aufweist. Im Vergleich zur Milch anderer Tiere ist sie reicher an Laktose, hat geringere Anteile an einfach ungesättigten Fettsäuren (MUFAs) und höhere Kalziumwerte als Muttermilch. Als Milchersatz sollte sie deshalb entsprechend angereichert werden (v. a. mit einfach ungesättigten Fettsäuren).

Laktosehaltige adaptierte Anfangsnahrung auf Kuhmilch- oder Sojabasis als Muttermilchersatz

Die industriell hergestellte Säuglingsanfangsnahrung ist in den Nährstoffen an die Muttermilch weitgehend angeglichen (adaptiert). Die Basis der Säuglingsanfangsnahrung bildet meist Kuhmilch oder in manchen Spezialnahrungen Sojaeiweiß. Der Gehalt an Nährstoffen ist nach einer EG-Richtlinie gesetzlich festgelegt. Die früher übliche Unterscheidung bzw. Bezeichnung in adaptierte und teiladaptierte Säuglingsnahrung ist nicht mehr aktuell. Die Säuglingsanfangsnahrungen der deutschen Hersteller lassen sich in zwei Gruppen einteilen.

- Säuglingsnahrungen mit der Silbe **„Pre"** enthalten wie die Muttermilch als einziges Kohlenhydrat Milchzucker (Laktose). „Pre"-Nahrungen sind ähnlich dünnflüssig wie Muttermilch und sättigen nur kurze Zeit.
- Säuglingsnahrungen mit der Ziffer **„1"** enthalten als Kohlenhydrate neben Milchzucker auch einen gewissen Anteil an Stärke (früher mit „teiladaptiert" bezeichnet).

Selbst hergestellte Ersatzmilch ist für Säuglinge wegen der Gefahr der Unterversorgung nicht empfehlenswert (☞ oben).

Folgemilch

Sie ist in ihrer Zusammensetzung weniger an Muttermilch angenähert und eignet sich nicht für die Ernährung in den ersten vier Monaten. Einige Hersteller bieten sog. hypoallergene Nahrungen an, wie z. B. Aptamil hyp, Humana H.A., Beba H.A., Aletemil H.A. Die Eiweißbruchstücke in diesen Produkten sind weniger stark gespalten als in den hochgradig hydrolysierten Nahrungen. Sie sind für Kuhmilchallergiker aber nicht geeignet.

Tab. 11.20: Milchersatznahrungen für Säuglinge mit Kuhmilcheiweißallergie (nach dem Forschungsinstitut für Kinderernährung in Dortmund)

Name	Hersteller	Kalziumgehalt/100 ml trinkfertige Nahrung
Proteinhydrolysate (hochgradig gespalten):		
Pregestimil	Mead Johnson	63 mg
Nutramigen	Mead Johnson	63 mg
Alfaré	Nestlé	54 mg
Pregomin	Milupa	51 mg
Spezialnahrung auf Sojabasis:		
Lactopriv	Töpfer	75 mg
Milupa SOM	Milupa	73 mg
Multival plus	Abbott	71 mg
Humana SL	Humana	42 mg
Pro Sobee	Mead Johnson	60 mg
Sojagen Plus	Granovita	50 mg

Folgemilch bei Kuheiweißallergie
Bei einer Kuhmilcheiweißallergie kommen zwei industriell hergestellte Spezialnahrungen auf der Basis von Proteinhydrolysat und Sojaeiweiß in Frage. Sie sind mit den üblichen auf Kuhmilch basierenden Säuglingsanfangsnahrungen vergleichbar, unterscheiden sich lediglich im Eiweißbestandteil.
Als hochgradig hydrolysierte Produkte werden die Säuglingsnahrungen bezeichnet, deren Proteinbestandteile als nicht mehr allergisierend gelten. Durch die Eiweißbruchstücke erhalten diese Produkte einen bitteren Geschmack, der von manchen Säuglingen weniger gut akzeptiert wird.
Milchersatznahrungen auf Sojabasis enthalten kein Kuhmilcheiweiß. Allerdings ist zu erwähnen, dass Säuglinge mit Kuhmilcheiweißallergie in ca. 25% der Fälle nach einiger Zeit auch auf Sojaeiweiß allergisch reagieren. Wird Sojamilchnahrung gegeben, sollte ein spezielles für die Säuglingsernährung geeignetes Produkt gewählt werden. Sojamilchdrinks (Nuxo Soja Drink, Granovita Soja Drink) sind für Säuglinge ungeeignet, da sie u.a. einen zu niedrigen Kalziumgehalt aufweisen. Leider können die Hersteller bezüglich der Verwendung von gentechnikfreiem Sojaproteinisolat in der Säuglingsnahrung keine Zusicherung geben.
Die Selbstherstellung von Säuglingsnahrung ist prinzipiell möglich, aber nur bedingt empfehlenswert. Sie erfordert neben hygienischer Sorgfalt Genauigkeit bei der Zubereitung und geeignete Rezepturen, um eine für die Säuglingsnahrung ausgewogene Nährstoffrelationen zu erreichen.

11.2.4 Spezielle Aspekte der Getreideallergie und -unverträglichkeit

Klebereiweißallergie

Nach Einteilung der Getreidearten nach der Löslichkeit ihrer Proteine in sog. Osborne-Fraktionen zählt das Gliadin zu den alkohollöslichen Prolaminen (Osborne-Fraktionen: Albumin, Globulin, Prolamin, Glutelin). Die Prolaminfraktionen von Weizen, Dinkel, Grünkern (Gliadin), Roggen (Sekalin), Hafer (Gliadin), Gerste (Hordein) werden bei der gluteninduzierten Enteropathie für die typischen Symptome verantwortlich gemacht.
Der Weizen ist wegen seines hohen Gehalts an „Kleberprotein", Gluten (Gliadin und Glutenin), ein beliebtes Brotgetreide. Die Klebereiweiße ermöglichen durch die Klebrigkeit erst die Backfähigkeit des Mehls. In geringen Mengen enthalten auch Hafer und Gerste Kleber. Bei Gliadinallergie (Zöliakie) muss der Patient alle gliadinhaltigen Getreidesorten meiden.

Getreideproteinallergie/-unverträglichkeit

Bei isolierten Allergien gegen einzelne Getreidesorten sind nicht die Kleberanteile verantwortlich, sondern die spezifischen Eiweißanteile des Getreides (Albumin, Globulin). Diese Patienten bekommen nach Verzehr von Getreideprodukten intestinale Beschwerden und Allgemeinbeschwerden, ohne die für die Glutenallergie typische Zottenatrophie bei der Dünndarmbiopsie aufzuweisen. In diesen Fällen handelt es sich häufig um Unverträglichkeiten. Das heißt, Allergietests wie Hauttests und RAST sind in diesen Fällen negativ, obwohl Beschwerden mit dem Genuss der entsprechenden Getreide assoziiert werden müssen. Der Zusammenhang wird durch einen positiven AK-Nahrungsmitteltest deutlich und durch positive Wirkung der Karenzdiät belegt.

Alternativen zu den üblichen Brotgetreiden

Geeignete Getreidesorten

Alternativen können folgende Kohlenhydratlieferanten sein: Reis, Mais, Buchweizen, Quinoa, Amaranth und Hirse. Die Körner der Pseudozerealien (☞ unten) können zu Mehlen und Nährmitteln wie Flocken, Grieß oder Grütze verarbeitet werden. Da der Mehlkörper kein Kleberprotein enthält, können aus den Mehlen keine hefegelockerten Brote hergestellt werden. Eine Möglichkeit ist die Herstellung von Fladen, Waffeln, Pfannkuchen, Bratlingen sowie Mürbeteige, Biskuitmassen oder blätterteigartige Erzeugnisse.

Pseudozerealien

Als Pseudozerealien bezeichnet man zweikeimblättrige Pflanzen, deren Früchte ähnlich zusammengesetzt sind wie Getreidekörner (Zerealien). Zu den Pseudozerealien gehören Amaranth, Quinoa (Reismelde) und Buchweizen, die wie die bei uns verbreiteten Getreidearten Weizen, Roggen und Hafer genutzt werden können. Hauptbestandteile der Pseudozerealien sind: Stärke (ca. 60%), Protein (ca. 15%), Lipide (bis zu 10%), Mineralstoffe (bis zu 3%)

Amaranth
Es hatte eine große Bedeutung als Grundnahrungsmittel für die Ernährung in den mittelamerikanischen Azteken- und Mayakulturen. Amaranth beinhaltet ca. 15% Protein (ein Drittel mehr als Weizen) und fast zweieinhalbmal so viel Lysin wie Weizen. Lysin gilt als die die biologische Wertigkeit limitierende Aminosäure in Getreide. Amaranth, gemischt mit einem Getreide, kann eine biologische Wertigkeit von über 90% (wie Fleisch) erzielen. Ein Vergleich bezüglich des Proteingehalts von Amaranth mit anderen Proteinquellen: 1 kg Amaranth enthält so viel Protein wie 21 Hot Dogs oder 22 Eier oder neun Hühnerbeine oder 15 Tassen Milch. Das Fett besteht zu ca. 50% aus mehrfach ungesättigten Fettsäuren. Neben hohen Kaliumwerten liegt ein günstiges Kalzium/Phosphor-Verhältnis vor. Amaranth gibt es auch gepoppt, was den nussigen Geschmack verstärkt.

Quinoa
Es wird auch als „Korn der Inkas" bezeichnet. Es war in den Inkakulturen Südamerikas ein Grundnahrungsmittel, dessen Anbau mittlerweile eine Renaissance erlebt. Quinoa enthält ca. 16% Protein und ist reich an Lysin (dreifache Menge im Vergleich zu Weizen). Es ist fettarm, hat neben den Ballaststoffen und Mineralien (Kalium, Kalzium, Magnesium, Eisen) auch B-Vitamine, Vitamin C, E und Karotin.

Buchweizen
Er ist ein Knöterichgewächs. Ursprünglich kam er aus Nepal, wurde in ganz Asien gezogen und ist heute noch in China und Russland ein Volksnahrungsmittel. Buchweizen enthält ca. 70% Kohlenhydrate und ca. 10% Protein. In der biologischen Wertigkeit übertrifft das Buchweizenprotein die echten Getreidearten (v.a. durch den Gehalt an Lysin, Tryptophan). und enthält neben Kalzium auch Eisen, Magnesium, Kieselsäure und B-Vitamine. Die Randschichten des Buchweizens enthalten einen roten fluoreszierenden Farbstoff, das Fagopyrin, das bei Tieren in größeren Mengen Lichtdermatosen hervorruft. Da der Farbstoff sich in heißem Wasser löst, kann man den Buchweizen vor dem Kochen in einem Sieb heiß waschen oder den roten Schleim am Anfang des Kochvorgangs abschöpfen.

Hirse
Sie ist ein sehr altes Rispengetreide, das Menschen im Fernen Osten ebenso wie in Afrika und Europa kultivierten. Sie enthält ca. 70% Kohlenhydrate, ca. 10% Protein und ca. 3–4% Fett. Sie zeichnet sich vor allem durch ihren hohen Gehalt an Mineralien und Spurenelementen aus. So enthält sie wie auch Quinoa und Amaranth dreimal so viel Eisen wie Weizen, ist reich an Fluor und Kieselsäure.

11.2.5 Unverträglichkeiten von Zuckern und -ersatzstoffen

Fruktoseintoleranz

Diese beruht auf einer hereditären Störung des Fruktosestoffwechsels. In der Leber und Niere fehlt das Enzym Aldolase B, das Fruktose-1-Phosphat spaltet; folglich kommt es zur Anhäufung von Fruktose-1-Phosphat. Glukoseabbau, Glykolyse und Glukoneogenese werden gehemmt, so dass nach fruktosereicher Mahlzeit Hypoglykämie resultiert. Abhilfe schafft die zwingende Karenz von Fruktose.

Fruktosemalabsorption

Es handelt sich um einen Defekt des Transportproteins GLUT-5, das spezifisch für den Transport der Fruktose durch die Dünndarmschleimhaut zuständig ist, ebenso wie andere Transportproteine der GLUT-Reihe den Transport anderer Monosaccharide vermitteln. Die Transportkapazität kann angeboren oder erworben vermindert sein, letzteres passager oder dauerhaft. Die Transportkapazität der GLUT-5 wird durch Sorbit vorübergehend gehemmt, während sie durch Glukose stimuliert werden kann. Aus diesem Grund wird die Resorption von Saccharose relativ gut möglich sein, da die Fruktose jeweils von einem Molekül Glukose begleitet wird (Ledochowski, Widner et al., 2000).

Symptomatik
Die Symptomatik entspricht weitgehend der bei Malabsorption anderer Mono- oder Disaccharide: osmotische Diarrhö (auch durch Bildung kurzkettiger Fettsäuren durch anaerobe Flora) und Vergärung mit Bildung von H_2 und CO_2, was zu Blähungen führt. Die H_2-Produktion wird zum diagnostischen Nachweis der Störung mittels Fruktose- und Sorbitprovokation und Atemtest benutzt (☞ Kap. 7.6.5). Infolge der Binnendruckerhöhung im Kolon kommt es zu einer Dysfunktion der Ileozökalklappe und Überwucherung des Dünndarms durch Dickdarmflora („Overgrowth-Syndrom", ☞ Kap. 7.7.4).
Durch Tryptophanverarmung können Depressionen auftreten (☞ Kap. 10.8). Weiterhin sämtliche Symptome der Malassimilation mit Vitamin- und Spurenelementverarmung.

Diagnostik und Therapie
Ein normoreaktiver Indikatormuskel wird bei oraler Provokation durch Fruktose (und Sorbit) dysreaktiv. Dieser Test ist neben dem normalen Nahrungsmitteltest durchzuführen.
Saccharose ist wegen des fazilitierenden Effekts von Glukose im Allgemeinen verträglich und Glukose (Traubenzucker) kann sogar verwendet werden, um Früchte verträglicher zu machen, indem sie gleichzeitig verzehrt wird. Unverträglich sind in der Regel Dörrobst, Fruchtsäfte, frisches Obst, Marmeladen und Kompotte, Honig und Bier (sorbithaltig). Faserreiche Kost und Nahrungsmittel, die nichtresorbierbare Oligosaccharide enthalten (Stachyose und Verbascose in Bohnen und Kohlgemüse) können die Gärungssymptomatik verschlimmern und sollten gemieden werden.
Ein Overgrowth mit anaeroben Bakterien muss konsequent beseitigt werden. Dazu dient Ozovit® (Magnesiumperoxid), in der Dosierung von einem Teelöffel bis einem Esslöffel morgens in Wasser über 14 Tage. Der Patient soll die Dosierung so einstellen, dass das Mittel gerade eben etwas abführt, die Toleranz ist sehr unterschiedlich. In manchen Fällen sind Antibiotika für Anaerobier notwendig (Paromomycin, Humatin® oder Metronidazol). Nicht sehr gut erklärt ist, warum diese eine Selektion von Clostridium dificile (die wie andere Clostridien prinzipiell gegen diese Antibiotika empfindlich sein sollten) bewirken können, was dann zu den bekannten Antibiotikadiarrhöen führt.

Trehaloseintoleranz

Es handelt sich um eine Disaccharidintoleranz. Trehalose ist ein nicht reduzierendes Disaccharid aus Glukosemolekülen. Es kommt vor allem in Pilzen, Bakterien, Hefen und Algen vor. Bei verringerter Aktivität der im Bürstensaum lokalisierten Trehalase gelangt ungespaltene Trehalose in tiefere Darmabschnitte und wird bakteriell abgebaut. Pilze sind die Hauptquelle der Trehaloseaufnahme. Symptome, die vor allem nach Pilzmahlzeiten auftreten, können mit einer Trehaloseintoleranz zusammenhängen (Vergl. Kap. 7.6.5).

Zuckerersatzstoffe

Europaweit sind sechs Süßstoffe zugelassen:
- Acesulfam K (E 950)
- Aspartam (E 951)
- Cyclamat (E 952)
- Saccharin (E 954)
- Thannatin (E 957)
- Neohesperidin DC (E 959).

Die WHO hat gewisse Tagesmengen festgelegt, die als

unschädlich gelten. Der ADI (acceptable daily intake) bezeichnet die maximale Menge eines Stoffes, die nach heutigem Wissensstand täglich während des gesamten Lebens ohne gesundheitliche Bedenken aufgenommen werden kann. Um den ADI-Wert von Aspartam zu erreichen, müsste ein 70 kg schwerer Mensch täglich ca. 7 l einer mit Aspartam gesüßten Limonade trinken.
Kinder würden den Wert allerdings schneller erreichen. Da die gesundheitlichen Folgen nicht abschätzbar sind, rät das Forschungsinstitut für Kinderernährung in Dortmund generell davon ab, Kindern und Säuglingen Süßstoffe zu geben.

Wirkung

Futtermittelhersteller wissen längst um die Wirkung von Süßstoffen. Die Futtermittelverordnung führt sie als Aromen und appetitanregende Stoffe. Der Masteffekt wird durch die automatische Insulinausschüttung erklärt, der durch den Süßreiz erfolgt, eine Senkung des Blutzuckerspiegels bewirkt und so Hungergefühl auslöst.

Aspartam

Die Substanz ist auch enthalten in vielen „Diät"-Getränken wie Diet Coke, Pepsi light etc.). Aspartam enthält Methanol, das bei mehr als 30 °C zu Formaldhyd umgewandelt wird, das zu Ameisensäure metabolisiert wird. Es soll die Dopaminspiegel im Gehirn verändern. Aufmerksamkeitsdefizitstörungen (ADS) und Hyperaktivität (ADHS, Aufmerksamkeitsdefizit- und Hyperaktivitätstörung) werden mit mangelnder dopaminerger Aktivierung des präfrontalen Kortex, die für die Filterung von sensorischen Informationen und Fokussierung auf relevante Informationen mitverantwortlich ist, in Verbindung gebracht (Devinsky und D'Esposito, 2004, Kandel, Schwartz et al. 2000).
Aspartam soll als Exzitotoxin (☞ unten) Hirnzellen schädigen (Blaylock 1996, Roberts 1995). Z. B. werden nach diesen Autoren die Symptome der Golfkriegsveteranen u. a. dem hohen Konsum an Diät-Cola, das vorher in der Wüstenhitze erhitzt gewesen ist, zugeschrieben.
Goerss, Wagner et al. (2000) fanden hingegen in Rattenversuche, dass Aspartam in geringen Dosen keinen Effekt auf das Aggressionsverhalten der Tiere hatte, hohe Dosen über einen Serotoninanstieg sogar aggressionsmindernd waren.

Glutamatintoleranz

Glutaminsäure kommt in vielen Proteinen in großen Mengen vor. Sie ist ein wesentlicher Bestandteil des Weizenproteins (Gliadin, 31,4%), des Milchproteins (21,7%), des Mais- (18,4%) und Sojaproteins (12,5%) (Belitz und Grosch 1992).
Monosodiumglutamat wird in der Lebensmittelindustrie oft als Geschmacksverstärker und Küchengewürz (Aromat) eingesetzt und verbessert vor allem den Fleischgeschmack. Zugesetzt wird es vor allem in Fertigprodukten, um den durch die Verarbeitung des Lebensmittels entstandenen Geschmacksverlust „aufzuwerten". Fertigbrühen (Fleischbrühe, Gemüsebrühe, Fertigsaucen), Chips und Wurstwaren enthalten häufig Monosodiumglutamat. Das China-Restaurant-Syndrom tritt bei einigen Menschen nach Einnahme bzw. Verzehr von Monosodiumglutamat-haltigen Gerichten (in chinesischen Restaurants) auf. Die Symptome werden verschiedenartig beschrieben: Benommenheit, Druckempfinden und brennendes Gefühl im Gesicht, Enge, Schmerzen im Brustbereich, Kopfschmerzen, Übelkeit und Erbrechen, Schwächegefühl. Beispielsweise treten nach oraler Verabreichung von 5 g Monosodiumglutamat bei 32% der Probanden ein oder mehrere der oben genannten Symptome auf Schaumburg, Byck et al. 1969, Kenney und Tidball 1979).
Glutamat ist ein Exzitotoxin, d. h. eine Aminosäure, die physiologischerweise ein exzitatorischer Neurotransmitter ist und, wenn sie im Überschuss vorkommt, zum Absterben von Neuronen führt (Benveniste 1991). Auch beim Aufmerksamkeitsdefizitsyndrom soll der Konsum von Glutamat beteiligt sein (Schwartz und Schwartz, 1999). Ein Problem ist, dass Glutamat nicht immer als Zusatzstoff deklariert ist, sondern auch als „natürlicher Geschmacksverstärker" u. Ä. bezeichnet sein kann.

11.2.6 Übersicht

Wie häufige unverträgliche Nahrungsmittel ersetzt werden können, ist in Tab. 11.21 dargestellt.

Tab. 11.21: Ersatz für häufig unverträgl. Nahrungsmittel

Weizen	Dinkel, Grünkern, Roggen, Gerste, Hafer, Hirse, Reis, Mais, Buchweizen
Weizennudeln	Dinkelnudeln, Sojanudeln, Reisnudeln, Buchweizennudeln, Glasnudeln
Ei als Bindemittel und Triebmittel im Gebäck	Beispiele entsprechen Ersatzmöglichkeiten für 1 Ei: 1 gehäufter Esslöffel Sojamehl oder 2 EßI. Wasser + 2 Tl. Weinsteinbackpulver = 1 Ei oder 1 gehäufter Tl. Pektinpulver (reines Pektinpulver in der Apotheke erhältlich). In Pfannkuchen kann Ei durch Kokosmilch, Sojamilch, Schafs- oder Ziegenmilch oder einfach durch Mineralwasser (mit viel Kohlensäure) ersetzt werden.
Hefe	Weinsteinbackpulver (im Reformhaus oder Naturkostladen erhältlich)
Zucker	Ahornsirup, Honig, Birnendicksaft, Fruchtzucker
Marmelade	Marmelade mit Honig oder Fruchtzucker gesüßt oder pürierte Beeren/Obst
„Nutellaersatz"	Mandelmus mit Kakao oder Carob und Honig mischen.
Kuhmilch	Sojamilch, Reismilch, Schafsmilch, Ziegenmilch, Kokosmilch, Mandelmilch
Brotersatz (Weizen/ Roggen)	Reiswaffeln, Maiswaffeln (im Reformhaus oder Naturkostladen erhältlich) oder selbstgebackene Waffeln im Waffeleisen mit einem verträglichen Mehl: z.B. Reismehl, Hafermehl, Quinoamehl, Gerstenmehl, Hirsemehl etc. mit Wasser (kohlensäurehaltigem Mineralwasser) anrühren, etwas Salz. Evtl Eiersatz (s. o.) verwenden.

11.3 Blutgruppenspezifität von Nahrungsmittelunverträglichkeiten

J. Farkas †

In jüngerer Zeit sind konstitutionelle Faktoren ins Rampenlicht getreten, die bestimmte metabolische Reaktionsweisen bestimmen. Diese Spezifität metabolischer Reaktion soll gesetzmäßige physiologische Veränderungen hervorrufen. So soll es genetische Faktoren geben, die besonders bei Vorhandensein von Begleitstressoren als Vermittler von Nahrungsmittelunverträglichkeiten wirksam sein können. D'Adamo (1996) stellte eine faszinierende Hypothese auf, die er durch Untersuchungen im Bereich der Hämatologie, medizinischen Anthropologie, Epidemiologie und Ernährungswissenschaft untermauert. Diese besagt, dass ein genetischer Faktor, der mit der Blutgruppe gekoppelt ist, zur Ausbildung von spezifischen Nahrungsmittelunverträglichkeiten prädisponiert.

Nach d'Adamo (1996) hat sich während der menschlichen Evolution eine Veränderung der biologischen Kompatibilität von Nahrungsmitteln durch Veränderungen der Ernährungsweise, die mit soziologischen Entwicklungen zusammenhängen, ergeben. Nachdem die Menschheit sich über die Jäger- und Sammlergesellschaft mit ihrer spezifischen Ernährung hinaus entwickelt hatte, entwickelten sich Agrar- und Nomadengesellschaften, die Getreide und Milchprodukte, je nach Region in verschiedenen Kombinationen, in ihre Ernährung aufnahmen. Die Entwicklung lief parallel mit der bekannten Ausbildung verschiedener Blutgruppen.

Physiologische Grundlagen

Alle Lebewesen benutzen Zelloberflächenantigene, sog. Lektine, als Basis für ein Erkennungssystem. Zellen mit kompatiblen Lektinen werden als „eigen" erkannt. Fremde Lektine werden als solche erkannt und lösen eine Kaskade von Immunantworten aus als Ausdruck der Bemühung, Fremdantigene zu isolieren und sie zu beseitigen (☞ auch Kap. 8). Das AB0- Blutgruppensystem basiert auf der Abwesenheit oder Anwesenheit von gewissen Lektinen auf jeder Zelle im menschlichen Körper.

Die Blutgruppe 0 ist die einfachste Form und nicht zufällig die älteste. Sie hat Zellantigene, die ausschließlich aus langen Ketten des Fukosemoleküls gebildet sind. Fukose ist ein wichtiger Bestandteil der Oligosaccharidseitenketten von Glykoproteinen und Glykolipiden der Säugertierzellen. Das Fukosemolekül ist die Basis für die weitere Anfügung von Zuckern in den Antigenen der anderen Blutgruppen. Für die Blutgruppe A wird N-Acetyl-Galaktosamin an der Fukose angekoppelt, für die Blutgruppe B wird D-Galaktosamin angehängt.

Dies erklärt, warum die Gruppen A und B bei Transfusionen inkompatibel sind. Jede weist Antikörper gegen die Lektinverbindungen der anderen auf. Die Blutgruppe 0 ist der Universalspender, da sie nur fukosehaltige Antigene hat und diese weder von der Gruppe A noch von B als „fremd" angesehen werden. Ein Individuum mit der Blutgruppe 0 kann nur Blut der Gruppe 0 erhalten, da alle anderen Blutgruppen Antigene enthalten, die eine Antikörperantwort provozieren. Die Blutgruppe AB enthält Antigene mit Fukose- und N-Acetyl-Galaktosamin- wie auch D-Galaktosamin-Molekülen. Sie hat keine Antikörper gegen A- oder B-Antigene und ist daher Universalempfängerblut, kann jedoch nur für Träger der Blutgruppe AB verwendet werden kann.

Evolutionsgeschichtlicher Exkurs

Der Grund für die phylogenetische Entwicklung der Blutgruppen mag in den verschiedenen Ernährungsweisen liegen. Während des gesamten Paläolithikums gab es nach D'Adamo (1996) ausschließlich die ursprüngliche Blutgruppe 0, der Typ, der wahrscheinlich noch heute der häufigste und der bei primitiven Populationen beinahe ausschließlich gefundene ist.

Etwa vor 25 000 Jahren tauchte eine neue Variante im Mittleren Osten auf und breitete sich im Rahmen der Völkerwanderung in Teilen von Asien und in Gesamtwesteuropa aus. Dieser genetische Hybride, der heute als Blutgruppe A identifiziert ist, entwickelte und breitete sich immer dann aus, wenn die Populationen dichter wurden, und die Konkurrenz um die Ressourcen intensiver. Dies führte zu größerer sozialer Bindung. Träger der Blutgruppe A erwiesen sich als resistenter gegen Infektionen die bei dichter Besiedelung auftreten. Zum Beispiel sind die Überlebensraten für Pest, Cholera und Pocken für die Blutgruppe A größer als bei der Blutgruppe 0. Parallel zu diesen genetischen Veränderungen trat eine Veränderung der Ernährungsgewohnheiten mit Entstehung von Agrargesellschaften auf. Die Blutgruppe A wird noch heute als häufigste bei Westeuropäern angetroffen.

Wenn man über die östlichen Grenzen von Westeuropa hinausblickt, verändert sich die Situation: Die Blutgruppe B wird häufiger, was Ausdruck einer genetischen

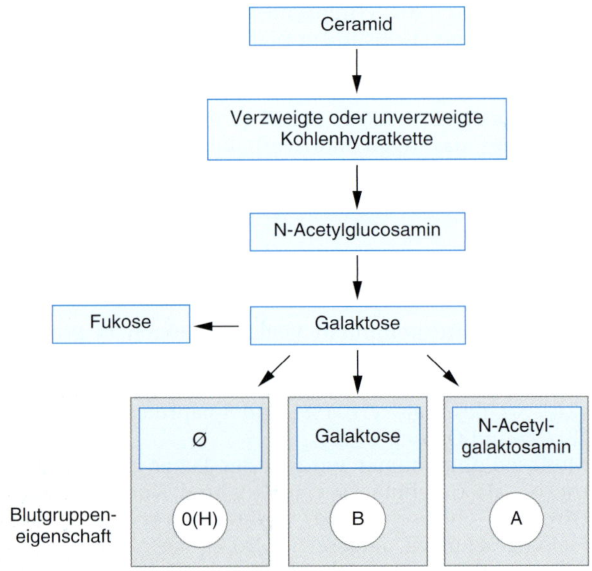

Abb. 11.4: Aufbau der Blutgruppen bestimmenden Glykolipide der menschlichen Erythrozytenmembran (aus Schmidt, Lang et al., 2005)

Vermischung der westlich „zivilisierten" Welt mit den „Barbarenhorden" aus Indoeuropa widerspiegelt. Die ersten anthropologischen Zeichen der Blutgruppe B können zwischen 10 000 und 15 000 v. Chr. in den pakistanisch-indischen Hochländern gefunden werden. Man kann über die Änderungen in Klima und Ernährung, die die Evolution von Gruppe 0 zur Gruppe B ausgelöst haben, nur Spekulationen anstellen, aber die Blutgruppe B wurde bald vorherrschend bei verschiedenen nomadischen-, mongolischen und kaukasischen Steppenbewohnern, die später Gebiete im Norden und Westen eroberten. Sie gaben ihre Kultur der Viehzucht und ihre Fleisch- und Milchprodukternährung bis weit nach Europa hinein weiter. Die geografische Verteilung der Gruppe B ist sehr gut abzugrenzen, da die obere und mittlere Elbe (die als die damalige Grenzlinie zwischen christlich-germanischer Welt und slawischer Welt angesehen wurde) die Grenze der Vorherrschaft der Blutgruppe B darstellt, die von Osten nach Westen durch Europa zieht.
Etwa vor 1000 bis 1200 Jahren kam es zur ersten Vermischung der zwei getrennten genetischen Gruppen. Die Gruppe AB ist jedoch immer noch relativ selten und nur bei 5 % der Bevölkerung anzutreffen. Ausgrabungen von antiken Grabstätten zeigen keine Hinweise für deren Vorkommen vor 800–900 n. Chr.

11.3.1 Beziehungen zwischen Blutgruppen und Ernährung

Die Entdeckung des AB0-Blutgruppen-Systems basierte darauf, dass Nahrungsmittelkonzentrate (mit Lektinen) in Blutproben gebracht wurden und beobachtet wurde, dass dies zu einer Agglutination der betreffenden Probe führte. Eine Agglutinationsreaktion mit einem Nahrungsmittel wies auf einen Bluttypus hin, die Reaktion gegenüber einem anderen Nahrungsmittel auf einen anderen. Die Abwesenheit von jeglicher Antwort ist für den Typus AB charakteristisch und die Reaktion gegen alle Antigene für den Typus 0.
Alle Zellen, so auch diejenigen in Nahrungsmitteln, besitzen das Früherkennungs-Lektinsystem. Daher besitzen alle Nahrungsmittel Marker auf ihren Zelloberflächen, die entweder kompatibel oder inkompatibel mit der Zellauskleidung des Verdauungstrakts sind. Die Zellen des Immunsystems, des Nervensystems etc. tragen dieselben Marker. Daher kann es sinnvoll sein, darauf zu achten, dass die Nahrungsmittelantigene mit den Zellantigenmarkern auf den Körperzellen kompatibel sind. Die Zellmarker stellen einen genetischen Faktor dar, der wenigstens zum Teil mit der Blutgruppe assoziiert ist.
Bakterien haben ein Oberflächenantigen, das häufig einem spezifischen Bluttypus entspricht. Man vermutet, dass die Ausbildung von Antikörpern gegen die nicht eigenen Blutgruppen im Laufe des ersten Lebensjahres unter Umständen durch mit der Nahrung aufgenommene und von Darmbakterien gebildete Stoffe ausgelöst wird (Schmidt, Lang et al., 2005).
Bakterien mit ähnlichen Oberflächenantigen-Eigenschaften wie denjenigen der Körperzellen können dem Fremderkennungssystem des Immunsystems entgehen. Beispielsweise sind Blutgruppen B und AB empfindlicher gegen E. coli, Pseudomonas und Klebsiellainfektionen (speziell Nieren- und Blaseninfektionen), da diese Bakterien mehr Blutgruppe-B-artige Oberflächenmarker besitzen und diese Blutgruppen die Anti-B-Antikörper nicht haben.
Ähnlich wurde gezeigt, dass Helicobacter pylori besser an Zellwänden des Magen haftet, dessen Epithelauskleidung reich an Fukosefragmenten ist, also besonders bei Personen der Blutgruppe 0. Weiterhin ist bekannt, dass Patienten der Blutgruppe 0 mehr zu Magenperforation und -blutung neigen als andere Gruppen, wahrscheinlich verursacht durch den niedrigeren Magen-pH und hohe Pepsinogenproduktion; im Hintergrund steht möglicherweise der hohe Eiweißanteil, der die Ernährung der ursprünglichen Bevölkerung der Blutgruppe 0 kennzeichnete.
Nach d'Adamo (1996) kann durch Umstellung der Ernährung mit Verwendung von Lebensmitteln in Anlehnung an die Essgewohnheiten der Vorfahren mit der jeweiligen Blutgruppe (wie sie im Weiteren dargestellt ist) der Kontakt mit inkompatiblen Lektinen vermieden bzw. reduziert werden. Dadurch werden die Auslöser für Entzündungsprozesse im Verdauungstrakt mit den weiter oben beschriebenen Folgen vermieden.

11.3.2 Ernährung nach Blutgruppentypus

Blutgruppe 0

Der paläolithische Mensch nahm eine proteinreiche Nahrung auf. Kohlenhydrate mussten erst noch in nennenswerten Mengen in den Speiseplan eingeführt werden. Nur Früchte, Beeren, Nüsse und Sprossen, die gesammelt wurden, mögen die Fleischernährung ergänzt haben. Dies könnte die höhere Magensäureproduktion bei Personen der Blutgruppe 0 und die erhöhte Prädisposition zu Glutenallergien erklären.
Milchprodukte sind für Personen dieser Blutgruppe extrem häufig unverträglich. Afrikaner, von denen angenommen werden kann, dass sie den höchsten Prozentsatz der Blutgruppe 0 haben, weisen eine bekannte Unverträglichkeit gegen Milchprodukte auf, die durch den Mangel an Laktase genetisch bedingt ist.
Die Personen der Blutgruppe 0 sollten in ihrer Ernährung mageres Fleisch (außer Schweinefleisch) und Fisch betonen. Getreide sollten wenig gegessen und diejenigen Sorten besonders ausgewählt werden, die hohen Proteingehalt haben: Amaranth, Hirse, Quinoa, Roggen und Dinkel. Reis ist auch eine mögliche Alternative zu Weizen und Mais, die vollständig vermieden werden sollten (☞ Tab. 11.22).
Von den Gemüsen sollten besonders grünblättrige, die reich an Vitamin K und Kalzium sind, bevorzugt werden, da die Blutgruppe 0 kalziumreiche Milchprodukte vermeiden sollte. Es gibt zwei Ausnahmen der generellen Verträglichkeit von Gemüsen:

- Kohlsorten wie Blumenkohl und Rosenkohl können die Produktion von Schilddrüsenhormonen hemmen, das bei Typ-0-Personen bereits relativ niedrig ist.
- Nachtschattengewächse (Kartoffeln, Auberginen und Tomaten): Ihre Lektine verursachen Entzündungsreaktionen bei Personen der Blutgruppe 0.

Blutgruppe A

Die Personen der Blutgruppe A werden nach der Theorie von D'ADAMO am besten eine milchfreie vegetarische Diät vertragen. Typ A neigt biologisch zu kardiovaskulären Erkrankungen, Diabetes und Krebs, die alle negativ durch den Verzehr von tierischem Eiweiß beeinflusst werden. Die geringe Produktion von Magensäure bei Personen der Blutgruppe A legt möglicherweise eine genetische Adaptation an eine Ernährung mit wenig Fleisch und Fetten und hohem Gehalt an Kohlenhydraten nahe.

Sojaprodukte (besonders fermentierter Tofu) und Nüsse werden hervorragend vertragen. Es gibt praktisch keine Körner und Getreide, die Personen der Blutgruppe A nicht vertragen. Die einzige Ausnahme sind Vollkornweizenprodukte bei Personen, die spezifische Allergien haben.

Personen der Blutgruppe A müssen besonders vorsichtig mit Milchprodukten sein. Sie können geringe Mengen vergorener Milchprodukte zu sich nehmen, wie Joghurt, Kefir, gering fetthaltigen Sauerrahm und Fetakäse, sollten jedoch Vollmilchprodukte vermeiden (☞ Tab. 11.23). Es sei daran erinnert, dass das B-Antigen ein Fukosezucker, an den D-Galaktose angehängt ist, darstellt (☞ Abb. 11.4). Dieser Zucker wird in Vollmilch gefunden und der Typ A besitzt die Antikörper gegen diesen Zellmarker. Mit anderen Worten: Der Typ A wird auf Blutgruppe-B-artige Antigene reagieren, daher tendenziell gegen Vollmilchprodukte.

Gemüse sind auch bevorzugte Nahrungsmittel dieser Blutgruppenträger. Tomaten, die inkompatible Lektine tragen, sollten vermieden werden (dies trifft auch für Gruppe B zu). Diese Personen sollten reichlich Knoblauch verzehren, da seine antibakteriellen Eigenschaften besonders gut gegen Bakterien mit A-artigen Eigenschaften zum Tragen kommen und diese vom A-Typ-Immunsystem schlecht erkannt werden.

Blutgruppe B

Das B-Antigen enthält D-Galaktose, den primären Zucker der Vollmilch (☞ Abb. 11.4). Nach dieser Theorie sind die Gruppe-B-Personen die Einzigen, die kein Problem mit Milchprodukten haben. Dabei sei jedoch bemerkt, dass die Blutgruppe mit ihrer Beziehung zu Nahrungsmitteln nur einen möglichen Faktor von vielen darstellt, die die Verträglichkeit von Nahrungsmitteln bei einzelnen Individuen bestimmen. Das heißt, dass trotz der blutgruppenspezifischen Eignung natürlich durch andere Mechanismen Unverträglichkeiten gegen Milchprodukte vorhanden sein können. Zum Beispiel sollten Asthmatiker oder Allergiker mit der Blutgruppe B dennoch Milchprodukte und teilweise Körner vermeiden, weil diese Nahrungsmittel unabhängig von der Blutgruppe überdurchschnittlich häufig zu Unverträglichkeitsreaktionen führen.

B-Typen tolerieren ein weites Spektrum von Fleisch, ausgenommen Schwein und Huhn. Fisch, besonders weißer Fisch (Scholle, Heilbutt, Steinbutt) werden gut vertragen. Ausnahme sind Schalentiere wie Krabben, Hummer, Garnelen, Muscheln. Diese enthalten Lektine, die die Antikörper aktivieren. Dies ist interessant, da gleichgültig, wo sie während Generationen gelebt haben, Juden einen hohen Anteil von Blutgruppe B aufweisen und diese Nahrungsmittel zu denjenigen gehören, die durch das jüdische rituelle Gesetz verboten sind. Vielleicht waren die religiösen Ernährungsregeln eine logisch Konsequenz der beobachteten genetischen Variante mit ihrer Verdauungsfähigkeit.

Die wichtigste Einschränkung für den Typus B liegt in der Begrenzung derjenigen Nahrungsmittel, die bei Verzehr den Insulinmetabolismus beeinflussen. Dazu gehören Buchweizen, Roggen, Mais, Sesam, Linsen und Erdnüsse. Selbst diese Nahrungsmittel können in mäßigen Mengen gegessen werden, wenn die Person relativ gesund ist. Sie sollten jedoch nicht vorwiegend gegessen werden (☞ Tab. 11.24).

Blutgruppe AB

Die Blutgruppe AB ist diejenige, die weder Anti-A- noch Anti-B-Antikörper produziert und daher am wenigsten Risiko aufweist, entzündliche Autoimmunerkrankungen wie Arthritis und Lupus erythematodes zu entwickeln. Andererseits entwickeln AB-Typen häufiger bestimmte Krebsarten, vielleicht weil das Immunsystem eher Fremdantigene als eigene auffasst.

Fleisch (außer Huhn) wird gut toleriert, was ein Typ-B-Erbe darstellt. Die Blutgruppe-A-Eigenschaft der niedrigen Magensäureproduktion erfordert jedoch, dass AB-Typen alle Eiweiße in geringen Mengen essen (☞ Tab. 11.25). Das Fleisch sollte nicht geräuchert oder gepökelt sein, da es zu einer Erhöhung des Magenkarzinomri-

Tab. 11.22: Nahrungsmittelverträglichkeit der Blutgruppe O (D'ADAMO, 1996)

Gut verträglich
mageres Fleisch, Fisch
wenig Amarant, Hirse, Quinoa, Roggen und Dinkel, Reis
Grünblättrige Gemüse außer Kohl
Wenig verträglich, vermeiden
Milch und Milchprodukte
Weizen, Mais
Kartoffeln, Tomaten (Nachtschattengewächse)
Kohlsorten

Tab. 11.23: Nahrungsmittelverträglichkeit der Blutgruppe A (D'ADAMO, 1996)

Gut verträglich
Vegetarische Kost, Gemüse
Soja
Nüsse
Joghurt in geringen Mengen
Wenig verträglich, vermeiden
Milch und Vollmilchprodukte
Fleisch
Tomaten

sikos führt, zu dem der AB-Typus bereits prädisponiert ist. Fisch wird gut vertragen. Schnecken können in die Typ-AB-Ernährung aufgenommen werden (genauso wie beim Typ A). Ein Lektin in der Weinbergschnecke (Helix pomatia) agglutiniert mutierte Blutgruppe-A-artige Zellen von zwei der häufigsten Formen von Brustkrebs. Die erhöhte Prädisposition zu Krebserkrankungen bedeutet für den Typus AB, dass dieser eher große Mengen einer breiten Vielfalt von Gemüse und Früchten verzehren sollte. Sie werden gut vertragen und liefern die antikarzinomatös wirkenden sekundären Pflanzenstoffe (☞ Tab. 9.4), die diese Personen speziell benötigen.

11.3.3 Resümee

Obwohl die Beziehungen zwischen Blutgruppen und Ernährung praktische Hinweise zur Entwicklung von Ausschlussdiäten zu liefern scheinen, ist doch die Testung mit Applied Kinesiology spezifischer und individueller. Patienten können nach Ausführung des Nahrungsmitteltests mit Applied Kinesiology entsprechend den blutgruppenspezifischen Ernährungsregeln beraten werden, was ihnen die Möglichkeit gibt, ein besseres Ernährungsprogramm in die eigene Hand zu nehmen.

11.4 Fasten

In diesem Abschnitt soll die Thematik und Problematik des Fastens dargestellt werden, da das Fasten in naturheilkundlichen Kreisen generell als therapeutisches Mittel zur Entgiftung (☞ Kap. 11.4.6) angesehen und verwendet wird. Fasten wird zur Heilbehandlung des Darms und zur Behandlung von sekundären Unverträglichkeiten bei Malassimilation verwendet (☞ Kap. 11.2.2 und 14).
Patienten fasten in Eigenregie, auch wenn ihnen die entsprechenden Sachkenntnisse vollständig fehlen und das Fasten in bestimmten Situationen äußerst negative Auswirkungen haben kann. Der Behandler ist als Berater gefragt, er muss die Grundlagenkenntnisse haben, um Fastenbemühungen richtig zu steuern.
In der Regel weniger problematisch ist das Fasten bei Übergewicht, aber auch hier können metabolische Dysbalancen auftreten neben ernsten, z. B. kardialen Komplikationen, die von einem ganzheitlich orientierten Therapeuten verhindert bzw. therapiert werden müssen. Die Freisetzung von Toxinen aus dem Fettgewebe kann schwere immunologische und andere gesundheitliche Komplikationen auslösen.
Fasten hat also das Ziel, Fettdepots zu mobilisieren, entweder um nur Gewicht zu reduzieren oder um in den Fettdepots abgelagerte lipidlösliche Toxine eliminierbar zu machen. Zum anderen steht der Aspekt der Darmschonung und Heilung im Vordergrund, der durch eine reduzierte und schonende Ernährung erzielt werden kann, neben spezifischen Maßnahmen wie etwa der manuellen Bauchbehandlung nach Mayr (Rauch, 1994), der Leber- oder Ganzkörperwickel der Mayr-Ärzte (Rauch, 1994) und der Schroth-Kuren (Hesseln, 1977, Schmiedel, 1998).

11.4.1 Mangelernährung – Überernährung

In den entwickelten Industrieländern gibt es sicherlich grundsätzlich keinen Mangel an Nährstoffen, während die Versorgung mit Vitaminen, Spurenelementen und Mineralstoffen in bestimmten Bevölkerungsgruppen kritisch ist.
Die Ergebnisse der Nationalen Verzehrstudie (1992) in Deutschland lassen erkennen, dass die Versorgung mit fettlöslichen Vitaminen aufgrund der hohen Fettzufuhr besser als die Versorgung mit wasserlöslichen Vitaminen gesichert ist. Besonders kritisch ist die Versorgung der gesamten Bevölkerung mit Folsäure. Die Versorgung mit Vitamin B_1, B_2, B_{12} und B_6 wird hauptsächlich von Frauen verschiedener Altersgruppen, die sich „kalorienbewusst" ernähren, nicht erreicht. Die Versorgung mit Kalzium und Magnesium ist bei Frauen aller Altersstufen knapp bzw. zu gering. Die Versorgung mit Jod ist durchschnittlich nur zu 60–90% der Empfehlung gesichert. Man muss sich darüber klar sein, dass große Bevölkerungsgruppen trotz übermäßiger Gesamtnahrungsmenge eine Mangelernährung haben. Dies gilt in einem Land wie den USA umso mehr, als der Verzehr denaturierter, industriell „veredelter" Nahrungsmittel dort von noch größerer Bedeutung ist als derzeit in Deutschland. Man muss darüber hinaus davon ausgehen, dass Raucher, umwelttoxikologisch Belastete und Konsumenten von viel Alkohol einen erhöhten Nährstoffbedarf haben.
Eine Bewertung des Körpergewichts bzw. eine Risiko-

Tab. 11.24: Nahrungsmittelverträglichkeit der Blutgruppe B (d'Adamo, 1996)
Gut verträglich
Milch und Milchprodukte
Fleisch (Rind, Wild)
Fisch
Buchweizen, Roggen, Mais, Sesam, Linsen und Erdnüsse in geringen Mengen
Wenig verträglich, vermeiden
Schwein, Huhn
Schalentiere (Krabben, Hummer, Garnelen, Muscheln)

Tab. 11.25: Nahrungsmittelverträglichkeit der Blutgruppe AB (d'Adamo, 1996)
Gut verträglich
Vegetarische Kost
Soja
Nüsse
Joghurt in geringen Mengen
Wenig verträglich, vermeiden
Milch und Vollmilchprodukte
Fleisch

abschätzung bei Erwachsenen erfolgt auf Grund verschiedener Indices:
- Body-Mass-Index (BMI)
- Broca-Sollgewicht
- Waist-to-Hip-Ratio (Taillen-zu-Hüftumfang, WHR).

Body-Mass-Index (BMI)

Berechnung:
BMI = Körpergewicht/Körpergröße² [kg/m²]
Adipositas wird in ihren verschiedenen Graden heute üblicherweise anhand des Body-Mass-Index (BMI) definiert. Eine Indikation für eine Adipositastherapie ist nach Ansicht der Deutschen Adipositas-Gesellschaft gegeben, wenn der Body-Mass-Index mehr als 30 kg/m^2 beträgt (Wechsler, 1997). Bei geringeren Graden (25–29,9 kg/m^2) wird Therapiebedürftigkeit gesehen, wenn übergewichtsbedingte Gesundheitsstörungen vorliegen oder aber ein psychosozialer Leidensdruck besteht. Er korreliert relativ eng mit dem Fettgehalt des Körpers.

Broca-Sollgewicht

Berechnung:
Körpergröße [cm] – 100 = Sollgewicht [kg]
Als Referenzbereich werden Abweichungen von ca. 10% über bzw. unter dem berechneten Wert toleriert. Das wegen seiner einfachen Handhabung benutzte Broca-Sollgewicht hat den Nachteil, dass kleine Personen zu häufig als übergewichtig eingestuft werden, große Personen hingegen eher zu selten.

Waist-to-Hip-Ratio

Neben dem absoluten Körpergewicht stellt die Fettverteilung ein Kriterium für die Erhöhung des Risikos für adipositasspezifische Erkrankungen dar: Die abdominale (stammbetonte) oder androide Fettverteilung stellt ein wesentlich höheres Risiko als der gluteofemorale (hüftbetonte) oder gynoide Fettverteilungstyp dar (Richtlinien zu Therapie der Adipositas).
Mit diesem Parameter als anthropometrisches Maß der Fettverteilung können die androide (bauchbetonte Fettsucht) und die gynoide Fettsucht (Fettansammlung im Gesäß- und Oberschenkelbereich) unterschieden werden. Die Körperfettverteilung wird als Größe in der Risikobewertung eingesetzt, zu deren Beurteilung der Quotient aus Taillen- zu Hüftumfang dient. Als normal gelten bei Männern Werte bis 1,0, bei Frauen bis 0,8.

Metabolische Parameter zur Bestimmung des Risikofaktors für das metabolische Syndrom

Zur Basisdiagnostik gehören neben Body-Mass-Index und Waist-to-Hip-Ratio die Bestimmung von Triglyzeriden und Cholesterin (HDL und LDL), der Harnsäure und des basalen TSH sowie ein oraler Glukosetoleranztest bzw. mindestens Nüchternglukosespiegel (> 110 mg/dl). Nach Harrison's (2005) gehören zur „Klinischen Identifikation" des Metabolischen Syndroms drei Risikofaktoren aus der Liste der Tab. 11.27. Die Messung des Taillenumfangs wird dort als aussagekräftiger als der BMI herangezogen.
Nach Sears und Lawren (1995), Sears (2000) liegt der Schlüssel zum metabolischen Syndrom im Glukose- bzw. Insulinstoffwechsel. Hohe Insulinspiegel sind für Fettspeicherung verantwortlich; Insulin ist das Speicherhormon an sich. Die Parameter Nüchterninsulin (nach 12 Stunden Fasten; n = 5–10), Triglycerid/HDL-Quotient (n = 1–2), HbA_{1c} (n = 4–5) und das Verhältnis Arachidonsäure/Eikosapentaensäure (n = 1,5–3) können demnach als exzellente Prognosefaktoren für das metabolische Syndrom mit Hyperlipidämie und Insulinresistenz gelten. Dabei sind jeweils die niedrigen Werte anzustreben.

11.4.2 Pathophysiologie der Adipositas

Insulin, Glukokortikoide, Wachstumsfaktoren und langkettige Fettsäuren sind auch nach Daig, Staiger et al. (1999) Auslöser für Fettzelldifferenzierung. Vermittelt durch Insulin- und andere Rezeptoren wird das genetische Programm hierzu ausgelöst. Bei krankhafter Fettsucht konnte keine Störung dieses Prozesses festgestellt werden, so dass die Forschung in Richtung auf die Fehlregulation des hypothalamischen Appetitzentrums gerichtet ist. Die räumliche Nähe der Leptinrezeptoren zum Sättigungszentrum im Hypothalamus legt nahe, dass es sich bei dem „Obesity-Protein (OB-Protein, Adipositas-Protein) um das Leptin handelt.
Die Regulation von Energiehaushalt und Appetit im

Tab. 11.26: Klassifikation des Body-Mass-Index (nach Wechsler, 1997)

Gruppe		BMI
Normalgewicht	Frauen	19–25
	Männer	20–25
Untergewicht	Frauen	< 19
	Männer	< 20
Übergewicht	Frauen (Grad I)	> 24
	Männer (Grad I)	> 25
Adipositas	Frauen und Männer (Grad II)	> 30
Massive Adipositas	Frauen und Männer (Grad III)	> 40

Tab. 11.27: Klinische Identifikation des Metabolischen Syndroms nach Harrison's (2005)

Risikofaktor	Bedenkliche Werte	
Stammfettsucht (Taillenumfang)	Männer	> 102 cm
	Frauen	> 88 cm
Triglyzeride	> 1,7 mmol/l (> 150 mg/dl)	
HDL-Cholesterin	Männer	< 1,0 mmol/l (< 40 mg/dl)
	Frauen	< 1,3 mmol/l (< 50 mg/dl)
Nüchtern-Blutzucker	> 6,1 mmol/L (> 110 mg/dl)	
Blutdruck	≥ 130/≥ 85 mmHg	

Hypothalamus („Fatstat") erfolgt durch das OB-Protein, das in Fettzellen produziert und in das Blut abgegeben wird. Der Regulationsmechanismus sichert die Konstanz der jeweiligen Gesamtmasse an gespeichertem Fett (Markert, 1996) bei Reduktionsdiät. Friedman, Leibel et al. (1991) beschrieben dieses sog. OB-Gen bei Mäusen, das ein aus 146 Aminosäuren bestehendes Protein, das sog. Leptin, kodiert, das als Stellgröße in einem Regelkreis (Fatstat) wirkt. Dieses Leptin hat einen energieverbrauchsfördernden, appetitsenkenden und damit gewichtsreduzierenden Effekt. Bei OB-Gen-Defekt bleibt die Expression des Leptin aus, was zu Fettsucht führt. Inzwischen wurde auch beim Menschen ein OB-Gen gefunden, das auf dem Chromosom 7q31 lokalisiert ist. Die Hälfte der fettsüchtigen Personen haben einen Defekt auf Chromosom 7 oder 6 (Markert, 1998).
Die Fettreserven, die während des Lebens durch Nahrungsaufnahme gespeichert wurden, stellen einen Sollwert des Adipostaten (Fatstat) dar und dieser Sollwert wird ständig mit dem tatsächlichen Wert in den peripheren Fettdepots verglichen. Wenn eine Person fastet, kommt es zu einer akuten Dysbalance, die Leptine werden abfallen. Dies führt zu massivem Hungergefühl (Markert, 1996).
Bei der üblichen Fettsucht nimmt die Zahl der Adipozyten nicht zu, diese werden nur größer und füllen sich mit Triacylglyzerolen auf. Wenn die Adipositas jedoch vor der Pubertät durch dauernde Überernährung entsteht, wird auch die Zahl der Adipozyten zunehmen können. In diesem Falle kommt es sowohl zur Hyperplasie (Zellzahlerhöhung) als auch zur Hypertrophie (Vergrößerung der Zellen).

Insulinresistenz

Adipositas geht immer mit einem gewissen Grad an Insulinresistenz einher. Sears (1995, 2000) hält Hyperinsulinismus, der durch die von den kardiologischen Gesellschaften (z. B. AHA, American Heart Association) empfohlene kohlenhydratreiche, proteinarme und fettarme Diät verursacht wird, für den eigentlichen Grund für die vermehrte Speicherung von Fett. Hyperinsulinismus wird verursacht durch kohlenhydratreiche (vor allem raffinierte Kohlenhydrate) Ernährung. Auf hyperglykämische Phasen folgt massive Insulinausschüttung, woraus relative Hypoglykämie mit Hungergefühl resultiert. Dies führt zu erneutem Zuckerverzehr usw. mit dem Resultat der hyperkalorischen Ernährung und Fettspeicherung.
Der Mechanismus der Insulinresistenz ist noch nicht völlig geklärt: Die Zahl oder die Affinität der Insulinrezeptoren wird bei einigen Patienten reduziert, andere haben eine normale Insulinbindungsfähigkeit, aber anormale Insulinantwort, etwa bei der Aktivierung des Glukosetransports. In neueren Forschungen wurde eine hohe Expression des Tumornekrosefaktor alpha (TNF-α) in den Fettzellen adipöser Patienten vermutet, die zu Insulinresistenz führt (Daig, Staiger et al., 1999). Die Blutglukose- und Lipoproteinspiegel bleiben so lange relativ normal, wie die adipöse Person eine ausreichende Betazellkapazität des Pankreas hat. Dies führt auf lange Sicht zu nicht insulinpflichtigem Diabetes mellitus: die Insulinspiegel sind hoch, die zelluläre Wirkung jedoch ungenügend. Dabei entsteht keine Ketoazidose, da die Fettzellen weiter empfindlich für den hemmenden Effekt des Insulins auf die Lipolyse sind. Die Neusynthese von Fettsäuren in der Leber und VLDL führt zu Hypertriglyzeridämie, nicht jedoch die vermehrte Mobilisierung von Fett aus dem Fettgewebe (☞ auch Kap. 16.11.2).
Die einzige effektive Behandlung der Fettsucht ist die Reduktion der Nahrungsaufnahme. Selbst intensive körperliche Belastung wie Laufen verbraucht nur etwa 10 kcal/Minute (während eines einstündigen Laufes wird also das Äquivalent von zwei Schokoriegeln verbraucht). Eine Reduktionsdiät muss jedoch bestimmte Voraussetzungen erfüllen, damit die metabolischen Veränderungen, die sich während des Fastens entwickeln, nicht der therapeutischen Intention entgegenwirken.

11.4.3 Der Fasten-Ess-Zyklus

Zur Resorption von Aminosäuren, Kohlenhydraten und Fetten ☞ Kap. 7.6.

Physiologische Grundlagen

Glukosestoffwechsel

Die Leber ist das erste Organ, das diätetisch aufgenommene Glukose zu Glykogen umwandelt. Sie kann andererseits Glukose zu Pyruvat und Laktat auf dem Glykolyseweg umwandeln und die Glukose kann im Pentosephosphatzyklus zur Bildung von NADPH für Synthesevorgänge benutzt werden. Pyruvat kann zu Acetyl-CoA oxidiert werden, was als Substrat für die Fettresynthese dient, oder zu CO_2 und Wasser über den Zitratzyklus oxidiert werden.
Ein großer Teil der Glukose geht direkt nach der Resorption zu den glukoseabhängigen Organen wie Gehirn, roten Blutzellen, Nierenmark, Hoden und in das Fettgewebe, das Glukose zu Fett konvertiert. Im Muskel wird Glukose in Form von Glykogen gespeichert oder im Glykolyse- oder Zitratzyklus zur Energieproduktion verwendet. Im Stadium guter Ernährungsbilanz kommt es in der Leber nicht zur Glukoneogenese und der Cori-Zyklus, d. h. die Umwandlung von Glukose zu Laktat in der Peripherie und Umwandlung von Laktat in Glukose in der Leber, ist im Überernährungsstadium unterbrochen.

Aminosäurestoffwechsel

Resorbierte Aminosäuren werden über das Pfortaderblut zur Leber geführt und von dort zu den Geweben weitergeleitet. Solange alle Aminosäuren vorhanden sind, werden diese zur Proteinsynthese (Bau- und Funktionsproteine) verwendet. Erst bei starkem Aminosäurenüberschuss werden diese zu CO_2, Harnstoff und Wasser oxidiert oder die Zwischenprodukte als Substrat für die Lipogenese verwendet.

Fettstoffwechsel

Glukose, Laktat, Pyruvat und Aminosäuren können in der Leber zu Fett verarbeitet werden. In der Leber synthetisierte Triglyzeride werden zusammen mit Cholesterin als Very-Low-Density-Lipoproteine (VLDL) in den Blutkreislauf abgegeben. Nahrungsfett wird in Form von Chylomikronen (Triglyzeride, Cholesterin und weitere Lipide) im Blutkreislauf transportiert und an die Lymphe abgegeben.

Lipoproteinlipase, die an den Endothelzellen besonders des Fettgewebes haftet, setzt durch Hydrolyse aus den Triacylglyzerolen Fettsäuren frei, die von den Adipozyten aufgenommen und mit Glyzerol-3-Phosphat erneut zu Triacylglyzerolen verestert werden, die als Fetttröpfchen gespeichert werden. Glyzerol-3-Phosphat wird aus Glukose gebildet. Die Betazellen des Pankreas setzen während und nach dem Essen als Antwort auf den erhöhten Glukose- und Aminosäurenspiegel Insulin frei. Insulin ist für den Metabolismus dieser Nährstoffe in Leber, Muskel und Fettgewebe essenziell.

Frühes Fastenstadium

In dieser Phase ist die Glykogenolyse in der Leber ein wichtiger Faktor zur Aufrechterhaltung des Blutglukosespiegels. Der Glykogenspeicher reicht für ca. 24–48 Stunden. Die Lipogenese wird gestoppt. Laktat, Pyruvat und Aminosäuren, die sonst zur Lipogenese verwendet werden, werden der Glukosebildung zugeführt. Der Katabolismus von Aminosäuren zur Energieproduktion wird aufgrund des Minderangebots stark vermindert.

Fastenstadium

Glukoneogenese

Da keine Glukose aus dem Verdauungstrakt und wenig Glykogen aus der Leber zur Verfügung steht, sind glukoseabhängige Gewebe von der Glukoneogenese in der Leber abhängig. Glukose wird primär aus Laktat, Glyzerin und glukoplastischen Aminosäuren gebildet.

Glukoneogenese ist grundsätzlich eine Umkehr der Glykolyse, wobei drei Schritte der Glykolyse, welche irreversibel sind, enzymatisch umgangen werden müssen. Dabei sind die Enzyme Pyruvatcarboxylase, Phosphoenolpyruvatcarboxykinase, Fruktose-1,6-Bisphosphatase und Glukose-6-Phosphatase notwendig, welche nur in der Leber und der Niere, in geringem Maße auch in Enterozyten vorkommen. Der Schlüssel ist daher die Bildung von Substraten der Glykolyse, vor allem Pyruvat und Oxalazetat (☞ Abb. 11.5).

Die Proteine werden in den Muskelzellen hydrolysiert und die meisten Aminosäuren werden in der Muskelzelle weiter metabolisiert. Die Muskulatur ist nicht zur Glukoneogenese fähig und die Aminosäuren müssen zur Glukoneogenese aus dem Muskel ausgeschleust werden. Alle Aminosäuren außer Leuzin und Lysin, die ketoplastisch sind, d.h. zu Ketonkörpern umgewandelt werden, können in die Glukoneogenese eingespeist werden. Die Glukosebildung aus Laktat und Alanin führt jedoch zu keinem Nettogewinn, da ausschließlich die Glukose, die in der Peripherie zu Laktat abgebaut wurde, ersetzt wird. Daher muss Protein, besonders aus dem Skelettmuskel, den Hauptanteil an Kohlenstoff, welcher für die Nettoglukosesynthese notwendig ist, liefern. Dieser Prozess erfordert Energie in Form von ATP. Glyzerin, ein Nebenprodukt der Lipolyse im Fettgewebe, ist ein weiteres Substrat zur Glukosesynthese, während Fettsäuren, welche zu Acetyl-CoA abgebaut werden, nicht zu Glukose umgewandelt werden können.

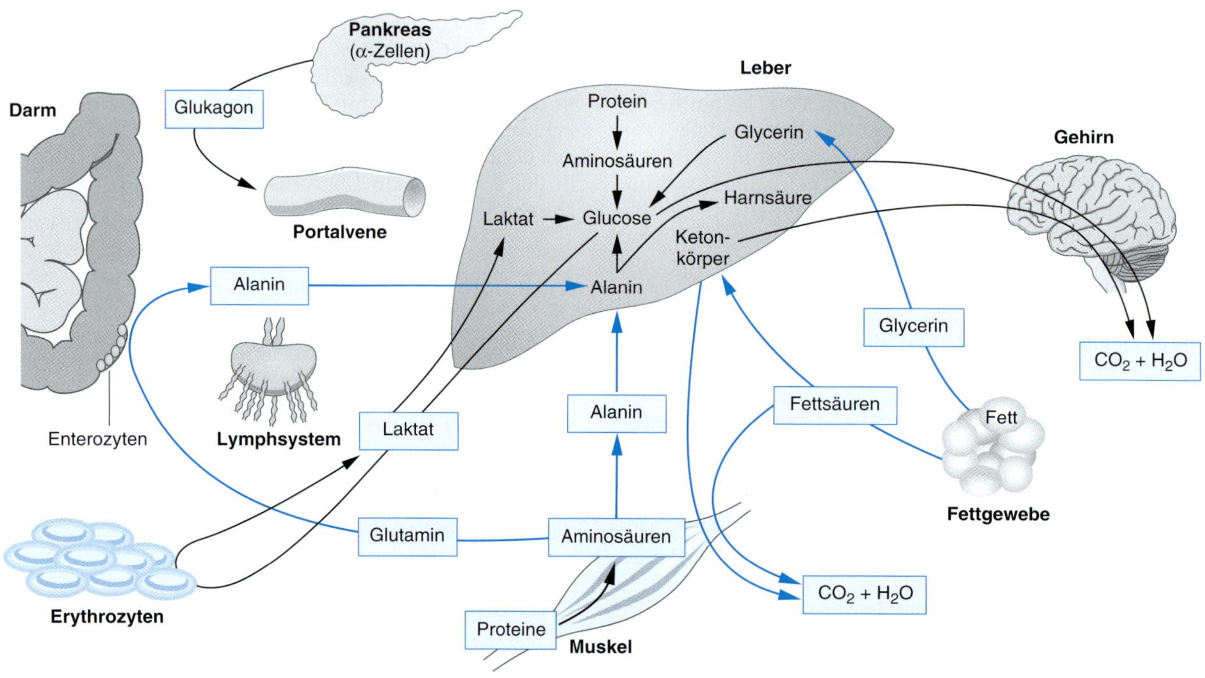

Abb. 11.5: Fastenstoffwechsel (modifiziert nach Devlin, 1997)

Lipolyse, Ketonkörperbildung

Im Fettgewebe wird auf Grund niedriger Insulinspiegel während des Fastens die Lipolyse angekurbelt. Dadurch kommt es zur Erhöhung des Blutspiegels von Fettsäuren, die von vielen Geweben als Ersatz für Glukose verwendet werden. Im Herzen und Skelettmuskel hemmt die Oxidation von Fettsäuren die Glykolyse und Pyruvatoxidation. In der Leber liefert die Fettsäureoxidation den Hauptanteil des ATP für die Glukoneogenese.
Das Endprodukt der β-Oxidation der Fettsäuren, Acetyl-CoA wird in den Lebermitochondrien zu Ketonkörpern umgewandelt. Diese (Acetoazetat und β-Hydroxybutyrat) werden in das Blut abgegeben und sind eine Energiequelle für viele Gewebe. Im Gegensatz zu Fettsäuren können Ketonkörper die Bluthirnschranke durchdringen und wirken bei ausreichender Blutkonzentration als Ersatzenergiequelle im Gehirn. Sie können jedoch die Glukose nicht vollständig ersetzen. Ketonkörper hemmen auch die Proteolyse und die Glukoneogenese in der Leber. Bei ausreichend hohen Ketonkörperspiegeln wird der Glukosebedarf gesenkt, die Glukoneogenese aus Aminosäuren und damit die Proteolyse aus Muskelgewebe reduziert (☞ Abb. 11.6).

Umstellungen bei Insulin, Glukagon, Adrenalin, T_3

Im Fastenstadium wird die Insulinsekretion des Pankreas reduziert, jedoch die Glukagonsekretion ebenso wie die Adrenalinsekretion aus dem Nebennierenmark erhöht. Fasten geht mit reduzierter Bildung von Trijodthyronin, der aktiven Form des Schilddrüsenhormons aus Thyroxin, einher, was den Grundumsatz um bis zu 25% reduziert. Dieser Mechanismus erschwert jedoch den Gewichtsverlust bei Adipositas.

Energiereserven des menschlichen Organismus

- Leberglykogen 70 g (280 kcal)
- Muskelglykogen 120 g (480 kcal)
- Glukose in Körperflüssigkeiten 20 g (80 kcal)
- Fett im Fettgewebe 15 kg (135 000 kcal)
- Muskelprotein 6 kg (24 000 kcal).

Die Angaben gelten für eine normalgewichtige, 70 kg schwere Person.

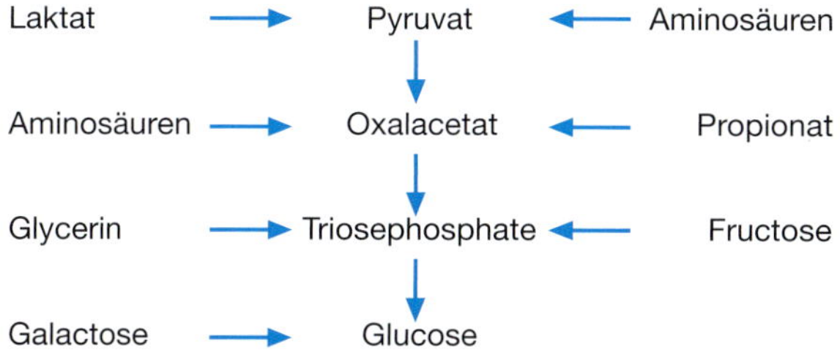

Abb. 11.6: Glukoneogenese

Fünf Phasen der Glukose- und Ketonkörperhomöostase

Phase 1: Gutgenährtes Stadium

Glukose wird aus Nahrungskohlenhydraten geliefert.

Phase 2: Glykogenolyse

Wenn die aus der Nahrung stammende Glukose verbraucht ist, wird der Blutglukosespiegel durch Glykogenolyse in der Leber aufrechterhalten.

Phase 3: Glukoneogenese

Bei Erschöpfung des Glykogenvorrats kommt es zur Glukoneogenese aus Laktat, Glyzerin und Alanin. Diese Veränderungen spielen sich innerhalb von etwa 20 Stunden Fasten ab, abhängig jedoch davon, wie gut genährt die Person vor Beginn des Fastens war, wie viel Leber- und Muskelglykogen also zur Verfügung steht, und welche körperliche Aktivität während des Fastens herrscht.

Phase 4: Zunehmende Ketogenese

Nach einigen Tagen Fasten nimmt die Abhängigkeit von der Glukoneogenese in der Leber allmählich ab, Ketonkörper haben eine genügend hohe Konzentration erreicht, um die Blut-Hirn- Schranke zu durchdringen und das Gehirn versorgen zu können. Die Glukoneogenese in den Nieren wird in dieser Phase bedeutsamer.

Phase 5: Vollständige Ketogenese, reduzierte Proteolyse

Nach sehr langen Hungerperioden extrem adipöser Personen ist die Abhängigkeit von der Glukoneogenese noch geringer. Beinahe alle Gewebe kommen mit der Energieversorgung durch Fettsäuren oder Ketonkörper aus. Bei genügend hoher Konzentration der Ketonkörper wird die Proteolyse gehemmt, so dass Muskel- und Enzymeiweiß eingespart wird. Dies setzt sich so lange fort, bis alles Fett als Folge des Fastens aufgebraucht ist, dann wird das Muskeleiweiß angegriffen.

Frühe Fastenbruchphase

Sehr bald nachdem die Nahrung aus dem Darm aufgenommen wurde, wird Fett wieder wie in der Vollernährungsphase metabolisiert. Im Gegensatz hierzu wird Glukose in der Übergangsphase von der Leber schlecht extrahiert. Die Leber bleibt während einiger Stunden nach Wiederaufnahme der normalen Ernährung im Glukoneogenesestoffwechsel. Es wird jedoch nicht Glukose ins Blut abgegeben, sondern die Glukoneogenese stellt Glukose-6-Phosphat zur Glykogenese bereit, so dass die Leberglykogenreserve aufgefüllt werden kann. Dies geschieht demnach nicht direkt aus Glukose, sondern diese wird in den peripheren Geweben zu Laktat abgebaut, das in der Leber zu Glykogen auf dem indirekten Stoffwechselweg der Glykogensynthese umgewandelt wird. Erst nach Wiederherstellung der Glykogenreserve wird dann wieder der direkte Glykogeneseweg aus Glukose beschritten.

Die Steuerung des Metabolismus der Leber zwischen Vollernährung und Fasten geschieht durch verschiedene Mechanismen. Der Leberstoffwechsel einer vollernährten Person ist glykogenetisch, glykolytisch und lipogenetisch, der einer fastenden Person dagegen glykogenolytisch, glukoneogenetisch, ketogenetisch und proteolytisch. An der Steuerung ist der einfache Mechanismus der Substratverfügbarkeit (Fettsäuren, Glukose, Aminosäuren) beteiligt. Weiterhin regulieren negative und positive allosterische Effektoren die Schlüsselenzyme (Glukose inaktiviert die Glykogenphosphorylase und aktiviert die Glykogensynthase, andere Effektoren sind Fruktose-2,6-Bisphosphat und Fruktose-1,6-Bisphosphat). cAMP ist ein wichtiger positiver Effektor der Proteinkinase A, die andere regulatorische Enzyme in ihrer Aktivität modifiziert. Erst bei Langzeitfasten wird die Menge von Schlüsselenzymen modifiziert. Die Glukoseintoleranz bei langem Fasten hängt mit dem Mangel an Schlüsselenzymen des Glukosemetabolismus zusammen.

Aerober und anaerober Muskelstoffwechsel

Bei mäßiger körperlicher Belastung (aerober Aktivität) wird ein Großteil der Energie zunächst aus der Glykolyse bezogen, wofür die Muskelglykogenspeicher verwendet werden. Bei anaerober Muskelaktivität kommt es zu wenig Interaktion der verschiedenen Gewebe. Der Muskel ist vom eigenen gespeicherten Glykogen und Phosphokreatin (☞ Garten, 2012, Kap. 12) abhängig. Phosphokreatin dient als Energiequelle für die ATP-Synthese, bis die Glykogenolyse und Glykolyse stimuliert werden. Die Glykolyse ist die primäre Quelle für die ATP-Bildung. Darauf beruht das Prinzip der Kohlenhydratversorgung bei sportlichen Aktivitäten. Der Muskelglykogengehalt kann erhöht werden durch erschöpfende Aktivität, die Glykogenspeicher leert mit anschließender Erholung und kohlenhydratreicher Diät.

Eine überernährte Person speichert weniger Glukose und Glykogen (☞ Kap. 11.4.5, Glykämischer Index). Bei längerer Belastung kommt es dann früher als bei Normalgewichtigen zu einer zunehmenden Umschaltung der Energiegewinnung aus Glykolyse zur β-Oxidation von Fettsäuren. Ähnlich wie im Fastenzustand oxidieren Muskeln dann Fettsäuren anstatt Glukose. Die Fettsäuren werden durch Mobilisation von Speicherfett bereitgestellt, teilweise in der Leber auch zu Ketonkörpern verarbeitet, die ebenfalls vom Muskel verarbeitet werden.

Je nachdem, ob sich Sportler in aktiven Trainings- und Wettkampfphasen oder Erholungsphasen befinden, sind unterschiedliche Kohlenhydrate sinnvoll. So sollten Ausdauersportler wie Radfahrer oder Langstreckenläufer während des Wettkampfs Lebensmittel mit mittlerem bis hohem Gykämischem Index (GI) verzehren. Diese sollen eine schnelle Energiebereitstellung in Form von Glukose gewährleisten. Nach dem Sport helfen Kohlenhydratträger mit hohem Glykämischen Index, die Glykogenspeicher wieder aufzufüllen. Für eine Mahlzeit 30–60 Minuten vor einer längeren sportlichen Betätigung empfehlen viele Autoren Lebensmittel mit niedrigem GI. Dadurch würden eine kontinuierliche Verfügbarkeit von Glukose gewährleistet und die Glykogenspeicher aufgefüllt. Würden stattdessen Lebensmittel mit hohem GI gegessen, käme es bei Beginn der Belastung zu einem Abfall des Glukosespiegels sowie einer schnellen Entleerung der Glykogenspeicher und einem raschen Abbau von freien Fettsäuren. Dass solche Effekte tatsächlich eintreten, haben verschiedene Studien bestätigt. Untersuchungen, die die Zeit bis zur Erschöpfung ermittelten, ergaben, dass diese Stoffwechseleffekte die Sportler früher ermüden lassen. Drinks oder Energieriegel mit schnell verfügbaren Kohlenhydraten sollten Ausdauersportler demnach erst während des Wettkampfs aufnehmen (Buyken, 2003).

Implikationen der physiologischen Fastenadaptation für die Adipositasdiät

Bei einer Verknappung der Kalorienzufuhr durch reduzierte Mischkost kommt es stereotyp zum Auftreten des sog. Jo-Jo-Effekts, d.h., bei eingeschränkter Nahrungszufuhr reagiert die Schilddrüse mit einer deutlichen Verminderung der T_4/T_3-Neogenese. Wie oben beschrieben kompensiert der Körper seine Energiedefizite durch Einschmelzen körpereigener Eiweißvorräte (Skelettmuskel, teilweise auch Enzymeiweiß). Dieser Mechanismus ist katecholaminerg gesteuert und führt zu ansteigendem Blutdruck, Muskelatrophien, Herzrhythmusstörungen, steigendem Blutzuckerspiegel mit reaktiven Hyperinsulinämien, erhöhter Thromboseneigung durch Senkung des Antithrombingehalts des Blutes und Hemmung der Immunreaktion bei erhöhter Infektanfälligkeit. Durch die Deregulation des Adipostaten (im Hypothalamus) bei Hypoleptinämie kommt es zu extremen Hungerattacken, die so lange anhalten, bis die Fettspeicher vollständig aufgefüllt sind und der Status quo wiederhergestellt ist. Eiweißreiche Fastendiäten können diesen Effekt verhindern (Markert, 1998).

11.4.4 Gewichtsreduktionsdiäten

EU-Richtlinie

Die Tagesration zur Gewichtsreduktion muss nach EG-Richtlinie mindestens 800 kcal betragen (Wechsler, 1997). Mindestens 25%, höchstens 50% des Brennwerts dürfen auf Proteine entfallen, der Brennwert der Fette darf 30% nicht überschreiten. Es müssen mindestens 4,5 g Linolsäure enthalten sein. Der Ballaststoffanteil muss mindestens 10 g, maximal 30 g betragen. Der Kohlenhydratanteil ergibt sich aus der Komplettierung der Gesamtkalorienmenge. Die EU-Richtlinie sieht detaillierte Angaben zu Vitaminen, Mineralstoffen und Spurenelementgaben vor. Bei den Diäten mit niedrigen Proteinanteilen besteht die Gefahr des hohen Proteinverlustes und des Jo-Jo-Effekts (☞ oben). Bezüglich der wünschenswerten Zufuhr von Mineralstoffen, Spurenelementen und Vitaminen ☞ Kap. 11.1., besonders Tab. 11.7 und 11.13.

Proteinreiche Fastendiäten

Abhilfe gegen den oben geschilderten Jo-Jo-Effekt schafft die Anwendung von hypokalorischen Diäten, die einen relativ hohen Proteinanteil und einen niedrigen Anteil an Kohlenhydraten und Fetten haben. Diese stehen in Form von sog. Formula-Diäten (z. B. Almasit®, Modifast® [Wechsler, Wenzel et al., 1984], Bionorm®, Cambridge-Diät®, Dresdner Trunk®, Optifast®-Programm) und eiweißangereicherten Molkeprodukten (Heirler Diät-Kurmolke; Wenzel, Eppelt et al., 1986) und vielen andere zur Verfügung.

In einer Studie, in der unterschiedlich zusammengesetzte modifizierte Fastendiäten untersucht wurden, wurde das beste Ergebnis einer 28-tägigen Fastenperiode mit einem Diätgemisch, das pro Tag 50 g einer Ei-Albumin-Mischung, 25 g Kohlenhydrate und 10 g Fett enthielt, bei einem Kaloriengehalt von 395 kcal pro Tag, erzielt. Hierbei wurde eine Gewichtsreduktion von 13,9 kg erzielt, bei einem Gesamtkörpereiweißverlust von 91 g in 28 Tagen (im Vergleich hierzu wurde bei einem Verhältnis von Protein zu Kohlenhydrate zu Fett wie 33 : 25 : 1 g/Tag ein Körpereiweißverlust von 442 g in 28 Tagen bei einem Gewichtsverlust von 11,6 kg gemessen (Wechsler, 1984).

In einer anderen Untersuchung (Wenzel, 1986) wurde täglich 1 l einer kommerziell erhältlichen eiweißangereicherten Kurmolke mit 30 g Albumin-Globulin-Eiweiß, 52 g Laktose und insgesamt 390 kcal verabreicht. In 28 Tagen betrug der durchschnittliche Gewichtsverlust 9,8 kg, der Verlust an Körperprotein durchschnittlich 276 g in vier Wochen.

Die Kontroverse zu den proteinsubstituierten Fastenprogrammen besteht darin, dass beim therapeutischen Fasten der Proteinkatabolismus des eiweißüberernährten Menschen therapeutisches Ziel ist. Deshalb wird vielfach auf Eiweißsubstitution bewusst verzichtet. Aus naturheilkundlicher Sicht wird von der natürlichen Tendenz zur Eiweißspeicherung ausgegangen. Wendt (1987) stellte die Hypothese von Eiweißspeicherkrankheiten auf und der Erfolg des bewusst eingesetzten Eiweißkatabolismus bei Erkrankungen wie Mikroangiopathien, rheumatischen Erkrankungen, diabetischen Spätkomplikationen oder Immunkrankheiten liefert Argumente für diese Hypothesen.

Trennung von Eiweiß- und Kohlenhydratzufuhr (Trennkost nach Hay u.a.)

Diese Diätform ist beispielsweise die Basis für Reduktionsdiätformen wie „Fit for Life". An sich ist die Trennung von kohlenhydrat- und proteinreichen Nahrungsmitteln bei derselben Mahlzeit ein Prinzip, das der besseren Verdauung der Nahrungsmittel und besseren Resorption von Vitalstoffen dienen soll. Goodheart (1999) fasst dieses Prinzip nach Publikationen von Hay, Monro, Rogers und seiner eigenen 50-jährigen Erfahrung zusammen.

Proteine benötigen ein saures Milieu zur Verdauung (Salzsäure und Pepsin), während Kohlenhydrate ein alkalisches Milieu brauchen (die Amylase hat ihr Wirkoptimum im alkalischen Bereich und zur Stärkeverdauung muss der saure Magensaft durch Bikarbonat des Pankreassafts neutralisiert werden, ☞ Kap. 7).

Fette (Triglyzeride) werden durch die Pankreaslipase (die normalerweise im Überschuss ausgeschüttet wird) in Fettsäuren und Monoglyzeride gespalten. Die freien Fettsäuren, Cholesterin und Lezithin werden mit Gallensäuren in Mizellen zusammengefasst, die die wasserunlöslichen Fette für die Absorption löslich und absorbierbar machen. Das Pankreassekret und die Galle werden durch Kontakt mit Fett über die Ausschüttung von Sekretin bzw. Cholezystokinin freigesetzt. Beide sind bikarbonathaltig und daher alkalisch. Fettverdauung favorisiert daher ein alkalisches Milieu.

Nach Untersuchungen der Mayo-Klinik hemmt Zucker die Sekretion von Magensäure und die Säure wird durch Zucker gebunden. Diese beiden Vorgänge führen zu einer geringeren Verfügbarkeit von Salzsäure für die Proteinverdauung. Nach Untersuchungen, die bereits 1936 publiziert wurden (in Goodheart, 1999), erforderte die Neutralisierung von 100 ml des Mageninhalts nach einer Eiweißmahlzeit (Ausheberung 115 Minuten nach der Mahlzeit) 60 ml 0,1 n NaOH. Nach einer Stärkemahlzeit waren für die Neutralisierung von 100 ml Magensaft 20 ml 0,1 n NaOH notwendig. Nach einer gemischten Protein-Stärke-Mahlzeit waren es entsprechend 40 ml NaOH.

Bei gleichzeitiger Aufnahme von protein- und kohlenhydratreichen Nahrungsmitteln führen so die gegensätzlichen Notwendigkeiten in der Verdauungsenzymaktivierung zu suboptimaler Verdauung und reduzierter Ausschöpfung der Vitalstoffe. Kalzium, das ein saures Milieu zur Ionisierung und damit Absorption benötigt, wird in Mahlzeiten, die kohlenhydratreich sind, aufgrund der pH-Verhältnisse nur zu einem geringen Teil aufgenommen. Das bedeutet, dass Kalzium aus Käse, der auf einem Brötchen gegessen wird, weniger verfügbar sein wird, als wenn gleichzeitig viel Protein gegessen wird.

Personen, die bereits eine eingeschränkte Verdauungsfunktion haben (Hypazidität, relative exkretorische Pankreasinsuffizienz), können mit Symptomen wie Flatulenz, saurem Aufstoßen und Völlegefühl sowie breiigen Stühlen reagieren. Die Maldigestion führt, wie in Kapitel 7 beschrieben, zur Bildung von größeren, atypischen Bruchstücken der Nahrung, die inflammatorisch und allergen wirksam sein können. Nach Goodheart (1999) kommt es durch Mischung von Kohlenhydrat und Protein zu vermehrtem Anfall von Histamin, was zum Verschwinden von histaminassoziierten Sym-

Tab. 11.28: Allgemeine Ernährungsrichtlinien nach dem Trennkostprinzip

Ganz allgemein gilt: Nicht industrielle, unverfälsche, unprozessierte, vitalstoffreiche Nahrungsmittel ohne Konservierungsmittel und andere Zusätze verwenden.
Empfehlenswerte Kombinationen: • Fleisch, Fisch, Eier Milchprodukte und alles Proteinreiche kann mit fettreichen und Nahrungsmitteln und Gemüse sowie säurehaltigen Früchten und Fruchtsäften(Orangensaft u.a.) kombiniert werden. • Kohlenhydratreiche Nahrungsmittel wie Getreide, Brot, Pasta, Kartoffeln, Reis können mit fettreichen Nahrungsmitteln kombiniert werden: Butter, Sahne, fetter Käse (>50%). Weiterhin mit Gemüse.
Nicht empfehlenswerte Kombinationen: • Kohlenhydratreiche Nahrungsmittel und proteinreiche Nahrungsmittel in derselben Mahlzeit. • Säurehaltige Früchte und Fruchtsäfte kombinieren nicht gut mit kohlenhydratreichen und fettreichen Nahrungsmitteln.

ptomen führt, wenn beispielsweise eine Trennkost nach Haye als Ernährungsform gewählt wird.

11.4.5 Kohlenhydratreduzierte Diäten

Montignac-Diät und GLYX-Diät

Zwei Diätformen sind in der letzten Zeit in Mode gekommen, die nicht nur physiologisch sinnvoll, sondern auch erfolgreich sein können für Ziele wie Gewichtsabnahme und Behandlung der Insulinresistenz (☞ Kap. 16.11.2): die Montignac-Diät (Montignac, 2002, Grillparzer, 2003) und die sog. GLYX-Diät (Grillparzer, 2003). Beide basieren sie auf der Berücksichtigung des Glykämischen Index (GI, ☞ unten).
So ist die Ernährungsempfehlung für Diabetiker seit Beginn der 80er Jahre, bevorzugt Lebensmittel mit niedrigem GI zu verzehren (Ludwig, 2002). Die europäische Studiengruppe für Diabetes und Ernährung stellt fest, dass sich dadurch Blutzucker- und Blutfettwerte verbessern ließen. Für Typ-1- und Typ-2-Diabetiker ist der Nutzen einer Kost mit niedrigem GI weitgehend belegt: Nach einer Senkung des GI der Kost um durchschnittlich 20% verbesserte sich die langfristige Blutzuckereinstellung der Patienten um etwa 10%. Dies kann das Risiko für typische Komplikationen des Diabetes senken (Willett, Manson et al., 2002).
Die Weltgesundheitsorganisation (WHO) und die Australische Gesellschaft für Ernährung sehen auch für die Allgemeinbevölkerung Vorteile einer Kost mit niedrigem GI. Denn es gibt Hinweise, dass diese vor Übergewicht, Diabetes und koronarer Herzkrankheit schützt (Liu und Willett, 2002). Hingegen halten vor allem die US-Fachgesellschaften die Bedeutung des GI in all diesen Bereichen für nicht ausreichend belegt, was angesichts von massivem Übergewicht und hohen Raten kardiovaskulärer Erkrankungen der US-Bevölkerung bei einem gleichzeitigen „Low Fat-" und „Low Calory"-Wahn erstaunt. Die Überarbeitung der derzeit in den USA gängigen Ernährungspyramide, die auch auf Europa überschwappt mit den verschiedensten Fastfood-Ketten und zunehmender Industrialisierung der Ernährung, scheint notwendig zu sein.
Nach Verzehr einer Mahlzeit mit hohem GI kommt es zu einer starken Insulinausschüttung. Gleichzeitig wird die Freisetzung von Glukagon gehemmt. Das steigert die Aufnahme von Glukose in Muskel- und Fettzellen und regt die Fettspeicherung sowie die Speicherung von Kohlenhydraten in Form von Glykogen an. Diese anabole Stoffwechsellage hält auch zwei bis vier Stunden nach der Mahlzeit noch an, obwohl nun keine weiteren Nährstoffe angeliefert werden. Als Folge kann der Blutzuckerspiegel bis in den Bereich der Unterzuckerung absinken, während die Glukoseverbrennung weiterhin niedrig und die Bildung freier Fettsäuren stark gehemmt ist. Die geringe Blutkonzentration an Glukose und freien Fettsäuren führt dann etwa vier bis sechs Stunden nach einer Mahlzeit mit hohem GI zu einer starken hormonellen Gegenregulation. Dabei steigen die Glykogenolyse, die Glukoneogenese und der Spiegel freier Fettsäuren stark an – ein Zustand, der der Stoffwechsellage beim Fasten vergleichbar ist.
Das geringe Angebot an Energieträgern im Blut zwei bis vier Stunden nach einer Mahlzeit mit hohem GI führt zu Hunger und bevorzugtem Verzehr von Lebensmitteln mit hohem GI durch die hohe Insulinaktivität. Dieser Circulus vitiosus kann die Entstehung von Übergewicht begünstigen. Fettkalorien würden danach bei einer Ernährungsweise mit hohem GI weniger gut verbrannt als Kohlenhydratkalorien. Tatsächlich zeigten fast alle Ein-Tages-Studien eine geringere Sättigung, mehr Hunger oder eine höhere spontane Nahrungsaufnahme nach Mahlzeiten mit hohem GI im Vergleich zu denen mit niedrigem GI. Die bislang wenigen Interventionsstudien an übergewichtigen Frauen mit Hyperinsulinämie, übergewichtigen Männern und Kindern bestätigen dies auch mittelfristig (Buyken, 2003).

Glykämischer Index (GI)

Der Glykämische Index unterscheidet kohlenhydrathaltige Lebensmittel nach ihrer Wirksamkeit auf den Blutzuckerspiegel. Hintergrund war die Beobachtung, dass beispielsweise der Verzehr von Haushaltszucker den Blutzucker weniger stark ansteigen lässt als der Verzehr von Weißbrot. Die Unterschiede im Blutzuckeranstieg verschiedener Lebensmittel lassen sich jedoch weder durch die Struktur der Kohlenhydrate (komplexe bzw. niedermolekulare Kohlenhydrate) noch durch ihren Ballaststoffgehalt ausreichend erklären. Zwei Studien zeigten intraindividuelle Schwankungen von 23 bzw. 54%. Reifegrad, Anbaugebiet und Sorte von Obst und Gemüse beeinflussen den GI-Wert ebenfalls. Bei Reis liegen die Angaben je nach Sorte zwischen 27 und 139. Hierfür sind vor allem die unterschiedlichen Anteile der Stärkebausteine Amylose und Amylopektin verantwortlich. Verdauungsenzyme schließen Amylose schlechter auf, während sie Amylopektin schneller in seine Zuckerbausteine zerlegen.

Definition
Der Glykämische Index (GI) wird in Prozent ausgedrückt. Zu seiner Ermittlung werden Dauer und Höhe des Blutzuckeranstiegs nach Verzehr von 50 g Kohlenhydraten aus einem bestimmten Lebensmittel gemessen. Als Referenzwert gilt der Blutzuckeranstieg nach Aufnahme von 50 g Glukose, der gleich 100% gesetzt wird. Kohlenhydrathaltige Lebensmittel, die einen schnellen und/oder hohen Blutzuckeranstieg auslösen, haben also einen hohen Glykämischen Index. Lebensmittel ohne oder mit extrem wenigen Kohlenhydraten, wie Fleisch, Fisch, Fette und Öle, beeinflussen den Blutzucker höchstens indirekt und haben keinen (auch keinen niedrigen) GI.

Der GI eines Lebensmittels wird von zahlreichen Faktoren wie der Zusammensetzung der Kost, der Verarbeitung und der Zubereitung des Lebensmittels beeinflusst. Dabei bestehen starke interindividuelle Unterschiede in der Wirkung von Nahrungsmitteln auf den Blutzuckerspiegel, ein und dieselbe Versuchsperson kann mit derselben Menge desselben Nahrungsmittels unterschiedliche Blutzuckerantworten zeigen (Buyken, Toeller et al., 2001).

Beeinflussung durch Fette

Fette verlangsamen die Aufnahme von Kohlenhydraten ins Blut. Die Messwerte in der dänischen Studie verdeutlichen diesen Effekt anschaulich (WEIGT, 2005): Im Vergleich zur Referenzmahlzeit „Weißbrot" kommt bei der Testmahlzeit „Weißbrot mit Butter" lediglich Fett, aber keine weiteren Kohlenhydrate hinzu. Statt eines rechnerischen GI-Werts von 100% ergibt sich nur ein GI von 49%. Werden Proteine zusammen mit Kohlenhydraten gegessen, fällt die glykämische Antwort ebenfalls niedriger aus. Denn Proteine steigern die Insulinausschüttung zusätzlich. Das Insulin sorgt dafür, dass die vom Darm ins Blut aufgenommene Glukose schnell in die Zellen abtransportiert wird und die Blutzuckerkurve somit weniger stark ansteigt.

Einfluss von Ballaststoffen

Der Effekt von Ballaststoffen auf den GI ist noch nicht eindeutig geklärt. Offenbar verzögern lösliche Ballaststoffe die Blutzuckerantwort. Dabei scheint weniger der absolute Gehalt an Ballaststoffen entscheidend zu sein, sondern vielmehr ihre natürliche Anordnung im Lebensmittel. Die löslichen Ballaststoffe umschließen im botanischen Verbund Stärkekörnchen und bilden so eine physikalische Barriere für die Verdauungsenzyme. Der geringere GI-Wert von Brot mit ganzen Körnern im Vergleich zu Vollkornbrot unterstützt diese Vermutung. Auch die fast identischen Werte von Weizenbrot aus Vollkorn- (71%) und Auszugsmehl (70%) sprechen für die These, dass Ballaststoffe den GI nur im botanischen Verbund herabsetzen.

Einfluss der Zubereitung

Weiteren Einfluss auf den Verlauf der Blutzuckerkurve nehmen der Verarbeitungsgrad und die Zubereitung. Erhitzen und Kochen machen Kohlenhydrate (Stärke) leichter verfügbar. Beispielsweise haben al dente gekochte Hartweizennudeln, die nur fünf Minuten garen, einen GI von 37%. Bei 10–15 Minuten steigt der GI auf 44% und nach 20 Minuten Kochen sogar auf 61%. Rohe Karotten bringen es auf einen GI von 16%, gekocht steigt der Wert auf 49%. Auch der Zerkleinerungsgrad wirkt auf die glykämische Reaktion. Kartoffelbrei hat beispielsweise einen höheren GI als ganze gekochte Kartoffeln. Speziell bei Kartoffeln gibt es extreme Abweichungen. Je nach Sorte und Garzeit wurden GI-Werte zwischen 56 und 101% gemessen.
Um diesem Dilemma entgegenzutreten und die Lebensmittelauswahl nach dem GI-Konzept alltagstauglich zu gestalten, wurden drei Kategorien geschaffen: Lebensmittel mit hohem (GI > 70%), mittlerem (GI 55–70%) und niedrigem (GI < 55%) Glykämischen Index (☞ Tab. 11.29). Eine wissenschaftliche Begründung für diese willkürlich gezogenen Grenzen gibt es nicht.

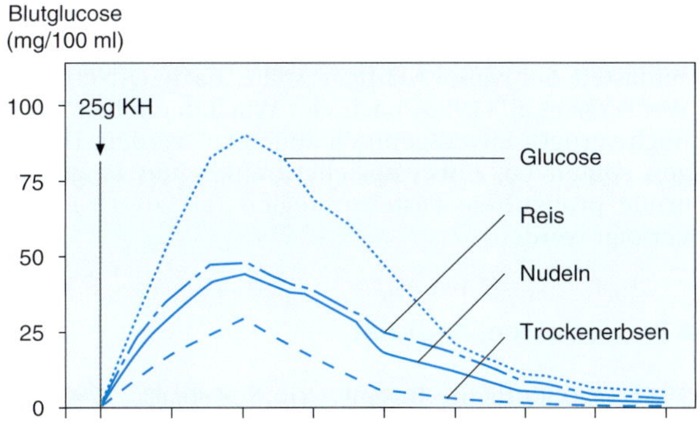

Abb. 11.7: Glykämischer Index. Die Plasmaglukosespiegel steigen nach Aufnahme von Glukose, Reis, Nudeln und Trockenerbsen von gleichem Kohlenhydratgehalt (KH) bei Patienten mit Typ-2-Diabetes (und bei Normalpersonen) unterschiedlich an (modifiziert nach SIEGENTHALER, 2001).

„LoGI-Pyramide" (Low Glycemic Index; WORM und MULIAR, 2004)

Sie geht auf den Harvard-Wissenschaftler LUDWIG zurück. Stärkefreies bzw. stärkearmes Gemüse und Obst stellen die Basis der Ernährung dar. Von Salaten und Gemüse kann man täglich reichlich essen – im Prinzip so viel man kann und will. Ideal, wenn dabei der Schwerpunkt auf den stärkearmen, ballaststoffreichen Vertretern aus dieser Lebensmittelgruppe liegt. Sie sättigen am besten, und da ihr Glykämischer Index zudem äußerst niedrig ist, beeinflussen sie den Stoffwechsel in idealer Weise.
Auch Obst kann man im Prinzip reichlich essen. Günstig sind beispielsweise die verschiedenen Beerensorten. Bei sehr süßen Früchten sollen nur kleine Portionen gegessen werden. Je süßer die Frucht, desto größere Mengen Zucker bzw. Kohlenhydrate können sie enthalten und so eine relativ hohe Glykämische Last bewirken. Für den Gemüse- und Obstkonsum gilt auch bei der LoGI-Methode die bekannte „Fünf am Tag"-Empfehlung. Allerdings sollte die Gewichtung auf mindestens drei Portionen Gemüse liegen, ergänzt durch zwei Portionen Obst pro Tag.

Glykämische Last (GL)

Um auch die Menge des verzehrten kohlenhydrathaltigen Lebensmittels zu berücksichtigen, wurde in den letzten Jahren außerdem der Begriff des „glykämischen Load" (GL, Glykämische Last) eingeführt.

> **Definition**
> Die Glykämische Last (GL) basiert auf einer festgelegten Standardportion. Sie ist definiert als das Produkt aus dem GI (%) eines Lebensmittels und dem Kohlenhydratgehalt (g) der Portion.
> Beispiel: 1 Scheibe Weißbrot (GI = 73%) enthält 14 g Kohlenhydrate: GL = 0,73 × 14 = 10,2

Der GL bezieht sich auf die glykämische Gesamtbelastung einer tatsächlich verzehrten Portion eines Lebensmittels, also zum Beispiel auf eine Scheibe Weißbrot (30 g) oder eine Portion Reis (50 g). Dieser Wert kann für die Praxis der Umsetzung als Gewichtsreduktionsdiät relevanter sein, wenn die zugrunde gelegten Mengen tatsächlich eingehalten werden.
So zeigen manche eher als gesund geltende Gemüse- und Obstsorten im Vergleich zu reinen Kohlenhydratträgern relativ hohe GI-Werte: Karotten 47%, Ananas 59% und Wassermelonen sogar 72%. Damit unterscheiden sie sich kaum von Weißbrot (70%) oder

weißem Reis (64%), die als ungünstig gelten. Grund für diese scheinbare Schieflage ist, dass die genannten Gemüse- und Obstsorten relativ wenige Kohlenhydrate enthalten. Die Definition des Glykämischen Index bezieht sich aber immer auf 50 g Kohlenhydrate. Um auf diese Menge zu kommen, müsste man über 800 g Karotten bzw. Wassermelone essen. Solche Portionen gehen an der Praxis völlig vorbei. Um den GI auf realistische Mengen anwenden zu können, ist die Angabe der Glykämischen Last (GL) sinnvoller. Dieser Wert beschreibt die glykämische Gesamtbelastung einer tatsächlich verzehrten Portion. Weißer Reis hat beispielsweise bei einer Portionsgröße von 150 g eine GL von 28. Die Glykämische Last von Karotten (3) oder Wassermelone (6) liegt dagegen deutlich niedriger. Im Internet sind Berechnungsmöglichkeiten für verschiedene Lebensmittel angeboten: http://ziag4.mmb.usyd.edu.au/FMPro.

Tab. 11.29: Glykämischer Index (GI) und Glykämische Last (GL) verschiedener Nahrungsmittel (vereinfachte Einteilung der Lebensmittel in Gruppen mit niedrigem, mittlerem und hohem GI; modifiziert nach Foster-Powell, Holdt et al., 2002)

Kategorie	Lebensmittel	GI [%]	GL
Lebensmittel mit hohem GI (> 70)	Traubenzucker (Glukose)	100	10
	Baguette	95	15
	Cornflakes	81	21
	Weißer Reis, „klebrig"	87	37
	Kartoffelpüree	85	17
	Gebackene Kartoffeln	85	26
	Waffeln	76	10
	Pommes frites	75	22
	Weißbrot (Toast)	73	10
	Kräcker	71	13
Lebensmittel mit mittlerem GI (55–70)	Vollkornbrot, fein	70	9
	Zucker	68	7
	Rote Bete	64	5
	Cola	63	16
	Müsliriegel mit Trockenfrüchten	61	13
	Ananas	59	7
	Basmatireis	58	22
	Müsli	55	10
	Haferflocken	55	3
	Brauner Reis	55	18
Lebensmittel mit niedrigem GI (< 55)	Haferkeks	54	9
	Mais	53	7
	Vollkornbrot mit ganzen Körnern	52	10
	Salzkartoffeln	50	14
	Erbsen	48	3
	Möhren	47	3
	Parboiled Reis	47	17
	Pfirsich	42	5
	Apfel	38	
	Spaghetti, weiß, al dente	38	18
	Vollkornspaghetti	37	16
	Linsen	30	5
	Joghurt	27	3
	Erdnüsse	14	1

Sears-Diät

Sears (1995, 2000) empfiehlt als Grunddiät eine eiweißreiche, fettarme und kohlenhydratarme Diät, die zu einer verbesserten Insulintoleranz führen soll. Seine Diät enthält 45% weniger Kohlenhydrate und ist etwa wie folgt zusammengesetzt: 100 g Protein, 140 g Kohlenhydrate, 60 g Fett, 2–5 g Omega-3-PUFA; 1500 kcal.

11.4.6 „Entschlackungsdiäten"

Auf der anderen Seite wird das völlige Verzichten auf Proteine beim Fasten als entscheidender therapeutischer Faktor angesehen. Die Wirkung soll Mikroangiopathien, auch die diabetische, positiv beeinflussen, wo sich durch Eiweißspeicherung Diffusionsstörungen entwickelt haben, ebenso bei entzündlichen Gelenkerkrankungen und Morbus Reiter (Lützner, in Schmiedel, 1998). Vermutlich darf hierbei nicht der Verzehr von Fleisch und Käse, der zu einer vermehrten Zufuhr von Arachidonsäure (☞ Kap. 10.10.4) führt, mit der Gabe von praktisch fettfreien, relativ hochproteinhaltigen Fastenpräparationen verwechselt werden. Es muss also sorgfältig die Indikation für die jeweilige Fastenform gewählt werden: Normal- bis untergewichtige Menschen, ältere Menschen und Personen, die aufgrund chronischer, auch umweltbedingter Erkrankungen in einem Zustand reduzierter Leistungskraft sind, sollten therapeutisches Fasten nur mit eiweißangereicherten Formen durchführen. Leider führen nicht selten solche oft gesundheitsbewussten Personen auf eigene Faust Fastenkuren zum „Entgiften" durch.
Auch fehlernährte Übergewichtige, die einen geringen Anteil fettfreier Masse (d.h. geringe Muskelmasse) haben, sollten proteinsubstituiert fasten. Beim Langzeitfasten Schwergewichtiger sollte nach Ditschuneit, Wechsler et al. (1993) nach vier Wochen ein biologisch hochwertiges Eiweißgemisch zugesetzt werden. Hingegen sollten bei Eiweißspeicherkrankheiten lang dauernde proteinfreie Fastenstrategien (bis zu 40 Tagen) verfolgt werden.

Wasserfasten, Nulldiät

1955 veröffentlichte Benedikt (in Schmiedel, 1998) die klassische Studie, in der nachgewiesen wurde, dass fettsüchtige Personen Monate des totalen Fastens gefahrlos überstehen. Hierbei werden täglich 3 × 1 l Wasser eingenommen und zusätzlich Mineral- und Vitaminpräparate verabreicht sowie für ausreichende Bewegung gesorgt. Die Kur wird vorwiegend stationär durchgeführt und dauert vier, teilweise acht Wochen. Die tägliche Gewichtsabnahme beträgt 460 g bei Männern und 385 g bei Frauen. Die physiologische Fastenazidose kann durch Basengaben aufgefangen werden. Das Problem ist der weiter oben geschilderte Jo-Jo-Effekt.

Teefasten

Im Unterschied zum reinen Wasserfasten werden Kräutertees zum Ausgleich der Fastenazidose angeboten. Im Übrigen ist das Teefasten dem Wasserfasten etwa gleichzusetzen.

Rohsäfte-Kur nach Heun

Totaler Verzicht auf feste Nahrung bei gleichzeitiger Zufuhr von Obst-, Gemüsesäften und Mandelmilch. Die Behandlungsdauer beträgt drei bis vier Wochen bei einer täglichen Gesamtkalorienzahl von 400 bis maximal 500 kcal. Die Saftmenge beträgt 3 × ¼ l Frischsaft, der schluckweise oder löffelweise genossen und eingespeichelt werden soll. Dazwischen werden Kräutertees und Wasser angeboten. Vorteile sind die Zufuhr bioaktiver Substanzen (☞ Kap. 9.5) und die großzügige Zufuhr an basischen Valenzen).

Fasten nach Breuss

Während einer Nahrungsverzichtzeit von 42 Tagen werden täglich bis zu 1,5 l Gemüsesäfte (Rote Bete, Karotten, Sellerie, etwas Rettich, Kartoffeln) sowie milchsauer vergorene Breuss-Gemüsesaftmischung über den ganzen Tag verteilt schluckweise und gut eingespeichelt zu sich genommen. Daneben Kräutertees und Wasser. Darmreinigungen durch Einlauf und Bewegungsübungen werden durchgeführt.

Molketrinkkur

Die Trinkmolke (Zusammensetzung ☞ Kap. 11.2.3) wird in der Menge von 1–1,5 l pro Tag in verteilten Schlucken getrunken. Zusätzlich können Frischpflanzensäfte (Brennnessel, Löwenzahn, Artischocke, Weißdorn) und bis zu 3 l Wasser bzw. ungezuckerten Kräutertees verabreicht werden. Die abgewandelte Form des Molketrinkens mit Diät-Kurmolke, die auf 30 g Molkeneiweiß angereichert wurde, ist bereits beschrieben worden. Problem kann der Geschmack der Molke sein, der für viele nicht akzeptabel ist. Die biologische Wertigkeit des Kurmolkenproteins beträgt 104 %. Die proteinangereicherte Diätkurmolke enthält auch hohe Anteile rechtsdrehender Milchsäure. Dies gewährleistet, dass die Aufnahme von D(–)-Milchsäure die maximal empfohlene Menge von 1 mg/Tag nicht überschreitet und die Gefahr der Laktazidose damit nicht gegeben ist (Wenzel, 1986).

Eiweißabbaudiät nach Wendt

Die Wendt-Diät steht für die Eiweißreduktion zur Entspeicherung der Eiweißpools bei ernährungsabhängigen Krankheiten. Im Vordergrund steht der Verzicht auf tierische Proteine, aber auch pflanzliche Proteine aus Erbsen, Linsen, Bohnen und Soja. Es soll viel getrunken werden, und es kann ein wöchentlicher Aderlass von 100–200 ml mit dem Ziel einer Beschleunigung einer Eiweißentspeicherung durchgeführt werden. Ziel ist ein Hämatokrit von 40 %.

Mayr-Kur

Diese beruht auf den Säulen der drei „S": Schonung, Säuberung und Schulung des Darms und des Stoffwechsels. In unterschiedlichen Stufen wird Teefasten von 7 bis 14 bis 21 Tagen mit Verabreichung von basischen Kräutertees angewandt. Es werden reichlich basische Mineralwässer sowie mittags eine Basenbrühe verabreicht.

Die klassische Form der Mayr-Kur ist die Milch-Semmel-Diät, bei der ein drei bis vier Tage altes luftgetrocknetes Weißmehlbrötchen aus Weizen oder Dinkel (oder eines anderen für den Patienten verträglichen Getreides) zur Kauschulung verabreicht wird. Dazu ½ l frische Milch (möglichst nicht pasteurisiert wegen des Vitamingehalts), bei Unverträglichkeit Buttermilch, Soja- oder Mandelmilch, die „gekaut", d. h. gelöffelt wird. Abends wird Tee verabreicht.

Die Form der Mayr-Kur, die auch ambulant problemlos durchgeführt werden kann, ist die milde Ableitungsdiät (MAD, Rauch und Mayr, 1994). Sie dient auch dem Wiederaufbau nach Teefasten bzw. Milch-Semmel-Diät. Sie wird über einen Zeitraum von drei bis vier und mehr Wochen durchgeführt und ist durch Quark oder Hüttenkäse proteinangereichert. Im weiteren Verlauf wird eine leicht verdauliche bekömmliche und geschmacklich interessante Ernährung, die im Übrigen der „ICV-Diät" (ileocecal valve) bzw. der Diät für Overgrowth-Syndrom entspricht (Rauch 1994). Alles scharf Gebratene, Rohkost, faserreiche Kost, scharfe Gewürze, hochprozentige alkoholische Getränke und Kaffee sind verboten. In jedem Falle zu Beginn der Kur, bei Bedarf auch später wird morgens eine Bittersalzlösung (F. X. Passage® SL) eine halbe Stunde vor dem Frühstück verabreicht. Danach ist Gymnastik empfohlen. Bei der F.-X.-Mayr-Kur beträgt das Eiweißangebot 40 g/Tag. Zur Mayr-Behandlung gehört unbedingt die manuelle Bauchbehandlung, die darmtonisierend und entstauend wirkt.

Heilfasten nach Buchinger

Das Buchinger-Fasten erfolgt in drei Phasen: der Einleitungsphase, den Fastentagen von ein, zwei oder mehreren Wochen Dauer und schließlich dem Wiederaufbau der Kost. Die Vorbereitung besteht in Entspannung und Information über das Fasten. Während der Fastentage werden nur Tee, Gemüsebrühe, Obst oder Gemüsesäfte und Wasser verabreicht. Die Darmentleerung wird alle zwei Tage mit 1–2 l körperwarmem Wasser als Einlauf durchgeführt. Leberpackungen, Massagen oder Kneippgüsse und Gymnastik, Schwimmen und Wandern ergänzen das Kurprogramm. Der Wiederaufbau der Kost geht in Stufen von jeweils zusätzlichen 300 kcal/Tag, was im Grundsatz etwa der milden Ableitungsdiät entspricht. Dabei wird ebenso großer Wert auf die Schulung des Essverhaltens (Ruhe, Entspannung, Zeit lassen, intensives Kauen) gelegt.

Schroth-Kur

Die Schroth-Kur dauert in der Regel drei bis vier Wochen. Die Schroth-Diät ist hypokalorisch, relativ kohlenhydratreich, fett-, eiweiß- und salzarm. Sie ist eine vegetarische Ernährung in Form von Gemüsesuppen, eingeweichtem Trockenobst, Kompotten, salzarmem Brot, Kartoffeln, Reis, Grieß, Graupen, frischen Kräutern und Frischpresssäften. Die Kost soll reizarm sein.
Schroth'sche Packungen: In den frühen Morgenstunden wird nach Verabreichung eines Glases heißem Kräutertee eine feuchtkalte Ganzpackung angelegt. Eingepackt in ein Federbett, Wolldecken und mit drei Wärmflaschen versehen fängt der Patient an zu schwitzen und im Verlauf von zwei bis drei Stunden kommt es zu einem Temperaturanstieg, der über kutiviszerale Reflexe die inneren Organe anregen, Ablagerungen im Bindegewebe aktivieren und deren Resorption fördern soll.
Eine Besonderheit der Schroth-Kur ist der Wechsel von Trink- und Trockentagen: An Trockentagen erhält der Patient neben erlaubten Lebensmitteln (Getreidebrei, Nüsse, Knäckebrot, Zwieback etc.) und dem Tee zur Schroth-Packung lediglich noch ¼ l gepressten Orangensaft. An Trinktagen wird ab 15 Uhr ½ l Flüssigkeit, an großen Trinktagen 1 l Flüssigkeit in Form von Wasser, Säften oder Tee bzw. nach ärztlicher Verordnung Wein verabreicht. Die Nährstoffrelation entspricht etwa 10 g Eiweiß, 1,5 g Fett, 74 g Kohlenhydraten oder 350 kcal/Tag. Zusätzlich werden über den typischen Schroth-Wein (ein „leichter" Weißwein) 500 kcal/Tag zugeführt. Trockentage sind beispielsweise Montag, Mittwoch, Freitag, kleine Trinktage Dienstag, Samstag, große Trinktage Donnerstag, Sonntag. Selbst an „großen Trinktagen" wird außer dem zu den Schwitzpackungen gereichten Tee nur insgesamt 1 l Flüssigkeit verabreicht. Der dabei auftretende Flüssigkeitsmangel erscheint nicht wirklich vorteilhaft für eine Entgiftung.

Frischkost-/Rohkostdiät nach Bircher-Benner

Es handelt sich um eine Form der Intensivdiätetik, bei der Rohkost zwischen 14 Tagen und sechs Wochen verabreicht wird. Auf tierische Produkte, insbesondere tierische Proteine und tierische Fette, wird vollständig verzichtet, ebenso auf Hitzebehandlung in jeder Form. Dadurch ergibt sich eine optimale Versorgung mit bioaktiven Substanzen (☞ Kap. 9.5). Die Kalorienzufuhr beträgt 800–1000 kcal/Tag. Der Tagesablauf ist etwa wie folgt: morgens Tees, später Obstsäfte oder Rohgemüsesäfte, mittags rohe Gemüsesalate mit Nüssen und Samen, kaltgepressten Pflanzenölen, Mandelmilch, Frischkräutern; heimische Kräuter, Zwiebel und Knoblauch werden bevorzugt. Abends wird ein Frischkostteller oder bei Bedarf Rohobst verabreicht. In Erweiterung dieses Konzepts kann eine etwa 2000 kcal liefernde Vollkost auch von Kranken monatelang gegessen werden. Hierbei werden morgens Frischkornmüsli, Vollkornbrot, Butter, Kräuterquark, mittags große Frischkornplatte mit Pellkartoffeln, Reis oder Hirse und abends Obst- oder Frischkornplatte, Vollkornbrot, Butter, Käse, Quark verabreicht.
Die Problematik dieser Diätform liegt in der häufigen Unverträglichkeit und Schwerverdaulichkeit der Kost, die zu Gärungsprozessen, Belastung mit Fuselalkoholen, kurz zu einer Form der intestinalen Autointoxikation führt. Sie birgt Vorteile für verdauungsstarke Rheumatiker, aber auch für Tumorpatienten (wenn sie es vertragen), da sie eine Absenkung des Entzündungspotenzials, eine Versorgung mit Antioxidanzien und bioaktiven Pflanzeninhaltsstoffen liefert. Ergänzend sei Pirlett (1992) zitiert:
„Wir müssen dem Körper all die Stoffe zuführen, die er zur Deckung seines Energiebedarfs und zur Erneuerung seiner... Strukturen braucht..., also hochwertig, aber nicht unbedingt alles höchstwertig und naturbelassen. Denn: Wir dürfen dem Körper nur so viel zuführen, wie er ordnungsgemäß verarbeiten kann. Wir dürfen ihm nur das anbieten, was er leicht verdauen, im intermediären Stoffwechsel schlackenfrei umsetzen und schließlich über Niere, Lunge, Haut und Darm restlos ausscheiden kann. Beiden Forderungen gerecht zu werden, ist schwierig, schon beim Gesunden, erst recht beim Verdauungsgestörten und Verdauungskranken, vor allem beim älteren Menschen. Naturbelassene Nahrungsmittel... sind für viele zu schwer verdaulich, dadurch unbekömmlich. Was aber unverdaut bleibt, das wird im Darm von Bakterien zersetzt. Durch Gärung und Fäulnis entstehen toxische und mutagene Substanzen, ...die in den Körper aufgenommen werden können (Benzolderivate, Fuselalkohole)... Diese „intestinale Autointoxikation" schädigt zunächst die Darmschleimhaut selbst, dann das in der Schleimhaut und hinter der Schleimhaut liegende Immunsystem... Die deletären Folgen zeigen sich, neben frühen Zeichen der Unverträglichkeit, oft erst nach Jahren und Jahrzehnten: Erkrankungen der Verdauungsorgane, chronifizierte Katarrh- und Infektionszustände, Entwicklung einer arteriellen Gefäßsklerose, entzündliche und degenerative Erkrankungen des Bewegungsapparats, auch Neoplasien ... ‚Naturgemäß' kann nur eine Ernährungsweise sein, die der ‚Natur des Einzelnen', der ‚Natur des Kranken' gemäß ist... Der Mensch ist das Maß aller Diätetik – nicht das Nahrungsmittel!"

11.4.7 Zusammenfassung

Zusammenfassend kann gesagt werden, dass auch die Fettmobilisation zu Entgiftungszwecken in aller Regel nicht durch einfache Nulldiät oder balancierte Reduktionskost erfolgen sollte, damit nicht primär das Muskeleiweiß angegriffen, sondern konzentriert Fettgewebe mobilisiert wird.
Selbstverständlich sollte die verwendete Diät für den Patienten verträglich sein, d.h. ausgetestet werden, um dann das Optimum an Darmschonung und Heilung bei der Kur zu erzielen. Die wichtigsten Stoffwechselparameter wie Mineralstoffe und Spurenelemente (am besten im Vollblut), Harnsäure, Kreatinin, Triglyzeride, HDL- und LDL-Cholesterin, Leberenzyme müssen während der Fastenperiode kontrolliert und bei einer Entgiftungskur die entsprechenden Supplemente (Mineralstoff-Spurenelement-Mischung, Vitamin C, E, Selen, reduziertes Glutathion oder N-Acetylcystein, Carduuus marianus, Taraxacum u.a., alle nach Test mit Applied Kinesiology) verabreicht werden. Der Säure-Basen-Haushalt ist zu überwachen, jede Fastenkur geht mit einer vermehrten Säureproduktion einher, die zur Ver-

meidung von sog. Fastenkrisen, die sich in Kopf- und Gliederschmerzen sowie allgemeinem Missbefinden äußern, mit entsprechenden Basengaben (☞ Kap. 4) aufgefangen werden sollte. Dabei ist jedoch zu beachten, dass zu ausgeprägte Basengaben die Adaptation der Säureausscheidungsmechanismen der Niere behindern können (☞ Kap. 4.1.14).

11.5 Eine Anwendung des Fastenstoffwechsels: Ketogene Diät zur anti-konvulsiven Therapie

11.5.1 Geschichte und Wirkung

Die Beobachtung, dass während des Fastens die Zahl zerebraler Krampfanfälle abnimmt, haben Geyelin (1921) und Wilder (1921) in der Zeit, als außer Phenobarbital und Brom noch keine Antiepileptika zur Verfügung standen, aufgegriffen. Ersterer berichtete über die geringere Zahl von zerebralen Anfällen während gezielten Fastens. Wilder versuchte als Erster, die metabolischen Umstellungen von Kohlenhydrat- auf Fettverbrennung durch immense Erhöhung des Fettangebots und gleichzeitige drastische Reduktion der Kohlenhydratzufuhr zu imitieren. Diese Art von Diät ist naturgemäß nicht einfach durchzuführen und das Interesse hierfür verlor sich demzufolge in der Zeit der Entwicklung differenzierter und wirksamer Antiepileptika.
Erst in neuerer Zeit wird, angestoßen durch die Medien und sicher auch vor dem Hintergrund der mangelnden Wirksamkeit der Antiepileptika in manchen Fällen, die ketogene Diät erneut diskutiert (Rating, 1999, Nordli und DeVivo, 1997). Die Anwendung betrifft myoklonische, astatische und atonische Anfälle in Begleitung von Zerebralparese, mentaler Retardierung und Mikrozephalie oder ohne andere offensichtliche hirnorganische Veränderungen.
Die ketogene Diät führt zu einer kompensierten metabolischen Azidose mit normalem pH-Wert, verursacht durch die Anhäufung von 3-OH-Butyrat und Acetoazetat (☞ Kap. 4). Erniedrigter intrazellulärer pH-Wert führt zu einer Absenkung des Ruhemembranpotenzials der Nervenzellen, d.h. zu einer verminderten Erregbarkeit, was den antikonvulsiven Effekt ausreichend erklärt. Die Diskussion bei Rating (1999), ob es die Ketonkörper sind oder die Azidoseeffekte, erscheint in diesem Lichte müßig. Die Beobachtung, dass erst die Gabe von Acetazolamid (ein Hemmstoff der Karboanhydrase, der die Rückresorption von Bikarbonat hemmt und damit zu Azidose führt) den Effekt komplett macht, bestätigt eher das Modell der Azidosewirkung.
Im Rahmen der Ketose kommt es zu einer Erhöhung von α-Ketoglutarat, das mit Glutamat im Gleichgewicht steht. Glutamat könnte eine Erhöhung von GABA induzieren, das inhibitorisch wirkt (☞ Garten, 2004, Kap. 12). Diese Wirkungstheorie würde durch Beobachtungen des Autors gestützt, der in zwei Fällen bei therapieresistenten Fällen von kindlichen zerebralen Krampfanfällen mit L-Glutamin-Supplementierung einen reproduzierbaren (durch Auslassversuch) Effekt feststellen konnte. Auf der anderen Seite dürfte jedoch Glutamin die Ausscheidung von sauren Valenzen fördern und damit den Azidoseeffekt reduzieren (☞ Kap. 4.7).
Als Nebenwirkungen treten ausschließlich nichtsignifikante Erhöhungen der Fett-, Lipoprotein- und Cholesterinspiegel im Serum auf (Rating, 1999).Weiterhin ist in wenigen Fällen die Bildung von Nierensteinen (meist Harnsäure, seltener Kalziumoxalat-/Kalziumphosphatsteine) beschrieben worden. Eine strikte Kontrolle des Urin-pH ist daher notwendig, fällt aber sozusagen bei der Kontrolle mit dem Ketostix mit ab.
Bei Kindern unter zwölf Monaten sollte die ketogene Diät nicht angewandt werden, da nach Schwartz, Boyes et al. (1989), Schwartz, Eaton et al., 1989) bei dieser Altersgruppe während sechs Monaten ketogener Diät keine Zunahme des Gewichts, der Größe und des Kopfumfanges festzustellen war. In Fällen, in denen Antiepileptika versagen, kann allenfalls ein Versuch gemacht werden, unter genauer Kontrolle der Wachstumsparameter.

Tab. 11.30: Kontraindikation für Fasten (Schmiedel, 1998)
• Fehlende Gewichtsreserve
• mit Kachexie einhergehende Erkrankungen (Tbc, Karzinome)
• Spätphasen chronischer Erkrankungen
• Erschöpfungszustände, postoperative Mangelsituationen
• Neurosen, Psychosen
• Anorexia nervosa
• aktuelle psychische Belastung
• Schwangerschaft und Stillzeit
• Zahnbeherdungen; diese sind vor der Fastenzeit zu sanieren
• Einnahme von Antikoagulanzien
• Immunsuppression

11.5.2 Durchführung

Die Diät wird mit einer 24- bis 72-stündigen Fastenperiode eingeleitet (Rating, 1999). Der Zeitpunkt der Umstellung auf Fettverbrennung und Ketonkörperbildung wird durch Ketostix festgestellt, welcher 3- bis 4fach positiv sein sollte. Die Ausscheidung von Ketonkörpern sollte ab diesem Zeitpunkt konstant gehalten werden. Dies wird erreicht, indem jedem verbrannten Glukosemolekül zwei, der besseren Wirksamkeit eher drei oder vier Moleküle Acetoacetat gegenübergestellt werden. Dies führt zur Bezeichnung der 3 : 1- bzw. 4 : 1-ketogenen Diät.
Diese Definition wurde bald zugunsten einer praktisch besser handhabbaren verlassen, indem davon gesprochen wird, dass einem Gewichtsanteil von Eiweiß (zum großen Teil in den Glukosestoffwechsel einmündend) und Kohlenhydrat zusammengerechnet in der Ernährung vier Gewichtsanteile Fett gegenüberstehen sollen. Das Energieangebot soll etwa 75 kcal/kgKG/Tag betragen, bei jüngeren Kindern etwas mehr, bei älteren etwas weniger. Die Eiweißzufuhr sollte 1 g/kgKG Protein, bei jüngeren Kindern 1,5–2 g/kgKG nicht unterschreiten, damit der Bedarf an essenziellen und nicht essenziellen Aminosäuren zum Aufbau von Strukturprotein gedeckt wird. Auf ausreichende Zufuhr von Vitaminen

und Kalzium, das bei Kindern normalerweise vorwiegend aus Milch, Milchprodukten und grünen Blattgemüsen stammt, muss geachtet werden.
Durch die Gabe von mittelkettigen Triglyzeriden (MCT-Diät) kann der Fettanteil in der Ernährung relativ deutlich gesenkt und damit das Hauptproblem dieser Therapie, nämlich die relativ geringe Toleranz gegenüber dieser extremen Ernährungsform über lange Zeit, abgemildert werden.

11.5.3 Resultate

Die Diät ist äußerst wirksam. In einer Studie mit einer Kohorte, die in Einzelfällen eine Beobachtung über 36 Jahre zuließ (Keith, 1963), wurden bei den kooperativen Patienten in 30,6% Anfallsfreiheit, 24,1% Besserung und 38,9% kein Effekt beschrieben. Andere Studien (in Rating, 1999) fallen ähnlich oder deutlich besser aus (Livingston, 1954).

11.6 Übungsfragen zu Kap. 11

Antworten ☞ Kap. 12.6.
Frage 1: Nennen Sie eine Form von Proteinzufuhr mit 100%iger biologischer Wertigkeit für Lakto-Ovo-Vegetarier.
Frage 2: Welche Nahrungsmittel haben den höchsten Gesamtfettgehalt?
Frage 3: Nennen Sie einige Nahrungsmittel mit sehr hohem Anteil gesättigter Fettsäuren.
Frage 4: Nennen Sie den Tagesbedarf an fettlöslichen und wasserlöslichen Vitaminen, besonders von Betakarotin, Vitamin E, Vitamin D3, Folsäure und Vitamin C.
Frage 5: Vergleichen sie den Kalziumgehalt von Kuhmilch und Sojamilch, Mandeln und Sesamsamen.
Frage 6: Nennen Nahrungsmittel mit besonders hohem Histamingehalt.
Frage 7: Nennen Sie die verschiedenen Milcheiweiß-Typen.
Frage 8: Wie errechnet sich der Body-Mass-Index (BMI) und was sind die Normalwerte?
Frage 9: Eine untergewichtige junge Frau kommt zu Ihnen wegen Verdauungsbeschwerden: Stuhlunregelmäßigkeiten und Blähungen. Sie vermuten Kandidabelastung und Nahrungsmittelunverträglichkeiten. Wie gehen Sie vor?
Frage 10: Beschreiben Sie die ketogene Diät und ihr Wirkprinzip.

11.7 Antworten zu Kap. 10.12

Antwort 1: Cyclooxygenaseabhängige Prostaglandine und Thromboxane.
Antwort 2: Metaboliten der Fettsäuren in Zellmembranen: Prostanoide und Thromboxane sowie Peroxid-metabolitne und Leukotriene (Lipoxygenase-abhängig).
Antwort 3: Prostaglandine der Serien E_1 und E_3 sind antiinflammatorisch, ebenso die Leukotriene der Serie B_5, Prostaglandine der Serie E_2 und Leukotriene der Serie B_4 sind entzündungsfördernd.
Antwort 4: Arachidonsäure ist die Vorstufe entzündungsfördernder Prostaglandine (PGE_3) und Leukotriene (LTB_4). γ-Linolensäure (PGE_1) und α-Linolensäure (PGE_3) sowie Eicosapentaensäure (PGE_3, LTB_5) sind Vorstufen entzündungshemmender Eicosanoide.
Antwort 5: Phospholipase A und Phospholipase C.
Antwort 6: Fördernd: Serotonin, Bradykinin; hemmend: Vitamin E, Selen, Curcumin, Lithium, Steroide.
Antwort 7: Dihomo-γ-Linolensäure, Arachidonsäure, Eicosapentaensäure.
Antwort 8: Delta-6-Desaturase, Elongase, Delta-5 Desaturase.
Antwort 9: α-Linolensäure.
Antwort 10: Vitamin B_6, Magnesium, Zink, Vitamin B_3, Vitamin C, Biotin.
Antwort 11: Zink, Vitamin B_3, Vitamin C.
Antwort 12: Mais, Soja, Distel, Sonnenblume, Sesam.
Antwort 13: Soja, Leinsamen, Walnuss, Kürbis, Algen.
Antwort 14: Borretsch, Schwarze-Johannisbeer-Samen, Nachtkerzenöl.
Antwort 15: Seefisch, Wild.
Antwort 16: Insulin, Magnesium, Vitamin B_3, Vitamin B_6, Zink, Vitamin C.
Antwort 17: Säugetierfleisch, Eier, Schalentiere.
Antwort 18: Vitamin E in kleinen Dosen (110 mg), Vitamin C, Vitamin B_6, Alkohol, Vitamin B_3, Magnesium.
Antwort 19: Nichtsteroidale Antirheumatika, Curcumin, Heisteria, Feverfew, Vitamin E in höheren Dosen (400 mg).
Antwort 20: Dihydrogammalinolensäure, Boswellia, Hamamelis, Curcumin, Silymarin, Quercetin, Glycyrrhiza.
Antwort 21: Seefisch, Braunalge.
Antwort 22: Histaminvermittelte und kininvermittelte.
Antwort 23: Histamin D12–D30 (normoreaktiver Challenge), Histidin (dysreaktiver Challenge).
Antwort 24: Cholezystokinin (dysreaktiver Challenge), Aprotinin (normoreaktiver Challenge), Bradykinin D12–D30 (normoreaktiver Challenge).
Antwort 25: Mangel an Kortisol führt zu Allergieneigung und erhöht das proinflammatorische Potenzial.
Antwort 26: Kortison hemmt die Phospholipase A_2 und Phospholipase C.
Antwort 27: Pyridoxal-5-Phosphat (Vitamin B_6), Kalzium, Magnesium, Vitamin C, Quercetin.
Antwort 28: Zink, Bromelain, EPA.

12 Chemisch toxische Substanzen

H. Garten, G. Weiss

12.1 Allgemeine Vorbemerkungen

Nach Bengtsson (2002) verursachen zahlreiche chemische Verbindungen, Pestizide, Schwermetalle und andere toxische Substanzen, wie sie derzeit in der Umwelt weit verbreitet sind, gesundheitliche Schäden. Diese betreffen bei Kindern den Lernerfolg ebenso wie Verhaltensauffälligkeiten, Gedächtnisleistung, Hörvermögen und andere neurologische Funktionen. Besonders bei Pestiziden bestehen Verbindungen zu neurodegenerativen Erkrankungen im späteren Lebensalter und zu kindlichen Krebsformen. Auch verringertes Geburtsgewicht und Asthma werden durch Schadstoffbelastungen mit bedingt. Nach Bengtsson führt dies zu einer Zunahme an minderintelligenten und einer Abnahme von hochintelligenten Personen und damit zu einem Verlust an kreativem Potenzial für die Gesamtgesellschaft. Es genügt deshalb nicht, für Einzelsubstanzen Grenzwerte zu definieren angesichts von zigtausenden verschiedener Stoffe. Additive und synergistische Wirkungen müssen beachtet werden. Chemisch toxische Substanzen sind beteiligt an Erkrankungen wie multipler chemischer Sensitivität (☞ Kap. 14) oder chronischem Müdigkeitssyndrom (☞ Kap. 15) mit all ihren Begleiterscheinungen an der Haut, den Schleimhäuten, dem Immunsystem, dem Zentralnervensystem und dem Bewegungssystem.
In diesem Kapitel werden die wichtigsten organischen Verbindungen, die als Umweltschadstoffe in Frage kommen, in alphabetischer Reihenfolge in den Grundzügen besprochen. Als Quelle diente in der Regel das Werk von Wichmann, Schlipköter et al. (1992 und Ergänzungsordner mit aktualisierten Nachlieferungen). Dies erscheint uns wichtig, da Sie bei der Diagnostik von Umweltnoxen eine genaue Anamnese mit Kenntnis der Expositionsmöglichkeiten und Symptomatologie der Schadstoffeinwirkung als unabdingbar erachten sollten. Zunächst sollen jedoch die diagnostischen und therapeutischen Möglichkeiten allgemein umrissen werden.

12.1.1 Labordiagnostik

Spezialisierte Labors messen Schadstoffe aus Raumluft (dazu werden große Mengen Luft durch ein Analysesystem gepumpt), Staub, Vollblut und Serum sowie Urin. Teilweise werden die Schadstoffe selbst bestimmt, teilweise deren Metaboliten. Einzelheiten lesen Sie bitte bei den jeweiligen Schadstoffen nach.
Umfassende Teststreifen-Kits für chemische Schadstoffe und Schimmelpilze gibt es beispielsweise von PRO-LAB, Inc., P. o. Box 26 77 30, 3300 Corporate Avenue, Bldg. 112, Weston, FL 33331; Tel.: 001-954-38 44 46. www.prolabinc.com/products.asp, info@prolabinc.com.
Umweltapotheker und Umweltmediziner bieten qualifizierte Schadstoffmessungen an.

12.1.2 Diagnostik mit Applied Kinesiology

Screening: NL-Reflex des M. pectoralis minor

Die AK-Diagnostik erfolgt nach einem Stufenschema: Als Screening kommt die positive Therapielokalisation des neurolymphatischen Reflexes des M. pectoralis minor infrage (☞ Abb. 12.1). Die positive Therapielokalisation des NL-Punkts des M. pectoralis minor erklärt sich durch die allgemeine lymphatische Belastung chemisch belasteter Patienten (☞ retrograde lymphatische Technik, Kap. 2.5.1, Abb. 2.21).

Unspezifische Provokationstests mit freien Radikalen

Clorox-Test
Der Test wurde von Schmitt (1985) beschrieben. Haushaltreiniger enthalten NaOCl (Natriumhypochlorid) oder andere hypochlorische Verbindungen, die dem Hypochloridradikal OCl^- (☞ Kap. 10.3.2. und 10.3.3) entsprechen.
Suchen Sie einen normoreaktiven Indikatormuskel. Wenn möglich, sind der M. infraspinatus (dem Immunsystem zugeordnet), der M. pectoralis major sternalis

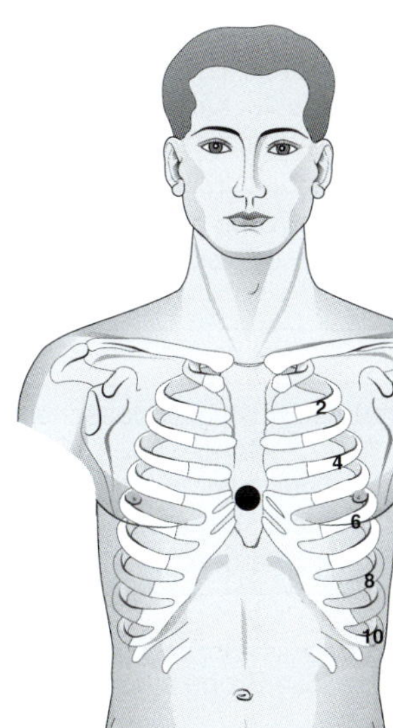

Abb. 12.1: NL-Reflex des M. pectoralis minor

(dem Entgiftungsorgan Leber zugeordnet) oder ein Nebennieren-zugeordneter Muskel wie M. sartorius oder M. gracilis am besten geeignet.
Lassen Sie den Patienten Haushaltsbleiche kurz schnüffeln. Ist er bereits mit freien Radikalen überlastet, führt diese diagnostische Provokation zu einer Indikatordysreaktion. Dies ist als Screening für Überlastung mit chemischen Substanzen zu verstehen, da diese zu einer vermehrten Bildung von freien Radikalen führen.

Inhalatorischer Challenge mit H_2O_2

Bei einer oxidativen Belastung mit H_2O_2 (☞ Kap. 10.3.2. und 10.3.3) wird ein normoreaktiver Indikatormuskel, wie oben beschreiben, dysreaktiv, wenn der Patient H_2O_2 (üblicher Apothekenbedarf) einatmet.
Es handelt sich bei den oben aufgeführten Tests nur um ein grobes Screening. Nach Lebowitz und Steele (1989) ist der Chlorox-Test nur bei 20% der Patienten, die eine allgemeine chemische Sensitivität aufweisen, positiv, die TL zum NL des M. pectoralis minor nur bei hoher chemischer Belastung. Auch der inhalatorische Challenge mit H_2O_2 verbessert die Sensitivität nur unwesentlich.

Diagnostische Provokation mit Schadstoffen

Genauer, aber natürlich aufwändiger ist es, im Sinne eines Screenings ist folgendes Vorgehen: Bei flüchtigen Schadstoffen kann analog der umweltmedizinischen Raumluftmessung eine inhalative Provokation mit Luftproben aus den fraglichen Räumen durchgeführt werden. Der Raum sollte dabei 24 Stunden geschlossen bleiben und ein sauberes, verschließbares Gefäß während dieser Zeit offen hineingestellt werden. Der Patient bringt es dann verschlossen mit in die Praxis zum Testen. Suchen Sie sich einen normoreaktiven Indikatormuskel. Am besten sind der M. pectoralis major sternalis (Leber-zugeordnet), der M. infraspinatus (Immunsystem-zugeordnet) oder der M. sartorius bzw. gracilis (Nebennieren-zugeordnet) geeignet. Prüfen Sie zunächst, ob dieser sich bei Einatmen bzw. Ausatmen und Luftanhalten verändert. Wenn dies der Fall ist, liegt eine Störung des kraniosakralen Systems vor. Sie können zunächst eine Mobilisation der Schädelbasis durchführen, um den respiratorischen Challenge negativ werden zu lassen (☞ Kap. 2.5.1.4), oder Sie müssen den Patienten genau instruieren, die Atemphase, die den Indikatormuskel verändert, zu vermeiden, während er die Luft des Behälters schnüffelt. Wenn der Indikatormuskel dysreaktiv wird, könnten Sie eine Provokation mit den potenzierten Schadstoffen durchführen (☞ Abb. 12.2), um die Art der Belastung zu differenzieren. Da die gesammelte Luft im Glas aber normalerweise nach einem Test verbraucht ist, müssen Sie diese Differenzialdiagnostik mit einem im Leertest dysreaktiven Muskel durchführen (☞ Abb. 12.3).
Wenn Sie Staubproben zur Diagnostik verwenden, können Sie auch hier vorsichtig „schnüffeln" lassen. Die andere Möglichkeit, die Sie immer auch bei sehr toxischen Substanzen vorziehen werden, ist der Challenge mit dem Magneten. Sie prüfen, ausgehend von einem normoreaktiven Indikatormuskel, ob der Magnet, den Sie mit der nicht schwächenden Seite auf den Bauch des Patienten auflegen, zu einer Reaktionsänderung führt. Dann könnte der Magnet auf einem Störfeld liegen. Untersuchen Sie dies und wählen Sie einen anderen Platz, der keine positive Magnet-TL aufweist.
Platzieren Sie die Staubprobe oder was immer Sie testen wollen, beispielsweise auch eine Schimmelprobe, direkt oder in einem transparenten Glas unter dem Magneten auf die Haut des Patienten und prüfen Sie, ob dies zur Dysreaktion (positivem Challenge) führt.

Challenge mit potenzierten Schadstoffen

Testen Sie wenigstens zwei Potenzen (D12 und D30) der wichtigsten chemischen Schadstoffe (☞ Abb. 12.3). Bei Belastung mit der entsprechenden Substanz wird ausgehend von einem dysreaktiven Muskel ein normoreaktiver Challenge erzielt. Tritt keine klare Muskelreaktionsänderung auf, so müssen auch andere Potenzen wie D6 (weist auf eine akute hohe Belastung hin, Bedeutung hoher und niedriger Potenzen wird an anderer Stelle erklärt) oder D15, teilweise bis D60 getestet werden.

1. Normoreaktiver Indikatormuskel (M. pectoralis major sternalis, M. infraspinatus, M. sartorius)

↓

2. Gehaltene Inspiration: Wenn diese zu Dysreaktion des Indikatormuskels führt: Expriation assist kraniale Läsion korrigieren.

↓

3. Staubprobe, Luftprobe aus verschlossenem Glas exponieren: Inhalativer Challenge, nur ersatzweise und bei extremer Empfindlichkeit sollte die Probe in Hautkontakt unter der nicht schwächenden Seite eines Magneten getestet werden.

↓

4. Indikator dysreaktiv: Die Probe stellt eine Belastung für den Patienten dar.

Abb. 12.2: Testung mit potenziellen Schadstoffen

1. dysreaktiver Muskel (M. infraspinatus, M. pecoralis major sternalis, M. sartorius).

↓

2. Ampullen mit potenzierten Schadstoffen in D12, D30 oder anderer Potenz vom Patienten in der Hand halten lassen.

↓

3. Muskel wie oben wird normoreaktiv

↓

4. geeignete Labortests durchführen, Exposition beseitigen, Elimination fördern, dazu therapeutische Substanzen testen

Abb. 12.3: Challenge mit potenzierten Schadstoffen

12.1.3 Therapie

Die allgemeinen therapeutischen Prinzipien werden im Kapitel 14 abgehandelt. Einige spezielle Aspekte sind in den nachfolgenden Abschnitten zu den toxischen Substanzen vermerkt.

12.2 Organisch chemische Toxine, Pestizide, Herbizide

12.2.1 Benzol

Vorkommen

Benzol ist die Ausgangsbasis für viele andere organische Chemikalien wie Insektizide, Kunststoffe, Farbstoffe, andere Lösungsmittel. Abgesehen von der beruflichen Exposition ist die Hauptbelastungsquelle der Benzolgehalt der Treibstoffe, der zwischen 2,3 und 5% liegt. Auch Zigarettenrauch enthält hohe Benzolkonzentrationen. Bei unvollständiger Verbrennung organischer Substanzen, also auch in den Autoabgasen (nicht nur beim Betanken), tritt Benzol auf. Kalium- oder Natriumbenzoat, das als Konservierungsmittel benutzt wird, kann zur Benzolbelastung der Lebensmittel führen.
Benzol wird im Innenraum durch zahlreiche Quellen freigesetzt, unter anderem auch durch Tabakrauch. Früher enthielten auch Benzinzubereitungen einen erheblichen Benzolanteil. Hauptquellen der Innenraumluftbelastung an Benzol sind in den meisten Fällen der Straßenverkehr und zum Teil belastete Tiefgaragenluft. Je nach Raumluftkonzentration treten dosisabhängig ab 200 mg/m^3 Raumluft Beschwerden auf, diese reichen von Befindlichkeitsstörungen, Kopfschmerzen, Unwohlsein bis hin zu neurotoxischen Effekten (ab 25 000 mg).

Aufnahme und Metabolismus

Benzol kann sowohl über die Atmung als auch über die Haut oder die Nahrung in den menschlichen Organismus gelangen, die Hauptaufnahme erfolgt per Inhalation. Etwa die Hälfte des eingeatmeten Benzols wird in den Körper aufgenommen und in der Leber verstoffwechselt. Betroffen sind zunächst die stark durchbluteten Organe wie Gehirn, Leber und Herz, 55% der aufgenommenen Menge werden im Fettgewebe gespeichert. Benzol ist lipophil und kann Zellmembranen überwinden.
Die Oxidasen der Leber bilden Benzolepoxid, was spontan zu Phenol umgewandelt wird. Benzolepoxid reagiert spontan mit DNA- und RNA-Molekülen, da es irreversibel an Proteine und Nukleinsäuren bindet, und wird v. a. im Fettgewebe, Gehirn und in den Nebennieren gespeichert. Die Ausscheidung erfolgt bis zu 40% über die Atemluft, bevor Benzol metabolisiert wird, die Metaboliten werden zu 28–87% renal eliminiert.

Toxizität

Bei akuter Vergiftung treten Kopfschmerzen, Schwindel, Übelkeit, Apathie und Rauschzustände (Schnüffler!), Herzrhythmusstörungen, Brechreiz, Zittern und tonische Krämpfe auf.
Chronische Benzolbelastungen führen zu schweren Schäden des blutbildenden Systems. Tumoren des blutbildenden Systems (akute und chronische Leukämien) sind als Folge von Benzolvergiftungen bereits seit Anfang des 20. Jahrhunderts bekannt. Es wurden auch Chromosomenaberrationen beobachtet. Benzol verändert die Blutgerinnung und schädigt die Kapillarwände irreversibel. Leitsymptome einer chronischen Benzolvergiftung sind Tachykardien bei Belastung, Augenflimmern und verstärkte Monatsblutungen bei Frauen, Linksverschiebung im Differenzialblutbild und das Auftreten von Megaloblasten.
Benzolepoxid als Stoffwechselprodukt hat bei der Schädigung des Knochenmarks die größte Bedeutung. Von der Deutschen Forschungsgemeinschaft wurde Benzol in die Liste der eindeutig als krebserzeugend ausgewiesenen Arbeitsstoffe aufgenommen.

Labordiagnostik

Die Metaboliten Phenol und S-Phenylmercaptursäure treten verstärkt im Urin auf.

Diagnostik mit Applied Kinesiology

Benzol D6 oder höhere Potenzen führen zu normoreaktivem Challenge.

Therapie

Vermeidung: Das Blut von Rauchern enthält pro Liter ungefähr 2,5-mal mehr Benzol als das von Nichtrauchern. Vorsicht beim Tanken. Antioxidanzien sind indiziert (☞ Kap. 14).

12.2.2 Chlorierte Kohlenwasserstoffe (CKW)

Vorkommen

Es handelt sich um kurzkettige aliphatische Kohlenwasserstoffe mit einem oder mehreren Chloratomen. Die für die medizinische Praxis wichtigsten CKW sind Dichlormethan, Chloroform, Tetrachlorkohlenstoff, 1,1,1-Trichlorethan, Trichlorethylen und Tetrachlorethylen. Sie sind sehr gut in organischen Lösungsmitteln und schlecht in Wasser löslich, nicht brennbar, schwerer als Wasser und haben eine hohe Flüchtigkeit. Diese Eigenschaften sind der Grund für die Einsatzmöglichkeiten der CKW als Lösungsmittel und Extraktionsmittel.
Perchlorethylen kann auch in Lebensmitteln wie Fetten, Backwaren und Speiseöl gefunden werden. Besonders hohe Werte sind in der Umgebung von chemischen Reinigungen nachweisbar.

Aufnahme und Metabolismus

Die Aufnahme erfolgt hauptsächlich über die Atmung, jedoch auch aus dem Gastrointestinaltrakt über kontaminierte Lebensmittel. CKW werden über die Blutbahn im Körper verteilt und reichern sich in allen Organen an, wobei die stärkste Anreicherung im Fettgewebe erfolgt. CKW durchdringen auch die Blut-Hirn-Schranke und die Plazenta. Ausgeschieden werden die Stoffe hauptsächlich über die Nieren und Atemwege. Der größte Teil wird innerhalb von Stunden unverändert wieder abgeatmet, ein kleinerer Teil wird metabolisiert.

Toxizität

Alle CKW haben ähnliche biologische Eigenschaften und verursachen ähnliche Krankheitssymptome. Sie haben narkotisierende Wirkung und sind für eine Reihe von Organen (Leber, Nieren, Herz, Pankreas) toxisch. Im Vordergrund der akuten Vergiftung stehen zerebrale Symptome mit unspezifischen Erscheinungen wie Müdigkeit, Reizbarkeit, Schwindel, Übelkeit und Bewusstseinstrübung, im Extremfall Koma und Tod durch zentrale Atemlähmung. Für Perchlorethylen ist bei akuten Vergiftungen mit hohen Konzentrationen das Auftreten von toxischem Lungenödem beschrieben.
Chronische Intoxikationen können zu Leberparenchymschäden mit toxischer Hepatitis mit Transminasenanstieg, Gelbsucht und Fettleber bis zur Leberzirrhose führen. An den Nieren sind tubuläre Parenchymschädigungen, am Herzen Rhythmusstörungen und degenerative Kardiomyopathien beschrieben. In Tierversuchen konnte in den achtziger Jahren Kanzerogenität von Chloroform und Perchlorethylen nachgewiesen werden.

Labordiagnostik

Nachweis in Raumluft, Wasser, Lebensmitteln. Metaboliten (Trichloressigsäure, Trichlorethanol) im Urin, im Blut (Natriumfluoridblut in Spezialgefäß), Transaminasenanstiege bei chronischen Vergiftungen (Leberparenchymschäden im Sinne einer toxischen Hepatitis).

Diagnostik mit Applied Kinesiology

Normoreaktiver Challenge mit potenzierten Schadstoffen, etwa Trichlorethylen D12.

Therapie

Vermeidung, Antioxidanzien.

12.2.3 DDT (p,p'-Dichlordifenyltrichlorithan)

Vorkommen

Es wurde 1874 in Deutschland synthetisiert, jedoch erst seit 1939 als Insektizid eingesetzt. Besonders zur Malariabekämpfung wurden zwischen 1940 und 1972 ca. zwei Millionen Tonnen DDT versprüht. Der Einsatz wurde in der BRD 1972, in der DDR 1988 verboten. In Mexiko werden weiterhin jährlich 2500 Tonnen hergestellt.
DDT ist eine wenig flüchtige Organohalogenverbindung, deren Halbwertszeit in der Umwelt sieben und mehr Jahre beträgt. Eine Anreicherung findet in Fischen und anderen Tierspezies statt, was beispielsweise zum Beinaheaussterben einiger Vogelarten führte. Boden- und Grundwasser stellen die Hauptspeicherkompartimente dar.

Aufnahme und Metabolismus

Die Aufnahme erfolgt über die Lebensmittel, fast vollständig über den Magen-Darm-Trakt, die Resorption über die Haut ist gering. Beim Versprühen erfolgt Aufnahme über die Luftwege ebenso bei der Verwendung in Holzschutzmitteln, wie dies bis 1988 in der DDR geschah. Anreicherung erfolgt in den Fettgeweben, die Ausscheidung unverändert und in Form von dechlorierten und dehydrochlorierten sowie oxidierten Stoffwechselprodukten in geringen Mengen über den Urin und vor allem über die Muttermilch, da es sich um eine lipophile Substanz handelt.
In Studien konnte nachgewiesen werden, dass bei Frauen, die aus der Türkei nach Deutschland immigrierten, die Konzentration von DDT im Laufe der Jahre kontinuierlich abnimmt, während diejenige an Dioxin kontinuierlich zunimmt (Wichmann, Schlipköter et al., 2/1997). Die Halbwertszeit wird auf ca. 18 Monate geschätzt, es finden jedoch Umverteilungsvorgänge mit Speicherung im Fettgewebe statt, was eine Elimination verhindert.

Toxizität

Die akuten Effekte von DDT und des Metaboliten DDE betreffen sensorische und motorische Nervenfasern sowie den motorischen Kortex. Es treten Zungentaubheit, Empfindungslosigkeit, Unruhe, Reizbarkeit und Schwindel sowie Tremor, Krämpfe und schließlich Atemlähmung auf. Induktion mikrosomaler Enzyme lässt sich an einer Erhöhung der Phase-II-Entgiftung der Leber nachweisen. DDT hat eine estrogene Wirkung; eine Erhöhung der Brustkrebsrate ebenso wie der Rate von Pankreaskrebs, lymphatischen Tumoren und Leukämie wird mit DDT in Verbindung gebracht.

Labordiagnostik

Eine Messung im Serum ist außer bei akuter Belastung sinnlos. Sinnvoll sind einzig Messungen in der Muttermilch und im Fettgewebe. Rückvergiftungen können bei stark katabolen Zuständen wie intensivem Fasten usw. vorkommen.

Diagnostik mit Applied Kinesiology

Normoreaktiver Challenge durch DDE D6 bis DDE D30 und höher (DDT liegt nicht vor).

Therapie

Antioxidazien sind indiziert: Besonders Niazinamid (3 × 250 mg), Vitamin C, Vitamin E, B-Vitamine und Glutathion spielen hierbei eine Rolle, weiterhin Coenzym Q_{10}, Vitamin B_2 (Riboflavin), Kupfer, Magnesium, Eisen, Phosphor, Schwefel, α-Liponsäure.

Sauna und mildes Fasten können zur Elimination aus den Fettdepots beitragen. In der Sauna werden jedoch Mitbesucher bei nicht alleiniger Anwendung durch die ausgeschiedenen Gifte mit belastet. Paraffinöl kann die Substanzen intestinal binden. Durch tägliche Gabe von einem Esslöffel Paraffinöl kann die Halbwertszeit wesentlich verkürzt werden (Forth, Henschler et al., 1996). Damit verbunden ist jedoch das Risiko einer verminderten Aufnahme von fettlöslichen Vitaminen, die supplementiert werden müssen, da sie auch als Antioxidanzien Bedeutung haben. Bei längerer Paraffinanwendung besteht durch eine dabei auftretende geringe Resorption von Paraffin die Gefahr der Bildung von Fremdkörpergranulomen.

Die Phase-I- und Phase-II-Entgiftung der Leber muss gefördert werden (☞ Kap. 14.5.3). Die dann hydrophilen Metaboliten der Substanzen müssen sicher eliminiert werden, das heißt, es muss vor allem auf intakte intestinale Flora geachtet werden (☞ Kap. 7.7.5).

12.2.4 Dioxine („Agent Orange")

Vorkommen

Es handelt sich um einen hoch toxischen Schadstoff, der durch Ereignisse wie den Seveso-Unfall eine traurige Bekanntheit erlangt hat. Polychlorierte Dibenzo-P-Dioxine (PCDDs) und Dibenzofurane (PCDFs) sind zwei Gruppen chlorierter aromatischer Äther. Das gefährlichste PCDD ist das 2,3,7,8-TCDD, das als Kontamination bei industriechemischen Prozessen wie Triclophenol-Herstellung, PCB-Herstellung, Recycling von Kupfer und Aluminium, Klärschlammverbrennung, Sondermüllverbrennung oder Stahlproduktion entsteht. Die Substanzen reichern sich in der Umwelt an, da kaum ein signifikanter Abbau stattfindet. TCDD hat eine Halbwertszeit von 6,9 Jahren, PCDD und PCDF haben Halbwertszeiten zwischen 3,0 und 19,6 Jahren. Dioxine kumulieren in lipidhaltigen Organsystemen.

In Deutschland ist in den letzten Jahren durch Änderung industrieller Prozesse und des Verbraucherverhaltens sowie Skandale und die dadurch verursachten regelnden Gesetze die Dioxinhintergrundbelastung kontinuierlich zurückgegangen. Dioxinquellen im häuslichen Umfeld sind neben dem Einsatz von Herbiziden und Holzschutzmitteln die Hausmüllverbrennung, aber auch Holzverbrennung, Kraftfahrzeuge mit bleihaltigem Kraftstoff, Textilien, Zeitungspapier, Papier aus Altpapier, ja sogar Naturbienenwachs u. a. Die Langlebigkeit und Fettlöslichkeit der Dioxine haben dazu geführt, dass weltweit alle Menschen (und Lebewesen) eine mehr oder weniger große Hintergrundbelastung mit den 17 toxischen Isomeren (PCDD/F mit Chlorsubstitution an den Molekülen 2,3,7,8 u. a.) aufweisen.

Aufnahme und Metabolismus

Über die Nahrungskette werden sie in den Organismus aufgenommen, besonders durch den Verzehr von Milchprodukten, Fleisch und Fisch. Die Belastung von Säuglingen ist während der Stillperiode über die Muttermilch etwa 10- bis 100-mal höher als die Belastung des Erwachsenen. Die Anreicherung erfolgt vor allem im Fettgewebe, was zu Eliminationshalbwertszeiten von Jahren bis Jahrzehnten führt. Ein weiterer Anreicherungsort ist die Leber. Individuell nehmen die Belastungswerte mit zunehmendem Alter zu. Diese Zunahme der Dioxineinlagerung in das Fettgewebe und in lipophile Organe wie das Gehirn hängt offenbar vom BMI (Body-Mass-Index, ☞ Kap. 11.4.1) bzw. von der Fettmasse des Patienten ab. Gewichtsabnahme führt zu Mobilisation von Dioxinen aus den Fettgewebsspeichern in die Blutbahn mit der Folge einer erhöhten Dioxinexposition im Blutfett und einer höheren Dioxinzufuhr etwa zum Gehirn. Durch diese innere Umverteilung können neurotoxische Effekte verstärkt und dioxinassoziierte Erkrankungen manifest werden.

TCDD und verwandte Verbindungen werden zu mehr als 80% gastrointestinal absorbiert. Über die Atemluft in Lösemitteln werden ca. 92% resorbiert. Dermal wirkt wohl das Stratum corneum als gewisse Barriere. Die Permeabilität wird von der Lipophilität der Trägersubstanzen bestimmt. Die Verteilung der absorbierten Dioxine geschieht über die Fettfraktion des Bluts und des Lymphsystems, gebunden an Chylomikronen. In die Gewebe gelangen Dioxine überwiegend durch passive Diffusion (gefördert durch den LDL-Rezeptor und den Albuminrezeptor in der Leber).

Je nach Aufnahmeorgan dürfte die initiale Gewebsverteilung unterschiedlich sein. Oral aufgenommene Dioxine gelangen über die Pfortader primär zur Leber, inhalative Belastungen gelangen über die Lungenvenen direkt in die arteriellen Organe. Letzteres erscheint besonders wichtig bei Holzschutzmittelschädigungen, weil etwa 13% der pulmonal aufgenommenen Dosis zur Blut-Hirn-Schranke und damit in ein lipophiles Körperkompartiment gelangen. Dioxine kumulieren in lipidhaltigen Organsystemen.

Eine zentrale Rolle bei der Elimination spielt die Bindung an den sog. Ah(Arylhydrocarbon)-Rezeptor (Tutel'yan, Gaparov et al., 2003), besonders auch in den Neuronen des Zentralnervensystems. In zentralen Neuronen wandert TCDD nach Permeation zum zytosolischen Ah-Rezeptor. TCDD und der Ah-Rezeptor (dieser ist auch für andere Substrate im Fremdstoffwechsel von Bedeutung) bilden einen Molekülkomplex, durchdringen als Komplex den Zellkern und bewirken eine Reaktion auf das Chromosom 15. Dort befinden sich mindestens zwei der noch nicht vollständig bekannten Zielorte, die Genorte des Cytochroms P1A1 (Teil des Cytochrom-P450-Komplexes). Je nach genetischer Ausstattung wird eine Messenger-RNA induziert, die für die Bildung des Enzyms Arylhydrocarbonhydroxylase (AHH) sorgt, das für die Metabolisierung von TCDD verantwortlich ist. Da der initiale Ah-Rezeptor für viele Substrate zuständig ist, sind die Art und Menge der Interaktionsmöglichkeiten nach TCDD-Exposition sehr komplex und zurzeit nicht vorhersehbar.

In Hirnzellen finden Entgiftungsprozesse durch fremdstoffentgiftende Enzyme statt. CYP 1A1 wurde besonders in den zentralen thalamischen Kernen immunhistochemisch nachgewiesen. Der Thalamus hat neben den Verbindungen zum sensorischen Cortex besonders enge reziproke Verbindungen zum Vorderhirn und zum limbischen System, die soziale, kognitive und emotionale Prozesse steuern.

Toxizität

Die Toxizität wird in Toxizitätsäquivalenten auf der Basis der Wirksamkeit von 2,3,7,8-TCDD beschrieben und korreliert mit der Bindungsfähigkeit an den Ah-Rezeptor, was als Startphase der tumorpromovierenden Eigenschaften gilt. TCDD und Penta-CDD sind hochtoxisch und haben nach WHO ein Toxizitätsäquivalent von 1,0. TCDD ist humankanzerogen. Es birgt ein nicht organspezifisches, diversifiziertes Tumorrisiko. Dies haben sowohl große Studien an Herbizidarbeitern in den USA und Deutschland (Boehringer) als auch die Seveso-Katastrophe gezeigt. Höherchlorierte PCDD/F gelten bisher nicht als kanzerogen beim Menschen.

Die toxischen Wirkungen äußern sich in Chlorakne, Leberschäden, Störungen des Fett- und Kohlenhydratmetabolismus, Porphyrie, Schäden des kardiovaskulären und respiratorischen Systems, Polyneuropathien, motorische und sensorische Funktionsstörungen, Neurasthenie, Depression, Suppression des zellulären und humoralen Immunsystems, Fertilitätsstörungen, Kanzerogenität.

Symptome einer Dioxinvergiftung sind: zerebrale Störungen wie Neurasthenie, affektive Syndrome, hirnorganische Syndrome und toxische Enzephalopathien. Die Höhe der Dioxinexposition bedingt dabei offenbar das Ausmaß der Hirnrindenfunktionsstörung bzw. der toxischen Enzephalopathie. Die toxische Enzephalopathie ist in der BRD als Berufskrankheit Nr. 1317 anerkannt.

Viele Indizien, v.a. auch aus Vietnam, sprechen für einen ursächlichen Zusammenhang mit Fehlbildungen, leider gibt es bisher statistisch keine ausreichenden Beweise. Allerdings ergab eine Auswertung des zweiten Hamburger Dioxinskandals im Hamburger Südosten, in der stärker mit Dioxin belasteten Region, eine auf das Doppelte erhöhte Häufigkeit von Fehlbildungen des zentralen Nervensystems. TCDD stellt nachweislich ein signifikantes Risiko für menschliche Reproduktionsstörungen dar.

Auch die sog. BRI (Building-related illness) oder das Sick-Building-Syndrom, mit verstopfter Nase infolge Schleimhautschwellung, Juckreiz, Nasenlaufen, trockener Haut und trockenen Schleimhäute, Augentränen, Engegefühl in der Brust, Erschöpfung, Kopfschmerzen und Konzentrationsstörungen, wird mit hoher Wahrscheinlichkeit durch polychlorierte Kohlenwasserstoffe (PCDD und PCDF) mit verursacht.

Labordiagnostik

Bestimmung in Serum, Blut, Muttermilch.

Diagnostik mit Applied Kinesiology

Normoreaktiver Challenge durch Dioxin (Staufen) D6 bis D30 oder höher, eine Dioxin-verunreinigung weist z.B. Xyladecor auf, D6 bis D30 oder höher testen.

Therapie

☞ Kap. 12.2.3.

12.2.5 Formaldehyd

Vorkommen

Nach wie vor werden Formaldehyde in großem Umfang eingesetzt. Erhebliche, vermeidbare Innenraumbelastungen entstehen dabei häufig durch Nachlässigkeit und Unkenntnis. Formaldehyd ist ein farbloses Gas mit stechendem Geruch, in wässriger Lösung von 30–40% bezeichnet man es als Formalin. Die bundesdeutsche Jahresproduktion betrug 1992 ungefähr 500000 t (Wichmann, Schlipköter et al., 6/1993), davon ist die Verwendung als Desinfektionsmittel und Konservierungsstoff mengenmäßig gering, jedoch weit verbreitet. Die Hauptverwendung ist industriell zur Synthese organischer Verbindungen. Formaldehyd entsteht auch durch photochemischen Abbau organischer Stoffe wie Methan (Viehhaltung!) und von anderen Kohlenwasserstoffen. Ottomotoren produzieren 9000 t, Dieselmotoren 1000 t pro Jahr, der Einsatz von Katalysatoren kann die Formaldehydemission auf unter ein Zehntel senken. Weitere Quellen sind Holzfeuerungen, Heizungen und Abfallverbrennungsanlagen. In Innenräumen haben vor allem Raumausstattungen aus Spanplatten (Wandverkleidungen und Möbel), geschäumte Wärmedämmungen, Lacke, Farben, Holzschutzmittel, Parkettversiegelung und Zigarettenrauch für die Formaldehydbelastung eine Bedeutung. Im Hauptstrom des Zigarettenrauchs wurden 10–100 µg Formaldehyd/Zigarette gemessen (Wichmann, Schlipköter et al., 6/1993).

Formaldehyd entsteht endogen als normales Stoffwechselprodukt bei der Biosynthese von Aminosäuren, Nukleotiden und Lipiden, wobei die Hauptquelle der Abbau von Serin, jedoch auch Glycin und Histidin ist (Wichmann, Schlipköter et al., 6/1993). Vom menschlichen Organismus werden 50 g/Tag produziert, freies Formaldehyd kann jedoch wegen der raschen Biotransformation im Gewebe praktisch nicht nachgewiesen werden.

Aufnahme

Die Formaldehydaufnahme geschieht zum überwiegenden Teil inhalativ. In Nahrungsmitteln liegt natürlicherweise Formaldehyd nicht in freier Form vor und die Ausscheidung erfolgt über harmlose Metaboliten. Die Aufnahme über die Haut spielt (außer eventuell bei Anatomen und Präparatoren) quantitativ keine Rolle, der Formaldehydgehalt in Kosmetika kann jedoch zu Kontaktdermatitis führen.

Metabolismus

Die enzymatische Oxidation erfolgt bei inhalativer Aufnahme bereits in den Schleimhäuten des Respirationstrakts, bei Aufnahme höherer Dosen in der Leber. Dieser Metabolismus und die Toxizität von Formaldehyd hängen von der intrazellulären Konzentration von Glutathion ab, das als Kofaktor der Formaldeyddehydrogenase wirkt.

Toxizität

Formaldehyd hat eine alkylierende Wirkung, was zu zytotoxischen und zytogenetischen Effekten führt. Formaldehyd ist ein stechend riechendes Gas und hat eine Reizwirkung, die zu Reizkonjunktividen, Tränenfluss, Reizungen im Nasenrachenraum, Husten, Atemnot, Laryngospasmus und Lungenödem führen kann. Orale Aufnahme verursacht Verätzungen der Speiseröhre und im weiteren Magen-Darm-Trakt, Schluckstörungen, Übelkeit und Erbrechen, gelegentlich auch Durchfälle. Auch zentralnervöse Störungen wie Schlaflosigkeit, Kopfschmerzen, Schwindel, Bewusstseinstrübungen bis hin zu lang dauernder Bewusstlosigkeit können auftreten.

Besonders bei Hautkontakt kann es zu allergischen Reaktionen vom Typ IV (Kontaktdermatitis) kommen. Wirkungen wie Fertilitätsstörungen und Teratogenität konnten nicht sicher nachgewiesen werden, eine Kanzerogenität wird von der WHO als wahrscheinlich angesehen. Formaldehyd gilt als wichtiger Faktor beim „Sick-Buildung-Syndrom" oder bei der „Environmental-induced-Illness".

Labordiagnostik

Der Nachweis von Formaldehyd im Blut ist problematisch, die Ameisensäurekonzentration im Urin kann als Parameter der Formaldehydexposition herangezogen werden (normal zwischen 20 und 30 mg/Tag). Bei erhöhter Exposition besteht eine Tendenz zu erhöhter Ameisensäureausscheidung. Bei erhöhter Ameisensäureausscheidung im Urin, normoreaktivem AK-Challenge mit potenziertem Formaldehyd und entsprechender Anamnese sollten eine Raumluftmessung sowie eine sonstige Expositionsmessung durchgeführt werden (Reagenzröhrchen der Firmen Träger und Bayer zur Selbstmessung, professionelle Raumluftmesstechniken).

Diagnostik mit Applied Kinesiology

Normoreaktiver Challenge durch Formaldehyd D12, D30 oder höhere Potenz.

Therapie

Antioxidanzien, insbesonders reduziertes Glutathion, Expositionsvermeidung.

12.2.6 Herbizide

Vorkommen

Zu diesen Verbindungen gehören chlorierte Phenoxyessigsäuren (2,4-DMCPA, 1,3,5-Triazine (Simazin, Aprazin u. a.) und andere Verbindungen. Sie werden zur Abtötung von Pflanzen, die als unerwünscht gelten, eingesetzt, d. h. in der Landwirtschaft und zum Freihalten von Wegen und Gleisanlagen. Harnstoffderivate werden als Totalherbizide oder selektiv wirksam zur Ausschaltung von Ackerunkräutern eingesetzt. Für Aprazin wurde in nahezu allen Bundesländern Grenzwertüberschreitungen im Grund-, Roh- und Trinkwasser festgestellt. Dies gilt auch für andere Herbizide. Die industrialisierten Länder haben mit 45% Marktanteil den größten Verbrauch. 2,4-D und 2,4,5-T (chlorierte Phenoxycarbonsäuren) waren durch Dioxine (2,3,7,8-Tetrachlodibenzodioxin) verunreinigt und wurden in den 80er Jahren verboten. Die Handelsprodukte 2,4-D und 2,4,5-T, die wie andere Herbizide das pflanzliche Wachstumshormon Orxin hemmen, wurden zur Entlaubung des Dschungels in Vietnam angewandt, was neben Höchstbelastungen mit Herbiziden zu ebensolchen mit Dioxinen in diesen Regionen führte.

Die Zulassungsbehörden (biologische Bundesanstalt u. a.) schließen die wissenschaftliche Fachwelt von der Einsicht in die verfügbaren Daten aus, der Industrieverband Agrar e. V., in dem die Hersteller von Pflanzenschutzmitteln zusammengeschlossen sind, sieht die Untersuchungsberichte als Betriebs- und Geschäftsgeheimnis an. Daher sind die verfügbaren Daten relativ dünn (Wichmann, Schlipköter et al., 5/1995).

Toxizität

Herbizide werden für das erhöhte Auftreten von Malignomen wie Weichteilsarkomen, Non-Hodgkin-Lymphomen und Myelomen verantwortlich gemacht. Die Herbizide wirken gentoxisch.

Labordiagnostik

Üblicherweise werden Messungen aus Grundwasser und Lebensmitteln vorgenommen.

Diagnostik mit Applied Kinesiology

2,4-D und 2,4,5-T liegen als potenzierte Schadstoffe vor und führen in D6 bis D30 oder höher zu normoreaktivem Challenge.

Therapie

Vermeidung durch Konsum von Gemüsen und Getreiden aus kontrolliertem Anbau, Antioxidanzientherapie.

12.2.7 Hexachlorbenzol (HCB)

Vorkommen

Dieses wenig flüchtige Organohalogen wurde seit 1946 als Fungizid für Saatgut eingesetzt, dann jedoch in der BRD 1977 und in der DDR 1984 verboten. In geringen Mengen diente HCB als Weichmacher für PVC und bei der Kautschukproduktion. HCB tritt als Verunreinigung bei der Herstellung von Herbiziden (Entlaubungs- und Unkrautvernichtungsmittel) auf. Aus Müllverbrennungsanlagen und bei der Herstellung von chlorierten Lösungsmitteln kann HCB in die Umwelt eintreten.

Toxizität

Bei chronischer Exposition treten Porphyrien durch Beeinflussung der Hämbiosynthese auf (Porphyria cutanea tarda), motorische und sensible Polyneuropathien, Leberschäden (Zirrhose, Tumoren), ZNS-Störungen (Tremor, Krämpfe, Ataxie). Schilddrüsenkarzinome und Weichteilsarkome können vermehrt entstehen. Dramatisch ist die Wirkung auf Säuglinge und Kleinkinder: Wachstumsstörungen, Knochendestruktionen und Todesfälle traten bei Säuglingen und Kleinkindern, deren Mütter während der Schwangerschaft gegenüber HCB exponiert waren, und die über die Muttermilch HCB aufgenommen hatten, auf (Wichmann, Schlipköter et al., 2/1997).

Labordiagnostik

Da eine Verteilung vor allem ins Fettgewebe, nur zu geringem Maße in die Haut, die Leber und das Gehirn auftritt, ist die Diagnostik aus Blut außer bei akuter Exposition unmöglich. HCB wird zum größten Teil unverändert über den Stuhl ausgeschieden und in geringem Maße zu Benzolen, Phenolen (u.a. PCP) und anderen organischen Verbindungen abgebaut. Die Eliminationshalbwertszeit beträgt mehrere Jahre.

Diagnostik mit Applied Kinesiology

HCB D6 bis D30 und höher führt bei Belastung zu normoreaktivem Challenge.

Therapie

☞ Kap. 12.2.3.

12.2.8 Lindan (Gamma-HCH)

Vorkommen

Technisches Lindan besteht aus HCH-Isomeren und nur zu 15% aus Lindan. 99% reines Lindan wird auch noch heute in der Landwirtschaft, im Holzschutz und besonders als Mittel gegen Zoonosen (Krätze, Milben, Läuse) unter dem Handelsnamen Jacutin verwendet. Importierte Textilprodukte aus Asien und Afrika (Teppiche, Kleidung) sind häufig „lindanveredelt". In einer Studie wurden 1993 bei 478 geprüften Nahrungsmittelproben in 30 Fällen signifikante Mengen von Lindan gefunden.

Aufnahme und Metabolismus

Lindan, chemisch Gamma-Hexachlorcyclohexan, ist gut fettlöslich und wird dementsprechend im Fettgewebe besonders angereichert. Gamma-HCH wird wahrscheinlich über den Gastrointestinaltrakt absorbiert und vor allem in der Haut und im Fettgewebe gespeichert. Die Aufnahme von Gamma-HCH über die Haut erfolgt langsam und ist gering, so dass Vergiftungen bei der Scabiestherapie nur bei missbräuchlicher Anwendung beschrieben werden. Giftwirkungen sind dennoch nicht völlig auszuschließen (☞ unten). Der Abbau von Lindan erfolgt über Hydroxylierung und Dehydrochlorierung, die Ausscheidung der Metaboliten über den Urin. Die Halbwertszeit liegt beim Menschen bei ca. einem Tag.

Toxizität

Lindan wirkt stimulierend auf das zentrale Nervensystem. Kopfschmerzen, Übelkeit, Erbrechen, Schwindel, Tremor, Ataxie, gesteigerte Atemtätigkeit. Parästhesien und Hyperästhesien, Krampfanfälle und schließlich Lähmung werden beschrieben. Lindan kann aplastische Anämien auslösen und ist im Tierversuch kanzerogen. Beim Menschen hat Lindan offenbar eine tumorfördernde Wirkung (Lebertumoren). Leichte Belastungen verursachen nur unspezifische Symptome. Dies hängt mit einer Verarmung an Noradrenalin und zum Teil Serotonin in bestimmten Hirnarealen zusammen. Derartige Symptome wurden auch bei Exposition gegen behandelte Textilien und in Wohnräumen beschrieben. Reizbarkeit und Schlaflosigkeit sowie Parästhesien im Gesicht wurden beobachtet. Hyperplasie und schließlich Dystrophie der Leber treten auf. Teratogene und fertilitätsmindernde Wirkungen sind nicht gänzlich gesichert.

Labordiagnostik

Der Nachweis ist im Serum und Urin möglich. Die Problematik der Kompartimentierung im Fettgewebe ist wie bei allen lipophilen Substanzen gegeben. Laborwerte innerhalb des Normbereichs schließen eine Belastung nicht aus. Messungen im Serum und Vollblut sind nur bei anhaltender Exposition sinnvoll. Die Werte steigen beim Fasten oder bei anderweitigem Abbau der Fettdepots an. Raumluftmessungen dienen dem Nachweis einer Belastung über Textilien und Holzschutzmittel.

Diagnostik mit Applied Kinesiology

Normoreaktiver Challenge durch Lindan D6 bis D30 oder höher.

Therapie

Wegen der relativ kurzen Halbwertszeit ist vor allem eine Expositionsvermeidung notwendig. Antioxidanzien und eine Entgiftung durch Fasten und Paraffinölkuren sind möglich. Es gilt darüber hinaus das oben zu DDT Gesagte (☞ Kap. 12.2.3).

12.2.9 Nitromoschusverbindungen

Vorkommen

Es handelt sich um flüchtige organische Halogenverbindungen, die jedoch nicht als Pestizide, sondern als Duftstoffe bei der Waschmittel- und Kosmetikaproduktion Verwendung finden. Die Abwässer sind die Hauptbelastungsquelle, 1991 wurden Nitromoschusverbindungen in Fischen identifiziert.

Aufnahme und Metabolismus

Die Aufnahme erfolgt über die Haut und zu gewissem Ausmaß durch Inhalation. Die Halbwertszeit beträgt etwa drei Monate.

Toxizität

Als Giftwirkung wurden bei Versuchstieren Tremor sowie Magen- und Darmblutungen gefunden. Daneben Hodenschädigung, Blut- und Leberschäden sowie kanzerogene und mutagene Eigenschaften. Kontaktdermatitis und photoallergisierende Wirkung wurden im Zusammenhang mit Rasierwässern gefunden.

Labordiagnostik

Der Nachweis im Serum ist möglich, da die Konzentrationen dort höher sind als im Körper und Milchfett. Dies gelingt jedoch nur bei akuter Exposition.

Diagnostik mit Applied Kinesiology

Dysreaktiver Challenge durch Waschmittel- und Kosmetikprodukte, bei denen der Verdachte besteht, dass Moschusduftstoffe verwendet werden.

Therapie

Vermeidung.

12.2.10 Organophosphate

Vorkommen

Chlorpyrifos, ein Organophosphat, ist in den USA das gebräuchlichste Insektizid. Im Zweiten Weltkrieg wurden die Nervengase (chemische Kampfstoffe auf Organophosphat-Ester-Basis) Tabun und Sarin hergestellt.

Aufnahme und Metabolismus

Die Aufnahme erfolgt im Wesentlichen inhalativ und dermal. Organophosphate sind fettlöslich und verbinden sich mit Gehirnproteinen oder -enzymen. In der Folge degenerieren Axone und Myelin geht verloren.

Toxizität

Neuere Untersuchungen zeigen, dass Chlorpyrifos ein Defizit in der Adenylcyclasekaskade verursacht (Song, Seidler et al., 1997), einschließlich der Signalübertragung von zellulären Botenstoffen vom Vorderhirn, Kleinhirn und Herzen. Molekular greifen Organophosphate an der Neuropathie-Target-Esterase (NTE) an, ein membrangebundenes Enzym, das von den Liposomen des Gehirns mit Hilfe von Fettlösern abgetrennt werden kann und im Nervensystem weit verbreitet ist. Die NTE ist mit der verzögerten axonalen Degeneration verbunden. Bekannt ist aus den achtziger Jahren nach zunehmender Verwendung von Organophosphaten in der Landwirtschaft und in Haushalten eine Zunahme peripherer Neuropathien, die mit einer Degeneration der Axonfasern und Myelinscheiden einhergeht. Die Diagnose organophosphatesterinduzierte Neurotoxizität wurde nach Aboudonia (1981) und Ecobichon (1993, zitiert in Kilburn. 2001) an über 40 000 Menschen gestellt. Es gibt auch eine Assoziation von Geburtsfehlern und Fehlbildungen mit Chlorpyrifos-Exposition bei Schwangeren (Sherman, 1996). Außerdem verursachen Organophosphate wie Chlorpyrifos häufig Atemwegsreizungen mit Husten und Atemwegsobstruktionen.

Organophosphate führen zu neuropsychologischen Verhaltensschäden. Exponierte Personen hatten signifikante Störungen u. a. in der Balance, im Sehfeld, in der Farberkennung, Reaktionszeit, Greifkraft, im Hören, bei kognitiven Funktionen, Ansprechbarkeit und Gedächtnis sowie perzeptuale motorische Leistungen. Die Anwendung von Chlorpyrifos in Innenräumen beeinflusst wahrscheinlich irreversibel das Gehirn! Bei Anwendung von Organophosphaten sind auch psychiatrische Störungen, fehlende Reflexe, Tremor und Gleichgewichtsstörungen (bei Apfelbaumsprayern) bekannt. Bei Schaffarmern in Australien wurde über neuropsychologische und neurologische Abnormitäten sowie das chronische Müdigkeitssyndrom (CFS) nach Exposition gegenüber Schaftauchtrögen berichtet.

Des Weiteren treten Atmungssymptome wie Husten und Dyspnoe auf. Die üblichen Vorkehrungen können die Symptome offenbar nicht verhindern, die sich schleichend über Wochen bis Monate entwickeln können. Die Gesundheitsstörungen korrelieren nicht mit der Dauer der Exposition, es sind sogar Erkrankungsfälle nach nur einer Exposition berichtet!

Labordiagnostik

Luftmessungen, Hausstaubmessungen, Messung der Kontamination von Kleidung und Gegenständen, Vitalkapazität und Atemstoßvolumen, neurologische Untersuchung.

Diagnostik mit Applied Kinesiology

Isopathika fehlen, evtl. direkte Diagnostik mit dem Schadstoff. Ausschlussdiagnostik mit anderen potenzierten Schadstoffen und Anamnese. Ausgehend von einem normoreaktiven Indikator tritt bei Belastung ein dysreaktiver Challenge auf.

Therapie

Wie bei anderen lipophilen neurotoxischen Schadstoffen. Es gilt entsprechend das oben zu DDT Gesagte (☞ Kap. 12.2.3).

12.2.11 Paraquat und weitere Pestizide

Vorkommen

Paraquat ist ein weit verbreitetes Pestizid, das u.a. im Baumwollanbau, im Anbau von Soja, Zuckerrohr und Sonnenblumen verwendet wird. Es ist chemisch ähnlich mit MPTP (Methyl-4-Phenyl-1,2,3,6-Tetrahydropyridin), das bei der unkontrollierten Synthese von Designerdrogen entsteht und ein Symptom produziert, das weitgehend mit dem Parkinson-Syndrom übereinstimmt (Lockwood, 2000).

Aufnahme und Metabolismus

Die Aufnahme erfolgt gastrointestinal, dermal und über die Atemluft.

Toxizität

MPTP ist ein Toxin, das im Gehirn die dopaminergen Neuronen schädigt (☞ oben).

Labordiagnostik

☞ Organohalogene.

Diagnostik mit Applied Kinesiology

Normoreaktiver Challenge mit Paraquat D12 oder D30.

Therapie

Vermeidung, Antioxidanzien sind indiziert, weiter der Versuch der Elimination mit lipophilen Substanzen wie Paraffinöl. Es gilt darüber hinaus das oben zu DDT Gesagte (☞ Kap. 12.2.3).

12.2.12 Pentachlorphenol (PCP)

Vorkommen

Bei der industriellen Herstellung von PCP, das bis 1983 weltweit etwa in einer Menge von 90 000 t/Jahr produziert wurde und im Holz- und Bauschutz als Desinfektionsmittel, Pestizid, Algizid, Herbizid und Moluskizid Verwendung fand, entsteht Dioxin als Nebenprodukt (☞ unten). Die BRD stellte die Produktion 1985 ein, seit 1989 ist die Substanz verboten, während in Ländern wie den USA, Frankreich, Indien, Taiwan oder China PCP weiterproduziert und verwendet wird, was zur Gefährdung durch importierte Leder- und Textilwaren, Gemüsekisten und Pflanzbehälter sowie die entsprechenden Nahrungsmittel führt.
PCP ist seit 40 Jahren das im Holzschutz am meisten verwendete Fungizid, was besonders durch die Anwendung im Heimwerkerbereich zu Höchstbelastungen führte (Privatpersonen verwendeten in holzvertäfelten Häusern bis zu 200 l Holzschutzmittel mit 10 kg PCP). Bei einer Verunreinigung mit Dioxin von 2,6 mg/kg PCP führt dies zu einer erheblichen Dioxinkontamination im Innenraumbereich. Aus behandelten Hölzern wird PCP in die Raumluft abgeben und wiederum an andere Materialien wie Hausstaub, Putz, Tapeten, Möbel, Textilien, Bücher u.a. adsorbiert.

Aufnahme und Metabolismus

Die Aufnahme von technischem PCP und seiner Verunreinigungen erfolgt mit einer Resorptionsrate von 80–100% sowohl gastrointestinal wie auch pulmonal und perkutan. PCP ist sehr lipophil wie viele andere Toxine auch und wird deswegen v.a. im Fettgewebe, in der Nervensubstanz und Leber sowie den Nieren gespeichert. Dabei findet sich folgendes Verteilungsgfälle: Leber > Gehirn > Niere > Fettgewebe (Neuburger, 1996). Die Elimination erfolgt durch Glukuronidierung, die Elimination über den Urin bzw. zu einem geringen Anteil über den Stuhl. 80% werden unverändert, 20% metabolisiert ausgeschieden. Als Eliminationshalbwertszeit werden bei chronischer Exposition 10–20 Tage angenommen.

Toxizität

Die akute toxische Wirkung beruht auf einer Entkopplung der oxidativen Phosphorylierung mit verminderter ATP-Bildung und damit einem Abfall des verfügbaren ATP (☞ Abb. 14.9). PCP wird als Hauptfaktor für die chronische Holzschutzmittelvergiftung angesehen. Hierzu gehören akneartige Hautausschläge, Furunkulose, Gleichgewichtsstörungen, Schlaflosigkeit, Müdigkeit, Leistungs- und Konzentrationsschwäche, Nervenschmerzen, motorische Schwäche, Appetitlosigkeit, Gewichtsabnahme, Übelkeit, Durchfall, Erbrechen, Kopfschmerzen und Tinnitus.
Zusammengefasst als chronisches Ermüdungs- oder Erschöpfungssyndrom sind diese Folgeerscheinungen noch nicht wissenschaftlich definiert und akzeptiert, obwohl bei chronischer Exposition besonders beruflicher Art Schleimhautirritationen, Skotome und Sehschwäche, neuralgische Beschwerden, Nerven- und Gelenkschmerzen, toxische Myokarditis, Herzrhythmusstörungen, Leberfunktionsstörungen, Neuroasthenie und Depression sowie Infektanfälligkeit (T-Helfer/T-Suppressor-Quotient erniedrigt, ☞ Kap. 8) beschrieben wurden. Regel- und Fertilitätsstörungen (Gerhard u. Runnebaum, 1992) Teratogenität und Kanzerogenität werden teilweise als gesichert, teilweise als nicht nachweisbar angesehen. (Wichmann, Schlipköter et al., 1992). PCP führt zu einer stark erhöhten Stoffwechselrate mit verstärkter Respiration und Hyperthermie.

Labordiagnostik

PCP kann im Blut, Plasma oder Serum sowie im Urin nachgewiesen werden, wobei die Werte aus Plasma und Serum nur bei akuter Exposition, Urinwerte dagegen bei chronischer Exposition sinnvoll sind. Es kann versucht werden, PCP mittels Fasten, Sauna, körperlicher Belastung (Bewegungstherapie) aus dem Fettgewebe zu mobilisieren und es dann nachweisbar zu machen. Entscheidend ist die Messung in Raumluft, Hausstaub,

Holz- und anderen Materialproben. Bei Erkrankten wurde versucht, mit Elektronystagmographie, Brain-Mapping und Single-Photon-Emissions-Computertomographie (SPECT) toxische hirnorganische Schädigungen nachzuweisen. Diese Verfahren liefern Ergebnisse, sind aber dennoch noch als experimentell anzusehen.

Diagnostik mit Applied Kinesiology

Normoreaktiver Challenge durch PCP D6 bis D30 oder höher.

Therapie

Beseitigung sämtlicher belasteter Materialien. Es gilt darüber hinaus das oben zu DDT Gesagte (☞ Kap. 12.2.3).

12.2.13 Polychlorierte Biphenyle (PCB)

Vorkommen

Polychlorierte Biphenyle sind Mischungen von industriell hergestellten Organochlorverbindungen und werden derzeit als wichtigste Umweltschadstoffe angesehen. PCBs kommen in Kondensatoren, Transformatoren und Gleichrichtern aufgrund ihrer schlechten Brennbarkeit und elektrischen Isolationseigenschaften vor, weiter als Weichmacher in Kunststoffen wie PVC, Polyethylen, Polyamid, Kautschuk und Polyurethanschaumstoffen, Schmiermitteln, Zusätzen zu Kitten und Wachsen sowie Klebstoffen und anderes mehr. Die Exposition entsteht über undichte Kondensatoren in Neonlampen, aber auch durch Körperpflegemittel und Bekleidung sowie in der Umgebung von Müllverbrennungsanlagen. Die Substanzen reichern sich in der Nahrungskette an und werden in hoher Konzentration in der Muttermilch ausgeschieden.

Aufnahme und Metabolismus

Die Aufnahme erfolgt vor allem über den Gastrointestinaltrakt durch Aufnahme mit der Nahrung, aber auch inhalativ und durch dermalen Kontakt. Die Halbwertszeit beträgt über 90 Tage! Polychlorierte Biphenyle zeichnen sich durch sehr gute Fettlöslichkeit und äußerste Stabilität aus. Die Metabolisierung erfolgt zu Hydroxylderivaten mit teilweise noch erheblich höherer Giftigkeit. Für die Elimination ist das Cytochrom-P450-abhängige Monooxygenasen-System zuständig, anschließend erfolgt Konjugation (☞ Kap. 14.4.3).

Toxizität

PCBs haben aufgrund einer Strukturähnlichkeit mit 2,3,7,8-TCDD (dem wichtigsten und gefährlichsten Dioxin, ☞ oben) eine ähnliche Toxizität wie diese. Auch PCBs führen zu Enzyminduktion, Leberporphyrie, Thymusatrophie, Verfettung und Nekrose von Leberzellen, Zyklusstörungen, Fertilitätsstörungen, Fehlbildungen, Suppression der humoralen und zellulären Immunität, neuronalen Störungen sowie respiratorischen Problemen, Müdigkeit, Schwächegefühl, Kopfschmerzen, Brechreiz, Sehschwäche, Haarausfall. PCBs scheinen auch als Kokarzinogene zu wirken und eventuell sogar eine tumorpromovierende Wirkung zu haben.

PCBs (ebenso wie PCP und HCB) führen zu Vitamin-A-Mangel, weil das Vitamin A in der Leber (enthält 90% des gespeicherten Vitamins A) durch diese Substanzen verbraucht wird, was die dermatologischen Symptome erklären kann. PCBs reduzieren ebenso den Vitamin-B_6-Spiegel. Chlorierte Kohlenwasserstoffe beeinflussen auch das Hormonsystem.

Labordiagnostik

Messung in Serum, Vollblut, Muttermilch.

Diagnostik mit Applied Kinesiology

Normoreaktiver Challenge durch PCB D6 bis D30 oder höher.

Therapie

Zu Eliminationsförderung und antioxidativer Therapie gilt entsprechend das oben zu DDT Gesagte (☞ Kap. 12.2.3).

12.2.14 Pyrethroide

Vorkommen

Pyrethrum wird aus den Blüten verschiedener Chrysanthemenarten gewonnen. Pyrethroide sind synthetisch hergestellte Insektizide, die alle auf dem Grundgerüst des Crysanthemengifts Pyrethrum beruhen. Man unterscheidet zwei Kategorien: Die Typ-I-Pyrethroide ohne Zyanogruppe lösen eine ähnliche Symptomatik wie DDT-Vergiftungen aus, Typ-II-Verbindungen mit Zyanogruppe wirken eher wie Lindan. Ein anderes Unterscheidungsmerkmal ist die Wirkdauer mit der entsprechenden Einteilung in Kurzzeit- und Langzeitpyrethroide.

Seit den achtziger Jahren werden Pyrethroide auch im häuslichen Bereich als Insektensprays oder Holzschutzmittel eingesetzt. Die Fehleinschätzung bezüglich der Giftigkeit dieser Substanzen führte zum breiten Einsatz. Erst das Auftreten akuter Reizerscheinungen bei Kindern mit der Notwendigkeit, dass Schulen und Kindergärten geräumt werden mussten, führte zum Erkennen der Gefährlichkeit dieser Substanzen.

Pyrethroide werden häufig als Insektenvernichtungsmittel in Innenräumen versprüht, sie werden weiterhin zur „Veredelung“ von Wollprodukten wie Wollteppichen verwendet. Produkte mit dem Prädikat „Wollsiegel“ müssen mit einem Insektenschutzmittel behandelt sein. Die Pyrethroide dienen als Insektizide mit Kontaktgiftwirkung oder Fraßgiftwirkung zur Bekämpfung von Pflanzenschädlingen wie Blatt- und Schildläusen, Textilschädlingen sowie Ektoparasiten wie Läusen und Schaben.

Toxikologisch gibt es unterschiedliche industrielle Be-

wertungen. Die Fa. Bayer AG nennt als „sicher" eine Luftkonzentration von 10 µg/m³ und einen Hausstaubwert von 5000 ppm. Andere Autoren errechnen 10 ng/m³ Luftkonzentration als Grenzwert. Die Differenz von drei Zehnerpotenzen kommt durch fehlerhafte Auswertung und Verstöße gegen die internationalen Regeln der Risikobetrachtung zustande. Grenzwerte von 10 ng/m³ in der Raumluft können für den Akutbereich als sicher gelten und sind aus Daten der Inhalationstoxikologie abgeleitet.
Zusätzlich ist von einer erheblichen dermalen Dosis auszugehen. Dabei dienen die Faseroberflächen von Textilien als enormer Speicher und geben ihre Kontamination langsam an den Körper ab (0,5 % pro Tag)! Chinesische Autoren (Chen, Zhang et al. [1991] und Zhang, Sun et al., [1991]) nennen diesen Expositionspfad bedeutend! Nach Hutzinger (1990, in Merz, 2001) soll diese Belastung für Pyrethroide im Innenraum höher sein als die direkte Luft- und Staubbelastung zusammen.

Aufnahme und Metabolismus

Über den Magen-Darm-Trakt werden die Verbindungen schlecht aufgenommen, die gesunde Haut stellt eine gute Barriere dar. Jedoch ist die Aufnahme über den Respirationstrakt und nicht zuletzt über die Haut gegeben; insbesondere bei irritativ-toxisch oder traumatisch vorgeschädigter Haut darf eine erhöhte Penetration angenommen werden. Pyrethroide und viele Pestizide können sowohl irritativ-toxische wie auch kontaktallergische Dermatitiden hervorrufen.
Eine tödliche Anaphylaxie wurde durch eingeatmetes Pyrethrin nach Anwendung eines Anti-Läuse-Shampoos mit 0,06% Pyrethrin beobachtet (Irion, 2004). Da die Substanzen wenig flüchtig sind, ist die wichtigste Aufnahmequelle der Hausstaub.
Die Speicherung ist je nach Substanz unterschiedlich, sie erfolgt in Leber, Nieren, Muskeln und Gehirn sowie besonders im Fettgewebe. Eine Speicherung in den lipophilen Substanzen der Nerven ist wahrscheinlich. Die Ausscheidung erfolgt zum größten Teil unverändert, die Metabolisierung durch Hydrolysierung und Oxidation. Die Halbwertszeit beträgt bei Kurzzeitpyrethroiden Stunden bis wenige Tage, bei Langzeitpyrethroiden mehrere Wochen.

Toxizität

Pyrethroide sind Nervengifte, wobei die Giftwirkung für Insekten um den Faktor 1000–10 000 höher ist als für Säugetiere und den Menschen. Kontaktallergische Reaktionen bei Pyrethrum sind beschrieben. In hoher Konzentration oder bei lang dauernder Einwirkung wirken sie neurotoxisch. Nach Beendigung der Exposition gehen die Beschwerden über Monate bis Jahre zurück. Frühsymptom einer Intoxikation sind Missempfindungen im Gesicht, Ameisenlaufen und Hautreaktionen sowie passagere Beeinträchtigungen des Geschmacks- und Geruchssinns. Es präsentiert sich das Bild einer sensorischen Polyneuropathie mit vom Kopf in den Körper absteigende oder von distal nach proximal aufsteigende Par- und Dysästhesien mit häufig seitenbetonter Symptomatik.
Vergiftungen führen in leichten Fällen zu Schwindel, Übelkeit, Kopfschmerz, Tinnitus, Hyposmie, Sehstörungen, Anorexie, Erschöpfung, Unruhe, Erbrechen, allergischen Störungen (einzelne Pyrethroide haben ein erhebliches allergenes Potenzial) und gastrointestinalen Symptomen. In mittelschweren Fällen kommen Unsicherheit bis zur vollständigen Gehunfähigkeit, Bewusstseinsstörungen, zentralnervöse Ausfallserscheinungen und Muskelfaszikulationen hinzu. Außerdem gibt es Hinweise auf Kleinhirnbeteiligung mit Bewegungs- und Koordinationsstörungen sowie Reizkonjunktivitiden. Paroxysmale Tachykardien, Blutdruckkrisen und Bronchospasmen wurden ebenfalls beschrieben. Schwere Intoxikationen können zerebrale Krampfanfälle, Lungenödem und Koma auslösen. Todesfälle sind beschrieben.
Die Wirkungen akuter Vergiftungen sind v. a. durch chinesische Arbeiten (He, Sun et al., 1988) dokumentiert, die auf Tausenden von Fällen beruhen.
Nach Beendigung der Exposition bildet sich innerhalb von bis zu zwei Jahren ein Großteil der Symptome zurück, allerdings können auch nach mehr als zwei Jahren sensible und motorische Störungen, verminderte Ausdauer bei geistiger Arbeit und verminderte psychische Belastbarkeit gefunden werden.

Labordiagnostik

Labortechnische Bestimmung in Hausstaub, EDTA-Blut und Harn. Bei Verdacht auf Sensibilisierung Epikutantestung!

Diagnostik mit Applied Kinesiology

Normoreaktiver Challenge durch Pyrethrum D6 bis D30 oder höher. Einzelne Pyrethroide liegen nicht in potenzierter Form vor.

Therapie

Vermeidung und vollständige Entfernung sämtlicher belasteter Materialien. Versuche mit Antioxidanzien, Sauna, mildem Fasten zur Elimination aus den Fettdepots sollten gemacht werden. In der Sauna werden jedoch Mitbesucher bei nicht alleiniger Anwendung durch die ausgeschiedenen Gifte mit belastet. Paraffinöl kann die Substanzen intestinal binden. Die Phase-I- und Phase-II-Entgiftung der Leber muss gefördert werden (☞ Kap. 14.5.3). Die dann hydrophilen Metaboliten der Substanzen müssen sicher eliminiert werden, das heißt, es muss vor allem auf intakte intestinale Flora geachtet werden (☞ Kap. 7.7.5).

12.2.15 PVC und Phthalate

Vorkommen

Gesundheitsgefahren durch PVC sind bisher wenig bekannt. Allerdings besteht bei den als PVC deklarierten und hauptsächlich im Baubereich eingesetzten Substanzen weniger als die Hälfte aus PVC, der Rest sind Zusatzstoffe, meistens Weichmacher. Diese Substanzen sind im Wohnumfeld allgegenwärtig, das heißt, es gibt keine Wohnung, in der sie nicht nachweisbar sind. Verwendet

werden diese z.B. in Fußbodenbelägen, Tapeten, Tür- und Fensterdichtungen.
Am häufigsten werden sog. Phthalate verwendet. Phthalate sind Weichmacher, die Kunststoffen zur Verbesserung der Flexibilität, Dehnbarkeit und Verarbeitbarkeit beigemischt werden. 80% der heute produzierten Phthalate werden bei der Produktion von Weich-PVC verwendet. Dieses wird wiederum als Folien, Fußbodenbelag, PVC-Tapeten, Kabel, Beschichtungen, für Schläuche, Profile usw. eingesetzt. Es existiert nur ein einziger Richtwert von „Beratung und Analyse – Verein für Umweltchemie B.A.U.CH." aus dem Jahre 1992. Dieser Richtwert von 250 mg/kg Staub versteht sich als sehr vorsichtiger Vorsorgewert, vor allem mit Rücksicht auf die empfindlicheren Kinder. Leider sind in Wohnungen fast immer Werte (Summenwerte Phthalate) von 200–400 µg/kg zu finden, und diese Konzentrationen sind bei fast egal welcher Einrichtung unvermeidlich. Bei zusätzlichen vorhandenen Quellen werden oft Werte über 1000 µg/kg erreicht.
Phthalate werden in großem Umfang auch in medizinischen Produkten als Weichmacher verwendet, und damit werden Patienten weltweit vor allem im Krankenhausbereich unnötig Gefahren ausgesetzt. In einer Studie vom April 2004 wurden 48 Medizinprodukte – dazu gehörten Infusions- und Ernährungsbestecke sowie Schläuche und Masken, zumeist aus Neugeborenen- und Kinderabteilungen – in europäischen Kliniken auf ihren DEHP(Di-ethyl-hexyl-phthalat)-Gehalt untersucht. Alle außer einem der getesteten Produkte aus PVC enthielten DEHP-Mengen – DEHP ist das giftigste Phthalat – von 17–41% ihres Gewichts (Ruzickova, Cobbing et al., 2005).
DEHP bewirkt im Tierversuch eine abnorme geschlechtliche Entwicklung, besonders die noch in der Entwicklung befindlichen männlichen Geschlechtsorgane reagieren empfindlich. Bei Belastung sind Hodenhochstand, anormale Geschlechtsentwicklung, Penisfehlbildungen, Fehlen einer Prostataanlage, Brustwarzenretention, Hypospadie, Verkümmerung der Samenkanälchen, eingeschränkte Spermienproduktion und Gewichtsreduktion von Hoden, Nebenhoden, Prostata, Samenblase und Eichel gefunden worden. Außerdem können Skelettdefekte, Defekte des Herz-Kreislauf-Systems, der Augen und des Neuralrohrs, Absterben des Fetus und Zunahme von Totgeburten, verringertes Wachstum des Fetus und Neugeborenen sowie Veränderungen der Eierstöcke und Unfruchtbarkeit bei Männern und Frauen auftreten (Ruzickova, Cobbing et al., 2005). Besonders problematisch ist deshalb eine Belastung des Fetus und von intensivmedizinisch behandlungsbedürftigen Neugeborenen. DEHP ist auch plazentagängig. Da DEHP chemisch nicht fest an PVC gebunden ist, kann sich die Substanz aus dem PVC-Produkt lösen bzw. ausgasen. Vor allem die therapeutische Verwendung fetthaltiger Produkte ist besorgniserregend, da DEHP fettlöslich ist (Bluttransfusionen, Blutaustauschtransfusion, parenterale Ernährung, enterale Ernährung, Dialyse, Infusionen [Glukose], Zytostatika [z.B. Taxol], ECMO [extrakorporale Membranoxygenierung bei Säuglingen], Beatmungstherapie). Besonders hohe Konzentrationen entstehen, wenn Lösungen oder Produkte im Überleitungssystem oder Beutel geschüttelt oder erwärmt werden.
Auch in der Muttermilch und Säuglingsnahrung wurde DEHP nachgewiesen. Gesetzliche Regelungen sind überfällig. Besonders fatal ist an der derzeitigen Situation, dass die Risikogruppen (Frühgeborene, Säuglinge, Kleinkinder, Heranwachsende beruflich Exponierte und Patienten in medizinischer Behandlung) zum größten Teil im Rahmen von Behandlungen im Gesundheitswesen mit DEHP kontaminiert werden (Petersen, 2005).

Aufnahme und Metabolismus

Diese sind nicht genau untersucht, vermutlich geschieht die Aufnahme sowohl gastrointestinal wie inhalativ und dermal.

Toxizität

Über die toxikologische Potenz dieser Stoffe gibt es bisher kaum Untersuchungen. Vermutlich können sie die Immunabwehr und das Zentralnervensystem schädigen. Im Wesentlichen scheinen diese Substanzen ähnliche Symptome wie PCP oder Lindan zu verursachen. Nervenschädigungen und krebsfördernde Wirkungen können bei langfristiger hoher Belastung die Folge sein. Auch ausgeprägte pulmonale und asthmatische Symptome können auftreten, wie unten an einem Fallbeispiel gezeigt wird. Phthalate weisen eine hohe Lipophilität auf und können daher aus Kunststoffbehältnissen auswandern und in fetthaltige Lebensmittel übergehen. Da Phthalate zudem in PVC nicht chemisch gebunden sind, können sie durch Lösemittel, beispielsweise aus medizinischen Artikeln (z.B. Infusionsschläuche) oder Bedarfsgegenständen (Kunstleder, Regenkleidung, Verpackungsmaterial usw.) herausgelöst werden (Irion, 2004).

Labordiagnostik

Nachweis in Raumluft und Hausstaub bei Verdacht oder nach Screeninguntersuchung der AK, bei Allergieverdacht Epikutantestung.

Diagnostik mit Applied Kinesiology

Es existieren leider keine homöopathisierten Isopathika zur Testung. Ein dysreaktiver Challenge (ausgehend von einem normoreaktiven Indikatormuskel) mit möglicherweise belastetem Hausstaub und anderen Materialien (☞ oben) kann durchgeführt werden.
Weitere Informationen: http://www.arbeitsmedizin.uni-erlangen.de/Koch_Phthalate.htm; http://www.bayern.de/lfu/umwberat/data/chem/stoff/phthalate_1998.htm

Fallbeispiel Phthalate
Es handelt sich um einen 22-jährigen Mann und seine 21-jährige Freundin. Beide erkrankten im August 2002 progredient an Zuständen mit schwerer Atemnot, bronchialer Spastik, Reizzuständen im Rachen, Unwohlsein, Adynamie, Konzentrations- und Gedächtnisstörungen und Kopfschmerzen, Glieder- und Muskelschmerzen, bei der Freundin auch Kribbeln und Taubheit in den Gliedern sowie Schlafstörungen. Sie waren ca. vier Monate vorher

gemeinsam in eine Neubauwohnung eingezogen. Die Symptomatik wurde mit einem Hausabbruch unmittelbar neben der Wohnung in Zusammenhang gebracht, weil sich der Abbruchstaub überall niedergeschlagen hatte. Im Staub auf den Fenstern und Simsen konnten aber keine verdächtigen Substanzen festgestellt werden.
Bei dem Patienten besserten sich die Erscheinungen jeweils deutlich auf den geschäftsbedingten Reisen. Bei beiden Erkrankten zeigte sich vordergründig neben einer Leistungsminderung eine schwere Atemnot, die Lungenfunktion zeigte erheblich herabgesetzte Werte für Vitalkapazität (VC ca. 50–60%) und forcierte Vitalkapazität (FVC, beim männlichen Patienten teilweise nur 40%!). Die Therapie mit inhalativen Kortikoiden und Bronchospasmolytika besserte die pulmonale Symptomatik mäßig, die übrigen Beschwerden blieben unverändert.
Es wurde eine umweltmedizinische Untersuchung der Wohnung durchgeführt. Gemessen wurden in Staub und in Proben des Teppichbodens folgende Substanzen: Chlorthalonil, DDT, Dichlorfluanid, Furmecyclox, Hexachlorbenzol, Lindan, Methoxychlor, PCP, Chlorpyrifos, Allethrin, Permethrin, Tetramethrin, Piperonylbutoxid sowie Benzopyren, insgesamt sechs PCBs nach DIN. Ergebnis: Im untersuchten Staub ergab sich für Tris-Phosphate (Weichmacher mit flammenhemmenden Eigenschaften) eine Konzentration von 2 mg/kg. Staub (Grenzwert 1 mg), Bis-Phthalate waren mit 3700 mg/kg Staub (Vergleichswert 250 mg) deutlich erhöht. In der Probe des Teppichbodens waren Bis-Phthalate mit 50 000 mg/kg massiv erhöht. Alle anderen untersuchten Parameter zeigten Ergebnisse unterhalb der derzeit gültigen Richtwerte.
Nach häufigem Lüften (die Stoffe werden vorwiegend pulmonal über kontaminierten Staub aufgenommen) und häufigem Staubsaugen mit feinem Staubfilter besserte sich die Symptomatik deutlich. Schließlich musste jedoch der Teppichboden entfernt werden, was zum weitgehenden Abklingen der Symptomatik innerhalb von zwei Monaten führte.

12.2.16 Toluol

Vorkommen

Toluol ist ein aromatischer Kohlenwasserstoff, der natürlicherweise bei der Verbrennung von Harzen (Waldbrände) vorkommt. Es ist der Grundstoff für eine Vielzahl organischer Lösungsmittel und anderer Chemikalien und findet als Antiklopfmittel bei hochwertigen Treibstoffen Verwendung, ebenso als Lösungsmittel von Klebstoffen, Lacken, Pharmaka, Entfettungsmitteln, Putzmitteln sowie Polituren. Der Straßenverkehr produziert etwa 2 Mio. Tonnen Toluol jährlich. Eine weitere wichtige Toluolquelle ist Klebstoff in Plastikspielzeug.

Aufnahme und Metabolismus

Die Aufnahme erfolgt über die Lunge, perkutan und intestinal. Die Substanz ist hoch lipophil und verteilt sich schnell im Gesamtorganismus inklusive Zentralnervensystem und akkumuliert im Fettgewebe. Toluol wird zu Benzoesäure oxidiert und an Glyzin gebunden zu Hippursäure umgewandelt. 70% wird als Hippursäure im Urin ausgeschieden, 5–20% werden unverändert mit dem Atem eliminiert. Die Halbwertszeit beträgt etwa sieben Stunden, im Fettgewebe etwa drei Tage.

Toxizität

Toluol wirkt bereits in geringen Mengen stark narkotisch. Zentralnervöse Störungen wie Kopfschmerzen, Schwindel sowie Reizungen der Schleimhäute, Übelkeit, Erbrechen, Schlafstörungen, Müdigkeit treten bei akuten Toluolvergiftungen auf, bei höheren Konzentrationen Leber- und Gehirnzellenschäden. Langzeitexposition verursacht vor allem Kleinhirnschäden. Sehr hohe Konzentrationen in der Atemluft beeinträchtigen stark die Nierenfunktion sowie das ZNS. Es werden asthmaähnliche Hustenanfälle beobachtet.
Chronische Vergiftungen führen zu neuro- und hämatotoxischen Schäden, Ataxie, neurasthenischem Syndrom und Psychosen. Vermehrte Chromosomenschäden und Fehlbildungen können Toluolfolge sein. Toluol wirkt vor allem mit den gleichzeitig auftretenden Substanzen kanzerogen. Eine fruchtschädigende Wirkung ist wahrscheinlich: In einer finnischen Studie von 1989 ist ein Zusammenhang zwischen hohen Toluolbelastungen des Vaters und einer vermehrten Rate an Fehlgeburten und Fehlbildungen bei den Kindern belegt (Veröffentlichung der GfU, Gesellschaft f. Umweltchemie mbH, Schwanthalerstr. 32, 80336 München, Anhang VOC 13 Flüchtige organische Verbindungen).

Labordiagnostik

Messung im Harn und in der Raumluft.

Diagnostik mit Applied Kinesiology

Toluol D6 bis D30 und höher führt zu normoreaktivem Challenge.

Therapie

Vermeidung (Zigarettenrauch!), lösungsmittelfreie Anstriche und Putzmittel. Antioxidanzien sind indiziert.

Fallbeispiel Toluol
In der Praxis eines der Autoren waren die Korkfußbodenplatten, die mit der Absicht einer biologisch einwandfreien Praxiseinrichtung verlegt worden waren, mit Toluol verseucht, wie spätere Raumluftmessungen ergaben. Diese wurden durchgeführt, da sich bei den Praxismitarbeitern Befindlichkeitsstörungen wie Konzentrationsstörungen, Schleimhautreizungen, Konjunktivalreizungen und Energieschwäche einstellten. Die anwaltliche Verfolgung der Angelegenheit führte zu nichts, außer dass dabei offensichtlich wurde, dass der Lieferant wusste, dass bestimmte Chargennummern belastet waren. Er hatte aber nicht deklariert, dass die Ware schadstofffrei sei! Außerdem wurden in den Raumluftproben hohe

Mengen von Zitrusessenzen und Terpenen gefunden, die aus der verwendeten biologischen Anstrichfarbe des Marktführers für „schadstofffreie" Wandfarben stammten. Diese sind hoch allergisierend und natürlich auch organische, lipophile, flüchtige Substanzen mit toxischem Potenzial: „natürlich" bedeutet also nicht gleichzeitig „unbedenklich".

12.2.17 Xylol

Vorkommen

Es kommen drei verschiedene Isomere vor, die teils natürlich (in Bitumen) vorkommen, meist jedoch als Lösungsmittel für Natur- und Kunstharze, Fette, Öle, Kautschuk, Pestizide, Lacke und Klebstoffe dienen. P-Xylol (Neuburger, 1996) wird zur Herstellung von Vitaminen und Pharmaka verwendet. Zigarettenrauch enthält nicht unerhebliche Xylolmengen, unvollständige Verbrennungsprozesse im Kraftverkehr führen zu erheblicher Freisetzung von Xylol, das auch als Antiklopfmittel verwendet wird.

Aufnahme und Metabolismus

Aufnahme über die Lunge, die Haut und den Magen-Darm-Trakt. Xylol ist hoch lipophil und reichert sich bevorzugt im Fettgewebe an, hohe Konzentrationen kommen in Leber, Nebennieren und Knochenmark sowie ZNS vor. Der Abbau erfolgt durch Oxidation und Konjugation an Glyzin, 95% werden als Methylhippursäure über den Harn ausgeschieden.

Toxizität

Xylol reizt die Schleimhäute. Störungen des ZNS und Bewusstlosigkeit kommen bei akuter Vergiftung vor. Bei chronischer Xylolvergiftung werden Schlaf- und Verdauungsstörungen, Kopfschmerzen, Reizbarkeit, Tachykardie, Gleichgewichts- und Sehstörungen sowie Schäden des blutbildenden Systems beobachtet. Xylol wird nicht als kanzerogen eingestuft.

Labordiagnostik

Messung der Methylhippursäure im Harn, Messung im Oxalatblut.

Diagnostik mit Applied Kinesiology

Normoreaktiver Challenge durch Xylol D6 bis D30 und höher.

Therapie

Vermeidung (Zigarettenrauch), Verwendung lösungsmittelfreier Produkte im Haushalt. Antioxidanzien sind indiziert.

12.3 Rauchen und Passivrauchen

Ein großes Problem beim Tabakrauchen ist, dass es abhängig macht, aber ein von der Gesellschaft akzeptiertes Verhalten ist, das kaum zur sozialen Isolation oder zum psychosozialen Abstieg führt, wie etwa die Alkoholsucht. Rauchen verursacht, unterstützt durch die Werbung, enorme Kosten im Gesundheitswesen und schwere Leiden für die Betroffenen. Rauchen ist für viele Erkrankungen ein wichtiger Risikofaktor. Das Nikotin als psychotrope Substanz im Rauch führt je nach Ausgangslage zu einer ZNS-Anregung bzw. -Sedierung. Wenn starke Raucher schlagartig mit dem Rauchen aufhören, kann es zu psychischen und körperlichen Entzugssymptomen kommen (Stuhlprobleme, Depressionen, Angstgefühle, Schlafstörungen, Gewichtszunahme usw.).

Toxizität

Der Tabakrauch ist eine Mischung aus etwa 1000 verschiedenen Substanzen, von denen etwa 250 potenziell krebserzeugend sind, u. a. das Seveso-Gift Dioxin. Die Krebsgifte (Karzinogene) im Tabakrauch sind u. a. polyzyklische Alkohole, Phenole und Fettsäuren. Enthalten sind auch Reizstoffe, die die Beweglichkeit der Flimmerhaare der Bronchialschleimhaut behindern und die Schleimproduktion stimulieren. Der Tabakrauch enthält Nikotin als gefäßverengende Substanz, das außerdem zur Verklumpung von Blutplättchen führt. Die Nikotinwirkung fördert die Arteriosklerose. Außerdem enthält Tabakrauch toxische Gase wie Kohlenmonoxid, Schwefelwasserstoff, Blausäure und Stickoxide, die zu einer Verschlechterung der Sauerstoffabgabe an das Gewebe und der Sauerstoffnutzung im Gewebe führen.
Allein das Seveso-Gift Dioxin ist im sog. „Sidestream" einer Zigarette (der Rauchanteil, der beim Ziehen aus dem Rand der glimmenden Zigarette austritt und somit die Umgebung und Passivraucher belastet) in einer Konzentration enthalten, die etwa 17-mal so hoch ist wie in der Abluft einer Müllverbrennungsanlage, mit dem Unterschied, dass sich dort niemand freiwillig aufhalten oder dort wohnen möchte. Bei passiv rauchenden Kindern treten durch die Belastung eindeutig häufiger Infektionen der oberen Atemwege, des Mittelohrs, Asthma und plötzlicher Kindstod auf.
Nikotinentwöhnung hat in der Therapie der multiplen chemischen Sensitivität (MCS) ebenso wie bei allen anderen systemischen Erkrankungen einen hohen Stellenwert im Sinne der Eliminierung eines wichtigen zusätzlichen Risikofaktors. Fukuda, Nisenbaum et al. (1998) konnten bei Golfkriegsveteranen mit MCS zeigen, dass therapeutisch keine Besserung schwerer Symptome erreicht werden konnte, wenn diese weiterhin rauchten. Nach Beendigung des Rauchens dauert es altersabhängig etwa fünf Jahre, bis das Risiko bronchiopulmonaler Erkrankungen wieder dem eines Nichtrauchers entspricht, die Normalisierung des erhöhten Sterberisikos gegenüber Menschen, die nie geraucht haben, dauert 15 Jahre!

Einige Folgen von Rauchen und Passivrauchen
- Erhöhtes Risiko von bronchopulmonalen Erkrankungen
- Erhöhtes Risko von Herz-Kreislauf-Erkrankungen
- Erhöhtes Krebsrisiko
- Arterielle Verschlusskrankheit (Raucherbein)
- Vermehrtes Auftreten von Magengeschwüren
- Gehäuftes Auftreten von Aborten und Totgeburten bei Schwangeren, Neugeborene von Raucherinnen sind im Durchschnitt leichter als Kinder von Nichtraucherinnen.

12.4 Mykotoxine aus Schimmelpilzen

Vorkommen

Im Gegensatz zu Bakterien und Viren sind es nicht die Keime selbst, die zu Gesundheitsstörungen führen, sondern die Stoffwechselprodukte von höheren Fadenpilzen, die natürlicherweise im Sekundärstoffwechsel entstehen. Durch intensive Forschung, auch durch WHO-Programme, sind die Mykotoxine als relevantes umweltmedizinisches Problem für den Menschen ins Blickfeld geraten. Mykotoxine, insbesondere Aflatoxine, verhalten sich teilweise wie Alkylanzien, die direkt in die DNA- und RNA-Synthese eingreifen können und deshalb potenziell karzinogen sind. Mykotoxine können laborchemisch in nahezu allen untersuchten Serumproben einer deutschen Population nachgewiesen werden (in niedriger Konzentration). Es sind Stoffwechselprodukte von höheren Fadenpilzen, die im Sekundärstoffwechsel von Mikromyzeten entstehen und über Lebensmittel unabhängig vom verursachenden Pilz aufgenommen werden können. Im Organismus findet wegen der niedermolekularen Strukturen keine Antikörperbildung statt, so dass spezifische Schutzsysteme fehlen.

Nicht immer ist anhand eines Pilzwachstums erkennbar, ob Lebensmittel kontaminiert sind. Mykotoxine können sich bereits vor oder während der Herstellung von Lebensmitteln bilden, etwa noch vor der Ernte der Pflanzen auf dem Feld. Da die Toxine bei der Ernte und Aufbereitung sowie Kochen und Backen häufig nicht zerstört werden, können auch optisch völlig unauffällige Lebensmittel Mykotoxine enthalten.

Aflatoxine kommen in Getreiden, Schalenfrüchten, Obst, Gemüse und Milchprodukten sowie Fleisch und Innereien vor, die über die Fütterung von Fleischtieren mit aflatoxinhaltigen Futtermitteln aflatoxinangereichert werden.

Ochratoxin A, B, C und D werden von Aspergillus ochraceus, A. glaucus, A. sulfuricus und Penicilliumarten gebildet. Ochratoxin kommt in Getreiden, Kaffee, Futtermitteln und damit in Schlachttieren vor.

Cearalenon ist ein Metabolit des Sekundärstoffwechsels von Feldpilzen, vor allem Fusarien. Es kommt in sämtlichen Getreidearten vor und die Toxinbildung kann nach der Ernte bei entsprechenden Lagerungsbedingungen weitergehen. Hohe Mengen kommen im Mais vor, die Verfütterung von belastetem Getreide und Mais führt zur Belastung von Schlachttieren.

Aufnahme und Metabolismus

Die orale Aufnahme über die Nahrung ist Hauptquelle der Belastung. Des Weiteren können Sporen inhalativ aufgenommen werden oder eine Aufnahme über Hautkontakte erfolgen. Die Aufnahme des giftproduzierenden Pilzes ist nur im Falle von Makromyzeten die Voraussetzung für die Intoxikation, bei Mikromyzeten wie Aspergillus und Fusarien werden die Gifte unabhängig vom produzierenden Pilz aufgenommen (Bayer, 1997).

Toxizität

Aufgrund der niedermolekularen Struktur kommt es zu keiner Antikörperbildung. Möglicherweise stehen Mykotoxine ätiologisch in Zusammenhang mit Malignomen, Autoimmunerkrankungen, Atherosklerose, Fettstoffwechselstörungen und Darmerkrankungen, Hypertonie, Diabetes, Lebererkrankungen, Arthritis, Nierenkrankheiten sowie Erkrankungen des Gehirns und weiteren Krankheiten.

Costantini, Wieland et al. (1998) führen Atherosklerose, arteriellen Hypertonus, Diabetes, Gicht, Arthritis, Lebererkrankungen inkl. Leberkarzinom, Nierenerkrankungen, Autoimmunerkrankungen und viele verschiedene Arten von Krebs auf Mykotoxine zurück. Diese Aussage wird beispielsweise bezüglich der Atherosklerose mit der Erkenntnis begründet, dass Griseofulvin eine antiatherosklerotische Wirkung hat und dass Lovastatin, das ursprünglich als antimykotische Substanz entwickelt wurde, eine antilipämische Nebenwirkung hat. Nach Costantini (1998b) haben andererseits Langzeitstudien belegt, dass die Absenkung der LDL-Cholesterin-Spiegel in Wahrheit die Sterblichkeit und die Ausbildung von Koronarverschlüssen erhöht. Cholesterin ist demnach nicht der Grund für Atherosklerose. Auch in Schweinen, die fett- und cholesterinfrei aufgezogen wurden, hat sich eine ausgeprägte Atherosklerose entwickelt.

Das zur Immunsupression verwendete Cyclosporin ist ein Mykotoxin und bewirkt sowohl Harnsäureerhöhung als auch Atherosklerose und Hyperlipidämie.

Colchicin und Allopurinol haben eindeutig nachgewiesene antimykotische Eigenschaften. Colchicin hat eine positive Wirkung bei akutem Gichtanfall, alkoholischer Leberzirrhose, Psoriasis, Behçet-Syndrom, thrombozytopenischer Purpura, chronisch lymphatischer Leukämie, einigen Formen von rheumatoider Arthritis, Hyperlipidämie. Nystatin hat eine positive Wirkung bei Colitis ulcerosa, Morbus Crohn, Hyperaktivität, multipler Sklerose. Griseofulvin hat einen positiven Effekt bei Atherosklerose und Raynaud-Syndrom. Allopurinol hat eine positive Wirkung bei Sarkoidose, Oxalatsteinen der Harnwege, Respiratory-Disstress-Syndrom der Neugeborenen, Duchenne-Dystrophie. Ketoconazol hat eine positive Wirkung bei Morbus Crohn, Colitis ulcerosa, Kolitis, disseminierter intravaskulärer Koagulation (Dick-Syndrom), Morbus Cushing, sekundärem Hyperaldosteronismus, Prostatakarzinom, Infertilität der Frau, HLDL-Hyperlipoproteinämie. In der Folge werden zweifelsfrei gesicherte Toxinwirkungen beschrieben.

Aflatoxine

Alflatoxin B_1 ist das stärkste natürlich vorkommende Karzinogen und noch in 75–100-fach geringerer Konzentration wirksam als Nitrosamine und 3,4 Benzpyrene. Die Aflatoxine (B_1, B_2, G_1 und G_2 werden von den Schimmelpilzen Aspergillus flavus und Aspergillus parasiticus gebildet und kommen häufig in Nüssen und Nussprodukten sowie Trockenfrüchten vor. Aflatoxin B_1 hat wie gesagt das größte hepatotoxische und kanzerogene Potenzial, die direkte Aufnahme potenziell Aflatoxin bildender Schimmelpilze, z. B. über den Respirationstrakt oder über die Nahrungsaufnahme, könnte eine zusätzliche Belastung mit Aflatoxinen bewirken, da die immunologische Auseinandersetzung mit dem Wirtsorganismus möglicherweise zu einer verstärkten Bildung von Mykotoxinen führt.

Ochratoxine
Ochratoxin A weist eine hohe Nephrotoxizität auf. Bei Tierversuchen konnte eine mykotoxische Nephropathie mit Tubulusatrophie nachgewiesen werden.

Cearalenone
Cearalenone haben estrogene Eigenschaften, die zu Entwicklungsstörungen, Fertilitätsstörungen und teratogenen Effekten bei Embryonen sowie eine mögliche Begünstigung von Lebertumoren führen.

Labordiagnostik

Die unten genannten Mykotoxine (☞ Diagnostik mit Applied Kinesiology) können im Serum nachgewiesen werden, daneben sind Antikörperbestimmungen möglich.

Diagnostik mit Applied Kinesiology

Die Nosoden der wichtigsten Pilze in der Potenz D12 oder höher führen zu einem normoreaktiven Challenge, wenn eine entsprechende Belastung vorhanden ist. Getestet werden können Alternaria, Aspergillus, Cephalosporum, Cladosporium, Fusarium, Giogladium, Microsporum, Microspora-Spezies, Penicillium, Rhodotorula, Trichoderma-Spezies, Sporotrichum.
Die Diagnose kann weiter gesichert werden, wenn das entsprechende Antigen im oralen Test zu einem dysreaktiven Challenge führt, Vorsicht ist bei Allergikern geboten, da mit der oralen Applikation auch ein Status asthmaticus ausgelöst werden kann. In diesen Fällen wird zunächst der biomagnetische Challenge durchgeführt (das entsprechende Antigen wird unter den nicht inhibierenden Pol eines 3000 Gauß starken Magneten auf den Bauch des Patienten gelegt).
Leider sind die Antigene seit kurzem nicht mehr erhältlich, es müssen in Zusammenarbeit mit mikrobiologischen Labors Nosoden der Pilze hergestellt werden, die dann im Sinne eines normoreaktiven Challenge getestet werden müssen.

Therapie

Bei positivem Toxin- und möglicherweise Antigennachweis bzw. positivem Challenge mit dem Antigen oder der Nosode sollten Antimykotika getestet werden: Nystatin, Ketoconazol, Griseofulvin, aber auch Allopurinol und Colchicin (Costantini, 1998b). Undecyne (Thorne), AC-Formula (PE) sind weitere Alternativen.
Mit dem Antigen im Mund oder ausgehend von einem dysreaktiven M. pectoralis major sternalis (Leber-zugeordnet) oder M. infraspinatus (Thymus-zugeordnet) werden Supplemente getestet: Selen und möglicherweise Carduus marianus (Mariendistel) können wirksam sein. Da es sich bei der Mykotoxinbelastung um eine chemisch toxische Belastung handelt, können entsprechende Supplemente getestet und gegeben werden: reduziertes Glutathion, α-Liponsäure, grüner Tee oder Extrakt daraus, Kofaktoren der Glutathionsynthese: Vitamin B_1, B_2, B_3, B_6, Pantothensäure, Mangan, Biotin.
Die Nosode, die positiv getestet hat, wird in einer Dosierung von 2-mal täglich fünf Tropfen gegeben, evtl. einschleichend mit 1×2, 2×2, 2×3, 2×5 Tropfen über mehrere Tage, um Reaktionen zu vermeiden. Die Setpoint-Technik (☞Kap. 17.2.1) kann angewandt werden, um eine Hypo- oder Desensibilisierung zu versuchen.
Der wichtigste Punkt ist sicherlich die Vermeidung von Schimmelbelastung: feuchte Räume müssen verlassen oder trockengelegt werden, da eine Beseitigung der Schimmelpilze auf Dauer andernfalls nicht möglich ist. Das Auswaschen mit Borax ist nur eine „Krücke".
Costantini et al. (1998a, b) geben eine Diät an, die arm an Zucker, Früchten, Ölen, Fetten, fermentierten Produkten wie Bier, Wein, Brot und Käse ist, jedoch reich an Fisch, Fischölen, Knoblauch, Zwiebel, Soja, Joghurt, Gemüse. Dabei stellt sich allerdings die Frage, inwieweit eine solche Diät durchführbar ist.

12.5 Übungsfragen zu Kap. 12

Antworten ☞ Kap. 13.9.
Frage 1: Schildern Sie mehrerer Screening-Tests für chemisch-toxische Belastung.
Frage 2: Wie können Sie chemische Schadstoffe spezifisch testen?
Frage 3: Welche Muskeln sind für die Testung chemischer Belastungen am besten geeignet? Warum?
Frage 4: Was sind die therapeutischen Grundprinzipien bei chemisch-toxischen Belastungen?

12.6 Antworten zu Kap. 11.6

Antwort 1: Kartoffel-Ei-Diät.
Antwort 2: Wurstwaren.
Antwort 3: Kokosfett (92%), Milch-/Butterfett (60%), Rindertalg (54%), Schweineschmalz (43%).
Antwort 4: ☞ Tab. 11.7.
Antwort 5: Kuhmilch: 120 mg/100 g, Sojamilch: 21 mg/100 g, Tofu 105 mg/100 g, Mandeln 252 mg/100 g, Sesam 783 mg/100 g.
Antwort 6: Thunfisch, Sardinen, Schinken, Wurst, Sauerkraut, Käsesorten, Rotwein, Champagner (☞ Tab. 11.14).
Antwort 7: Kaseine (80%), Molkenproteine (20%), bestehend aus Albuminen und Globulinen (☞ Tab. 11.16).
Antwort 8: BMI = Körpergewicht[kg]/Körpergröße^2

[m^2]; normal sind bei Frauen 19–25, bei Männern 20–25.

Antwort 9: Unbedingt muss vor Beginn jeglicher Testung mit Applied Kinesiology die Problematik einer möglichen Essstörung besprochen werden. Dies betrifft die Anorexie (Anorexia nervosa); niedriges Körpergewicht, weniger als 85% des zu erwartenden Gewichts, große Angst vor Gewichtszunahme, strikte Kontrolle der Nahrungsaufnahme, Körperschemastörung, übertriebener Einfluss des Gewichts auf das Selbstwertgefühl, Krankheitsverleugnung, sekundäre Amenorrhö). Bulimia nervosa: Bulimiepatienten sind meist normalgewichtig, sie werden von häufigen Heißhungerattacken heimgesucht und versuchen anschließend, ihr Gewicht durch Erbrechen, Hungern, Diäten, ausgiebigen Sport oder den Missbrauch von Abführmitteln zu kontrollieren.

Entweder die Patientin kann sich auf eine strenge Reglementierung der Ernährung einlassen, wie es dem Krankheitsbild entspricht oder eine Karenzdiät ist kontraindiziert. Wenn sie unbedingt durchgeführt werden muss, ist eine psychotherapeutische Begleitung unabdingbar. In allen Fällen ist eine zielgerichtete Therapie z. B. mit Mitteln des NLP angezeigt.

Antwort 10: Die Zufuhr von großen Anteilen Fett in der Ernährung bei gleichzeitiger drastischer Kohlenhydratreduktion führt zur Ketonkörperbildung. Die dabei entstehende metabolische Azidose senkt das Ruhemembranpotenzial der Nervenzellen und wirkt damit Krampfanfällen, die durch Spontanerregungen entstehen, entgegen.

13 Chronische Erkrankungen durch Viren und Bakterien

H. Garten

13.1 Einführung

Vermutlich haben chronische Virusbelastungen die größte kausale Bedeutung für die Ausbildung eines Chronic-fatigue-Syndroms (chronisches Müdigkeitssyndrom), wenn sie auch sicher nicht die einzige Ursache darstellen (☞ Kap. 15). Gerade wegen der laborchemisch und mit anderen technischen Mitteln schwierig zu erstellenden Diagnose ist die Bedeutung der Applied Kinesiology für dieses Krankheitsbild nicht hoch genug einzuschätzen.

Den hier besprochenen Erkrankungen ist eine mögliche rezidivierende Virusaktivität und Viruspersistenz gemeinsam. Herpes simplex und Varicella-Zoster-Virus bilden in der Latenz keine Viruspartikel. Dagegen scheinen beim Zytomegalie- und beim Epstein-Barr-Virus ständig kleine Virusmengen produziert und dauernd eine kleine Anzahl Zellen frisch infiziert zu werden. Dadurch wird eine persistierende, subklinische Infektion unterhalten. Durch psychischen Stress, physikalischen Stress wie Sonnenbestrahlung, andere Infektionen, Traumen oder immunsuppressive Behandlung kann es zur Reaktivierung der Viren kommen. Menschliche Herpesviren und Epstein-Barr-Virus werden mit Malignomentstehung in Verbindung gebracht. Die Mechanismen der Latenz und der Reaktivierung sind derzeit nicht genau bekannt, klinische Strategien zu deren Verhinderung existieren nicht.

Der direkte Virusnachweis mittels mikroskopischer bzw. serologischer Methoden (PCR, Polymerase Chain Reaction) ist nur in den Akutphasen viraler Infektion möglich, also bei der Diagnostik chronischer viraler Erkrankungen irrelevant. Hier kommen vielmehr verschiedene Antikörpersubklassen in Frage, die auch über den Aktivitätsgrad einer Infektion gewisse Aufschlüsse geben. Die IgG-Werte alleine bestätigen nur einen Viruskontakt und sind ohne Verlaufskontrolle und andere Parameter als „Durchseuchungstiter" zu sehen.

Am Beispiel der EBV-Serologie seien die differenzialdiagnostischen Möglichkeiten angedeutet: IgG-Titer gegen virales Kapsid-Antigen (VCA) und Early-Antigen (EA), erniedrigte bzw. negative EBNA-Titer wurden Mitte der achtziger Jahre zum ersten Mal mit Chronic-fatigue-Syndrom in Zusammenhang gebracht. Erhöhte IgM-Titer sind selten, weisen jedoch auf eine Reaktivierung hin. Zur Diagnostik des Chronic-fatigue-Syndroms ☞ Kap. 15. Hier werden die wichtigsten chronischen Virusinfektionen besprochen, die bei chronischer Müdigkeit und anderen Befindlichkeitsstörungen relevant sein können. Weiterhin werden die Infektionen mit Borrelien und Chlamydien hier besprochen, da sie ähnliche Krankheitsbilder verursachen können.

13.2 Herpesviren

Es gibt mehrere morphologisch nicht unterscheidbare Herpesviren (Kayser, Bienz et al., 1998), die zur Klasse der DNA-Viren gehören. Allen Herpesviren sind eine hohe Durchseuchungsrate (60–90%) und die Fähigkeit, lange Zeit im Körper latent bleiben zu können, gemeinsam.

▮ Herpes-simplex-Virus (HSV)

Man unterscheidet zwischen den beiden serologisch und biologisch unterscheidbaren Typen HSV 1 und 2:

- Die Erstinfektion durch Herpes simplex Typ 1 tritt meist schon früh im Kindesalter auf. Eintrittspforte ist die Mundschleimhaut, die Viren wandern anschließend über die Axone ins ZNS, wo sie im Ganglion trigeminale (Gasseri) latent bleiben. Die Reaktivierung führt zu den bekannten bläschenförmigen Exanthemen des Herpes labialis. Eine Elimination der Viren ist praktisch unmöglich, da sie nicht in den intrazellulären Raum gelangen und dem Zugriff des Immunsystems entzogen bleiben.
- Die Erstinfektion mit Herpes simplex Typ 2 geschieht üblicherweise über den Urogenitalbereich. HSV Typ 2 kann im peripheren sensorischen oder autonomen Nervengewebe sowie in den Lumbosakralganglien persistieren und von dort Episoden von manifestem Herpes genitalis oder Herpes glutealis auslösen.

Trotz der aufgeführten groben Unterscheidung können beide Subtypen des Virus genitale und orofaziale Infektionen auslösen, deren klinische Manifestationen nicht unterscheidbar sind. Einzig ist die Reaktivierung bei HSV 2 im Genitalbereich 8- bis 10-mal häufiger als bei HSV 1, während das Verhältnis beim oralen-labialen Herpes umgekehrt liegt.

Sowohl Erstmanifestation als auch Reaktivierung können mit Fieber, Lymphknotenschwellung, allgemeinem Krankheitsgefühl und Myalgien einhergehen. Neben oralen und genitalen Infektionen kommen die gefährlichen Infektionen der Augen (Keratitis, die zu Blindheit führen kann), des zentralen und peripheren Nervensystems sowie viszerale HSV-Infektionen vor. Die Eintrittspforten für die HSV-Enzephalitis sind der Bulbus olfactorius und das Ganglion trigeminale. Seltener kommen paretische Symptome wie beim Guillain-Barré-Syndrom oder bei der Fazialisparese vor.

Befall des peripheren Nervensystems beim Herpes glutealis kann begleitet sein von Dysfunktion des autonomen Nervensystems der Sakralregion, die zu Taubheit und Parästhesien im Bereich des Gesäßes und der Dammregion sowie zu Urinretention, Obstipation und Impotenz führt (Harrison's, 2005).

Labordiagnostik

Antikörperbestimmung Genglykoprotein G von HSV 1 (gG 1) und HSV 2 (gG 2). Ein Western Blot zur weiteren Spezifizierung liegt vor. 90% der Erwachsenen haben Antikörper gegen HSV 1, 20–30% gegen HSV 2 (HARRISON'S, 2005). Eine Virus-PCR dient zur Antigenbestimmung.

Diagnostik mit Applied Kinesiology

Vorzugsweise wird von einem dem Immunsystem zugeordneten Muskel wie dem M. infraspinatus ausgegangen. Ist dieser dysreaktiv, so kann bei Virusbelastung mit den entsprechenden Virusnosoden in den Potenzen C6 bis C30 oder höher ein normoreaktiver Challenge erzielt werden.
Ist der M. infraspinatus nicht dysreaktiv, kann ein Thymuschallenge durchgeführt werden: Die Hand des Patienten wird über dem manubriosternalen Winkel aufgelegt, und mit der Faust wird einmal leicht darauf geklopft. Dies führt zu einer Indikatorreaktionsänderung, speziell auch des M. infraspinatus. Dieser Challenge kann wiederholt werden, während der Patient die entsprechende Virusnosode in der Hand hält.
Es ist empfehlenswert, sich weitere dysreaktive Muskeln zu suchen, die eine Beziehung mit dem diagnostizierten (bzw. vermuteten) Krankheitsgeschehen haben: Bei Herpes genitalis ist die Verwendung des M. piriformis oder M. gluteus medius nahe liegend.

Therapie

Die schulmedizinische Therapie wird mit Aciclovir (5 × 200 mg/Tag), Valaciclovir (2 × 1000 mg/Tag) oder Famciclovir (2 × 250 mg/Tag), auch Valaciclovir (1 g/Tag) oral über 10–14 Tage durchgeführt. Es handelt sich hierbei um eine virostatische Behandlung, die aus bereits genannten Gründen symptomatisch ist und nicht zur Heilung führt.
Die Chemotherapie ist in der Regel wenig befriedigend, und alle im ☞ Kap. 8.8 beschriebenen immunstimulierenden Maßnahmen sind tauglich, chronische Viruserkrankungen zu bekämpfen (homöopathische Nosoden oder Präparate nach ENDERLEIN der Fa. Sanum, Echinacea, Eleutherococcus, Vitamin C, Selen, B-Vitamine, Zink, Ubichinon, Eigenblut- und Sauerstofftherapien, moderate Ganzkörperhyperthermie etc.). Die Herpes-Nosode der Fa. Heel kann als Trinkampulle oder i. m. ebenso wie die Nosoden der Fa. Staufen erfolgreich angewandt werden.
In der Praxis der Autoren konnten sehr gute Erfolge bei schweren rezidivierenden Herpes-glutealis-Fällen mit Hilfe psychoneuroimmunologisch orientierter Methoden des NLP (Selbsthypnose, „Gespräch mit dem Symptom") erzielt werden. Diese Maßnahmen, die im ☞ Kap. 15 zum Chronic Fatigue Syndrome dargestellt werden, gelten hier entsprechend.

Fallbeispiel
Eine 34-jährige Patientin kommt notfallmäßig in die Praxis: Die rechte Wange und die Lippen sind dick rot geschwollen und verkrustet. Sie berichtet, dass sie seit zwei Monaten den vierten Herpes habe und nunmehr seit sechs Wochen Aciclovir in hohen Dosen oral, zwischenzeitlich auch per Infusion bekomme. Herpes labialis D6 führt zum normoreaktiven Challenge des hyporeaktiven M. infraspinatus und hebt die Magnet-TL über dem infizierten Gebiet auf. Es werden zur oralen Therapie getestet: IMM-Formula™ (PE, bestehend aus Thymusextrakt, Echinacea, Ligustrum und Astragalus membranaceus). Eleutherococcus, Zinc 30 PE, Kupfer 2 mg und L-Lysin, Kalzium, Vitamin D, Eicosapentaensäure. Per Infusion wurden gegeben: 2 Amp. Unizink®, 1 Amp. Inzolen®, 2 Amp Thymoject®, 1 Amp. B-Komplex, 5 g Vitamin C in 200 ml NaCl.
Der Infekt ist nach drei Tagen so abgeklungen, dass die Krusten abtrocknen und nach zwei Wochen (Wiedervorstellung) die Effloreszenzen praktisch nicht mehr sichtbar sind. Der Immunstatus zeigt zytotoxische T-Zellen und T-Suppressorzellen ($CD3^+$/$CD8^+$) erhöht.
Acht Wochen später: einmal eine kleine Blase an den Lippen, sonst keine Beschwerden. Diese Situation hält bis zum letzten Kontakt (sechs Monate später) an. Die Patientin nimmt dabei nur Zink 30 mg.

Humanes Herpesvirus (HHV) 6 und 7

HHV 6 ist ein T-lymphotropes Virus. Die Infektion erfolgt häufig während des Säuglingsalters, wenn die mütterlichen Antikörperspiegel zurückgehen. Die Subklasse HHV 6b kann ein Exanthema subitum, das durch Fieber und typisches Exanthem bei Kleinkindern gekennzeichnet ist (Dreitagefieber) hervorrufen. Bei Erwachsenen treten selten mononukleoseähnliche Bilder („EBV-negative Mononukleose") auf. Bei immunkompromittierten Personen kann es zu schweren Infektionen der Lunge und des ZNS kommen. Auch HHV 7 wird während der Säuglings- und Kleinkindperiode aktiviert, einige Fälle von Exanthema subitum wurden HHV 7 zugeordnet.
Anmerkung: Humanes Herpesvirus (HHV) 8 wird als entscheidender Kofaktor bei der Induktion des Kaposi-Sarkoms (z. B. bei HIV-Infektionen) angesehen.

Labordiagnostik

Antikörperbestimmung, Western Blot zur weiteren Spezifizierung. Virus-PCR zur Antigenbestimmung.

Diagnostik mit Applied Kinesiology

Herpes-Virus-Typ-6-Nosode in D6 und höheren Potenzen führt zur Normoreaktion eines dysreaktiven zugeordneten Muskels (☞ Herpes-simplex-Virus).

Therapie

Herpes-Nosoden wie oben. Immunstimulation wie in ☞ Kap. 8.11 beschrieben mit Vitamin C, Zink, Selen, evtl. Paraimmunitätsinducern, am besten nach zellulärem Immunstatus. Antivirale Substanzen (☞ Herpes simplex und HARRISON'S, 2005) können helfen.

13.3 Varicella-Zoster-Virus (VZV)

Die Erstinfektion bei VZV läuft in der Mehrzahl der Fälle unter dem Bild der Windpocken ab. Das Virus wird aerogen übertragen, ist hoch kontagiös und führt zu einer hohen Durchseuchung. Die benigne Erkrankung kann in Fällen von Immunschwäche zu schweren Verläufen mit Beteiligung der Lunge, des Gehirns und anderer Organe führen, die zuweilen tödlich verlaufen. Die Infektion führt zu einer guten Immunität, das VZV persistiert jedoch in Spinalganglien, sowie eventuell auch in anderen Geweben.
Bei Reaktivierung entsteht das klinische Bild des Herpes zoster, bei dem sich das Virus neurogen verbreitet und eine Neuralgie (nicht immer!) und die typischen Zoster-Effloreszenzen in dem Hautsegment, das dem sensiblen Nerv zugeordnet ist, bewirkt. Die Reaktivierung erfolgt bei reduzierter Immunitätslage, bei anderen schweren Infektionen, Tumoren und vor allem jenseits des 45. Lebensjahres, aber auch bei Kindern und jungen Leuten, ebenso bei psychischen Belastungen und Stress. Schwere Verläufe kommen bei Zoster ophthalmicus, Zoster oticus und ZNS-Befall vor.

Labordiagnostik

PCR zur Bestimmung viraler DNA in Bläschenflüssigkeit. Antikörperbestimmung gegen VZV-Membranantigene: FAMA-Test (Fluorescent Antibody to Membrane Antigen), ELISA-Test (Harrison's, 2005).

Diagnostik mit Applied Kinesiology

Wie beim Herpesvirus beschrieben wird die Varicella-Zoster-Nosode in den Potenzen D6 bis D30 ausgehend von einem dysreaktiven Muskel (speziell M. infraspinatus) getestet.

Therapie

Zoster ophthalmicus und Varicellapneumonien (i.v.-Therapie) sollten mit Aciclovir behandelt werden (und Zoster im Kopfbereich allgemein wegen des Risikos einer Enzephalitis). Bei immunsupprimierten Patienten mit Herpes zoster senkt Aciclovir intravenös das Risiko der potenziell lebensbedrohlichen Zosterdissemination.
Die Maßnahmen, die im Kap. 15 zum Chronic Fatigue Syndrome dargestellt werden, gelten hier entsprechend (☞ Tab. 15.4).
Nach Test kommen folgende Homöopathika in Frage: Rhus tox. C12–C200, Mezereum C6–C12, Hydrocotyle asiatica D2 für das Effloreszensstadium, Ranunculus bulb. C12–C200 für die Neuralgie.
Wegen der ausgezeichneten Wirksamkeit und der Vermeidung von Zosterneuralgien sei hier auch die Akupunkturbehandlung angeführt: Die Zostereffloreszensen werden segmental mit zahlreichen Nadeln umstochen, daneben die Punkte He 3, Di 4, Gb 34, Lu 5, Mi 10. Ohrakupunktur durch segmentale Nadelung auf dem Radianten oder Neuraltherapie um den Zoster herum mit Procainquaddeln können ebenfalls angewandt werden.

Lokal kann zur Austrocknung der Bläschen Lotio-alba-Schüttelmixtur verwendet werden (wässrige Zinkoxidlotion, 20% Zinkoxid, 20%Talkum, 30% Glycerol [85%ig] und Wasser).

Prophylaxe

Eine Impfung mit attenuierten Viren steht zur Verfügung (Kayser, Bienz et al., 1998, Harrison's, 2005). Sie wird bei Kindern empfohlen, die älter als ein Jahr sind und keine Windpockenerkrankung hatten (Harrison's, 2005). Ein sinnvoller Effekt der Impfung ist bisher jedoch nicht dokumentiert (Arznei-Telegramm: a-t 2004). Auf die Impfproblematik unter naturheilkundlichen Gesichtspunkten soll hier nicht eingegangen werden. Ein Hyperimmunglobulin gegen VZV kann bei immunsupprimierten Patienten prophylaktisch und postexpositionell angewandt werden.

13.4 Epstein-Barr-Virus (EBV)

Das EBV wird über die Schleimhäute aufgenommen („Kissing disease“). Es vermehrt sich in epithelialen Zellen des Oropharynx oder der Cervix uteri und gelangt dann in B-Lymphozyten, so dass es zu einer systemischen Infektion kommt. Diese führt zum klinischen Bild der Mononucleosis infectiosa mit Fieber und generalisierter Lymphknotenschwellung, Tonsillitis, Pharyngitis und teilweise leichter Hepatitis. Das Virus bleibt lebenslang in B-Zellen latent, die gegen immunologischen Zugriff geschützt sind.
Bei älteren Patienten kann auch eine Erstinfektion bereits zu relativ niedrigem, lang anhaltendem Fieber, Müdigkeit, Myalgie und allgemeinem Krankheitsgefühl führen. Als Komplikationen kommen ZNS-Befall (Meningitis, Enzephalitis) mit Kopfschmerz, Meningismus und zerebellärer Ataxie sowie akuter Hemiplegie und Psychose vor, die sich während der ersten zwei Wochen nach EBV-Infektion entwickeln. Akute EBV-Infektion kann zu Hirnnervenlähmung sowie Guillain-Barré-Syndrom und peripherer Neuritis führen. Die Reaktivierung des Virus bei immungeschwächten Patienten kann dieselben Symptome wie der akute Infekt verursachen.

Labordiagnostik

Nachweis von Antikörpern gegen verschiedene virale Antigene:

- EB-VCA (virales Kapsid-Antigen): Die Antikörper gegen VCA erscheinen früh und persistieren lebenslang.
- EB-EA (Early Antigen): Die Antikörper gegen EA sind nur während der aktiven Krankheit nachweisbar. Die Subklassen EA-D und EA-R werden unterschieden, wobei EA-D Zellkernantigene beinhaltet, während EA-R ausschließlich zytoplasmatische Antikörper darstellt.
- EB-NA (Eppstein-Barr-nukleäres Antigen): Die Antikörper gegen EB-NA treten zwei bis vier Wochen nach Krankheitsausbruch auf und bleiben ebenfalls lebenslänglich nachweisbar.

Die chronische EBV-Infektion wird durch Antikörper gegen EB-VCA und EB-NA charakterisiert.

Diagnostik mit Applied Kinesiology

Ausgehend von einem dysreaktiven M. infraspinatus oder mehreren anderen dysreaktiven Muskeln bzw. von einem positiven Thymus-Challenge (☞ Kap. 13.2), wird mit den Nosoden Epstein-Barr-Virus und Pfeiffer'sches Drüsenfieber in den Potenzen D6 (akut) bis D200 (chronisch) getestet. Bei Erkrankung tritt ein normoreaktiver Challenge auf. Damit ist aber leider auch noch nichts über die Aktivität des Virus gesagt, außer dass eben niedrige Potenzen für eine aktive Erkrankung (akut oder reaktiviert) sprechen.

Therapie

In schweren Fällen (bei Pneumonie, Enzephalitis, Retinitis, Guillain-Barré-Syndrom) evtl. Immunglobuline. Interferon-α und monoklonale Antikörper gegen CD20 haben sich in manchen Fällen als wirksam erwiesen (Harrison's, 2005). Unwirksam ist Aciclovir! Die biologischen therapeutischen Maßnahmen, die im Kap. 15 zum Chronic Fatigue Syndrome dargestellt werden, gelten hier entsprechend.

13.5 Zytomegalievirus (CMV)

Die Erstinfektion verläuft in den allermeisten Fällen inapparent, auch wenn die Infektion früh, d. h. peri- oder postnatal, erfolgt. Das Virus bleibt anschließend in mononukleären Zellen latent, eine Reaktivierung kann asymptomatisch verlaufen oder Symptome wie fieberhafte Erkrankungen und leichtere Hepatitiden sowie mononukleroseartige Krankheitsbilder zeigen. Nur bei Aids-, Transplantations- oder Malignompatienten kann eine CMV-Neuinfektion oder Reaktivierung zu schwersten generalisierten Infektionen mit tödlichem Ausgang führen. Die Durchseuchung der Bevölkerung mit CMV beträgt ca. 90%.

Bei CMV-Mononukleose könnenen Fieber, Schüttelfrost, schweres Krankheitsgefühl und Erschöpfung, Myalgien, Kopfschmerz und Splenomegalie sowie Lymphadenopathie auftreten. Eine Beteiligung des ZNS kommt vor. Obwohl sich die meisten Patienten ohne Folgen erholen, kann eine ausgeprägte Erschöpfung und Müdigkeit während vielen Monaten nach dem Infekt persistieren.

Die kongenitale CMV-Infektion sei als Ursache von Embyopathien genannt. Dabei kommen Mikrozephalgie, psychomotorische Störungen, Hör- und Sehstörungen sowie Zahnabnormalitäten, die sich erst postnatal entwickeln, vor (Harrison's, 2005).

Labordiagnostik

Virusnachweis gelingt mit PCR aus Körpersekreten, Exkreten und Liquor sowie Vollblut. ELISA-Test CBR, Immunfluoreszenz-Test stehen zum Antikörpernachweis zur Verfügung, der jedoch nur bei Änderung im Titerverlauf hinweisend ist.

Diagnostik mit Applied Kinesiology

Wie beim Epstein-Barr-Virus beschrieben, wird die CMV-Nosode in den Potenzen D6 bis D200, ausgehend von einem dysreaktiven Muskel (speziell M. infraspinatus), getestet.

Therapie

Ganciclovir und Foscarnet (Harrison's, 2005) sind Therapiemöglichkeiten bei Hochrisikopatienten. Die Maßnahmen, die im Kap. 15 zum Chronic Fatigue Syndrome dargestellt werden, gelten hier entsprechend.

13.6 Coxsackieviren

Cocksackieviren gehören zur Klasse der Enteroviren. Enteroviren werden per os aufgenommen und vermehren sich zunächst im lymphatischen Gewebe des Rachenraums und später vor allem in der Darmwand. Enteroviren (unter anderem Coxsackie A und B) sind für bis zu 90% aller aseptischen Meningitisfälle bei Kindern und jungen Erwachsenen verantwortlich: Fieber, Schüttelfrost, Kopfschmerzen, Lichtempfindlichkeit und schmerzhafte Augenbewegung sowie Meningismus sind die Symptome.

Auf dem Blutweg erreichen die Viren die Organe und erzeugen dort vielfältige, häufig auch uncharakteristische Krankheitsbilder. Coxsackieviren werden in die Klassen A und B (Coxsackie-Viren A1–22,24 und die Coxsackie-Viren B1–6) eingeteilt, und dasselbe klinische Symptom kann von mehreren Serotypen ausgelöst werden.

Tab. 13.1: Serologische EBV-Diagnostik und ihre Bedeutung (nach Harrison's, 2005)

	Anti-VCA- IgM	Anti-VCA-IgG	Anti-EB EA-D	Anti-EB EA-R	Anti-EBNA
Akute infektiöse Mononukleose	+	++	+	–	–
Konvaleszenz	–	+	–	±	+
Alte Infektion	–	+	–	–	+
Reaktivierung bei Immundefekt	–	++	+	+	±
Burkitt-Lymphom	–	+++	±	++	+
Nasopharyngeales Karzinom	–	+++	++	±	+

Die häufigste klinische Manifestation ist eine unspezifische fieberhafte Erkrankung nach drei bis sechs Tagen Inkubation mit akut einsetzendem Fieber, Krankheitsgefühl, Kopfschmerz, Bronchitis, Übelkeit und Erbrechen. Die Symptome dauern meist drei bis vier Tage und sind nach einer Woche vorüber. Als typisches klinisches Beispiel sei die Sommergrippe genannt.
Bei Neugeborenen kann es zu Myokarditis, Hepatitis, Meningitis oder Meningoenzephalitis und Pneumonie sowie disseminierter intravaskulärer Gerinnung kommen. Die Bilder entsprechen einer bakteriellen Sepsis. Andere systemische Symptome sind Pharyngitis und Husten, Durchfall, Myalgien, Pleurodynie, Myokarditis und Herpangina sowie makuläre und vesikuläre Exantheme. Die Bornholm-Erkrankung (endemische Pleurodynie) ist eine spezielle Manifestation der Coxsackievirus-B-Infektion. Die Hand-Food-and-Mouth-Disease (Hand-Fuß-Mund-Krankheit,) wird meist von Coxsackievirus A16 ausgelöst und ist hochkontagiös. Eine Stomatitis aphthosa sowie vesikuläre und bullöse Läsionen an Händen und Füßen sind die klinischen Manifestationen.

Labordiagnostik

Virusnachweis aus Liquor, Rachenabstrich oder -spülwasser sowie Stuhl sind mit einem PCR-Kit möglich. Serologische Diagnostik ist im Falle von Chronic-fatigue-Syndrom die gängige Nachweismethode.

Diagnostik mit Applied Kinesiology

Wie beim Epstein-Barr-Virus beschrieben wird die Coxsackie-Nosode in den Potenzen D6 bis D200 ausgehend von einem dysreaktiven Muskel (speziell M. infraspinatus) getestet. Es stehen zahlreiche Subklassen der Typen A und B zur Verfügung.

Therapie

Die Maßnahmen, die im Kap. 15 zum Chronic Fatigue Syndrome dargestellt werden, gelten hier entsprechend.

13.7 Chronische Infektionen durch Bakterien

13.7.1 Borrelia burgdorferi (Lyme-Borreliose)

Diese Krankheit wird nach dem Bezirk Lyme des US-Bundesstaates Connecticut benannt, wo 1977 vermehrt akute Arthritiden auftraten, als deren Erreger 1991 B. burgdorferi erkannt wurde. Inzwischen sind verschiedene andere Gattungen von Borrelien unterschieden worden, die etwas unterschiedliche Klinik und Schwere von Infektionen verursachen. Die Erreger werden durch den Biss verschiedener Zeckenarten, in Europa vor allem Ixodes ricinos (Holzbock), übertragen. In Endemiegebieten Deutschlands sind etwa 3–7% der Larven sowie 10–34% der Adulten mit B. burgdorferi infiziert. Die Erkrankung ist durch drei Stadien gekennzeichnet:

- Stadium 1: Erythema chronicum migrans: Nach einer Inkubationszeit von 3–32 Tagen tritt ein Erythem mit hellrotem äußerem Rand und hellerem Zentrum auf. Der Zeckenbiss im Zentrum des später entstehenden Erythems wird häufig nicht erinnert. Bei bis 25% der Infektionen kann die Hautsymptomatik fehlen.
- Stadium 2: Innerhalb von Tagen bis Wochen nach dem Auftreten des Erythema migrans kommt es zu hämatogenen Ausbreitung der Borrelien. Diese scheinen eine spezielle Affinität zu Haut, Nervensystem und Gelenken zu haben. Starke Kopfschmerzen, Nackensteifigkeit, Fieber, Schüttelfrost, muskuloskelettale Schmerzen, Gelenkschmerzen, schweres Krankheitsgefühl und Erschöpfung kennzeichnen dieses Stadium.
- Stadium 3 (persistierende Infektion): Monate nach dem Beginn der Infektionserkrankung entwickeln ungefähr 60% der Patienten, die keine wirksame (!) antibiotische Behandlung erhielten, eine Arthritis. Diese ist durch wechselnde oligoartikuläre Erscheinungen an den großen Gelenken (besonders der Knie) gekennzeichnet, die über Wochen und Monate rezidivierend an den betroffenen Gelenken auftreten können.
- Etwas weniger häufig tritt die neurologische Manifestation Monate oder Jahre nach Infektion auf. Eine milde Enzephalopathie, die die Erinnerung, die Stimmung, den Schlaf betrifft, sowie eine Polyneuropathie mit distalen Parästhesien oder spinalen radikulären Schmerzen sind die Folge.

Labordiagnostik

Die serologischen Tests können mehrere Wochen nach Infektion negativ sein. Im ersten Monat der Infektion werden IgM- und IgG-ELISA positiv. Zweifelhafte und positive Resultate werden mit Western Blot überprüft. Wenn nur der IgG-Blot, nicht jedoch der IgM-Blot positiv ist, ist die Wahrscheinlichkeit einer inaktiven Infektion groß, eine Unterscheidung zwischen aktiven und inaktiven Infektionen mit den serologischen Tests ist jedoch häufig nicht möglich. Erregernachweis aus Punktaten und Liquor kann versucht werden (PCl), der LTT gegen Borrelien ist eine gute Option. Das schwierigste Problem der Diagnose ist die Differenzialdiagnose zwischen Lyme-Erkrankung und Chronic-fatigue-Syndrom oder Fibromyalgie (Harrison's, 2005) Tatsächlich entwickeln viele Patienten nach Durchmachen einer Borreliose ein Chronic-fatigue-Syndrom.

Diagnostik mit Applied Kinesiology

Wie üblich wird die Nosode Borrelia in D6 bis D30 oder höher getestet und führt zu einem normoreaktiven Challenge, wenn Borrelienkontakt vorhanden war und noch biologisch relevant ist. Bei positivem Challenge durch niedrigere Potenzen (bis D12) kann man davon ausgehen, dass Borrelien nach wie vor relevant sind und eine antibiotische Therapie damit angezeigt ist. Testen Sie auch die Antibiotika, die in Frage kommen. Das kann ein weiteres differenzialtherapeutisches Kriterium sein.

Therapie

Für das erste und zweite Stadium der Erkrankung ist die orale Therapie mit Doxycyclin (2 × 100 mg/Tag), alternativ Amoxycyclin (2 × 500 mg/Tag), Cefuroxim (2 × 500 mg/Tag) oder Erythromycin (2 × 250 mg/Tag) die Therapie der Wahl. Bei persistierender Infektion trotz ausreichender oraler Behandlung oder zentralnervöser Beteiligung ist eine intravenöse Therapie mit Ceftriaxon 2 g/Tag über vier Wochen, Cefotaxim (3 × 2 g/Tag) oder intravenöses Penicillin G (20 000 000 Einheiten pro Tag in drei Dosen während vier Wochen) notwendig. Hauterscheinungen müssen mindestens zehn Tage, sicherheitshalber besser drei Wochen lang, Arthritiden 30–60 Tage lang oral behandelt werden. Bei Versagen der oralen Therapie bei Arthritis muss intravenös therapiert werden. Unbedingt sollte mit den getesteten Potenzstufen der Nosoden im Sinne einer Potenzreihe begleitend behandelt werden. Hierdurch kann vermutlich die Induktion proinflammatorischer Zytokine wie TNF-α und Interleukin-1b, die zu den eigentlichen Symptomen führen, vermindert werden. Allgemein immunstimulierende Maßnahmen, wie sie in Kap. 15.4.4 dargestellt werden, gelten hier entsprechend.

13.7.2 Chlamydien

Es werden drei humanpathogene Arten unterschieden: Ch. psittaci, der Erreger der Ornithose, Ch. trachomatis und Ch. pneumoniae. Die Chlamydien sind in der Gattung Chlamydiaceae zusammengefasste Bakterien. Sie sind obligate Zellparasiten und durchlaufen einen Vermehrungszyklus, bei dem zwei Formen auftreten:

- Elementarkörperchen können außerhalb von Wirtszellen leben.
- Retikulärkörperchen sind eine intrazelluläre Form, die sich durch Querteilung vermehrt und einen eigenen Stoffwechsel hat.

Die Ornithose ist eine durch Papageien und andere Vögel auf den Menschen übertragene Infektion der Respirationsorgane, des Intestinal-, des Genitaltrakts und der Konjunktiven. Bedeutsamer ist Chlamydia trachomatis, die in warmen, unterentwickelten Ländern zu follikulärer Keratokonjunktivitis mit Ausbildung von Hornhautnarben und Erblindung führt. Ebenso in tropischen und subtropischen Klimazonen führt Ch. trachomatis zu Lymphogranuloma venereum, das zu den Geschlechtskrankheiten zählt. In unseren Breiten ist die Einschlusskonjunktivitis (Schwimmbadkonjunktivitis) eine häufige Form, an der sich häufig Neugeborene während der Geburt durch Erreger im Genitaltrakt der Mutter infizieren.

Genitalinfektionen mit Ch. trachomatis machen beim Mann 30–60% der Nicht-Gonokokken-Urethritiden aus. Als Komplikationen können Prostatitis und Epididymitis auftreten. Die Übertragung erfolgt durch Sexualkontakt, wobei die Frau keine klinischen Symptome zu zeigen braucht. Bei Frauen treten Urethritiden, Proktitiden und Infekte der Genitalorgane sowie Salpingitiden auf. Das Reiter-Syndrom, bestehend aus Konjunktivitis, Urethritis (bei Frauen Zervizitis), Arthritis und mukokutanen Läsionen, ist bei 70% der betroffenen Männer ohne Assoziationen mit intestinalen Infekten (Salmonellen, Yersinien, Shigellen) nachgewiesen worden.

Chlamydia pneumoniae wird durch Tröpfchen übertragen und gehört wahrscheinlich zu den häufigsten Chlamydieninfektionen. 60% der Erwachsenen weisen Antikörper gegen Ch. pneumoniae auf. Auch Ch. pneumoniae ist für die Ausbildung eines Reiter-Syndroms verantwortlich gemacht worden.

Labordiagnostik

Die sensitivsten Chlamydientests sind Ligase Chain Reaction (LCR) und Polymerase Chain Reaction (PCR), die selbst den kulturellen Nachweis bezüglich Sensitivität übersteigen. Chlamydiengene werden im Urin nachgewiesen, sind jedoch bei Augeninfektionen nicht so nützlich. LCR und PCR sind bei Urethritis, Salpingitis und Zervizitis die Methoden der Wahl, bei Proktitis und Reiter-Syndrom sowie bei Konjunktivitis sollte ein kultureller Nachweis angestrebt werden. Giemsa-Färbung und Immunfluoreszenztest aus Abstrichmaterial sind weniger sensitiv.

Diagnostik mit Applied Kinesiology

Die Nosoden Chlamydia trachomatis und Ch. pneumoniae liegen vor und führen bei entsprechenden Infektionen in den Potenzen D6 bis D30 zur Normoreaktion dysreaktiver Muskeln, die dem befallenen Organsystem zugeordnet sind: Mm. piriformis und gluteus medius dem Urogenitaltrakt, ebenso Mm. tibialis anterior und die Peroneusgruppe (Blase), M. trapezius superior dem Auge, Mm. deltoideus und serratus anterior der Lunge.

Therapie

Doxycyclin (sieben Tage lang 2 × 100 mg, bei Komplikationen wie Epididymitis und Salpingitis zwei Wochen lang) ist die antibiotische Therapie der Wahl. Azithromycin, ein Makrolidantibiotikum, kann in Einmaldosierung mit 1 g als ebenso effektiv wie eine Sieben-Tage-Doxycyclintherapie angesehen werden.

Nosodentherapie: Mit einer entsprechenden Nosodentherapie nach Testung (☞ oben) konnte der Autor eine Ausheilung einer Chlamydieninfektion bei Antibiotikaunverträglichkeit mit entsprechendem Rückgang der Antikörpertiter und negativem Erregernachweis erreichen.

13.7.3 Tropheryma whipplei: Morbus Whipple

Überwiegend Männer im mittleren Lebensalter sind von einer chronischen Infektion mit Tropheryma Whipplei betroffen. Diese tritt sehr selten auf, ist aber durch eine Vielzahl von Allgemeinsymptomen gekennzeichnet, die auch durch andere Erkrankungen, wie sie in diesem Buch beschrieben werden, verursacht werden können.

Primär wird die Mukosa des Dünndarms wird durch Tropheryma whipplei befallen, einem Bakterium der Untergruppe Actinomyces. Üblicherweise wird keine Übertragung von Mensch zu Mensch beobachtet. Die Bakterien werden von Makrophagen aufgenommen und diese finden sich in der Mukosa des Dünndarms in

dichter Konzentration. Lokale Lymphknoten schwellen an und führen zu einer Abflussbehinderung der mukosalen Lymphe, die sich in der Schleimhaut staut.
Die Beschwerden und Symptome sind vielfältig und unspezifisch; sie können je nach im Vordergrund stehendem Organsystem zu unterschiedlichsten Differenzialdiagnosen führen: Diarrhö, Steatorrhö, abdominelle Missempfindungen, Meteorismus, leichtes Fieber, Gewichtsverlust, bei Malabsorption Mangelsymptome (u.a. Vitamine, Spurenelemente, Magnesium, Kalzium und Eisen [mikrozytär hypochrome Anämie]). Eiweißverlustsyndrom (Verlust über den Darm), chronischer Husten bei Lungen- und Bronchialbefall, Herzinsuffizienz und Angina pectoris bei Herzbefall. Gelenksymptome gehen in ca. 75% der Fälle viele (durchschnittlich 6) Jahre einer intestinalen Symptomatik voraus (Puechal, 2002). Chronische Gelenkdeformitäten folgen selten. Neurologische Symptome (in ca. 10%; breites Spektrum an Symptomen: u.a. Demenz, Kopfschmerz, Parkinsonismus, Apathie, Tinnitus, Ophthalmoplegie, Dysarthrie). Ähnlich vielfältig in der Symptomaitk ist die Sprue (Zöliakie) mit ihrem Malassimilationssyndrom. Der M. Whipple kann auch Pilzerkrankungen, bakteriellen Infektionen, dem M. Boeck oder der Tuberkulose ähneln.

Labordiagnostik

Eine ungeklärte Arthropathie sollte an einen M. Whipple denken lassen. Intestinale Symptome führen in der Regel rasch zu einer endoskopischen Untersuchung, bei der bei Aufmerksamkeit und Erfahrung des Untersuchers meist ein typisches „Schneegestöber" der Duodenalschleimhaut gefunden wird (multiple gestaute Lymphgefäße in der Mukosa). Die Histologie ergibt die pathognomonischen SPC-Zellen. Heute kann das auslösende Bakterium durch PCR nachgewiesen werden (Dutly und Altwegg, 2001). Der Nachweis im Stuhl hat eine Spezifität und Sensitivität von annähernd 100% und kann endoskopische Kontrolluntersuchungen erübrigen (Maibach, Dutly, et al., 2002). Der Nachweis in Gewebsproben ermöglicht die Erkennung des Befalls von Organen.

Diagnostik mit Applied Kinesiology

Zur Zeit steht keine Nosode zur Verfügung, die Fa. Staufen Pharma, Göppingen (www.staufen-pharma.de) ist jedoch grundsätzlich bereit, diese herzustellen, wenn ihr das Ausgangsmaterial (Biopsiematerial) zur Verfügung gestellt wird. In Anbetracht des unspezifischen Krankheitsbildes wäre diese Möglichkeit einer bioenergetischen Diagnostik essenziell.

Therapie

Verschiedene Antibiotika sind erfolgversprechend; dazu gehören Penicillin, Cephalosporine, Erythromycin, Tetrazykline, Cotrimoxazol, Chloramphenicol. Oft kommt es trotz prolongierter Einnahme noch nach Monaten oder Jahren zu Wiedererkrankungen, vielfach dabei zu neurologischer Symptomatik. Offenbar können die Bakterien im ZNS überdauern. Die Therapie umfasst symptomatische Maßnahmen des Ausgleichs von Elektrolyten, Vitaminen und Spurenelementen (u.a. Kalzium und Vitamin D zur Osteoporoseprophylaxe). Die Therapie führt oft bereits nach wenigen Tagen zu einer Verbesserung von Beschwerden (z.B. der Gelenkbeschwerden). Eine zerebraler Befall ist oft therapieresistent; ein mögliches Regime beinhaltet: 2 × 2 g/Tag Ceftriaxon und 1 × 1 g/Tag Streptomycin i.v. für die ersten 2 Wochen (cave Nebenwirkungen), dann für weitere 52 Wochen 2 × 1 g/Tag Cotrimoxazol oder alternativ 1 × 400 mg/Tag Cefixin oral.
Die Überwachung der Therapie beinhaltet regelmäßige endoskopische Kontrollen. Eine restliche Lymphgefäßerweiterung im endoskopischen Bild und der Nachweis weniger PAS-positiver Makrophagen alleine beweist noch nicht, dass die Erkrankung noch aktiv ist; diese Befunde können offenbar trotz Therapieansprechens lange persistieren. Heute können Bakterien molekularbiologisch nachgewiesen werden, womit eine bessere Überwachung des Therapieerfolgs möglich ist. Denken Sie an die orthomolekularen therapeutischen Möglichkeiten, die in ☞ Kap. 15.4.4 dargestellt sind.

13.8 Übungsfragen zu Kap. 13

Antworten ☞Kap. 14.7

Frage 1: Erklären Sie das Prinzip der Testung chronischer Viruserkrankungen und chronischer bakterieller Erkrankungen.

Frage 2: Für welche Allgemeinkrankheit haben chronisch persistierende Virusinfektionen eine entscheidende Bedeutung?

Frage 3: Was sind therapeutisch wirksame Substanzen bei chronischen Virusinfekten?

13.9 Antworten zu Kap. 12.5

Antwort 1:
a) Therapielokalisation des NL-Reflexes des M. pectoralis minor;
b) Provokation mit Haushaltsbleiche und Wasserstoffperoxid ausgehend von einem normoreaktiven Indikatormuskel;
c) Inhalatorische Provokation mit Raumluft oder mit Staubproben.

Antwort 2: Dysreaktive Muskeln (im Leertest oder nach Provokation wie in 1 b/c) werden durch Provokation mit den verursachenden Schadstoffen in potenzierter Form normoreaktiv.

Antwort 3: M. pectoralis major sternalis (Leberentgiftung), M. infraspinatus (Immunsystem), M. sartorius, M. gracilis (Nebenniere-Stressorgan).

Antwort 4: Vermeidung, Antioxidanzien, Förderung der Phase-I und Phase-II-Entgiftung (☞ Kap. 14.5).

14 Multiple chemische Sensitivität (MCS)

G. Weiss, H. Garten

14.1 Einführung

Dieser Begriff der klinischen Ökologie wurde zuerst von Randolph vor mehr als 40 Jahren beschrieben (Randolph, 1954, 1978). Inzwischen wurde auch der Begriff der Idiopathic Environmental Intolerance (IEI) geprägt, um Phänomene mit multiplen, wiederkehrenden Symptomen zu beschreiben, die mit diversen Faktoren aus der Umwelt der Patienten vergesellschaftet sind, die von der Mehrheit der Patienten problemlos toleriert werden (Wichmann et al., 1992 und Ergänzungslieferungen). „Mittlerweile ist es evident, dass nicht nur Chemikalien, sondern auch Stoffe aus der Biosphäre, wie etwa Schimmelpilze, dieses Krankheitsbild auslösen und/oder unterhalten können" (Bartram, 2004).

Fallbeispiel

40-jährige Patientin. Beschwerden: bläschenförmiger Hautausschlag, Jucken, Hautrisse, Unverträglichkeit diverser Nahrungsmittel, Schwindelgefühle.

Anamnestisch Verwendung von Xyladecor als Holzschutz im Jahr 1983. Der 1983 geborene Sohn litt in den ersten Lebensjahren unter Hyperaktivität und Nahrungsmittelunverträglichkeiten, die bis heute bestehen geblieben sind. AK-Test: generalisierte Hyperreaktion (☞ Kap. 3). Xyladecor, Xyla, Xydeneu, Lindan, Terpentina jeweils in D6: normoreaktiver Challenge; Histidin: Superchallenge; P5P, Zink, normoreaktiver Challenge.

In der nächsten Sitzung Testung von Luftproben aus der Wohnung und Materialproben. Dabei dysreaktiver Challenge durch Luftprobe im Bad (Holzvertäfelung), dysreaktiver Challenge durch Materialprobe Baddecke und Holzverschalung außen. Begehung durch die Umweltambulanz, die die Empfehlung macht, die Fensterstöcke, die lindanhaltig sein könnten, zu ersetzen und die Holzvertäfelung der Decke abzunehmen. Es erfolgt keine weitere labortechnische Messung.

14 Monate später berichtet die Patientin, dass sie sich seit 14 Jahren nicht mehr so gut gefühlt habe, der Sohn vertrage wieder alle Nahrungsmittel, habe keinen Heuschnupfen mehr. Heuschnupfen der Patientin ist nicht mehr aufgetreten.

Während einer kurzen Episode nach Kauf von Birkenstühlen, die auf den Philippinen hergestellt wurden, erneut Hautausschlag und geschwollene Finger. Die Holzschutzmittelnosoden wie oben testen negativ, Lindan D6 führt erneut zu normoreaktivem Challenge. Antioxidant Formula™ (Pure Encapsulations): normoreaktiver Challenge. Verordnung: Ersatz der Stühle. Die Symptome verschwinden daraufhin.

Unser tägliches Leben ist geprägt von einer Vielzahl von technischen und chemischen Umweltbelastungen, die dem Einzelnen in der Regel gar nicht bewusst sind. Kaum einer weiß Bescheid über die Vielfalt von Chemikalien aus Zahnersatzstoffen, Medikamenten, Textilien, Baustoffen, Reinigungsmitteln, Trinkwasser, industriell verarbeiteten Lebensmitteln, aber auch aus natürlicher Nahrung, durch Rauchen und Abgase von Verkehr, Industrie und Heizung. In hoch technisierten Industrienationen gibt es inzwischen mehr als 100 000 Chemikalien, mit denen man Kontakt haben kann. Maximal ein Zehntel davon ist gut untersucht. Die Auswirkungen, die diese Substanzen in Kombination miteinander haben können, sind kaum bekannt. Mykotoxine in der häuslichen Umgebung und auch in der Nahrung sind eine weitere Belastungsmöglichkeit. Letzteres wird, auch durch ein WHO-Projekt, inzwischen intensiv beforscht.

Die aufgeführten Belastungen werden von den allermeisten Menschen normalerweise mehr oder weniger gut toleriert. Nach Bartram (2004) muss der Mensch erhebliche Fähigkeiten besitzen, sich bei chronischen, meist Langzeitexpositionen gegenüber Schadstoffen unterschiedlicher Art kompetent regulatorisch/kompensatorisch zur Wehr zu setzen, u. a. über eine genetisch festgelegte hochleistungsfähige Entgiftungstätigkeit (Phase I und Phase II des menschlichen Detoxifikationssystems), wobei es in immer häufigeren Fällen zu permanenten Überforderungen kommt (☞ Kap. 14.5.1).

Bei entsprechender individueller Veranlagung und Befindlichkeit können aber starke Einzelbelastungen oder die summierende Kombination mehrerer Schadstoffe durch Überforderung der Entgiftungsmöglichkeiten des Organismus zum Ausbruch chronischer Erkrankungen, speziell auch einer Multiplen chemischen Sensitivität, beitragen. Eine gerade veröffentlichte Studie von Bauer, Martens et al. (2004) am Fachkrankenhaus Nordfriesland stützt die Hypothese, dass bei Vorliegen zusätzlicher Vulnerabilitätsfaktoren eine geringere Schadstoffmenge ausreicht, um ein ähnliches Krankheitsbild zu erzeugen wie bei hoher Schadstoffbelastung ohne zusätzliche Vulnerabilitätsfaktoren.

Der sog. „spreading effect" führt dazu, dass bei erst einmal eingetretener Überempfindlichkeit gegen eine Chemikalie sich die Sensitivität eines Individuums rasch auf andere Substanzen ausdehnt mit gleichzeitig erhöhter Empfindlichkeit auf minimalste Dosen des auslösenden Agens (Kapuste und Schlett, 1995). Der Spreading Effect wird nach Heine (1997) durch den „Sammeltopf" Grundsubstanz verursacht (s. u.).

Autoimmunkrankheiten, ererbte Veranlagung, Belastung mit Schwermetallen (Amalgam, Gold, Palladium), Dysbiosen oder chem. Verbindungen (Dioxine, PCP, Pyrethroide, Formaldehyd etc.) sind disponierende Faktoren ebenso wie die Einwirkung von elektromagnetischen Feldern (die eine Modifikation von sterischen Molekülkonfigurationen bewirken können mit Eingriffen an Form und Komplexität von Molekülen). Am Beispiel der Organophosphate wird deutlich, dass Vergiftungsfolgen oft erst Monate und Jahre nach einer akuten Exposition auftreten, die gelegentlich auch nur subakut oder kurzzeitig sein kann.

Da im Gehirn keine Nervenzelle weiter als 50 µm von einer Kapillare entfernt ist, können sich die Schadstoffe im gesamten Gehirn ausbreiten, die Gesamtdiffusionszeit in den Interzellularräumen beträgt nur ca. 10–20 Sekunden (Schwinger, 2001). Bei vorgeschädigtem Endothel ist die Blut-Hirn-Schranke dabei unwirksam! Für manche Substanzen ist sowieso die Hirn-Nasen-Schranke über den N. olfactorius durchlässiger als die Blut-Hirn-Schranke.

Nach dem Konzept der subklinischen Neurotoxizität scheint bei vulnerablen Patientengruppen die Schwellenkonzentration für toxische Effekte bei einem Zehntel bis einem Zehntausendstel der gültigen Grenzwerte zu liegen. Bei solchen Patienten kann sich offenbar jede noch so kleine anfängliche Abweichung systemisch entfalten, bis sie das Geschehen vollständig dominiert. Miller (1999) fanden deutliche Hinweise für einen giftstoffinduzierten Toleranzverlust gegenüber chemischen oder toxischen Substanzen (TILT, toxicant-induced loss of tolerance). Unter diesen Gesichtspunkten wären psychische Veränderungen als sekundäre Folge der neuropsychiatrischen Effekte zahlreicher organisch-chemischer Substanzen, von Pestiziden und Schwermetallen usw. zu werten und nicht primär zu konstatierendes Symptom einer spezifischen psychischen Reaktionsweise. Nach dieser Theorie führt ein initiales Expositionsereignis bei veranlagten Personen zum Verlust der spezifischen Toleranz. Der sensibilisierte Patient ist in der Folgezeit auch gegenüber Exposition mit niedrigen Dosen toxischer Substanzen empfindlich. Er reagiert schließlich auf immer mehr Substanzen mit Symptomen im Sinne einer Triggerung, was zu einem Maskierungseffekt führt. Der ursprüngliche Auslöser ist nicht mehr erkennbar mit der Folge von massiven Ängsten vor entsprechenden Stoffen.

Im manifesten MCS-Syndrom führen somit viele Stoffe, bei nicht sichtbaren oder nicht messbaren Veränderungen, zu einem Leben mit erheblich reduzierter Lebensqualität. Das Krankheitsbild wirkt in gewissem Sinne wie eine Suchterkrankung lebensbestimmend und kann das lebenswerte Leben auf das Äußerste limitieren. Ab einem bestimmten Punkt ist im Einzelfall weder verstandes- noch gefühlsmäßig der Ablauf erklärbar oder nachvollziehbar (Germann, 2001). Zur Bewältigung der hohen Stresslast durch diese Faktoren muss immer mehr Energie aufgewendet werden, als wenn der Betroffene gesund wäre. Zur Aufrechterhaltung der Homöostase müssen andere Stoffwechselvorgänge herunterreguliert werden, Belastbarkeit und Leistungsfähigkeit fallen ab, was eine Beziehungen zum Chronic-fatigue-Syndrom herstellt.

Der hohe Energieverbrauch kann indirekt durch Überprüfung der Grundregulation erfasst werden (Dekoderdermographie, abnorme Werte für T-Lymphozyten, Eosinophile, Komplement, IgG u.a.). Nach Rea (1996) können Chemikalien in Umwelt und Nahrung Auslöser von Herzrhythmusstörungen, Venenentzündungen und Vaskulitis sowie weiteren Herz-Gefäß-Erkrankungen darstellen. Ein großes Problem bei der Diagnostik ist der meist schleichende Krankheitsbeginn über Monate bis Jahre mit unspezifischer Symptomatik. Nur eine akribische Anamnese kann hier helfen, mögliche Ursachen einzugrenzen.

Die Stellung der Diagnose eines MCS ist nach Schwarz (1997) häufig der Schlüssel für die erfolgreiche Behandlung von Erkrankungen wie Asthma bronchiale, Hypertonie, Autoimmunerkrankungen und funktionell neurologischen Störungen. Leider werden Krankheitssymptome von umweltbelasteten Patienten von vielen Ärzten und Gutachtern nicht anerkannt, geleugnet oder verharmlost. MCS-Patienten werden deshalb häufig gesellschaftlich isoliert und als psychisch krank abgestempelt.

Im vorliegenden Buch beschäftigen wir uns ganz allgemein mit Inwelt- und Umweltfaktoren, die eine Vielzahl von Symptomen und Krankheitsbildern verursachen können, die bei der Diagnostik und Therapie der Multiplen chemischen Sensitivität alle berücksichtigt werden müssen. Die ☞ Kap. 4–12 beschäftigen sich sozusagen mit den Einzelkomponenten der Diagnostik des MCS: Säure-Basen-Störungen als Folge von systemischen metabolischen Belastungen müssen genauso in Betracht gezogen werden wie Herde und Störfelder, Dysbiosen, Allergien und Unverträglichkeiten, Schwermetallbelastungen, chronische Virusinfekte neben weiteren möglichen Ursachen. Sie alle können eine besondere Empfindlichkeit gegenüber „chemischen Belastungen" mit verursachen.

Die Multiple chemische Sensitivität scheint also oftmals das Endprodukt sich aufsummierender Ereignisse und das Resultat einer Mischbelastung zu sein. Wegen der teilweise erheblichen Beeinträchtigungen kann im Interesse der Patienten nicht gewartet werden, bis die Zusammenhänge schulmedizinisch wissenschaftlich abgesichert sind.

14.2 Definition

Zahlreiche Autoren beschreiben das klinisch vielfältige Symptomenbild der Multiplen chemischen Sensitivität, unter anderem Rea (1992, 1994, 1996) und Schwarz (1997). Je nach angenommener Pathogenese werden dabei unterschiedliche therapeutische Strategien verfolgt. Multiple chemische Sensitivität kommt praktisch in jedem Lebensalter vor, die umweltmedizinische Ambulanz des Kinderhospitals Boston beschreibt einen Fall bei einem 4-jährigen Kind (Woolf, 2000). Als tragfähige Arbeitshypothese gilt die Definition von Cullen (1987). Er bezeichnet die Multiple chemische Sensitivität als erworbene Störung, die charakterisiert ist durch rezidivierende Symptome, vorzugsweise an mehreren Organsystemen. Dabei ist das MCS die Antwort auf nachweisbare Expositionen gegenüber vielen chemischen miteinander nicht verwandten Stoffen, die bei Dosen auftritt, die weit unter denen liegen können, die allgemein als schädigend gelten. Eine übersichtliche und klare Definition ist diejenige des National Research Council, USA, von 1992 (Wichmann, Schlipköter et al., 7/1997):

Definition

Es besteht eine Empfindlichkeit gegenüber Chemikalien. Empfindlichkeit ist definiert als Auftreten von Symptomen oder Befunden bei chemischen Expositionen mit Substanzen in Konzentrationen, die generell von der Population vertragen werden, im Unterschied zu bekannten Hypersensitivitätsphänomenen wie IgE-vermittelten Hypersensitivitätsreaktionen, Kontaktdermatitiden und Hypersensitivitätspneumonien. Chemische Empfindlichkeit ist ferner definiert durch das Auftreten von Symptomen und Befunden in mehreren Organsystemen. Diese Symptome nehmen in Abhängigkeit von Expositionen gegenüber Chemikalien zu bzw. ab.

Dabei gibt es keinen allgemein akzeptierten Test physiologischer Funktionen bzw. Dysfunktionen, der mit diesen Symptomen korreliert. In Erweiterung dieser Definition beschränkt sich die Hypersensitivität häufig nicht, wie oben beschrieben, auf Chemikalien, sondern auch auf flüchtige biologische Agenzien, Nahrungsmittel und elektromagnetische Belastungen sowie auf weitere physikalische Faktoren.

14.3 Ätiologische Konzepte

14.3.1 Endotoxische und exotoxische Belastungen

Beschwerden wie sie bei der Belastung mit Schwermetallen, Hefepilzen, Schimmelpilzen und bei Nahrungsmittelintoleranzen vorkommen und wie sie in den ☞ Kap. 6, 7 und 11 beschrieben werden, können Teil der Phänomenologie der Multiplen chemischen Sensitivität sein. Natürlich gehört in diese Liste auch die Belastung mit chemischen Schadstoffen (☞ Kap. 12), aber dies erscheint sozusagen offensichtlich. Die endotoxischen Belastungen sind bezüglich ihrer Mediatoren und resultierenden Symptome durchaus einer exotoxischen Belastung vergleichbar (☞ Kap. 8 und 10).

14.3.2 Hormonelle Dysbalancen

Hormonelle Dysbalancen (☞ Kap. 16) können die Symptomatik mit bestimmen, sind aber häufig auch selbst wieder Folge von Um- und Inweltstörungen, wie in den entsprechenden Kapiteln dargestellt wird.
Exogene hormonaktive Substanzen können die Situation ebenfalls mit bestimmen: Als Umweltfaktoren werden dabei z. B. heutzutage weit verbreitete östrogen wirkende Fremdsubstanzen diskutiert, die das neuroendokrino-immunologische System in seiner Komplexität nachhaltig stören können (Gebbers, 2001). Xenoöstrogene, östrogenartig wirkende Schadstoffe kommen in Pestiziden (o,p-DDT, Kepone, Methylchlor, Phenolderivate, polychlorierte Biphenyle [PCB], Toxaphene, Dieldrine, Endosulfan), Weichmachern (Benzylbutylphthalat, 4-OH-Alkylphenol), Konservierungsstoffen (Butylhydroxyanisole) und Dentalwerkstoffen (Bisphenol-A) vor (Olea, Pazos et al., 1998). Ihre Bedeutung ist unklar, da epidemiologisch nicht gesichert. Es kann jedoch vermutet werden, dass die Xenoöstrogene teils östrogenartige, teils antiöstrogene Effekte haben, die zu hormonellen Störungen führen können.

14.3.3 Genetische und epigenetische Faktoren

Die Einflüsse der Vererbung, der Embryonalzeit, der körperlichen und seelischen Entwicklung und Erziehung, der beruflichen Sphäre und familiär-häuslichen Belastung spielen eine wichtige Rolle, wobei die Sensibilität gegenüber inneren und äußeren Veränderungen individuell sehr unterschiedlich ist.
Zunehmend sind auch genetische Besonderheiten bei der multiplen chemischen Sensitivität bekannt, die sich im Transmittersystem ebenso wie in der Leberentgiftung widerspiegeln. Der Fremdstoffmetabolismus wird genetisch durch eine noch unbekannte Zahl von Genen kodiert. Der evolutionär entstandene Fremdstoffentgiftungsapparat besitzt in der Regel relativ konstante Codes, die Teil unseres biologischen Erbes sind. Andererseits wächst die Zahl der anthropogenen Chemikalien ins Unermessliche. Nur bei wenigen Substanzen wurde je der Metabolismus geklärt, so sind bei den aromatischen Aminen (Benzolstoffwechsel) einige Entgiftungswege bekannt.
Besser bekannt durch die pharmakologische Forschung sind dagegen Genvariationen bei der Verstoffwechselung und dem Abbau von Medikamenten, wie etwa Veränderungen in der Familie der P450-Cytochrome. So fehlt das Cytochrom P2C19, das für den Abbau von Antiepileptika notwendig ist, in Europa und Amerika bei 3 % der Bevölkerung, in Asien dagegen bei 23 %. Bei jedem zwölften Deutschen fehlt eine weitere Variante der Cytochrome, das CYP 2D6. Dieses Enzym regelt beispielsweise den Abbau und die Ausscheidung von Medikamenten gegen Depressionen oder Herzrhythmusstörungen. Kofaktoren des Cytochroms P450 (☞ auch Kap. 14.5) sind Betakarotin, Vitamin C, Vitamin B_2 (Riboflavin), Vitamin E (Tokopherol), Bioflavonoide, Selen, Zink, Kupfer, Magnesium und Molybdän.
In umfangreichen tierexperimentellen, epidemiologischen und klinischen Untersuchungen wurde nachgewiesen, dass Hormone, Neurotransmitter und Zytokine in kritischen pränatalen und frühen postnatalen Entwicklungsperioden sowohl Mediatoren zwischen Umwelt und Genom als auch „Ontogene", d. h. epigenetische Organisatoren des Neuroendokrino-Immunsystems (NEIS), darstellen, die irreversibel die Expressivität spezifischer Gene beeinflussen können.
In unphysiologischen Konzentrationen können sie während der Organisation des NEIS als „Teratogene" wirken und zu bedeutenden Erkrankungen der Fortpflanzung, des Stoffwechsels und Wachstums, der Informationsübertragung und der Immunreaktionslage führen (☞ dazu Abb. 14.1).

14.3.4 Überlastung des Immunsystems

Die klinische Ökologie geht davon aus, dass die Symptome chemisch sensitiver Patienten in Abhängigkeit von chemischen Belastungen oder mikrobiellen Belastungen auftreten, und verwendet toxikologische und allergologische Erklärungskonzepte. Hiernach kommt es zu einer „Überlastung des Immunsystems durch chemische Exposition".
Die Ergebnisse der Münchner MCS-Studie (Bartram, 2004) zeigen, dass sich der MCS-Patient wohl in einer permanenten proinflammatorischen Reaktionslage, u. a. der Lymphozyten durch Schad- und Reizstoffkon-

takte, befindet, was zu systemischen Gesundheitsstörungen, wesentlich durch Interferon-γ, führt.

14.3.5 Mangel an Vitalstoffen

Es gibt starke Hinweise für einen Einfluss freier Radikale an der Entstehung des MCS, deren Neutralisierung durch Antioxidanzien ist demnach von entscheidender Bedeutung. Vitamin- und Spurenelementdefizite in der Ernährung sind häufige Befunde bei Umwelterkrankten. Mangelsituationen an Selen, Zink, Glutathion-S-Transferase, Glutathion, Vitamin B_6 und Vitamin E sind in bis zu 91% der Untersuchten nachweisbar. In diesem Zusammenhang spielen auch die bioenergetische Qualität und die Qualität und Menge der sekundären Pflanzenstoffe (☞ Kap. 9.5) in der zugeführten Nahrung eine Rolle.

14.3.6 Störungen des Systems der Grundregulation nach Pischinger

Chemikalien, flüchtige biologische Agenzien, Nahrungsmittel und elektromagnetische Belastungen, weitere physikalische Faktoren und konsumierende Belastungen führen zu oxidativem Stress. Chronisch oxidativer Stress kann durch den Organismus lange Zeit kompensiert werden, schließlich treten jedoch Befindungsstörungen (Müdigkeit, Schlafstörungen, Verdauungsbeschwerden, Kopfschmerzen, Schwindel) auf.
Nach Heine (1997) ist die Folge dieser Belastungen die Ablagerung von „Schlackenstoffen" in der Grundsubstanz sämtlicher Organe. Dadurch wird die Transitstrecke zwischen Kapillaren und Zelle für metabolische Transporte zunehmend zum „Hindernisrennen". Die Umweltschadstoffe werden über Atmung, Hautkontakt, Darm und Wasser ständig aufgenommen und bis in die Zellen gebracht, wenn auch der größte Teil vom Molekularsieb der Grundsubstanz gebunden wird. Nach Heine werden dadurch Verschlackungen der Grundsubstanz für die nachgeschalteten Zellen pathologisch informativ.
Die Fibroblasten synthetisieren die Proteoglykane als Grundsubstanz der Extrazellulärmatrix. Überladung mit Umweltgiften führt zu Überstimulation der Fibroblasten mit der Folge einer exzessiven Bildung von Proteoglykanen. Weil die Makrophagen diese Proteoglykane nicht

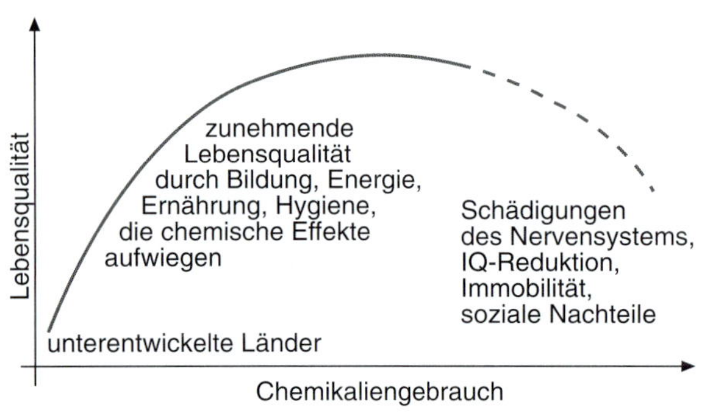

Abb. 14.1: Eine metaphorische Darstellung der Bedeutung der Chemikalien in der menschlichen Entwicklung (nach Bengtsson, 2002)

rasch genug eliminieren können, kommt es zur Entzündungsreaktion im vaskulären und lymphatischen Endstromgebiet mit Vaskulitis. Zudem kommt es zu Störungen des Stoffaustauschs an der Basalmembran von Organzellen. Diese Veränderungen äußern sich in der Symptomatik der Chemical Sensitivity, weil der Durchfluss in den Lymph- und Blutgefäßen der Endstrombahn und der Stoffaustausch mit der Grundsubstanz beeinträchtigt sind. Wenn die Überladung der Grundsubstanz wieder zurückgeführt werden kann, kann das System der Grundregulation zur Homöostase zurückkehren. Mit erheblichen individuellen Schwankungen kann so jeder Mensch seine „Körperstresslast" (total body stress load, Rea, 1992) adaptieren. Bei Überschreitung dieser individuellen Körperstresslast kommt es zu einer Maladaption mit Entwicklung von Krankheitserscheinungen.
Daraus kann aber nicht geschlossen werden, dass jemand, der unter Umweltbelastungen lange Zeit äußerlich gesund geblieben ist, sich physiologisch angepasst hat. Diese Phase geht meist in späterem Lebensalter in einen chronischen Krankheitsverlauf über. Die Körperstresslast kann dabei durch viele Faktoren zusätzlich erschöpft werden, wobei, wie oben erwähnt, auch Luft, Nahrung und Wasser wichtige Einflüsse darstellen.

14.3.7 Elektromagnetische Belastungen

Eine zusätzliche Rolle bei der multiplen chemischen Sensitivität könnten auch elektromagnetische Belastungen wie z. B. durch eine Mobilfunkstrahlung darstellen, die nachweisliche endokrine und immunologische Veränderungen bei Betroffenen verursachen. Zumindest bei Tieren (Rindern) sind in diesem Zusammenhang deutliche Veränderungen des Kortisolspiegels nachweisbar. Bei Patienten konnten erhebliche Veränderungen der spezifischen Abwehrfähigkeit gegenüber Viren und Bakterien gemessen werden. Postexpositionell zeigte sich bei Probanden eine eingeschränkte, behandlungsbedürftige Immunlage, die nicht mehr in der Lage ist, größere Belastungen sicher abzuwehren (Abfall des Kompensationsniveaus von 90 auf 20% der immunologischen Leistung!). Daneben finden sich infolge elektromagnetischer Felder Schlafstörungen, niedriger Blutdruck, Depressivität, Motivationsstörungen, Wetterfühligkeit sowie Störungen der biologischen Rhythmen (zirkadiane Rhythmen).
Im Überblick über die Fachliteratur scheinen dabei weniger die Art der elektromagnetischen Strahlung und die Grenzwerte als vielmehr die Einwirkungsdauer die entscheidende Rolle zu spielen. Die Bestrahlung muss täglich über einen Zeitraum von zwei bis acht Stunden über Jahre erfolgen, um biologische Wirkungen zu erzielen. Dominierend ist dabei ein hypotones, neurovegetativ-asthenisches Syndrom (mit Hypotonie, Brady- oder Tachykardie, Vagotonie, Neurasthenie und neurotischen Symptomen, Veränderungen des EEG, Hyperthyreose, Potenzstörung, Störungen der Hypophysen-Nebennieren-Achse, Schlafstörungen, Verdauungsstörungen, Ruhetremor der Finger, Haarausfall und Verlangsamung der Sensomotorik) durch die Langzeitwirkung.
Elektromagnetische Felder sind wohl ein stiller Distressor, dessen biologische Wirkungen von verschiedenen Faktoren (individuelle Empfindlichkeit, Art und Dosie-

rung der elektromagnetischen Felder, Dauer der Einwirkung) im Sinne einer unspezifischen Stressreaktion nach Selye erst nach Jahren sichtbare pathogene Wirkungen verursachen.

14.3.8 Psychosomatik

Die Auffassung der Kritiker, dass es sich beim Phänomen MCS um eine rein psychosomatische Erkrankung handele, ist in sofern bedenkenswert, als die chemische Sensitivität wie alle Erkrankungen und Befindlichkeitsstörungen nicht unabhängig von emotionalen Prozessen ist. Bei der Gesamtheit eines Patientenkollektivs mit ähnlichen oder übereinstimmenden Symptomen ist die Bandbreite von rein physikalischer bzw. physischer Ursache bis hin zu rein emotionaler Ursache gegeben. Insbesondere darf der Einfluss psychischer Faktoren (emotionaler Stress) zur Entstehung und zum Unterhalt von Freien Radikalen (oxidativer Stress) nicht übersehen werden.

Die im Auftrag des Umweltministeriums durch das Umweltbundesamt finanzierte multizentrische MCS-Studie (mMCS-Studie) des Robert-Koch-Instituts widerspricht deutlich der bisher vorherrschenden Annahme einer rein psychischen Ursache des MCS. Sie wurde 2003 im Internet veröffentlicht: Nach Fabig (2003) könnte der logische Fehler vieler „MCS-Experten" darin liegen, nicht bedacht zu haben, dass „an sich schon" ein großer Teil der Patienten wegen psychischer Störungen zum Arzt geht. Dabei handelt es sich vor allem um Somatisierungsstörungen, MCS-Kranke sind natürlich auch ein Teil dieses Klientels. Weil offenbar nur diese Patientengruppe mit psychischem Hintergrund imponierte, wurde die Körperlichkeit der Syndrome nicht wahrgenommen. Die bisher vorherrschende Annahme einer ausschließlich psychischen oder psychiatrischen Ursache des MCS wurde von der mMCS-Studie nicht nur nicht bestätigt, sondern ihr wurde mit Befunden deutlich widersprochen.

Aus den Ergebnissen der mMCS-Studie kann gefolgert werden (Eis, Beckel et al., 2002),

- Der körperliche Leidensdruck bei MCS wurde bisher unterschätzt.
- Die Ursache des MCS ist nicht in der Psyche der Erkrankten zu suchen.
- MCS-Fehlklassifikationen sollten nicht mehr vorkommen.
- Medizinische Nichtbehandlung und Falschbehandlung bei MCS ist als „Kunstfehler" zu bewerten.
- Versicherungsrechtliche Strafwürdigkeiten bei Nicht- oder Fehlbehandlung des MCS müssen verfolgt werden. Altes Unrecht muss revidiert werden.

Folgende Problembereiche behindern nach Schwarz (1997) häufig eine positive Therapieplanung und Entwicklung:

- Schwere psychische und psychiatrische Symptome, die der Verarbeitung der Realität und Umsetzung eigenverantwortlicher Behandlungsstrategien entgegenstehen: Dazu gehören Ängste, Depressionen, Persönlichkeitsstörungen und allgemeinpsychiatrische Störungen. Psychische Störungen sind dabei häufig Folge des belastenden Krankheitsverlaufs oder auch Ausdruck einer neuropsychologischen Problematik von MCS. Sie können jedoch auch bereits vor dem Auftreten von MCS vorhanden sein.
- Fixierte Krankheitsmodelle des Patienten mit Schwierigkeiten bei der Selbstwahrnehmung und Planung therapeutischer Strategien: Dabei führen einseitig vergiftungsorientierte Modelle, die häufig ärztlich geprägt sind, dazu, dass die Patienten ständig Vergiftungsbefürchtungen haben und verlangen, dass diesen Befürchtungen therapeutisch Rechnung getragen wird. Deswegen sollte das Wort „Vergiftung" nach Schwarz (1997) bei der Symptombeschreibung vollständig vermieden werden.

Gleichermaßen problematisch ist das Festhalten an einem rein psychiatrischen oder psychologischen Krankheitsmodell, da dann keine Expositionsvermeidung gegenüber unverträglichen Stoffen erfolgt. Patienten sind nach längeren Krankheitsverläufen mit ihren sozialen und ökonomischen Möglichkeiten meist nicht mehr in der Lage, das Umfeld ihrem Krankheitsverlauf entsprechend zu gestalten.

Konditionierungsvorgänge

Chemikaliensensible reagieren bei geringster Exposition mit massivster Vermeidung bestimmter Stoffe und versuchen mit unglaublicher Zähigkeit und strategischer Fantasie den Stoff, von dem sie die Reaktion erwarten, abzuwehren. Die Erfahrung mit chemischen Sensitivitätspatienten zeigt, dass erhebliche Konditionierungsvorgänge eine Rolle spielen und Symptome emotionaler und körperlicher Art, die persönlichkeits- oder systembedingt (Familie, Arbeitsplatz) sind, aus Angst oder Unfähigkeit des Kennens dieser Zusammenhänge der „chemischen Umwelt" angelastet werden.

> Fallbeispiel
>
> Ein 11-jähriger Junge wird von seiner Mutter vorgestellt wegen mangelhafter Schulleistungen und häufiger Kopfschmerzen: Der Junge würde in den Schulräumen vergiftet. Eine große Anzahl von Messungen im Serum und Vollblut (PCB, PCP, Lindan), Urin (Ameisensäure) wurden durchgeführt und verliefen negativ. Mehrere Haaranalysen verliefen negativ. Überprüfung der Sehfähigkeit war ohne Befund. In der Praxis der Autoren wurde nach positivem Screening ein Nahrungsmitteltest angesetzt (☞ Kap. 10.2). Zum Ausspülen des Mundes zwischen den einzelnen Nahrungsmittelprovokationen wurde „frisch gezapftes Münchner Leitungswasser" verwendet. (Anmerkung: Das Münchner Leitungswasser hat einen relativ hohen Härtegrad, ist jedoch bezüglich der Belastung mit Schadstoffen wie Nitrat, Chlor etc. von anerkannt hoher Qualität, was dazu führte, dass es qualitativ sogar über bekannte Mineralwässer aus Frankreich gestellt wurde). Dem Patienten wurden P5P und Zink als absolute Reinsubstanz (mit Positivdeklaration der Fa. PE) als Supplement verordnet.
>
> Nach zwei Wochen der erste Brief der Mutter: Ihr Sohn habe sich bereits nach dem Test so schlecht gefühlt, das Wasser habe abgestanden geschmeckt, die Medikamente habe er nicht vertragen. Ob dem Therapeuten nicht klar sei, dass es sich um einen besonders empfindlichen Patienten handele. Sie verlange sofortige Aufklärung darüber, was in den Medikamenten enthalten sei und welches Problem das Wasser habe. Der Brief wurde sachgemäß und wahrheitsgemäß beantwortet.

Nach drei Wochen erneutes Schreiben: Die Mutter fordert eine Analyse des Wassers sowie die Mitteilung des wirklichen Ergebnisses des Nahrungsmitteltests ein. Erneute wahrheitsgemäße Beantwortung, keine weiteren Erklärungen, da die im ersten Brief gegebenen bereits vollständig waren. Nach weiteren vier Wochen kommt ein Brief vom Rechtsanwalt, die Forderung erneut: Man möge die Vergiftung erklären, die der Junge in der Praxis des Autors erlitten habe. Antwort wahrheitsgemäß und sachgemäß, der Anwalt hat daraufhin ein Einsehen und lässt die Sache auf sich beruhen.

Störungen des olfaktorischen Kortex und der limbischen Strukturen

MCS-Patienten weisen häufig eine besondere Geruchsempfindlichkeit auf. Der Geruchssinn ist ein archaisches Sinnessystem und hat mit den emotionalen und vegetativen Zentren des limbischen Systems enge Verbindungen.

Amygdala

Der Bulbus olfactorius ist mit Kernen der Amygdala (als Teil des ventralen paläokortikalen Netzwerks) verbunden, diese wiederum mit dem Hypothalamus und den viszeralen Nuklei des Hirnstamms. Andere Kerne der Amygdala haben Verbindungen mit dem Thalamus und dem Kortex. Informationen von allen Sinneskanälen treten in die Amygdala ein, werden dort abgeglichen, mit emotionaler Bedeutung versehen und erinnert. In der Amygdala werden also emotionale Qualitäten erinnert.

Hippocampus

Diese Struktur im Temporallappen ist (als Teil des dorsalen archikortikalen Netzwerks) das „Tor" des limbischen Systems, wo Informationen vom Kortex verarbeitet und in das limbische System eingespeist werden, wo sie mit Emotionen gefärbt werden. Es existieren Hin- und Rückwege zu verschiedenen kortikalen Assoziationsarealen sowie zu limbischen Strukturen wie Septumkernen und Hypothalamus. Der Hippocampus erinnert die trockenen Fakten (im Gegensatz zur Amygdala), er kann die analytische Bedeutung der Erinnerung speichern.

Hypothalamus

Der Hypothalamus im Dienzephalon kontrolliert das zentrale vegetative Nervensystem. Er ist zusammen mit der Amygdala Teil des primitiven Rhinenzephalons („Riechhirn") und beide sind zusammen für die „Anschaltung" von Lernprozessen verantwortlich.

Anteriorer Gyrus cinguli

Diese Region im medialen frontalen Kortex (Area 24) scheint am konditionierten emotionalen Lernen beteiligt zu sein. Er gibt den internen und externen Stimuli eine emotionale Bedeutung, entscheidet zwischen realen und irrealen Bedeutungen, hilft bei der realistischen Einschätzung von Bedrohungen.

Präfrontaler Kortex

Der linke präfrontale Kortex ist für das „Arbeitsgedächtnis" verantwortlich und so etwas wie der Dämpfungsfilter. Er liefert eine eher analytische und angepasste Betrachtungsweise unserer emotionalen Impulse, indem er die Amygdala und andere limbische Regionen moduliert. Signale der Amygdala, die Angst, Schreck und Furcht beinhalten, können die Fähigkeit des präfrontalen Kortex, das Arbeitsgedächtnis und emotionale Homöostase zu erhalten, sabotieren.

Mit Stress und Trauma assoziierte chemische Noxen

Unadaptierte Reaktionen auf chemische äußere Noxen, die in der Regel olfaktorisch wahrgenommen werden, können konditioniert, d. h. gelernt, werden, wenn sie assoziiert sind mit Stresserlebnissen oder -reaktionen, die chemische oder jeder andere Qualität, wie physikalische oder emotionale, haben können.

Die Amygdala erhält die sensorischen Informationen direkt vom Thalamus, im Falle des Geruchs jedoch direkt vom Bulbus olfactorius. Ein zweites Signal geht vom Thalamus zum Kortex. Die Amygdala antwortet also vor dem Neokortex, da dort die Informationen multisynaptisch in vielen Etappen prozessiert werden. Die emotionale Erinnerung ist in der Amygdala lokalisiert, diese arbeitet auch unter Stress normal. Bei Stress kommt es durch massive Noradrenalinstimulation der Amygdala zu einer Potenzierung des emotionalen Erlebnisses bei gleichzeitiger Suppression des Hippocampus, was zu einer verminderten Analyse und Bewertung der emotionalen Erlebnisse führt. Es werden dann Bilder und sensomotorische Qualitäten gespeichert. Dies ist zwar für Schutz- und Fluchtmechanismen angemessen, für das normale Erleben jedoch möglicherweise adaptationsgestört.

Stress führt durch Corticotropin-Releasing-Faktor(CRF)-Produktion zur Depression der Hippocampusfunktionen der analytischen Verarbeitung von Erinnerung. Das bedeutet, dass unter Stress Erlebnisse besonders emotional (in der Amygdala) abgespeichert werden, ohne dass eine analytische Verarbeitung der Bedeutung der Erlebnisse in Raum und Zeit möglich ist. Die Amygdala kann unter Umgehung des Neokortex arbeiten, das heißt, emotionale Reaktionen können ohne bewusste Wahrnehmung ablaufen. Die Impulse der Amygdala führen über den Hypothalamus zu einer Stimulation des Sympathikus und darüber hinaus des Nebennierenmarks sowie des kranialen Parasympathikus (Vagusreaktion).

Dieser Amygdala-Arousal verstärkt die emotionale Erinnerung. Die Aufgabe des präfrontalen Kortex, Erlebniseindrücke und die Reaktionen darauf zu sortieren und durch Modulation der Amygdala zu kontrollieren, kann bei Depressionen, die durch Minderfunktion des präfronalen Kortex gekennzeichnet sind, unzureichend wahrgenommen werden. Bei vorbestehenden Depres-

sionen wird daher auch die emotionale, viszerale Erinnerung der Amygdala die analytisch faktische überwiegen. Dieser Aspekt scheint bei der Bewertung der Genese der MCS besonders bedeutsam.
Wenn ein Trauma nicht verarbeitet, d.h. vom präfrontalen Kortex „sortiert" und durch den Hippocampus rational erinnert wird, produziert der Locus coeruleus durch bestimmte Trigger, die in diesem Falle speziell olfaktorisch („chemisch") sein können, hohe Dosen Noradrenalin, ohne dass ein auslösendes aktuelles Trauma vorhanden wäre. Dadurch wird der Hypothalamus überaktiv, was zu CRF-Sekretion und an der Hypophyse zur ACTH-Sekretion mit allen Folgen an der Nebenniere führt. Die Amygdala veranlasst Opioidzentren Endorphine freizusetzen, was zur Abstumpfung des Neokortex führt. Dieser ist damit aus dem Geschehen genommen und der präfrontale Kortex ist nicht in der Lage, das Notfallsystem herunterzuregulieren. (Diese Ausführungen stützen sich auf den Übersichtsartikel von Bergmann [1998] und Informationen aus Melillo und Leisman [2004]).
Interessant ist in diesem Zusammenhang auch das Phänomen des sog. „Golfkriegssyndroms" (National Institute of Health, 1994, in Wichmann, Schlipköter et al., 7/1997): Bei etwa 17000 Golfkriegsveteranen traten Beschwerden entsprechend dem MCS auf. Zusammenhänge der prophylaktischen Gabe von Medikamenten als Antidot gegen chemische Kampfstoffe, der chemischen Belastung durch die Rauchentwicklung der Ölbrände und der möglichen Belastungen als Folge von Angriffen mit biologischen und chemischen Kampfstoffen sind nicht von der Hand zu weisen. Andererseits spielen kriegerische Handlungen nicht nur aufgrund der allfälligen Frage nach ihrem Sinngehalt eine erhebliche Rolle als emotionale Traumata und Konditionierungsauslöser für emotionale Störungen und ihre psychosomatische Auslebung (☞ auch Sorg, 1994).
Auch Bock und Birbaumer (1998) postulieren einen Konditionierungseffekt bei MCS-Patienten, der dazu führt, dass durch niedrigste Dosen von Chemikalien oder Geruchsstoffen eventuell über einen neuronalen, olfaktorischen Reiz ein Reizzustand im hypothalamisch-limbischen System erzeugt wird und dadurch physiologische, psychische und motorische Reaktionen ausge-

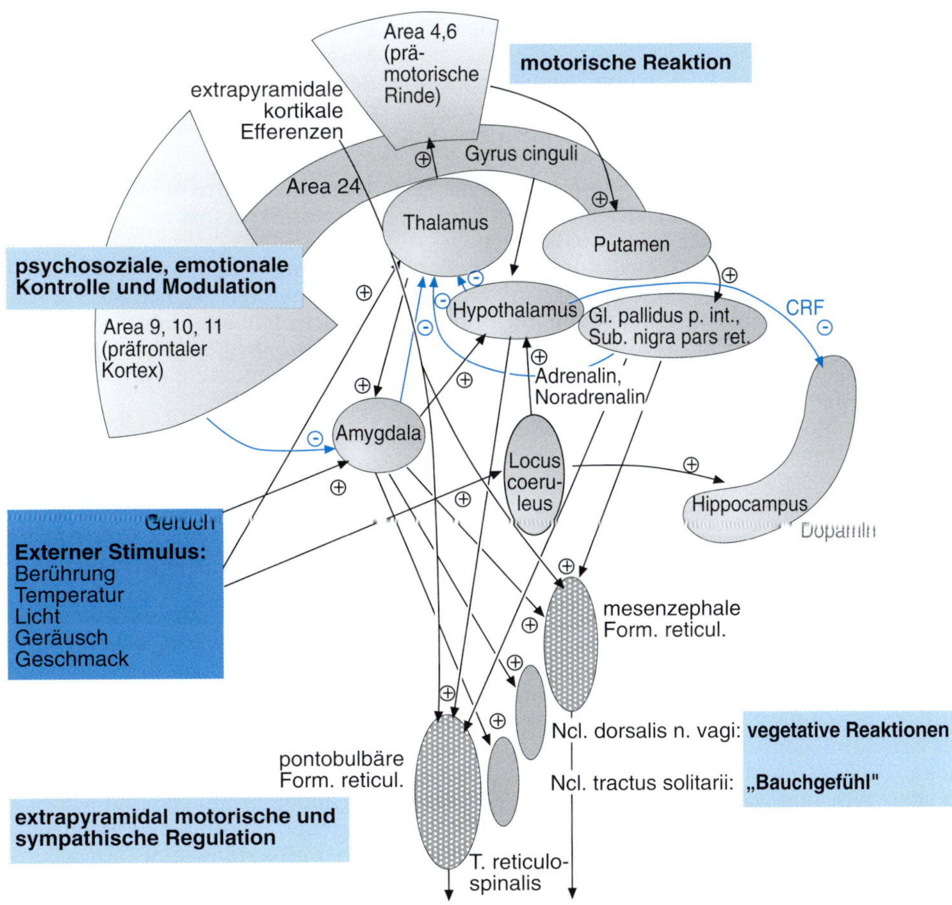

Abb. 14.2: Mechanismen bei der Konditionierung von Allgemeinreaktionen bei Konditionierung durch äußere Reize. Herauszuheben sind vereinfachend folgende Mechanismen: Die Amygdala und der Cortex erhalten vom Thalamus sensorischen Input. Der Hippocampus hat Verbindung zu verschiedenen Assoziationsarealen des Cortex. Gerüche werden auch direkt in die Amygdala eingespeist. Die Amygdala ist Speicher emotionalen und „viszeralen" Erlebens und Erinnerung und wird vom präfrontalen Cortex moduliert. Der Hippocampus speichert analysierte Erinnerungen. Stress führt zur Hippocampus-Suppression (CRF), Depressionen führen zur Enthemmung der Amygdala. Beides resultiert in einem Überwiegen von viszeralem Erleben, was nicht bewusst kontrollierbar ist und durch unspezifische Stimuli getriggert werden kann (☞ auch Text).

löst werden (s. o.). Ebenso wie bei der Plazebowirkung, wo bestimmte Auslöser zu einer Verstärkung positiver Glaubens- und Erwartungshaltung führen, können beim Nozeboeffekt durch entsprechende Glaubenssysteme eine Vielzahl von pathophysiologischen und pathopsychologischen Reaktionen sowie chronische Schmerzen ausgelöst werden. Dieser Faktor muss durch den Therapeuten berücksichtigt werden, um zu verhindern, dass durch seine diagnostischen und therapeutischen Maßnahmen eine Verstärkung der Glaubenssysteme und resultierende Nozeboreaktionen entsteht.
Immer ist der Versuch angezeigt, mittels NLP-Techniken die Glaubenssysteme im Sinne eines Inhalts- oder Bedeutungsreframings (☞ beispielsweise Ötsch und Stahl, 1997, Dilts, 1993) zu verändern, d. h. Ungenauigkeiten und nichtrationale Assoziationen in der Wahrnehmung des Patienten aufzuklären und bewusst zu machen. Zur Verdeutlichung der Mechanismen kann das Fallbeispiel im ☞ Kap. 8.8 dienen, auch wenn der Konditionierungseffekt nicht eine chemische Sensitivität, sondern einen einfacheren „Irrtum des Immunsystems" betrifft, nämlich eine Pollinose. Die Fälle der MCS sind üblicherweise komplexer, jedoch im Grundsatz analog gelagert.

14.3.9 Neurogene Entzündung durch Geruchsreize

Theorie der sog. neurogenen Entzündung, nach der bewusst oder unbewusst wahrgenommene Geruchsreize, die in das Zentralnervensystem geleitet werden, zur Umschaltung dieser Reize auf andere Neuronen und zur Freisetzung von entzündungsaktiven Substanzen in diversen Körperregionen führen soll, sieht ebenfalls den Geruchssinn im Mittelpunkt der Ätiologie. Die neurogene Freisetzung von Entzündungsmediatoren kann zu Durchfall, Kopf- oder Gelenkschmerzen u.v.m. führen (Meggs, 1995). Kontrollierte Studien, die im Doppelblinddesign Expositionen mit niedrigen Konzentrationen von Formaldehyd, Lösungsmitteln oder anderen chemischen Substanzen, die durch ätherische Öle maskiert waren, durchführten, konnten dieses Konzept jedoch nicht bestätigen.

14.4 Diagnostik

14.4.1 Anamnese und Symptomenlisten

Das MCS-Syndrom ist nur in den reichen Industrieländern beschrieben. Auslöser des Krankheitsbildes sind häufig toxikologisch nach den bestehenden Grenzwerten unbedenkliche Konzentrationen von Insektiziden, Herbiziden oder Abgasen. Oft sind Geruchsempfindungen oder -reize auslösende Mechanismen.

Diagnosekriterien

Für die Diagnose eines MCS werden als Voraussetzungen angegeben:
- Dokumentierte Exposition gegenüber Chemikalien
- Multiple Symptome in mehr als einem Organsystem mit gewöhnlich immunochemischen Veränderungen
- Rezidiv oder Exazerbation bei Exposition gegenüber Chemikalien
- Symptome bei minimalen Expositionen, die üblicherweise keine Reaktionen verursachen
- Normaler körperlicher Befund am Beginn der Erkrankung.

Das MCS ist eine Ausschlussdiagnose, es müssen sowohl toxische Ursachen wie auch immunologische oder psychiatrische Krankheitsbilder ausgeschlossen werden. Überlappungen bestehen zum sog. Sick-Building-Syndrom und zum Chronic-fatigue-Syndrom.

Die Diagnose erhärtende Symptomengruppen
Die Symptome, die mit multipler chemischer Sensitivität assoziiert werden, können in fünf Gruppen zusammengefasst werden:
- Zentralnervöse Beschwerden: Kopfschmerzen, Müdigkeit, allgemeine Schwäche, Störungen der Merkfähigkeit und der Konzentration, Schlafstörungen, Schwindelgefühl, Ohnmacht, Sprachstörungen
- Irritative Beschwerden der Schleimhäute des Auges und des oberen Respirationstrakts: Augenbrennen, Geruchsveränderungen und Reizhusten
- Beschwerden des Verdauungstrakts: Völlegefühl, Blähungen, Durchfälle, Verstopfungen und krampfartige Leibschmerzen, Zungenbrennen, Geschmacksstörungen
- Beschwerden des Bewegungsapparates: Gelenk- und Muskelschmerzen
- Beschwerden der Haut: Urtikaria, Pruritus und ekzematöse Erscheinungen können vorkommen.

▪ Anamnese sämtlicher systemischer und sozialer Stressoren

Hier sei auf ☞ Kap. 1.1 verwiesen. Die Liste anamnestischer Faktoren ist bei MCS äußerst relevant. Eine gründliche Einbeziehung der Sozialanamnese mit Familie, Wohnumfeld, Arbeitsumfeld, Freizeitgewohnheiten und Genussmittelkonsum sollte in jedem Falle erfolgen.

▪ Standardisierte Fragebögen

EESI, QUEESI (Quick Environmental Exposure and Sensitivity Inventory)

Die Erfassung der Umweltexpositionen und der Sensitivität mittels dieser Fragebögen wurde als klinisches Instrument für die Forschung in Bevölkerungsgruppen entwickelt, die besonders empfindlich gegenüber Chemikalien reagieren und deren MCS nach einer exakt beschriebenen Einwirkung begonnen hat, z. B. nach Einwirkung von einem Pestizid oder Luft in einem Gebäude (Sick Building). Miller und Mitzel haben 1995 dieses Instrument aufgrund von Erfahrungen entworfen, die sie bei Auswertungen der Angaben von Veteranen des Golfkriegs (Miller und Mitzel, 1995, Miller, 1997, Miller und Prihoda, 1999a, b) gesammelt hatten. Das Instrument gibt Ärzten auf breiter Basis einen schnellen Überblick über die Sensitivität ihrer Patienten gegenüber Chemikalien, Nahrungsmitteln und Medikamenten an die Hand und hilft ihnen somit zu sondieren, wie stark die Patienten ihre Symptome empfinden, und zwar sowohl vor als auch nach einem Einwirkungsereignis. Wenn es keine derartige Vorgeschichte eines auslösenden Ereignisses gibt, hat der Arzt die Option, den Patienten diesen Fragebogen bezüglich der Sektion „Vorher" für jede Frage ausfüllen zu lassen. „Vorher" ist der Zustand zum Dokumentationszeitpunkt und dient als Null-Dokumentation für mögliche zukünftige Ereignisse. Nach MILLER und MITZEL (1995) erreichen diese Fragebögen eine Sensitivität von ca. 92% und eine Spezifität von 95% in der Unterscheidung von chemisch intoleranten Personen von Kontrollen. Die Anwendung und Symptomeinschätzung anhand dieses Fragebogens ist ausführlich beschrieben von MILLER und PRIHODA (1999a, b). Die Fragebogen EESI bzw. QUEESI können über die Autoren MILLER und MITZEL bezogen werden.

SUS

Im deutschsprachigen Raum ist das „Schnellinventar für Umweltfaktoren und erhöhte Sensitivität" (SUS), auf der Basis des QUEESI, verfügbar. Erhältlich ist dieser Fragebogen über die Umwelt-Medizin-Gesellschaft (Fedelhören 88, D-28203 Bremen).

Selbstevaluierung

Zur Erstellung einer Verdachtsdiagnose kann auch die unten dargestellte Symptomenliste zur Selbstevaluierung des Patienten verwendet werden. Patienten mit ausgeprägter Symptomatik erreichen hohe Werte von 100 und mehr (☞ Tab. 14.1).

14.4.2 Laborchemische Nachweismöglichkeiten und Analyseverfahren

Bei Belastung mit Umweltgiften sind laborchemisch Veränderungen des Blutbilds, des Immunstatus sowie von Leber- und Nierenwerten möglich. Diese Veränderungen sind allerdings unspezifisch. Der Nachweis von Umweltgiften kann sinnvollerweise aus Serum, EDTA-Blut und Urin geführt werden wird. Die Nachweismöglichkeiten sind im Einzelnen bei den entsprechenden Substanzen aufgeführt (☞ Kap. 11).
Außerdem muss im Verdachtsfall der Nachweis von Schadstoffen im Staub, in Holzspänen sowie sonstigen Asservaten geführt werden. Umweltanalysen werden inzwischen von Umweltmedizinern oder Umweltapothekern flächendeckend angeboten, mit entsprechenden Checklisten für Innenräume. Diese Listen beinhalten in der Regel neben auftretenden Symptomen mögliche Schadstoffquellen in Fußböden, Wänden, Heizungen, Haushaltsgeräten, Küche, Schlafzimmer, durch Wasserinstallation sowie Dachausbau und Wärmedämmmaßnahmen mit Hinweisen auf mögliche Schadstoffe sowie auf notwendige Maßnahmen bei entsprechender Belastung. Zu Belastungen in Innenräumen können zahlreiche chemische Stoffe, Fasern, Radioaktivität, biogene Teilchen sowie elektrische und magnetische Felder beitragen. Leider lassen sich nur wenige Schadstoffe eindeutig, beispielsweise am Geruch, erkennen. Deswegen wissen viele Betroffene oft nicht, dass sie an Auswirkungen einer Schadstoffbelastung ihres Umfelds leiden.

Zytokinsekretion von Lymphozyten nach Exposition

Die Ergebnisse der Münchner MCS-Studie (BIEGER, BARTRAM et al., 2002; MAYER, BARTRAM et al., 2002; KNABENSCHUH, BARTRAM et al., 2003; PRANG, MAYER et al., 2003) zeigen, dass sich der MCS-Patient wohl in einer permanenten proinflammatorischen Reaktionslage befindet, u. a. der Lymphozyten durch Schad- und Reizstoffkontakte, was zu systemischen Gesundheitsstörungen, im Wesentlichen durch Interferon-γ führt.
Die wissenschaftlich-technisch hoch anspruchsvollen Labormethoden, die für die Münchener MCS-Studie (BARTRAM, 2004) zum Teil erst entwickelt werden mussten, konnten in großer Zahl (weit über 1000 Patienten!) und mit großem Erfolg bei zahlreichen Patienten mit MCS-Syndrom und anderen schweren Umwelterkrankungen zur Verbesserung und Präzisierung umweltmedizinischer Laboranalytik praktisch erfolgreich eingesetzt werden. Kurz zusammengefasst wird mit dieser Analysemethode die Abgabe/Sekretion von Zytokinen durch vitale Lymphozyten nach Exposition mit toxischen Substanzen im Labor gemessen. Damit konnte eine leistungsfähige, präzise Messmethode entwickelt werden, die es ermöglicht, bei einem hochgradig schadstoffsensiblen MCS-Patienten nicht den gesamten Organismus zur Reaktionsprüfung risikoreich zu exponieren (z. B. inhalativ, ingestiv oder kutan), wie es an manchen Universitäten geplant wird! Die Abgabe folgender Zytokine von vitalen Lymphozyten der erkrankten Patienten wird bei diesen Methoden bestimmt: Interferon-γ, Interleukin-10, Interleukin-2.
Dasjenige Zytokin, das mengenmäßig bei Kontakt mit dem vermuteten Schad- bzw. Reizstoff durch die Lymphozyten des Patienten am meisten abgesondert wird, charakterisiert den sog. Effektorzellstatus dieser Lymphozytenreaktion:

- Überwiegen der Interferon-γ-Antwort: proinflammatorische Reaktion (TH1-Reaktion), stellt eine Indikation zur Expositionsvermeidung der reaktionsauslösenden Substanz dar.
- Überwiegen der Interleukin-2–Antwort: Sensibilisierungsreaktion (TH0-Reaktion), stellt unter Umständen eine relative Indikation zur Expositionsvermeidung der reaktionsauslösenden Substanz dar.
- Überwiegen der Interleukin-10-Antwortregulatorische Reaktion (TH2-Reaktion), stellt sehr selten eine relative Indikation zur Expositionsvermeidung der reaktionsauslösenden Substanz dar (aus BARTRAM, 2004).

Haaranalytik

Ein Mensch hat um die 100 000 Haare am Kopf, die täglich etwa 0,3–0,5 mm wachsen. Für die Untersuchung von Haaren spricht die einfache, nicht invasive Probenentnahme. Die Haaranalytik ist v. a. in der forensischen Medizin etabliert und spielt zunehmend eine Rolle in der Beurteilung eines chronischen Drogenabusus. Haaranalysen können aber auch zum Langzeit-Biomonitoring für toxische Metalle, PCP, Lindan, Permethrin u. a. eingesetzt werden. Als Vorteil im Bereich der Umweltmedizin wird aufgeführt, dass erhöhte Belastungen durch die Haaranalyse retrospektiv erkannt werden können. Das gilt für einige Belastungen gegen-

Tab. 14.1: Selbstevaluierung: toxische Belastung und Entgiftung

Stufen Sie jedes der folgenden Symptome entsprechend Ihrem Befinden in den letzten 30 Tagen ein. Dabei vergeben Sie Punkte, wobei diese folgende Wertigkeit haben:

0 = Nie oder beinahe nie diese Symptome gehabt
1 = Gelegentlich, aber nicht besonders ausgeprägte Symptome
2 = Gelegentlich, aber starke Symptome
3 = Häufig, aber wenig ausgeprägte Symptome
4 = Häufige und starke Symptome

Symptom		Punktzahl
Verdauungstrakt	Übelkeit und/oder Erbrechen	
	Durchfall	
	Verstopfung	
	Gebläht sein	
	Sodbrennen	
	Aufstoßen	
Ohren	Jucken der Ohren	
	Ohrenschmerzen und -infektionen	
	Sekretion aus den Ohren	
	Tinnitus	
	Hörverlust	
Stimmung Allgemeine Energie	Schwankende Stimmung	
	Ängstlichkeit	
	Angst	
	Nervosität	
	Reizbarkeit	
	Zorn	
	Depression	
	Aggression	
	Müdigkeit	
	Trägheit	
	Apathie	
	Lethargie	
	Überaktivität	
	Rastlosigkeit	
Augen	Tränen	
	Juckende Augen	
	Geschwollene, gerötete Augenlider	
	Tränensäcke oder schwarze Ringe unter den Augen	
	Verschwommensehen	
	Gesichtsfeldeinschränkung	
Kopf	Kopfschmerzen	
	Schwindel	
	Ohnmachtneigung	
	Schlaflosigkeit	
Herz	Rhythmusstörungen	
	Herzklopfen	
	Tachykardien (schneller Puls)	
	Brustschmerz	
Gelenke und Muskeln	Gelenkschmerzen	
	Gelenkentzündungen	
	Gelenksteifigkeit	
	Muskelschmerzen	
	Muskelschwäche	
	Müdigkeit	
Lungen	Gestautes Gefühl in der Brust	
	Asthma	
	Bronchitis	
	Kurzatmigkeit	
	Atemnot	
Gedächtnis, Konzentrationsfähigkeit	Gedächtnisschwäche	
	Konfusion	
	Schlechtes Verständnis	
	Konzentrationsstörungen	
	Schlechte körperliche Koordination	
	Entscheidungsschwäche	
	Stottern und Stammeln	
	Verlangsamte Sprache	
	Lernstörungen	
Mund- und Rachenraum	Chronischer Husten	
	Singultus	
	Rachenverschleimung	
	Rachenwundheit	
	Heiserkeit	
	Stimmverlust	
	Geschwollene/verfärbte Zunge bzw. Zahnfleisch und Lippen	
	Aphten	
Nase	Verstopfte Nase	
	Nebenhöhlenbeschwerden	
	Heuschnupfen	
	Niesattacken	
	Übermäßige Verschleimung	
Haut	Akne	
	Hauttrockenheit	
	Nesselsucht	
	Haarverlust	
	Hitzewallungen	
	Schweißneigung	
Gewicht	Heißhunger	
	Übermäßiger Durst	
	Sucht nach bestimmten Nahrungsmitteln	
	Übergewicht	
	Zwanghaftes Essen	
	Wassereinlagerung	
	Untergewicht	
Sonstiges	Häufiges Kranksein	
	Häufiges Wasserlassen	
	Ausfluss	
	Jucken der Genitalien	

über Metallen, setzt aber eine sehr differenzierte Probenentnahme und Analytik voraus.
Dem stehen aber gravierende Nachteile gegenüber. Wesentlich wird die Analyse vom Entnahmeort der Haarprobe, von der Haarlänge und besonders durch die Haarwachstumsgeschwindigkeit beeinflusst. Außerdem beeinflussen Haarfarbe und Haarpflege sowie Haarfärbemittel das Ergebnis. Bleichen und Färben der Haare führen z. B. zu dramatischen Verschiebungen im Metallhaushalt des Haares. Kontaminationen, u. a. durch Schweiß oder Verunreinigungen, sind weitere Probleme. Da auch die geografische Region, Ernährung, Alter, Geschlecht und Rasse die Ergebnisse mit beeinflussen, ist die Beurteilung nur in Verbindung mit einem umfangreichen Vorwissen möglich.
Nach Drexler und Schaller (2002) ist das Vertrauen in die Haaranalyse für den Bereich der Umweltmedizin nicht gerechtfertigt. In der Umweltmedizin haben umfangreiche Analysen gezeigt, dass z. B. Aluminium- und Manganbelastungen aufgrund der Kontaminationsgefahr zur Abschätzung einer Belastung nicht geeignet sind. Nach Drexler und Schaller (2002) sind Haaranalysen in der Umweltmedizin in erster Linie als Screeningmethode zur Beurteilung von Schwermetallbelastungen geeignet, und zwar für Querschnittsstudien, dabei können auch relative Belastungen bewertet werden, wenn basisnahes und basisfernes Haar untersucht wird. Durch einen Vergleich beider Analysen kann dann eine Aussage getroffen werden, ob die Belastung Monate vor der Untersuchung wesentlich höher oder geringer war als in den letzten Wochen vor der Probenentnahme (semiquantitative Aussage).
Als Schlussfolgerung erscheint nur der qualitative Drogennachweis, z. B. von Kokain, oder der semiquantitative Nachweis einiger umweltrelevanter Schwermetalle in den Haaren sinnvoll. Insbesondere ist zu berücksichtigen, dass ein erhöhter Wert in den Haaren nicht zwangsläufig eine höhere innere Belastung bedeutet.
Nach Musshoff, Padosch et al. (2004) und Madea und Musshoff (2004) erlaubt die Haaranalyse auf Medikamente und berauschende Mittel im forensischen Bereich eine qualitative bis semiquantitative Aussage über einen Konsum noch nach mehreren Wochen oder Monaten, während dies im Blut oder Urin nur für wenige Tage möglich ist. In Haaren finden sich die Muttersubstanz oder lipophile Metaboliten in höheren Konzentrationen als die hydrophileren Endprodukte (vorzugsweise im Urin). Zum Nachweis eines Zusammenhangs zwischen einer Langzeitexposition mit einem Umweltschadstoff im Niedrigdosisbereich und unspezifischen Krankheitssymptomen sollen wenigstens einige der Bradford-Hill-Kriterien erfüllt sein, wie sie zur Beurteilung einer Kausalität angewendet werden (☞ Tab. 14.2).
Austin Bradford Hill, ein englischer Statistiker und Epidemiologe postulierte neun Kriterien, mit welchen eine vermutete Ursache-Wirkung-Beziehung in der Medizin bzw. Epidemiologie geprüft werden sollte.
Anhand dieser Kriterien werden gemessen:
- **Spezifische Symptome** (z. B. E 605-Vergiftung): z. B. Miosis, Speichelfluss, Bradykardie
- **Unspezifische Symptome:** z. B. Nervosität, Kopfschmerzen, Ermüdung, Gelenkschmerzen, reduzierte Merkfähigkeit usw.

Tab. 14.2: Bradford-Hill-Kriterien zur Beurteilung einer Kausalität in der Medizin

Kriterium	Bedeutung
Stärke (Konsistenz)	Eine schwache Assoziation zwischen zwei Phänomenen besagt nicht, dass keine Kausalität zwischen ihnen existiert.
Folgerichtigkeit (Assoziation)	Übereinstimmende Beobachtungen durch verschiedene Personen an verschiedenen Orten bei Gebrauch von verschiedenen Untersuchungspopulationen erhöht die Wahrscheinlichkeit einer kausalen Beziehung.
Spezifität	Kausalität ist anzunehmen, wenn eine spezifische Population an einem spezifischen Ort an einer Krankheit leidet, welche bisher nur auf eine unbefriedigende Weise erklärt werden kann.
Zeitabfolge	Die Wirkung hat nach der Ursache zu erfolgen – und wenn eine Verzögerung zwischen Ursache und erwartetem Effekt erwartet wird, muss der Effekt nach dieser Verzögerung stattfinden.
Biologischer Gradient (Dosis-Wirkungs-Beziehung)	Stärkere Exposition gegenüber einem Faktor sollte zu einem häufigeren Auftreten des Effekts führen.
Plausibilität	Ein plausibler Mechanismus zwischen Ursache und Wirkung ist hilfreich – aber unser Wissen ist stets begrenzt, so dass man tatsächliche plausible Zusammenhänge noch gar nicht erkennen kann.
Stimmigkeit (Kohärenz)	Übereinstimmung zwischen epidemiologischen Daten und Ergebnissen aus dem Labor erhöht die Wahrscheinlichkeit, dass ein kausaler Zusammenhang besteht.
Experiment	Manchmal ist es möglich, experimentell Annahmen aus epidemiologischen Daten zu überprüfen – was aber auf ethische Grenzen stößt.
Analogie	Der Effekt ähnlicher Wirksubstanzen/Risikofaktoren sollte berücksichtigt werden.

14.4.3 Entgiftungsstoffwechsel

Alle oral aufgenommenen und von Mikroben produzierten Toxine werden über das System der „First-Pass-Clearance" entgiftet. Dies beinhaltet die Biotransformation und Elimination einer chemischen Substanz, bevor diese in die systemische Zirkulation eintritt. Dieser erste Entgiftungsschritt findet in verschiedenen Geweben wie der Darmmukosa und in der Leber statt. Im Darmtrakt sind Enzymsysteme sowohl der Darmflora als auch der Mukosazellen wirksam. Systemisch zirkulierende Toxine werden hauptsächlich in der Leber entgiftet. Dabei werden die Phasen I und II unterschieden.

Phase-I-Entgiftung

Die Phase-I-Entgiftung verändert zu entgiftende Substanzen durch Oxidation, Reduktion oder Hydrolyse.

Oxidation

Monooxygenasen

Die Oxidation erfolgt vor allem durch die Monooxygenasen der Superfamilie der Cytochrom-P450-Enzyme. Bisher werden 30 Familien unterschieden, davon kommen zehn bei Säugetieren vor (Forth, Henschler et al., 1996). Die verschiedenen Cytochrom-P450-Enzyme werden durch 20–30 verschiedene Gene exprimiert. Die Enzymaktivität kann durch Fremdstoffe, Hormone und Metabolitenmuster induziert und moduliert werden. Dies macht die starke Anpassungsfähigkeit an wechselnde Umweltbedingungen möglich.

Daneben erfolgt Oxidation durch flavinhaltige Monooxygenase (FMO).

Kofaktoren des Cytochroms P450 sind Betakarotin, Vitamin C, Vitamin B_2 (Riboflavin), Vitamin E (Tokopherol), Bioflavonoide, Selen, Zink, Kupfer, Magnesium und Molybdän.

Peroxidasen

Peroxidasen verwenden nicht molekularen Sauerstoff, sondern H_2O_2 zur Oxidation. Prostaglandinsynthase (Cyclooxygenase1, 2) ist ein Enzym, das – ebenso wie eine Reihe anderer Enzyme – bei der Umsetzung von Fremdstoffen in extrahepatischen Geweben eine gewisse Rolle spielt.

Reduktion

Cytochrom P450 kann auch Fremdstoffe reduzieren (Nitro-, Azoverbindungen und chlorierte Kohlenwasserstoffe). Dabei überträgt das reduzierte Eisen des Enzyms ein Elektron anstatt auf Sauerstoff direkt auf das Substrat; es entstehen Radikale, die zytotoxisch wirken. Die Reaktion verläuft vor allem unter hypoxischen Bedingungen ab. Bei den Reaktionen der Cytochrom-P450-Enzyme entstehen reaktive Sauerstoffverbindungen, Singulett-Sauerstoff, Superoxid-Anionen, Wasserstoffsuperoxid, Hydroxylradikal (☞ Kap. 10.3.2). Diese hochreaktiven Verbindungen sind zelltoxisch und müssen entsprechend entgiftet werden („Scavenging", ☞ Kap. 10.3.3).

Hydrolyse

Karbonsäureester und Amide werden durch Esterasen und Amidasen, die teils im Blut, teils in der Leber und anderen Geweben vorkommen, katabolisiert.

Phase-II-Entgiftung

In der zweiten Entgiftungsphase werden die intermediären Metaboliten durch Konjugation an eine Reihe verschiedener Verbindungen weiter wasserlöslich gemacht, um sie schließlich eliminierbar zu machen. Man unterscheidet mindestens fünf verschiedene Typen von Phase-II-Reaktionen:

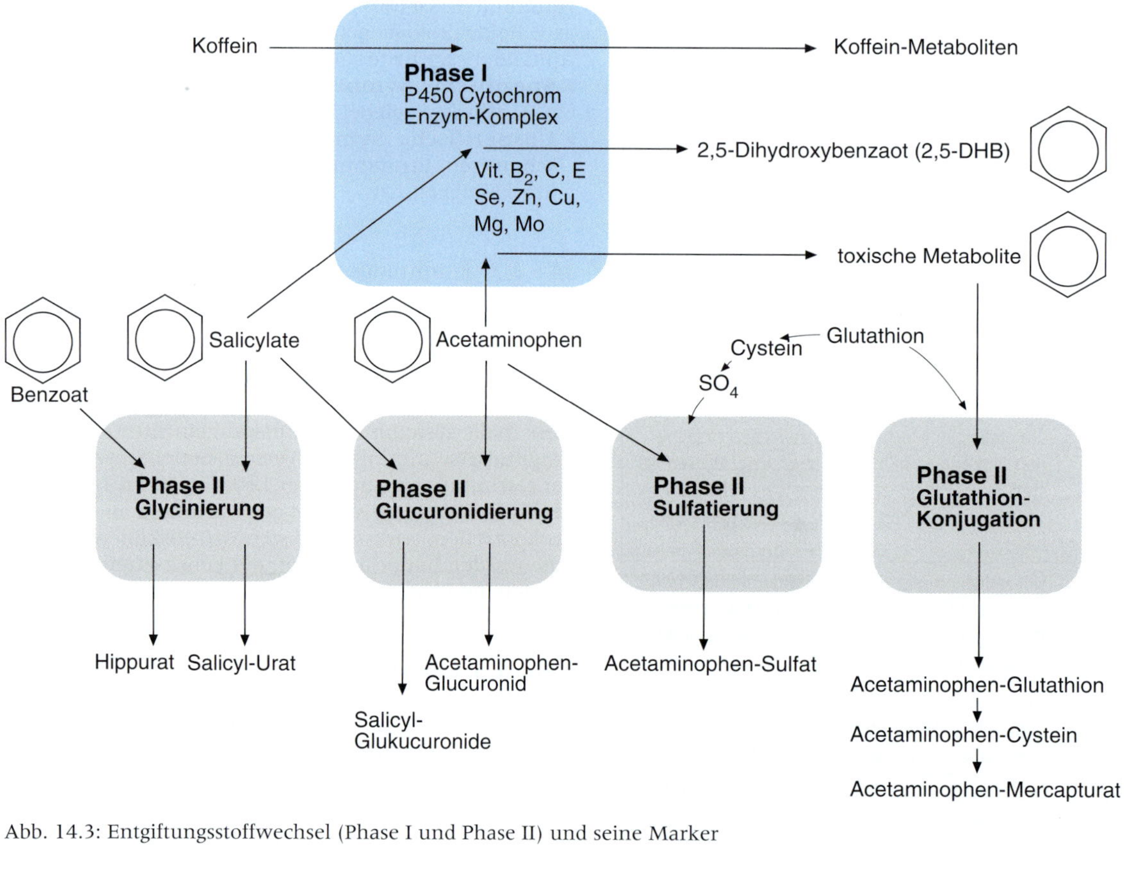

Abb. 14.3: Entgiftungsstoffwechsel (Phase I und Phase II) und seine Marker

- Glukuronidierung (Konjugation mit Glukuronsäure)
- Konjugation mit Acylresten (Glyzin, Glutamin)
- Sulfatierung (Konjugation mit Schwefelsäure)
- Konjugation mit Glutathion
- Methylierung, wobei s-Adenosylmethionin, entstanden aus Methionin plus ATP, die aktivierte Methylgruppe liefert.

Glukuronidierung

Bisher wurden 26 verschiedene Glukuronosyltransferasen differenziert, die aktivierte Glukuronsäure an die Hydroxyl-, Karboxyl-, Amino-, oder SH-Gruppen der zu entgiftenden Metaboliten binden. Eine Modellsubstanz, die durch Glukuronidierung entgiftet wird, ist Acetaminophen (Paracetamol, das als Acetaminophen-Glukuronid eliminiert wird). Auch Ibuprofen (Forth, Henschler et al., 1996) wird über die Glukuronidierung eliminiert und kann damit als Testsubstanz verwendet werden.

Konjugation mit Glyzin und Glutamin

Salizylate und Benzoate werden vor allem durch Glyzinkonjugation entgiftet. Patienten mit einer xenobiotischen Überlastung, erhöhter umwelttoxischer Belastung oder inwelttoxischen Belastungen können unter Umständen zu geringe Glyzinreserven für diesen Stoffwechselweg haben. Eine weitere Modellsubstanz neben Salizylat für die Glyzinentgiftung ist Natriumbenzoat, das als Hippursäure ausgeschieden wird. Diese Reaktion ist seit 1842 bekannt. Da Salizylate auch über die Glukuronidierung ausgeschieden werden, ist Natriumbenzoat die bessere, da spezifischere Testsubstanz.

Konjugation an Sulfat

Sulfotransferasen übertragen aktivierte Schwefelsäure auf Hydroxyl- und Aminogruppen. Phenole und Steroide inklusive Gallensäuren werden über Sulfatierung ausgeschieden. Als Sulfatquellen kommen anorganisches Sulfat aus Nahrungsmitteln, aber auch aus Cystein (durch Sulfoxidation, Enzym Cysteindioxygenase), das wiederum aus Glutathion entstehen kann. Der zuletzt beschriebene Reaktionsschritt kann bei Patienten mit neurologischen Erkrankungen (Alzheimer, Parkinson u. a.) defizient sein und es kommt zu einer Akkumulation von Cystein. Diese Patienten profitieren von der Cystein- und Glutathion-Supplementierung nicht, sondern verschlechtern sich in ihrem Befinden. Sie benötigen Supplementierung mit anorganischem Sulfat (Heafield, 1990, in GSDL Detoxification Profile Application Guide, www.GSDL.com).
Anorganisches Sulfat wird mit 2 ATP-Molekülen zu Phosphoadenosyl-Phosphosulfat (PAPS) verbunden (☞ Abb. 14.4). Molybdän, das zur reaktiven Gruppe einzelner Flavoproteine gehört, konkurriert mit Sulfat in diesen Aktivierungsschritten und kann daher die Sulfatspiegel und Sulfatierungskapazität verringern. Daher ist Molybdän bei Personen mit schlechter Sulfatierungsfähigkeit kontraindiziert (Oguro, 1994, in GSDL Detoxification Profile Application Guide, www.GSDL.com). Als Modelltestsubstanz kann Acetaminophen (Paracetamol) verwendet werden. Der Nachteil ist, dass Acetaminophen auch glukuronidiert und an Glutathion konjugiert eliminiert wird. Dies spielt bei den in der Folge geschilderten Labortests keine Rolle, beim Screening mit Applied Kinesiology ist es jedoch hinderlich. Für das AK-Screening ist es günstiger, Natriumglutamat zu verwenden. Cystein, Glutathion und N-Acetylcystein sind die Supplemente, die (mit der oben erwähnten Einschränkung) supplementiert werden, um die Sulfatkonjugation zu fördern.

Glutathion-Konjugation

Reaktionswege

Die Konjugation an das Tripeptid Glutathion, bestehend aus Glutaminsäure, Cystein und Glyzin, benötigt keine besondere Aktivierung. Die Reaktion mit den zu konjugierenden Substanzen wird durch die Glutathion-S-Transferasen vermittelt, die entstehenden Metaboliten werden verändert, indem zuerst Glutaminsäure, dann Glyzin abgespalten und dann die Cysteinderivate zu

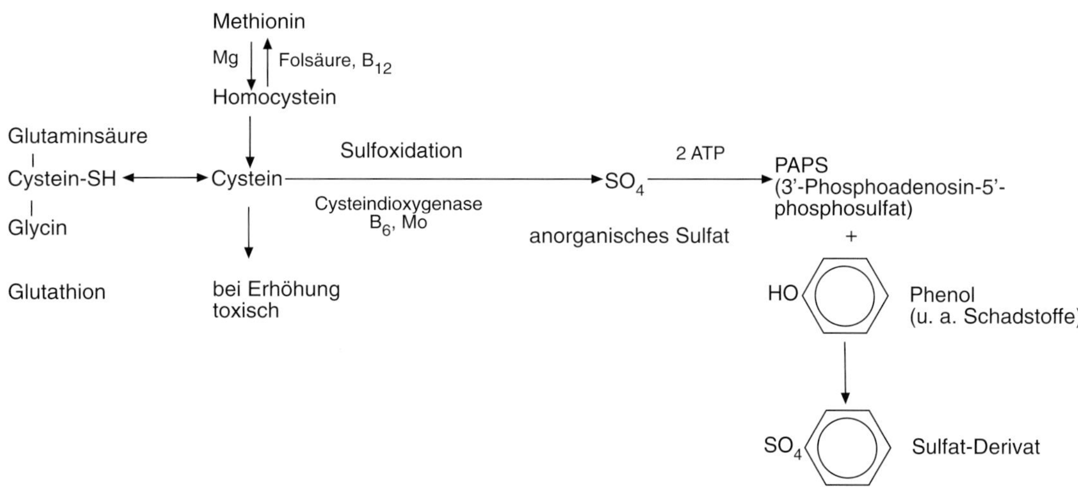

Abb. 14.4: Metabolische Wege, die zur Sulfatierung führen

Tab.14.3: Wichtige Umsetzungen von Glutathion

Reaktionstyp		Substrat	Beispiel
Substitution von	Halogen- , Nitro-, Sulfat-Resten	Aktivierte aliphatische Kohlenwasserstoffe	Benzylchlorid
	Halogen-, Nitro-Resten	Aktivierte aromatische Kohlenwasserstoffe	1,2-Dichlor-4-Nitro-Benzol
	Nitrat-Rest	Organische Nitrate	Nitroglycerin
	Hydroxylrest	Hydroperoxide	Lipidhydroperoxide
Addition an	α, β-ungesättigte Carbonylverbindungen	Chinone, Chinonimine	Paracetamol
	Kleine Ringe	Epoxide	Benzolepoxid

Mercaptursäuren umgewandelt werden (☞ Abb. 14.5). Der Entgiftungsmechanismus ist für die Aktivierung der meisten Fremdstoffe, für das Abfangen reaktionsfähiger Metaboliten und zellulärer Makromoleküle von Bedeutung. So werden Lipidhydroperoxide (Zwischenprodukte der Prostaglandinsyntese) durch Glutathion entgiftet, ebenso aktivierte Kohlenstoffverbindungen, organische Nitrate und Medikamente wie Paracetamol.

Screening mit Applied Kinesiology

Als Screening-Test kann direkt die Messung von reduziertem Glutathion (☞ auch oxidativer Stress) verwendet werden, der AK-Test wird entsprechend ausgeführt. Bei erhöhtem oxidativem Stress bzw. Erschöpfung der Glutathionentgiftungsmechanismen sowie Mangel an Restitutionsmechanismen für oxidiertes Glutathion führt reduziertes Glutathion zu einem normoreaktiven Challenge. Am besten wird der M. pectoralis major sternalis als Leber-zugeordneter Muskel verwendet.

Einfluss von Naturstoffen

Eine wichtige Rolle bei der Entgiftung kann auch die Ernährung spielen. Nach Unger (2003) gewinnt die Chemoprävention durch natürliche Inhaltsstoffe unserer Ernährung in letzter Zeit zunehmend an Bedeutung. Während immer mehr der verantwortlichen Substanzen identifiziert werden, ist der zugrunde liegende Mechanismus noch weitgehend unbekannt. Wissenschaftliche Arbeiten über die Inhibition und Induktion von fremdstoffmetabolisierenden Enzymen der Phasen I und II deuten darauf hin, dass Naturstoffe die Umwandlung von Fremdstoffen in toxische Stoffwechselprodukte hemmen und die Entgiftung dieser reaktionsfähigen Zwischenstufen fördern können.

Zu den Naturstoffklassen, die eine Inhibition der Phase I und eine Induktion der Phase II bewirken, zählen Flavonoide und Stilbene, aber auch Scharfstoffe wie Sulforaphan. Gerade die in der Nahrung häufig vorhandenen Flavonoide sind potente Inhibitoren von CYP-Enzymen (CYP 1Al/1Bl/1A2/3A4), die am Metabolismus von kanzerogenen aromatischen Kohlenwasserstoffen beteiligt sind (Doostdar, Burke et al., 2000).

Ein besonders gutes Beispiel, wie die Inhibition der Phase I auch die Bioverfügbarkeit von physiologisch aktiven und chemopräventiven Substanzen beeinflusst, ist die gemeinsame Applikation von Piperin und Curcu-

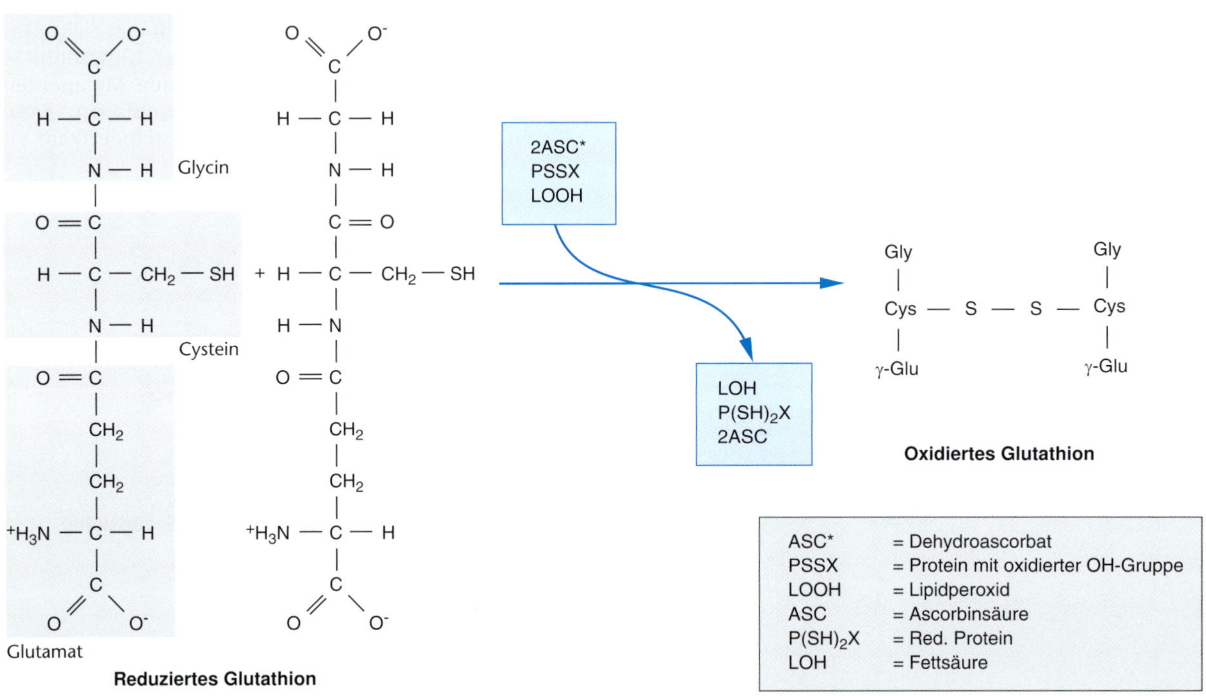

Abb. 14.5: Reduziertes und oxidiertes Glutathion: Beispiele für die Elektrondonorkapazität

min, einem antikanzerogenen und antioxidativen Naturstoff aus der Gelbwurz (Curcuma xanthorrhiza) (Edenharder, Sager et al., 2002). Die ausgeprägte Inhibition von CYP 3A4 durch Piperin in Dünndarm und Leber erhöht die Bioverfügbarkeit des Curcumins, das nunmehr über die Aktivierung des nukleären Ah (Arylhydrocarbon)-Rezeptors eine starke Induktion von CYPl Al/1A2 und Glutathiontransferasen bewirkt. Da CYP 1A1 und CYP 1A2 am Phase-I-Metabolismus von kanzerogenen Kohlenwasserstoffen beteiligt sind und die Entgiftung etwaiger reaktionsfähiger Metaboliten über die Konjugation mit Glutathion erfolgt, wird hiermit die sichere und effiziente Entgiftung und Ausscheidung der aromatischen Kohlenwasserstoffe erleichtert (☞ Tab. 14.4).

▌Labortests

Koffeintest (Phase I)

200 mg Koffein werden morgens verabreicht und zwei Speichelproben zwei bzw. acht Stunden nach Einnahme gesammelt. Koffein ist die Modellsubstanz, mit der die Cytochrom-P450-Enzymaktivität gemessen werden kann. Die Koffein-Clearance gibt einen Hinweis auf die Aktivität dieses Enzymsystems:

- Niedrige Clearance weist auf niedrige Cytochrom-P450-Enzymaktivität hin oder kann durch Medikamente wie Amphetamine, Cimetidin, Isoniazid und orale Kontrazeptiva verursacht sein.
- Hohe Koffein-Clearance zeigt eine Cytochrom-P-450-Enzyminduktion an, durch Toxinexposition oder aber auch durch Tabak-Rauchen verursacht (☞ Abb. 14.3).

Natrium-Benzoat-Test (Phase II)

Natriumbenzoat wird oral verabreicht und die Hippursäure, ein Metabolit des Glyzin-konjugierten Benzoats, wird im Urin gemessen. Der Test steht für die Phase-II-Detoxifikation in der Leber:

- Eine niedrige Quote von Hippursäure im Urin spricht für niedrige Konjugationskapazität.
- Eine hohe Hippursäureausscheidung für eine gute Konjugationsfähigkeit (☞ Abb. 14.3).

Tab. 14.4: Naturstoffe als Inhibitoren und Induktoren von Enzymen der Phase I und Phase II

Naturstoff	Vorkommen	Phase I	Phase II
Sylimarin	Mariendistel	?	Induktion
Silibinin	Mariendistel	?	Induktion
Curcumin	Gelbwurz	Inhibition/ Induktion	Induktion
Diallylsulfid	Knoblauch	Inhibition	Induktion
Glucoraphanin	Brokkoli	Inhibition	Induktion
Hyperforin	Johanniskraut	Inhibition	Induktion
Oleuropein	Olivenöl	Inhibition	?
Piperin	Pfeffer	Inhibition	?
Quercetin	Zwiebeln, Äpfel	Inhibition	Induktion
Resveratrol	Rotwein, Erdnüsse	Inhibition/ Induktion	Induktion
Rhapontigenin	Rhabarber	Inhibition	?

Acetylsalicylat/Paracetamoltest (Phase II)

650 mg Acetylsalicylsäure und 650 mg Paracetamol werden am Vorabend oral verabreicht. Innerhalb der nächsten zehn Stunden wird der Urin gesammelt und darin Salicylurat, der Metabolit der Salicyl-Glyzin-Konjugation, und Acetaminophensulfat, der Metabolit der Paracetamolsulfatierung, sowie Acetaminophenglukuronat, der Metabolit der Paracetamol-Glukuronidierung, gemessen. Alle diese Verbindungen sind Produkte der Phase-II-Entgiftung (☞ Abb. 14.3). Ergebnisse und Interpretation:

- Erhöhtes Koffein/Salicylat-Verhältnis: Dies kann für eine Induktion der Phase-I-Reaktionen oder verminderte Glyzinkonjugation oder beides sprechen. Dies bedeutet eine pathologische Entgiftung, denn die in der Phase I produzierten aktiven Verbindungen sammeln sich an und können zu toxischen Effekten und Zellschäden führen.
- Erhöhtes Koffein/Acetaminophensulfat-Verhältnis: Kann eine Induktion der Phase-I-Reaktionen und verminderte Sulfatkonjugation oder beides bedeuten. Die Interpretation ist dieselbe wie oben.

Bestimmung von 2,5-Dihydroxybenzoat (2,5-DHB) im Serum

☞ Kap. 10.3.5. Erhöhte Werte im Serum sprechen auch für hohe Aktivität der Phase-I-Detoxifikation (☞ Abb. 14.3).

Glutathionbestimmung

Glutathion: n = 2,4–4,4 µmol/l
Glutathion stellt das wichtigste zelluläre Schutzsystem gegenüber oxidativem Stress dar (☞ Kap. 10.3.3, 10.3.5., Abb. 14.5). Bei der Reduktion von Wasserstoffperoxid zu Wasser wird Glutathion oxidiert (☞ Kap. 10.3.3, Tab. 10.1). Verminderte Werte können durch Störungen im Cystein-Stoffwechsel, d.h. verminderte Bereitstellung (☞ Abb. 14.4 und Abb. 10.4) verursacht werden.

Glutathionperoxidase-Bestimmung

Glutathionperoxidase: n = 4170–10488 U/l.
Erhöhte Glutathionperoxidasewerte weisen auf vermehrten Glutathionumsatz hin.

Glutathion-S-Transferase-Bestimmung

n = 18,5–42,0 ng/ml
Dies ist das Schlüsselenzym der Glutathionbindung in der zweiten Phase der Detoxifikation (☞ Kap. 10.3.5).

Superoxiddismutase-Bestimmung

n = 30–205 U/ml
Dies ist das Schlüssenenzym der Wasserstoffperoxidelimination (☞ Kap. 10.3.3 und 10.3.5, Tab. 10.1).

Konzentrationsbestimmung von Produkten der Lipidperoxidation

Malondialdehyd, 4-Hydroxynonenal und F_2-Isoprostane sind die Metaboliten, die gemessen werden können (☞ Kap. 10.3.5).

Testung der Entgiftungskapazität mit Applied Kinesiology

Challenge mit Koffein

Gehen Sie von einem normoreaktiven M. pectoralis major sternalis als Indikator aus. Geben Sie dem Patienten eine kleine Menge Koffein (Apotheke) auf die Zunge. Indikatordysreaktion zeigt eine verminderte Entgiftungskapazität der Phase I bei niedriger Cytochrom-P450-Enzymaktivität an. Differenzialdiagnostisch muss allerdings eine Koffeinunverträglichkeit, deren Hintergrund jedoch ihrerseits eindeutig meist die verminderte Entgiftungsfähigkeit ist, betrachtet werden.
Sind die der Leber zugeordneten Muskeln dysreaktiv, so gibt es die Möglichkeit, den Challenge mit Koffein mit einem anderen normoreaktiven Muskel zu prüfen. Dies ist viel weniger spezifisch, denn es handelt sich um einen Challenge der Leber; Koffein muss nicht auf andere Organsysteme negativ wirken. Verwenden Sie dann einen normoreaktiven M. sartorius (Nebennieren-zugeordnet) oder einen normoreaktiven M. infraspinatus (dem Immunsystem zugeordnet).
Sollte dabei keine Dysreaktion auftreten, besteht noch die Möglichkeit, den M. pectoralis major sternalis zu normalisieren, indem die Leber manuell viszeral osteopathisch behandelt wird (☞ Garten, 2016) und die anderen indizierten Faktoren des viszerosomatischen Systems therapiert werden (☞ Kap. 1). Die Nährstofffaktoren, die die Phase-I-Entgiftung unterstützen, können direkt von einem dysreaktiven M. pectorais major sternalis ausgehend getestet werden. Dies sind: Betakarotin, Vitamin C, Riboflavin, Bioflavonoide, Vitamin E, Kupfer, Zink, Selen, Magnesium und Molybdän.

Challenge mit Natriumbenzoat

Gehen Sie von einem normoreaktiven Leber-assoziierten Muskel aus (M. pectoralis major sternalis, ☞ Kap. 2). Bei Defizit im Glyzinkonjugationsmechanismus führt dies zu einem dysreaktiven Challenge. Es gibt unter Umständen eine Dosisabhängigkeit der Reaktion, die üblicherweise bei der oralen Provokation eine geringe Rolle spielt. Um sicherzugehen, sollten Sie jedoch bei negativem Challenge mit einer kleinen Menge der Testsubstanz (bis zu einem Teelöffel voll) oral applizieren und den normoreaktiven M. pectoralis major sternalis auf Dysreaktion hin prüfen.

Challenge mit Natriumglutamat

Gehen Sie wieder von einem normoreaktiven Leber-assoziierten Muskel aus (M. pectoralis major sternalis). Bei Defekten in der sulfatabhängigen Entgiftung führt orale Applikation von Natriumglutamat analog zum Challenge mit Natriumbenzoat (s. o.) zu dysreaktivem Challenge.

Challenge mit Salicylat und Paracetamol

Gehen Sie von einem normoreaktiven Leber-zugeordneten M. pectoralis major sternalis aus. Provozieren Sie mittels oraler Applikation von Acetylsalicylsäure und Paracetamol entsprechend dem für den Benzoat-Challenge Gesagten. Bei Störung der Phase-II-Entgiftung kommt es zu Dysreaktion des M. pectoralis major sternalis.
Entsprechend der Logik der AK-Diagnostik kann es an einem anderen dysreaktiven Muskel nach oraler Provokation mit diesen nichtsteroidalen Antirheumatika zur Normoreaktion kommen, wenn bei dem getesteten Patienten die proinflammatorischen Prostaglandine überwiegen (☞ Kap. 10.10). Die Substanzen, die ein Symptom bzw. eine Dysbalance positiv beeinflussen, belasten den Organismus an anderer Stelle. Dies ist ein typisches Beispiel dafür, dass es sinnvoll ist, immer in beide Richtungen zu testen (☞ Kap. 3): gleichzeitig normo- und dysreaktiver Challenge.

Challenge mit reduziertem Glutathion

Hierzu ist ein dysreaktiver Muskel notwendig, am besten der M. pectoralis major sternalis. Wenn dieser normoreaktiv ist, kann mit einer Therapielokalisation zur Leber oder einem Leberchallenge (Kompression der Leber von dorsal und ventral) gearbeitet werden. Die dabei auftretende Dysreaktion spricht für Leberkongestion, die häufig mit funktionellen Stoffwechselstörungen der Leber einhergeht, und wird bei entsprechendem Defekt der Phase-II-Entgiftung durch reduziertes Glutathion (oder dessen Vorstufen Cystein oder N-Acetylcystein) aufgehoben: normoreaktiver Challenge.

14.5 Therapie

Chemisch sensitive Personen haben multiple Intoleranzen für gebräuchliche Chemikalien, Lebensmittel, Medikamente. Vermutlich kann nur das gleichzeitige Eliminieren aller potenziellen Auslöser zur Verbesserung führen. Auch zusätzliche Belastungen wie Rauchen müssen eingestellt werden. Aufgenommene Umweltgifte wie z. B. PCB, PCP und Toluol (☞ Kap. 12) lassen sich mit herkömmlichen schulmedizinischen Therapiestrategien nur schwer ausleiten. Übliche Behandlungsverfahren versuchen bei der Ausleitung durch eine bewährte Kombination von nutrimentellen Maßnahmen und physikalischen Behandlungen die Selbstreinigungskräfte gezielt zu aktivieren.

14.5.1 Reduktion der Gesamtbelastung

Der therapeutische Zugang ist für toxische Belastungen in der Regel primär immer der gleiche. Es gilt: Belastete Innenräume müssen renoviert werden, gegebenenfalls muss dies mit Hilfe von Fachleuten geschehen. Wie bereits angesprochen, gibt es die unterschiedlichsten Belastungsquellen in Innenräumen, angefangen von Insektiziden, Holzschutzmitteln, Farben, Heizungsanlage, Wärmedämmung, Spanplatten, Druckerzeugnisse, Textilien und Hausstaub über weitere gebräuchliche Chemikalien und Reinigungsmittel, Kosmetika, Körperpflegemittel, Waschmittel, Ledersprays, Schuhcreme bis zu Kochgeschirren. Zur Allgemeinsanierung des Patienten gehören weiterhin die Suche nach den Belastungsfaktoren (☞ Tab. 14.5) und deren spezifische Elimination.

14.5.2 Verbesserung der Entgiftung

Die Therapie beinhaltet neben der Vermeidung der Exposition und der Allgemeinsanierung der klinisch ökologischen Faktoren den Versuch einer spezifischen Verbesserung der Entgiftungskapazität des Patienten. Gewichtsreduktion sollte in der Entgiftungsphase kontrolliert vorgenommen werden (evtl. unter gleichzeitiger Gabe von Toxin bindenden Substanzen, z. B. Algenpräparaten), da dabei im Fettgewebe gelöste Toxine freigesetzt werden. Dies ist prinzipiell wünschenswert, kann aber mit einer Verschlimmerung der Symptome einhergehen und eine Überlastung der Entgiftungssysteme verursachen (s. u.).

Ernährungstherapeutische Entgiftungsprogramme

Die adäquateste Möglichkeit, durch Mobilisierung im Fett gebundener toxischer Substanzen eine Entgiftung in Gang zu setzen, gleichzeitig eine evtl. bestehende intestinale Autointoxikation zu beseitigen und die Eliminierung über den Gastrointestinaltrakt zu fördern, ist eine Darmschonkur, wie sie nach F. X. Mayr oder anderen Heildiäten (ICV-Diät, Overgrowth-Syndrom-Diät etc.) durchgeführt wird. Die Dysbiosetherapie wurde in ☞ Kap. 7 beschrieben. Diese Diät sollte während der Entgiftungsphase monoton (nicht geschmacklos) hypoallergen, d. h. bezüglich Unverträglichkeit getestet, jedoch proteinreich sein, um den Verlust von Muskelmasse zu verhindern. Die Supplemente, wie weiter oben aufgeführt, sollten ergänzend gegeben werden, was die Befindlichkeit der Patienten bessert. Der Einfluss von Naturstoffen (☞ Tab. 14.4) kann mit berücksichtigt werden.

Gleichzeitig sollte ein aerobes Übungsprogramm, das zum Abbau von Fett geeignet ist und gleichzeitig den Abbau von Muskelmasse verhindert, durchgeführt werden. Dies bedeutet, dass eine wirkliche Einschränkung von Kalorien nur bedingt möglich ist. Im Fastenstoffwechsel wird zudem primär die Muskelmasse zur Glukoneogenese angegriffen, erst sekundär die Fettreserven (☞ auch Kap. 11). Beispiele einer solchen Diät sind:

- Kartoffel-Quark-Diät, wobei der Quark mit Leinöl angereichert werden kann
- Reisdiät, Proteinzusatz nach Wunsch: Forelle blau, Hühnchen und andere magere Fleischsorten.

Dazu blanchiertes (angedünstetes) Gemüse. Vermeidung von Rohkost, strengstes Alkohol- und Kaffeeverbot, Vermeidung sämtlicher Reizstoffe und scharfer Gewürze. Vorteilhaft ist eine manuelle Behandlung im Sinne der manuellen Bauchbehandlung nach Mayr oder der viszeralen Osteopathie mit einer lymphatischen Entstauung des Darmtrakts sowie Leber-Pumpen (☞ Garten, 2016), ebenso wie Leberwickel. Abends vor dem Schlafengehen wird dabei ein feucht heißes Handtuch auf die Leber gelegt und dieses mit einem weiteren Handtuch, das um den Leib gewickelt wird, fixiert. Dauer: bis zum Abkühlen, maximal eine halbe Stunde.

Entgiftungsreaktionen können mit Basenpulver (☞ Kap. 4) oder Bullrich-Salz aufgefangen werden. Hydrastis-canadensis-Tinktur (3 × 30 Tr./Tag) oder Bittersalz (F. X. Passagesalz, ein gestrichener Esslöffel in einem viertel Liter Wasser morgens nach dem Aufstehen, eine halbe Stunde vor dem Frühstück) können solche Reaktionen ebenfalls abmildern. Diese Entgiftungsreaktionen umfassen Kopf-, Muskel- und Gelenkschmerzen, Hinfälligkeit, Hautjucken.

Tab. 14.5: Allgemeine Belastungsfaktoren der klinischen Ökologie

Belastungsfaktor	☞ Kap.
Herd- und Störfelderkrankungen	5
Schwermetallbelastungen und andere Belastungen mit Zahnersatzmaterialien	6
Dysbiosen	Bakteriell: 7.7.5, mykotisch: 7.8, parasitär: 7.9
Allergien, Unverträglichkeitsreaktionen	8
Immunstörungen	8
Chemisch toxische Belastungen	12
Chronische Virusinfektionen	13
Prostaglandin- und Leukotriendysbalancen (chronische Entzündungen)	10
Emotionale Stressoren	9.6, 14.3.8

Paraffinölgaben, Ölziehen

Fettlösliche Toxine werden beim Fasten aus den Depots freigesetzt. Die Gabe von 1 bis 3 Esslöffeln Paraffinöl täglich hilft, diese über den Darm zu binden und zu eliminieren.

Fettlösliche Toxine können therapeutisch mit dem sog. „Ölziehen" angegangen werden, unter der Vorstellung, dass sich fettlösliche Giftstoffe an das zugeführte Öl binden. Leinöl, Distelöl oder Olivenöl wird einmal täglich zehn Minuten lang durch die Zähne gezogen, was zu einem intensiven Kontakt des Öls mit der Mundschleimhaut führt. Dabei können sich fettlösliche Substanzen in dem Öl lösen. Dieses wird nach der Prozedur ausgespuckt und der Mund mit Wasser nachgespült.

Fallbeispiel
Eine 61-jährige Patientin, Angestellte in einer städtischen Bibliothek, stellte sich wegen Erschöpflichkeit, Hinfälligkeit, Infektanfälligkeit, Reizgefühl der Atemwege und der Augen vor. Die Bibliothek war vor mehr als 20 Jahren mit Xyladecor behandelt worden, sie gehöre zu den Betroffenen. Vor kurzem hatte sie sich zu Hause neue Vorhänge angebracht und es war zu einer Verschlechterung der Symptomatik gekommen.
AK-Test: Pectoralis major sternalis hyporeaktiv, Sartorius hyporeaktiv, zahlreiche weitere Dysreaktionen. Xyde D 30 (potenziertes Xyladecor) und Lindan D15 führten zur Normoreaktion. Verordnung von LVR-Formula (PE), einer Mischung aus entgiftungsfördernden Phytotherapeutika und Antioxidant Formula (PE) nach Test.
Empfehlung, alle zwei Wochen 4 Fastentage einzuhalten und an diesen Tagen 3 × 1 Esslöffel Paraffinöl einzunehmen. Während dieser Tage Einnahme von 5 Tr./die der potenzierten Schadstoffe zur Mobilisationsverbesserung. An den übrigen Tagen proteinreiche Ernährung.
Die neuen Vorhänge entfernte die Patientin sofort, was eine gewisse Entlastung brachte.
Sie berichtete nach der ersten Fastenperiode, dass sie völlig hinfällig gewesen sei, schwindelig, arbeitsunfähig und dies habe 10 Tage angehalten. Keine Wirkung von Basenpulver. Die Giftmobilisation war zu massiv, der Entgiftungsstoffwechsel wurde dabei überlastet, was auch in vergleichbaren Fällen zu sehen ist.
Daraufhin wurde das Regime verändert: Sie führte nur noch einen Fastentag durch, nahm das Paraffinöl an demselben und dem folgenden Tag. Immer noch die genannten Reaktionen, jedoch in abgeschwächter Form. Die Erholungsphasen wurden im Verlauf von 12 Wochen kürzer, das Befinden in den Nicht-Fasten-Phasen langsam aber kontinuierlich besser. Die Therapie dauert noch an und wird solange durchgeführt, bis das Befinden gut ist bzw. keine Besserung mehr eintritt und die AK-Tests negativ werden.

Physikalische Therapie

Zur Ergänzung der medikamentösen Behandlung empfiehlt Rea (1992) Körperbewegung, Saunatherapie und neuromuskuläre Übungsbehandlung. Vor und nach den 20-minütigen Fahrrad- und Ruderübungen erhalten die Patienten Niacin bis zur individuellen Verträglichkeitsgrenze. Die Niacinreaktion ist durch die in diesem Falle gewünschte kutane Vasodilatation gekennzeichnet. Nach den Übungen gehen die Patienten in entsprechenden umweltmedizinischen Einrichtungen für 30 Minuten in die (holzfreie, gekachelte und geflieste) Sauna, dann in die Dusche, werden anschließend für zehn Minuten massiert und erhalten zum Schluss jeder Sitzung einen Teelöffel Mineralien, ½ Teelöffel Alkalisalze, 750 mg Kaliumchlorid und 3,0 g ungesättigte Fettsäuren. Durch diese physikalische Therapie wird Körperfett mobilisiert, die lipophilen Gifte in die Blutbahn gebracht und teilweise ausgeschieden. Das kann zu einer vorübergehenden Verschlechterung des Befindens führen.

14.5.3 Orthomolekulare und sonstige medikamentöse Therapie

Förderung der Phase-I-Entgiftung

Die Enzyme der Phase I sind, wie bereits erwähnt, durch Toxine und Xenobiotika induzierbar. Es muss dafür gesorgt werden, dass ausreichend Antioxidanzien und Spurenelemente (in diesem Falle Betakarotin, Vitamin C, Riboflavin, Bioflavonoide, Vitamin E, Kupfer, Zink, Selen, Magnesium und Molybdän, ☞ Abb. 14.3) vorhanden sind, um die entstehenden freien Radikale (☞ Kap. 10) zu entgiften.
Als Leberschutz kann Phosphatidylcholin (900–2700 mg/Tag) gegeben werden, das zur Stabilisierung des Cytochrom-P450-Enzymsystems hilfreich sein kann. Daneben Silymarin (Carduus marianus), das durch den hohen Gehalt an Proanthrozyanidinen und anderen Flavonoiden einen antioxidativen Schutz der Leber gewährleistet.
Wie bereits weiter oben dargestellt wurde, gibt es genetische Defekte in der Expression der Cytochrom-P450-Enzyme, die einer biologischen Therapie schwer zugänglich sind. Hier muss der Versuch gemacht werden, andere Entgiftungswege zu verwenden, wie verstärkte Ausscheidung über Darm und Diurese etc. Der Schwerpunkt liegt dann aber in jedem Falle bei der Vermeidung von Belastungen wie oben angedeutet.

Förderung der Phase-II-Entgiftung

Störungen der Phase-II-Entgiftung können ein Problem darstellen, da es bei intakter und damit überwiegender Phase-I-Reaktion zur Ansammlung der potenziell toxischen Metaboliten der Oxidation, Reduktion und Hydrolyse kommt. In erster Linie müssen natürlich Antioxidanzien zur Elimination der ebenfalls entstehenden freien Radikale (s. o.) getestet und verabreicht werden. Bei positivem Challenge der Phase-II-Reaktionen oder nach positivem Freie-Radikale-Test (☞ Kap. 10.3.6) sollten folgende Antioxidanzien getestet werden:

- Vitamin E (1 × 400 IU)
- Vitamin A (2 × 10 000 IU)
- Vitamin C (3 × 500 bis 5 × 1000 mg); ist auch ein essenzieller Kofaktor zusammen mit Kupfer bei der Aktivierung von Glutathion)
- Coenzym Q_{10} (250 mg)
- Selen (2 × 200 µg, ist für die Glutathionperoxidase essenziell)
- Vitamin B_2 (3 × 10 mg) und B_3 (3 × 300 mg).

Ein Mangel an Vitamin B_2 führt zu verminderter Glutathion- und Taurinproduktion, die vermehrte Umwandlung von Cystein in Cystin durch freie Radikale führt zu einer verminderten Verfügbarkeit für die Glutathionbildung. Die Rückverwandlung von Cystin zu Cystein benötigt NADH-Konversion zu NAD, was kupfer- und Vitamin-B_2-abhängig ist.
Supplementierung mit reduziertem Glutathion, L-Methionin, Cystein, z. B. in der Form von N-Acetylcystein, liefert organisches Sulfat für die Sulfatierung, N-Acetylcystein ist weiterhin eine Vorstufe des Glutathions. Glyzin fördern die Glycylkonjugation.
Beachten Sie unbedingt die Ausführungen zur Sulfat-Konjugation in Kap. 14.4.3. Sie müssen einen haltbaren normoreaktiven Challenge mit dem Supplement erhal-

ten (Temporal Tap, normoreaktive und dysreaktive Muskeln). Evlt. muss anorganisches Sufalt supplementiert werden.
Dosierungen:
- 3 × 450 mg L-Cystein
- 3 × 500 mg N-Acetylcystein
- 3 × 150 mg L-Glutathion
- 3 × 450 mg L-Glutaminsäure
- 3 × 500 mg L-Glycin
- 3 × 375 mg L-Methionin
- 3 × 500 mg L-Taurin (PE).

Zur antioxidativen Therapie gehört auch Katechin, ein wasserlösliches Flavonoid, das besonders in der Leber freie Radikale fangen kann und antioxidative Eigenschaften entwickelt. Daneben hemmt Katechin die Histaminbildung durch Hemmung der Histidindecarboxylase. α-Liponsäure (3 × 100 mg) wirkt leberschützend durch antioxidative Wirkung.
Symptomatisch können Bikarbonat und Mischungen von alkalisierenden Substanzen nach Test (☞ Kap. 4) zur Alkalisierung gegeben werden, um etwa optimale Enzymaktivitäten für die Entgiftung zu gewährleisten, besonders bei Alkaliverlusten über den Darm (Durchfall). Die bei Unverträglichkeitsreaktionen vorherrschende saure Stoffwechsellage soll kompensiert werden. Näheres hierzu ☞ Kap. 4.

Tab. 14.6: Orthomolekulare Substanzen zur Behandlung einer MCS

Orthomolekulare Substanz	Tagesdosis
Vitamin A/Betakarotin	25 mg
Vitamin E (Tokopherol)	400–1200 mg
Vitamin C	Bis zu 15 g
Vitamin B_3 (Niacin)	1200 mg
Calcium	1–3 g
Magnesium	500–1500 mg
Selen	200–400 µg
Zink	20–120 mg
Coenzym Q_{10} (Ubichinon)	100–250 mg
Cystein	1 g
N-Acetylcystein	1 g
Glutathion	600 mg
Methionin	2 g
Taurin	2 g
EPA/DHA	3–10 g

Infusionsschema zur Akutentgiftung

- 20–30 g Vitamin C
- 600 mg reduziertes Glutathion
- 500 mg Taurin
- Mg^{2+}, Ca^{2+}, K^{+} (z.B. Zentramin)
- 300 mg N-Acetylcystein.

Verabreichung in 500 ml isotonischer Kochsalzlösung. Eine Infusion pro Woche über 8 Wochen wird empfohlen.

Hochdosierte Substitution mit Vitaminen, Mineralstoffen, Spurenelementen

Der hochdosierte Einsatz von Multivitamin- und Kombinationspräparaten mit Mikronährstoffen und Spurenelementen ist gerechtfertigt, weil infolge der Belastung mit Giftstoffen und freien Radikalen bei MCS-Patienten naturgemäß ein wesentlich erhöhter Bedarf durch erhöhten Verbrauch vorliegt. Eine ausgewogene Elektrolytsubstitution ist ebenfalls sehr wichtig. Jeder Mineralstoffmangel kann dazu führen, dass toxische Metalle freie Bindungen einnehmen. Auf diesem Wege kann eine Mineralstoffsubstitution alleine bereits eine gewisse Entgiftung bewirken. Relevante Substanzen ☞ Tab. 14.6. Für die Einzelheiten sei auf ☞ Kap. 18 verwiesen.

Algenpräparate

Vorteile einer Entgiftung mit Algenpräparaten sind die gute Verträglichkeit, leichte Verfügbarkeit und geringe Kosten. Algen binden radioaktive Substanzen und scheiden diese effektiv aus dem Körper aus. Die Bindung erfolgt durch die Alginsäure. Organische Gifte wie PCB, Aromate oder Insektizide (Chlordecon) werden ebenfalls gebunden und ausgeschieden, auch Formaldehyd. Die Entgiftungsfähigkeit der Leber für Alkohol wird signifikant erhöht, es kommt seltener zu einem Alkoholkater. Algen stellen dem Körper Antioxidanzien und Enzyme zur Verfügung, die er zum Entgiften benötigt. Chlorella bindet Toxine und alle bekannten toxischen Metalle sowie Umweltgifte wie Dioxin und andere chemische Schadstoffe. Chlorella erhöht auch reduziertes Glutathion.
Gebräuchlich sind verschiedene Algen, am wichtigsten ist Chlorella pyrenoidosa wegen der besseren Absorption von Toxinen, allerdings ist sie schwerer verdaulich. Chlorella vulgaris und Spirulina-Alge sind Alternativen, ebenso die Afa-Klamath-Alge. Die Dosierung ist 1–5 g/Tag. Zur Entgiftung von Schwermetallen mit Algen, Bärlauch und Koriander ☞ auch Kap. 6.6.2.

Omega-3-EFA (EPA/DHA)

Omega-3-essentielle Fettsäuren (EFA; poly unsaturated fatty acids, PUFA) sind vorwiegend in Kaltwasserfischen enthalten und können vom Körper nur in begrenztem Umfang aus der gemeinsamen Vorstufe α-Linolensäure hergestellt werden. Deswegen ist die Zufuhr mit Fischölpräparaten erforderlich, um den Bedarf zu decken. Omega-3-Fettsäuren erhöhen die Flexibilität der Zellmembranen und vermindern die Blutviskosität durch Hemmung der Thrombozytenaggregation und verbessern dadurch und durch Vasodilatation die Durchblutung. Die verbesserte Blutversorgung führt auch zu einer besseren Entgiftung. EPA und DHA sind auch essenziell notwendig zur Regeneration der Zellorganellen insbesondere des Nervengewebes. Lipide machen 60–80% des ZNS aus und müssen ständig erneuert werden. Ein Mangel führt zu Anfälligkeit für fettlösliche Toxine und Schwermetalle, beispielsweise Quecksilber. Weiteres zum Stoffwechsel der PUFA ☞ auch Kap. 10.

14.6 Übungsfragen zu Kap. 14

Antworten ☞ Kap. 15.6

Frage 1: Nennen Sie eine Definition der Multiplen chemischen Sensitivität.

Frage 2: Nennen Sie mögliche Ursachen und ätiologische Faktoren für MCS

Frage 3: Nennen Sie wichtige diagnostische Parameter für MCS.

Frage 4: Nennen Sie therapeutische Konzepte für MCS.

14.7 Antworten zu Kap. 13.8

Antwort 1: Ausgehend von einem dysreaktiven Muskel, der am besten einem Organsystem zugeordnet ist, an dem sich die Symptomatik des Patienten zeigt, testen Sie die Virusnosoden und bakteriellen Nosoden. Geeignet sind also M. infraspinatus (Thymus, Immunsystem), M. sartorius, M. gracilis (Nebenniere bei chronischem Erschöpfungssyndrom), M. pectoralis major sternalis (Leber) bei Cytomegalie etc. Wenn kein dysreaktiver Muskel vorliegen sollte, kann ein Thymuschallenge ausgeführt werden: Der Patient legt seine Hand auf das manubriosternale Gelenk und Sie klopfen ein bis zweimal darauf. Dies führt bei entsprechender immunologischer Störung zur Dysreaktion, die dann durch die Virusnosoden aufgehoben werden kann.

Antwort 2: Chronisches Müdigkeitssyndrom, chronische Immundefekte.

Antwort 3: Echinacea, Eleutherococcus, Vitamin C, Selen, B-Vitamine, Zink, Ubichinon, Eigenblut- und Sauerstofftherapien, moderate Ganzkörperhyperthermie etc.

15 Chronic Fatigue Syndrome (CFS)

G. Weiss, H. Garten

15.1 Grundlagen

Historisch gesehen sind Krankheitsbilder mit chronischen Müdigkeits- oder Erschöpfungs-zuständen seit langem bekannt. Bereits 1869 beschrieb Beard (in Böhm und Stöppler, 2002) in New York einen Symptomenkomplex mit Ermüdbarkeit, Schwäche und Affektlabilität als Neurasthenie. Weitere Bezeichnungen waren: Da-Costa-Syndrom oder Febricula. Auch die Neurasthenie von Olivia Clemens, der Frau von Mark Twain dürfte in diesem Zusammenhang zu sehen sein (Arcari und Crombie, 2003). Hinter dem Namen „Chronic Fatigue Syndrome" oder im deutschen Sprachgebrauch „chronisches Erschöpfungssyndrom" (auch: Chronic-fatigue-Syndrom) verbirgt sich eine chronische Erkrankung mit fatalen Folgen für Betroffene. Die Definition des Chronic-fatigue-Syndroms nach den Kriterien der US Centers for Disease Control and Prevention (CDC) von 1988 (☞ unten) trifft für etwa zwei bis sieben Personen auf 100 000 in der Bevölkerung zu, ist bei Frauen etwa doppelt so häufig anzutreffen wie bei Männern und tritt im Alter von 25–45 Lebensjahren am häufigsten auf.
Oft über Jahre quälen sich Patienten mit einer für Gesunde nicht vorstellbaren Erschöpfung durch ihren Alltag. Dabei bestehen oft vielfältige Beschwerden wie Konzentrations- und Gedächtnisstörungen, Schmerzen in Gelenken und Muskeln, Kopfschmerzen und nicht erholsamer Schlaf. Bereits geringe Belastungen verstärken oft die Symptome anhaltend. Noch verschlimmert wird die Situation der Kranken durch die diagnostische und therapeutische Situation. CFS-Kranke stoßen dabei häufig auch bei Ärzten und im sozialen Umfeld aus Unkenntnis auf Vorurteile und wenig Verständnis. Die Symptome und das Krankheitsbild werden im Extremfalle bagatellisiert, was eine angemessene Versorgung verhindert. Häufig sind auch bei Maximaldiagnostik keine pathologischen laborchemischen oder medizinisch-technischen Befunde und auch keine klinischen Pathologien nachweisbar, so dass bei fehlenden therapeutischen Ansätzen oft therapeutischer Nihilismus zu beobachten ist und die Kranken (nach Schätzungen der internationalen CFS-Vereinigung Fatigatio e. V. in Deutschland 2001 etwa 300 000 Betroffene) mit ihren Problemen allein gelassen werden.
Die Symptome eines CFS sollten ein Alarmsignal für eine umfassende, auch anamnestische Spurensuche sein. Gerade zum sicheren Ausschluss einer therapierbaren Erkrankung und zum Auffinden chronisch konsumierender Krankheitsbilder ist eine umfassende Diagnostik erforderlich. Derzeit werden z. B. in den USA (Center for Disease Control, CDC) Forschungsprojekte durchgeführt zur Klärung möglicher Ursachen und zur Abschätzung des Ausmaßes des Krankheitsbildes. Messbare klinische Auffälligkeiten und Faktoren, die das Erkrankungsrisiko erhöhen könnten, sollen gefunden werden. Es soll auch geklärt werden, ob es sich um eine einzelne Krankheit oder die gemeinsame Endphase verschiedener Erkrankungen handelt. Letzteres dürfte die wahrscheinlichste Erklärung sein.
Es gibt deutliche Hinweise, nicht zuletzt aus der Tumorforschung, dass neben weiteren Faktoren eine Reihe von Mangelzuständen an Nährstoffen und Spurenelementen an der Entstehung der Symptome ursächlich beteiligt sind. Bei gelegentlich epidemisch auftretenden chronischen Müdigkeitssyndromen ist dagegen eine infektiöse Ursache nahe liegend. Ein Viertel der Patienten mit Chronic-fatigue-Syndrom ist bettlägerig und arbeitsunfähig, ein weiteres Drittel kann nur noch Teilzeitbeschäftigungen nachgehen.
Leider ist das Krankheitsbild bei Ärzten wenig bekannt, obwohl vielfältige Untersuchungen und Forschungsaktivitäten zum Thema CFS bestehen. Deutsche Gutachter scheinen davon auszugehen, dass es sich bei Patienten mit Chronic-fatigue-Syndrom am ehesten um eingebildete Kranke handele, deren primäre Erkrankung eine Depression ist. „Es handelt sich dabei nicht um eine Krankheit im eigentlichen Sinne, sondern um eine Beschreibung von symptomatischen Kriterien, wie sie bei vielen Erkrankungen vorkommen können, und um eine Beschreibung von Ausschlusskriterien" (zitiert aus einem internistischen Gutachten, 1997). Strauss (in Harrison's, 2005) spricht jedoch durchaus von einer Krankheit (Illness).
Patienten mit Persönlichkeitsstörungen sollen andererseits anfälliger für die Entwicklung eines Chronic-fatigue-Syndroms sein. Allerdings gibt es bisher keine gesicherte psychologische oder medizinische Erklärung für die mit einem CFS verbundenen psychischen Störungen und die Auswirkungen eines CFS auf das Verhalten. In einer Studie postulieren Fisher und Chalder (2003) Kindheitserfahrungen als mögliche Risikofaktoren. Danach soll mütterliche Überprotektion teilweise verbunden sein mit der Entwicklung von Vermeidungsstrategien als Glaubenssystem, die das Verhalten von CFS-Patienten nachteilig beeinflussen können. Bei CFS-Patienten kann psychologisch häufig auch eine gewisse Voreingenommenheit bezüglich der Selbsteinschätzung körperlicher Symptome gefunden werden, was wiederum durch eine verstärkte Symptomwahrnehmung zur Persistenz der Störungen und Aufrechterhaltung ihres negativen Krankheitsschemas beitragen kann.
Die meisten Patienten (über 80%) können den Beginn ihrer Erkrankung oft auf den Tag genau angeben. Nicht selten entwickelt sich das Krankheitsbild wie ein verschleppter grippaler Infekt, von dem sich die Patienten nicht vollständig wieder erholen. Von diesem Zeitpunkt ab besteht eine für sie unbegreifliche Einschränkung der körperlichen und geistigen Leistungsfähigkeit. An-

geschuldigt werden auch chronische Virusinfekte wie EBV-Virusinfektionen. Entsprechende Studien zeigen widersprüchliche Ergebnisse. Bei gelegentlich epidemisch auftretenden chronischen Müdigkeitssyndromen ist dagegen eine infektiöse Ursache nahe liegend. Aus ganzheitlicher Sicht kann man vermuten, dass der häufig anamnestisch geschilderte Infekt, der den Beginn der Erkrankung markiert, lediglich der berühmte Tropfen in einem multifaktoriellen Geschehen ist, der dann das „Fass zum Überlaufen" bringt.

Psychosomatisch sind Müdigkeit und Schwäche nach Uexküll (1986) für den Patienten das primär Bedrohliche. Er hat deswegen eine andere Sicht der Zusammenhänge. Weil der Patient sich (körperlich) so geschwächt fühlt, verhält er sich, seinem Verständnis entsprechend, angemessen vorsichtig. Andererseits kann Müdigkeit auch Ausdruck einer depressiven Reaktion im Rahmen der Krankheitsverarbeitung sein. Neurophysiologisch können bei CFS-Patienten u.a. motorische Defizite in Zusammenhang mit einer gestörten kortikospinalen Erregbarkeit gefunden werden. Motorische Störungen bei CFS scheinen somit eine neurophysiologische Grundlage zu haben. Wegen der nachweislich herabgesetzten Reaktionszeit und Bewegungsverlangsamung wird eine Störung in prämotorischen Hirnarealen vermutet. Dies erscheint nach funktionell neurologischen Kriterien jedoch durchaus auch als Folge einer Deafferenzierung bei verminderter Aktivität des Bewegungssystems plausibel: Die Afferenzen aus dem osteomuskulären Bereich sind quantitativ die bedeutsamsten (☞ Garten, 2004, Kap. 12).

In einer weiteren Studie (Siessmeier, Nix et al. 2003) konnte mittels PET-Untersuchungen bei etwa der Hälfte der CFS-Patienten eine Störung des zerebralen Stoffwechsels gefunden werden. Untersuchungen an eineiigen Zwillingspaaren, von denen ein Zwilling an CFS erkrankt ist, zeigen, dass die CFS-kranken Zwillinge subjektiv einen schlechteren Schlaf haben, wobei wenig objektivierbare Daten zur Erklärung dieser Diskrepanz gefunden wurden. Der höhere Anteil des REM-Schlafs bei den CFS-Zwillingen könnte ein Hinweis sein, dass der REM-Schlaf am Erkrankungsmuster beteiligt ist.

Tab. 15.1: Definition des Chronic-fatigue-Syndroms nach Holmes

Hauptkriterien	Eine neu aufgetretene persistierende Müdigkeit oder leichte Ermüdbarkeit für mindestens sechs Monate, die nicht durch Bettruhe verschwindet und die durchschnittliche Aktivität um mehr als 50% reduziert
	Ausschluss anderer klinischer Erkrankungen, die ähnliche Symptome hervorrufen können, einschließlich vorexistierender psychiatrischer Erkrankungen
Nebenkriterien	Leichtes Fieber
	Halsschmerzen
	Schmerzhafte zervikale oder axilläre Lymphknoten
	Unerklärbare generalisierte Muskelschwäche, Muskelschmerzen
	Prolongierte generalisierte Müdigkeit nach zuvor tolerierten körperlichen Anstrengungen
	Generalisierte Kopfschmerzen
	Wandernde, nicht entzündliche Gelenkschmerzen
	Neuropsychologische Symptome
	Schlafstörungen
	Akuter oder subakuter Beginn der Symptome
Befundkriterien	Temperatur von 37,8–38,8 °C rektal
	Nicht exsudative Pharyngitis
	Palpable zervikale oder axilläre Lymphknoten

Es bestehen Überschneidungen zu anderen Krankheitssyndromen mit unerklärten klinischen Zustandsbildern, wie Multipler chemischer Sensitivität (MCS), chronischen muskuloskelettalen Schmerzen und Fibromyalgie. Fibromyalgiepatienten zeigen oft ein Chronisches Müdigkeitssyndrom, ein irritables Kolon, temporomandibuläre Störungen. Die ganzheitlichen, schwerwiegenden psychophysischen und strukturellen Auswirkungen von Störungen im temporomandibulären System werden bei der praktischen Arbeit mit Applied Kinesiology oft erkennbar, diesbezügliche Ursachen müssen ausgeschlossen werden.

Die Diagnose wird nach verschiedenen Listen mit Kriterien, von denen jeweils eine Mindestzahl erfüllt sein muss, gestellt. Sozialmedizinisch müssen die Befunde von einem Arzt im Rahmen von zwei klinischen Untersuchungen im Abstand von mindestens einem Monat erhoben worden sein. Wie aus unzähligen Gutachtenfällen deutlich wird, hat diese Vorgehensweise naturgemäß etwas Willkürliches an sich, denn die Kriterien betreffen vor allem auch subjektive Befindlichkeiten.

Für die eigentliche Ursachenforschung für ein Krankheitsbild mit einer beschreibenden Diagnose ist Applied Kinesiology als bioenergetisches Testverfahren ein sehr hilfreiches Instrument. Im Spannungsfeld der gutachterlichen Auseinandersetzung muss gerade von einem Therapeuten, der eine nicht schulmedizinische Methode wie die Applied Kinesiology vertritt, auf sorgsames Einhalten anerkannter Definitionen bei der Beschreibung der Krankheitsbilder geachtet werden.

15.2 Definitionen, beschreibende Diagnose

Definition nach Holmes

Nach Holmes, Kaplan et al. (1988) müssen zur Erfüllung der Diagnose eines Chronic-fatigue-Syndroms gemäß Tabelle 15.1 mindestens vorliegen:

- Zwei Hauptkriterien mit mindestens acht Symptomkriterien (Nebenkriterien) oder
- Beide Hauptkriterien mit mindestens sechs Symptom- und zwei Befundkriterien.

Definition nach CDC und International CFS Study Group

Die Definition der US Centers for Disease Control and Prevention (CDC 1988) entspricht sehr weitgehend derjenigen der International CFS Study Group (☞ Tab. 15.2). An der Definition des CDC waren auch Holmes und Mitarbeiter (1988) beteiligt.

Tab. 15.2: Definition der International CFS Study Group für das chronische Müdigkeitssyndrom (nach WERBACH, 2002)

Kriterium	Eigenschaften
I. Nach umfassender Evaluation ursächlich ungeklärte persistierende oder rekurrierende **chronische Erschöpfung,** die:	• Neu oder zeitlich bestimmbar eingesetzt hat (also nicht bereits lebenslang besteht), • Nicht Folge einer weiter andauernden Belastung ist, • Sich durch Ruhe nicht wesentlich bessert, • Eine erhebliche Beeinträchtigung früherer Aktivitäten in Ausbildung und Beruf sowie im sozialen und persönlichen Bereich nach sich zieht.
II. Das gleichzeitige Auftreten von **mindestens vier der folgenden Symptome,** die seit mindestens sechs Krankheitsmonaten in Folge andauern oder rekurrieren müssen und vor dem Einsetzen der Müdigkeit nicht vorhanden gewesen sein dürfen:	• Selbst berichtete Beeinträchtigung des Kurzzeitgedächtnisses oder der Konzentration, die so schwer ist, dass damit eine erhebliche Beeinträchtigung früherer Aktivitäten in Ausbildung und Beruf sowie im sozialen und persönlichen Bereich verbunden ist, • Halsschmerzen, • Druckschmerzhaftigkeit der zervikalen oder axillären Lymphknoten, • Muskelschmerzen, • Schmerzen an mehreren Gelenken ohne Schwellung oder Rötung, • Kopfschmerzen, die neu auftreten oder sich nach Art, Muster und Schweregrad von früheren Kopfschmerzen unterscheiden, • Keine Erholung durch Schlaf, • Zustandsverschlechterung von mehr als 24 Stunden Dauer nach körperlicher Anstrengung.

Definition nach SCHMEDERBERG

Die Kriterien des Chronic-fatigue-Syndroms wurden hier geändert. Das CFS wird möglicherweise durch eine Reihe von Viren wie lymphotropen Herpesviren, Retroviren und Enteroviren verursacht. Speziell Herpesviren haben die Eigenschaft, im Körper zu persistieren und chronische Erkrankungen zu verursachen. Die Titer der folgenden Viren sind bei Patienten mit Chronic-fatigue-Syndrom erhöht: Herpesviren, Masernviren, Rötelviren und Coxsackie-B-Viren. Im Wesentlichen kam es zu einer klareren Abgrenzung zu Diagnosen psychotischer Zustände und Infektionserkrankungen wie chronischer Hepatitis B und C, HIV, Borreliose und Tuberkulose sowie zur Definition von Einschlussdiagnosen (SCHMEDERBERG et al., 1992, aus BIEGER, 1994).

Einschlussdiagnosen:

- Rheumatologische Diagnosen: Fibromyalgien
- Infektionen: adäquat behandelte Borreliose, Brucellose, Toxoplasmose, Epstein-Barr-Virus-Infektion, Zytomegalie
- Psychiatrische Diagnosen: nicht psychotische Depression, Somatisierungssyndrome, Angstkrankheiten.

Ausschlussdiagnosen:

- Psychiatrische Diagnosen: Schizophrenie, bipolare Psychosen, psychotische Depression, Toxikomanie
- Infektionen: chronische Hepatitis B und C, HIV, inadäquat behandelte Borreliose, Tuberkulose.

Häufigkeit der Symptome

Das Vollbild des CFS nach den verschiedenen aufgeführten Kriterien ist nur relativ selten vorhanden. Nur bei 5 bis maximal 25% der Patienten sind alle notwendigen Kriterien für die Diagnose eines CFS vorhanden. Querschnittsstudien zeigen in 60% andere Diagnosen, vorwiegend psychiatrische Erkrankungen und in 3% primär organische Erkrankungen. Bei bis zu 25% sind nicht alle erforderlichen Diagnosekriterien für ein CFS erfüllt. Die Erkrankungsdauer wird mit durchschnittlich 3,9–7,4 Jahren angegeben. Frauen erkranken 2- bis 3-mal häufiger als Männer. Außer der Müdigkeit ist beim CFS kein anderes Symptom obligat. Vielfältige Beschwerden und Symptome, die nicht unmittelbar zur CFS-Symptomatik gehören, werden berichtet, was die Diagnosestellung nicht vereinfacht. Tabelle 15.3 zeigt die häufigsten Symptome.

15.3 Ursachendiagnostik

„Kein Labortest, so esoterisch oder exotisch er auch sein mag, kann die Erkrankung diagnostizieren oder ihren Schweregrad messen." (STRAUSS in HARRISON'S, 2005).

Das Krankheitsbild des chronischen Müdigkeitssyndroms hat in diesem Buch einen gebührenden und sinnvollen Platz, weil die Kap. 4 bis 13 alle möglichen Ursachen eines CFS zum Thema haben. Herd- und Störfelderkrankungen, Dysbiosen, Nahrungsmittelunverträglichkeiten, Allergien und Immunstörungen, Schwermetallbelastungen, chemisch toxische Belastungen und besonders die chronischen Virusinfekte (die teilweise allein für ein CFS verantwortlich gemacht werden), können an der Entstehung desselben beteiligt sein. Auch hier gilt der typischerweise eher im Rahmen der Multiplen chemischen Sensitivität gebräuchliche Begriff des „total stress load" der klinischen Ökologie, der bei entsprechender Disposition und Kondition des Betroffenen sich eben als Chronisches Müdigkeitssyndrom bemerkbar macht. Total Stress Load bedeutet nach der Philosophie und der Realität der Applied Kinesiology jedoch die Summe der Stressoren struktureller, chemischer und emotionaler Natur, die dementsprechend bei der Ursachenforschung des chronischen Müdigkeitssyndroms wie bei jedem anderen chronisch Kranken auch analysiert werden müssen.

Ein Patient mit temporomandibulärer Dysfunktion, evtl. entstanden durch Pressen und Knirschen bei emotionaler Belastung bei vorbestehender Malokklusion, die zu chronisch verspannten und schmerzhaften Kaumuskeln und Schlafstörungen führt, hat wenig Spielraum für die Kompensation weiterer Stressoren. Eine

Schwermetallbelastung durch vorhandene Amalgamfüllungen oder ein Virusinfekt, der gar nicht unbedingt durch den immer wieder typischerweise angeschuldigten Epstein-Barr-Virus verursacht sein muss, können „das Fass zum Überlaufen bringen".

15.3.1 Diagnostik der potenziell auslösenden Faktoren

Zur Ursachendiagnostik gehören die Suche nach den im Folgenden genannten Belastungsfaktoren und deren spezifische Elimination. Diese werden in den angegebenen Kapiteln detailliert besprochen. Hier seien nur einige speziell für das CFS wichtige Aspekte gesondert herausgegriffen:

- Herd- und Störfelderkrankungen (☞ Kap. 5)
- Schwermetallbelastungen (☞ Kap. 6)
- Dysbiosen (bakteriell ☞ Kap. 7.7, mykotisch ☞ Kap. 7.8, parasitär ☞ Kap. 7.9)
- Allergien, Unverträglichkeitsreaktionen (☞ Kap. 8.5 ff)
- Immunstörungen (☞ Kap. 8.9, 8.11)
- Chemisch toxische Belastungen (☞ Kap. 12)
- Chronische Virusinfektionen, postinfektiöse Zustände (☞ Kap. 13)
- Prostaglandindysbalancen (☞ Kap. 10.10)
- Nährstoffmangelzustände (☞ Kap. 11.1, Kap. 18)
- Endokrine Störungen (☞ Kap. 16).

Tab. 15.3: Die bei CFS-Patienten am häufigsten beobachteten Symptome (aus Böhm und Stöppler, 2002)

Symptom	Häufigkeit
Müdigkeit	100%
Vergesslichkeit	100%
Kopfschmerzen	86%
Konzentrationsschwäche	86%
Schlafstörungen	86%
Pharyngitis	78%
Allergien	67%
Gastrointestinale Beschwerden	64%
Schmerzhafte Lymphknoten	64%
Myalgien	64%
Morgensteifigkeit	60%
Nykturie	60%
Verschlechterung eines prämenstruellen Syndroms	60%
Vorübergehende Konfusion	57%
Subfebrile Temperaturen	57%
Arthralgien	50%
Reizbarkeit	50%
Depression	43%
Husten	40%
Schwellung der Finger	40%
Nachtschweiß	40%
Photophobie	36%
Schwindelgefühl	36%
Hautausschläge	36%
Flüchtige Skotome	28%
Periphere Paresen	21%
Tachyarrhythmien	21%

Assoziation mit Allergien

CFS-Patienten zeigen auch eine bemerkenswert hohe Prävalenz von Allergien auf inhalative Allergene, Nahrungsmittel oder Medikamente (bei ca. 65% zu finden). Interessanterweise werden bei Atopikern signifikant höhere EBV-Antikörper-Titer als bei Kontrollpersonen gefunden. Allergiker mit CFS und positiver EBV-Serologie zeigen ausgeprägte Allergenreaktionen. Es gibt Hypothesen, die deswegen einen Zusammenhang von CFS, chronischen Infektionen, psychiatrischen Erkrankungen und Allergien im Sinne eines hyperreaktiven Immunsystems sehen. Immunologisch hyperreaktive Personen sollen demnach auf bestimmte Antigene bzw. Allergene mit inadäquater Zytokinfreisetzung (Interferon, IL-1) reagieren, die dann die CFS-Symptomatik hervorruft. Interferon und IL-1 bewirken u.a. Müdigkeit (somnogen, dosisabhängige Hemmung des REM-Schlafs) und induzieren Fieber. Da die Zytokine auch die Hypophysen-Nebennierenrinden-Achse (ACTH-Cortisol) aktivieren (relativ häufig findet sich bei CFS ein Hyperkortisolismus), wäre durch den Wechsel zwischen den somnogenen Eigenschaften der Zytokine und aktivierenden NNR-Einflüssen die typische Kombination von Ruhelosigkeit und Müdigkeit erklärbar (☞ auch Kap. 16.5).

Assoziation mit Immunstörungen

Veränderungen des zellulären oder humoralen Immunsystems werden mit Chronic-fatigue-Syndrome assoziiert. Dies sind Verminderung der CD8-Supressor-Zellen (CD8/CD11b), erhöhter Anteil aktivierter CD8-Zellen (CD8/CD38 bzw. CD8 HLA-dr), verminderte NK-Zell-Aktivität, verminderte Lymphozytenproliferation auf Mitogene und eine Anergie im Hauttest (Multitest Merieux oder Äquivalent).

Assoziation mit organisch chemischen Belastungen

Eine Studie von Tahmaz, Soutar et al. (2003) bei Schaffarmern in Australien bei Belastung mit Organophosphatpestiziden zeigte zwar einen Zusammenhang bei Patienten mit hoher Belastung durch diese Pestizide mit CFS, dieser war aber nicht statistisch signifikant. Diese Gruppe war ihrerseits vom Zusammenhang ihrer Belastung mit der CFS-Erkrankung überzeugt. Holzschutzmittel, PCBs oder Konservierungsstoffe können eine Rolle spielen.

Assoziation mit postviralen Syndromen

Postvirales Fatiguesyndrom kommt bei Enterovirusinfektionen (insbesondere Coxsackie-B-Viren Typ B2 und B4 sind beschrieben), Infektionen mit dem humanen Herpesvirus 6 (HHV 6) oder bei EBV-Infektionen vor. In diesen Fällen kann der Zusammenhang in der Regel ebenso wie bei anderen chronischen Infektionen wie Zytomegalie, Hepatitis B und C durch den direkten Erregernachweis geklärt werden. Auch eine Reaktivierung dieser Infektionen über andere immunsuppressiv wirkende Auslöser, beispielsweise eine Schwermetallbelastung, ist möglich. Bakterielle Infektionen wie Tuberkulose, Toxoplasmose, Brucellose oder Borreliose können mit CFS vergesellschaftet sein. Bei entsprechenden Risikofaktoren kommt auch eine HIV-Infektion in Frage.

Diagnostik struktureller Faktoren

Neben der oben angeführten kraniomandibulären Dysfunktion, die sicher als Stressor eine herausragende Stellung einnimmt, sind chronische Schmerzzustände des Bewegungssystems wie Zervikal-, Lumbal-, aber auch Wirbelsäulensyndrome, die ihre Ursache im viszerosomatischen Reflexgeschehen haben, möglicherweise mit verursachend für das Chronische Müdigkeitssyndrom. Speziell viszeral osteopathische Störungen der Leber und der Niere sind mit Erschöpfungszuständen vergesellschaftet (☞ GARTEN, 2016).

15.3.2 Ausschlussdiagnosen

- Fibromyalgie
- Neurotische und psychiatrische Störungen (Konversionssyndrome und depressive Zustände neurotischer und psychotischer Art)
- Krebserkrankungen, chronische Organerkrankungen wie Lungen-, Herz-, Magen-/Tagarm-, Nieren- oder hämatologische Erkrankungen
- Autoimmunerkrankungen (Kollagenosen, Sarkoidose, Wegener-Granulomatose, Myasthenia gravis)
- Neurologische Erkrankungen (MS, AML)
- Endokrine Erkrankungen (Hypothyreose, Nebennierenrindeninsuffizienz, Cushing-Syndrom, Diabetes mellitus)
- Medikamentenmissbrauch oder Drogenabusus
- Mitochondrienerkrankungen, Störungen der oxidativen Phosphorylierung, Hypoxämie durch Anämie und Ventilationsstörungen.

Differenzialdiagnose Fibromyalgie

Das Fibromyalgiesyndrom weist zahlreiche Parallelen zum Krankheitsbild des CFS auf, hat jedoch unterschiedliche Ausprägungen in der klinischen Symptomatik. Es bestehen lang anhaltende Muskelschmerzen, Gelenke sind nicht betroffen. Fibromyalgiepatienten zeigen in der Regel ein charakteristisches Muster von schmerzhaften „tender points" in der Muskulatur. Die chronischen Muskelschmerzen sind begleitet von Müdigkeit und Schlafstörungen. Eine Lyme-Borreliose muss ausgeschlossen werden. Bei 75% der Fibromyalgiepatienten sind positive Serotonin-Antikörper nachweisbar.
Von TANAKA, KURATSUNE et al. (2003) konnten bei CFS-Patienten erhöhte Autoantikörper gegen Neurotransmitterrezeptoren nachweisen. Dabei wiesen 53,3% der CFS-Patienten erhöhte Antikörpertiter von anti-CHRM1 (human muscarinic cholinergic receptor 1) auf, 56,7% zeigten erhöhte ANA-Antikörpertiter. Patienten mit erhöhten Autoantikörpern hatten dabei signifikant häufiger Symptome wie Muskelschwäche, schmerzhafte Lymphknoten, Vergesslichkeit und Grübeln. Die Autoren schließen daraus, dass zwischen erhöhten Antikörpern gegen CHRM 1 bei CFS-Patienten und den genannten Symptomen ein Zusammenhang besteht.

Differenzialdiagnose Krebserkrankungen, chronische Organerkrankungen, hämatologische Erkrankungen

Bei 78% der Tumorpatienten tritt Müdigkeit häufig oder sogar täglich auf, die Müdigkeit ist die am meisten belastende Begleiterscheinung für Mehrzahl der Patienten. Unter Chemo- und/oder Strahlentherapie leiden bis zu 89% der Patienten unter Fatigue. Die Ursachen sind vielfältig: Immunschädigungen und Immundefizite, tumor- und/oder therapiebedingt (Chemotherapie, Radiatio), ernährungsbedingte Faktoren (Appetitverlust, Kachexie, Erbrechen oder Übelkeit, Diarrhö), Mangelzustände an Vitaminen und Spurenelementen, entweder tumorbedingt oder infolge Chemo- oder Strahlentherapie, OP-Folgen, Anämie infolge Knochenmarks- und/oder Nierenschädigung (Verminderung der endogenen Erythropoetinbildung), Erythrozytenschädigungen und Eisenmangel, psychische Faktoren durch die extreme psychische Ausnahmesituation, in der sich Tumorpatienten befinden, Ängste, Schlafstörungen, chronische Schmerzen. Sozialmedizinisch spielt die Müdigkeit in diesem Zusammenhang eine erhebliche Rolle beim Erhalt der Arbeitsfähigkeit.

Differenzialdiagnosen endokrine Erkrankungen, Mitochondrienerkrankungen, Anämie und Ventilationsstörungen

Bei diesen Gesundheitsstörungen sind die energieliefernden Prozesse des Stoffwechsels direkt betroffen. Details hierzu werden in Kap. 15.4.4 abgehandelt.

15.3.3 Labordiagnostik

Das Standardlabor sollte einschließen: BSG, Blutbild und Differenzialblutbild, GGT, GOT, GPT, alkalische Phosphatase, Bilirubin, Kreatinin, Elektrolyte einschließlich Kalzium und Phosphat, Blutzucker, TSH basal, fT_3 und fT_4, Kupfer, Magnesium, Gesamteiweiß und Serumelektrophorese, CRP, Rheumafaktor sowie Urinstatus.
Bei Verdacht auf eine zugrunde liegende diagnostizierbare Erkrankung, wie eine chronische Infektion, sollten weitere Bestimmungen erfolgen. Dazu gehören im Sinne einer Stufendiagnostik: Virustiter (EBV, HHV 6, Coxsackie B, HIV), Borrelientiter, Kortisoltagesprofil im Speichel, ANA, Immunglobuline, Serotonin-Antikör-

per, Lymphozytensubpopulationen, im Weiteren ggf. Hepatitisserologie (B und C), Toxoplasmose, Brucellose, Zytomegalie, IgG-Subklassen, ACE und ANCA.
Zur Differenzialdiagnose der Fibromyalgie oder der generalisierten Tendomyopathie können Serotonin-Antikörper bestimmt werden. Die Differenzialdiagnose gegenüber der Borreliose (☞ dort) und chronischen Polyarthritiden ist mit serologischen Mitteln zu versuchen. Seronegative Polyarthritiden sind jedoch bekanntermaßen nicht selten. In 40% der Fälle wurden nicht-infektiöse Fiblomyalgien als Lyme-Borreliose fehldiagnostiziert (Bieger, 1994). Die einfache Druckpunktexploration (Tender Points) ist nach wie vor eine Standard-Diagnostik bei Fibromyalgie.
Weiter treten leichte unspezifische Erhöhungen der Titer von antinukleären Antikörpern, leichte Reduktion von Immunglobulinsubklassen, leichter Mangel an mitogen induzierter Lymphozytenproliferation in vitro und reduzierte Natürliche-Killerzell-Aktivität auf. Daneben werden reduzierte Kortikotropin-Releasing-Hormon-Produktion, erniedrigte Kortisolspiegel und erhöhte ACTH-Spiegel gefunden.

15.4 Therapie

15.4.1 Allgemeine Maßnahmen

Behandlung sämtlicher Stressoren der Triad of Health

Die entscheidende Maßnahme ist die Elimination sämtlicher diagnostizierter Krankheitsfaktoren, die eine systemische Belastung darstellen (☞ auch Kap. 15.3), soweit dies möglich ist (gerade die chronischen Herpesviruserkrankungen sind häufig therapieresistent). Jeder Stressfaktor kann an der Symptomatologie des CFS beteiligt sein. Hierzu sind ausführliche Angaben in den entsprechenden Kapiteln zu finden. Mit den Mitteln der Applied Kinesiology kann auch bei fehlendem laborchemischem Nachweis (dieser ist immer erstrebenswert, aber nicht immer möglich) ein Zusammenhang mit chronischen Belastungen (chronische Virusinfektionen, chronische bakterielle Infektionen, Parasitosen, Organmykosen sowie Intoxikationen, Schwermetallbelastungen) hergestellt werden. Auch latente Endokrinopathien können gefunden und entsprechend substituiert werden. Der Bedarf an Nutrienten und Spurenelementen kann ausgetestet und überwacht werden.

Aerobes Training

In unserer Praxis hat sich die Verordnung eines dosierten Trainingsprogramms mit Pulsmessung bewährt nach der vereinfachten Formel: maximaler aerober Puls (180) minus Lebensalter minus 10–15 Schläge. Für einen 40-Jährigen bedeutet dies 180 minus 40 minus 15 = 125 Schläge/min (Einzelheiten ☞ Garten, 2004, Kap. 10).
Absolute Ruhe ist kontraproduktiv und schädlich, da das Zentralnervensystem in seiner Aktivität von peripheren sensorischen Stimuli abhängig ist, ohne die die Neurone degenerieren (☞ Garten, 2004, Kap. 12). Eine klinische Studie in England hat Verhaltenstherapie als hilfreich befunden. Diese Therapie zielte auf die Beseitigung kognitiver Abweichungen, die zu Inaktivität und Verzweiflung führen, ab. In unseren Praxen werden u. a. die Mittel des NLP (z. B. im Sinne eines Reframings) und andere NLP-Techniken verwendet.

Normalisierung der Biomechanik des Thorax

Eine Basisdiagnostik stellt die Bestimmung der O_2-Sättigung des Kapillarblutes mittels Pulsoxymetrie dar. Alle Werte unter 98% sind potenzielle Minderversorgungszeichen. Ausgenommen restriktive Ventilationsstörungen, kann die Mehrzahl dieser O_2-Mangelzustände mittels Manipulationen und Mobilisationen der Rippen und des Zwerchfells (☞ Garten, 2016) beseitigt werden. Dies ist auch eine Voraussetzung für die Effizienz der Trainingsprogramme. Eine Sauerstofftherapie kann sinnvoll sein.

15.4.2 Antivirale Therapie

Behandlungen mit Gammaglobulinen, Immunmodulation mit Thymuspeptiden, L-Carnitin oder Interferon werden propagiert und getestet, v. a. vor dem Hintergrund einer möglichen viralen oder immunologischen Ursache des CFS. Umstritten ist eine Therapie mit Aciclovir bei erhöhten Virustitern (Bieger, 1994). Es gibt Berichte über anhaltende Erfolge in Einzelfällen mit dem Virustatikum Ampligen (Bieger, 1994). Eindeutige therapeutische Erfolge konnten bisher mit diesen Therapien nicht erzielt werden, ebenso wenig mit Phytotherapie, Eigenblutbehandlungen, Neuraltherapie, Akupunktur, Bewegungstherapien und Entspannungstechniken. Vom theoretischen Ansatz der Virusgenese her sind Verbesserungen durch Enzympräparate mit Papaingehalt (z. B. Wobe-Mugos®, AI-Enzymes, PE) möglich.

Merke
Bei der Verträglichkeits-/Bedarfstestung von Enzympräparaten mit Applied Kinesiology ist zu beachten: Die Testung erfolgt mit Hautkontakt unter dem Magneten, nur bei unsicherem Ergebnis zusätzlich oral. Bitte sofort nachspülen lassen! Der Geschmack ist schlecht und zusätzlich tritt bei Nichtbeachtung häufig lang anhaltendes Zungenbrennen auf.

15.4.3 Somatotropes Hormon

Deutliche Verbesserungen werden auch berichtet durch dreimal wöchentliche Injektionen von somatotropem Hormon (STH) über zwei Monate (Böhm und Stöppler, 2002).
Die Freisetzung von natürlichem Wachstumshormon im Hypothalamus kann stimuliert werden mit L-Arginin. Deswegen wird L-Arginin in einer Dosierung von 700–1400 mg täglich zur Dauerprophylaxe erfolgreich verwendet. Weil kohlenhydratreiche Mahlzeiten und Zucker zu Müdigkeit führen können, vermutlich infolge eines erhöhten Transports von Tryptophan durch die

Blut-Hirn-Schranke, sollten Mahlzeiten mit hohem Gehalt an kurzkettigen Kohlenhydraten vermieden werden, ebenso übermäßiger Kaffee- oder Teegenuss (schwarzer Tee). Eine Alternative stellen Kofaktoren der STH-Synthese dar (Growth Hormon Support, PE).

15.4.4 Orthomolekulare Therapie

Eine ausführliche Darstellung von Einzelsubstanzen mit therapeutischem Nutzen beim CFS gibt Werbach (2002). Die für das CFS relevanten Aspekte der genannten Substanzen sind in das Kap. 18 integriert. Eine Übersicht liefert Tab. 15.4.

Verbesserung des Energiestoffwechsels

Beim CFS ebenso wie bei der MCS steht die Verbesserung der Sauerstoffversorgung der Zelle durch Verbesserung ihrer ATP-Produktion im Blickfeld. Dies geschieht mittels Verbesserung der Nutrimentversorgung, aeroben Trainings und Normalisierung der Mechanik des Thorax durch Manipulation oder Mobilisation der Rippen sowie Zwerchfellbehandlung (☞ Garten, 2016). Der Bedarf an speziellen Substanzen muss mangels verlässlicher Parameter der Labormedizin mit den Mitteln der Applied Kinesiology getestet werden. Die Substanzen führen zur Normoreaktion dysreaktiver Muskeln bei oralem Challenge. Als Testmuskeln sind besonders die Nebennieren-zugeordneten Muskeln M. sartorius, M. gracilis und M. tibialis posterior geeignet, ebenso wie der M. infraspinatus (Thymus-, d. h. Immunsystem-zugeordnet) und der M. pectoralis major sternalis (Leber-zugeordnet).
Es sollten immer mehrere Muskeln getestet und mittels Temporal Tap geprüft werden, ob es bei Normoreaktion in einem System nicht an anderer Stelle zu Dysreaktion kommt (☞ Kap. 3.4). Dann führt Temporal Tap zu einer Aufhebung des normoreaktiven Challenge.
Die energieproduzierenden Stoffwechselprozesse umfassen folgende Schritte:

1. Glykolyse, bei der aus Glukose Pyruvat entsteht, das auch aus dem Abbau von Aminosäuren und aus Laktat durch die Laktatdehydrogenase entsteht;
2. Weiter die Acetylierung, bei der aus Pyruvat Acetyl-CoA gebildet wird; letzteres stammt auch aus der Betaoxidation der Fettsäuren;

Tab. 15.4: Orthomolekulare Substanzen zur Behandlung des CFS

Orthomolekulare Substanz	Tagesdosis
Vitamin A/Betakarotin	25 mg
Vitamin B_1 (Thiamin)	10–1000 µg
Vitamin B_2 (Riboflavin)	10–50 mg
Vitamin B_3 (Niacin)	1200 mg
NADH	10–30 mg
Vitamin B_5 (Pantothensäure)	500–1000 mg
Vitamin B_6 (Pyridoxin)	200–600 mg
Vitamin B_9 (Folsäure)	2000–10 000 µg
Vitamin B_{12} (Cobalamin)	1000–10 000 µg
Vitamin C	Bis zu 15 g
Vitamin E (Tokopherol)	400–1200 mg
Kalzium	1–3 g
Magnesium	500–1500 mg
Selen	200–400 µg
Zink	20–120 mg
Coenzym Q_{10} (Ubichinon)	100–250 mg
Cystein	1 g
N-Acetylcystein	1 g
Glutathion	600 mg
Kreatin	4–8 g
L-Carnitin	1000–2000 mg
Methionin	2 g
Taurin	2 g
L-Tryptophan	1–3 g
Essenzielle Fettsäuren (PUFA)	3–10 g

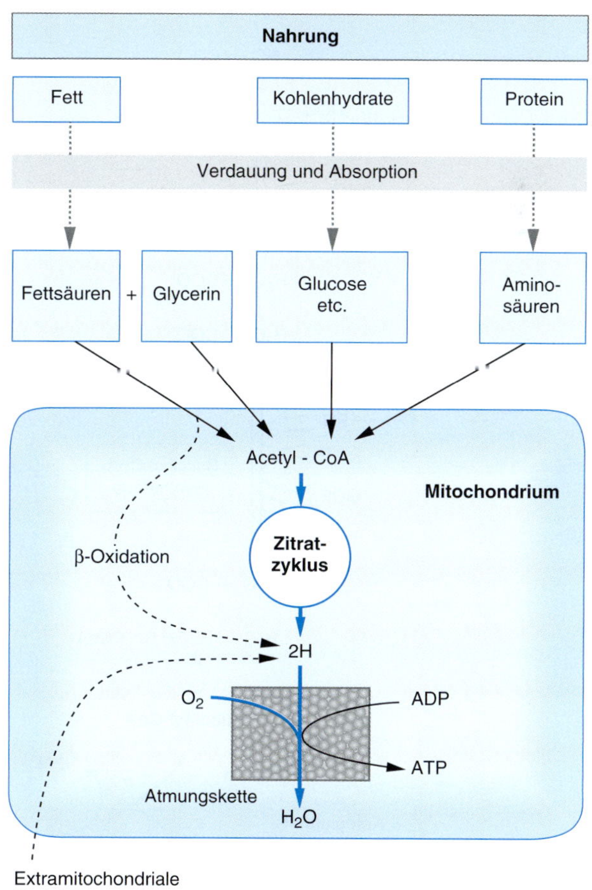

Abb. 15.1: Die Schritte der Energieproduktion bis zur Atmungskette (modifiziert nach Murray et al., 2000)

3. Der Citratzyklus, in dem aus Acetyl-CoA unter Bildung von wasserstoffhaltigen Verbindungen (NADH + H^+ und $FADH_2$), Oxalacetat und daraus wieder Citrat entsteht;
4. Die Atmungskette, in der die wasserstoffhaltigen Verbindungen (Koenzyme NADH + H^+ und $FADH_2$) unter Wasserbildung zu oxidieren. Dabei entstehen 12 ATP pro Molekül Acetyl-CoA.

Kofaktoren der Glykolyse

Testen ausgehend von einem dysreaktiven M. sartorius, M. gracilis (beide Nebenniere), M. pectoralis major sternalis (Leber), M. subscapularis (Herz), M. supraspinatus (Hirn) oder M. infraspinatus (Immunsystem). Diese sind Systemen zugeordnet, die besonders unter gestörter Energieproduktion leiden. Wenn Pyruvat (Quelle:

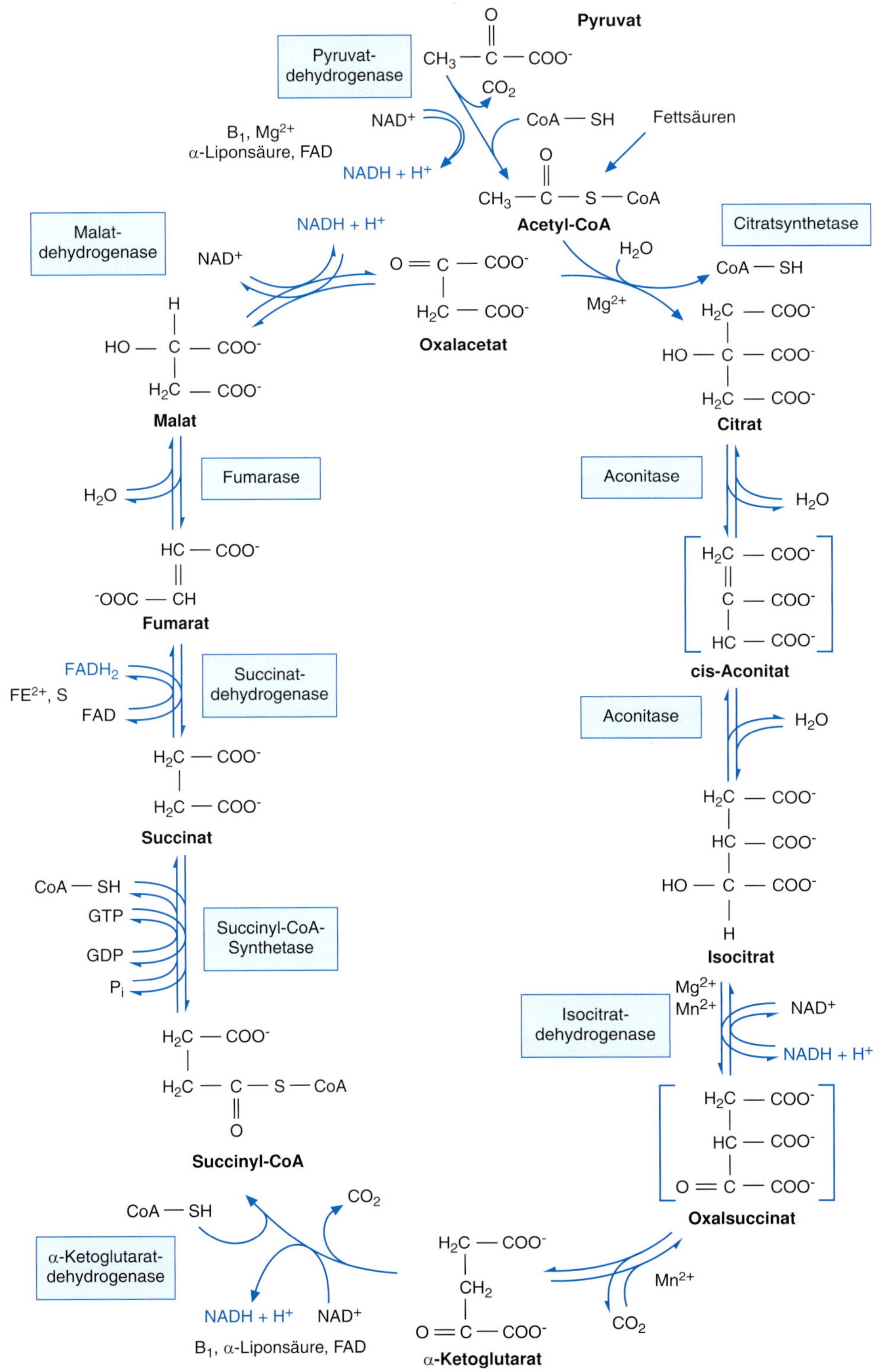

Abb. 15.2: Citratzyklus (modifiziert nach Kreutzig, 1997)

Metabolics; www.metabolics.co.uk) zu einem normoreaktiven Challenge führt, ist möglicherweise die Glykolyse gestört. Dann testen Sie die Kofaktoren Magnesium, Kalium und Niacin.

Kofaktoren der Acetylierung

Testen Sie im Sinne eines normoreaktiven Challenge mit Laktat D12 (Quelle: Kybermedica; www.applied-kinesiology.org). Wenn die Acetylierung gestört ist, wird Pyruvat zu Laktat reduziert, es kommt zu Laktatazidose. Testen Sie die Kofaktoren der Acetylierung:
- Vitamin B_1 (Thiamin)
- Vitamin B_2 (Riboflavin)
- Vitamin B_3 (Niacin)
- α-Liponsäure
- Magnesium.

Kofaktoren des Citratzyklus

Bei positivem Laktatchallenge testen Sie dann anschließend auch die Kofaktoren des Citratzyklus (☞ Abb. 15.2): Niacin, Magnesium, Mangan, Kalzium, Vitamin B_1, Vitamin B_2 (Riboflavin), α-Liponsäure, Vitamin B_6, Eisen, Schwefel, Biotin. Ein weiterer therapeutischer Ansatz sind die Katalysatoren des Citratzyklus, von der Fa. Heel als Ampullensatz verfügbar (☞ Tab. 15.5).

Kofaktoren der oxidativen Phosphorylierung (Atmungskette)

Ausgehend von einem positiven Laktat-Challenge testen Sie
- Coenzym Q_{10} (Ubichinon)
- Vitamin B_2
- Kupfer
- Schwefel (z. B. N-Acetylcystein)
- Magnesium
- Eisen
- α-Liponsäure.

Phosphat gehört zu den Kofaktoren, ein Mangel kommt jedoch kaum vor.

Die Enzyme des Citratzyklus werden in ihrer Leistung besonders durch Lösungsmittel, Schädlingsbekämpfungsmittel, polychlorierte Phenole und Konservierungsstoffe beeinflusst. Es kommt dann zur Energiegewinnung durch anaerobe Glykolyse. Dies führt zur Laktatazidose. Dieses pathologische Energiedefizit kann möglicherweise zu einer Induktion des Zellkerns mit dem Ziel führen, die Zahl der Mitochondrien zu vermehren (darin liegt unter Umständen eine Möglichkeit der Entartung!). Die Therapie zielt auf eine Leistungsoptimierung der Mitochondrien, es muss versucht werden, die oxidative Phosphorylierung wiederherzustellen.

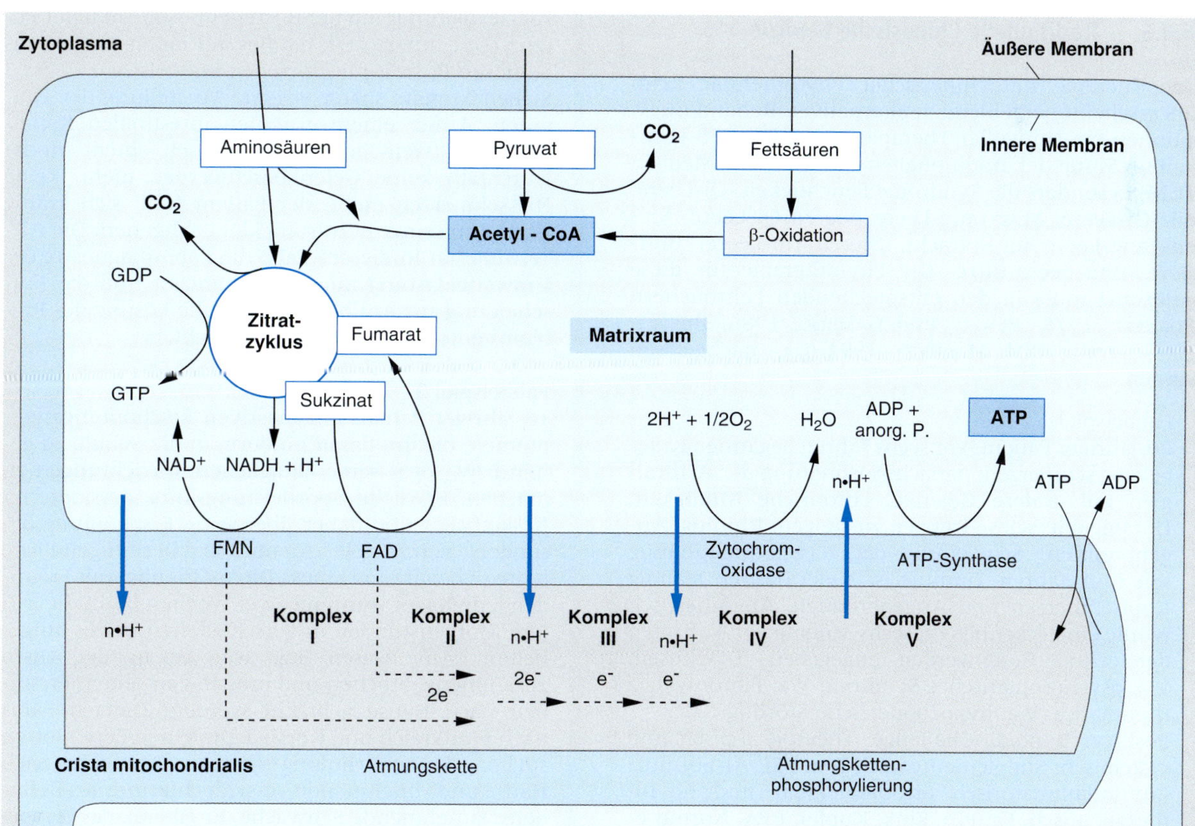

Abb. 15.3: Schema der wichtigsten Stoffwechselreaktionen bei der oxidativen Energiegewinnung in den Mitochondrien: Enzymkomplexe der Atmungskette: Komplex I, NADH-Ubichinonreduktase; Komplex II, Sukzinat-Ubichinon-Reduktase; Komplex III, Ubichinon-Cytochorm-c-Reduktase; Komplex IV, Cytochrom-c-Oxidase; Komplex V, ATP-Synthase (modifiziert nach SCHMIDT, LANG et al., 2005)

Tab. 15.5: Therapieschema mit den „Katalysatoren des Citratzyklus" der Fa. Heel (2-mal wöchentlich s. c.)

1. Injektion	Magnesium-Manganum-phosphoricum-Injeel Natrium pyruvicum-Injeel Natrium oxalaceticum-Injeel
2. Injektion	Acidum citricum-Injeel Acidum cis-aconiticum-Injeel
3. Injektion	Baryum oxalsuccinicum-Injeel Acidum α-ketoglutaricum
4. Injektion	Acidum succinicum-Injeel Acidum fumaricum-Injeel Acidum DL-malicum-Injeel

15.4.5 Symptomatische Maßnahmen

Beim Chronic-fatigue-Syndrom gibt es bisher keine spezifischen standardisierten Behandlungsansätze. In der Regel wird eine symptomatische medikamentöse Therapie mit einer psychologischen Betreuung kombiniert, unter Vermeidung bzw. Behandlung von Risikofaktoren. Eine Schmerztherapie erfolgt üblicherweise mit nichtsteroidalen Antirheumatika. Therapie von Schlafstörungen mit Phytotherapeutika (Hypericum, Hopfen, Baldrian), niedrigdosierten Antidepressiva.

15.4.6 Traditionelle Chinesische Medizin

Eine Therapie mit chinesischer Phytotherapie beim CFS erscheint bei fehlenden alternativen Behandlungsoptionen ein sinnvoller Therapieansatz. Bei CFS kommen im Sinne der Traditionellen Chinesischen Medizin (TCM) besonders die Syndrome Feuchtigkeit, Qi-Leere, Milz-Qi-Leere, Milz-Yang-Leere, Nieren-Qi-Leere, Nieren-Yang-Leere in Betracht, Nieren-Yin-Leere, Blut-Leere, Blut-Leere-Hitze. Die Phytotherapie für diese Syndrome muss in den entsprechenden Lehrbüchern (Porkert, 1978, Bensky und Gamble,, 1986, Bensky, Clavey et al., 2004, Maciocia, 1994 u. a.) nachgelesen werden.

Fallbeispiel 1

20-jähriger Patient, vor sechs Jahren begannen Kniegelenksschmerzen, danach Ausbreitung der Arthralgien auf andere Gelenke, chronische Müdigkeit, Unfähigkeit, selbst Treppen zu steigen. Rhinitis, Augenbrennen, Schwellung der Nasenschleimhäute, seit fünf Jahren Tinnitus, seit vier Jahren ständig Kopfschmerzen und Augenbrennen. Anamnestisch wurde ein Zeckenbiss ca. sechs Monate vor Auftreten der ersten Beschwerden angegeben. Diagnosen: V. a. psychosomatisches Syndrom, V. a. Fibromyalgia rheumatica, V. a. hypochondrische Störung.

Positiver Kandida-Challenge. Therapie topisch und systemisch. Supplemente nach Test: P5P, AI-Formula (antiinflammatorisch orthomolekular und phytotherapeutisch, Fa. PE), Zink, Kupfer, EPA. Normoreaktiver Challenge durch Borrelien D6, Gabe der Nosode. Nahrungsmitteltest, Umstellung der Ernährung entsprechend. Therapie mit Nosoden Angina comp., Sinusitis comp., Grippe comp. (Pascoe) nach Test. Starke Nosodenreaktionen. Durch diese Maßnahmen fühlte sich der Patient insgesamt etwas kräftiger, die grundsätzlichen Beschwerden wie Erschöpfung, chronische Halsschmerzen, Kopfschmerzen, Muskelschmerzen sind jedoch praktisch unverändert.

Umwelttoxikologische Testung mit Applied Kinesiology: PCB D30 führte zu normoreaktivem Challenge, umwelttoxikologische Messung wurde durchgeführt: PCB 101, 138, 153, 180, sämtlich über der Normgrenze. Stationäre Behandlung im Umweltkrankenhaus mit antioxidativem Regime ohne Erfolg, Provokations- und Neutralisationstest: Eine leicht positive Reaktion zeigte sich lediglich auf „Entenfleisch".

Stationäre Einweisung zur Diagnostik wegen V. a. Neuroborreliose und systemische neurologische Erkrankung in spezialisierte Klinik, da seit drei Jahren folgende Befunde bekannt waren: „In der Lyme-Serologie positive serologische Anhaltspunkte für Infektion mit Borrelia burgdorferi, wobei sich der Titer bei mehrmaligen Bestimmungen im Verlauf nicht wesentlich änderte." Kernspintomographie und übrige neurologische Untersuchungen: o. B. Drei Monate später stationäre Aufnahme zur erneuten neurologischen Untersuchung und Liquorpunktion: kein Anhalt für Borreliose Stadium III im Liquorbefund, weiterhin Lyme-IgM-ELISA grenzwertig erhöht, ebenso Immunoblot. Gegen den Ratschlag der Klinik dann andernorts stationäre Aufnahme und zweiwöchige antibiotische Therapie mit 2 g Rocephin i. v. täglich. Diese Maßnahme wurde wegen des positiven AK-Testbefunds mit der Borreliennosode in tiefer Potenz (D6) unterstützt, da dies auf einen aktiven infektiösen Prozess mit Borrelien hinweist.

Sieben Monate später erneute Vorstellung des Patienten: Außer einem erneuten intestinalen Kandidabefund (weiß belegte Zunge, seit einem Monat Durchfall) keine Gelenkbeschwerden mehr, keine Halsschmerzen mehr, der Patient fühlt sich kräftig und kann seiner Berufstätigkeit nachgehen. Die AK-Testung hat in diesem Falle die Labordiagnostik der Umweltbelastung mit PCB veranlasst und die Entscheidung zur Antibiose, die für die Lösung des Problems entscheidend war, ermöglicht.

Fallbeispiel 2

18-jähriger Patient mit massiven Erschöpfungssymptomen, die ihn daran hindern, in die Schule zu gehen bzw. sogar seine alltäglichen Verrichtungen zu machen. Er ist im Sportleistungskurs, passionierter Basketballer und daher über seine Erschöpfung besonders verzweifelt. Anamnese: Der Jugendliche hatte sich während eines „Disco-Urlaubs" mit Freunden jede Nacht während zwei Wochen bis in die frühen Morgenstunden in verschiedenen Discos aufgehalten. Am letzten Tag war er in der Disco zusammengebrochen und musste von seinen Freunden nach Hause gebracht werden. Danach Fahrt nach Frankreich und Korsika, um einen Ferienjob zu suchen. Keine Erholung spürbar. Heimkehr nach Hause und zunehmende Verschlechterung des Befindens: zunehmende Schwäche. Er gibt an, dass er von seinen Freunden gut unterstützt wird und den Zustand unbedingt überwinden will.

Befunde: Labor inkl. Immunstatus unauffällig, EBV IgG 1 : 164. ASL 410 IU/ml. Die Muskeltests fallen klar und deutlich aus: eine Sartorius-Hyporeaktion

(assoziiert mit der Nebenniere) wird durch ADR-Formula (PE), ein Präparat zur Stützung der Nebenniere aufgehoben. Sonst werden starke Muskeln gefunden, die jedoch ein aerobes Defizit zeigen (wiederholte Testung in mäßig schneller Folge führt zur Inhibition des Muskels, ☞ Garten, 2004, Kap. 10).
Im AK-Challenge positive Reaktion auf EBV D12, was verordnet wird. Daneben Antioxidanzien, Supplemente des aeroben Stoffwechsels und der mitochondrialen Energiegewinnung. Der junge Mann wird angehalten, pulskontrolliert aerob zu trainieren. Ein- bis zweimal wöchentlich Infusionen mit oben genannten Substanzen nach Test. Der Patient gibt danach an, dass es ihm unmöglich sei, irgendwelche Übungen zu machen, ja dass er sogar keine Kraft habe, überhaupt einen Schritt aus dem Haus zu machen, weil sofort die Beine zu zittern anfangen. Da dies den muskulären Befunden beim Test widerspricht, wird ein Gespräch über eine mögliche emotionale Ursache geführt. Der Patient lehnt es wütend ab, als „Simulant" oder „im Kopf krank" abgestempelt zu werden.
Dieses Beispiel zeigt eigentlich vor allen Dingen, dass das funktionelle neuromuskuläre Assessment der AK Widersprüche zwischen subjektiver und objektiver Funktion aufzeigen und entscheidende Hinweise für die psychosomatische Diagnostik und Therapie geben kann. Bei Einverständnis des Patienten wären diese auch mit den Challenges der psychosomatischen AK weitergeführt worden.

Fallbeispiel 3
Ein typisches Beispiel für Müdigkeitssyndrom in Assoziation mit strukturellen Störungen ist das Fallbeispiel 1 im ☞ Kap. 6.8.2.

15.5 Übungsfragen zu Kap. 15

Antworten ☞ Kap. 16.13

Frage 1: Wie wird die Diagnose eines Chronischen Müdigkeitssyndroms gestellt?

Frage 2: Nennen Sie mögliche Ursachen des Chronischen Müdigkeitssyndroms.

Frage 3: Nennen Sie die Kofaktoren der Glykolyse.

Frage 4: Nennen sie die Kofaktoren der Acetylierung.

Frage 5: Welche Kofaktoren sind im Citratzyklus relevant?

Frage 6: Welche Kofaktoren benötigt die mitochondriale Energiegewinnung?

15.6 Antworten zu Kap. 14.6

Antwort 1: Multiple chemische Sensitivität ist eine erworbene Störung, die charakterisiert ist durch rezidivierende Symptome, vorzugsweise an mehreren Organsystemen. Dabei ist das MCS die Antwort auf nachweisbare Expositionen gegenüber vielen chemischen miteinander nicht verwandten Stoffen, die bei Dosen auftritt, die weit unter denen liegen können, die allgemein als schädigend gelten.

Antwort 2:

a) Exotoxische und endotoxische Belastungen,
b) hormonelle Dysbalancen, Xenoestrogene,
c) genetische Schwäche des Entgiftungsstoffwechsels,
d) Überlastung des Immunsystems,
e) Mangel an Vitalstoffen,
f) elektromagnetische Belastungen,
g) Konditionierungen,
h) neurogene Faktoren (Entzündungen, Neuroplastizität).

Antwort 3:

a) Fragebögen und Symptomenlisten,
b) Laboruntersuchungen: Messung toxischer Belastungen aus Blut und evtl. Haaren, Belastungstests zur Evaluierung des Entgiftungsstoffwechsels: Koffein-Test, Natrium-Benzoat-Test, Acetylsalicylat-/Paracetamol-Test, Bestimmung von Parametern oxidativen Stresses (☞ Kap. 10.3.5).

Antwort 4: Reduktion der Gesamtbelastung, Entgiftung, Vitalstoffzufuhr.

16 Hormonsystem

G. Weiss, H. Garten

16.1 Gesamtschau

Störungen im hormonellen Regulationssystem können wegen den komplexen Interaktionen zwischen den verschiedenen Regulationsebenen nur in der Gesamtschau ihrer Physiologie sinnvoll behandelt werden. Die Hormone des menschlichen Organismus besitzen auf allen Ebenen, im Bereich der Hypophysen-Hypothalamus-Achse, der Schilddrüse, der Nebennieren und Gonaden, vielschichtige Abhängigkeiten untereinander. Körperliche Aktivität, Ernährungsweise, Vitamine, Spurenelemente und sämtliche Faktoren der Triad of Health (☞ Kap. 1) spielen eine Rolle. Aus diesen Gründen gehören hormonelle Störungen zu den häufigsten Gesundheitsstörungen.

Störungen der hormonellen Regulation werden dennoch häufig übersehen, weil die Möglichkeit einer solchen Störung nicht in Betracht gezogen wird und laborchemische Untersuchungen des endokrinen Systems eher zurückhaltend durchgeführt werden. Auf der anderen Seite gehen Behandler, die sich der modernen Disziplin des Anti-Agings verschrieben haben, mit der Bestimmung von Hormonparametern eher sehr großzügig um, und es wird dann jeweils an der Stelle, „wo etwas fehlt", das entsprechende Hormon substituiert. Diese Substitutionsmentalität verkennt die Möglichkeiten regulatorischen Vorgehens und die komplexen Interaktionen zwischen den Organ- und Hormonsystemen.

Im Übrigen können marginale Veränderungen der hormonellen Regulation, die auch mit modernen, differenzierten laborchemischen Untersuchungen in Blut und Urin nicht zu diagnostizieren sind, subjektiv zu erheblichen Beeinträchtigungen führen (☞ Beispiel Schilddrüse, Kap. 16.4).

Hormone werden von endokrinen Drüsen als Informationsvermittler („first messengers") sezerniert und wirken spezifisch an den Zellen der jeweiligen Erfolgsorgane. Nach Bindung der Hormone an Rezeptoren der Zielorganzellen erfolgt die Weiterleitung der Information durch Botensysteme in der Zelle („second messengers"). Dies kann autokrin (das heißt, das Hormon wirkt an der gleichen Zelle, in der es produziert wurde), parakrin (Hormon wirkt an einer benachbarten Zelle) oder endokrin (das Hormon gelangt über den Blutkreislauf in die Peripherie und wirkt dort an einer Zielzelle (Spinas und Fischli, 2001).

16.1.1 Substanzklassen

Nach ihrer chemischen Struktur können Hormone in folgende Klassen unterteilt werden:

- **Proteine und Glykoproteine:** Follikel-stimulierendes Hormon (FSH), humanes chorion-gonadotropes Hormone (HCGH), luteotropes Homon (LH), Thyreoidea-stimulierendes Hormon (TSH);
- **Polypeptide:** adrenokortikotropes Hormon (ACTH), somatotropes Hormon (STH, entspr. Human Growth Hormone, HGH), Angiotensin, antidiuretisches Hormon (ADH), Erythropoetin, Glukagon, Insulin, Insulin-like Growth Factor 1, 2 (IGF-1, -2), Oxytocin, Parathormon, Prolaktin;
- **Amine und Aminosäurenderivate:** Adrenalin, Noradrenalin, Tetrajodthyronin (Thyroxin, T_4), Trijodthyronin (T_3);
- **Steroidhormone:** Aldosteron, Kortisol, Estradiol, Progesteron, Testosteron, Vitamin D.

16.1.2 Hormonbiosynthese

Proteine und Polypeptide

Über mRNA wird durch Gentranskription und Translation durch membrangebundene Polysomen das Prähormon gebildet. Posttranslationell wird das Prähormon im endoplasmatischen Retikulum und Golgi-Apparat modifiziert durch Entfernen von Signalsequenzen und Faltungen sowie Glykosylierungen. Es entsteht ein Prohormon, das nach der Umwandlung in das entsprechende Hormon in Granula gespeichert wird (beispielsweise in den Betazellen der Pankreasinselzellen, Spinas und Fischli, 2001). Aus den Granula wird das Hormon dann bei Bedarf durch Exozytose freigesetzt. Die Speicherung von Proteinen und Polypeptiden in sekretorischen Granula deckt den Bedarf für Stunden bis zu einem Tag. Insgesamt ist also die Speicherfähigkeit von endokrinen Zellen in der Regel gering, mit einer Ausnahme, nämlich der Speicherung von T_3 und T_4 in den Follikelzellen der Schilddrüse. Diese speichern den Bedarf für einige Wochen.

Amine und Aminosäurenderivate

Diese werden aus Aminosäuren synthetisiert. In den chromaffinen Zellen der Nebenniere erfolgt die Umwandlung von Tyrosin zu DOPA, zu Dopamin, zu Noradrenalin und zu Adrenalin. Die Speicherung erfolgt wiederum in sekretorischen Granula, die das Hormon dann durch Exozytose freisetzen können. Die Granula der chromaffinen Zellen können den Bedarf (Noradrenalin, Adrenalin) für Minuten bis Stunden speichern.

Steroidhormone

Die Synthese erfolgt aus Cholesterin bzw. durch Umwandlung von anderen Steroidhormonen etwa in der Nebennierenrinde, aber auch in der Leber (Estrogene). Steroidhormone werden nicht gespeichert. Einen Gesamtüberblick über die Steroid-Hormonsynthese vermittelt Abbildung 16.1.

16.1.3 Sekretion und Transport

Produktionsrate, Hormonabgabe und Abbau beeinflussen die effektive Konzentration der Hormone. Die Regulation der Hormonsekretion erfolgt in der Regel über Rückkopplungsmechanismen (positive Werte bzw. negative Feedbackregulierung). Ein negativer hormoneller Feedbackmechanismus regelt beispielsweise die Hypothalamus-Hypophysenvordelappen-Nebennierenrinden-Achse. Negatives Feedback eines Substrats reguliert die Parathyreoidea (Parathormon setzt aus dem Knochen Ca^{2+} frei, dieses verhindert mengenabhängig in der Nebenschilddrüse die weitere Freisetzung von Parathormon). Die Freisetzung von Hormonen erfolgt wie bereits angesprochen durch Exozytose von sekretorischen Granula nach Fusion mit der Zellmembran auf ein RezeptorsSignal hin (etwa Ca^{2+}-vermittelt) oder – bei den Steroidhormonen – (lipophil) durch Diffusion durch die Zellmembran.
Hormone können für den Transport im Blut an Trägerproteine gebunden sein, die in der Leber gebildet werden. Dies gilt vor allem für hydrophobe (schlecht wasserlösliche) Hormone, wie z.B. Schilddrüsen- und Steroidhormone. Dabei ist der Anteil des gebundenen Hormons je nach Hormonart verschieden. Nur freie Hormone können an den jeweiligen Zellrezeptor binden, wobei sich ein Gleichgewicht zwischen freiem und gebundenem Hormon einstellt. Gut wasserlösliche hydrophile Hormone wie Insulin, TSH oder LH benötigen in der Regel keine Transportproteine. Eine Ausnahme ist IGF-1.
Veränderungen der Konzentrationen der Transportproteine durch bestimmte Erkrankungen (Mangelernährung, Leberzirrhose, nephrotisches Syndrom), bei Schwangerschaft oder auch Hyperthyreose können die Gesamthormonkonzentrationen nach oben und unten beeinflussen (☞ Hormonwirkungen im Einzelnen), was für die Messung im Plasma von Bedeutung ist; für die Funktion relevant ist ausschließlich das freie Hormon (freies T_3, freies Testosteron etc.). Hormone können andererseits aus der Proteinbindung durch Medikamente mit hoher Plasmaeiweißbindung verdrängt werden.

16.1.4 Wirkung: Hormonrezeptoren

Die Hormonwirkung (☞ oben) ist an spezifische Hormonrezeptoren geknüpft, die hochspezifisch das richtige Hormon erkennen müssen und eine hohe Bindungsaffinität aufweisen. Die Rezeptorbindung des Hormons ist reversibel und nicht-kovalent (hydrophobe Wechselwirkungen, Salzbindungen, Van-der-Waals-Kräfte; Spinas und Fischli, 2001). Sie löst eine Konformationsänderung des Rezeptors aus.
Durch so genannte Postrezeptoreffekte (komplexe intrazelluläre Signaltransduktionskaskaden wie Proteinphosphorylierungen, Enzymaktivierungen u.a.) wird die Information nach der Bindung an die Zelle weitergeleitet. Hormonrezeptoren können membranassoziiert (Polypeptide und Katecholamine) oder intrazellulär lokalisiert (Schilddrüsenhormone, Steroide) sein. Zelloberflächenrezeptoren bestehen meist aus mehreren Untereinheiten:

- Einem extrazellulären Anteil, der das Hormon bindet
- Einem transmembranösen Anteil, der den Rezeptor „verankert“
- Einem intrazellulären Anteil, der die Effektordomäne enthält und mit dem Second-Messenger-System interagiert.

Dabei lösen die zelloberflächengebundenen Rezeptoren eine Reihe von unterschiedlichen Reaktionen aus, wie Aktivierung oder Hemmung von Enzymen, Regulation intrazellulärer Transportprozesse, Aktivierung von Membrantransportprozessen und Regulation der Genexpression.

Second-Messenger-Systeme

Adenylatcyclase-cAMP-System

Peptidhormone benötigen cAMP als Second Messenger. Die Hormone werden als Signal- oder Botenstoffe („first messengers“) durch den Extrazellularraum an die jeweilige Zielzelle herangebracht. Die Peptid- und Glykoproteinhormone sowie die Katecholamine binden sich an spezifische Rezeptoren der Membranaußenseite. Diese Bindung bewirkt in der Folge an der Membraninnenseite die Aktivierung der Adenylatcyclase, die dann aus Adenosintriphosphat (ATP) das zyklische Adenosinmonophosphat (cAMP) synthetisiert. cAMP ist somit der „second messenger“ (zweiter Botenstoff), der das extrazelluläre Hormonsignal intrazellulär weitergibt.
cAMP aktiviert Proteinkinasen, mit deren Hilfe Proteine (meist Enzyme oder Membranproteine) phosphoryliert werden. Eine charakteristische Wirkung cAMP-vermittelter Hormone ist die Steuerung der Hauptwege des Intermediärstoffwechsels. Sowohl bei der Lipolysesteuerung durch ACTH, LH und Insulin als auch bei der Regelung der Glykogenolyse durch Glukagon, Katecholamine und Insulin wirkt cAMP mit. Die Wirkung von cAMP kann aktivierend sein (β-adrenerge Wirkung): GRF, CRF, LH, FSH, TSH, ADH, ACTH, PTH, Glukagon, Prostaglandine. Andererseits kann es hemmend wirken (α_2-adrenerge Wirkung): Acetylcholin, Dopamin, Somatostatin, Angiotensin II, Opioide.
Die Inaktivierung des cAMP zu 5'-AMP erfolgt durch das Enzym Phosphodiesterase. Eine Hemmung dieses Enzyms durch Methylxanthine (z.B. Koffein, Theophyllin) hat daher eine Verlängerung der cAMP-Lebensdauer und damit des Hormoneffekts zur Folge (Silbernagl und Despopoulos, 1979).

Weitere Second-Messenger-Systeme

Zu den übrigen Second-Messenger-Systemen (Phospholipase, PIP2-System, Tyrosinkinasesystem, Guanylatzyklasesystem) ☞ Bücher zur Physiologie, z.B. Spinas und Fischli, 2001 oder Schmidt, Lang et al., 2005.

16.1.5 Abbau und Ausscheidung

Die meisten Hormone, außer den Schilddrüsenhormonen, haben kurze Halbwertszeiten. Peptidhormone werden in Leber oder Niere durch Proteolyse abgebaut. Katecholamine werden über zwei Enzymsysteme, nämlich die Monoaminooxidase (MAO) und die Catechol-O-Methyltransferase (COMT), abgebaut. Steroide werden durch Biotransformation in hydrophile Metaboliten umgewandelt und ausgeschieden.

Künstliche hormonelle Wirkstoffe, wie etwa Gestagene, wirken zwar am Rezeptor wie das natürliche Hormon Progesteron, können jedoch wegen der veränderten Struktur an unüblicher Position nicht normal abgebaut und verstoffwechselt werden, was die Aktivitätszeit verlängert und damit das natürliche hormonelle Gleichgewicht stört. Im Falle der Gestagene kann dies peripher zu einem Estrogenübergewicht führen mit der Folge entsprechender Nebenwirkungen (Lee, 1995).

Der Abbau der Schilddrüsenhormone geschieht über

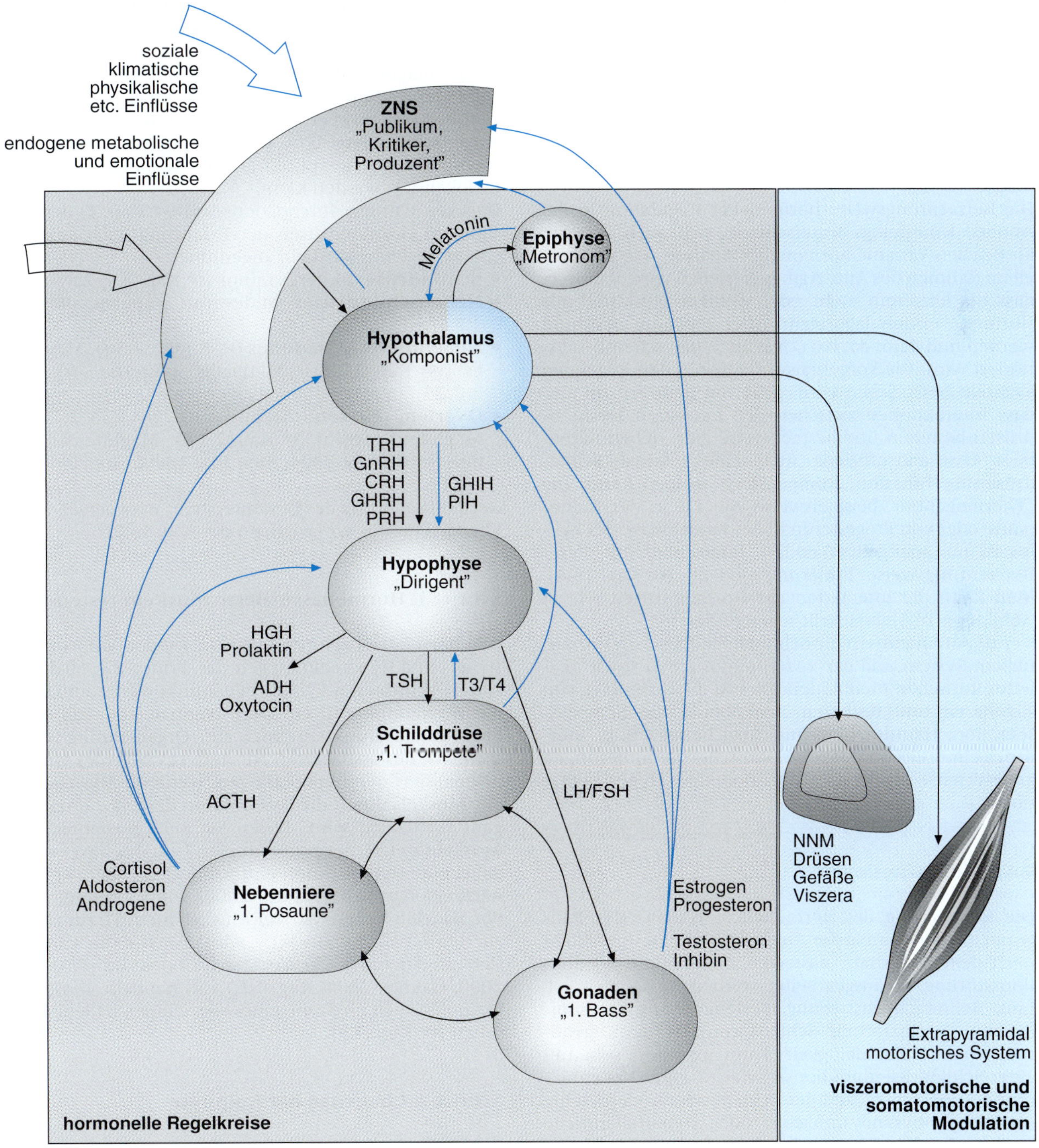

Abb. 16.1: Die Interaktionen innerhalb des Hormonhaushalts
Die Metapher eines „Orchesters" ist vielleicht anschaulich: Denken Sie an ein Jazzorchester, denn dort wird interagiert und improvisiert, es gibt keine linearen, sondern ausschließlich vernetzte Beziehungen. Der Komponist sei ausnahmsweise anwesend und adaptiert das Resultat nach dem Feedback der Musiker und der Publikums. Hauptsächlich stimulierende Einflüsse sind schwarz gezeichnet, hauptsächlich hemmende farbig.

die Dejodinierung und mehrere Biotransformationsreaktionen in der Leber (☞ Kap. 16.4).

16.1.6 Funktionelle Diagnostik des hormonellen Systems

Interaktionen

Wie in den einzelnen Kapiteln zu den Organen dargestellt wird, unterliegen die Hormondrüsen einer Vielfalt von Rückkopplungsmechanismen. Entscheidend für die in diesem Buch dargestellte Betrachtungsweise ist, dass die hormonelle Regulation nicht nach linearen Prinzipien arbeitet, das heißt, dass der Hypothalamus die Hypophyse stimuliert und diese die Schilddrüse, die Hormone ausschüttet, und dies dann wieder auf die Hypophyse und den Hypothalamus negativ rückkoppelt.

Die Betrachtungsweise hormoneller Regulation in der Applied Kinesiology unterscheidet sich auch von der klassischen Variante hormoneller Analyse, wie sie aktuell im Rahmen des Anti-Agings betrieben wird, dadurch, dass bei letzterem mehr oder weniger punktuell alle Hormone mittels labortechnischer Messung bestimmt werden und dann da, wo etwas zu fehlen scheint, substituiert wird. Die Vorgehensweise, die in den folgenden Kapiteln beschrieben wird, geht von dem Prinzip aus, dass Interaktionen zwischen den einzelnen Hormondrüsen bestehen und bespielsweise eine Nebennieren- oder Ovarialinsuffizienz über eine relative Schilddrüsenüberfunktion „kompensiert" werden kann. Die „Thermogenese" beispielsweise von LH in der Menopause oder von Progesteron in der Lutealphase des Zyklus ist nur mangelhaft erklärt, findet aber mit dieser Betrachtungsweise Erklärungsmodelle (☞ Kap. 16.4). Man kann die Interaktion der Hormondrüsen wie in Abbildung 16.1 dargestellt schematisieren.

Der Hypothalamus ist die Schnittstelle zwischen hormonellem System und der viszeromotorischen sowie skelettmotorischen Modulation. Dies ist die Grundlage von sichtbaren und testbaren Reaktionen wie Schweißsekretion, Hautdurchblutung, Speichelsekretion, Blutdruck einerseits und skelettmotorischen Veränderungen andererseits: muskuläre Inhibition und Hyperfazilitation.

Applied Kinesiology

Die Evaluierung des hormonellen Systems des Patienten mit den Mitteln der Applied Kinesiology geschieht nach dem Grundsatz, dass eine Hierarchie der Funktionsstörung herausgearbeitet werden muss. Beispiel: Eine Befindlichkeitsstörung, bestehend aus Erschöpflichkeit, Zyklusstörung, Schlafstörung, Verdauungsstörung und Infektanfälligkeit, kann assoziiert sein mit einer Schilddrüsenfunktionsschwäche, einer Nebennierenfunktionsschwäche oder beidem, wenn gleichzeitig eine Hypophysendysfunktion oder hypothalamische Dysfunktion besteht. Letzteres kann dann weiterhin zu Gonadenfunktionsstörung führen. Als Zeitgeber steht die Epiphyse in der Hierarchie über der Hypothalamus-Hypophysen-Achse (☞ Kap. 16. 2).

Hierbei ist in analoger Ausdrucksweise die Epiphyse so etwas wie das Metronom, der Taktgeber, über dem „Hormonorchester" (im Zusammenspiel mit dem Ncl. suprachiasmaticus des Hypothalamus, Steeves, King et al., 1999). Der Hypothalamus ist der Komponist des spezifischen Musikstücks, der den Rhythmus bearbeiten kann, die Hypophyse der Dirigent und die peripheren Hormondrüsen sind die ausführenden Musiker. Zwischen allen Beteiligten (die Betonung liegt auf „alle"), gibt es Interaktionen. Deren spezieller Charakter muss mittels funktioneller Diagnostik mit den Techniken der Applied Kinesiology herausgearbeitet werden.

Die Epiphyse (Zirbeldrüse, Corpus pineale), der Hypothalamus und die Hypophyse haben keinen funktionell zugeordneten Muskel. Die Epiphyse kann per spezifischer diagnostischer Provokation untersucht werden. Bei Fehlfunktion werden normoreaktive hormonassoziierte Muskeln bei Verdunkelung der Augen und Augenschluss dysreaktiv. Die Hypophyse hat einen neurovaskulären Reflexpunkt auf der Glabella, der therapielokalisiert werden kann.

Dagegen wurden durch Goodheart (☞ Kap. 1) den peripheren Hormondrüsen der Erfahrung nach entsprechend folgende Muskeln zugeordnet:

- **Schilddrüse:** M. teres minor (☞ Kap. 2.7.22),
- **Nebenschilddrüse:** M. levator scapulae (☞ Kap. 2.7.8),
- **Nebenniere:** M. sartorius (☞ Kap. 2.7.18), M. gracilis (☞ Kap. 2.7.5), M. tibialis posterior (☞ Kap. 2.7.23),
- **Ovarien, Hoden:** M. piriformis (☞ Kap. 2.7.14), M. gluteus medius (☞ Kap. 2.7.4), M. gluteus maximus (☞ Garten, 2004, Kap. 11), Adduktoren (☞ Kap. 2.7.1).

Bei der Diagnostik des Gesamtsystems wird gemäß eines Flussdiagramms vorgegangen (☞ Abb. 16.2):

Schritt 1: Hormonassoziierte Muskeln testen

Alle hormonassoziierten Muskeln werden auf Normo-, Hyper- und Hyporeaktion getestet. Prüfen Sie, ob die TL zum zugeordneten Lymphreflexpunkt oder zum Organ die Muskelfunktion verändert: Wenn dies der Fall ist, ist die Muskeldysfunktion durch eine Organstörung verursacht. TL des assoziierten NL-Reflexes oder des Organs normalisiert den hyporeaktiven, wenn die Dysreaktion des Muskels durch die Dysfunktion des assozierten Organs verursacht wird. Testen Sie auch normoreaktive Muskeln mit TL der zugeordneten Lymphreflexe: wenn dabei eine Hyporeaktion eintritt, liegt ein sog. „51%er" nach Goodheart (Walther, 2000) vor. Es kommt auch vor, dass ein hyperreaktiver Muskel durch TL zum assoziierten Organ hyporeaktiv wird. Auch dann kann es sich um einen sog. „51%er" nach Goodheart (Walther, 2000, Garten, 2004, Kap. 10.2.1.2) handeln. Diese Reaktion ist auch im Sinne eines sog. „Superchallenge" zu sehen (☞ Kap. 3.5).

Schritt 2: Challenge der Epiphyse

Challenge der Epiphyse: Benutzen Sie mehrere normoreaktive hormonassoziierte Muskeln, decken Sie den Kopf des Patienten mit einem Handtuch o.Ä. ab und lassen Sie ihn die Augen schließen. Bei Epiphysenstörung führt dies zur Dysreaktion des/der hormonassoziierten Muskels/n (☞ Kap. 16.2).

Schritt 3: Führende Hormondrüse finden

Es sollte geprüft werden, ob die hormonassoziierten Muskeln durch TL der Glabella normalisiert werden können (☞ Abb. 16.3). Ist dies für alle Muskeln der Fall, dann hat die Hypophyse die führende Funktionsstörung und muss bezüglich der Indikation der Pituitary-Drive-Technik und bezüglich der spezifischen Supplemente untersucht werden (☞ Kap. 16.3.5). Genauso sollten Sie mit allen anderen Hormondrüsen vorgehen, wenn die Hypophyse nicht „führt": Prüfen Sie, ob beispielsweise ein dysreaktiver M. sartorius durch TL der Schilddrüse oder des NL-Reflexes der Schildddrüse normalisiert wird und ob ein gleichzeitig vorliegender hyporeaktiver M. piriformis in gleicher Wiese durch die Schilddrüsen-TL normalisiert wird usw. (☞ Abb. 16.3). Für alle dysreaktiven Muskeln wird der gemeinsame Nenner, d. h. die führende Fehlfunktion, gefunden.

Schritt 4: Supplemente testen

Die Supplemente für die als führend gefundene Drüse werden getestet und die indizierten Supplemente sollten die dysreaktiven Muskeln normalisieren. Ist dies nicht der Fall, sollten Sie für die weiter dysreaktiv testenden Muskeln die spezifisch für die zugeordneten Drüsen in Frage kommenden Supplemente nachtesten (☞ Kap. 16.2 bis 16.7).

Schritt 5: Sieben Faktoren des viszerosomatischen Systems prüfen und behandeln

Die sieben Faktoren des viszerosomatischen Systems werden für alle gestörten Organe untersucht und behandelt. Die getesteten Supplemente werden für zunächst zwei Wochen verordnet und dann wird das ganze System nachkontrolliert. Wollen Sie Akupunktur anwenden (☞ die einzelnen Abschnitte zu den Hormondrüsen), sollten Sie vor Behandlung der sieben Faktoren die Ohrakupunkturpunkte aufsuchen und nadeln.
Lesen Sie nun bitte weiter, rekapitulieren Sie die Funktionen der einzelnen Hormondrüsen und lernen Sie die Aspekte der AK-Diagnostik und Therapie kennen. Kommen Sie dann zu diesem einführenden Abschnitt zurück und lesen Sie ihn erneut, um ihn mit neu gewonnener Übersicht anwenden zu können.

1. Alle endokrin assoziierten Muskeln auf Normo-, Hyper- und Hyporeaktion testen, dabei auch auf sog. „51%er" achten:
• Gonaden: Piriformis, Glutaeus medius, Adduktoren, Glutaeus maximus
• Nebenniere: Sartorius, Gracilis, Tibialis posterior
• Thyreoidea: Teres minor
Prüfen, ob die TL zum zugeordneten Lymphreflexpunkt oder zum Organ die Muskelfunktion verändert: Wenn dies der Fall ist, ist die Muskeldysfunktion durch eine Organstörung verursacht.

↓

2. Ausgehend von einem normoreaktiven hormondrüsenssoziierten Muskel Challenge der Epiphyse: Verdunkelung führt zur Dysreaktion eines oder mehrerer dieser Muskeln, wenn eine Epiphysenstörung vorliegt.

↓

3. NL-Reflex eines Organs suchen, der alle Muskeln normalisiert. Dies ist das primär betroffene Organ.

↓

4. Die für dieses Organ nötigen Supplemente sollten alle dysreaktiven Hormon-assoziierten Muskeln normalisieren

↓

5. Zunächst nur Supplemente des hauptgestörten Organs geben. Für alle gestörten Hormondrüsen die 7 Faktoren des Viszerosomatischen Systems behandeln. Nach ca. 2 Wochen alle Befunde kontrollieren. Tritt ein anderes führendes Organ in Erscheinung, die Supplemente der vorher führenden in halber Dosis weiter geben. Erneute Kontrolle u.s.w.

↓ ↓

6. Muskeln der Resorptions- und Entgiftungsorgane testen, Organsysteme entsprechend untersuchen (Challenge):
• Parotis (TL, kein spez. Muskel)
• Pectoralis major clavicularis – Magen
• Pectoralis major sternalis – Leber
• Latissimus dorsi – Pankreas
• Popliteus – Gallenblase
• Quadriceps – Dünndarm
• Tensor fasciae latae – Dickdarm
• ICV (TL, Challenge)
• Infraspinatus - Thymus

7. Therapie dieser Organsysteme entsprechend Challenge und medizinischen Regeln.

Abb. 16.2: Flussdiagramm der Diagnostik endokriner Wechselwirkungen

Schritt 6: Assimilations- und Entgiftungsorgane testen

Die Hormonsynthese ist abhängig von der Verfügbarkeit der entsprechenden Grundsubstanzen: Aminosäuren, Zucker, Cholesterin und Kofaktoren der Synthese. Daher muss das Verdauungs- und Resorptionssystem untersucht werden, ebenso wie die katabole Funktion der Leber. Dies bedeutet im Grundsatz, dass Sie zu irgendeinem Zeitpunkt der Behandlung das gesamte Protokoll systemischer metabolischer Störungen evaluieren und therapieren müssen, natürlich mit Fokus auf die Anamnese und die Symptomatologie (☞ Abb. 3.2 und Kap. 4 bis 12).

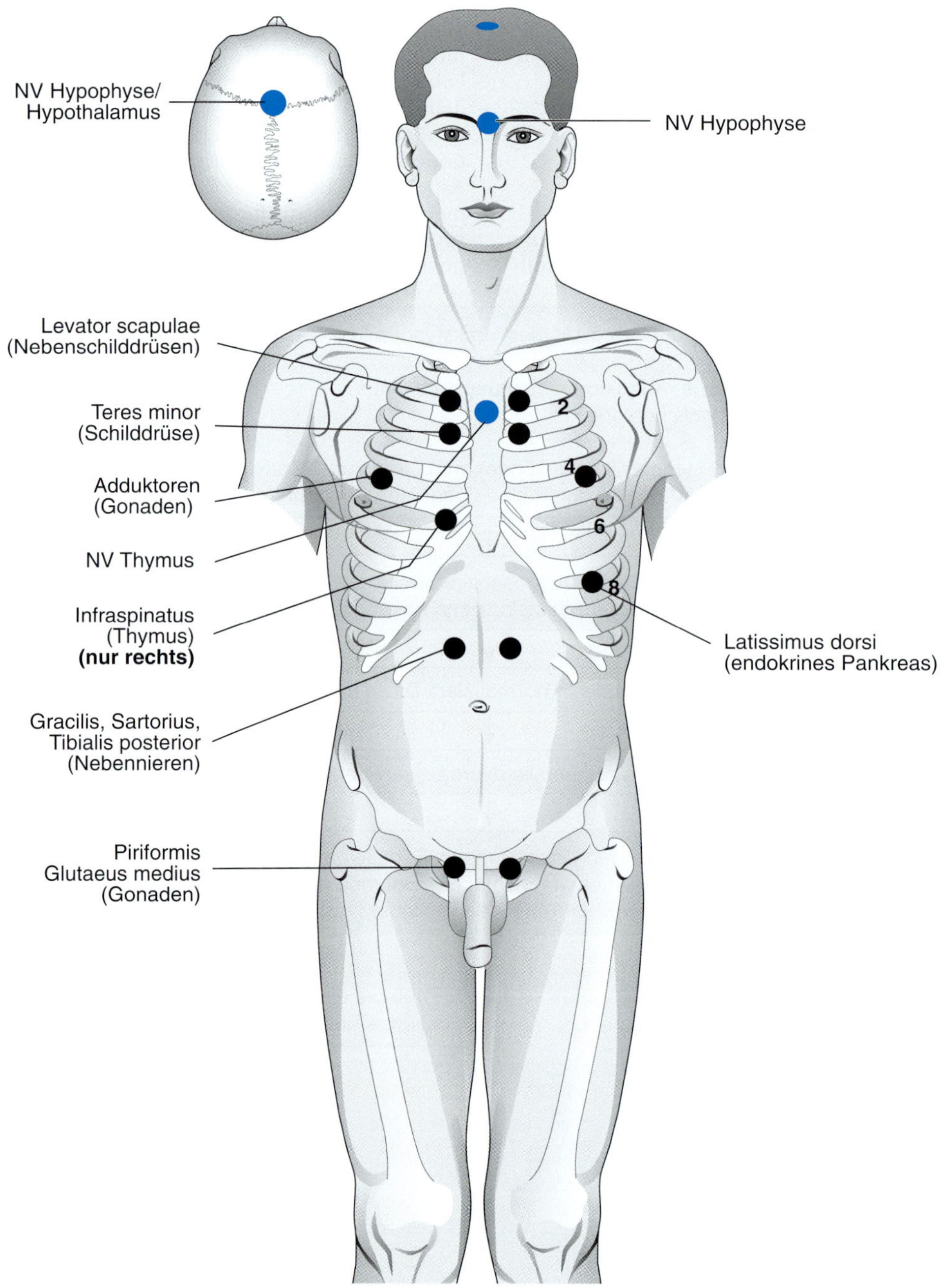

Abb. 16.3: NL- und NV-Reflexzonen: Zur Therapielokalisation der einzelnen Hormondrüsen werden nur die anterioren Reflexe verwendet, zur Therapie sowohl die anterioren als auch die posterioren (Abb. 1.6.4).

16.2 Epiphyse (Corpus pineale)

G. Weiss, H. Garten

In der medizinischen Literatur wird die Epiphyse nach wie vor allenfalls am Rande erwähnt, meistens im Zusammenhang mit dem von ihr sezernierten Hormon Melatonin. Funktionell kann die Epiphyse als Effektororgan des Ncl. suprachiasmaticus des Hypothalamus im Zusammenspiel der innersekretorischen Regulation als der übergeordnete „Taktgeber“ angesehen werden. Bei der Behandlung von innersekretorischen Störungen ist sie daher immer mit zu betrachten.

Zur Aufrechterhaltung der Homöostase besteht auf dienzephaler Ebene eine Art endokriner Dipol, indem der Ncl. suprachiasmaticus des Hypothalamus den positiven, die Epiphyse den negativen Pol darstellt (Martin, 2003). Ersterer hat eine Art Taktstockfunktion für zahllose zirkadiane, lunare, zirkannale Rhythmen, deren Existenz Leben erst möglich macht. „Wichtigste Funktion dieses Systems ist die Steuerung der ‚sexualdifferenten Biomorphose des Menschen‘ (ein Terminus von Max Bürger) durch Ingangsetzen struktureller und biochemischer Veränderungen“ (Piechowiak, 1973).

Eine große Bedeutung aufgrund der physiologischen Wirkungen des Melatonins hat die Epiphyse bei Schlafstörungen, Störungen der normalen Tagesrhythmik durch Nachtarbeit, Schichtarbeit und Jetlag-bedingten Problemen. Auch sonst gibt es viele Beispiele für die zirkadiane Organisation von Körpervorgängen. Der Schlaf-Wach-Rhythmus ist vielleicht der bekannteste, aber auch die Körpertemperatur, der Hormonstoffwechsel und der Elektrolythaushalt sind zirkadian organisiert. In der Sportmedizin werden Trainings- und Wettkampf-

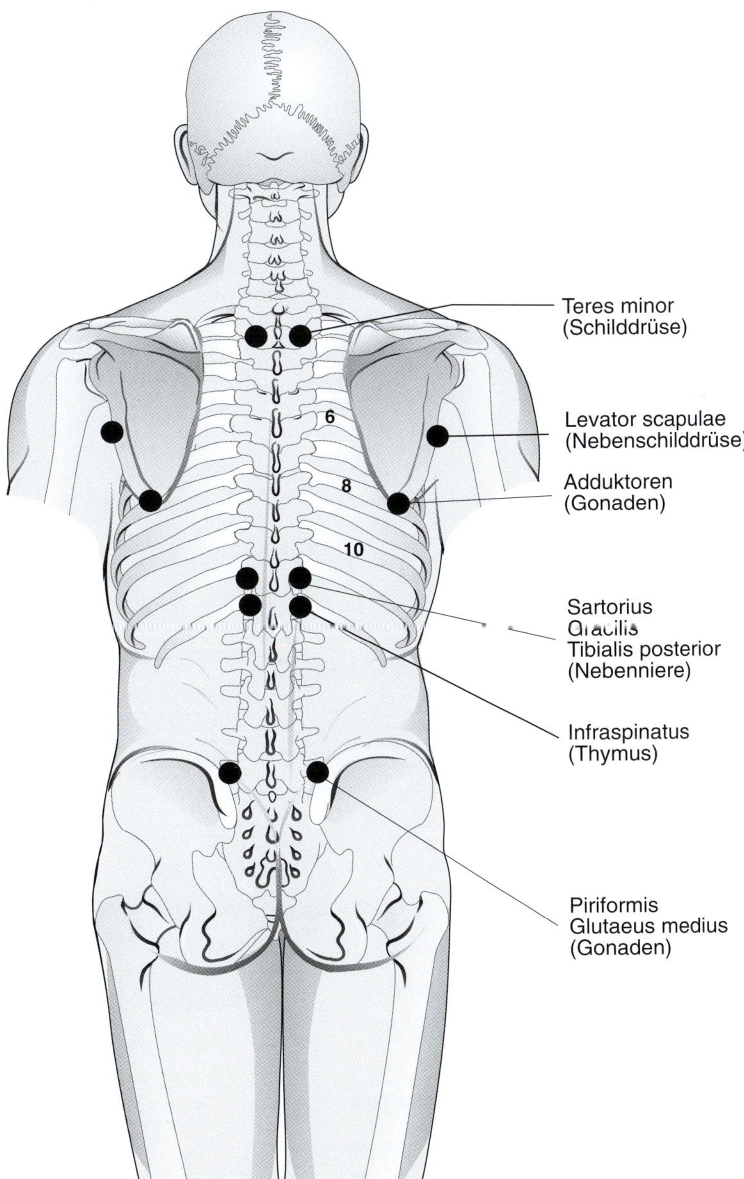

Abb. 16.3 *Fortsetzung*

zeiten danach eingestellt, dass verschiedene Muskelgruppen zu verschiedenen Tageszeiten ihr Leistungsmaximum erreichen. Von den psychologischen Variablen, die einem zirkadianen Rhythmus folgen, sind die Zeitschätzung, die Konzentrationsfähigkeit und die Rechengeschwindigkeit nur wenige Beispiele. Ein ganz lebenspraktisches Beispiel ist die Schmerzschwelle der Zähne bei elektrischer Stimulation; auch sie gehorcht einem zirkadianen Rhythmus und ist in den Abendstunden am höchsten (Haug, 2002).

16.2.1 Anatomie

Embryologisch entwickelt sich die Epiphyse median aus einer divertikelartigen Ausstülpung des kaudalen Abschnitts der Deckplatte des Epithalamus (Christ und Wachtler, 1999). Diese Ausstülpung wandelt sich durch Zellproliferationen zu einem soliden zapfenförmigen Organ um (☞ Abb. 16.4). „Im histologischen Bild zeigt die Zirbeldrüse der meisten Säugetiere eine lobuläre Struktur. Die einzelnen Lobuli sind von einer Mischung aus Bindegewebe und Glia umscheidet, in denen die Nerven und Blutgefäße verlaufen. Die Nervenfasern endigen in enger Nachbarschaft von Parenchymzellen. Neben den eigentlichen Parenchymzellen finden sich hauptsächlich Gliazellen, deren unterschiedliche Morphe auf eine intensive Aktivität hindeutet. Als bekanntes Merkmal der Epiphyse seien noch die Corpora acervuli erwähnt, der ‚Hirnsand'. Es sind rundliche, korallenförmige oder amorphe Strukturen, die Kalziumsalze enthalten, wie sie ähnlich auch im Knochen vorkommen. Die organische Basis dieser Strukturen sind Protein-Polysaccharid-Komplexe mit einem hohen Gehalt an Indolderivaten. Dieses Kolloid ist wohl ein Nebenprodukt der epiphysären Hormonbildung, dem sich Abbauprodukte von Zellmembranbestandteilen beimischen. Auf elektronenmikroskopischer Ebene bietet die Zirbeldrüse Analogien zur Hypophyse und zum Nebennierenmark" (Piechowiak, 1973).

16.2.2 Physiologie

Physiologisch stellt das Organ bei niederen Vertebraten ein Lichtsinnesorgan mit innersekretorischer Funktion dar (Schmidt, Lang et al., 2005). Lange Zeit herrschte die Auffassung, dass die Epiphyse ein rudimentäres, nutzloses Organ sei, zum einen wegen der bereits im Kindesalter auftretenden Verkalkungen, zum anderen, weil diese bei Säugetieren nicht direkt auf Lichtimpulse reagieren kann. Die Epiphyse hat sich jedoch wohl phylogenetisch weiter spezialisiert. Sie scheint eine hohe metabolische Aktivität zu besitzen. „Die Durchblutung der Epiphyse ist ungewöhnlich hoch. Sie erreicht das Ausmaß der (neuro)hypophysären Durchblutung und wird nur von der Niere übertroffen und sie hat einen hohen Umsatz an radioaktivem Phosphor und hohe Fermentaktivitäten." (Piechowiak, 1973).
„Die Vorstellungen über die Bedeutung der Epiphyse begründen sich derzeit vorwiegend auf experimentellen Befunden, die an der Ratte erhoben wurden. Bei zahlreichen Kaltblütern findet sich ein so genanntes Parapinealorgan, das meist extrakranial unter der Haut liegt und nervöse Verbindungen zur Epiphyse besitzt. Der charakteristische Zelltyp im Pineal- und Parapinealorgan vieler niederer Wirbeltiere erinnert in Entwicklung, Struktur und Funktion an retinale Sinneszellen, ins-

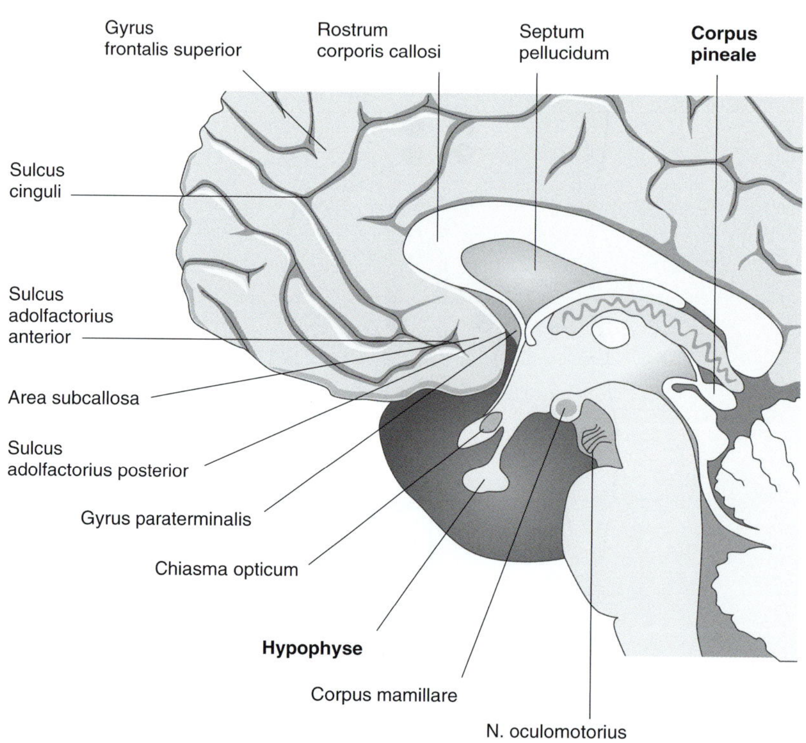

Abb. 16.4: Corpus pineale im Bereich des Diencephalons

besondere an die Zapfen. Pinealorgane dieser Tiere sind imstande, Licht spezieller Wellenlängen in nervöse Signale zu übersetzen, die zu höheren, sensorische Signale verarbeitenden Hirnabschnitten weitergeleitet werden. Die funktionelle Leistungsfähigkeit dieses Systems ist sehr beachtlich. Diese anatomischen Verhältnisse machen die Epiphyse zu einem endokrinen Organ, das über photischen (und vermutlich auch thermischen) ‚Input' neural gesteuert werden kann. Wurtman und Anton-Tay haben dafür die zutreffende Bezeichnung ‚neuroendokriner Transducer' geprägt." (Piechowiak, 1973).

Die Wirkung von Licht auf die Epiphyse zeigt einige Charakteristika, die beim Menschen für mögliche Langzeiteffekte auf die Gesundheit von Bedeutung sind (☞ auch Tab. 16.1). Darüber hinaus muss beachtet werden, dass deutlich größere Lichtintensitäten nötig sind, um Melatonin zu unterdrücken, als für den Sehvorgang erforderlich sind. Dies mag auch durch die Beobachtung erklärt werden, dass sich die Bahnen zur Sehrinde von den Strukturen, die für das Timing der zirkadianen Rhythmen zuständig sind, unterscheiden. Während man die für das Sehen zuständigen Fotorezeptoren gut versteht, ist bezüglich der Fototransduktion für nicht visuell vermittelte Phänomene wenig bekannt. Tosini(2000) fanden, dass die Melatoninproduktion in der Retina („zirkadianer Oszillator") von Säugern durch Dopaminrezeptoren (D2 und D4) gehemmt wird. Sehr aktuelle Forschungsergebnisse weisen nun darauf hin, dass die Melatoninproduktion nicht über die drei Zapfentypen oder die Stäbchen der Netzhäute vermittelt wird.

Als zirkadianer Rhythmus wird eine Oszillation von Biochemie, Physiologie und/oder Verhalten während ca. 24 Stunden angesehen. Es wird angenommen, dass sog. CLOCK-Gene über eine Kontrolle von verschiedenen Zellereignissen entscheidend bei der Generierung dieser Rhythmen beteiligt sind und dass Umweltreize – insbesondere Licht – für das Timing (mit) verantwortlich sind. Hierbei scheint es sich um ein evolutionäres Grundprinzip zu handeln, das kürzlich auch bei Zyanobakterien nachgewiesen wurde. 1999 wurde darüber hinaus beim Menschen auf dem Chromosom 4 ein CLOCK-Gen-Polymorphismus identifiziert (Johnson und Golden, 1999; Steeves, King et al., 1999).

Die Mechanismen, die zu einer zirkadianen Organisation der verschiedenen Variablen führen, sind heute recht genau bekannt. Die innere Uhr des Menschen befindet sich im Bereich des Hypothalamus. Die paarig angeordneten Nuclei suprachiasmatici sind die endogenen Schrittmacherzellen (☞ Abb. 16.5). Von dort projizieren sympathische präganglionäre Neurone in das Ganglion cervicale superius, das zum Corpus pineale projiziert. Die Nuclei suprachiasmatici kontrollieren über Schrittmacherimpulse u.a. zu den Ncl. arcuatus und Ncl. paraventricularis den zirkadianen Rhythmus der Hypophysenvorderlappenhormone (Martin, 2003). Der wichtigste Faktor der „inneren Uhr" ist Licht, das über die retinalen Photorezeptoren über den Tractus retinohypothalamicus auf die Nuclei suprachiasmatici einwirkt. Lichttherapie wirkt über diesen Mechanismus.

Tierexperimente weisen darüber hinaus darauf hin, dass Emotionen die Wirkung des primären Zeitschlüssels Licht als Stellgröße für die endogene Rhythmik beeinflussen können. Die Winterdepression ist ein gutes Beispiel dafür, dass jahreszeitliche Rhythmen die Stimmung des Menschen verändern können (Kasper, Wehr et al., 1989). Eine kurzgefasste Zusammenfassung der Physiologie und der Funktionsstörungen des Corpus pineale finden Sie in Tab. 16.1. Einzelaspekte werden im folgenden Text vertieft.

Licht, zirkadiane Rhythmik und Melatoninproduktion

Zur zirkadianen Rhythmik gibt es eine relativ große Zahl von Publikationen, die den Effekt von Licht und Melatonin dokumentieren: Tageslicht scheint die nächtliche Melatoninproduktion zu beeinflussen (Boivin, Duffy et al., 1996, Czeisler, Allan et al., 1986), Licht von ausreichender Intensität (ca. 2500 Lux) unterdrückt die Melatoninproduktion vollständig (Lewy, Wehr et al., 1980) und führt andererseits zu Genexpression von 5-HT1B-Rezeptoren (Serotonin-Rezeptor

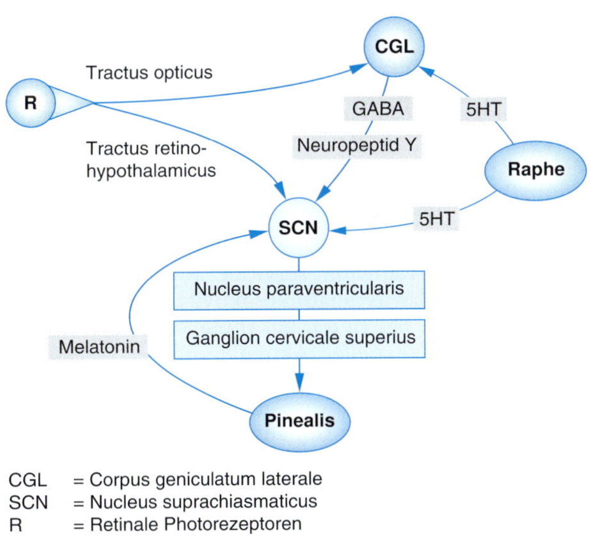

Abb. 16.5: Lichtwirkung auf den Ncl. suprachiasmaticus und das Corpus pineale (modifiziert nach Wirz-Justice, 1995)

Tab. 16.1: Steckbrief des Melatonins

Physiologie	Gonadotrophinhemmung: bremst Sexualentwicklung, steuert Pubertätsauslösung, Thyroxin-antagonistisch, Entpigmentierung
	Tag-Nacht-Rhythmik: schlafinduzierend, erhöht Glukosetoleranz
Mangel	Pubertas praecox, Hypertrophie der Gonaden (Säuger, Vögel), HVL-Überfunktion, Aldosteronanstieg, ADH-Mangel (HHL)
Überschuss	Gonadotropinsuppression, Gonadenhypotrophie, Estrogen- und Testosteronmangel, ACTH- und Kortisonmangel (Säuger, Vögel), TSH-Mangel, Aldosteronhemmung, ADH-Erhöhung
Zielgewebe	Innersekretorische Organe, ZNS, Immunozyten
Antagonisten	MSH, Katecholamine, Thyroxin, Kortisol
Synergisten	Insulin

Typ 1B) im Ncl. suprachiasmaticus (NSC). Der NSC wird durch Serotonin stimuliert, das aus den dorsalen Raphenuclei stammt. Dort wird es aufgrund der Stimulation durch retinale Projektionen gebildet (Weber, Gannon et al., 1998).Eine Dosis-Wirkungs-Beziehung zwischen Licht und der Melatoninunterdrückung wurde beobachtet (McIntyre, Armstrong et al., 1989, Brainard, Rollag et al., 1997). Der blaugrüne Spektralbereich unterdrückt die Melatoninproduktion am effektivsten (Reiter, 1985, Brainard, Hanifin et al., 2001). Frauen reagieren möglicherweise empfindlicher auf Licht bei Nacht (light-at-night, LAN) als Männer (Monteleone, Esposito et al., 1995). Erhöhte Melatoninspiegel wurden in der ersten Nachtphase bei 13 Jugendlichen mit Schlafstörungen bei Chronic Fatigue Syndrome (CFS, ☞ auch Kap. 15) gefunden. Daher wurde bei dieser Konstellation keine Supplementierungsindikation gesehen (Knook, Kavelaars et al., 2000).
Verminderte Melatoninproduktion und Schlafstörungen können bei alten Menschen durch insuffiziente Lichtexposition verursacht sein (Mishima, Okawa et al., 2001). Die Neurone des Ncl. suprachiasmaticus degenerieren bei Mangel an Stimulation mit Licht bei alten Menschen, was zu Schlafstörungen führt. Bei entsprechendem Training mit adäquater Lichtstimulation ist dieser Prozess jedoch reversibel (Van Someren, 2000).
Melatonin wird unter physiologischen Bedingungen vor allem in der Epiphyse synthetisiert und in das Blut abgegeben. Melatonin ist N-Acetyl-5-Methoxy-Tryptamin und entsteht aus Tryptophan über die Zwischenstufe Serotonin. Die Melatoninproduktion wird durch Licht und Dunkelheit, die beim Menschen über die Netzhaut des Auges vermittelt werden, kontrolliert. Nach der Lichtstimulation der Retinae geht ein Signal zum visuellen Kortex, der das Sehen ermöglicht, und ein anderes Signal erreicht die Epiphyse über einen indirekten Weg. Der Reiz hellen Lichtes führt zu einer Hemmung der Melatoninsynthese, so dass Melatonin hauptsächlich während der Dunkelheit gebildet wird (Erren und Stevens, 2002). Sezerniert wird also nachts in den Dunkelphasen Melatonin, in geringerem Maße auch dessen Vorstufe, das 5-Hydroxytryptamin (Serotonin), Noradrenalin, Histamin, Acetylcholin sowie Adrenoglomerulotropin, ein Aldosteron-releasing Factor. Während der Tagesstunden bewirkt Noradrenalin eine Aufnahme von Tryptophan, welches zu Serotonin umgesetzt werden kann, nachts wird Melatonin freigesetzt. Melatonin gehört von der Struktur her ebenso wie die Schilddrüsenhormone zu den von Aminosäuren abgeleiteten Hormonen.
„Die gleichsinnigen Veränderungen im Noradrenalin- und Melatoningehalt der Epiphyse führten zu der Annahme, dass die Biosynthese des Melatonins eng mit der Aktivität des sympathischen Nervensystems verknüpft ist. In-vitro-Untersuchungen an Zirbeldrüsenkulturen zeigten tatsächlich, dass Noradrenalin die Aufnahme von Tryptophan in die Zellen und die Melatoninsynthese stimuliert. Die Stimulierung der Adenylatcyclaseaktivität ist wahrscheinlich sowohl auf nervalem als auch auf hormonalen Weg möglich. cAMP steigert dabei die Aktivität der Serotonin-N-Acetyl-Transferase und damit die Aktivität der Serotonin-N-Acetyltransferase, dem vorletzten Enzym der Melatoninsynthese (Zatz, Gastel et al., 2000). Dieses Enzym zeigt schon vier Tage nach der Geburt eine deutliche zirkadiane Rhythmik, die zumindest im Tierversuch auch endogenen (nicht lichtabhängigen) ist. Diese Rhythmik ist aber durch Licht modulierbar. (Wildt, Goergen et al., 2004). Neben dem Noradrenalin ist auch Serotonin in den sympathischen Nervenendigungen lokalisiert. Zwischen diesen beiden Substanzen bestehen offenbar reziproke Beziehungen. Da weder die Monoaminooxidase noch die 5-Hydroxytryptophan-Decarboxylase Aktivitätsbeeinflussungen durch äußere Lichtverhältnisse erkennen lassen, dürfte eine Stimulierung der N-Acetyl-Transferase das nächtliche Absinken des Serotonins verursachen. Gleichzeitig wird jedoch Serotonin vermehrt aus Lagerstätten, in denen es vermutlich an ein Protein gebunden ist, freigesetzt und durch die Monoaminooxidase zerstört. Die Freisetzung des Serotonins dient der Weiterverarbeitung zu Melatonin, andererseits ist seine Aktivität in der hypnogengen Zone der Raphenuklei für den normalen Schlaf essenziell. Neben den genannten Tryptophanderivaten und den sie katalysierenden Enzymen sind in der Epiphyse hohe Lipidkonzentrationen nachgewiesen worden, wie sie sich auch in der Hypophyse und anderen metabolisch aktiven inkretorischen Organen finden.“ (Piechowiak, 1973).
Zusammenfassend lässen sich die folgenden Beziehungen vereinfachend beschreiben: Tags hohe Serotoninexpression im Ncl. suprachiasmaticus (Rezeptor 1B), nachts hohe Melatoninexpression in der Epiphyse. Der eigentliche Neuromodulator dieser Rhythmik scheint Serotonin zu sein.

Melatoninwirkungen

Wirkungen auf das innersekretorische Gefüge

Nach Untersuchungen an Reptilien bewirkt Melatonin eine Aggregation von Melaningranulomen in den Melanozyten der Haut und damit eine Entpigmentierung. Melatonin ist damit ein Antagonist des MSH (melanozytenstimulierendes Hormon) der Hypophyse. Antagonistisch zum MSH wirken auch die Katecholamine. Die Wirkung von Melatonin ist manganabhängig. Bei Säugern führt Melatonin nach neueren Untersuchungen (lichtabhängig) zu einer Herabsetzung der Funktion fast aller endokrinen Organe, u.a. der Gonadotropinsekretion, der Keimdrüsenfunktion (Sexualentwicklung) und der Thyroxinsekretion, und steuert die zirkadianen Rhythmen des Körpers und die Auslösung der Pubertät. Bei Zerstörung der Epiphyse, meist durch einen Tumor, tritt eine Pubertas praecox auf.
Bei Vögeln und Säugern empfängt die Epiphyse marklose sympathische Fasern aus dem oberen Halsganglion des Grenzstrangs. Lichteinwirkung auf das Auge führt auf dem Wege über Nervus opticus, Medulla oblongata, Thorakalmark, Ganglion cervicale superius zu einer Beeinflussung der Sympathikusaktivität in der Epiphyse. Dies soll die bei Tieren bekannte Abhängigkeit des Östrus und der sexuellen Aktivität von der Tageslänge erklären.
Exstirpation der Zirbeldrüse und Dauerlicht verursachen Hypertrophie der Gonaden und der sekundären Geschlechtsorgane beider Geschlechter, Dauerdunkeleinwirkung und Melatoningabe (oder Drüsenextrakte) führen zu Gewichts- und Funktionsabnahme der Gonaden. Der fördernde Einfluss von Dauerlicht wird durch Melatonin umgekehrt. Auch die kompensatorische Hypertrophie eines Ovars nach einseitiger Ovarek-

tomie wird durch Drüsenextrakte und Melatonin verhindert.
Melatonin setzt den Fruktosegehalt der akzessorischen Geschlechtsdrüsen herab und hemmt den Einbau von Thymidin in die testikuläre DNS. Auf die Testosteronbiosynthese wirken Melatonin und Serotonin in vitro ebenfalls hemmend, während Epiphysektomie die Androstendion- und Testosteronsynthese stimuliert. Dauerlicht erhöht die Anzahl der Östrustiere durch Verlängerung des Östrusstadiums, während Melatoningabe an Tiere unter Dauerlicht den Prozentsatz der Östrustiere signifikant senkt (Piechowiak, 1973).
Dagegen haben offenbar die durch Helligkeitsverhältnisse induzierten Funktionsänderungen in der Epiphyse für die Aufrechterhaltung des Zyklus keine entscheidende Bedeutung. Die antigonadotropen Eigenschaften des Pinealorgans gelten für beide Geschlechter als gesichert. Yilmaz, Kutlu et al. (2000) zeigten, dass das Corpus pineale über die Hypothalamus-Hypophysen-Achse (LH-Suppression) auf die Testosteronproduktion hemmend wirkt. Dauerlicht erhöht die gonadotrope Gesamtaktivität des Hypophysenvorderlappens. Die FSH-Aktivität steigt an, während die LH-Aktivität, die zunächst ebenfalls ansteigt, später absinkt. Melatonin führt auch zum Anstieg der Prolaktinplasmakonzentrationen. Insgesamt vermag die Epiphyse offenbar auf alle drei hypophysären Gonadotropine einzuwirken, und zwar sowohl auf hypothalamischer als auch auf hypophysärer Ebene.
Die umgekehrten Effekte der Gonaden und der Sexualhormone auf die Epiphyse sind noch nicht ganz klar. Die Konzentration von estrogenbindendem Protein ist in der Zirbeldrüse ähnlich hoch wie im HVL. Estradiol führt zu einer Verminderung der HIOMT (Hydroxyindol-O-Methyl-Transferase)-Aktivität. Dieses Enzym kommt nur in der Retina und der Epiphyse vor und ist für die Umwandlung von acetyliertem Serotonin zu Melatonin verantwortlich. Gonadenentfernung hat Gewichts- und Funktionsabnahme der Zirbeldrüse zur Folge. Außerdem führt Estradiolgabe zu einer Hemmung der durch Noradrenalin aktivierbaren Adenylatcyclase, deren Stimulierung über Bildung von cAMP die Melatoninsynthese ankurbelt. Andererseits wird auch über HIOMT-Aktivitätszunahme nach Estrogenverabreichung berichtet.
Auch zur Schilddrüse und der Parathyreoidea bestehen Beziehungen. „Exstirpation der Epiphyse bewirkt Anstieg der Sekretion von Schilddrüsenhormonen. Melatoningabe senkt die Menge sezernierten Schilddrüsenhormons, erhöht die Aktivität des TSH-produzierenden Nucleus paraventricularis, senkt den TSH-Gehalt des HVL und erhöht die TSH-Plasmakonzentrationen. Umgekehrt werden T_4 und T_3 in hohem Maße von den Pinealozyten aufgenommen, in denen sie eine Reihe von Enzymen des intermediären Stoffwechsels stimulieren." (Piechowiak, 1973). Melatoninsupplementierung supprimiert bei Hyperthyreoidismus die Sekretion von Schilddrüsenhormonen, aber auch von Testosteron (Mogulkoc und Baltaci., 2003).
Es bestehen auch Beziehungen zur Nebennierenrinde und zum Elektrolyt- und Wasserhaushalt: „Exstirpation der Zirbeldrüse führt u. a. zu Hypersekretion von ACTH und zu einem Anstieg des Kortikosterons im Plasma. Dauerdunkel oder Melatonin-Injektionen führen u. a. zu Abnahme des Nebennierengewichtes. Die Regulation der Aldosteronsekretion geht über das Renin-Angiotensin-System, dessen Messfühler in der Niere auf Änderungen des distalen Natrium-Load reagieren. Von der adrenokortikotropen Steuerung ist das Aldosteron weitgehend unabhängig. Neuere Ergebnisse betonen die aldosteronhemmende Wirkung der Epiphyse: Aldosteronanstieg nach Epiphysektomie und Senkung der Aldosteronproduktion nach Melatoningabe, die durch Hypophysektomie ausgeschaltet wurde. Neben dem antidiuretisch aktiven Arginin-Vasotocin existiert offensichtlich noch ein weiteres antidiuretisch wirksames Polypeptid in der Epiphyse, das eine ausgeprägte zirkadiane Rhythmik aufweist." (Piechowiak, 1973).
Baltaci, Mogulkoc et al. (2004) konnten jedoch zeigen, dass der supprimierende Effekt von Melatoninsupplementierung auf die Schilddrüsenhormonspiegel bei gleichzeitiger Zinksupplementierung aufgehoben werden konnte. Melatoninspiegel sind bei Zinkmangel reduziert (Bediz, Baltaci et al. 2003). Melatonin erhöht die antidiuretische Aktivität des HHL, während diese durch Dauerlicht abgesenkt wird.
Im Gehirn führt Melatoninverabreichung zu „signifikant höheren Serotoninwerten im Zentralnervensystem, besonders im Mittelhirn und im Hypothalamus. Der Wirkungsmechanismus verläuft möglicherweise über die Aktivierung eines Enzymsystems, das zur Bildung von Dopamin, Serotonin und γ-Aminobuttersäure führt. Das Schlüsselenzym, die Pyridoxalkinase, zeigt tageszeitliche Schwankungen, die gut zu dem Melatoninrhythmus korreliert werden können. Da die genannten Transmitter in einen Mechanismus der Aufrechterhaltung der ‚normalen' Bewusstseinslage integriert sein könnten, haben die hier aufgezeigten Verbindungen möglicherweise eine Bedeutung für die experimentelle Psychosenforschung. Das MSH (aus dem Hypophysenzwischenlappen) hat neben dem Pigmentierungseffekt deutlich erregende Wirkungen am Zentralnervensystem. Melatonin- oder Pinealextraktinjektionen induzieren dagegen Schlafverhalten und Verlangsamung der elektrischen Aktivität, potenzieren die Barbituratwirkungen, erhöhen die Schwelle elektrisch induzierter Krampfanfälle und fördern das Vergessen erlernter Verhaltensweisen. Serotonin vermag diese Wirkungen weitgehend zu imitieren, während Noradrenalin typisch ergotrope Verhaltensweisen produziert. Des Weiteren bewirken Epiphysenextrakte Hypoglykämie und erhöhte Glukosetoleranz, Epiphysektomie führt zu verminderter Glukosetoleranz und Anstieg des Plasmainsulin-Spiegels" (Piechowiak, 1973).
Melatoninsupplementierung kann der Insulinresistenz und altersbedingten Verhaltensänderungen entgegenwirken (Rasmussen, Mitton et al., 2001).

Melatonin und Anti-Aging

Die Melatoninproduktion der Epiphyse nimmt nach der heute generell vertretenden Ansicht während des Lebens physiologisch ab. Für die Anti-Aging-Debatte um das Melatonin gibt es einige interessante Daten. Zeitzer, Daniels et al. (1999) von der Harvard Medical School stellten fest, dass die Reduktion des Melatoninspiegels im Plasma kein charakteristisches Zeichen eines gesunden Alterungsprozesses beim Menschen sei, und empfehlen eine Bestimmung vor jeglicher Supplementierung. Karasek und Reiter (2002) konnten sich nicht auf einen gesicherten Effekt der Supplementierung von

Melatonin auf den Alterungsprozess festlegen. An Ratten verzögert ausschließlich lebenslange nächtliche, nicht jedoch Dauersupplementierung mit Melatonin die Pubertät, aber auch die sexuelle Alterung ohne Effekt auf die Gesamtzahl der Follikel (Meredith, Jackson et al., 2000).
Der Effekt von Dauersupplementierung mit Melatonin auf den Alterungsprozess ist in verschiedenen Studien kontrovers beurteilt worden (Karasek, Reiter et al., 2002), auch Anisimov (2003) konnte bei der Durchsicht von 20 Studien bei zwölf (u. a. mit der Fruchtfliege Drosophila und anderen Kleinlebewesen, die dem Menschen nicht unbedingt sehr nahe stehen) einen positiven Effekt von Melatoninsupplementierung auf die Verzögerung der Alterung feststellen. In acht Studien wurde kein Effekt gesehen. Tailleux, Torpier et al. (2002) fanden eine erhöhte Atherosklerosebereitschaft bei hoch dosierter Melatoninsupplementierung, die in vitro die LDL-Oxidation hemmen kann, und empfahlen ein vorsichtige Dosierung. Tian, Zhang et al. (2003) fanden, dass Melatoninsupplementierung die Thymusinvolution bei alten Mäusen rückgängig machen konnte. Feng, Zhang et al. (2004) fanden eine Reduktion von β-Amyloid-induzierter Neurotoxizität (Alzheimer-Modell) bei Melatoninsupplementierung sowie verbesserte Lern- und Gedächtnisfunktion.

Melatonin als Antioxidans und Immunmodulator

Melatonin ist ein signifikanter Freie-Radikalen-Fänger in physiologischen und pharmakologischen Dosen (Reiter, Tan et al., 2000). Gorgun, Kokoglu et al. (2004) konnten einen protektiven Effekt auf reduziertes Plasmaglutathion durch Melatoninsupplementierung bei tierexperimentell mit Streptozotocin induziertem Diabetes feststellen. Gorgun, Ozturk et al. (2002) gingen so weit zu sagen, dass Melatoninsupplementierung eine diabetische Stoffwechsellage verbessern kann. Rasmussen, Boldt et al. (1999) fanden eine Verbesserung der Insulinresistenz durch Melatoninsupplementierung, gleichzeitig wurden die altersabhängigen Parameter reduzierter Testosteron-, T_3-, T_4-, Kortikosteron- und IGF-1-Spiegel durch Melatoninsupplementierung nicht verändert.
Ha, Yu et al. (1999) konnten eine Verbesserung durch Supplementierung von Melatonin und Taurin bei diabetischer Nephropathie, die durch oxidative Prozesse verursacht wird, feststellen. Die Supplementierung von Linolensäure (linoleic acid) und Melatonin könnte Tumorwachstum verzögern (Blask, Dauchy et al., 2004). El-Sokkary, Reiter et al. (2003) fanden, dass Melatoninsupplementierung bei alten Ratten die Lymphozytenfunktion besserte. Zink und/oder Melatonin können die $CD4^+$ und $CD8^+$-Produktion stimulieren (Baltaci, Mogulkoc et al., 2004). Sharman, Vaziri et al. (2002) fanden, dass durch Melatonin oder L-Carnitin-Supplementierung die altersbedingten oxidativen und inflammatorischen Veränderungen und wohl assoziierte Verhaltensänderungen nicht nur aufgehalten, sondern beseitigt werden konnten. Lahiri, Chen et al. (2004) fanden eine signifikante Reduktion von toxischen oxidativen Veränderungen, die mit Alzheimer-Plaques assoziiert werden, durch Melatoninsupplementierung.
Alterung wird mit der Schädigung von Makromolekülen durch oxidative Prozesse assoziiert. Melatonin und α-Liponsäure können die altersbedingte Reduktion von Nitric Oxide Synthase (NOS) und die Rate der Bildung von neurotoxischen reaktiven Sauerstoffspezies im Zerebellum von Mäusen normalisieren, während Coenzym Q_{10} und Vitamin E keinen zusätzlichen Effekt haben (Bondy, Lahiri et al., 2004).

Melatoninhypothese bei der Tumorgenese

Experimentelle Ergebnisse und epidemiologische Hinweise wurden in der sog. Melatoninhypothese zusammengeführt: Zwei distinkte elektromagnetische Frequenzbereiche sollen die Melatoninsekretion hemmen und damit hormonabhängige Krebserkrankungen, insbesondere Brustkrebs, fördern können. Zahlreiche experimentelle Studien und erste epidemiologische Untersuchungen weisen auf einen möglichen Kausalzusammenhang zwischen Licht, Melatonin und Krebsentwicklungen innerer Organe hin (Stevens, 1987). Man geht von erhöhtem Krebsrisiko von u. a. Flugpersonal, Nacht- und Schichtarbeitern aus. Eine wichtige Frage, der nachgegangen werden muss, da es bereits bei einem um wenige Prozent erhöhten Risiko – etwa für Brustkrebserkrankungen von Frauen – zu einer beträchtlichen Zahl von zusätzlichen Fällen kommen könnte. Da Melatonin als körpereigene Substanz nicht patentierbar ist, besteht seitens der pharmazeutischen Industrie aber nur geringes Interesse an klinischen Studien (Erren und Stevens, 2002).

16.2.3 Klinische pathologische Störungen der Epiphyse

Tumoren der Epiphysenregion gehen häufig mit endokrinen Störungen einher, die häufig schon Symptome verursachen, wenn die neurologische Symptomatik noch gering ist. Die Epiphysenverkalkung ist eine lange bekannte Erscheinung ohne eindeutige pathologische Bedeutung. In morphologischen und biochemischen Untersuchungen waren Alterungsvorgänge in der Epiphyse nicht nachweisbar.
Die tumorösen Epiphysenerkrankungen machen 0,4–2% aller intrakraniellen Neoplasmen aus. Es werden ganz überwiegend junge Männer zwischen 10 und 20 Jahren befallen. Die Tumoren werden in echte Pinealome (50%), Teratome (10–15%) und Tumoren gliösen oder vaskulären Ursprungs eingeteilt. Einige der bekannten onkogenen Viren können auch bösartige Zirbeldrüsentumoren hervorrufen. Die feststellbare Symptomatik des Tumors hängt im Einzelfall von seiner Lokalisation sowie von seiner Wachstumsrichtung und -geschwindigkeit ab. Die allgemein bei intrakraniellen Prozessen möglichen neurologischen und ophthalmologischen Symptome sind wegen der engen Nachbarschaft zum Ventrikelsystem oft schon frühzeitig entwickelt. Kopfschmerzen, Sehstörungen und zentrale Übelkeit als Folge des obstruktiven Hydrozephalus sind die häufigsten Beschwerden. Aufgrund der physiologischen Zusammenhänge ist es verständlich, dass außerdem eine reichhaltige endokrinologische Symptomatik vorkommen kann. Frühzeitiges Symptom ist oft ein Diabetes insipidus. Zusätzlich finden sich Zeichen einer HVL-Insuffizienz mit niedrigen Plasmakortisolspiegeln, niedriges

PBI (Protein Bound Iodine), verringerte Ausscheidung von Gonadotropinen, 17-Hydroxykortikoiden und 17-Ketosteroiden im Urin und verzögertes oder beschleunigstes Wachstum. Pubertas praecox findet sich öfter in Zusammenhang mit Teratomen, während Pinealome eher zu verzögerter Gonadenentwicklung führen. Als psychologischer Befund sei noch die bei Kindern gelegentlich auftretende seelische und geistige Frühreife erwähnt.

Die Behandlung der Zirbeldrüsentumoren besteht im Wesentlichen aus einem palliativen neurochirurgischen Eingriff zum Zweck der Dekompression und postoperativer großflächiger Bestrahlung, um Nachbarschaftsmetastasen und lokale Rezidive zu verhindern. Die Prognose ist bei relativ begrenzter Tumorausbreitung zum Zeitpunkt der Erstbehandlung recht gut (Piechowiak, 1973).

16.2.4 Diagnostik und Therapie mit Applied Kinesiology

Das Corpus pineale ist, wie oben ausführlich dargestellt, quasi der Taktgeber, das Rhythmusorgan des Körpers. Diese übergeordnete Funktion findet ihren Ausdruck in der bei der Anwendung der Applied Kinesiology empirisch gefundenen Regel, bei der Diagnostik und Therapie von Störungen der hormonellen Regelkreise am besten immer bei der Epiphyse anzufangen. Bei kompetenter und suffizienter Therapie von mit Applied Kinesiology diagnostizierten Störungen der Epiphyse ist oft eine Therapie nachgeschalteter hormoneller Regelkreise dann nicht mehr erforderlich. Goodheart beschrieb klinische Hinweise für einen direkten Einfluss kranialer Läsionen auf die Epiphyse (Goodheart, 1979. Walther, 2000).

Geschichtlicher Rückblick

Goodheart beobachtete den Effekt der Epiphyse auf körperliche Funktionen bei einer Patientin, die wegen Schilddrüsen- und Nebennierenunterfunktion behandelt worden war. Als diese noch auf der Behandlungsliege ausruhte, bemerkte Goodheart beim Verlassen des Raums, als er das Licht ausknipste, dass der Fuß der Patientin auswärts rotierte. Er schaltete das Licht wieder ein, brachte den Fuß wieder in die Ausgangsposition und verdunkelte erneut, mit dem Ergebnis, dass der Fuß erneut unfreiwillig nach außen rotierte. Um dieses Phänomen abzuklären, überprüfte Goodheart den M. sartorius jeweils mit ein- und ausgeschaltetem Licht: Dieser testete bei ausgeschaltetem Licht schwach, während er bei eingeschaltetem Licht normal kräftig reagierte. Dabei schienen die Augen nicht ursächlich für die Reaktion zu sein. Wenn die Patientin die Augen bei eingeschaltetem Licht schloss, blieb der Muskel stark, ebenso wenn die Augen bedeckt wurden, so dass kein Licht gesehen werden konnte.

Epiphysenextrakt, oral appliziert, verhinderte die Schwächereaktion des Muskels bei ausgeschaltetem Licht. Goodheart fand, dass auch andere Substanzen (z. B. Nebennierenrindenextrakt) dazu führten, dass der Muskel bei ausgeschaltetem Licht stark blieb, dies hatte aber nur einen temporären Effekt und erschöpfte sich bei wiederholter Prüfung.

Der Zeitabstand der letzten Exposition des Probanden gegenüber Sonnenlicht oder UV-Licht beeinflusst den Muskeltest. Circa 50% der Fälle, die primär im Dunkeln einen schwachen Muskeltest zeigen, testen nach Sonnenlichtexposition bei erneuter Verdunkelung normal stark (Walther, 2000). Dies steht im Einklang mit den weiter oben dargestellten Befunden, dass Licht ausreichender Intensität eine adäquate Melatoninproduktion in der Dunkelphase, d. h. eine normalisierte Corpus-pineale-Funktion, zurückbringen kann, wobei eine Dosis-Wirkungs-Beziehung zu bestehen scheint. Einzelne Individuen reagieren empfindlicher auf Licht, ebenso Frauen empfindlicher als Männer.

Sie werden als aufmerksamer Leser sich die Frage stellen, warum – wenn doch Melatonin die hypophysären Hormone supprimiert, wie weiter oben dargestellt wurde – die Tatsache, dass die endokrin zugeordneten Muskeln unter Verdunkelung hyporeaktiv testen, nicht eher auf einen Befund grenzwertiger Funktion der Hormondrüsen hinweist. Die Erfahrung über nunmehr 25 Jahre zeigt, dass die Interpretation Goodhearts therapeutischen Nutzen zeigt und es anscheinend subtilere Wechselbeziehungen zwischen Epiphyse und der Hypothalamus-Hypophysen-Achse gibt als die reine Suppression durch das Melatonin.

Die wissenschaftliche Forschung, wie weiter oben dargestellt, geht von Epiphysenexstirpationen und Melatoninsubstitutionen in pharmakologischen Dosen aus. Die funktionellen Melatoninspiegel könnten durchaus andere Wirkung haben. Ein Beleg für die Richtigkeit der Annahme Goodhearts scheint auch die Erkenntnis zu sein, dass zyklische Lichttherapie hormonelle Störungen positiv beeinflusst. Die Entdeckung dieses Phänomens durch Goodheart im Jahr 1979, zu einem Zeitpunkt, zu dem über die Epiphyse noch wenig wissenschaftliches Material zur Verfügung stand, demonstriert einmal mehr den Genius dieses Mannes, vereint mit einer scharfen Beobachtungsgabe, die ihn dann immer zu einer intensiven Recherche veranlasst.

Praktisches Vorgehen

Wenn bei Verdunkelung ein oder mehrere endokrin zugeordnete Muskeln hyporeaktiv testen, führen Sie eine Provokation mit Hautkontakt mit Epiphyse D4 der Fa. Wala oder die sog. Regenerese Epiphyse (RNA-Präparate der Fa. Dyckerhoff, Robert-Perthel-Straße 49, 50739 Köln) durch (Testsatz Hormone, Säure-Basen-Haushalt, Schmerz, Entzündung der Fa. Kybermedica, www.applied-kinesiology.org). Orale Organpräparate sind leider derzeit nicht mehr verfügbar.

Verordnen Sie die getesteten Präparate für zwei Wochen (3 × 1 Tabl. bzw. 1 Ampulle täglich s. c.). Zusätzlich sollte unbedingt Mangan (2 × 20 mg), Zink (1 × 30 mg) getestet werden. Prüfen Sie, ob unter dem Challenge mit Mangan bzw. Zink keine anderen normoreaktiven Muskeln dysreaktiv werden, da gerade diese Spurenelemente mit anderen antagonistische Beziehungen haben, so dass Supplementierung einerseits nützen kann, andererseits eine Balancestörung (Kupfer-Zink-Mangan) verschärfen kann. Die Organpräparate der Fa. Wala können notfalls auch als Trinkampulle benutzt werden.

Wenn bei einem Patienten Muskeln gefunden werden, die in Dunkelheit schwach testen, findet sich gewöhnlich ein positiver kraniomandibulärer Challenge. Kompression der Ala major des Sphenoids und/oder der Rami mandibulae führt zur Hyporeaktion eines normoreaktiven Indikatormuskels. Suchen Sie eine Atemphase, die diesen Challenge aufhebt.

Wenn der Challenge am Sphenoid positiv war, drücken Sie an den beiden Processus pterygoidei, wenn dieser erreicht werden kann, ohne dass der Patient zu sehr würgt, während der Atemphase, die den Challenge aufgehoben hatte, nach lateral. Dazu müssen Sie hinter die oberen Weisheitszähne nach dorsal von medial an einer knöchernen Resistenz, die die Processus pterygoidei darstellen, Kontakt nehmen. Wenn dies durch Abwehr des Patienten nicht gelingen sollte, nehmen Sie Kontakt zu den Alveolarfortsätzen des Oberkiefers bzw. zum Tuber maxillare und versuchen diesen „Sphenoid spread" indirekt zu induzieren. Die anzuwendende Kraft soll ca. 100 g nicht überschreiten, die Processus pterygoidei sind fragile Strukturen.

Wenn der Challenge an den Rami manibulae positiv war, drücken Sie zur Korrektur während der Atemphase, die den Challenge aufgehoben hatte, beide Rami mandibulae nach lateral. Dieser Kontakt stellt im Mund normalerweise kein Problem dar.

Meist sind beide Manöver durchzuführen, wenn Sie die Indikation auch selektiv per Challenge diagnostizieren können. Es ist kein Fehler, wenn Sie bei positivem Verdunkelungs-Challenge einen positiven Challenge an der Ala major des Sphenoids oder am Ramus mandibulae suchen, um die Atemphase für die Korrektur zu testen, und dann mit beiden Kontakten wie oben beschrieben behandeln.

Eine Einflussmöglichkeit auf die Epiphyse durch kraniosakrale Manöver ist infolge der zentralen Lage des Corpus pineale im Zwischenhirn und der Nähe der Epiphyse zum Ventrikelsystem einleuchtend.

Eine Gesamtevaluierung des Kraniums und entsprechende osteopathische Korrektur (☞ Garten, 2016) sollten Sie immer durchführen oder durchführen lassen, wenn Sie dies noch nicht selbst beherrschen. Diese erfolgt am besten noch vor der spezifischen Korrektur der hier beschriebenen, mit der Epiphyse assoziierten Läsion. Sämtliche Duraspannungszustände und Rhythmusstörungen, die mit Störungen des Metabolismus des Liquor cerebrospinalis assoziiert sind, müssen wegen der Wechselwirkung mit der Funktion der zentralen Steuerungszentren behandelt werden.

1. Sämtliche Muskeln der peripheren Drüsen, die von Hypothalamus und Hypophyse gesteuert werden, auf Normo-, Hyper- und Hyporeaktion testen, 51%er definieren:

Schilddrüse	M. teres minor
Nebenniere	M. sartorius, M. gracilis, M. tibialis posterior
Ovarien, Hoden	M. piriformis, M. glutaeus medius, Adduktoren

↓

2. Abdecken des Kopfes und Augenschluss

↓

3. Ein oder mehrere der obigen normoreaktiven Muskeln werden dysreaktiv (meist hyporeaktiv); dies zeigt eine Corpus-pineale-Dysfunktion an.

↓

4. Pineale-Extrakt oder potenziertes Organpräparat heben den Verdunkelungs-Challenge auf; ebenso Zink, Mangan diesbezüglich testen.

↓

5. Struktureller Challenge: Kompresson (nicht gehalten) manchmal Separation der Alae majores des Sphenoid und der Rami mandibulae führt zu Dysreaktion eines normoreaktiven Indikatormuskels. Atemphase suchen, die diesen Challenge aufhebt.

↓

6. Läsion der Sutura intermaxillaris und der Sutura sagittalis sowie Sphenobasilärer Kompression und Strains oder Shifts der Sphenobasilären Synchondrose suchen und entsprechend korrigieren. Membranspannungen lösen und Störungen des Liquor-Metabolismus behandeln.

↓

7. Ohrakupunkturpunkte E1 bis E3 mit very point-Technik nadeln, richtige Nadelsitz hebt den Verdunkelungs-Challenge und/oder Shenoid-Kompressions-Challenge auf. Dieselbe Vorgehensweise ist mit den NPSO-Punkten möglich

↓

8. Korrektur der Pineale-Störung: Mit geringsten Kräften (max. 200g) die Processus pterygoidei und die Rami mandibulae in der Atemphase, die den Challenge in (5.) aufgehoben hatte, nach lateral mobilisieren (s. Abb. 16.7). Supplementierung nach Test während zwei Wochen, dann nachtesten.

Abb. 16.6: Flussdiagramm der Diagnostik und Korrektur einer Epiphysenstörung

Basaltemperatur

Leaf (1996) beschreibt, dass die Basaltemperatur bei Epiphysendysbalancen starken Schwankungen unterliegt (☞ Kap. 16.6.4, Abb. 16.43).

Akupunkturbehandlung

Die Elektroakupunktur nach Voll beschreibt als Messpunkt der Epiphyse den Punkt Bl 8. Der Punkt ist auf dem Hinterhaupt zu palpieren, wenn man von der Vereinigungsstelle von Sutura sagittalis und Sutura occipitoparietalis (Lambda) seitlich der Naht verfolgt, bis man zwei bis drei Querfinger lateral in eine Delle kommt. Der Epiphysenmesspunkt liegt in der Mitte dieser Delle. Diesen kann man auch therapeutisch nutzen mit dem Akupunkturlaser oder der Aku-Nadel.
Die französische Ohrakupunktur nach R. Nogier beschreibt drei Epiphysen- oder E-Punkte (E 1, E 2, E 3). Die E-Punkte werden therapeutisch zur Normalisierung einer gestörten Fotoperzeption (Lichtaufnahme) der Haut eingesetzt. Sie finden sich beidseitig im Bereich der Helixwurzel und unterhalb der Incisura intertragica (☞ Abb. 16.8) und sind sehr klein. Die Auffindung gelingt mit Very-Point-Technik: Suchen Sie mit der Nadel stupfend oder mit einem elektrischen Punktsuchgerät den maximal empfindlichen Punkt. Therapielokalisation ist zu umständlich. Die Therapie kann an allen gefundenen E-Punkten jeweils mit Sekundenstich erfolgen (Nadel hinein und sofort wieder heraus). Danach muss der Verdunkelungs-Challenge negativ sein. Das Liegenlassen der Nadeln bis zum Kontroll-Challenge hat den Vorteil, dass der korrekte Nadelsitz geprüft und im negativen Falle die Lage korrigiert werden kann, indem ein etwas anderer Einstichwinkel gesucht wird, ohne die Nadel ganz herauszuziehen. Alternativ kann der Aku-Laser benutzt werden.
Die Neue Punktuelle Schmerz- und Organtherapie (NPSO) nach Siener (Garten, 1996) beschreibt ein Dreieck zentraler hormoneller Regulation (☞ Abb. 16.8). Die Punkte werden mit der Akupunkturnadel stupfend gefunden. Der Patient gibt an der Stelle, wo der reaktive (wirksame) Punkt liegt, eine erhöhte Sensibilität an. Die richtig sitzende Nadel muss den Verdunkelungschallenge wie oben dargestellt aufheben.

Lichttherapie

Nutzen Sie unbedingt die beschriebene Physiologie und die Beobachtung Goodhearts (☞ oben): Die Funktion von Neuronen der Hypothalamus-Corpus-pineale-Verbindung kann trainiert werden, wenn sie durch mangelnde Lichtstimulation defizient geworden ist. Schlafstörungen können Auswirkungen von Epiphysenfunktionsstörungen sein, die durch rhythmische Lichttherapie verbessert werden können (abgesehen von anderen positiven Effekten auf den Emotionshaushalt). Beraten Sie Ihre Patienten, gerade die älteren, dass sie ausreichend Tageslichtexposition auch im Winter bekommen. Es ist dabei anscheinend der kurzwellige Bereich (UV) besonders wichtig. Wenn immer möglich, sollte in Büros mit Tageslicht bzw. Vollspektrum-Tageslichtleuchtstoffröhren gearbeitet werden.

16.3 Hypothalamus und Hypophyse

G. Weiss, H. Garten

16.3.1 Anatomie

Hypothalamus

Der Hypothalamus gehört zum Zwischenhirn und bildet kaudal des Sulcus hypothalamicus die Seitenwand des III. Ventrikels (☞ Abb. 16.9). Man kann eine anteriore Kerngruppe (Ncl. praeopticus, Ncl. supraopticus und Ncl. paraventricularis), eine mittlere Gruppe (Ncl. dorsalis, Ncl. dorsomedialis, Ncl. infundibularis oder ventromedialis und Ncc. Tuberales) und eine posteriore Grup-

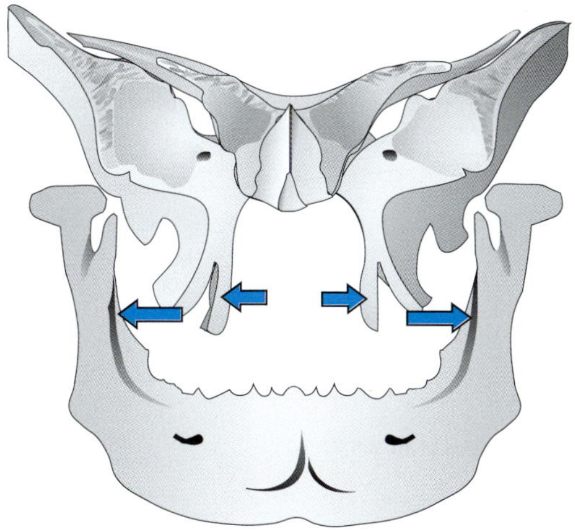

Abb. 16.7: Vektoren zur manuellen Korrektur eine Epiphysenstörung

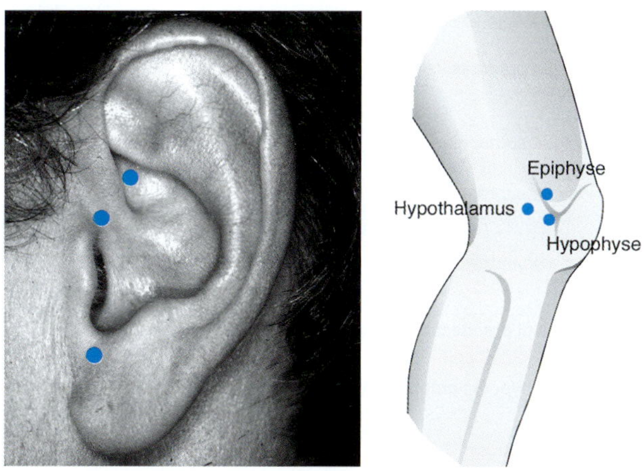

Abb. 16.8: Epiphysen-Punkte der Aurikulotherapie (nach Nogier, 1994) und das zentrale hormonelle Dreieck der NPSO nach Siener.

pe (Corpus mamillare, Ncl. posterior) unterscheiden. Die arterielle Durchblutung erfolgt über Gefäße des Circulus arteriosus cerebri, der venöse Abfluss verläuft einerseits über den Sinus cavernosus, andererseits über den Sinus rectus. In beiden kann es durch kraniale Läsionen zu funktionellen Rückstauungen kommen, was für therapeutische Ansätze von Bedeutung ist (☞ unten).

Hypophyse

Die Hypophyse besteht aus dem Hypophysenhinterlappen (HHL, Neurohypophyse), dem Hypophysenvorderlappen (HVL, Adenohypophyse), der Pars intermedia und dem Hypophysenstiel. Sie liegt in der Sella turcica, umgeben von Dura mater, die das Dach der Hypophyse bildet, das sog. Diaphragma sellae. Zu Sinus sphenoidalis, Sinus cavernosus und Chiasma opticum bestehen anatomische Beziehungen, die bei Pathologien relevant werden: Hypophysenadenome führen zu Schädigungen des Tractus opticus. Thrombosen des Sinus cavernosus können zur Hypophysenschädigung führen. Funktionelle Störungen des Organs können bei Kongestionen im Sinus cavernosus bei Läsionen der Schädelbasis auftreten.

Hypophysenhinterlappen (HHL)

Er ist neuronalen Ursprungs und entsteht embryologisch aus einer Ausstülpung des ventralen Hypothalamus und des III. Ventrikels. Er besteht aus Axonen und Nervenendigungen, deren Kerngebiete im Hypothalamus liegen (Ncl. supraopticus und Ncl. paraventricularis). Arteriell versorgen die Aa. hypophysialis superior und inferior den Hypophysenstiel und den HHL, ohne ein Portalsystem auszubilden.

Hypophysenvorderlappen (HVL)

Dieser ist eine ektodermale Ausstülpung des Oropharynx (Rathke'sche Tasche), die nach oben wandert und sich an den HHL anlagert. Er setzt sich aus verschiedenen Zellpopulationen zusammen, die verschiedene HVL-Hormone produzieren (z. B. somatotrope, mammotrope, kortikotrope Zellen etc.). Die Blutversorgung des HVL ist durch ein hypothalamo-hypophysäres Portalsystem gewährleistet, bestehend aus A. hypophysialis superior, Primärplexus, Sekundärplexus und Sinus cavernosus.

Hypophysenzwischenlappen (Pars intermedia)

Hier wird das melanozytenstimulierende Hormon (MSH), das ACTH-ähnliche Struktur hat, produziert.

16.3.2 Physiologie

Hypothalamus

Funktionen

Dieser Kernkomplex hat enge Verbindungen zum limbischen System, das in Verbindung mit dem Frontalhirn Arterhaltungs- und Überlebensverhalten steuert. Appetit, Nahrungsaufnahme, Sättigung, Steuerung der Osmolarität des Plasmas und damit des Trinkverhaltens, Temperaturregulation über die Schweißsekretion, Herz- und Kreislaufregulation, Stressadaptation und Fluchtverhalten sowie das Sexualverhalten werden über die hypothalamischen Kerne gesteuert. Aber auch zirkadiane Rhythmen wie die der Kortisolsekretion (Ncl. suprachiasmaticus) und der Zyklus der Frau werden vom Hypothalamus gesteuert. Die Steuerungsmechanismen sind zum einen neuronal (Temperaturegulation, Herz-

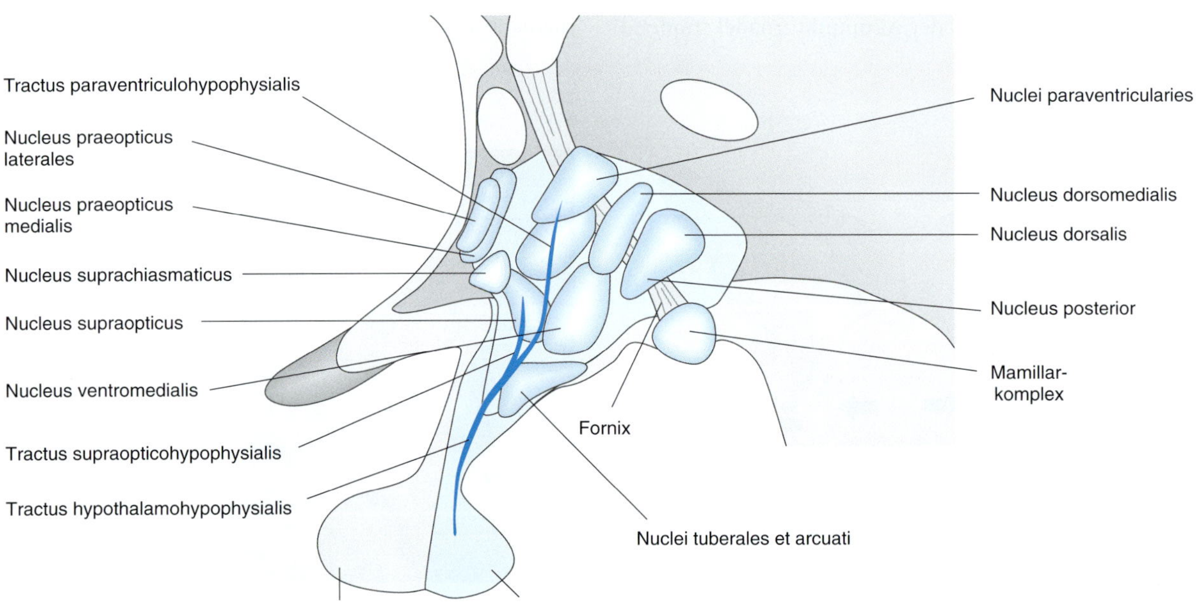

Abb. 16.9: Hypothalamus-Hypophysen-System mit Hypothalamuskernen

Kreislauf-Regulation, Stressadaptation über die Steuerung des Sympathikus), zum anderen hormonal (Sekretion der Releasing-Hormone, die über die glandotropen Hormone der Hypophyse die peripheren Hormondrüsen stimulieren, ☞ unter Hypothalamus-HHL- und Hypothalamus-HVL-System). Tab. 16.2 gibt die Funktionen der Hauptkerne des Hypothalamus wieder.

Neuronale Mechanismen

Im Hypothalamus befinden sich die übergeordneten Kerne, die über das kortiko-thalamo-hypothalamo-retikulospinale Regelkreissystem das vegetative Nervensystem regulieren (☞ Garten, 2004, Kap. 12). Der Hypothalamus ist innerhalb der Reaktionsketten des sensorischen Systems und der Emotionalität eine zentrale Regelstation. Er vermittelt den Tonus des vegetativen Nervensystems und Reaktionen, die dem Überleben (Kampf und Flucht, Nahrungsaufnahme, Temperaturregulation) und dem Sexualverhalten (☞ oben) zuzuordnen sind. Einzelheiten entnehmen Sie bitte der Legende der Abb. 16.10.

Hypothalamus-Hypophysenhinterlappen (HHL)-System

Die Nuclei supraopticus und paraventricularis des Hypothalamus synthetisieren zwei Hormone, das antidiuretisches Hormon (ADH) (Arginin-Vasopressin) und das Oxytocin. Diese gelangen durch axoplasmatischen Fluss (gebunden an spezifische Trägerproteine, sog. Neurophysine) in die Nervenendigungen des HHL. Dort werden sie in sekretorischen Vesikeln in den Nervenendigungen gespeichert und durch kalziumvermittelte Exozytose freigesetzt.

Hypothalamus-Hypophysenvorderlappen (HVL)-System

Der Hypothalamus bildet Releasing-Hormone, die die glandotropen Hormone des Hypophysenvorderlappens stimulieren, und Release-inhibiting-Hormone, oder Faktoren, z. B. Prolactin-Inhibiting Factor, die die Sekretion von HVL-Hormonen hemmen:

- Die Kerngebiete der periventrikulären Zone des Hypothalamus produzieren LHRH und GHIH (☞ unten).
- Im Ncl. paraventricularis werden CRH und TRH gebildet.
- Im Ncl. arcuatus werden PIH und GHRH produziert.

Die hypothalamischen Hormone werden in der Regel pulsatil (episodisch) sezerniert und unterliegen häufig einer zirkadianen Rhythmik (z. B. CRH und TRH). Die paarig angeordneten Nuclei suprachiasmatici sind die endogenen Schrittmacherzellen (☞ Abb. 16.5). Die Nuclei suprachiasmatici kontrollieren über Schrittmacherimpulse (u. a. zu Ncl. arcuatus und Ncl. paraventricularis) den zirkadianen Rhythmus der Hypophysenvorderlappenhormone (Martin, 2003). Der wichtigste Faktor der „inneren Uhr" ist Licht, das über die retinalen Fotorezeptoren über den Tractus retinohypothalamicus auf die Nuclei suprachiasmatici einwirkt.

Hypophysenfunktion im Gesamtkontext

Die Hypophyse übernimmt eine Mittlerrolle bei Unterfunktion einer peripheren Hormondrüse im Sinne einer kompensatorischen Stimulation anderer Hormondrüsen. Das heißt, bei Unterfunktion einer peripheren Drüse kommt es zur vermehrten Ausschüttung des tropen Hormons der Drüse und in gewissem Maße auch der synergistischen Drüsen. Beispiel: Nebennierenunterfunktion → kompensatorische Schilddrüsenüberfunktion; Ovarialinsuffizienz → adrenale Kompensation. Folgende Hormone werden sezerniert und modulieren die Rückkopplungsmechanismen der peripheren Hormondrüsen und der tropen Hypophysenhormone:

Hypothalamische Hormone

- **CRH** (Kortikotropin Releasing Hormon): CRH stimuliert die Sekretion von ACTH. Die CRH-Ausschüttung erfolgt pulsatil mit einer zirkadianen Rhythmik (wichtig für die Beurteilung der Plasmakortisolwerte), mit

Tab. 16.2: Funktionen der Hauptkerne des Hypothalamus (nach Martin, 2003)

Bereich	Kerngebiet		Funktion
Anteriorer Hypothalamus	Präoptische Nuklei	Ncl. ventrolateralis	Schlaf-wach-Verhalten
		Ncl. medialis	Pars parvocellularis: Hormone (?)
Mittlerer Hypothalamus	Ncl. paraventricularis	Pars magnocellularis	Oxytocin, Vasopressin
		Pars parvocellularis	CRH, TRH
	Ncl. supraopticus	Pars magnocellularis	Oxytocin, Vasopressin
	Ncl. arcuatus	Pars parvocellularis	PIH, GHRH; viszerale Funktionen
	Ncl. suprachiasmaticus		zirkadianer Rhythmus
	Ncl. ventromedialis		Appetit und Essverhalten
	Ncl. dorsomedialis		Nahrungsaufnahme und Gewichtsregulation
	Ncl. periventricularis	Pars parvocellularis	LHRH und GHIH
Posteriorer Hypothalamus	Ncl. tuberomamillaris		Gedächtnis, Schlaf-wach-Verhalten (Histamin)
Lateraler Hypothalamus	Ncl. laterales und perifornicales		Vigilanz, Arousal, Nahrungsaufnahme

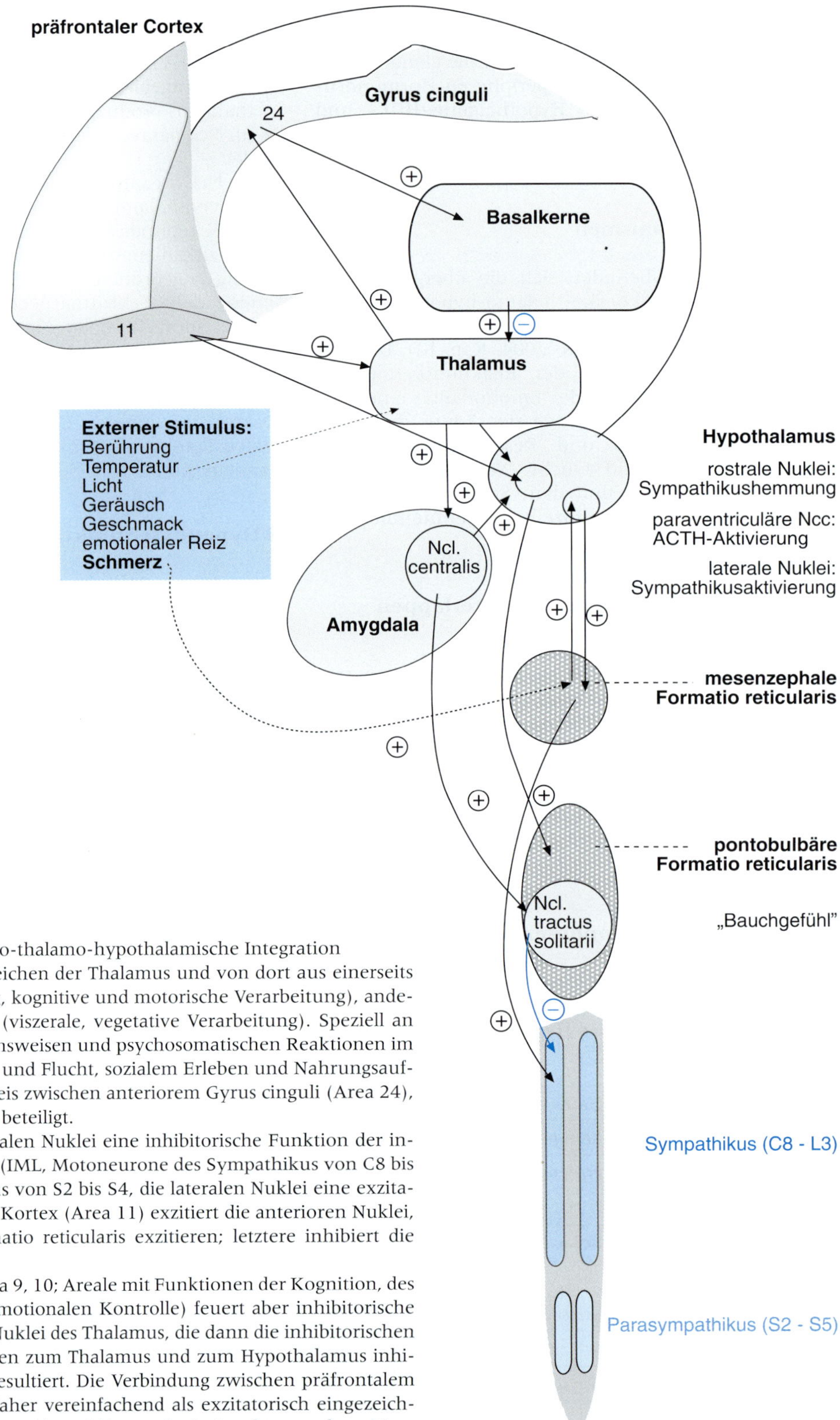

Abb. 16.10: Thalamo-kortiko-thalamo-hypothalamische Integration
Alle sensorischen Reize erreichen der Thalamus und von dort aus einerseits den Kortex (Wahrnehmung, kognitive und motorische Verarbeitung), andererseits den Hypothalamus (viszerale, vegetative Verarbeitung). Speziell an eher animalischen Verhaltensweisen und psychosomatischen Reaktionen im Zusammenhang mit Kampf und Flucht, sozialem Erleben und Nahrungsaufnahme ist auch der Regelkreis zwischen anteriorem Gyrus cinguli (Area 24), Basalkernen und Thalamus beteiligt.
Funktionell haben die rostralen Nuklei eine inhibitorische Funktion der intermediolateralen Zellsäule (IML, Motoneurone des Sympathikus von C8 bis L2 und des Parasympathikus von S2 bis S4, die lateralen Nuklei eine exzitatorische: Der frontoorbitale Kortex (Area 11) exzitiert die anterioren Nuklei, die die pontobulbäre Formatio reticularis exzitieren; letztere inhibiert die IML.
Der präfrontale Kortex (Area 9, 10; Areale mit Funktionen der Kognition, des Sozialverhaltens und der emotionalen Kontrolle) feuert aber inhibitorische Impulse in die retikulären Nuklei des Thalamus, die dann die inhibitorischen basalganglionären Afferenzen zum Thalamus und zum Hypothalamus inhibieren, so dass Exzitation resultiert. Die Verbindung zwischen präfrontalem Kortex und Thalamus ist daher vereinfachend als exzitatorisch eingezeichnet. Der frontoorbitale Kortex (Area 11) vermittelt Aspekte von kognitiver Funktion (z. B. Visualisierung), Visualisierungstechniken sind auf dem oben beschriebenen Wege sehr starke Inhibitoren der IML.
Schmerzimpulse werden in die mesenzephale Formatio reticularis eingespeist, die in die lateralen Nuklei des Hypothalamus exzitatorisch feuert. Von dort aus wird die IML exzitiert, ebenso wie auf direktem Weg durch die mesenzephale Formatio reticularis.

Peak am frühen Morgen zwischen fünf und sieben Uhr und Tiefstwerten am späten Abend. Stress (physisch und psychisch) stimuliert die CRH-Sekretion und kann die normale Rhythmik aufheben.

- **TRH** (Thyreotropin Releasing Hormon): Stimuliert die Bildung von TSH im HVL und die Prolaktinbildung.
- **GHRH** (Growth Hormone Releasing Hormon): Stimuliert Wachstumshormonbildung (GH) im HVL.
- **GnRH** (Gonadotropin Releasing Hormone), Synonym: LHRH: Stimuliert LH und FSH-Sekretion.
- **GHIF** (Growth Hormone Inhibiting Factor; Somatostatin): Wirkt hemmend auf TSH-Sekretion und auf Bildung von GH (Growth Hormone).
- **Dopamin** (PIH, Prolactin Inhibiting Hormon): Hemmt Prolaktinsekretion.

Hypophysenhinterlappenhormone

- **ADH** (antidiuretisches Hormon): Es wirkt an zwei Rezeptortypen (V1- und V2-Rezeptoren), die Sekretion wird stimuliert durch den Anstieg der Plasmaosmolalität um nur 1 % (zelluläre Dehydratation) und Verminderung des Blutvolumens. Es entsteht Durst und Wasser wird aufgenommen. Die wichtigste Wirkung von ADH ist die Vasokonstriktion der Arteriolen und damit eine Erhöhung des systemischen Blutdrucks. Außerdem bewirkt ADH eine vermehrte Wasserrückresorption aus dem Epithel der Sammelrohre der Niere und Urinkonzentrierung.
- **Oxytocin:** Es stimuliert die glatte Muskulatur des Uterus und erhöht Frequenz und Dauer der Aktionspotentiale während der Kontraktion. Die Wirkung von Oxytocin wird durch Estrogen potenziert, die Estrogenkonzentration steigt am Ende der Schwangerschaft an, die Oxytocinsensitivität des Uterus nimmt zu. Dehnung der Zervix und der Vagina während der Geburt führt zur Ausschüttung von Oxytocin, das dann die Austreibung des Kindes durch kräftige Uteruskontraktionen unterstützt. Daraus leitet sich die Verwendung von Oxytocin i. v. in der Geburtshilfe ab, um Wehen einzuleiten. Wirkung auf Brustdrüse: Kontraktion der myoepithelialen Zellen der Milchgänge, Milcheinschuss. Die Regulation der Sekretion erfolgt über einen neuroendokrinen Reflexbogen. Stimulation von Dehnungsrezeptoren der Brustwarze (Saugen), des Uterus und der Vagina (Dehnung während der Geburt) führt zur Oxytocinsekretion.

Hypophysenvorderlappenhormone

- **ACTH** (adrenokortikotropes Hormon): Dies ist ein Polypeptidhormon aus 39 Aminosäuren und entsteht aus einem im HVL produzierten Vorläufermolekül (Proopiomelanokortin, POMC) durch limitierte Proteolyse. Andere Fragmente von POMC sind: Lipotropin, MSH (melanozytenstimulierendes Hormon), β-Endorphin. Seine Freisetzung wird durch CRH stimuliert. Wirkungen: ACTH stimuliert die Freisetzung von Glukokortikoiden, Mineralokortikoiden und androgenen Steroiden aus der Nebenniere. Da ACTH bei verschiedenen Formen von Stress sezerniert wird, bezeichnet man es auch als „Stresshormon".
- **TSH** (Thyreoidea-stimulierendes Hormon): Es handelt sich um ein Glykoprotein, das aus einer α- und einer β-Untereinheit besteht. Die Sekretion wird durch TRH stimuliert (☞ oben) und durch Somatostatin und Dopamin gehemmt, Glukokortikoide, Estrogene und GH verändern die Sensitivität des HVL auf TRH. Die Regulation erfolgt über negatives Feedback von T_3 auf Hypothalamus und Hypophyse. Die β-Untereinheit bindet an den TSH-Rezeptor der Schilddrüse, wo es über cAMP die Jodaufnahme in die Schilddrüse, die Synthese und Freisetzung von T_3 und T_4 sowie das Wachstum und die Vaskularisierung der Schilddrüse stimuliert.
- **GH** (Growth Hormone), **STH** (somatotropes Hormon): GH wirkt direkt: Aktivierung der Lipase des Fettgewebes, Stimulierung der Lipolyse: Freisetzung von freien Fettsäuren (FFS) aus dem Fettgewebe sowie Hemmung der peripheren Glukoseaufnahme. Letzteres reduziert die Glukosetoleranz und führt zu sekundärem Hyperinsulinismus und Insulinresistenz. Es besteht eine Neigung zur Wasserretention. GH wirkt aber auch indirekt über die Stimulation von insulinähnlichen Wachstumsfaktoren, IGF-1 und IGF-2, in der Leber. Diese sind für die Wirkungen des Hormons auf das Knochenwachstum verantwortlich durch Stimulation der Bildung der Extrazellulärmatrix der Chondrozyten im Knorpel- und Knochengewebe (Stimulation des linearen Wachstums bis zum Epiphysenfugenschluss), Stimulation der Proteinsynthese (vermehrte Aminosäurenaufnahme, Stimulation von Transkription und Translation). Die Sekretion wird stimuliert durch GHRH (GHRH-Ausschüttung wird durch IGF gehemmt) bei Tiefschlaf, Stress, Hypoglykämie, Eiweißmangel und durch Dopamin. Die Sekretion wird gehemmt durch Somatostatin, GH (negative Rückkopplung), Hyperglykämie, Hyperlipidämie (FFS) u. a.
- **LH** (lutreotropes Hormon) und **FSH** (follikelstimulierendes Hormon): Die Sekretion von FSH und LH wird reguliert durch GnRH (☞ oben), die FSH-Sekretion wird gehemmt durch Inhibin (Polypeptid). Diese Hormone binden an Rezeptoren von Ovar und Hoden und regulieren die Gonadenfunktion. LH stimuliert bei der Frau die Estrogen- und Progesteronproduktion im Ovar. Es löst die Ovulation (LH-Peak in der Zyklusmitte) aus und stimuliert die Umwandlung des Follikels in das Corpus luteum und stimuliert die Progesteronproduktion durch den Gelbkörper. LH stimuliert beim Mann die Testosteronproduktion in den Leydig-Zellen, FSH stimuliert die Follikelreifung und zusammen mit LH die Estrogenproduktion im Ovar sowie den Aufbau der Uterusschleimhaut während des Zyklus. FSH ist beim Mann notwendig für die Reifung der Spermatozyten (zusammen mit Testosteron).
- **Prolaktin:** Das Prolaktin-Releasing-Hormon (PRH) fördert die Ausschüttung, Prolaktin-Releasing-Inhibiting-Hormon (PRIH) und Dopamin hemmt sie. Sie erfolgt in einem zirkadianen d. h. Tag-Nacht-Rhythmus: Frühmorgens sinkt ab, nachts steigt er an. Während der Schwangerschaft fördert Prolaktin zusammen mit Insulin, GH und Glukokortikoiden die Entwicklung von Brustgewebe für die Milchproduktion. Postpartal bewirkt das Absinken der Estrogen- und vor allem der Progesteronkonzentrationen bei weiter hohem Prolaktinspiegel die Stimulation der Laktation. Beim

Mann verstärkt Prolaktin die Wirkung von LH auf die Leydig-Zellen und wirkt synergistisch mit Testosteron am Genitaltrakt.

- **MSH** (melanozytenstimulierendes Hormon): Es stammt aus der Pars intermedia der Hypophyse, hat ACTH-ähnliche Struktur (☞ Kap. 16.5). Das folgende Schaubild gibt einen Überblick über die Regulation des hypothalamisch-hypophysären Systems.

16.3.3 Klinik

▮ Hypophysenvorderlappen (HVL)

Hypopituitarismus

Es handelt sich um einen kombinierten Ausfall von Hypophysenvorderlappenhormonen durch Tumoren, OP, Radiatio, infektiöse oder infiltrative Prozesse, Infarkte etc. Er entsteht wegen der beträchtlichen sekretorischen Reserve der Hypophyse erst ab einer Zerstörung von mehr als 75 % des Drüsengewebes. Die Entwicklung ist somit häufig schleichend. Die klassische Reihenfolge zeigt primär einen GH-Ausfall mit Hypoglykämieneigung bei Erwachsenen und Kleinwuchs bei Kindern, an zweiter Stelle einen FSH- und LH-Ausfall mit sekundärem Hypogonadismus, dann folgen der TSH-Ausfall mit sekundärer Hypothyreose, der ACTH-Ausfall mit sekundärer NNR-Insuffizienz und schließlich der Prolaktinausfall, der nur bei stillenden Frauen symptomatisch wird.

Die Therapie besteht in der Substitution der betreffenden Hormone. Bezüglich der genauen Klinik und Diagnostik sei auf die Lehrbücher der Endokrinologie verwiesen (Spinas und Fischli, 2001, Lehnert, Allolio et al., 2003).

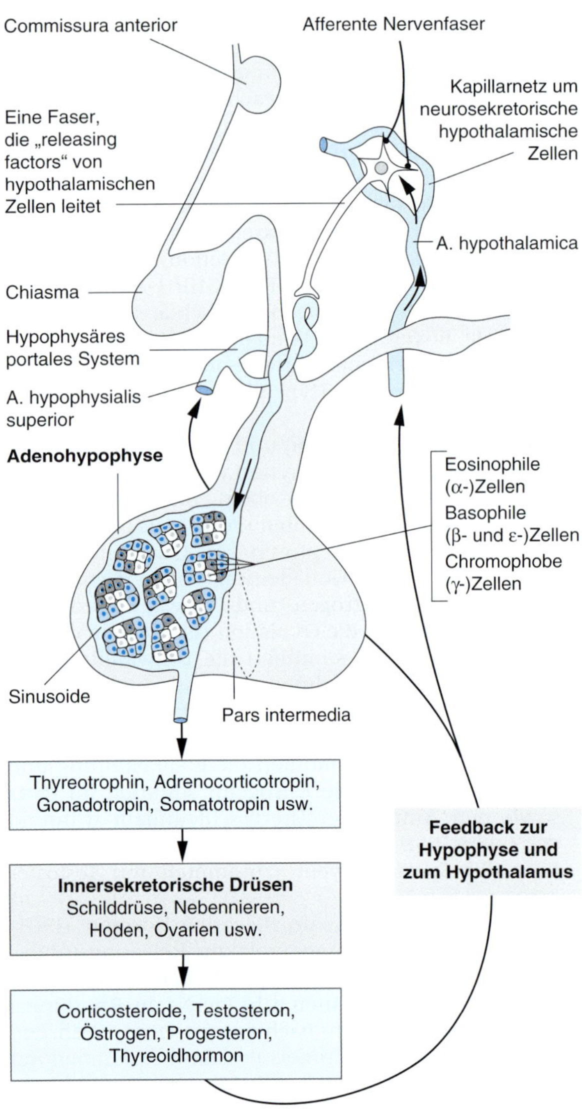

Abb. 16.11: Hypothalamus-Hypophysen-System, Portalkreislauf und Feedbackmechanismen (modifiziert nach Duus, 2001)

GH-Mangel

Dabei entstehen Kleinwuchs, Störung des Epiphysenschlusses und verzögerte Sexualentwicklung.

GH-Überschuss

Dieser führt zu Gigantismus (im jugendlichen Alter) bzw. Akromegalie (im Erwachsenenalter). Bezüglich der genauen Klinik und Diagnostik sei auf die Lehrbücher der Endokrinologie verwiesen.

ACTH-Mangel

Dieser führt zu Ausfall der Kortisolproduktion. Ein ACTH-Mangel tritt selten isoliert auf, meist ist er kombiniert mit dem Ausfall weiterer HVL-Hormone (TSH, FH) bei HVL-Insuffizienz. Ursachen sind Tumoren, Z.n. OP und/oder Radiatio, Traumen, Infarkte oder Blutungen, Infekte. Es kann sich ein lebensgefährlicher Zustand entwickeln, der meist in Kombination mit einem TSH-Ausfall zum hypophysären Koma führen kann. Klinisch führt ein ACTH-Mangel zu Adynamie, Müdigkeit, Bewusstseinstrübungen bis zum Koma, Hypotonie und Bradykardie. Therapeutisch muss notfallmäßig Kortisol substituiert werden.

> Fallbeispiel Morbus Addison
> ☞ Fallbeispiel 6, Kap. 16.5.6. Dieses Beispiel zeigt, dass funktionelle Störungen und echte Pathologie durchaus verwechselt werden können, und betont die Notwendigkeit einer funktionellen Diagnostik mittels Labormethoden und Applied Kinesiology.

ACTH-Überschuss

Dieser verursacht das Cushing-Syndrom (☞ Kap. 16.5.3 und Lehrbücher der Endokrinologie).

Gonadotropin (LH und FSH)-Mangel

Dieser führt zum sekundären Hypogonadismus. Bezüglich Klinik, Diagnostik und Therapie bei Störungen der

Gonadotropine ☞ Kapitel 16.7. Zur Vertiefung sei auf die einschlägigen Lehrbücher der Endokrinologie verwiesen.

TSH-Mangel

Er führt zu einer sekundären Hypothyreose, meist zusammen mit globaler HVL-Insuffizienz, vgl. hierzu auch Kap. 16.4.5.

TSH-Überschuss

Er führt zu einer sekundären Hyperthyreose. Der Zustand ist selten, z. B. durch TSH-sezernierendes Hypophysenadenom.

Prolaktinüberschuss

n = 2–25 ng/ml, Graubereich: 25-200 ng/ml; eindeutig pathologisch: > 200 ng/ml

Dieser entsteht u. a. durch prolaktinproduzierende Tumoren. Das Prolaktinom ist der häufigste endokrin aktive Hypophysentumor. Auslöser können auch Traumen, Schwangerschaft oder Medikamente (z. B. Dopaminantagonisten, Opiate), Estrogene (häufigster Grund für Hyperprolaktinämie!) und chemisch toxische Belastungen (z. B. durch Xenoestrogene, das sind estrogen wirkende Substanzen petrochemischer Herkunft) sein. Ein erhöhter Wert von Prolaktin führt häufig zum Ausbleiben des Eisprunges und Ausbleiben des Zyklus bei der Frau.

Ein Prolaktinwert im Graubereich (25–200 ng/ml) wird festgestellt während der Stillphase, bei Schilddrüsenunterfunktion, bei der Einnahme unterschiedlicher Medikamente (insbesondere Psychopharmaka wie Neuroleptika und Drogen wie Cannabis), bei neurogenen (z. B. sicher erhöht nach epileptischen Anfällen) und psychiatrischen Störungen, Reizung von Thoraxnerven, z. B. bei Herpes zoster, Endometriose, akuten und chronischen physischen und psychischen Stresssituationen, in der Schwangerschaft, nach einem Orgasmus, nach intensiven Manipulationen der Brust, nach eiweißreicher Nahrung und bei hohem Bierkonsum.

Bei einem Wert, der 200 ng/ml übersteigt, ist vom Vorliegen eines Tumors der Hypophyse (Prolaktinom) auszugehen. Im Rahmen der Brustkrebsbehandlung ist ein niedriger Prolaktinspiegel wünschenswert, da Prolaktin das Tumorwachstum fördern kann. (Einzelheiten ☞ Lehrbücher der Endokrinologie, z. B. Spinas und Fischli, 2001).

▮ Hypophysenhinterlappen (HHL)

ADH-Mangel

Es entsteht ein Diabetes insipidus. Bei dieser Störung kommt es durch die fehlende ADH-Wirkung zu einer gestörten osmotischen Homöostase mit hypertoner Dehydratation durch Verlust von freiem Wasser. Ursachen eines zentralen Diabetes insipidus sind Tumoren, Zysten, Traumen sowie Infekte, Infarkte, idiopathische und familiäre Erkrankungen. Bei der nephrogenen Form liegt ein vermindertes Ansprechen der Niere auf ADH bei normalem oder erhöhtem ADH-Spiegel infolge chronischer Nierenerkrankungen, chronischer Elektrolytstörungen, durch Medikamente oder angeborene Erkrankungen vor. Klinische Zeichen sind in der Regel akutes Auftreten, Durst, Polydipsie (bis 15 l/Tag) und Polyurie sowie Nykturie.

ADH-Überschuss

Das Schwartz-Bartter-Syndrom geht einher mit hyponatriämischer Hyperhydratation. Ursächlich sind maligne Tumoren mit einer ektopischen ADH-Produktion, vor allem Lungentumoren, aber auch andere Lungenerkrankungen (Tbc, Pneumonie), Erkrankungen des ZNS, endokrine Störungen sowie Medikamente. Die klinischen Zeichen sind bei langsamer Entwicklung nur unspezifisch, bei rascher Entwicklung der Hyponatriämie kommt es vorwiegend zu zerebralen Störungen wie Kopfschmerzen, Erbrechen, Apathie bis hin zum Koma.

16.3.4 Labordiagnostik

Es werden routinemäßig die Hormone TSH und LH/FSH im Plasma gemessen. Seltener werden ACTH-Bestimmungen, TRH-, CRH-, ACTH- und Prolaktinstimulationstest vorgenommen. Zu diesen Bestimmungen wird auf das in diesem Zusammenhang Notwendige in den Abschnitten zur Schilddrüse, den Gonaden und der Nebenniere (☞ Kap. 16.4, 16.5 und 16.6) eingegangen. Im Übrigen sei auf die Fachliteratur hingewiesen, z. B. Thomas (2005), Harrison's (2005).

16.3.5 Diagnostik und Therapie mit Applied Kinesiology

Das Hypothalamus-Hypophysen-System ist bei funktionellen Störungen in diesem Sinne als Einheit zu sehen (im Gegensatz zu Pathologien wie Hypophysentumoren oder Infarzierungen in diesem Bereich, wo einzelne oder alle Hormone, die am zerstörten Ort produziert werden, isoliert ausfallen; auch in letzterem Fall treten jedoch kompensatorische Veränderungen in anderen Bereichen auf).

- **Indikation gestörte hormonelle Regulation: Hypothalamus-Hypophysen-Achse:** Indikation für eine funktionelle Diagnostik und Behandlung sind hormonelle Regulationsstörungen ganz allgemein: Das Hypothalamus-Hypophysen-System ist Komponist und Dirigent des Hormonorchesters. Hier werden therapeutisch vor allem kraniosakrale Techniken und Supplementierung mit Organpräparaten und Kofaktoren der Hormonsynthese verwendet.
- **Indikation gestörte Homöostase: Hypothalamus:** Nach schulmedizinischem Ausschluss einer behandlungsbedürftigen Pathologie können chronisch subfebrile Temperaturen, Hypoglykämieneigung, aber auch Störungen des Appetitverhaltens wie Zuckersucht sowie pH-Wert-Verstellung behandelt werden. Hier wird therapeutisch vor allem die B&E (Beginning and Ending)-Technik (Lebowitz und Steele, 1989, ☞ unten) verwendet.

Tab. 16.3: Steckbrief der Hormone des Hypothalamus und der Hypophyse

	Hormon	Physiologie	Mangel	Überschuss	Zielorgane	Antagonisten	Synergisten	Abbau
Hypophysenvorderlappen	**GH/STH** (Growth Hormone/ somatotropes Hormon, Wachstumshormon)	Fördert Skelettwachstum, steigert Glukosemobilisation, Lipolyse und Proteinsynthes	Kleinwuchs, verzögerte Sexualentwicklung, rezidiv. Hypoglykämien, rumpfbetonte Adipositas, verzögerter Zahndurchbruch	Gigantismus, Akromegalie	Alle Gewebe außer Nervengewebe	Kortison, Kortisol, Insulin Melatonin	Thyroxin, Testosteron	In der Leber
	Prolaktin	Fördert Wachstum der Brustdrüse, fördert Implantation des befruchteten Eis, fördert Milchproduktion, hemmt LH und FSH	Mangelnde Milchproduktion	Brustdrüsenschwellung bei Männern, Milchfluss außer der Stillperiode, Zephalgien (z. B. bei Vergiftungen mit Dioxin)	Brustdrüse	Estradiol, Testosteron	Thyroxin, GH/STH, Estradiol, Progesteron, LH, Kortisol, Oxytocin	Z.T. in der Leber, Ausscheidung über die Nieren
	FSH (follikelstimulierendes Hormon)	Stimuliert Follikelwachstum, wird reziprok gehemmt durch Estrogen; bei Männern zusammen mit Androgenen Förderung der Spermienproduktion	Mangelnde Libido und Potenz, Gonadenatrophie, Fettsucht	Ovarialzysten	Ovarien und Hoden	Melatonin	GH/STH, LH, Thyroxin	In der Leber durch Hydrolyse
	LH (luteotropes Hormon)/ ICSH (interstitialzellen stimulierendes Hormon)	Bewirkt Reifung des Ovarialfollikels, Ovulation und Luteinisierung, wirkt synergistisch auf die Estrogenproduktion, negative Rückkopplung durch Progesteron; bei Männern Stimulation der Testosteronproduktion	Mangelnde Ovulation, Gonadenatrophie, Estrogenmangel	Frühzeitige Ovulation, Zuviel Estrogen- und Testosteronproduktion	Ovarien und Hoden	FSH, Thyroxin Melatonin	Prolaktin, Insulin	In der Leber durch Hydrolyse
	TSH (Thyreoidea-stimulierendes Hormon)	Stimuliert T_3- und T_4-Produktion, negative Rückkopplung durch diese Hormone	Reduzierter Stoffwechsel, Mangel an T_3 und T_4	Erhöhter Grundumsatz, erhöhtes T_3 und T_4	Schilddrüse	Melatonin	GH/STH, ACTH	In der Leber durch Hydrolyse
	ACTH (adrenokortikotropes Hormon)	Stimuliert Glukokortikoid- und in geringem Maße Mineralokortikoidproduktion, fördert Glukoneogenese, fördert β-Oxidation der Fettsäuren, vermindert Harnsäureproduktion, negative Rückkopplung durch Glukokortikoide	Nebennierenrindenatrophie, NNR-Insuffizienz, erhöhte Insulinempfindlichkeit	Vermehrte Hautpigmentierung	Nebenniere	Melatonin	Katecholamine, Kortisol	In der Leber durch Hydrolyse
Hypophysenhinterlappen	**Oxytocin**	Fördert Uteruskontraktion während der Geburt, fördert Transport des Spermas durch den Uteruskanal, fördert das Einschießen der Milch	Wehenschwäche, verminderte Laktation, Unfruchtbarkeit	Uteruskrampf	Uterus, Brustdrüsen, Leber		Am Uterus: Prolaktin, Relaxin*, Estradiol; an der Mamma: STH, Pro-	In Leber, Niere und Milchdrüsen

Tab. 16.3: Steckbrief der Hormone des Hypothalamus und der Hypophyse *(Fortsetzung)*

Hormon	Physiologie	Mangel	Überschuss	Zielorgane	Antagonisten	Synergisten	Abbau
						gesteron, Estradiol, T_4, Kortisol	
ADH (antidiuretisches Hormon, Vasopressin)	Fördert Salz- und Wasserretention, fördert ACTH-Produktion	Hypotension, Dehydratation, Diabetes insipidus	Hypertonus, Ödeme	Nieren, Koronarien	Noradrenalin, Prostaglandine	Aldosteron, GH/STH, Prolaktin, Kortisol, T_4, Adrenalin	In Leber und Nieren

*Relaxin ist ein Hormon, welches zu Ende der Schwangerschaft und bis 24 Std. postpartal die Ligamente des Beckenrings lockert

Die therapeutischen Maßnahmen sind zum einen struktureller Art (kraniosakrale Therapie), zum anderen mittels Supplementierung der getesteten Organpräparate und Kofaktoren der Hormonsynthese. Vorher immer auf Vorliegen einer Epiphysenstörung testen und ggf. in üblicher Weise korrigieren (☞ Kap. 16.2).

Erste Fragestellung: Liegt eine Hypothalamus-Hypophysen-Störung vor (☞ Abb. 16.12)?

Schritt 1: Hormonassoziierte Muskeln testen

Sämtliche Muskeln der peripheren Drüsen, die von Hypothalamus und Hypophyse gesteuert werden, auf Normo-, Hyper- und Hyporeaktion testen:

- Schilddrüse: M. teres minor (☞ Kap. 2.7.22),
- Nebenniere: M. sartorius (☞ Kap. 2.7.18), M. gracilis (☞ Kap. 2.7.5), M. tibialis posterior (☞ Kap. 2.7.23),
- Ovarien, Hoden: M. piriformis (☞ Kap. 2.7.14), M. gluteus medius (☞ Kap. 2.7.4), Adduktoren (☞ Kap. 2.7.1).

Schritt 2: Hypophysenbeteiligung prüfen

Ein schnelles Screening zur Prüfung der Hypophysenbeteiligung ist die Therapielokalisation zur Glabella, die als neurovaskulärer Reflexpunkt der Hypophyse gelten kann oder des Punktes LG 20 auf der Mitte des Scheitels, da wo eine Verbindungslinie zwischen den beiden Ohrspitzen die S. sagittalis schneidet. Diese TL normalisiert im positiven Falle die dysreaktiven Muskeln.

Schritt 3: Hypophyse oder Hypothalamus?

Ob eine hormonelle Störung auf Hypothalamus- oder Hypophysenebene lokalisiert ist, kann mit den potenzierten Organpräparaten, z. B. Hypothalamus D4, Hypophysis D4 der Fa. Wala, bzw. Organextrakten (☞ unten) geprüft werden. Die entsprechenden Ampullen der potenzierten Organpräparate werden in Hautkontakt getestet, die Organextrakte oral. Im positiven Falle werden die dysreaktiven Muskeln durch diesen Challenge normoreaktiv. Die tiefen Potenzen der Organpräparate testen im Sinne einer Stützung des jeweiligen Organes.

Als Organextrakt ist z. B. Cytozyme PT/HPT (Hypophyse, Hypothalamus) der Fa. Biotics verfügbar (ebenso wie die potenzierten Organpräparate im Testsatz „Hormone, Schmerz, Entzündung“ der Fa. Kybermedica: www.applied-kinesiology.org; Biotics Research wird vertrieben von der Fa. Novamex, Hamburg, Tel.: 040-38 19 21). Die potenzierten Organpräparate in Tiefpotenz haben eine heilende Affinität zu den entsprechenden Organen, die Wirkung ist aber in Kombination mit den Organextrakten besser. Noch eine Möglichkeit sind die RNA-Präparate der Fa. Dyckerhoff Pharma, Robert-Pethel-Str. 49, 50739 Köln. Diese Präparate (Hypothalamus, Hypophyse) werden unter dem nicht schwächenden Pol eines Magneten getestet (☞ biomagnetische Testung, Kap. 2.4.2) und subkutan injiziert.
Das Fehlen eines spezifischen Hormons kann mit den

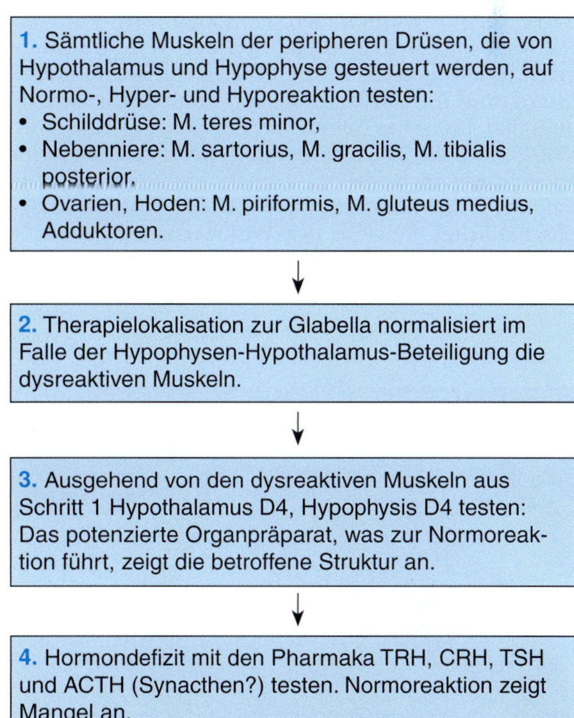

Abb. 16.12: Flussdiagramm zur Differenzialdiagnose: Hypothalamus oder Hypophysenstörung?

Pharmaka TRH, CRH, TSH und ACTH (Synacthen® ist ein kurzkettiges Analogmolekül, das für ACTH-Tests benutzt wird) getestet werden. Hier genügt eine geringe Menge der verdünnten Substanz auf der Zunge oder Sie testen die Hormone in einem Glasröhrchen unter dem nicht schwächenden Pol eines Magneten.
Nicht geeignet scheinen die potenzierten Hormonpräparate MSH D6, GnRH D6, CRF D6 bzw. TSH D6, ACTH D6 etc. der Firma Metabolics (www.metabolics.co.uk), denn dies Potenzen können bereits dem isopathischen Prinzip nach ein Zuviel dieser Hormone anzeigen, wenn sie einen normoreaktiven Challenge anzeigen.
Am deutlichsten im Sinne einer Substitution wirken die Hormone selbst, bis zur Potenz von D4 können Sie im Sinne einer „Bahnung" der Hormonwirkung verstanden werden und würden bei Hormonmangel zur Normoreaktion führen. Diese Regeln sind leider in der Praxis nicht so scharf wie die Theorie. Bei Exzessverdacht würde man daher besser mit noch höheren Potenzen wie D12 oder sogar D30 testen.

Hypothalamus-Therapie bei Homöostase-Störungen und hormonellen Dysbalancen

Goodheart (1981, 1982) hat eine Technik beschrieben, die die Anfangs- bzw. Endpunkte (Beginning and Ending, B&E) der Yang-Leitbahnen am Kopf benutzt. Die Erfahrung lehrt, dass die Stimulation indizierter Punkte (☞ unten) innerhalb von Minuten Homöostasewerte wie Temperatur, Speichel-pH und Blutglukosewerte verändern kann (Walther, 2000). Eine Abwandlung dieser Technik ist in Kapitel 17 beschrieben. Dort wird eine Hypoglykämieneigung mittels oraler Provokation mit Zucker mit den B&E-Punkten behandelt. Der Wirkmechanismus bleibt spekulativ. Von Lebowitz und Steele (1989) wurden den einzelnen B&E-Punkten Neurotransmitter und Kofaktoren der Neurotransmittersynthese zugeordnet. Auch hier bleibt der rationale Hintergrund im Dunkeln. Schmitt (mündliche Mitteilung) hat für seine Schmerzkontrolltechnik über die B&E-Punkte die Tatsache herausgestellt, dass diese im Trigeminusbereich liegen. Die auch zentralnervöse Wirkung der Ohrakupunktur ist heute trotz fehlender wissenschaftlicher Beweise der Wirkmechanismen nicht mehr umstritten, so dass Ihnen die Empfehlung zu machen ist, die B&E-Technik heute mit demselben Mut der Pioniere anzuwenden, wie das die Anwender der Ohrakupunktur vor 30 Jahren taten.

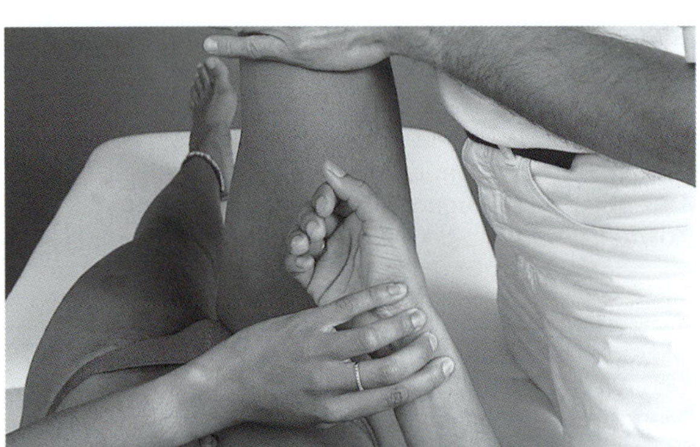

Abb. 16.13: Testung der Pulstaststellen

B&E-Technik, erste Anwendung (☞ Abb. 16.14)

Schritt 1: TL der Pulstaststellen
Gehen Sie von einem normoreaktiven Indikatormuskel, praktischerweise am Bein, aus. Lassen Sie den Patienten die Pulstaststellen beider Handgelenke (☞ Abb. 16.13) therapielokalisieren. Diese stehen ebenso wie die B&E-Punkte für ein Paar gekoppelter Yang- und Yin-Leitbahnen. Notieren Sie die Stellen mit positiver TL.

Schritt 2: Hormonassoziierte Muskeln testen
Testen Sie die hormonassoziierten Muskeln wie in Abb. 16.13 und zusätzlich M. latissimus dorsi (Pankreas), M. infraspinatus (Thymus bzw. Immunsystem). Der Hypothalamus hat verschiedene Kerngebiete mit spezifischen Funktionen (☞ Kap. 16.3.1 und 16.3.2). Bei Störungen der Homöosstase müssen nicht zwingend auch hormonelle Dysbalancen vorliegen, aber es handelt sich doch um homologe Gewebe, und kraniale Störungsursachen, wie sie weiter oben beschrieben wurden, werden eher nichtselektiv einzelne Funktionen des Hypothalamus beeinflussen.

Schritt 3: Indizierte B&E-Punkte prüfen
Führen Sie eine Probestimulation der zugeordneten B&E-Punkt durch 5-maliges Beklopfen durch und prüfen Sie, ob dies den positiven TL-Befund an den Pulstaststellen aufhebt. Der Patient kann auch gleichzeitig mit etwas Geschick den B&E-Punkt und die zugehörige Pulstaststelle therapielokalisieren, während Sie den Indikatormuskel testen. Wenn die zugehörigen B&E-Punkte (Bsp.: Pulstaststelle Mi/Ma und Ma 1) die positive TL der Pulstaststelle nicht aufhebt, versuchen Sie dies mit der TL der anderen B&E-Punkte zu erreichen.

Schritt 4: Inspiration oder Exspiration hilft?
Prüfen Sie, welche der beiden Atemphasen Inspiration oder Exspiration die positive TL der Pulstaststellen aufhebt.

Schritt 5: Supplemente testen
Testen Sie die assoziierten Neurotransmitter-Kofaktoren sowie Organpräparate. Diese sollten dann auch die dysreaktiven Muskeln wie in Schritt 2 gefunden normalisieren. Die Supplemente, die Sie testen sollten, sind Riboflavin (2 × 20 mg), Cholin (3 × 300 mg), Pantothensäure (3 × 250 mg), Vitamin E (1 × 100–400 mg; höhere Dosierungen sind in letzter Zeit wegen angeblich erhöhten Kreislaufrisikos in die Kritik geraten), Vitamin C (3 × 500 mg), Magnesium (3 × 250 mg), Vitamin B_6 (3 × 100 mg), Zink (1 × 30 mg), Mangan (2 × 20 mg). Diese sollten möglichst alle dysreaktiven Muskeln normalisieren. Wenn nur der eine oder andere normalisiert wird, so dürfte sich die Wirkung auf die dem Muskel assoziierte Hormondrüse beschränken. Auch hier kann eine Supplementierung indiziert sein. Verwenden Sie die in Klammern angegebene Dosierung bei einem normalgewichtigen Erwachsenen. Die getesteten Präparate werden während 14 Tagen supplementiert (z. B. 3 × 1 Tabl. Cytozyme PT/HPT), dann sollten Sie nachtesten, ob die Indikation weiter besteht.
Anmerkung: Speziell die Hypophyse scheint Schwer-

metalle zu speichern (☞ Kap. 6). Dies ist zu prüfen, indem die Therapielokalisation an der Glabella durch die potenzierten Schwermetalle (z. B. Silberamalgam D12 oder D30) aufgehoben wird. Eine Zusammenfassung der Neurotransmitter-Kofaktoren liefert Tab. 16.4.

Schritt 6: Indizierte B&E-Punkte stimulieren
Die wirksamen B&E-Punkte ca. 60-mal klopfen, während der Atemphase, die in Schritt 4 gefunden wurde. Dabei die Temperatur messen: Axillär sollte sich eine Erhöhung messen lassen, an der Glabella ein Absinken (GOODHEART, 1981). Dieser Effekt soll mittelbar über die Hypophysenfunktion auftreten.

1. Normoreaktiver Indikatormuskel, praktischerweise am Bein.
TL der Pulstaststellen beider Handgelenke (s. Abb. unten).
Die Stellen mit positiver TL notieren.

↓

2. Hormonassozierte Muskeln testen

Schilddrüse	M. teres minor
Nebenniere	M. sartorius, M. gracilis, M. tibialis posterior
Ovarien, Hoden	M. piriformis, M. glutaeus medius, Adduktoren
dazu:	M. latissimus dorsi, M. infraspinatus

↓

3. Doppel-TL von Pulstaststelle und B&E-Punkten: bei Hypothalamus-Beteiligung hebt die TL des der Pulstaststelle zugeordneten B&E-Punktes die TL der Pulstaststelle auf. Alternativ: Probestimulation der B&E-Punkte hebt TL der Pulstaststellen auf.

↓

4. Atemphase suchen, die die positive TL der Pulstaststellen aufhebt.

↓

5. Neurotransmitter und Kofaktoren (s. Tabelle 16.4) sowie Organpräparate testen, die die positive TL der Pulstaststellen aufheben. Entsprechend für zwei Wochen supplementieren.

↓

6. B&E-Punkte, wie gefunden, während der Atemphase, die in 4. getestet wurde, ca. 60 x klopfen. Temperatur-Monitoring.

↓

7. Kraniale Läsionen (Pituitary pump Technik, nasosphenoidale Läsion) suchen und korrigieren.

↓

8. Hormonassozierte Muskeln, M. latissimus dorsi, M. infraspinatus sollten normoreaktiv sein (mindestens temporär)

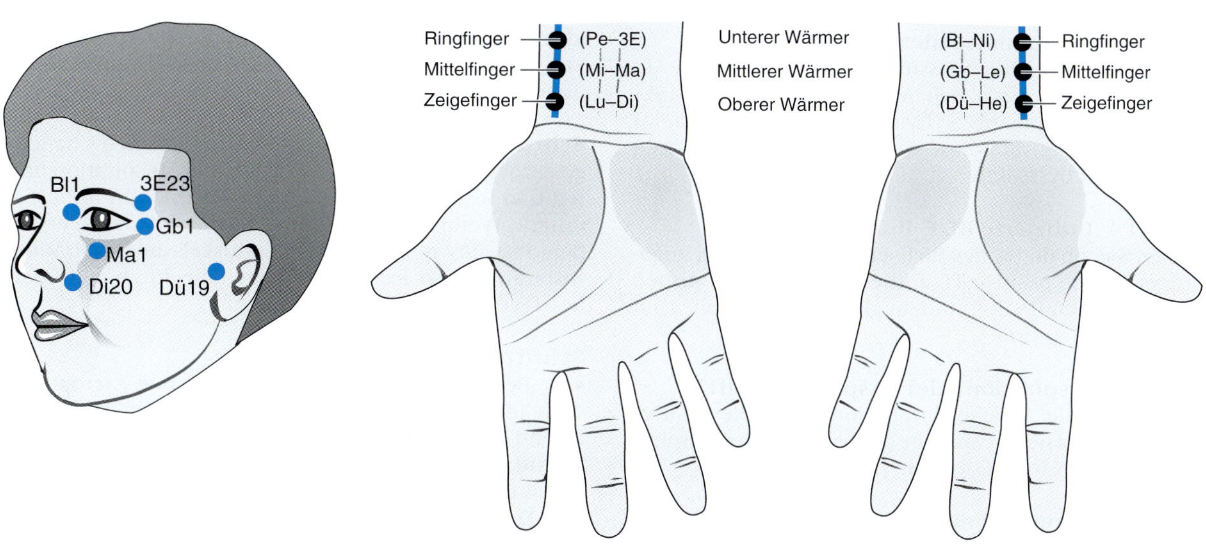

Abb. 16.14: Flussdiagramm der B&E-Technik zur Behandlung der Hypothalamus-Störungen

Tab. 16.4: B&E-Punkte und Neurotransmitter

B&E-Punkt	Zugeordnete Transmittersubstanzen und Kofaktoren
Gb 1	Cholin, Pantothensäure, Vitamin B_2, B_3
Dü 19	Noradrenalin: Tyrosin, Vitamin B_6, C, Folsäure, Niacin, Fe, Cu
Ma 1	Histamin, Kinin: Vitamin B_6, C, Zn, Ca
Di 20	Glycin: Folsäure, Vitamin B_2, Vitamin B_6, Mn
	GABA: Glutaminsäure, Vitamin B_1, B_2, B_3, B_6, Pantothensäure, Mn, Zn
3E 23	Zuckermetabolismus: Cr, Zn, Mg, Niacin, PUFA
Bl 1	Serotonin: Tryptophan, Vitamin B_6, Folsäure, Fe, Niacinamid

Schritt 7: Kraniale Läsionen korrigieren
Kraniale Läsionen (Pituitary pump Technik, nasosphenoidale Läsion) wie weiter unten beschrieben korrigieren.

B&E-Technik, zweite Anwendung: Mit „eyes into distortion"

Schritt 1: TL der Pulstaststellen
Lassen Sie eine TL der Radialispulse wie oben durchführen. Wenn sich dabei ein negativer Befund ergibt, gehen Sie „eine Schicht tiefer".

Schritt 2: Eyes into distortion
Wenden Sie die Goodheart-Technik der „eyes into distortion" (EID) (Goodheart, 1981) an. In der Essenz sind dies Augenpositionen, wie sie den Bogengängen des Gleichgewichtsorgans und dem linken bzw. rechten Zerebellum zugeordnet sind (☞ Garten, 2004, Kap. 12). Es handelt sich also um einen Challenge zentralnervöser Integration. Lassen Sie eine TL der Radialispulse mit „eyes into distortion", d.h. Augen nach links und rechts oben, links und rechts unten, direkt nach der Seite links und rechts durchführen.

Schritt 3: Hormonassoziierte Muskeln testen
Testen Sie die hormonassoziierten Muskeln wie in Abb. 16.15 und zusätzlich M. latissimus dorsi (Pankreas), M. infraspinatus (Thymus bzw. Immunsystem) mit EID. Häufig sind diese nur mit dieser zusätzlichen Provokation dysreaktiv.

Schritt 4: Indizierte B&E-Punkte prüfen
Prüfen Sie, ob die TL des B&E-Punktes, der direkt zugeordnet ist, die positive TL aufhebt; wenn nicht, prüfen Sie die übrigen B&E-Punkte in gleicher Weise (alles mit „eyes into distortion").

Schritt 5: Inspiration oder Exspiration hilft?
Bestimmen Sie, welche Respirationsphase die positive TL der Pulstaststellen aufhebt (Inspiration oder Exspiration, mit „eyes into distortion").

Schritt 6: Supplemente testen
Testen Sie die assoziierten Neurotransmitterkofaktoren sowie Organpräparate wie weiter oben und in der Tabelle 16.4 angegeben. Diese sollten dann auch die dysreaktiven Muskeln wie in Schritt 2 gefunden normalisieren. Verordnen für zwei Wochen, dann nachtesten (mit „eyes into distortion").

Schritt 7: Indizierte B&E-Punkte stimulieren
Mit „eyes into distortion" die wirksamen B&E-Punkte ca. 60-mal klopfen, während der Patient die Atemphase, die in Schritt 4 gefunden wurde, hält. Dabei die Temperatur messen: Axillär sollte sich eine Erhöhung messen lassen, an der Glabella ein Absinken (das kann man nur mit einem aufklebbaren Temperatursenso messen, Goodheart, 1981). Dieser Effekt soll mittelbar über die Hypophysenfunktion auftreten.

Schritt 8: Kraniale Läsionen korrigieren
Kraniale Läsionen (Pituitary pump Technik, nasosphenoidale Läsion) wie weiter unten beschrieben suchen und korrigieren.

Pituitary-Pump-Technik und nasosphenoidale Läsion nach Goodheart

Diese kraniosakrale Technik wurde von Goodheart (1980) zur Behandlung der Hypophyse (☞ Name!) beschrieben. Abweichend vom Namen nehmen Sie damit sicher auf die gesamte Hypophysen-Hypothalamus-Achse Einfluss. Die Technik ist technisch einfach auszuführen und soll daher hier beschrieben werden.

Schritt 1: Benutzen Sie einen normoreaktiven Indikatormuskel. Dieser wird durch TL der Glabella dysreaktiv, wenn gleichzeitig die TL der Glabella einen dysreaktiven hormonassoziierten Muskel normalisiert hat.

Schritt 2: Benutzen Sie weiter den normoreaktiven Indikatormuskel: Führen Sie mit leichtem Druck (maximal 100 g) einen nicht gehaltenen Challenge an der Orbita lateral der Nase schräg nach oben in Richtung auf die gegenüberliegende Schläfe (nasosphenoidale Läsion) aus: Drücken Sie, lassen Sie los und testen Sie den Indikatormuskel auf Dysreaktion. Finden Sie die positive Seite (Leaf, 1996, Walther, 2000). Diese Läsion ist charakterisiert durch eine Rotationsläsion des Sphenoids um die sagittale Achse. Die primäre, verursachende Störung kann dabei eine sakrokokzygeale sein (Einzelheiten hierzu ☞ Garten, 2016).

Schritt 3: Suchen Sie eine Atemphase, die den Challenge aufhebt. Lassen Sie den Patienten die Inspiration halten und testen Sie nach dem Probedruck den Indikator erneut. Wenn keine Änderung eintritt, wiederholen Sie den Test des normoreaktiven Muskels in Exspiration: Inspiration oder Exspiration heben die durch den Challenge verursachte Dysreaktion auf.

Schritt 4: Therapie:
- a) Beide Mastoidfortsätze während der Atemphase, die in 6. positiv getestet wurden, sanft drücken: während Inspiration (am häufigsten) nach ventral, während Exspiration (wenn dies den Challenge aufgehoben hatte) nach dorsal.
- b) Den Patienten auf der Seite des positiven Challenge gleichzeitig in die Richtung wie beim positiven Challenge an der Orbita drücken lassen. Dabei sollten

Sie ein Temperaturmonitoring mit Thermometer unter der Achsel durchführen. Eine Temperaturerhöhung bis zu 0,5 °C ist möglich; aufhören, wenn Temperatur nicht mehr steigt. Nicht überstimulieren!
- c) Glabella wie NV-Reflex behandeln (☞ Abb. 16.3).

Klassisch kranial osteopathische Techniken

Osteopathische Läsionen der Schädelbasis mit Spannungszuständen der sagittalen und horizontalen Komponenten des „reziproken Membransystem" der Dura mater (☞ Garten, 2004, Kap. 7 und Garten, 2016) können die Durchblutung des Hypothalamus-Hypophysen-Gebietes negativ beeinflussen: Am ehesten kommt venöse Kongestion im Sinus cavernosus, dem venösen Abflussgebiet, in Frage.
Auch außerhalb der osteopathischen Welt (Magoun, 1966, 1971) wird auf den Zusammenhang von hormonellen Störungen mit kranialen Traumen hingewiesen: Die Häufigkeit von Hypophysenläsionen nach Schädel-Hirn-Trauma ist hoch. Die Prävalenz hormoneller

1. Normoreaktiver Indikatormuskel, praktischerweise am Bein.
wenn TL der Pulstaststellen negativ ist:
TL der Pulstaststellen beider Handgelenke mit „Eyes into distortion" (EID): Blick nach links/rechts oben, links/rechts unten, links/rechts seitlich. Die Stellen mit positiver TL notieren.

↓

2. Mit EID: Hormonassozierte Muskeln testen, dazu M. latissimus dorsi, M. infraspinatus

↓

3. Mit EID: Doppel-TL von Pulstaststelle und B&E-Punkten: bei Hypothalamus-Beteiligung hebt die TL des der Pulstaststelle zugeordneten B&E-Punktes die TL der Pulstaststelle auf. Alternativ: Probestimulation der B&E-Punkte.

↓

4. Mit EID: Atemphase suchen, die die positive TL der Pulstaststellen aufhebt.

↓

5. Mit EID: 5. Neurotransmitter und Kofaktoren (s. Tabelle 16.4) sowie Organpräparate testen, die die positive TL der Pulstaststellen aufheben. Entsprechend für zwei Wochen supplementieren.

↓

6. Kraniale Läsionen (Pituitary pump Technik, nasosphenoidale Läsion) suchen und korrigieren.

↓

7. Mit EID: B&E-Punkte, wie gefunden, während der Atemphase, die in 4. getestet wurde, ca. 60 x klopfen.
Temperatur-Monitoring

↓

8. Mit EID: Hormonassozierte Muskeln, M. latissimus dorsi, M. infraspinatus sollten normoreaktiv sein (mindestens temporär)

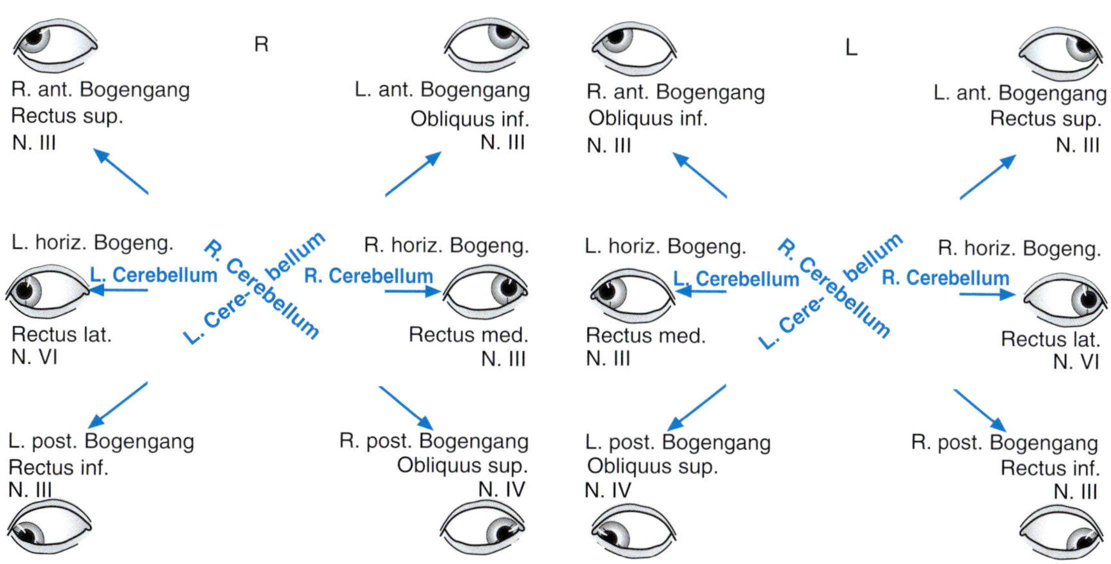

Abb. 16.15: B&E-Technik mit „eyes into distortion" (EID)

Störungen wird in der neueren Literatur dabei mit bis zu 60% angegeben (SCHNEIDER und SCHNEIDER et al., 2004).
Temporomandibuläre Störungen führen häufig zu Störungen der Schädelbasis und damit der Hypophyse: Die „Zähne zusammenbeißen“, „sich durchbeißen“, „Biss haben“ sind Ausdrücke, die emotionalen Stress kennzeichnen, der über Zahnpressen und -knirschen Überlastungen der Kiefergelenke und Hypertonus der Kaumuskulatur verursacht.
Die kranialen Läsionen, die unbedingt korrigiert werden müssen, sind laterale und vertikale Strains oder Shifts der sphenobasilären Synchondrose und Seitneigungsläsionen der Schädelbasis. Eine Kompression des

1. Sämtliche Muskeln der peripheren Drüsen, die von Hypothalamus und Hypophyse gesteuert werden, auf Normo-, Hyper- und Hyperreaktion testen, 51%er definieren:

Schilddrüse	M. teres minor
Nebenniere	M. sartorius, M. gracilis, M. tibialis posterior
Ovarien, Hoden	M. piriformis, M. glutaeus medius, M. glutaeus maximus, Adduktoren

↓

2. Therapielokalisation zur Glabella. Diese TL normalisiert im Fall der Beteiligung der Hypothalamus-Hypophysenachse die dysreaktiven Muskeln. Potenzierten Organpräparaten, z.B. Hypothalamus D4, Hypophysis D4, bzw. Organextrakte (z.B. Cytozym HP/HPT) normalisieren gegebenenfalls die dysreaktiven Muskeln.

↓

3. Einen normoreaktiven Indikatormuskel benutzen: Dieser wird duch TL der Glabella dysreaktiv, wenn die TL der Glabella einen dysreaktiven Muskel normalisiert hat (s. Punkt 2.).

↓

4. Nicht gehaltener Challenge an der Orbita lateral der Nase schräg nach oben in Richtung auf die gegenüberliegende Schläfe (nasosphenoidale Läsion).

↓

5. Atemphase suchen, die die TL und den Challenge wie in 3. und 4. aufhebt.

↓

6. Therapie:
c.) Beide Mastoidfortansätze während der Atemphase, die in 6.) positiv getestet hat, sanft drücken: während Inspiration nach ventral, während Exspiration nach dorsal.
d.) Den Patienten gleichzeitig in die Richtung wie beim positiven Challenge an der Orbita drücken lassen. Temperaturmonitoring (eine Temperaturerhöhung bis zu 0,5 Grad ist möglich), aufhören wenn Tempteratur nicht mehr steigt, nicht überstimulieren!
e.) Glabella wie NV-Reflex behandeln
f.) Supplemente wie gestestet zwei Wochen lang verabreichen, dann nachtesten.
g.) Sämtliche kranialen Läsionen osteophatisch beseitigen

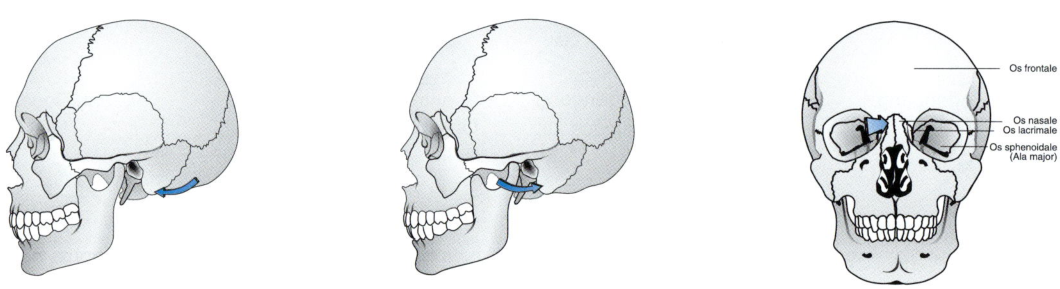

a) Inspiration Assist Challenge- und Korrekturvektor
b) Exspiration Assist Challenge- und Korrekturvektor
c) Frontosphenoidaler Challenge

Abb. 16.16: Flussdiagramm: Pituitary drive Technik und nasosphenoidale Läsion. Challenge- und Korrekturvektoren für Inspiration-assist (a) und Expiration- assist-Pituitary-Pump-Technik (b) sowie begleitende nasosphenoidale Läsion (c).
Bei Inspiration assist: Kontakt an der Dorsalseite des Mastoids mit dem Daumen. Therapie grundsätzlich in die Richtung, die die maximale Schwächung des Indikatormuskels beim Challenge verursacht: prinzipiell anterior, eventuell mit einer Komponente nach medial oder lateral. Bei Expiration assist: Mobilisierung während Exspiration prinzipiell nach posterior, eventuell mit einer Komponente nach medial oder lateral. In der Regel erfolgen fünf bis acht Mobilisierungen. Vereinfachend kann alternativ der zweite oder dritte Schädelgriff benutzt werden wie bei der Mobilisation einer sphenobasilären Kompression (☞ Abb. 16.18 a, b, c). Dabei werden das Spenoid und das Okziput während Inspiration (wenn diese Atemphase zur Normreaktion geführt hat) in Flexion mobilisiert, während Exspiration (im gegebenen Falle) in Extension.

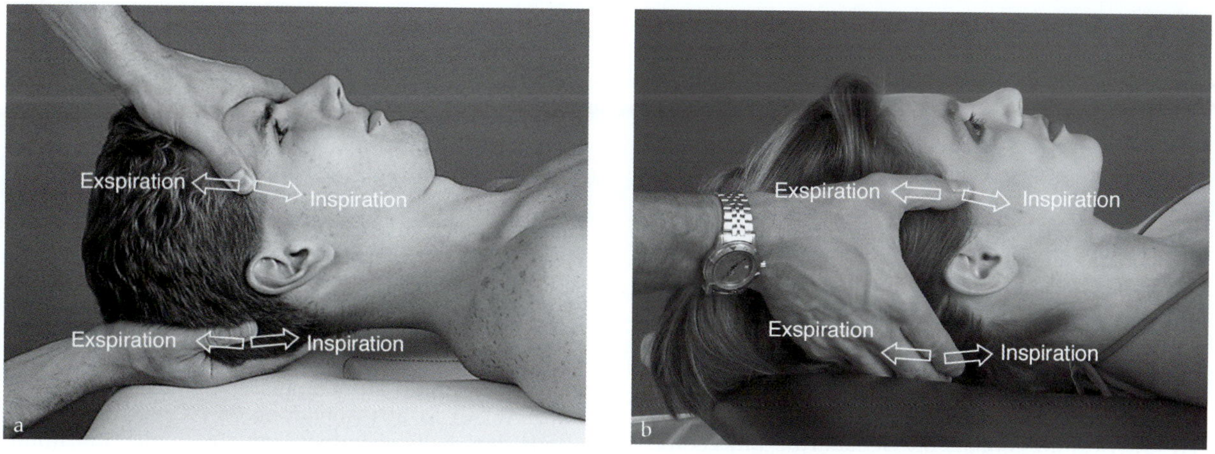

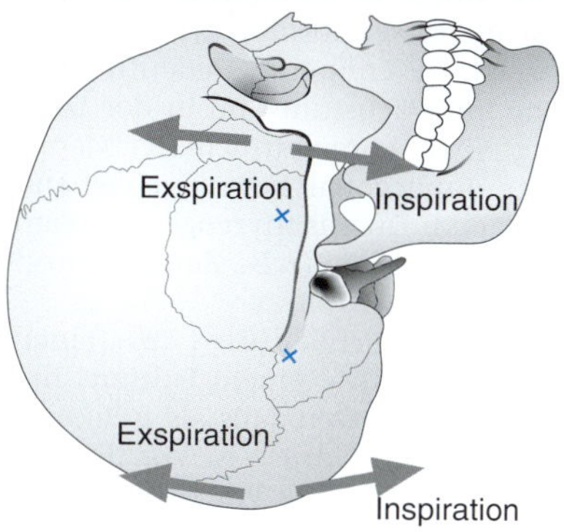

c

Abb. 16.17: Handgriffe zur Globalmobilisierung der Schädelbasis (a und b), Kontaktpunkte und Vektoren am Schädel (c)

Os frontale mit Spannung der Falx cerebri muss mit Frontal-Lift- und fronto-okzipitaler Energie-Direktionierungstechnik (V-spread) korrigiert werden. Jede Störung des Rhythmus inklusive sphenobasilärer Kompression muss korrigiert werden, was in der Mehrzahl der Fälle eine Normalisierung des Gesamtmetabolismus, wie in den Kapitel 4 bis 14 dieses Buches beschrieben, bedeutet. Die detaillierte Darstellung der osteopathischen Techniken übersteigt das Spektrum dieses Buches und wird Thema meines nächsten Buches sein (☞ Garten, 2016). Ein Großteil der adaptativen Läsionen kann mit der Globalmobilisation entsprechend Abb. 16.17 korrigiert werden.

Akupunktur

Die Hypophyse kann nach einigen Angaben therapeutisch beeinflusst werden über den Akupunkturpunkt LG 20 (Eckert, 1996, Solinas, Mainville et al., 1998 und nach Obermann, der bei einem Laserseminar in Frankfurt 1997 Bilder von jugendlichen chinesischen Basketballern gezeigt hat mit Brandnarben an Du 20, wo sie zur Stimulierung des Größenwachstums gemoxt worden waren).
Weiter können die entsprechende Zone der Ohrakupunktur (☞ Abb. 16.18) oder auch die hormonellen Punkte der NPSO (Neue Punktuelle Schmerz- und Organtherapie) nach Siener am medialen Knie (☞ Abb. 16.8) verwendet werden. Hierzu sind keine großen Akupunkturkenntnisse erforderlich, die Punkte werden mit „tupfender“ Nadel gefunden. Wenn der Patient einen maximal empfindlichen Punkt angibt, so ist dies der „very point“ (Gleditsch, 2002). Die entsprechenden Punkte heben bei Therapielokalisation die Dysreaktion der hormonassoziierten Muskeln auf. Das dient der Groborientierung, ob die Ohrakupunktur effektiv sein kann. Die richtig sitzende Nadel muss dann die Befunde aufheben.

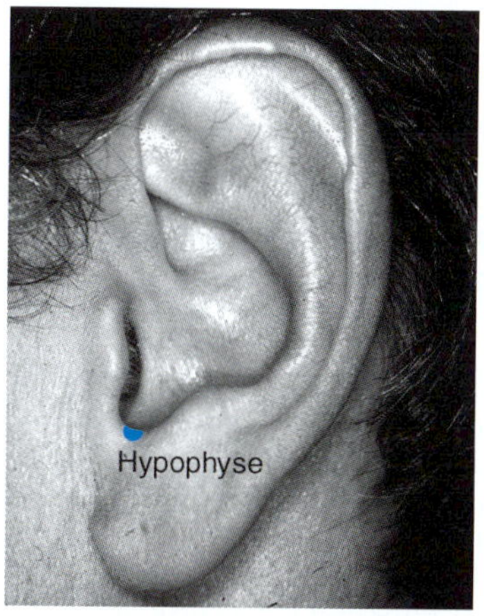

Abb. 16.18: Hypophysenpunkt der Ohrakupunktur (modifiziert nach Nogier, 1987)

16.4 Schilddrüse

G. Weiss, H. Garten

16.4.1 Anatomie

Embryologisch: entsteht die Schilddrüse als mediane, nach kaudal und dorsal gerichtete Einstülpung des Entoderms (Ende des ersten Entwicklungsmonats). Das kraniokaudale Niveau entspricht dabei der Anlage der ersten Pharyngealtasche (Foramen caecum als Relikt auf der Zungenoberfläche beim Erwachsenen), die Einstülpung vergrößert sich rasch kaudalwärts als Ductus thyreoglossus, aus dessen Spitze sich am Ende des zweiten Entwicklungsmonats die Schilddrüse differenziert. Bereits ab dem vierten Monat werden physiologisch relevante Mengen an Schilddrüsenhormon gebildet. Diese frühe Entwicklung zeigt die eminente Bedeutung der Schilddrüsenhormone im Wachstum und in der Differenzierungsförderung (bei vorgeburtlichem Mangel entsteht Kretinismus). Embryonal liegen gebliebenes Drüsengewebe entlang dem Ductus thyreoglossus kann zu ektopen Schilddrüsen führen (z.B. Zungengrundstruma, Christ und Wachtler, 1998).
Anatomisch: besteht die Schilddrüse aus einem rechten und linken Lappen sowie einem Isthmus und gegebenenfalls einem Lobus pyramidalis als Relikt des Ductus thyreoglossus. Die Schilddrüse ist vor der Trachea lokalisiert. Nach kranial ist das Wachstum durch den M. sternothyrohyoideus begrenzt, deswegen kann sich bei Struma die Schilddrüse nur nach kaudal und dorsal ausdehnen. Die Blutversorgung erfolgt durch die Aa. thyreoidea sup. und inf., evtl. die A. thyreoidea ima (10%) und aus der A. carotis externa. Der Abfluss erfolgt in die Vv. thyreoidea sup., med. und inf. sowie den Plexus thyreoideus impar.
Histologisch: besteht die Schilddrüse aus Follikeln, die Kolloid enthalten. Die in der Größe variierenden Follikel werden von den Thyreozyten gebildet. Diese weisen apikal zahlreiche Mikrovilli auf. Die Follikel sind im inaktiven Zustand (ohne TSH-Stimulation) flach mit großem Follikellumen, im aktiven, stimulierten Zustand sind die Follikelepithelzellen hoch und das Lumen der Follikel klein. Die Thyreoidea sezerniert zwei Hormone, Trijodthyronin (T_3) und Tetrajodthyronin (T_4), auch Thyroxin genannt (☞ unten). Das von den C-Zellen produzierte Kalzitonin, ist bei der Regelung des Kalzium- und Knochenstoffwechsels von Bedeutung (☞ Kap. 16.8.2 und 18.2.1).

16.4.2 Physiologie der Schilddrüsenhormone

Die einzige allgemein akzeptierte physiologische Bedeutung von Jod liegt in der Schilddrüsenhormonproduktion, obwohl bedeutende Konzentrationen von Jod in den Zellen des Ovars, der Magenschleimhaut, der Speicheldrüsen, des Plexus choroideus und der laktierenden Mamma andere Funktionen, die noch nicht definiert sind, nahe legen. Dies könnte besonders im Zusammenhang mit der Funktion des Zentralnervensystems interessant sein, da der Plexus choroideus (hier kommt das Transportprotein Transthyretin für T_3 und T_4 in hoher Konzentration vor!) die meisten Proteine des Liquor cerebrospinalis produziert.
Die Thyreozyten sind mit einem Mechanismus zur Konzentrierung von Jodidionen aus dem umgebenden Milieu ausgestattet (Siegenthaler, 2001). Damit verschafft sich die Schilddrüse das in der Erdkruste stellenweise sehr seltene Rohmaterial zur Hormonsynthese. Die Schilddrüse teilt die Eigenschaft, Jodid bis auf ein Vielfaches der Serumkonzentration zu akkumulieren, mit vielen anderen Geweben des Organismus (Speicheldrüsen, Mamma, Plazenta, Magenschleimhaut, ☞ oben). Die Hauptmenge des täglichen Jodbedarfs wird aus dem Darm in Form von Jodid resorbiert. Dieses Jodid wird von den Schilddrüsenzellen aufgenommen und durch Peroxidasen mit H_2O_2 zu atomarem Jod oxidiert. Der genaue Ablauf ist aus Abbildung 16.19 ersichtlich. Zwischen den Follikelepithelzellen liegen die Kalzitonin produzierenden C-Zellen.

▮ Jodidtransport in den Thyreozyten (Jodination, iodide trapping)

In einem aktiven Prozess wird Jodid durch Na^+/K^+-ATPasen-abhängigen Na^+-I^--Symport in den Thyreozyten transportiert mit Aufbau eines Konzentrationsgradienten zwischen Zelle und Serum (☞ Abb. 16.19, Ziffer 1). Die Jodidkonzentration in der Zelle ist 30–40-mal höher, Jodidspeicherung ist nur in den Thyreozyten möglich.
Der Jodidtransport in den Thyreozyten kann durch große Mengen von Jodid gesättigt werden. TSH und TSH-Rezeptor stimulierende Antikörper (Morbus Basedow) stimulieren die Jodination, Perchlorat, Thiozyanat und Pertechnat hemmen sie (therapeutischer Einsatz von Perchlorat und Thiozyanat bei der thyreotoxischen Krise und der jodinduzierten Hyperthyreose, Pertechnat findet Verwendung zur szintigraphischen Visualisierung der Schilddrüse [γ-Strahler]).

▮ Jodisation von Tyrosinresten des Thyreoglobulins

Jodid wird an apikaler Stelle der Zellmembran durch H_2O_2 oxidiert (katalysiert durch Thyroidea-Peroxidase, TPO, ☞ Abb. 16.19, Ziffer 2), es entsteht „aktiviertes Jod". TPO katalysiert den Einbau dieses „aktivierten Jods" in Tyrosinreste des Thyreoglobulins. Dies ist die sog. Jodinierung. Es entstehen die Zwischenprodukte Monojodtyrosin und Dijodtyrosin, deren biologische Aktivität diskutiert wird (☞ Abb. 16.20).

▮ Verbindung von Jodtyrosinmolekülen zu Schilddrüsenhormonen

Diese Reaktion wird durch TPO katalysiert. Zwei Dijodtyrosin(DIT)-Moleküle verbinden sich zu einem Molekül T_4, ein Monojodtyrosin(MIT)-Molekül und ein DIT verbinden sich zu einem Molekül T_3 (☞ Abb. 16.19, Ziffer 3 und Abb. 16.20). Hier kann auch rT_3 (☞ unten) entstehen (Siegenthaler, 2001). T_3 und T_4 werden an Thyreoglobulin gebunden gespeichert.

▮ Proteolyse des Thyreoglobulins, Sekretion von T_3 und T_4

Kolloid aus den Follikeln gelangt durch Pinozytose wieder in Thyreozyten, wo durch Hydrolyse des Thyreoglobulins T_3, T_4, Monojodthyronin und Dijodthyronin (☞ Abb. 16.19, Ziffer 4) sowie Peptidfragmente und Aminosäuren freigesetzt werden. TSH stimuliert die Sekretion von T_3 und T_4. Die hauptsächliche Hormonsekretion der Schilddrüse erfolgt in der Form von Thyroxin (T_4, ca. 93%), der Rest hauptsächlich als Trijodthyronin (T_3, ca. 7%). T_4 ist das „Prohormon" von T_3 und wird in der Peripherie durch Dejodinasen zu T_3, der eigentlich wirksamen Form sowie zu anderen unwirksamen Metaboliten dejodiniert (☞ unten). Dieses ist in äquimolaren Dosen 3- bis 8-mal stärker wirksam als T_4.

3,3'5'-Trijodthyronin, das sog. reverse T_3 (rT_3) macht nur 1% der von der Schilddrüse sezernierten Hormone aus. Es hat keine biologische Aktivität. Reverses T_3 wird vermehrt bei schweren Allgemeinerkrankungen gebildet (dies stellt quasi einen Sparmechanismus dar). Diese Menge darf jedoch nicht verwechselt werden mit der insgesamt zirkulierenden Menge an rT_3 (☞ unten).

▮ Abbau von Monojodthyronin (MIT) und Dijodthyronin (DIT)

MIT und DIT werden durch die intrazelluläre Dejodinase dejodiniert, Jodid und das frei werdende Tyrosin werden wiederverwendet. Der größte Teil der Schilddrüsenhormone ist im Plasma an spezifische Proteine

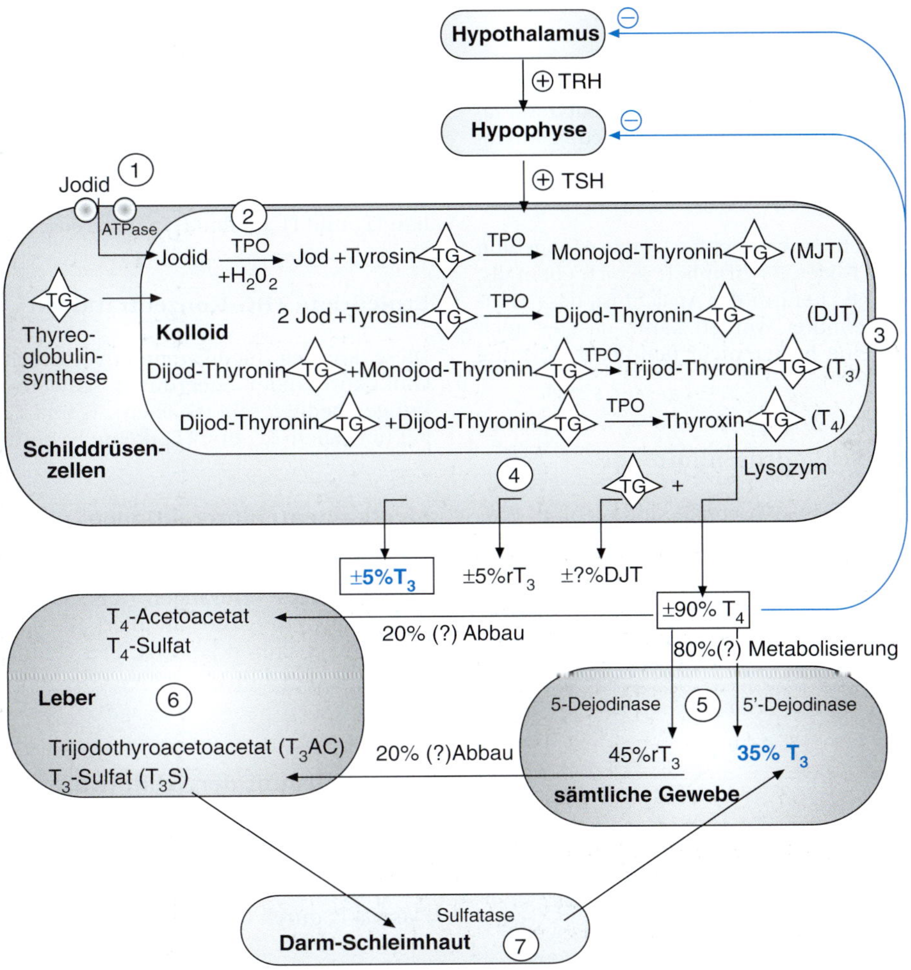

Abb. 16.19: Metabolismus der Schilddrüsenhormone

1) Na^+/K^+-ATPasen-abhängigen Na^+-I^--Symport zur Jodid-Aufnahme in die Schilddrüsenzellen.
2) H_2O_2 oxidiert (katalysiert durch Thyroidea-Peroxidase, TPO) Jodid, es entsteht „aktiviertes Jod".
3) TPO katalysiert den Einbau dieses „aktivierten Jods" in Tyrosinreste des Thyreoglobulins. Es entstehen, Tyrosinmoleküle mit ein oder zwei Jodatomen (MJT und DJT), diese werden zu T_3 und T_4 zusammengelagert. Speicherung im Kolloid an Thyreoglobulin gebunden.
4) Aus dem Kolloid der Follikel gelangen die thyreoglobulingebundenen Hormone durch Pinozytose wieder in Thyreozyten, wo durch Hydrolyse des Thyreoglobulins T_3, T_4, Monojodthyronin und Dijodthyronin freigesetzt wird.
5) Dejodinierung des T_4 zu aktivem T_3 und inaktivem rT_3.
6) Bildung weiterer inaktiver Metaboliten von T_3 und T_4 in der Leber.
7) Möglichkeit der Rekonvertierung von T_3-Sulfat (T_3S) in aktives T_3 durch eine darmschleimhautständige Sulfatase

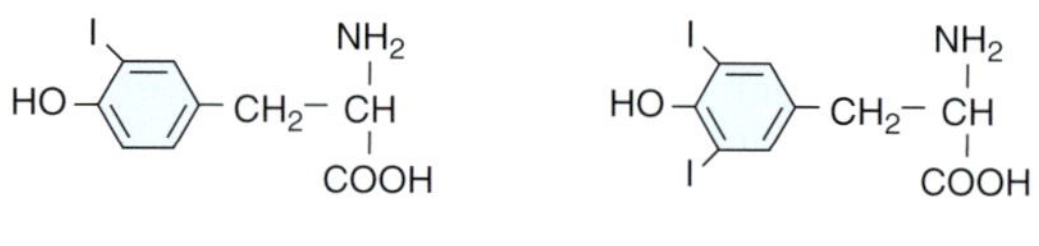

3-Monojodtyrosin (MIT) / 3,5-Dijodtyrosin (DIT)

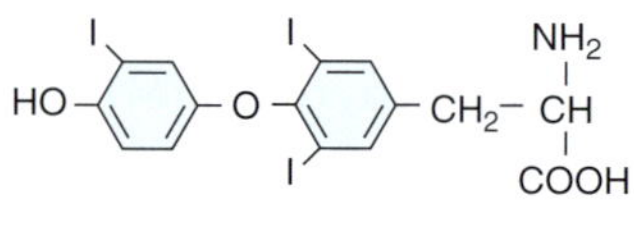

3,5,3'-Trijodthyronin (T3)

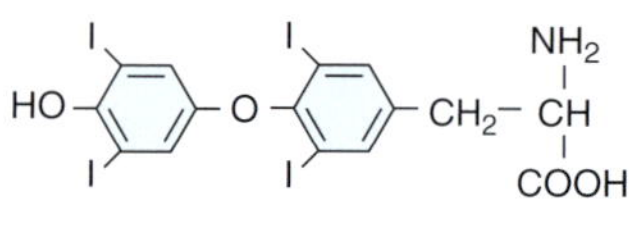

3,5,3',5'-Tetrajodthyronin (Thyroxin, T4)

Abb. 16.20: Jodinierte Tyrosinmoleküle: Monojodtyrosin (a) und Dijodtyrosin (b), Trijodthyronin (c) und Tetrajodthyronin (d)

gebunden. Eine nicht zu vernachlässigende Menge von Dijodthyronin (DIT oder T_2) zirkuliert jedoch ebenfalls. Obwohl die gängige Literatur der Ansicht ist, dass es inaktiv sei, kann vermutet werden kann, dass es auch beim Menschen eine bisher nicht definierte Wirkung ausübt (Farkas, 1999).

Transport der Schilddrüsenhormone

Nur 0,04% von T_4 und 0,4% von T_3 sind nicht an Proteine gebunden, entsprechend dem „freien Anteil" (fT_3 und fT_4). Die freien Hormone sind für die Hormonwirkung verantwortlich, wobei ein Gleichgewicht zwischen gebundenem und freiem Anteil besteht. Die Schilddrüsenhormone sind an drei Transport- bzw. Bindungsproteine gebunden:

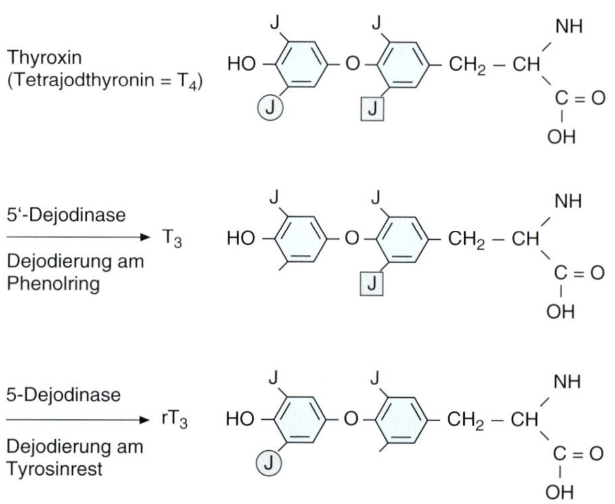

Abb. 16.21: Dejodierung von T_4 zu T_3 und rT_3

- TBG (thyroxinbindendes Globulin),
- TBPA (thyroxinbindendes Präalbumin),
- Albumin.

Änderung der Konzentrationen dieser Bindungsproteine führen zu veränderten Gesamthormonkonzentrationen. TBG hat eine hohe Bindungsaffinität für T_4 und T_3. Diese sind zur etwa 75% an TBG gebunden. Das TBPA hat eine geringere Affinität für T_3, es bindet 10% von T_4. Erhöhte Konzentrationen von TBPA können familiär und bei Inselzelltumoren des Pankreas vorkommen. Dabei ist T_4 erhöht, aber fT_4 normal, das heißt, es besteht keine Hyperthyreose. Albumin bindet ca. 15% von T_4 und T_3, es ist eine wichtige Quelle für freie Hormone in der Peripherie, weil die Hormone rasch dissoziieren. Deswegen führt Albuminmangel bei nephrotischem Syndrom und Leberzirrhose zu Abfall der T_3- und T_4-Spiegel im Serum bei normalen fT_3- und fT_4-Spiegeln. Es besteht dabei keine Hypothyreose.

Erhöhte Konzentrationen von TBG

Diese können auftreten bei Zuständen mit Hyperestrogenämie (z. B. Schwangerschaft, Pilleneinnahme) und bei verschiedenen anderen Krankheiten, z. B. Hepatitis. Dies führt zu erhöhten Werten von T_3 und T_4 bei normalem fT_3 und fT_4 (keine Hyperthyreose).

Erniedrigte TBG-Konzentrationen

Diese können medikamentenverursacht (Androgene, Glukokortikoide) oder durch schwere Systemerkrankungen bedingt sein (☞ oben). T_3 und T_4 sind erniedrigt bei normalem fT_3 und fT_4 (keine Hypothyreose).

Medikamenteninteraktionen

Bestimmte Medikamente können T_3 und T_4 aus der Bindung mit TBG verdrängen (z. B. Salizylate, Diazepam, Phenytoin). Heparin stimuliert die Lipoproteinlipase, die freie Fettsäuren freisetzt. FFS verdrängen T_3 und T_4 aus TBG, dies führt zu einer erhöhten Konzentration von fT_4.

Metabolismus der Schilddrüsenhormone

Täglich werden etwa 100 nmol T_4 und 5 nmol T_3 sezerniert, weniger als 5 nmol von reversem T_3 (☞ unten). Wie bereits dargestellt, entsteht der größte Anteil des Plasma-T_3 durch Dejodierung von T_4 in der Peripherie. Die biologische Aktivität wird bestimmt durch die Art der Dejodierung. Im sog. „Step-up-Prozess führt die 5'-Dejodierung zu T_3, die „Step-down-5-Dejodierung führt zum biologisch inaktiven reversen T_3 (rT_3) (☞ Abb. 16.19, Ziffer 5). Der Ausdruck „reverse" drückt aus, dass Jod an einer anderen Stelle abgespalten wurde. „Reverses T_3" (rT_3) wird als völlig inaktiv angesehen. Interessanterweise dejodieren euthyreote (nicht diabetische) Personen 36% des T_4 in „normales" T_3, während dieselben Personen unter Fastenbedingungen nur 18% von T_4 in aktives T_3 umwandeln. Dies zeigt den physiologischen Anpassungsmechanismus, mit dem der Stoffwechsel herunterreguliert wird und Reserven eingespart werden. Von Bedeutung ist, dass euthyreote Typ-I-Diabetiker nur eine Konversionsrate von 12% von T_4 zu aktivem T_3 haben. Andere Zustände, bei denen rT_3 in einem höheren Prozentsatz produziert wird, sind Leber- und Nierenerkrankungen sowie akute Infektionen.

Schwere Systemerkrankungen, bestimmte Medikamente können u.a. zu einer verminderten Umwandlung von T_4 zu T_3 führen. Es existieren drei gewebe- und substratspezifische Typen von Dejodinasen. Am häufigsten ist die Typ-1-Dejodinase (5'-Dejodinase), die die Aufgabe hat, T_3 für die der Peripherie bereitzustellen. Sie konvertiert T_4 zu T_3 und hat eine erhöhte Aktivität bei Hyperthyreose (hohe T_3-Spiegel im Blut). Diese Typ-1-5'-Dejodinase kommt in Leber, Niere, Schilddrüse, Skelett und Herzmuskulatur vor.

Die Typ-2-Dejodinase (5'-Dejodinase) findet sich in Gehirn und Hypophyse. Sie konvertiert ebenfalls T_3 zu T_4 und hat die Aufgabe, das intrazelluläre T_3 im ZNS konstant zu halten. Sie reagiert sehr empfindlich auf zirkulierendes T_4 (hohe T_4-Spiegel bewirken eine erniedrigte Aktivität des Enzyms zum Schutz des Gehirns vor T_3-Exzess).

Die Typ-3-Dejodinase (5-Dejodinase) findet sich in Plazenta, in fetaler Leber und in den Gliazellen des ZNS. Es dejodiniert T_4 und T_3 zu biologisch inaktiven Formen, es inaktiviert das mütterliche T_4 und schützt den Fetus und das ZNS vor T_4-Exzess.

Weitere wichtige Metaboliten sind T_3-Sulfat (T_3S) und Trijodothyoacetat (T_3AC), (☞ Abb. 16.19, Ziffer 6).

Die Ursache der erhöhten Bildungsrate von inaktiven T_3-Formen könnte die Kortisolaktivität sein (Diabetes, Fastenbedingungen, Systemerkrankungen). rT_3 ist unter Stress zwar erhöht, aber wohl nicht aufgrund vermehrter Bildung, sondern aufgrund verminderten Abbaus. Daher sind wohl die relativ vermehrte Bildung von T_3S und T_3AC auf Kosten der aktiven T_3-Form für die relativen T_3-Mangelzustände bei pathologischen Hyperkortisolzuständen ebenso wie in der Alarm- und Adapationsphase des Stresssyndroms verantwortlich (LoPresti und Nicoloff, 1997, Stratakis und Chrousos, 1995, Stockigt, 1997).

Eine Zusammenfassung der metabolischen Prozesse der Schilddrüsenhormone stellt die Abb. 16.19 dar. Das Diagramm ist aus verschiedenen Quellen zusammengestellt. Die Prozentzahlen variieren dabei etwas. Essenziell ist, dass nur etwa 35% der ca. 100 nmol Thyroxin, die täglich ausgeschüttet werden (Spinas und Fischli, 2001), in die aktive Form von T_3 umgewandelt werden, d.h. 35 nmol/Tag. Dazu kommen ca. 5 nmol T_3/Tag direkt aus der Schilddrüse. Immerhin 45 nmol rT_3 und ca. 15% Metaboliten von T_3 (Trijodothyroacetoacetat, T_3AC und T_3-Sulfat, T_3S), d.h. weitere ca. 12 nmol, zirkulieren und werden bei einer globalen fT_3-Bestimmung gemessen. Dies sind insgesamt ca. 60 nmol inaktives Substrat gegenüber 35 nmol aktivem Substrat.

16.4.3 Regulation der Schilddrüsenaktivität

■ Hypothalamus-Hypophysen-Achse

Der Hypothalamus und die Hypophyse (TRH und TSH) stimulieren die Hormonsynthese. TSH ist das stimulierende Hormon, das im Hypophysenvorderlappen produziert wird. Es stimuliert das Zellwachstum der Thyreozyten und die Vaskularisierung der Schilddrüse sowie alle Phasen der Hormonsynthese (Jodaufnahme, Jodinierung, Proteolyse des Thyreoglobulins) und die Sekretion der Hormone. Ein negativer Rückkopplungsmechanismus existiert zur Kontrolle der TSH-Produktion und damit der Schilddrüsenhormonspiegel.

Bei Anstieg der Schilddrüsenhormonspiegel um ca. 75% über dem Normalwert wird der TSH-Spiegel auf nahezu null heruntergefahren. Das Feedback scheint direkt am Hypothalamus zu wirken, der die Produktion von TSH über das Thyreotropin-Releasing-Hormon (TRH) kontrolliert. Tierstudien zeigen jedoch, dass der HVL auch direkt durch erhöhte T_3- und T_4-Spiegel gehemmt wird, wahrscheinlich durch Blockierung der TRH-Rezeptoren, was zur Mindersekretion von TSH führt (☞ Abb. 16.19). Es konnte gezeigt werden, dass emotionaler Stress die Produktion von TRH und TSH reduzieren kann, was beides zu einer verminderten Schilddrüsenhormonproduktion führt.

■ Autoregulation

Die Schilddrüse besitzt die Fähigkeit, ihre Funktion unabhängig von TSH an die Verfügbarkeit von Jod (Mangel bzw. Überschuss) anzupassen (Autoregulation der Hormonproduktion). Dejodinasen regulieren die periphere Hormonkonzentration. TSH-Rezeptor-Antikörper (bei Autoimmunerkrankungen der Schilddrüse) haben Einfluss auf die Schilddrüsenaktivität.

16.4.4 Metabolische Wirkungen

Obwohl klar ist, dass die Schilddrüsenfunktion verantwortlich ist für die Steuerung der Stoffwechselaktivität in den meisten Geweben des Körpers (Spinas und Fischli, 2001, Farkas, 1999), ist der genaue Mechanismus noch nicht bekannt. Die molekulare Wirkung ist in Abbildung 16.22 dargestellt.

T_3 bindet an den Zellkernrezeptor. Der T_3-Rezeptor gehört zur Familie der ligandenaktivierten Transkriptions-

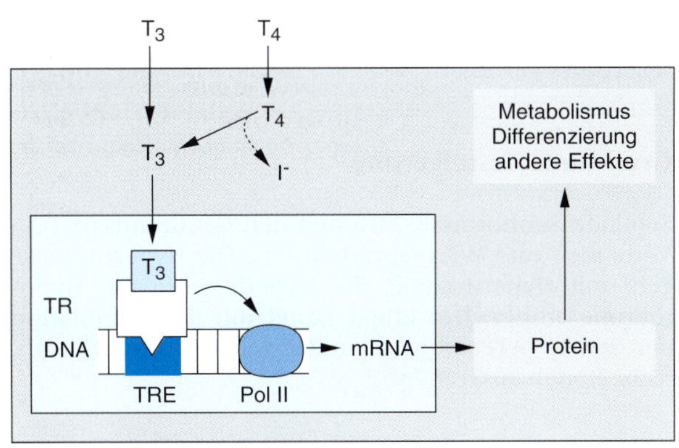

TR Schilddrüsenhormonrezeptor
TRE Thyroid-hormone responsive element
Pol II RNA-Polymerase

Abb. 16.22: Molekulare Wirkung der Schilddrüsenhormone. Der im Zellkern lokalisierte Schilddrüsenhormonrezeptor hat eine DNA-bindende und eine hormonbindende Region. Das Resultat ist eine Genexpression, die zur Proteinsynthese führt.

faktoren und hat Strukturähnlichkeit mit der Familie der Steroidhormonrezeptoren. T_3-aktivierte T_3-Rezeptoren bilden Homodimere und Heterodimere mit dem Retinoat-X-Rezeptor (RXR). Retinoate sind Kofaktoren für die Wirkung von Schilddrüsenhormonen auf die Transkription von Genen. Homodimere und Heterodimere des T_3-Rezeptors beeinflussen die Expression spezifischer Gene (LÖFFLER, 2003), denn sie führen durch Aktivierung bzw. Hemmung der RNA-Polymerase zur Inhibierung bzw. Stimulation der Transkription dieser Gene. Über die Bildung von Messenger-RNA kommt es zur Bildung von Proteinen und weiteren Effekten, beispielsweise zur Zunahme der mitochondrialen Energieproduktion. Der ganze Vorgang dauert Stunden bis Tage, das heißt, die Effekte der Schilddrüsenhormone werden erst nach einer gewissen Latenzzeit bemerkbar. Unter dem Einfluss von Schilddrüsenhormonen erhöhen die Zellen ihre Translations- und Transkriptionsrate. Dies reguliert die Synthese von Zellproteinen und letztendlich die Verfügbarkeit von Enzymen, die das zelluläre Enzymsystem regulieren.

Wirkung bei der fetalen Entwicklung

Schilddrüse und HVL-System sind im Fetus erst ab der 11. SSW funktionstüchtig. T_4 bzw. T_3 (SPINAS und FISCHLI, 2001, LÖFFLER, 2003) fördern die ZNS- und Skelettentwicklung. T_4- bzw. T_3-Mangel zu bestimmten kritischen Zeiten der embryonalen Entwicklung kann zu irreversiblen Störungen der Gehirnreifung und der Knochenneubildung führen. Möglicherweise sind die Schilddrüsenhormone auch Voraussetzung für den peripheren Effekt des Wachstumshormons und dessen adäquate Sekretion (SIEGENTHALER, 2001). Jodmangel und damit Schilddrüsenhormonmangel während der Schwangerschaft führt zu Kretinismus.

Entwicklung und Wachstum

Das Wachstum von Kindern wird möglicherweise durch ausreichende Schilddrüsenhormonspiegel über die Wirkung auf die Proteinsynthese positiv beeinflusst. Bei T_4- bzw. T_3-Mangel sind Knochenwachstum und Epiphysenschluss verzögert.

Grundumsatzsteigerung

Schilddrüsenhormone erhöhen den Grundumsatz (O_2-Verbrauch und Wärmeproduktion). Die Hyperthyreose geht mit Hyperthermie, die Hypothyreose mit Hypothermie einher. Der Effekt hängt mit der Stimulation der Na^+/K^+-ATPase in allen Geweben außer Gehirn, Milz, Hoden zusammen.

Kardiovaskuläre Wirkung

Schilddrüsenhormone bewirken β-adrenerge Stimulation bzw. α-adrenerge Hemmung (Zu- bzw. Abnahme der Rezeptoranzahl) im Myokard. Sie wirken positiv inotrop und chronotrop. Schilddrüsenhormone führen zu einer Erhöhung der Sensitivität für Katecholamine am Myokard.

Pulmonale Wirkung

Schilddrüsenhormone vermitteln eine Aufrechterhaltung der Atemregulation durch hypoxische sowie hyperkapnische Reize auf das Atemzentrum.

Erythropoese

Sie erhöhen die Erythropoietinkonzentration und Erythropoese sowie 2,3-DPG-Konzentration in Erythrozyten.

Gastrointestinaltrakt

Stimulation der Darmmotilität (Stimulation der glatten Muskulatur).

Knochenmetabolismus

Schilddrüsenhormone stimulieren den Knochenturnover. Daraus folgt ein Anstieg der Kalziumkonzentrationen in Plasma und Urin.

Neuromuskuläre Effekte

Schilddrüsenhormone stimulieren den Proteinturnover mit konsekutivem Verlust von Muskelgewebe. Sie fördern die Muskelkontraktion und -relaxation. Bei Hyperthyreose kann das Bild einer schweren invalidisierenden Myopathie auftreten, Typisch bei Hypothyreose sind der verlangsamte Ablauf der Sehnenreflexe sowie beim Kind eine merkwürdige Form der muskulären Hypertrophie. Außerdem sind bei Hypothyreose die Muskeln schlaff und weniger kontraktionsbereit.
T_3 und T_4 haben eine stimulierende Wirkung auf das ZNS. Obwohl der Sauerstoffverbrauch des Gehirns kaum messbar von T_3 und T_4 beeinflusst wird (☞ oben), hängt die Funktion des ZNS in unbekannter Weise vom Angebot der Schilddrüsenhormone ab. Sowohl bei schwerem Mangel als auch bei massivem Überangebot kann das Bewusstsein erlöschen (hypo- und hyperthyreotes Koma). T_3/T_4-Mangel führt zu Apathie und verlangsamter Hirnleistung, Hyperthyreose zu mannigfachen Formen der Übererregbarkeit. Bei Hypothyreose sind schwere neurologische Ausfälle beschrieben. Jodmangel stört die intellektuelle und neuromotorische Entwicklung bei anscheinend normalen Kindern (VERMIGLIO et al., 1990).

Lipid- und Kohlenhydratstoffwechsel

Schilddrüsenhormone erhöhen die hepatische Glukoneogenese und Glykogenolyse sowie die intestinale Glukoseabsorption. Sie erhöhen Cholesterinsynthese und -abbau, die LDL-Rezeptoren in der Leber sowie den Spiegel von freien Fettsäuren und Glyzerin durch vermehrte Lipolyse.

Endokrines System

Schilddrüsenhormone haben zahlreiche Effekte auf andere Hormonsysteme; dazu zählen Hyperprolaktinämie und Interferenz mit Gonadotropinsekretion. Sie normalisieren die Libido sowie die Sexualfunktion bei Männern und den Menstruationszyklus bei Frauen. Allgemein erhöhen sie den Umsatz von Hormonen und Medikamenten.

16.4.5 Hypothyreose

Vermehrtes Auftreten von Schilddrüsenunterfunktion

Barnes und Galton (1976) wiesen auf die Zunahme von milderen Formen von Schilddrüsenunterfunktion hin. Die These, die Barnes aufstellt, beruht auf der erhöhten Inzidenz von Folgen der Schilddrüsenunterfunktion wie Atherosklerose und kardiovaskulären Störungen, die früher weniger häufig waren (Barnes, 1973, Barnes und Barnes, 1973). Barnes schreibt diese Entwicklung einer Form von umgekehrtem Darwinismus zu. In vergangener Zeit war der Tod durch Infektionserkrankungen die häufigste vorzeitige Todesursache mit Erkrankungen wie Pneumonie, Tuberkulose, Influenza, die regelmäßig in Epidemien vorkamen. Eine bekannte Auswirkung von Schilddrüsenunterfunktion ist die Anfälligkeit gegen virale und bakterielle Infektionen. Barnes stellt die Hypothese auf, dass vor der Anwendung antibiotischer Therapien die Personen mit weniger optimaler Schilddrüsenfunktion diejenigen waren, die erkrankten. Nach der Entdeckung von Antibiotika konnten diese Patienten verschiedene Infektionen überleben und eine kardiovaskuläre Erkrankung entwickeln. Diese waren zuvor beinahe unbekannt gewesen und traten an die Stelle der Infektionserkrankungen als häufigste Todesursache. Die Menschen begannen länger zu leben und pflanzten sich fort, wodurch eventuell eine genetische Schilddrüsenschwäche weitergegeben wurde. Dies wird durch die bekannte familiäre Komponente von Hypothyreose untermauert. Andere Faktoren können an der erhöhten Inzidenz von funktioneller Hypothyreose beteiligt sein.

Mögliche Ursachen für Hypothyreose

Hier sollen nicht die klinischen Formen der manifesten Hypothyreose diskutiert werden wie kongenitale Hypothyresoe (Kretinismus), Hashimoto-(Autoimmun-)Hypothyreose. Subklinische Formen sind gekennzeichnet durch normale T_3- und T_4-Spiegel bei erhöhtem TSH. Dabei ist TSH bereits bei einem Wert ≥ 2,5 mU/l, nicht erst bei 3,5 oder 4, wie in vielen Laborinterpretationen angegeben, als erhöht anzusehen. In der regulationsmedizinischen Praxis sind die Formen interessant und relevant, die normale Laborwerte zeigen und dennoch Symptome von Hypothyreose aufweisen, die durch eine Therapie, wie sie weiter unten dargestellt wird, behandelt werden können.

Kompetitive Bindung von Halogenen

Ein Blick auf auf Periodensystem der Elemente zeigt, dass Jod dieselbe Kovalenz hat (–1) wie einige andere Substanzen, die ubiquitär vorkommen. Fluoride werden sowohl in der Wasserversorgung angetroffen als auch als Gift benutzt. Chlorid wird im Trinkwasser verwendet und kommt in einer großen Zahl von Chemikalien vor. Bromid wird in Schwimmbädern verwendet und als Nahrungsmittelkonservierungsstoff. Es ist vorstellbar, dass einige dieser Halogene in bestimmten Formen kompetitiv mit Rezeptoren Bindungen eingehen können, die eigentlich zum Andocken von Jod und jodhaltigen Hormonen angelegt sind (Farkas, 1999).

Hormonresistenzen

Insulinresistenz ist ein Zustand, bei dem die Insulinrezeptoren infolge eines nicht genau bekannten „Postrezeptordefekts" (intrazellulärer Glukosetransport, Insulinsignaltransduktion) gestört sind und der Response ausbleibt. Es ist denkbar, dass ein Patient auch andere Hormonresistenzen aufweisen kann. Hormonresistenz kann durch Autoimmunprozesse, durch oxidative Schädigung, exzessive Aufnahme von Trans-Fetten oder gesättigten Fettsäuren in Zellstrukturen verursacht werden sowie genetisch bedingt sein. Die generelle Zunahme von Umweltschadstoffen und Stress, von Estrogen-wirksamen Chemikalien, Belastungen durch Schwermetalle, Luftschadstoffen, Zigarettenrauch, Strahlung und Elektrosmog scheint als Störungsquelle besonders auch den Schilddrüsenhormonrezeptor und die Schilddrüsenfunktion zu betreffen. Die meisten der erwähnten oxidativen Stressfaktoren stören die Fähigkeit der Mitochondrien zur Energieproduktion im Dienste der Zellfunktion.

Symptome

Unabhängig davon, ob Labortests eine klassische pathologische Form von Schilddrüsenhormonmangel aufzeigen oder nicht, legen die folgenden Zeichen und Symptome eine funktionelle Evaluierung der Schilddrüsenfunktion nahe:

Kalte Hände und Füße

Um die niedrige Körperkerntemperatur zu kompensieren, die beinahe immer bei Hypothyreose vorhanden ist, wird der Kreislauf zentralisiert, indem Blut von den Extremitäten zu den lebenswichtigen Organen verlagert wird. Eine hypothyreosebedingte Anämie (Schilddrüsenunterfunktion führt zu einem Absinken der Erythropoetinkonzentration und der Erythropoese) hat zusätzlichen Einfluss auf diese Symptomatik. Die Einschränkung der peripheren Zirkulation verursacht u.a. chronisch kalte Extremitäten und generelle Kälteempfindlichkeit.

Chronische Müdigkeit und erhöhtes Schlafbedürfnis

Der Patient hat zu wenig Energie, da die Zellenzymsysteme mit geringer Effizienz arbeiten und der Patient inadäquate Mengen von ATP produziert. Typischerweise werden diese Patienten Schwierigkeiten haben, morgens aus dem Bett zu kommen, wenn ihr Stoffwechsel das niedrigste Level hat. Im Laufe des Tages bessern sich viele Symptome und die generelle Müdigkeit. Häufig geht es ihnen am besten nach körperlicher Betätigung, wenn sie sich dazu motivieren können. Zusätzlich zur Müdigkeit beklagen die Patienten oft Konzentrationsschwierigkeiten und Merkfähigkeitsstörungen. Es kann eine Verlangsamung bis hin zur Apathie vorkommen. Weitere Symptome sind morgendliche Kopfschmerzen und Schwindel, der sich im Laufe des Tages bessert. Eine Anämie durch Hypothyreose kann bei Müdigkeit mit ursächlich sein.

Gewichtszunahme

Der erniedrigte Grundumsatz ist die Ursache für Gewichtszunahme. Dieses Symptom ist jedoch, wie im Übrigen alle anderen auch, nicht obligat. Solche typischen Zeichen einer Hypothyreose, wie sie im Lehrbuch stehen, können häufig nicht gefunden werden können (☞ Fallbeispiel 1).

> Fallbeispiel 1
> Eine 58-jährige Patientin stellte sich wegen Schmerzen im Bereich der Hand und des Unterarms vor. Gewicht: 52 kg bei 178 cm. Die Haut war eher trocken, sie hat häufiger breiige Stühle, ausgeprägten Appetit und schläft maximal etwa 6 Stunden pro Nacht. Im Bereich des Karpaltunnels fand sich ein Ödem, das bei Druck auf das Retinaculum flexorum sichtbar wurde. Keine Unterschenkelödeme. Die Patientin wurde 3-mal erfolglos akupunktiert, der hyporeaktive M. pronator quadratus mittels Origin-Insertion-Technik normalisiert (☞ Garten, 2004).
> Die Laboruntersuchung ergab TSH (basal): 8,6 mU/l (n = 0,3–2,5), fT_3 2,7 pmol/l (n = 3,0–8,5), fT_4 10 pmol/l (n = 10–27). Substitution mit Jod und T_3 führte zu Schmerzfreiheit und besserem Schlaf. Am Gewicht und an der Verdauung änderte sich nichts. Sie gab weiterhin spontan an, dass die Stimmung besser geworden sei, was vorher nicht thematisiert worden war.

Depression und psychoneurologische Störungen

Obwohl häufig der Patient nicht zugeben wird, depressiv zu sein (wenn ihm die Erfahrung einer traumatischen Lebensveränderung fehlt, hat er keinen Vergleich zu beurteilen, was Depression ist), wird die geeignete Therapie dazu führen, dass die Patienten in der Rückschau berichten, vor der Behandlung depressiv gewesen zu sein. Eine Reihe von Studien dokumentieren, dass bis zu 50% depressiver, psychotherapieresistenter Patienten durch Behandlung mit Schilddrüsenhormon, auch bei euthyreotem Zustand, geheilt werden können. Ebenso kommen Agitation und paranoides Verhalten („myxedema madness") vor, außerdem Parästhesien, Schwerhörigkeit und zerebelläre Ataxie, Muskelkrämpfe und Hyporeflexie (☞ oben).

Anfälligkeit gegen Infektionen

Wie bereits erwähnt, ist eine der Auswirkungen von Schilddrüsenunterfunktion eine Anfälligkeit gegen wiederholte Infektionen, besonders der Lunge (evtl. mit Pleuraerguss) und der oberen Luftwege. Hypothyreose führt zu Hypoventilation und respiratorischer Insuffizienz.

Unregelmäßiger Menstruationszyklus

Schilddrüsenhormonmangel kann die Ursache anovulatorischer Zyklen sein. Typisch sind schwachen Blutung mit Schmierblutungen (Spotting) in der Zyklusmitte, häufig zusammen mit zervikaler Dysplasie. Dies kann auch eine Folge von Vitamin A-Mangel sein, aber es korreliert auch mit Mangel an Progesteron, dessen Produktion von adäquaten Schilddrüsenhormonspiegeln abhängig ist. Niedrige Progesteronspiegel verhindern die normale Implantation und Entwicklung des befruchteten Eis im Uterus. Bei weiblicher Infertilität sollten deswegen eine Schilddrüsenuntersuchung und ggf. eine entsprechende Therapie erfolgen. Dies gilt besonders für Frauen, die Menorrhagien und/oder rezidivierende Spontanaborte hatten. Auch ein prämenstruelles Syndrom kommt bei Hypothyreose gehäuft vor. Endokrin verursacht eine Hypothyreose auch eine verminderte Libido und Potenz. Nach Stadel (1976) führt eine niedrige Jodzufuhr zu einem Status der erhöhten effektiven Gonadotropinstimulation mit der Folge eines hyperestrogenen Zustands mit erhöhtem Estrogenquotienten (Estron/Estradiol) und dadurch erhöhtem Risiko von estrogenabhängigen Tumoren. Supplementierung mit Jodid senkt in diesen Fällen den Estrogenquotienten signifikant! Dies wäre auch eine Erklärung für die Wirksamkeit der lokalen Anwendung von Lugol-Lösung bei Mastopathie (☞ unten).

Haarausfall und/oder brüchige Nägel

Dabei muss zwischen Schilddrüsendysfunktion und einem Mineralstoffmangel (wie Zinkmangel und/oder Unterversorgung mit dem Jodantagonisten Eisen) unterschieden werden. Bei Frauen, die unter Haarausfall leiden und gleichzeitig eine starke und lange Menstruationsblutung haben, ist Eisenmangel als Ursache wahrscheinlich. Spezifisch für Schilddrüsenunterfunktion ist der Ausfall der lateralen Augenbrauen. Neben brüchigen Nägeln zeigen die Patienten oft Rillennägel und andere Verformungen der Nägel sowie wiederholte hartnäckige Pilzinfektionen.

Ödeme

Als klassisches Zeichen für eine Hypothyreose wird das Myxödem beschrieben, es kommt aber auch bei Hyperthyreose vor. Extreme Formen, wie in Darstellungen aus der endokrinologischen Literatur, werden vom Behandler normalerweise wahrgenommen. Mildere Formen von Schwellungen um die Augen und Knöchel, besonders die Formen, die keine bleibende Druckdelle hinterlassen, legen die Notwendigkeit einer Schilddrüsenevaluierung nahe. Das Myxödem entsteht durch eine Vermehrung der Muzinverbindungen (neutrale und saure Mukopolysaccharide) in der Haut (durch Neusynthese von Schleimmaterial durch krankhafte Fibroblasten oder sekundäre Freisetzung von vorhandenem Muzin). Diffuse oder zirkumskripte Formen treten bei Hypothyreose auf, ein prätibiales Myxödem bei der Hyperthyreose. Am häufigsten wird das Krankheitsbild in Zusammenhang mit einer Autoimmunthyreoiditis beobachtet. Die diffuse und die zirkumskripte Form sind bei Normalisierung der Schilddrüsenhormonwerte reversibel (Hormonsubstitution).

Obstipation

Verdauungsträgheit ist eine Komponente der generellen Unterfunktion des Gastrointestinaltrakts, dessen Funktion durch Schilddrüsenhormon moduliert wird. Dies bedeutet auch inadäquate Salzsäure- und Pankreasenzymproduktion (Farkas, 1999). Eine dadurch bedingte Malabsorption kann den Zustand verschlimmern. Die Darmträgheit kann bis zur Koprostase und zum paralytischen Ileus führen.

Mastopathia cystica

Eine erhöhte Tendenz zur Bildung von fibrösem und fibrotischem Gewebe ist kennzeichnend für Schilddrüsenunterfunktion. In der Praxis ist die lokale Anwendung von gesättigten Kaliumjodidlösungen (Lugol-Lösung) sehr hilfreich. Dabei bessert sich nach Ghent und Eskin (1986) die Hyperplasie, die Fibrose bleibt aber bestehen; sie verschwindet nur nach ausreichender oraler Substitution (☞ Ghent, Eskin et al., 1993). Absetzen der Medikation führte zu Rückfall bei 90% innerhalb von neun Monaten. Dabei erfolgt die Besserung von zystischen Veränderungen an der Brust durch elementares Jod, an der Schilddrüse durch Jodid (Eskin, Grotkowski et al, 1995). Ovarielle Zysten können durch lokale Anwendung von Lugol-Lösung über einen Tampon behandelt werden: 1–10 Tr. tgl einer gesättigten Kaliumjodidlösung; 1 Tr. = 30 µg). Demnach können auch Dupuytren-Kontrakturen mit lokaler Jodanwendung gebessert werden.

Hautprobleme

Vermutlich mitbedingt durch eine reduzierte periphere Zirkulation neigen hypothyreote Patienten zu Hauterkrankungen aller Art, inklusive Psoriasis und Dermatitis. Häufig äußert sich die klinische Manifestation nur in Schuppen oder rauer und trockener Haut sowie glanzlosem und struppigem Haar. Die Patienten beklagen oft leichtes Einreißen und Bluten der Haut an Händen und Füßen (v. a. an den Fersen).

Kardiovaskuläre Erkrankungen

Erhöhte Serumcholesterin- und Triglyzeridspiegel – beides prädisponierende Faktoren für die Entwicklung von Atherosklerose und Herzerkrankungen – sind klinische Zeichen einer Hypothyreose. Bei jeder Störung des Kohlenhydrat- oder Fettstoffwechsels muss deshalb eine Schilddrüsenstörung als ätiologischer Faktor ausgeschlossen werden. Eine Hypothyreose verursacht kardiovaskulär Bradykardie, eine Abnahme des Herzminutenvolumens und der glomerulären Filtrationsrate (mit der Folge von Azotämie, Hyponatriämie, Ödemen), eine Rechts-, Linksherzdilatation, mit evtl. Hydroperikard, eine Low Voltage der p- und T-Welle und des QRS-Komplexes im EKG. Bei älteren Patienten können pektanginöse Beschwerden assoziiert sein.

Vitamin-A-Mangelzustände

Weil die Umwandlung von β-Karotin zu Vitamin A schilddrüsenhormonabhängig ist, neigen Patienten mit milder Hypothyreose zu Symptomen milden Vitamin-A-Mangels. Hierzu gehören gestörtes Nachtsehen, gelborange Handflächen und Fußsohlen (Ablagerung von Betakarotin) und follikuläre Hyperkeratose (kleine erhabene Zonen auf der Haut, normalerweise nicht sichtbar, aber leicht palpabel, besonders an der Haut des posterioren Oberarms).

16.4.6 Hyperthyreose

Ursachen

Neben selteneren Formen der Hyperthyreose kommen im Wesentlichen zwei Formen vor:

- Die Knotenstruma mit sekundärer Hyperthyreose, die durch autonom funktionierende, sehr aktive Follikel gekennzeichnet ist. Diese Strumen sind meist euthyreot und werden teilweise im späteren Verlauf hyperthyreot. Jodmangel trägt zur Entwicklung einer Hyperthyreose bei nodulärer Struma bei: In Jodmangelländern wie Deutschland sind 60% der Hyperthyreosen auf eine Autonomie zurückzuführen, in Ländern wie den USA, wo die Jodversorgung besser ist, nur 1% (Thomas, 2005). Eine Variante ist das toxische Adenom. Ursache ist eine Mutation des TSH-Rezeptors (Harrison's, 2005).
- Die diffuse toxische Struma (Morbus Basedow, Graves' disease) ist eine Autoimmunerkrankung, bei der schilddrüsenstimulierende Immunglobuline synthetisiert werden, die als Antikörper gegen den TSH-Rezeptor (TSH-RAK) gerichtet sind.

Sekundäre Hyperthyreose kann bei einem TSH-sezernierenden Hypophysenadenom vorkommen. Bei Thyreoiditis (subakut: Thyreoiditis de Quervain, chronisch: Hashimoto-Thyreoiditis) kommen hypothyreote und teilweise passagere hyperthyreote Zustände vor. Es liegen Autoantikörper gegen Thyreoglobulin (TG-AK) und thyreoidale Peroxidase (TPO-AK) vor.

Symptome

Hypermetabolismus, gesteigerter Grundumsatz

Kennzeichnend sind erhöhte Körpertemperatur und Wärmeüberempfindlichkeit, Gewichtsabnahme trotz gesteigerten Appetits, Muskelschwäche, schnelle Ermüdbarkeit, Kreatinurie, motorische Unruhe, feinschlägiger Tremor, Hyperreflexie, Stimmungslabilität und Schlafstörungen.

Malabsorption

Diarrhö und Gewichtsverlust sind die Symptome.

Myxödem

Das hyperthyreote prätibiale Myxödem ist bedingt durch Einlagerung von Hyaluronsäuren und Proteoglykanen in die Haut unter dem Einfluss des bei Hyperthyreose vermehrt im Serum nachweisbaren LATS-Hormons (Long acting thyreoid stimulator). Auch der dabei vorkommende Exophthalmus beruht auf vermehrter Anreicherung saurer Mukopolysaccharide retroorbital. Die Therapie ist bekanntermaßen schwierig. Schulmedizinisch üblich sind lokal Kortison und Hyaluronidase, Radiatio, systemische hochdosierte Gaben von Immunglobulinen zeigten Rückbildungen, in schweren Fällen Plasmapherese und immunsuppressive Therapie mit Azathioprin (Orfanos und Garbe, 1995).

Hormonelle Folgen

Gesteigerter Abbau von Kortisol und Verschlechterung oder Manifestierung einer NNR-Insuffizienz sind Folgen. Dennoch kommt eine Neigung zur Hyperglykämie vor, eine übermäßige Reaktion auf Glukagon und Katecholamine. Dadurch kann sich eine diabetische Stoffwechsellage verschlechtern oder manifestieren. Das Serumcholesterin wird gesenkt.

Herz-Kreislauf-Symptome

Erhöhte Herzfrequenz, Herzminutenvolumen, systolischer Blutdruck und Blutdruckamplitude, ebenso die Durchblutung aller Organe (in der Niere wird die glomeruläre Filtrationsrate erhöht). Herzinsuffizienz (bei älteren Patienten) und Herzrhythmusstörungen können auftreten.

Knochenstoffwechsel

Bei Hyperthyreose können evtl. Zeichen einer Osteoporose (durch negative Kalziumbilanz) mit Hyperkalzurie und Hyperkalzämie vorhanden sein (Harrison's, 2005). Eine Zusammenfassung aller potentiellen Symptome bei einer Fehlfunktion der Schilddrüse gibt Tabelle 16.5.

Tab. 16.5: Zusammenfassung der Symptomatik der Schilddrüsenfunktionsstörung nach Schmitt (1986) und Goodheart (aus Walther, 2000), ergänzt aus Harrison's (2005) sowie Sehnert und Croft (1996), Barnes (1959, 1975, 1976,; Barnes und Barnes, 1973)

Hyperthyreose	Hypothyreose
• Nervosität, Dysphorie, Gewichtsverlust, Heißhunger, Wärmeempfindlichkeit • Palpitationen, Tachykardie • Erhöhter Glukosemetabolismus • Muskelschwäche, Tremor • Durchfall • Polyurie • Oligomenorrhö, Libidoverlust • Hyperinsulinismus • Hyperparathyreoidismus: Kalziumverbrauch • Erhöhter Katabolismus der Glukokortikoide in der Leber • ACTH-Erhöhung	• Hyperlipidämie • Anämie • Arterieller Hypertonus, koronare Herzkrankheit • Müdigkeit, Erschöpfung, Schwindel morgens (besser nachmittags) • Muskelkrämpfe • Menorrhagie und andere Zyklus- bzw. Menstruationsstörungen • Arthritis • Extreme Empfindlichkeit der Knochen-Knorpel-Grenze der Rippen • Obstipation • Parästhesie, Karpaltunnelsyndrom, Taubheitsgefühl in Händen und Füßen • Leichte Taubheit • Kurzatmigkeit • Depression, Gedächtnisschwäche • Trockene Haut, schlechte Wundheilung • Heiserkeit • Haarausfall der lateralen Augenbrauen, Haarausfall • Kälteempfindlichkeit • Brüchige Fingernägel (auch durch Kalziummangel) • Rillen in den Nägeln • Oberlidödem, periphere Ödeme

16.4.7 Labordiagnostik

▪ fT_3, fT_4

fT_3: n = 3,0–8,5 pmol/l
fT_4: n = 10–27 pmol/l.
Neben der Bestimmung der Spiegel von freiem T_3 (fT_3) und freiem T_4 (fT_4) ist die Bestimmung des basalen TSH Routine. Dieses Hormon erhöht alle bekannten Aktivitäten der Schilddrüsenzellen inklusive der Jodaufnahme für den Schilddrüsenhormonmetabolismus, der Jodinationsrate von Tyrosin und schließlich der Größe und Sekretionsaktivität der Follikelzellen (☞ oben). Da über eine Steigerung der Konversion von T_4 zu T_3 die T_3-Serumspiegel lange Zeit trotz hypothyreoter Stoffwechsellage im unteren Normbereich gehalten werden, ist eine alleinige Bestimmung des T_3-Serumspiegels für eine Hypothyreosediagnostik alleine nicht geeignet.
Da die üblichen Schilddrüsenhormonbestimmungen nicht zwischen aktivem T_3 und inaktivem rT_3 unterscheiden, würden die oben genannten Fakten den Verdacht erhärten, dass einige Gruppen von Patienten möglicherweise signifikant weniger aktives zirkulierendes Hormon haben und dennoch als euthyreot eingestuft werden. Euthyreote Hyperthyroxinämien (bei denen die Probanden eine normale Schilddrüsenfunktion bei erhöhten Schilddrüsenhormonspiegeln aufweisen) sind ein weiterer Anhalt für die Existenz von hypothyreoten Zuständen bei normalen Serumhormonwerten. Daher würde man eine größere Zahl von Patienten mit normalen Schilddrüsenhormonspiegeln erwarten können, die aber eine subnormale Schilddrüsenfunktion aufweisen. Störungen der Proteinbiosynthese bei schweren Allgemeinerkrankungen, aber auch bei einer Schwangerschaft können erhebliche Verschiebungen in der Synthese der spezifisch die Schilddrüsenhormone bindenden Globuline (TGB) auslösen und dadurch die Gesamthormonspiegel ändern. Dieser Fehler wird durch die Messung der Konzentrationen freier Hormone (fT_3, fT_4) umgangen, wobei dieses Verfahren allerdings bei bestimmten pathophysiologischen Zuständen störungsanfällig ist (Schilddrüsenhormonresistenz, Kontrolle einer Überdosierung unter laufender Hormontherapie u. a.; Lehnert, Allolio et al.,, 2003).
Wie erwähnt, ist zu beachten, dass normale Werte leichte Funktionsstörungen nicht ausschließen. Anscheinend unauffällige Befunde von hochnormalem T_4 und niedrignormalem T_3 können eine milde Störung der Umwandlung von T_4 in T_3 anzeigen, möglicherweise aufgrund eines Kupfer-, Zink- oder Selenmangels (die in der Schilddrüse enthaltene Typ-1-5'-Jodthyronin-Dejodinase, die Thyroxin in Trijodthyronin umwandelt, enthält als wichtigen Baustein Selenocystein.
Scheinbar euthyreote Patienten, die dennoch einige, wenn nicht alle klinischen Zeichen einer Hypothyreose, wie in Tabelle 16.5 aufgelistet, aufweisen, müssen diesbezüglich untersucht werden. Für diese Patienten muss eine funktionelle Untersuchung durchgeführt werden, zu der die Basaltemperaturmessung und die Diagnostik mit Applied Kinesiology gehören.

▪ rT_3

Thomas (2005) gibt an, dass die Bestimmung zur Diagnostik niedriger fT_4- oder fT_3-Konzentrationen durchgeführt werden soll. Es gibt jedoch so gut wie kein Labor, das diese Bestimmung anbietet.

▪ TSH-Bestimmung

n = 0,3–2,5 mU/l
Werte darüber sind als hypothyreoseverdächtig anzusehen, wenn auch Normalwerte bis 4,0 angegeben werden. Die basale TSH-Bestimmung ist Basisdiagnostik (☞ oben). Über 2,5 mU/l erhöhte TSH-Werte bei normalen fT_3- und fT_4-Werten weisen auf subklinische Hypothyreose hin (Moncayo, Moncayo et al., 2005a, und mündliche Mitteilung). Schilddrüsenhormonresistenz ist gekennzeichnet durch erhöhtes TSH und erhöhte T_3- und T_4-Werte. Der TSH-Wert ist der beste Kontrollparameter bei der Substitutionstherapie der Schilddrüse.

▪ TRH-Stimulationstest

Dieser macht eine Aussage über die Hypothalamus-Hypophysen-Regulationsachse. TSH1 wird basal gemessen. Fehlender Anstieg von TSH 30 Minuten nach intravenöser TRH-Gabe (TSH2) bei normalen T_4- und T_3-Werten weist auf Frühformen des Morbus Basedow, thyreoidale Autonomie und Therapie mit Schilddrüsenpräparaten hin. Sind gleichzeitig die T_4- und T_3-Werte erhöht, kann dies auf eine klinisch manifeste Hyperthyreose hinweisen, bei erniedrigten T_4- und T_3-Werten auf eine sekundäre Hypothyreose. Überschießende TSH-Antworten kommen bei latenten Hypothyreosen, Jodfehlverwertung und Jodmangel (normale T_3- und T_4-Werte), manifesten Hypothyreosen (erniedrigte T_3- und T_4-Werte) vor (Thomas, 2005).

▪ Jodausscheidung

Die Messung der Jodausscheidung im Urin gibt einen guten Hinweis auf ausreichende Jodversorgung. Sie muss > 44,6 nmol/mmol Kreatinin/24 h betragen (Thomas, 2005).

16.4.8 Funktionelle Diagnostik

▪ Basaltemperaturmessung

Studienlage

Praktisch alle Patienten mit erniedrigter Schilddrüsenfunktion haben einen erniedrigten Grundumsatz und daher eine erniedrigte Kerntemperatur. Es gibt andere Möglichkeiten zur Bestimmung von Stoffwechselraten, diese sind aber entweder zeitaufwendig oder kostspielig, wie etwa klinische Grundumsatzbestimmung oder Achillessehnenreflexzeitmessung. Barnes (1942, 1976) betrachtete Temperaturmessungen als legitime, verlässliche „Arme-Leute-Variante" dieser Tests. Der Normalwert nach Barnes ist 97,8–98,2 °F, das entspricht 36,55–36,8 °C bei axillärer Messung. Diese Werte werden nach Erfahrung der Autoren selten erreicht, auch nicht bei Schilddrüsenhormonsubstitution in TSH-suppressiven Mengen. Dabei ist nicht klar, ob dies an einer Störung der peripheren metabolischen Wirkung der

Schilddrüsenhormone liegt oder ob die normale Temperatur von Barnes einfach zu hoch angesetzt ist; Barnes (1943) hatte diesen Wert aus Messungen an 1000 Patienten gewonnen. Croft (1996) fand bei der Untersuchung von Hypothyreosen nach Schleudertrauma an 101 Patienten, dass 86,4 % der Patienten Basaltemperaturwerte unter der Norm hatten. Die Werte lagen zwischen 94,0 und 99,4 °F (34,45–37,45 °C) bei einem Mittelwert von 96,9 °F (36,05 °C). Von diesen hatten 30 % anormale Standardlaborwerte. Von den 13 % mit normaler Basaltemperatur hatten 33 % anormale Standardlaborwerte. Statistisch signifikante Korrelationen zwischen Basaltemperatur und T_3 wurden gefunden ($p = 0{,}5$), während die Korrelation zwischen T_4 und Basaltemperatur schwächer war ($p = 0{,}7$). Andere, neuere Veröffentlichungen zu Basaltemperaturmessungen wurden nicht gefunden.

Durchführung

Die Patienten werden angewiesen, ihr Digitalthermometer am Vorabend vorzubereiten (oder ein Quecksilberthermometer herunterzuschütteln). Die axilläre Temperatur wird direkt nach dem Aufwachen morgens gemessen. Die axilläre Temperatur korreliert besser mit der Kerntemperatur als die orale Temperatur. Die rektale Temperatur korreliert ebenfalls gut, aber die Compliance ist bei diesem Verfahren naturgemäß weniger gut.

Die Messung sollte nach der längsten Schlafperiode und möglichst annähernd immer zur selben Zeit morgens durchgeführt werden. Die Messperiode beträgt eine Woche für Männer und einen Monat (kompletter Zyklus) für Frauen. Eigentlich hat Barnes auch für Frauen nur eine Reihe von Tagen in Folge vorgeschlagen, wobei man bis nach dem zweiten Tag der Menstruation warten soll. Die Messung während eines Menstruationszyklus ist jedoch ein verlässlicherer Indikator für Unregelmäßigkeiten der weiblichen Hormonregulation (Schmitt, 1986). Deswegen ist es sinnvoll, eine Untersuchung der Schilddrüsenfunktion in den Gesamtkontext der hormonellen Untersuchung zu stellen und während eines kompletten Zyklus zu messen.

Die normale axilläre Basaltemperatur liegt nach Barnes zwischen 36,55 und 36,8 °C. Alle darunter liegenden Werte sollen ein verlässlicher Indikator für eine Schilddrüsenunterfunktion sein, auch bei den Patienten, die

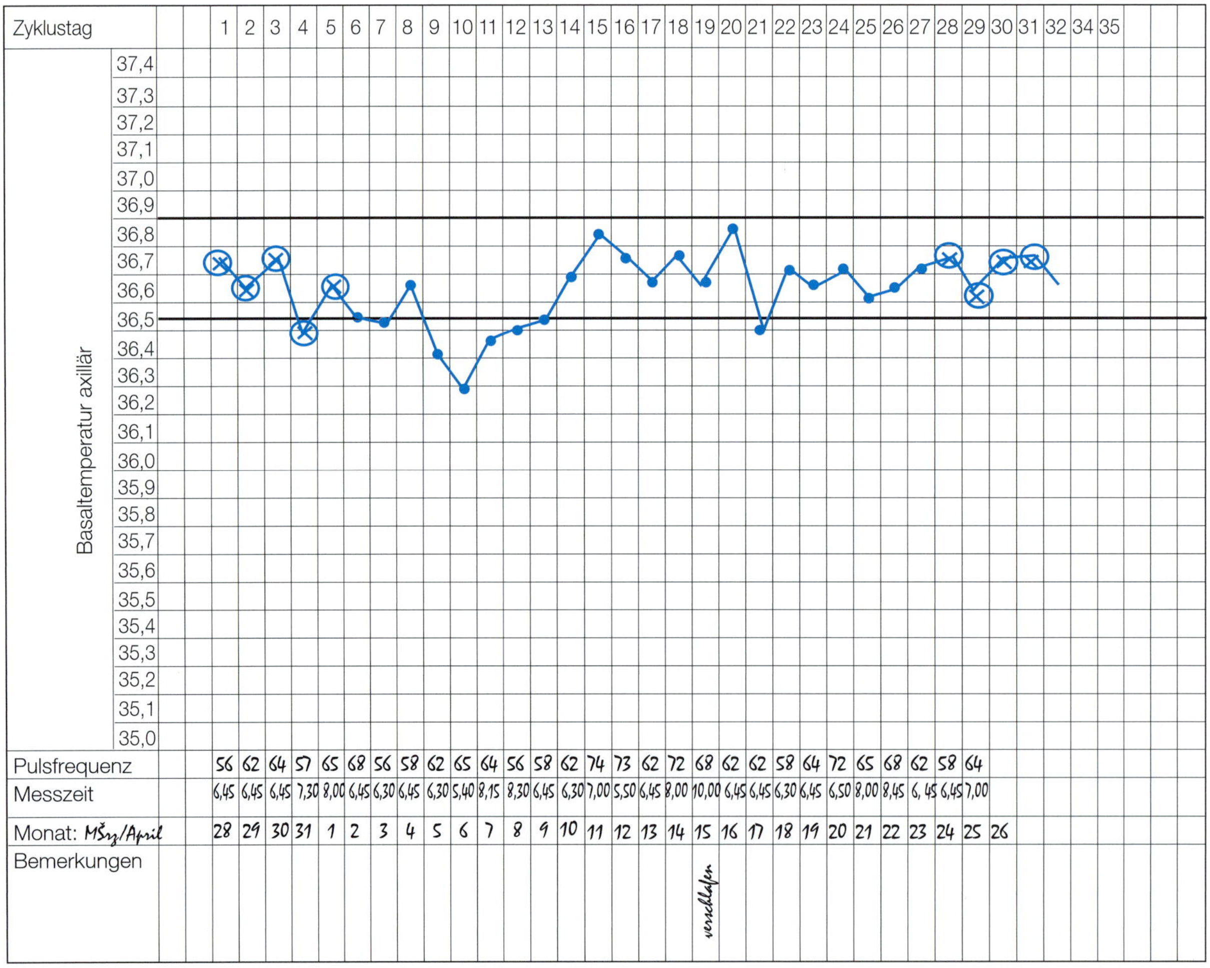

Abb. 16.23: Normale Basaltemperaturkurve: Der Zyklus ist 28 Tage lang, die Blutung dauert fünf Tage. Es liegt ein normaler Anstieg der Temperatur um den 14. Tag vor.

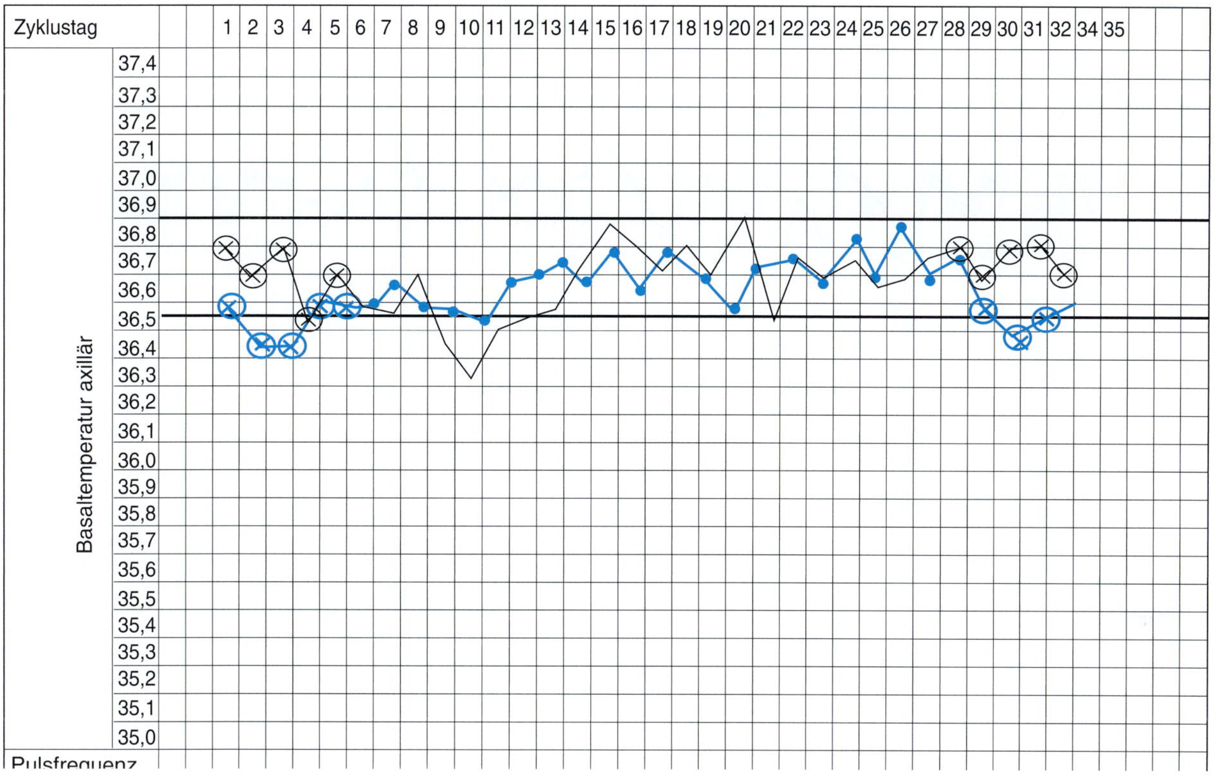

Abb. 16.24: Latente Hypothyreose: Während der ersten drei Blutungstage liegt eine überdurchschnittlich tiefe Temperatur vor: Progesteron ist schilddrüsenfunktionsassoziiert (Temperaturerhöhung postovulatorisch) und nach der Interpretation von RUBEL (1959, in SCHMITT, 1981) geht die latent hypothyreote Schilddrüse bei der Progesteronanforderung „in die Knie".

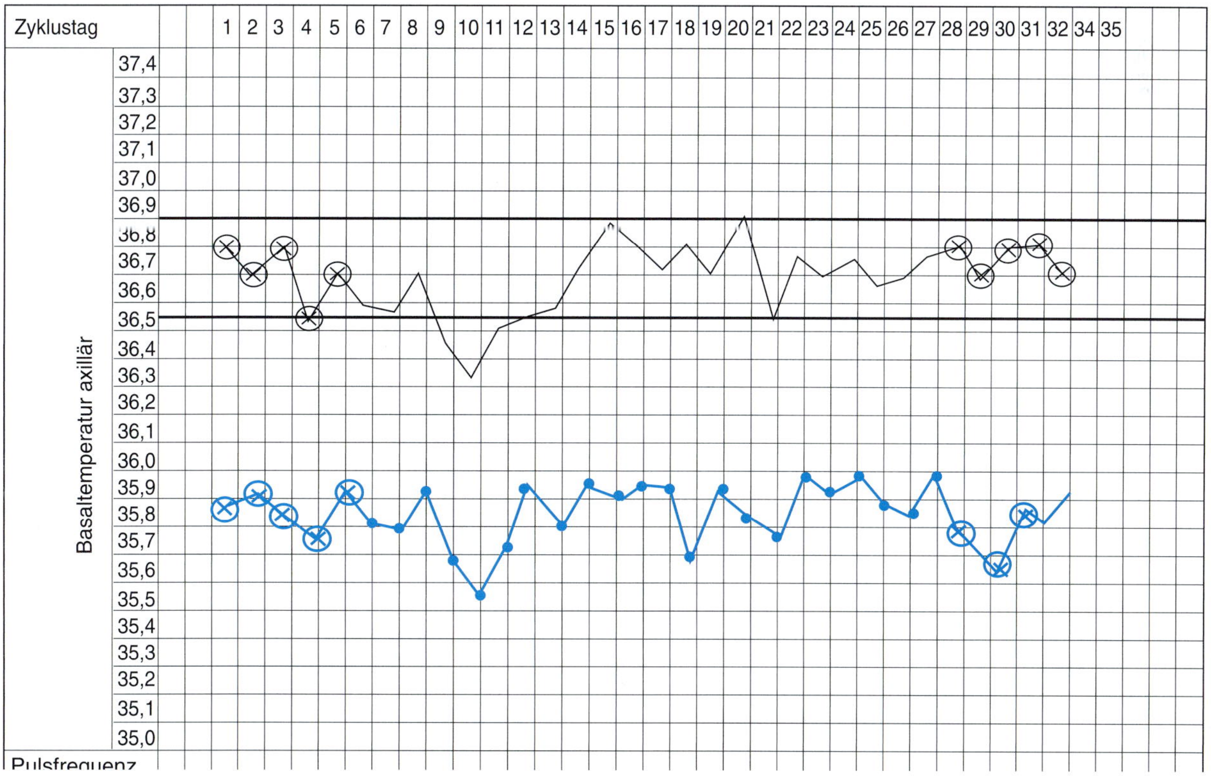

Abb. 16.25: Manifeste Hypothyreose: Die Temperatur des gesamten Zyklus ist unter den normalen Temperaturbereich verschoben und der Progesteronanstieg bleibt aus oder ist gering.

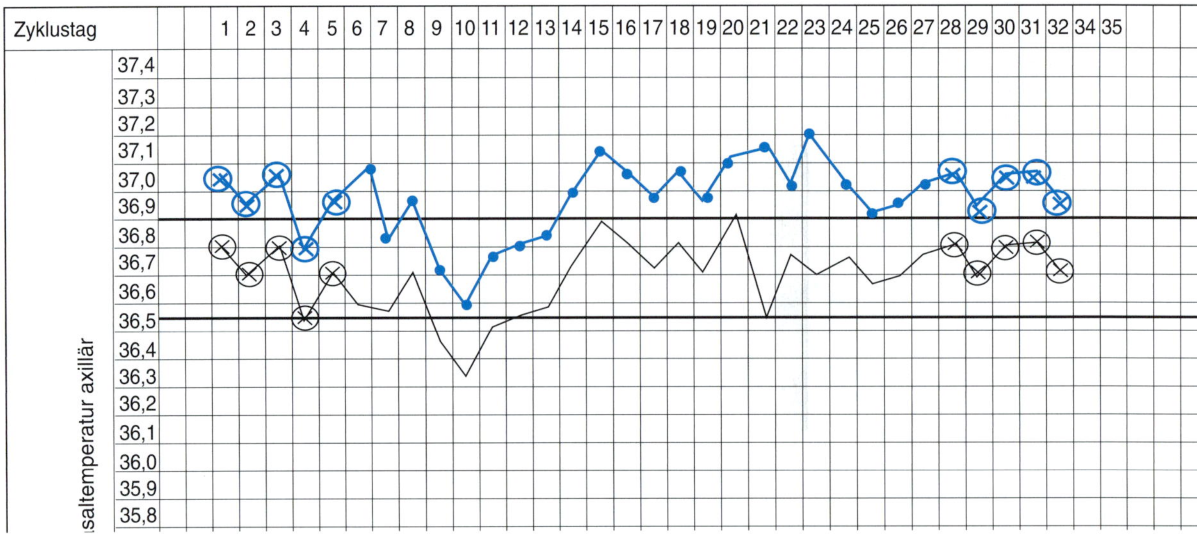

Abb. 16.26: Hyperthyreose oder Schilddrüsenhormonüberdosierung: Die Temperaturkurve des gesamten Zyklus ist nach oberhalb des Normalbereichs verschoben.

bereits Schilddrüsenhormone einnehmen. In diesem Zusammenhang soll erwähnt werden, dass diese Art einer funktionellen Analyse, zusammen mit den üblichen Laborparametern, eine gute Möglichkeit darstellt, die optimale Dosis einer thyreostatischen Medikation bei Hyperthyreose zu bestimmen. Solche Patienten können als Resultat der Therapie eine Anzahl hypothyreoter Symptome entwickeln, wenn die Dosierung zu hoch ist, selbst wenn ihre Hormonspiegel im normalen Bereich liegen. Ein in der Endphase des Zyklus prämenstruell abfallender Wert gibt nach Schmitt (1981) einen Hinweis auf subklinische Schilddrüsenunterfunktion (☞ auch Kap. 16.6).

Anmerkung: Die Autoren finden die von Barnes geforderten Werte so gut wie nie, auch bei Patientinnen, die zur Zykluskontrolle ihre Basaltemperatur messen und die daher symptomatisch nicht primär den Verdacht erwecken, eine Schilddrüsenfunktionsstörung zu haben. Die Messung der Basaltemperatur kann dennoch wertvoll sein, da sich eine Tendenz durch besonders niedrige Werte (um 35,8 bis 36,0 °C) und durch therapeutisch erzielte Erhöhung der Werte ablesen lässt.

Applied Kinesiology

Schritt 1: Der M. teres minor, ein Außenrotator der Schulter, korreliert spezifisch mit der Thyreoidea (Walther, 2000, Leaf, 1985, 1996). Wenn er richtig getestet wird, ist ein dysreaktiver M. teres minor ein guter Indikator, dass der Patient unter einer Störung seiner Schilddrüsenfunktion leiden könnte, wenn die Therapielokalisation der Schilddrüse, Jod oder ein Schilddrüsenhormon im oralen Test zur Normalisierung des M. teres minor führt.

Schritt 2: Testen Sie die mit den anderen peripheren Hormondrüsen assoziierten Muskeln: M. piriformis und M. gluteus medius für die Gonaden; Mm. sartorius, gracilis und tibialis posterior für die Nebenniere, prüfen Sie auf Normoreaktion, Dysreaktion und 51%er.

Schritt 3: Finden Sie die in dem Dysfunktionsszenario führende Hormondrüse, indem Sie für sämtliche dysreaktiven Muskeln per TL zur Glabella für die Hypophyse, zu den übrigen Hormondrüsen per TL über der Organregion oder den NL-Reflexen prüfen, welche dieser Therapielokalisationen die Dysreaktionen aufhebt. Alternativ können Organpräparate Hypothalamus D4, Hypophysis D4, Glandula suprarenalis D4 und Gl. Thyreoidea D4 der Fa. Wala im Challenge verwendet werden, die dann zur Normoreaktion führen, wenn die entsprechende Drüse gestört ist.

Die primär gestörte Drüse ist diejenige, die sämtliche hormonassoziierten Muskeldysreaktionen aufhebt. Meist (wenn die Schilddrüse selbst nicht primär die Dysfunktion hat) ist die Hypophyse führend, aber es gibt auch Wechselbeziehungen zwischen Nebenniere und Schilddrüse. Patienten, die primär eine Nebennierenstützung benötigen, müssen von denjenigen, die eine Schilddrüsenstimulation brauchen, unterschieden werden. Patienten mit Nebenniereninsuffizienz haben in der Regel eine erhöhte Empfindlichkeit gegen Schilddrüsenhormone. Eine Überschneidung von Symptomen zwischen funktioneller Nebennierenschwäche und funktioneller Hypothyreose ist häufig. Entsprechende Symptome einer Nebenniereninsuffizienz können sein: Müdigkeit mit Schlaflosigkeit, Verschlechterung der Symptome nach körperlicher Belastung, Kopfschmerzen und Schwindel bei Änderungen der Körperposition durch orthostatische Hypotonie bei Mineralokortikoidmangel (Lehnert, Allolio et al., 2003). Prinzipiell kommen auch die Gonaden, besonders Ovarien in Frage: Die Progesteronsynthese ist thyroxinabhängig (Schmitt, 1981).

Ein Epiphysenantagonismus zur Hypophyse muss differenzialdiagnostisch ausgeschlossen werden (☞ Kap. 16.2). Dabei gilt: Unterfunktion der Epiphyse kann bei hoher Basaltemperatur vorliegen, Epiphysenüberfunktion bei niedriger Basaltemperatur, da das Melatonin der Epiphyse eine Suppression der tropen Hormone verursacht. Es gilt dann, die Epiphyse im ersten Fall wie in Kapitel 16.2, die Hypophyse im zweiten Fall wie in Kapitel 16.3 zu behandeln.

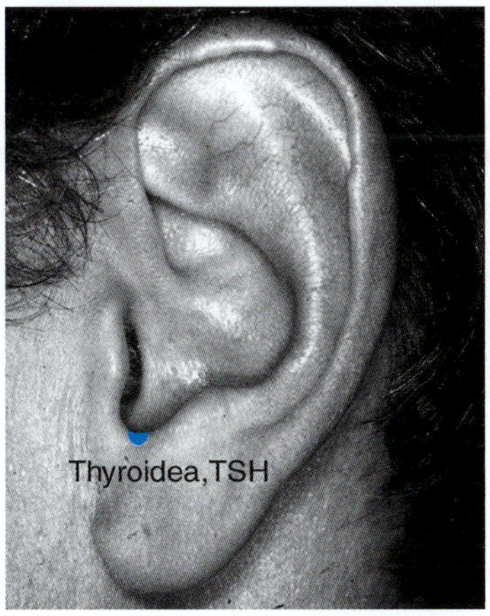

Abb. 16.27: Ohrpunkt für die Schilddrüse und TSH

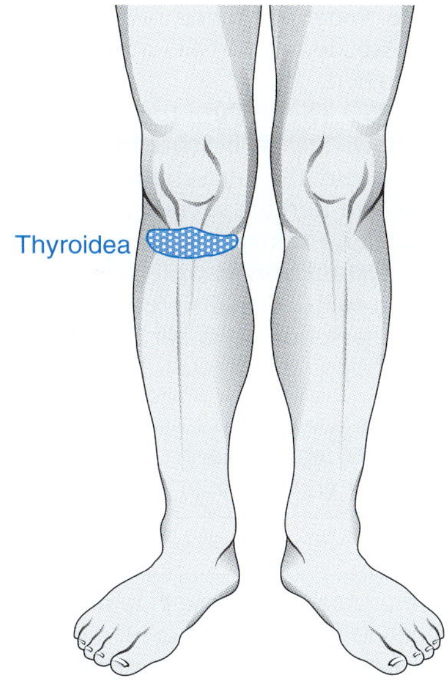

Abb. 16.28: Die NPSO-Zone der Schilddrüse

Schritt 4: Nach Test (sie führen zur Normoreaktion des M. teres minor) verordnen Sie die Nährstoffe Jod, Zink, Selen, Tyrosin, Vitamin A, B-Komplex (☞ Kap. 16.4.9).
Schritt 5: Die Glandula parotis muss evaluiert werden. Eine der langfristigen Folgen bei parotektomierten Patienten ist Schilddrüsenhormonmangel. Die Speicheldrüsen gehören zu den Geweben, die auch Jod konzentrieren. Die Dejodination von Nahrungsmitteln findet hier statt, und Jod wird für die Nutzung in anderen Drüsen, speziell in der Schilddrüse, freigesetzt (☞ auch Schmitt, 1981). Prüfen Sie, ob die TL der Parotisregion den dysreaktiven M. teres minor normalisiert. Der Patient wird angehalten, dass er die Speisen besonders sorgfältig kauen und einspeicheln soll. Fascial Release (☞ unten) hilft auch der Parotis.
Schritt 6: Sie sollten, wenn Sie akupunktieren wollen (☞ Schritt 7, 8, 10), erst alle Therapiemöglichkeiten und -Notwendigkeiten per Challenge prüfen und dann alles therapieren, nachdem Sie die Nadel(n) im Ohr gesetzt haben, da Ihnen sonst die Muskeldysreaktionen verloren gehen, die Sie für die Nadelpositionierung brauchen (☞ unten). Testen Sie die sieben Faktoren des viszerosomatischen Systems alle betroffener Drüsen (bzw. zugeordneter Muskeln (☞ Abb. 16.30), notieren Sie diese, aber behandeln Sie sie noch nicht.
Schritt 7: Die Ohrakupunktur kennt spezifisch der Schilddrüse zugeordnete Punkte (☞ Abb. 16.27). Diese liegen in der intertragalen Furche, sämtliche hormonwirksamen Punkte sind auf dieser kleinen Zone verteilt und der korrekte Sitz der Nadel wird durch eine Normalisierung der Funktion des assoziierten M. teres minor. Wenn die Schilddrüse nicht die primär gestörte Drüse ist, wird nach Temporal Tap die Dysreaktion der M. teres minor wieder auftreten. Nadeln Sie dann in jedem Falle auch die Ohrpunkte (unilateral oder bilateral) der im gegebenen Szenario führenden Drüse: Hypophyse ☞ Abb. 16.18, Nebenniere ☞ Abb. 16.36, Gonaden ☞

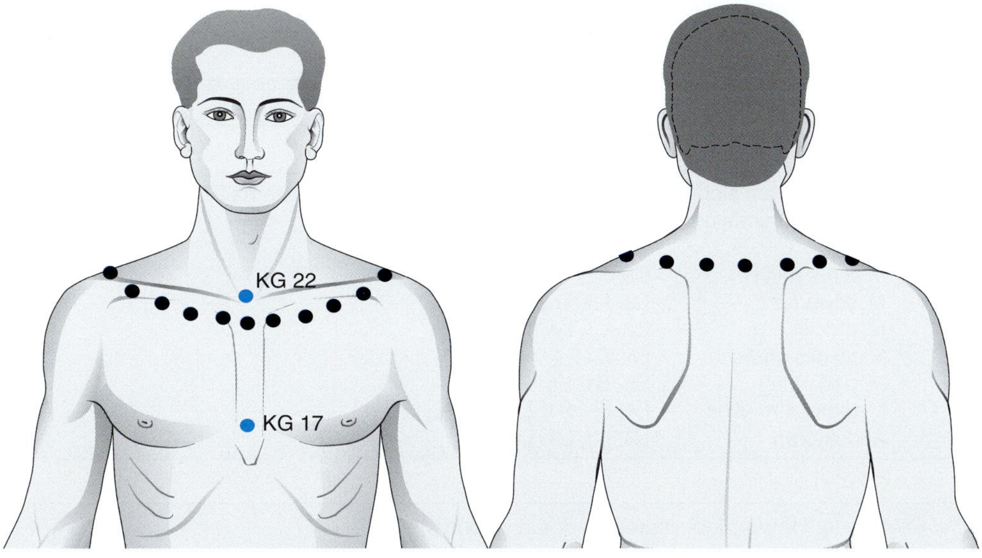

Abb. 16.29: Der sog. „Lymphbelt“ nach Gleditsch (1999) und assoziierte Punkte KG 22 und KG 17

Abb. 16.44. Diese Nadelung sollte die Dysreaktion alle Hormondrüsen-assoziierten Muskel auch nach Temporal Tap stabil aufheben.

Schritt 8: Die NPSO (Neue Punktuelle Schmerz- und Organtherapie) nach Siener beschreibt eine Zone um die Patellaspitze herum, die der Schilddrüse zugeordnet wird. Auch in diesem Bereich suchen Sie mit der leicht stupfenden Nadel den exakten Punkt, der dann alle mit der Schilddrüsendysfunktion assoziierten Muskeldysreaktionen aufheben sollte. Visualisieren Sie den Kopf als das Knie, die Patellarsehne etwa als Hals mit Pharynx, Ösophagus, Larynx und Trachea, dann ist dieses Somatotop relativ leicht zu erfassen (☞ Abb. 16.28). Bezüglich der Nadelung von Punkten, die auf eine andere übergeordnet gestörte Drüse als die Schilddrüse wirken, gilt das im vorhergehenden Absatz Gesagte. Die potenzielle Wirkung von Akupunkturpunkten kann generell vor genauer Suche mit der Nadel, wie oben beschrieben, mit Therapielokalisation überprüft werden.

Schritt 9: Alle betroffenen Drüsen (Schritt 2 und 3) behandeln Sie mit den sieben Faktoren des viszerosomatischen Systems (☞ Kap. 2.5.1 und Abb. 16.30) nach

1. M. teres minor bds. testen. Wenn dysreaktiv: Normalisiert TL der Schilddrüse, Jod, Tyrosin, Thyroxin, T3, Lycopus etc.? Liegt ein 51%er vor? Wenn ja in beiden Fällen: Schilddrüse hat Funktionsstörung.

↓

2. Hormondrüsenassoziierte Muskeln testen:
- M. piriformis und M. gluteus medius für die Gonaden,
- Mm. sartorius, gracilis und tibialis posterior für die Nebenniere.

↓

3. Die TL zu welcher Drüse bzw. welchem NV- bzw. NL-Reflex hebt sämtliche Dysreaktionen auf? Dies ist die führende Drüse. Organpräparate Hypothalamus D4, Corpus pineale D4, Hypophysis D4 testen. Besonders die Nebenniere beachten! Epiphysendiagnostik und Therapie (Antagonismus mit der Schilddrüse!).

↓

4. Supplemente für die Schilddrüse: Jod, Zn, Se, Mn, B-Komplex, Vitamin A. Bei Hyperthyreoseneigung Lycopus.

↓

5. Glandula parotis evaluieren. Normalisiert TL der Parotisregion den M. teres minor? Fascial Release der Halsfaszien (s.u.), Patient zum sorgfältigen Kauen anhalten.

↓

6. Sieben Faktoren des viszerosomatischen Systems der betroffenen Drüsen auf Therapiebedürftigkeit prüfen, noch nicht behandeln.

↓

7. Ohrpunkte suchen. Sie sollten alle dysreaktiven, mit der Schilddrüsendysfunktion assoziierten Muskeln normalisieren. Wenn die Schilddrüse nicht die übergeordnet gestörte Drüse ist, die Ohrpunkte für letztere nadeln.

↓

8. Alternativ ebenso Punkte der NPSO suchen und nadeln.

↓

9. Alle Drüsen mit den indizierten sieben Faktoren des viszerosomatischen Systems behandeln. Hypophyse bei Indikation wie in Kap. 16.3 behandeln.
Wirbelebenen:

Schilddrüse	M. teres minor	C5/6
Nebenniere	M. sartorius	L2, L3, Th9
	M. gracilis	L2, L3, L4, Th9
	M. tibialis posterior	L5, S1
Gonaden	M. piriformis	L5, S1, L5
	M. gluteus medius	L4, L5, S1, L5
	Adduktoren	L2, L3, L4, L5

↓

10. Myofascial release der Halsfaszien, Nadelung des „Lymphbelts."

Abb. 16.30: Flussdiagramm der Schilddrüsendiagnostik und -behandlung

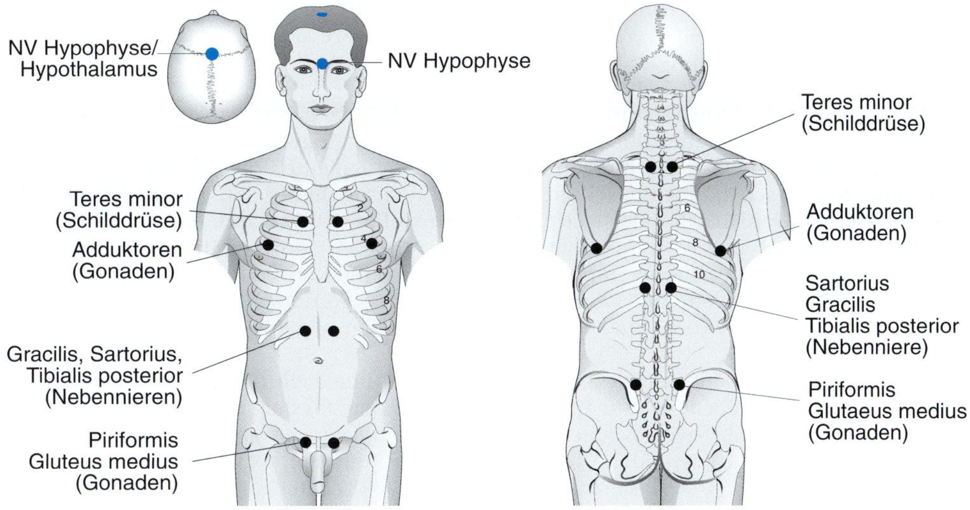

Abb. 16.30 *(Fortsetzung)*

Test. Die Schilddrüse wird nach Testung aller diagnostischer Aspekte (☞ oben bis Schritt 7) behandelt mit Korrektur der Wirbelebenen C5, C6, den NL-Reflex-Zonen anterior im 2. ICR neben dem Sternum und posterior zwischen den Processus transversus von Th2 und Th3, dem neurovaskulären Reflexpunkt über dem Os temporale (posterior der Sutura temporosphenoidalis). GOODHEART (in WALTHER 2000) empfiehlt Fascial Flush am M. teres minor. Das bedeutet einfach ein Ausstreichen des Muskels entlang den Fasern.

Schritt 10: Ergänzend kann ein Hyoid-Challenge durchgeführt werden, der die Indikation für einen myofaszialen Release der hyoidalen Muskulatur liefert: Das Corpus hyoidei wird zwischen Daumen und Zeigefinger genommen und nach kranial, kaudal und beiden Seiten bewegt. Dies dehnt die daran ansetzenden Muskeln und bei myofaszialen Störungen tritt eine Dysreaktion eines normoreaktiven Indikatormuskels auf. Entsprechend sollte dann ein myofaszialer Release der Osteopathie durchgeführt werden (☞ GARTEN, 2016). Dies führt zu einer Induktion der Schilddrüse (☞ unten). Die Maßnahme wirkt auf die zervikalen Faszien durch Entspannung und Lösen von Verklebungen, die ggf. Funktionsstörungen der verbundenen Organe, beispielsweise der Schilddrüse, verursachen können. Eine gute Möglichkeit zur Entspannung des vorderen Halsbereichs, mit meist sofortiger Wirkung, bietet eine Therapie von Punkten des „Lymph-Belt" (GLEDITSCH, 1999), insbesondere KG 21 und Ni 27 beidseits, vorteilhaft ist evtl. zusätzlich KG 17 (☞ Abb. 16.29). In den meisten Fällen genügt bereits eine Akupressur der genannten Punkte zur Erzielung einer prompten Wirkung, die an einer verbesserten Reklination des Kopfes sichtbar ist.

16.4.9 Supplementierung und Substitution

Hypothyreose

Schilddrüsenhormone

Patienten mit eindeutiger Hypothyreose werden Schilddrüsenhormon benötigen, wobei eine Kombination von Thyroxin mit T_3 zu bevorzugen ist. Tierstudien haben gezeigt, dass thyreoidektomierte Individuen den präoperativen Level von T_3 nicht erreichten, wenn sie nur mit T_4 supplementiert werden, selbst wenn normale TSH-Spiegel vorliegen (z. B. Patienten, die Thyroxintherapie erhalten und dabei weiterhin Zeichen und Symptome von Schilddrüsenunterfunktion zeigen). T_3-Gaben werden von manchen Quellen nicht empfohlen, da T_3 eine kürzere Halbwertszeit hat und zur Erreichung gleichmäßiger Hormonspiegel fünf bis sechs Gaben täglich notwendig wären (FORTH et al., 1997).

Bei der Behandlung der euthyreoten Jodmangelstruma sollte immer Jodid enthalten sein, um eine effektive Rückbildung der Schilddrüsenhyperplasie zu erreichen. Einige Patienten reagieren nicht ausreichend positiv auf synthetisches T_3 und T_4 (entweder allein oder in Kombination). Anekdotisch wurde ein Fall von Kropf mit Resistenz gegen Gabe von synthetischem T_3 und T_4 beschrieben (LINDSTEDT, LUNDBERG et al., 1982).

Oft werden sie mit getrocknetem Schilddrüsenextrakt im AK-Test besser testen und klinisch besser reagieren. Präparate sind von Fa. Armour (Schweinethyreoidea) und Allergy Research (Rinderthyreoidea) erhältlich. GABY und WRIGHT (1996) vermuten, dass der Gehalt an DIT in diesen Drüsenextrakten für die bessere Reaktion von annähernd 30 % der Patienten im Vergleich zu synthetischen Hormonen verantwortlich ist. Obwohl DIT noch immer als inaktiv angesehen wird (tatsächlich hat selbst Armour Dijodtyrosin nicht unter den aktiven Inhaltsstoffen des Produkts gelistet), sollte man in Betracht ziehen, dass andere Hormone, die inzwischen laborchemisch bestimmt und regelmäßig genutzt werden, wie beispielsweise DHEA, ebenso über Jahrzehnte als biologisch inaktiv und therapeutisch nutzlos angesehen wurden (GABY, 1989). Dijodtyrosin ist bei schweren bakteriellen Infektionen erhöht (n = 0,02–0,55 nmol/l) (MEINHOLD et al., 1991). Ob sich daraus eine biologische Aktivität ableiten lässt, bleibt spekulativ.

TAN et al. (1990) bestimmten MIT-Spiegel nach Gabe von DIT und T_3. Ersteres führte zu Anstieg von MIT, letzteres nicht. Damit mag angedeutet sein, dass die Substution mit synthetischem T_3 oder T_4 nicht zu physiologischen Spiegeln der Komponenten MIT und DIT durch Dejodination in der Schilddrüse und außerhalb führen dürften. FABER et al. (1988) stellten fest, dass DIT bei Patienten ohne eigene Thyroxinproduktion durch T_4-Gaben nicht anstieg, das heißt, dass DIT physiologischerweise zu 94% aus der Schilddrüse stammt.

Wenn Patienten bereits ein synthetisches Hormon nehmen und der Therapeut einen Versuch mit getrocknetem Schilddrüsenextrakt machen möchte, sollten die Äquivalenzdosen beachtet werden. Beispielsweise ist Armour Thyroid in 1/2-Grain- und 1-Grain-Tabletten erhältlich. 1 Grain entspricht etwa 61,4 mg getrockneten Schilddrüsengewebes. Eine Tablette mit 1 Grain Inhalt entspricht ungefähr 100 µg Thyroxin und 25 µg Trijodthyronin.

Patienten, die vorher keine Schilddrüsenextrakte benutzt haben, sollten mit einer Probedosis von ½ Grain täglich beginnen, das dann nach zwei Wochen auf 1 Grain erhöht werden kann, falls notwendig. Die Patienten sollten auf Zeichen einer Überdosierung wie Kurzatmigkeit, Tachykardie und Schlaflosigkeit aufmerksam gemacht werden. Eine verlässliche Art und Weise, einen Patienten bezüglich der verträglichen Initialdosis zu prüfen, ist der Kaffeetest nach GABY. Wenn die Patienten angeben, nach einer Tasse Kaffee oder Espresso nicht schlafen zu können, sollte mit einer niedrigen Dosis (¼ Grain) begonnen werden. Wer nach Kaffeekonsum schlafen kann, toleriert normalerweise höhere Dosen ohne Nebenwirkungen. Nebenwirkungen durch zu hohe Dosierungen werden immer durch Dosisreduktion beseitigt.

Eine effektive Therapie kombiniert normalerweise Drüsenextrakte mit orthomolekularen und phytotherapeutischen Substanzen. Die genaue Kombination sollte individuell bestimmt werden, was sehr gut mit neuromuskulärem funktionellem Assessment der AK möglich ist (☞ unten).

Jod

Adäquate Jodmengen werden für die Hormonproduktion benötigt. Obwohl die minimale RDA (Recommented Daily Allowance) nur 100–120 µg beträgt, schlägt WERBACH therapeutische Dosen bis zu 1 mg/Tag vor. HINTZE und KOBBERLING (1987) sowie HINTZE et al. (1985) fanden 300–500 µg Jod „mindestens so effektiv" bei der Prophylaxe endemischer Struma wie 150 µg Thyroxin. Das sollte Anlass geben, die Substitution mit Thyroxin zu überdenken und in erster Linie immer an Jodsupplementierung zu denken mit der Möglichkeit der Synthese von Schilddrüsenhormonen in physiologischer Zusammensetzung.

Jod hat auch an anderen Organen eine Funktion. Frauen mit Jodmangel scheinen ein höheres Mammakarzinomrisiko zu haben, oder anders ausgedrückt: Jod hat einen protektiven Effekt gegen fibrozystische Mastopathie (ESKIN et al., 1967, 1995, Eskin 1970, 1977, GHENT et al., 1993). Thyroxinsubstitution erhöht gegenüber Jodsupplementierung das Risiko für Mammakarzinom (KAPDI und WOLFE, 1976). Der letzten Aussage wird in anderen Arbeiten widersprochen (SHAPIRO, SLONE et al., 1980, HOFFMAN, MCCONAHEY et al., 1984).

Die Dosen, die für den mammaprotektiven Effekt nötig sind, liegen aber nach den genannten Quellen 20- bis 40-mal so hoch wie die zur Strumaprävention. Zudem scheint die Mamma besser auf elementares Jod zu reagieren, die Schilddrüse jedoch besser auf Jodid. Lugol-Lösung wäre also prinzipiell das ideale Supplement, denn es enthält beide Formen, schmeckt aber schlecht und ist schlecht dosierbar.

Zum Schutz gegen radioaktive Verseuchung werden 2 Tropfen Lugol-Lösung pro Tag empfohlen, was 12,5 mg Jod enthält: 5 mg Jod und 7,5 mg Kaliumjodid. Dies entspricht der Sättigungsdosis der Schilddrüse und kann offensichtlich andere jodabhängige Organe (Mamma, Ovarien) auch schützen. Für Friedenszeiten und Zeiten ohne Kernkraftunfälle kann extrapoliert werden, dass die „gesunden" Joddosen wesentlich höher liegen als der allgemein angenommene Tagesbedarf von 120 µg.

Die Schulmedizin hält Jodsupplementierung bei latenter und manifester Hyperthyreose und Thyreoditis für kontraindiziert. Es könne demnach zu thyreotoxischen Krisen kommen. WARTOFSKY et al. (1970) gaben fünf thyreotoxischen Patienten 5 Tr. Lugol-Lösung (30 mg Jod/Jodid) dreimal täglich und beschrieben, dass das schnelle Absinken der T4-Sekretion durch Jod nicht die Folge einer akuten anhaltenden Hemmung der T4-Synthese ist (der sog. Wolff-Chaikoff-Effekt, WOLFF et al., 1949), sondern einer plötzlichen Abnahme der T4-Freisetzung aus der Schilddrüse. Wird die Jodsupplementierung also aufgegeben, so kann es zu einer erhöhten Freisetzung von T4 kommen (dieser Effekt wird gefürchtet bei der „Plummerung" vor Schilddrüsenoperationen bei Hyperthyreose, wenn die Jodsupplementierung abgesetzt wird).

MARKOU et al. (2001) geben eine Liste von Medikamenten an, die organische Jodquellen darstellen, wie Amiodaron (ein Antiarrhythmikum) und radiologische Kontrastmittel sowie thyreostatische Medikamente, nach deren Anwendung durch Jodgaben Hypothyreosen verursacht werden können. Die postulierte Begründung ist, dass das Escape-Phänomen, d.h. Rückkehr zu normaler Thyroxinsynthese nach der Inhibition der Thyroxinbildung („organische Bindung von Jod", Wolff-Chaikoff-Effekt), durch exzessives Jodangebot ausbleibt.

FRADKIN und WOLFF (1983) publizierten ein Review über jodidinduzierte Thyreotoxikose, Dabei wird der thyreotoxische Effekt von organischen Jodformen aus Kontrastmitteln und Amiodaron, das ca. 9 mg (!) Jod in organischer Bindung pro Tag liefert (bei Tagesdosen von 200 mg Amiodaron). Als Nebenwirkung dieses Medikaments werden auch Hypo- und Hyperthyreosen angegeben (MUTSCHLER, 2001). Andererseits stellen FRADKIN und WOLFF (1983) fest, dass bei mehreren tausend Patienten mit pulmonalen Erkrankungen, bei denen Kaliumjodid in Dosen von 1,6–6,4 g/Tag angewandt wurde, keine Hyperthyreosen aufgetreten seien. Weiter stellen sie fest, dass in jodarmen Gegenden in Europa Hyperthyreosen häufiger ausgelöst werden als in jodreicheren Gegenden wie den USA.

Jod soll eine Autoimmunthyreoiditis Hashimoto hervorrufen können. GAITAN et al. (1991) stellten fest, dass eine Vermehrung von Autoimmunthyreoiditis nach Jodzusatz zu Speisesalz gefunden worden sei. Dies scheint aber nur bei gleichzeitiger strumigener Belastung durch Medikamente und bei vorbestehendem Jodmangel möglich zu sein (FOLLIS, 1964, BELSHAW und BECKER, 1973, MAHMOUD et al., 1986). Andererseits soll Jodrestriktion die Hypothyreose bei Hashimoto-Thyreoiditis normalisieren können (YOON et al., 2003). Die möglicherweise mit Jodgaben im Zusammenhang stehende Triggerung von Autoimmunprozessen der Schilddrüse kann durch ausreichend hohe Selenspiegel verhindert werden (Moncayo, Moncayo, Moncayo et al., 2005b). Es sollte mit Jodsupplementierung eine Selensupplementierung von wenigstens 200 µg/Tag (nach Test) einhergehen.

Nach Angaben des japanischen Gesundheitsministeriums (Nagataki et al., 1967) werden auf dem japanischen Festland durchschnittlich täglich 13,8 mg Jod über Seetang aufgenommen. Japan hat neben den besten Krebsstatistiken weltweit die geringsten Jodmangelkropf- und Hypothyreoseraten (Finley und Bogardus, 1960).

Ungenügende Jodzufuhr zusammen mit strumigenen Einflüssen aktiviert die thyreoidale Peroxidase (TPO) durch TSH-Stimulation, was zu einer erhöhten H_2O_2-Produktion führt (Bagchi et al., 1995). Durch dieses H_2O_2 werden TPO und TG oxidiert, was die Autoimmunreaktion triggern kann. Jodinierte Lipide, die nur bei hoher Jodversorgung auftreten, können die H_2O_2-Bildung hemmen (Krawiec et al., 1988, 1991, Pisarev et al., 1988, 1992). Da die oxidative H_2O_2-Produktion durch freies Kalzium gefördert wird (Bagchi et al., 1995), sollte Magnesium in Dosen von 800–1200 mg/Tag zusammen mit Jod supplementiert werden (Abraham, 1982). Patienten mit therapieresistentem Jodmangel sollten auch Nahrungsmittel, die die Jodabsorption behindern, vermeiden (Strumigene). Dazu gehören u.a.: Erdnüsse, Soja, Kohl, Senf, Hirse, Tabletten mit Meeresalgen (Kelp), die außerdem organisch gebundenes Jod enthalten, Kassawawurzel.

Sojaisoflavone, die zur Osteoporoseprophylaxe und Behandlung von Menopausensymptomen empfohlen werden, können andererseits einen schilddrüsensupprimierenden Effekt haben. Die Literatur hierzu ist kontrovers. Persky et al. (2002) geben an, dass die Suppression der T3- und T4-Werte durch 56 bzw. 90 mg Isoflavone (☞ Kap. 16.7) gering und klinisch irrelevant sei. Son et al. (2001) fanden, dass Isoflavone nicht am strumigenen Effekt bei Jodmangel beteiligt sind.

Bei der Jodsubstitution ist eine evtl. Jodsensibilität zu beachten. Eine übermäßige Substitution kann akneiforme Hautausschläge verursachen oder exazerbieren (Hitch, 2001).

Merke

Garten geht folgenden Kompromissweg: Jodid soll bei entsprechender Indikation und entsprechendem Testergebnis (☞ unten) in einer einzigen morgendlichen Dosis in 200 µg-Schritten steigernd genommen werden. Wenn Symptome wie Unruhe oder Zittrigkeit auftreten, ist die Toleranzgrenze erreicht. Eine Reduktion um 200 µg bringt diese innerhalb von einigen Tagen zum Verschwinden! Selensupplementierung nach Test nicht vergessen!

Jodmangel kann durch Dysreaktion sowohl des M. teres minor als auch des M. sternocleidomastoideus (SCM) angezeigt werden. Dysreaktion des SCM kann sich mit Jod bei Sinusitiden mit dickem, zähem Schleim normalisieren. Dabei kommt zuweilen auch zäher Ausfluss aus der Vagina vor (Goodheart, 1969). Metallischer Mundgeschmack kann auf Jodmangel hindeuten. Supplementation mit Jod erfordert erhöhte Dosen von Vitamin A. Eventuell notwendige Eisengaben sollten getrennt gegeben werden, da ein Antagonismus zwischen beiden besteht. Eisengaben bei einem Patienten, der Jod braucht, verschlechtern dessen Jodverwertung.

L-Tyrosin

Diese Aminosäure verbindet sich mit Jod zu den Bausteinen für T_2, T_3 und T_4. Wie in allen Fällen von Aminosäuremangel sollten Patienten, die L-Tyrosin benötigen, auf Magensäuremangel untersucht werden, der besonders bei älteren Patienten vorkommt. Manchmal ist Tyrosinmangel Folge einer zu geringen Aufnahme des Vorläufers Phenylalanin.

Ein Aspekt ist jedoch bei der Tyrosinsupplementierung zu bedenken: Tyrosin ist auch der Vorläufer von Adrenalin und Noradrenalin, die die thyreoidale Peroxidase supprimieren. Tyrosinsupplementierung führt zu vermehrter Katecholaminbildung, denn die Tyrosin-Hydroxylase, das limitierende Enzym der Katecholaminsynthese, ist Tyrosin-induzierbar (Moay-Huff et al., 1989). Tyrosinsupplementierung erhöht chronisch die Dopaminausscheidung und reduziert temporär die Noradrenalinausscheidung (Henley et al., 1986). Im Gehirn von Ratten wird durch Tyrosinsupplementierung zwar die Tyrosinkonzentration erhöht, nicht jedoch die Aktivität des Neurotransmitters Noradrenalin (Johnston et al., 1986). Dies ist sicher für orthomolekulare Ansätzen der Neurotransmittermodulation ein interessanter Aspekt, hier nur eine Randnotiz.

Aufgrund der systemischen Katecholamininduktion könnte die Tyrosinsupplementierung einen schilddrüsenhemmenden Effekt haben. Darüber hinaus gibt es keine Studie, die einen positiven Effekt von Tyrosinsupplementierung belegen würde. In einzelen Patientenfällen zeigte sich jedoch eine positive Wirkung.

Tagesdosis: ca. 500 mg.

Selen, Zink und Mangan

Selen (Se) und Zink (Zn) sind Kofaktoren der 5′-Dejodinase. Zinkmangel führt zu Störungen der Konversion von T_4 zu T_3 und Abbaustörungen von T_3 (Fujimoto, Indo et al., 1986, Licastro, Mocchegiani et al., 1992, Nishiyama, Futagoishi-Suginohara et al., 1994, Holzer, Bockenkamp et al., 2004, Chang, Combs et al., 2005). Diese Mineralien sind notwendig für die normale Umwandlung von T_4 zu T_3. Zink ist andererseits einer derjenigen Nährstoffe, die intestinal bei Nahrungsmittelallergien vermindert absorbiert werden. Selen ist als Kofaktor der Dejodinase ebenso essenziell für die Schilddrüsenhormonfunktion wie Jod für deren Produktion. Selenmangel führt zu T_3-Mangel (Chanoine, 2003, Holzer, Bockenkamp et al., 2004, Chang, Combs et al., 2005).

Mangan (Mn) ist Kofaktor der Superoxiddismutase, die durch TSH induziert wird (Nishida, Nakano et al., 1997), Mangan ist ein Kofaktor der 5′-Dejodinase (Eder, Kralik et al., 1996). Zuviel Zink supprimiert die Thyreoidea durch einen Zn-Mn-Antagonismus, Mangan ist für die Passage zum Erfolgsorgan notwendig. Mangan erhöht den Vitamin-B_{12}-Bedarf, was daher getestet werden sollte.

Tagesdosen: Selen: 200–400 µg, Zink: 30–90 mg, Mangan: 4–40 mg. Vitamin B_{12}: 1000 µg 2 × wöchentlich i. v. oder 300 µg per os.

Kupfer

Kupfer hat einen zinkantagonistischen Effekt. Kupfererhöhung kann zu T_4-Erniedrigung führen (Teles, Pacheco et al., 2005). Andererseits ist Kupfer essenziell für die Expression der Pax-8- und TPO-Expression der Follikelzellen (Iseki, Kambe et al., 2000). Die normale Schilddrüsenfunktion hängt von einer normalen Zink/Kupfer-Ratio ab (Wachnik, 1988).

Vitamin A

Der nukleäre T_3-Rezeptor und die Aktivierung der nukleären Transkription sind Vitamin-A-abhängig und retinoidspezifisch (Zhang und Lazar, 2000). Vitamin A dürfte auch eine antiautoaggressive Wirkung haben (Gershwin, Lentz et al., 1984). Hohe Dosen von Vitamin A können jedoch mit Hypothyreose assoziiert sein (Goodheart, 1969).

Vitamin D

Vitamin D ist ein effektiver Suppressor von Autoimmunreaktionen (Cantorna, 2000).
Tagesdosis: 1000 IU, z. B. Vigantol-Öl.

Essenzielle Fettsäuren (EFA)

Optimal funktionierende periphere Hormonrezeptoren sind von gesunden Zellmembranen abhängig. Dies kann durch hochwertige, reine essenzielle Fettsäuren, besonders Omega-3-ungesättigte Fettsäuren, garantiert werden. Zusätzlich reagieren viele der Hauterscheinungen hypothyreoter Patienten auf Supplementierung essenzieller Fettsäuren positiv. Verwendet werden besonders Omega-3-ungesättigte Fettsäuren (Fischöl) bzw. Omega-6-ungesättigte Fettsäuen (Nachtkerzenöl, Borretschöl) nach Test.
Tagesdosis: 3–9 g.

Thyreoidea-Organpräparate in homöopathischer Potenzierung

Diese Medikamente können möglicherweise über einen unbekannten Mechanismus die Aktivität des entsprechenden Organs stimulieren.

Fucus vesiculosus (Blasentang)

Blasentang ist eine Quelle von Jod (Weiss und Fintelmann, 1999) und hat sonst keine nachgewiesenen schilddrüsenstimulierenden Wirkungen. Skibola (2004) berichtet, dass Fucus-(Blasentang-)Verzehr bei prämenopausalen Frauen möglicherweise aufgrund eines cholesterinsenkenden Effekts zum Absinken der Estrogen- und zum Anstieg der Progesteronspiegel führt, was mit einer Verlängerung des Zyklus um 5,5–14 Tage einhergeht. Wahrscheinlicher ist nach Auffassung der Autoren ein möglicher Thyreoidea-stimulierender Effekt durch die Jodzufuhr, der zum Progesteronanstieg führen kann (die Cholesterinabsenkung ist nicht selektiv auf die Estrogene wirksam).

Withania Somnifera

Dieses Phytotherapeutikum kann der Literatur nach die T_3- und T_4-Synthese stimulieren (Panda und Kar, 1998, 1999). Weiterhin hat es antioxidativen Effekt, auch mittels Stimulation der Superoxiddismutase und Reduktion der hepatischen Lipidperoxidation. Withania kann ferner die Kortisolproduktion im Adaptationsstadium des Stresssyndroms herunterfahren helfen. Kortisol hemmt TSH und drosselt die Konversion zu T_3 bei erhöhtem Anteil von rT_3 (Elsakka, Pavelescu et al., 1989, Grandhi, Mujumdar et al., 1994, 2004, ☞ auch www.herbmed.org).

Commiphora Mukul (Guggul)

Dieses Phytotherapeutikum enthält Steroide, die die T_3-Synthese stimulieren können. Weiterhin kann es LDL-Cholesterin und die Lipidperoxidation reduzieren (Singh, Niaz et al., 1994, Panda und Kar, 1999, Burris, Montrose et al., 2005). Präparat z. B. Guggul extract (Pure Encapsulations).

Hochpotente Multivitamin- und Mineralsupplemente

Diese sind besonders wichtig bei Patienten, die Schilddrüsenorganextrakt erhalten. Schilddrüsenhormon erhöht den Umsatz verschiedener Vitamine und Mineralstoffe, besonders derjenigen, die für den Knochenmetabolismus erforderlich sind, wie Mangan, Bor, Vitamin K, Magnesium, Zink und Kupfer. Der hyporeaktive M. teres minor kann als Indikator verwendet werden, um zu klären, welche orthomolekulare oder phytotherapeutsche Substanz am besten die optimale Hormonproduktion und Hormonkonversion sowie die Stabilität der peripheren Hormonrezeptoren fördert. In ähnlicher Weise kann die Verträglichkeit verschiedener möglicher Quellen von Schilddrüsenhormon getestet werden, wenn die Patienten tatsächlich Hormone benötigen. Bei peripheren Thyroxinverwertungsstörungen bei normalen Schilddrüsenhormonspiegeln kann nach einem Vorschlag von Goodheart eine Supplementierung mit RNA (nach positiver Testung mit Applied Kinesiology) hilfreich sein.

Hyperthyreose

Lycopus

Lycopus virginicus und Lycopus europaeus, amerikanischer und europäischer Wolfstrapp, haben eine thyreostatische Wirkung, die bei latenten Hyperthyreosen ausgenutzt werden kann (Thyreogutt® mono, thyreologes®). Leonurus cardiaca (zusammen mit Lycopus in Mutellon®-Tropfen) hat eine negativ chronotrope, blutdrucksenkende und sedierende Wirkung und kann bei diesen Zuständen symptomatisch helfen (WEISS und FINTELMANN, 1999).

16.4.10 Metabolische Sanierung

Die Bestimmung von Nahrungsmittelallergien bzw. Unverträglichkeiten ist beinahe immer von Nutzen. Wie BRENEMAN (1976) anführt, verschwindet bei 60–70% der Patienten wenigstens ein Symptom oder eine Manifestation, wenn sie die Nahrungsmittel vermeiden, die sie nicht tolerieren. Die Reduktion des Gesamtstresses und die erhöhten Absorptionsraten verschiedener Mikronutrimente während einer drei bis vier Wochen dauernden Eliminationsdiät hilft häufig bereits, einige der Zeichen und Symptome einer Schilddrüsenunterfunktion zu beseitigen, besonders in Fällen, in denen abnormale Hormonspiegel fehlen.
Estrogenexzess supprimiert die Thyreoidea: Die Ursache ist häufig eine gestörte Katabolisierung bei enterohepatischer toxischer Belastung (☞ Kap. 7), bei Fäulnis- und Gärungsdysbiosen sowie Nahrungsmittelunverträglichkeiten. Möglicherweise kann auch Hormonbelastung im Fleisch bei entsprechend fleischreicher Kost zu Schilddrüsensuppression führen. Bei Hashimoto-Thyreoiditis kann eine Umfeldsanierung (z.B. Therapie einer Kandidose) zur Normalisierung des Immungeschehens beitragen.
Da es häufig vorkommt, dass Patienten (auch hypothyreote Patienten) unter Allergien und Unverträglichkeitsreaktionen leiden, ist es sinnvoll, dass therapeutisch orthomolekulare Substanzen und Phytotherapeutika verwendet werden, die ohne entbehrliche Füllstoffe, Bindemittel, Zucker und Hefen, die alle eben häufig zu Intoleranzreaktionen führen können, hergestellt sind (☞ Anhang). Es ist auch zu empfehlen, dass die Patienten ein Übungsprogramm in ihren Alltag integrieren. Die körperlichen Übungen sollten aerob, fettsäureverbrennend und stressfrei sein. Dies hilft bei der Normalisierung des Kohlenhydrat- und Fettsäurenmetabolismus, der bei hypothyreoten Patienten gestört sein kann. Nicht zuletzt muss die gesamte Medikation der Patienten (inklusive orthomolekularer Selbstmedikation, die immer mehr überhand nimmt) überprüft werden, da sich viele Wechselwirkungen mit der Schilddrüsenfunktion ergeben. Einen Überblick liefert Tab. 16.6.

16.5 Nebennieren

G. Weiss, H. Garten

16.5.1 Anatomie

Eine Nebenniere besteht aus Nebennierenrinde (NNR), die ca. 90% des Gesamtgewichts ausmacht, und dem Nebennierenmark (NNM).Die Nebennieren sitzen beiden Nieren jeweils am oberen Pol oben und medial auf. Sie sind von einer bindegewebigen Kapsel umhüllt und werden über die Aa. suprarenales superiores und mediales aus der A. phrenica bzw. Aorta sowie Aa. suprarenales inferiores, Ästen der Aa. renales mitversorgt. Sie besitzen aber auch eine weitere reiche Blutzufuhr über die Aa. suprarenales mediae und superiores, die aus der Aorta bzw. aus den Aa. phrenicae inferiores entspringen.
Da jede Nebenniere ihre eigene Faszienhülle hat, kann es bei Ptose der Niere zur Separation von der Nebenniere kommen mit der Folge einer Dauerstresssituation der

Tab. 16.6: Medikamenteninteraktionen mit Schilddrüsenfunktion (mod. nach SURKS und SIEVERT, 1995)

Wirkung	Medikamente
TSH-Suppression	Dopamin Glukokortikoide Somatostatin, Octreotid (ein synthetisches Somatostatinanalogum)
Suppression der Schilddrüsenhormonsekretion	Lithium Jod Aminoglutethimid (Aromatase-Hemmer)
Stimulation der Schilddrüsenhormonsekretion	Jod Amiodaron
Kompetitive Hemmung der Jodaufnahme in der Schilddrüse	Natriumperchlorat Chlorid Bromid Fluorid
Jodinationshemmung	Perchlorat Thiozyanat Pertechnat
Hemmung der Thyroidea-Peroxidase	Methimazol Thiamazol Carbimazol Propylthiouracil
Hemmung der Thyroxinabsorption	Colestipol Cholestyramin Aluminiumhydroxid Eisensulfat Sucralfate (basisches Ulkustherapeutikum)
TBG-Erhöhung, erhöhtes Gesamt T_4 und T_3, fT_4, fT_3 normal	Estrogene Tamoxifen Heroin Methadon Mitotane Fluorouracil
TBG-Erniedrigung, erniedrigtes Gesamt-T_4 und -T_3, fT_4, fT_3 normal	Androgene Anabole Steroide Niacinamid, Niacitol (Release-verzögertes Niacin) Glukokortikoide
Verdrängung aus der TBG-Bindung	Furosemid Fanclofanac Mefenamisäure Salizylate
Vermehrter hepatischer T_4- und T_3-Abbau	Phenobarbital Rifampin Phenytoin Carbamazepin
Verminderung der 5'-Dejodinase-Aktivität	Propylthiouracil Amiadoron Betablocker Sojaisoflavone

Nebennieren und einem klinischen Erschöpfungszustand.

Die Bedeutung für den Gesamtorganismus zeigt sich auch in der frühen Funktionsfähigkeit während der embryonalen Entwicklung. Bereits ab dem zweiten Schwangerschaftsmonat ist die NNR unter ACTH-Kontrolle funktionstüchtig. Eine primär bestehende fetale Zone, die der Produktion von DHEA dient, bildet sich postnatal zurück. Aus der sog. definitiven Zone entsteht postnatal die definitive NNR.

Histologisch kann an der Nebennierenrinde eine äußere Zone, die Zona glomerulosa, die vor allem Aldosteron bildet, von einer inneren Zone, bestehend aus Zona fasciculata und Zona reticularis, die zusammen eine funktionelle Einheit bilden, unterschieden werden. Die innere Zone produziert Kortisol und Androgene.

16.5.2 Nebennierenmarkhormone

Das Nebennierenmark (NNM) ist ein Bestandteil des sympathischen Nervensystems und entstammt embryologisch der Neuralleiste. Im Nebennierenmark werden die Katecholamine (Adrenalin, Noradrenalin, Dopamin) gebildet. Das NNM ist den sympathischen Ganglien analoges Gewebe, wobei es im Gegensatz zu diesen keine postganglionären Fasern aufweist. Die produzierten Hormone werden direkt ins Blut abgegeben. Die Katecholamine werden in den sog. chromaffinen Zellen, den Phäochromozyten, gebildet, und in Granula gespeichert, die eine rasche Freisetzung ermöglichen. Die Innervation des NNM erfolgt über präganglionäre Fasern des sympathischen Nervensystems (Acetylcholin als Neurotransmitter).

Im Nebennierenmark werden die Katecholamine im Verhältnis von 80% Adrenalin zu 20% Noradrenalin produziert. Nur etwa 30% des zirkulierenden Noradrenalins stammt aus dem Nebennierenmark, der Rest wird in den Nervenendigungen des sympathischen Nervensystems synthetisiert und ins Blut abgegeben (Spinas und Fischli, 2001).

Noradrenalin und Adrenalin, die „Notfallhormone", werden beide aus Tyrosin gebildet, das aus der essenziellen Aminosäure Phenylalanin gebildet wird. Daraus entsteht über Dopa das Dopamin, der wichtige Neurotransmitter im Gehirn, der nur in geringsten Mengen sezerniert wird und das Vorläufermolekül für Noradrenalin (Norepinephrin) ist. Daraus entsteht in einem Methylierungsschritt Adrenalin (Epinephrin, ☞ Abb. 16.32).

Die Katecholamine werden in den chromaffinen Granula zusammen mit ATP, Chromograninen (wasserlös-

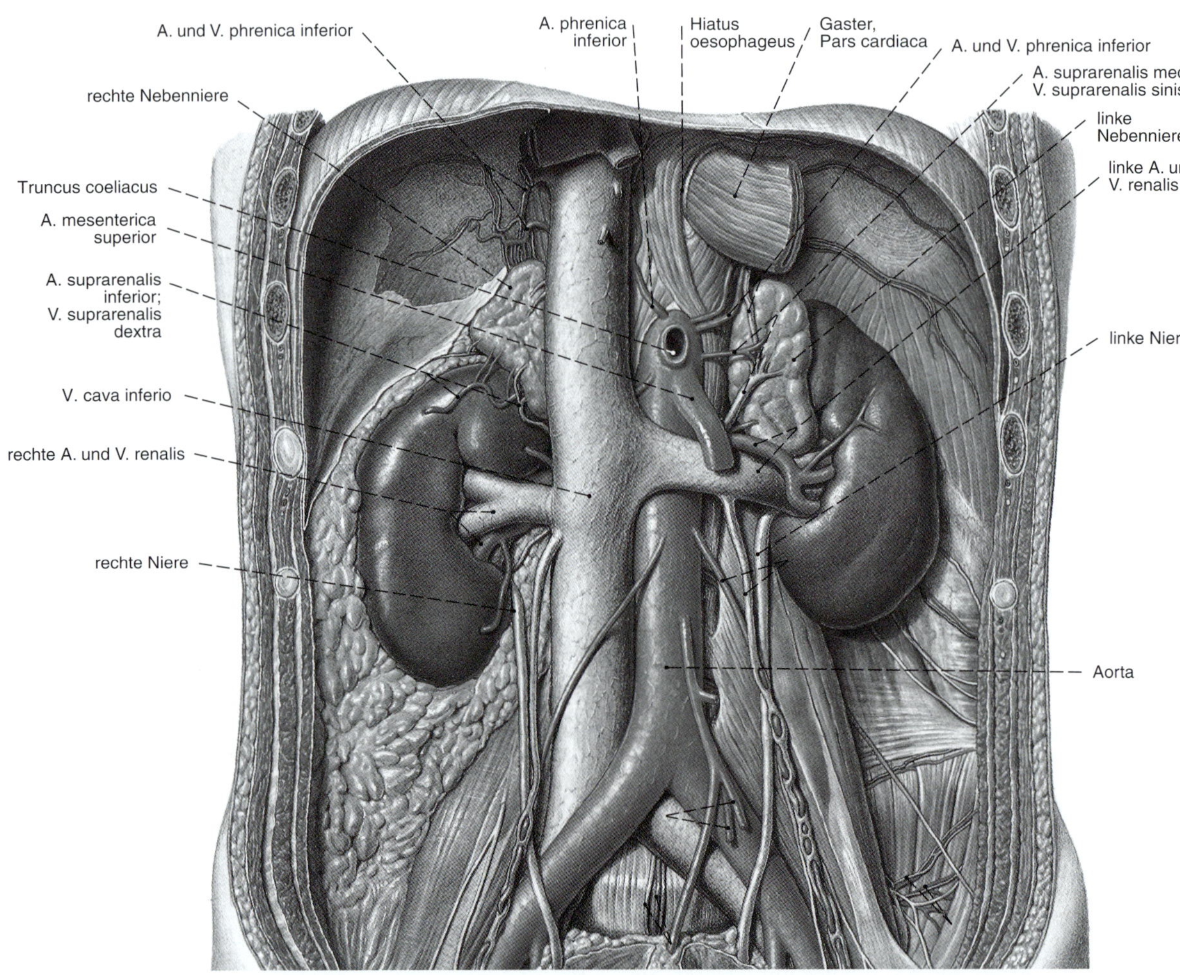

Abb. 16.31: Nieren und Nebennieren

liche Proteine) und weiteren Substanzen (Neuropeptide, Kalzium) gespeichert. Die Sekretion wird durch Acetylcholin stimuliert, im Blut sind die Katecholamine für den Transport an Albumin gebunden. Das NNM bildet zusammen mit den adrenergen Nervenendigungen das adrenerge System, das in Notfallsituationen aktiviert wird.

Die Katecholaminsekretion wird im Rahmen einer Stressreaktion über die Aktivierung des Hypothalamus und eine Aktivierung der intermediolateralen Zellsäule (sympathische Motoneurone) stimuliert. Körperliche Belastung, emotionale Belastung (Schreckreaktion), orthostatische Belastung, Hypoglykämie, organischer Stress (z.B. Myokardinfarkt, Spinas und Fischli, 2001) sind die üblichen Stressoren. Daneben führt Depression der Hirnrinde und damit Minderstimulation der pontobulbären Formatio reticularis zu einer Enthemmung der intermediolateralen Zellsäule (IML, ☞ Garten, 2004, Kap. 12).

Die Wirkung der Katecholamine wird über Bindung an adrenerge Rezeptoren (transmembranöse Proteine) vermittelt. Zwei Hauptgruppen werden unterschieden: α-adrenerge- und β-adrenerge Rezeptoren.

Die adrenerge Stressreaktion besteht in spezifischen Reaktionen der glatten Muskulatur, der Blutgefäße, von Herzfrequenz und Kontraktionskraft des Herzens sowie einer Reihe von Stoffwechseleffekten. Adrenalin und Noradrenalin stimulieren in der Leber und im Skelettmuskel die Glykogenolyse. Dadurch kommt es im Blut zu einem Anstieg der Glukose- und mittelbar der Laktatkonzentration. Die Stimulation der Glukoneogenese in der Leber führt ebenfalls zur Erhöhung des Blutzuckerspiegels. Im Fettgewebe fördern Adrenalin und Noradrenalin die Lipolyse, so dass die Konzentration an freien Fettsäuren im Blut steigt. Tabelle 16.7 gibt einen Überblick über organspezifische Katecholamineffekte je nach exprimiertem Rezeptortyp.

16.5.3 Nebennierenrindenhormone

Die Nebennierenrinde produziert Steroide, die nach ihrer hauptsächlichen Wirkung unterteilt werden in:

- Glukokortikoide (Kortisol)
- Mineralokortikoide (Aldosteron)
- Sexualsteroide (Androgene).

Alle Steroide leiten sich vom Cholesterin als Ausgangsprodukt ab. Quellen für Cholesterin sind vor allem die Plasmalipoproteine, die Synthese aus Azetat in der NNR, Hydrolyse von Cholesterinestern und ein geringer Anteil von freiem Cholesterin aus der NNR. Der geschwindigkeitsbestimmende Schritt der Steroidsynthese ist die Umwandlung von Cholesterin zu Pregnenolon. Diese Reaktion erfolgt in den Mitochondrien durch ein P450-Enzym (P450scc; Hydroxylase/Desmolase), nach Induktion durch ACTH. Abb. 16.33 zeigt die Steroidhormonsynthese der Nebenniere im Überblick.

Glukokortikoide

Kortisol, Kortikosteron, 11-Desoxykortikosteron (DOC) werden im glatten endoplasmatischen Retikulum und in den Mitochondrien synthetisiert. Die Regulation der Synthese erfolgt über das hypothalamisch-hypophysäre System (CRH, ACTH). Die zirkadiane Rhythmik zeigt hohe Kortisolspiegel morgens, die im Laufe des Tages abfallen. Die niedrigsten Spiegel werden gegen Mitternacht gemessen. Die Nachtruhephase ist eine Fastenphase und es erfolgt keine Glukosezufuhr. Kortisol hat dann die Aufgabe, Glukose über Glykogenolyse und Glukoneogenese bereitzustellen, um die notwendige Basisversorgung vor allem des Gehirns aufrechtzuerhalten. Der Körper verliert während einer Nacht etwa zwei Drittel seines Glykogens.

Proteinbindung

Kortisol ist für den Transport im Plasma zu 75% an Kortikosteroid-bindendes Globulin (CBG) und zu 15% an Albumin gebunden, die restlichen 10% sind ungebunden. Dies ist die wirksame Glukokortikoidfraktion. Nach Spinas und Fischli (2001) ist das CBG ein Pool für die Aufrechterhaltung gleichmäßiger Plasmakonzentrationen, die durch kontinuierliche Freisetzung garantiert wird. CBG wird in der Leber produziert und bindet Kortisol mit hoher Affinität. Die Bindungskapazität von CBG wird nicht beeinflusst durch andere endogene Steroide und synthetische Glukokortikoide, außer Prednisolon! Dagegen hat Albumin nur eine schwache Affinität für Kortisol. Synthetische Glukokortikoide (z.B. Dexamethason) werden stark an Albumin gebunden.

Katabolismus

Die lipophilen Glukokortikoide werden in der Leber durch Konjugation an Glukuronsäure oder Sulfat zu wasserlöslichen Metaboliten konvertiert und über die Nieren ausgeschieden (Devlin, 1997).

Wirkungen

Glukokortikoide wirken über zytosolische Hormonrezeptoren, die strukturelle Verwandtschaft zu Schilddrüsenhormon-, Estrogen- und Aldosteronrezeptoren haben. Der Hormonrezeptorkomplex bindet an spezifische DNA-Bindungsdomänen im Zellkern. Glukokortikoide

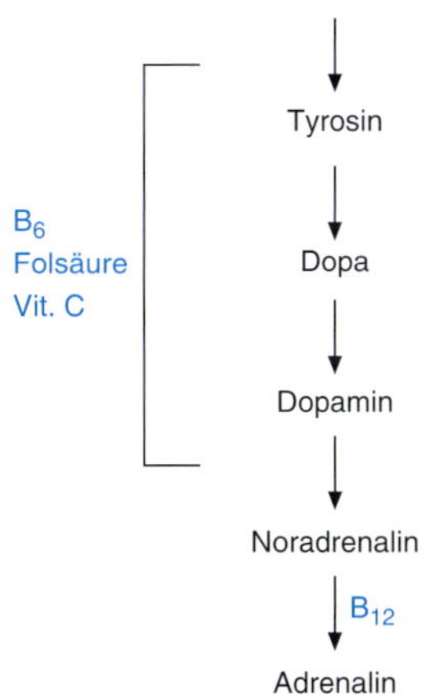

Abb. 16.32: Katecholaminsynthese mit Kofaktoren

Tab. 16.7: Nach Rezeptortyp differenzierte Wirkung der Katecholamine. Um den Gesamtkontext zu demonstrieren, ist auch die Parasympathikuswirkung angegeben (Garten, 2004)

Organ oder Organsystem	Reizung des Parasympathicus Transmitter des 1. und 2. Neurons: Acetylcholin (ach.)	Reizung des Sympathicus Transmitter des 1. Neurons: ach Transmitter des 2. Neurons paravertebral: Noradrenalin (nor.) oder Acetylcholin (ach.) prävertebral und Nebenniere: Adrenalin (adr.) nor. und adr. wirken am α1-, α2-, β1-Rezeptor nor. hat nur geringe Wirkung am β2-Rezeptor
Herzmuskel	Abnahme der Herzfrequenz Abnahme der Kontraktionskraft Abnahme der Überl.-Geschw.	Zunahme der Herzfrequenz (nor.; adr.; β1) Zunahme der Kontraktionskraft (nor.; adr.; β1) Zunahme der Überl.-Geschw. (nor.; adr.; β1)
Blutgefäße		
Arterien in Haut und Mucosa	0	Vasokonstriktion (nor.; adr.; α1)
Kapillaren der Haut	0	Dilatation ([nor.]; adr.;β2)
im Abdominalbereich	0	Vasokonstriktion (nor.; adr.; α1)
im Skelettmuskel	0	Vasokonstriktion der Arterien (nor.; adr.; α1) Vasodilatation der Arteriolen ([nor.]; adr.;β2)
im Herzen (Koronarien)	Vasodilatation (?)	Vasokonstriktion (nor.; adr.; α1) Vasodilatation ([nor.]; adr.;β2)
Penis (Klitoris u. Labia minora?)	Vasodilatation	?
Venen	0	Vasokonstriktion (nor.; adr.; α1)
Gehirn	Vasodilatation (?)	Vasokonstriktion (nor.; adr.; α1)
Gastrointestinaltrakt		
Longitud. u. zirkul. Muskulatur	Zunahme der Motilität	Abnahme der Motilität (nor.; adr.; α2, β2)
Sphinkteren	Erschlaffung	Kontraktion (nor.; adr.; α1)
Gallenwege	0	Erschlaffung ([nor.]; adr.; β2)
Harnblase		
Detrusor vesicae	Kontraktion	Erschlaffung ([nor.], adr.; β2)
Trigonum vesic. (Sphinkter int)	0	Kontraktion (nor.; adr.; α1)
Genitalorgane		
Vesica seminalis	0	Kontraktion (nor.; adr.; α1)
Ductus deferens	0	Kontraktion (nor.; adr.; α1)
Uterus	0	Kontraktion (nor.; adr.; α1) Erschlaffung ([nor.]; adr.; β2; abhängig vom hormonalen Status)
Auge		
M. dilatator pupillae	0	Kontraktion (Mydriasis) (nor.; adr.; α1)
M. sphincter pupillae	Kontraktion (Miosis)	0
M. ciliaris	Kontraktion (Nahakkomodation)	0
Tracheal-/Bronchialmuskulatur	Kontraktion	Erschlaffung ([nor.]; adr.; β2)
Mm. arrectores pilorum	0	Kontraktion (ach)
Exokrine Drüsen		
Speicheldrüsen	Starke seröse Sekretion	Schwache mucöse Sekretion (nor.; adr.; α1) (Glandula submandibularis, parotis)
Tränendrüsen	Sekretion	0
Verdauungsdrüsen	Sekretion	Abnahme der Sekretion oder 0
Drüsen im Nasen-Rachen-Raum	Sekretion	0
Bronchialdrüsen	Sekretion	?
Schweißdrüsen	0	Sekretion (ach)
Stoffwechsel		
Leber, Skelettmuskel	0	Glykogenolyse-([nor.]; adr.; β2)
Leber		Gluconeogenese ([nor.]; adr.; β2)
Fettzellen	0	Lipolyse ([nor.]; adr.; β2) freie Fettsäuren im Blut erhöht
Insulinsekretion (aus β-Zellen der Langerhans-Inseln)	0	Verminderung (nor.; adr.; α2) Erhöhung ([nor.]; adr.; β2)

binden mit gleicher Affinität an den Mineralokortikoidrezeptor. Die Spezifität der Mineralokortikoidwirkung liegt in der Expression der 11β-Hydroxysteroid-Dehydrogenase in den klassischen mineralokortikoidsensitiven Geweben (Niere), die Glukokortikoide dort inaktiviert. Eine Expression von 11β-Hydroxysteroid-Dehydrogenase schützt aber auch andere als mineralokortikoidsensitive Gewebe vor exzessiver Glukokortikoidwirkung (Spinas und Fischli, 2001). Daneben wirken Glukokortikoide noch über andere teilweise unbekannte Mechanismen (z.B. die „Fast-Feedback-Hemmung" des ACTH innerhalb von Minuten). Glukokortikoide hemmen generell die DNA-Synthese, in den meisten Geweben (außer Leber) wird außerdem die RNA- und Proteinsynthese gehemmt.

Endokrin
Endokrin hemmt Kortisol die Gonadotropinsekretion und die Sekretion von TSH. Weitere Effekte sind die bekannten Hautveränderungen (über MSH) mit Hyperpigmentation von Haut und Schleimhäuten v.a. bei Hormonmangel, eine Stimulation der Erythropoese und eine Beeinflussung von Halbwertszeit und Turnover der Granulozyten. Die relativen Wirkstärken der natürlichen Glukokortikoide, des Aldosterons und der synthetischen Glukokortikoide sind in Tab. 16.8 dargestellt.

Proteinkatabolismus und Glukoneogenese
Die biologische Bedeutung der Glukokortikoide besteht darin, dass sie dem Organismus die Möglichkeit zum Überstehen längerer Hungerperioden geben. Extrahepatisch werden die Proteolyse und die Abgabe von Aminosäuren ins Blut stimuliert, in der Leber werden diese Aminosäuren der Glukoneogenese zugeführt, was die Energieversorgung der glukoseabhängigen Gewebe gewährleistet. Die katabolen Wirkungen sind aber bei therapeutischer Anwendung von Glukokortikoiden auch die Ursache von Nebenwirkungen an Muskelgewebe (Muskelschwäche und Muskelschwund) und Knochen, wo durch Demineralisierung Osteoporose entsteht. Durch die Steigerung der Glukoneogenese wird der Organismus mit Kohlenhydraten belastet, was ggf. zum Ausbruch eines Diabetes mellitus (Steroiddiabetes) führt.

Immunsuppression
Die katabolen Wirkungen der Glukokortikoide werden therapeutisch ausgenutzt. Glukokortikoide haben einen immunsuppressiven Effekt infolge der Hemmung der Eiweißbiosynthese in lymphatischen Geweben. Zudem werden weitere zelluläre Abwehrreaktionen wie die Leukozytenmigration in Entzündungsgebiete und die Fibroblastenproliferation gehemmt und die Phagozytoseaktivität der Neutrophilen verringert. Die Bildung von Prostaglandinen, Leukotrien und Thromboxan wird herabgesetzt (☞ Kap. 10.10). Glukokortikoide wirken dadurch auch entzündungshemmend. Eine erhöhte Anfälligkeit für Infektionen ist die Folge einer glukokortikoidinduzierten Senkung der Lymphozytenzahlen (vor allem CD4-Zellen) und veränderter Lymphozytenfunktionen.

Herz-Kreislauf-Wirkungen
Kardiovaskulär wird die Auswurffraktion des Herzens erhöht, ebenso der periphere Gefäßwiderstand. Bei Hormonüberschuss entsteht auf diesem Wege eine Hypertonie, bei Hormonmangel eine Hypotonie mit orthostatischer Dysregulation, evtl. sogar Synkopen und Schockzuständen. Renal wirkt Kortisol mineralokortikoid und erhöht die glomeruläre Filtrationsrate.

Psychotrope Wirkungen
Die Wirkungen am Gehirn sind weitgehend unklar. Ein Hyperkortisolismus verursacht ein endokrines Psychosyndrom mit Aggressivität, Erregtheit, Depression und reversiblen Psychosen sowie Veränderung der kognitiven Funktionen. Bei Hormonmangel entstehen chronische Schwäche und Ermüdbarkeit, Verwirrtheitszuständen und Psychosen.

Mineralokortikoide

Die Mineralokortikoide regulieren den Wasser- und Elektrolytstoffwechsel. Sie sind zur Verhinderung von Natriumverlusten des Organismus lebensnotwendig.
Aldosteron (und in geringerem Umfang 11-Desoxykortikosteron [DOC], ☞ Tab. 16.8) halten die Na^+/K^+-Konzentration aufrecht und das Extrazellularvolumen konstant. Sie steigern die Reabsorption von Natrium- und Chloridionen im proximalen und distalen Nierentubulus bei gleichzeitig vermehrter Ausscheidung von Kalium und Ammoniumionen sowie von Protonen. Die Aktivierung der Na^+/K^+-ATPase und die Synthese bzw. Aktivierung von Na^+-Kanälen in der apikalen Zellmembran bewirken vermehrten Na^+-Einstrom in die Zelle. In ähnlicher Weise wird auch in den Schweißdrüsen, Speicheldrüsen und in der Intestinalflüssigkeit die Na^+-Ausscheidung verlangsamt. Dies führt zu einer Erniedrigung der Na^+-Konzentration in den jeweiligen Exkreten (Urin, Schweiß, Stuhl).
Die Steuerung der Aldosteronsekretion ist nicht ACTH-abhängig. ACTH stimuliert akut die Aldosteronfreisetzung, weitere ACTH-Reize adaptieren schnell (Schmidt, Thews et al., 2005). Die Zona glomerulosa wird durch Absinken der Na^+-Konzentration direkt stimuliert. Aldosteron wird auch sezerniert bei Anstieg der K^+-Konzentration im Extrazellularraum. Bei Einschränkung des Blutvolumens wird durch die Vasa afferentia der Nieren Renin freigesetzt, das aus Angiotensinogen Angiotensin I abspaltet. Durch das in der Lunge vorkommende Angiotensin Converting Enzyme (ACE) wird aus Angiotensin I das Angiotensin II gebildet, das die physiologisch wirksame Form ist. Angiotensin II wirkt vaso-

Tab. 16.8: Relative Wirkstärken von Kortikoiden

	Glukokortikoid-aktivität	Mineralokortikoid-aktivität
Kortisol	1,0	1,0
Kortikosteron	0,3	15
Aldosteron	0,3	3000
11-Desoxykortikosteron	0,2	100
Kortison	0,7	1,0
Prednisolon	4	0,8
Dexamethason	25	0

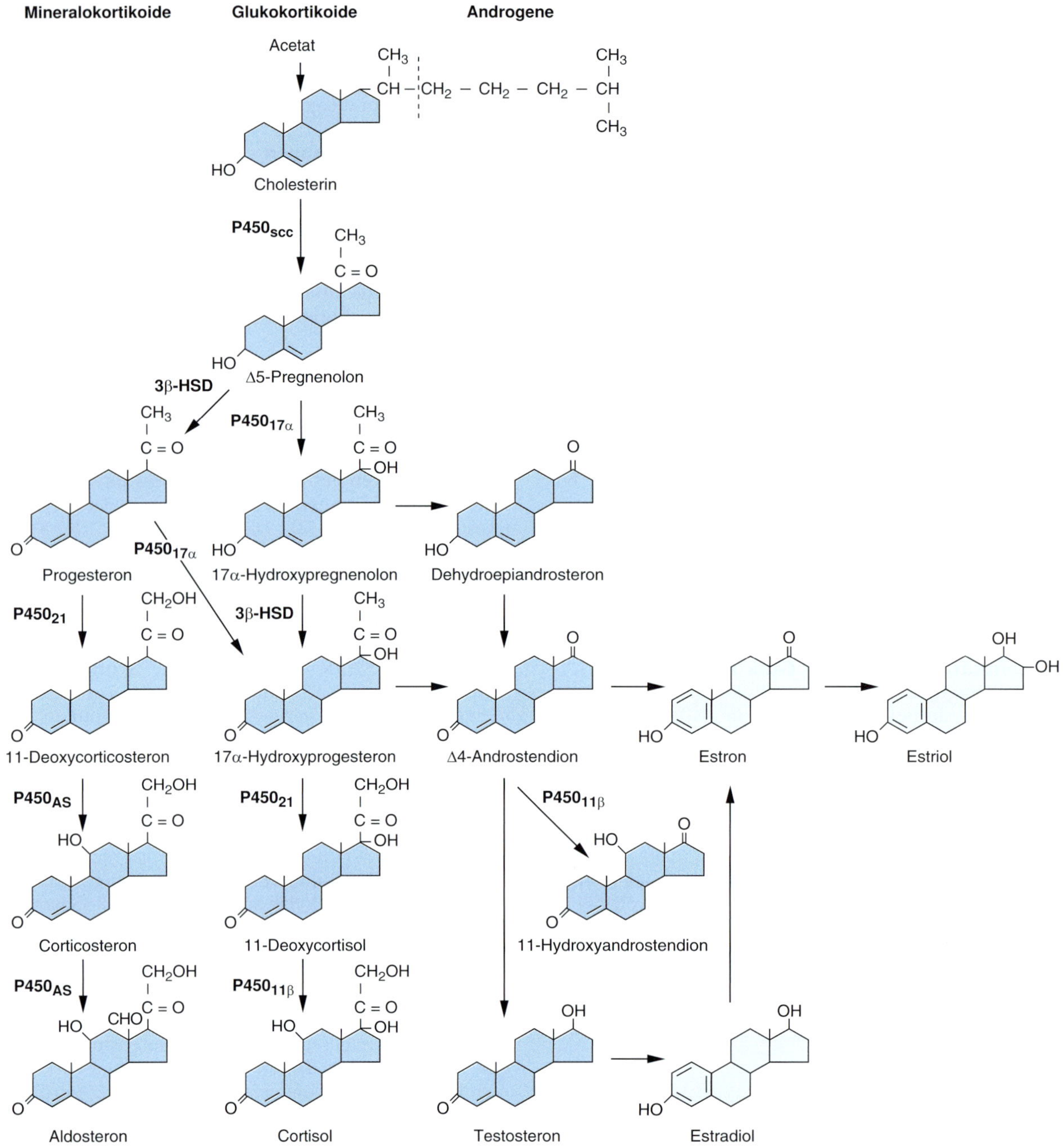

Abb. 16.33: Biosynthese der Nebennierenrindensteroide. Es sind die drei Reihen zu sehen: Mineralokortikoide, Glukokortikoide und Androgene. Die Steroide der Nebenniere sind ausgefüllt gezeichnet. Die Nebenniere ist mittelbar auch Quelle der Estrogene (ohne Füllung gezeichnet) in der Menopause, welche nicht in der Nebenniere sondern in peripheren Geweben (Fettgewebe) gebildet werden (☞ Kap. 16.7). Die Abkürzungen stehen für folgende Enzyme:

P450scc: Desmolase, Cholesterinseitenketten-spaltendes Enzym

3β-HSD: 3β-Hydroxysteroid-Dehydrogenase

$P450_{11\beta}$: C11-Hydroxylase

$P450_{17\alpha}$: C17-Hydroxylase

$P450_{21}$: C21-Hydroxylase

$P450_{AS}$: Aldosteron-Synthas

konstriktorisch und stimuliert die Freisetzung von Aldosteron. Die Anwesenheit von ACTH ist dabei notwendig (Guyton und Hall, 1996).

▮ Sexualhormone

Die Sexualhormone der Nebennierenrinde sind hauptsächlich Dehydroepiandrosteron (DHEA), das zu 95% als DHEA-Sulfat (DHEAS) zirkuliert, und Androstendion, das zu Testosteron weitermetabolisiert wird. Die NNR-Androgene machen nur etwa 5% der Androgenproduktion des Mannes aus. Die Nebenniere ist jedoch bei der Frau die Hauptquelle von Sexualhormonen nach der Menopause: Die Vorstufe der Estrogene, Plasmaandrostendion, fällt dann um 50% ab. Es stammt dann vollständig aus der Nebenniere. Testosteronspiegel sinken nur um ca. 20%, die postmenopausalen Ovarien sezernieren dieses weiter. Im Fettgewebe und in der Leber wird Testosteron durch die Aromatase in Estradiol umgewandelt, dieses kann in Estron konvertiert werden. DHEA wird heute als Marker für die Nebennierenfunktion bzw. im Bereich der Anti-Aging-Medizin für das biologische Alter angesehen. DHEA ist eine Vorstufe von Testosteron und Estrogenen und hat möglicherweise weiterhin immunmodulierende Effekte (☞ unten).

DHEA und Stresssyndrom

Pregnenolon steht sozusagen an der Kreuzung der metabolischen Wege der Steroide. Wenn bei Stresssyndrom eine vermehrte Bildung von Kortisol induziert wird, kann je nach Stadium dieses Stresssyndroms eine erhöhter (ausschließlich in der ersten Phase der Alarmreaktion), ein normaler oder ein erniedrigter DHEA-Spiegel vorliegen (☞ Kap. 16.5.5). Stress führt zu Nebennierenhyperplasie und Gonadenatrophie (Selye, 1976). Selye sprach von einem „Shift" der Hypophysenhormone im Sinne von mehr ACTH bei weniger Gonadotropinen. Stress führt zu Amenorrhö bei Frauen und Kryptochismus bei Knaben (Pottenger und Simonsen, 1938, in Walther, 2000). Typische Beispiele sind die Amenorrhoe bei Anorexia nervosa und Bulimie mit Shift zu einem Überwiegen der ACTH-Sekretion (Brooks-Gunn et al., 1987)

DHEA und Anti-Aging

Buvat (2003) gibt als Resultat von plazebokontrollierten Doppelblindstudien Vorteile der DHEA-Supplementierung in Dosen von 30–50 mg bei Nebenniereninsuffizienz bei Frauen mit Mangel an Libido und depressiver Stimmung, auch bei einer Untergruppe von 70- bis 79-jährigen Frauen, an. Ebenso stellt er positive Wirkungen auf die Knochendichte bei Frauen über 60 Jahre fest. Dosierungen von 200 mg/Tag zeigten eine hemmende Wirkung auf die Aktivität eines systemischen Lupus erythematodes. Kohut et al. (2003) beschrieben einen minimalen Effekt von DHEA- und Androstendionsupplementierung auf die Immunkompetenz (IL-1β und Phytohämagglutinin[PHA]-induzierte IL-2-, IL-4-, IL-10- oder IFN-γ-Produktion) bei durch Supplementierung erhöhten Serumspiegeln von Androstendion, Testosteron, Dihydrotestosteron und Estradiol.

Kahn et al. (2002) fanden keine Verbesserung des Knochenumsatzes bei Männern im Alter von 56 bis 80 Jahren, die während sechs Monaten mit DHEA substituiert wurden, bis zu einem Serumspiegel, wie er jungen Männern entspricht. Stoll (1999) stellt fest, dass langfristige DHEA-Supplementierung IGF-1-Erhöhung im Serum verursacht und dies eine Stimulation von Estrogenrezeptoren der Mamma verursachen kann, die in postmenopausalen Frauen das Mammakarzinomrisiko erhöhen kann. Dieses Risiko ist erhöht bei adipösen Frauen.

Van Niekerk et al. (2001) fanden in plazebokontrollierter Doppelblindstudie bei Supplementierung von Männern im Alter zwischen 62 und 76 Jahren mit 50 mg DHEA keine Verbesserung von Befinden, kognitiven und Gedächtnisleistungen. Interessante Daten dieser Untersuchung waren auch, dass höhere morgendliche DHEA-Speichelwerte mit niedriger Verwirrung (confusion), hohe abendliche Werte mit niedriger Ängstlichkeit (anxiety) und besserer Stimmung morgens assoziiert waren. Höheres morgendliches Kortisol und Kortisol/DHEA-Verhältnis war mit höherer Ängstlichkeit, größerer Stimmungsstörung und schlechter Stimmung abends sowie schlechterem räumlichen visuellen Gedächtnis assoziiert, was den Suppressionseffekt von Kortisol auf das Gedächtnis (☞ dort) belegt.

Huppert et al. (2001) geben ein Review von vier deutschen Studien, in denen DHEA zwei Wochen oder weniger supplementiert wurde, und einer amerikanischen Studie, in der drei Monate lang supplementiert wurde. Die deutschen Studien (mit standardisierten Skalen) ergaben keinen Vorteil der Supplementierung, die amerikanische Studie eine Besserung des Befindens (nach einer Assessmentliste) bei 67% der Männer und 82% der Frauen. Die Libido veränderte sich nicht. Schlienger et al. (2002) fassen zusammen: DHEA und DHEA-S wirken in den peripheren Geweben als Androgen- und Estrogenvorstufen. Sie werden auch als Neurosteroide betrachtet. Die Substitution scheint beim Menschen außer bei Nebenniereninsuffizienz und einem „interessanten Aspekt" bei Lupus erythematodes wenig Nutzen zu haben. Trotz des messbaren Abfalls mit dem Altern ist es kein Wundermittel dagegen. Eventuell kann es ein guter Weg sein, bei menopausalen Männern Androgene zu supplementieren. Weitere Untersuchungen, auch über die Risiken, sind notwendig.

Legrain und Girard (2003) untersuchten in einer plazebokontrollierten Studie den Effekt von 50–100 mg/Tag DHEA bei 280 Menschen über 60 Jahre während maximal eines Jahres auf Stimmung, Wohlbefinden, kognitive und sexuelle Funktion, Body Mass Index, vaskuläre Risikofaktoren, Immunfunktion und Haut. Sie fanden keinen signifikanten Effekt. Römmler (2003) gibt detaillierte Empfehlungen zur Dosierung von DHEA und argumentiert mit der Vermeidung von Nebenwirkungen wie Schlafstörung, Unruhe, Kopfschmerzen, Akne, Hirsutismus, Haarverlust und Ausdünstungen. Positive Wirkungen werden einfach global als „epidemiologisch belegt" angenommen.

Diese Literaturangaben dienen nur zur kursorischen Übersicht. Mehr zur DHEA-Supplementierung in der Andropause ☞ Kap. 16.9.6.

16.5.4 Klinische Pathologie

Hyperkortisolismus

Ursachen

Beim Cushing-Syndrom besteht ein Zuviel an Glukokortikoidwirkung. Die häufigste Ursache des Cushing-Syndroms ist dabei die iatrogene exogene Zufuhr von Glukokortikoiden im Rahmen unterschiedlicher Krankheitsbilder. Endogen entsteht ein Hyperkortisolismus durch inadäquate Mehrsekretion von Kortisol mit Erhöhung des zirkulierenden freien Kortisols, einen Verlust der normalen Feedback-Regulation und eine gestörte Tagesrhythmik der Hypothalamus-Hypophysen-NNR-Achse.

Pathologische ACTH-Hypersekretion
Bei hypophysärer Ursache eines endogenen Hyperkortisolismus wird auch vom Morbus Cushing gesprochen, bei der paraneoplastischen ACTH-Sekretion vom ektopen Cushing-Syndrom. Ein ACTH-abhängiges kann vom ACTH-unabhängigen Cushing-Syndrom unterschieden werden. Bei ersterem liegt in den meisten Fällen ein ACTH-sezernierendes Adenom der Hypophyse vor (Morbus Cushing), selten auch ein hypothalamischer CRH-Exzess (z. B. beim Gangliozytom). Eine ektope ACTH-Sekretion entsteht manifest typischerweise durch ein kleinzelliges Bronchialkarzinom, die okkulte ektope ACTH-Sekretion meist durch weniger maligne Tumoren (z. B. Karzinoide, Lehnert, Allolio et al., 2003).

Glukokortikoidproduzierende Nebennierentumoren
Beim ACTH-unabhängigen Cushing-Syndrom liegt in der Mehrzahl der Fälle ein einseitiger Nebennierentumor vor (Adenom oder Karzinom), seltener eine bilaterale Hyperplasie beider Nebennieren. Insgesamt ist ein manifestes endogenes Cushing-Syndrom selten. Frauen sind deutlich häufiger betroffen als Männer. Der Erkrankungsgipfel liegt zwischen der dritten und fünften Lebensdekade.

Symptome und Folgestörungen

Es gibt nach Lehnert, Allolio et al. (2003) sog. A-Symptome, die isoliert noch keinen Cushing-Verdacht zulassen, und sog. B-Symptome, die in Kombination mit A-Symptomen zum begründeten Verdacht auf Vorliegen eines Cushing-Syndroms führen (Lehnert, Allolio et al., 2003).

- **A-Symptome:** Adipositas, pathologische Glukosetoleranz, Diabetes mellitus, Hirsutismus, Alopezie, Hypertonie und osteoporotische Wirbelkörperfrakturen;
- **B-Symptome:** Hautveränderungen, Hautatrophie, Rubeosis, Plethora, Ekchymosen, Striae, Akne, Hautinfektionen, stammbetonte Fettgewebsverteilung, Facies lunata, Myopathie (Schwierigkeiten beim Treppensteigen durch Muskelschwäche), Zyklusstörungen (sekundäre Amenorrhö) bzw. Impotenz und psychische Auffälligkeiten, besonders Depressionen.

Weitere labortechnische Hinweise für Überfunktion sind in 10–20% Hypokaliämie (insbesondere bei ektoper ACTH-Sekretion), Lymphopenie, Eosinopenie, leichte Granulozytose, teilweise Polyglobulie. Bei Symptomen eines Cushing-Syndroms ist eine entsprechende Ausschlussdiagnostik (labortechnisch, bildgebende Verfahren) indiziert. Nach wie vor wird die definitive Diagnose heute noch häufig zu spät gestellt, zu einem Zeitpunkt, an dem bereits irreversible Schäden (z. B. Frakturen) eingetreten sind.

Schilddrüsenfunktionsstörungen
Erhöhes Kortisol hat eine supprimierende Wirkung auf die 5'-Dejodinase, die inaktives T_4 in aktives T_3 umwandelt. T_4 wird in aktives T_3, inaktives reverses T_3 (rT_3), T_3-Sulfat (T_3S) und Trijodthyoacetat (T_3AC) umgewandelt (☞ Abb. 16.21). rT_3 ist unter Stress zwar erhöht, aber wohl nicht aufgrund vermehrter Bildung, sondern aufgrund verminderten Abbaus. Daher sind wohl die relativ vermehrte Bildung von T_3S und T_3AC auf Kosten der aktiven T_3-Form für die relativen T_3-Mangelzustände bei pathologischen Hyperkortisolzuständen ebenso wie in der Alarm- und Adapatationsphase des Stresssyndroms verantwortlich (LoPresti und Nicoloff, 1997, Stratakis und Chrousos, 1995, Stockigt, 1997).

Abwehrschwäche
Hyperkortisolzustände führen zu einer Suppression von sekretorischem IgA (sIgA), ein extrem häufiger Befund in den Stuhlanalysen. Dies führt zu erniedrigter Kolonisationsresistenz (☞ Kap. 7), Dysbiose und schließlich Malassimilationssyndrom mit „Leaky gut" (Guhad et al., 1996).

Osteoporoseneigung
Kortisolerhöhung führt zu Kalziummalabsorption und verminderter Knochenmineralisation (Manolagas et al., 1979, Bockman und Weinerman, 1982). Dadurch ist das Risiko von Wirbelkörper- und Schenkelhalsfrakturen erhöht (☞ auch Kap. 16.8).

Zentralnervöse Folgen
Der Hippokampus ist Teil des limbischen Systems und hat Aufgaben bei der analytischen Deutung von Außenreizen sowie deren Erinnerung. Er wird durch CRH supprimiert (Bergmann, 1998) und kann durch Kortisol neurotoxisch geschädigt werden. Durch die Suppression kommt es zur Störung der physiologischen Kontrolle der Hypothalamus-Hypophysen-Achse durch den Hippokampus und damit einer weiteren Hochregulation der Kortisolsekretion (De Kloet et al., 1998, Lyons et al., 2000, Weaver et al., 2000). Die Hippokampusdepression hat kognitive Folgen und solche der emotionalen Verarbeitung von Erlebnissen (Bergmann, 1998): Gelerntes kann weniger gut verarbeitet werden, Traumen können nicht rational verarbeitet werden. Hyperkortisolzustände führen zu Einschlafstörungen, da Kortisol einen exzitatorischen Effekt auf das ZNS hat (Davis et al., 1996). Ebenso kommt es zu Veränderungen des REM-Schlafs (Van Cauter et al., 2000).

Insulinresistenz, Leptinresistenz
Insulinresistenz entsteht durch Hyperkortisolismus, Hyperkortisolismus entsteht durch Insulinresistenz (Brindley, 1995). Es handelt sich hier um einen weiteren Circulus vitiosus: Stress mit NNR-Adaptationsreaktion führt bei einigen Menschen zu Fehlernährung mit Fettsucht und diese führt zu alimentär bedingter Insulinresistenz. Insulinresistenz und Hyperkortisolismus sind

mit Leptinresistenz assoziiert (Koistinen et al., 1998, Havel, 1998). Leptin ist ein Proteinkörper, der bei der Fettspeicherung und dem Sättigungsverhalten von Bedeutung ist (Freidman, 1998), Leptinresistenz führt zu vermindertem Sättigungsgefühl, vermehrter Kalorienaufnahme und Fettspeicherung. Insulinresistenz am Rezeptor führt zu vermindertem Eintritt von Glukose in die Zelle, was die Kortisolproduktion stimuliert, um vermehrt Glukose bereitzustellen. Auf der anderen Seite wurde Resistin, ein Proteinfaktor, der an Adipozyten die Differenzierung und Fetteinlagerung zu bremsen scheint, bei DHEA-Mangel, der mit Hyperkortisolismus assoziiert sein kann, vermindert gefunden (Kochan und Karbowska, 2004).

Nebennierenrinden-Insuffizienz

Die fehlende Produktion von Glukokortikoiden in der NNR führt zu Symptomen einer NNR-Insuffizienz.

Primäre NNR-Insuffizienz

Eine primäre NNR-Insuffizienz (Morbus Addison) entsteht durch vollständigen oder teilweisen Verlust der Nebennierenrindenfunktion durch Zerstörung der NNR. Die Ursachen der Zerstörung der NNR sind vielfältig. Am häufigsten sind allmähliche Zerstörungen durch Autoimmunadrenalitis (80–90% der Fälle) oder eine Tuberkulose. Weitere Ursachen sind postoperative Insuffizienzen, Blutungen oder Infarkte, akut bei Meningokokkensepsis, hypovolämische Schockzustände, metastatische Infiltrationen, Sarkoidose, Amyloidose, Hämochromatose, Mykosen (Histoplasmose, mukokutane Kandidosen, ☞ Fallbeispiel in Kap. 7.8), opportunistische Infekte bei AIDS und anderen Immunsuppressionen, Gendefekte, Adrenoleukodystrophie sowie Medikamente (Adrenolytika, Steroidbiosynthese-Inhibitoren wie Ketoconazol, Etomidat u.a. sowie Steroidantagonisten).
Die Entwicklung der Insuffizienz ist abhängig von der Geschwindigkeit des Nebennierenrindenzerfalls. Es besteht eine große Reserve! Erst ein Gewebsverlust von mehr als 90% beider Nebennierenrinden führt zu Symptomen einer Insuffizienz. Das erniedrigte Plasmakortisol verursacht wegen des fehlenden negativen Feedbacks ACTH-Anstieg mit Pigmentierung von Haut, Schleimhaut und Handlinien wegen der Strukturähnlichkeit von ACTH mit MSH.

Sekundäre NNR-Insuffizienz

Primäre Störungen der Hypophyse und des Hypothalamus verursachen eine sekundäre oder tertiäre NNR-Insuffizienz. Eine sekundäre NNR-Insuffizienz entsteht auch durch chronische Glukokortikoidtherapie mit Suppression der ACTH-Sekretion oder durch endogenen ACTH-Mangel bei Ausfall des Hypophysenvorderlappens oder des Hypothalamus.

Symptome

Der Kortisolmangel verursacht allgemeine Symptome wie Erschöpfung, Hypotonie und Hypoglykämie. Der Mineralokortikoidmangel kann Natriumverlust und Kaliumretention, Dehydratation, Hyponatriämie, Hypotonie, Hyperkaliämie (EKG-Veränderungen) und Azidose verursachen.
Chronische Hypoglykämie: Normale Kortisolspiegel sind für die Aufrechterhaltung von normalen Blutglukosespiegeln notwendig (Glykogenolyse, Glukoneogenese). In Fastensituationen oder auch bei ausbleibender Glukosezufuhr während des Tages kommt es bei Nebenniereninsuffizienz und Kortisolmangel zu einer Stressreaktion des Nebennierenmarks mit Katecholaminausschüttung (Burge et al., 2001). Die bekannten Symptome sind Reizbarkeit, Zittrigkeit, Heißhunger, Tachykardie, Depression, Kopfschmerzen etc.

Funktionelle Störungen der Nebennierenrinde

Ursachen

Im funktionellen Bereich sind ausschließlich funktionelle Nebennierenschwäche und -überfunktionen im Rahmen des generellen Adaptationssyndroms (General Adaptation Syndrome, GAS) nach Selye (1976) relevant. Diese funktionellen Nebennierenrindendysfunktionen sind sehr häufig und werden durch jegliche Art von Stress verursacht. Ursache von Disstress im Sinne eines überlastenden Reizes kann dabei sein:

- Körperlicher Stress (Überanstrengung, Operationen, Geburt, strukturelle Veränderungen am Skelettsystem)
- Chemischer Stress (Toxine, Fehl- bzw. Mangelernährung, Allergien)
- Thermischer Stress (Hitze oder Kälte)
- Emotionale Belastungen (Familie, beruflich).

Generalisiertes Adaptationssyndrom

Die biologische Stressreaktion läuft nach Selye als Reaktion auf ein Stresserlebnis (Schockphase) in vier Phasen ab (☞ auch Abb. 16.34).

1. Schockphase
Diese erste kurze Phase ist gekennzeichnet durch akute NNR-Insuffizienz, Blässe, Schweiß, Muskelschwäche, Tachykardie. Die Symptome werden durch Katecholaminausschüttung des Nebennierenmarks erklärbar. Je nach Blutvolumen kann dabei arterielle Hypotonie, Hypertonie oder Normotonie bestehen.

2. Alarmreaktion
Sehr bald folgt diese erste Reaktionsphase: erhöhte Produktion von NNR-Hormonen: Hyperkortisolismus und Hyperaldosteronismus mit niedrigem Na^+/K^+-Quotienten im Urin (normal: 128/60 mval, d.h. etwa 2 : 1), d.h. niedrige Natriumausscheidung, K^+-Verlust. Der Blutdruck kann weiter erhöht sein (Kortisol sensibilisiert die Gefäßwände für Katecholamine), es können weiterhin Hypersympathikotonuszeichen vorliegen wie Schwitzen, später auch Hauttrockenheit, Blässe, Marmorierung der Haut. Dieses Stadium kann bei entspre-

chender Vorschädigung und fortgesetztem großem Stress direkt in die Erschöpfung übergehen.

3. Resistenz- oder Adaptationsphase
Bei kräftiger Konstitution kommt es zur Adaptation an chronischen Stress: NNR-Hypertrophie, Verkleinerung von Lymphknoten und Thymus sind die Zeichen an den Organen. Kortisol ist erhöht, ebenso Aldosteron. Klinische Zeichen sonst variabel wie in der Alarmphase.

4. Erschöpfungsphase
Kortisol und Aldosteron sind in dieser Phase erniedrigt, Natriumverlust im Urin, Kaliumretention. Es liegen verminderte Stressadaptationsfahigkeit, Erschöpfung, Infektanfälligkeit vor. Paradoxe Ödeme (bei allgemeinem Turgorverlust) durch Einstrom von Wasser in die Zelle zur Aufrechterhaltung normaler K^+-Spiegel intrazellulär. In späten Stadien bei Natriumverarmung tritt wieder niedrige Natriumausscheidung auf; dies muss differenzialdiagnostisch und -therapeutisch unbedingt unterschieden werden von niedriger Na-Ausscheidung in der Alarmphase: Dort ist Natriumrestriktion erforderlich, hier Natriumgabe. Weitere typische körperliche Symptome sind rezidivierende SIG-Blockierungen, Lumbalgien, Kniebeschwerden, Fußschmerzen, Lichtempfindlichkeit (wegen der paradoxen Pupillendilatation), orthostatische Kreislaufstörungen.
Klinische funktionelle Zeichen von Nebennierenfunktionsstörungen sind in Tabelle 16.9 gelistet. Sie sind nicht immer spezifisch, was die Unter- bzw. Überfunktion angeht. Die Diagnostik über die Speichelkortisol und -DHEA-Analyse ist daher neben der später beschriebenen Diagnostik der Applied Kinesiology bedeutsam.

Tab. 16.9: Zusammenfassung der Zeichen von Nebennierenfunktionsstörungen

	Pathologisch	Funktionell
Hyperkortisolismus	**M. Cushing, Cushing-Syndrom:** A-Symptome: • Adipositas • pathologische Glukosetoleranz, Diabetes mellitus • Hirsutismus, Alopezie • Hypertonie • osteoporotische Wirbelkörperfrakturen B-Symptome: (erhärten bei gleichzeitigem Vorliegen von A-Symptomen den Cushing-Verdacht): • Hautveränderungen: Hautatrophie, Rubeosis, Plethora, Ekchymosen, Striae, Akne, Infektionen • Stammbetonte Fettgewebsverteilung, Facies lunata • Myopathie (Schwierigkeiten beim Treppensteigen durch Muskelschwäche) • Zyklusstörungen (sekundäre Amenorrhö) bzw. Impotenz • Psychische Auffälligkeiten, besonders Depressionen • Labor: Hypokaliämie (insbesondere bei ektoper ACTH-Sekretion), Lymphopenie, Eosinopenie, leichte Granulozytose, teilweise Polyglobulie; DD: CRH-Test, hoch dosierter Dexamethasontest (☞ Kap. 16.5.5)	**Adaptationssyndrom:** • Insulinresistenz, Leptinresistenz • T_3-Suppression (Störung der Konversion von T_4 in T_3) • Adipositas • Arterieller Hypertonus • Magengeschwüre • Infektanfälligkeit (sIgA-Suppression) • Depressionen • Einschlafstörung • Schwellungsgefühle • Labor: freie Kortisolspiegel (im Speichel) über den Tag integriert erhöht. Kortisolspiegel fallen weniger als normal ab. DHEA im Speichel erhöht, normal oder niedrig
Hypokortisolismus	**Primär: M. Addison,** sekundär und tertiär durch Ausfall der Hypothalamus-Hypophysen-Stimulation: • Hypotonie • Hyponatriämie, Hyperkaliämie • Hypoglykämie • Hautpigmentierung durch ACTH-Erhöhung	**Erschöpfungsphase des Stresssyndroms:** • Erschöpfung, Morgenmüdigkeit • Kopfschmerz nach körperlicher und geistiger Anstrengung, am Wochenende, abends • Immunschwäche, Allergien • Chronische Hypoglykämie: Reizbarkeit, Zittrigkeit, Schwitzen, Kopfschmerzen, Sehstörungen, Depressivität, die durch Zuckerzufuhr temporär besser werden • Heißhungerzustände nach Zucker, Kaffee und anderen Stimulanzien • Durchschlafstörungen • Labor: niedriges Speichelkortisol im integrierten Tagesprofil, normales oder niedriges DHEA
Aldosteronmangel	**Primär: M. Addison**	**Erschöpfungsphase des Stresssyndroms:** • Hypotonus • Verminderter Hautturgor, trockene Schleimhäute und Zunge • Polyurie • Paradoxe Pupillenreaktion auf Licht, Lichtempfindlichkeit • Schellong-Test pathologisch: Abfall des mittleren Blutdrucks bei Wechsel vom Liegen zum Stehen • Schwellungen der unteren Extremität

16.5.5 Labordiagnostik

■ Ausschluss von Pathologien

Hyperkortisolismus

Biochemische Diagnosesicherung: niedrig dosierter Dexamethason-Kurztest, Messung des freien Kortisols im 24-h-Urin und Analyse der Kortisoltagesrhythmik (Thomas, 2005). Der **niedrig dosierte Dexamethason-Kurztest** ist zum Ausschluss eines Cushing-Syndroms sehr zuverlässig, kann jedoch bei einer Reihe von klinischen Situationen (Depression, starker Stress, Infektionskrankheiten, B-Symptomatik, ☞ oben) ebenfalls pathologisch ausfallen. Bei Gesunden supprimiert Dexamethason den Morgenwert (n = 50–250 ng/ml) unter 50 ng/ml.
Die Differenzialdiagnose des Cushing-Syndroms kann über zwei endokrinologische Funktionstests, den CRH-Test und den hoch dosierten Dexamethasontest erfolgen (Lehnert, Allolio et al., 2003). Therapeutisch ist bei Adenomen in der Regel die chirurgische Entfernung der pathologischen Hormonquelle die Therapie der Wahl.
CRH-Test: Nach einer Ruhephase von zwei Stunden (basales Plasmakortisol) werden 100 mg humanes CRH injiziert. 15, 30, 45, 60 Minuten danach werden Kortisol und ACTH bestimmt. Beim hypophysären Cushing-Syndrom wird eine überschießende Sekretion gemessen, beim NNR-Tumor kein Anstieg.

Hypokortisolismus

Primäre NNR-Insuffizienz
Bei der primären NNR-Insuffizienz sind ACTH und der Plasmareninspiegel erhöht, Aldosteron erniedrigt.
Standard der Labordiagnostik bei NNR-Insuffizienz ist der **ACTH-Kurztest:** Bei primärer NNR-Insuffizienz ist das Serumkortisol erniedrigt und wird durch exogene ACTH-Gabe nicht oder nur unwesentlich stimuliert, weil die endogene ACTH-Produktion bereits maximal ist. Das basale Plasma-ACTH ist bei primärer NNR-Insuffizienz in der Regel deutlich erhöht. Bei Gesunden stimuliert ACTH die Morgenwerte um zwei Drittel. Bei der primären NNR-Insuffizienz findet sich typischerweise eine erniedrigte oder niedrig normale Konzentration des Serumaldosterons bei gleichzeitig deutlich stimulierter Plasmareninaktivität. Das Serum DHEA ist regelhaft erniedrigt. Es bestehen Hyponatriämie und Hyperkaliämie sowie eine Eosinophilie.

Sekundäre und tertiäre NNR-Insuffizienz
Falls bei fehlendem Anstieg des Kortisols im Plasma im ACTH-Test das basale Plasma-ACTH niedrig normal oder nicht nachweisbar ist, liegt eine sekundäre oder tertiäre NNR-Insuffizienz vor (Hinweis auf pathologische Veränderung im Hypophysen-/Hypothalamusbereich). Der Aldosteronspiegel ist normal und damit auch die Elektrolyte. Diese Konstellation kann auch nach längerfristiger exogener Glukokortikoidgabe vorliegen.
Eine weitere Differenzierung zwischen der sekundären und tertiären NNR-Insuffizienz kann mittels CRH-Test erfolgen: Eine hypophysenbedingte Nebenniereninsuffizienz liegt vor, wenn die ACTH- und Kortisolwerte nicht durch CRH stimulierbar sind. Das basale ACTH ist dabei niedrig. Bei einer tertiären Insuffizienz steigen sie unter Umständen prolongiert an. (Lehnert, Allolio et al., 2003).
Die Therapie besteht in der Substitution mit Hydrokortison (20–30 mg/Tag), bei primärer NNR-Insuffizienz zusätzlich Fludrokortison (Mineralokortikoid). Die Kortisondosis muss bei schweren Erkrankungen, Operationen, körperlicher Schwerstarbeit, Stress, Reisen etc. verdoppelt werden.

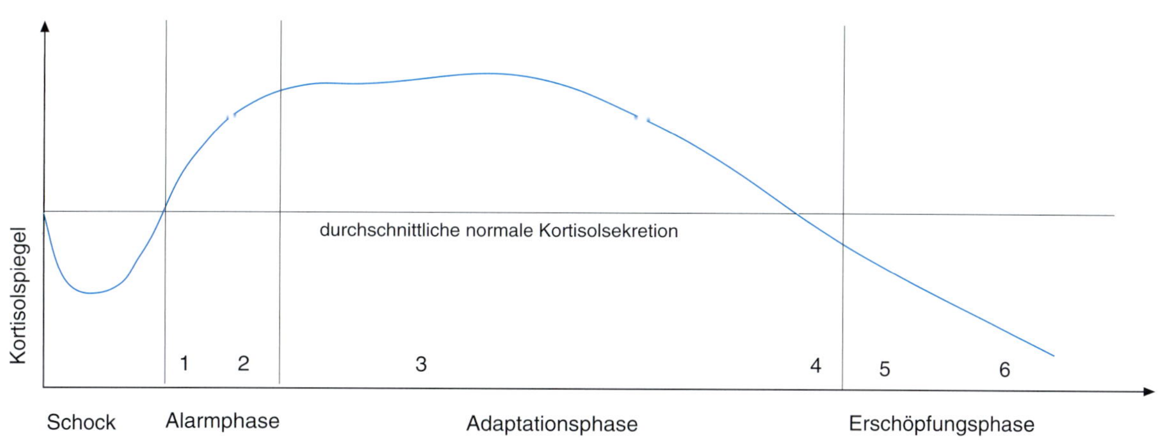

1. Alarmstadium: sowohl Kortisol als auch DHEA erhöht
2. Alarmstadium: Kortisol erhöht, DHEA normal
3. Adaptationsstadium: Kortisol erhöht, DHEA erniedrigt
4. Adaptationsstadium: Kortisol erniedrigt, DHEA erniedrigt
5. Erschöpfungsstadium: Kortisol erniedrigt, DHEA normal oder erniedrigt
6. Erschöpfungsstadium: Kortisol erniedrigt, DHEA erniedrigt

Abb. 16.34: Die Praxis zeigt, dass auch die zirkadiane Speichelanalytik häufig nicht vollständig dem klinischen Gesamtbild und besonders dem Befinden des Patienen gerecht wird. Patienten mit ausgeprägtem Erschöpfungssyndrom, die mit einer Therapie der Nebennieren gebessert wurden, zeigten häufig eine normale bis fast normale Laboranalytik. Eine funktionelle Diagnostik kann hier weiterhelfen. Die Mittel dazu liefert die Applied Kinesiology.

Labordiagnostik funktioneller Störungen

Speichelhormonanalyse zirkadian

Die funktionelle Diagnostik sollte die zirkadiane Messung freien Kortisols (nicht proteingebunden, die wirksame Form) und des DHEA immer mit umfassen. Der Patient wird instruiert, um 8.00 Uhr, 12.00 Uhr, 16.00 Uhr und 20.00 Uhr je 2 ml Speichel zu produzieren (auf einem Zitronenschwämmchen kauen und in eine Viole spucken). Daraus wird einmal DHEA und aus allen Proben Kortisol bestimmt. Stimulanzien wie Kaffee, Nikotin müssen am Testtag, Medikamente, die die Nebennierenfunktion beeinflussen können, wie Phytotherapeutika, am besten vier Tage vor dem Test weggelassen werden. Wurden Kortikoide eingenommen, so kann ein akkurater Test evtl. bis drei Monate später nicht erfolgen. Der Verlauf der Kortisolsekretion ist ein entscheidendes Kriterium neben dem Verhältnis zum DHEA („Stressindex"). Es geht um die Differenzialdiagnostik des generelllen Adaptationssyndroms (GAS).

16.5.6 Diagnostik und Therapie mit der Applied Kinesiology

Schritt 1: Klinische Zeichen

Schellong-Test (Ragland-Zeichen)
Nehmen Sie bei anamnestischen Zeichen, wie sie aus der Tabelle 16.9 hervorgehen, eine funktionelle Untersuchung vor, die mindestens die Durchführung eines Schellong-Tests (Ragland-Effekt der AK-Literatur) beinhalten soll. Der diastolische Blutdruck sollte durch physiologische Vasokonstriktion beim Wechsel vom Liegen zum Stehen um 10 mmHg ansteigen. Verantwortlich hierfür sind das Renin-Angiotensin-System und die Katecholamine. Diese sind bei Hypokortisolismus vermindert wirksam, selbst wenn das Nebennierenmark ausreichende Mengen produziert. Der Test ist im Adaptationsstadium nicht auffällig. Auf der anderen Seite müssen andere Ursachen orthostatischer Fehlregulation (z. B. neuraler Art, Thiaminmangel [Dreyfus, 1979 in Walther, 2000], Antihypertensiva u. a. [Ziegler, 1980]) ausgeschlossen werden.

Pupillenlichtreaktion
Nehmen Sie weiterhin einen Augenspiegel: Prüfen Sie die Pupillenreaktion auf Licht. Die Pupillokonstriktion soll über mehrere Sekunden konstant gehalten werden. Bei Nebennierenschwäche kommt es aufgrund der Elektrolytverschiebungen durch Aldosteronmangel zu einem Fluktuieren, was anders ist als das Flackern beim Hippus der mesenzephalen Funktionsschwäche oder einer, nach kurzer Konstriktion, paradoxen Dilatation auf Licht (Schmitt, 1981, Walther, 2000). Differenzialdiagnostisch muss hier also eine mesenzephale Schwäche bedacht werden: Die Lichtreaktion ist ein diagnostisches Zeichen für diese Hirnregion, da dort der Ncl. Edinger-Westphal des kranialen Parasympathikus, der für die Pupillokonstriktion verantwortlich ist, lokalisiert ist. Verminderte Parasympathikusaktivität führt zu Sympathikusenthemmung, das heißt, die dilatatorischen Impulse des Sympathikus überwiegen relativ (☞ Garten, 2004, Kap. 12.3.2).

Arteriovenöse Ratio am Augenhintergrund
Betrachten Sie den Fundus mit Ihrem Augenspiegel. Dabei ist eine Pupillendilatation nicht notwendig. Vergleichen Sie den Durchmesser von Arterien und begleitenden Venen um die Papille. Ein Verhältnis der Durchmessser von mehr als 1 : 1,5 spricht für Konstriktion der Arterien und mehr oder weniger ausgeprägtes venöses Pooling (☞ Garten, 2004, Kap. 12.2.7, 12.2.8 und 12.3.2). Dies ist ein sichtbares Zeichen für Hypersympathikotonus, der mit allen Phasen des GAS assoziiert sein kann. Nebennierengeschwächte können daher auch einen arteriellen Hypertonus haben, der instabil ist und mit orthostatischer Fehlregulation vergesellschaftet sein kann (☞ oben).

Herztöne
Normalerweise ist der zweite Herzton etwa ein Drittel so laut wie der erste. Bei Nebennierenschwäche kann es zu pulmonaler Hypertension kommen, da Kortisolmangel eine verminderte Sensitivität der Bronchien auf Katecholamine (β-Rezeptoren) mit sich bringt. Dies ist im Übrigen die Begründung für Asthma- und Allergiesymptome bei Nebennierenschwäche. Der Pulmonaliston ist also bei pulmonalem Hypertonus akzentuiert. Ebenso kann es zu einer Akzentuierung des Trikuspidalistons kommen, wenn durch ein venöses Pooling im Abdominal- und Beckenraum eine Leberstauung und in der Folge eine portale Hypertension und Hämorrhoiden auftreten (Schmitt, 1981, 1987).

Rogoff-Zeichen
Die Kostotransversalgelenke 11 und 12 können bei Nebennierenfunktionsstörung palpationsschmerzhaft sein (Schmitt, 1981, Walther, 2000).

Schritt 2: Labortests

In der Praxis wird die Labordiagnostik beim ersten Kontakt mit dem Patienten und entsprechend dem Hinweis funktioneller Diagnostik angesetzt. Der Patient nimmt die entsprechenden Untersuchungsröhrchen und die Anleitung mit nach Hause und schickt sie dann selbst ins Labor. Es werden das Kortisoltagesprofil und DHEA im Speichel gemessen. Dies ist wesentlich aufschlussreicher als eine einmalige Bestimmung von freiem Kortisol und DHEA-S im Serum.
Es sollte dann noch eine Blutabnahme für die Bestimmung von Na^+ im Serum (oder Vollblut) und K^+ im Vollblut erfolgen. Da Zink, Mangan und Kupfer auch von Bedeutung sind, kann direkt eine Vollblutanalyse der üblichen Mineralstoffe und Spurenelemente durchgeführt werden (z. B. Labor Bayer, Stuttgart, Bopserwaldstr. 26, 70184 Stuttgart, Tel.: 0711-16 41 80). Erst bei weiteren Verdachtsmomenten wird eine weitere Diagnostik wie ACTH-, CRH-, Dexamethason-Test etc. angesetzt.

Schritt 3: Assoziierte Muskeldysfunktionen

Testen Sie nunmehr alle Nebennieren-assoziierten Muskeln: M. sartorius (nach Leaf [1996] möglicherweise eher der Nebennierenrinde zugeordnet), M. gracilis (nach Leaf [1996] eher dem Nebennierenmark zugeordnet) und M. tibialis posterior. Der M. gastrocnemius

ist nach GOODHEART zwar auch der Nebenniere zugeordnet, aber nur in schweren Fällen organbedingt dysreaktiv und schwer zu testen.
Testen Sie für die notwendige Gesamtevaluierung auch die M. piriformis, M. gluteus medius und Adduktoren (Gonaden), den M. teres minor (Schilddrüse), den M. pectoralis major sternalis (Leber), die M. rectus femoris und M. tensor fasciae latae (Dünn- und Dickdarm), M. infraspinatus (Thymus) sowie M. latissimus dorsi (Pankreas). Bestimmen Sie Hypo-, Normo- und Hyperreaktion sowie durch TL der zugehörigen Neurolymphatischen Reflexe die „51 %er".

Schritt 4: Sind die Organe verantwortlich für die Muskeldysfunktion?

Prüfen Sie, ob die dysreaktiven Muskeln bei Therapielokalisation der eigenen neurolymphatischen Reflexpunkte oder über dem assoziierten Organ selbst normoreaktiv werden. Wenn dies der Fall ist, dokumentiert dies die Verursachung der Muskeldysfunktion durch die assoziierte Organdysfunktion. Für die 51 %er ist diese Beziehung bereits klar (☞ oben).

Schritt 5: Primäre Störung der Nebennieren?

Prüfen Sie, ob die TL der Glabella die Nebennieren-assoziierten Muskeln normalisiert. Wenn dies der Fall ist, ist die Hypophyse bzw. Hypothalamus-Hypophysen-Achse für die Dysfunktion verantwortlich. Lassen Sie noch eine TL zu den NL-Reflexen der anderen Hormondrüsen durchführen.
Die TL des primär und führend gestörten Organs normalisiert alle hormonassoziierten dysreaktiven Muskeln (☞ Kap. 16.1). Im Falle einer Nebennierendysfunktion ist dies meist die Nebenniere selbst oder die Hypothalamus-Hypophysenchse. Prinzipiell kann aber auch ein Detoxifikationsproblem (TL des NL-Reflexpunktes der Leber) oder ein immunologischer Stress (NL-Reflex des Thymus) eine ganze Reihe von Organdysfunktionen und hormonelle Dysbalancen auslösen. Auch ein Malabsorptionssyndrom (TL der NL-Reflexe von Dünndarm und /oder Dickdarm) kann die primäres Störung sein (s. u.). Gehen Sie dann zur Testung der Nebennierensupplemente weiter. Wenn die Nebennieren-assoziierten Muskeln nicht dysreaktiv sind, führen Sie einen Challenge versteckter Stressreaktionen durch.

Schritt 6: Subklinische Dysfunktion: Nebennieren-assoziierte Ligament-Stressreaktion

In Fällen, in denen Sie normoreaktive zugeordnete Muskeln wie oben finden, führen Sie eine von GOODHEART (1976) gefundene Provokation durch (WALTHER, 2000, LEAF, 1996):

- Dazu müssen Sie zunächst noch die Nackenflexoren testen. Wenn diese hyporeaktiv sind, zunächst mit den sieben Faktoren des viszerosomatischen Systems behandeln (☞ Kap. 2.5.1).
- Die Therapielokalisation der Sakroiliakalgelenke durch den Patienten führt bei Nebennieren-assoziierter Ligament-Stressreaktion zu einer Hyporeaktion ausschließlich des M. sartorius und des M. gracilis (den M. tibialis posterior brauchen Sie in der Regel nicht mehr testen). Andere normoreaktive Muskeln ändern ihre Reaktion im Test durch diese TL nicht. Testen Sie die Muskeln auf der Gegenseite der TL, damit sich die biomechanischen Verhältnisse nicht verändern. Diese Konstellation deutet auf eine Ligamentschwäche im Sakroiliakalgelenksbereich hin, die nach einem Postulat GOODHEARTS (1976) durch toxische Abbauprodukte der Katecholamine zu Adrenochrom und Adrenolutin verursacht wird. Er führte dieses Phänomen unter dem Namen „Emotional Backache", da häufig chronische Kreuzschmerzen damit assoziiert sind, die auf eine strukturelle Behandlung nicht oder schlecht reagieren (☞ Fallbeispiel 3 und 4 in diesem Kapitel).
- Wenn der Patient seine Fäuste unter die Sakroiliakalgelenke platziert und damit einen Ligamentstress ausübt (LEAF, 1996), werden in vielen Fällen auch nur die Nebennieren-assoziierten Muskeln inhibieren.
- Wenn der Patient die Sakroiliakalgelenke therapielokalisiert, werden die Nackenflexoren inhibiert, wenn der Patient den Kopf von der Unterlage anhebt und Sie Druck auf den Scheitel ausüben (Stress auf die subokzipitalen Ligamente).

Schritt 7: Supplemente

Die Dysreaktion der Nebennieren-assoziierten Muskeln und die oben geschilderten Challenges werden durch orale Provokation mit einem geeigneten Nebennieren-Supplement aufgehoben. In der Praxis der Autoren haben sich ADR-Formula™ (PE, bestehend aus: Panax ginseng, Eleutherococcus, Radix glycyrrhicae, Nebennierenextrakt, Pantothenat und Vitamin C) und Cortrex™ (Thorne) besonders bewährt. Daneben werden die unten aufgeführten Substanzen getestet. Sie werden für zwei Wochen verordnet und dann wird nachgetestet. Die Dosierung von Präparaten wie ADR-Formula muss vom Patienten anhand der Therapiereaktion selbst mit ausgetestet werden. Im Adaptationsstadium und bei Ligamentstressreaktion wie oben beschrieben sind höhere Dosen als die üblichen 3 × 1 Kapseln notwendig. Bis zu stündlich eine Kapsel wurde von GOODHEART empfohlen und hat sich bewährt (☞ Fallbeispiel 4).

Pantothensäure, Vitamine und Spurenelemente

Vitamin B_5 ist ein wichtiger Kofaktor der Steroidsynthese und hat gleichzeitig die Fähigkeit, modulierend zu wirken: Hypersekretion von Kortisol kann herunterreguliert werden, ebenso wie bei Mangel eine Hochregulation erfolgen kann (ONUKI und HOSHINO, 1970, ONUKI und SUZAWA, 1970). Weitere Kofaktoren sind die Vitamine B_2, B_3, B_6, E, A, Zink, Mangan, Kupfer (☞ Abb. 16.35). Kupfermangel wurde bei Ratten mit DHEA-Mangel assoziiert (KLEVAY und CHRISTOPHERSON, 2000).
Die Kofaktoren der Katecholaminsynthese gehen aus Abb. 16.3 hervor: Vitamin B_6, B_{12}, Folsäure und Vitamin C.

Phosphatidylserin

Neben einer antioxidativen Wirkung, einer positiven Wirkung auf Gedächtnis und Stimmung wird Phosphatidylserin auch eine kortisolsenkende Wirkung zugeschrieben (MONTELEONE, BEINAT et al., 1990, MONTELEONE, MAJ et al., 1992).

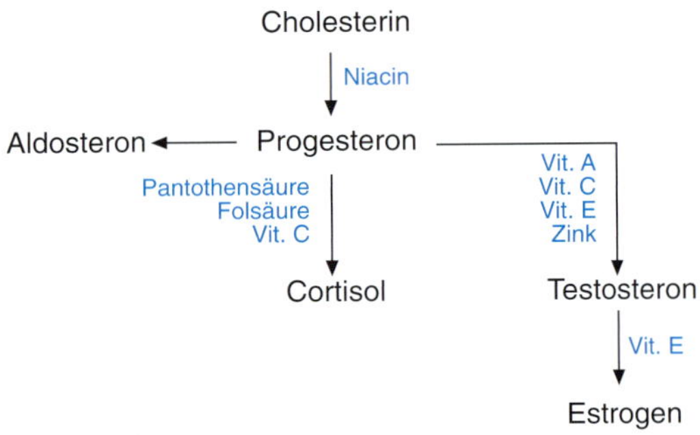

Abb. 16.35: Kofaktoren der NNR-Hormon-Synthese nach Leaf (1996)

Radix glycyrrhizae, Glycyrrhizin
Glycyrrhizin hat die Fähigkeit, die 11β-Hydroxylase herunterzuregulieren, die Kortisol in das weniger aktive Kortison umwandelt. Dies hat einen Kortisolspareffekt zur Folge, was die Synthesearbeit der Nebenniere schont (Bensky, Klavey et al., 2004). Weitere positive Wirkungen sind Estrogenmodulation, Antioxidation und Immunmodulation.

Panax ginseng
Koreanischer Ginseng ist wohl das bekannteste Phytotherapeutikum zur Stressadaptation. Ginsengsaponine regulieren die Adrenalinsekretion der chromaffinen Zellen des Nebennierenmarks im Sinne von Neuromodulatoren: Sie wirken an den spannungsabhängigen Ca^{2+}-Kanälen (Kim, Hong et al., 1998, Kim, Lee et al., 1998). Ginsengsaponine wirken modulierend auf Stressreaktionen über Neurotransmittermechanismen an der Hypothalamus-Hypophysen-Achse (Huong, Matsumoto et al., 1998). Die Stressantwort wird betont durch Ginsengsaponine (Fulder, 1981). Daher scheint dieses Phytotherapeutikum besonders im Erschöpfungsstadium des GAS indiziert zu sein. Ginsengmetaboliten (Protopanaxadiol-Saponine) wurden darüber hinaus als antikanzerös (apoptosefördernd) eingestuft (Yim, Jong et al., 2005). Roter Ginseng soll positive Effekte auf kognitive Funktionen haben (Nishijo, Uwano et al., 2005). Die postulierten Verbesserungen von Abwehrmechanismen werden der Induktion der NO-Synthetase zugeschrieben (Friedl, Moeslinger et al., 2001, Jeon, Kim et al., 2000, Park, Kim et al., 2001).

Eleutherococcus senticosus
Sibirischer Ginseng hat stressadaptierende Eigenschaften auf die Hypothalamus-Hypophysen-Nebennieren-Achse und auch im Übrigen dem Koreanischen Ginseng ähnliche Wirkungen Golotin, Gonenko et al., 1989, Nishibe, Kinoshita et al., 1990, Hibasami, Fujikawa et al., 2000).

DHEA
Die Supplementierung von DHEA wird hier ganz ans Ende der Betrachtung gestellt, da diese im regulationsmedizinischen Sinne nur eine Notlösung darstellt. Dennoch ist das Stresssyndrom wohl die einzige wirklich sinnvolle Indikation zur temporären Supplementierung (☞ „Antiaging", Kap. 16.5.3). Das Ziel regulativer Therapie ist nicht der Hormonersatz, sondern die Normalisierung der Organfunktion durch „Hilfe zur Selbsthilfe". Nur in Ausnahmefällen ist der Hormonersatz indiziert und auch dann erscheint primär die Supplementierung von Pregnenolon sinnvoll, da dieses an der Kreuzungsstelle der Hormonsynthese steht und den Engpass bei erhöhter Anforderung an die Synthese darzustellen scheint. Testen Sie aber durchaus ein DHEA-Präparat, wenn Sie dies für sinnvoll erachten; Sie werden erstaunt sein, wie häufig bei augenscheinlicher Nebennieren-Funktionsstörung die Substanz negativ testet. Wer nur nach den Ergebnissen des Speichel- oder Serumtests supplementiert, hat natürlich den funktionellen Zugang der AK nicht zur Verfügung.

Schritt 8: Sieben Faktoren des viszerosomatischen Systems testen

Wenn Sie die Reflextherapiemöglichkeiten über das Ohr und die NPSO (Neue punktuelle Schmerz- und Organtherapie, ☞ unten) nützen wollen, sollten Sie zunächst alle therapiebedürftigen Faktoren per TL (diese normalisiert den dysreakiven Muskel) suchen und dann erst nach Nadelung des Ohres oder der NPSO-Zone behandeln (☞ unten). Von den sieben Faktoren (☞ Kap 2.5.1) müssen Sie für alle gestörten Organe, natürlich aber besonders des „führenden" mindestens die Wirbelebenen korrigieren und die neurolymphatischen Reflexe anterior und posterior (☞ auch Abb. 16.39) stimulieren.

Schritt 9: Ohrakupunktur, NPSO

Verwenden Sie aus Gründen der Testung der richtigen Nadelposition in einer Sitzung nur ein Somatotop: Wenn die erste Nadel sitzt, ist der Muskel normoreaktiv und es fehlt Ihnen der Kontrollparameter für eine zweite Nadel. Wenn Sie nicht den Punkt für die primär gestörte Drüse genadlet haben, werden die vor der Nadelung dysreaktiven nach Temporal Tap wieder dysreaktiv. Nadeln Sie dann die Punkte für Hypophyse (☞ Abb. 16.18), Schilddrüse (☞ Abb. 16.26), Gonaden (☞ Abb. 16.43). Nadelung des Punktes für die führende Drüse hält die dysreaktiven Muskeln auch nach Temporal Tap stabil.

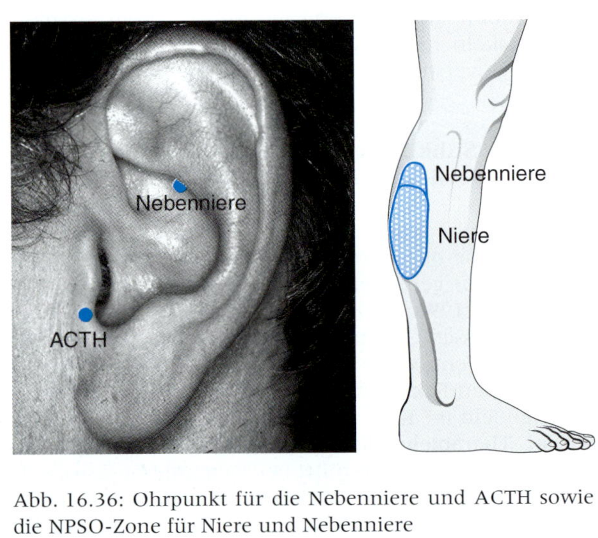

Abb. 16.36: Ohrpunkt für die Nebenniere und ACTH sowie die NPSO-Zone für Niere und Nebenniere

Schritt 10: Sieben Faktoren des viszerosomatischen Systems behandeln

Korrigieren Sie nunmehr die in Schritt 8 als behandlungsbedürftig getesteten Faktoren. Sehr wichtig ist im Zusammenhang mit Nebennierendysfunktionen die viszeral osteopathische Korrektur von Nierenptosen, die, wie zu Beginn des Kapitels beschrieben, zur Separation von der Nebenniere und damit zu Organstress mit funktioneller Nebenmiereninsuffizienz führen können. Dies ist ein Befund, der insbesondere bei Frauen häufig zu finden ist und mit Energielosigkeit und Erschöpfbarkeit einhergeht. Auch bei Anorexie und Mangelernährung anderer Ursache (z.B. forcierte Fastenkuren) kommt es durch den Gewichtsverlust zum Einschmelzen des pararenalen Fettkörpers, wodurch eine Nierenptose entstehen kann. Zur Erinnerung: Prä- und postrenale Faszie verschmelzen oberhalb der Nebenniere und sind fest mit dem Diaphragma verbunden. Nebenniere und Niere sind durch die Lamina interadrenorenalis getrennt. Die Fasciae praerenalis und postrenalis verlieren sich im Fettgewebe der Fossa iliaca; das heißt, dass die Nieren in einem nach unten offenen Sack liegen und ausschließlich durch den Druckgradienten zwischen Thorax und epi- bzw. hypogastrischen Raum und den Druck der Abdominalwand an ihrem Platz gehalten werden.

Die topographischen Beziehungen der Nieren nach dorsal sind aus den Anlagerungsflächen ableitbar. Die Niere findet sich links auf Höhe der 11. und 12. Rippe, dazwi-

1. Klinische Zeichen:
- Schellong-Test (Ragland-Zeichen): Fällt der mittlere Blutdruck oder der diastolische Druck bleibt beim Positionswechsel von Liegen zu Stehen ab oder bleibt gerade eben gleich?
- Pupillenreaktion: Reagieren die Pupillen auf Licht mit Dilatation oder Fluktuation (hohe intrazelluläre K+-Konzentration durch Hypoaldosteronismus)?
- AV-Ratio am Augenhintergrund erhöht (normal bis 1 : 1,5)?
- Zweiter Herzton über der Pulmonalis akzentuiert?
- Rogoff-Zeichen: Empfindlichkeit der Kostotransversalgelenke 11 und 12?

↓

2. Labortests: (bei funktioneller NN-Schwäche bedingt positiv):
- Kortisolbestimmung im Speichel zirkadian, DHEA im Speichel,
- Na+/K+-Konzentrationen in Serum, K+-Konzentration im Vollblut, Mn, Zn und Cu im Vollblut,
- Freies Kortisol im Serum zirkadian, DHEA, Aldosteron, ACTH-Test, CRH-Test, Dexamethason-Test.

↓

3. Zugeordnete Muskel testen:
- M. sartorius (eher NN-Rinde), M. gracilis (eher NN-Mark), M. tibialis posterior, M. gastrocnemius. Normoreaktionen und Dysreaktionen, „51%er" dokumentieren,
- M. piriformis, M. gluteus medius, Adduktoren (Gonaden) testen,
- M. teres minor (Schilddrüse) testen,
- M. pectoralis major sternalis (Leber) testen,
- M. infraspinatus (Thymus) testen,
- M. rectus femoris, M. tensor fasciae latae (Dünn- und Dickdarm) testen.

↓

4. TL zu den eigenen NL-Reflexen oder über dem Organ durchführen lassen: Werden dabei die dysreaktiven NN-zugeordneten Muskeln normoreaktiv? Das bedeutet, dass das Organ verantwortlich für die Muskeldysfunktion ist.

↓

5. Normalisiert die TL zum NV-Reflexpunkt der Hypophyse (Glabella) die dysreaktiven Muskeln? Dies gibt übergeordnete Dysfunktion der Hypothalamus-Hypophysen-Achse an. Prüfen, welche TL (Organ-TL oder organzugeordneter NL-Reflexpunkt) alle dysreaktiven Muskeln normalisiert. Das ist das führende funktionsgestörte Organ.

↓

6. Sind die NN-assoziierten Muskeln normoreaktiv, dann stressassoziierte Ligamentreaktion prüfen:
- Nackenflexoren testen. Wenn diese hyporeaktiv sind, zunächst mit den sieben Faktoren des viszerosomatischen Systems behandeln.
- TL der Sakroiliakalgelenke durch den Patienten führt zu einer Hyporeaktion ausschließlich des M. sartorius und des M. gracilis
- Wenn die TL negativ ist: Patient legt seine Fäuste unter die Sakroiliakalgelenke. Dies inhibiert meist nur die nebennierenassoziierten Muskeln.
- Patient führt TL der Sakroiliakalgelenke durch, dies inhibiert Nackenflexoren, wenn der Patient den Kopf von der Unterlage anhebt und der Untersucher Druck auf den Scheitel ausübt. Diese testen dann hyporeaktiv.

↓

↓

7. Supplemente für die Nebenniere testen: NN-Extrakt (z.B. ADR-Formula™ PE), Pantothensäure, Vitamine B_3, B_6, E, A, Riboflavin, Zink, Mangan, Kupfer, Ginseng, Linolensäure. Je nach Stadium der Stressreaktion (☞ GAS), Test und Laboranalyse entweder Na-Zufuhr (Zucchini, Sellerie, Bohnen, andere Gemüse) oder K-Zufuhr (Orangen, Bananen, andere Früchte).

↓

8. Die therapiebedürftigen Faktoren des viszerosomatischen Systems (☞ Schritt 9) diagnostizieren.

↓

9. Ohrakupunktur, alternativ NPSO-Punkte der Nebenniere nadeln.
Wirbelebenen:

Nebenniere	M. sartorius	L2, L3, Th9
	M. gracilis	L2, L3, L4, Th9
	M. tibialis posterior	L5, S1
Schilddrüse	M. teres minor	C5/6
Gonaden	M. piriformis	L5, S1, L5
	M. gluteus medius	L4, L5, S1, L5
	Adduktoren	L2, L3, L4, L5
Dünndarm	M. rectus femoris	L2, L3, L4, Th 8 bis 11Dickdarm
	M. tensor fasciae latae	L4, L5, S1
Leber	M. pectoralis major sternalis	C6 bis Th1, Th8
Thymus	M. infraspinatus	C5/6

↓

10. Korrektur der sieben Faktoren des viszerosomatischen Systems der Nebenniere. Die wichtigsten sind die Wirbelebenen und die NL-Reflexpunkte (☞ Abb. unten). Hypophyse wie in Kap. 16.3 bei Indikation behandeln. Besonders auch auf Vorliegen einer Nierenptose prüfen und diese korrigieren.

↓

11. Sämtliche übrigen Organdysfunktionen behandeln (die sieben Faktoren der übrigen dysreaktiven Muskeln), besonders auch die Hypothalamus-Hypophysen-Achse. Sämtliche strukturellen Stressoren aufdecken und behandeln, besonders kraniomandibuläres und kraniosakrales System; Stressmanagement im Alltag, „Life-Style", NL-Reflexpunkte der relevanten Organe sowie NV-Reflexpunkte von Hypophyse und Thymus.

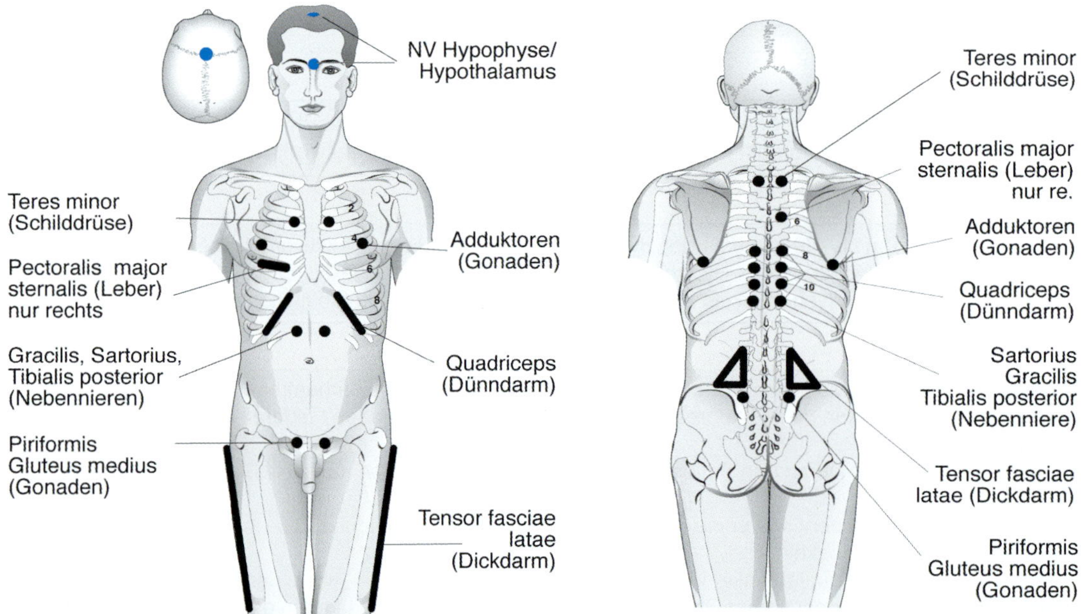

Abb. 16.37: Flussdiagramm zur Behandlung von Nebennierenfunktionsstörungen und Stresssyndromen

schen liegt das Zwerchfell, rechts liegt die Niere dem Zwerchfell und der 12. Rippe an. Im mittleren und kaudalen Anteil finden sich beidseits von medial nach lateral die Anlagerungsflächen des M. psoas major, des M. quadratus lumborum und des M. transversus abdominis. Störungen der genannten Muskeln oder der unteren Thoraxöffnung sowie des Zwerchfells können damit theoretisch ebenso für Stress im Bereich der Nieren und Nebennieren verantwortlich sein und eine funktionelle Nebenniereninsuffizienz verursachen.

Schritt 11: Übrige Organdysfunktionen behandeln

Zur Hypophysenbeteiligung gehen Sie so vor wie in Kapitel 16.3 beschrieben. Supplementieren Sie gemäß Testergebnis die Hypophysen-Hypothalamus-Achse und gleichzeitig die Nebenniere (☞ Schritt 11): beide Organe brauchen ausreichend Substrat für eine Normalisierung ihrer Funktion. Sorgen Sie bei entsprechender Indikation für Verbesserung der Entgiftung (☞ Kap. 14.4.3 und 15.4.4) und normalisieren Sie die Darmdysfunktionen (☞ Kap. 7). Zuckertoleranzprobleme müssen behandelt werden (☞ Kap. 16.9). Insgesamt sollte die Gesamtkonstellation alle zwei Wochen neu evaluiert werden, die Therapie ist evtl. bis zu drei Monate lang erforderlich. Spätestens dann sollte die eigentliche Stressursache beseitigt sein. Organpräparate wirken besser, wenn sie eingespeichelt oder gekaut werden. Eventuell die Kapseln öffnen und Inhalt auf Essen geben lassen.

Schritt 12: Strukturelle Stressoren behandeln, Stressmanagement

Kraniomandibuläre Störungen, Störungen des kraniosakralen Systems und alle anderen bedeutsamen strukturellen Stressoren müssen korrigiert werden (☞ Garten, 2004). Dazu gehören besonders auch Fußdysfunktionen, die wiederum durch Nebennierendysfunktion verursacht werden können: ein weiterer Circulus vitiosus. Der bei Nebennierenfunktionsstörung hyporeaktive M. tibialis posterior kann das Fußgewölbe nicht suffizient stabilisieren, die Ligamente sind verletzungsanfällig.
Alle wohlgemeinten Korrekturen und Supplementierungen werden nicht von dauerhaftem Erfolg sein, wenn der Patient einen Lebensstil mit einem Übermaß an Disstress weiterführt. Sie müssen als Therapeut eine individuelle Beratung zum Stressmanagement durchführen. Es kann auch Disstress verursachen, wenn jemand den ganzen Tag auf dem Sofa sitzen muss und nicht mehrere Dutzend Dinge des Lebens gleichzeitig verrichten kann. Viele Dinge voranzubringen kann für eine Person Eustress sein, während die andere sich davon permanent überfordert fühlt. ☞ hierzu mehr im Kapitel 15 dieses Bandes.
Das gesamte Vorgehen wird in Abb. 16.37 noch einmal in einem Flussdiagramm dargestellt.

Fallbeispiel 2
Auf die Bedeutung struktureller Veränderungen mit der Folge chronischen Stresses durch strukturelle Stressoren und dadurch verursachter Nebenniereninsuffizienz sei anhand einer Kasuistik noch näher eingegangen. Es handelt sich um eine damals 39-jährige Radrennfahrerin, die sich wegen eines chronischen Erschöpfungszustandes vorstellte. C. stellte sich im November 1999 wegen sehr schlechten Allgemeinzustandes mit allgemeiner Schwäche und schwerer Erschöpfung sowie Kältegefühl vor. Sie hatte nicht die Kraft, ihren normalen Trainingsumfang zu bewältigen, und konnte kaum ihre normale tägliche Arbeit bewältigen. Ihr Training musste sie in den letzten Wochen wegen der Erschöpfung abbrechen, und sie zeigte deutliche Symptome einer Depression.
Die Untersuchung mit Applied Kinesiology zeigte das Vorliegen eines Epiphysenstörung und eine sphenobasiläre Kompression (☞ Garten, 2004). Nach manueller Korrektur der kranialen Störung der Epiphysendysfunktion bestand weiterhin noch eine Therapiebedürftigkeit der Hypophyse. Ein „Pituitary Pumping" (☞ Kap.16.3.5) sowie eine sphenobasiläre Dekompression wurden nach Challenge in typischer Weise ausgeführt. Entsprechend der vorher durchgeführten Testung erfolgte eine Substitution mit ADR-Formula, Zinc picolinate (PE), Vitamin E und Mineral 650 (PE).
Im Dezember stellte sich C. nach zwischenzeitlicher Besserung erneut vor, diesmal in einem Zustand völliger Erschöpfung, nachdem sie die durch die Behandlung neu gewonnene Kraft zur Ausweitung ihres Trainingsumfangs genutzt hatte. Die Untersuchung mit AK zeigte das Vorliegen eines „totalen Kompressionssyndroms". Nach Korrektur des Befindens in typischer Weise rezidivierte der Zustand nach Gehbelastung sofort wieder. Die erneute AK-Diagnostik zeigte eine „Inspirations-assistierte sakrokokzygeale Läsion" als Ursache des Erschöpfungszustandes. Die Testung erfolgte mit normoreaktiven Hamstrings als Indikatormuskel. Diese zeigten Hyporeaktion bei Therapielokalisation zum Sakrokokzygealgelenk während gleichzeitiger Exspiration. Der nicht gehaltene (Rebound-) Challenge mit Mobilisierung der Sakrumspitze nach ventral bei gleichzeitigem Drücken der Kokzyxspitze nach dorsal war positiv (die Hamstrings wurden dabei hyporeaktiv).
Die Korrektur wurde durchgeführt mit Mobilisierung des Sakrums nach ventral bei gleichzeitiger Mobilisation der Kokzyxspitze nach dorsal gemäß dem positiven Challenge während Inspiration. Nach erfolgreicher Korrektur war der Befund auch nach Belastungstest (auf dem Fahrradsattel sitzen) stabil. Die Athletin war wieder leistungsfähig und lange Zeit stabil. Im April 2000 stellte sich C. erneut vor, diesmal mit einem Beckenläsion Kategorie II Ilium posterius in Kombination mit einer Irritation des Lig. sacrotuberale rechts, ohne jedoch zu dieser Zeit Zeichen einer Erschöpfung aufzuweisen. Nach ausführlicher Besprechung ihrer Probleme, Montage eines weicheren Sattels an Ihrem Fahrrad, Modifizierung des Fahrstils und Ernährungsumstellung kann C. inzwischen Veränderungen Ihrer Verfassung frühzeitig erkennen und gegensteuern. Ein Erschöpfungszustand ist seither nicht mehr aufgetreten.

Fallbeispiel 3
Eine 58-jährige Patientin stellte sich am 17. Juli 2002 vor. Sie beklagte Schmerzen im rechten Hüft-Lenden-Bereich, aussstrahlend in das laterale Bein. Sie bestanden seit ca. 10 Jahren. Radiologisch arthrotischer Umbau, klinisch eine Rotationseinschränkung: 20 Grad Außenrotation, 10 Grad Innenrotation. Kieser-Training hatte verschlechtert. Die Patientin stellte ihre Ernährung nach dem von uns durchgeführten Nahrungsmitteltest um, es wurde akupunktiert und wegen Verdacht auf Bursitis trochanterica lokal mit Traumeel und Zeel injiziert. Durch diese Maßnahmen ergab sich eine Besserung, so dass sich die Patientin erst wieder am 28. April 2003 vorstellte.
Befunde: TL zum Sakroiliakalgelenks (SIG) re. negativ, kein positiver Challenge im Sinne einer Beckenläsion bei ausgeprägter Palpationsschmerzhaftigkeit des SIG. M. sartorius rechts, M. tensor fasciae latae rechts hyporeaktiv. Nackenflexoren nach Challenge der Kopfgelenksbänder wie oben beschrieben hyporeaktiv. ADR-Formula normalisierte diesen Challenge und die hyporeaktiven Muskeln im oralen Challenge. Verordnung in hoher Dosierung (zweistündlich eine Kapsel) wegen der Schmerzhaftigkeit des Sakroiliakalgelenks bei negativem strukturellem Challenge und positivem Challenge im Sinne eines „Emotional Backache". Dadurch ergab sich nach einer geringfügigen Erstverschlechterung nach zwei Wochen Beschwerdefreiheit.

Fallbeispiel 4
Eine 34-jährige Krankengymnastin, Praxisinhaberin, zwei Kinder, stellte sich wegen rezidivierender „SIG-Blockaden" vor. Korrektur von Beckenläsionen Kategorie II, Ilium posterius zweimal mit Korrektur der assoziierten Dysbalancen der Mm. sartorius und piriformis. Im Rahmen dessen Testung und Verordnung von ADR-Formula 3 × 1 Kps. Nach 3 Tagen rief die Patientin an, sie fühle sich durch das Medikament so „aufgedreht". Ich empfahl ihr, die Dosis zu erhöhen auf 2-stündlich 1 Kps. während einer Woche, da die hohe Dosis sich eher in der Adaptationsphase mit relativer NN-Überfunktion bewährt hat. Das „Aufgedrehtsein" ließ daraufhin nach und die SIG-Beschwerden verschwanden dauerhaft. Reduktion von ADR-Formula auf 3 × 1 Kps. und Einnahme während vier Wochen.

Fallbeispiel 5
35-jährige Patientin, chron. Müdigkeit, Erschöpfung, Durchfall, zweite Schwangerschaft in der 24. SSW. Sie sei seit der Geburt ihrer ersten Tochter (vor vier Jahren) nicht mehr auf die Füße gekommen, chron. Durchfall, chron. Schnupfen seitdem. Jetzt während der gesamten Schwangerschaft „hundeelend" und übel, massive Wassereinlagerungen. Sofort morgens Stuhldrang.
Befund: TL re. Niere positiv, Ptose-Challenge positiv: primär respiratorischer Impuls (PRI, kraniosakraler Grundrhythmus) verlangsamt mit 3–4/min, AK-Challenge: Sphenobasiläre Kompression. Nebennieren-zugeordneter Muskel: Sartorius links hyporeaktiv. TL der Glabella hebt die Hyporeaktion auf, ebenso Pituitary plus (Hypophysenextrakt und Kofaktoren, ist nicht mehr erhältlich) und Adrenal Support (Yamswurzel, Kaliumjodid, Magnesium). Screening auf Nahrungsmittelunverträglichkeit positiv bei Weizen und Milchprodukten.
Therapie: Verordnung von Pituitary plus und Adrenal Support. Klassische osteopathische Korrektur des Kraniums: Falx cerebri, Sphenoid Lift, Korrektur der Nierenptose. Gemäß Nahrungsmitteltest Weglassen von Weizen und Milchprodukten.
4 Wochen nach Erstvorstellung: Wasseransammlungen sind zurückgegangen, die Patientin fühlt sich energetisch sehr gut. Befund: Niere o. B, PRI normal, Nebenniere und Hypophyse o. B., die Ernährung wird normalisiert.
Interpretation: Eine Nierenptose in der Folge einer Geburt und Nebennierenstress in Verbindung damit führten zu Stresssyndrom, sekundär Hemmung des kraniosakralen Rhythmus, Ausbildung von Duraspannung und hypophysäre Suppression. In der Folge Verschärfung der Nebennierenschwäche durch die Hypophysensuppression sowie durch die Anforderung der erneuten Schwangerschaft und Mutterschaft. Sekundäre Ausbildung von Nahrungsmittelunverträglichkeiten, die nach Besserung des Stresssyndroms verschwanden.

Fallbeispiel 6
Im Juli 1994 stellte sich eine Patientin (Jahrgang 1953) vor mit den Beschwerden: Adipositas, Ödeme der unteren Extremität. Beruf: Immobilienmaklerin. Ein Jahr zuvor sei ein M. Addison diagnostiziert worden (☞ unten), sie nahm zu dieser Zeit 12,5 mg Hydrokortison 2 × täglich. Im Tagesprofil damit fol gende Werte: Kortisol im Serum (8.00 Uhr): 344 (n = 50–250 ng/ml), (12.00 Uhr): 137,5 (n = 30–125 ng/ml), (15.00 Uhr): 299 (n = 26–102 ng/ml), 18.00 Uhr: 147,8 (n = 0–50 ng/ml). Nach 25 IU ACTH unter dieser Medikation ergab sich ein Anstieg von 350 ng/ml auf 396 ng/ml, was die normale Funktionsfähigkeit der Nebenniere belegte.
Hydrokortison wurde daraufhin ausgeschlichen, während dessen Cortrex™ (ein Supplement mit Nebennierenextrakt und Kofaktoren) verabreicht und die Patientin angeleitet, selbst den „Pituitary Pump" (☞ Kap. 16.3.5) zu machen. Zusätzlich chinesische Phytotherapeutika und ein Hypophysensupplement (wegen BSE-Risiko inzwischen aus dem Handel). Unter dieser Medikation entwickelte sich Wohlbefinden, die Ödeme gingen zurück und ein völlig normales Tagesprofil der Kortisolspiegel stellte sich ein.
Dieser Fall kann zweierlei demonstrieren: 1.: Es lohnt sich, universitäre Diagnostik genauso zu überprüfen wie jede andere. 2.: Bis zum Beweis des Gegenteils sollten alle Gesundheitsstörungen zunächst als funktionell eingestuft werden. Aus dem Befundbericht:
„Sehr geehrter Herr Dr. AB (Hausarzt), ich berichte nochmals über Ihre Patientin, Frau YZ, geb. am 17.8.1953, die ich am 6.7.1993 ambulant untersucht habe. Vorgeschichte und Vorbefunde darf ich Sie bitten, meinem vorausgegangenen Arztbrief vom 21.6.1993 zu entnehmen, den wir anlässlich des stationären Aufenthalts vom 21.–25.5.1993 erstellt haben. Wie Sie wissen, klagte Frau YZ neben zyklischen Ödemen über eine starke Müdigkeit, Abgeschlagenheit, Leistungsminderung sowie Meteorismus, Obstipation und Diarrhö im Wechsel. Am 6.7. wurden die vorgenannten Beschwerden in unveränderter Weise dargestellt. Frau XY berichtete jetzt allerdings, dass die Ödeme weniger zyk-

lusgebunden als ständig vorhanden seien. Eine Medikation wurde in der Zwischenzeit nicht betrieben. Bei der körperlichen Untersuchung habe ich im Bereich des Kopfes, des Halses, des Thorax und des Leibes keine Besonderheiten gefunden. Die peripheren Pulse ließen sich an typischer Stelle seitengleich tasten, neurologische Abweichungen von der Norm ergaben sich nicht. Die Blutdruckwerte bewegten sich bei 105/80 mmHg. Die Blutsenkungsgeschwindigkeit wurde mit 13/32 mmHg bestimmt, das Hämoglobin betrug 11,5 g%, die Leukozytenzahlen bewegten sich bei 4900 Zellen/mm^3*, die Erythrozytenzahlen bei 4,2 Mill. Zellen/mm*^{3} *und die Thrombozytenzahlen bei 245 000 Zellen/mm*^{3}*. Das Differenzialblutbild zeigte keine Abweichung von der Norm. Im Urin fanden sich einzelne rote Blutkörperchen. Während die Blutzuckerkonzentration mit 86 mg% und die Kaliumkonzentration mit 4,3 mval/l im Normbereich gefunden wurden, zeigte sich jetzt auch in den Morgenstunden ein deutlich erniedrigter Kortisolspiegel mit 4,4 ng/dl bei einer ACTH-Konzentration von 5 pg/ml. Damit ist die Diagnose einer Nebennierenrindeninsuffizienz sicherlich als belegt anzusehen. In Anbetracht der niedrigen ACTH-Konzentration müsste nunmehr trotz der zeitgerechten Regelblutung ein hypophysärer Prozess ausgeschlossen werden. Während des stationären Aufenthalts war Frau YZ ja nicht bereit, sich einer computertomographischen oder kernspintomographischen Analyse der Hypophyse zu unterziehen. Unabhängig hiervon sollte eine orale Kortisonmedikation aufgenommen werden mit zunächst 25 mg Kortison Ciba am Morgen und 12,5 mg Kortison Ciba am Mittag. Mit freundlichen Grüßen, Professor Dr. XX, Ärztlicher Direktor"*

*„Sehr geehrter Herr Dr. AB (Hausarzt), ich berichte abschließend über Ihre Patientin Frau YZ, *17.08.1953, über die ich Ihnen mit Schreiben vom 14.07.1993 bereits berichtet hatte. Wie Sie sich erinnern, hatte ich bei Frau YZ einen Morbus Addison diagnostiziert. Seinerzeit stand das Ergebnis der kernspintomographischen Untersuchung des Hirns aus. Diese ist am 23.07.1993 nachgeholt worden. Nach Rückkehr aus meinem Urlaub habe ich mir die Bilder angesehen. Ein Hypophysenadenom liegt hiernach nicht vor. Man wird also zunächst eine Adrenalitis als Ursache des Morbus Addison annehmen müssen, da Verkalkungen in den Nebennieren ebenso wenig nachweisbar waren wie raumfordernde Prozesse. Trotz dieser scheinbar sicheren diagnostischen Situation halte ich regelmäßige (4–6-monatige) endokrinologische Kontrolluntersuchungen für angezeigt. Falls Sie dieses wünschen, bin ich hierzu gerne bereit. Mit freundlichen Grüßen, Professor Dr. XX, Ärztlicher Direktor"*

16.6 Weiblicher Zyklus

G. Weiss, H. Garten

Wie bereits im allgemeinen Teil dargestellt, sind die Bildung und der Abbau von Hormonen einem kybernetischen Regelsystem unterworfen, das eine Adaptation an die jeweiligen momentanen Anforderungen und Verhältnisse erlaubt. Der weibliche Zyklus ist sicherlich das gegenüber Störeinflüssen sensibelste System, das wie kein zweites auf fast alle Inwelt- und Umwelteinflüsse reagiert. Die klassische Gynäkologie und Endokrinologie reagiert auf Abweichungen so gut wie ausschließlich mit Hormongaben, die von außen einen gewollten Zustand herbeiführen sollen. Gleich ob die Ausgangssituation eine Amenorrhö, eine Hypermenorrhö, ein langer oder ein kurzer Zyklus ist, mit den entsprechenden Hormongaben lässt sich ein 28-tägiger Zyklus, der wie normal aussieht, fast immer einstellen. Der klimakterische Hormonhaushalt soll „verjüngt" werden.

Die in den letzten drei Jahren im Rahmen großer klinischer Studien zutage getretenen schweren Nebenwirkungen einer Langzeitsubstitution mit künstlichen Hormonen im Klimakterium (WHI-Studie) zeigen deutlich die Problematik. Dabei hatte sich „die Nutzen-Schaden-Bilanz dieses ‚unkontrollierten Feldversuchs' als eindeutig negativ erwiesen." (Arzneitelegramm 2002; 33: 81–3). Dennoch bringt Schering eine „neue, niedrig dosierte" Hormonsubstitution mit „Angeliq" auf den Markt, nachdem die Aufregung um die erhöhten Herzinfarkt-, Thromboembolie-, Schlaganfall- und Brustkrebsrisiken verraucht zu sein scheint (Arzneitelegramm 2004; 35: 101–3). Die Risiken einer Langzeitbehandlung zur Empfängnisverhütung mit Hormonpillen, insbesondere bei Vorliegen weiterer Risikokonstellationen wie Rauchen, Varikose oder familiärer Gerinnungsstörungen sind ebenfalls hinreichend bekannt.

Bereits an anderer Stelle (☞ Kap. 12.2) wurde ausführlich auf den negativen Einfluss der sog. Xenoestrogene eingegangen. Phenolische Verbindungen (phenolierter A-Ring der Estrogene) sind weit verbreitete petrochemische Derivate, die unsere Umwelt immer mehr verschmutzen und in der Natur, aber auch beim Menschen die Fortpflanzungsfähigkeit möglicherweise erheblich beeinträchtigen (Abnahme der Spermaproduktion bei männlichen Individuen) und auch ein möglicher Kausalfaktor für die Zunahme hormonabhängiger Krebserkrankungen wie des Mammakarzinoms sein können. Hinzu kommt der weit verbreitete Einsatz von billig herzustellenden künstlichen Hormonen (wie Diäthylstilbestrol) in der Viehzucht, um Wachstum, Fettansatz und somit Schlachtreife der Tiere zu beschleunigen. Über die Nahrungskette gelangen diese dann direkt (über das Fleisch) oder indirekt (über die Ausbringung der Tierexkremente auf die Felder) wieder in den menschlichen Organismus. Erheblich veränderte Menstruationszyklen junger Mädchen und Frauen mit starken subjektiven Beschwerden, abnormalem Ablauf der Regelblutung, Konzeptionsproblemen bei Kinderwunsch, verfrühte Pubertät und Menarche und weitere Störungen sind unter diesen Bedingungen leider schon fast zur „Normalität" geworden.

Die Ursachen der Dysbalancen bleiben bei der Hormonsubstitutionsmedizin bestehen: Nebennierenschwäche bei Erschöpfungssyndrom, limbische Störungen bei emotionalen Belastungen, Dysbiosen, die zu Abbauverzögerungen der Steroidhormone führen, Störungen der Entgiftungskapazität der Leber, Nährstoffmangelzustände und -dysbalancen sind hier zu nennen. In diesem Kapitel sollen regulationsmedizinische Ansätze dargestellt werden, die das Ziel haben, das Gesamtsystem zu optimieren und damit einen normalen Menstruationszyklus herbeizuführen.

16.6.1 Physiologie des Menstruationszyklus

Die weiblichen Sexualfunktionen unterliegen einer periodischen hormonalen Steuerung. Das charakteristische Merkmal dieses Menstruationszyklus ist die etwa monatlich auftretende Menstruationsblutung der Frau. Ein normaler Zyklus dauert 28 ± 1–2 Tage, eine normale Regelblutung dauert 5 ± 1 Tag und verursacht keine oder allenfalls geringe Beschwerden. Auch wenn in der Literatur (Physiologie- und Gynäkologielehrbücher) regelmäßig Angaben zu finden sind mit „normalen" Zykluszeiten zwischen 21 und 35 Tagen – alles andere als die oben angegebenen Abläufe sind eben kein normaler Zyklusverlauf.

Hypothalamisch-hypophysär-ovarieller Regelkreis

Nur ein geregeltes Zusammenspiel aller beteiligten Strukturen des hypothalamisch-hypophysären-ovariellen Regelkreissystems ermöglicht das normale Heranreifen eines Follikels, die Ovulation und die normale Funktion des Corpus luteum. Das Regelkreissystem besteht aus drei Ebenen: dem Hypothalamus, dem Hypophysenvorderlappen (HVL) und dem Ovar. Auf allen drei Ebenen können Störungen auftreten mit der Folge von Zyklusstörungen und Infertilität.

GnRH

Im Hypothalamus wird in einer relativ kleinen Anzahl von Nervenzellen das Gonadotropin-releasing-Hormon (GnRH) gebildet und über die Eminentia mediana in das portale Gefäßsystem ausgeschüttet. Die Sekretion geschieht in Pulsen: präovulatorisch ist die Pulsfrequenz alle 90 Minuten, postovulatorisch alle drei bis vier Stunden. Diese pulsatile Form ist essenziell für eine normale LH- und FSH-Ausschüttung (Schmidt, Thews et al., 2005). Der positive Rückkopplungsmechanismus des Estrogens (erhöhte GnRH-Ausschüttung bei hohen Estrogenspiegeln) führt zu hohen Gonadotropinausschüttungen und Ovulation. Der negative Rückkopplungsmechanismus (durch basal niedrige Estrogenspiegel und postovulatorisch durch die Kombination von Estrogen und Progesteron) führt zu niedrigen GnRH-Sekretionsraten. Über das portale Gefäßsystem gelangt GnRH an die HVL-Zellen und stimuliert die Freisetzung der gonadotropen Hypophysenvorderlappenhormone FSH und LH. Der GnRH-Pulsgenerator wird durch chronischen Stress arretiert. Daran sind CRH-Neurone und β-endorphinerge Neurone des Hypothalamus beteiligt.

LH und FSH

FSH bewirkt das Heranreifen einer Kohorte von Follikeln, von denen in der Regel einer dominant und ovulationsbereit wird. Dieser ovulationsbereite Follikel sezerniert große Mengen von Estradiol, das im Uterus das abgeblutete Endometrium zur Proliferation bringt und in Hypophyse und Hypothalamus die „Sprungbereitschaft" des Follikels signalisiert. Der Hypothalamus schüttet nun vermehrt GnRH aus (positiver Feedback, ☞ oben), das den präovulatorischen Anstieg der beiden gonadotropen Hormone FSH und LH bewirkt. Psychische Einflüsse (mesolimbische Signale) sind bei diesem hormonellen Regelkreis von Bedeutung. Der präovulatorische LH-Peak führt zur Ovulation und Bereitstellung der befruchtungsreifen Eizelle. Aus den Theka- und Granulosazellen des ovulierten Follikels entwickelt sich dann das Corpus luteum, das neben Estradiol nun auch große Mengen von Progesteron produziert. Estradiol und Progesteron koppeln in Hypophyse und Hypothalamus negativ zurück und beenden so die präovulatorische Gonadotropinausschüttung.

Estrogen und Progesteron

In der Follikelreifungsphase haben basale Estradiolspiegel alleine anfangs hemmende Wirkung (negativer Feedback) an Hypophyse und Hypothalamus, mit zunehmender Estrogenbildung wandelt sich dies in eine fördernde (positiver Feedback) um: Spitze der GnRH-Sekretion ovulatorisch (☞ Abb. 16.38). Unter hohen Estrogen- und Progesteronspiegeln in der Lutealphase

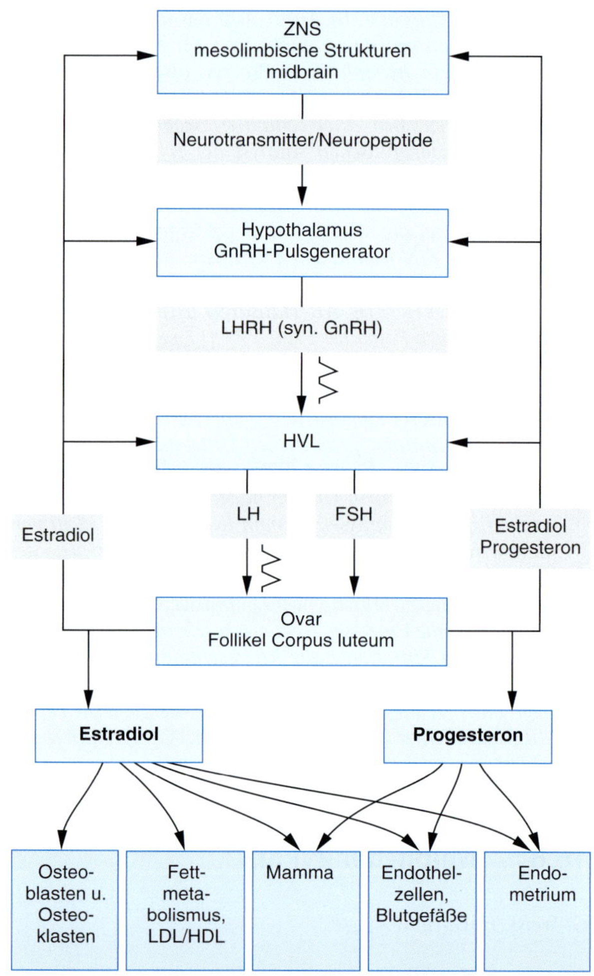

Abb. 16.38: Hypothalamische GnRH-Neuronen sind die wichtigsten Bestandteile des GnRH-Pulsgenerators. Dessen Aktivität wird durch andere hypothalamische, aber auch durch extrahypothalamische Neuronen gesteuert. Als Folge der phasischen und synchronisierten Aktivierung der GnRH-Neuronen wird GnRH in pulsatiler Form zur Hypophyse geschickt, wo es pulsatile LH- und FSH-Sekretion bewirkt. Dieses pulsatile GnRH-Signal ist essenziell für eine normale Funktion der Hypophyse.

kommt es erneut zur Hemmung der GnRH-Neuronen. Beide Steroidhormone wirken auch in suprahypothalamische Strukturen. So werden das Sexualverhalten und die Funktion des GnRH-Pulsgenerators gesteuert.
Estradiol zusammen mit Progesteron bewirkt die sekretorische Umwandlung des proliferierten Endometriums, so dass ein sich aus einer befruchteten Eizelle entwickelnder Embryo optimale Nidationsbedingungen vorfindet, insbesondere ein gut durchblutetes Endometrium. Das Corpus luteum hat eine Lebensdauer von ca. zehn bis zwölf Tagen. Während dieser Zeit werden hohe Mengen von Progesteron gebildet, danach treten regressive Veränderungen auf, wenn keine Befruchtung und Nidation erfolgt, deren Mechanismen im Einzelnen noch nicht geklärt sind. Die Progesteronsekretion wird geringer und im Durchschnitt am 14. Tag nach der Ovulation kontrahieren sich die Spiralarterien des Endometriums, so dass dieses abblutet.
Definitionsgemäß ist der erste Tag der Menstruationsblutung Tag 1 des Zyklus. Ein regelmäßig alle 25–31 Tage wiederkehrender Zyklus ist nach schulmedizinischer Definition die Eumenorrhö, eine raschere Zyklusabfolge ist die Polymenorrhö, eine langsamere die Oligomenorrhö. Das Ausbleiben der Zyklusaktivität länger als drei Monate wird als Amenorrhö bezeichnet (Lehnert, Allolio et al., 2003).

Ovarielle Peptide

Das Ovar bildet Inhibin, ein Peptid, wie es auch im Hoden sezerniert wird, das die FSH-Sekretion selektiv hemmt. Die Bedeutung ist noch nicht ganz klar. Lutealzellen produzieren das Octapeptid Oxytocin, das auch im HHL produziert wird, ebenso wie in gewissen Mengen ADH (Schmidt, Lang et al., 2005). Weiter produzieren Theca- und Lutealzellen Relaxin (wie während der Schwangerschaft die Plazenta und der Uterus), welches offensichtlich für die Follikelentwicklung und möglicherweise den Eisprung sowie für die Nidation des Eis im Uterus eine Rolle spielt (Einspanier, Zarreh-Hoshyari-Khah et al., 1997; Shirota, Tateishi et al., 2005). Diese und weitere Peptide sowie Zellen der weißen Blutzelllinie, die im Ovar gebildet werden und deren Bedeutung allesamt noch nicht gesichert ist, belegen, dass das Geheimnis des weiblichen Zyklus noch bei weitem nicht in Gänze gelüftet ist.

Zyklische Veränderungen

Die zeitlichen Abläufe der Hormonveränderungen im Blut, ihre ovariellen Ursachen und die uterinen Wirkungen sind in Abb. 16.39 dargestellt. Während des Zyklus spielen sich (neben sonstigen körperlichen und psychischen Umstellungen) an Ovar, Uterus und Zervix periodische Veränderungen ab:

- 1. Tag: Beginn der Menstruationsblutung (Dauer: ca. fünf Tage).
- 5.–14. Tag: Die Follikel- oder proliferative Phase beginnt nach dem Ende der Blutung und dauert bis zur Ovulation (Eisprung). Diese Phase dient dem Aufbau der Uterusschleimhaut (Endometrium), die so für die Aufnahme einer befruchteten Eizelle, also für eine Schwangerschaft, vorbereitet wird. Führt man in der ersten Zyklushälfte Estrogene und progesteronartig wirkende Gestagene künstlich zu, kommt es zu keiner Ovulation. Auf diesem Prinzip beruhen die meisten Ovulationshemmer („Pille"). Die Zervixöffnung (Muttermund) ist klein und verschlossen; ihr Schleim kann in langen Fäden ausgezogen werden („Spinnbarkeit").
- Ca. 14. Tag: Ovulation. Während der Ovulation ist der Zervixschleim dünn und wässrig und der Muttermund etwas geöffnet, was den Durchtritt von Spermien ermöglicht.
- 14.–28. Tag: Die luteale (Gelbkörper-) oder sekretorische Phase ist durch die Entwicklung des Gelbkörpers und durch Veränderungen an den Drüsen der Uterusschleimhaut charakterisiert. Sie dauert ziemlich regelmäßig ca. 14 Tage. Veränderungen in der Zykluslänge sind in der Regel durch die erste, proliferative oder Follikelphase verursacht. Die Endometriumdrüsen werden, ebenso wie die dazugehörigen Blutgefäße, stark geschlängelt und produzieren ein Sekret. Am stärksten reagiert die Uterusschleimhaut etwa am 22. Tag auf Progesteron, also an dem Termin, zu dem eine Eieinnistung (Nidation) erfolgen würde. Geschieht dies nicht, bewirken Estradiol und Progesteron nun eine GnRH-Hemmung, was zur Rückbildung des Gelbkörpers führt. Der dadurch verursachte rasche Abfall des Estradiol- und Progesteronspiegels

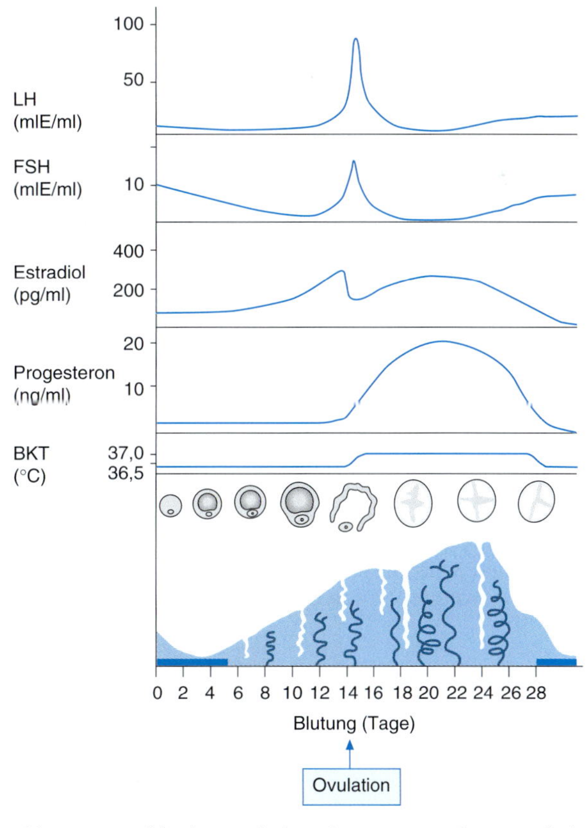

Abb. 16.39: Zyklisches Verhalten der Hormone der Hypothalamus-Hypophysen-Ovar-Achse und Endometriumveränderungen. Nach dem regelhaften postovulatorischen Anstieg des Progesterons steigt auch die basale Körpertemperatur um ca. 0,5 °C an (thermogenetischer Effekt von Progesteron, ☞ Kap. 16.2.2), um mit Sistieren der Corpus-luteum-Funktion wieder abzufallen.

(besonders ab etwa dem 26. Zyklustag) führt zur Konstriktion der Endometriumgefäße und zur Ischämie: Es kommt zur Abstoßung der Uterusschleimhaut, also zur Menstruationsblutung. Die GnRH-Hemmung verhindert auch die Reifung weiterer Follikel (Schmidt, Lang et al., 2005).

Estradiol und Progesteron hemmen die PIH-Freisetzung. Die Sekretion von Prolaktin wird durch PIH aus dem Hypothalamus gehemmt. So kommt es besonders in der zweiten Zyklushälfte zu einer vermehrten Prolaktinausschüttung. Beim Menschen ist die bekannte Wirkung von Prolaktin die Milchproduktion. Viele andere Gewebe weisen jedoch Prolaktinrezeptoren auf, deren Bedeutung noch unerforscht ist (Schmidt, Lang et al., 2005).

16.6.2 Physiologie der Ovarialhormone

Estrogene

Physiologie

Die Estrogene sind von Bedeutung für Wachstum und die Entwicklung der sekundären weiblichen Geschlechtsmerkmale (allerdings bei weitem nicht in dem Umfang, wie es die Androgene für die männliche Geschlechtsentwicklung sind). Estradiol fördert die Follikel- und Eireifung. Außerdem fördern Estrogene die Proliferation des Uterusendometriums, unterhalten nach Befruchtung und Implantation des Eies die Schwangerschaft (Plazentaestrogen!) und haben eine anabole Wirkung.

Estrogene werden präovulatorisch von den Zellen der Theca interna des Ovarialfollikels produziert. Weiterhin werden Estrogene in der Plazenta (☞ oben), der Nebennierenrinde und beim Mann in den Leydig-Zwischenzellen des Hodens produziert. Androgene können durch Aromatisierung im Fettgewebe in Estrogene umgewandelt werden (Menopausenestrogene!). Neben dem wichtigsten Estrogen Estradiol (E_2) haben auch Estron (E_1) und Estriol (E_3) eine allerdings schwächere estrogene Wirkung (relative Wirkung $E_2 : E_1 : E_3 = 10 : 5 : 1$). Zum Transport im Blut ist Estradiol an ein spezifisches Protein (SHGB, Sexualhormon-bindendes Globulin) gebunden. Hauptabbauprodukt von Estradiol ist Estriol. Oral aufgenommenes Estradiol ist nur in hohen Dosen wirksam, da es bereits bei der ersten Leberpassage weitgehend aus dem Blut entfernt wird. Daher werden bei den oralen Kontrazeptiva Glukuronate, Sulfate und Alkylate verwendet (Forth et al., 1997).

Estradiolwirkung

Vagina
An der Vagina führt Estradiol zur Verdickung der Schleimhaut und zu einer vermehrten Abstoßung glykogenhaltiger Epithelzeilen. Das Glykogen erlaubt eine vermehrte Milchsäureproduktion durch die Döderlein-Bakterien, was den pH-Wert in der Scheide erniedrigt und damit die Infektionsgefahr verringert.

Cervix uteri
Eine wesentliche Barriere für das Eindringen der Spermien in den Uterus ist der zervikale Schleimpfropf. Estrogen verändert die Konsistenz dieses Zervixschleims in einer Weise, die, besonders am Ovulationstermin, die Wanderung der Spermien fördert und ihre Überlebenszeit erhöht.

Befruchtungsvorgang
Estradiol regelt die Wanderungsgeschwindigkeit des Eies durch den Eileiter (Tube) und bereitet die Spermien (im weiblichen Organismus) auf das Eindringen in die Eihülle vor (Kapazitation). Tabelle 16.10 zeigt, dass sowohl Estrogene wie auch Gestagene in zahlreichen anderen Organsystemen wirken. Mit hochsensibler Polymerasekettenreaktion ist die Genexpression beider Estrogenrezeptoren (☞ unten) und des Progesteronrezeptors in nahezu allen Zellen des Körpers nachgewiesen worden (Lehnert, Allolio et al., 2003).

Estradioleinfluss auf andere Organsysteme
Estradiol wirkt auf die übergeordneten hormonellen Organe und beeinflusst die Zielzellen des Progesterons. Estrogene erhöhen die Gerinnungsfähigkeit des Blutes, was z. B. bei Gabe der „Pille“ ein erhöhtes Thromboserisiko verursacht. Sie führen sowohl an der Niere als auch rein lokal zur Wasser- und Salzretention. Letzteres führt zu einem lokalen Ödem, was z. B. zur Hautstraffung mittels estrogenhaltiger Kosmetika benutzt wurde. Am Knochen wird das Längenwachstum gebremst, der Epiphysenschluss beschleunigt und die Osteoblastentätigkeit gefördert. Estradiol reguliert die Osteoblasten- und Osteoklastentätigkeit.

Die Funktion der Endothelzellen in Blutgefäßen sowie der Fettzell- und Lipidmechanismus werden beeinflusst. Atherosklerose ist bei Frauen vor der Menopause selten, was z. T. mit dem möglicherweise durch Estradiol gesenkten Cholesterinspiegel erklärt werden könnte. Estradiol macht die Haut dünner und weicher, vermindert die Talgdrüsen und vermehrt die Fettablagerung in der Unterhaut. An der Mamma bewirkt Estradiol eine Proliferation des tubuloalveolären Gewebes. Im ZNS beeinflussen Estrogene das sexuelle (Libidosteigerung) und soziale Verhalten, die psychische Reaktionsweise u.a.m. (Schmidt, Lang et al., 2005, Forth, Henschler et al., 1996, Silbernagl und Despopoulos, 1979).

Estrogenbiosynthese

Die Estrogenbiosynthese erfolgt aus Cholesterin, Zwischenstufen sind Testosteron und Androstendion (☞ Abb. 16.40).

Katabolismus

Estrogene werden in der Leber inaktiviert. Hauptabbauprodukt ist Estriol. Die glukuronidierten und sulfatierten Metaboliten werden über Galle und Harn ausgeschieden.

Estrogenmangel

Symptome sind verzögerte Sexualentwicklung, geringe Ausprägung sekundärer Geschlechtsmerkmale, verlängerter Zyklus, Oligomenorrhö, Amenorrhö, Menopause.

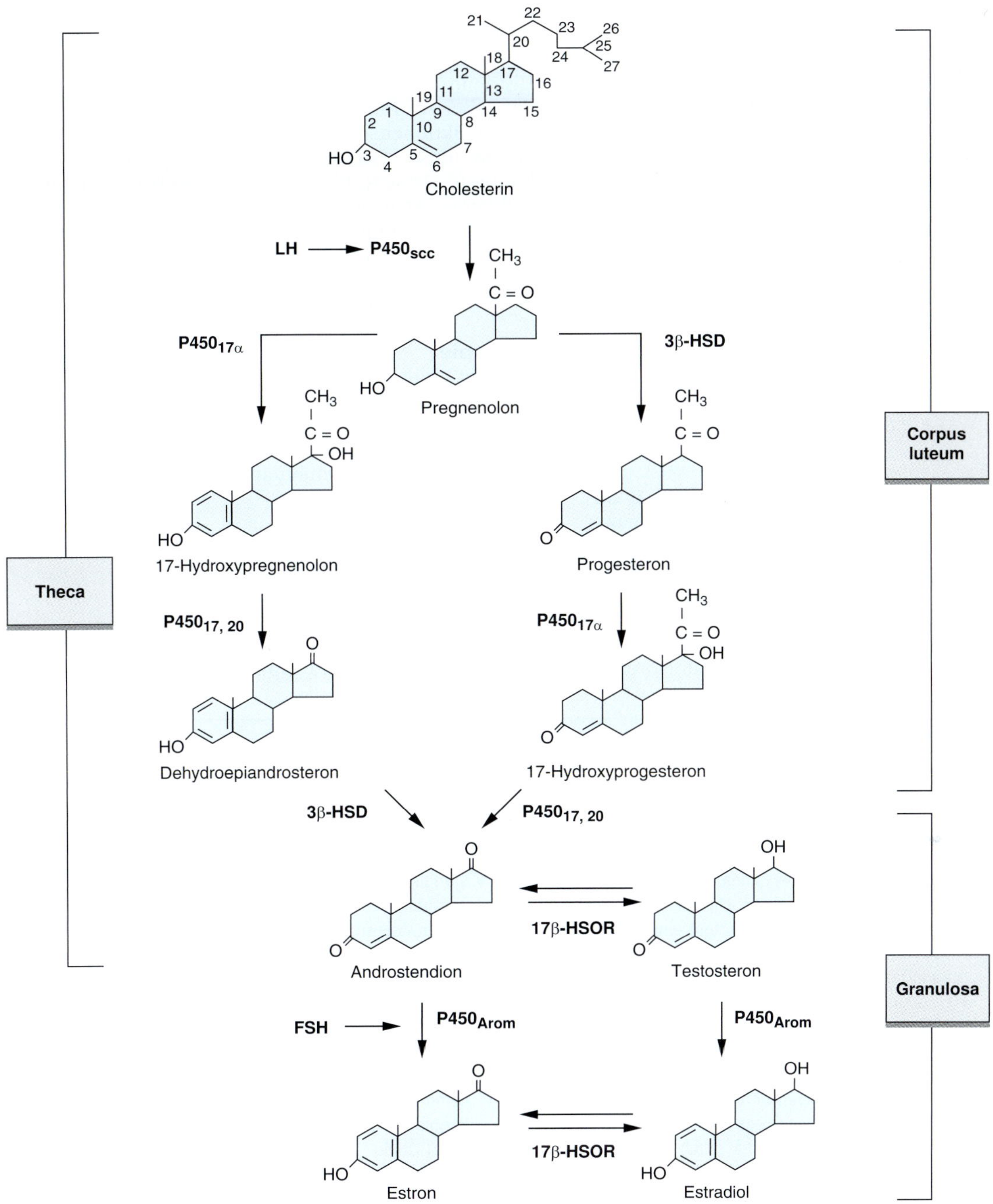

Abb. 16.40: Biosynthese der Ovarialhormone
Die Abkürzungen stehen für folgende Enzyme:
P450scc: Desmolase, Cholesterinseitenketten-spaltendes Enzym
3β-HSD; 3β-Hydroxysteroid-Dehydrogenase
P450$_{11\beta}$: C11-Hydroxylase
P450$_{17\alpha}$: C17-Hydroxylase
P450$_{21}$: C21-Hydroxylase
P450$_{AS}$: Aldosteron-Synthase
P450$_{17,20}$: 17, 20-Lyase
17β-HSOR: 17β-Hydroxysteroid-Oxidoreduktase
P450$_{arom}$: Aromatase

Estrogenüberschuss

Ursachen sind zu hohe Estrogenbildung oder – viel häufiger – zu geringer oder verzögerter Abbau durch die Leber. Dies kann, wie weiter oben dargestellt, bedingt sein durch Nichtabbaubarkeit estrogenartig wirkender „künstlicher" Substanzen aus der Umwelt oder infolge Medikation, aber auch durch intestinale Autointoxikation. Hohe Estrogenspiegel (z.B. durch Hypophysenstimulation bei funktioneller Nebenniereninsuffizienz mit „Überlaufeffekt" [Schmitt, 1981]) supprimieren die Schilddrüse; dies kann dann zu verminderten Progesteronspiegeln führen. Da Progesteron den Estrogenabbau stimuliert, führen niedrige Progesteronspiegel zu weiterem Estrogenüberschuss. Damit liegt die klassische Konstellation von prämenstruellem Syndrom und Dysmenorrhö vor. Östrogene retinieren Natrium und führen damit zu Wassereinlagerung.

Symptome

Ödemneigung, besonders prämenstruell, kurzer Zyklus, starke, verlängerte Menstruationsblutung, Mammazysten.

AK-Befunde bei Estrogenüberschuss

Funktionelle Schwächen von M. piriformis und M. gluteus medius lassen sich mit Estradiol D6 oder D12 normalisieren. Eventuell reagieren sie mit Normoreaktion auf Challenge mit Vitamin-B-Komplex, Vitamin B_6. Estrogene wirken histaminfreisetzend, was zu Ödemneigung führt, Vitamin B_6 wirkt antagonistisch zu Histamin und abschwellend, Vitamin-B-Komplex ist in der Leber zur Detoxifikation erforderlich.
Hyporeaktionen des M. pectoralis major sternalis und des M. tensor fasciae latae sind häufig assoziiert, die häufigste Ursache hierfür ist eine Störung der Ileozökalklappe. Aber auch jede andere Ursache für enterohepatische Autointoxikation wie massive Dysbiosen, Nahrungsmittelunverträglichkeiten etc. kann vorliegen. Eventuell ist der Challenge einer retrograden lymphatischen Störung positiv.

Therapie

In erster Linie Förderung der Entgiftung, leberstützende Therapie, Darmdysbiose behandeln, Ernährungsumstellung (Vollwertkost, Vitamin-B-haltig), keine raffinierten Kohlenhydrate, keine Weißmehlprodukte, orthomolekulare Supplementation (☞ oben).

▮ Progesteron

Physiologie

Progesteron ist das bei weitem wirksamste gestagene Hormon. Es wird vom Corpus luteum postovulatorisch

Tab. 16.10: Physiologie und Pathophysiologie der ovariellen Hormone

	Estrogene	Progesteron
Physiologie	• Wachstumsfaktoren, besonders auf die primären und sekundären Geschlechtsmerkmale • Vergößern subkutane Fettdepots • Proliferationsphase des Endometriums • Senken Viskosität des Zervixschleims • Fördern Synthese von Transportproteinen in der Leber und von HDL, Senkung von LDL, steigern Bildung von Gerinnungsfaktoren • Fördern Osteoblastenaktivität, hemmen Osteoklastenaktivität, fördern Epiphysenschluss, hemmen Längenwachstum der Knochen • Hemmen Wachstum und Talgproduktion der Talgdrüsen • Senken den peripheren Gefäßwiderstand • Retinieren in höheren Dosen NaCl und Wasser • Verstärken die Bildung von a- und b-Progesteron-Rezeptoren sowie Serotoninrezeptoren • Hemmen Wirkung von Glukokortikoiden und Androgenen durch vermehrte Bildung der Transportproteine	• Senkt Zahl der Estrogenrezeptoren • Hemmt die estrogenbedingte Proliferation der Uterusschleimhaut • Stimuliert die Entwicklung des sekretorischen Endometriums • Erhöht Viskosität des Zervixschleims • Unterdrückt LH-Ausschüttung der Hypophyse und damit die Ovulation • Fördert Drüsenbildung in den Mammae • Erhöht Basaltemperatur um ca. 0,5 °C (0,6–1 °C, Forth, Henschler et al., 1996) • Ist für die Erhaltung der Schwangerschaft zuständig: hemmt Uteruskontraktilität und Menstruation, vermehrt Ventilation bei Schwangeren, unterdrückt Menstruation • Senkt Libido • Verstärkt die Estrogenwirkung auf das Skelettsystem • In hohen Dosen katabol
Biosynthese	Aus Testosteron und Androstendion sowie, vor allem, in der Menopause aus Dehydroepiandrosteron. Schlüsselenzym: Aromatase in Ovar, Fettgewebe, Haut und Muskulatur	Aus Cholesterin über Pregnenolon in Ovar, Nebennierenrinde und Testes
Katabolismus	In der Leber: Hauptmetabolit ist Estriol; Ausscheidung als Glukuronide und Sulfate über Galle und Harn	In der Leber durch Reduktion: Hauptmetaboliten Pregnandiole; Ausscheidung als Glukuronide und Sulfate vor allem über den Harn
Mangel	Verzögerte Sexualreife, Regression sekundärer weiblicher Geschlechtsmerkmale, Libidoverlust, Menopause	Zyklus kurz, Dysmenorrhö, Zwischenblutungen, lange Blutung
Überschuss	Ödembildung, Fettvermehrung, Infertilität	Langer Zyklus, Amenorrhö, kurze Blutung, vermehrte Natrium- und Kaliumausscheidung
Antagonisten	Progesteron, Testosteron, Kortisol, Aldosteron	Aldosteron, Testosteron, Estradiol, Ocytoxin
Synergisten	Prolaktin, Kortikoide, STH, Thyroxin, Insulin, Relaxin	Prolaktin, Kortisol, STH, Thyroxin, Relaxin

gebildet unter dem Einfluss von LH. Progesteron wird auch im Ovarialfollikel, in der Plazenta und beim Mann in der Nebennierenrinde gebildet. Progesteron bestimmt die Sekretionsphase des Uterusendometriums und bereitet den Uterus für die Implantation des Eis vor, vermindert die Erregbarkeit des Myometriums und hält die Schwangerschaft aufrecht. Es hemmt die Ovulation, mindert die Libido und stimuliert den Estrogenabbau.

Biosynthese

Aus Cholesterin wird über Pregnenolon Progesteron synthetisiert (☞ Abb. 16.40).

Katabolismus

Ähnlich wie Estradiol wird natürliches Progesteron bereits bei der ersten Leberpassage weitgehend abgebaut. Im Blutplasma ist Progesteron zum Transport an ein spezifisches Progesteronbindungsprotein gekoppelt. Progesteron wird in der Leber glukuroniert bzw. sulfatiert und über die Nieren ausgeschieden. Hauptabbauprodukt ist Pregnandiol.

Wirkungen von Progesteron

Uterus

Für fast alle Progesteronwirkungen ist ein vorhergehender oder gleichzeitiger Einfluss von Estradiol notwendig. Estradiol vermehrt in der Follikelphase des Menstruationszyklus die intrazellulären Rezeptorproteine für Progesteron. In der Gelbkörperphase verringert sich deren Menge wieder. Der Uterus ist das wichtigste Zielorgan des Progesterons. Nach vorhergehendem Estradioleinfluss fördert es das Wachstum der Uterusmuskulatur, bewirkt in der Uterusschleimhaut, die unter Estradioleinfluss aufgebaut worden ist, den drüsigen Umbau und verändert dort die Gefäßversorgung und den Glykogengehalt: Umwandlung von proliferativem zu sekretorischem Endometrium.
Diese Veränderungen erreichen etwa am 22. Zyklustag ihr Maximum. Zu diesem Zeitpunkt wirkt Progesteron auch wesentlich bei der eventuellen Einnistung eines befruchteten Eis mit. Eine überlange Progesteroneinwirkung führt zu einer Rückbildung des Endometriums, das dann nicht mehr für die Eieinnistung geeignet ist. Progesteron reduziert außerdem die Myometriumaktivität, was besonders während der Schwangerschaft wichtig ist. An der Zervix verändert es die Konsistenz des Schleimpropfes in einer Weise, die diesen für Spermien praktisch undurchdringbar macht, ein Effekt, auf dem z.T. die empfängnisverhütende (kontrazeptive) Wirkung beruht, wenn Progesteron bzw. progesteronartige Substanzen (Gestagen) in der ersten Zyklusphase gegeben werden.

Mamma

In der Brust fördert Progesteron die Entwicklung des Milchgangsystems.

Einfluss auf andere Organsysteme

Progesteron verstärkt, wie andere Steroidhormone, die Expression von Zielgenen. Es greift an zwei Rezeptorsubtypen (Progesteronrezeptor a und b) an (Mutschler, 2001). In der Gelbkörperphase hemmt Progesteron die Freisetzung von LH. Werden progesteronähnliche Gestagene auch in der Follikelphase gegeben, beeinträchtigt dieser Hemmeffekt z.T. die Ovulation, was zusammen mit der Wirkung auf die Zervix (☞ oben) und einem die Kapazitation der Spermien hemmenden Effekt kontrazeptiv wirkt („Mini-Pille"). Am ZNS wirken hohe Progesterondosen (über das Abbauprodukt Pregnanolon) anästhetisch. Progesteron fördert die Bereitschaft für epileptische Anfälle. An der Niere hemmt Progesteron etwas die Aldosteronwirkung, was zu einer vermehrten NaCl-Ausscheidung führt (Silbernagl und Despopoulos, 1979, Forth, Henschler et al., 1996).

Progesteronüberschuss

Langer Zyklus, schwache Blutung, selten Dysmenorrhö.

Progesteronmangel

Kurzer Zyklus, lange Blutung, Dysmenorrhö (Hauptursache für Menstruationsschmerz).

Übersicht über die Zyklusveränderungen: Störeinflüsse

Schilddrüsenstörungen

Der Einfluss der Schilddrüse auf den Ablauf der Menstruation, infolge der Abhängigkeit der Progesteronproduktion von adäquaten Schilddrüsenhormonspiegeln, ist in Kap. 16.4 (Schilddrüse) ausführlich dargestellt.

Stresssyndrom

ACTH-Überschuss führt zu Amenorrhö durch relative Gonadotropin-Suppression (☞ Kap. 16.5.3).

Gastrointestinale Dysfunktion

Intestinale β-Glukuronidase kann Estrogenglukuronide entkoppeln und damit reaktivieren. Das führt zu einer Erhöhung der Gesamtestrogenaktivität, die besonders in der zweiten Zyklushälfte bedeutsam ist, wo Estrogen relativ niedrig sein sollte. Dies entspricht der Erfahrung, dass eine große Zahl von prämenstruellen Syndromen, die durch ein Ungleichgewicht im Sinne von zu viel Estrogen und zu wenig Progesteron prämenstruell gekennzeichnet sind, durch die Behandlung von Dysbiosen und Ernährungsumstellung im Sinne einer für die Patientin optimal verträglichen Nahrung geheilt werden können. Dysbiosen können die β-Glukuronidase-Aktivität im Intestinaltrakt erhöhen (Gadelle, Raibaud et al., 1985). Das Enzym kann durch alkalisches Milieu, wie es bei Fäulnis auftritt, induziert werden (Kim, Kang et al., 1992). Mangel an Laktobazillen führt zu erhöhter

β-Glukuronidase-Aktivität (McConnell und Tannock, 1993). Gallensäuren können die Aktivität der β-Glukuronidase erhöhen (Fujisawa und Mori, 1996). ☞ hierzu auch Kapitel 7.
In Tabelle 16.11 werden die wahrscheinlichsten Ursachen von Zyklusunregelmäßigkeiten zusammengefasst.

Tab. 16.11: Zyklusunregelmäßigkeiten

Zyklus kurz	1. Progesteronmangel 2. Estrogenüberschuss
Zyklus lang	1. Progesteronüberschuss 2. Estrogenmangel
Blutung lang	1. Estrogenüberschuss (mit prämenstruellem Ödem) 2. Progesteronmangel (mit Schmerzen)
Blutung kurz	1. Estrogenmangel (Blutung sehr kurz und wenig Blut) 2. Progesteronüberschuss
Kombinierte Dysbalancen	Am häufigsten sind Progesteronüberschuss und Estrogenmangel oder Estrogenüberschuss und Progesteronmangel.

16.6.3 Diagnostik und Therapie bei Zyklusstörungen

Labordiagnostik

Die üblicherweise durchgeführten Hormonspiegelbestimmungen gegen Ende des Zyklus oder zusätzlich zu Mitte des Zyklus sind nicht ausreichend, da sie eine Momentaufnahme darstellen. Ein Kompromiss zur Minimierung der Kosten für Laborbestimmungen ist folgender: Im Serum oder im Speichel werden zu mehreren Zeitpunkten des Zyklus die Werte von FSH und LH sowie von Estradiol und Progesteron bestimmt. Wenigstens einmal, am besten zu Ende des Zyklus, sollten freies Testosteron und DHEA sowie Kortisol im Tagesprofil (☞ Kap. 16.5.5) ebenso wie fT_3 und fT_4 sowie TSH1 (basal) bestimmt werden.

Serumdiagnostik

Blutabnahmen für Serumhormonbestimmungen werden sinnvollerweise an folgenden Tagen des Zyklus durchgeführt:

- Tag 6–7: Frühe follikuläre Phase, in der eines der Follikel mehr als andere auf die FSH-Stimulation reagiert und große Mengen Estrogene sezerniert.
- Tag 13–14: Hohe Estrogenspiegel supprimieren FSH und es kommt zu einem LH-Anstieg, was zur Ovulation führt.
- Tag 26–28: Das Corpus luteum sezerniert nach der Ovulation große Mengen Progesteron, das bei ausbleibender Befruchtung um den 23. Tag steil abfällt (☞ Abb. 16.39). Ebenso fällt Estrogen ab und dadurch beginnt FSH wieder anzusteigen.

Speicheldiagnostik

Im Speichel wird das freie und damit wirksame Hormon bestimmt. Diese Messung ist natürlich ausgesprochen patientenfreundlich (Anbieter z. B.: Diagnos-Techs, Inc., 6620 South 192nd Place, Building J, Kent, Washington 98032, Toll Free (800) 878-37 87, Fax: (425) 251-06 37. E-Mail: Diagnos@diagnostechs.com; www.diagnostechs.com). Nach Rücksprache mit einem großen medizinischen Labor in München, das im Bereich des Anti-Agings und von Hormonbestimmungen bestens bewandert ist, sind die verfügbaren Testkits für die hier relevanten Hormone nicht valide genug (Abweichungen um 20% kommen danach vor).

Urindiagnostik

Eine Alternative stellt die Bestimmung der Urinmetaboliten Estron-3-Glukuronide (E3G), Pregnandiol-3-Glukuronide (P3G), Testosteron-17-Glukuronide (T17G), FSH und LH dar. Um die Proben unabhängiger von der Urinkonzentration zu machen, wird eine Korrektur anhand der Kreatininwerts vorgenommen, was ein Unsicherheitsfaktor ist, da die Kreatininclearance mit dem Alter abnimmt (Hall Moran, Leathard et al., 2001). Zu bedenken geben wir hierbei, dass die Menge dieser Metaboliten von der Phase-II-Detoxifikationskapazität der Leber und den Einflüssen aus dem Darm (β-Glukuronidase, ☞ Kap. 7.7.5) beeinflusst werden. Dies kann als Vor- und Nachteil angesehen werden. Die sicherste Methode scheint also nach wie vor die Serumbestimmung zu sein.

Basaltemperaturmessung

Der Hintergrund und die Durchführung sind in Kap. 16.4.8 beschrieben. Für den weiblichen Zyklus stellt die Messung der Basaltemperatur einen guten funktionellen Überblick über die hormonelle Regulation dar. Die Höhe der Basaltemperatur über den Zyklus wird durch die Schilddrüsenfunktion bestimmt. Estrogene bremsen die Schilddrüsenfunktion, dagegen ist die adäquate Bildung von Progesteron abhängig von einer normalen Schilddrüsenfunktion.
Der LH-Peak mit Auslösung des Eisprungs am 14. Tag des Zyklus bei zusätzlichem Progesteronbedarf führt zur Erhöhung der Basaltemperatur bei normaler Schilddrüsenfunktion. Es wird immer vom thermogenetischen Effekt des Progesterons gesprochen, Thermogenese ist jedoch schilddrüsenabhängig, denn sie ist nur über eine Erhöhung der metabolischen Rate möglich. Bei latenter Schilddrüsenunterfunktion kommt es nach einem wenig sichtbaren Anstieg zu einem Abfall zu Beginn der Blutung und die tiefsten Temperaturwerte liegen tendenziell am Beginn der Blutung und den ersten Blutungstagen (erster bis dritter Zyklustag). Nach Barnes sind die wichtigsten Tage für die Beurteilung der Schilddrüsenfunktion der zweite und dritte Zyklustag, da diese über subklinische Schilddrüsenfunktionsstörungen Aufschluss geben. Bei Pilleneinnahme ist eine durchgeführte Basaltemperaturmessung diesbezüglich natürlich nicht verwertbar, ebenso wenig wie eine klassische physiologische Serumhormonanalyse des Zyklus. Für derartige diagnostische Interventionen muss die Bereitschaft (und die Möglichkeit) zu einer Pillenpause gegeben sein.

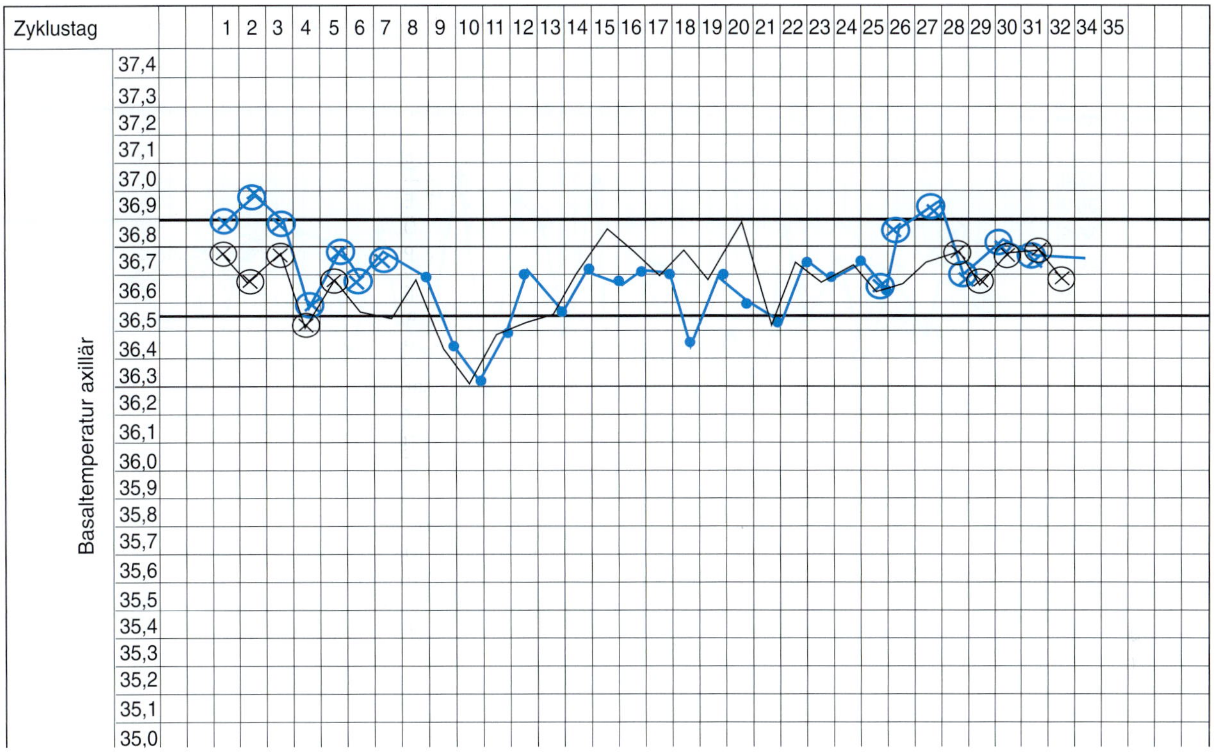

Abb. 16.41: Basaltemperaturkurve bei Progesteronmangel: Der Zyklus ist verkürzt, die Blutung über die normalen sieben Tage hinaus verlängert. Auffällig ist der Anstieg der Temperatur zum Ende des Zyklus und während der Periodenblutung: Die Schilddrüse „springt sozusagen für das Ovar ein" in dem Versuch, den Progesteronmangel aufzufangen.

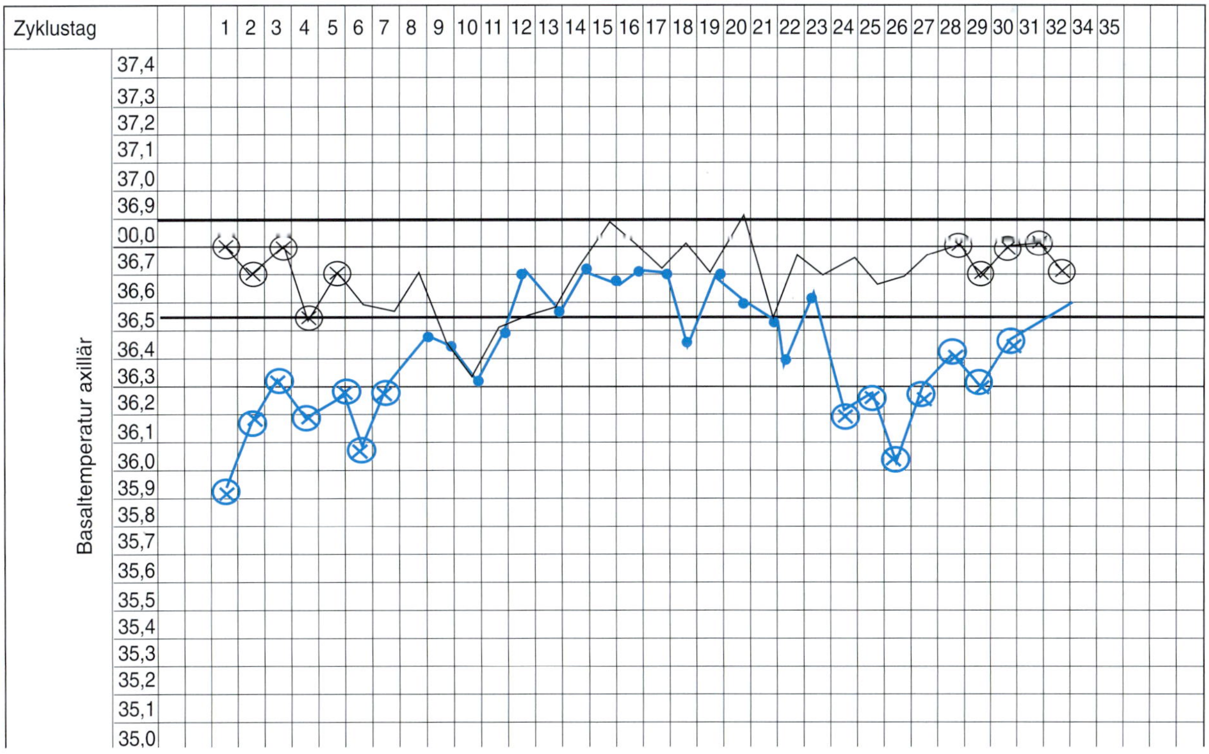

Abb. 16.42: Basaltemperaturkurve bei Estrogenüberschuss: Der Zyklus ist kurz, die Blutung lang und meist kräftiger als beim Progesteronmangel, da die Uterusschleimhaut hypertrophiert sein kann. Die Basaltemperatur fällt zur Menstruation hin ab, die erhöhte Estrogenaktivität wirkt suppressiv auf die Schilddrüsenfunktion.

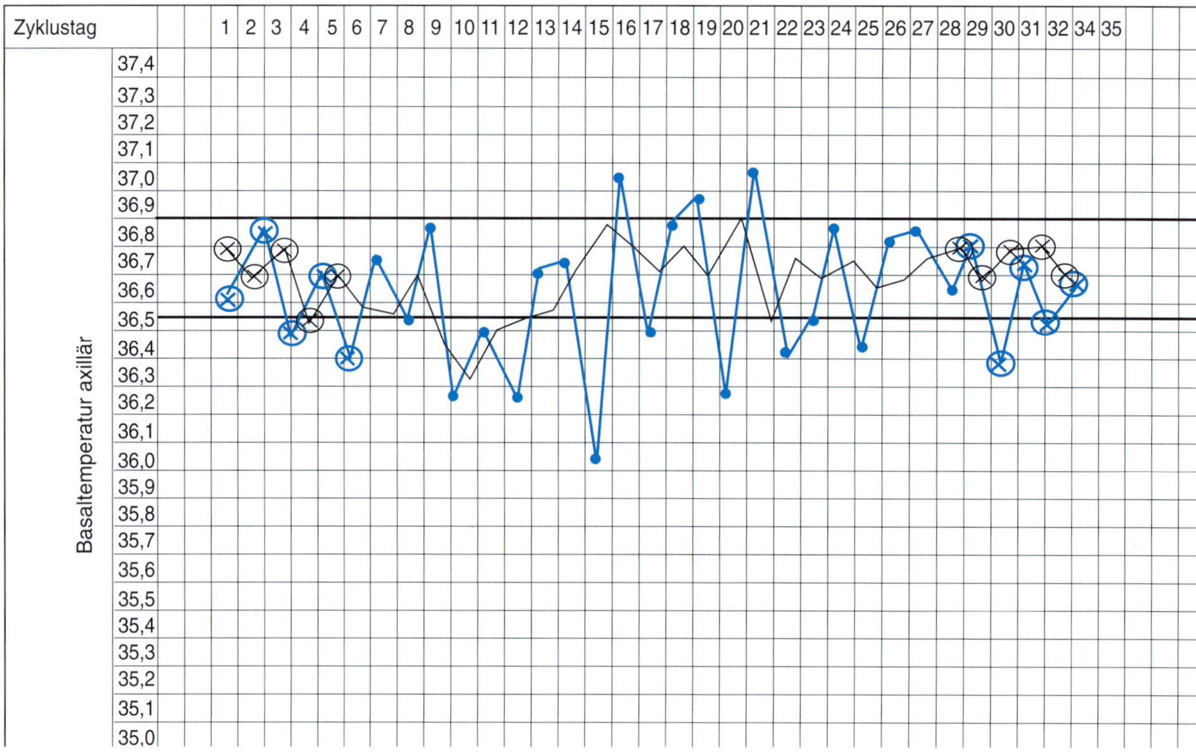

Abb. 16.43: Basaltemperaturkurve bei Epiphysendysbalancen

Die oben stehenden Diagramme (Abb. 16.41 bis 16.42) zeigen typische Basaltemperaturkurven bei Estrogen- und Progesterondysbalancen. Abb. 16.43 zeigt die Charakteristika einer Epiphysenstörung: Die Epiphyse ist zusammen mit dem Hypothalamus der „Taktgeber". Die Basaltemperaturkurve unterliegt sehr starken Schwankungen (Leaf, 1996). Dies hängt mit einem Hypophysen-Epiphysen-Antagonismus zusammen (☞ Kap. 16.2). Patientinnen mit Schlafstörungen (die im Übrigen auch mit Epiphysenstörungen zusammenhängen können) oder anderen Unregelmäßigkeiten des Alltagslebens sowie augenscheinlich auch Patientinnen mit Stresssyndrom können auch ausgeprägte Schwankungen der Basaltemperaturkurve haben. Beim Stresssyndrom kommt sicherlich ebenfalls der Epiphysen-Hypophysen-Antagonismus zum Tragen.

AK-Diagnostik und Therapie von Zyklusstörungen

Schritt 1: Hormonassoziierte Muskeln testen

Testen Sie die mit den peripheren Hormondrüsen assoziierten Muskeln. Notieren Sie Normoreaktion, Dysreaktion und 51%er: M. piriformis und M. gluteus medius, sowie die Adduktoren für die Gonaden, Mm. sartorius, gracilis und tibialis posterior für die Nebenniere, M. teres minor für die Schilddrüse. Prüfen Sie für jeden einzelnen, ob die Therapielokalisation über der zugeordneten Drüse oder dem drüsenzugeordneten Lymphreflex den Muskel verändert: Das wäre ein Hinweis, dass das Organ eine Dysfunktion hat.

Schritt 2: Primär gestörte Drüse finden

Finden Sie die in der bestehenden Dysfunktionskonstellation führende Hormondrüse: Prüfen Sie für sämtliche dysreaktiven Muskeln per TL zu den übrigen Hormondrüsen oder NL-Reflexen bzw. zur Glabella für die Hypophyse, welche TL die Dysreaktionen aufhebt. Alternativ können Organpräparate Hypothalamus D4, Hypophysis D4, Glandula suprarenalis D4, Ovar D4 und Glandula thyreoidea D4 der Fa. Wala verwendet werden: Das potenzierte Organpräparat der „führenden Drüse" hebt die Dysreaktion sämtlicher hormonassoziierter Muskeln auf. Dazu sei erläutert, dass die tiefen Potenzen der Organpräparate im Sinne einer Stützung des Organes testen.

Schritt 3: Assimilations- und Entgiftungsorgane testen

Die Assimilationsorgane und Entgiftungsorgane müssen getestet und behandelt werden. Testen Sie mindestens den M. quadriceps (rectus femoris) bds. und den M. tensor fasciae latae bds. für den Darmtrakt sowie den M. pectoralis major sternalis für die Leber. Kandidadysbiosen (☞ Kap. 7.8), bakterielle Dysbiosen (☞ Kap. 7.7.4 und 7.7.5) und Folgen von Nahrungsmittelunverträglichkeiten sind zu diagnostizieren. Störungen der Ileozökalklappe (ICV) mit Overgrowth-Syndrom (☞ Kap. 7.7.4) können als Ursache wiederkehrender Darmdysbiosen aufgrund des oben dargestellten Mechanismus mit gestörtem Estrogenabbau in der Leber und relativem Progesteronmangel zu Zyklusstörungen führen. Evtl. kann hier die Durchführung einer konsequenten ICV-

Diät nach ICV-Korrektur gemäß Challenge prämenstruell über zwei Zyklen therapeutisch ausreichen.
Prüfen Sie, ob die TL der Lymphreflexzonen des entsprechenden Assimilations- oder Entgiftungsorganes oder die TL über den Organen die gefundenen Muskeldysfunktionen normalisiert, was belegt, dass die Muskeldysfunktion durch die Organdysfunktion verursacht wird. Testen Sie die entsprechenden Therapeutika (☞ Kap. 7 und Kap. 14.5.1). Prüfen Sie, ob die Hormondrüsen-zugeordneten Muskeln, speziell die den Ovarien zugeordneten, sich durch TL über der Leber und/oder den Lymphreflexzonen des Darms normalisieren lassen. Dies ist ein direkter Hinweis für die wichtige Rolle dieser Organe im hormonellen Dysbalancegeschehen der Patientin.

Schritt 4: Supplemente testen

Sie führen zur Normoreaktion der ovarienzugeordneten Muskeln. Nach Test substituieren Sie Ovarial-Extrakt (Biogyn, Thorne, Cytozyme O, Cytozyme F, Biotics), Vitamin E (400 IU/Tag), Jod (mind. 200 mg/Tag), Magnesium (300–600 mg/Tag), Selen (200 mg/Tag), Pyridoxal-5-Phosphat (Vitamin B_6, 3 × 50–100 mg/Tag), Cimicifuga (estrogenartig), Agnus castus (progesteronartig), Angelica sinensis (estrogenartig). Zu den letztgenannten Phytopharmaka ☞ Kap. 16.7.3. Die oben aufgeführten potenzierten Organpräparate (Ovar D4 etc.) können als Trinkampullen verwendet werden. Dabei kann je eine Ampulle pro Tag genommen werden. Die Regenerese®-Präparate (Ovar) müssen subkutan injiziert werden, da die postulierte RNA-Wirkung sonst nicht zur Wirkung kommen kann. Bei Versagen einer regulatorischen Therapie testen Sie die Hormone: Progesteron natürlicher Struktur (z.B. Progest-Creme, Utrogest-Kapseln), natürliches Estradiol (Cerella®-Pflaster, Gynokadin®-Gel u.a.). Zur Substitution von weiblichen Sexualhormonen ☞ Kap. 16.7.3.
Die Entscheidung, ob nur die „führende Drüse" im ersten Abschnitt der Behandlung unterstützt werden soll, oder direkt die gesamte Achse der Dysfunktionen, ist nicht für alle Fälle gleich zu beantworten. Bei längerer Dauer der Gesamtstörung kann es zu adaptativen Fehlfunktionen der einzelnen Organe kommen, die dann sinnvollerweise behandelt werden müssen. Beispiel: Es ist wenig sinnvoll, nur die Hypophyse zu stimulieren, wenn die Nebenniere oder die Ovarien bereits über längere Zeit unterstimuliert wurden. Um ein bekanntes Beispiel aus der klinischen Medizin in Analogie anzuführen: Nach Kortisontherapie mit entsprechender Nebennierensuppression braucht diese auch einige Zeit, um wieder aktiv zu werden.

Schritt 5: Sieben Faktoren des viszerosomatischen Systems prüfen

Wollen Sie die Somatotope Ohr oder NPSO anwenden, sollten Sie die sieben Faktoren des viszerosomatischen Systems der dysreaktiven Muskeln bzw. der assoziierten Organe zunächst testen, aber noch nicht behandeln, um die für die korrekte Platzierung der Nadeln notwendige assoziierte Muskeldysreaktion nicht zu verlieren.

Schritt 6: Akupunktur

Die Ohrnadel oder der Punkt in der Organzone der Neuen punktuellen Schmerz- und Organtherapie (NPSO) des kleinen Beckens sollte die Dysreaktion der Gonaden-zugeordneten Muskeln beseitigen, wenn diese die primär gestörten Drüsen sind. Wenn nicht, die Punkte für die „führende" Drüse wählen (Ohr- und NPSO-Punkt Nebennieren ☞ Abb. 16.36, Ohrpunkt Schilddrüse ☞ Abb. 16.27, NPSO-Zone Schilddrüse ☞ Abb. 16.28, NPSO-Punkte Epiphyse, Hypothalamus und Hypophyse ☞ Abb. 16.8, Ohrpunkt Hypophyse ☞ Abb. 16.18). Diese sollten dann alle Dysreaktionen auch nach Temporal Tap stabil beseitigen.

Schritt 7: Sieben Faktoren des viszerosomatischen Systems behandeln

Die bezüglich Dysfunktion führende Hormondrüse und alle anderen Organe mit Dysfunktion mit den indizierten sieben Faktoren des viszerosomatischen Systems (☞ Kap. 2 und Garten, 2004) behandeln. Meist ist die Hypophyse führend, aber es gibt auch Wechselbeziehungen zwischen Ovar, Nebenniere und Schilddrüse: Die Progesteronsynthese ist thyroxinabhängig, ☞ oben (Schmitt, 1981). Die Ovarien werden ggf. behandelt mit Korrektur der Wirbelebenen L5, den NL-Reflexzonen über dem Tuberculum pubicum (für M. piriformis und M. gluteus medius), an der lateralen Oberschenkelseite (für M. gluteus maximus) und posterior über den Sakroiliakalgelenken. Die neurovaskulären Reflexpunkte liegen über der Eminentia parietalis (M. piriformis und M. gluteus medius) und auf der Sutura lambdoidea (für M. gluteus maximus und Adduktoren).

Schritt 8: Viszerale Osteopathie

Suchen Sie und – wenn Sie dies können – therapieren Sie viszeral-osteopathische Läsionen als mögliche Ursache von Zyklusstörungen: Im Vordergrund stehen die Läsionen der Leber, der Nieren und der Organe des kleinen Beckens (☞ Barral und Prat 1995;, Barral und Mercier, 2005; Garten, 2016),

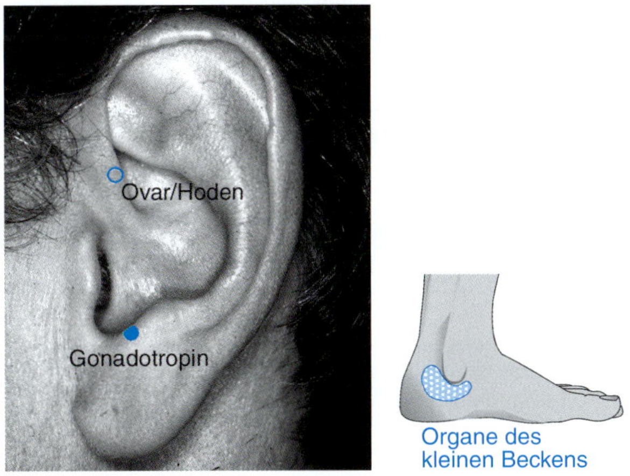

Abb. 16.44: Punkte der Ohrakupunktur und der NPSO. Der offene gezeichnete Punkt bedeutet, dass dieser hinter der Helixkrempe aufgesucht werden muss.

Schritt 9: Re-Evaluierung

Das gesamte System sollte alle zwei Wochen reevaluiert werden, da sich die Verhältnisse während der Therapie verändern, die Hierarchie der Dysfunktionen sich ändern kann etc.

Das Vorgehen der AK-Diagnostik und Therapie bei Zyklusstörungen ist in Abb. 16.45 zusammengefasst.

1. Mit den peripheren Hormondrüsen assoziierten Muskeln testen:
- M. piriformis und M. gluteus medius, Adduktoren für die Gonaden
- Mm. sartorius, gracilis und tibialis posterior für die Nebenniere;
- M. teres minor für die Schilddrüse. Normoreaktion, Dysreaktion und 51%er notieren.

Prüfen, ob die Therapielokalisation über der zugeordneten Drüse oder dem zugeordneten Lymphreflex den assoziierten Muskel in der Reaktion verändert: Das ist ein Hinweis, dass das Organ eine Dysfunktion hat.

↓

2. Die TL des NV-Reflexes der Hypophyse oder der NL-Reflexe der bzgl. Dysfunktion führenden Hormon-drüse hebt die Dysreaktionen der oben gefundenen Muskeln auf.

↓

3. Leber (Entgiftung) und Darm (Assimilation, enterohepatische Autointoxikation), ICV testen. Dysfunktion hormonassoziierter Muskeln wird durch TL zu NL-Reflexen von Leber und/oder Darm aufgehoben, wenn ein Zusammenhang besteht.

↓

4. Supplemente testen:
- Organpräparate: Hypothalamus D4, Hypophysis D4, Glandula suprarenalis D4, Ovar D4 und Gl. Thyreoidea D
- Regenerese®-Präparate der Organe
- Ovary plus, Cytozyme HP/HT, ADR-Formula u.a.
- Vitamine E, B_6, B_{12}, Zink, Selen, Magnesium
- Cimicifuga, Angelica sinensis, Agnus castus

Sieben Faktoren des viszerosomatischen Systems sämtlicher betroffener Organe behandeln.

↓

5. Sieben Faktoren aller Organe und Drüsen mit Dysfunktion testen, noch nicht behandeln.
Wirbelebenen:

Nebenniere	M. sartorius	L2, L3, Th9
	M. gracilis	L2, L3, L4, Th9
	M. tibialis posterior	L5, S1
Schilddrüse	M. teres minor	C5/6
Gonaden	M. piriformis	L5, S1, L5
	M. gluteus medius	L4, L5, S1, L5
	Adduktoren	L2, L3, L4, L5
Dünndarm	M. rectus femoris	L2, L3, L4, Th 8 bis 11
Dickdarm	M. tensor fasciae latae	L4, L5, S1
Leber	M. pectoralis major sternalis	C6 bis Th1, Th8

↓

6. Nadel in den Ohrpunkten oder NPSO-Zone platzieren, sollten Muskeldysreaktionen aufheben.

↓

7. Sieben Faktoren des viszerosomatischen Systems sämtlicher betroffener Organe behandeln. Hypophyse bei Indikation wie in Kap. 16.3 dargestellt behandeln.

↓

8. Viszeral osteopathische Läsionen von Leber, Nebenniere, Darm und Organen des kleinen Beckens untersuchen und behandeln: „treat what you find".

↓

9. Reevaluierung des gesamten Systems alle zwei Wochen oder häufiger.

Abb. 16.45: Flussdiagramm der Diagnostik und Therapie von Zyklusstörungen

16.6.4 Dysmenorrhö

Schmitt (1981) beschreibt in seinem immer noch aktuellen Buch fünf Ursachen für Dysmenorrhö. Diese können sein:

- Kalzium- oder Magnesiummangel
- Wirbelsäulen- und Beckenstörungen
- Viszeroptosen (viszeral-osteopathische Läsionen)
- Darmdysbiosen (ICV-Syndrom)
- Hormonelle Dysbalancen.

Kalzium- oder Magnesiummangel

Die Kalziumresorption ist pH-abhängig (bei Magensäuremangel vermindert). Proteinreiche Ernährung fördert, Vollwertgetreide mindert die Resorption von Kalzium. Vitamin D und GH (Growth Hormone; STH) fördern die Kalziumresorption und zusammen mit Kalzitonin den Kalziumeinbau in den Knochen (☞ auch Kap. 16.6.7). Parathormon fördert den Abbau von Kalzium aus dem Knochen und die Rückresorption in der Niere. Azidose fördert den Kalziumabbau des Knochens. Insgesamt erhöht Parathormon den Kalziumspiegel im Blut, Kalzitonin senkt ihn. Parathormon und Vitamin F fördern den Abtransport von Kalzium ins Gewebe, Vitamin C und Vitamin A helfen es dort zu halten. Im Muskelgewebe kommt es durch niedrige Kalziumspiegel zu Erregung der Muskelzellen, die die infolge niedriger Kalziumspiegel verminderte Erregungsübertragung überwiegt. Damit kommt es zu vermehrter Krampfneigung auch der glatten Muskulatur des Uterus. AK-Befund: Schwäche des M. levator scapulae (der Glandula parathyreoidea zugeordnet) und des oberen Trapezius.

Wirbelsäulen- und Beckenstörungen

Sämtliche Beckenstörungen Kategorie I, II, und III (☞ Abb. 16.46) müssen bei Vorliegen behandelt werden (☞ Garten, 2016). Hormonell bedingte Muskelschwäche (M. piriformis, M. gluteus medius, M. sartorius)

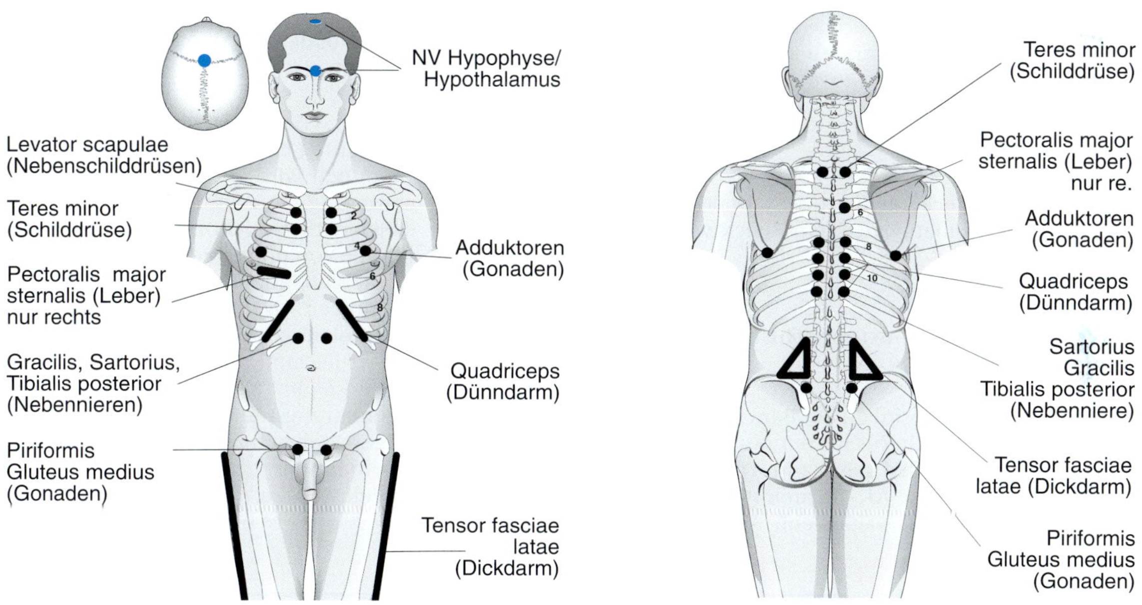

Abb. 16.45 *(Fortsetzung)*

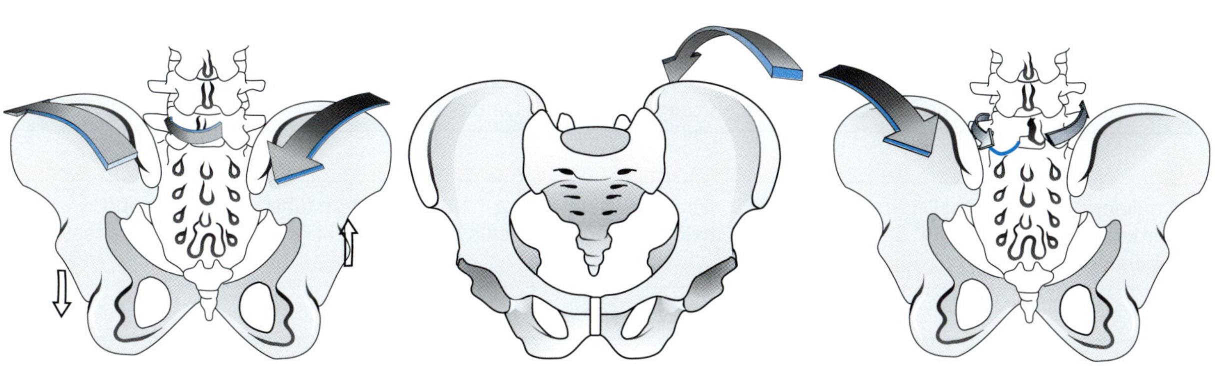

Abb. 16.46: Beckenläsionen der Kategorie I bis III nach SOT (Näheres ☞ Garten, 2016). Kategorie I ist eine Beckenverwringung. Kategorie II ist eine Sakroiliakalgelenksdysfunktion mit Ilium posterius oder Ilium anterius, Kategorie III ist eine lumbosakrale Störung mit Beckenverwringung.

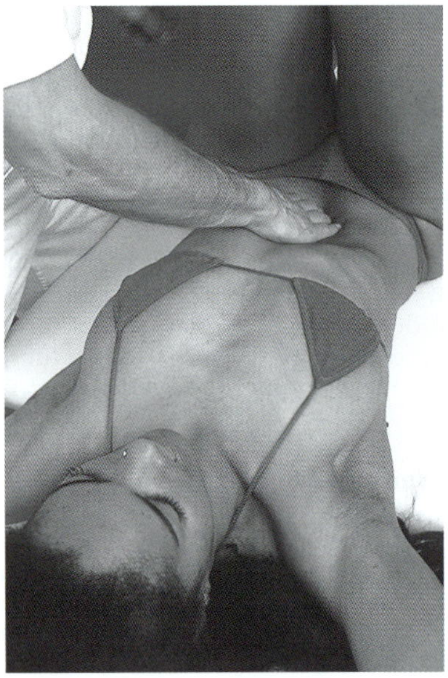

Abb. 16.47: Uterus-Lift-Technik: Während Exspiration werden die ligamentären Strukturen der Blase und der Organe des kleinen Beckens über die Bauchdecken nach kranial mobilisiert, während die Patientin Arme und Beine flektiert (Näheres WALTHER, 2000; ☞ GARTEN, 2016).

führt ihrerseits zu Beckenfehlern, vertebrale Dysfunktionen führen auf somatoviszeralem Reflexweg zu hormonellen Störungen.

Viszeroptosen (viszeral-osteopathische Läsionen)

Viszeroptose, d. h. das Absinken der Bauchorgane, kann zu einem Absinken des Uterus führen, was Ursache von Menstruationsbeschwerden sein kann. Die Uterus-Lift-Technik ist eine klassische AK-Technik (☞ Abb. 16.47), teilweise muss auch auf vaginalem Wege behandelt werden. Immer ist zunächst eine mögliche Dysfunktion des M. levator ani zu behandeln (☞ GARTEN, 2016).

Darmdysbiosen (ICV-Syndrom)

☞ Kap. 7.7.4.

Hormonelle Dysbalancen

Die typische hormonelle Dysbalance, die mit dem prämenstruellen Syndrom (Flüssigkeitseinlagerung, Brustschwellung, Spannungsgefühl im Unterbauch, labile Stimmung) und schmerzhafter Periodenblutung während der ersten ein bis zwei Menstruationstage assoziiert ist, ist die Konstellation von relativ erhöhten Estrogenen bei relativ erniedrigtem Progesteron (☞ unten). Lesen Sie daher hierzu den nächsten Abschnitt, denn das typische prämenstruelle Syndrom geht üblicherweise in eine Dysmenorrhö über, die durch krampfartige Schmerzen während der ersten beiden Blutungstage und Koagel gekennzeichnet ist.

16.6.5 AK-Diagnostik des prämenstruellen Syndroms

Das prämenstruelle Syndrom ist eine funktionelle Störung, die viel zu häufig entweder von den betroffenen Frauen hingenommen wird oder aber es wird mit Hormonsupplementierung eine funktionelle hormonelle Dysbalance, die eigentlich leicht zu behandeln ist, „hingebogen". Alle Fälle von prämenstruellem Syndrom mit Dysmenorrhö, die mit auch minimalen Verdauungsstörungen, Blähungen, Nahrungsmittelunverträglichkeiten, Alkoholintoleranz, Veränderung des Stuhlverhaltens perimenstruell und allen anderen Symptomen einhergehen, wie sie im Kapitel 1.1 unter „gestörte Funktion des Verdauungstraktes" gelistet sind, können mit etwa 70%iger Wahrscheinlichkeit allein mit einer Therapie der Verdauungs- und Entgiftungsorgane erfolgreich behandelt werden. Gehen Sie nach folgendem Schema vor:

1. Am Zyklusende Test der ovarassoziierte Muskeln M. piriformis, M. gluteus medius, Adduktoren. auf Normoreaktion, Dysreaktion und 51%er.

↓

2. Challenge mit Progesteron im Sinne einer Hypoprogesteron-Situation. Wenn Progesteron zur Normoreaktion führt: Agnus castus, Dioscorea und die Ovarpräparate Ovary plus, Ovaria D4 u.a. testen.

↓

3. Challenge mit Östradiol D12 und Östron D12. Wenn Östradiol D12 zur Normoreaktion führt, Dysbiosen und Leberdetoxifikationskapazität über M. pectoralis major sternalis, M. rectus femoris und M. tensor fasciae altae testen und behandeln.

↓

4. Prostaglandindysbalancen: Führt Nachtkerzenöl oder Borretschöl bzw. Leinöl, Rapsöl oder Fischöl zur Normoreaktion der dysreaktiven Ovar-assoziierten Muskeln? Supplementieren.

Abb. 16.48: AK-Diagnostik bei prämenstruellem Syndrom

Schritt 1: Assoziierte Muskeln testen

Testen Sie in den letzten ein bis drei Tagen des Zyklus die folgenden Ovar-assoziierten Muskeln: M. piriformis, M. gluteus medius, Adduktoren.

Schritt 2: Hypo-Progesteronkonstellation testen

Testen Sie, ob Progesteron einen dysreaktiven M. piriformis, M. gluteus medius, Adduktor oder evtl. jedweden anderen dysreaktiven Muskel normalisiert. Das praktikable Vorgehen ist die biomagnetische Testung eines Progesterongels. Wenn Progesteron zur Normoreaktion führt, testen Sie primär die biologischen Alternativen; Agnus castus ist progesteronstimulierend ebenso wie wahrscheinlich Dioscorea (Yamswurzel; Loch, Selle et al., 2000).,

Schritt 3: Hyper-Estrogenkonstellation testen

Testen Sie weiterhin Estradiol D12, das bei hyperestrogener Lage zu Normoreaktion führt, ebenso wie Östron D12. Hier kann der Testzeitpunkt prämenstruell von entschiedender Bedeutung sein, da während des übrigen Zyklus diese Konstellation nicht gegeben sein muss.

Schritt 4: Assimilation und Entgiftung testen

Wenn die Estrogenisopathika die dysreaktiven hormonzugeordneten Muskeln normalisieren, sollten Sie primär den Katabolismus der Estrogene überprüfen: Dysbiosen des Darms (☞ Kap. 7 und 10) sind ebenso zu behandeln wie ein nicht optimaler Entgiftungsstoffwechsel der Leber (☞ Kap. 14.5.1).
Testen Sie mindestens den M. quadriceps (rectus femoris) bds. und den M. tensor fasciae latae bds. für den Darmtrakt sowie den M. pectoralis major sternalis für die Leber. Kandidadysbiosen (☞ Kap. 7.8) bakterielle Dysbiosen (☞ Kap. 7.7.4 und 7.7.5) und Folgen von Nahrungsmittelunverträglichkeiten sind zu diagnostizieren. Störungen der Ileozökalklappe (ICV) mit Overgrowth-Syndrom (☞ Kap. 7.7.4) können als Ursache wiederkehrender Darmdysbiosen aufgrund des weiter oben dargestellten Mechanismus mit gestörtem Estrogenabbau in der Leber das prämenstruelle Syndrom verursachen. Eventuell kann hier die Durchführung einer konsequenten ICV-Diät (faserarm, nichts Gebratenes, kein Reizstoffe wie Kaffee und scharfe Gewürze) nach ICV-Korrektur gemäß Challenge prämenstruell über zwei Zyklen therapeutisch ausreichend sein.
Phytotherapeutika für die Verbesserung der Leberfunktion sind Extrakte aus Carduus marianus und Chelidoneum, eine bewährte Kombination stellt LVR-Formula™ (PE) dar. Im Übrigen sei zu Einzelheiten des Entgiftungsstoffwechsels auf Kapitel 14.4.3 verwiesen. Die Notwendigkeit einer manuellen viszeral osteopathischen Leberbehandlung (☞ Garten, 2016) ist per Challenge zu prüfen und auszuführen.

Schritt 5: Prostaglandindysbalancen prüfen

Zum Prostaglandinstoffwechsel lesen Sie bitte Kap. 10.10. Führen Sie einen oralen Challenge mit Fettsäuren der Serie Omega-6 (Nachtkerzenöl, Borretschöl) und solchen der Serie Omega-3 durch (Leinöl, Rapsöl, Fischöl). In vielen Fällen hilft Nachtkerzenöl, in der zweiten Zyklushälfte genommen. Dabei ist einen ausreichend hohe Dosis wichtig: 6 g/Tag sind notwendig, manchmal 9 g. Testen Sie auch die Kofaktoren der Prostaglandinsynthese: Vitamin B_6, Magnesium, Zink (☞ Tab. 10.8).
Das Vorgehen der AK-Diagnostik beim prämenstruellen Syndrom ist in Abbildung 16.48 zusammengefasst.

16.7 Menopausensyndrom

35% aller Frauen suchen wegen Menopausenbeschwerden den Arzt auf. Dies ist eine Angabe aus Japan (Torizuka, 2000) und die Zahl dürfte in Europa noch höher liegen, denn es gibt, wie später deutlich werden wird, in den Lebensgewohnheiten asiatischer Frauen natürliche Faktoren, die vorbeugend gegen das Auftreten von Menopausenbeschwerden wirken (z. B. Phytoestrogene in der Ernährung). Die Menopause tritt auf, wenn die ovulationsfähigen Ovarialfollikel erschöpft sind. Dass dies keine wirklich brauchbare Begründung für den Eintritt der Menopause ist, geht aus der Tatsache hervor, dass auch eine lange Ovulationshemmung durch die entsprechenden Medikamente, was ovulationsfähige Follikel sparen könnte, nicht zu einem Verschieben der Menopause in ein späteres Lebensalter führt (Schmidt, Lang et al., 2005, Harrison's, 2005).

16.7.1 Symptome

Hitzewallungen

Hitzewallungen sollen bei bis zu 75% der Frauen in der Menopause vorkommen (Kronenberg, 1981). Die Pathogenese der Hitzewallungen ist nicht geklärt (Harrison's, 2005). Sie halten typischerweise ein halbes bis fünf Jahre nach Eintreten der Menopause an und treten auch bei Hypopituitarismus auf, so dass der mögliche Zusammenhang mit Wellen von LH-Sekretion, die als Ursache postuliert wurden, unwahrscheinlich erscheint. Ein Zusammenhang mit der pulsatilen GnRH-Sekretion des Hypothalamus (McReynolds, Freidberg et al., 1995) scheint dagegen wahrscheinlich. Eine Beteiligung des Thermoregulationszentrum mit erniedrigter hypothalamischer Endorphinwirkung scheint eine Rolle zu spielen.
Hitzewallungen treten auch nach Orchiektomie (Kastration) auf, sie reagieren auf Testosteron, aber auch auf Estrogenderivate. Akupunktur ist bei Hitzewallungen bei menopausalen Frauen und nach Orchiektomie wirksam und eine der nachgewiesenen Akupunkturwirkungen ist die Endorphinausschüttung (Hammar, 1999). Die Kerntemperatur steigt vor der Hitzewallung an (Freedman und Woodward, 1996). Sie muss durch zirkulierende Vasodilatatoren, nicht durch das sympathische Nervensystem vermittelt sein (Freedman, Woodward et al., 1994). Veränderungen im Katecholamin-,

Prostaglandin-, Endorphin- und Neurotensinmetabolismus könnten verantwortlich sein. Wyon, Spetz et al. (2000) fanden, dass Calcitonin-Gene-Related Peptide (CGRP) und Neuropeptid Y während Hitzewallungen erhöht waren. Hitzewallungen korrelieren mit hohem oxidativem Stress (Leal Hernandez et al., 2000). Differenzialdiagnostisch kommen Karzinoidsyndrom, systemische Mastzellerkrankungen, Phäochromozytom, medulläres Schilddrüsenkarzinom, Inselzelltumor des Pankreas, Nierenzellkarzinom, neurologische Störungen, Alkohol und Drogenwirkungen sowie Nahrungsmittelwirkungen in Frage (Mohyi, Tabassi et al., 1997).

Psychische Symptome

Hierzu gehören Angstgefühle, depressive Verstimmung, Schlafstörungen, Reizbarkeit, Konzentrationsschwäche u.a., die ebenfalls durch den Estrogenabfall mit LH-Anstieg in der Folge ausgelöst sein dürften. Dieser Effekt dürfte durch Suppression dopaminerger mesolimbischer Systeme zustande kommen. Beleg dafür ist, dass sich diese Symptome durch Dopaminagonisten beeinflussen lassen (Löhning, 2000). Psychische Beschwerden wurden von 29% der Frauen zwischen 45 und 60 Jahren mit „deutlich" bis „schwer", von 23% mit „gering" angegeben (Schicker, 2001).

Hyperlipoproteinämie

In der Folge steigt das kardiovaskuläre Risiko an.

Haut- und Schleimhautatrophie

Urogenitalbeschwerden wurden von 23% der Frauen zwischen 45 und 60 Jahren als „deutlich" bis „schwer" angegeben (Schicker, 2001). Menopausaler Hormonmangel führt zu Schleimhautatrophie der Vulva, Juckreiz, Schmerzen beim Koitus, Harnwegsinfektionen, Inkontinenz, Miktionsbeschwerden. Hautatrophie und -trockenheit sind assoziiert mit trockenem, brüchigem Haar und Empfindlichkeit gegen Verletzungen.

Osteoporose

Estrogene beeinflussen wie Androgene neben den spezifischen Hormonen Parathormon und Kalzitonin, die den Knochenmetabolismus regulieren, sowie Vitamin D_3 am deutlichsten die Knochenstruktur und -dichte (☞ Kap. 16.8).

16.7.2 Hormonelle Charakteristika

FSH/LH

FSH-Sekretion wird durch Estrogen inhibiert (negativer Feedback an Hypothalamus und Hypophyse), LH wird durch niedrige Estrogenspiegel supprimiert und durch hohe stimuliert (positiver Feedback an der Hypophyse). FSH- und LH-Erhöhung tritt in der Menopause bereits bei noch bestehendem Ovarzyklus ein, das heißt, die Ovarien werden weniger empfindlich gegen die Gonadotropine. FSH steigt höher an als LH, möglicherweise durch den Wegfall von Inhibin (einem FSH-inhibierenden ovariellen Hormon), der besseren Plasmaclearance von LH und dem Wegfall des positiven Feedbacks durch Estrogen. LHRH-Injektion führt in der Menopause zu vermehrter FSH und LH-Antwort.

Estrogene

Die Vorstufe der Estrogene, das Plasmaandrostendion, fällt um 50%. Es stammt vollständig aus der Nebenniere (☞ Abb. 16.33). Testosteronspiegel sinken nur um ca. 20%, die postmenopausalen Ovarien sezernieren dieses weiter. Die Estronsynthese in den peripheren Geweben steigt an, so dass die Gesamtmenge kaum niedriger ist als prämenopausal. Das Verhältnis von Estron zu Estradiol kehrt sich um. Bei adipösen Frauen kann die postmenopausale Gesamtestrogenmenge annähernd den Spiegel vor der Menopause erreichen.

Progesteron

Progesteron entsteht in der Menopause in der Nebenniere als Zwischenstufe bei der Glukokortikoid- und Mineralokortikoidsynthese. Es erscheint in der Menopause nicht im peripheren Blut. Die mangelnde Progesteronsynthese kann zu einer Verschiebung der Synthesewege von Pregnenolon in Richtung auf DHEA und die Nebennierenandrogene führen, was zu Hirsutismus führen kann (Lee, 1995).

Testosteron

Die Ovarien produzieren in der Postmenopause weiterhin Testosteron, das für die Libido von Bedeutung sein kann (Sheehy, in Martin, 2000).

16.7.3 Therapie

Estrogene (ERT, Estrogen Replacement Therapy)

Im Folgenden lesen Sie die schulmedizinisch aktuellen Empfehlungen. Im Allgemeinen wird nicht Estrogen verwendet, sondern synthetische Derivate.

- Positive Effekte sind: Reduktion von Hitzewallungen und Schleimhautatrophie, positive Kalziumbilanz des Knochens (Harrison's, 2005).
- Negative Effekte sind: 6- bis 8-mal erhöhtes Risiko für Endometriumkarzinom, wahrscheinlich erhöhtes Prolaktinom- und Mammakarzinomrisiko (Lee, 1995). Es ist kein Effekt auf Atherosklerose-, Infarkt- oder Apoplexrisiko nachgewiesen worden (Harrison's, 2005, Herrington, 2000). Dieses wurde in älteren Studien anders beurteilt. Estrogenersatz führt zu keiner Knochendichtezunahme, sondern nur Verminderung der Dichteabnahme. Der Effekt der Osteoklastenhemmung (☞ Kap. 16.8) verschwindet nach ca. drei bis fünf Jahren (Felson, Zhang et al., 1993), danach tritt derselbe Knochendichteverlust ein wie ohne Estrogentherapie.

Estrogen wirkt wohl direkt über Estrogenrezeptoren am Osteoblasten (Komm et al. 1988). Die Therapie sollte mit minimalen Dosen (0,625 mg oral) über 15 Tage und den Rest des Monats kombiniert mit Progesteron erfolgen; oder: niedrig dosiertes Estrogen plus niedrig dosiertes Gestagen kontinuierlich (Harrison, 2005). Testosterongabe zusätzlich zu Estrogen und Gestagen verbessert Hüftknochendichte, nicht Wirbeldichte (Miller, De Souza et al., 2000). Diese sollte allenfalls bei gemessenen Defiziten in Frage kommen. Eine Estrogen-Androgen-Kombination ist besser bei der Therapie von Hitzewallungen (Bachmann, 1999). Auch dies scheint uns eher wissenschaftlich relevant zu sein als in einer regulationsmedizinischen Praxis anwendbar.

Kontraindikationen

Kontraindikationen für Estrogenersatztherapie, wie sie von der FDA etabliert wurden, sind: Mammakarzinom, Möglichkeit einer Schwangerschaft, estrogenabhängige Neoplasien, genitale Blutungen unklarer Ursache, aktive thromboembolische Störungen.
Diese Liste muss unseres Erachtens erweitert werden um Hypertonie, venöse Erkrankungen, Gerinnungsstörungen, kardiovaskuläre und zerebrale Erkrankungen, Mastopathie, Uterusmyome, pathologischen Zervixabstrich und Lebererkrankungen, denn es besteht ein erhöhtes Risiko von kardiovaskulären Ereignissen wie Thrombosen, Thrombembolien, Hypertonie, zerebralen Insulten, Herzinfarkt bei Substitution, Leberwert- und Leberveränderungen unter Therapie sowie Mammakarzinom.

WHI-Studie

Die prospektive Studie zur kombinierten Hormonersatztherapie der Women's Health Initiative (WHI) ergab 2002 eine statistisch signifikante Vermehrung von Mammakarzinomen, Myokardinfarkten, zerebrovaskulären Insulten, Venenthrombosen bei einer leichten Verminderung der Fälle von Knochenfrakturen und Kolonkarzinomen. Die Ergebnisse wurden bei einer Population von 50- bis 79-jährigen Frauen erhoben, wobei nur 33% zwischen 50 und 59 Jahre alt waren. Alle nahmen 0,625 mg konjugiertes Stutenestrogen und 2,5 mg Medroxyprogesteronacetat pro Tag oder Plazebo. Es gab keine Differenzierung der Resultate bezüglich der Lebensaltersklassen und 73,9% der Frauen hatten vor der Studie keine Hormonersatztherapie (Hormone replacement therapy-HRT) bekommen.
Fazit der bekannten Studie war: Die Einnahme von Estrogen plus Gestagen über fünf Jahre steigert bei gesunden Frauen nach den Wechseljahren das Brustkrebs-, Herzinfarkt-, Schlaganfall- und Thromboembolierisiko. Das Schädigungspotenzial überwiegt den potenziellen Nutzen hinsichtlich osteoporotischer Frakturen oder kolorektaler Karzinome. Demgegenüber berichten die NIH News im April 2006 (http://www.nhlbi.nih.gov/new/press/06-04-11a.htm) von der Feldstudie mit 40 Zentren und 10739 Frauen ohne Uterus (!) im Aller zwischen 50 und 79 Jahren, dass es weniger Mammakarzinome in der Estrogengruppe als in der Placebogruppe gab, dies aber statistisch nicht signifikant war. Die Detailanalyse ergab, dass Frauen mit einem erhöhten Brustkrebsrisko unter Estrogen-Therapie häufiger, solche mit niedrigem Brustkrebsrisiko seltener an Brustkrebs erkrankten. Diese Äußerungen lassen kardiovaskuläre Risiken, sowie die Rsiken für Ovarial- und Uteruskarzinom außer acht. Kontroverse Meinungen haben sich zu dieser Studie gebildet: Die Ergebnisse dieses Teils der WHI-Studie bestätigen unsere Einschätzung, dass es keine Indikation gibt für die präventive Anwendung von Hormonen bei gesunden Frauen. Auf die Nutzen-Risiko-Bilanz der Kurzzeittherapie von Wechseljahresbeschwerden war die jetzt gestoppte Studie zwar nicht angelegt. Die Ergebnisse sind aber unsere Erachtens auch für diese Indikation von Bedeutung, die einer sorgfältigen, strengen Wertung bedarf. Frauen, die diese Behandlung wünschen, müssen über die potenziellen Risiken eingehend aufgeklärt sein.
Die Studie entspricht nach Lemay (2002) nicht der üblichen Anwendung der HRT bei jüngeren Patientinnen mit niedrigem Risikopotenzial. Der Autor dieser Arbeit spricht in der Konsequenz weiter von einer sicheren und gut indizierten Therapie für diese Personengruppe besonders zur Osteoporoseprophylaxe. Azoulay (2004) schreibt, dass auch die WHI-Studie mit ausschließlicher Estrogensubstitution 2004 abgebrochen wurde, da die Häufigkeit von Schlaganfällen zunahm, wohingegen die Inzidenz von Mammakarzinomen nach 6,8 Jahren nicht zugenommen hatte, was die Frage nach der Rolle der Gestagene bei der Substitution aufwirft. „Die französische Gesundheitsbehörde hat daher eine öffentliche Empfehlung gemacht, dass Estrogene für kurze Zeit und in minimaler Dosierung verschrieben werden sollen. Die Verordnung muss jährlich überprüft und die Patientin müssen genau über die Risiken aufgeklärt werden. Hormonelle und nichthormonelle Alternativen müssen überprüft werden, wie Phytoestrogene und Tibolon für Hitzewallungen sowie Raloxifen und Bisphosphonate zur Osteoporoseprophylaxe. In jedem Fall müssen eine gesunde Diät, körperliche Betätigung und Nikotinkarenz empfohlen werden."
Eine europäische Langzeit-Feldstudie (Fournier, Berrino et al., 2005) fand, dass bei alleiniger Estrogensupplementierung auch nach zwei Jahren bereits ein erhöhtes Brustkrebsrisiko vorlag. In Kombination mit synthetischen Progestinen war dasselbe der Fall, während die gleichzeitige Anwendung von natürlichem Progesteron tendenziell zu einer Reduktion des Brustkrebsrisikos führte.
Weitere Studien werden folgen und die Bewertung wird immer auch von der „Herkunft" der Autoren gefärbt sein. Eine gute, aktualisierte Informationsquelle sind die Internetseiten http://www.nhlbi.nih.gov (National Heart Lung and Blood Institute) und http://www.whi.org (Women's Health Initiative)

Progesteron

Schulmedizinisch ist Progesteron als Einzeltherapie nicht etabliert, üblicherweise wird eine Kombination von Estrogenen mit Gestagenen (Medroxyprogesteron u.v.a.) gegeben. Eine Studie (Prior, 1990) berichtet über Progesteronrezeptoren in Osteoblasten, einige Studien dokumentieren Knochendichteverbesserung durch Progesteron und in geringerem Maße durch Gestagene. Die besten Resultate werden durch eine Kombination von Progesteron und orthomolekulare Supplementie-

rung erzielt (Lee, 1995). Die Häufigkeit der Hitzewallungen korreliert mit prämenstruellen Beschwerden prämenopausal (Guthrie, Dennerstein et al., 1996). Dabei ist die typische Störung relativ zu niedriges Progesteron. Hitzewallungen sollen auch mit Progesteron erfolgreich behandelbar sein (Lee, 1995).
Die von Lee (1995) propagierte perkutane Anwendung wird in einer Studie von Cooper, Spencer et al. (1998) trotz des fehlenden First-Pass-Effekts wegen mangelnder Resorption als nicht sinnvoll angezweifelt, was jedoch nicht unserer praktischen Erfahrung entspricht. Die sublinguale Applikation, z.B. mit Pro-Gest liquid (Professional and Technical Services, Portland, Oregon), erscheint eine sinnvolle Alternative, wenn Sie Zweifel haben.
Progesterontherapie wird während drei Wochen des Monats, wenn gleichzeitig Estrogen benutzt wird, während zwei Wochen angewandt. Die benötigte Menge kann sinnvollerweise nur nach der Verbesserung von Menopausensymptomen gesteuert werden, Knochendichtemessungen haben nur in etwa einjährigem Abstand Sinn. Die Dosis des Estrogens sollte bei Therapiebeginn mit Progesteron halbiert werden. Wenn bei Progesteronanwendung Brustspannung auftritt, so handelt es sich um einen Effekt, der nach etwa zwei Monaten wieder verschwindet. Er wird von Lee (1995) mit einer Sensibilisierung von Estrogenrezeptoren erklärt, die durch eine vorher bestehende Estrogendominanz heruntergeregelt waren.
Die Frage, ob eine Progesteronersatztherapie bei Progesteronrezeptor-positiven Mammakarzinomen kontraindiziert ist (wie dies die Schulmedizin postuliert), wird von Lee (in Martin, 2000) kontrovers beurteilt. Seine Spekulation, dass der Tumor dann weniger maligne sei, wenn er Progesteronrezeptor-positiv ist, basiert auf der Idee, dass Östrogen die Epithelzellen der Brust zum Proliferieren bringt, das Progesteron aber zur Reifung und Differenzierung. Es gibt keine zuverlässigen Daten zur Bedeutung der Progesteronrezeptoren beim Tumorgeschehen und eine Therapie mit Progesteron sollte daher vorsichtshalber vermieden werden.

Phytoestrogene

Wirkungen

Die Phytoestrogene (☞ unten) üben estrogene Aktivität an Knochen und Knochenmark aus und bessern die Knochendichte (Anderson und Garner, 1998, Di Leo, Tarolo et al., 2000, Fanti, Monier-Faugere et al., 1998, Ishimi, Miyaura et al., 1999, Picherit, Coxam et al., 2000). Sie senken LH/FSH und bessern Hitzewallungen (Albertazzi, Pansini et al., 1998, Murkies, Lombard et al., 1995, Upmalis, Lobo et al., 2000). Phytoestrogene wirken an Endometrium und Mamma wie Antiestrogene und sind daher tumorprotektiv (Barnes, 1998, Ishimi, Miyaura et al., 1999, Di Leo et al., 2000). Secreto, Chiechi et al. (2004) fanden jedoch keine Wirkung von Sojaisoflavonen oder Melatonin gegen Menopausensymptome, verglichen mit Plazebo. Die praktische Erfahrung zeigt, dass Phytoestrogene manchmal wirken, manchmal nicht. Sie wirken antioxidativ der Lipidperoxidation entgegen. Ein Synergismus von Phytoestrogenen und Vitamin C bei der antiatherosklerotischen Wirkung konnte festgestellt werden (Hwang, Sevanian et al., 2000). Sie haben keine Wirkung auf vaginale Trockenheit (Eden, 1998).
Zusammenfassend kann also gesagt werden, dass bezüglich des Osteoporoseschutzes, der Hitzewallungen, der kardiovaskulären Protektion und der Krebsprotektion die Phytoestrogene einen gleichwertigen Ersatz für Estrogene darstellen, ohne deren Risiken zu beinhalten. Sie wirken tumorprotektiv, sind aber bei manifestem Karzinom ebenso wie die Estrogene kontraindiziert. Eine Menopausenstörung, die sie nicht beeinflussen, ist die vaginale Trockenheit; diese muss bei Bedarf mit einer Estriolcreme lokal behandelt werden.

Substanzen

Soja-Isoflavone

Zu diesen gehören die Substanzen Genistein, Daidzein und Coumestane (z.B. Soy Isoflavones, PE). Equol wird aus diesen metabolisiert (Kurzer und Xu, 1997).

Alfalfa, Rotklee (Trifolium pratense)

Coumestrol kommt in Alfalfa und Kleesprösslingen vor (Kurzer und Xu, 1997, Howes, Sullivan et al., 2000). Rotklee enthält neben Genistein und Daidzein auch Formononetin und Biochanin A (z.B. Menoflavon®). Die Literatur zum Risiko der Suppression der Schilddrüsenfunktion ist kontrovers. Persky, Turyk et al. (2002) geben an, dass die Suppression der T_3- und T_4-Werte durch 56 bzw. 90 mg Isoflavone gering und klinisch irrelevant sei. Son, Nishikawaet al. (2001) fanden, dass Isoflavone nicht am strumigenen Effekt bei Jodmangel beteiligt sind. Es sollte die Schilddrüsenfunktion mit den in Kap. 16.4 beschriebenen Techniken genau überwacht und für optimale Jodzufuhr gesorgt werden.

Leinöl

Pflanzliche Lignane aus Leinöl und anderen Saatölen sind die Vorstufen der tierischen Lignane Enterolacton und Enterodiol (Kurzer und Xu, 1997, Kardinaal, Bruggemann-Rotgans et al., 1998).

Petersilie

Petersilie (Petroselinum crispum) enthält die Substanzen 6"-Acetylapiin, Apigenin und Petrosid (Yoshikawa, Uemura et al., 2000), diese wirken antitumorös an der Mamma durch partielle estrogene Wirkung.

Weintrauben

Resveratrol aus Weintrauben ist ein starkes Antioxidans und hat phytoestrogene Wirkung (Calabrese, 1999).

Silberkerze (Cimicifuga racemosa)

Cimicifuga racemosa hat phytoestrogene Wirkung (Löhning, 2000). Es wirkt antidopaminerg an D_2-Rezeptoren und ist daher für die Behandlung von Hitzewallungen und Stimmungsveränderungen geeignet. Es hemmt die Prolaktinsekretion und die LH-Konzentration (Wagner und Wiesenauer, 1995). Liu, Yang et al. (2001) belegte ebenso klar wie Kruse, Lohning et al. (1999) eine estrogene Aktivität von Cimicifuga.

Rheum rhaponticum (türkischer oder sibirischer Rhabarber)

Dieser enthält ein Stilbenglykosid mit estrogenartiger Wirkung (Wagner, 1995).

Hopfen (Humulus lupulus)
Hopfen ist zusammen mit Rheum im Präparat Phytoestrol N® enthalten. Die sedierende Wirkung kann sich vorteilhaft auf die vegetativen Symptome der Menopause auswirken, eine phytoestrogene Wirkung wird postuliert, ist aber nicht bewiesen (Wagner, 1995).

Salvia officinalis
Salvia wirkt schweißsekretionshemmend und kann in einer Kombination mit Alfalfa eine Verbesserung von Menopausensymptomen bewirken.

Lakritze
Lakritze (Rad. glycyrrhizae, Licochalcone-A) hat potente phytoestrogene Wirkung (Rafi, Rosen et al., 2000) und zeigt antitumoröse Aktivität über Modulation des Antiapoptoseproteins bcl-2.

Synthetische Isoflavone
Das synthetisch hergestellte Ipriflavon hat auf den Knochen dieselben Effekte wie die natürlichen Isoflavone (Gambacciani, Ciaponi et al., 1997, Scheiber und Rebar, 1999).

Phytotherapeutika der chinesischen Pharmakopoe gegen Hitzewallungen

Hitzewallungen entsprechen in der Traditionellen Chinesischen Medizin meist dem Syndrom der „Leere-Hitze" der chinesischen Medizin. Die folgenden Erwähnungen können hier nur Hinweise sein, da die chinesische Phytotherapie individualisiert und gekonnt angewandt werden muss:

- Leonurus cardiaca
- Benincasa
- Rad. glycyrrhizae
- Taraxacum mongolicum
- Sophora japonica
- Pueraria lobata (Lien und Lien, 1996)
- Rehmanniae
- Angelica sinensis.

Antigonadotropine

Lithospermum officinale (Steinsame, Steinhirse) hat ebenso wie Lithospermum arvense (Semen lithospermi) antigonadotrope Wirkung und kann antikontrazeptiv wirksam sein (Weiss und Fintelmann, 1999). Auch Erbsen scheinen in hohen Dosen antigonadotrop wirken zu können. Wie bereits weiter oben beschrieben gehört auch Cimicifuga zu den Antigonatropinen. Die Wirkung gegen Hitzewallungen könnte mit der Hemmung der pulsatilen LH-Sekretion zu tun haben.

Phytogestagene

Dioscorea (Yamswurzel)
Die Saponine der Yamswurzel, speziell das Diosgenin, sind Vorstufen für die Synthese von Progesteron. Diese Synthese wird in vitro durchgeführt zur Herstellung von Progesteron. Die Saponine haben eine progesteronartige Wirkung, während die Synthese von Progesteron in vivo zweifelhaft ist (Lee, 1995). Meist wird die Substanz in Kombination mit anderen Phytotherapeutika wie Agnus castus und Cimicifuga benutzt (z.B. Phytobalance™, PE). Von Dioscorea spongiosa wurde eine osteoporosehemmende Wirkung beschrieben.

Mönchspfeffer (Vitex agnus-castus)
Mönchspfeffer hat nach Weiss und Fintelmann (1999) einen Effekt auf das Hypothalamus-Hypophysen-System, erscheint also in der Menopause nicht wirksam. Nach Wagner (1995) soll Agnus castus die Prolaktinsekretion der Hypophyse hemmen. Dieser Effekt wird beim prämenstruellen Syndrom genutzt. Agnus castus hat Dopamin-D_2-Rezeptor-agonistische Wirkung und vermutlich Opoidrezeptorwirkung (Meier, Berger et al., 2000).

Fazit

Zusammenfassend seien hier Liu., Burdette et al. (2001) angeführt: Extrakte von Rotem Klee, Mönchspfeffer und Hopfen zeigten signifikante kompetitive Bindung an Estrogenrezeptoren (ERα und ERβ). Hopfen und Roter Klee inhibierten die Estrogenaktivität (angezeigt durch Induktion der alkalischen Phosphatase) und Hochregulation der Progesteronrezeptoren-mRNA. Mönchspfeffer zeigte auch eine Stimulation der Progesteronrezeptor(PR)-Aktivität. Dong quai (Angelica sinensis) und Glycyrrhiza glabra zeigten nur schwache ER-Bindung und PR-Induktion. Silberkerze zeigte in diesen In-vitro-Versuchen keine Aktivität.

16.7.4 AK-Diagnostik und Therapie bei Menopausensyndrom

Auf die Diagnostik der Osteoporose wird in Kapitel 16.8 eingegangen. Hier werden nur die hormonellen Frage-

1. Geeignete Testmuskeln sind der M. piriformis und M. gluteus medius, auch wenn die Ovarien nicht mehr aktiv sind.

↓

2. Die Schilddrüse und die Nebennieren werden mit den assoziierten Muskeln wie weiter oben beschrieben getestet.

↓

3. Testen Sie Phytoestrogene und Phytogestagene, die Hormonsupplemente Estrogen, Progesteron, DHEA, Pregnenolon. Sie sollten sämtliche Dysreaktionen beseitigen.

Abb. 16.49: AK-Diagnostik und Therapie bei Menopausensyndrom

stellungen behandelt. Die hormonelle Evaluierung des Menopausensyndroms geschieht genau wie bei allen anderen hormonellen Dysbalancen, indem das hormonelle System in Gänze untersucht wird. Im Übrigen folgen Sie der Abbildung 16.49.
Prüfen Sie kritisch den Supplementierungsansatz: Immer wenn es möglich ist und die Mittel gut testen, sollten die nichthormonellen Alternativen verwendet werden. DHEA kann einerseits als kurzzeitige Supplementierung eine Nebenniereninsuffizienz auffangen, langfristig erscheint die Anwendung jedoch beim Menopausensyndrom nicht sinnvoll, da der Androgensyntheseweg gegenüber dem zum Progesteron (☞ Abb. 16.33) ohnehin betont ist und in vielen Fällen die Gefahr von Vermännlichung besteht.

16.8 Osteoporose

Dieses Thema schließt sich hier sinnvoll an, da das Osteoporoserisiko ein Hauptargument für die Hormonersatztherapie ist.

16.8.1 Definition und Epidemiologie

Man versteht unter Osteoporose ein Rarefizierung der Knochenstruktur, d. h. eine Zerstörung der Mikroarchitektur des Knochens, eine Reduktion der Knochenmasse und in der Folge eine Anhebung der Frakturrisikos. Durch den Verlust der Quervernetzungen wird die Festigkeit der Trabekel erheblich vermindert, da ein Abknicken der vertikalen Strukturen möglich wird. Es ist, als würde man aus einem Hochspannungsmast die Querverstrebungen herausnehmen.
Die sog. Knicklast des Knochens ändert sich mit dem Quadrat der Länge eines Trabekels. Das heißt beispielsweise, dass bei einer Länge von 1 m die Knicklast 10 kg betragen würde. Wenn die Länge durch drei Querverstrebungen in vier Teile aufgeteilt wird, bedeutet das, dass pro 25 cm die Knicklast 40 kg beträgt, auf die Länge von 1 m errechnen sich damit 4 × 40 kg = 160 kg.
Das Risiko für eine 50-jährige Frau, eine beliebige osteoporotisch bedingte Fraktur in ihrem weiteren Dasein zu erleben, liegt derzeit bei ca. 40%. In Deutschland ereignen sich jährlich ca. 130 000 Schenkelhalsfrakturen und 200 000 Wirbelkörperfrakturen. Patienten mit einer bereits festgestellten Wirbelkörperfraktur haben ein Risiko von ca. 20%, eine erneute Fraktur innerhalb eines Jahres zu erleiden. Es treten angeblich ca. 5% weniger Frakturen pro 300 mg zusätzlicher täglicher Kalziumaufnahme pro Tag auf.
Auch Parodontose ist eine osteoporoseassoziierte Erkrankung: Durch die üblichen Risikofaktoren zu geringe Kalziumaufnahme und Hormonmangel kommt es zu Knochensubstanzverlusten in der folgenden Reihenfolge: Kieferknochen (besonders Alveolarknochen), Schädelknochen, Rippen, Wirbelkörper, lange Röhrenknochen (Ortega et al., 1998). Es gibt eine positive Korrelation mit der mangelnden Aufnahme der notwendigen Kalziummengen ab dem 12. Lebensjahr und der Entwicklung von Osteoporose. Anamnestische und physische Parameter, die auf Osteoporose hindeuten, sind Abnahme der Körpergröße um 4 cm, Hyperkyphose, Kopf- und Schulterprotraktion, das sog. Tannenbaumhautzeichen (bei Inspektion von dorsal) sowie Stauchungsschmerz der Wirbelsäule.

16.8.2 Knochenstoffwechsel

Lesen Sie die für den Kalzium- und Vitamin-D-Stoffwechsel relevanten Einzelheiten in Kap. 18.2.1. Dort finden Sie auch Faktoren, die die Absorption und Elimination von Kalzium beeinflussen.

Knochenmatrix und Knochenmineralisation

60–66% der Knochenmasse sind Mineralien (ca. 1200–1300 g Ca^{2+} oder 1,5% des Körpergewichts), der Rest sind Proteine (Osteonectin, Kollagen, Osteopontin, Osteokalzin und MatrixGla-Protein) und Wasser. Osteokalzin und MatrixGla-Protein sind Vitamin-K-abhängig in ihrer Kalziumbindungsfähigkeit.

Osteoklasten

Osteoklasten resorbieren Knochen mittels lysosomaler Enzyme. Saure Hydrolasen lösen Kalziumphosphat. Osteoklasten reagieren auf PTH, Kalzitriol und Kalzitonin und sie spielen eine Rolle bei der Aufrechterhaltung normaler Blutkalziumspiegel. Sie werden stimuliert durch IL-6, das Osteoblasten unter PTH-Einfluss bildet. Protonen stimulieren Osteoklasten. Kalzitonin und Bisphosphonate hemmen die Osteoklasten, ebenso wie TGF-β.

Osteoblasten

Diese sezernieren unter dem Einfluss von PTH, Kalzitriol und Estrogen Kollagen, andere Proteine und Grundsubstanz, die extrazelluläre Matrix, die die Zellen umgibt, sowie Interleukin 6 (IL-6). Diese Matrix besteht aus Proteoglykanen (Chondroitin-4-Sulfat, Hyaluronsäure, Keratansulfat) und Glykoproteinen. Die Osteoblasten sind schließlich in Protein und Matrix eingebettet, jedoch untereinander und mit Osteozyten über ein osteozytischen Membransystem verbunden, das Kalziumpumpen trägt.
Ausdruck einer verstärkten Osteoblastenaktivität sind vermehrte Freisetzung von alkalischer Phosphatase (Knochen-AP) und Osteokalzin, einem nichtkollagenen Knochenprotein, dessen Synthese von Kalzitriol reguliert wird. Unter dem Einfluss von Osteoblasten wird das Kalzium aus dem Blut herangeführt. Kalzium wird zu $Ca_8H_2(PO_4)_6 \bullet 5H_2O$, $Mg_3(PO_4)_2$ und Hydroxyapatit-Kristallen ($Ca_{10}[PO_4]_6[OH]_2$) präzipitiert. Dabei spielt sehr wahrscheinlich das Löslichkeitsprodukt von ($Ca^{2+} \times PO_4^{3-}$) eine Rolle, das wenigstens 0,7 mmol/l betragen soll. Über 2,2 mmol/l kommt es zur Präzipitation von Kalzium in Weichteilen. Nach Abschluss der Knochenbildung und Mineralisation werden aus den Osteoblasten Osteozyten. Der Aufbau von Knochenmasse und die Kalziumeinlagerung sind nach Abschluss des Längenwachstums zwischen 18 und 35 Jahren am größten.

Ständiger Knochenumbau auch beim Erwachsenen

PTH bewirkt Osteolyse durch Osteoklastenaktivierung. Hat sich eine Resorptionslakune gebildet, verlangsamt sich unter dem Einfluss des ebenfalls von den Osteoblasten gebildeten Wachstumsfaktors TGF-β die Tätigkeit der Osteoklasten und diese gehen durch Apoptose zugrunde. Aktivierte Osteoblasten füllen den Defekt schnell durch Ablagerung von Kollagen und Proteoglykanen (Osteoidbildung) und verzögert durch Mineralisation innerhalb von sieben bis zehn Tagen auf.
Knochenfestigkeit und -dichte werden somit von der Nettobilanz dieser Umbauvorgänge bestimmt, die Knochenform passt sich ständig den durch muskuläre Balance und Körperhaltung gegebenen Erfordernissen an (☞ Abb. 16.50).

16.8.3 Klassifikation der Osteoporose

Die frakturgefährdete Regionen führen unter anderem zur Klassifizierung in zwei Typen. Typ 1 kommt bei postmenopausalen Frauen vor und betrifft vor allem die Wirbelkörper und den distalen Radius. Typ 2 kommt bei Frauen und Männern über 75 Jahre vor und betrifft Wirbel, Hüfte, Becken, Humerus und Tibia.

▮ Osteoporose Typ 1 (postmenopausale Osteoporose)

Durch Östrogenmangel liegt ein gegenüber dem Knochenanbau erhöhter Abbau vor bei gleichzeitig erhöhtem Knochenumsatz, relativem Hypoparathyreoidismus durch gering erhöhtes Serumkalzium (Freisetzung aus dem Knochen). Die Kalziumeinlagerung ist durch PTH-Mangel und reduzierte Wirkung von aktivem Vitamin D_3 (D_3-Rezeptor-Defekte) reduziert. In der Folge kommt es zur Kalziummalabsorption und Zunahme der Kalziumausscheidung. Diese Veränderungen betreffen den trabekulären Knochen und das axiale Skelett. Es kann zu Wirbelkörperfrakturen kommen.

▮ Osteoporose Typ 2 (senile Osteoporose)

Abnahme der Osteoblastenaktivität, Hypovitaminose von 25-OH-D_3, reduzierte Synthese und Wirkung des aktiven Vitamin-D_3-Metaboliten (D_3-Rezeptor-Defekte) sind die Ursachen. Die Auswirkung am Darm ist eine reduzierte Kalziumresorption, an der Niere eine gesteigerte Kalziumexkretion. PTH steigt an.

- Stadium I (PTH noch normal): 30–40 ng/ml 25-OH-D_3
- Stadium II (PTH erhöht): < 30 ng/ml 25-OH-D_3
- Stadium III (PTH stark erhöht): < 17 ng/ml 25-OH-D_3.

Ein Serumspiegel von 70 ng/ml 25-OH-D_3 ist anzustreben.
Tab. 16.12 gibt einen Überblick über die Genese sekundärer Osteoporosen, Tab. 16.13 listet die Risikofaktoren für Osteoporose auf.

16.8.4 Knochendichtemessung und Stadieneinteilung

Die einzigen Methoden der Knochendichtemessung mit nachgewiesener Evidenz sind DXA (Dual X-Ray Absorptiometry) und QCT (Quantitative Computed Tomography). Diese scheinen mehr oder weniger gleichwer-

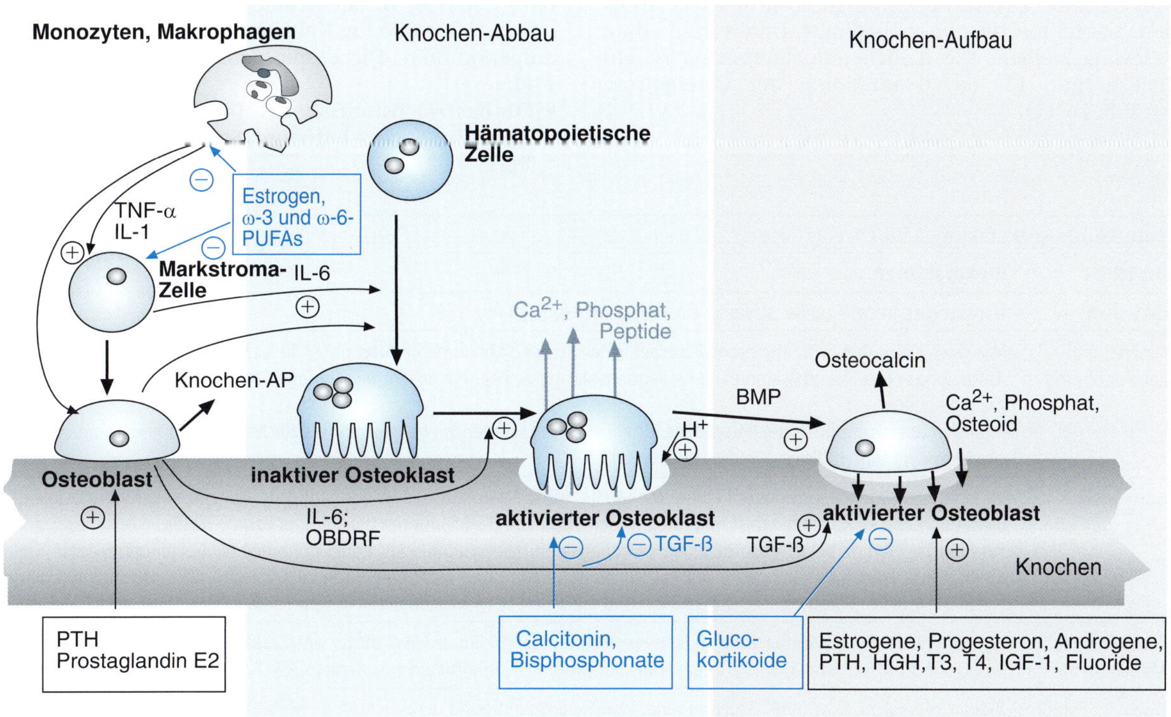

Abb. 16.50: Knochenstoffwechsel nach verschiedenen Quellen (Thews, Mutschler et al., 1999, Ziegler, 1995 u. a.)

Tab. 16.12: Ursachen von sekundären Osteoporosen	
Ursache	**Auslöser**
Endokrin bedingt	Hypogonadismus Hyperthyreose Hyperprolaktinämie Diabetes, Hyperparathyreoidismus Cushing-Syndrom (Entkoppelung des Knochenumbaus, d. h. erhöhte Knochenresorption, kombiniert mit direkter und indirekter Hemmung des Knochenanbaus; u. a. PTH-Erhöhung, Hemmung der Kalziumabsorption, verminderte Vitamin-D_3-Synthese)
Medikamentös bedingt	Schilddrüsenhormone Steroide Lang dauernde Einnahme von Antikonvulsiva Neuroleptika Methotrexat
Inaktivität	Bewegungsmangel
Myelogene Osteoporose	Plasmozytom
Immunogene Osteoporose	Polyarthritis (Zytokine bewirken Osteoklastenstimulation) Entzündliche Darmerkrankungen
Ernährung/ Lifestyle	Hoher Konsum an Kaffee, Zigaretten und Alkohol

tig zu sein, wobei die QCT die Trabekelzahl besser dokumentieren könnte (Kaste, Tong et al., 2006; Mylona, Leotsinides et al., 2005). Gemessen wird die Knochenmasse, es besteht jedoch eine Korrelation zur Mikroarchitektur. Es besteht Evidenz, dass die Knochenmasse mit dem Frakturrisiko korreliert. Für die Knochendichtemessung empfiehlt es sich, immer ein und dasselbe zuverlässige Röntgeninstitut zu verwenden, damit messtechnisch bedingte Differenzen ohne Relevanz bleiben. Die Knochendichtemessung ist ein Teilkriterium für die Graduierung der Osteoporose (☞ Tab. 16.14).

16.8.5 Labor

Standard: Blutbild und Differenzialblutbild, CRP, Ca^{2+}, PO^{4-}, AP, Kreatinin, Urineiweiß, Elektrophorese, TSH basal. Erweitertes Labor: Estradiol, Testosteron, 25-OH-Vit.-D, PTH.

Die Bestimmung der Pyridinolin-Crosslinks (Abbauprodukte des Knochenbindegewebes) gibt eine Momentaufnahme von der Situation der Knochenresorption und ist als solche u. U. von Interesse, jedoch nicht für eine Verlaufskontrolle geeignet. Dasselbe gilt für den Marker der Knochenneubildung, das Osteokalzin. Zusatzuntersuchungen bei entsprechendem klinischem Verdacht auf:

- Morbus Cushing
- Plasmozytom
- Metastasen
- Pankreasinsuffizienz
- Zöliakie
- Laktoseintoleranz
- Morbus Paget.

16.8.6 Prophylaxe und Therapie

Supplementierung

Kalzium

Es gibt einen positiven Effekt von Kalziumsupplementierung auf den altersabhängigen Kalziumverlust aus dem Knochen (Barger-Lux und Heany, 1994). Knaben und Männer nehmen tendenziell die notwendige Kalziummenge mit der Nahrung auf, Mädchen und Frauen nicht, wobei Supplementierung bei Mädchen die Dichte der peripheren Knochen (inkl. Becken und Hüfte) verbesserte, das Achsenskelett jedoch nicht (Johnston, in Brody, 1999). In der Realität werden durchschnittlich nur ca. 500–800 mg Kalzium/Tag durch die Ernährung aufgenommen. Die empfohlenen Tagesmengen (NIH) sind:

- Für das Wachstumsalter: 1200–1500 mg/Tag
- Für Schwangerschaft und Stillzeit: 1200–1500 mg/Tag

Tab. 16.13: Risikofaktoren für Osteoporose	
Ursache	**Risikofaktoren**
Genetisch	Osteoporose in der Familie, schlanke Gestalt, heller Hauttyp
Umwelt und Lebensführung	Niedriges Körpergewicht, insbesondere erhebliche Gewichtsabnahme im Alter unter 30 J. (Zeitpunkt der Peak Bone Mass, Aufbauphase des Skeletts), Anorexie, Bewegungsmangel, einseitige Ernährung, geringe Sonnenexposition, Nikotin- und Alkoholabusus. Intensive (wettkampfmäßige) körperliche Aktivität kann Estrogenspiegel senken (bis zur Amenorrhö) und damit zu Knochenschwund führen (Prior, Winters, in Brody, 1999).
Hormonell	Verkürzte Estrogenexpositionszeit (späte Menarche, frühe Menopause), Hypogonadismus, Adnektomie, Kinderlosigkeit. Laktation kann zu Kalziumverlust und Knochenschwund von 3–5% führen (Prentice, in Brody, 1999). Parathormon wurde bei osteoporotischen menopausalen Frauen signifikant höher gefunden als bei jungen Frauen (Kung, 1998). Diese Frauen hatten höhere Urinkalziumausscheidung und niedrigere Vitamin-D-Spiegel. Kalziumsupplementierung (1200 mg) senkte Parathormon, Osteokalzin und 1,25-OH_2-D, nicht jedoch die erhöhte alkalische Phosphatase.
Erkrankungen, Medikamente	Hyperthyreose, Hyperparathyreoidismus, Hyperkortizismus, rheumatoide Arthritis, entzündliche Darmerkrankungen, Morbus Crohn/Colitis ulcerosa, Sprue, Organtransplantation, Glukokortikoide, Antiepileptika, Heparin.
Risiko im Senium	Vigilanzreduktion, Schwindel, Sturzneigung, Visusbeeinträchtigung, eingeschränkte Mobilität der unteren Extremität, häusliches Milieu, Sedativa, frühere osteoporotisch bedingte Fraktur, Größenabnahme von > 4 cm

Tab. 16.14: Stadieneinteilung der Osteoporose

	Normal	Osteopenie	Osteoporose
Einteilung nach DXA	T-Score bis +/−1 BMD-Abweichung, d. h. BMD (Bone Mineral Density) innerhalb einer Standardabweichung vom Mittelwert junger Erwachsener	T-Score zwischen −1 und −2,5 BMD-Abweichungen (Low Bone Mass)	Milde Osteoporose: • Stadium I: T-Score -2,5 BMD-Abweichungen und mehr, aber ohne Fraktur Schwere oder manifeste Osteoporose: • Stadium II: 1−3 Wirbelkörperfrakturen • Stadium III: multiple Frakturen
Einteilung nach QCT	Spongiosadichte bei Dichtewerten > 120 mg/cm^3	Dichtewerte von 80−120 mg/cm^3	Dichtewerte < 80 mg/cm^3

- Bei Personen, die 51 Jahre und älter sind: 1000–1500 mg/Tag.

Magnesium

Manche Autoren (Rude und Gruber, 2004, Sojka und Weaver, 1995, Steidl und Ditmar, 1991 u. a.) halten die Magnesiumsupplementierung in hohen Dosen für essenziell für die Osteoporosebehandlung. Stendig-Lindberg, Tepper et al. (1993) fanden durch Gabe von 250–750 mg/Tag Magnesiumhydroxid eine Verbesserung der Knochendichte.

Fluor

Fluormangeldiät hat keinen Einfluss auf Wachstum und Entwicklung. Die Häufigkeit von Karies wird jedoch durch Fluor in optimaler Konzentration um 50% reduziert (0,7–1,2 mg/l Wasser, Brody, 1999). Die American Dental Association empfiehlt täglich 0,25 mg Fluor von 0 bis 2 Jahren, 0,5 mg von 2 bis 3 Jahren, 1 mg von 3 bis 13 Jahren. Im Knochen wird Fluor als Fluorapatit eingelagert, was weniger löslich als Hydroxylapatit ist.
Normale Plasmaspiegel liegen bei 0,5 mmol/l, Osteoporosebehandlung mit Fluor benötigt konstante Spiegel von 5–10 mmol/l, höhere Dosen führen zu Nebeneffekten wie Knochenschmerzen. Die Knochendichtezunahmen liegen bei bis zu 35% bei Supplementierung über zwei bis fünf Jahre. Dies geht mit erniedrigter, nach anderen Studien mit erhöhter Knochenfragilität (bei Substitution über zwei Jahre hinaus) einher. Fluor ist ein potenter Enzyminhibitor, die erzielte Erhöhung der Knochendichte geht mit erhöhter Frakturbereitschaft einher und sollte daher eher vermieden werden (Lee, 1995).

Vitamin D_3

Kombinierte Therapie mit Vitamin D und Kalzium bringen die besten Resultate bezüglich Frakturreduktion (Reid, 1998). Der Effekt ist dosisabhängig (Kaneko, 1979).

Phytoestrogene

Phytoestrogene, wie sie in Sojaprodukten vorkommen, können Kalziumverlust vermindern.

Phytogestagene

Dioscorea zeigte in Untersuchungen einen antiosteoporotischen Effekt (Yin, Kouda et al., 2003, Yin, Tezuka et al., 2004). Steroide aus Dioscorea spongiosa (Rhizoma) erwiesen sich an Knochenkulturen als kalziumresorptionshemmend durch einen Parathormonantagonismus (Yin, Kouda et al., 2003)

Weitere essenzielle Elemente für den Knochenstoffwechsel

- Zink, aber nach einigen Angaben auch Bor, Strontium, Silizium, Kupfer
- Vitamin A wichtig für Bindegewebe; Synthese aus Betakarotin erfordert Vitamin A
- Vitamin C (Kofaktor der Kollagensynthese)
- Vitamin K fördert Bindung von Kalzium an Osteokalzin, reduziert Kalziumausscheidung (in Lee, 1995)
- Vitamin B_6: Koaktivator mit Magnesium.

Bisphosphonate

Dies sind Analoga der Diphosphate. Sie werden in Zonen erhöhten Knochenumsatzes bevorzugt eingelagert und hemmen die Osteoklastenaktivität. Die zweite Generation sind Pamidronate, Residronate u. a. Nebenwirkungen sind: Hypophosphatämie, erhöhte Temperaturen, Hypokalzämie, Hypomagnesiämie (Harrison's, 2005). Bisphosphonatgabe ist bei postmenopausaler und sekundärer Osteoporose wirksam, wenn es zusammen mit hohen Dosen Kalzium gegeben wird (Orme, simpson et al., 1994). In Dänemark nahm die Bisphosphonat-Verordnung zwischen 1994 und 1996 um 971% zu, während der Kalziumgebrauch abnahm (Juul, 1998). Ein Einfluss der Informationspolitik der Pharmaindustrie kann hier vermutet werden.
Behandlung von Patienten mit früherer Wirbelkörperfraktur ist bereits ab einer BMD von −2,0 BMD-Abweichungen propagiert. Bei der glukokortikoidinduzierten Osteoporose sollte die Therapie mit Bisphosphonaten demnach bereits ab einer Knochendichteminderung von −1,5 BMD-Abweichungen erfolgen, falls die Kortisondosis bei 7,5 mg Prednisolonäquivalent liegt. Alendronat, Risedronat und Etidronat werden üblicherweise zwei bis drei Jahre, falls nötig bis zu fünf Jahre als Tabletten (einmal wöchentlich oder täglich) eingenommen. Sie hemmen nicht nur den Knochenabbau, sondern sollen auch den noch vorhandenen Knochen

stärken. Die Erfahrung aus der Praxis zeigt vor allem eine zuverlässige Schmerzreduktion, wofür jedoch nur eine Therapie von acht bis zwölf Wochen nötig ist.

Selektive Estrogenrezeptormodulatoren

Es sind keine Hormone, sie wirken am ER des Knochens estrogenähnlich. Zu diesen gehören auch die biologischen Phytoestrogene (☞ oben). Zu den chemischen Estrogenmodulatoren hier ein Auszug aus „Arzneitelegramm" 9/98:

„Raloxifen wird täglich in Form von Tabletten eingenommen, und zwar üblicherweise zwei bis drei Jahre lang, falls nötig, bis zu fünf Jahre. Der Estrogenrezeptormodulator Raloxifen (EVISTA®) steigert die Knochendichte bei Frauen nach der Menopause. Nebenwirkungen, die sich aus der partiell estrogenartigen Wirkung ableiten, sind: Alopezie, Koordinationsstörung, Muskelkrämpfe, Parästhesien, Thrombophlebitis und Phlebothrombose sowie Hitzewallungen (sehr häufig). Raloxifen behindert die Resorption von Levothyroxin. Nach den kurzfristigen Erfahrungen in Osteoporosestudien sinkt die Brustkrebsrate unter Raloxifen. Untersuchungen zur Primärprophylaxe des Mammakarzinoms und Langzeitdaten zum Brustkrebsrisiko fehlen. Das wirkstoffverwandte Tamoxifen bringt nach mehr als fünfjähriger Einnahme keinen weiteren Schutz vor einem Karzinomrezidiv, sondern erhöht das Risiko möglicherweise (a-t 1 [1996], 14). Bei Ratten und Mäusen verursacht Raloxifen auch in therapeutischen Dosierungen gut- und bösartige Ovarialtumoren, ein Befund, der trotz des experimentellen Charakters zu Bedenken Anlass gibt. Raloxifen wirkt teratogen."

Teriparatid

Dies ist ein Fragment des Nebenschilddrüsenhormons (Parathormon), das den Knochenaufbau und die Bildung neuer Knochenstrukturen fördert. Die Wirkung von Parathormon ist kalziummobilisierend; die stoßweise hohen Spiegel, die bei der Injektion auftreten, sind offensichtlich für den entgegengesetzten therapeutischen Effekt verantwortlich. Es wird einmal täglich subkutan gespritzt und maximal über 18 Monate eingesetzt, wenn die oben genannten Substanzen nicht angewandt werden können. Teriparatid ist für Frauen nach den Wechseljahren, die eine „manifeste" Osteoporose haben, zugelassen. Teriparatid verbessert die Biegefestigkeit des Knochens (Uusi-Rasi, Semanick et al., 2005). Die Knochendichteverbesserungen und die Verminderung des Frakturrisikos scheinen belegt, das Risiko scheint in der Ausbildung von Osteosarkomen bei längerer Anwendung zu liegen (Rattenversuche) (Eriksen und Robins, 2004, Gallagher, Genant et al., 2005, Gaudio und Morabito, 2005).

Hormonersatz

Die WHI-Studie, die wegen erhöhten kardiovaskulären und Karzinomrisikos vorzeitig abgebrochen wurde, ergab eine Reduktion des Frakturrisikos nach durchschnittlich 5,2 Jahren Einnahme. Estrogen-Gestagen-Ersatztherapie senkte die Häufigkeit von Hüftfrakturen um 34%, die der übrigen klinischen Frakturen um 24% (http://www.nhlbi.nih.gov/whi). Die Estrogene wirken möglicherweise auf andere frakturrelevante Faktoren, wie die neuromuskuläre Koordination und die Kontraktionskraft der Muskulatur.

Nichtmedikamentöse Maßnahmen

- Sturzprophylaxe, Bewegungstherapie, Ernährung: diese Aspekte wurden weiter oben begründet.
- Körperliche Aktivität verhindert Osteoporose, auch wenn Bewegungsprogramme altersabhängigen Knochenschwund nicht verhindern konnten (National Institute of Health, 1994).

Diagnostik und Therapie mit Applied Kinesiology

Die funktionelle Diagnostik mit Applied Kinesiology ist relevant, da aus einer Blutanalyse (gleichgültig, ob Serum oder Vollblut) von Kalzium nicht über den wahren Kalziumbedarf geurteilt werden kann, da beispielsweise ein hoher Kalziumspiegel bei Azidose mit absolutem Kalziummangel einhergehen kann. Bei Kupfer, Zink und Phosphor gibt es ähnliche Interpretationsprobleme durch Kompartimentierung. Vitamin K wird nicht routinemäßig bestimmt, ebenso wenig wie Vitamin A. Dort hilft ein kostengünstiger AK-Test (☞ Abb. 16.51).

Schritt 1: Testen Sie den Nebenschilddrüsen-zugeordneten M. levator scapulae beidseits, den Sie zur Evaluierung von Kalzium, Magnesium und anderen osteoporoserelevanten Nährstoffen verwenden. Sie können normo- oder dysreaktiv sein.

Bei Normoreaktion führen Sie einen Challenge mit Parathyreoidea-Extrakt (Klösterl-Apotheke, Waltherstraße 32, 80337 München, Tel. 089/54 34 32-11) oder Parathyreoidea D4 (Wala). Wenn dies zur Dysreaktion führt, spricht das für eine Nebenschilddrüsenüberfunktion. Dies erfordert Kalzium- und Vitamin-D-Supplementierung. Diese Substanzen sollten die Dysreaktion ausgleichen.

Wenn die Mm. levatores scapulae dysreaktiv sind, testen Sie sofort Kalzium und Vitamin D. In beiden Fällen kann Phosphorus D12 oder eine höhere Potenz zur Normoreaktion führen: Dann ist die Einschränkung von Phosphatzufuhr (Cola-Getränke, Wurstwaren) angezeigt. Testen Sie, wenn dieser dysreaktiv ist, auch Magnesium, Zink, Vitamin A, evtl. Vitamin F am M. levator scapulae.

Schritt 2: Prüfen Sie, ob die Kalziumabsorption normal möglich ist: Hypazidität des Magens ist für diese hemmend. Dann führt Betain-HCl zur Normoreaktion des oder der dysreaktiven Mm. pectoralis majores claviculares. Sind diese normoreaktiv, führt Bikarbonat zur Dysreaktion. Werden Säureblocker eingenommen? Therapie ☞ Kap. 7.6.2.

Schritt 3: Führen Sie eine Diagnostik und Therapie des Säure-Basen-Haushalts durch, wie in Kapitel 4 beschrieben. Dies wird bei hierbei gefundenen Dysbalancen eine Diagnostik und Therapie aller systemischen Stressoren inklusive Herden und Störfeldern bedeuten.

Schritt 4: Toxische Belastungen müssen eliminiert werden: Speziell Schwermetalle spielen eine Rolle. Testen und behandeln Sie den Entgiftungsstoffwechsel wie in Kapitel 14.4.3 beschrieben. Verwenden Sie am besten

den M. pectoralis major sternalis als der Leber zugeordneten Muskel.
Schritt 5: Die Sexualhormone müssen normalisiert werden, in der Menopause ist deren Ursprung die Nebenniere. Das bedeutet eine Gesamtevaluation der hormonellen Regelkreise mit Fokus auf der Nebenniere (☞ Kap. 16.5.6). DHEA, Testosteron, Progesteron und Estrogen sind die für eine positive Bilanz des Knochenstoffwechsels relevanten Hormone, Kortisol (beim Stresssyndrom) führt zu negativer Bilanz. Für die entsprechenden Challenges verwenden Sie die Nebennieren-zugeordneten Muskeln: M. sartorius und M. gracilis sowie M. tibialis posterior.
Schritt 6: Testen Sie die relevanten Supplemente und Phytotherapeutika, soweit nicht bereits geschehen.

16.8.7 Fazit

Der aktuell gebräuchliche Mechanismus der Knochendichtemessung und die bei entsprechenden Werten daraus folgende Medikation mit Bisphosphonaten (oder je nachdem, an welcher Studie der Osteoporosespezialist gerade beteiligt ist) bei gleichzeitiger Kalzium- und Vitamin-D-Substitution sollte verlassen werden zugunsten einer individuellen Gesamtevaluation der Patientin oder des Patienten wie oben beschrieben. Die Therapie sollte prä- und perimenopausal und individuell erfolgen. Kontrollen der Knochendichte zum Monitoring des Erfolgs dieses Vorgehens sind notwendig und sinnvoll. Eine manifeste Osteoporose Stadium I (T-Score −2,5 BMD-Abweichungen und mehr, aber ohne Fraktur) kann ein Jahr lang mit einem Therapieschema, das die biologischen Maßnahmen und Therapeutika beinhaltet, behandelt und kontrolliert werden. Wenn die Werte sich bessern oder konstant bleiben (in der Regel gelingt dies), kann damit fortgefahren werden. Bei Osteoporosen Grad II und III und Schmerzen ist eine Behandlung mit Bisphosphonaten (derzeit erste Wahl bei den Pharmaka) über zunächst zwei Jahre angezeigt.

16.9 Androgene

H. Garten, G. Weiss

16.9.1 Anatomie

Die Differenzierung des inneren männlichen Genitales erfolgt ab der sechsten Gestationswoche. Für die männliche Differenzierung sind verschiedene Faktoren nötig: Die chromosomale XY-Konstellation mit SRY (sex-determining region Y, auf dem Y-Chromosom), Testosteron, Dihydrotestosteron und der Mullerian-inhibiting Factor (MIF). Die Hoden sind funktionell zweigeteilt: Die Leydig-Zellen (interstitielle Zellen) produzieren Testosteron, die Tubuli seminiferi (Sertoli-Zellen) bilden die Spermien (ca. 30 Mio./Tag). Im Skrotum herrscht eine gegenüber dem Körperkern um 2 °C niedrigere Temperatur. Dieser Temperaturunterschied ist nötig für die Spermatogenese.
Die Blutversorgung erfolgt über die Aa. testiculares (ex Aa. spermaticae int.), die in ein kapilläres Netzwerk, den Plexus pampiniformis, einmünden. Der venöse Abfluss geschieht über die Vv. spermaticae int. (mündet re. in V. cava, li. in V. renalis). Dies hat funktionell Bedeu-

1. Kalzium, Magnesium: M. levator scapulae (Parathyreoidea); auch für andere relevante Nährstoffe verwenden:
- Challenge mit Parathyreoidea-Konzentrat, Parathyreoidea D4 führt zu Dysreaktion von M. levator scapulae → Hyperparathyreoidismus.
- Challenge mit Kalzium und Vitamin D normalisiert die Dysreaktion wieder? Supplementieren.
- Challenge mit Phosphorus D12 normalisiert die Dysreaktion? Phosphateinschränkung in der Ernährung.

↓

2. Kalziumabsorption: M. pectoralis major clavicularis testen, Challenge mit Bikarbonat und mit Betain-HCl (☞ Kap. 7.6.2). Liegt eine Hypochlorhydrie vor?

↓

3. Säure-Basen-Haushalt: M. infraspinatus, M. sartorius, M. gracilis (systemischer Säure-Basen-Haushalt, ☞ Kap. 4).

↓

4. Toxische Belastungen (Schwermetalle u.a.) testen (☞ Kap. 6,6 und Kap. 12.1.2). Entgiftung: M. pectralis major sternalis als Testmuskel, ☞ Kap. 14.4.3.

↓

5. Sexualhormonbalance, Nebennierenhormone: M. sartorius, M. gracilis, M. tibialis posterior, M. piriformis gluteus medius: Gesamtevaluation (☞ Kap. 16.5.6).

↓

6. Testung der Supplemente (☞ Abb. 16.14).

Abb. 16.51: AK-Diagnostik bei Osteoporose

Tab. 16.15: Therapieschema für Osteoporosebehandlung

Therapieansatz	Maßnahmen
Diät	Gemüsereiche, proteinarme Diät, wenn verträglich: Milchprodukte
Supplemente	• Kalzium: 1500 mg/Tag (inkl. in der Nahrung) • Vitamin D: 400–1000 IE/Tag oder 10 bis 25 µg/Tag (Klasse A1 RCT*) • Vitamin C: 2 × 1 g/Tag (gepuffert) • Betakarotin: 15 mg/Tag oder 25 000 IE Vitamin A • Zink: 30 mg/Tag • Magnesium: 300–600 mg/Tag (auch Vitamin K, Silizium, Bor, Kupfer testen)
Antiazidose-therapie	Nur akut mit Basenpulver. Grundsätzlich ist eine metabolische Therapie notwendig (☞ Kap. 4).
Estrogen	Nur bei vaginaler Trockenheit in minimal notwendigen Dosen anwenden, z. B. lokal Estriolcreme, außer bei Kontraindikationen
Phyto-estrogene (biologische SERM)	• Sojaisoflavone 3 × 80 mg/Tag (Kps.), dosieren nach Effekt der Flushreduktion • Phytoestrol N Drg. (Müller, Göppingen) • Lithospermum officinale • Ausnahmsweise auch synthetische SERM (Klasse A1 RCT, ☞ unten für die Therapie mit SERMs, z. B. Raloxifen 60 mg)
Progesteron	Pro-Gest, Progestogel: 3 Wochen/Monat oder die letzten 2 Wochen der Estrogentherapie, Dosierung an Hitzewallungsreduktion und an Knochendichtemessung ausrichten (ca. 10–25 mg/Tag)
DHEA	DHEA (5–25 mg) kann in Osteoblasten zu Estron (E1) umgewandelt werden. Es kann zu Testosteron umgewandelt werden, das Hitzewallungen vermindern kann, neben positiven Effekten auf Knochenbau, Immunsystem, Libido, allgemeine Energie. Letztere postulierten Effekte werden in Kap. 16.5.3 ausführlich diskutiert.
Bisphosphonate	Bei manifester Osteoporose Stadium I bis III nach BMD (s. o.; Klasse A1 RCT* für Bisphosphonate wie Alendronat und Risedronat)

***Einteilung für durch randomisierte kontrollierte Studien (RCT) belegten Nutzen:**
- Klasse A1: mehrere prospektive, randomisierte kontrollierte Doppelblindstudien, konsistente Ergebnisse, d. h. bei allen Studien übereinstimmend;
- Klasse A2: eine prospektive, randomisierte kontrollierte Doppelblindstudie mit plausibler Schlussfolgerung;
- Klasse B: mehrere adäquate Studien mit widersprüchlichen Ergebnissen, positiver Nachweis in einzelnen Studien (inkonsistente Ergebnisse);
- Klasse C: Es liegen Ergebnisse von Kohortenstudien oder retrospektiven Hochrechnungen vor, die die Wirksamkeit eines Therapeutikums nahe legen;
- Klasse D: „Good Practice".

Quellen ☞ auch: http://www.lutherhaus.de/osteo/leitlinien-dvo/index.php (Leitlinien des deutschen Dachverbandes für Osteologie), http://www.osteoporose.org. Zu berücksichtigen ist, dass diese Internetinformanten nicht unabhängig sind: Die Pharmaindustrie ist im Addendum zu finden.

tung, da es bei Nierenpathologien zu Rückstau in die V. spermatica links kommen kann, was durch Erhöhung der skrotalen Temperatur zu Infertilität führen kann. Osteopathisch definierte Nierenptosen (☞ Fallbeispiel 7) können funktionell auch zu Rückstau führen, was zu Fertilitätsstörungen und auch Postejakulationsschmerzen führen kann.

> Fallbeispiel 7 (Infertilität)
> 38-jähriger Patient, kam zur Erlangung einer zweiten Meinung zur Indikation einer Varikozelenoperation links bei nicht erfülltem Kinderwunsch. Das Spermiogramm hatte 20% beweglicher Spermien erbracht. Der Untersuchungsbefund ergab klinisch keinen Hinweis für Varikozele (der Befund war sonografisch erhoben worden). Korrektur einer Nierenptose links nach Challenge, Verordnung von Selen 200 µg nach Test. Vier Wochen später fand sich keine Nierenptose mehr, nach weiteren acht Wochen wurde ein Spermiogramm durchgeführt und es fanden sich 80% bewegliche Spermien.

16.9.2 Physiologie

Androgensynthese

Die Leydig-Zellen synthetisieren in Abhängigkeit vom LH-Stimulus der Hypophyse Testosteron. In den Hoden wird neben anderen Steroiden (Dihydrotestosteron, DHEA, Estradiol) hauptsächlich Testosteron gebildet. Androgene werden auch in der Zona reticularis der Nebennierenrinde gebildet.
Wie bereits dargestellt, erfolgt die Androgensynthese aus Cholesterin. Die 20,22-Desmolase konvertiert Cholesterin zu Pregnenolon, das auch die Vorstufe für die Kortisol- und die Aldosteronsynthese ist (☞ Abb. 16.33). Dieser Syntheseschritt kann ein limitierender Faktor sein, indem beim Stresssyndrom vermehrt Pregnenolon in die Kortisolsynthese übergeht und dadurch vermindert DHEA und Testosteron gebildet werden können. Pregnenolon wird durch die 17α-Hydroxylase in 17-Hydroxyprogesteron umgewandelt und durch die 17,20-Desmolase zu DHEA.

Pregnenolon steht am Scheideweg der Steroidsynthese. Pregnenolonsupplementierung kann bei gesunden Männern die Progesteronsynthese durch die 3β-Hydroxysteroid-Dehydrogenase stimulieren, besonders wenn dieses Enzym zusätzlich durch Insulinresistenz hochreguliert ist. Prinzipiell kann von Pregnenolon ausgehend jeder Syntheseschritt eingeschlagen werden, die Pregnenolonsupplementierung ist daher nicht sehr spezifisch und zielgerichtet.
17α-Hydroxylase wird durch Insulin hochreguliert, dies zusammen mit der Aromatase, was zu einer vermehrten Umwandlung von DHEA in Androstendiol und von dort zu Estradiol sowie von Androstendion in Estron führt. Bei Insulinresistenz kommt es daher möglicherweise zu vermehrten Estrogeneffekten bei Männern, die die Adipositasfolgen mit vermehrter Konversion von Testosteron in Estrogene noch weiter verschärfen. DHEA wird zu Androstendiol und dieses zu Testosteron umgewandelt, der andere Weg geht über Androstendion zu Testosteron (☞ Abb. 16.52). Peripher wird das Testosteron in den Zielorganen (u.a. Hoden, Prostata, Nebenhoden, Haarfollikel und Knochen) durch die 5α-Reduktase in Dihydrotestosteron (DHT) umgewandelt.
Vor allem im Fettgewebe und in der Leber entsteht durch die P450-Cytochrom-Aromatase Estradiol, dies führt bei übergewichtigen Männern zu erhöhten Estrogenspiegeln und zur Feminisierung. Sowohl DHT als auch Estradiol scheinen für die benigne Prostatahyperplasie mit verantwortlich zu sein.

▮ Transport

Androgene sind schlecht löslich. Im Serum ist Testosteron zu 38% an Albumin und zu 60% an SHBG (sexualhormonbindendes Globulin) gebunden, 2% zirkulieren als freies Testosteron. Die Konzentration von SHBG wird gesteigert durch Estrogene und Hyperthyreose. Exogene Androgene sowie Akromegalie (STH-Überschuss) und Adipositas vermindern die SHBG-Konzentration (Spinas und Fischli, 2001).

▮ Abbau

Der Abbau erfolgt in der Leber: Größtenteils werden Androgene zu 17-Ketosteroiden reduziert, die über den Urin ebenso wie die an Glukuronsäure gebundenen Metaboliten ausgeschieden werden. Freies Testosteron erscheint nur in geringer Menge im Urin (Siegenthaler, 2001).

▮ Regulation

Hypothalamus-Hypophysen-Testes-Achse

Die testikuläre Testosteronsekretion durch die Leydig-Zellen hängt proportional vom LH-Stimulus der Hypophyse ab. Diese wiederum reagiert auf die GnRH-Sekretion des Hypothalamus. Dieser ist die übergeordnete Schaltstation, die auf Umweltreize, emotionale (limbische) Reize und innersekretorische Komponenten reagiert. Das ist sicher bedenkenswert: Depression ist nicht immer eine Folge mangelnder Testosteronproduktion, wie es die Verfechter der Substitutionstherapie in der „Andropause" (☞ unten) sehen, sondern ebenso häufig ist Depression und damit mangelnder „Sexdrive" die Ursache für Testosteronmangel (☞ auch Fallbeispiel 8).
Die Reaktion der Hypophyse auf den GnRH-Stimulus ist von dessen pulsatiler Ausschüttung (Ncl. arcuatus des Hypothalamus, alle 60–120 Minuten) abhängig. Konstante GnRH-Spiegel führen zu einer Desensitisierung der GnRH-Rezeptoren der Hypophyse und damit zu Hypogonadismus (Siegenthaler, 2001). Dieses Phänomen könnte auch bei der Therapie mit Hypothalamuspräparaten (z.B. Cytozyme HP/HPT, ☞ Kap. 16.3) eine Rolle spielen.
FSH bindet an Rezeptoren der Sertoli-Zellen in den Tubuli seminiferi, die spermatogenetische Substanzen produzieren. FSH und Testosteron stimulieren die Sperma-

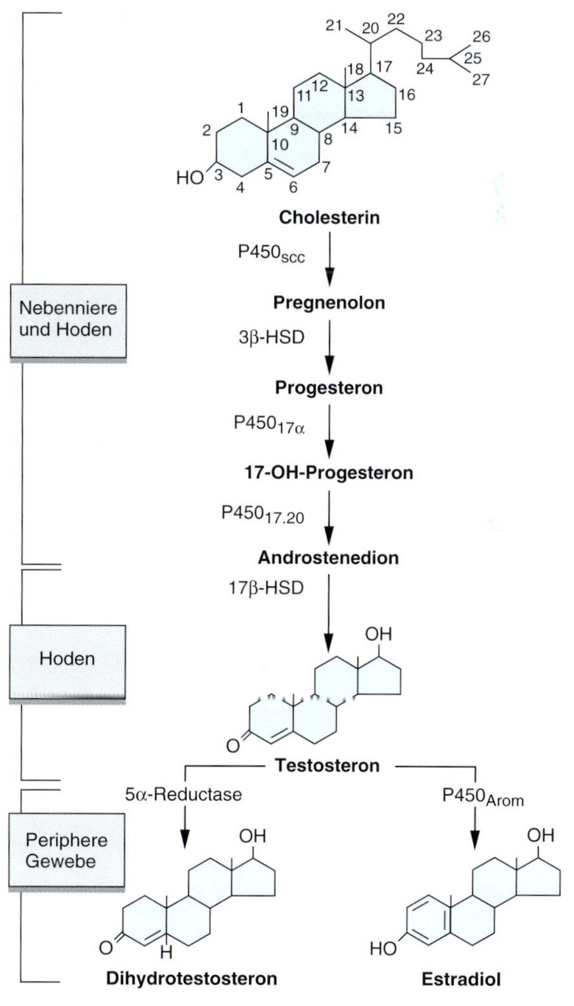

Abb. 16.52: Androgensynthese in den Nebennieren und den Hoden. Metabolite des Testosterons entstehen in den peripheren Geweben.
Abkürzungen stehen für folgende Enzyme:
P450scc: Desmolase, Cholesterinseitenketten-spaltendes Enzym
3β-HSD; 3β-Hydroxysteroid-Dehydrogenase
$P450_{17\alpha}$; C17-Hydroxylase
$P450_{AS}$; Aldosteron-Synthase
$P450_{17,20}$; 17, 20-Lyase
$P450_{arom}$: Aromatase

togenese. Die Sertoli-Zellen produzieren auch Inhibin, das, assoziiert mit vermehrter Spermatogenese, die FSH-Sekretion im Sinne eines negativen Feedbackmechanismus vermindert. Negatives Feedback auf die männliche Gonadotropinsekretion liefern auch Testosteron und Estradiol (☞ Abb. 16.53).

Zirkadiane Rhythmik

Die Sekretion von Testosteron unterliegt einem zirkadianen Rhythmus. Morgens zwischen 3 und 5 Uhr liegen die Konzentrationen um 20% höher. In der Mitte des Vormittags und am späten Nachmittag kommen weitere Spitzen vor, wobei diese Fluktuationen nicht dramatisch sind, bei einer sorgsamen Analytik jedoch in Betracht gezogen werden (Nieschlag und Behre, 2000, Kley, Nieschlag et al., 1974, Nahoul und Roger, 1990, Tenover, 1997).

Testosteronwirkungen

Androgenrezeptor

In der Zielzelle wird freies Testosteron durch eine 5α-Reduktase in DHT umgewandelt. Testosteron und DHT binden anschließend an den intrazellulären Androgenrezeptor. Dieser wandert in den Zellkern und bindet an das androgenresponsive Element des Zellkerns, um androgenabhängige Gene zu aktivieren.

Wirkung auf inneres und äußeres Genitale

Testosteron wirkt bei der sexuellen Differenzierung der inneren und äußeren Genitalien während der fetalen Entwicklung. Es stimuliert Wachstum, Entwicklung und Funktion von innerem und äußerem männlichem Genitale. Es initiiert die Spermatogenese und hält sie aufrecht, stimuliert Axillär- und Pubesbehaarung. Die Spermiogenese geschieht in den Tubuli seminiferi, die durch die Blut-Hoden-Schranke von der Umgebung streng getrennt sind. Das zur Spermienreifung erforderliche Testosteron kann diese Schranke nur passieren, wenn es an das Bindungsprotein gebunden ist.
Zusätzlich ist für die Spermienreifung Vitamin A notwendig. Alkohol hemmt sie, was bei Alkoholikern zu Unfruchtbarkeit führen kann (Silbernagl und Despopoulos, 1979). Es ist von Bedeutung, dass nicht Testosteron für Prostatahyperplasie verantwortlich ist, sondern die Metaboliten Dihydrotestosteron (DHT, über die 5α-Reduktase) und Estrogen (aus Testosteron und Androstendion über die Aromatase).

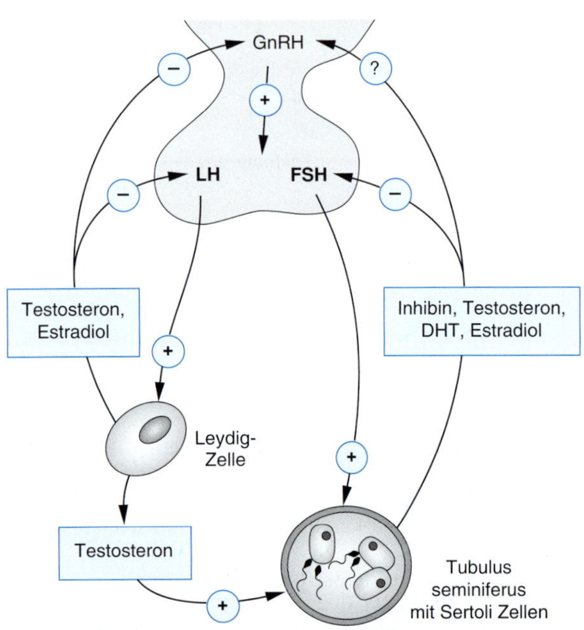

Abb. 16.53: Feedbackmechanismen der Testosteron- und Spermienproduktion

Wirkung auf Hämatopoese, Knochen und Muskel

Die Erythropoetinsynthese sowie Knochenwachstum und Epiphysenfugenschluss werden durch Testosteron stimuliert. Ausreichende Testosteronspiegel in der Pubertät sind für eine normale Knochendichte wichtig, in der Andropause kann es durch Testosteronmangel zu Osteoporose kommen (Siegenthaler, 2001).
Neben den typisch androgenen Wirkungen hat Testosteron auch einen ausgeprägten anabolen Effekt. Es führt zu einer vermehrten Proteinbiosynthese in der Muskelzelle und damit zur Massenzunahme der Muskulatur. Chemische Derivate der natürlichen Androgene haben eine viel stärkere anabole Wirkung und wirken schwächer androgen. Solche Anabolika werden gelegentlich bei konsumierenden Erkrankungen, am häufigsten aber missbräuchlich zu Dopingzwecken im Leistungssport eingesetzt (Katznelson, Finkelstein et al., 1996, Bhasin, Storer et al., 1997, Vermeulen, Libura et al., 1997).

Wirkung an Haut und Haaren

Testosteron bewirkt eine Vermehrung der Talgproduktion in Gesicht, Rücken und Brust und kann daher Akne auslösen. Barthaar und Körperhaar werden durch Testosteron und DHT stimuliert, das Kopfhaar fällt durch Testosteron bei entsprechender genetischer Disposition aus (androgener Haarausfall).

Wirkung auf das Zentralnervensystem

Testosteron und seine Metaboliten DHT und Estrogene haben erhebliche psychotrope Effekte: Sie haben Einfluss auf männliche Verhaltensweisen, einschließlich der Libido (Morley, 1986, Rabkin, Wagner et al., 2000). Es gibt Autoren, die so weit gehen, aus Metaanalysen zu schließen, dass mathematische Begabung und Konzentrationsvermögen sowie Kompositionstalent androgenvermittelt seien (Houser, 1979, Hyde, Fennema et al., 1990, van Goozen, Choen-Kettenis et al., 1994). Dagegen spricht, dass die Mehrzahl der konzentrationsgestörten Kinder männlichen Geschlechts ist. Testosteron fördert aggressives Verhalten.

16.9.3 Klinik

Primärer Hypogonadismus, Hodeninsuffizienz

Beim primären Hypogonadismus liegt die Störung im Hoden selbst. Die Testosteronproduktion und/oder Spermatogenese kann gestört sein. LH ist hochnormal oder erhöht (je nachdem, wieweit die Testosteronproduktion reduziert ist), FSH ist aufgrund der mangelnden Rückkopplung durch die Spermatogenese immer erhöht (Siegenthaler, 2001). Ursachen sind vor allem Infektionen (Orchitis, etwa nach Mumps, aber auch anderen viralen Infekten), Schädigungen durch Gifte (Medikamente, besonders Zytostatika), organische Lösungsmittel, Umweltgifte wie Pestizide und Schwermetalle, Genussgifte wie Alkohol und Nikotin sowie ionisierende Strahlen. Diese Störungen sind naturgemäß nur teilweise zu beseitigen.
Beidseitiger Kryptorchismus (Lageanomalie des Hodens in der Bauchhöhle), angeborene Störungen (Agenesie der Testes) und Chromosomenanomalien wie das Klinefelter-Syndrom (XXY) oder das XYY-Syndrom sind klinische Ursachen. Mehr dazu ☞ die Fachliteratur (z. B. Siegenthaler, 2001, Harrison's, 2005). Beim primären Hypogonadismus ist die Klinik abhängig vom Zeitpunkt des Auftretens der Störung.
Intrauterin entwickelt sich Intersexualität. Präpubertär entstehen eunuchoider Hochwuchs, verspäteter Epiphysenschluss, fehlende sekundäre Geschlechtsmerkmale, unterentwickelte Muskulatur, Osteoporose, Bindegewebsschwäche (X-Beine, Plattfüße, Varizen). Spätere Symptome sind fehlender Bartwuchs, femininer Behaarungstyp, hohe Stimme sowie Azoospermie. Bei Entwicklung des Hypogonadismus nach der Pubertät nehmen Libido und Potenz ab, die sekundären Geschlechtsmerkmale (Bartwuchs) bilden sich ebenso wie die Muskelkraft zurück. Es tritt Osteoporose auf.

Sekundärer Hypogonadismus

Eine der ersten Beobachtungen von Selye zum allgemeinen Adaptationssyndrom war, dass bei Tieren unter lang dauerndem Stress sexuelle Funktionsstörungen auftraten, proportional zur verstärkten Aktivität der Nebennierenrinde (Selye, 1976). ACTH-Anstieg führt zu Reduktion der gonadotropen Hormone LH und FSH in der Hypophyse. Intensiver Stress führt so bei jungen Tieren auch zu Wachstumsstillstand.
Beim sekundären Hypogonadismus liegt eine Störung auf der Ebene des Hypothalamus oder des HVL vor. Hier handelt es sich um hypogonadotrope Hypogonadismusformen, das heißt, neben Testosteron sind LH und FSH, bei den hypothalamischen Formen GnRH erniedrigt. Funktionelle Hypothalamusinsuffizienzen kommen bei konstitutioneller Entwicklungsverzögerung und bei schweren Allgemeinerkrankungen und Unterernährung vor. Weitere klinische Ursachen (Tumoren, Entzündungen u. a.) ☞ Fachliteratur (z. B. Siegenthaler, 2001, Harrison's, 2005). Die Therapie der klinischen Formen (nicht unbedingt der funktionellen Formen, ☞ unten) besteht in der Substitution von Testosteron.

Andropause

Dies ist der Begriff der Lifestyle-Medizin, der die Altersabnahme des freien Testosterons mit den möglicherweise damit assoziierten Symptomen beschreibt. Das Gesamttestosteron nimmt im Verlaufe des Lebens kaum ab, das freie Testosteron sinkt jedoch im Alter signifikant ab bei Zunahme des sexualhormonbindenden Proteins. Zu den Symptomen, die mit Andropause assoziiert werden, gehören die Verminderung der Libido, die Verminderung der morgendlichen Spontanerektionen, Verminderung der Erektionsfähigkeit und der Aufrechterhaltung der Erektion, Hitzewallungen und Schweißausbrüche (Kim, 1999, Wespes und Schulman, 2002). Vermehrte Erschöpflichkeit, Konzentrationsschwäche, Nachlassen der Sehschärfe, Depression und Antriebsmangel (Delhez, Hansenne et al., 2003) sind unspezifische Symptome, die allgemein mit dem Altern oder aber mit vielen anderen Gesundheitsstörungen assoziiert werden können. Altersabhänig reduziert sich die Muskelmasse, verminderte körperliche Leistungsfähigkeit ist eine natürliche Folge davon. Der Muskelabbau kann mittels Muskeltraining verlangsamt, aber nicht vollständig verhindert werden. Eine Erhöhung der Fettmasse und des BMI (☞ Kap. 14.4.1) mit einer eher weiblichen Verteilung um die Hüfte und die Brust wird mit der relativen Vermehrung der Estrogene in Verbindung gebracht. Cholesterin- und Triglyzeridvermehrung, HDL-Cholesterin-Verminderung und Insulinresistenz sind nicht wirklich direkte Folgen des Testosteronmangels, sondern begleitender hormoneller Störungen.
Die Andropause ist nicht nur ein testikuläres Geschehen, sondern die Veränderungen betreffen die Hypothalamus-Hypophysen-Achse; Veränderungen der GH-, Kortisol- und Thyroxinspiegel werden beobachtet (Wespes und Schulmann, 2002). Die dabei relevanten Interaktionen sind Gegenstand dieses Kapitels.
Die Diagnose wird nach Symptomenlisten und Hormonmessungen gestellt. Dabei sollen mindestens das freie Testosteron, DHEA, LH und FSH bestimmt werden. Weiter sind Messungen von Dihydrotestosteron, freiem Kortisol, Progesteron, Estron und Androstendion nützlich, um mögliche Dominanzen in den Verzweigungen der Steroidsynthese zu erkennen.

Testosteronüberschuss

Ein Testosteronüberschuss findet sich sehr selten. Er kommt bei Überschuss der Nebennierenrindenandrogene DHEA und Androstendion vor, die peripher in Testosteron umgewandelt werden. Es gibt angeborene Formen, die zur Pubertas praecox führen (etwa beim adrenogenitalen Syndrom), mit raschem Wachstum in der Pubertät, aber vorzeitigem Epiphysenschluss mit resultierendem Kleinwuchs. Erworbene Formen sind NNR-Adenome oder -Karzinome. Seltene Ovarialkarzinome produzieren Androgene.

16.9.4 DHEA, Androstendion: androgene Nebennierenrindensteroide

Diese haben per se nur minimale androgene Wirkung, können jedoch in der Peripherie zu Testosteron umgewandelt werden. Zur Bedeutung von DHEA beim Stress-

Tab. 16.16: Steckbrief des Testosterons

Physiologie	• Fördert pränatal die Entwicklung der männlichen Sexualorgane, und in der Pubertät die der sekundären männlichen Geschlechtsmerkmale • Fördert Abschluss des Knochenwachstums in der Pubertät • Regelt mit FSH die Spermienproduktion • Erhöht Libido und Potenz, bestimmt „männliches Verhalten" • Steigert Eiweiß- und Nukleinsäuresynthese (anabole Wirkung) • Stimuliert Erythrozytenproduktion durch vermehrte Erythropoetinsynthese • Verstärkt Talgproduktion (Akne) • Führt zu androgenem Haarverlust
Mangel	Andropause (Kim, 1999, Wespes und Schulman, 2002 u. a.): • Verminderung von Libido • Hitzewallungen und Schweißausbrüche • Verminderung der morgendlichen Spontanerektionen, Verminderung der Erektionsfähigkeit und der Aufrechterhaltung der Erektion • Erschöpflichkeit, Konzentrationsschwäche, Nachlassen der Sehschärfe • Depression, Antriebsmangel • Muskelschmerzen, verminderte körperliche Leistungsfähigkeit • Fettmassenzunahme um die Hüfte und Brust • Varikosis • Cholesterin- und Triglyzeridvermehrung, HDL-Cholesterin-Verminderung • Insulinresistenz
Überschuss	Adrenogenitales Syndrom
Zielorgane	Sekundäre Geschlechtsorgane, primäre Geschlechtsorgane, Knochen, Haut, Muskeln, Zentralnervensystem
Antagonisten	Estrogene, Progesteron
Synergisten	HGH, Estrogene

syndrom und bei der Supplementierung ☞ Kap. 16.5.3. Überdosierung kann zu Hirsutismus führen.

16.9.5 Laborbestimmungen

Freies Testosteron kann im Speichel und im Serum sowie im Urin bestimmt werden (Thomas, 2005 u. a.). Die Serum- und Speichelmessungen sind Momentaufnahmen, dies gilt weniger für die Urinmessungen, wo aber andere Variablen die Zuverlässigkeit der Tests einschränken (☞ Kap. 16.6.2, Estrogene). Momentane Bedingungen und eingenommene Medikamente beeinflussen diese Messungen: Nach körperlichen Anstrengungen können die Androgene erhöht sein. Es ist daher nicht sinnvoll, nach nur einer Messung von freiem Testosteron (n = 5–41 pg/ml) bzw. Testosteron (n = 0,1–34 pg/ml) und SHBG (n = 11–71 nmol/l), woraus der Testosteronbindungs-Index (z. B. Labor Dr. Bayer, Bopserwaldstraße 26, 70184 Stuttgart) errechnet wird, die Diagnose „Andropause" zu stellen.

Fallbeispiel 8

Ein 59-jähriger Steuerberater stellte sich in der Praxis vor wegen verminderter körperlicher Leistungsfähigkeit, Konzentrationsschwäche, schlechter Libido und Potenz. Er hat seit ca. zehn Jahren keinen Arzt mehr aufgesucht. Daher wird das Basislabor bestimmt inkl. freien Testosterons und DHEAS.

Ergebnis: freies Testosteron: 2,1 pg/ml (n = 5–41 pg/ml), DHEAS 82 µg/dl, HbA_{1C} 8,3 % (Diabetes nicht bekannt oder behandelt).

Nach positivem Challenge mit Kandida-Antigen Verordnung einer Kandidadiät und Einnahme von Undecyn (Thorne) nach Test. Nach Vorliegen der Laborwerte Insulinchallenge und Test folgender Supplemente: Chrom 400 µg, Zink 30 mg, Magnesium 600 mg, Niacinamid 600 mg, Fischöl (Eicosapen®) 9 g. Der Patient fragte, ob er Testosteron nehmen könnte, er habe von der Andropause gehört. Rezeptur als Gel versuchsweise.

Vier Wochen später ließ er sich die Laborwerte vor dem nächsten Arzttermin erneut abnehmen. Das freie Testosteron lag bei 8,1 pg/ml, HbA_{1C} 7,6 %. Ich drückte bei gleichzeitiger Überweisung in eine Diabetesambulanz daraufhin Zufriedenheit zum Ergebnis der Hormontherapie aus. Der Patient gestand jedoch, dass er, nachdem er den Beipackzettel des Testosteronpräparats gelesen hatte (Haarausfall, Akne etc.), die Packung unbenutzt in die Apotheke zurückgebracht hatte. Er hatte sich meine Ausführungen zum Testosteron gut angehört: „Wenn Sie sich mehr um Ihr Liebesleben kümmern und sexuell aktiver werden, werden die Testosteronspiegel auch höher." Höhere Testosteronspiegel können also Ursache und Folge von einem aktiveren Sexualleben sein. Das Management dieser Erkenntnis muss man sicherlich dem Patienten überlassen.

16.9.6 Behandlung der Andropause

Verbesserung der allgemeinen metabolischen Situation

Normalisierung der Nebennierenfunktion

Jedes Stresssyndrom muss erkannt und behandelt werden: Kortisol ist ein Insulinantagonist und beim Stresssyndrom kommt es zu einer vermehrten Kortisolproduktion auf Kosten von DHEA und Testosteron (☞ Kap. 16.5.3). An erster Stelle steht das Stressmanagement: Stress supprimiert die Gonadenfunktion, wie bereits mehrfach dargestellt wurde. Dies erfordert eine Veränderung des Lebensstils (Arbeitspensum, Freizeitbetätigung, Ernährung, Genussgifte wie Kaffee, Alkohol, Marihuana- und anderer Drogenkonsum usw.). Im Übrigen ☞ Kap. 16.5.6.

Insulinstoffwechsel

Hier ist die Optimierung der Ernährung das Entscheidende: Hochkalorische, hoch kohlenhydrathaltige Nahrung führt zu Insulinresistenz, diese wiederum zu Hyperlipidämie und Fettvermehrung, letztere zu Estrogenerhöhung. Insulinvermehrung erhöht die Aktivität der 17,20-Desmolase, die Progesteron in Androstendion umwandelt, und der Aromatase, die Androstendion direkt in Estron umwandelt.

Dysbiose und Malassimilation beseitigen

Weiterhin geht es um eine Normalisierung der Verdauungsfunktion: Eine Dysbiosekorrektur kann hilfreich sein, da die Dekonjugation von Estrogenwirksamen Substanzen durch die intestinale β-Glukuronidase die Estrogenaktivität steigert. Dysbiose mit Fäulnis und Gärung führt zu enterotoxischer Leberbelastung. Die Detoxifikationsfunktion der Leber muss normalisiert werden (☞ Kap. 14.4.3).

Normalisierung der Hypothalamus-Hypophysen-Testes-Achse

Tribulus terrestris

Diese Pflanze soll die Spermatogenese und die Zahl der Sertoli-Zellen im Hoden vermehren sowie LH und Testosteron erhöhen ohne gleichzeitige FSH-Erhöhung (Dimitrov, Georgiev et al., 1987, Tierversuche). Die aktive Substanz (Sapogenine enthalten) ist Protodioscin (Adimoelja, 2000). Andererseits konnte bei Androstendion- und DHEA-Supplementierung in Kombination mit Phytotherapeutika (300 mg Androstendion, 150 mg DHEA, 750 mg Tribulus terrestris, 625 mg Chrysin, 300 mg Indol-3-Carbinol und 540 mg Saw Palmetto) keine erhöhte Verfügbarkeit von Testosteron und eine Reduktion von Estrogen gefunden werden (Brown, Vukovich et al., 2000).
Tribulus terrestris ist inzwischen ein Geheimtipp zur Muskelbildung und Leistungssteigerung – und könnte Probleme beim Einsatz bei Spitzensportlern machen. Der Wurzelextrakt enthält Sapogenine, die den Testosteronhaushalt stimulieren können. Tribulus terrestris hat einen günstigen Einfluss auf das Immunsystem. Darüber hinaus wird ihm nachgesagt, dass der Wirkstoff dieser Pflanze die Ausdauer unterstütze, das Muskelwachstum begünstige, die Speicherung von Gewebswasser reduziere und den Cholesterinspiegel senken helfe. Bodybuilder nutzen den natürlichen Testosteronschub für den Aufbau von Muskelmasse und Kraft. Bereits nach vier bis fünf Einnahmetagen soll sich der körpereigene Testosteronspiegel um bis 75% erhöhen.
Grundsätzlich ist die Anwendung von Testosteron laut IOC-Reglement verboten. Weiterhin wird jeder Versuch, die körpereigene Testosteronproduktion durch pharmakologische Wirkstoffe zu erhöhen (wie z.B. mit HCG), als Dopingmaßnahme angesehen. Ein Verbot des Wirkstoffs von Tribulus terrestris wird allerdings erst dann erfolgen, wenn eindeutige wissenschaftliche Daten zur Testosteronerhöhung vorliegen. Die Verwendung von Tribulus terrestris muss deshalb derzeit als dopingähnliche Maßnahme angesehen werden. Prinzipiell kann bei Nahrungsergänzungsmitteln die Unbedenklichkeit bezüglich dopingrelevanter Substanzen nicht bescheinigt werden, da diese nicht wie Arzneimittel überwacht werden und es bekannt ist, dass sie z.T. mit dopingrelevanten Substanzen gefälscht oder verunreinigt sind.

Lepidium meyenii (Maca)

Diese ursprünglich in Peru angesiedelte Pflanze soll positive Effekte auf die Nebenniere, die Sexualhormone und die Fertilität haben (Gonzales, Ruiz et al., 2001, Balick und Lee, 2002, Cicero, Piacente et al., 2002).

Panax ginseng

Koreanischer Ginseng soll die Libido steigern (Kim, Choi et al., 1976), die Testosteronspiegel erhöhen und die Spermatogenese fördern sowie die Prostatagröße vermindern (Kim, Choi et al., 1976, Yamamoto, Kumagai et al., 1977, Fahim, Fahim et al., 1982).

Reduktion der Aktivität der 5α-Reduktase

Die Konversion von Testosteron in DHT (Dihydrotestosteron) geschieht durch dieses Enzym. DHT ist neben den Androgeneffekten an Haut und Haaren (androgener Haarausfall) auch mit Prostatahyperplasie assoziiert. Wenn an Testosteronsupplementierung gedacht wird, dann muss diese auf jeden Fall mit einer Supplementierung von 5α-reduzierenden Substanzen kombiniert werden, um die Risiken des Testosterons an der Prostata zu minimieren.
Niedrige Progesteronspiegel sind bei Männern mit Nebennierendysfunktion assoziiert, eine Normalisierung kann helfen, die 5α-Reduktase herunterzuregeln. Dies erfolgt über eine Nebennierenbehandlung (☞ Kap. 16.5.6), nur temporär mit Progesteronsupplementierung.

Saw Palmetto, Kürbiskern, Pygem africanum

Die Aktivität der 5α-Reduktase wird durch Saw-Palmetto-Öl (Serenoa repens) gehemmt, das auch die Bindung von DHT an den nukleären Androgenrezeptor hemmt. Dabei wird die PSA-Sekretion anders als bei chemischen 5α-Reduktase-Hemmern nicht beeinflusst und der PSA-Spiegel kann weiter als Parameter für Prostatatumorprävention verwendet werden (Wilt, Ishani et al., 1998, 2000a, 2000b, Schilcher, 1999, Bayne, Ross et al., 2000, Levin und Das, 2000, Koch, 2001, Dvorkin und Song, 2002, Pytel, Vinarov et al., 2002, Comhaire und Mahmoud, 2004, Habib, Ross et al., 2005). Die Inhaltsstoffe von Saw Palmetto wirken auch estrogenantagonistisch (Di Silverio, d'Eramo et al., 1992). Estrogene potenzieren die DHT-Wirkung an der Prostata. Saw Palmetto hat einen apoptosefördernden Effekt (Bayne, Ross et al., 2000), Kürbiskernsamen (Curcubitae peponis semen) hat entsprechende Wirkungen (Wilt, Ishani et al., 2000). Pygem africanum (Afrikanische Pflaume) enthält ähnliche Bestandteile, die Wirkungen sind ähnlich.

Cernilton

Cernilton ist ein Pollenextrakt, der Verbindungen enthält, die das Wachstum der Prostata hemmen und positive Effekte auf die Symptomatologie der benignen Prostatahyperplasie haben (Habib, Ross et al., 1995, Dutkiewicz, 1996).

Populus tremuloides

Zitterpappel hat eine positive Wirkung bei benigner Prostatahyperplasie und wird üblicherweise in D2 verordnet (3 × 1 Tbl.; WEISS und FINTELMANN, 1999; WAGNER und WIESENAUER, 1995).

Urtica doica (urens)

Die Brennnessel enthält Bestandteile, die mit dem zytosolischen und nukleären Rezeptor von DHT interagieren sollen und damit positive Effekte auf die Symptome benigner Prostatahyperplasie entwickeln (WEISS und FINTELMANN, 1999).

Zink

Zink kann die 5α-Reduktase-Aktivität senken, daneben Prolaktin senken (LOGIN, THORNER et al., 1983, JUDD, MACLEOD et al., 1984, LEAKE, CHISHOLM et al., 1984). Die 5α-Reduktase ist, wie schon gesagt, für die Umwandlung von Androgenen in Estrogene zuständig.

Chrysin

Das Flavinoid Chrysin (5,7-Dihydroxyflavon) ist ein Aromataseinhibitor (KELLIS und VICKERY, 1984, POUGET, FAGNERE et al., 2002).

Estrogenreduktion

Die wichtigsten Faktoren zur Estrogenreduktion sind die Gewichtsabnahme und die Normalisierung der intestinalen Funktion (☞ oben) sowie die Vermeidung von Xenotoxika (organische estrogenartige Substanzen, ☞ Kap. 14.3.2) und Nahrungsestrogenen (aus Fleisch und anderen tierischen Nahrungsmitteln).
Estrogene werden in der Leber hydroxyliert, entweder zu 2-Hydroxyestron (2-OH-E1) oder zu 16α-Hydroxyestron (16α-OH-E1). 2-OH-E1 hat eine sehr geringe Estrogenwirkung, 16α-OH-E1 eine stärkere mitogene Estrogenaktivität. Indol-3-Carbinol (I3C) aus Gemüsen der Kreuzblütlerfamilie (Brokkoli, Kresse, Rettich u.a.) induziert Phase-I Cytochrome, die für die 2-OH-Bildung verantwortlich sind, was die 16α-Hydroxyestron-Bildung zurückdrängt (PARKIN und MALEJKA-GIGANTI, 2004). I3C fördert die Apoptose von Prostatakarzinomzellen (NACHSHON-KEDMI, YANNAI et al., 2004) und kann positive Effekte auf estrogensensitive Karzinome (z.B. Zervixkarzinom) haben (CHEN, CARTER et al., 2004). I3C wirkt auch auf anderen Ebenen antikarzinomatös, z.B. durch Inhibition des nukleären Faktors κB (NF-κB), der eine entscheidende Rolle für das Überleben von Tumorzellen hat (SARKAR und LI, 2004).

Androgensupplementierung

Testosteron

Testosteronsupplementierung ist aus unserer Sicht erst dann zu erwägen, wenn die Gesamtevaluierung des Patienten nach den im Kapitel 16.9.7, beschriebenen Kriterien und eine entsprechende Therapie nicht zu einer Normalisierung des Hormonprofils und einer befriedigenden Besserung der klinischen Symptome führt. Um Ihnen die Information der Patienten und die Einschätzung der Möglichkeiten und Risiken der Substitutionstherapie zu erleichtern, geben wir eine kleine Literaturübersicht

- Eindeutige Kontraindikation für eine Hormonsubstitution ist das Prostatakarzinom, obwohl eine Entwicklung von Prostatakarzinomen aus subklinischen „schlafenden" Formen bisher nicht belegt sei (VERMEULEN, 2000).
- Die günstigste Form der Anwendung sind Testosteronpflaster und -gels, da sie den First-Pass-Effekt durch die Leber umgehen, der bei oraler Anwendung hohe Dosen erfordern würde. Die zirkadiane Rhythmik kann mit Gels besser nachgeahmt werden als mit Pflastern und intramuskulären Injektionen (GOOREN und BUNCK, 2003).
- Erektionsfähigkeit wurde in einer Metaanalyse von 73 Artikeln, die zwischen 1968 und 1998 publiziert wurden, durch transdermales Testosteron in 80,9% erzielt, gegenüber einer Erfolgsrate von 51,3% bei intramuskulärer Anwendung und 53,2% bei oraler Anwendung (JAIN, RADEMAKER et al., 2000). JOCKENHOVEL (2003) gibt beste Wirksamkeit für transdermales Testosterongel an, jedoch auch für Testosteronundecanoat 1000 mg alle 12 bis 15 Wochen. Dabei seien keine negativen Wirkungen, speziell auf die Prostata, in einem Beobachtungszeitraum von maximal drei Jahren aufgetreten, was sicher keine Aussage über Langzeitwirkungen zulässt (☞ Estrogenstudien).
- Testosteronsupplementierung bewirkt bei Männern mittleren Alters Reduktion viszeralen Fetts, reduzierte Glukosekonzentration und erhöhte Insulinsensitivität. Dosen, wie sie bei der Testosteronsubstitution im Anti-Aging-Bereich benutzt werden, haben nur eine geringe HDL-Cholesterin-senkende Wirkung. Testosteroninfusionen erhöhen den koronaren Blutfluss und verzögern die Atheromatoseentwicklung in experimentellen Modellen. Die Langzeitrisiken sind jedoch nicht abschätzbar (BHASIN, 2003). Serumleptinkonzentrationen nehmen unter Testosteronsupplementierung ab, was einen positiven Effekt auf die Fettmasse und -verteilung haben kann (HISLOP, RATANJEE et al., 1999). ☞ hierzu auch Kap. 16.10.
- In einer plazebokontrolliertenn Doppelblindstudie mit 25 gesunden 50- bis 80-Jährigen, die wöchentlich 100 mg Testosteron i.m. bekamen, hat die Testosteronsupplementierung über sechs Wochen die räumliche und verbale Erinnerungsfähigkeit verbessert. Dabei nahmen interessanterweise die Testosteronkonzentrationen um 116–130% zu, die von Estradiol um 73–77%, so dass die Rolle der einzelnen Hormone bei dieser Verbesserung nicht klar war (CHERRIER, ASTHANA et al., 2001).
- Die Rolle von Testosteronsupplementierung bei der Osteoporosebehandlung ist nicht klar, da der positive Effekt durch die Estrogenmetaboliten auftreten könnte (FRANCIS, 1999).
- In einer Studie bekamen 54 hypogonade (Testosteronmangel), 42–76 Jahre alte Männer alle zwei bis vier Wochen eine Testosteroninjektion. Voraussetzungen waren ein normaler rektaler digitaler Untersuchungsbefund und eine normale PSA: Beobach-

tungszeitraum war 2 bis 82 Monate. Sechs (11,1 %) der Männer bekamen eine Prostatabiopsie wegen PSA-Erhöhung, bei einem wurde ein Prostatakarzinom diagnostiziert. Der Schluss der Autoren ist, dass die Testosteronsubstitution mit einer „geringen" PSA-Erhöhung einhergeht, dass jedoch keine kurzfristige Erhöhung des Prostatakarzinomrisikos besteht (GERSTENBLUTH, MANIAM et al., 2002). Dies würde eine Neuauftreten von Karzinomen von 2% bedeuten, was eine hohe Prozentzahl wäre, die mit der Neuentstehung von Karzinomen in einer nicht therapierten Vergleichsgruppe im Zeitraum von 2 bis 82 Monaten zu vergleichen wäre. Die Fallzahlen sind jedoch sicher viel zu klein für eine verlässliche Risikobeurteilung. Die Genauigkeit der Einschätzung des Karzinomrisikos durch die PSA-Bestimmung wurde von GERSTENBLUTH, SEFTEL et al. (2002) untersucht: Von 1250 Fällen, die biopsiert wurden, hatten 187 (15%) eine PSA von mindestens 20 ng/ml. Von diesen wurde bei 157 (84%) ein Prostatakarzinom diagnostiziert. Zwölf wurden wenigstens ein weiteres Mal biopsiert, davon hatten sechs weitere ein Prostatakarzinom. Die Zuverlässigkeit der Vorhersage betrug 73,6 % für Werte von 20 bis 29,9 ng/ml, 90,3 % für 30 bis 39,9 ng/ml, 93,8 % für 40 bis 49,9 ng/ml, 100% für 50 bis 99,9 ng/ml, 95% für 100 bis 199,9 ng/ml und 100% für mindestens 200 ng/ml. Die Autoren empfehlen daher, Patienten mit erhöhten PSA-Werten weiterhin zu biopsieren. Der Umkehrschluss, dass es kein Prostatakarzinom bei Werten unter 20 ng/ml gibt, ist sicher nicht erlaubt.

- GRUENEWALD und MATSUMOTO (2003) publizierten eine Medline-Übersicht: Bei gesunden älteren Männern mit geringfügig erniedrigten Testosteronspiegeln erhöhte Testosteronsupplementierung die fettfreie Körpermasse und reduzierte die Fettmasse. Kraft von Ober- und Unterkörper, Sexualfunktion und Stimmung wurden gebessert oder blieben unverändert. Die Effekte auf kognitive Funktionen waren variabel. Die belastungsabhängige Kornonardurchblutung wurde bei koronarinsuffizienten Männern gebessert, Angina pectoris wurde teils verbessert, teils nicht. In einigen wenigen Studien hatten Männer mit niedrigen Testosteronspiegeln eine höhere Wahrscheinlichkeit, eine Verbesserung der lumbalen Knochendichte, Libido, Erektionsfähigkeit und des allgemeinen Befindens zu erfahren, als Männer mit weniger ausgeprägtem Mangel. Außer Hämatokrit- und PSA-Erhöhungen wurden keine größeren Nebenwirkungen auf die Lipidwerte berichtet. Die Analyse der Studien legt nahe, dass bei Männern mit geringfügigem Testosteronmangel eine Substitution nicht empfehlenswert ist, wenn nicht klinische Symptome für einen Hypogonadismus (Gonadenfunktionsstörung) sprechen. Eine Substitution ist empfehlenswert bei älteren Männern mit deutlich reduzierten Testosteronspiegeln unabhängig von den klinischen Symptomen. Dabei bleibenen Langzeitsicherheit und -wirkung der Testosteronsubstitution im Dunkeln, so die Autoren der Literaturübersicht.

Unter der Überschrift „Jungbrunnen Testosteron?" findet sich zu diesem Thema im Arzneitelegramm 2/2004 die folgende Stellungnahme:

„Neue Ansätze in der Therapie der Hormonsubstitution des Mannes; Erschließen von zusätzlichen Igelleistungen.' Veranstaltungen dieser Art sollen wohl das Indikationenspektrum von Testosteron in den Lifestylebereich ausweiten. In den USA trägt diese Strategie Früchte: Dort nahm die Zahl der Verschreibungen allein im Jahr 2002 um ca. 30 % gegenüber dem Vorjahr zu, offenbar aufgrund einer wachsenden Zahl von Männern, die sich von Testosteron eine Verzögerung von Alterungsprozessen erhoffen. Auch hierzulande zielt das Marketing mit Slogans wie „gemessenes Alter: 58, gefühltes Alter: 48" auf die Verwendung von Testosteron als Verjüngungsmittel. Versprochen werden bessere Leistungsfähigkeit, gesteigertes sexuelles Verlangen, zunehmende Muskelmasse und abnehmendes Körperfett sowie ‚Abnahme der unvermittelten Schweißausbrüche'. Zugelassene Indikation für Testosteron ist der Hypogonadismus mit nachgewiesenem Hormonmangel. Niedrige Testosteronspiegel im höheren Alter, verbunden mit diffusen Altersbeschwerden, werden im Sinne des ‚Disease mongering' (Arzneitelegramm 2002; 33: 71-2) zunehmend als Indikation propagiert (‚Altershypogonadismus'). Eine Abgrenzung von normalen Alterserscheinungen ist jedoch kaum möglich. Die Folgen der Indikationsausweitung sind nicht absehbar: Zwar finden sich bei einer Datenbankrecherche über 50 plazebokontrollierte Studien zum Gebrauch von Testosteron, davon 312 bei Männern über 65 Jahre. Diese sind jedoch mit maximal 108 Patienten und einer Dauer von zumeist unter sechs Monaten unzureichend, um Nutzen und Risiken, etwa die Auslösung oder Wachstumsbeschleunigung von Prostatakarzinomen, beurteilen zu können. Zur Abschätzung der Risiken sind Langzeitstudien über mindestens drei bis fünf Jahre und mit mehreren Tausend Patienten notwendig."

FERRI und NORMAN (2000) empfehlen regelmäßige Kontrollen der PSA und digitale Prostatauntersuchung bei Testosteronsupplementierung.

DHEA

In einer Studie zur DHEA-Substitution mit gesunden jungen Männern wird in der Therapiegruppe eine deutliche Erhöhung der DHEA-Werte, von DHEAS, Androstendion, Dihydrotestosteron (DHT), und 5α-Androstane-3α-17β-diol-Glukuronid (ADG) nachgewiesen. Dies war ohne Einfluss auf klinische Parameter. Der Anstieg der Konzentration von ADG, einem peripheren DHT-Metaboliten, scheint aber bedenklich zu sein im Hinblick auf einen negativen Einfluss einer DHEA-Supplementation auf die Prostata (ACACIO, STANCZYK et al., 2004).

DHEAS ist ein Neurosteroid, das die neuronale Erregbarkeit moduliert durch spezifische Interaktionen mit Neurotransmitterrezeptoren. DHEA aktiviert kalziumabhängige Kaliumkanäle (kalzium-gated potassium channels). Studien mit über 60-Jährigen, die mit DHEA in Dosierungen von 50–100 mg substituiert wurden, zeigten nur sehr wenige positive Effekte in Bezug auf Stimmungslage, Wohlbefinden, kognitive und sexuelle Funktionen und weitere beurteilte Parameter. Der begrenzende Faktor dieser Studien waren die kurze Studiendauer (max. ein Jahr) und die geringe Teilnehmerzahl (max. 280).

Viele Ältere nehmen DHEA ohne medizinische Überwachung ein. Präparate werden etwa in den USA als Nahrungsergänzungen angeboten. Zum gegenwärtigen Zeitpunkt gibt es keine beweiskräftigen wissenschaftlichen Daten, um eine DHEA-Substitution generell empfehlen zu können (LEGRAIN und GIRARD, 2003). Nach Sichtung der Literatur scheint eine kritiklose Dauersubstitution mit DHEA genauso wenig sinnvoll zu sein wie eine Hormontherapie in der Menopause bei Frauen. Mehr zum Thema der DHEA-Substitution ☞ Kap. 16.5.3.

Androstendion

Androstendionsupplementierung von 3 × 100 mg/Tag (plazebokontrollierte Doppelblindstudie an 30- bis 56-jährigen Männern über 28 Tage) erhöht Androstendion-, Freie-Testosteron-, Estradiol- und Dihydrotestosteronkonzentrationen und vermindert HDL-Cholesterin-Konzentrationen. Keine Veränderung der Testosteronwerte bei Erhöhung der Androstendion- und Estrogenwerte wird bei jungen Männern beobachtet (Brown, Vukovich et al., 2000).
Bei 19- bis 29-jährigen Bodybuildern mit normalen Testosteronwerten führt Androstendionsupplementierung nicht zu Testosteronerhöhung und Kraftverbesserung, aber zu Estradiol- und Estronerhöhung (King, Sharp et al., 1999). Ähnliche Aussagen machen Ziegenfuss, Berardi et al. (2002). Die orale Supplementierung mit Androstendion ist als Anabolikum ungeeignet und zur Andropausenbehandlung wegen der gestreuten hormonellen Effekte nicht empfehlenswert.

16.9.7 Diagnostik und Therapie mit Applied Kinesiology

Schritt 1: Hormonassoziierte Muskeln testen

Testen Sie wie immer alle im hormonellen Geschehen relevanten Muskeln auf Normo- und Dysreaktion sowie 51%er: M. piriformis und M. gluteus medius, und die Adduktoren für die Gonaden, Mm. sartorius, gracilis und tibialis posterior für die Nebenniere, M. teres minor für die Schilddrüse. Prüfen Sie für jeden einzelnen, ob die Therapielokalisation über der zugeordneten Drüse oder dem zugeordneten Lymphreflex den Muskel verändert; das ist ein Hinweis, dass das Organ eine Dysfunktion hat.

Schritt 2: Primär gestörte Drüse finden

Finden Sie die bei der Dysfunktionskonstellation führende Hormondrüse, indem Sie für sämtliche dysreaktiven Muskeln per TL zu den übrigen Hormondrüsen oder NL-Reflexe bzw. zur Glabella für die Hypophyse prüfen, welche TL die Dysreaktionen aufhebt. Auch die potenzierten Organpräparate (in D4, z. B. Testis D4 im Falle der Hoden) heben dann die Dysreaktionen auf.

Schritt 3: Assimilations- und Entgiftungsorgane testen

Die Assimilations- und Entgiftungsorgane müssen getestet und behandelt werden. Testen Sie mindestens den M. quadriceps (rectus femoris) bds. und den M. tensor fasciae latae bds. für den Darmtrakt sowie den M. pectoralis major sternalis für die Leber. Dazu gehören auch Störungen der Ileozökalklappe, die als Ursache wiederkehrender Darmdysbiosen aufgrund des weiter oben dargestellten Mechanismus mit gestörtem Hormonkatabolismus in der Leber zu Hormonstörungen führen kann.

Prüfen Sie, ob die TL der Lymphreflexzonen oder über den Organen die gefundenen Muskeldysfunktionen normalisiert, und testen Sie die entsprechenden Therapeutikafür den Darm (☞ Kap. 7.7.4 ff) und Detoxifikation (☞ Kap. 14.4.3). Prüfen Sie, ob sich die hormondrüsenzugeordneten Muskeln, speziell die den Hoden zugeordneten, durch TL über der Leber und/oder den Lymphreflexzonen des Darms normalisieren lassen. Dies ist ein direkter Hinweis für die wichtige Rolle dieser Organe im hormonellen Dysbalancegeschehen des Patienten.

Schritt 4: Supplemente testen

Nach Test (führt zur Normoreaktion der hodenzugeordneten Muskeln) verordnen Sie die Nährstoffe Testis D4 (Wala), Organ-Extrakt (Cytozyme M, Cytozyme Orchic, Biotics) Vitamin E (400 IU/Tag), Jod (mind. 200 mg/Tag), Magnesium (300–600 mg/Tag), Selen (200 mg/Tag), Zink (30 mg/Tag). Saw Palmetto, Kübriskernextrakt, Populus tremoloides D2, Pygem africanum, Cernilton, Urtica dioica (urens), Chrysin (z. B. Saw Palmetto plus™, PE) (zu den letztgenannten Phytopharmaka ☞ Ausführungen weiter oben in diesem Kapitel.
Die potenzierten Organpräparate (Testis D4 etc.) können als Trinkampullen verwendet werden. Dabei kann man je eine Ampulle pro Tag nehmen. Die Regenerese®-Präparate (Testis) müssen subkutan injiziert werden, da die postulierte RNA-Wirkung sonst nicht zur Wirkung kommen kann. Bei Versagen einer regulatorischen Therapie testen Sie die Hormone: Testosteron-Gel, DHEA.
Wenn Testosteron supplementiert werden soll, testen Sie Saw Palmetto sowie Kürbiskernextrakt mit, damit die DHT-Konversion supprimiert werden kann (☞ oben). Ich empfehle für die Testosteronsubstitution eine Intervalltherapie: eine Woche Testosterongel, morgens appliziert, wird abgelöst durch eine testosteronfreie Woche. Patienten berichten, dass Erektionsprobleme während dieser therapiefreien Zeit nicht wieder auftreten, soweit sie durch die Testosteronsubstition verbessert wurden. Die spontanen morgendlichen Erektionen bleiben erhalten. Es tritt vermutlich eine Sensitisierung der

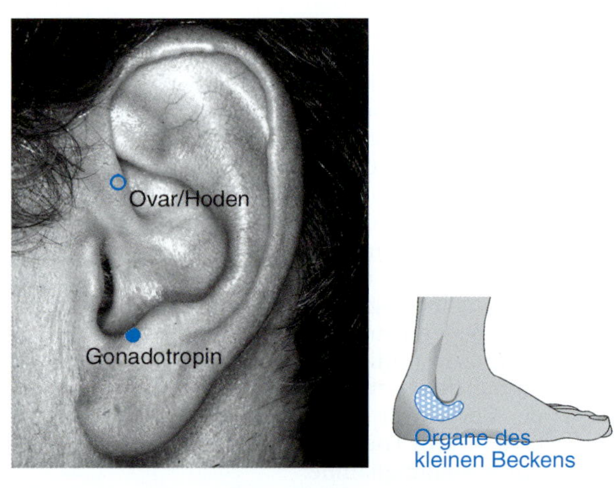

Abb. 16.54: Ohrpunkte für Androgenstörungen sowie NPSO-Zone. Der offene gezeichnete Punkt bedeutet, dass dieser hinter der Helixkrempe aufgesucht werden muss.

Androgenrezeptoren auf. Wenn darüber hinaus Erektionshilfen benötigt werden, kann auf die Phosphodiesterase-V-Inhibitoren (Sidenafil u. a.) zurückgegriffen werden. Eine Dosis von 20 mg Tadalafil (Cialis®) kann bis zu sieben Tage Wirkung zeigen, die allmählich abklingt, die Wirkungsdauer wird aber nach Beipackzettel und Werbung mit 24 Stunden angegeben! Es bleibt zu bedenken, dass die Effektorsubstanz der Phosphodiesterase-V-Inhi-

1. Test aller im hormonellen Geschehen relevanten Muskeln:
- M. piriformis und M. gluteus medius, Adduktoren (Gonaden),
- Mm. sartorius, gracilis und tibialis posterior (Nebenniere),
- M. teres minor (Schilddrüse).

Prüfung, ob TL der zugeordneten Lymphreflexzonen die Muskelreaktion verändert. Wenn ja, bedeutet das Organdysfunktion.

↓

2. Finden der in der Dysbalance führenden Drüse: Per TL zur Glabella (Hypophyse) bzw. zu den NL-Reflexpunkten der Hormondrüsen prüfen, welche TL alle Dysreaktionen aufhebt.

↓

3. Testung der Assimilations- und Entgiftungsorgane:
- M. quadriceps (rectus femoris) bds. (Dünndarm),
- M. tensor fasciae latae bds. (Dickdarm),
- M. pectoralis major sternalis (Leber),
- ICV.

Wenn eine Störung dieser Organe hormonelle Störungen mit verursacht: TL der zugehörigen Lymphreflexe normalisiert nicht nur den eigenen zugeordneten Muskel, sondern auch die dysreaktiven hormonassoziierten Muskeln.

↓

4. Nach Test (führt zur Normoreaktion der hodenzugeordneten Muskeln) verordnen Sie die Nährstoffe Testis D4 (Wala), Organ-Extrakt (Cytozyme M, Biotics) Vitamin E (400 IU/Tag), Jod (mind. 200 mg/Tag), Magnesium (300–600 mg/Tag), Selen (200 mg/Tag), Zink (30 mg/Tag). Saw Palmetto, Kürbiskern, Pygem africanum, Urtica dioica, alle in Saw palmetto plus (PE), Populus tremuloides D2 Cernilton, Testosteron-Gel, DHEA.

↓

5. Insulinchallenge: Wenn Humaninsulin die Reaktion von M. latissimus dorsi und/oder M. sartorius, M. gracilis verändert, Testung von: Chrom, Zink, Magnesium, PUFA, Niacin, B-Komplex.

↓

6. Sieben Faktoren des viszerosomatischen Systems der dysreaktiven Muskeln testen, therapiebedürftige notieren.
Wirbelebenen:

Nebenniere	M. sartorius	L2, L3, Th9
	M. gracilis	L2, L3, L4, Th9
	M. tibialis posterior	L5, S1
Schilddrüse	M. teres minor	C5/6
Gonaden	M. piriformis	L5, S1, L5
	M. gluteus medius	L4, L5, S1, L5
	Adduktoren	L2, L3, L4, L5
Dünndarm	M. rectus femoris	L2, L3, L4, Th 8 bis 11
Dickdarm	M. tensor fasciae latae	L4, L5, S1
Leber	M. pectoralis major sternalis	C6 bis Th1, Th8

↓

7. Ohrakupunktur, NPSO.

↓

8. Indizierte der sieben Faktoren (☞ Schritt 6) behandeln, mindestens NL-Reflexe und Wirbelebenen. Hypophyse wie in Kap. 16.3 bei Indikation.

↓

9. Reevaluierung alle zwei Wochen.

Abb. 16.55: AK-Befundung und Therapie von Androgenstörungen

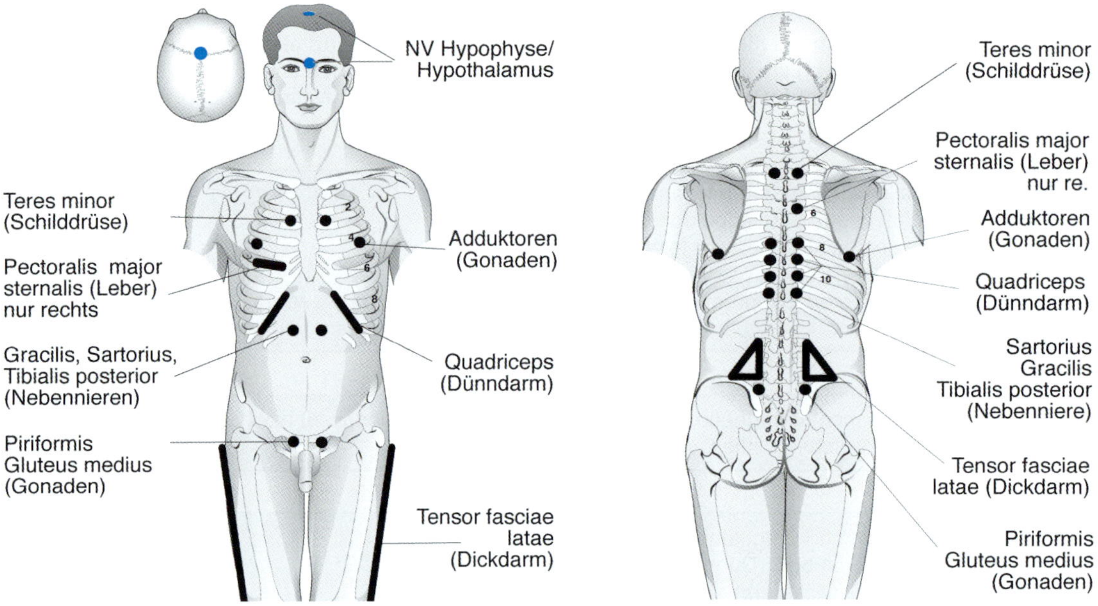

Abb. 16.55 *(Fortsetzung)*

bitoren (Sidenafil u. a.) das NO ist. NO ist ein freies Radikal mit all seinen toxischen Komponenten speziell für das Zentralnervensystem. Extrapyramidale Bewegungsstörungen (Parkinson-Syndrom u. a.) haben möglicherweise oxidative Ursachen. Wenn DHEA positiv testet (mit Dysreaktion oder Normoreaktion) kann dies ein Hinweis auf Wechselwirkungen mit dem Zuckerstoffwechsel sein. Dann Insulinstoffwechsel testen (☞ Schritt 5).

Schritt 5: Insulinstoffwechsel prüfen

Prüfen Sie den Insulinstoffwechsel mit einem Insulinchallenge: Gentechnisch hergestelltes Humaninsulin (vermeidet adverse Reaktionen auf Tierproteine), unter dem Magneten getestet, führt bei Insulinresistenz je nach Ausgangssituation zur Dysreaktion oder Normoreaktion des M. latissimus dorsi (pankreaszugeordnet) oder auch der Nebennieren-zugeordneten Muskeln M. sartorius, M. gracilis, M. tibialis posterior. Zur Testung der weiteren Therapie ☞ Kap. 16.10.

Schritt 6: Sieben Faktoren des viszerosomatischen Systems prüfen

Untersuchen Sie die sieben Faktoren des viszerosomatischen Systems aller betroffenen Organe bzw. zugehörigen dysreaktiven Muskeln auf Therapiebedürftigkeit. Wichtig sind insbesondere die NL-Reflexe und Wirbelebenen. Notieren Sie die Befunde und therapieren Sie anschließend, wenn Sie akupunktieren wollen.

Schritt 7: Ohrakupunktur und NPSO

Die Ohrnadel oder der Punkt in der Organzone der Neuen punktuellen Schmerz- und Organtherapie (NPSO) des kleinen Beckens sollte die Dysreaktion der Gonaden-zugeordneten Muskeln beseitigen. Wenn dies nicht die primär gestörten Drüsen sind, tritt die Dysreaktion nach Temporal Tap wieder auf. Dann wird die Nadel für die „führende" Drüse (NPSO-Punkte Epiphyse, Hypothalamus und Hypophyse ☞ Abb. 16.8, Ohrpunkt Hypophyse ☞ 16.18, Ohrpunkt Schilddrüse ☞ Abb. 16.27, NPSO-Zone Schilddrüse ☞ Abb. 16.28, Ohr- und NPSO-Punkt Nebennnieren ☞ Abb. 16.36), alle Dysreaktionen auch nach Temporal Tap stabil beseitigen.

Schritt 8: Sieben Faktoren des viszerosomatischen Systems behandeln

Die indizierten (Punkt 6) sieben Faktoren des viszerosomatischen Systems (☞ Kap. 2 und Garten, 2004) behandeln. Die Hoden werden bei Bedarf behandelt mit Korrektur der Wirbelebenen L5, der NL-Reflexzonen über dem Tuberculum pubicum (für M. piriformis und M. gluteus medius), an der lateralen Oberschenkelseite (für M. gluteus maximus) und posterior über den Sakroiliakalgelenken. Die neurovaskulären Reflexpunkte liegen über der Eminentia parietalis (M. piriformis und M. gluteus medius) und auf der Sutura lambdoidea (für M. gluteus maximus und Adduktoren).

Schritt 9: Re-Evaluierung

Das gesamte System sollte alle zwei Wochen reevaluiert werden, da sich die Verhältnisse während der Therapie verändern, die Hierarchie der Dysfunktionen sich ändern kann etc.

16.10 Infertilität

Hormonelle Gesamtevaluierung

Für die Behandlung von Infertilität bei Männern und Frauen ist die Gesamtevaluierung der hormonellen Regulation (☞ Kap. 16.6.3 und 16.9.7), der Assimilationsorgane (☞ Kap. 7.4 bis 7.9, Dysbiosen, und Kapitel 11.2, Nahrungsmittelunverträglichkeiten) und der Detoxifikation (☞ Kap. 14.4.3) notwendig (☞ Kap. 16.9).

Behandlung toxischer Belastungen

Spezielles Augenmerk muss auf die mögliche Belastung mit Pestiziden, anderen organischen Chemikalien (☞ Kap. 12) und Schwermetallen (☞ Kap. 6) gelegt werden (Gerhard und Runnebaum, 1992). Bei Männern besteht eine Gefahr der Beeinträchtigungen der Fortpflanzungsfähigkeit durch hormonähnlich (insbesondere estrogenähnlich) wirksame Substanzen. Dies zeigt sich in Studien durch die Verdoppelung von Fällen mit Hodenhochstand bei männlichen Neugeborenen, ebenso wie durch die Feststellung von erheblichen Veränderungen von Spermienzahl und -qualität bei jungen Männern. Hormonelle Schadstoffe werden auch als mit verantwortlich angesehen für die annähernde Verdoppelung des Vorkommens von Hodenkrebs (Cameron und Kallee, 2004).

Behandlung viszeral osteopathischer Störungen

Bereits das erste Fallbeispiel zu Beginn des Kapitels demonstriert, wie bedeutsam die manuelle Evaluierung und Korrektur der Niere ist. Dasselbe gilt für die Leber, die bei Störung ebenfalls neben der orthomolekularen Therapie mit viszeral osteopathischen Mitteln korrigiert werden muss.

Orthomolekulare Therapie

Hier soll nicht die Behandlung der hormonellen Dysbalancen wiederholt werden. Die Ausführungen der Kapitel 16.6.3 und 16.9.6 gelten entsprechend.

Akupunktur

Sehr einfach durchzuführen ist die Ohrakupunktur, die nach Studien aus der Universitäts-Frauenklinik Heidelberg bei Infertilität erfolgreich ist (Gerhard und Postneek, 1992). Genadelt werden die mittels Very-Point-Methode (stupfende Nadel) oder einem Drucktaster (bzw. RAC oder Widerstandsmessgerät) gefundenen Punkte, die sich aus der hormonellen Gesamtevaluierung ergeben (☞ Abb. 16.56). Der Nierenpunkt ist aus der chinesischen Medizin abgeleitet: Dort steht die Niere für die Fortpflanzungsfunktion.
Die Ohrakupunktur kann durch Körperakupunktur unterstützt werden. Dies sollte nach konstitutionellen Gesichtspunkten geschehen. Die Punkte Mi 6, Ma 36, Ni 3,

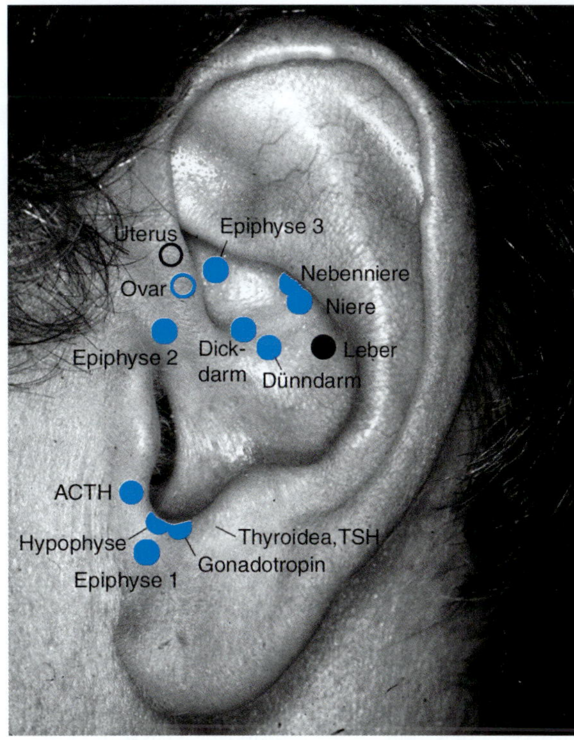

Abb. 16.56: Ohrakupunkturpunkte bei Infertilität

Ni 7, Bl 23, KG 4/5, KG 12 kommen in Frage (☞ auch Garten, 1999).

16.11 Störungen des Glukosestoffwechsels

H. Garten

16.11.1 Physiologie der Blutzuckerregulation

Alle Organe können Glukose verbrennen, das Zentralnervensystem ist unbedingt auf Glukose angewiesen. Glukose wird in der Leber zur Verteilung in andere Organe aufgenommen, ein Teil in Form von Glykogen (Speicherkapazität der Leber: 200 g) gespeichert, überschüssige Glukose in Fett umgewandelt.
Bei Glukosemangel wird Glukose aus Glykogenspeichern bereitgestellt, und durch Glukoneogenese aus Laktat und Pyruvat (Cori-Zyklus), Glyzerin und glukoplastischen Aminosäuren neu synthetisiert (☞ Abb. 11.6). 100–120 g Glukose werden bei totaler Nahrungskarenz von der Leber und den Nieren täglich synthetisiert.

Insulin

Insulin ist ein heterodimeres Hormon aus 51 Aminosäuren, bestehend aus einer A-Kette und einer B-Kette, das von den Betazellen der Langerhans-Inseln synthetisiert wird.

Insulinrezeptor und Signalübertragung

Der Insulinrezeptor ist ein Heterotetramer aus zwei α- und zwei β-Untereinheiten. Insulin bindet an die α-Untereinheit und aktiviert dadurch die Kinase des intrazellulär gelegenen Teils der β-Untereinheit. Dies ist der erste von einer Reihe von Reaktionsschritten, die über sog. Postkinasesignaltransmitter zu verschiedenen intrazellulären Insulineffekten führt: Wachstumsstimulation, anabole und antikatabole Effekte, Transporteffekte. Diese Signaltransduktionskaskade kann bei der Insulinresistenz auf verschiedenen Stufen gestört sein (☞ unten).
Der Insulinrezeptor ist an das Glukosetransportsystem gekoppelt: Er bewirkt eine Verlagerung von Glukosetransportern vom Zytoplasma zur Zellmembran. Daran sind eine Reihe von Carriersystemen, G-Proteinen und andere Proteine beteiligt. Dies ist die Grundlage des insulinabhängigen Glukoseeinstroms in die Zellen. Die Beteiligung dieses Transportsystems an der Insulinresistenz ist bisher nicht eindeutig zu bestimmen (Siegenthaler, 2001).

Sekretion

Die Insulinsekretion erfolgt pulsatil aus den Betazellen. Schnelle Pulse (alle 8–15 Minuten) werden überlagert von langsamen Pulsationen, die neuronal gesteuert werden. Die Oszillation der Insulinsekretion ist mit derjenigen intrazellulären Kalziums gekoppelt: Glukose bewirkt eine Hemmung der ATP-sensitiven K^+-Kanäle und dadurch eine Depolarisation, was spannungsabhängige Ca^{2+}-Kanäle aktiviert und zum Kalziumeinstrom führt. Bei abdomineller (viszeraler) Adipositas und Typ-II-Diabetes ebenso wie bei alten Menschen sind die langsamen Oszillationen niederamplitudig, was auf eine Störung der Insulinsekretion schließen lässt (Siegenthaler, 2001). Phasen:

1. Schnelle Phase: Bei schnell ansteigendem Blutglukosespiegel wird ein schnell verfügbares Kompartiment von Insulin ausgestoßen: Die Menge ist etwa proportional der angebotenen Glukosemenge.
2. Langsame Phase: Bei konstanter weiterer Glukosezufuhr folgt eine langsamere und stärkere, dosisabhängige Insulinsekretion.
3. Die Desensibilisierungsphase schließt sich an.

Die erste Phase ist in der Frühphase des Diabetes und bei Typ-II-Diabetes frühzeitig gestört.
Der postprandiale Verlauf der Glukose- und Seruminsulinspiegel ist außer von der Glukosemenge von dem Anteil an Ballaststoffen, Fetten und Eiweißen abhängig. Der glykämische Index beschreibt den postprandialen Blutzuckeranstieg, verglichen mit dem nach Glukosegabe (100%). Baguette hat z. B. einen glykämischen Index von 95%, Weißbrot von 60%, Vollkornbrot von 38%. Der glykämische Index variiert von Person zu Person stark (☞ auch Kap. 11.4.5).

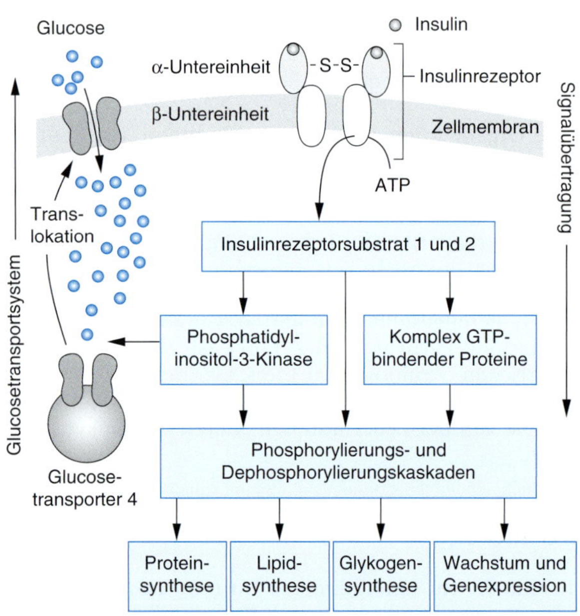

Abb. 16.57: Insulinwirkungen in der Zelle (stark vereinfacht, modifiziert nach Siegenthaler, 2001)

Abbau

Insulin hat eine Halbwertszeit von vier bis sechs Minuten. Der Abbau erfolgt prinzipiell in allen insulinaufnahmefähigen Geweben in der folgenden Reihenfolge: Leber, Muskel und Fettgewebe, Niere.

Antiinsulinäre Hormone

Bei einem Blutzuckerspiegel von 80 mg/dl stoppt die Insulinproduktion normalerweise und bei einem weiteren Abfall kommt es zur Ausschüttung der antiinsulinären Hormone Glukagon (aus den Alphazellen des Pankreas), Adrenalin, Kortisol, GH und schließlich Noradrenalin. Diese führen zu einer Glukoseproduktion in der Leber, die über viele Stunden anhalten kann (Siegenthaler, 2001).
Glukagon: stimuliert die Glukoneogenese.
Adrenalin und Noradrenalin: stimulieren als Akutphasenstresshormone über α-Rezeptoren in der Leber und der Niere die Glukoneogenese. Weiterhin stimulieren sie die Glukagonausschüttung.
Glukokortikoide (Kortisol): der Nebennierenrinde sind die mittel- und langfristigen Stresshormone. Sie wirken antiinsulinär, das heißt, sie hemmen den Insulineffekt an der peripheren Zelle und stimulieren die Glukoneogenese der Leber. Daneben erhöhen sie den Spiegel freier Fettsäuren durch Triglyzeridspaltung. Sie dienen damit der schnellen Bereitstellung von Energieträgern bei Stress. Sie haben dabei einen synergistischen Effekt zu den Katecholaminen, indem sie zudem katecholaminsensibilisierend wirken.
Somatostatin: wird im Pankreas produziert und hat die Aufgabe, im Hypothalamus-Hypophysen-System STH (GH) zu inhibieren. Im Pankreas hemmt es die Sekretion von Insulin und Glukagon. Daneben hemmt es die Motilität der Verdauungsorgane und vermindert so die Verdauungsaktivität. Es wirkt gegen eine überschießende Insulinsekretion.
Die Insulinsekretion wird durch hohe Glukosespiegel, Aminosäuren und Gastrointestinal(GI)-Hormone im Blut stimuliert und durch Noradrenalin und Adrenalin

gehemmt. Die Glukagonproduzierende A-Zelle wird durch hohe Glukosespiegel im Blut in ihrer sekretorischen Aktivität gehemmt und durch niedrige Glukosespiegel stimuliert. Aminosäuren haben einen umgekehrten Effekt. Ferner wirken die Katecholamine Adrenalin und Noradrenalin stimulierend auf die Glukagonsekretion.
Insulin der B-Zelle inhibiert im Sinne parakriner Wirkung die Glukagonsekretion aus der A-Zelle. Die D-Zellen werden durch hohe Glukose- und Aminosäurespiegel sowie durch Fettsäure- und Gl-Hormonspiegel zu vermehrter Somatostatinsekretion stimuliert. Ob Somatostatin parakrin inhibierend auf die Insulin- und Glukagonsekretion wirkt oder ausschließlich systemische Effekte ausübt, wird kontrovers diskutiert.

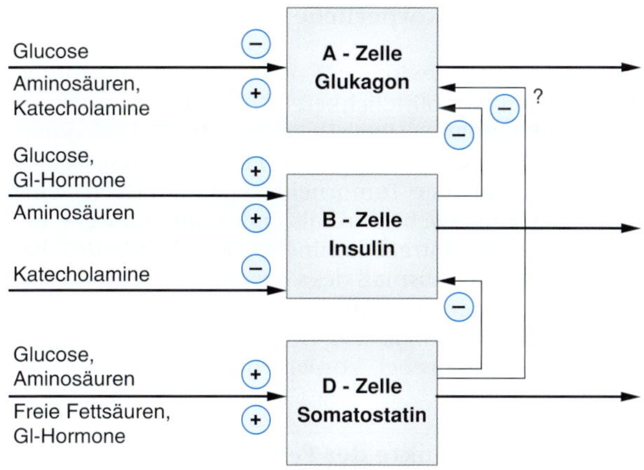

Abb. 16.58: Die Inselzellhormone (modifiziert nach Schmidt, Lang et al., 2005): Regulation der Inselzellen. Die Sekretionsprodukte der Langerhans-Inselzellen sind Glukagon aus den A-Zellen, Insulin aus den B-Zellen und Somatostatin aus den D-Zellen.

Laborbestimmungen

Blut-Glukose

Der Blutglukosespiegel wird bei ca. 70–80 mg/dl (3,9–4,4 mmol/l; Faktor: 18,0) eingestellt. Im Plasma werden ca. 10–15% höhere Werte gemessen als im Vollblut, da Erythrozyten weniger Glukose enthalten als Serum. Im venösen Blut liegt der Spiegel ca. 5–10% niedriger als im arteriellen, im kapillaren Blut liegt er dazwischen.

Periphere Insulinspiegel

Diese geben die Situation der physiologischen Insulinsekretion nur unvollständig wieder, da 50–70% des sezernierten Insulins durch die Leber extrahiert werden.

C-Peptid-Spiegel

Das C-Peptid wird bei der Insulinbildung aus Proinsulin abgespalten. Es wird kaum hepatisch extrahiert, ist wahrscheinlich biologisch inaktiv und wird peripher konstant abgebaut. Es lässt auf die Kapazität der Betazellen rückschließen.

HbA_{1C}

Es handelt sich um eines der Glykosylierung des Hämoglobins, das mit Glukose beladen wird. Dabei ist die HbA_{1C}-Form eine irreversible Ketoaminform, die erst mit dem Untergang des Erythrozyten (mittlere Halbwertszeit von 60 Tagen) eliminiert wird. Abhängig von der Dauer und der Ausprägung der Hyperglykämie erhöht sich der HbA_{1C}-Wert, der so ein guter Parameter der Blutglukosespiegel über die Zeit darstellt.

16.11.2 Insulinresistenz

Hier soll nicht über den Typ-I-Diabetes, der meist autoimmunologisch durch Zerstörung der Betazellen entsteht, sondern über die Insulinresistenz bei den vielen Formen von latenten Hyperglykämien gesprochen werden. Diese kann sich in einen Typ-II-Diabetes weiterentwickeln oder aber bei entsprechender Behandlung und Änderung des Lebensstils „ausheilen".

Insulinresistenz betrifft ca. 25–35% der Wohlstandsbevölkerung (Grimm, 1999) und ist mit dem „metabolischen Syndrom" (Hyperlipidämie, Hyperurikämie, Atheromatoseneigung) vergesellschaftet (Siegenthaler, 2001). Kardiovaskuläre Erkrankungen (Despres, Lamarche et al., 1996), hormonelle Störungen (Arthur, Selvakumar et al., 1999), Fettsucht (Benzi, Ciccarone et al., 1999) und einige Formen von Karzinomen (Stoll, 1998a, b) sind mit Insulinresistenz assoziiert.

Symptome

Die Symptome und Zeichen der Insulinresistenz sind im folgenden Kasten zusammengefasst und werden aus den weiteren Ausführungen verständlich.

Zeichen der Insulinresistenz
- Erschöpfbarkeit, Müdigkeit nach Mahlzeiten, besonders nach Kohlenhydraten
- Zuckersucht
- Schwierigkeiten abzunehmen
- Ständiges Hungergefühl
- Muskelschmerzen
- Entzündliche Hauterkrankungen
- Stammfettsucht
- Erhöhte Nüchterglukosewerte
- Erhöhte postprandiale Glukosewerte
- Erhöhte Triglyzeride
- Erhöhte Cholesterinwerte bei erniedrigten HDL-Cholesterin-Werten
- Erhöhte Harnsäure.

Ursachen

Genetische Ursachen

Diese lassen sich beim Typ-II-Diabetes nachweisen, der familiär gehäuft auftritt („Altersdiabetes").

Adipositas und körperliche Inaktivität

Eine Korrelation zwischen Körpergewicht und individueller Insulinempfindlichkeit ist nachgewiesen (Kissebah und Krakower, 1994, DeFronzo, 1997, Ferrannini, 1998). Dabei spielen die aus den Fettzellen freigesetzen Fettsäuren und der Tumornekrosefaktor (TNFα) eine Rolle. Das Fettgewebe wird als endokrines Gewebe betrachtet, wobei intraabdominelles Fett besonders bedeutsam ist. Das Ausmaß des viszeralen Fettgewebes ist für den Grad der Insulinresistenz von Bedeutung (Kissebah und Krakower, 1994). Körperliche Inaktivität trägt zur Adipositas bei, körperliche Aktivität senkt die Insulinspiegel.

Sekretionsprodukte der Fettzellen (modifiziert nach Siegenthaler, 2001)
- Leptin
- Adiponektin
- TNFα
- Fettsäuren
- IL-6
- Angiotensin II
- Somatomedin C (Insulin-like Growth Factor-1)
- Insulin-like Grow Factor Binding Protein-3 (IGFGB-3)
- Plasminogen-Aktivator-Inhibitor-1 (PAI-1)
- Estrogene
- Adipsin
- Alternatives Komplementsystem.

Freie Fettsäuren

Diese hemmen die hepatische Insulinextraktion und die insulinstimulierte Glukoseaufnahme in den Skelettmuskel (Pasquali, Fabbri et al., 1986, Peiris, Mueller et al., 1987), was zu peripherer Hyperinsulinämie beiträgt. Die intraabdominellen Fettzellen sind besonders empfindlich auf lipolytische Stimuli wie Katecholamine. Die hohe Lipolyseaktivität führt zu erhöhter Glukoneogenese in der Leber und im Muskel, was zu Verminderung der Glukoseutilisation und Verschlechterung der Glukosetoleranz beiträgt.

TNFα

Adipositas kann zu einer erhöhten Expression von TNFα führen (Siegenthaler, 2001, Peraldi, Xu et al., 1997), das die insulinstimulierte Glukoseaufnahme und den Glukosetransport hemmt (Liu, Spelleken et al., 1998) und indirekt die Lipolyse stimuliert (Hauner, Petruschke et al., 1995, Caro, Sinha et al., 1996). Die TNFα-Expression der intramuskulären Fettzellen kann zu einer direkten lokalen Beeinflussung des Glukosemetabolismus der Muskelzellen führen.

Leptin

Dieses Protein wird von den Fettzellen synthetisiert und spielt eine zentrale Rolle bei der Regulation der Nahrungsaufnahme und des Energieverbrauchs. Adipositas führt zu einer Überexpression von Leptin, und Plasmaleptinspiegel und Plasmainsulinspiegel korrelieren eng. Leptin könnte die Insulinsignalkaskade auf zellulärer Ebene stören (Caro, Sinha et al., 1996). Eventuell können jedoch die hohen Insulinspiegel die Leptinproduktion stimulieren (Wabitsch, Jensen et al., 1996).
Leptin vermindert im Hypothalamus das Hungergefühl. Bei Hyperinsulinismus und Hyperkortisolismus (Stresssyndrom, ☞ unten) sind aber auch die Leptinrezeptoren im Hypothalamus vermindert empfindlich, was zu einem verminderten Sättigungsgefühl und einer Vermehrung der Adipositasneigung führt (Widdowson, Upton et al., 1997, Friedman, 1998, Luke, Rotimi et al., 1998). Insulinresistenz führt also auch zu Leptinresistenz.

Adiponektin

Diese von den Fettzellen sezernierte Adipozytokin reguliert die Insulinsensitivität der Fettzellen, fördert die Fettsäureoxidation und vermindert die Plasma-Trigyzeridspiegel sowie die Ausschüttung von Adhäsionsmolekülen und die Einlagerung von Schaumzellen. Es könnte bei körperlicher Aktivität vermehrt ausgeschüttet werden und so an der vermehrten Insulinsensitivität bei körperlicher Aktivität beteiligt sein (Ferguson, White et al., 2004). Erniedrigte Adiponektin-Spiegel findet man bei Übergewicht, Insulinresistenz und Typ-2-Diabetes. Es kann somit als Risikofaktor präventiv bestimmt werden.

Glukokortikoide

Diese haben eine Wirkung auf den Kohlenhydrat-, Eiweiß- und Fettstoffwechsel. Sie steigern die Glukoneogenese in der Leber und Niere und führen damit zu Hyperglykämie. Glukokortikoide wirken proteolytisch am Muskel und stellen damit glukoplastische Aminosäuren

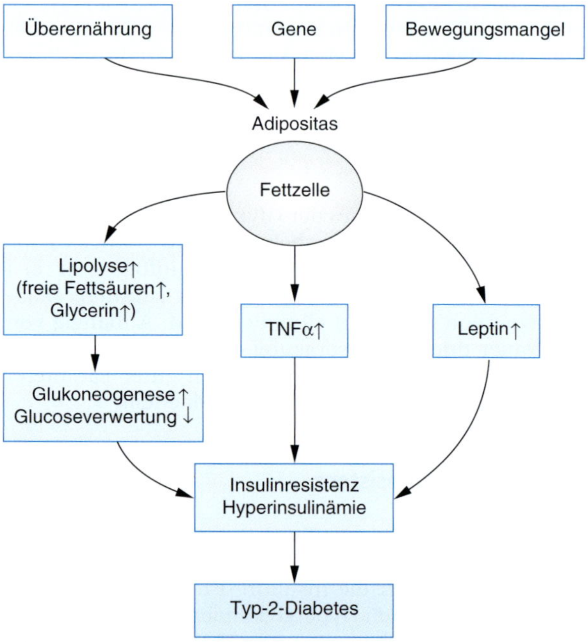

Abb. 16.59: Mechanismen, durch die das Fettgewebe an der Insulinresistenz beteiligt ist

bereit. Sie steigern die Freisetzung von Fettsäuren und Glyzerin aus dem Fettgewebe. Letzteres tritt in die Glukoneogenese ein, erstere haben die oben beschriebene negative Wirkung auf die hepatische Insulinextraktion. Glukokortikoide steigern die Glykogensynthese. Die erhöhten Spiegel zirkulierenden Kortisols beim Stressadaptationssyndrom (☞ Kap. 16.5.5) haben somit eine Verschlechterung der Glukosetoleranz zur Folge, die mit Normalisierung der Nebennierenfunktion sofort wieder reversibel ist (Siegenthaler, 2001).

Wachstumshormon (GH)

Im Stress finden sich erhöhte GH-Spiegel, ebenso bei schlecht eingestellten Typ-II-Diabetikern. GH-Missbrauch ist auch im Bodybuildingbereich keine Seltenheit. Erhöhte GH-Spiegel führen zur Hemmung der Glukoseutilisation der Leber sowie zu einer Stimulation der Glykogen- und der Proteinsynthese und wirken in diesem Sinne synergistisch mit Insulin. Die Insulinspiegel sind erhöht. GH führt zu einem Anstieg der freien Fettsäuren durch Lipolyse. Andererseits bewirkt Hypoglykämie einen ausgeprägten Sekretionsreiz für GH, was bei Diabetikern zu einer ausgeprägten, über mehrere Stunden anhaltenden posthypoglykämischen Insulinresistenz und Hyperglykämie führen kann (Siegenthaler, 2001).

Glukagon

Glukagon bewirkt in der Leber Glykogenabbau und Glukoneogenese. Dies ist nur bei glukagonproduzierende Tumoren (Glukagonomen) als Ursache relevant.

Androgene

Hyperandrogenämie bewirkt eine Insulinresistenz, der Mechanismus ist unbekannt (Siegenthaler, 2001), eine Störung der zellulären Insulinmechanismen auf der Ebene der Typ-4-Glukose-Transporter (GLUT-4) könnte hier verantwortlich sein (Ciaraldi, el-Roeiy et al., 1992). Androgene erhöhen die Spiegel freier Fettsäuren, was zur Insulinresistenz beiträgt. Erhöhte Androgenspiegel treten beim Syndrom der polyzystischen Ovarien (PCO-S) auf. Dabei sind potente Androgene (Testosteron und DHT) sowie weniger potente wie Androstendion und DHEA erhöht und es treten erhöhte LH-Spiegel auf (Conway, Honour et al., 1989, Wu, Zhou et al., 2000, Siegenthaler, 2001).
Überhöhte Testosteron-Supplementierung in der Andropause und unkontrollierte DHEA- oder Androstendion-Supplementierung sind Ursachen für erhöhte Androgenaktivität. Der Autor beobachtet nicht selten bei von Gynäkologen oder „Lifestyle-Beratern" empfohlener DHEA-Supplementierung, dass die dann gemessenen DHEA-Spiegel die Norm um ein Mehrfaches übersteigen.

Katecholamine

Adrenalin und Noradrenalin stimulieren die Glykogenolyse in Leber und Muskulatur, die Glukoneogenese, die Lipolyse und die Proteolyse. Sie hemmen die Insulinsekretion auf der Ebene der Betazellen über Alpha-Rezeptor-Wirkung. Erhöhte Katecholaminspiegel kommen im funktionellen Bereich beim Stresssyndrom vor.

Schilddrüsenhormone

Hyperthyreose führt zu verstärkter Glukoneogenese und damit zur Verschlechterung der Glukosetoleranz (Siegenthaler, 2001).

Medikamente

Auf die Mechanismen kann hier nicht eingegangen werden. Nach Siegenthaler (2001) verschlechtern Diuretika wie Furosemid, Diazoxid, Chlorthalidon, evtl. Thiazide, Antihypertensiva wie Betablocker und Clonidin, trizyklische Antidepressiva, Phenothiazine, Immunsuppressiva wie Ciclosporin und L-Asparaginsäure sowie Kortisontherapie die Glukosetoleranz und sind mit zu beachten.

▮ Folgen

Androgenerhöhung bei Frauen

Insulin kann der Ursprung der androgendominierten Störung beim PCO-S (Syndrom der polyzystischen Ovarien) sein: Insulin induziert die 17,20-Desmolase (☞ Abb. 16.40) in den Thekazellen des Ovars, was zu Androgendominanz führt (☞ oben). Androgendominanz ist dann assoziiert mit Periodenstörungen, Amenorrhö, chronischer Anovulation, Akne, Hirsutismus und emotionalen Störungen. Das PCO mit Androgendominanz betrifft immerhin rund 4–10% der Frauen im Fertilitätsalter (Sozen und Arici, 2000), während 8–25% aller gesunden Frauen sonografisch gesicherte polyzystische Ovarien ohne Krankheitswert haben (Polson, Adams et al., 1988).

Glukokortikoiderhöhung und DHEA-Abfall

Ein Circulus vitiosus besteht zwischen Insulinresistenz und Hyperkortisolismus: Insulinresistenz führt zu verminderter Penetration der Glukose in die Zelle, was zu verminderten intrazellulären Glukosespiegeln führt. Dies kann zur Kortisolsekretion führen mit dem Ziel der Glukoneogenese und Glykogenolyse. Wie in Kapitel 16.5.3 und Abbildung 16.33 beschrieben wurde, kann Kortisolerhöhung aufgrund des limitierenden Faktors Pregnonolon mit DHEA-Abfall assoziiert sein mit allen möglichen Folgen für die Vitalität.

Progesteronabfall bei Männern

Vermehrte Kortisolproduktion kann zu einer Erniedrigung von adrenal produziertem Progesteron bei Männern führen, da Pregnenolon vermehrt in Kortisol umgewandelt und vom Progesteronweg weggeshuntet wird (☞ Abb. 16.33). Progesteron kann bei Männern eine Rolle bei der Aufrechterhaltung der Osteoblastenaktivität (☞ Kap. 16.8.2) spielen und beim Schutz der Prostata von Bedeutung sein.

Estrogenerhöhung bei Männern

Die Fettsucht, die mit Insulinresistenz assoziiert ist, kann zu einer erhöhten Konversion von Testosteron in Estrogen durch die Aromatase führen.

Fettsucht

So wie Adipositas die Ursache von Insulinresistenz ist, führt Insulinresistenz zu Adipositas: Die Glukose, die nicht in den Zellen metabolisiert werden kann, geht in die Lipogenese über. Die Patienten beklagen, dass sie nicht abnehmen können und gleichzeitig wenig Energie haben. Speziell nach dem Essen kohlenhydratreicher Mahlzeiten kommt es aufgrund mangelnder ATP-Produktion zu Müdigkeit und gleichzeitig erhöhtem Bedarf an Energie zur Lipogenese.
Leptinresistenz führt zu einer verminderten Fähigkeit, Fett zu verbrennen, und gleichzeitig zu ständigem Hungergefühl (Berneis, Vosmeer et al., 1996, Zakrzewska, Cusin et al., 1997, 1999). Die volkstümliche und belächelte Aussage dicker Menschen, „sie hätten es mit den Drüsen“, also mit den Hormondrüsen, hat also durchaus einen wissenschaftlichen Hintergrund.

Entzündungsgeschehen

Insulin stimuliert die Delta-6-Desaturase, die Linolsäure und Linolensäure in GLA und EPA umwandelt (☞ Kap. 10.10.2). Gleichzeitig wird die Delta-5-Desaturase-Aktivität gesteigert, was zu vermehrter Arachidonsäureproduktion führt (Brenner, 1981, Storlien, Kriketos et al., 1997) mit erhöhter proinflammatorischer Prostaglandinsynthese. Wir konnten einige Fälle von entzündlichen Hauterkrankungen („Neurodermitis“, Ekzeme, aber auch akneartige Störungen) beobachten, die durch das weiter unten beschriebene Therapieregime gegen Insulinresistenz wesentlich gebessert oder sogar geheilt wurden. Die Beseitigung von Muskelschmerzen durch entsprechende Ernährungsumstellung nach Nahrungsmitteltest und bei Kandidadiäten hat ihre Grundlage sicher auch in der Beseitigung proinflammatorischer Komponenten, die mit Insulinresistenz assoziiert sind.

Therapie

Gewichtsreduktion und körperliche Aktivität

Körperliche Aktivität verstärkt den Glukosetransport in den Muskel für zwei bis vier Stunden, während die generelle Insulinempfindlichkeit nach körperlichem Training für 48 Stunden erhöht ist (Siegenthaler, 2001). Körperliches Training trägt per se zur Gewichtsreduktion bei, die aufgrund der Mechanismen, die oben beschrieben wurden, zur Beseitigung der Insulinresistenz essenziell ist.

Phytopharmaka

Gymnema sylvestre
Diese Pflanze hat die Potenz, den Nüchternblutzucker und die Insulinwirkung zu verbessern und sogar Betazellen zu regenerieren (Shanmugasundaram, Gopinath et al., 1990, Shanmugasundaram, Rajeswari et al., 1990, Persaud, Al-Majed et al., 1999). Sie hat keinen Effekt auf die Insulinproduktion (Khare, Tondon et al., 1983). Produkte sind: Glukose Support Formula™ (PE) und Gymnema Sylvestre™ (PE).

Syzygium
Verschiedene Syzygium-Spezies haben einen positiven Effekt auf die Glukoseutilisation, bremsen die Glukoneogenese und verhindern durch ihre antioxidative Wirkung diabetische Komplikationen an den Gefäßen und am Auge (Rao und Rao, 2001, Rathi, Grover et al., 2002, Stanely Mainzen Prince, Kamalakkannan et al., 2003, Musabayane, Mahlalela et al., 2005, Prasad, Herzog et al., 2005, Sridhar, Sheetal et al., 2005).

Chrom
Chrommangel führt zu Insulinresistenz, Chrom ist der „Glukosetoleranzfaktor“ (Offenbacher und Pi-Sunyer, 1980, Riales und Albrink, 1981, Anderson, Polansky et al., 1991, Striffler, Law et al., 1995, Striffler, Polansky et al., 1999). Es scheint essenziell zu sein für die Funktion des Insulinrezeptors. Studien haben bewiesen, dass Chrom HbA_{1C} normalisieren kann, als Ausdruck der Reduktion von postprandialen Blutzuckerspitzen und allgemeiner Verbesserung der Glukoseregulation (Roeback, Hla et al., 1991, Evans und Bowman, 1992, Anderson, Bryden et al., 1997, Anderson, Cheng et al., 1997).
Tagesdosis: 200–300 μg

Vanadium
Dieses Spurenelement scheint einen insulinähnlichen Effekt an den Insulinrezeptoren zu haben und die insulinabhängigen Glukosetransportmechanismen zu verbessern. Damit kann Vanadium Insulinresistenz deutlich positiv beeinflussen (Wang, Yuen et al., 2001, Mohammad, Sharma et al., 2002, Kiersztan, Winiarska et al., 2004, Thompson und Orvig, 2004, Srivastava und Mehdi, 2005).
Tagesdosis: 200 μg

α-Liponsäure (Thioctacid)
Die Substanz kann die Glukosetransporter aktivieren (GLUT-1 und -4). Sie verbessert den intrazellulären Redoxstatus und kann als starkes Antioxidans den insulininduzierten oxidativen Stress bekämpfen. Sie verbessert die oxidative Phosphorylierung in den Mitochondrien und senkt Serumlaktat und Serumpyruvat. Damit kann α-Liponsäure die Insulinresistenz verbessern (Jacob, Henriksen et al., 1995, Konrad, Vicini et al., 1999, Evans und Goldfine, 2000, Kocak, Aktan et al., 2000, Melhem, Craven et al., 2002). Es ist kaum erklärbar, dass es seit Anfang 2005 keine parenteral verabreichbare Form mehr auf dem deutschen Markt gibt.
Tagesdosis: 300–900 mg

Vitamin E
Senkt Triglyzeride und LDL-Cholesterin und verbessert die Insulinsensitivität (Paolisso, d'Amore et al., 1993 a,

b, SALONEN, NYYSSONEN et al., 1995, JAIN, MCVIE et al., 1996). Andererseits zeigte die Metaanalyse von 19 randomisierten kontrollierten Studien von mindestens einjähriger Dauer für Vitamin E in der hier empfohlenen niedrigen Dosierung weder Nutzen noch Schaden, in höheren Dosen als 400 IE nahm das Mortalitätsrisiko jedoch zu. Dies wurde durch die gleichzeitige Einnahme von anderen Antioxidanzien wie Vitamin C erhöht. Der Grund der Einnahme erfolgte ohne eine einheitliche oder belegte Gesundheitsstörung, in der Regel vorbeugend gegen kardiovaskuläre Erkrankungen, Katarakt o.Ä. (MILLER, PASTOR-BARRIUSO et al., 2005). Ohne auf mögliche Mängel der Studie einzugehen, ist sicher empfehlenswert, die Dosierung unter 400 IE/Tag zu halten.
Tagesdosis: 100–400 IE

Nicotinamid
Dieses Derivat von Vitamin B_3 kann die Wirkung von Chrom als Glukosetoleranzfaktor verstärken, denn es kann die Insulinwirkung am Rezeptor verbessern (URBERG und ZEMEL, 1987). Es kann nach einigen Studien die Entstehung von Typ-I-Diabetes verzögern (POCIOT, REIMERS et al., 1993, REIMERS, ANDERSEN et al., 1994, POZZILLI, VISALLI et al., 1995). Eine 1998 durchgeführte plazebokontrollierte Studie konnte diese Hoffnung jedoch nicht bestätigen (LAMPETER, KLINGHAMMER et al., 1998). Niacinamid kann Interleukin-1-vermittelte Betazellschädigung hemmen und es wirkt als Antioxidans (ANDERSEN, JORGENSEN et al., 1994). Zu beachten ist, dass Nicotinamid, nicht Niacin gegeben wird, da letzteres die Glukosetoleranz verschlechtert, jedoch in niedrigen Dosen unproblematisch zu sein scheint zur Anhebung von HDL-Cholesterin sowie zur Absenkung von LDL-Cholesterin und Triglyzeriden, ein Aspekt, der beim metabolischen Syndrom interessant ist (RINDONE und ACHACOSO, 1996, ELAM, HUNNINGHAKE et al., 2000).
Tagesdosis: 3 × 600 mg

Magnesium
Magnesium scheint die Insulinsekretion als Antwort auf Glukosebelastung, die insulinvermittelte Glukoseaufnahme und die intrazelluläre Insulinantwort zu verbessern. Insulinresistenz wurde bei Personen mit erniedrigtem Magnesium festgestellt (NADLER, BUCHANAN et al., 1993, PAOLISSO, GALZERANO et al., 1995, BARBAGALLO, DOMINGUEZ et al., 1999a, b, 2003).
Tagesdosis: 3 × 200 mg

Biotin
Biotin kann die Glukokinase, die für den ersten Schritt der Glukoseutilisation in der Leber verantwortlich ist, hochregulieren und damit postprandiale Glukosespiegel positiv beeinflussen (REDDI, DEANGELIS et al., 1988, KOUTSIKOS, FOURTOUNAS et al., 1996, ZHANG, OSADA et al., 1996, MCCARTY 1999).
Tagesdosis: 3 × 200 mg

Zink
Zink verbessert die Insulinsensitivität, Zinkmangel hat eine gewisse Korrelation mit Diabetes (SINGH, NIAZ et al., 1998, SCHOTT-OHLY, LGSSIAR et al., 2004, WU, SUN et al., 2004, GRUNGREIFF und REINHOLD, 2005).
Tagesdosis: 1 × 30 mg

L-Carnitin
Verbessert die Insulinsensitivität durch verbesserte Glukosaufnahme und -speicherung. Es kann das Gesamtblutfett senken und die HDL-Cholesterin-Fraktion anheben (DE GAETANO, MINGRONE et al., 1999, MINGRONE, GRECO et al., 1999).

PUFA
Mehrfach ungesättigte essenzielle Fettsäuren der Klasse Omega-3 und Omega-6 als Vorstufen der antiinflammatorischen Prostaglandine E_3 und E_1 sollten supplementiert werden, um die weiter oben in diesem Kapitel beschriebenen Prostaglandindysbalancen bei Insulinerhöhung zu normalisieren und die Blutfette positiv zu beeinflussen. Erhöhte Spiegel freier Fettsäuren sind andererseits mit Insulinresistenz assoziiert, so dass der Nutzen kontrovers diskutiert wird (VAVRINKOVA, TUTTEROVA et al., 1993, ZAK, ZEMAN et al., 1993, PRINCE und DEEG, 1997, SIRTORI, PAOLETTI et al., 1997).
Der Bedarf kann mit Applied Kinesiology ausgetestet werden und sollte in regelmäßigen Abständen überprüft werden.

Kupfer
Kupfermangel kann mit gestörter Glukosetoleranz assoziiert sein (HASSEL, MARCHELLO et al., 1983, FIELDS, FERRETTI et al., 1984).
Tagesdosis: 2–4 mg

Diagnostik und Therapie mit Applied Kinesiology

Schritt 1: Hormonassoziierte Muskeln testen

Testen Sie den M. latissimus dorsi beidseits, er kann normoreaktiv, dysreaktiv oder ein 51%er sein. Testen Sie schon jetzt die hormonassoziierten Muskeln: M. piriformis und M. gluteus medius sowie die Adduktoren für die Gonaden; Mm. sartorius, gracilis und tibialis posterior für die Nebenniere, M. teres minor für die Schilddrüse. Prüfen Sie für jeden einzelnen, ob die Therapielokalisation über der zugeordneten Drüse oder dem zugeordneten Lymphreflex den Muskel im Test verändert: das ist ein Hinweis, dass eine Organdysfunktion die Muskeldysreaktion verursacht.

Schritt 2: Insulin-Challenge

Diagnostische Provokation mit Humaninsulin (1 : 10 verdünnt auf der Zunge oder unverdünnt unter dem Magneten mit Hautkontakt). Ein positiver Challenge ist jede Reaktionsänderung. Diese kann global oder aber auf den M. latissimus dorsi beschränkt sein. Prüfen Sie in jedem Falle die Reaktionsänderungen der anderen hormonassoziierten Muskeln. Sie werden meistens zu beobachten sein:

- Insulin kann zu Dysreaktion führen: Der ohnehin vorhandene Hyperinsulinismus verträgt kein weiteres Insulin.
- Insulin kann zur Normoreaktion führen: Die Insulinresistenz der Organe erfordert für eine normale Funktion mehr Insulin, als aktuell zu Verfügung steht.
- Hyperglykämie zum Testzeitpunkt (BZ-Bestimmung!)

würde Normoreaktion eines dysreaktiven Muskels bedeuten, evtl. nur des M. latissimus dorsi.

- Ein normoglykämischer Patient mit normalem Insulinmetabolismus wird auf die getestete Menge Insulin indifferent reagieren, d. h. mit einem negativen Challenge, es sei denn, er ist zum Testzeitpunkt hypoglykämisch.

Schritt 3: Glukose-Challenge

Reine Glukoselösung (nicht Zucker [Saccharose], egal, ob weißer, brauner, Rohr- oder Rübenzucker) auf der Zunge wird bei Insulinresistenz in aller Regel einen dysreaktiven Challenge verursachen. Bei dysreaktivem Challenge durch Insulin bei Hypoglykämie wird Glukoselösung einen normoreaktiven Challenge verursachen.

Schritt 4: Interaktion der Hormondrüsen prüfen und behandeln

Prüfen Sie, ob die Therapielokalisation der Lymphreflexe der in Schritt 1 gefundenen dysfunktionellen Hormondrüsen die Insulinreaktion des M. latissimus dorsi aufhebt. Häufig ist eine solche Reaktion bei TL der neurolymphatischen Reflexe der Nebenniere (Stresssyndrom, ☞ Kap. 16.5.6), seltener der Gonaden (polyzystische Ovarien, ☞ weiter oben und Kap. 16.6.3) oder der

1. Test des M. latissimus dorsi beidseits. Test der hormonassoziierten Muskeln auf Normoreaktion, Dysreaktion und 51%er:
• M. piriformis und M. gluteus medius, Adduktoren für die Gonaden,
• Mm. sartorius, gracilis und tibialis posterior für die Nebenniere,
• M. teres minor für die Schilddrüse.
Prüfen, ob die Therapielokalisation über der zugeordneten Drüse oder dem zugeordneten Lymphreflex den Muskel verändert: Organ hat Dysfunktion.

↓

2. Challenge mit Humaninsulin (Altinsulin; 1 : 10 oral, unverdünnt biomagnetisch). Ein positiver Challenge ist jede Reaktionsänderung, global oder aber auf den M. latissimus dorsi beschränkt.

↓

3. Glukoselösung auf der Zunge testen: dysreaktiver Challenge bei Insulinresistenz, normoreaktiver Chal-lenge bei Hypoglykämie.

↓

4. Prüfen, ob TL der Lymphreflexe der in Schritt 1 gefundenen Hormondrüsen die Insulinreaktion des M. latissimus dorsi aufhebt. Häufig: positive TL der neurolymphatischen Reflexe der Nebenniere (Stresssyndrom).

↓

5. Test der Therapeutika für die Insulinresistenz ausgehend von der positiven Insulinprovokation. Dabei Adaptation des Insulinchallenge beachten.
• Chrom (400–800 µg/Tag),
• Vanadium (200 µg/Tag),
• Magnesium (200–500 mg/Tag),
• Niacinamid (200–600 mg/Tag),
• Biotin (3 x 200 mg/Tag),
• Pantothensäure (3 x 100 mg),
• Vitamin-B-Komplex (alternativ zu Niacinamid, Biotin, Pantothensäure testen),
• Vitamin E (100–400 IU/Tag),
• Vitamin C (1 g/Tag),
• α-Liponsäure (400 mg/Tag),
• EPA (Fischöl) und/oder GLA (Nachtkerzenöl) (3 x 1 g/Tag),
• Gymnema sylvestre (z.B. Glukose Support Formula [PE], 3 x 1 Kps.),
• Syzygium.

↓

6. Testen des Verdauungstrakts und der Leber, Korrektur entsprechend Testbefund.

↓

7. Nahrungsmitteltest und Diätberatung.

Abb. 16.60: Protokoll der Diagnostik und Therapie der Insulinresistenz

Schilddrüse (☞ Kap. 16.4.8) zu finden. Das bedeutet, dass die Dysfunktion dieser Organe mit verantwortlich ist für die Insulinresistenz. Dann gehen Sie zu den entsprechenden Kapiteln und testen die adäquate Therapie aus. Die getesteten Substanzen sollten dann normalerweise auch den Insulinchallenge negativ werden lassen.

Schritt 5: Supplemente testen

Testen Sie die Therapeutika für die Insulinresistenz aus. Diese führen Sie am besten ausgehend von der Dysreaktion des M. latissimus dorsi durch Insulin durch. Wenn Sie längere Zeit für den Test brauchen, sollten Sie immer wieder überprüfen, ob der Insulin-Challenge noch positiv ist. Er kann adaptieren und dann sollten Sie die Ampulle wegnehmen und neu provozieren oder ein paar Tropfen neu auf die Zunge bringen.
Infrage kommen: Chrom (400–800 µg/Tag), Vanadium (200 µg/Tag), Magnesium (200–500 mg/Tag), Niacin (200–600 mg/Tag), Biotin (3 × 200 mg/Tag), Vitamin E (100–400 IU/Tag), Vitamin C (1 g/Tag), α-Liponsäure (400 mg/Tag), EPA (Fischöl) und/oder GLA (Nachtkerzenöl) (3 × 1 g/Tag), Gymnema sylvestre (z. B. Glukose Support Formula [PE], 3 × 1 Kps.), Syzygium.

Schritt 6: Assimilations- und Entgiftungsorgane testen

Testen Sie die Assimilationsorgane (Verdauungstrakt) und die Leber und korrigieren Sie entsprechend.

Schritt 7: Ernährungstherapie

Führen Sie einen Nahrungsmitteltest durch und beraten Sie entsprechend, nicht nur bezüglich der Kohlenhydrat- und Kalorienzufuhr, wenn diese sicher auch im Vordergrund stehen. Unverträglichkeitsreaktionen führen zu erhöhtem proinflammatorischem Potenzial, was die Insulinresistenz negativ beeinflusst bzw. das proinflammatorischen Geschehen, verursacht durch die Insulinresistenz, weiter verstärkt.

16.11.3 Hypoglykämie

In diesem Abschnitt wird nicht die Hypoglykämie beim Diabetiker besprochen, die durch relativ zu viel Insulin oder orale Antidiabetika auftritt, sondern funktionelle Hypoglykämiezustände, die in den Physiologie- und Pathophysiologiebüchern (z. B. Siegenthaler, 2001) nicht vorkommen. In letztgenanntem Buch werden als Ursachen für Hypoglykämie die inadäquat hohe Insulinzufuhr, das Insulinom, Inselzellhyperplasie, nichtpankreatische Tumoren, orale Antidiabetika (Sulfonylharnstoffe u. a.), das Dumping-Syndrom, Lebererkrankungen und die Nebennierenrindeninsuffizienz aufgeführt.
Symptome, wie sie bei funktionellen Hypoglykämien auftreten, sind: Kopfschmerzen, Nervosität, Reizbarkeit, Erschöpfung, Müdigkeit, Depression, Schwindel, Zittrigkeit, Vergesslichkeit, Schlafstörungen, Herzklopfen, Hinfälligkeitsgefühl. Sie werden bei Siegenthaler (2001) als „gestörte Hypoglykämiewahrnehmung" gelistet, die den Patienten nicht veranlassen, gegenzusteuern, d. h. etwas zu essen. Viele Patienten haben die Symptome und wissen, dass die Einnahme von Zucker sie bessern kann, wissen jedoch nicht, dass die Aufnahme von hoch dosierter Glukose in Form von Traubenzucker, Schokolade, Keksen aus raffinierten Kohlenhydraten mit hohem glykämischem Index (☞ oben) die Funktionsstörung unterhält und auf Dauer sogar weiter verschlechtert. Vielfach sind Kinder betroffen, die dann wegen Konzentrationsstörungen, Verhaltensstörungen oder Kopfschmerzen zur Behandlung kommen. Goodheart hat 1965, kurz nach der Veröffentlichung der Methode der Applied Kinesiology, auf das Problem hingewiesen.

Physiologie

Zur Physiologie der antiinsulinären Hormone und der Reaktion auf Hypoglykämie ☞ Kap. 16.11.1. Die involvierten Hormone sind Glukagon, Adrenalin und Noradrenalin, Kortisol und GH.
Bei Typ-I-Diabetikern ist die Glukagonantwort aus ungeklärten Gründen häufig gestört, vermutet wird u. a. eine „reversibel autonome Dysfunktion, die akut durch vorhergegangene Hypoglykämien induziert wird" (Taborsky, Ahren et al., 1998). Bei Typ-II-Diabetikern ist die häufigste Ursache für Hypoglykämie die Akkumulation von oralen Antidiabetika vom Sulfonylharnstofftyp (Prototypen Tolbutamid, Glibenclamid) in den Betazellen (Siegenthaler, 2001). Funktionelle Hypoglykämie kann assoziiert sein mit Dysinsulinismus, mit relativer Insulinresistenz und verminderter Gegenregulation.
Im Zusammenhang mit der Ätiologie der Hypoglykämie ist der glykämische Index zu beachten: Glukose und die Zweifachzucker mit Glukose sowie raffinierte Kohlenhydrate haben einen hohen glykämischen Index, komplexe Kohlenhydrate wie Vollkornprodukte, Kartoffeln, Mais und Reis haben einen niedrigeren. Je stärker die kohlenhydrathaltigen Nahrungsmittel industriell oder häuslich aufbereitet sind, desto mehr steigt der glykämische Index: Orangensaft hat einen höheren als eine Orange, ganze Gemüse haben einen niedrigeren glykämischen Index als eine Gemüsesuppe. Es kommt auf die Schnelligkeit des Zugriffs der Verdauungsenzyme auf die Glukose an. Gleichzeitig gegessenes Fett hat dadurch, dass es die Magenentleerung verzögern kann, eine Abflachung des postprandialen Blutzuckeranstiegs zur Folge.
Die sog. funktionelle chronische Hypoglykämie tritt meist bei Patienten auf, die eine lange Phase von Fehlernährung im Sinne von Zuckerabusus durchlaufen haben. Es entwickelt sich ein Circulus vitiosus durch die Tatsache, dass die Heißhungerzustände mit „etwas Süßem" ja gut aufgefangen werden können, nur um dann in die nächste Phase der Blutzuckerspitze mit anschließender Hypoglykämie hineinzurutschen. Diese Blutzuckerschaukel stellt einen alimentären Stress dar, der mit Katecholaminausschüttung einhergeht. Schwitzen, Zitterigkeit, Aggressivität, Nervosität und Herzklopfen sind Symptome, die mit der Katecholaminantwort assoziiert werden können.
Liegen weitere Stressfaktoren vor (emotionale, metabolische, strukturelle) und hat der Patient eine relative Nebenniereninsuffizienz im Erschöpfungsstadium, dann

ist auch eine reduzierte Glukokortikoidantwort auf die Hypoglykämie denkbar. Schilddrüsenhormone fördern die Glukoneogenese (Siegenthaler, 2001). Hypothyreose kann daher zu einer verminderten Glukosebereitstellung beitragen.
Im Lehrbuch von Walther (2000) findet sich eine lange, sehr persönliche Abhandlung über mehr als 30-jährige Erfahrungen mit dem Thema Hypoglykämie auch im Kontext der medizinischen Lehrmeinung. Dort findet sich ein Zitat der Amerikanischen Diabetes-Gesellschaft (1973), dass die erwähnten Symptome mit Hypoglykämie nichts zu tun hätten und die Symptome durch eine Angstreaktion oder Panikattacke (anxiety reaction) ausgelöst seien. Die Praxis spricht dagegen.
Die beschriebenen Symptome treten bei unterschiedlichen Patienten bei unterschiedlichen Blutzuckerwerten auf. Diese können zwischen 50 und 80 mg/dl liegen.

Diagnostik

Glukosetoleranztest

Sehr einfach ist eine Blutzuckerbestimmung zum Zeitpunkt des Auftretens der Symptome. Dies ist bei Patienten, die gewohnt sind, ihren Blutzucker selbst zu bestimmen, gut möglich.
In der Literatur (z. B. Siegenthaler, 2001) wird der intravenöse und der orale Glukosetoleranztest als Frühdiagnostikum des Diabetes beschrieben. Beim oralen Test wird generell nur während maximal drei Stunden der Blutzucker bestimmt. Dabei können die hypoglykämischen Nachschwankungen nicht erfasst werden, für die ein Messzeitraum von sechs Stunden mit halbstündlichen Messungen notwendig ist. Die Regeln, nach denen der Test durchgeführt werden soll, sind nicht standardisiert (Walther, 2001). Nüchternheit mindestens sechs Stunden vor dem Test erscheint sinnvoll, damit die Messzeit von sechs Stunden eine hypoglykämische Reaktion aufdecken kann. Längeres Fasten ist diesen Patienten in der Regel nicht zumutbar. Der Patient sollte zuletzt eine leichte proteinreiche Mahlzeit mit komplexen Kohlenhydraten zu sich genommen haben (z. B. Fisch mit Kartoffeln oder Reis und Gemüse). Der Nüchternblutzucker wird bestimmt und dann ein Trunk mit 100 g Glukose verabreicht. Es folgen halbstündliche Messungen bis sechs Stunden nach Glukosebelastung.
Der typische Befund für reaktive Hypoglykämie ist der von Blutzuckerspitzen bis 200 mg/dl oder mehr etwa eine Stunde nach Glukosebelastung, ungenügenden Abfällen bis drei Stunden nach Belastung (um 160–170 md/dl), was einer prädiabetischen oder diabetischen Stoffwechselsituation entspricht. Fünf bis sechs Stunden nach Belastung treten dann hypoglykämische Werte auf. In dieser Phase ist der absolute Blutzuckerwert weniger entscheidend als die auftretenden Symptome.

Sperminbestimmung

Der Spiegel dieses Polyamins soll bei Hypoglykämiesyndrom erniedrigt sein (n = 1,2–1,5 µg/ml, Werte unter 1,0 µg/ml weisen auf chronische Hypoglykämie hin). Die Bestimmung von Spermin im Vollblut ist eine Untersuchung, die einfach zu interpretieren ist. Sie soll den aufwendigen Glukosetoleranztest ersetzen können (Pfeiffer, 1993).

AK-Diagnostik

Die Vorgehensweise entspricht der in Kapitel 16.11.2 zur Insulinresistenz beschriebenen. Sie besteht aus einer Evaluierung der Funktion besonders des Pankreas, der Nebenniere, der Schilddrüse und der Leber, das Augenmerk auf die Nebennierenfunktion ist hier jedoch besonders wichtig. Lesen Sie dazu Kapitel 16.5.6.
Der Challenge mit Glukose wird hier noch ergänzt durch einen Challenge mit Zucker. Wenn dieses in der Untersuchungssituation zu Dysreaktion führt (also nicht gerade eine Hypoglykämiesituation gegeben ist), kann mit der Setpoint-Technik (☞ Kap. 17) sehr erfolgreich eine Suchtbehandlung oder Desensitisierung durchgeführt werden.
Dasselbe kann mit einem zuckerhaltigen Produkt, nach dem der Patient oder die Patientin besonders Heißhunger hat, wie Schokolade oder Ähnlichem, gemacht werden. Unverträglichkeiten gegen Kakao, Nussbestandteile in der Schokolade, Weizenmehl, Milch usw. können bei diesem Challenge eine Rolle spielen und können mit gebessert werden.

Therapie

In der Praxis wird die Setpoint-Technik zur Beeinflussung des Suchtverhaltens bezüglich zuckerhaltiger Nahrungsmittel durchgeführt (☞ oben).
Entscheidend ist eine Ernährungsberatung mit Aufklärung der Zusammenhänge zwischen zuckerreicher Ernährung und Hypoglykämiesyndrom. Vollwerternährung und totales Zuckerverbot sind essenziell. Die gewohnten „Snacks", bestehend aus Keksen oder Schokolade, müssen ersetzt werden durch proteinreiche Nahrungsmittel, allenfalls mit komplexen Kohlenhydraten. Nüsse sind ein probater Ersatz, sofern sie für den Patienten verträglich sind (Nahrungsmitteltest!). Kohlenhydratreduzierte Ernährungsformen („Montignac-Diät", „Glyx-Diät", ☞ Kap. 11) sind vorteilhaft.

16.12 Übungsfragen zu Kap. 16

Antworten ☞ Kap. 17.5.
Frage 1: Welche Drüsen sollten Sie bei arteriellem Hypotonus untersuchen?
Frage 2: Wenn ein Patient offensichtliche Ödeme in den Extremitäten hat und Nebenniereninsuffizienzzeichen aufweist, welchen Ratschlag bezüglich der Salzaufnahme sollten Sie geben?
Frage 3: Welche hormonelle Drüse ist bei der sog. emotionalen Lumbalgie (stressassoziierte Ligamentschwäche) nach Goodheart betroffen?
Frage 4: Bei welcher Art von Patient würden Sie erwarten, stressassoziierte Ligamentschwäche zu finden?
Frage 5: Was ist die pathophysiologische Theorie für stressassoziierte Ligamentschwäche nach Goodheart?
Frage 6: Bevor Sie eine Person auf stressassoziierte Ligamentschwäche testen, was sollten Sie tun?

Frage 7: Bei stressassoziierter Ligamentschwäche finden Sie am ehesten welche Muskelbefunde?
Frage 8: Beschreiben Sie den Challenge für stressassoziierte Ligamentschwäche.
Frage 9: Neben der lumbosakralen Zone ist welche Körperregion besonders häufig bei emotionaler Lumbalgie betroffen?
Frage 10: Beschreiben Sie den Challenge bei Kopfgelenksbeteiligung bei stressassoziierter Ligamentschwäche.
Frage 11: Was ist die Behandlung für stressassoziierte Ligamentschwäche?
Frage 12: Wie ist die Dosierung der Supplementierung?
Frage 13: Welche Tests der Schilddrüsenfunktion kennen Sie?
Frage 14: Welche Gewebe sind nicht schilddrüsenhormonemfindlich?
Frage 15: Beschreiben Sie die Wirkung der Schilddrüsenhormone auf Stoffwechsel- und Proteinsynthese.
Frage 16: Welche Wirkung haben die Schilddrüsenhormone im Kohlenhydratstoffwechsel?
Frage 17: Welchen Effekt haben die Schilddrüsenhormone auf die Glukoseabsorption im Magen-Darm-Trakt?
Frage 18: Nennen Sie mindestens fünf Symptome der Schilddrüsenunterfunktion.
Frage 19: Geben Sie mindestens fünf Symptome für Schilddrüsenüberfunktion an.
Frage 20: Geben Sie fünf Indikationen außer den genannten Unter- bzw. Überfunktionszeichen an, die Sie zur Untersuchung der Schilddrüsenfunktion veranlassen sollten.
Frage 21: Nennen Sie zwei Nachteile für die Bestimmung der Schilddrüsenhormone im Serum.
Frage 22: Was ist die Basis des früher benutzten Achillessehnenreflextest für die Evaluierung der Schilddrüsenfunktion?
Frage 23: Welches weitere Organ benötigt wie die Schilddrüse Jod?
Frage 24: Welches Vitamin kann in hoher Dosierung über längere Zeit verabreicht die Schilddrüsenfunktion supprimieren?
Frage 25: Nennen Sie die Hauptursache für Insulinresistenz.
Frage 26: Wie kann eine Dysbalance der Kolonflora sich auf den Zyklus auswirken?
Frage 27: Nennen Sie mindestens zwei Gründe für Libidoverlust bei der Frau.
Frage 28: Welche Funktion hat die Leber in Bezug auf Estrogene?
Frage 29: Wie ist die Wirkung von Estrogen oder Testosteron an der Hypophyse?
Frage 30: Flüssigkeitseinlagerung zur Zeit der Ovulation und prämenstruell sind ein Anzeichen für welche hormonelle Dysbalance?
Frage 31: Nennen Sie mindestens zwei Hauptfunktionen von Progesteron.
Frage 32: Welches ist das Hormon, das für die Eireifung verantwortlich ist?
Frage 33: Welches Hormon führt zur Ovulation?
Frage 34: Nach Ovulation ist der Progesteronspiegel erhöht oder erniedrigt?
Frage 35: Welches Hormon führt zur Hemmung der LH-Hormon-Produktion der Hypophyse und damit zum Stopp des Uterusschleimhautaufbaus und schließlich zur Menstruation?
Frage 36: Welches Hormon verursacht die Entspannung der Beckenligamente während der Schwangerschaft?
Frage 37: Wie lange nach der Entbindung ist dieses Hormon aktiv?
Frage 38: Wie ist der Einfluss der Leber auf Menstruationsstörungen?
Frage 39: Nennen Sie mindestens einen strukturellen Faktor, der Dysmenorrhö verursachen kann.
Frage 40: An welche Supplemente sollten Sie bei Dysmenorrhö denken?
Frage 41: Welche Schilddrüsenfunktionsstörung kann zu Amenorrhö führen?
Frage 42: Wie wird die basale Sexualhormonversorgung vor der Pubertät und im Klimakterium sichergestellt?
Frage 43: Nennen Sie fünf Faktoren, die zu Hypoglykämie führen können.
Frage 44: Was sollten Sie in erster Linie in Betracht ziehen, wenn ein Patient mit Kopfschmerzen aufwacht und diese durch Essen besser werden?
Frage 45: Nennen Sie zehn Symptome für Hypoglykämie.
Frage 46: Bei Hypothyreose können eine Reduktion der Glukoneogenese und eine Abnahme verfügbaren Zuckers im Fastenstadium auftreten. Richtig oder falsch?
Frage 47: Die Reduktion der Glykogenolyse und Glukoneogenese bei funktioneller Nebennierenschwäche beruht auf einer Mangelsituation von welchen Hormonen?
Frage 48: Welche Muskeln erwarten Sie dysreaktiv bei funktioneller Hypoglykämie?
Frage 49: Welches ist die klassische Methode zur Diagnostik der funktionellen Hypoglykämie?
Frage 50: Welche alternative Bestimmungsmethode zur chronischen Hypoglykämie gibt es?
Frage 51: Welche diätetische Maßnahme ist bei der Behandlung der funktionellen Hypoglykämie am wichtigsten?
Frage 52: Kann es Entzugssymptome bei der Vermeidung raffinierter Kohlenhydrate geben?
Frage 53: Warum sollten Süßstoffe vermieden werden?
Frage 54: Nennen Sie Symptome der sog. Andropause.
Frage 55: Bei funktioneller Hypoglykämie sollten mindestens welche vier Organe untersucht werden?
Frage 56: Nennen Sie spezifische Supplemente für die Blutzuckertoleranzverbesserung.
Frage 57: Beschreiben Sie das Ragland-Zeichen.
Frage 58: Beschreiben Sie, wie Selye Stress kategorisiert hat. Wie ist die Kategorisierung für die AK am günstigsten?
Frage 59: Welche Hormondrüsen sollten bei Depressionen zusammen mit Müdigkeitssyndrom mindestens untersucht werden?
Frage 60: Wenn ein Patient rezidivierende posteriore Iliumläsionen hat und gleichzeitig unter Erschöpfung leidet, was ist üblicherweise die Ursache für beides?
Frage 61: Ein Patient, der hypoglykämisch ist, wird üblicherweise unter erheblicher Erschöpfung leiden. Nennen Sie fünf Symptome, die mit chronischer Hypoglykämie korrelieren.
Frage 62: Ein Patient, der übermäßig schwitzt, leicht und grundlos weint und unter Erschöpfung leidet, hat wahrscheinlich eine Störung welcher endokrinen Drüse?

Frage 63: Ist bei normalen Schilddrüsenhormonwerten eine funktionelle Hypothyreose ausgeschlossen?
Frage 64: Nach Barnes liegt die normale axilläre Basaltemperatur in welchem Bereich?
Frage 65: Wenn der Körper ausreichend Schilddrüsenhormon produziert, dieses jedoch nicht utilisiert wird, welches sind mögliche nutrimentelle Therapieeinsätze?
Frage 66: Welcher Mechanismus ist für das positive Ragland-Zeichen (Abfall des Blutdrucks vom Liegen zum Stehen) verantwortlich?
Frage 67: Welches sind die hormonell bedeutsamen Metaboliten von Testosteron?
Frage 68: Welcher Metabolit ist wahrscheinlich für die Prostatahyperplasie verantwortlich und muss daher bei Testosteronsupplementierung möglichst zurückgedrängt werden? Welche Möglichkeiten gibt es dafür?
Frage 69: Was ist kennzeichnend an der Basaltemperaturkurve bei subklinischer Schilddrüsenunterfunktion?
Frage 70: Was kennzeichnet eine Basaltemperaturkurve bei Progesteronmangel?

16.13 Antworten zu Kap. 15.5

Antwort 1: Mit Hilfe von Symptomenlisten, welche Haupt- und Nebenkriterien enthalten.
Antwort 2: Herd- und Störfelderkrankungen, Schwermetallbelastungen, Dysbiosen, Allergien, Unverträglichkeitsreaktionen, Immunstörungen, chemisch toxische Belastungen, chronische Virusinfektionen, postinfektiöse Zustände, Nährstoffmangelzustände, endokrine Störungen, psychosomatische Störungen.
Antwort 3: Magnesium, Kalium und Niacin.
Antwort 4: Vitamin B_1, Vitamin B_2, Niacin, α-Liponsäure, Magnesium.
Antwort 5: Niacin, Mg, Mangan, Calcium, Vitamin B_1, B_2 (Riboflavin), α-Liponsäure, Vitamin B_6, Eisen, Schwefel, Biotin.
Antwort 6: Vitamin B_2, Coenzym Q_{10} (Ubichinon), Kupfer, Schwefel (z.B. N-Acetyl-Cystein), Magnesium, Eisen, α-Liponsäure, Phosphat.

17 Techniken der Applied Kinesiology zur Störfeldtherapie und Desensibilisierung

H. Garten

17.1 Injury-Recall-Technik zur Störfeldbehandlung

17.1.1 Einführung

Injury-Recall-Technik ist dem Entwickler Schmitt (1990) nach ein Konzept, das mit dem neurologischen Modell arbeitet, dass bei einer Verletzung feste Reflexmuster ausgelöst werden wie Flexor Reflex-Afferenz (nozizeptiver Schutzreflex) und gekreuzter Streckreflex (☞ Garten, 2004, Kap. 12). Dieses Muskelmuster kann nach Schmitt (1999) im Gewebe als Läsionsmuster gespeichert bleiben und prädisponieren zu weiteren späteren Verletzungen. Dieses Muskelerinnerungsmuster versucht man auf verschiedene Weise mit der Injury-Recall-Technik (IRT) zu löschen.

Die IRT geht zurück auf den amerikanischen Podiater (Facharzt für Fußkrankheiten) Crotty (in Bronston, 1987). Er palpierte schmerzhafte Stellen an den Füßen auf der Suche nach Ursachen dafür, dass eine geplante Fußchirurgie weniger erfolgreich als erwartet verlaufen könnte. Er ließ dann die Patienten Körperregionen palpieren, die irgendwann verletzt wurden. Wenn diese etwas mit der schmerzhaften Region am Fuß zu tun hatten, wurde dort der Palpationsschmerz durch das gleichzeitige Berühren stark vermindert. Er zog daraus die Schlussfolgerung, dass diese Traumen zu Veränderungen im Bereich der Fußgelenke führten, die über Muskelkettenreaktionen unbekannter Art mit Verletzungsregionen verbunden sind.

Schmitt (1990) griff diese Beobachtung auf und integrierte sie unter dem Begriff Injury Recall Technique (IRT) in die Applied Kinesiology. Die IRT setzt das Prinzip um, dass Haltungsreaktionen außer auf den vestibulären und visuellen Afferenzen vor allem aus den Propriozeptoren der Kopfgelenke (Nackenstellreaktionen) und denen der Füße generiert werden (☞ Garten, 2004, Kap. 12). Nach Schmitt kann sich infolge eines Traumas mit nozizeptiver Flexorenaktivierung (nozizeptiver Schutzreflex, Flexor-Reflex-Afferenz) das Gleichgewicht der Feedbackmechanismen der Bewegungsprogramme (die über Muskelspindelafferenzen zum Zerebellum verlaufen) verändern. Persistierende myofasziale Störungen können die Muskelspindelfunktion verändern und Mikrorisse im Muskelsehnenübergang können zu einer Überstimulation der Golgi-Sehnenapparate führen. Die Rezeptoren aus Kapseln und Bändern der Gelenke konvergieren mit diesen an inhibitorischen spinalen Interneuronen. Durch (Mikro-) Verletzungen fortbestehende Propriozeptorenstörungen und das Fortbestehen der nozizeptiven Stimulation können zur Adaptation des Zerebellums an diese Dysbalance im Sinne von Neuroplastizität und damit zur Integration der gestörten Muskelfunktionsketten als neue Normalität (Schmitt, 1999) führen.

Bei Verletzungsmustern im Kopf-Hals-Bereich ist die wesentliche propriozeptive Adaptationsregion die Kopfgelenksregion (Extension der HWS bei Rückzugs- und Fluchtreaktion, aber natürlich auch bei Schleudertraumen), bei Verletzungen der übrigen Körperregionen das tibiotalare Gelenk: Die Abstützung beim gekreuzten Streckreflex der Fluchtreaktion erfolgt dort. Außer zur Korrektur struktureller Dysbalancen („Centering the Spine" nach Schmitt; Video/Audioprogramm, erhältlich unter www.theuplink.com, ☞ auch Garten, 2016) können die Prinzipien der IRT zur Korrektur von chemischen und immunologischen Stressengrammen benutzt werden. Zur Problematik der Engrammierung von chemischen Stressreaktionen bei multipler chemischer Sensitivität ☞ auch Kap. 14.3.8.

Die Regionen alter Traumen, die nach Schmitt mit IRT behandelt werden müssen, sind im Sinne der Regulationsmedizin echte Störfelder: Bei fehlender anatomischer Gewebeveränderung liegt eine lokale Abweichung von der Norm vor, die zu Fernwirkungen führt.

17.1.2 Benutzung der IRT bei Kopfherden und Kopfstörfeldern

Die Technik wird an Kopf und Nacken angewandt, wenn im Bereich des Kopfes und Nackens alte Verletzungen und Operationsnarben, inklusive Zahnoperationsnarben, d. h. Störfelder vorliegen (☞ Abb. 17.1).

Schritt 1: Die Therapielokalisation mit Magnetverstärkung (☞ Kap. 2.3.4) an den Zähnen oder das Kneifen irgendeiner Region am Kopf und Nacken führt zunächst zu keiner Indikatordysreaktion, nach den üblichen Kriterien liegen also kein Herd und kein Störfeld vor. Die Magnetverstärkung an den Zähnen geschieht mit dem Magneten auf dem Lymphgefäß, wie in ☞ Kap. 5 beschrieben. An den Zähnen kann auch ein Kältespray benutzt werden, wie zur Prüfung der Vitalität. Das Konzept ist hier, dass eine subklinische Nozizeptorenaktivität vorliegt, die verstärkt wird und mit dem Talus-Challenge oder Kopfgelenks-Challenge zusammen ein Traumamuster aufdeckt.

Schritt 2: Vor dem nächsten Schritt muss sichergestellt werden, dass die Reklination des Kopfes allein zu keiner Indikatormuskel-Dysreaktion führt. In diesem Falle würde es sich um eine Störung der Kopfgelenke bzw. des kraniozervikalen Übergangs handeln, die zunächst korrigiert werden müsste. Dies kann mittels Occiput-Base-Release (☞ Garten, 2016) und anderen Techniken geschehen.

Schritt 3: Wird die potenzielle Störfeldregion (alte Verletzungsregion, Operationsnarbe, aber auch die Schä-

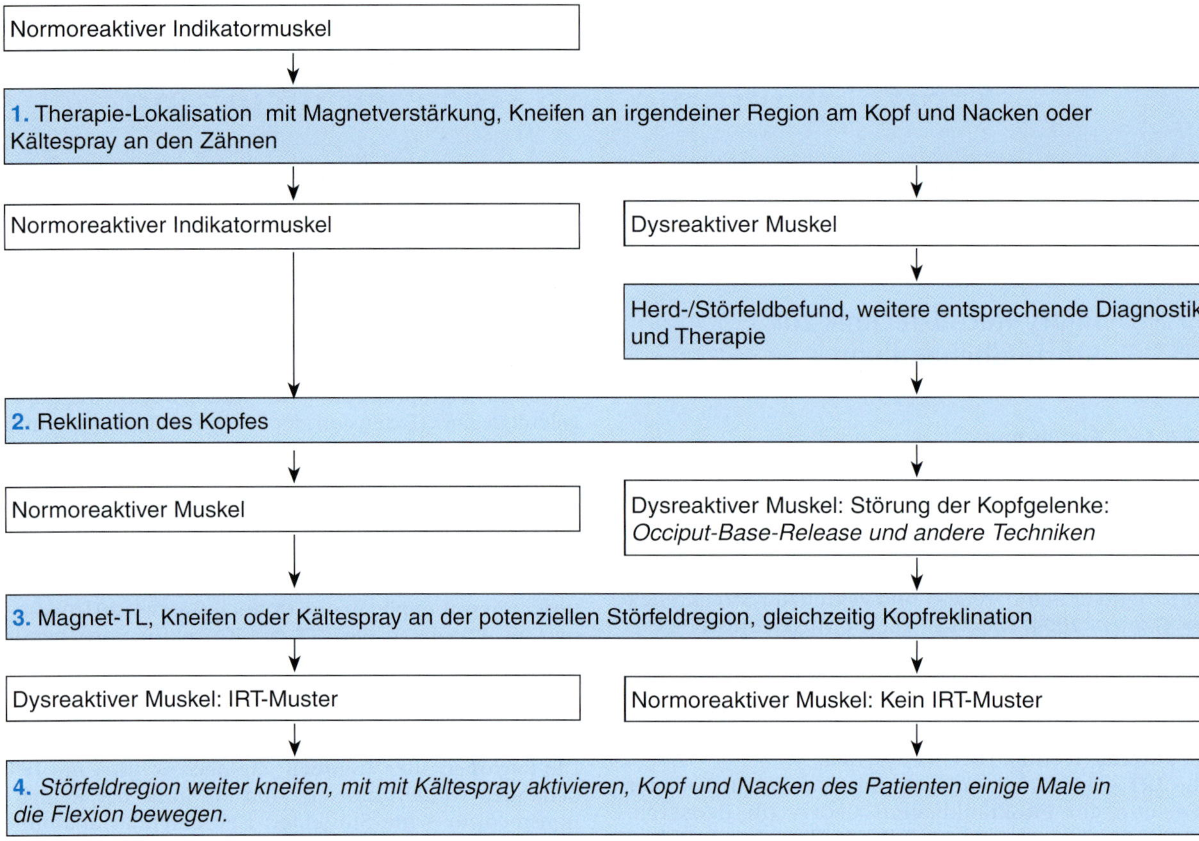

Abb. 17.1: IRT zur Behandlung von Störfeldern im Kopfbereich: Kopfgelenks-Challenge, Kopfgelenkstherapie

delläsionen der kraniosakralen Osteopathie, Wirbelläsionen u. a.) mit Magnet therapielokalisiert oder gekniffen und gleichzeitig der Kopf rekliniert, so wird die Therapielokalisation positiv, wenn ein IRT-Muster vorliegt. In diesem Sinne sind Störfelder auch „Verletzungsengramme".

Schritt 4: Die Behandlung besteht darin, dass der Therapeut die Störfeldregion weiter kneift, das Zahnstörfeld mit Magnet therapielokalisiert oder kalt besprüht und den Kopf und den Nacken des Patienten einige Male in die Flexion bewegt.

Schritt 5: Anschließend muss der Challenge wie unter Schritt 3 negativ sein.

17.1.3 IRT bei Störfeldern an anderen Körperregionen

Schritt 1: Hierbei wird die ursprünglich verletzte Körperregion bzw. das Störfeld vom Patienten mit Magnet therapielokalisiert. Diese Therapielokalisation und das Kneifen der Region führen zu keiner Indikatordysreaktion.

Schritt 2: Wenn dies doch der Fall ist, muss zunächst entsprechend behandelt werden: Zum Beispiel kann ein Dehnungs-Challenge der Haut und Unterhaut oder der Narbe durchgeführt werden, der zu einer Indikatordysreaktion führen kann.

Schritt 3: Dann wird eine Atemphase gesucht, die diesen Challenge wieder aufhebt: Führen Sie die Dehnung etc. wie vorher durch, während der Patient den Atem in Inspiration anhält. Wird der Dehnungs-Challenge in Inspiration aufgehoben, dehnen Sie das Gewebe 5- bis 7-mal während Inspiration des Patienten. Wenn die gehaltene Inspiration den Challenge nicht aufgehoben hat, wiederholen Sie die Dehnung des Gewebes in Exspiration und behandeln entsprechend in Exspiration.

Schritt 4: Gehen Sie zum Schritt der eigentlichen IRT: Wird nun gleichzeitig der Talus mit leichter Kraft nach kranial in die Gabel des oberen Sprunggelenks geklopft, so wird die Magnettherapielokalisation oder der Kneif-Challenge über dem Störfeld oder der alten verletzten Region positiv.

Schritt 5: Alternativ kann der Patient nach rechts oben oder rechts unten blicken (aktiviert rechtes Zerebellum (☞ GARTEN, 2004, Kap. 12), vor allem bei Störfeldern der rechten Körperhälfte) oder links oben oder links unten (aktiviert linkes Zerebellum, vor allem bei Störfeldern der linken Körperhälfte). Das Modell hierfür ist das zerebelläre Engramm wie oben beschrieben. Auch dies führt zu einer Indikatordysreaktion bei gleichzeitigem Kneifen oder Magnettherapielokalisieren der alten verletzten Region, wenn dort ein IRT-Muster vorliegt.

Schritt 6: Die Therapie besteht darin, dass der Patient wiederum die verletzte Region berührt bzw. diese kneift, während Sie mit leichtem Zug den Talus nach kaudal mobilisieren. Dabei handelt es sich nicht um eine Impulsmanipulation, sondern nur einen leichten Zug in Richtung Plantarflexion des Fußes (☞ Abb. 17.2).

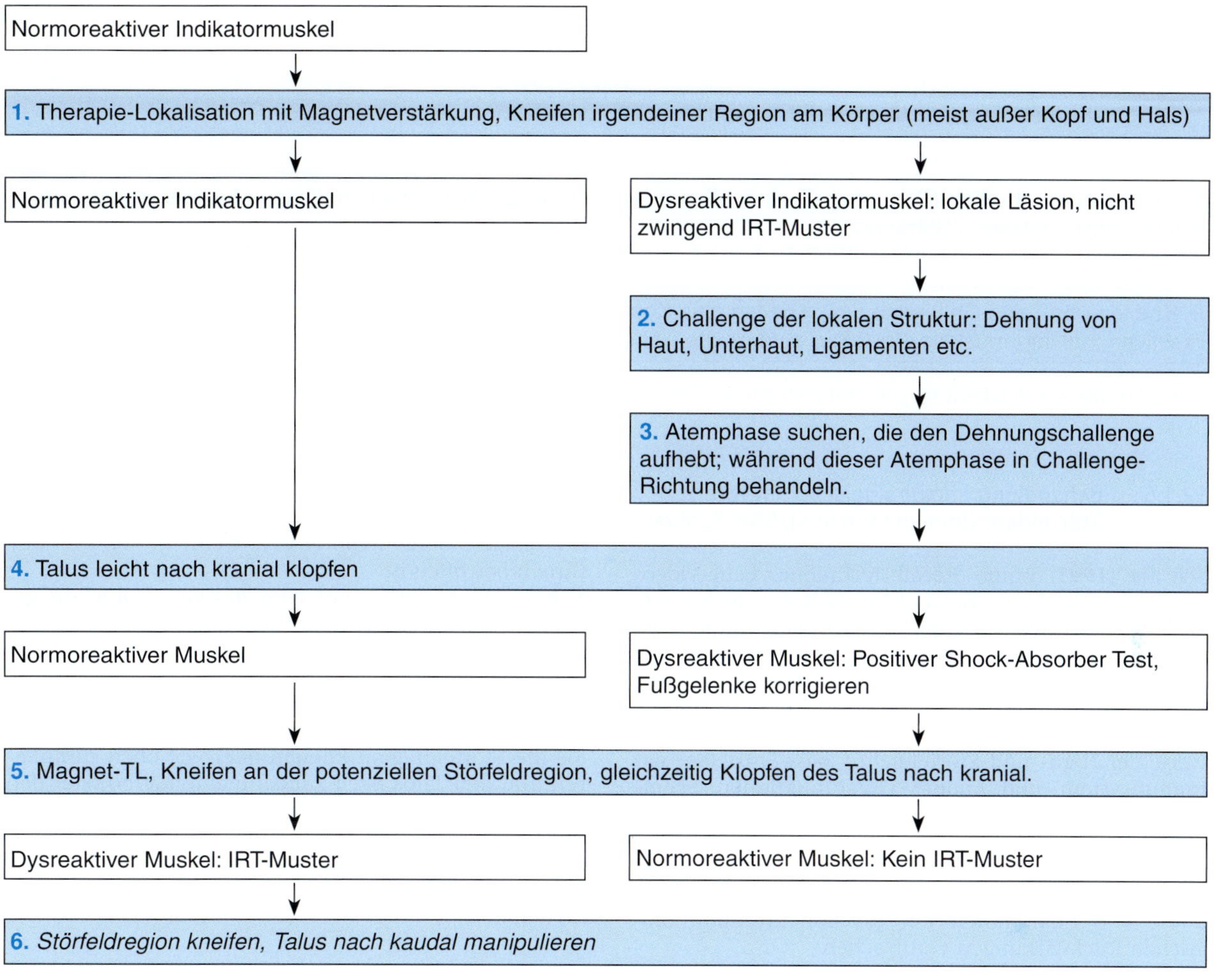

Abb. 17.2: IRT zur Behandlung von Störfeldern im Rumpf- und Extremitätenbereich: Talus-Challenge, Talustraktion

17.1.4 IRT bei Muskeldysfunktionen, die durch Störfelder verursacht werden

Liegt ein hyporeaktiver Muskel vor, so kann geprüft werden, ob die Funktionsstörung durch ein engrammiertes Inhibitionsmuster verursacht wird, wie es beispielsweise an den ventralen Muskelpartien des Standbeins beim gekreuzten Streckreflex der Flexor-Reflex-Afferenz auftritt (☞ Abb. 17.3).

Schritt 1: Im Falle eines IRT-Musters wird die langsame Dehnung, die einen Muskel über die Muskelspindelafferenz normalerweise fazilitiert, zu keiner Änderung der Hyporeaktion führen.

Anmerkung hierzu: Andere Mechanismen der sog. autogenen Fazilitation (wie von Schmitt beschrieben), wie das Dehnen des Muskelbauches zwischen zwei Fingern, können eigentlich nur dann zu einer Fazilitierung des Muskels führen, wenn die Spindelfunktion aufgrund myofaszialer Störungen peripher von der Gamma-Efferenz „entkoppelt" ist. Wenn es auch ohne diese geht, dann liegt dem eine Testprojektion zu Grunde (Sie testen eine Vorannahme, keinen neurologischen Mechanismus), die mit dem Modell der neurologischen Mechanismen der Muskelspindel-Funktion nichts zu tun hat. Wenn Sie den Golgi-Sehnenapparat zur autogenen Fazilitation nutzen wollen, indem Sie am Muskel-Sehnenübergang in Richtung auf den Sehnenansatz schieben, dann gilt dasselbe: Der Muskel wird dann fazilitiert, wenn die Ursache der Muskelhyporeaktion im Test eine Überaktivität des Golgi-Apparats im Sinne einer Ursprungs-Ansatz-Läsion (☞ Garten, 2004, Kap. 12) war.

Schritt 2: Dieser Muskel wird auch durch Reiben der Haut (Mechanorezeptorenaktivierung, die die Nozirezeptorenafferenz hemmt) über einem Störfeld (einer früher verletzten Region), das mit der Muskelhyporeaktion assoziiert ist, normoreaktiv. An dieser Stelle liegt dann das für die Muskeldysfunktion verantwortliche Injury-Recall-Muster vor. Das Reiben einer anderen, nicht assoziierten Körperregion würde zu keiner Muskelreaktionsänderung führen.

Schritt 3: Auch zuvor hyporeaktive Muskeln, die durch Techniken zur Behandlung der sieben Faktoren des viszerosomatischen Systems (☞ Kap. 2) oder Muskeltechniken wie myofasziale Techniken u. ä. normalisiert wurden, können durch Kneifen im Bereich eines Störfeldes wieder hyporeaktiv werden. Dann liegt ebenfalls ein Injury-Recall-Muster vor.

Hyporeaktiver Muskel

↓

1. Langsame Dehnung des Muskels führt nicht zu einer Tonisierung: Hyporeaktion ist IRT-Muster-assoziiert

↓

2. Reiben oder Vibration (Stimmgabel) einer Region, welche für die Hyporeaktion dieses Muskels verantwortlich ist, führt zu dessen Stärkung.

↓

3. Kneifen und Talus-Challenge bzw. Kneifen plus Kopfgelenkschallenge führen zur Dysreaktion eines normoreaktiven Indikatormuskels. Korrektur entsprechen Abb. 17.1. oder 17.2.

Abb. 17.3: IRT zur Behandlung von dysreaktiven Muskeln

17.1.5 Behandlung immunologischer Effekte von Störfeldern (Immune Circuits), B&E-Punkte

Schmitt (1993, Injury Recall Technique, Lehr-Videos und 1996, The Many Rolls of Injury Recall Technique, erhältlich bei www.theuplink.com), beschreibt, dass Verletzungsmuster auf irgendeine Weise nicht nur in Muskelfunktionsketten „gespeichert“ werden, sondern ebenso im Immunsystem. Dies ist nur eine andere Ausdrucksweise für die in ☞ Kap. 5 dargestellte Sichtweise der Herd- und Störfeldlehre, dass Störfelder das Immunsystem und andere Organfunktionen beeinträchtigen. Dies kann zu chronisch rezidivierenden Infektionen durch Viren, Bakterien (z. B. Borrelien) oder Kandida-Hefen führen. Körperliche oder seelische Traumen können diese immunologischen Störungen im Sinne von Engrammen mit psychoneuroimmunologischen Rückwirkungen verursachen.

Techniken stapeln

IRT über Kopfgelenke und Sprunggelenke

Vorhandene Störfelder werden zunächst wie oben beschrieben mit IRT über die Kopfgelenke oder die Sprunggelenke behandelt.

Immune Circuits einbeziehen (☞ Abb. 17.4 und 17.5)

Im Anschluss daran werden die von Schmitt sog. Immune Circuits untersucht (☞ Abb. 17.4 und 17.5):

- Der erste dieser Immune Circuits ist thymusassoziiert: (NV-Reflexpunkt des Thymus über dem manubriosternalen Gelenk und des NL-Reflexpunktes des Thymus im 5. ICR parasternal rechts.
- Der zweite entspricht dem neurolymphatischen Reflex des M. pectoralis minor über dem Sternum auf der Höhe der Mamille (entsprechend KG 17), der dritte dem neurolymphatischen Reflexpunkt der Milz im 7. ICR in der Axillarlinie links.

Schritt 1: Der Patient therapielokalisiert zunächst den Thymusreflexpunkt über dem manubriosternalen Gelenk bzw. dem 5. ICR rechts.
Schritt 2: Gleichzeitig kneifen Sie die Störfeldregion, führen eine TL mit Magnet durch und klopfen den Talus nach kranial bzw. provozieren die Kopfgelenke. Dann testen Sie einen normoreaktiven Indikatormuskel. Dieser reagiert dann hyporeaktiv, wenn dieser Immune Circuit betroffen ist.
Schritt 3: Anschließend wird dasselbe Vorgehen gewählt für den neurolymphatischen Reflexpunkt des M. pectoralis minor über dem unteren Sternum und demjenigen der Milz im 7. ICR links.
Schritt 4: Die Korrektur besteht darin, dass der Patient die jeweilig positive Therapielokalisation hält, während Sie die Störfeldregion kneifen oder wie oben stimulieren und den Talus nach kaudal manipulieren oder den Kopf mehrmals in Flexion bewegen (je nach Challenge wie in Schritt 1). Zur Erinnerung: Am Talus handelt es sich nicht um eine Impulsmanipulation, sondern um ein leichtes Ziehen des Fußes in die Plantarflexion („Talus-Flipp“).

B&E-Punkte einbeziehen (☞ Tab. 17.1)

Von Lebowitz und Steele (1989) wurde die Verwendung der Anfangs- und Endpunkte der Yang-Leitbahnen im Gesicht zur Desensibilisierung beschrieben. Es handelt sich um die Punkte Di 20, Ma 1, Dü 19, Bl 1, 3E 23 und Gb 1 (☞ Abb. 17.4). Die Anwendung der B&E-Punkte geht ursprünglich auf Goodheart (1981, 1982) zurück und wurde durch Schmitt erweitert (☞ auch Kap. 16.3.5, Hypothalamus, Kap. 17.2). Gehen Sie nach Behandlung der Immune Circuits wie folgt vor:
Schritt 1: Magnet-TL bzw. Kneifen des Störfeldes und Talus-Challenge bzw. Kopfgelenks-Challenge führen zu keiner Indikatordysreaktion (mehr).

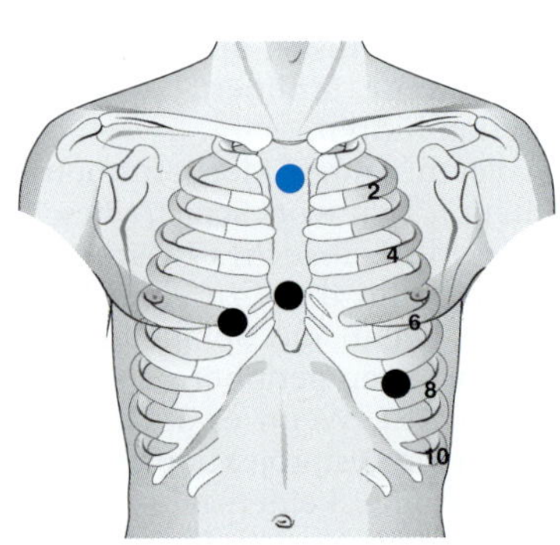

Abb. 17.4: Die sog. Immune Circuits nach Schmitt

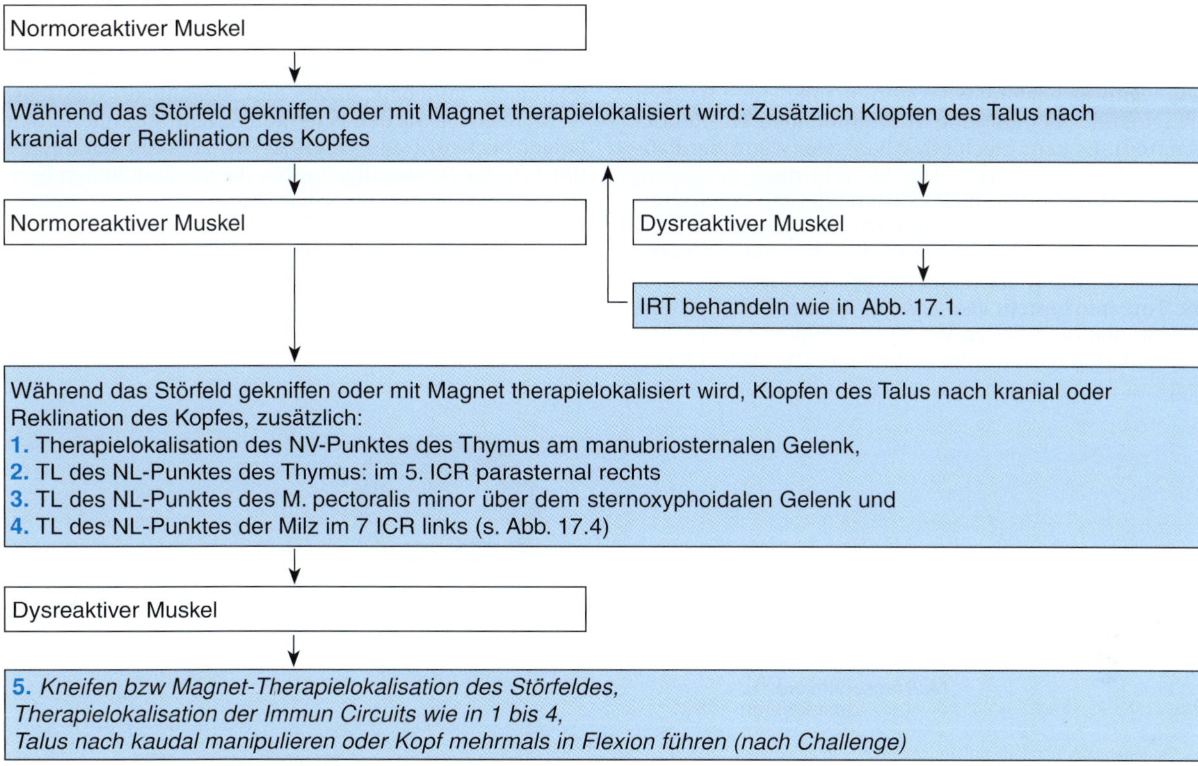

Abb. 17.5: IRT mit Einbeziehung der Immune Circuits

Schritt 2: Wenn der Patient gleichzeitig einen B&E-Punkt (☞ Abb. 17.6., Tab. 17.1; Weiteres ☞ Kap 17.2) therapielokalisiert, während Sie die Störfeldregion kneifen und den Talus nach kranial klopfen bzw. die Kopfgelenke in Reklination provozieren, kann es bei einem oder mehreren der sechs B&E-Punkte zu einer Indikatordysreaktion kommen.

Schritt 3: Lassen Sie nun gleichzeitig den B&E-Punkt nacheinander und die Lymphreflexpunkte, die zugeordnet sind (☞ Tab. 17.1) therapielokalisieren. Einer oder mehrere heben die Dysreaktion wieder auf. Bei jeder neuen Therapielokalisation müssen der Talus- bzw. Kopfgelenks-Challenge und die Störfeldstimulation wiederholt werden.

Tab. 17.1: B&E-Punkte, Organzuordnung und neurolymphatische Reflexpunkte

B&E-Punkt	Leitbahn	Organ	NL-Reflex
Di 20	Dickdarm	Dickdarm	Lateraler Oberschenkel
Di 20	Lunge	Lunge	3. ICR parasternal
Ma 1	Magen	Magen	6. ICR li.
	Magen	Nasennebenhöhlen	Medioklavikularlinie unter Klavikula
Ma 1	Milz	Pankreas	7. ICR li.
Dü 19	Dünndarm	Dünndarm	Rippenbogen bds.
Dü 19	Herz	Herz	2. ICR parasternal
Bl 1	Blase	Blase	Unter Tuberculum pubicum
	Blase		2 QF über Tuberculum pubicum
Bl 1	Niere	Niere	3 QF lateral, 3QF kranial des Nabels
3E 23	3Erwärmer	Schilddrüse	2. ICR parasternal
3E 23	Perikard	Nebenniere	3 QF lateral, 6 QF oberhalb des Nabels
	Perikard	Gonaden	Über Tuberculum pubicum
Gb 1	Gallenblase	Gallenblase	5. ICR re.
Gb 1	Leber	Leber	5. ICR re.

Schritt 4: Die Therapie besteht darin, dass die gefundenen B&E-Punkte 60-mal geklopft werden, während der Patienten die NL-Reflexpunke berührt (mit beiden Händen, wenn sie bilateral vorkommen, mit beiden Händen übereinander bei einseitig vorkommenden NL-Reflexpunkten). Es kann noch effektiver sein, wenn der Patient die NL-Punkte reibt. Das Störfeld muss gekniffen, mit dem Magnet therapielokalisiert oder mit der Stimmgabel stimuliert und der Talus nach kaudal gezogen werden oder – wenn dies der positive Challenge gewesen sein sollte – der Kopf in Flexion gebracht werden.
Die Therapie besteht also aus vier Komponenten: Störfeldstimulation, B&E-Punkt, NL-Reflexpunkt und Talusmanipulation bzw. Kopfgelenksflexion (☞ Abb. 17.7).

Augenbewegungen einbeziehen

Während Sie die B&E-Punkte stimulieren und die Störfeldregion gerieben sowie die NL-Reflexe stimuliert werden, lassen Sie den Patienten zu dem stimulierenden Finger blicken. Dadurch entstehen laterale, senkrechte und schräge Bewegungsmuster, die mit dem linken bzw. rechten Zerebellum assoziiert sind.
Shapiro (1999) benutzt derartige Augenbewegungen zur Behandlung von emotionalen Traumen. Das hier beschriebene Verfahren ist eine Adaptation ihrer Technik, die sie EMDR (Eye Movement Desensitization and Reprocessing) nennt!

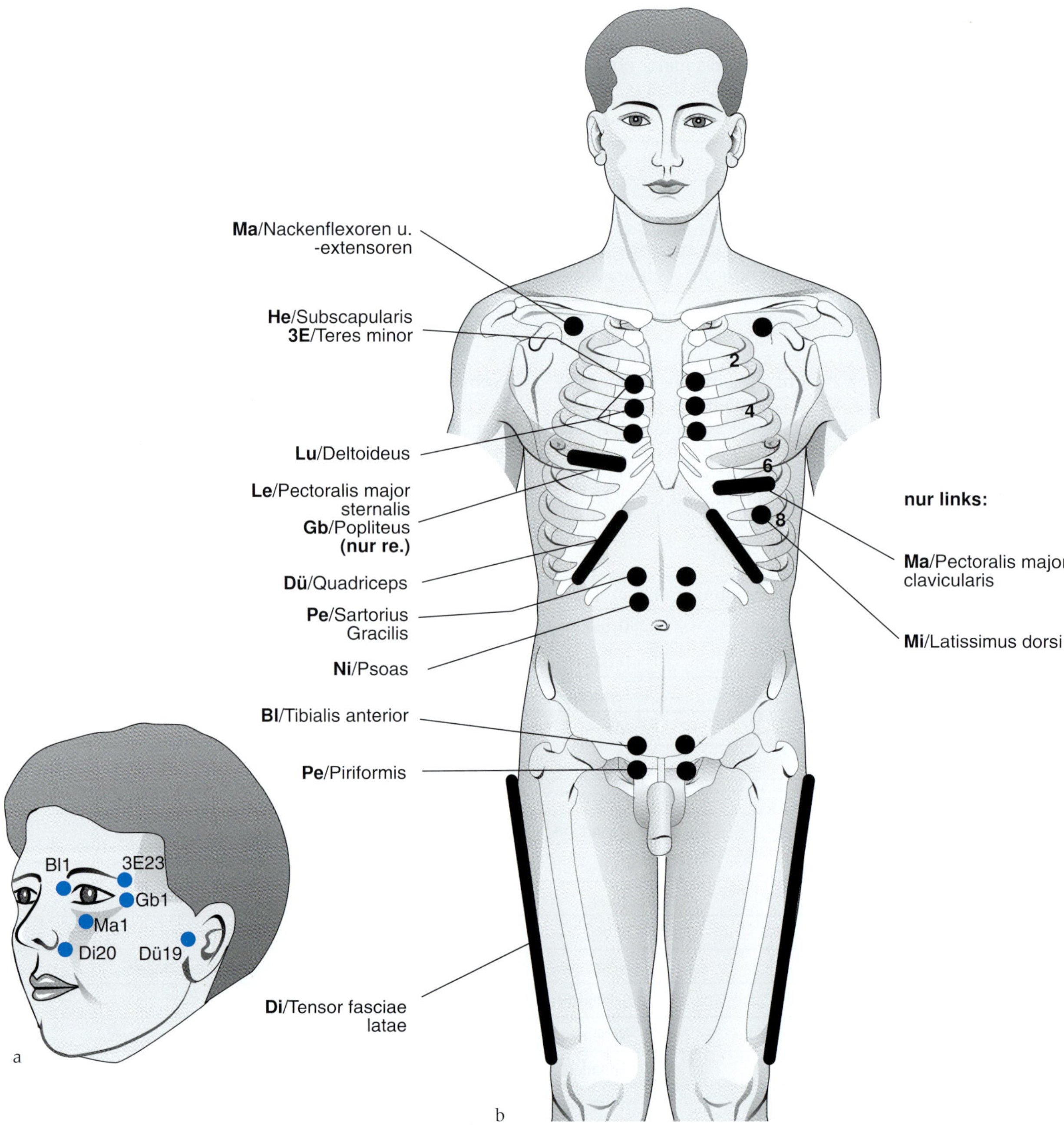

Abb. 17.6: B&E-Punkte (a) und zugeordnete Lymphreflexpunkte (b)

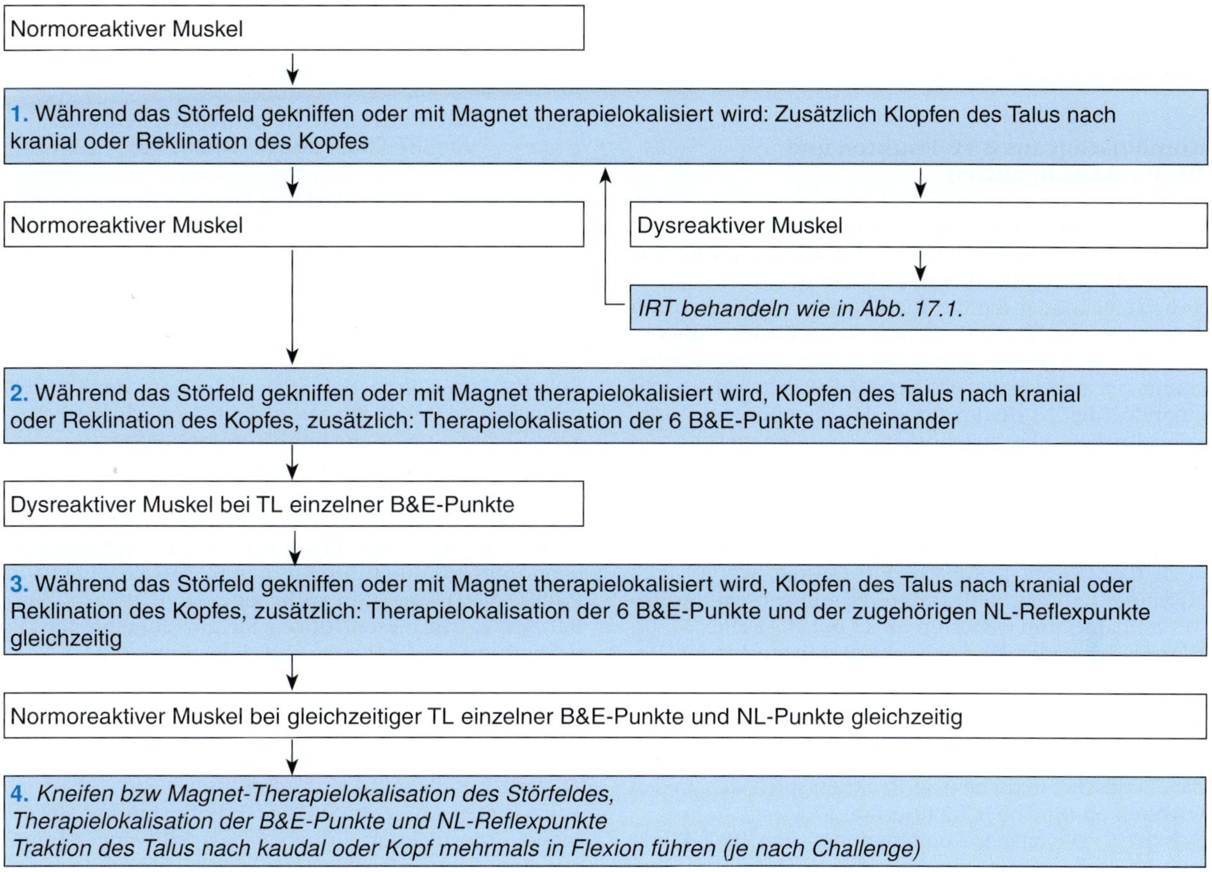

Abb. 17.7: IRT mit Einbeziehung der B&E-Punkte

17.2 Desensibilisierungstechniken

Die B&E-Punkte können, wie bereits oben beschrieben, mit weiteren Faktoren gekoppelt werden, wobei das Ziel immer mehr oder weniger dasselbe ist: eine Bahnung oder ein Engramm zu löschen, sei es eine Schmerzbahnung, eine immunologische Reaktion, die häufig eine gewisse Konditionierungskomponente hat, oder eine chemisch-toxische Reaktion. Die verschiedenen Varianten und Kombinationen werden im Folgenden beschrieben.

17.2.1 B&E + NL-Reflexpunkte: Setpoint-Technik zur Behandlung allergischer und pseudoallergischer Reaktionen (☞ Abb. 17.8)

Challenge mit dem belastenden Faktor

Schritt 1: Führen Sie eine sensorische Provokation des Patienten mit einer chemischen Substanz durch, die zu einer Indikatordysreaktion geführt hat. Beispiele sind Nahrungsmittel, Zahnersatzmaterialien, Kandida-Antigen bei rezidivierenden Kandidosen, Zucker bei chronischer Hypoglykämie, Amalgam nach Schwermetallelimination usw. Ein Kollege berichtete (Schütt, mündliche Mitteilung), dass er bei einem Patienten, dessen Sternotomieverdrahtung alle 14 Tage bei Metallunverträglichkeit fistelte, mit der Setpoint-Technik ein freies Intervall von sechs Monaten erreichen konnte. Die sensorische Provokation sollte in der Regel und wenn möglich oral sein. Nur wenn das Material es nicht erlaubt, weil es toxisch oder unappetitlich ist, führen Sie den Challenge durch Hautkontakt und unter der nicht schwächenden Seite eines Magneten durch.

B&E-Punkte benutzen

Schritt 2: Lassen Sie den Patienten einen B&E-Punkt nach dem anderen berühren. Dabei ist die Therapielokalisation der Punkte auf einer Seite ausreichend: Einer oder mehrere können die Dysreaktion aufheben.
Schritt 3: Diese beidseits ca. 60-mal klopfen, während die Provokation mit der belastenden Substanz wirksam ist.

NL-Punkte benutzen

Wenn keiner der B&E-Punkte die Indikatordysreaktion aufheben sollte:
Schritt 4: Lassen Sie den Patienten die Lymphreflexpunkte der Organe, die zu den B&E-Punkten gehören (☞ Tab. 17.1 und Abb. 17.4). berühren, während die belastende Substanz den Indikatormuskel dysreaktiv reagieren lässt.
Schritt 5: Diejenigen, die die Indikatordysreaktion auf-

heben, werden ca. eine Minute lang stimuliert (kreisende Massage), während die Provokation mit der belastenden Substanz aktiv ist.

Kombination aus B&E-Punkten und NL-Punkten benutzen

Sollte keiner der NL-Reflexpunkte und keiner der B&E-Punkte bei Therapielokalisation einzeln die Indikatordysreaktion aufheben:

Schritt 6: Lassen Sie die B&E-Punkte zusammen mit dem zugeordneten NL-Reflexpunkt berühren, Dabei ist das Berühren einer Seite (links oder rechts) ausreichend. Es müssen jeweils der B&E-Punkt und nacheinander der NL-Reflexpunkt der zugehörigen Yang-Leitbahn bzw. des zugehörigen Yang-Organs und des gekoppelten Yin-Organs berührt werden, da am Kopf nur die B&E-Punkte der Yang-Leitbahnen vorkommen. Ein B&E-Punkt steht also jeweils für die entsprechende Yang-Leitbahn und die gekoppelte Yin-Leitbahn (☞ auch GARTEN, 2004, Kap. 9). Ein Beispiel wäre: 3E 23 zusammen mit NL-Reflex M. teres minor (Schilddrüse-3E-Leitbahn) und weiterhin 3E 23 mit NL-Reflex M. piriformis (Gonaden-Pe-Leitbahn) und weiterhin NL-Reflex M. sartorius (Nebenniere-Pe-Leitbahn). In diesem Falle sind also drei Möglichkeiten gegeben. Die Essenz ist, dass der B&E-Punkt mit den verschiedenen Organen über die NL-Reflexpunkte verbunden werden soll, denn die allergische, toxische usw. Reaktion spielt sich an den Organen ab (☞ Abb. 17.5 und Tab. 17.1).

Schritt 7: Diejenigen Kombinationen von B&E-Punkt und NL-Reflexpunkt, die die Indikatorreaktion aufheben, werden therapeutisch genutzt: Während die Exposition des Materials, gegen das eine bessere Toleranz hergestellt werden soll, aufrechterhalten bleibt (Nahrungsmittel im Mund, chemisch toxische Substanz unter der nicht schwächenden Seite des Magneten auf der Haut), werden die B&E-Punkte, die in Schritt 6 als wirksam getestet wurden, stimuliert. Der Patient hält gleichzeitig mit der linken und der rechten Hand die NL-Reflexpunkte, wenn nur einer vorhanden ist, mit beiden Händen übereinander. Besser ist es noch, wenn er die NL-Punkte reibt. Die Stimulation der B&E-Punkte erfolgt am besten mit den Fingerbeeren klopfend ca. 60-mal. Möglicherweise kann auch ein Therapielaser (z. B. Fa. Sedatelec, gepulster Laser, 10 mW [konstant] mit drei Kombinationen von Nogier-Frequenzen) verwendet werden. Dem Autor erscheint jedoch die mechanische Stimulation, die eine starke Mechanorezeptorenafferenz verursacht, besser geeignet, dauerhafte Effekte zu erzielen.

Diese Prozedur kann im Abstand von mehreren Tagen wiederholt werden, um einen maximalen Effekt zu erzielen. Wenn ein positiver Effekt eintritt, kann die Behandlung bei wieder auftretender Verschlechterung wiederholt werden (☞ Abb. 17.8).

Schritt 8: Sie können zusätzlich die B&E-Punkte jeweils nur auf einer Seite klopfen, während der Patient die NL-Reflexe berührt oder besser reibt. Lassen Sie den Patienten jeweils zu dem Punkt blicken, der gerade geklopft wird. Dieses Vorgehen ist an die EMDR-Technik (SHAPIRO, 1999, ☞ Kap. 17.1.6) angelehnt.

Schritt 9: Führen Sie einen Temporal Tap während Exposition mit der belastenden Substanz durch. Wenn dann eine erneute Indikatordysreaktion auftritt, ist dies ein direkter Hinweis, dass Sie weitere Techniken stapeln müssen (☞ Kap. 17.2.2 und 17.2.3).

17.2.2 B&E-Punkte, NL-Reflexpunkte, Setpoints und IRT-Challenge (☞ Abb. 17.9)

Zur Verbesserung der Wirkung kann die Setpoint-Technik mit weiteren Adaptationsmanövern kombiniert werden. Dies machen Sie am besten direkt bei der ersten Behandlung, nur notfalls dann erst, wenn die in ☞ Kap. 17.2.1 beschriebenen Maßnahmen nicht zu einem ausreichenden Erfolg geführt haben sollten oder ein Rezidiv aufgetreten ist.

Schritt 1: Mit dem Nahrungsmittel oder dem unverträglichen Material im Mund kam es nach Set-Point-Technik nicht mehr zur Indikatordysreaktion.

Schritt 2: Fügen Sie nun das nach kranial Klopfen des Talus einerseits (Talus-Challenge, ☞ Kap. 17.1) und andererseits den Challenge der Kopfgelenke hinzu.

Schritt 3: Wenn diese Challenges zu einer erneuten Indikatordysreaktion führen, testen Sie, ob einzelne B&E-Punkte die Dysreaktion aufheben.

Schritt 4: Mit diesen führen Sie zur Therapie jeweils nach positivem Challenge eine Talustraktion nach kaudal oder eine Kopfgelenksflexion in Kombination mit der Stimulation von B&E-Punkten durch.

Schritt 5: Entsprechend ☞ Kap. 17.2.1 lassen Sie während der Exposition mit der belastenden Substanz eine TL der NL-Reflexpunkte durchführen.

Schritt 6: Stimulieren Sie die NL-Reflexpunkte, die die Indikatordysreaktion aufheben, während einer Minute mit einer kreisenden Massage, gleichzeitig erfolgen Exposition mit der belastenden Substanz und Talustraktion bzw. Kopfgelenksbeugung.

Schritt 7: Wenn B&E-Punkte und NL-Reflexpunkte einzeln die Indikatordysreaktion, die durch die belastende Substanz auftritt, nicht aufheben, lassen Sie die Setpoints (B&E plus zugehörige NL-Reflexpunkte) therapielokalisieren und führen Sie einen IRT-Challenge durch. Wenn Sie die Setpoint-Technik gerade vorher durchgeführt haben, können Sie mit einer gewissen Wahrscheinlichkeit dieselben Setpoints noch einmal stimulieren.

Schritt 8: Diejenigen Setpoints, die die Dysreaktion aufheben, werden behandelt, während mit der belastenden Substanz exponiert wird und Sie eine Talustraktion oder Kopfgelenksbeugung durchführen: Klopfen Sie die B&E-Punkte ca. 60-mal, während der Patient die zugehörigen NL-Reflexpunkte berührt.

In der Essenz handelt es sich um denselben Ablauf wie bei der reinen Setpoint-Technik. Es wird aber jeweils ein IRT-Challenge zugefügt (☞ Abb. 17.9).

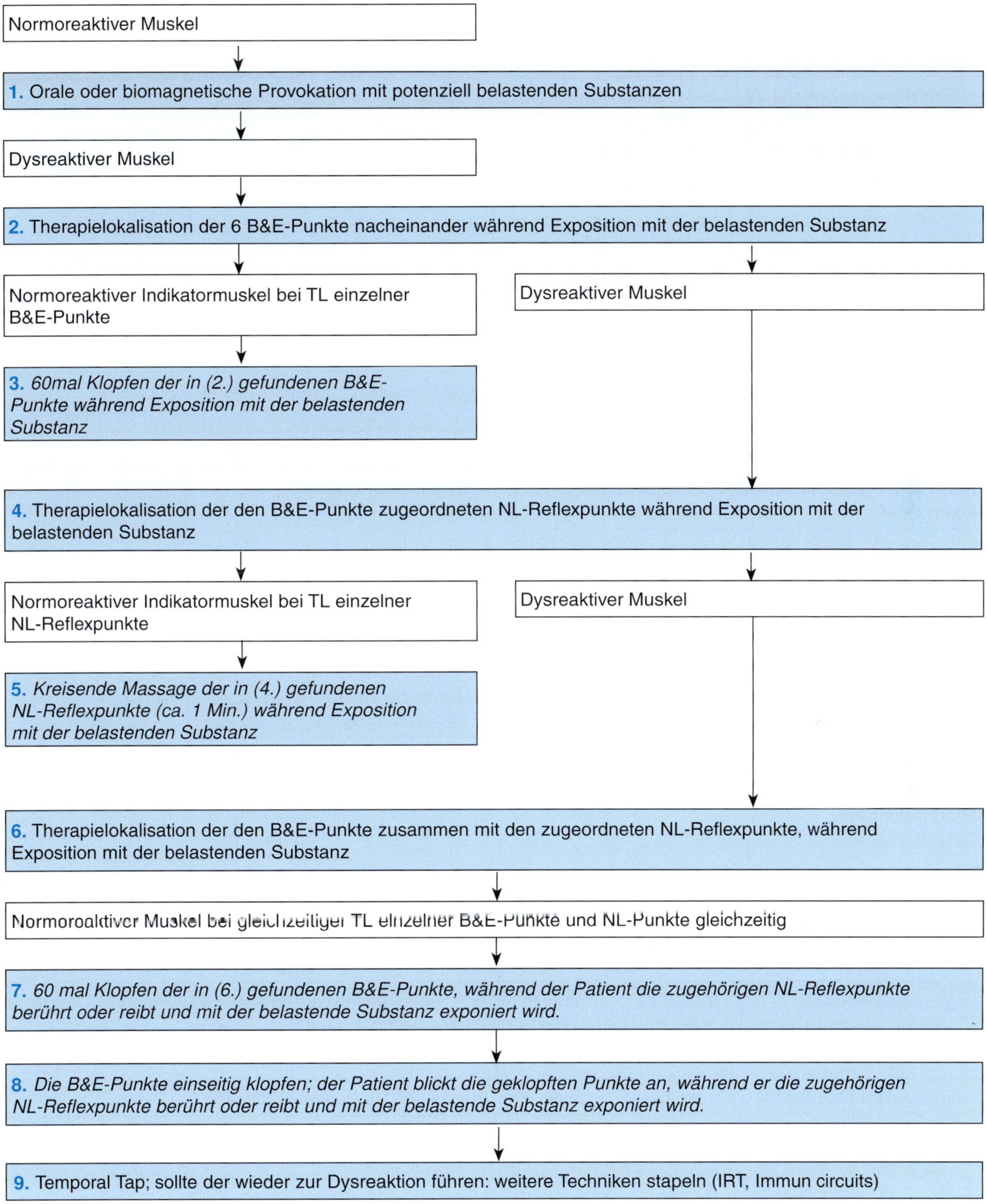

Abb. 17.8: Setpoint-Technik zur Desensibilisierung

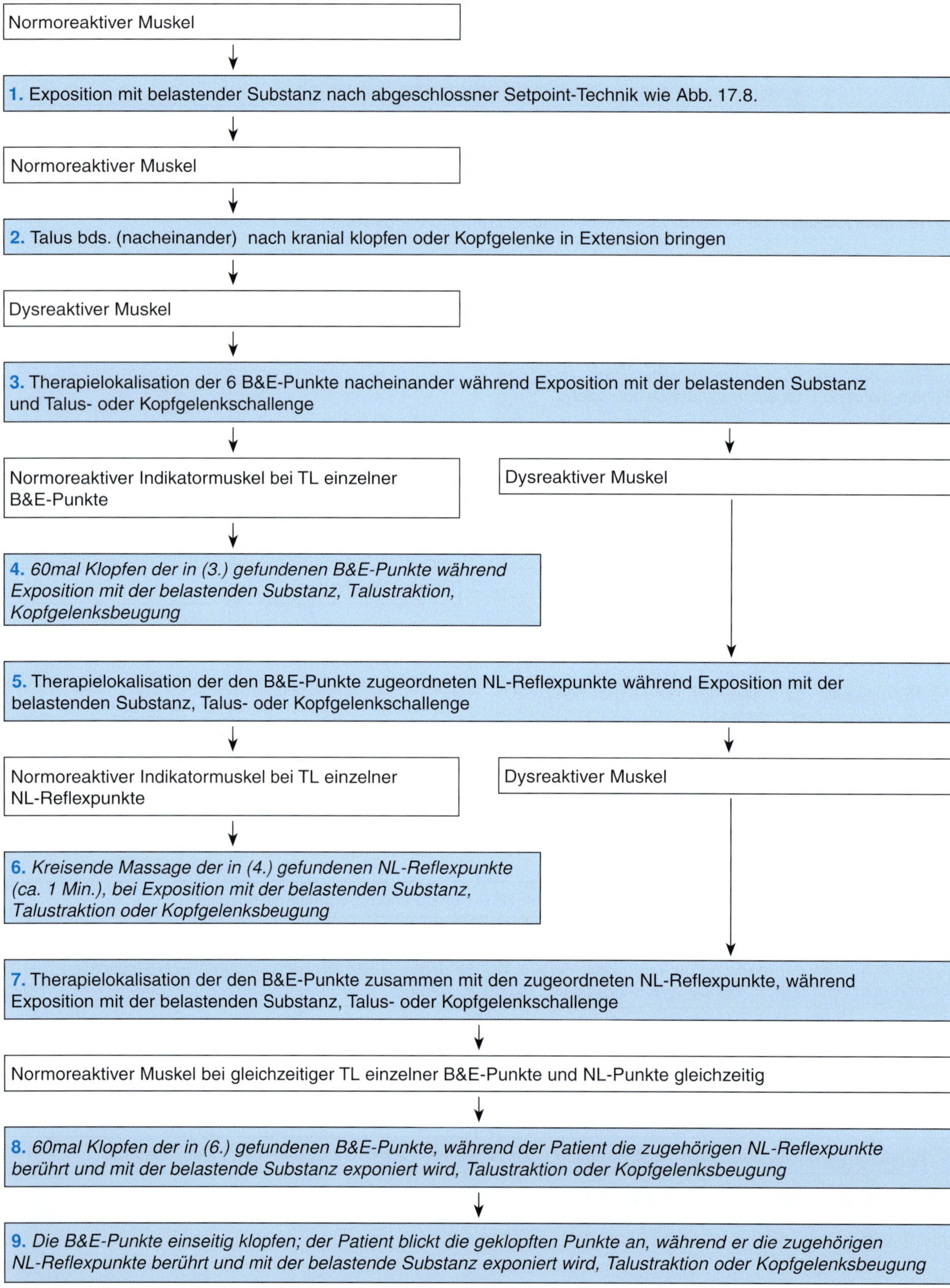

Abb. 17.9: Setpoint-Technik mit IRT-Challenge und -Therapie

17.2.3 B&E-Punkte und NL-Reflexpunkte und EID („eyes into distortion")

In ☞ Kap. 17.1.3 wurde beschrieben, dass Augenpositionen mit Aktivierungsmustern der Bogengänge und der Statolithenorgane des Vestibulums und mit dem Zerebellum assoziiert sind. Grundlage ist der vestibulo-okuläre Reflex (VOR) und Augenpositionen passen sich entsprechend den Mechanismen des VOR an die Körperposition reflektorisch an mit dem Ziel, bei veränderter Körper- und Kopfposition einen Punkt konstant fixieren zu können. Goodheart (1981) fand, dass bei posturalen Abweichungen bestimmte Augenpositionen mit Muskeldysreaktionen einhergingen, und nannte diese Augenpositionen „eyes into distortion" (EID). Nach Schmitt (1999) sind zerebelläre Fehlengramme mit Augenpositionen verbunden, so dass das Positionieren der Augen in die Kardinalblickrichtungen links und rechts oben und unten sowie links und rechts lateral in vielen Fällen dem IRT-Challenge entspricht. Führen Sie diese Provokation dennoch gesondert durch.

Schritt 1: Die Setpoint-Technik hatte bereits zur Aufhebung der Indikatordysreaktion während Exposition mit der belastenden Substanz geführt.

Schritt 2: Testen Sie mit der unverträglichen Substanz im Mund, während der Patient die Augen nacheinander in die Kardinalblickrichtungen hält. Eine (selten mehrere) Augenposition führt zur Indikatordysreaktion.

Schritt 3: Lassen Sie nacheinander gleichzeitig die B&E-Punkte und die zugehörigen NL-Punkte berühren und prüfen Sie, welche die Indikatordysreaktion wieder aufheben.

Schritt 4: Führen Sie die Setpoint-Technik mit diesen erneut durch, während der Patient die Blickrichtung einnimmt, die den Indikator zur Dysreaktion gebracht hatte (☞ Abb. 17.10).

17.2.4 B&E-Punkte und NL-Reflexpunkte und BID (Duraspannung)

„BID" (Goodheart, 1986) heißt „body into distortion" (Körper in die posturale Abweichung, das Störungsmuster), womit gemeint ist, dass im Bewegungssystem bestimmte Spannungsmuster vorliegen, die durch segmentale und suprasegmentale Störungen verursacht werden oder wurden. Das IRT-Muster ist ein solches Beispiel. Grundsätzlich heißt, den „body into distorsion" bringen aber auch, dass man einen Patienten nicht in neutraler Ruheposition, beispielsweise in Rückenlage, untersuchen sollte, wenn man nach versteckten Störungen sucht, sondern in Belastungspositionen wie Stehen, Sitzen etc. Der von Goodheart beschriebene „PRYT"-Challenge (☞ Garten, 2016, Goodheart, 1979, 1980, 1981, 1982) und das Prinzip des „Centering the Spine" von Schmitt (1996) sind Muster, die Spannungen in den Muskelfunktionsketten und Fehler in der propriozeptiven Steuerung aufdecken können.

Schritt 1: Führen Sie die orale oder biomagnetische Provokation mit den unverträglichen Substanzen durch und korrigieren Sie mit Setpoint-Technik (B&E-Punkte und NL-Punkte) und ergänzen Sie dies durch den IRT-Challenge sowie EID-Challenge und Korrektur.

Schritt 2: Lassen Sie nacheinander die folgenden Körperpositionen einnehmen, prüfen mit der unverträglichen Substanz im Mund bzw. unter dem Magneten den vorher normoreaktiven Indikatormuskel und korrigieren in dieser Position mittels Setpoint-Stimulation und Talus- bzw. Kopfgelenksmanipulation, wenn eine Indikatorreaktion auftritt:

- **Flexions-/Extensionsmuster:**
  - Flexionsposition (Kopf anheben und Beine anwinkeln (☞ Abb. 17.11)
  - Flexion wie oben und Rotation des Kopfes nach links bzw. rechts (☞ Abb. 17.12)

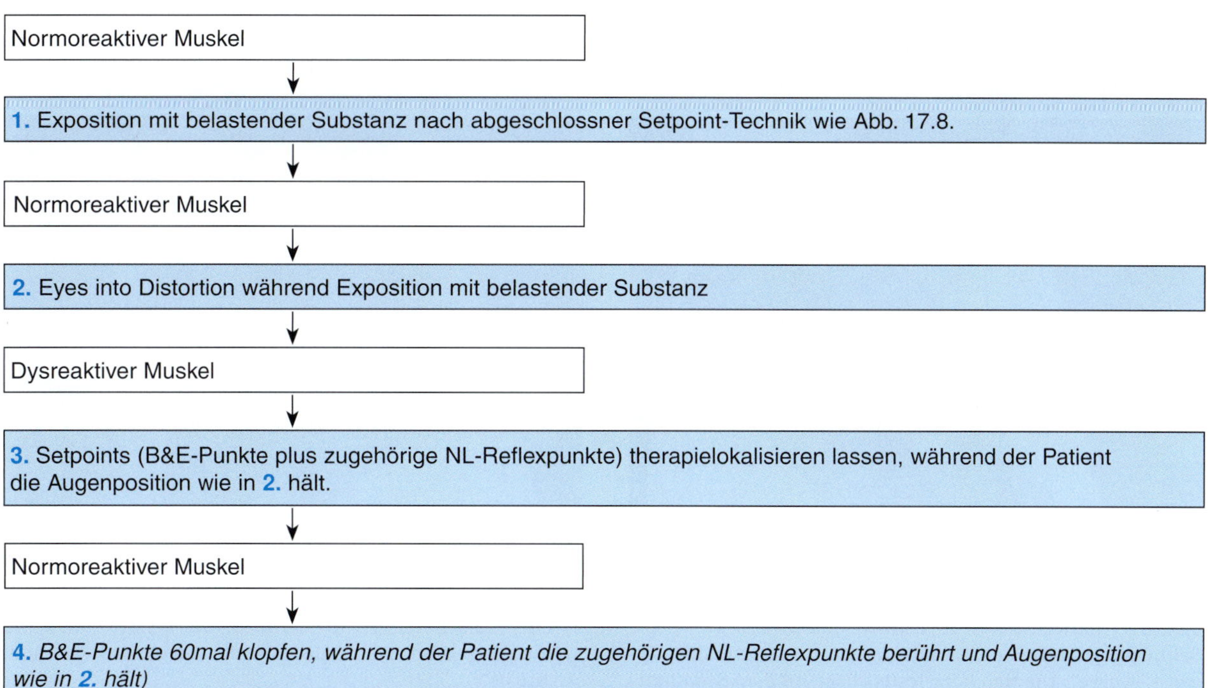

Abb. 17.10: Setpoint-Technik plus „eyes into distortion" (EID)

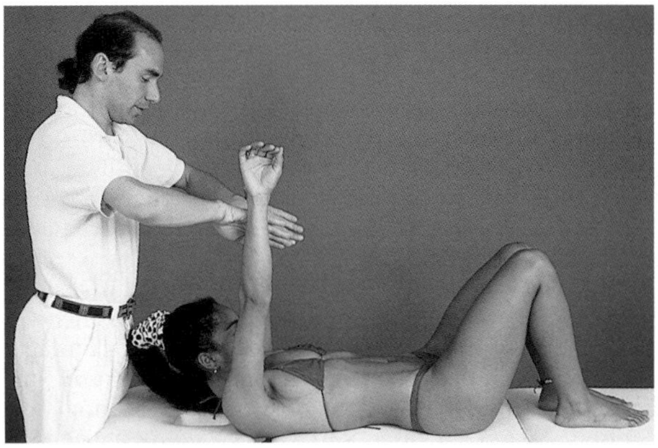

Abb. 17.11: Flexionsmuster: „Pitch-Flexion" nach GOODHEART (1979, 1980, 1981, 1982) als zusätzlicher Stressor im Sinne von „Duraspannung".

– Extension des Kopfes und der LWS (Beine bds. von der Liege hängen lassen) (☞ Abb. 17.13);
- **Seitneigungsmuster:**
  - Seitneigung rechtskonvex (☞ Abb. 17.14)
  - Seitneigung linkskonvex (☞ Abb. 17.15)
- **Torsionsmuster:**
  - Torsion im Uhrzeigersinn (SOT-Keil unter der rechten Schulter, SOT-Keil unter dem linken Becken) (☞ Abb. 17.16)
  - Torsion im Gegenuhrzeigersinn (SOT-Keil unter der linken Schulter, SOT-Keil unter dem rechten Becken, ☞ Abb. 17.17).

Anmerkung: SOT heißt Sacro-Occipital Technique nach DEJARNETTE. Die Methode verwendet gepolsterte Keile, sog. SOT-Blöcke, zur Korrektur von Beckenstörungen wie Sakroiliakalgelenks-Dysfunktionen u. a. SCHMITT (in LEBOWITZ und STEELE, 1989) assoziierte hormonelle und metabolische Dysbalancen mit Spannungszuständen

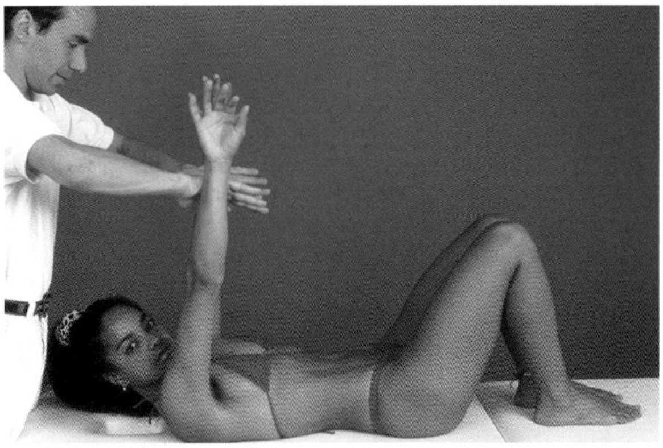

Abb. 17.12: Flexionsmuster mit Rotation: „Pitch-Flexion-Rotation" (GOODHEART, 1979, 1980, 1981, 1982)

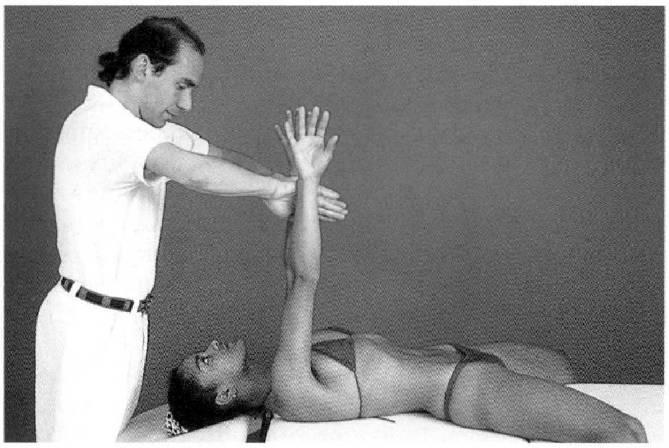

Abb. 17.13: Extensions-Muster: „Pitch-Extension" (GOODHEART, 1979, 1980, 1981, 1982)

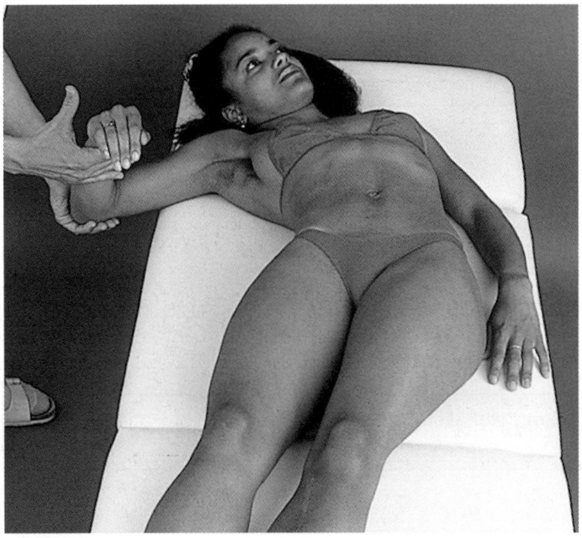

Abb. 17.14: Seitneigungsmuster: Seitneigung linkskonvex: „)-Curve" nach SCHMITT (in LEBOWITZ und STEELE, 1989): Die Seitneigung wird vom Fußende der Liege aus gesehen: „Gegen-C-Kurve". Die Hand des Testers liegt auf dem Sedationspunkt des M. infraspinatus 3E 10 zur Prüfung der Normoreaktion.

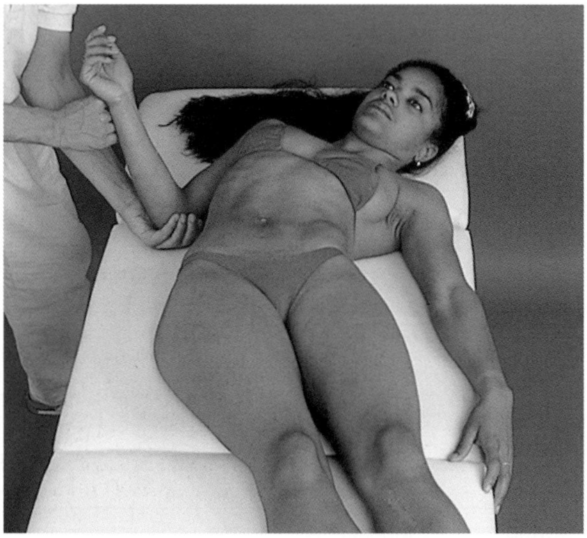

Abb. 17.15: Seitneigungsmuster: Seitneigung rechtskonvex: „(-Curve" nach SCHMITT (in LEBOWITZ und STEELE, 1989): Die Seitneigung wird vom Fußende der Liege aus gesehen: „C-Kurve".

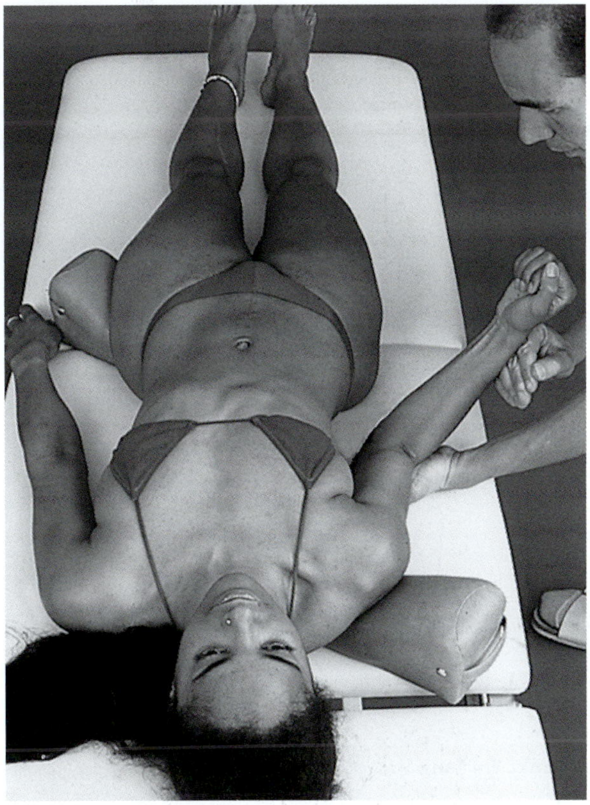

Abb. 17.16: Torsionsmuster im Uhrzeigersinn („Clockwise torque", „CW-torque", SCHMITT, in LEBOWITZ und STEELE, 1989): Die Torsion wird vom Fußende der Liege aus gesehen.

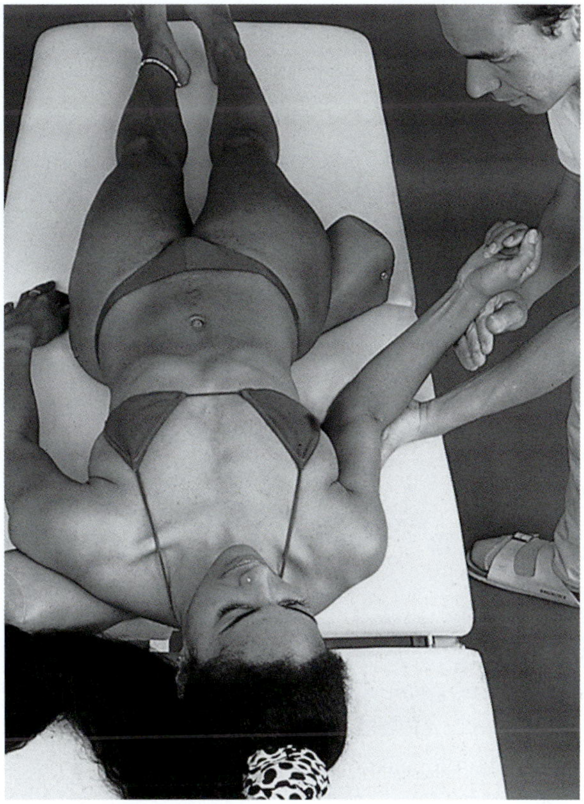

Abb. 17.17: Torsionsmuster im Gegenuhrzeigersinn („Counterclockwise torque", „CCW-torque", SCHMITT in LEBOWITZ und STEELE, 1989)

der Dura mater, die über die genannten Körperpositionen provoziert werden können.

17.3 Oszillationsakupunktur

GUMBILLER (2007) beschrieb eine weitere Methode der Desensibilisierung mittels Ohrakupunktur, während der Patient gegen die unverträglichen Substanz exponiert wird.
Neben den beiden Thalamuspunkten links und rechts (unter der Vorstellung, dass alle sensorischen, also auch noziven Reize dort umgeschaltet werden), kommen beide Epiphysen-Punkte zum Einsatz. Als fünfter Punkt wird für die Oszillationsakupunktur der Extra-Punkt Yin-Tang benutze, der auf der ventralen Medianlinie zwischen den Augenbrauen liegt. Mit einem dünnen Stromkabel, an dem an beiden Enden kleine Krokodilklemmen angebracht sind, werden die beiden Thalamuspunkte verbunden. Diese liegen in der Concha inferior an der angrenzenden Stelle des Antitragus (☞ Abb. 17.18). Die Nadeln werden für 20 Minuten belassen.
Diese Behandlung wird mehrmals im Abstand von drei bis fünf Tagen bis mehrere Wochen durchgeführt. Bei der Therapie von Nahrungsmittelunverträglichkeiten sollte der Patient eine vierwöchige Allergenkarenz einhalten. Pollenallergien können mit Pollen, die der Patient mit im Freien aufgestellten verschließbaren Gläsern sammelt, entsprechend der Saison behandelt werden, Während die Nadeln liegen, „schnüffelt" er aus dem geöffneten Glas. Die Desensibilisierungsmethode kann praktisch für jedes Allergen verwendet werden. Die Punkte die man im Bereich der Incisura intertragica findet, entsprechen zuweilen eher dem ACTH-Punkt (☞ Abb. 16.57) oder anderen endokrinen Punkten, was dem Grundkonzept nicht widerspricht. Ohnehin handelt es sich um eine rein empirische Technik, für die ein rationales Modell noch fehlt.

17.4 Zusammenfassung

Störfelder und Unverträglichkeitreaktionen können als Engramme aufgefasst werden, die mittels Stimulationstechniken behandelt werden können, die die gebahnten Reaktionsmuster auf diese Engramme zerstören, bzw. an diese adaptieren können. Diese neuen Muster können gestapelt, das heißt, eine Technik kann nach der anderen angewandt werden, auch in derselben Sitzung.
Andere Techniken zur Desensibilisierung wurden von anderen Autoren beschrieben, die jedoch alle auf der Anwendung von Anfangs- bzw. Endpunkten der Akupunkturleitbahnen beruhen. Einige Autoren verwenden die Anfangs- und Endpunkte der Leitbahnen des ersten Umlaufs (Di 1, Di 20, Ma 1, Ma 45, Lu 1, Lu 11, Mi 1, Mi 21), die dann mit dem Therapielaser stimuliert werden.

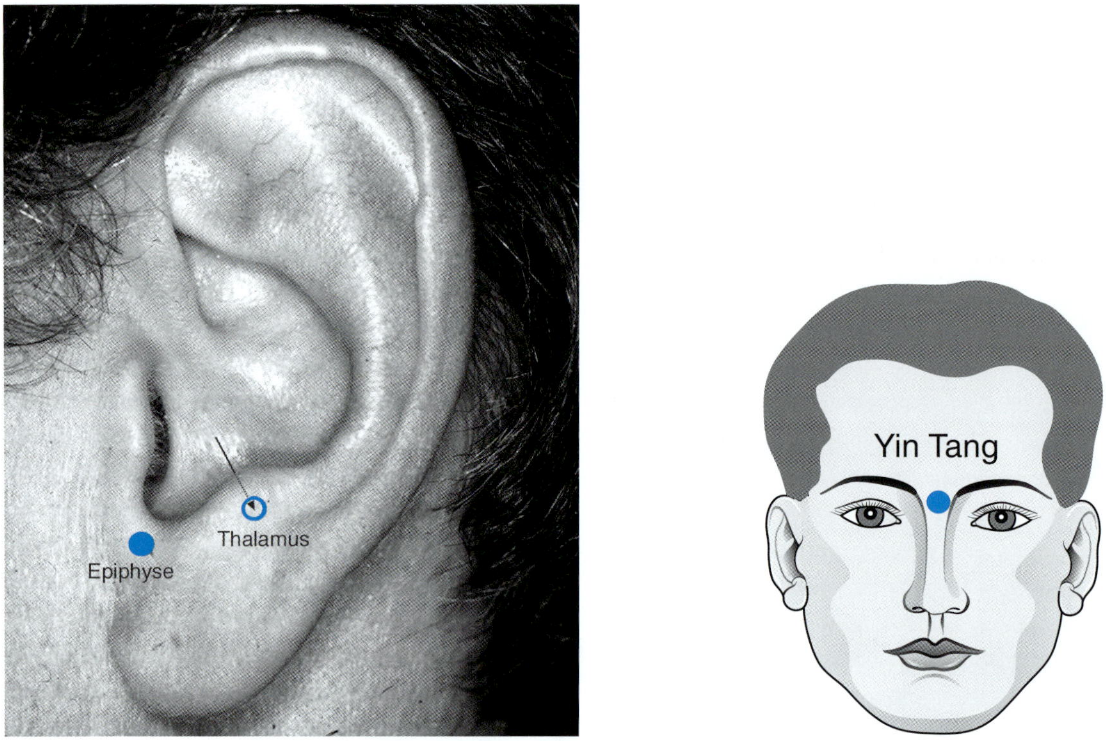

Abb. 17.18: Ohrpunkte der Epiphyse und des Thalamus, sowie der Punkt Yin Tang

Übungseinheit

- Führen Sie eine Störfeldtherapie mit IRT im Kopfbereich durch (z. B. ein Zahnstörfeld, Tonsillenstörfeld etc.).
- Führen Sie eine Störfeldtherapie mit IRT im Rumpfbereich durch (z. B. Narbenstörfeld, alte Verletzungsregion).
- Stapeln Sie die Immune Circuits und die Setpoints zur Störfeldtherapie wie oben.
- Führen Sie einen oralen Challenge mit Zucker oder einem anderen potenziell unverträglichen Nahrungsmittel durch.
- Führen Sie die Setpoint-Technik zur Desensibilisierung oder Adaptation durch.
- Stapeln Sie auf die Setpoint-Technik mit IRT, EID und BID.

17.5 Antworten zu Kap. 16.12

Antwort 1: Thyreoidea und Nebenniere.
Antwort 2: Natrium bestimmen lassen: Ödeme können bei Hypermineralokortikoid-Situation mit Natriumretention und Kaliumverlust auftreten (Adaptationsstadium), dann Salzrestriktion. Der Patient kann in der Phase verminderter Natriumspeicher bei Natriumverlust und Hyperkaliämie im Erschöpfungsstadium (hypomineralokortikoid) sein, dann mehr Salz, z. B. in Form von Gemüsesuppen, aufnehmen.
Antwort 3: Die Nebenniere.
Antwort 4: Personen, die unter hohem Stressniveau stehen, eher im Adaptationsstadium als im Erschöpfungsstadium sind.
Antwort 5: Toxine der überaktiven Nebenniere schwächen die Ligamente.
Antwort 6: Alle strukturellen Ursachen für Lumbalgie korrigieren.
Antwort 7: Hyperreaktive nebennierenassoziierte Muskeln: M. sartorius, M. gracilis, M. tibialis posterior.
Antwort 8: Die hyperreaktiven assoziierte Nebennierenmuskeln werden hyporeaktiv durch Therapielokalisation der betroffenen Ligamente (sakroiliakal, lumbosakral). Durch Stress auf die Ligamente (beispielsweise beide Fäuste des Patienten liegen unter den SIG) wird ein nebennierenassoziierter Muskel dysreaktiv.
Antwort 9: Kopfgelenksgebiet.
Antwort 10: Es werden am besten die Nackenflexoren verwendet, diese werden nach kaudalem Druck auf dem Schädel sowie Hin- und Herbewegen des Kopfes hyporeaktiv.
Antwort 11: Nebennierensupplementierung mit Organpräparat, Phytotherapeutika und Kofaktoren.
Antwort 12: Hoch dosiert, beispielsweise alle zwei Stunden eine Kapseln eines Nebennierensupplements, zwei bis drei Wochen lang.
Antwort 13: Bestimmung von freiem T_3, freiem T_4, TSH1 basal und nach TRH-Stimulierung. Basaltemperaturmessung nach Barnes.
Antwort 14: Gehirn, Milz, Hoden.
Antwort 15: Beide werden erhöht durch Genexpression über den zellkernständigen Schilddrüsenhormonrezeptor. mRNA-Synthese führt zu Proteinsynthese und metabolischen Effekten.
Antwort 16: Sie erhöhen die Glukoneogenese und Glykogenolyse in der Leber.
Antwort 17: Erhöhung der Glukoseresorption.
Antwort 18: Müdigkeit, Erschöpflichkeit, Bradykardie, Hypotonus, Gewichtszunahme, brüchige Haare, Ausfall

der Haare der lateralen Augenbrauen, emotionale Labilität, Weinen ohne Grund.
Antwort 19: Schlafstörung, Tachykardie, Nervosität, Diarrhö, Gewichtsabnahme, emotionale Labilität, Hitzegefühl.
Antwort 20: Störung der Leberfunktion, Kohlenhydratstoffwechselstörungen, Verdauungsstörungen, allgemeine endokrine Dysbalancen, Kalziumverlust.
Antwort 21: Die Serumhormonspiegel (fT_3 und fT_4) geben nur Auskunft über die zirkulierende Menge, nicht jedoch die periphere Utilisation. rT_3 wird überlicherweise nicht von T_3 differenziert.
Antwort 22: Bei Hyperthyreose kommt es zur Hyperreflexie. Bei Hypothyreose zur Hyporeflexie.
Antwort 23: Die Ovarien.
Antwort 24: Vitamin A.
Antwort 25: Überernährung, Adipositas.
Antwort 26: Kolondysbiose kann zu Bildung estrogenaktiver Substanzen führen, zur Dekonjugation von Estrogenen und zu Überlastung der Entgiftungskapazität der Leber, was wiederum zur hormonellen Dysbalance mit relativ zu viel Estrogen führt: prämenstruelles Syndrom ist die Folge.
Antwort 27: Nebennierenschwäche, Estrogenmangel, psychische Probleme.
Antwort 28: Inaktivierung.
Antwort 29: Negativer Rückkopplungsmechanismus: Testosteron senkt LH, Estrogen senkt LH und FSH.
Antwort 30: Zu viel Estrogen.
Antwort 31: Umbau der Uteruschleimhaut in die sekretorische Phase, macht den Zervixschleim zäher, was kontrazeptiv wirkt. Verhinderung der Ovulation während der Schwangerschaft, Erhaltung der Schwangerschaft.
Antwort 32: Follikelstimulierendes Hormon.
Antwort 33: LH zusammen mit FSH.
Antwort 34: Erhöht.
Antwort 35: Progesteron.
Antwort 36: Relaxin.
Antwort 37: 24 Stunden.
Antwort 38: Bei mangelhafter Entgiftungsfunktion der Leber kommt es zu relativem Estrogenüberschuss.
Antwort 39: Uterusptose, Beckenläsionen.
Antwort 40: Kalzium, Vitamin E, Hypochlorhydrie mit Kalziummangel in der Folge, Magnesium, ungesättigte Fettsäuren.
Antwort 41: Sowohl Hypothyreoidismus als auch Hyperthyreoidismus.
Antwort 42: Durch die Hormonbildung der Nebenniere.
Antwort 43: Malabsorption, funktionelle Nebennierenschwäche, alimentärer Stress (zu viel Zucker), Inselzelltumoren, Insulinüberdosierung, orale Antidiabetika.
Antwort 44: Chronische funktionelle Hypoglykämie.
Antwort 45: Konzentrationsschwäche, Kopfschmerzen, Angstzustände, Zittrigkeit, Erschöpfung, Zirkulationsstörungen, Schmerzsyndrome, Allergien, Benommenheit, Reizbarkeit.
Antwort 46: Richtig.
Antwort 47: Glukokortikoide und Katecholamine.
Antwort 48: M. latissimus dorsi, M. sartorius, M. gracilis, M. soleus, M. gastrocnemius, M. pectoralis major sternalis, M. teres minor.
Antwort 49: Glukosetoleranztest über sechs Stunden.
Antwort 50: Bestimmung von Spermin im Blut.
Antwort 51: Absolutes Vermeiden von raffinierten Kohlenhydraten.
Antwort 52: Ja.
Antwort 53: Weil sie die Geschmacksgewohnheiten des Patienten aufrechterhalten. Daneben sind toxische bzw. kanzerogene Effekte nicht auszuschließen.
Antwort 54: Hitzewallungen, Schweißneigung, Reduktion der morgendlichen Spontanerektionen, Impotenz, Libidoverlust, Konzentrationsstörungen, Gedächtnisstörungen.
Antwort 55: Pankreas, Nebenniere, Leber, Dünndarm. Schilddrüse.
Antwort 56: Chrom, Magnesium, Niacin, Vitamin C, mehrfach ungesättigte Fettsäuren.
Antwort 57: Ragland-Zeichen: Der systolische Blutdruck nimmt von liegender zur stehenden Position um mehr als 10 mmHg ab. (Schellong-Test: Die Blutdruckamplitude nimmt beim Wechsel von liegender zur stehender Position nicht ab, der diastolische Druck steigt nicht um ca. 5 mmHg an, der mittlere Blutdruck fällt ab).
Antwort 58: Er hat emotionalen, physikalischen, chemischen und thermischen Stress unterschieden. Innerhalb der AK unterscheidet man im Sinne der Triad of Health chemischen, strukturellen und emotionalen Stress, dem noch elektromagnetischer Stress hinzuzufügen ist.
Antwort 59: Nebenniere, Schilddrüse.
Antwort 60: Funktionelle Nebennierenschwäche.
Antwort 61: Zittern, Depression, Ermüdung, Konzentrationsstörungen, Gedächtnisstörungen, Kopfschmerzen, Sehstörungen, Schwindelgefühle, Allergien.
Antwort 62: Thyreoidea.
Antwort 63: Nein, die Utilisation der Schilddrüsenhormone kann in der Peripherie gestört sein, es kann ein vermehrter Anteil von rT_3 gebildet werden, der nicht stoffwechselaktiv ist.
Antwort 64: Zwischen 36,4 und 36,8 °C (97,8 bis 98,2 °F).
Antwort 65: Selen, Vitamin A, essenzielle Fettsäuren.
Antwort 66: Barorezeptoren im Karotissinus führen zu Symphatikusstimulation, was wiederum zu Ausschüttung von Katecholaminen aus dem Nebennierenmark führt, die einen vasokonstriktorischen Effekt haben. Die Wirkung der Katecholamine ist reduziert bei Mangel an Kortisol.
Antwort 67: Dihydrotestosteron, Estradiol.
Antwort 68: Saw Palmetto, Kürbiskern, Pygem africanum sind 5α-Reduktase-Hemmer, die die Konversion von Testosteron in Dihydrotestosteron hemmen.
Antwort 69: Ein Temperaturabfall kurz prämenstruell und mit den ersten Blutungstagen.
Antwort 70: Kurzer Zyklus, mangelnder oder fehlender Anstieg der Basaltemperatur postovulatorisch, Anstieg der Temperatur zum Ende des Zyklus und während der Periodenblutung.

17.6 Antworten zu Kap. 18.6

Antwort 1: Linus Pauling.
Antwort 2: Verfügbarkeit, Aufnahme, Transport, Transformation, Speicherung, Ausscheidung, Antagonisten, Synergisten.
Antwort 3: Reinheit und Galenik (Zusatzstoffe wie

Bindemittel, Füllmittel, Konservierungsstoffe), Art der Verbindung des Minerals (organische, anorganische Salze etc.) und des Vitamins (Methylcobalamin, Cyancoblaamin etc.).

Antwort 4: Zink und Vitamin B_6.

Antwort 5: Mangan.

Antwort 6: Magnesium.

Antwort 7: Erythrozyten-Carboanhydrase.

Antwort 8: Cystein, auch in Form von N-Acetyl-Cystein anwendbar (NAC).

Antwort 9: Zink.

Antwort 10: Beim Hocherhitzen von Zucker und Eiweiß gemeinsam entstehen heterozyklische Amine. L-Lysin, L-Arginin, L-Tryptophan werden zerstört. MAILLARD-Reaktionen führen zu zahlreichen weiteren, potenziell mutagen bzw. karzinogen wirkenden Verbindungen. Die Zusammenhänge sind teilweise noch zu klären. Die MAILLARD-Reaktion spielt außerdem eine Rolle in gewissen Alterungsprozessen im menschlichen Körper und beim Diabetes mellitus. Hierbei führen oxidative Reaktionen zu Schädigungen am Körpergewebe.

Antwort 11: Magnesium.

Antwort 12: Geotrichum candidum ist ein saprophytischer, hefeähnlicher Pilz, der auf Tomaten, Früchten, Milch und Milchprodukten, wie Harzer Käse, Camembert und anderen Käsedelikatessen, aber auch milchsauren Lebensmitteln, wie z. B. Sauermilch, Butter, Käse und Sauerkraut, vorkommt.

Antwort 13: Vitamin B_6 in Dosen bis 1000 mg/Tag.

Antwort 14: M. pectoralis major clavicularis.

Antwort 15: Vitamin C bis zur Stuhltoleranz; 1 g/Stunde.

Antwort 16: Cyklooxygenase, Serie E2.

Antwort 17: Zink, Kupfer, Kalzium, Chrom, Eisen.

Antwort 18: Vitamin D_3.

Antwort 19: Magnesium.

Antwort 20: Kupfer.

Antwort 21: Kupferspeicherung, Zink wird antagonistisch gegeben.

Antwort 22: Zink.

Antwort 23: Magnesium.

Antwort 24: Vitamin E.

Antwort 25: Hilfsstoffe, z. B. Füllstoffe, Bindemittel, Farbstoff.

Antwort 26: Zink.

Antwort 27: Vitamin C.

Antwort 28: Erhöht die Elimination, wie auch die von Magnesium und Kalium.

Antwort 29: Selen.

Antwort 30: Vitamin A.

Antwort 31: Niacin.

Antwort 32: Vitamin B_6, Folsäure, Vitamin B_{12}.

Antwort 33: Niacin und Chrom.

Antwort 34: L-Tyrosin.

Antwort 35: DHA.

Antwort 36: Radix glycyrrhizae (Lakritz).

Antwort 37: Nebennieren: Pantothensäure, Pyridoxin, Zink, Kupfer, Vitamin C; Schilddrüse: Jod.

Antwort 38: Soja.

Antwort 39: Migräne.

Antwort 40: Zink.

Antwort 41: NL-Reflex des M. pectoralis minor als Screening, potenzierte Schadstoffe im normoreaktiven Challenge.

Antwort 42: M. teres minor.

Antwort 43: M. latissimus dorsi (Pankreas); M. infraspinatus (Thymus), M. pectoralis major clavicularis (Magen).

Antwort 44: Geringe Steroidhormonproduktion und Stressadaption.

Antwort 45: Chrom, Niacin, Magnesium, Mangan, Vitamin B_5, Vitamin C, Omega-3-PUFA.

Antwort 46: Essenzielle Fettsäuren.

Antwort 47: Muskeldysreaktionen, die mit dem Infekt assoziiert sind, bzw. positive Therapielokalisationen finden und testen, welche Substanzen diese Befunde aufheben kann, z. B. Vitamin C, Zink, Selen, Vitamin B_{12}, Magnesium usw.

Antwort 48: Folsäure.

Antwort 49: Verbesserung der Bindegewebestruktur.

18 Orthomolekulare Substanzen und Konzepte

H. Garten, G. Weiss, J. Farkas (†)

Beim Schreiben der Kapitel dieses Buches wurde deutlich, dass die Beschreibung der für die einzelnen Krankheitsbilder relevanten orthomolekularen Substanzen zu Wiederholungen und Überschneidungen führen würde. Obwohl dieses Buch nicht primär die orthomolekulare Medizin im Fokus hat, haben wir uns entschlossen, dem Thema ein eigenes Kapitel zu widmen. Dieses fasst für die Thematik dieses Buches wesentliche Aspekte der orthomolekularen Substanzen zusammen und gibt für einige spezielle Krankheitsbilder orthomolekulare Konzepte an. Schließlich finden Sie einige „Clinical pearls" aus dem immensen Erfahrungsschatz von George Goodheart.

18.1 Grundlagen

Definition

Nach Linus Pauling bedeutet „orthomolekulare Medizin" die Medizin der „richtigen Moleküle". Im Einzelnen handelt es sich dabei um:

- Vitamine
- Mineralien
- Spurenelemente.

Im erweiterten Sinn umfasst die orthomolekulare Medizin auch:

- Aminosäuren
- Enzyme
- Symbionten.

D. h. alle Substanzen die im Körper physiologischerweise vorkommen.

Warum Applied Kinesiology in der orthomolekularen Medizin?

Manuelle Muskeltestung ist häufig die einzige Möglichkeit, den Bedarf an einer Substanz und deren Verträglichkeit zu bestimmen. Kompartimentierungsprobleme verhindern häufig aussagekräftige Labormessungen. So kann beispielsweise der gemessene Kupferspiegel aus einer Vollblutanalyse in keiner Weise die tatsächliche Situation wiedergeben: Kupfer wird an Plasmaproteine gebunden und zirkuliert bei Aktivierung des retikulohistiozytären Systems vermehrt, was zu einem erhöhten Messwert führt. Dies kann mit einem absoluten Kupfermangel einhergehen, was klinisch dadurch belegt wird, dass Personen mit erhöhten Kupferspiegeln bei rheumatischen Erkrankungen häufig von Kupfersupplementierungen profitieren, wenn sie sorgfältig funktionell mit Applied Kinesiology getestet wurden.
Aus einer Blutanalyse (gleichgültig, ob Serum oder Vollblut) kann nicht über den wahren Kalziumbedarf geurteilt werden, da beispielsweise ein hoher Kalziumspiegel bei Azidose mit absolutem Kalziummangel einhergehen kann. Bei Kupfer, Zink und Phosphor gibt es ähnliche Interpretationsprobleme durch Kompartimentierung. Vitamin K wird nicht routinemäßig bestimmt, ebenso wenig wie Vitamin A. Dort hilft ein kostengünstiger AK-Test.
Nur mit Applied Kinesiology können Sie bei der Vielzahl der angebotenen Produkte für den Patienten das Geeignete finden. Sie sollten immer einen normoreaktiven Challenge anstreben! ASS ist nicht unbedingt gleich „Aspirin". Unizink (als Beispiel für viele andere Präparate) ist nicht gleich Zinkaspartat, sondern Zinkaspartat mit Bindemitteln, Füllstoffen, Farbstoffen die auch Wirkungen haben. Zink ist Bestandteil in Zinkorotat, Zinkaspartat, Zinkpicolinat, Zinkzitrat, die im Zweifelsfalle individuell unterschiedlich wirksam sind.
Verordnen Sie dementsprechend immer genau das Medikament oder die Substanz, die Sie getestet haben, nicht eines „mit denselben Inhaltsstoffen", denn es ist nicht gewährleistet, dass Sie immer alle Stabilisatoren, Farbstoffe etc. auf der Packung berücksichtigt haben.

Haltbaren normoreaktiven Challenge anstreben

Eine einfache Sicherheitsmaßnahme ist, jeweils mehrere Muskeln, die möglichst unterschiedlichen Funktionssystemen zugeordnet sind, für den Challenge mit derselben Substanz zu benutzen. Sinnvoller als die einfache Benutzung der Tab. 2.2, die die gängigen Muskel-Organ-Nutriment-Beziehungen angibt, ist die Wahl der Muskeln nach der klinischen Fragestellung.
Ein gängiges Phänomen ist das gleichzeitige Auftreten eines normoreaktiven und dysreaktiven Challenge nach oraler Provokation mit einer Substanz. Das bedeutet in der Regel, dass die Substanz zwar gebraucht wird, aber gleichzeitig Dysbalancen hervorruft. Das bedeutet, dass Sie für jeden Challenge mindestens einen normoreaktiven und einen dysreaktiven Muskel wählen müssen, die möglichst eng mit dem zu testenden Kompartiment oder Funktionssystem assoziiert sein sollten. Ausführlichere Betrachtungen hierzu ☞ Kap. 3.4 und 3.6.4. Verwenden Sie immer dann, wenn Sie einen normoreaktiven Challenge auf eine Substanz erzielt haben einen Temporal Tap (☞ Kap. 3.5), um zu prüfen, ob dann die Muskeln immer noch normoreaktiv sind, d. h. die Substanz oder das Medikament „wirklich passt".

Tagesbedarf und therapeutische Dosen orthomolekularer Substanzen

Tab. 18.1 enthält Empfehlungen der orthomolekularen Medizin aus verschiedenen Quellen. Dadurch ist zu erklären, warum die empfohlenen Dosen bei „Erwachsenen" (Werbach, 1989) höher liegen können als bei „Schwangeren" (Schmidt u. Schmidt, 2004).

Tab. 18.1: Tagesdosen (RDA, Recommended Daily Allowance) und empfohlene therapeutische Dosen orthomolekularer Substanzen (Quellen: *Werbach, 1989, **Schmidt u. Schmidt, 2004, ***Dietl, Ohlenschläger, 1994)

Nährstoff	Empfohlene Tageszufuhr			Therapeutische Dosis		
	Frau*	Mann*	Kind**	Erwachsene (30–50 Jahre)*	Schwangerschaft**	Leistungssport**
Vitamin A/ Betakarotin	4000 IE	5000 IE	1500–3000 IE	15 000–35 000 IE	3000 IE	3000–6000 IE
Biotin	0–200 µg	200 µg	300–3000 µg***	200 µg***	100–200 µg	–
Kalzium	800 mg	400–600 mg	1000–1500 mg	1200–1500 mg	1200–2400 mg	–
Chlorid	1700–5100 mg		500–2500 mg	–	5000–10 000 mg	–
Cholin	?		500–1000 mg	–	–	–
Chrom	50–200 µg		200–300 µg	–	100–200 µg	–
Eisen	18 mg	10 mg	5–10 mg	10–50 mg	30 mg	20–40 mg
Fluor	1,5–4 mg	1–4 mg	20–100 mg	–	–	–
Folsäure	400 µg	200–400 µg	400–2000 µg	600–800 µg	400–1200 µg	–
Inositol	?		100–1000 mg	–	–	–
Jod	150 µg	200 µg	100–1000 µg	250 µg	100–200 µg	–
Kalium	1875–5625 mg	1000–1900 mg	?	–	–	–
Magnesium	300 mg	350 mg	50–100 mg	300–800 mg	600 mg	400–800 mg
Mangan	2,5–5 mg		2–50 mg	–	–	–
Molybdän	15–500 µg		100–1000 µg	–	–	–
Natrium	1100–3300 mg		–	–	4000–8000 mg	–
Niacin	13 mg	18 mg	7–15 mg	100–6000 mg	15–20 mg	30–60 mg
Pantothensäure	4–7 mg	4–6 mg	?	–	15–30 mg	–
Phosphor	800 mg		?	–	2000–4000 mg	–
Riboflavin	1,2 mg	1,6 mg	5–10 mg	10–50 mg	2 mg	3–4,5 mg
Schwefel	?		500–1000 mg	–	–	–
Selen	50–200 µg		200–300 µg	100–200 µg	50–200 µg	–
Vitamin B_1	1,0 mg	1,4 mg	5–10 mg	10–200 mg	2 mg	3–6 mg
Vitamin B_6	2 mg	2,2 mg	5–10 mg	10–200 mg	4–6 mg	3–6 mg
Vitamin B_{12}	3 µg	5–10 µg	10–1000 µg	4 µg	10–15 µg	–
Vitamin C	60 mg	100–200 mg	50–10 000 mg	250–500 mg	250–500 mg	–
Vitamin D	5 µg	5 µg	10–25 µg	10–15 µg	10–20 µg	–
Vitamin E	12 IE	15 IE	50–100 IE	100–1000 IE	50 IE	100–200 IE
Vitamin K	70–140 µg		30–100 µg	70 µg	70–100 µg	–
Zink	15 mg	7–11 mg	20–100 mg	10–20 mg	20–40 mg	–

Tab. 18.2: Interaktionen der wichtigsten Nährstoffe und Nahrungsbestandteile
Zur Benutzung der Tabelle: Wenn Sie wissen wollen, ob eine von Ihnen getestete orthomolekulare Substanz mit anderen Interaktionen eingeht, suche Sie das zu verabreichende Mittel in der linken gefärbten Spalte auf und prüfen Sie seine Auswirkungen auf andere Substanzen. Beispiel: Sie wollen Zink geben. Wollen Sie gleichzeitig Kalzium geben und Chrom, da sie positiv getestet haben, sollten Sie deren Gabe zeitlich versetzt von Zink verordnen, da Zink die Resorption von Chrom und Kalzium behindert und umgekehrt Chrom und Kalzium die Resorption von Zink hemmen.

	Cr	Ca	Cu	Fe	J	Mg	Mn	Mo	P	Se	Zn	A/ β-K	B_1	B_2	B_3	B_5	B_6	B_{12}	Fols.	C	D	E
Cr	–	R↓	–	–	–	–	R↓	–	–	–	R↓	–	–	–	–	–	–	–	–	–	–	–
Ca	–	–	–	R↓	–	R↓ E↑	R↓	–	–	–	R↓	–	–	–	–	–	–	–	–	–	–	–
Cu	–	–	–	U↑ R↑	–	–	R↓	E↑	–	–	E↑ A	–	–	–	–	–	–	–	–	U↓	–	–
Fe	–	R↓	R↓	–	U↑	R↓	R↓	–	–	–	A	–	–	–	–	–	–	–	R↓	–	–	U↓
J	–	–	–	–	–	–	–	–	–	–	–	–	–	–	–	–	–	–	–	–	–	–
Mg	–	R↓	–	–	–	–	–	–	–	–	R↓	–	U↑	–	–	–	U↑	–	–	–	–	–
Mn	R↓	–	R↓	R↓	–	R↓	–	–	R↓	–	R↓	–	–	–	–	–	–	–	–	–	–	–
Mo	–	–	E↑ U↓	–	–	–	–	–	–	–	–	–	–	–	–	–	–	–	–	–	–	–
P	–	R↓ E↑	–	R↓	–	R↓	R↓	–	–	–	R↓	–	–	–	–	–	–	–	–	–	U↓	–
Se	–	–	–	–	–	–	–	–	–	–	–	–	–	–	–	–	–	–	–	–	–	U↑
Zn	R↓	R↓ A	R↓ A	R↓ A	–	R↓	U↑	–	–	U↓ A	–	–	–	–	–	–	U↑	–	–	–	–	U↑
A	–	–	–	U↑	–	–	–	–	–	–	R↑ U↑	–	–	–	–	–	–	–	–	–	–	–
B_1	–	–	–	–	–	R↑	–	–	–	–	–	–	–	–	–	–	–	–	–	–	–	–
B_2	–	–	–	R↑ U↑	–	–	–	–	–	–	R↑	–	–	–	U↑	–	U↑	–	–	–	–	–
B_3	R↓	–	–	–	–	–	–	–	–	–	–	–	–	–	–	–	–	R↑	U↓	–	–	–
B_5	–	–	–	–	–	–	–	–	–	–	–	–	–	–	–	–	–	–	–	–	–	–
B_6	–	R↑ U↑	R↑	U↑	–	R↑ U↑	–	–	–	–	U↑	–	–	–	U↑	–	–	R↑	–	U↑	–	–
B_{12}	–	–	–	–	–	–	–	–	–	–	–	–	–	–	R↑	–	–	–	U↑	–	–	–
Folsäure	–	–	–	–	–	–	–	–	–	–	–	–	R↑	–	–	–	–	–	–	E↓ U↑	–	–
C	R↑	R↑	U↑ R↓	R↑	–	–	–	–	–	U↑ E↓	–	–	U↑	–	–	–	E↓	–	U↑ E↓	–	–	U↑
D	–	R↑ E↓	–	–	–	R↑ U↑	–	–	–	–	–	–	–	–	–	–	–	–	–	–	–	U↑
E	–	–	–	R↓	–	U↑	–	–	–	U↑	U↑	R↑ U↑	–	–	–	–	–	–	–	–	U↑	–
Koffein	–	E↑	–	R↓	–	E↑	–	–	–	–	R↓	–	–	–	–	–	–	–	–	–	–	–
Fasern	–	R↓	–	–	–	–	R↓	–	–	–	R↓	–	–	–	R↓	–	–	–	–	–	–	–
Phytate	R↓	R↓	R↓ E↑	R↓	–	–	–	–	–	–	R↓	–	–	–	–	–	–	–	–	–	–	–
Milch	–	–	R↓	R↓	–	–	–	–	–	–	–	–	–	–	–	–	–	–	–	–	–	–
Oxalate	R↑	R↓	–	R↓	–	–	–	–	–	–	–	–	–	–	–	–	–	–	–	–	–	–
Fett	–	R↓	–	–	–	R↓	–	–	–	–	–	R↑	–	–	–	–	–	–	–	–	–	–
Proteine	–	E↑		R↑	–	–	–	–	–	–	–	–	–	–	–	–	–	–	–	–	–	–
Zucker	E↑	E↑	–	–	–	–	–	–	–	–	–	–	–	–	–	–	–	–	–	–	–	–

R↑: Resorptionserhöhung, R↓: Resorptionserniedrigung, E↑: Eliminationsförderung, E↓: Eliminationsverzögerung, U↑: Utilisations- bzw. Aktivitätsverbesserung, U↓: Utilisations- bzw. Aktivitätsverschlechterung, A: Antagonismus, –: Keine Wechselwirkung bekannt

18.2 Vitamine

18.2.1 Vitamin A (cis-trans-Retinol) und Betakarotin

Retinol ist ein Vitamin-A-Alkohol, Retinal ein Vitamin-A-Aldehyd und Retinsäure ist ein Retinoid, das nicht zu Retinol metabolisiert werden kann und keine volle Vitamin-A-Wirkung entfaltet. Betakarotin ist das bekannteste Karotinoid mit Provitamin-A-Eigenschaft.

Nahrungsquellen

Vitamin A kommt nur in tierischen Lebensmitteln vor. Die besten Nahrungsquellen sind Milch (ausgenommen Magermilch), Käse, Butter, Eigelb, Leber.
Provitamin-A-Karotinoide sind Pflanzenfarbstoffe, deren wirksamste Form das Betakarotin ist. Bei ihnen liefern gelbe Gemüse und Früchte sowie die Blätter grüner Gemüse die Hauptmenge (z. B. Möhren, Paprika, Tomaten, Spinat, Brokkoli, Grünkohl, Fenchel, Aprikosen). Unter den bekannten Getreidesorten enthalten Mais und Weizen verhältnismäßig viel Provitamin A.
Die Bioverfügbarkeit von Karotinoiden aus Gemüse hängt von der Zubereitung ab. So wird das Karotin aus roh verzehrten Karotten weniger gut resorbiert als nach vorherigem mechanischem Aufschließen der Pflanzenzellen. Auch trägt die Zugabe von etwas Butter oder Öl zur besseren Verwertung des fettlöslichen Vitamins bei.

Funktionen

Wie andere Karotine ist Betakarotin ein Provitamin des Vitamin A, das in den meisten Pflanzen vorkommt. Viele andere Karotine werden auch zu unterschiedlichen Anteilen in Vitamin A umgewandelt. Untersuchungen zeigen, dass diese anderen Formen ihre eigenen Vorzüge aufweisen, besonders was Immunfunktion und antioxidative Eigenschaften anbelangt. Vitamin A fördert nach Goodheart die Leberfunktion und senkt Cholesterin, inhibiert jedoch die Pankreasfunktion.

Sehfunktion

Betakarotin ist eines der Karotinoide, das in die aktive Vitamin-A-Form, das Retinol, umgewandelt werden kann. Das Retinol hat seinen Namen aufgrund seiner Bedeutung für das Sehvermögen. Opsin, ein Protein in den Stäbchen der Netzhaut, verbindet sich mit 11-cis-Retinal (Aldehyd des Vitamin A_1) zu Rhodopsin. Die Aktivierung dieser Substanz durch Lichteinfall ist für den Sehvorgang entscheidend. Ähnliches ist auch für das Farbensehen bei den Zapfen verantwortlich. Dort kommen ebenfalls einige Retinol-Aldehyde vor. Das Opsin der Zapfen absorbiert Licht einer anderen Frequenz.

Anitoxidans, Tumorprotektion

Wichtig ist für die Tumorprotektion und -therapie (☞ Kap. 9) vor allem das antioxidative Potenzial. Bei einem Vitamin-A-Mangel ist das Risiko, an Krebs zu erkranken, nachweislich erhöht. Je weniger Vitamin A im Blut verfügbar ist, desto eher entwickelt sich ein Karzinom. Vitamin A regelt die Expression vieler Faktoren wie z. B. Wachstumshormonrezeptoren, Onkogene und Interleukine, die besonders in das Wachstum und die Differenzierung von Zellen und Geweben eingreifen. In vitro konnte durch Retinsäure das Wachstum neoplastischer Zellen gehemmt werden.
Bei Vitamin-A-Mangel kommt es zu typischen Differenzierungsstörungen rasch proliferierender Epithelien, v. a. der Schleimhäute. Zahlreiche epidemiologische Studien zeigen ein geringeres Risiko für die Entstehung von Krebserkrankungen der Lunge, der Bronchien, des Magens, des Ösophagus und der Zervix bei karotinoidreicher Kost. In einer groß angelegten Studie in China wurde eine Verminderung der Krebshäufigkeit durch prophylaktische Gabe von Betakarotin, Alpha-Tokopherol und Selen nachgewiesen.
Studien zum Nutzen von Betakarotin bei Tumorerkrankungen zeigen differenzierte Ergebnisse. In Interventionsstudien (ATBC, 1994, Rautalahti, Albanes et al., 1997, Caret, Omenn, 1991, Omenn, Goodman et al., 1996) mit isoliertem Betakarotin zeigten sich tendenziell ungünstige Ergebnisse bei hochdosierter Betakarotin-Substitution. Dies gilt scheinbar v. a. für Risikogruppen, wie starke Raucher. Obwohl eine viel veröffentlichte neuere finnische Studie den Anschein vermittelt, dass bei Rauchern Betakarotin keinen Effekt bei der Krebsverhütung hat (tatsächlich entwickelte die Gruppe, die Betakarotin einnahm, mehr Lungentumore), gibt es doch viele andere Berichte, die zeigen, dass Betakarotin sehr wohl einen positiven Einfluss auf die Wachstumshemmung von Tumoren hat, besonders wenn es Menschen verabreicht wird, die nicht über einen grenzwertigen Ernährungsstatus verfügen. Eine mögliche Erklärung für das Ergebnis der finnischen Studie ist, dass Betakarotin tatsächlich die Bioverfügbarkeit anderer Karotinoide vermindert, die gleich starke oder stärkere Antikarzinomsubstanzen sind, zumindest bei einigen Krebsformen.
Vitamin A erhöht die Wirkung anderer immunstimulierender Behandlungen, wie z. B. einer BCG-Therapie, ☞ Abb. 18.1.

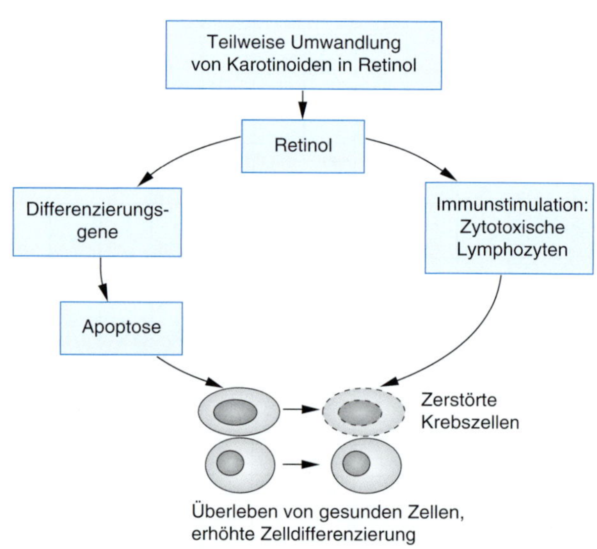

Abb. 18.1. Antikanzerogene Wirkmechanismen von Rentinol (nach Shklar, 1998)

Immunmodulation

Die nachgewiesene Anhebung von CD4/CD8 (Helfer-Supressor-Ratio, Murata, Tamai et al., 1994) als Auswirkung der Karotineinnahme hat viele Kliniker dazu veranlasst, Betakarotin oder Vitamin A bei allen akuten oder chronischen bakteriellen- und viralen Infektionen zur Behandlung einzusetzen. Fieberhafte Zustände korrelieren mit niedrigen Vitamin-A-Spiegeln (Rodriguez und Irwin, 1972). Es gibt zahlreiche Angaben bezüglich der Wirksamkeit von Vitamin A bei der Behandlung von HIV- Infizierten und AIDS-Patienten in der Literatur. Möglicherweise können Vitamin A und Karotinoide bei Patienten mit eingeschränktem Immunstatus Sekundärinfektionen verhindern helfen.
Massive Dosen von Vitamin A wurden während vieler Jahre besonders in den Entwicklungsländern bei Kindern mit schweren Fällen von Masern eingesetzt. Um seine Effizienz zu belegen, kann eine Studie von Semba, Munasir et al. (1995) angeführt werden, nach der von der Gabe von Vitamin A bei Kindern, die geimpft werden sollen, abgeraten wurde. Demnach reduzierte die Immunstimulation durch Vitamin A die Fähigkeit der Vakzine. subklinische Infektion zu verursachen, und machte die Vakzine dadurch weniger effektiv, was zu Impfversagen führen kann.
Nach Goodheart gibt es bezüglich Immunstimulation einen Antagonismus zwischen Vitamin A und Vitamin B. Vitamin B soll bei bakteriellen Infekten auch aus diesem Grund nicht gegeben werden.

Epithelschutz

Eine bekannte Auswirkung von Vitamin-A-Mangel ist die Reduktion von sekretproduzierenden Zellen und die Keratinisierung von Epithelzellen. Diese Verbindung zum Epithelgewebe könnte seine Wirksamkeit bei der Tumorbehandlung erklären und ebenso bei solch unterschiedlichen Zuständen wie trockenem Auge, Akne vulgaris, Dermatitis und kardiovaskulären Erkrankungen. Die Reduktion der Anzahl von Schleimzellen, der Zottenoberfläche und der Proteinsynthese im Dünndarm bei Vitamin-A-Mangel (Chan und Wolf, 1987; DeLuca und Roberts., 1969) macht deutlich, dass man die Karotinoide als Begleittherapie in Fällen von Dysbiose und veränderter Darmpermeabilität bedenken muss.

Schilddrüsenfunktion

Vitamin A wirkt in vielen Zellen als Pseudohormon. Entweder wird es in den Zellkern transportiert oder wird direkt eingeschleust, um die Zell-DNA zu aktivieren. Der Antikarzinom-Effekt von Vitamin A könnte durch die vermehrte zelluläre Differenzierung bei ausreichender Vitamin-A-Versorgung erklärbar sein. Augenscheinlich wird Vitamin A in der Zelle von denselben Proteinen wie die Schilddrüsenhormone transportiert, was eine Beziehung zwischen Vitamin A und Stoffwechselfunktionen andeutet:

- Nachtblindheit ist sowohl mit Thyroxin- als auch mit Vitamin-A-Mangel assoziiert.
- Eine Korrelation zwischen erniedrigten Plasma-Vitamin-A-Spiegeln und erhöhten Plasmathyroxin ist zu beobachten.
- Retinoidsupplementierung senkt den Plasmathyroxinspiegel bei Patienten mit Schilddrüsenüberfunktion (Rodriguez und Irwin, 1972). Dafür sind hohe Dosen notwendig.
- Niedrige Vitamin-A-Dosen fördern Schilddrüsenfunktion.

Mangel

Der Vitamin-A-Stoffwechsel wird im Wesentlichen durch so genannte Retinol-bindende Proteine (RBP) gesteuert. Nur mit deren Hilfe wird Vitamin A für den Körper nutzbar, wodurch ein Mangel an diesen Proteinen zu ähnlichen Symptomen führen kann wie ein Vitamin-A-Mangel (Hypovitaminose) selbst.
Bei Mangel an Vitamin A kommt es zu

- erhöhter Infektionsanfälligkeit
- Trockenheit der Haut, Haare, Nägel und Augen, Haarausfall
- Nachtblindheit, verringerter Sehschärfe, erhöhter Lichtempfindlichkeit
- Eisenmangel
- erhöhter Gefahr einer artherosklerotischen Herzerkrankung
- erhöhtem Krebsrisko in Organen mit Schleimhäuten
- Schilddrüsenfunktionsstörungen
- erhöhtem Risiko, Nierensteine auszubilden aufgrund erhöhter Kalziumausscheidung, Fruchtbarkeitsstörungen
- beeinträchtigtem Geruchsinn, Tastsinn und Appetit
- Müdigkeit und Wachstumsstörungen, wie z. B. Störungen des Knochenwachstums im Kindesalter.

Ursachen für Vitamin-A-Mangel können außer Mangelzufuhr sein: Entzündungen, Operationen aber auch Stress, oxidativer Stress wie Rauchen, Umweltgifte wie z. B. Kadmium, Störungen der Fettresorption; Alkohol beeinträchtigt die Aufnahme, Speicherung und Mobilisierung. Diabetiker und Menschen mit Schilddrüsenüberfunktion können die pflanzlichen Karotinoide nur schlecht in Vitamin A umwandeln. Cholesterinsenkende Mittel und Abführmittel verschlechtern die Aufnahme. Manche Schlafmittel verbrauchen Speichervorräte in der Leber.

Toxizität

Außer der Tendenz, Betakarotin in adipösem Gewebe zu speichern, was zur Verfärbung der Haut durch Hyperkarotinose führt, besteht keinerlei toxische Gefahr höherer Dosen von Karotinoiden. Nur die Retinoidformen sind toxisch und der Körper reguliert selbst, wieviel Karotinoide umgewandelt werden.
Vitamin A, über längere Zeit in hohen Dosen gegeben (100 000 IE, nach anderen Angaben bereits 15 mg = 50 000 IE), wird bis zu einem toxischen Niveau in der Leber gespeichert. Zu den Symptomen gehören: Hepatosplenomegalie, Kopfschmerzen, erhöhter Hirndruck (Pseudotumor cerebri), Abnahme der Knochengewebsdichte (Osteoporose), Appetitlosigkeit, abdominelle Beschwerden. Die normale Speicherung in der Leber wird durch Alkohol und andere Xenobiotika behindert, da diese zu vermehrter Oxidation durch den Cytochrom-P450-Enzymkomplex der Phase II führen.
Von größerer Bedeutung ist der teratogene Effekt von

Vitamin A, der bei Dosen über 18000 IE/Tag, nach anderen Angaben bereits über 10000 IE/Tag, beobachtet wird. Dies gilt vor allem für das erste Trimester.
Eine Überversorgung mit über 15 mg (= 50000 IE) Vitamin A kann zu Erbrechen, Durchfall, Kopfschmerzen, Vergrößerung von Leber und Milz, Verringerung der Schilddrüsentätigkeit und schmerzhaften Wucherungen der Knochenhaut führen.
Für Tagesdosen von mehr als 7,5 mg (= 25000 IE) wurden eine Reihe lebertoxischer Effekte nach mehrjähriger Zufuhr beschrieben, teilweise mit Todesfolge. Ein sicherer Indikator ist hingegen die Relation von Vitamin A zu RBP. Übersteigt der Serumspiegel die Bindungskapazität durch RBP, so liegt freies Vitamin A vor, welches toxische Wirkung entfaltet. RBPs spielen daher auch bei einer Hypervitaminose A eine entscheidende Rolle. Da sie einen sogenannten Zinkfinger besitzen, ist das Spurenelement Zink wichtig für den gesamten Vitamin A Haushalt – sowohl bei Unter- als auch Überversorgung.

Anwendung

Empfohlene Tagesdosis

800–1000 µg/Tag entsprechend 4000–5000 IU Retinol-Äquivalent (1 µg Retinol-Äquivalent entspricht 6 µg Betakarotin).

Pharmakologische Dosierung

Vitamin A 10–35000 IE/Tag, Betakarotin 15–30 mg/Tag.
Bei Bedarf von Megadosen sollte aus Sicherheitsgründen besser Betakarotin verwendet werden. Nach GOODHEART besteht ein Antagonismus zwischen B-Komplex und Vitamin A, deshalb sollte bei Gabe von Vitamin-B-Komplex etwas Vitamin A gegeben werden, z.B. 500–1000 IE/Tag. Der Bedarf und die Dauer einer Substitution sollten mit AK regelmäßig überprüft werden.

Mögliche Testmuskeln

M. tibialis ant., M. trapezius sup., M. sacrospinalis, Mm. rhomboidei, M. psoas, M. quadratus lumborum, M. popliteus, M. piriformis, M. pectoralis major sternalis, M. pectoralis minor M. latissimus dorsi.

Tab. 18.3: Thiamin-Gehalt in Lebensmitteln pro 100 g

Bierhefe	13,1 mg
Sonnenblumenkernen	2,2 mg
Weizenkeimen	2 mg
Macadamianüsse	1,1 mg
Sesam	0,8–1,5 mg
Sojabohnen	1 mg
Schweinefleisch	0,90 mg
Rindfleisch	0,60 mg
Erbsen	0,76 mg
Haferflocken	0,65 mg
Vollkorngetreide (Weizen, Gerste, Mais, Reis)	0,4–0,7 mg
Weißen Bohnen	0,50 mg
Löwenzahnsalat	0,20 mg
Hühnerfleisch	0,10 mg
Kartoffeln (gekocht)	0,10 mg

18.2.2 Vitamin B_1 (Thiamin, Thiaminpyrophosphat)

Unter Vitamin B_1 werden verschiedene Verbindungen mit Thiaminwirkung zusammengefasst. Es zählt zu den wasserlöslichen Vitaminen und ist nach GOODHEART auch alkohollöslich, im Gegensatz dazu ist Vitamin G (☞ unten, Vitamin B_2 plus B_3) nicht alkohollöslich; therapeutisch werden sowohl lipophile Allithiamine als auch wasserlösliche Salze eingesetzt. Die lipidlöslichen sollen besser verstoffwechselt werden (SCHMIDT und SCHMIDT, 2004).

Nahrungsquellen

Thiamin kommt in fast allen pflanzlichen und tierischen Lebensmitteln vor, häufig aber nur in kleinen Mengen. Hohe Konzentrationen haben mageres Schweinefleisch, Geflügel und auch andere Fleischsorten. Unter den pflanzlichen Lebensmitteln sind vor allem die Vollkornprodukte erwähnenswert, wie Vollkornbrot, Haferflocken, Naturreis etc. sowie Hülsenfrüchte und Kartoffeln.
Vitamin B_1 befindet sich vorwiegend in den äußeren Schichten des Korns, somit enthalten hochausgemahlene Mehle (z.B. Weizenmehl Type 405) und daraus hergestellte Produkte (Backwaren) und auch geschälter Reis nur noch sehr wenig Vitamin B_1. Es ist sehr labil, d.h. es wird bei Einwirkung von Hitze und Sauerstoff leicht zerstört. Es wird wegen seiner hohen Wasserlöslichkeit leicht ausgewaschen. Bei sachgemäßer haushaltsüblicher Zubereitung gehen 20–40% verloren. Deshalb sollten Gemüse und Kartoffeln nicht länger in Wasser liegen gelassen werden.

Funktionen

Thiamin wirkt eher vasokonstriktorisch (GOODHEART, 1969), es regt die Schilddrüse an. Es wirkt als Coenzym bei wichtigen Reaktionen im Energiestoffwechsel, v.a. des Kohlenhydrat- und Fettstoffwechsels. Es ist Cofaktor bei der Glykogenmobilisation der Leber und bei der oxydativen Dekarboxylierung von Pyruvat (Bildung von Acetyl-CoA zum Aufbau von Fettsäuren und Steroiden sowie Acetylcholin). Nach MAFFETONE (1999) ist es das Schlüsselvitamin beim Abbau von Milchsäure. Es bessert die Zwerchfellfunktion (ebenso wie Phosphatase, z.B. in rohen Kartoffeln).
Auch im Nervengewebe erfüllt Thiamin wichtige Aufgaben. Es ist unter anderem an der Freisetzung und Metabolisierung des Acetylcholins an den cholinergen Nervenendigungen beteiligt. Es sorgt für eine geregelte Serotoninaufnahme ins Gehirn und reguliert die Fett-

säure- und Cholesterinsynthese im Nervengewebe. GABA ist Vitamin-B_1-abhängig.
Die Speicherfähigkeit des Organismus ist sehr gering.

Mangel

Mangel führt zum Krankheitsbild der Beriberi mit neurologischen Ausfällen, Muskelschwund, Herzmuskelschwäche und Ödemen. Nervöse und zerebrale Störungen sind charakteristisch für die polyneuropathische Form der Beriberi. Beim Alkoholismus wird durch den Thiaminmangel in fortgeschrittenen Stadien das Wernicke-Korsakow-Syndrom verursacht mit peripherer Neuropathie mit ataktischem Gang, Augenmuskellähmungen mit Doppeltsehen, Kleinhirnataxie und amnestischen Symptomen, Verlust des Kurzzeitgedächtnisses sowie Halluzinationen. Subklinische Mangelzustände, wie sie in den Industrieländern durch übermäßigen Kohlenhydratanteil in der Ernährung (Fastfood, Cola, Süßigkeiten etc.) weit verbreitet sind, können zu unspezifischen Symptomen wie Appetitstörungen, Reizbarkeit, Müdigkeit und Schlaflosigkeit führen. Schwerer Mangel, dann meist zusammen mit Mangel an Vitamin B_3 und Vitamin B_6, führt auch zu Anämie.
Symptome für den Mangel an Vitamin B_1:

- niedriger Blutdruck, kaltschweißige Hände
- Schläfrigkeit nach den Mahlzeiten
- häufiger nächtlicher Harndrang (tagsüber nicht)
- ein Gefühl wie ein leichter Ring um den Kopf
- Demenz
- geringe Atemanhaltezeit (weniger als 20 Sekunden)
- häufiges Gähnen, schnelle Ermüdung
- Appetitmangel, Diarrhö, Aufgedunsensein
- Sich-schlechter-fühlen nach körperlichem Training (Goodheart, 1969)
- schmerzhafte Wadenmuskeln, brennende Fußsohlen, nächtliche Rückenschmerzen.

Toxizität

Auch bei 200facher Überdosierung treten unter oraler Supplementierung keine Symptome auf. Bei parenteraler Gabe können Kopfschmerzen, Muskelschwäche, Paralyse und Herzrhythmusstörungen auftreten.

Anwendung

Tagesbedarf

1,1 – 1,4 mg/Tag, während der Stillzeit bis 1,7 mg/Tag.

Pharmakologische Dosierung

5 – 200 mg/Tag.

Applied Kinesiology

Atemanhaltezeit von weniger als 20 Sekunden deutet auf Thiamin-Mangel hin (Goodheart). Spezielle Indikation: bei Neuritis synthetisches Vitamin B_1 zusammen mit Kalzium (Goodheart).

Geeignete Testmuskeln

M. pectoralis major clavicularis (PMC), M. pectoralis major sternalis (PMS; Glykogen!), M. tibialis anterior.

18.2.3 Vitamin B_2 (Riboflavin)

Riboflavin ist Baustein der Coenzyme Flavinadenin-nukleotid (FAD) und Flavinmononukleotid (FMN), die als Bausteine von Dehydrogenasen und Oxidasen eine zentrale Rolle im oxidativen Stoffwechsel spielen.

Nahrungsquellen

Riboflavin kommt vor allem in Milch und Milchprodukten, Fleisch, Fisch, Leber, Getreideerzeugnissen sowie in Mandeln und Hefe und Blattgemüse vor. Bei der Keimung steigt die Riboflavinkonzentration z. B. in Weizen, Gerste, Mais an.

Chemie

Gewisse Medikamente, besonders Phenothiazine und trizyklische Antidepressiva (Pinto, Huang et al., 1981) haben eine Auswirkung auf den Riboflavinmetabolismus.

Funktionen

Energieproduktion im Krebszyklus

Flavinadenindinucleotid (FAD) und Riboflavin-5-Phosphat (FMN) sind Enzyme, die den Krebszyklus mit der oxidativen Phosphorylierung verbinden und damit der ATP- und Energieproduktion dienen. Aus diesem Grund ist Vitamin B_2 eine der Substanzen, die bei der Testung aerober und anaerober Muskelfunktion berücksichtigt werden müssen (Maffetone, 1989, 1999).

MAO-Produktion

Vitamin B_2 ist ein Cofaktor bei der Produktion von Monoaminoxidasen (MAO). Diese Enzyme sind für den Abbau bestimmter Aminverbindungen, besonders des vasokonstriktiv wirkenden Tyramins und β-Phenylethylamins verantwortlich. β-Phenylethylamin (PEA) ist ein Alkaloid und neben dem Theobromin einer der Hauptwirkstoffe von Schokolade, Wein und Käse und ist für die Entwicklung von migräneartigen Kopfschmerzen mitverantwortlich. Prominente Derivate mit PEA-Struktur sind der Neurotransmitter Dopamin, die Aminosäure Phenylalanin und die Rauschdroge Meskalin. Phenethylamin bewirkt einen Anstieg des Blutzuckerspiegels und hat wie das Dopamin eine anregende Wirkung auf das Zentralnervensystem.

Immunmodulation

Ähnlich den anderen B-Vitaminen, scheint ein reduzierter Riboflavinspiegel eine negative Auswirkung auf die Immunfunktionen zu haben. In allen Fällen von chronischen Infektionen und Irritationen des Mundes sollte Vitamin-B_2-Mangel getestet werden.

Mangel

Haut- und Schleimhautläsionen (feuchte Dermatitis, Mundwinkelrhagaden, Glossitis, etc.).
Der Erythrozyten-Glutathionreduktase-Test (EGR) ist das beste funktionelle Maß des Vitamin-B_2-Status (im Gegensatz zum Plasmaspiegel).

Toxizität

Nicht bekannt.

Anwendung

Empfohlene Tagesdosis

1,2–1,6 mg/Tag.
Bei körperlicher Aktivität, schweren Krankheiten, postoperativ und nach Traumen sowie Absorptionsstörungen, Alkoholabusus und Medikamentenwechselwirkungen steigt der Riboflavinbedarf stark an.
Der Körperbestand beträgt ca. 15 mg (als FAD & FMN), es gibt keine Speicherung.

Pharmakologische Dosierung

10–50 mg/Tag.

Mögliche Testmuskeln

M. subscapularis (Patienten bewegen lassen, dann testen).

Vitamin G

Vitamin B_2 wurde von seinem Entdecker Richard Kuhn Vitamin G genannt. In der Literatur der Applied Kinesiology wird unter Vitamin G üblicherweise Vitamin B_2 zusammen mit Vitamin B_3 verstanden („RN-Komplex"). Beide sind nach Goodheart (1969) nicht alkohollöslich und unterscheiden sich hierin von dem Rest des Vitamin-B-Komplexes.
Er fördert die Cholinesterase, die einerseits die Aktivierung von Acetylcholin als auch den Katabolismus fördert. Zucken im Schlaf ist nach Goodheart Mangel an Deaktivierung, ungewolltes Fallenlassen von Gegenständen ist Mangel an aktiviertem Acetylcholin.
RN-Komplex ist antispastisch, vasodilatatorisch, fördert oxidative und lipotrophe Prozesse, fördert Sauerstoffaufnahme (z.B. Cornea).

„RN-Syndrome"

Assoziierte Symptome: Rote bis purpurne Zunge, Depression, Nervosität, Weinerlichkeit, Rektum- und Vagina-Irritationen, Augenrötung, Photophobie. Die Augenrötung ist ein paradoxer Effekt (Vasodilatation durch Angiospasmen der Vasa vasorum).
Vitamin-B_2-Quellen: Hefe, Milch, Hühnereiweiß, Niere, Leber, Herz, Blattgemüse.

Testmuskeln

Nackenstrecker, M. supinator, M. trapezius sup.

18.2.4 Vitamin B_3 (Niacin)

Die eigentliche Bezeichnung für Vitamin B_3 ist Nikotinsäure. Das Synonym Niacin bezieht sich dabei sowohl auf die Nikotinsäure selbst als auch auf ihr Aminderivat Nikotinamid (NAD).

Nahrungsquellen

Das Vitamin kommt in der Natur vorwiegend als Nikotinamid vor und ist im Tier- und Pflanzenreich weit verbreitet, ist jedoch meist in relativ geringer Menge enthalten. Sehr gute Niacinquellen sind Fleisch, insbesondere Innereien, Geflügel, Wild, Fisch, Pilze und Vollkorngetreide. Milchprodukte und Eier besitzen wenig Niacin. Wegen ihres hohen Tryptophangehaltes haben sie jedoch ein hohes Niacinäquivalent (☞ unten). In Getreidearten, wie z.B. in Mais und auch in Kartoffeln, liegt Niacin in einer gebundenen nicht absorbierbaren Form (Niacitin) vor. Kaffee enthält Niacin, welches beim Rösten der Bohnen aus einer dem Niacin verwandten Verbindung entsteht. Veganer können ihren Bedarf beispielsweise aus Erdnüssen, Weizenkleie, Datteln, Champignons, Bierhefe, getrockneten Aprikosen und Hülsenfrüchten decken.

Chemie

Da es vom Körper produziert wird (annähernd 1,5% des Tryptophan werden in Vitamin B_3 umgewandelt), entsprechen Niacin und seine Amidverbindung eigentlich nicht der Definition eines Vitamins. Es ist eher eine nicht-essenzielle Aminosäure. Nikotinsäureamid und Nikotinsäure können vom Organismus ineinander umgewandelt werden. Nikotin wird durch die Tabakpflanze produziert, um sich selbst gegen Schädlinge zu schützen. Wenn die Ringstruktur des Moleküls geöffnet wird, entsteht Nikotinsäure (Vitamin B_3).

Funktionen

Redoxreaktionen

Niacin ist als Bestandteil der Coenzyme NAD und NADP am Hydridionentransfer (H^-) zahlreicher Dehydrogenasen im Citratzyklus und der Atmungskette beteiligt. In diesen biologischen Redoxreaktionen, die in allen Zellen ablaufen, wirken NAD und NADP als Wasserstoffdonatoren und -akzeptoren. Vitamin B_3 ist so am Auf- und Abbau von Kohlenhydraten, Fett- und Aminosäuren beteiligt.

DNA-Schutz

Vitamin B_3 wird bei der DNA-Replikation und -Reparatur sowie der Kalziumstabilisierung benötigt.

Fettstoffwechsel (nur Niacin)

Niacin ist die wirksamste bekannte pharmakologische Substanz zur Anhebung der wichtigen HDL-Spiegel, eine Tatsache, die seit den 50er Jahren bekannt ist. Dennoch macht Niacin nur 7,9% des Verschreibungsvolumens für diese Indikation aus (FDA, 1990). Dies könnte evtl. mit der mangelnden Gewinnträchtigkeit einer breit verfügbaren, nicht patentierbaren Substanz zusammenhängen. Niacin hebt nicht nur den HDL-Spiegel an, sondern senkt auch den LDL-Cholesterin- und Triglyceridspiegel (Brown, 1995). Es muss betont werden, dass die Amidform, die sehr viel seltener zu „Flush-Reaktionen" führt, nicht die Lipoproteidspiegel senkt. Über eine hemmende Wirkung auf den Plasminogen-Aktivator-Inhibitor (PAI-1) hat Niacin auch eine mögliche direkte atheroskerosehemmende Wirkung (Brown, Sobel, et al., 1995). Niacin hat auch die Eigenschaft, die im Fett gespeicherten Gifte durch Lipolyse zu mobilisieren.

Vasodilatation

Der „Flush" wird durch Vasodilatation verursacht, die durch langsame Dosissteigerung verhindert werden kann. Die vasodilatatorische Wirkung erklärt den Nutzen bei der Akutbehandlung von Migräne. Hoffer (1959, 1998) schlägt vor, mit 100 mg nach den Mahlzeiten zu beginnen, außer bei Alkoholikern, Schizophrenen und Arthritikern, die bis zu 1–3 g/Tag erhalten. Die Anwendung von Antihistaminen, Aspirin und einer Mahlzeit vor der Einnahme kann die „Flush" Wirkung reduzieren.
Der oft unangenehme „Flush" wird auch durch „time-released" Niacin verursacht. Dieses muss mit Vorsicht angewandt werden, da hierbei nur die Hälfte des sofort verfügbaren Niacin für dieselbe blutfettsenkende Wirkung benötigt wird. Da höhere Dosen die Lebertransaminasen erhöhen können, muss diese Dosierungsregel beachtet werden (Brown, 1995).

Krebstherapie

Das Enzym ADP-Ribose-Polymerase, das durch NAD aktiviert wird, hilft, Brüche in der DNA zu reparieren. Es hat ebenfalls eine Funktion bei der Zell-Apoptose (programmierter Zelltod). Jonsson, Jacobson, et al. (1987) und Gensler, Williams, et al. (1999) berichteten über mögliche Schutzfunktion von Niacin gegen Krebs.

Erschöpfungssyndrom, Multiple Chemische Sensitivität

Bei Multipler Chemischer Sensitivität ist der Energiestoffwechsel sehr häufig erheblich gestört (Kapuste und Schlett, 1995). Da NAD ein kritischer Faktor im Zitratzyklus ist (☞ Kap. 15.4.4), ebenso wie bei der anaeroben Glykolyse und bei der Fettsäureoxidation, wird Niacinmangel klinisch mit Schwäche, Müdigkeit und Erschöpfung in Verbindung gebracht. Nach Maffetone (1987) muss Niacin sowohl bei der Beurteilung aerober als auch anaerober Funktion getestet werden. Vitamin B_3 ist beteiligt am Auf- und Abbau von Kohlenhydraten, Fettsäuren und Aminosäuren.

Arthritis

Viele Kliniker haben den Nutzen von Niacin bei der Therapie von Arthritis erwähnt. Vielleicht erklärt die Wirkung für normales Zellwachstum dieses Phänomen, ebenso wie der Gebrauch bei Dermatitis und anderen Hautkrankheiten.

Schizophrenie

Da die Symptome der Schizophrenie bei Pellagra bei Behandlung mit Niacin verschwinden, kam man auf die Überlegung, ob nicht auch in Fällen von Schizophrenie ohne die übrigen Pellagra-Symptome (Hauterkrankungen und Durchfall) Niacin hilfreich sein könnte. Die Patienten, die eine Besserung zeigten, wurden weiter auf Pellagra behandelt, diejenigen, die keine Besserung zeigten, wurden als schizophren eingestuft und in entsprechende Institutionen eingewiesen. Viele „psychiatrische" Patienten wurden fälschlich stigmatisiert, da sie eigentlich höhere Dosen von Vitamin B_3 über einen längeren Zeitraum benötigten.
Philpott beschreibt, dass die Stimmung und Wahrnehmungsänderungen von Schizophrenen mit der Unfähigkeit, ausreichend Tryptophan in Nikotinamid-Adenin-Dinukleotid (NAD) im Gehirn umzuwandeln, zusammenhängen. Tryptophan-Pyrrolase baut L-Tryptophan unter Sauerstoffverbrauch zu N-Formyl-L-Kynurenin ab, welches in weitere Stoffe umgewandelt werden kann (u. a. Nikotinsäure). Dies ist auch der Hauptstoffwechselweg von L-Tryptophan (nur ein geringer Teil wird zu 5-HTP bzw. Serotonin umgewandelt). Dabei fungiert Häm (Eisen!) als Cofaktor. Einer Erhöhung der Zufuhr von L-Tryptophan steht ab einer gewissen Grenze eine überproportionale Aktivierung der Tryptophan-Pyrrolase gegenüber, so dass im Ergebnis mehr L-Tryptophan abgebaut wird, als zusätzlich zugeführt worden ist.
Zur Behandlung von Depressionen, Verstimmungen, Einschlafproblemen u. ä. durch Erhöhung der Serotoninmenge im Gehirn wird eine Einzeldosis von 1–3 g als optimal angesehen, um eine maximale Wirkung zu erreichen. Kleinere Dosen sind meist zu schwach, größere aktivieren die Tryptophan-Pyrrolase zu stark. Es sollte versucht werden, die kleinstmöglich wirksame Dosis zu finden.
Die Mehrzahl der sehr wenigen Patienten, die an den Auswirkungen hoher Tryptophandosen starben, litten letztendlich an einem Niacinmangel. Das verunreinigte Tryptophan, das zur tryptophaninduzierten Myositis führte, stammte sämtlich von einer kleinen japanischen pharmazeutischen Firma Showa Denko, die seitdem bankrott ist.
Goodheart (1970) sah als Indikator für eine Schizophrenie(disposition?) ein gekreuztes Ni 17 Switching an, das mit homolateralem Crawl behandelt werden soll. Eine

Supplementierung mit hoch dosiertem Vitamin B_3 und niedrig dosiertem Vitamin B_6 oder umgekehrt soll verordnet werden.

NADH

Bei CFS-Patienten zeigt die Skelettmuskelzelle einen ATP-Mangel. NADH ist die reduzierte Form des Nikotinamid-Adenin-Dinukleotids, der Coenzymform des Niacins (Vitamin B_3). Es löst in Zellen, die über genügend Sauerstoff verfügen, die Bildung von ATP aus. Eine Zelle kann umso mehr ATP produzieren, je mehr NADH zur Verfügung steht. Organe und Gewebe, die besonders viel Energie benötigen, weisen hohe Spiegel an NADH auf. Die höchsten Konzentrationen findet man im Herzen, die zweithöchsten Konzentrationen in Gehirn und Skelettmuskel. Bei CFS-Patienten stimuliert NADH die ATP-Produktion. Dadurch kommt es zu einer Besserung der Symptomatik.
Dosierung: 10–30 mg NADH/Tag werden empfohlen (NADH [Activated Vit. B_3], z.B. Metabolics, Tel. 0044-1380–81 27 99).

Mangel

Schwerer Niacinmangel bei gleichzeitig geringer Tryptophanaufnahme führt zum Krankheitsbild der
- Pellagra mit u.a.
- depressiven Psychosen mit Kopfschmerzen
- Müdigkeit und Verwirrtheitszuständen
- Dermatitis, Entzündungen der Mund- und Magenschleimhäute
- Diarrhö.

Das Auftreten dieser Krankheit steht im Zusammenhang mit der Einführung des Mais in Europa. In den Ursprungsländern der Azteken und Mayas wurde der Mais nach der Ernte üblicherweise in Kalkwasser gelegt, was das Niacin im Mais freisetzte. Von den spanischen Eroberen wurde der Mais nach Europa, Nordamerika und Afrika gebracht, wo diese Technik nicht angewandt wurde. Die Folge war, dass bei ganzen Bevölkerungsschichten, bei denen Mais die Hauptnahrungsquelle darstellte, Niacin-Mangelerscheinungen auftraten.

Toxizität

Nausea, Leberschädigung (Hoffer, 1982), Magengeschwüre, Nausea, niedriger Blutdruck, erhöhte Harnsäure.

Anwendung

Tagesbedarf

13–18 mg/Tag.

Speicherung

Keine.

Pharmakologische Dosierung

Niacin: 1,5–6,0 g/Tag (3 × 400 mg).
Niacinamid: 1,5–10 g/Tag.
Nikotinsäure senkt in einer Dosis von 500–1000 mg/Tag den LDL-Wert des Cholesterins, erhöht den HDL-Wert und erniedrigt die Triglyzeride.

Mögliche Testmuskeln

M. gluteus med. und max., M. gracilis, M. sartorius, M. pectoralis minor, Nackenextensoren, M. sternocleidomastoideus, M. pectoralis major sternalis, Mm. rhomboidei.

18.2.5 Vitamin B_5 (Pantothensäure)

Nahrungsquellen

Pantothensäurelieferanten sind viele Lebensmittel. Relativ viel ist enthalten in Leber, Fleisch, Innereien, Fisch, Eiern, Milch, Hefe, Vollkorngetreideprodukten, Nüssen (besonders Pinienkerne), Hülsenfrüchten, Reis, Obst, Gemüse und Gelee Royal.

Funktion

Vitamin B_5 ist nötig für den Aufbau von Coenzym A, welches eine wichtige Rolle im Stoffwechselgeschehen spielt (z.B. im Citratzyklus oder der Fettsäure-Oxidation/-Biosynthese als Acetyl-CoA, Succinyl-CoA, Malonyl-CoA). Es ist ebenso beteiligt am Auf- und Abbau von Kohlenhydraten, Fetten, Aminosäuren und an der Synthese von Cholesterin. Außerdem ist sie an der Bildung von Steroidhormonen beteiligt („Antistressvitamin"), d.h. es ist ein wichtiges Nebennierensupplement. Substitution beim CFS bessert Stressresistenz und Müdigkeit.

Mangel

Ein isolierter Pantothensäuremangel ist selten, kann aber beispielsweise im Zusammenhang mit Darmerkrankungen, Alkoholmissbrauch oder chronischen Entzündungen auftreten. vielmehr fehlen dem Körper meist auch andere Vitamine der B-Gruppe. Ein Mangel kann zu Müdigkeit, Schlaflosigkeit, Kopfschmerzen, Depressionen, tauben oder schmerzenden Muskeln, Anämie, Immunschwäche und Magenschmerzen führen.
Das burning feet syndrome (burning feet = brennende Füße) tritt nach einem 3- bis 4-monatigen Pantothensäuremangel auf. Die Krankheitserscheinungen sind zuerst Kribbeln und Taubheit in den Fußzehen, gefolgt von Brennen und Stechen in den Füßen. Diese Beschwerden werden von psychischen und neurologischen Erscheinungen (Muskelverspannung, Nervenreizzustände) begleitet. Bekannt wurde das Syndrom durch Auftreten bei Kriegsgefangenen während des 2. Weltkrieges auf Burma, den Philippinien und in Japan, die an Pantothensäuremangel litten.

Toxizität

Bei monatelanger Einnahme von deutlich über 10 g/Tag kann es zu leichten Darmstörungen kommen; ansonsten sind keine Nebenwirkungen bekannt.

Anwendung

Tagesbedarf

6 mg/Tag.

Mögliche Testmuskeln

M. gracilis, M. sartorius, M. peroneus tertius. Anaerober Muskeltest: repetitive Testung mit einer Frequenz von bis zu 3/sec.

18.2.6 Vitamin B_6 (Pyridoxin)

Vitamin B_6 ist ein Sammelbegriff für Derivate des 5-Hyd roxymethyl-2-Methyl-3-Pyridinols. Es kommt als Pyridoxol (Alkohol), Pyridoxamin (Amin), Pyridoxal (Aldehyd) und deren Phosphorsäure-Estern vor. Der Sammelbegriff hierfür ist Pyridoxin. Alle drei Derivate können ineinander überführt werden und besitzen dieselbe biologische Aktivität.

Nahrungsquellen

Pyridoxin kommt in vielen Lebensmitteln tierischen und pflanzlichen Ursprungs vor. Als gute Nahrungsquellen gelten Getreidevollkorn, Nüsse, Hefe, Bananen, Leber aber auch Fleisch, Geflügel, Fisch, Kartoffeln, viele Gemüsesorten (Rosenkohl, grüne Bohnen, Avocados) sowie Vertreter der Hülsenfrüchte wie Kichererbsen und Linsen.

Funktionen

Vitamin B_6 ist ein Cofaktor in mehr als 100 enzymatischen Reaktionen. In der aktivierten phosphorylierten Form Pyridoxal-5-Phosphat (P-5-P) ist Vitamin B_6 essenziell für metabolische und immunologische Funktionen. Aktivierung benötigt Magnesium, erhöhter Vitamin-B_6-Bedarf führt möglicherweise zu relativem Magnesium-Mangel.

Blutbild

Bei Vitamin-B_{12}-Mangelanämie (sideroblastische Anämie) und jeder Störung des roten Blutbildes ist Vitamin B_6 zu überprüfen (Sauberlich, 1980).
Vitamin-B_6-Mangel bewirkt ebenso wie Folsäuremangel den verstärkten Einbau von Uracil in die DNS. Eine weitere wichtige Aufgabe übernimmt das Pyridoxalphosphat als Cofaktor bei der Synthese der δ-Aminolävulinsäure, eines Zwischenproduktes in der endogenen Häm-Synthese. Schwerer Pyridoxinmangel führt u.a. zu einer eisenresistenten Anämie sowie zu neurologischen Störungen.

Glukosemetabolismus

Dort scheint Vitamin B_6 in vielerlei Hinsicht eine Rolle zu spielen. Es hat eine Intermediärwirkung auf die Insulinausschüttung. Diabetiker neigen zu niedrigen Vitamin-B_6-Werten (McCann und Davis, 1978). Dies wird durch Polyurie, die zum weiteren Verlust wasserlöslicher Vitamine führt, kompliziert. Leber- und Muskelglykogenspaltung ist pyridoxinabhängig.
Ein interessanter Mechanismus ist, dass Schwangere zu erhöhten Xanthurensäure-Urinspiegeln im Tryptophanbelastungstest (ein Labortest zur Feststellung von Vitamin-B_6-Mangel) tendieren. Dies stellt vielleicht eine Östrogenwirkung dar und führt zu einer verminderten Glukosetoleranz (Bender, Tagoe et al., 1982). Xanthurensäure bindet sich an Insulin und reduziert dadurch dessen biologische Aktivität (Spellacy, Buhi et al., 1977). Dies könnte ein mögliche Erklärung sein für die Besserung von Problemen während der Schwangerschaft, wie z.B. Karpaltunnelsyndrom, Nausea, Neuropathie, wenn täglich 100 mg Pyridoxin verabreicht werden. Diese Beziehung zu hormonellen Veränderungen erklärt auch die Berichte über reduzierte Vitamin-B_6-Plasmaspiegel bei 15–20% der Benutzerinnen oraler Kontrazeptiva (Miller, 1986).

Protein- und Aminosäurestoffwechsel

Da der Vitamin-B_6-Bedarf bei Erhöhung des Proteinverzehrs ansteigt, kann es bei der typischen Diät der Industrieländer, die proteinreich ist, zu einem latenten Vitamin-B_6-Mangel kommen. Dies wird weiter verschärft durch die Weigerung der Nahrungsmittelindustrie, Vitamin-B_6-Verluste beim Mahlen und Raffinieren des Getreides oder wenigsten durch Ersatz desselben bei der Weiterverarbeitung zu verhindern.
Vitamin-B_6-Mangel führt zu einer Anhäufung von toxischen Aminosäuremetaboliten. Speziell Xanthurensäure (aus Tryptophan), Homocystein (aus Methionin) und Oxalsäure (aus der Umwandlung von Glycin in Serin) sind erhöht als Folge von verminderter Verfügbarkeit von Vitamin B_6. Die bedeutsame Umwandlung von Tryptophan in Niacin (Vitamin B_3) ist ebenfalls Pyridoxinabhängig.

Homocystein-Abbau

Zahlreiche Untersuchungen haben in den letzten Jahren erhöhte Homocysteinspiegel mit kardiovaskulären Erkrankungen in Verbindung gebracht. Normalerweise wird Homocystein unter Mitwirkung von Vitamin B_6, Folsäure und Vitamin B_{12} in Methionin umgewandelt. Ist dieser Stoffwechselweg gehemmt, führt dies zur Homocysteinämie, wobei atherogene Lipoproteine an Fibrin gebunden werden, und damit das Atheromatoserisiko erhöht wird (McCully und Wilson, 1975). Eine kürzlich veröffentlichte Studie (Gjesdal, Vollset et al., 2006) bestätigt den negativen Einfluss von hohem Plasma-Homocystein auf die Knochendichte. Die Aussagekraft hoher Homnocystein-Spiegel bezüglich Abnahme der Knochendichte gilt offenbar unabhängig von anderen Parametern wie Rauchen, körperlicher Bewegung, Kalzium- und Vitamin-D-Supplementierung und Einsatz von Östrogenen. Das könnte Homocystein nach

Ansicht der Forscher zu einem beeinflussbaren RisiCofaktor für die Erkrankung an Osteoporose machen.

Schizophrenie/Kryptopyrrolurie

Die Bedeutung von Vitamin B_6 in der orthomolekularen Psychiatrie steht in engem Zusammenhang mit dem Proteinmetabolismus, und dies schließt den Neurotransmittermetabolismus ein. Nach PFEIFFER (1998), HOFFER (1997), PHILPOTT und anderen gehört Vitamin B_6 neben Vitamin B_3 und Zink zu den wichtigsten Mikronährstoffen, die bei der Behandlung von Schizophrenie und anderen psychotischen sowie neurotischen Erkrankungen in Betracht gezogen werden müssen.
Der häufig nicht bedachte „Mauve-Faktor" (Kryptopyrrol), der in vermehrter Konzentration im Urin von Schizophrenen und anderen psychiatrischen Patienten festgestellt wurde, führt zur Ausschwemmung von Vitamin B_6 und Zink über den Urin und damit zu relativen Mangelzuständen. PHILPOTT gibt an, dass Urinspiegel von > 20 mg/ml Kryptopyrrol die Notwendigkeit der Supplementierung von hohen Dosen Zink und Vitamin B_6 anzeigen.

Stresssyndrom/Nebennierensteroide

Erhöhte Glukosteroidwerte erklären den größeren Bedarf an Vitamin B_6 in Stresssituationen. Glukosteroide erhöhen den Protein- und Aminosäurekatabolismus und induzieren die Synthese von Pyridoxin-abhängigen Enzymen. Dies könnte der Grund sein, warum klinische Studien Vitamin-B_6-Mangelzustände gezeigt haben, ebenso wie die Wirksamkeit von Vitamin-B_6-Therapie bei solch augenscheinlich unterschiedlichen Zuständen wie rheumatoider Arthritis, Alkoholismus, Allergien, Asthma und prämenstruellem Syndrom.

Östrogen-Stoffwechsel, prämenstuelles Syndrom

Vitamin B_6 hilft in der Leber, Östrogene abzubauen, daher die Wirkung beim prämenstruellen Syndrom. Dort spielt auch die Antihistaminwirkung eine wichtige Rolle.

Katecholaminsynthese

Die Umwandlung von L-Tyrosin zu L-Dopa und schließlich Adrenalin erfordert neben Vitamin B_6, B_3, B_{12}, Folsäure und Vitamin C. Dies kann die positive Wirkung von Vitamin B_6 bei Histamin-vermittelten Reaktionen erklären (☞ unten).

Histaminbildung und -abbau

Da Histamin, welches der intermediäre Faktor bei der HCl- Produktion durch Gastrinstimulation ist, Vitamin B_6 abhängig ist, kann Vitamin-B_6-Mangel zu einer relativen Hypochlorhydrie führen und damit die Proteinverdauung stören. Der Abbau von Histamin erfolgt vor allem auf zwei Wegen: Die Diaminooxydase (DAO), auch Histaminase genannt bzw. die Histamin-Methyltransferase leiten den ersten Schritt ein. Die DAO ist Vitamin-B_6-abhängig (JARISCH, 1999). Der Hauptmetabolit Methyl-Histamin kann im Urin nachgewiesen werden und zum Nachweis von kurz zurückliegenden Belastungen bzw. pseudoallergischen Histaminfreisetzungen eingesetzt werden.

Karpaltunnelsyndrom und andere lokale/ systemische Ödeme

Diese Anwendung hängt wohl mit der Antihistaminwirkung zusammen.

Mangel

- Homozystinurie: Retardierung, Wachstumsanomalien, Atheromatose, Neuropathie
- Oxalurie: Nieren- und Harnwegssteine
- Appetitverlust, Durchfall und Erbrechen, Dermatitis, Wachstumstörungen und Anämien
- Degeneration der peripheren Nerven mit Ataxie und Paralyse, Krampfzustände in unregelmäßigen Intervallen
- Mikrozytäre, hypochrome Anämie (Störung der Häm-Biosynthese)
- Seborrhö-ähnliche Zerstörungen um Augen, Nase und Mund (T-Zone), Rhagadenbildung und Glossitis
- Zu niedrige Diaminoxidase-Spiegel bei Histamin-Intoleranz und auch bei Neurodermitis
- Mangelsymptome nach GOODHEART (Karpaltunnel-assoziiert): Kälte der Hände, Kaltschweißigkeit der Handflächen, schwacher Griff.

Toxizität

Chronische Hypervitaminose tritt erst durch tägliche Zufuhr von mehr als 500 mg auf. Diese Dosis kann nicht durch natürliche Zufuhr erreicht werden, sondern nur durch Supplemente. Sie führte bei einer geringen Anzahl von Fällen zu Neurotoxizität und Photosensivität. Therapeutische Überdosen wurden zudem mit Acne medicamentosa, verminderter Prolaktinproduktion und verminderter peripherer Nervenfunktion in Verbindung gebracht.

Anwendung

Tagesdosis

2,0–2,2 mg/Tag (abhängig von Proteinverzehr).

Pharmakologische Dosierung

10–200 mg/Tag. Bei Karpaltunnelsyndrom sind bis zu 1000 mg Vitamin B_6 pro Tag indiziert.

Mögliche Testmuskeln

Nackenflexoren und -extensoren, M. opponens pollicis und M. opponens digiti minimi, M. sartorius, M. sternocleidomastoideus, Handflexoren und -extensoren.

18.2.7 Vitamin B_9 (Folsäure)

Die Folsäure, auch Folinsäure oder Pteroylglutaminsäure genannt, ist ein 1941 entdecktes, hitze- und lichtempfindliches, wasserlösliches Vitamin aus dem B-Komplex. Es ist wie Riboflavin (Vitamin B_2) ein Pteridin-Derivat.

Nahrungsquellen

Viele pflanzliche Nahrungsmittel enthalten Folsäure. Auf das reichliche Vorkommen in grünen Blättern weist die Benennung hin: „Folium" bedeutet „das Blatt": Spinat, Salat, Kohlarten, Hülsenfrüchte, Brokkoli, Fenchel, Spargel, Weizenkeime, Nüsse, Vollkornprodukte, Hefe. Von den tierischen Lebensmitteln tragen auch Fleisch, Leber, Eier und Milchprodukte zur Versorgung bei.

Funktion

Folsäure und CFS

Auch ein Folsäuremangel wird bei Patienten mit CFS relativ häufig gefunden. In einer Studie zeigte die Hälfte der Patienten zu niedrige Folsäurekonzentrationen im Serum, bei weiteren 13 Prozent lagen Werte im unteren Grenzbereich vor. Die Folsäure-Konzentration im Serum korreliert eng mit der Folsäurekonzentration im Liquor cerebrospinalis. Dies lässt den Verdacht aufkommen, dass bei dieser Erkrankung ein erniedrigter Folsäurespiegel im Gehirn vorliegt, der die Hirnfunktion beeinträchtigt.

Im Gehirn werden länger als in den meisten anderen Geweben ausreichende Folsäurespiegel aufrechterhalten. Zeichen eines Folsäuremangels sind auch häufige Charakteristika eines CFS, wie etwa Müdigkeit oder Depression (Botez et al., 1979). In einer Behandlungsstudie mit hoher Dosierung dauerte es zwei bis drei Monate, bis sich die Erschöpfungssymptomatik besserte.

Zellteilung, DNA-Synthese

Folsäure ist vor allem an der Zellteilung und Zellneubildung beteiligt. Ein Mangel manifestiert sich deshalb primär an Zellsystemen mit hoher Teilungsrate wie den roten und weißen Blutzellen, der Darmschleimhaut, sowie im Urogenitaltrakt.

Leitsymptom des Folsäuremangels ist die megaloblastäre Anämie, außerdem werden Chromosomenaberrationen durch unzureichende Methylierung von Uracil zu Thymin und dadurch vermehrten Einbau von Uracil in die DNA beobachtet. In der DNA kommt anstelle der in der RNA vorkommenden Base Uracil die Base Thymin vor. Das Enzym, das für die Synthese von Thyminnucleotiden verantwortlich ist, ist die Thymidylatsynthase, für diese Reaktion wird Folsäure benötigt, weil der Donor der Methylgruppe das N5,N10-Methylentetrahydrofolat ist.

Folsäure ist für Hämoglobinsynthese und das Nervensystem notwendig, ist Cofaktor bei Glukokortikoid-Synthese. Sie ist für den normalen Schluss des Neuralrohrs notwendig.

Homocysteinentgiftung

Homocystein kann durch die Methionin-Synthase zu Methionin durch Remethylierung (Methyldonator ist Betain) aufgebaut werden. Dieser Werg ist Folsäure und Viramin-B_{12}-abhängig. Stanger, 2004, Engmann, 1998). Weiter wird Homocystein über die Transsulphurierung, einem rein Vitamin-B_6-abhängigen Schritt, abgebaut.

Mangel

Ein Fehlen der Folsäure im Körper wirkt sich besonders auf das Blutbild aus und kann in der Schwangerschaft beim Embryo zu

- Fehlbildungen des Neuralrohrs (sog. Neuralrohrdefekten), wie Spina bifida oder Anenzephalie, und zu einer Frühgeburt führen.
- Psychotische Erkrankungen wie Depressionen sowie Demenz haben eine Assoziation mit Homocysteinämie, Methylenetetrahydrofolatereduktase Polymorphism und damit mit Folsäuremangel (Reif, Pfuhlmann et al., 2005).

Die Mitverantwortung der Folsäure an der

- Zellreifung, -differenzierung und -teilung, insbesondere die der roten und weißen Blutkörperchen und der Schleimhautzellen wird zurzeit in mehreren Universitäten und Forschungslabors getestet.

Auch bei Erkrankungen des

- Herz-Kreislauf-Systems, wie zum Beispiel der Arteriosklerose, ist eine ausreichende Versorgung mit Folsäure wichtig. Der Wert für die Aminosäure Homocystein im Blut gilt als kardiovaskulärer Risikofaktor. Homocystein wird u.a. mit Hilfe der Folsäure in Methionin umgewandelt (☞ oben); die positiven Auswirkungen erhöhter Folsäuregaben – die u.a. ein Absinken des Homocystein-Spiegels bewirken (Stanger, 2004) – auf die Progression von Herz-Kreislauf-Erkrankungen sind jedoch nicht unumstritten.
- Reduzierte Knochendichte kann mit Homocyteinämie assoziiert sein (Gjesdal, Vollset et al., 2006).

Folsäure-Mangel kommt in allen Altersgruppen vor. Schwangere und Stillende können ergänzende Folsäurepräparate unbedenklich zu sich nehmen, sowie Raucher, Personen mit Magen-Darm-Erkrankungen oder Essstörungen.

Toxizität

Nicht bekannt. Bekannt ist jedoch, dass zuviel Folsäure einen Vitamin-B_{12}-Mangel verdecken kann. Dieser kommt aber nur bei ca. 2% der Menschen über 50 Jahren vor.

Anwendung

Tagesbedarf

400–600 µg.

Pharmakologische Dosen

Zur Therapie sind vermutlich hohe Dosen an Folsäure (> 10 000 µg/Tag) erforderlich.

Testung

Folsäure muss getestet werden bei Vorhandensein multipler Triggerpunkte (LEAF) und wenn Re.-Li.-Hirnaktivierung zur Indikatordysreaktion führt.

18.2.8 Vitamin B_{12} (Cobalamin)

Cobalamine bezeichnet eine Stoffgruppe, die im Allgemeinen unter der Bezeichnung Vitamin B_{12} zusammengefasst werden. Sie alle können im Körper in die Wirkform des Vitamin B_{12}, das 5'-Desoxyadenosylcobalamin oder Coenzym B_{12} umgewandelt werden. In den Zellen kommt Vitamin B_{12} in den Mitochondrien typischerweise als 5'-Desoxyadenosylcobalamin vor, im Cytosol hingegen überwiegt Methylcobalamin. Therapeutisch wird jedoch zumeist Cyanocobalamin oder Hydroxycobalamin eingesetzt, die dann entsprechend umgebaut werden.
Vitamin B_{12} ist ein wasserlösliches Vitamin der B-Gruppe.

Nahrungsvorkommen

Cobalamin wird durch Mikroorganismen im tierischen Organismus gebildet. Auch beim Menschen kommen Mikroorganismen im Darm vor die Vitamin B_{12} produzieren. Es wird angenommen, dass dadurch auch der Mensch einen Großteil seines Bedarfs deckt, weil Vitamin B_{12} im Gegensatz zu anderen Vitaminen nur in äußerst geringen Dosen zugeführt werden muss. Dafür ist eine intakte Darmflora notwendig und eine frühe Ansiedelung der Mikroorganismen in der Dünndarmregion, denn im Dickdarm produziertes Vitamin B_{12} wird, zudem der benötigte Intrinsic-Faktor fehlt, meist unabsorbiert ausgeschieden.
Es kommt somit hauptsächlich in tierischen Lebensmitteln wie Leber, Fleisch, Fisch, Milch, Ei vor. Früher war man der Ansicht, dass der Bedarf von Vitamin B_{12} bei vegetarisch/veganer Ernährung durch milchsauer vergorene Lebensmittel (Sauerkraut, Rote Beete, Lupine, Algen) gedeckt werden kann. Mittlerweise weiß man, dass es sich hierbei vornehmlich um inaktive Vitamin B_{12}-Analoga handelt. Da Wurzelgemüse und Leguminosen (Erbsen, Linsen, Bohnen) im Boden eng mit Bakterien vergesellschaftet sind, können sie Spuren von Vitamin B_{12} enthalten. Eine Problemgruppe bezüglich mangelnder Vitamin-B_{12}-Zufuhr stellen strenge Vegetarier (Veganer) dar. In dieser Ernährungsform werden nicht nur Fleisch, sondern auch Milch, Milchprodukte und Eier ausgeschlossen.
Vitamin B_{12} wird sehr gut in der Leber gespeichert.

Funktionen

Zellteilung, Blutbild, Nervensystem

Vitamin B_{12} findet sich im menschlichen Körper in zwei Enzymen: N-Methyl-Tetrahydrofolat-Homocystein-S-Methyltransferase (Methionin-Synthase) und Methylmalonyl-CoA-Mutase.
Die Reaktion der Methionin-Synthase dient u.a. der Regeneration des Methylgruppenüberträgers S-Adenosylmethionin (SAM) bzw. der Bildung von Methionin. Dabei wird Homocystein zum Methionin remethyliert. Gelingt dies nicht, bildet sich vermehrt Homocystein. Erhöhte Homocysteinspiegel werden mit der Bildung von Arteriosklerose in Zusammenhang gebracht (☞ auch Kap. 18.1.6, Folsäure). Als Methylgruppendonator fungiert dabei N-Methyl-Tetrahydrofolat (MTHF). Fehlt Vitamin B_{12}, so reichert sich MTHF an und es kommt zu einem sekundären Mangel an Tetrahydrofolat (THF), welches für die Synthese der Purinbasen Adenin und Guanin und der Pyrimidinbase Thymidin erforderlich ist. Durch einen Mangel an diesen Nukleobasen ist die Synthese insbesondere von DNA, aber auch RNA gestört. Dies äußert sich vorrangig in Organen mit hoher Zellteilungsaktivität wie dem Knochenmark. Es kommt zu einer mehr oder minder ausgeprägten Panzytopenie im Blut, wobei der Mangel an Erythrozyten am offensichtlichsten ist: Es entsteht eine hyperchrome, makrozytäre Anämie. Durch die Gabe von Folsäure kann dieser Block umgangen werden, jedoch löst dieser Ansatz nicht den zugrunde liegenden Vitamin-B_{12}-Mangel, so dass die Behandlung der perniziösen oder megaloblastären Anämie bei Vitamin-B_{12}-Mangel mit Folsäure einen Kunstfehler darstellt.
Der Grund hierfür ist die zusätzliche Funktion des Vitamin B_{12} in der Methylmalonyl-CoA-Mutase. Diese dient der Einschleusung des terminalen Propionyl-CoAs ungeradzahliger Fettsäuren, sowie Teilen des Kohlenstoffgerüstes der Aminosäuren Valin, Isoleucin, Threonin und Methionin in den mitochondrialen Zitratzyklus. Das im Rahmen des Abbaus dieser Verbindungen aus Propionyl-CoA (Biotin-abhängig) gebildete Methylmalonyl-CoA wird durch die Vitamin-B_{12}-abhängige Methylmalonyl-CoA-Mutase zu Succinyl-CoA, einem Zwischenprodukt des Zitratzyklus, umgesetzt. Ist dieser Schritt gehemmt, kommt es zu einem Anstieg von Methylmalonsäure im Plasma und vor allem im Urin. Dieser Stoffwechselweg spielt offenbar eine besondere Rolle im ZNS, da sich ein Vitamin-B_{12}-Mangel bisweilen sogar vor der typischen Anämie mit Symptomen wie z.B. der funikulären Myelose, einer Störung der Pyramidenbahn und der Hinterstränge, aber auch scheinbaren „Altersdemenzen" und anderem bemerkbar macht. Daher sollte insbesondere bei älteren Patienten mit neurologischer Symptomatik ein Vitamin-B_{12}-Mangel als mögliche (Mit-)Ursache ausgeschlossen und gegebenenfalls behandelt werden.

Analgetische Wirkung

In pharmakologischer Dosierung zeigt Vitamin B_{12} auch ausgeprägt analgetische Eigenschaften. Über ausgezeichnete Schmerzlinderung bei Indikationen wie Tumorschmerzen, degenerativen Neuropathien und Rückenschmerzen bei täglichen Injektionen in einer Dosierung von 5000–10 000 µg/Tag Vitamin B_{12} wird berichtet (zur Behandlung eines Vitamin-B_{12}-Mangels werden in der Regel initial einmal wöchentlich 1000 µg Vitamin B_{12} i.m. verabreicht, bei meist raschem Ansprechen, so dass die Dosierung dann auf einmal monatlich 1000 µg reduziert werden kann).

Chronic Fatigue Syndrome

Studien an CFS-Patienten und Fibromyalgiekranken zeigen teilweise erhöhte Methylmalonsäurespiegel im Urin als sehr empfindlicher Indikator eines Vitamin-B_{12}-Mangels (Methylmalonsäure ist Vitamin-B_{12}-Metabolit), bzw. eine Korrelation mit dem Vitamin-B_{12}-Spiegel im Liquor cerebrospinalis und dem Grad von Erschöpfbarkeit und Neurasthenie. Auch Müdigkeit und Depression sind häufige Symptome eines Vitamin-B_{12}-Mangels.
Wissenschaftlich fundierte Untersuchungen zur Wirksamkeit einer Vitamin-B_{12}-Therapie bei CFS-Patienten liegen bisher nicht vor, es gibt aber deutliche klinische Hinweise (wie eine signifikante Verbesserung des Allgemeinbefindens bei behandelten Patienten gegenüber einer Kontrollgruppe, Böhm und Stöppler, 2002) für einen therapeutischen Nutzen.
Der Vorteil bei Nutzung eines bioenergetischen Testverfahrens wie der Applied Kinesiology liegt in der Nachweismöglichkeit marginaler oder auch manifester Mangelsituationen von Mikronährstoffen (z. B. Vitamin B_{12}) auch bei fehlendem laborchemischem Nachweis.
Vitamin B_{12} (verschiedene Cobalamine) wird im Organismus in die aktiven Coenzyme Adenosyl- und Methylcobalamin umgebaut, die beim Abbau von Fettsäuren mitwirken. Eine Methylcobalaminsubstitution verbessert vor allem die Erschöpfbarkeit und Neurasthenie, die depressiven Symptomen, und das Allgemeinbefinden. Die oben dargestellten Zusammenhänge erklären die Verbesserung der Mikrozirkulation bei Methylcobalaminsubstitution.
Auch eine ausgeprägte analgetische Wirkung besteht bei pharmakologischer Dosierung (☞ oben). Die Befindensbesserung bei CFS-Patienten könnte somit zumindest teilweise auf die analgetische Wirkung einer pharmakologisch dosierten Vitamin-B_{12}-Therapie zurückzuführen sein. Vitamin B_{12} muss bei CFS-Patienten in deutlich höherer Dosierung als bei anderen Vitamin-B_{12}-Mangelzuständen verabreicht werden.
CFS-Patienten zeigen einen erhöhten Anteil an abnorm geformten Erythrozyten (Poikilozytose) mit verringerter Verformbarkeit. Dadurch wird die Mikrozirkulation beeinträchtigt mit vermindertem Blutfluss und Sauerstoffmangel und Anhäufung von Abfallprodukten der Zellatmung. Therapie mit Vitamin B_{12} (1000 µg Cyanocobalamin i. m.) besserte in einer Studie bei der Hälfte der Patienten mit CFS und gleichzeitig bestehender Verformung der Erythrozyten die Symptome innerhalb von 24 Stunden nach Behandlungsbeginn. Dies war verbunden mit einer Reduzierung der abnorm geformten Erythrozyten.

Mangel

Veganer können eine unzureichende Zufuhr haben, oder ein Mangel wird durch unzureichende Resorption verursacht. Bei mangelhafter Aufnahmefähigkeit im Magen-Darm-Trakt fehlt dem Organismus im Magensaft der Intrinsic factor, ein Glykoprotein, das von den Belegzellen des Magens und im Zwölffingerdarm produziert wird und für die Vitamin-B_{12}-Aufnahme unabdingbar ist. Der Intrinsic factor bindet Cobalamin in einem vor Verdauungsenzymen geschützten Komplex und ermöglicht so den Transport in die Darmzellen, von wo aus Vitamin B_{12} über Bindung an weitere Proteine (Transcobalamine) in die äußeren Gewebe gelangt. Auch eine Störung bei der Aufnahme im terminalen Ileum kann zu einem Mangel führen.
Die Hauptsymptome wurden oben beschrieben:
- perniziöse megaloblastische Anämie
- funikuläre Myelose sowie sensorische Neuropathie (Parästhesien und Hyperästhesien in den Extremitäten, Verlust von Tast-, Vibrations- und Schmerzempfinden, spinale Ataxie).

Bekannte Folgen eines Vitamin-B_{12}-Mangels sind
- Apathie, Gedächtnisstörungen, Verwirrtheit, Depression, Stupor, Erregungszustände.

Weniger bekannt sind weitere Folgezustände:
- Methylmalonat-Acidurie (fehlende Methylmalonyl-CoA-Mutase-Aktivität)
- Homocystinurie (fehlende Methionin-Synthase-Aktivität, sekundärer Methionin-Mangel)
- Hypersegmentierte Leukozyten (Zeichen der Überalterung aufgrund der Syntheseprobleme).

Nach einer Magenresektion oder bei einer Autoimmungastritis (A-Gastritis), bei der sich die Immunreaktion gegen die den Intrinsic facor bildenden Belegzellen (= Parietalzellen) richtet, ist die Aufnahme des Vitamin B_{12} kaum möglich, so dass sich in der Folge ein Vitamin-B_{12}-Mangel (perniziöse Anämie) ausbilden kann. Auch bei einer schweren Entzündung des Ileums, insbesondere bei Morbus Crohn oder nach Resektionen des terminalen Ileum kommt es typischerweise zu einem Vitamin-B_{12}-Mangel.
In diesen Fällen ist eine Substitution von Vitamin B_{12} erforderlich, wobei diese jedoch nicht oral erfolgen darf, sondern durch intramuskuläre Injektion erfolgen sollte, da entweder der fehlende Intrinsic factor oder das fehlende bzw. stark gestörte Ileum die Aufnahme des oral zugeführten Vitamin B_{12} weitgehend verhindern würde. Nur bei Gabe sehr hoher Dosen wird Vitamin B_{12} auch unspezifisch aufgenommen. Dabei ist jedoch die Resorptionsquote nicht vorhersehbar und daher gilt eine orale Vitamin-B_{12}-Substitution in diesen Fällen im Allgemeinen als Kunstfehler.
Zahlreiche Medikamente hemmen die Resorption von Vitamin B_{12}: Antazida und H_2 Blocker, Antibiotika, Hypnotika, Tranquilizer, Immunsuppressiva und cholesterinsenkende Mittel gehören dazu (☞ z. B. Schmidt und Schmidt, 2004).

Toxizität

Nicht bekannt. Therapeutische Überdosierungen wurden mit Medikamentenakne in Verbindung gebracht.

Anwendung

Tagesbedarf

2–3 µg/Tag.

Pharmakologische Dosierung

10–1000 µg/Tag, Mangan erhöht Vitamin-B_{12}-Badarf.

Mögliche Testmuskeln

M. supinator, M. trapezius (pars ascendens), M. pectoralis major clavicularis. Vitamin B_{12} muss bei myofaszialen Problemen (Fashial-Flush-Indikation, LEAF) getestet werden.

18.2.9 Vitamin C (Ascorbinsäure)

Geschichte

Die Geschichte von Vitamin C liest sich wie die Beschreibung von der Trägheit der Kräfte, die oft die Aufnahme neuer Informationen und Protokolle in die akzeptierte Wissenschaft verhindern. Seit Jahrhunderten sind die Auswirkungen von Skorbut, der oft Seefahrer und Reisende befiel, bekannt. Schon im 16. Jahrhundert, als Richard Hughes feststellte, dass er Skorbut bei Seeleuten mit Zitronen und Orangen heilen konnte, waren das Anzeichen dafür, dass Ernährungsfaktoren mit der Erkrankung zu tun hatten. Dennoch dauerte es mehr als 100 Jahre, bevor die britische Admiralität die Versorgung aller Schiffe mit Zitronensaft verfügte, und die Krankheit blieb weiter relativ häufig, da der Zusammenhang mit einem bestimmten Nährstoff nach wie vor nicht völlig klar bzw. akzeptiert war. Tatsächlich starben noch 1912 der Forscher Kapitän Robert Perry und seine Mannschaft an Skorbut, als sie den Südpol erkundeten. Schließlich wurde 1928 die Ascorbinsäure von Szent-Györgyi isoliert, wofür dieser den Nobelpreis verliehen bekam. Bald darauf wurde Ascorbinsäure im Labor synthetisiert und ihre Bedeutung wurde allgemein bekannt gemacht.
Der Doppelnobelpreisträger Linus Pauling betonte unermüdlich die Notwendigkeit, hohe Dosen von Vitamin C in die Ernährung mit aufzunehmen, ebenso wie den Gebrauch von Vitamin C als therapeutischer Substanz. Dies führte in den letzten Jahren zu ausgedehnter Forschung und Diskussionen über Vitamin C, und seine Vielzahl von Funktionen sind relativ gut geklärt.

Vorkommen in Lebensmitteln

Alle frischen Obst- und Gemüsesorten und deren Säfte sind reichhaltige Ascorbinsäurequellen. Besonders reich an Vitamin C sind Acerola-Kirsche, Sanddorn, Johannisbeeren, Kiwi, Tomaten, Paprika und Zitrusfrüchte. Grünes Blattgemüse (auch Weißkohl, Sauerkraut) ist auch ein guter Lieferant. Auch Kartoffeln tragen, sofern häufig verzehrt, trotz des relativen Verlustes beim Kochen zur Versorgung mit bei, am besten aber wenn die Schale mit verzehrt wird. Viele Gemüsearten enthalten eine Ascorbat-Oxidase, die insbesondere beim Zerkleinern aktiviert wird. Dies führt z. B. bei Rohkost, die nicht sofort verzehrt wird, zu erheblichen Vitamin-C-Verlusten.

Funktionen

Antioxidans

Die meisten der zahlreichen Wirkungen von Vitamin C haben eine Beziehung zu seiner Funktion als Antioxidans. Es wirkt allgemein als Quelle reduzierender Valenzen im gesamten Körper und ist an der Erneuerung von Vitamin E, einem weiteren wichtigen Antioxidans beteiligt. Vitamin C hat eine besonders starke Schutzwirkung für Kupfer und Eisen, die für die antioxidativen Enzyme Superoxyddismutase (SOD) und Katalase notwendig sind. Die Eigenschaft, die Oxidation dieser zwei Metalle zu verhindern, macht Vitamin C für andere wichtige enzymatische Prozesse essenziell.

Kollagensynthese

Die Bildung von Hydroxyprolin bei der Kollagensynthese erfordert Vitamin C. Dies ist während der Wachstumsphasen von besonderer Bedeutung, und während des gesamten Lebens ist zur Wundheilung die Kollagenproduktion unerlässlich, was die klinische Bedeutung von Vitamin C für diese Funktion erklärt. Weiterhin wirkt Vitamin C als ein Sulfatgruppenträger, der die Bildung von Glykosaminoglykanen (Chondroitinsulfat, Dermatinsulfat, etc.) ermöglicht. Dies deutet auf die große Bedeutung für die Bildung und Erhaltung des Systems der Grundregulationen, welches nach Pischinger das Substrat für die Informationsübertragung zwischen allen Zellen darstellt.

Tab. 18.4: Vitamin-C-Gehalt einzelner Nahrungsmittel pro 100 g

Acerolakirsche	1300–1700 mg
Hagebutte	1250 mg
Sanddornbeere	200–800 mg
Guave	300 mg
Schwarze Johannisbeere	189 mg
Grünkohl	105–150 mg
Rosenkohl	90–150 mg
Paprika	100 mg
Ebereschenfrucht	98 mg
Spinat	50–90 mg
Kiwi	80 mg
Erdbeere	50–80 mg
Zitrone	53 mg
Orange (Apfelsine)	50 mg
Rotkohl	50 mg
Weißkohl	45 mg
Heidelbeere	22 mg
Ananas	20 mg
Sauerkraut	20 mg
Avocado	13 mg
Kulturapfel	12 mg
Banane	10–12 mg
Pfirsich	10 mg
Birne	5 mg

Ein Vitamin C-Defizit erhöht die Kapillarfragilität (Rumpel-Leede-Test)

Hierbei spielen die Bioflavinoide Rutin und Quercitin die entscheidende Rolle. Es sollten daher Bestandteile natürlich vorkommenden Vitamin-C-Komplexes supplementiert werden (z. B. Acerola plus™, PE, oder andere Acerola-Präparate bzw. entsprechende Einzelzubereitungen). Daneben kann die bei Vitamin-C-Mangel gestörte Prolinproduktion für die Kapillarfragilität verantwortlich sein.
Es gibt einige Kontroversen darüber, ob Vitamin C in einer Form, die Bioflavinoide enthält, genommen werden muss. Diese Substanzen des Vitamin-C-Komplexes kommen in Nahrungsmitteln zusammen mit Vitamin C vor. Obwohl es keine definitive Studie gibt, die beweist, dass Vitamin C zusammen mit den Flavinoiden besser absorbiert oder metabolisiert wird, wird die Bedeutung dieser Substanzen (Rutin, Hesperidin, Quercitin, und Proanthocyanidine) ähnlich wie die der Tokopherole und Karotinoide für eine weite Bandbreite antiinflammatorischer und immunmodulierender Aktivitäten immer deutlicher.

Katecholaminsynthese

Die Synthese von Katecholaminen ebenso wie der Neurohormone Dopamin und Serotonin erfordert Vitamin C (dieses wird in höchster Konzentration im Nebennierenmark, der Hirnrinde und im Sperma gefunden). Die Katecholamine (Adrenalin und Noradrenalin) sind entscheidend für Kampf- und Fluchtreaktion auf Stress. Studien haben gezeigt, dass erhöhter Stress zu erniedrigten Plasmaspiegeln von Vitamin C führt, was auf einen erhöhten Bedarf des Vitamins in dieser Situation hindeutet. Dieser erhöhte Bedarf tritt bei verschiedenen Formen von Stress auf, wie z. B. Rauchen, Alkoholabusus, emotionaler Stress und Einwirkung xenobiotischer Substanzen.

Entgiftung

Eine Komponente des Phase-I-Cytochrom-P450-Detoxifikationsenzymkomplexes ist Vitamin-C-abhängig. Der Abbau von Steroidhormonen (endo- und exogener), aromatischer Substanzen und verschiedener fettlöslicher karzinogener Substanzen benötigt Vitamin C für ihre Inaktivierung und Transformation in wasserlösliche Substrate, die über die Niere ausgeschieden werden können. In Studien konnte gezeigt werden, dass beispielsweise die Exposition gegen PCB den Vitamin C-Bedarf erhöht (Kato, Kawai et al., Kato, Tani et al., 1981). Da Glukokortikoide, die in größeren Mengen bei Stressreaktionen gebildet werden, ebenso Substanzen sind, die Vitamin C für ihren Abbau benötigen, scheint hier ein weiterer möglicher Mechanismus vorzuliegen, der den erhöhten Vitamin-C-Bedarf bei Stress erklärt. Interessanterweise vermindert Vitamin-C-Supplementierung entscheidend die Konzentration von mutagenen Substanzen im menschlichen Stuhl.
Auch bei der Entgiftung von Pharmaka, Schwermetallen, Nikotin in den Leber-Mikrosomen spielen Vitamin-C-abhängige Hydroxylierungsreaktionen eine wichtige Rolle. Ascorbinsäure kann karzinogene Substanzen wie Schwermetalle auch direkt oxidieren, z. B. Blei, Quecksilber, Kadmium.

Karnitin-Synthese (Energiestoffwechsel)

Die Synthese von Karnitin aus Lysin ist Vitamin-C-abhängig. Karnitin wird für den Transport von Fettsäuren durch die Mitochondrienmembran zur Oxidation und Energieproduktion benötigt. Möglicherweise spielt Vitamin C zusammen mit Mangan, SOD eine besondere Rolle im Schutz der Mitochondrienmembran gegen freie Radikalenoxidation. Dies würde für eine entscheidende Rolle von Vitamin C in der Energieproduktion und dem Schutz des Energieproduktionssystems sprechen. Da überdies Karnitin in besonders hohen Konzentrationen im Herzmuskel gefunden wird und Oxidationsprozesse für die Atherogenese verantwortlich gemacht werden, erweist sich Vitamin C für kardiovaskuläre Erkrankungen als nützlich.

Eisenstoffwechsel, Blutbildung

Im Eisenstoffwechsel spielt Vitamin C eine entscheidende Rolle durch die intestinale Reduktion von Fe^{3+} zum resorptionsfähigen Fe^{2+}. Vitamin C ist auch wichtig für die Reifung der Erythrozyten.

Immunmodulation

Es gibt ausgedehnte Forschung zur Wirkung von Vitamin C auf den Immunstatus und die mögliche Rolle im Kampf gegen virale und bakterielle Infektionen. Obwohl die Ergebnisse wahrscheinlich in Folge von Fehlern im Studiendesign im Allgemeinen nicht einheitlich sind, werden einige Parameter übereinstimmend durch Vitamin-C-Aufnahme beeinflusst. Dies zeigt den Nutzen für die Immunfunktion, ebenso wie die Reduktion der Symptomatologie während akuten und chronischen Erkrankungen. Die Mechanismen sind folgende:

1. **Verbesserte Leukozytenfunktion:** Neutrophile vermehren ihre chemotaktische Aktivität bei erhöhtem Vitamin-C-Spiegeln. Komplement-C1-Aktivität und verbesserte Sauerstoffradikalenproduktion konnte nachgewiesen werden. Monozyten, Makrophagen und neutrophile Granulozyten enthalten bis zu 40-mal höhere Vitamin-C-Konzentrationen als das Plasma, die von Makrophagen und neutrophilen Granulozyten gebildete Radikale werden durch das Antioxidans Ascorbinsäure unschädlich gemacht. Vitamin C erhöht die Chemotaxis, Mangel an Vitamin C schränkt die Beweglichkeit der Leukozyten und damit die Phagozytosefähigkeit erheblich ein. Die körpereigene Interferonsynthese wird gesteigert (bereits von L. Pauling nachgewiesen). Stimulierung der Immunglobulinsynthese (IgA und IgM), Stimulierung des Komplementsystems.
2. **Antihistaminischer Effekt:** Eine umgekehrte Beziehung zwischen Bluthistaminspiegel und Ascorbinsäurespiegeln konnte nachgewiesen werden (Clemetson, 1980). Andere Komponenten des Entzündungsprozesses wie Leukotriene der Serie LTB_4 sind bei erhöhten Ascorbinsäurespiegeln reduziert. Dies kann die nachgewiesene Beschwerdereduktion erklä-

ren und die geringere Anzahl von Arbeitsunfähigkeitstagen von Personen, die Vitamin C bei Beginn einer Erkältung einnehmen. Der antihistaminische Effekt ist die Begründung, Vitamin C in allen Fällen von Asthma und Allergien in Betracht zu ziehen.

Analgetischer und antidepressiver Effekt

Bereits ein grenzwertiger Mangel kann zu Müdigkeit, Antriebslosigkeit und Depressionen führen. Das erste Symptom einer Skorbuterkrankung ist die Depression. Vitamin C hat in pharmakologischer Dosierung einen ausgeprägten analgetischen Effekt. Es reduziert die Intensität schmerzhafter Muskelüberlastung nach intensiver körperlicher Betätigung. In einer Studie an CFS-Patienten konnte gezeigt werden, dass therapeutische Vitamin-C-Supplementierung, ebenso wie Vitamin B_{12}, Erythrozytenanomalien beim CFS rückgängig machen kann und dadurch zu verbesserter Kapillardurchblutung führen kann.

„Antistressvitamin"

Stress führt zu erniedrigten Plasmaspiegeln von Vitamin C, da auch die Bildung von Glukokortikoiden Vitamin-C-abhängig ist. Es besteht erhöhter Bedarf bei verschiedenen Stressformen wie Rauchen, Alkoholmissbrauch, psychischen Belastungen usw. Für Patienten, die unter akuten und chronischen Infektionen leiden, ist die Anwendung hoher Dosen von Vitamin C zu empfehlen, falls dieses positiv testet. Dies kann am besten wie unten unter „Anwendung" beschrieben erfolgen.

Antitumortherapie

TNF-α stimuliert $NO^{\cdot}$ (Stickoxid). $NO^{\cdot}$ führt in Anwesenheit von freien Radikalen (Superoxidanionen) zur Peroxinitritbildung, welches kanzerogen ist. Zusammen mit Nitraten oder Nitratbildnern entstehen hochkanzerogene Nitrosamine, zusätzlich werden über IL-1 Proteolysen aktiviert. Ascorbinsäure (Vitamin C) verhindert die Bildung von Peroxinitrit aus $NO^{\cdot}$.
Wenn also $NO^{\cdot}$ hoch ist, muss auch ein hoher Bedarf, bzw. ein relativer Mangel an Vitamin C vorliegen. $NO^{\cdot}$ ist aber als EDRF (Endothel Derived Relaxing Factor) auch wichtig, da es im Endothel benötigt wird (regelt am Gefäßendothel Tonus und Kapillarperfusion).
In der Zelle werden Radikale über die Superoxiddismutase (SOD) unschädlich gemacht, an der Basalmembran wird Vitamin C gespeichert, und dadurch das $NO^{\cdot}$ am Endothel geschützt in seiner Funktion als Regelfaktor. Radikale können dadurch keine wesentliche Peroxinitritbildung verursachen. Fehlt Vitamin C an der Basalmembran, so bricht dieser Schutzmechanismus zusammen. Es kommt zu einer irreversiblen Störung des Entrainments zwischen Kapillaren, Grundsubstanz und Epithel. Entrainment heißt, dass die Eigenfrequenz der Basalmembran an die Schwingungen eines externen Erregers angepasst und dessen Rhythmik übernommen wird, ein Mechanismus, der von allen energetisch offenen Systemen bekannt ist.
Im Tumorgewebe treten keine regelhaften Basalmembranen auf! Dort, wo sich Tumorzellen einer Basalmembran nähern und später durchbrechen, ist histochemisch kein Vitamin C mehr nachweisbar. Dies ist offenbar Folge der hohen Radikalproduktion der Tumorzelle.
Aus oben dargestellten Eigenschaften von Vitamin C ergibt sich die hohe Bedeutung von Ascorbinsäure in der Tumortherapie. Hohe Vitamin-C-Dosen können das Ausmaß der Metastasierung günstig beeinflussen und die Überlebenszeit und die Lebensqualität verbessern, die Verträglichkeit aggressiver Tumortherapien wird verbessert. Heuser und Vojdani (1997) konnten in einer Studie bei chronischen Infektionen unter hochdosierter Vitamin-C-Gabe eine Normalisierung bzw. Erhöhung der Aktivität der NK-Zellen feststellen.
Vitamin C hat auch einen wichtigen präventiven Aspekt, es besteht eine enge Korrelation zwischen niedrigen Vitamin C-Spiegeln im Plasma und dem Auftreten bestimmter Tumorarten (Ösophagus-, Larynx-, Mundhöhlen-, Pankreas-, Magen-, Rektum-, Mamma-, und Cervix-Ca). An den beobachteten Einflüssen werden außer Vitamin C vermutlich noch weitere Nahrungskomponenten (Bioflavinoide) beteiligt sein. In vitro-Untersuchungen zeigen, dass Vitamin C in bestimmten Konzentrationen zytotoxisch gegen Tumorzelllinien wirkt, das Wachstum normaler Zellen wird nicht beeinflusst. Bestimmte leukozytäre Tumorzelllinien reagieren unterschiedlich auf Ascorbinsäure (Wachstum von lymphozytären Zelllinien, T- und B-Zell-Leukämie, Inhibition von T-Zell-Lymphomen). Bei Zellen des myelodysplastischen Syndroms, akuter myeloischer Leukämie oder nicht-lymphozytärer Leukämie zeigt sich differenziertes Verhalten.
In mehreren Untersuchungen unterstützt Vitamin C unterschiedliche Chemotherapeutika synergistisch in ihrer zytotoxischen Aktivität: Vitamin C und Adriamycin, Bleomycin, Mitomycin C, MTX, Vincristinsulfat, 5-FU sowie Cisplatin (De Loecker, Janssens et al., 1993) sowie Vitamin C und Doxorubicin, Cisplatin sowie Paclitaxel (Kurbacher, Wagner et al., 1996).
Neben der oben dargestellten vielfältigen Stärkung des Immunsystems und der Abwehrmechanismen ist Vitamin C auch für die Integrität der Membranen und die Stabilität des Bindegewebes verantwortlich. Gleichzeitig wird die Hyaluronidaseproduktion der Krebszellen reduziert. Die Vitamin C-Therapie ist damit eine sehr gewichtige komplementäre Maßnahme (Cameron, 1991).
Cameron und Pauling (1978) beschrieben an Effekten: Verbesserung des Wohlbefindens und des Karnofsky-Index (Index zur Beurteilung der Lebensqualität/Allgemeinzustand) innerhalb von 5–7 Tagen (durch bessere Karnitin-Synthese und damit bessere Energieversorgung des Organismus), Schmerzlinderung bei Knochenmetastasen nach 5–7 Tagen mit Absetzen von Opiaten, Abfall der Hydroxiprolinexkretion, BSG-Absenkung, rückläufige Proteintumormarker (CEA etc.) sowie in günstigen Fällen Reduktion von Metastasen.
Hochdosierte i.v.-Gabe von Vitamin C verhindert die Adriamycin-induzierte Kardiomyopathie durch Reduktion der Lipidperoxidation im Herzen. Zur Verbesserung der Leukopenie sollten Vitamin C-Infusionen nicht am selben Tag mit der Chemotherapie verabreicht werden, da zurzeit noch keine Untersuchungen zur Beeinflussung der Pharmakokinetik und -dynamik bestimmter Chemotherapeutika durch hochdosierte Vitamin-C-Gaben existieren. Es hat sich bewährt, einen Abstand von mindestens 24 Std. einzuhalten. Ähnliches gilt für den adjuvanten Einsatz bei Bestrahlungen.

Insgesamt ist es entscheidend, dass eine hochdosierte Vitamin-C-Therapie bei Krebspatienten nicht abrupt abgebrochen wird, weil es sonst in einigen Fällen zu einem extremen Abfall des Vitamin-C-Spiegels kommen kann.

Bluthochdruck

Vitamin C könnte aufgrund eines NO˙-protektiven Mechanismus den Blutdruck senken. Bei 45 Personen, die 500 mg Vitamin C täglich einnahmen, sank der Blutdruck um durchschnittlich 9,1 % (Duffy, Gokce et al., 1999).

Mangel

Mangelerscheinungen führen langfristig zu Skorbut, außerdem zur Schwächung des Bindegewebes, da Ascorbinsäure zur Kollagen-Synthese benötigt wird. Volle Wirksamkeit entfaltet das Vitamin C aber nur in Gegenwart eines Flavanols, das als Vitamin C_2 bezeichnet wird. Keiner der beiden Stoffe kann allein Skorbut heilen, in Kombination sind sie aber schon in geringen Mengen wirksam.

Anwendung

Akute Infektionen

Intravenöse Gabe von bis zu 10 g Vitamin C in 250 ml NaCl 0,9 %, gefolgt von oraler Einnahme von Vitamin C bis zur „Bowel tolerance" Dosis nach Pauling. Der Patient nimmt 1 g/h (zu empfehlen ist zum Schutz des Magens gepuffertes Vitamin C) bis der Stuhl weicher wird oder Durchfall auftritt. Die Dosierung wird dann sofort zurückgenommen und angepasst bis zum Grenzwert, bei dem noch kein weicher Stuhl auftritt. Es ist anzunehmen, dass, solange der Körper Vitamin-C-Mangel hat, dieses weiter absorbiert wird. Sobald Sättigung auftritt, wird Ascorbinsäure ausgeschieden, was zu Stuhlveränderungen führt. Die richtige Dosierung ist üblicherweise veränderlich, was die Entwicklung der Symptomatologie widerspiegelt. Es ist eindrucksvoll zu sehen, wie Patienten, die hohe Dosen ohne Stuhlveränderungen tolerieren, plötzlich wesentlich geringere Mengen vertragen, sobald ihr Krankheitsbild sich verbessert.

Chronische Infektionen

Wie oben, obwohl es nicht immer notwendig ist, mit einer intravenösen Gabe zu beginnen. Chronische Infektionen sollten mit einem weiten Spektrum orthomolekularer Substanzen behandelt werden, die die Immunfunktion stützen, wie Zink, Kupfer, Selen, Vitamin A (oder Betakarotin) ebenso wie Thymusextrakt, Echinacea, Astragalus oder anderen immunmodulierenden Substanzen.
Sowohl bei akuten wie chronischen Fällen ist es natürlich wichtig, die Quelle der Infektion zu finden. Dies geschieht mittels Laboranalytik und durch Testung von Nosoden und Nosodenkomplexen mit Applied Kinesiology. Die Substanzen, die positiv testen, sollten in das Behandlungsschema integriert werden.

Nebenwirkungen und Überdosierung

Viel wurde über die Gefahren hoher Vitamin-C-Dosen gesagt, meist jedoch von denjenigen, die jede Form biologischer Therapie ablehnen. Trotz der Behauptung, dass Vitamin-C-Einnahme die Harnsäure- und Oxalatspiegel im Blut erhöht, gibt es bisher nicht einen einzigen Nachweis eines Falles von Gicht oder Nierenoxalatsteinen, die mit hohen Dosen Vitamin C in Verbindung gebracht werden. Bei Menschen ohne Nierenstörungen kommt es selbst nach hochdosierter Vitamin-C-Gabe zu keiner verstärkten Oxalatbildung. Frühere diesbezügliche Annahmen sind Ursache einer fehlerhaften Analysemethode (Folge einer nichtenzymatischen in vitro Oxalogenese, Heckers, Wagner et al., 1993). Vorsicht ist jedoch bei Oxalatsteinanamnese und bei Niereninsuffizienz geboten.
Vitamin C ist laxierend, die „Bowel tolerance" ist individuell sehr unterschiedlich, in der Regel tritt Diarrhö aber erst bei Dosen von > 10 g/Tag auf. Die Darmtoleranz steigt bei Infekten und schweren Erkrankungen und sinkt bei Besserung des Krankheitsbildes oft eindrucksvoll wieder ab. Toxikologisch sind auch sehr hohe Dosierungen als Infusion unbedenklich, weil bei Plasmaspiegeln oberhalb der Nierenschwelle Vitamin C unverändert über die Niere eliminiert wird (im Plasma nicht an Proteine gebunden). Weitere Nebenwirkungen oder Toxizität sind bei Beachtung der Darmtoleranz bei oraler Therapie nicht bekannt.
Bei sehr hohen Dosierungen bei parenteraler Gabe kann es durch die Konzentration an Natriumionen zu Wasserretention mit Ödembildung in den Gelenken kommen, bei Herzinsuffizienz besteht das Risiko eines Lungenödems.
Eine sehr seltene Komplikation (Cameron, 1991) ist der septische Schock durch massiven Tumorzerfall, die bei Patienten mit weit verbreiteten und schnell proliferierenden Tumoren bei Infusion von 10–45 g Vitamin C/Tag auftreten kann. Die Vitamin-C-Infusion führt dann zu Tumorhämorrhagie und Nekrose mit möglicher Todesfolge. Wir empfehlen deshalb bei Patienten mit ausgedehnten und schnell proliferierenden Tumoren vor Beginn der Infusionstherapie eine Laborkontrolle mit Blutbild, Nieren- und Leberstatus, LDH und Tumormarkern, und in regelmäßigen wöchentlichen Abständen LDH. Bei Anstieg der LDH auf Werte > 300 als Hinweis auf einen erhöhten Tumorzerfall sollte aus Sicherheitsgründen von Infusionen mit Dosierungen von mehr als 10 g Vitamin C Abstand genommen werden. Eine Überwachung der Nierenfunktionswerte versteht sich von selbst.
Sehr häufig zeigt sich unter einer Infusionstherapie auch bei fortgeschrittenen Stadien eine deutliche Verbesserung des Allgemeinbefindens, eine Schmerzreduktion und ein teilweise deutlicher Abfall der Tumormarker im Serum und der BSG.
Es wurde festgestellt, dass Vitamin C in sehr hohen Dosen Vitamin B_{12} zerstören kann. Bei Menschen mit Glucose-6-Phosphatdehydrogenase-Mangel (G6PDH-Mangel, Favismus), einer insbesondere in Afrika sehr weit verbreitetend erblichen Krankheit, können hohe Vitamin-C-Dosen zur Hämolyse führen.

Säuglingsskorbut tritt dann auf, wenn während der Schwangerschaft sehr große Mengen an Vitamin C aufgenommen werden. Die Ausscheidung überschüssiger Ascorbinsäure erfolgt über eigene Kanal-Proteine in der Niere. Bei hoher Konzentration werden diese vermehrt, was auch beim Embryo erfolgt. Nach der Geburt scheidet der Säugling deshalb zu viel Vitamin C aus, das durch die normale Menge in der Babynahrung nicht mehr ersetzt wird, so dass der Säugling an einem Vitamin-C-Mangel leidet.

Gesamtbestand

1200–4000 mg.

Empfohlene Tagesaufnahme

100 mg/Tag.

Therapeutische Tagesdosis

50–30000 mg, je nach Bedarf und Krankheitsbild. Bei Infektionen bis 15–20 g/Tag, bei Tumorerkrankungen werden hohe Dosen bis 20 g oral problemlos toleriert. Bei Infusion werden Dosen bis zu 50 g Vitamin C je Infusion verwendet. Zur Vermeidung einer Reizung der Magenschleimhäute ist bei oraler Hochdosistherapie ein gepuffertes Präparat zu bevorzugen.

Für den Test geeignete Muskeln

M. coracobrachialis, M. deltoideus, Diaphragma, M. gastrocnemius, M. infraspinatus, M. quadratus lumborum, M. sacrospinalis, M. sartorius, M. serratus anterior, M. subscapularis, M. tibialis posterior.

18.2.10 Vitamin D

Vitamin D_3 kann bei ausreichender Sonneneinstrahlung (UV-B) vom Menschen in der Haut synthetisiert werden und ist deshalb im eigentlichen Sinne kein Vitamin. Aufgrund seiner endogenen Synthese weist Vitamin D auch hormonalen Charakter auf. Biochemisch zählt es zu den Secosteoriden, die wiederum in ihrer Struktur den Steroiden ähneln.
Die aktive Form des Vitamin D_3 ist das 1,25-Dihydroxyvitamin D_3 (Kalzitriol).

Nahrungsquellen

In Pilzen (z. B. Hefen) ist das Mycosterin Ergosterin enthalten, während in tierischen Geweben 7-Dehydrocholesterin vorkommt. Beide Verbindungen können sich bei ausreichender UV-Licht Bestrahlung in biologisch aktive Substanzen umwandeln, die unter dem Begriff Vitamin D zusammengefasst werden: Ergocalciferol (D2) bzw. Cholekalziferol (D3). Neben der UV-Licht-abhängigen Bildung einer Vorstufe des Vitamin D in der Haut (☞ unten), tragen einige Nahrungsmitteln zur Versorgung bei: Seefische (Hering, Makrele, Rotbarsch, Heilbutt, Thunfisch, Sardine), Süßwasserfische (Aal, Lachs), Leber, Eigelb, Butter, Sahne, Käse, Pilze (Champignons, Pfifferlinge, Morcheln, Steinpilze). Den Vitamin-D_3-Gehalt einzelner Lebensmittel gibt Tab. 18.5 wieder.

Stoffwechsel

Vorstufe ist 7-Dehydrocholesterin, das aus Cholesterin entsteht. In der Haut wird unter UV-Bestrahlung (UV-B) Procalciferol (Provitamin D_3) und schließlich Cholekalziferol (Vitamin D_3) synthetisiert. Der Transport zur Leber erfolgt an D-bindendes Protein (DBP) gebunden. Die Leber hydroxyliert Cholekalziferol (aus Chylomikronen oder an DBP gebunden) zu 25-Hydroxy-Kalziferol (25-OH-D_3, Kalzidiol) um. Das aktive Enzym ist die 25-Hydroxylase oder Monooxygeenase. Dieses Enzym scheint bei Vitamin-D-Mangel aktiviert zu werden, der limitierende Faktor ist jedoch die Verfügbarkeit von Cholekalziferol, z. B. in den Wintermonaten oder bei konsequenter Benutzung von hohen Lichtschutzfaktoren bei Sonnencremes. Niedrige Kalzidiol-Spiegel sind umgekehrt korreliert mit hohen PTH-Konzentrationen (Dawson-Huges, Harris et al., 1997, Kinyamu, Gallagher et al., 1997).
25-OH-D_3 wird ebenfalls DBP-gebunden transportiert und das Blut ist damit der größte Vitamin-D_3-Pool. Es wird von der Niere aufgenommen, in welcher ein zweiter Hydroxylierungsschritt durch die 1-α-Hydroxylase stattfindet zu 1,25-Dihydroxy-Vitamin D_3 (1,25-[OH_2]-D3), was der eigentlich wirksame Metabolit ist. In der Niere wird auch 24,25-Dihydroxy-Vitamin D_3 gebildet. Die Hydroxylasen sind NADPH-abhängig. Die Aktivität des Enzyms wird von PTH und niedrigen Kalziumspiegeln stimuliert, ebenso wie von niedrigen 1,25-(OH_2)-D_3-Konzentrationen. Hohe Phosphoraufnahme senkt die 1,25-(OH_2)-D_3-Konzentration im Serum, niedrige stimulieren dessen Produktion (Reichel, Koeffler et al., 1989).

Tab. 18.5: Vitamin D_3-Gehalt einiger Nahrungsmittel in µg je 100 g

Lebertran	330
Dorschleberöl	210
Hering	31
Lachs	16
Sardine	7,05
Kalbfleisch	3,8
Hühnerei	3,5
Leber (Rind)	1,7
Leber (Geflügel)	1,3
Kabeljau	1,3
Sahne	1,1
Kuhmilch	< 1
Käse	< 1

Wirkungen

Vitamin D wirkt entgegen früherer Auffassung nicht nur an Darm, Knochen, Nieren und Leber, sondern Vitamin-D-Rezeptoren werden auch an Herz, Muskel, Gehirn, Haut, blutbildendem System und Immunzellen gefunden. Vitamin D interagiert mit einem nukleären Vitamin-D-Rezeptor (VDR), der die Gentranskription beeinflusst.

Knochen

Über diesen Rezeptor wird typischerweise die Osteokalzin-Produktion stimuliert, welches von Osteoblasten sezerniert wird und die Knochenmineralisation stimuliert (Groff u. Gropper, 2000). Kalzitriol fördert die Kalzium-Mobilisation und Phosphor-Mobilisation aus dem Knochen wohl durch Kalzitriol-induzierte Osteoklasten-Differenzierung.
Bei Erhöhung der Kalziumspiegel fördert Kalzitriol und der Metabolit 24,25-$(OH)_2$ D_3 die Knochenmineralisation und PTH-Suppression. Daneben scheint Kalzitriol an der Synthese von Osteokalzin beteiligt zu sein.

Darm

Im Darm vermehrt Kalzitriol die Absorption von Kalzium und Phosphor. Es wirkt dort als Steroidhormon ebenso wie als Signaltransducer. Kalzium wird durch Transportproteine, die durch Kalzitriol induziert werden, in die Intestinalzelle aufgenommen. Dabei ist Ca_2^+-Mg_2^+-ATPase der Carrier, die Kalzium aus der Intestinalzellen (Duodenum) in das Blutsystem im Austausch gegen Magnesium entlässt. Daneben gibt es einen Na^+-Ca_2^+-Austausch im Jejunum und Ileum. Die Phosphorabsorption wird ebenfalls gefördert. Kalzitriol stimuliert die Differenzierung und Proliferation von intestinalen Zellen.

Niere

Kalzitriol fördert die Ca_2^+-Reabsorption in der Niere eventuell etwas weniger als die von Phosphor.

Zelldifferenzierung

Abnormale Zellen im Darm, dem Lymphgewebe, der Mamma und Skelettzellen werden durch Vitamin D gehemmt (Groff u. Gropper, 2000). Kalzitriol stimuliert die Differenzierung von Osteoblasten und Osteoklasten, Zelldifferenzierung wird von Kalzitriol stimuliert, während die Proliferation von Fibroblasten, Keratinozyten, Lymphozyten gehemmt wird. Die Hautepithelzelldifferenzierung wird gesteuert, was sich bei der Psoriasis-Behandlung positiv auswirkt (Bikle, 1992).

Mangel

Nach Thomas (2005) gilt:
- Schwerer Mangel: < 10 nmol/l
- Mittelgradiger Mangel: 10–25 nmol/l
- Leichter Mangel: 25–50 nmol/l.

Werte < 30 nmol/l sind mit sekundärem Hyperparathyreodismus und verstärkter Knochenresorption assoziiert (Ooms et al., 1995), Werte < 40 nmol/l sind bei Mädchen zwischen 14 und 16 Jahren mit sekundärem Hyperparathyreoidismus und verminderter Dichte der Ellen assoziiert. Bei menopausalen Frauen sind Werte < 60 nmol/l mit erhöhtem PTH assoziiert. Optimale Suppression von PTH bei Werten von 100 nmol/l.

Toxizität

Fettlösliches Vitamin, wird gespeichert! Unbedenklich sind laut Food and Nutrition Board 2000 IE/Tag = 50 µg. Eine mögliche Nebenwirkung ist Hyperkalzämie, in neueren Studien wird jedoch belegt, dass die tägliche Zufuhr von 100 µg über 2–5 Monate nicht zu Hyperkalzämie führt. Sonnenbestrahlung führt zu einer Produktion von 200–250 µg/Tag.

Anwendung

Umrechnung: 1 µg Vitamin D = 40 IE; 1 IE = 0,025 µg Vitamin D.

Empfohlene Tagesdosis

5 µg = 200 IU vom 19.–65. LJ., danach 10 µg/Tag.
Die Haut produziert 6 IE/cm^2/Tag während des Sommers (Groff u. Gropper, 2001).

Supplementierung

Prävention von Tumorerkrankungen erfolgt optimal mit 100 µg/Tag (4000 IE, Vieth, 1999). 100 µg/Tag Supplementierung über 6–8 Wochen führen zu einem Spiegel von 96 nmol/l.

Für den Test geeignete Muskeln

Diaghrama, M. flexor hallucis, Hamstrings, M. levator scapulae, M. opponens dig. min., Mm. peronaei, M. pronator teres, M. sacrospinalis, M. trapezius, Handgelenksflexoren und -extensoren.

18.2.11 Vitamin E

Vitamin E besteht aus acht Bestandteilen (Vitamere), die in zwei Klassen aufgeteilt werden können:
- Tocopherole: Sammelbegriff für Mono-, Di- und Trimethyltocole, die ein gesättigte Seitenkette haben
- Tocotrienole: Sammelbegriff für Mono-, Di- und Trimethyltocotrienole, die eine ungesättigte Seitenketten haben.

In beiden Klassen werden vier Vitamere unterschieden, die mit α, β, γ, und δ bezeichnet werden und charakteristische biologische Vitamin-E-Aktivität haben. RRR-α-Tocopherol ist die Referenzsubstanz der Vitamin-E-Aktivität mit 100%. β-Tocopherol hat die relative Aktivität von 50%, γ-Tocopherol von 10%. Die Tocotrienole haben etwa 30% der Aktivität der Tocopherole.

Synthetische Tocopherole bestehen aus äquimolaren Mischungen der Stereoisomere des α-Tocopherols, sodass die biologische Aktivität nur 50% natürlichen Tocopherols ist. Tocopherole kommen in der Natur als ölige Flüssigkeiten vor. Tocopherol gehört zur Gruppe der Terpenoide.

Nahrungsquellen

Vitamin E kommt vorwiegend in pflanzlichen und tierischen Fetten vor. Der Gehalt an Tocopherol in Nahrungsmitteln scheint mit der Konzentration von mehrfach ungesättigten Fettsäuren zu korrelieren. Dies bewahrt die relativ instabile Fettsäure vor Oxidation. Nach seiner Aufnahme in den Darm folgt Vitamin E dem Weg der Lipoproteine (LDL) und wird relativ gleichmäßig im Körper verteilt. Gute Quellen sind: Pflanzensamen und Nüsse (Mandel, Sonnenblumenkerne, Leinsaat etc.) und deren Produkte (Weizenkeimöl, Sonnenblumenöl, Margarine). Den Vitamin-E-Gehalt einzelner Öle gibt Tabelle 18.6 wieder. Weitere Quellen sind Gemüse, Sojabohnen, Vollkornprodukte, Eier, Fisch. Beim Zubereiten von Speisen liegen die durchschnittlichen Zubereitungsverluste bei 10%. Beim Wiedererhitzen von Bratfett wird das restliche Vitamin zerstört.

Funktion

Antioxidans

Eine seiner wichtigsten Funktion ist die eines lipidlöslichen Antioxidans, das als Radikalenfänger in der Lage ist, mehrfach ungesättigte Fettsäuren in Membranlipiden, Lipoproteinen und Depotfett vor einer Zerstörung durch Oxidation (Lipidperoxidation) zu schützen. Auch Enzyme, Hormone und fettlösliche Vitamine wie Vitamin A werden durch Vitamin E vor der Einwirkung von Radikalen geschützt. In seiner Funktion als Radikalfänger wird es selbst zum Tocopherol-Radikal: Reduziertes Vitamin E (EH) wird durch Abgabe eines Protons an ein Peroxylradikal ROO˙ (☞ Kap. 10.3) zu oxidiertem Vitamin E (E˙).

$$ROO^\cdot + EH \rightarrow ROOH + E^\cdot$$

Das Vitamin-E-Radikal wird von Vitamin C, Coenzym Q_{10}, reduziertem Glutathion und NADPH regeneriert.
α-Tocopherol hat weiterhin eine große Bedeutung bei der Deaktivierung von Singulet-Sauerstoff (☞ Kap. 10.3).
Es besteht ein antioxidativer Synergismus mit Vitamin C, Karotenoiden und Enzymen (☞ Kap. 10.3.2), welche Eisen, Selen, Zink, Kupfer und Mangan für ihre Aktivierung benötigen (Kagan, Serbinova et al., 1992; Niki, Noguchi et al., 1995). Der Synergismus von Vitamin E und Selen erklärt sich dadurch, dass die Glutathionperoxidase (☞ Kap. 10.3.3), die Lipidperoxide in Lipidalkohole umwandelt, Selen-abhängig ist. Die Superoxid-Dismutase (☞ Kap. 10.3.3), welche Superoxid-Radikale deaktiviert, ist Zink-, Mangan- und Kuper-abhängig.
Untersuchungen in der Sportmedizin ergaben, dass oxidativer Stress während körperlicher Anstrengung merklich zunimmt. Das energieproduzierende Elektronentransportsystem braucht auf der anderen Seite freie Radikale, daher ist es sicher sinnvoll die Antioxidanskomponenten zu überprüfen, wenn Patienten, die hohe Dosen von Supplementen einnehmen über plötzliche Ermüdungserscheinutigen klagen: Möglicherweise reagiert der Patient auf einen Verzicht der zusätzlichen Einnahme positiv.
Alkohol und Nikotin erhöhen ebenfalls den Bedarf an Vitamin E. Alkohol und Nikotin reduzieren die Blutplasmawerte von Vitamin E und anderen Antioxidanzien oder ihrer Vorläufer.

Tab. 18.6: Vitamin-E-Gehalt einzelner Öle in mg je 100 g

Weizenkeimöl	174–176
Sonnenblumenöl	60
Leinsamen	57
Walnussöl	39
Maiskeimöl	31–34
Distelöl	29–45
Sesamöl	28
Haselnüsse	27
Erdnussöl	25
Rapskernöl	25
Mandeln	25
Palmöl	25
Rapsöl	20
Sojaöl	17–25
Olivenöl	2–40
Leinöl	5,8

Atherosklerose

Die antioxidative Wirkung auf LDL erklärt die in vielen Studien angenommene protektive Wirkung auf Atherosklerose (Niki, Noguchi et al., 1995, Jialal und Grundy, 1992; Esterbauer, Dieber-Rotheneder et al., 1991; Stampfer, Hennekens et al., 1993, Rimm, Stampfer et al., 1993). Oxidiertes Apoprotein B100 im LDL dürfte die Aufnahme von oxidiertem LDL durch Makrophagen über Rezeptoren vermittelt fördern. Die lipidbeladenen Makrophagen wandeln sich zu Schaumzellen um, was der eigentliche Initialprozess der Atheromatose sein sollte. Teilweise wurden 800 IE Vitamin E, 1 g Vitamin C und 24–30 mg Betakarotin gegeben. Dies erwies sich als genauso effektiv wie Vitamin E allein (800 IE, Jialal und Grundy, 1993).
Vitamin E hat bei manchen Tieren eine Funktion in der Steuerung der Keimdrüsen und wird daher auch als Antisterilitätsvitamin bezeichnet.

Krebstherapie

Die Wichtigkeit von Vitamin E in der onkologischen Therapie erklärt sich im Wesentlichen aus seiner antioxidativen Wirkung in Verbindung mit einer Erhöhung der zellulären Immunität.

Wichtig ist auch die stabilisierende Wirkung auf mehrfach ungesättigte Fettsäuren (PUFA), die ja auch beim Aufbau von Zellmembranen beteiligt sind. Ein hoher Anteil an Omega-6-PUFA fördert offenbar Kolorektal- und Mammakarzinome, während Omega-3-PUFA eine protektive Wirkung haben. Ernährungstechnisch soll hier präventiv dem Olivenöl wegen seines ausreichenden Fettsäure-/Vitamin-E-Verhältnisses und dem hohen Anteil an einfach ungesättigten FS eine besondere Bedeutung zukommen. Vitamin E soll auch vor Karzinomen im Mundhöhlenbereich schützen.
In der Tumortherapie erscheint wegen der antithrombotischen Wirkung eine ausreichende Vitamin-E-Versorgung besonders bei thromboembolischen Komplikationen sehr wichtig, diese kündigen sich in der Regel bei prognostisch ungünstigem Verlauf an. Dabei finden sich stark erhöhte Plasminspiegel (Plasmin – im Tumor überschießend gebildet – unterstützt Wachstum und Ausbreitung des Tumorgewebes) und erniedrigte α-2-Makroglobulinspiegel. Daneben reduziert Vitamin E Nebenerscheinungen die durch schmerzstillende Medikamente wie Kodein und Morphin hervorgerufen werden, vermutlich durch die verbesserte Entgiftung in der Leber.

MCS und CFS

Hier spielt auch die vor Lipidperoxidation schützende Funktion die wesentliche Rolle. Mangelerscheinungen treten auf bei erhöhtem oxidativem Stress (Umweltgifte, UV- und radioaktive Belastung, Rauchen, Alkohol, Pharmakotherapie, Leistungssport) oder bei Resorptionsstörungen (Kolitis, Sprue, nach Gastrektomie, bei angeborenen hämolytischen Anämien) und äußern sich u.a. in Muskeldystrophie, neuromuskulären Ausfallserscheinungen, Muskelschwäche.
Es werden hier Dosierungen bis 1200 mg/Tag verwendet, sicher sind bis zu 400 mg.

Antiinflammatorische Wirkung

Vitamin E in höheren Dosen (400 mg) hemmt die Cyclooxygenase und damit die Bildung proinflammatorischer Prostaglandine der Serie E_2 (☞ Kap. 10.10.2), niedrige Dosen (< 100 mg) fördern die Cyclooxygenase (Diplock, Xu et al., 1989). Vitamin E scheint die Thromboxan A_2-Produktion aus Arachidonsäure zu hemmen (Karpen, Merola et al., 1982), was zu einer Hemmung der Thrombozytenaggregation führt. Dieser Effekt wird durch die Stimulation von Prostaglandin I_2 durch Vitamin E noch verstärkt. Dies wird in der Praxis der Applied Kinesiology dadurch bestätigt, dass ein zu hoher Vitamin-E-Spiegel dieselben Muskelinhibitionen hervorruft wie ein Mangel an Vitamin E.

Diabetes mellitus

Vitamin E scheint die Insulin-Aktivität verbessern zu können (Reaven 1995, Paolisso, D'Amore et al., 1993).

Katarakt

Oxidative Schäden an Linsenproteinen sind verantwortlich für die Trübung, und die Verwendung von Vitamin E zusammen mit Vitamin C sowie anderen Antioxidanzien scheint die Katarakt-Inzidenz zu vermindern (Taylor, Jacques et al., 1995).

Fertilität

Die genaue Rolle von Vitamin E im Reproduktionszyklus des Menschen ist noch nicht klar. Es gibt jedoch Angaben über die Auswirkungen von Vitamin-E-Mangel auf die Fertilität von Tieren. Die Entwicklung der Hoden, ebenso wie die Spermaproduktion und -mobilität sind von Vitamin E abhängig. Ein Mangel bei weiblichen Individuen zeigt sich in einer verminderten Uterusfunktion mit geringer Vaskularisierung der Gebärmutterwand, was die Nidation des Fötus erschwert.

Mangel

Dieser ist selten und tritt vor allem bei Malabsorptionssyndromen auf. Symptome können sein:
- Retinadegeneration
- hämolytische Anämien
- Muskelschwäche und degenerative neurologische Erkrankungen wie Ataxie und Neuropathie

Toxizität

Vitamin E scheint das am wenigsten toxische Vitamin zu sein. Erst Dosen von 0,8–3,2 g/Tag können zu Muskelschwäche, Doppelbildern und gastrointestinalen Symptomen wie Nausea und Diarrhö führen.

Anwendung

Empfohlene Tagesdosis

In der Regel 400–600 IE Vitamin E, als Therapie, z.B. bei arterieller Verschlusskrankheit, bis zu 1200 IE.

Nebenwirkungen

Nebenwirkungen sind nicht bekannt, Vorsicht bei Blutgerinnungsstörungen und gerinnungshemmender Therapie, es besteht ein Antagonismus zu Vitamin K, indem die Wirkung blutgerinnungshemmender Mittel verstärkt wird. Hohe Dosen von Vitamin E sollen die Vitamin-D-Wirkung beeinflussen, was zu Problemen bei der Knochenmineralisation führen kann (Groff und Gropper, 2000). Bei gleichzeitiger Einnahme von Fe^{3+}-Präparaten sollte ein Abstand von 3–4 Stunden eingehalten werden.
Die Vitamin E-Anwendung wurde in den letzten Jahren kontrovers diskutiert. Hier Auszüge aus dem Arzneimitteltelegramm (blitz-a-t, 19. August 2002):
„…In einer jetzt veröffentlichten randomisierten, plazebokontrollierten Doppelblindstudie mit 650 mindestens 60 Jahre alten Personen wird der Einfluss eines Multivitamin-Mineral-

Präparates sowie von 200 mg Vitamin E auf die Häufigkeit akuter Atemwegsinfektionen mit Scheinmedikament verglichen: Sowohl das Multivitamin-Mineral-Präparat als auch Vitamin E lassen Häufigkeit und Schwere akuter Atemwegsinfektionen im Studienzeitraum von 14 Monaten unbeeinflusst. Wer jedoch an einer Atemwegsinfektion erkrankt, hat unter Vitamin E eine längere Krankheitsdauer zu überstehen als unter Plazebo (19 vs. 14 Tage) und häufiger Fieber (37% vs. 25%). Die Aktivität ist häufiger eingeschränkt (52% vs. 41%). An Vitamin-E-Mangel litten die Teilnehmer der Studie nicht. Nur bei einem der 650 Patienten (0,2%) stufen die holländischen Autoren die Vitamin-E-Ausgangsspiegel als „suboptimal" ein. (Graat, Schouten et al., 2002). Ältere Personen sollen nach den Ergebnissen dieser Studie keine Vitamin-E-Supplemente einnehmen. Auch in anderen Bereichen erfüllt das Vitamin nicht die Erwartungen: Die Rate von Herzinfarkten und Schlaganfällen sowie die Sterblichkeit aus kardiovaskulärer Ursache unterscheidet sich in einer großen Studie nicht von Plazebo (a-t 2000; 31: 22). Auch in der soeben veröffentlichten Heart Protection Study bleibt ein Vitamin-Cocktail aus Vitamin E, C und Betakaroten ohne Einfluss auf Sterblichkeit, schwere Herz-Kreislauf-Komplikationen und Krebserkrankungen (a-t 2002; 33: 83-4). Die präventive Einnahme von Vitamin E erscheint somit nicht nur nutzlos und überflüssig, sondern – zumindest ab einem Alter von 60 Jahren – potenziell nachteilig."

Aus dem blitz-a-t, 12. November 2004:

„... In die Metaanalyse gehen 19 randomisierte kontrollierte Studien von mindestens einjähriger Dauer mit insgesamt knapp 136000 Teilnehmern ein. Sie haben Vitamin E in unterschiedlicher Dosis und zum Teil in Kombination mit anderen Antioxidanzien eingenommen, um beispielsweise kardiovaskulären Erkrankungen oder einer Linsentrübung (Katarakt) vorzubeugen. Die Mehrzahl leidet an einer chronischen Erkrankung wie koronarer Herzkrankheit oder Morbus Parkinson. Bei gemeinsamer Auswertung aller Studien steigt die Sterblichkeit von 1022/10000 Personen in den Kontrollgruppen unter Vitamin E nicht signifikant um 10/10000 Personen (Risk Ratio 1,01; 95% Vertrauensbereich [CI] 0,98 bis 1,04). Werden jedoch Untersuchungen mit einer täglichen Vitamin-E-Dosis von mindestens 400 Einheiten separat analysiert, ergibt sich eine signifikant erhöhte Mortalität unter dem Antioxidans (Risikodifferenz 39/10000 Personen; 95% CI 3 bis 74/10000; Risk Ratio 1,04; 95% CI 1,01 bis 1,07). Für niedrigere Dosierungen lässt sich dagegen keine Risikosteigerung nachweisen. Wird die gleichzeitige Einnahme weiterer Antioxidanzien, zum Beispiel Vitamin C, in der Auswertung berücksichtigt, steigt die Sterblichkeit unter hoch dosiertem Vitamin E weiter an (Risikodifferenz 63/10000 Personen; 95% CI 6 bis 119/10000 Personen)."

Als mögliche Gründe für die erhöhte Gesamtmortalität kommen unter anderem prooxidative Effekte von hoch dosiertem Vitamin E in Betracht sowie ein gestörtes Gleichgewicht des körpereigenen antioxidativen Systems (Miller, Pastor-Barriuso et al., 2005).

Mögliche Testmuskeln

Hamstrings, M. gluteus maximus und medius, M. psoas, Bauchmuskulatur, Adduktoren, M. subscapularis, M. sacrospinalis, M. quadratus lumborum.

Test nach Goodheart (1969)

Indikator: Blutdruckmanschette an Wadenmuskulatur. Vitamin-E-Mangel wird angezeigt bei Schmerzen unter 180 mmHg bei alten Menschen, 220 bei Menschen unter 60. Phosphor-Mangel macht Schmerzen unter 50 mmHg.

18.2.12 Vitamin F (essenzielle Fettsäuren, PUFA)

In der Literatur der Applied Kinesiology werden die mehrfach ungesättigten Fettsäuren wegen ihres essenziellen Charakters auch als Vitamin F bezeichnet. Diese führen allgemein zu einer Besserung von Müdigkeit, Schmerz und Depression. Die Anwendung wird in ☞ Kap. 10.10.4 ausführlich besprochen.

Vitamin F bei CFS und MCS

Untersuchungen zeigen, dass die Verabreichung von essenziellen Fettsäuren eine wirksame CFS-Therapie darstellt. Die Symptome Müdigkeit, Schmerzen und Depression zeigten unter der Substitution ausnahmslos eine signifikant stärkere Besserung als unter Plazebo. Eine ausführliche Darstellung der Zusammenhänge findet sich bei Werbach (2001). Beim CFS wird eine Kombination von γ-Linolensäure (280 mg/Tag) und Eicosapentaensäure (135 mg/Tag) empfohlen.

Funktion

Omega-3-Fettsäuren erhöhen die Flexibilität der Zellmembranen und vermindern die Blutviskosität durch Hemmung der Thrombozytenaggregation und verbessern dadurch und durch Vasodilatation die Durchblutung. Die verbesserte Blutversorgung führt auch zu einer besseren Entgiftung. EPA und DHA sind auch essenziell notwendig zur Regeneration der Zellorganellen insbesondere des Nervengewebes. Lipide machen 60–80% des ZNS aus und müssen ständig erneuert werden. Ein Mangel führt zu Anfälligkeit für fettlösliche Toxine und Schwermetalle, beispielsweise Quecksilber.

18.3 Mineralstoffe und Spurenelemente

18.3.1 Kalzium

Kalzium ist ein Mengenelement, das im Körper in Konzentrationen von mehr als 50 mg pro kg Körpergewicht vorliegt und damit nicht zu den Spurenelementen gehört. Mit einem Körperbestand von 1–1,1 kg ist Kalzium der mengenmäßig am stärksten vertretene Mineralstoff im menschlichen Organismus. 99% des im Körper vorkommenden Kalziums befinden sich in Knochen und Zähnen – die kalziumreiche Verbindung Hydroxylapathit [$Ca_5(PO_4)_3(OH)$] verleiht ihnen Stabilität und Festigkeit. Gleichzeitig dienen die Knochen als Speicher für Kalzium. Bei Kalziummangel kann ein Teil davon aus den Knochen gelöst und für andere Aufgaben zur Verfügung gestellt werden. Kalzium ist an der Blutgerinnung, an der Erregung von Muskeln und Nerven sowie an der Aktivierung einiger Enzyme und Hormone beteiligt.

Vorkommen in Nahrungsmitteln

Reichlich Kalzium enthalten Milch, Milchprodukte, Tofu, Lachs, Sardinen, Muscheln, Austern, Kürbiskerne, Brokkoli, Grünkohl, Spinat und andere grüne Gemüse (☞ Tab. 11.9). Getreide, Fleisch und Nüsse sind relativ kalziumarm (Groff u. Gropper, 2000), Fleisch, Geflügel und Wurst enthalten 15- bis 20-mal so viel Phosphor wie Kalzium (Brody, 1999), was für den Kalziumstoffwechsel von Bedeutung ist (☞ Kap. 18.2.5).
Zur Kalziumversorgung tragen neben Milch- und Milchprodukten (Kuh-, Schafs-, Ziegenmilchprodukte) auch Grüngemüse wie Brokkoli, Grünkohl sowie Obst, Vollkornbrot, Hülsenfrüchte, Nüsse, Mandeln, Sesam und Fisch bei. Kalziumreiche Mineral-/Heilwässer sind eine gute Kalziumquelle, da die Resorption aus Kalziumkarbonat nicht schlechter ist als aus organischen Kalziumverbindungen (GROFF und Gropper, 2000). Zur Kalziumversorgung bei Milchunverträglichkeit ☞ Kap. 11.2.3.

Kalziummetabolismus

Absorptionsmechanismen

Die in Nahrungsmitteln vorkommenden Kalziumsalze sind relativ schwer löslich. Da Ca^{2+} nur in ionisierter Form absorbiert wird, muss Ca^{2+} während ca. einer Stunde in leicht saurem Milieu aus den Salzen herausgelöst werden. Absorption im alkalischeren Milieu des Dünndarms (besonders Ileum) wird erschwert durch erneute Komplexbildung mit anderen Nahrungsmittelbestandteilen.

Energieverbrauchend
Es handelt sich um eine Vitamin-D-regulierte Ca^{2+}/Mg^{2+}-ATPase, der Transport ist mediatorlimitiert. Kalzitriol [1,25-$(OH)_2$-D_3], das aktivierte Cholekalziferol, wird bei niedrigen Spiegeln ionisierten Kalziums, Schwangerschaft, Wachstum und Laktation durch Parathormon vermehrt gebildet. Kalzitriol induziert durch Genexpression die Synthese von Calbindin (kalziumbindendes Protein), das die Aufnahme von Kalzium aus dem Darmlumen vermittelt. Das dann intrazelluläre Kalzium wird durch die Ca^{2+}/Mg^{2+}-ATPase ins Blut transportiert. Diese Membranpumpe ist energieabhängig und wird von Kalzitriol induziert (☞ Abb. 18.2). Absorptionsrate: 75% bei Kindern, 30% bei Erwachsenen. Dieser Mechanismus wird im Alter durch verminderte Kalzitriolantwort auf Parathormon und verstärkt durch Östrogenmangel gehemmt.

Passiv, parazellulär
Absorptionsrate: 25–30%, abhängig von der intestinalen Kalziumkonzentration (☞ Abb. 18.2).

Absorptionsfördernd wirkende Faktoren

Dies sind gleichzeitig vorkommende Nahrungsbestandteile wie Laktose, Alkohole, Zucker, Protein. Die Absorption von Kalzium erfordert eine saure Umgebung; Patienten mit einer manifesten oder „relativen" Achlorhydrie absorbieren weniger Kalzium. Oral eingenommenes Kalzium ist dann unwirksam und es müssen parenterale Formen in Betracht gezogen werden.

Absorptionshemmend wirkende Faktoren

Absorptionshemmend wirken Pflanzenfasern, Phytate (Myoinositol-Hexaphosphat). Sie kommen in Gemüsen, Getreiden, Nüssen vor. Weiterhin wirkt Oxalat resorptionshemmend. Es kommt in Spinat, Roter Bete, Sellerie, Aubergine, Okra, Kürbis, Beerenfrüchten, Erdnüssen, Tee, Kakao vor. Phosphathaltige Nahrungsmittel wie Cola, Wurst, Schmelzkäse, erhöhte Eiweiß- und Fettzufuhr in Form von Fleisch und Wurst sowie Oxalsäure (in Tee und Kakao) vermindern die Kalziumresorption (☞ auch Kap. 16.8.2).
Kalzium und Magnesium sowie andere zweiwertige Ionen konkurrieren um die Absorption und sollten daher eher nicht zusammen gegeben werden. Phosphor scheint die Kalziumbilanz nicht zu verändern, solange ein Verhältnis um 1 : 1 erhalten bleibt. Erst im Verhältnis Kalzium zu Phosphor wie 1 : 4 kam es zu sekundärem Hyperparathyreoidismus, was zu Kalziumverlust aus dem Knochen führt (Groff und Gropper, 2000). Bei niedrigem Kalziumangebot (230 mg) führt gleichzeitige Zinksupplementierung zu erniedrigter Kalziumabsorption. Fettsäuren (bei Fettmalabsorption) können sich mit Kalzium zu unlöslichen Kalziumseifen verbinden.

Abhängigkeit vom verwendeten Salz

Es gibt Widersprüche in der Auffassung, welches Salz besser absorbiert wird: Kalziumkarbonat (39 ± 3%) oder organische Salze wie Kalziumzitrat (30 ± 3%; Sheikh et al., 1987). In anderen, etwas neueren Quellen wird die Situation umgekehrt angegeben (Anderson, Polansky et al., 1991, Whiting, 1994, Patrick, 1999).
Der zweite wichtige Faktor ist die Löslichkeit: Kalziumlaktat ist die bestlösliche Form, nach anderen Quellen Kalziumzitratmalat (Heaney, Recker et al., 1988), gefolgt von Kalziumglukonat, Kalziumzitrat und Kalziumkarbonat, das jedoch am besten absorbiert wird.

Serumtransport

Im Serum erfolgt der Transport zu 40% proteingebunden, zu 10% als Sulfat, Phosphat, Zitrat und zu 50% in freier, ionisierter Form.

Kalziumelimination

Eliminationswege

Es gibt drei Eliminationswege:
- Über die Haut: 60 mg/Tag, abhängig von der Schweißmenge
- Über den Urin: 100–240 mg/Tag, beeinflusst von den oben genannten Faktoren
- Über den Stuhl: 45–100 mg/Tag, abhängig von bereits genannten Faktoren.

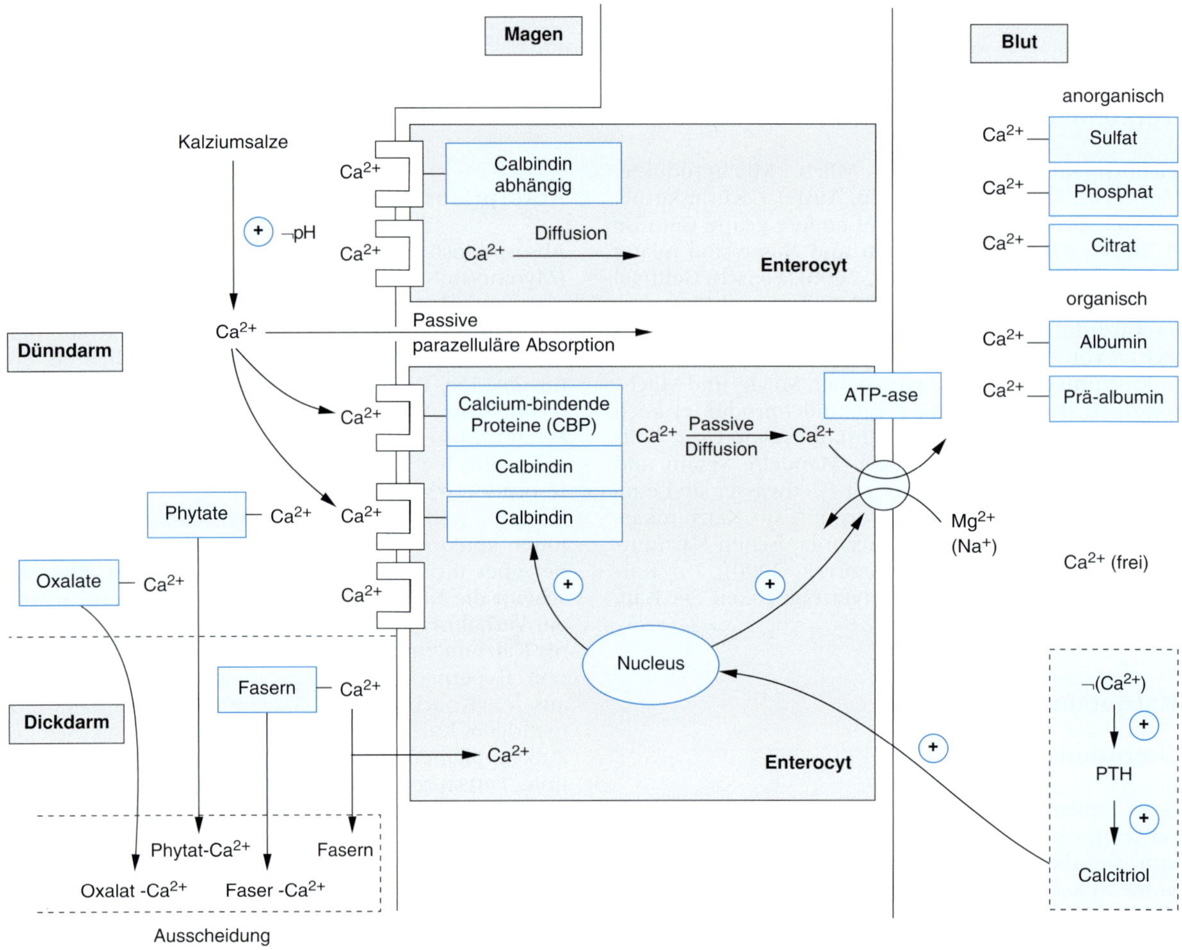

Abb. 18.2: Kalziumresorption und beeinflussende Faktoren (modifiziert nach GROFF und GROPPER, 2000)

Eliminationsfördernde Faktoren

- Nahrungsprotein: Protein in der Nahrung vermindert die Resorption und erhöht die Ausscheidung von Kalzium: Verdoppelung der Proteinaufnahme erhöht die Kalziumausscheidung um 50%, u. U. über die Bindung von Kalzium an Sulfat aus dem Protein.
- Genussgifte: Koffein (300–400 mg) erhöht die Kalziumelimination um 10 mg/Tag und den Kalziumverlust über den Darm. Alkohol und Nikotin erhöhen die Ausscheidung von Kalzium und Magnesium

Kalziumhomöostase

Parathormon (PTH)

Das Hormon der Nebenschilddrüse erhöht die extrazelluläre Kalziumkonzentration durch:

- Förderung der Kalzitriolsynthese in der Niere
- Förderung der Reabsorption von Kalzium in der Niere
- Stimulation von lysosomalen Proteasen der Osteoklasten, die Knochen abbauen, um Kalzium freizusetzen.
- Aktivierung von Kalziumpumpen, die Kalzium aus dem Knochen ins Blut schaffen (evtl. Kalzitriol-gefördert)
- Indirekte Stimulation von Kalziumresorption im Dünndarm durch die Stimulation von Kalzitriolbildung, das die Calbindinbildung stimuliert.

PTH wird durch niedrige Ca^{2+}-Spiegel stimuliert (membranständiges Kalzium-Sensor-Protein der Gl. parathyreoidea), während hohe Phosphorkonzentrationen bei niedrigen Kalziumspiegeln (Diät!) über längere Zeit zu mildem Hyperparathyreoidismus mit Knochenabbau und Kalziumsekretion in den Gastrointestinaltrakt führen (CALVO, KUMAR et al., 1988, 1990). Studien zu diesem Phänomen am Menschen gibt es nicht (CALVO, 1993, CALVO und PARK 1996).

Kalzitriol, 1,25-$(OH)_2$-D_3

Fördert Kalziumabsorption im Verdauungstrakt über Rezeptorbindung und Induktion von Gentranskription, welche zu Calbindin-Bildung führt.

Kalzitonin

Inhibiert Osteoklastenaktivität und senkt Serum-Ca^{2+}-Spiegel.

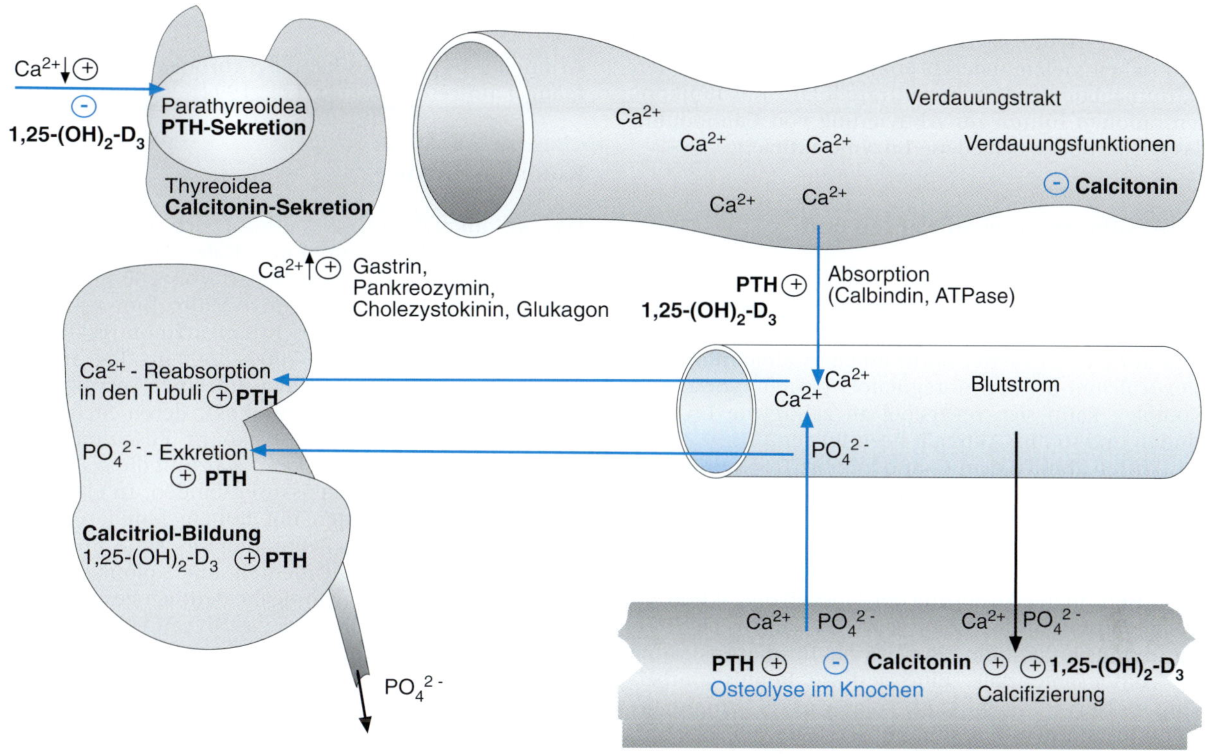

Abb. 18.3: Wirkorte und Wirkrichtungen von Parathormon, Kalzitonin und Kalzitriol [1,25-$(OH)_2$-D_3]

Zelluläre Kalziumpumpen (ATP-abhängig)

Zelluläre Kalziumpumpen regulieren intrazelluläre Kalziumkonzentrationen: 100 nmol/l oder etwa 0,0001 (ein Zehntausendstel) der extrazellulären Kalziumkonzentration. Weitere Pumpen transportieren Ca^{2+} vom Zytoplasma in die Mitochondrien, das endoplasmatische Retikulum (sarkoplasmatisches Retikulum am Skelettmuskel) und den Zellkern.
Kalziumeinstrom in die Zelle wird durch Depolarisation, Neurotransmitter und Hormone geregelt, die auf potenzial- oder transmitterabhängige Kanäle wirken, die direkt die Membrankanäle öffnen oder über Second Messenger (Diacylglycerol, DAG; Inositoltriphosphat, IP3) intrazelluläre Speicher entleeren.

Knochenmatrix und Knochenmineralisation

60–66% der Knochenmasse sind Mineralien (ca. 1200 g bis 1300 g Ca^{2+} oder 1,5% des Körpergewichts), der Rest Protein (Osteonectin, Kollagen, Osteopontin, Osteocalcin [auch Knochen-Gla-Protein genannt] und MatrixGla-Protein) und Wasser. Osteocalcin und MatrixGla-Protein sind Vitamin K-abhängig in ihrer Kalziumbindungsfähigkeit.
Osteoblasten sezernieren unter dem Einfluss von PTH, Kalzitriol und Östrogen Kollagen, andere Proteine und Grundsubstanz, die extrazelluläre Matrix, die die Zellen umgibt. Diese besteht aus Proteoglykanen (Chondroitin-4-Sulfat, Hyaluronsäure, Keratansulfat) und Glykoproteinen. Die Osteoblasten sind schließlich in Protein und Matrix eingebettet, jedoch untereinander und mit Osteozyten über ein osteozytischen Membransystem verbunden, welches Kalziumpumpen trägt. Unter dem Einfluss von Osteoblasten wird das aus dem Blut herangeführte Kalzium zu $Ca_8H_2(PO_4)_6 \bullet 5H_2O$, $mg_3(PO_4)_2$ und Hydroxyapathit-Kristallen [$Ca_{10}(PO_4)6(OH)_2$] präzipitiert.
Dabei spielt sehr wahrscheinlich das Löslichkeitsprodukt von ($Ca^{2+} \times PO_4^{3-}$) eine Rolle, welches wenigstens 0,7 mmol/l betragen soll. Über 2,2 mmol/l kommt es zu Präzipitation von Kalzium in Weichteilen. Nach Abschluss der Knochenbildung und Mineralisation werden aus den Osteoblasten Osteozyten. Der Aufbau von Knochenmasse und Kalziumeinlagerung sind nach Abschluss des Längenwachstums zwischen 18 und 35 Jahren am größten.
Osteoklasten resorbieren mittels lysosomaler Enzyme Knochen. Saure Hydrolasen lösen Kalziumphosphat. Osteoklasten reagieren auf PTH, Kalzitriol und Kalzitonin und sie spielen eine Rolle bei der Aufrechterhaltung normaler Blutkalziumspiegel. Zum Knochenstoffwechsel ☞ auch Abb. 16.51.

Nichtössäre Kalziumfunktionen

Diese werden durch das ionisierte Kalzium (0,5% des Gesamtkalziums) erfüllt: Blutgerinnung, Nervenleitung, Muskelkontraktion, Enzymregulation und Membranpermeabilität zählen dazu.

Enzymaktivierung

Erhöhtes Ca^{2+} aktiviert die Phospholipase A_2 (Arachidonsäurefreisetzung von Phosphatidylcholin). Die cAMP-Bildung aus ATP durch die Adenylatcyclase und die cAMP-Hydrolysierung durch Phosphodiesterase sind neben vielen anderen enzymatischen Reaktionen kalziumabhängig. Erhöhte intrazelluläre Kalziumkonzentrationen führen zur Aktivierung von Calmodulin, das wiederum verschiedene Enzyme aktiviert.

Impulsübertragung an Nerven und Muskel

Im Körper sind 99 % des Kalziums im Skelettsystem und in den Zähnen deponiert, das restliche freie Kalzium liegt in freier ionisierter Form und als Calmodulinkomplex (calcium-dependent regulatory protein) vor. Dieser Komplex kann sich reversibel an zahlreiche Enzyme binden und so ihre Aktivität beeinflussen.
Strukturell ähnlich dem Calmodulin ist Troponin C, das kalziumbindende Protein des Skelettmuskels, das die Interaktion zwischen Aktin und Myosin auslöst. Freies Kalzium stabilisiert Zellmembranen, es kann aber auch durch Ionenkanäle in die Zelle eindringen. Kalzium ist im Muskel an der Auslösung der Muskelkontraktion sowie an der Impulsübertragung im Nervengewebe beteiligt und beeinflusst die Reizschwelle für die Auslösung der Aktionspotenziale. Eine gestörte Impulsverarbeitung im Nervensystem kann Folge eines Kalziummangels sein, mit den Symptomen Nervosität, Reizbarkeit, Schlafstörungen, Konzentrationsschwäche (vegetative Dystonie).

Membranstabilisierung

Kalzium verhindert die Freisetzung von Histamin aus den Speicherzellen (durch den membranstabilisierenden Effekt). Aus diesen Wirkungen ergibt sich der Einsatz bei der MCS, insbesondere bei Muskelspasmen und -krämpfen, Taubheitsgefühl und Kribbeln, Nervosität, Schlaflosigkeit, Reizbarkeit und Kopfschmerzen (in Kombination mit Magnesium und Vitamin D). Klinisch gesehen, ist es ratsam, die Kalziumwerte aller Patienten mit akuten allergischen Reaktionen, besonders des Respirationstraktes und/oder Haut, zu prüfen. Nach Schmitt können juckende Hautausschläge oder andere Hautreaktionen, einschließlich derer, die in Zusammenhang mit exzessiver Sonnenbestrahlung stehen, sowohl Kalzium- als auch Fettsäuregabe erfordern. Fettsäuren unterstützen in einem Antagonismus zu Vitamin D den Kalziumtransport aus dem Blut zu den Zellen, wo es benötigt wird.
Dasselbe gilt bei Patienten mit wiederholt auftretendem Herpes simplex 1 und jeder anderen Form von Lippen- und Fieberbläschen.

Blutfette

Kalziumkarbonatsupplementierung (1200–3000 mg/Tag) führt zu signifikanter Erniedrigung von Gesamtcholesterin und LDL-Cholesterin ebenso wie zu Erhöhung von HDL-Cholesterin. Kalziumsupplementierung von 2000–3000 mg/Tag erniedrigte das Lithocholat/Chenodesoxycholat-Verhältnis und damit das Kolonkarzinomrisiko.

Hypertonus

Arterieller Hypertonus kann bei chronischem Kalziummangel auftreten (Barger-Lux, 1994).

Kolonkarzinom

Das Kolonkarzinomrisiko erhöht sich mit chronisch reduzierter Kalziumaufnahme. Kalziumsupplementierung über den minimalen Bedarf von 800 mg/Tag ist aber nur vorsichtig als präventive Maßnahme zu verstehen, da die Reduktion des Kolonkarzinomrisikos erst bei einer Aufnahme von 2000–3000 mg/Tag auftritt. Die positiven Effekte beruhen auf einer Verringerung der Proliferation der Kolonmukosa, deren Steigerung mit einem erhöhten Krebsrisiko in Zusammenhang gebracht wird. Außerdem kann Kalzium die als Kokarzinogene geltenden Gallensäuren binden. In einer Untersuchung bei Patienten mit hohem familiärem Kolonkrebsrisiko war die Zellproliferationsrate im Kolon ähnlich hoch wie bei Patienten mit Kolonkarzinom. Diese konnte durch Kalziumgabe deutlich gesenkt werden und erreichte dann etwa das Niveau von Patienten mit niedrigem Kolonkrebsrisiko.

Interaktion mit anderen Nutrimenten

Phosphor

Versuche an Ratten zeigten, dass Verhältnisse von Kalzium zu Phosphor von 1 : 0,6, 1 : 0,9 und 1 : 1,4 in der Ernährung keinen Einfluss auf maximales Wachstum und Knochenkalziumgehalt hatten, solange die Kalziumversorgung adäquat ist (Bernhart, Savini et al., 1969). Andererseits führte ein Verhältnis von Kalzium zu Phosphor von 1 : 10 bei Hunden zu Knochenschwund (Calvo und Park, 1996).
Studien an Menschen zeigten erstaunlicherweise, dass Ca/P-Verhältnisse zwischen 1 : 0,4 und 1 : 10 wenig an der Kalziumbilanz änderten, da Erhöhung der Phosphataufnahme zu einer Zunahme fäkalen Kalziums und einer Abnahme des Urinkalziumgehalts führte (Brody, 1999). Ausnahme: Frühgeborene, die einen erhöhten Phosphatbedarf zum Gewebeaufbau haben. Bei zu hohen Phosphatspiegeln kann es zu Nephrokalzinose kommen, daher wird ein Verhältnis von 1 : 0,6 in der Ernährung empfohlen (Reeves, 1997).

Kalium

Dieses reduziert Kalziumverluste über den Urin.

Magnesium

Magnesium (300 mg/Tag) ist notwendig für die PTH-Sekretion und beeinflusst daher den Kalziumstoffwechsel, es wird für die Wirkungen von PTH am Knochen, an Niere und Gastrointestinaltrakt benötigt. Hohe Dosen inhibieren aber anscheinend die PTH-Sekretion ähnlich wie Kalzium (Groff und Gropper, 2000). Magnesiummangel hemmt die Kalziumutilisation des Knochens, Kalzium wird dann eher in den Weichteilen abgelagert

(LEE, 1995). Vitamin-D-Hydroxylierung in der Leber benötigt ebenfalls Magnesium.
Magnesium und Kalzium benutzen dieselben Carriersysteme in Niere und Darm. Magnesium kann an Kalziumbindungsstellen andocken und dort Kalziumwirkungen nachahmen. Es kann die intrazelluläre Kalziumverteilung verschieben und die Freisetzung von Kalzium aus dem sarkoplasmatischen Retikulum hemmen und die Ca^{2+}-ATPase aktivieren, was zur Reduktion intrazellulären Kalziums führt. Das Kalzium/Magnesium-Verhältnis hat Auswirkungen auf die Muskelkontraktilität; Magnesium kann an unspezifischen Bindungsstellen von Troponin C und Myosin mit Kalzium konkurrieren. An glatten Muskelzellen verhindert die Bindung von Magnesium an Kalziumbindungsstellen die Kontraktion, was z. B. bei Asthmatikern bedeutsam ist. Eine Bronchial- und Gefäßerweiterung resultiert aus einem erhöhten Magnesiumspiegel. Magnesium ist Kalziumantagonist bei der Blutgerinnung. Magnesium hemmt die Phosphorresorption (wegen Präzipitation als Magnesiumphosphat?).

Bor

Supplementierung (3 mg) erhöhte bei gleichzeitiger Magnesiumgabe den Kalziumverlust.

Natrium

Natriumaufnahme von 2,3 g/Tag erhöhte die Kalziumelimination um 40 mg/Tag. Die Halbierung der Natriumaufnahme war in Studien äquivalent mit einer Erhöhung der Kalziumaufnahme um 891 mg/Tag.

Eisen

Eisenabsorption wird durch Kalziumsupplementierung (600 mg/Tag) zwischen 49 und 62% reduziert, besonders wenn Kalzium und Eisen zusammen in der Nahrung aufgenommen werden.

Blei

Erhöhte Bleiabsorption korreliert mit niedriger Kalziumaufnahme.

Mangel

Die Ursachen sind neben Hypoparathyreoidismus und Pseudohypoparathyreoidismus (Endorganresistenz bei vorhandenem Parathormon (SIEGENTHALER, 2001) Kalziummangelernährung, D-Hypovitaminose, Niereninsuffizienz mit Kalziumverlust und Hyperphosphatämien (bei Leukämien und durch Medikamente) mit Calciumsenkung. Zu den akuten Mangelsymptomen gehören:
- Tetanie, Parästhesien, Spasmen
- Reflexlosigkeit, Hypotonie
- Tremor
- Endokrines Psychosyndrom mit Angstgefühlen und Antriebsverlust

Bei langanhaltendem Mangel entsteht Osteoporose

Tab. 18.7: Die Kalziumhomöostase beeinflussende Faktoren

Positive Kalziumbilanz	**Kalziumabsorption fördernd**	• Milchsäure • Fruchtsäure • Laktose • Alkohol • Glucose, Saccharose • Protein
Negative Kalziumbilanz	**Kalziumabsorption hemmend**	• Fasern in der Nahrung • Phytat (rohe Gemüse, Getreide, Nüsse) • Oxalat (in Spinat, Roter Bete, Sellerie, Aubergine, Okra, Kürbis, Beerenfrüchten, Rhabarber, Erdnüssen, Tee und Kakao) • Magensäuremangel • Fett-Malabsorption • Magnesium gleichzeitig gegeben
	Renale Kalziumelimination fördernd	• Proteinreiche Ernährung • Saccharose • Stark kochsalzhaltige Ernährung • Koffein • Alkohol

Anwendung

Tagesbedarf

Die empfohlenen Tagesmengen (NIH Consensus Panel on Kalzium, 1994) für:
- Wachstumsalter: 1200–1500 mg/Tag
- Schwangerschaft und Laktation: 1200–1500 mg/Tag
- 51 Jahre und älter: 1000 mg/Tag (bis 1500 mg/Tag).

Mehr hierzu ☞ Kap. 16.8.7.

Toxizität

Bis 2500 mg/Tag ist Kalzium sicher, außer bei idiopathischer Hyperkalziurie. Bei höheren Dosen konnte Hyperkalziämie und Gewebsablagerungen auftreten. Kalziumablagerungen in Weichteilen können ab einem Kalzium-Phosphor-Produkt (Ca × P) von 2,2 mmol/l im Serum auftreten.

Für den Test geeignete Muskeln

Hamstrings, M. levator scapulae, M. flexor hallucis, M. opponens dig. min., Mm. peronaei, M. pronator teres, M. sacrospinalis, M. trapezius, Handgelenksflexoren und -extensoren.

18.3.2 Kupfer

Vorkommen in Lebensmitteln

Es kommt entsprechend der Bedeutung im tierischen Organismus besonders viel in Innereien vor, daneben in Fischen, Schalentieren, Nüssen (Cashewkerne) und Vollgetreide, Buchweizen, Hirse, Hülsenfrüchten (v. a.

Bohnen), Pilzen und einigen Gemüsesorten (Artischocken, Schwarzwurzeln, Brokkoli u.a.).

Resorption und Speicherung

Für seine Resorption ist ein aktiver Transportmechanismus notwendig, der von der Leber reguliert wird. Der Kupfergehalt im Körper wird auf diese Weise kontrolliert. Genetische Fehler im Kupfermetabolismus, die sich entweder in Form von mangelhafter Absorption und Utilisation von Kupfer (M. Menker) oder in übermäßiger Kupferspeicherung äußert (M. Wilson), haben schwerwiegende Folgen. Im ersten Fall sinkt die Lebenserwartung auf 3 Jahre, aufgrund von Leber- und Hirnschäden, Anämie und Hämorrhagie. Im zweiten Fall muss während des gesamten Lebens versucht werden, mit Hilfe von Chelatbildnern, hohen Zinkdosen und medikamentös forcierter Kupferausscheidung über den Urin die Kupferspeicher des Körpers zu entleeren. Wird die Wilson-Erkrankung nicht behandelt, ist die Lebenserwartung ebenfalls erniedrigt.
Föten, Neugeborene und Kleinkinder sind besonders empfindlich auf die Toxizität von Kupfer. Es gibt viele Beispiele für die negativen Auswirkungen einer übermäßigen Kupferaufnahme, wie etwa die Vergiftung von indischen Kleinkindern durch die Verwendung von Messinggeschirr (Tanner, Kantarjian et al., 1983).

Funktionen

Wichtige Enzymkomplexe erfordern einen normalen Kupfermetabolismus.

Superoxiddismutase (SOD)

Ebenso wie Zink ist Kupfer in diesem Antioxidans-Enzym enthalten. Wenn auch die roten Blutzellen besonders anfällig für oxidative Schäden sind, und daher höhere Konzentrationen von SOD und somit auch Kupfer benötigen, ist in allen Zellen und fast allen Organellen Kupfer und Zink notwendig, um dieses Enzym zu produzieren und ihre Membranen vor übermäßiger Oxidation zu schützen (☞ auch Kap. 10.3.3).

Cytochrom-c-Oxidase

Sauerstoffradikale werden zur Bildung von ATP und Energie über die Elektronentransportkette (Cytochrom) benötigt (☞ Kap. 15.4 und Abb. 15.3) Das letzte Glied dieser Kette benötigt die kupferabhängige Cytochromoxidase. Kann diese Funktion nicht erfüllt werden, kommt es verstärkt zu anaerober Glykolyse, ineffizienter Energieproduktion und reduzierter Zellfunktion.

Coeruloplasmin

Dieses kupferabhängige Protein ist multifunktional. Es bindet extrazelluläres Superoxid und andere Sauerstoffradikale und ist das Kupfertransportprotein. Als Oxidase ist es am Katabolismus von Hormonen wie Adrenalin, Noradrenalin, Melatonin und Serotonin beteiligt. Coeruloplasmin ist für die Oxidation von Fe^{2+} zu Fe^{3+} verantwortlich, was Eisen für die Häm-Bildung verfügbar macht. Daneben sind intestinale Eisentransportmechanismen Kupfer-sensitiv (Sharp, 2004). Bei der Akutphasenreaktionen des Immunsystems wirkt Coeruloplasmin als Akut-Phase-Protein. Im Hinblick auf die Rolle von Kupfer bei Immunreaktionen kann der Coeruloplasminspiegel verwendet werden, die Schwere und Progression vieler Erkrankungen zu dokumentieren (Linder, Moor et al., 1981). Dies gilt besonders für Krebs und rheumatoide Arthritis.

Tyrosinase

Dieses Enzym ist zusammen mit Domanin-β-Hydroxylase für die Hydroxylierung von Tyrosin zu Dopa verantwortlich. Dopa ist die Vorstufe von Melanin und der Katecholamine. Die Melaninproduktion benötigt kupferabhängige Enzyme.

Lysyloxidase

Dieses Enzym steuert die Quervernetzung von Elastin und Kollagen im Bindegewebe.

Aminooxidase

Schützt Aminosäuren.

Hypercholesterinämie

Obwohl der exakte Mechanismus noch unklar ist, kann eine inverse Beziehung zwischen Kupferwerten und Serum-Cholesterin (vor allem in Form von LDL-Cholesterin) hergestellt werden. Patienten mit Kupfermangel leiden häufig an Hypercholesterinämie, an Herzinsuffizienz und -hypertrophie. Dies veranlasste einige Untersucher zu der Annahme, dass ein Kupfermangel für die allgemeine Zunahme von Herzerkrankungen und Atherosklerose in unserer Gesellschaft mitverantwortlich sein könnte (Klevay, 1985). Andererseits mindert faserreiche Nahrung, die zur Senkung des Cholesterinspiegels und Vorbeugung gegen Herzerkrankungen empfohlen wird, die Kupferaufnahme. Dies ist ein weiteres gutes Argument für funktionelles Testen, wie etwa mit AK, um über den klinischen Bedarf zu entscheiden.

Entzündungsgeschehen

Wie bereits erwähnt, interessieren sich vor allem Rheumatologen für Kupfer und seine Rolle bei entzündlichen Prozessen. Die Entzündung ist ein notwendiger biologischer Prozess, der ein Maximum an Austausch von bioaktiven Stoffen erlaubt und zur Wundheilung beiträgt. Eine unangemessene oder prolongierte Entzündungsaktivität verursacht jedoch Gewebsschäden. Viele antiinflammatorische Medikamente wie auch Aspirin scheinen zumindest teilweise kupferbindend zu sein (Sorenson, 1978).

Mangel

Zu den Symptomen gehören
- neurologische Ausfälle
- Fertilitätsstörungen bei reduzierter Spermienmotilität
- Elastinabbau in Gefäßen (Gefäßnekrosen)
- Makroangiopathien
- hypochrome Anämie
- Neutropenie mit Infektanfälligkeit
- erhöhte Gesamtcholesterin- und LDL-Spiegel bei erniedrigtem HDL-Spiegel
- Glukosetoleranzstörungen und Osteoporose durch gestörte Kollagensynthese

Toxizität

Bei der Aufnahme größerer Mengen an Kupfersalzen wird Brechreiz ausgelöst, außerdem werden Kupfersalze vom Körper nur schlecht aufgenommen. Daher ist die tödliche Dosis mit ca. 10 g Kupfersulfat relativ hoch. Es wird aber vermutet, dass ein hoher Kupfergehalt des Trinkwassers (über 10 mg/l) bei kleinen Kindern zu Leberschäden führen kann. Die Symptome einer Vergiftung sind starkes Erbrechen, Durchfall und im Bereich der Schleimhäute blaugrüne Verätzungen. Ferner kann ein Schock eintreten und 5–6 Stunden nach der Giftaufnahme eine Hämolyse. Bei M. Wilson führt die 200 bis 500-fach erhöhte Kupferspeicherung in der Leber zu Hämolyse, Leber- und Hirnschäden sowie Störungen des Zink- und Eisenmetabolismus.

Anwendung

Laborbestimmung

Die Erfahrung zeigt, dass die Kupferwerte in Vollblut und Serum keine Auskunft über den Gesamtbestand zulassen, da sie nichts über die Speicherung in der Leber aussagen, einer entscheidenden Komponente des Regulationsmechanismus. Kupfer ist im Serum an Coeruloplasmin und Albumin gebunden, Entzündungsgeschehen (Aktivierung des Retikulohistiozytären Systems) führt zu vermehrter Zirkulation von Kupfer (was zu erhöhten Kupferwerten in der Vollblutanalyse führt), und gerade bei Rheumatikern kann dies mit einem absoluten Mangel an diesem Spurenelement einhergehen.
Hier bieten die Muskeltests der Applied Kinesiology ein wichtiges Hilfsmittel, um diagnostische und therapeutische Entscheidungen bezüglich Kupfers zu treffen. Patienten, die gut auf Kupfer ansprechen, sollten ungeachtet ihrer Blutwerte eine Kupfergabe erhalten. Auf der anderen Seite hat eine Kupfergabe bei Patienten, die geringe Kupferwerte im Blut aufwiesen und bei denen der AK-Test negativ ausfiel, keinerlei klinische Wirkung gezeigt.

Gesamtbestand

100–120 mg.

Empfohlene Tagesaufnahme

2–3 mg.

Therapeutische Tagesdosis

2–6 mg
Die klinische Erfahrung zeigt, dass Kupfersupplementierung den Kupfermetabolismus und die Kupferwerte schnell verändern. Aus diesem Grund ist es wichtig, dass Patienten mit einer Kupfersupplementierung in Intervallen von 7–10 Tagen getestet werden, um die weitere Dosierung festzulegen. Eine übermäßige Supplementierung wirkt sich schnell negativ auf das kritische Zink-Kupferverhältnis aus und induziert klinische Zeichen und Symptome für Zinkmangel.

Für den Test geeignete Muskeln

M. infraspinatus, M. pectoralis major sternalis, M. supraspinatus.

18.3.3 Magnesium

60% der Körperreserven von Magnesium finden sich in den Knochen, weitere 20% in den Muskeln.

Nahrungsquellen

Magnesium kommt in den meisten pflanzlichen (Zentralatom des Chlorophylls) und tierischen Lebensmitteln vor. Reichlich Magnesium liefern Vollkorngetreideprodukte, bei der Ausmahlung des Getreides treten jedoch erhebliche Verluste auf. Weiter sind Gemüse, Hülsenfrüchte, Kartoffeln, Obst, Milchprodukte, Nüsse, Fleisch und Fisch und Sesam Magnesiumlieferanten.
Weiterhin können Mineralwässer mit mehr als 50 mg Magnesium pro Liter zur Versorgung mit beitragen.

Funktion

Etwa 300 magnesiumabhängige Enzyme sind bekannt, die von der Protein- bis zur Nukleinsäuresynthese reichen.

Energiestoffwechsel

Magnesium spielt eine wichtige Rolle als Enzymaktivator bei allen ATP-abhängigen Reaktionen. Magnesium aktiviert auch Phosphorylierungsvorgänge wie den Abbau der Energie liefernden Nährstoffe (Kohlenhydrate, Fette, Proteine) in Citratzyklus und Atmungskette. Bei Untersuchungen in den Vereinigten Staaten konnte bei bis zu 40% der untersuchten MCS-Patienten ein Magnesiummangel nachgewiesen werden (Kapuste u. Schlett, 1995).

Reizübertragung an Nerv und Muskel

Wichtig erscheint auch die Rolle von Magnesium in der Membranphysiologie bei der neuromuskulären Reizübertragung an der Synapse sowie bei der Muskelkontraktion (☞ unten: Interaktion mit Kalzium).

Kardiovaskuläre Wirkungen

Magnesium ist Kalzium-Antagonist, auch bei der Blutgerinnung.
Es gab heftige Auseinandersetzungen bezüglich der Wirksamkeit von Magnesium als Kalziumantagonist bei frischem Myokardinfarkt. Die breitangelegteste „wissenschaftliche" Studie, ISIS-4 (International Study on Infarct Survival) ergab, dass, gemessen an der Überlebensdauer, die intravenöse Gabe von Magnesium bei der akuten Behandlung von Myokardinfarkten wirkungslos bleibt. Bei diesem Ergebnis handelt es sich mehr um eine Beschreibung der „wissenschaftlichen Methode", wie sie heute praktiziert wird, als des tatsächlichen therapeutischen Wertes von Magnesium. Sorgfältige Analysen der Studie beweisen, dass Magnesium bei nur 25% der 58 000 Testpersonen sofort verabreicht wurde. Der Rest erhielt Magnesium erst innerhalb der folgenden 24 Stunden nach Infarkt. Der Magnesiumgabe folgte immer, manchmal über Stunden, eine Gabe von einem Fibrinolytikum, was nach Ansicht einiger Magnesiumspezialisten bei Magnesiumanwendung kontraindiziert ist (Seelig und Elin, 1995).
Alle kleineren Untersuchungen, wie LIMIT-2, deren Aufbau so war, dass nur die Magnesiumgabe zu prüfen war, die so schnell wie möglich erfolgte und der keine fibrinolytischen Therapie folgte, zeigten, dass Magnesium sehr wohl die Überlebenschance bei akuten myokardialen Infarkten erhöht. Nach intravenöser Magnesiumgabe tritt bei den Patienten aufgrund einer dilatatorischen Wirkung an den Arterien ein Flush auf. Die gleichzeitige Kollateralenerweiterung ist daher bei allen Patienten mit ischämischer Herzerkrankung und/oder Ischämie in anderen Geweben sehr wirkungsvoll. Aufgrund des Risikos von Massenblutung ist Magnesium bei zerebralen hämorrhagischen Insulten kontraindiziert.

Knochenstoffwechsel

Für die Knochen ist Magnesium nicht nur ein passiver Strukturbestandteil. Es scheint auch bei der Bildung von Parathormon (PTH) beteiligt zu sein und Vitamin D für die Knochenbildung zu aktivieren. Nach Seelig erhöht Estrogen die Magnesiumutilisation und seine Aufnahme in das Knochengewebe, was das Ansteigen von Osteoporose und Herzerkrankungen erklärt, sobald der Estrogenspiegel fällt. Zusätzlich warnt sie davor, dass zu niedrige Magnesiumwerte bei noch hohen Estrogenspiegeln und hoher Kalziumsupplementierung das Kalzium-Magnesiumverhältnis beeinflussen, was zu erhöhter Gerinnungsbereitschaft und erhöhtem Thromboserisiko führt.
Manche Autoren (Rude und Gruber, 2004; Sojka und Weaver, 1995; Steidl und Ditmar, 1991 u. a.) halten die Magnesiumsupplementierung in hohen Dosen für essenziell für die Osteoporosebehandlung. Stendig-Lindberg, Tepper et al. (1993) fanden durch Gabe von 250–750 mg Magnsiumhydroxid/Tag eine Verbesserung der Knochendichte.
Die klinische Erfahrung zeigt, dass eine Kalziumsupplementierung immer von einer Magnesiumbestimmung begleitet sein sollte. Sollte eine Magnesiumgabe ebenfalls vonnöten sein, so sollte die Dosierung von Kalzium : Magnesium bei 1 : 1 und nicht bei 2 : 1 liegen, wie das bei den meisten Kalziumpräparaten gegen Osteoporose der Fall ist.

CFS

Nach Seelig (in Werbach, 2002) sind bei CFS viele ähnliche Symptome zu erwarten wie bei Magnesiummangel. Stresshormone wie Katecholamine und Kortikoide können zu einem Absinken der Magnesium-Gewebsspiegel führen. CFS-Patienten weisen offenbar häufig einen Magnesiummangel auf, so dass nach den bisher vorliegenden Studien eine Verabreichung von Magnesium beim CFS, mit nachgewiesenem Bedarf laborchemisch und nach Austestung mit Applied Kinesiology von Nutzen sein dürfte.
Besonders bei Kombination des Krankheitsbildes mit Fibromyalgie als Hauptkomponente wird therapeutisch eine Kombination von Magnesium und Apfelsäure empfohlen, da die Apfelsäure eine wichtige Rolle bei der Energiegewinnung (Bildung von ATP) in den Mitochondrien spielt (Abraham und Flechas, in Werbach, 2002). Durch die kombinierte Therapie konnte ein deutlicher Rückgang des Tender-Point-Index erreicht werden.

Interaktion mit anderen Nutrimenten

Interaktionen mit Kalzium

- Magnesium wird gebraucht für PTH-Sekretion, hohe Dosen inhibieren aber anscheinend die PTH-Sekretion ähnlich wie Kalzium (Groff und Gropper, 2000).
- Magnesium wird für die Wirkungen von PTH am Knochen, Niere und Gastrointestinaltrakt benötigt.
- Vitamin-D-Hydroxylierung in der Leber benötigt Magnesium.
- Magnesium und Kalzium benutzen dieselben Karriersysteme in Niere und Darm.
- Magnesium kann an Kalziumbindungsstellen andocken und dort Kalziumwirkungen nachahmen.
- Es kann die intrazelluläre Kalziumverteilung verschieben und die Freisetzung von Kalzium aus dem sarkoplasmatischen Retikulum hemmen und die Ca^{2+}-ATPase aktivieren, was zur Reduktion intrazellulären Kalziums führt.
- Das Kalzium/Magnesium-Verhältnis hat Auswirkungen auf die Muskelkontraktilität; Magnesium kann an unspezifischen Bindungsstellen von Troponin C und Myosin mit Kalzium konkurrieren.

An glatten Muskelzellen verhindert die Bindung von Magnesium an Kalzium-Bindungsstellen die Kontraktion, was z. B. bei Asthmatikern bedeutsam ist. Dies hat offensichtliche therapeutische Konsequenzen bei Verstopfung, Bluthochdruck, Asthma und Muskelkrämpfen (Hypertonus) jeder Art. Weiterhin sei wegen der Beziehung von Magnesium zum Muskeltonus in Fällen chronischer ICV-Dysfunktion die Testung von Magnesium empfohlen, obwohl dies keine klassische AK-Beziehung ist.

Interaktion mit Phosphor

Magnesium hemmt die Phosphor-Resorption (wegen Präzipitation als Magnesiumphosphat?).

Mangel

Eine Gefahr von Magnesiummangel besteht bei kohlenhydratarmer Ernährung oder Diäten, in der Schwangerschaft und Stillzeit, in der Wachstumsphase bei Jugendlichen, bei Alkoholmissbrauch, bei Stress, bei Sportlern, bei Abführmittelmissbrauch, Erbrechen, oder bei langanhaltendem Durchfall.
Zahlreiche Studien der letzten Jahre zeigten endemischen Magnesiummangel auch bei den Gruppen, die die empfohlene Tagesdosis zu sich nehmen. Es scheint, dass in Stresssituationen der Magnesiumbedarf genau wie der Zink- und Vitamin-B_6-Bedarf ansteigt. Dieser erhöhte Magnesiumbedarf kann durch Nahrung, die aufgrund der Bodenausschöpfung nicht mehr den gleichen Magnesiumgehalt wie noch vor einigen Jahren aufweisen, ungedeckt bleiben (Shils, 1988). Die Symptome ähnlen in vieler Beziehung denen bei Magnesiummangel (Shils, 1969):

- Muskuläre Krampfneigung
- Schlaflosigkeit
- Bluthochdruck
- Arrhythmie oder Bronchospasmen
- Obstipation.

Sie sind Anzeichen für die Notwendigkeit einer Magnesiumbestimmung. Dasselbe gilt für Patienten, die beim AK-Muskeltest mit Schmerzen und Krämpfen reagieren. Da das Magnesiumgleichgewicht vorwiegend über die Urinausscheidung (tubuläre Resorption) reguliert wird, sollten Patienten, die Diuretika einnehmen oder auch reichlich Getränke zu sich nehmen, die die Harnausscheidung steigern (z. B. Kaffee, Tee und Alkohol), auf ihre Magnesiumwerte hin untersucht werden. Das gleiche gilt natürlich für Patienten mit chronischen Nierenleiden.

Überdosierung/Toxizität

Bei einer Magnesiumsupplementierung ist auf Anzeichen einer Überdosierung zu achten, wie Durchfall und Muskelschwäche (Kontraktionsprobleme der Muskeln!). Toxizität ist gekennzeichnet durch zentralnervöse Hemmung, Anästhesie, Paralyse.

Anwendung

Empfohlene Tagesaufnahme

280–350 mg/Tag.

Therapeutische Tagesdosis

300–1500 mg/Tag.
Bei Magnesiumpräparaten (Tabletten, Kau- oder Lutschtabletten, Granulat) ist bei oraler Aufnahme die Dosierung wichtig. Verschiedene Studien (z. B. Fine, Santa Ana et al., 1991) kommen zu dem Ergebnis, dass bei einer Einnahme von 120 mg ca. 35% resorbiert werden, jedoch bei Einnahme einer kompletten Tagesdosis von 360 mg nur noch ca. 18%. Für die Aufnahme ist auch die Form der Verbindung, in der das Magnesium vorliegt, von Bedeutung. Organische Salze, wie z. B. Magnesiumaspartat oder Magnesiumcitrat, werden dabei generell besser vom Körper aufgenommen als anorganische Verbindungen.

Für den Test geeignete Muskeln

M. flexor hallucis, M. levator scapulae, M. subclavius, M. supraspinatus.

18.3.4 Mangan

Gebundenes Mangan ist ein essenzielles Spurenelement für alle Lebensformen. Es ist wichtiger Bestandteil vieler Enzyme und steigert die Verwertung des Vitamin B_1, wichtig ist es für die Insulinproduktion der Bauchspeicheldrüse.

Nahrungsmittelquellen

Mangan ist in Lebensmitteln weit verbreitet, besonders reichlich ist es enthalten in Getreide und Vollkornprodukten, Nüssen, Sojabohnen und anderen Leguminosen, grünem Blattgemüse, Bananen, Beeren (v. a. Heidelbeeren), Wurzeln und Knollen (rote Rübe, Pastinake, Schwarzwurzel) und schwarzem Tee. Tierische Nahrungsmittel hingegen sind meist relativ manganarm, ebenso Stärke- und Zuckerprodukte.

Funktion

Wie Zink ist Mangan ein Cofaktor in vielen Enzymsystemen – tatsächlich kann man sagen, dass man in den Fällen, wo das Symptomenbild Zinkbedarf anzeigt, die-

Tab. 18.8: Mangangehalt einiger Lebensmittel in mg/100 g

Haferflocken	5
Sojamehl	4
Weizenvollkornmehl	3,5
Haselnüsse	3
Weizenvollkornbrot	3,5
Weizenkleie	3,7
Hirse	1,9
Reis	1,1

ses jedoch nicht gut testet, an Mangan denken sollte. Im Gegensatz zu Zink liegt die Betonung der Wirkung nicht in der Immunfunktion, sondern beim Ammoniakabbau und der Produktion von Mukopolysacchariden, Lipopolysacchariden und Glykoproteinen. Mit ATP (Adenosintriphosphat) kann Mangan einen Mn-ATP-Komplex bilden und anstelle von Magnesium als Cofaktor fungieren.

Mangan-SOD

Es hat antioxidative Wirkung, da es Bestandteil der mitochondriale Form von SOD ist und dadurch die Zellwand der Mitochondrien vor freien Radikalen schützt. Im Bereich des Schilddrüsenstoffwechsels ist dies von Bedeutung: Die Superoxiddismutase wird durch TSH induziert (Nishida, Nakano et al., 1997), Mangan ist ein Cofaktor der 5′-Dejodinase (Eder, Kralik et al., 1996).

Melatonin-Synthese

Die höchste Konzentration findet man in Zirbeldrüse, Hypophyse, Brustdrüsen, Knochen, Leber und Pankreas.

Bindegewebe

Mangan aktiviert das Enzym Glykosyltransferase, welches an der Proteoglykansynthese (Chondroitinsulfat) in Knorpel und Knochen beteiligt ist. Niedrige Manganwerte verursachen mangelhafte Produktion von Hyaluronsäure, Chondroitinsulfat B und Heparin. Ein Mangel senkt die Aktivität von Osteoblasten und Osteoklasten (Strause, Saltman et al., 1987), wobei besonders die Otholitkristalle im Labyrinth des Ohrs gehemmt werden (Hurley, 1968).

Proteinkatabolismus

Mangan ist Cofaktor der Arginase, die Arginin hydrolisiert. Dies regeneriert den Vorläufer Ornithin, was zur Harnstoffbildung führt, dem letzten Schritt des Abbaus von Ammoniak.

Glukosestoffwechsel

Durch die Aktivierung der Pyruvat-Carboxylase wirkt Mangan auch an der Glukoneogenese mit, also an der Neubildung von Glukose. Ferner ist Mangan für die Synthese und die Freisetzung von Insulin erforderlich. Mangan erhöht den Vitamin-B_{12}-Bedarf.

Mangel

Symptome:
- Anormales Knochen- und Bindegewebswachstum (besonders Otolith)
- Verminderte Glukosetoleranz
- Infertilität
- Allergien.

Ein Mangel tritt selten auf, die Symptome werden von Tierstudien abgeleitet. Bei Wiederkäuern kommt es durch einen Manganmangel zu
- Fettstoffwechselstörungen, die sich in Form einer Hypocholesterinämie, also einer verminderten Cholesterinkonzentration, äußern.
- Gewichtsverlust, Wachstumsstörungen, Osteoporose und Funktionsstörungen der Geschlechtsorgane.
- Gerinnungsstörungen, die auf einer verlängerten Prothrombinzeit beruhen.
- Störungen des Kohlenhydratstoffwechsels.

Knorpel- oder Knochendeformationen können auftreten.

Toxizität

Mangan ist im Vergleich zu vielen anderen Schwermetallen relativ unproblematisch. Chronische Manganaufnahme über die Atemwege als Staub ist hingegen toxisch und führt zu Manganismus. Diese Krankheit kam vor allem bei Bergarbeitern, aber auch Mitarbeitern von Batteriefabriken vor und zeigt sich vor allem durch motorische Störungen ähnlich des Morbus Parkinson durch Anreicherung des Mangans in den Basalganglien. Dies erklärt auch dabei auftretende Wesensveränderungen und Psychosen. Im Gegensatz zum Morbus Parkinson ist der Manganismus aber gegenüber den herkömmlichen Therapieformen (Levodopa) resistent. Der Kontakt mit Permanganat kann zu Verätzungen führen. Mangan kann andere Übergangsmetall-Ionen hemmen.

Anwendung

Gesamtkörperbestand

10–20 mg.

Empfohlene Tagesdosis

2,5–5 mg.

Pharmakologische Dosierung

2–50 mg.

Mögliche Testmuskeln

M. gastrocnemius, M. gracilis, M. levator scapulae, M. pectoralis major sternalis, M. sartorius, M. tibialis posterior.

18.3.5 Molybdän

Molybdän unterstützt im Stoffwechsel als Cofaktor eine Reihe wichtiger Enzyme, vor allem solcher, die für den Abbau von stickstoff- oder schwefelhaltigen Verbindungen zuständig sind.

Nahrungsvorkommen

Der Molybdängehalt in Lebensmitteln ist weitgehend von den Bodenverhältnissen abhängig. Molybdän ist in nennenswerten Mengen in Petersilie, Dill, Hülsenfrüchten, Kartoffeln, Eiern, Blumenkohl und Innereien enthalten.

Funktion

Sulfit-Oxidase

Diese entgiftet Sulfit-Radikale und liefert dabei Sulfat. Bei Mangel in dieser Funktion kommt es zu Axon-Demyelinisierung. Diese Sulfit-Sulfat-Konversion ist auch für die Knorpelgesundheit notwendig.

Aldehyd-Dehydrogenase

Molybdän ist Cofaktor (zusammen mit B_2, B_3 und Fe). Das Enzym entgiftet Aldehyde, z.B Malondialdehyd, welches bei der Oxidation von PUFA entsteht, zu den entsprechenden Säuren. Auch bei Kandida-Belastung entstehen Aldehyde, die zu toxischen Symptomen beitragen (Mowles und Schmitt, 1984). Sie desaktivieren Enzyme und können damit zum Untergang von Mitochondrien führen. Weiterhin führen sie zu Membran- und Lipidschäden.

Aldehyd-Oxidase

Sie ist für den Alkoholabbau in der Leber verantwortlich.

Xanthin-Dehydrogenase

Diese oxidiert Hypoxanthin zu Xanthin und dieses zu Harnsäure. Bei Mangel kann es zu Xanthin-Steinbildung kommen.

Kariesschutz

Die Reduktion von Karies in Gegenden mit fluorarmen und molybdänreichen Böden ist empirisch-epidemiologisch und vom Mechanismus her nicht geklärt (Schmidt u. Schmidt, 2004). Möglicherweise hat Molybdän im Zahnbereich eine bakteriostatische Wirkung.

Mangel

- Kopfschmerzen
- zentrale Gesichtsfeldausfälle
- Koma
- Tachypnö
- Mangelnder Abbau schwefelhaltiger Aminosäuren (Homocystein, Cystein, Methionin)

Haarausfall, welche im Zusammenhang langfristiger parenteraler Ernährung auftraten, waren durch Molybdängaben reversibel.
Ein Molybdänmangel führt außerdem zu einer Verringerung der Harnsäurekonzentration und erhöht somit die Belastung der Zellen durch freie Radikale, die sonst durch Harnsäure gebunden werden, und die Mutationen der DNA verursachen können.

Toxizität

Keine, da ein Überschuss leicht über die Niere eliminert werden kann. Bei Phenylketonurie kann es durch Molybdängaben zu Hyperurikämie kommen. Wenn Molybdän in zu großer Menge zugeführt wird, erhöht sich die renale Ausscheidung von Kupfer, wodurch es zu einem Kupfermangel kommen kann.

Anwendung

Tagesbedarf

25–50 µg/Tag für Kinder, Erwachsene 50–100 µg/Tag.

Pharmakologische Dosierung

100–1000 µg/Tag.

Geeignete Testmuskeln

Z.B. M. pectoralis major sternalis wegen seiner Leber-Zuordnung.

18.3.6 Phosphor

Phosphor ist das zweithäufigste Element im Körper. Da das Kalzium/Phosphor-Verhältnis als besonders bedeutsam angesehen wird für die Kalziumbilanz (☞ Kap. 18.3.1) und damit für die Osteoporoseentstehung und -therapie (☞ Kap. 16.8.7), wird dieses Element hier ausführlich besprochen, obwohl es nicht Gegenstand orthomolekularer Therapie ist.

Nahrungsquellen

In Fleisch, Fisch, Eiern, Milch und Milchprodukten, Nüssen, Gemüsen, Getreiden, am meisten in tierischem Eiweiß. Phosphor kommt vor als anorganisches Phosphat, in Form von Phosphorproteinen, phosphoryliertem Zucker und Phospholipiden. Die organischen Phosphorverbindungen müssen hydrolysiert werden, um Phosphor verfügbar zu machen. 80% des Phosphats in Getreiden kommt als Phytat (Hexaphosphoinosital) vor.

Absorption

Sie erfolgt als anorganisches Phosphat. Phospholipase C hydrolysiert Phosphor von Phospholipiden, alkalische Phosphatase ist im Darm bürstensaumständig und spaltet Phosphor ab. Die Absorption von 50–70% der in der Nahrung enthaltenen Menge findet im Duodenum und Jejunum statt, und zwar über ein energieverbrauchen-

des Carriersystem und konzentrationsabhängig per Diffusion.
Vitamin D_3 (Kalzitriol) stimuliert die Phosphorabsorption, PTH spielt wahrscheinlich keine Rolle. Magnesium, Aluminium und Kalzium vermindern die Absorption. Magnesium könnte einen Komplex ($Mg_3[PO_4]_2$) bilden, der unresorbierbar ist. Antazida enthalten Aluminiumhydroxid und Magnesiumhydroxid, die die Phosphorresorption um die Hälfte senken. Sie werden zur Behandlung der Hyperphosphatämie bei chronischem Nierenversagen eingesetzt. Dasselbe gilt für Kalziumazetat und Kalziumkarbonat.

Transport

70 % sind im Plasma als Phospholipid gebunden, von den restlichen 30 % sind 85 % als anorganisches Phosphat (HPO_4^{2-}) gebunden. Der Plasmaspiegel (n = 2,5–4,4 mg/dl) steht im Gleichgewicht mit zellulärem und skelettalem Phosphat.

Ausscheidung

67–90 % über den Urin, der Rest über den Stuhl. Die Homöostase wird fast ausschließlich über die Ausscheidung mit dem Urin gehalten: hohe Serumspiegel führen zu hoher Ausscheidung.

Interaktion mit Kalzium

☞ Kap. 18.3.1.

Funktion

Knochen

Phosphor liegt zu 85 % im Knochen als Hydroxyapathit und Kalziumphosphat vor. PTH stimuliert Resorption von Phosphat aus dem Knochen, stimuliert aber im Gegensatz zu seiner Wirkung auf Kalzium die Exkretion mit dem Urin, so dass der Plasmaspiegel bei Mobilisation aus dem Knochen konstant bleibt. Kalzitriol (Vitamin D_3) fördert zusammen mit PTH die Phosphorresorption aus dem Knochen und die Absorption aus dem Darm.

Energiereiche Phosphate

Außerhalb des Knochens ist Phosphor in energiereichen Phosphaten (ATP, GPT) von Bedeutung und bei der Phosphorylierung von Substraten. Enzymaktivierungen geschehen durch Phosphorylierung und Dephosphorylierung.

Phospholipide

Des Weiteren ist Phosphor ein wichtiger Bestandteil in DNA und RNA. Zellmembranen bestehen aus Phospholipiden, die dort für den Dipolcharakter der Membranen verantwortlich sind.

Säure-Basen-Haushalt

Phosphor ist wichtig im Säure-Basen-Haushalt; intrazellulär ist Phosphat der wichtigste Puffer. In der Niere reagiert filtriertes Phosphat mit Protonen und setzt Natrium aus Na_2HPO_4 frei, das unter Aldosteroneinfluss reabsorbiert werden kann.

Mangel

Selten, da alle Lebensmittel Phosphor enthalten. Kalziumsupplementierung in hohen Dosen kann zu relativem Mangel führen, wenn Kalzium das Phosphat im Darm bindet. Auch bei Verbrennungen, Malabsorption bei M. Crohn, Diabetes kann ein Mangel vorkommen. Dies führt zu Rachitis, Knochenschwund, Skelettmuskel-Schwäche, Kardiomyopathie, neurologischen Störungen, Störungen der Sauerstoffversorgung durch gestörte Dissoziation von O_2 von Hämoglobin durch 2,3-Diphosphoglycerat-Mangel.

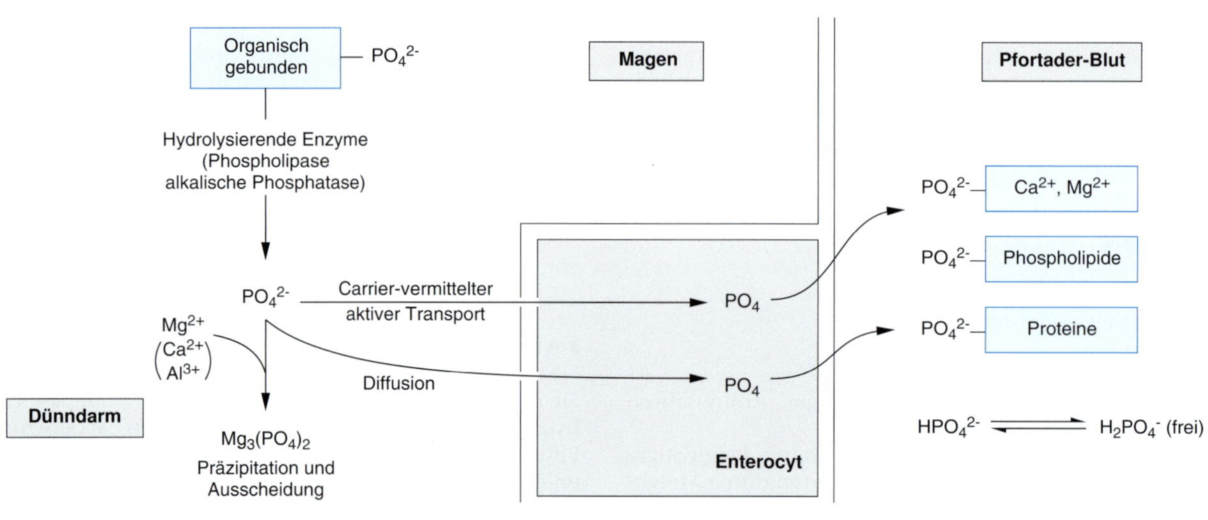

Abb. 18.4: Phosphormetabolismus

Toxizität

Hyperphosphatämie wird definiert als ein Phosphorspiegel von 5,0 mg/100 ml. Quellen sind Laxanzien und Einlaufmittel, die Phosphat enthalten. Nierenversagen führt zu Hyperphosphatämie, Hypokalzämie und sekundärem Hyperparathyreoidismus durch verminderte Kalzitriol-Bildung und verminderte Kalziumresorption im Darm. Beides kann durch Verminderung des Phosphatspiegels verhindert werden. Es besteht Gefahr der Kalziumphosphat-Ablagerung in den Geweben.

Tagesbedarf

Es gibt wenig Literatur hierüber; 700 mg Phosphor/Tag werden empfohlen (Yates, Schlicker et al., 1998).

18.3.7 Selen

Nahrungsquellen

Der Selengehalt in Lebensmitteln hängt neben der geographischen Herkunft mit ihrem Proteingehalt zusammen. Selen ist zum größten Teil in der Proteinfraktion enthalten, so dass primär Fisch, Fleisch, Innereien, aber auch Nüsse, Getreide, Sojabohnen, Hülsenfrüchte, Kartoffeln, Sonnenblumenkerne und Eier zu den selenreichen Nahrungsmitteln zählen. Der Selengehalt im Getreide ist abhängig vom Standort. Beispielsweise ist der durchschnittliche Selengehalt des Getreides in den USA und Großbritannien höher als in Deutschland. Knoblauch ist eine sehr gute Selenquelle.

Die Selenspeicherung bei Säugetieren erfolgt in Form von Selenocystein, eine Form, die erstaunlicherweise für den Menschen wenig bioverfügbar ist. Die besten Selenquellen für den Menschen sind Selenmethionin und Natriumselenit, was vorwiegend in Getreiden vorkommt. Seit einigen Jahren wird Selenmethionin durch die Zucht bestimmter Brauhefen des Typs Saccharomyces cerevisiae auf selenreichem Nährmedium (Melasse + Na-Selenat) erzeugt. Hefen synthetisieren hohe Anteile an Selenmethionin als Aminosäure und bieten bis zu 2000 ppm Selen in derart organisch gebundener, nicht-toxischer Form.

In der Milchviehfütterung wird Selen zugesetzt, denn der natürliche Selengehalt der Futtermittel reicht zur Versorgung der Nutztiere oft nicht aus. Das deutsche Futtermittelrecht erwähnt zur Ergänzung der Selenversorgung nur die beiden anorganischen Selenquellen Natriumselenit und -selenat als Futterzusatzstoffe. Diese beiden Verbindungen sind ökonomisch sehr günstig, stehen aber aufgrund der geringen Bioverfügbarkeit für den Organismus aktuell im Kreuzfeuer der Kritik.

Selenoproteine (☞ unten) kommen nur in tierischen Organismen vor. Pflanzen bauen Selen je nach Bodengehalt anstelle des Schwefels in ihre Aminosäuren ein, besonders in Methionin (Se-Methionin) und in geringem Umfang auch Cystein (Se-Cystein). Nur die sogenannten „Selensammlerpflanzen", die in Selen-reichen, ariden Gebieten vorkommen, speichern Selen auch als organisch gebundenes, wasserlösliches Selen oder Selensalze.

Funktion

Selenabhängige Glutathionperoxidase

Die Bedeutung von Selen als Anitoxidans wurde mit der Entdeckung der selenabhängigen Glutathionperoxidase erkannt. Es ist als Selenocystein, der Aminosäure im aktiven Zentrum des Enzyms enthalten. Es ist, wie Katalase auch, entscheidend für die Entgiftung von Peroxidmolekülen (H_2O_2), die durch ihre Eigenschaft, ungesättigten Fettsäuren Bestandteile der Phospholipidketten zu beschädigen, eine Bedrohung für die Integrität der Zellmembranen darstellen.

Zink- und Kupfer-abhängige SOD und die Tocopherole haben in den meisten Zellen eine gleichsinnige Wirkung im Sinne des Schutzes von mehrfach ungesättigten Fettsäuren und Cholesterin. Wahrscheinlich liegt es an der Überschneidung mit Vitamin E, dass die essenzielle Rolle des Selen beim Zellschutz so spät erkannt wurde.

Dejodinasen

Selen ist als Cofaktor der Dejodinase ebenso essenziell für die Schilddrüsenhormonfunktion wie Jod für deren Produktion. Selenmangel führt zu T_3-Mangel (Chanoine, 2003, Holzer, Bockenkamp et al., 2004, Chang, Combs et al., 2005), ☞ auch Kap. 16.4.

Jodid wird an der Zellmembran der Schilddrüse durch H_2O_2 oxidiert (katalysiert durch Thyreoidea-Peroxidase, TPO, ☞ Abb. 16.22), es entsteht „aktiviertes Jod". D.h. es entstehen bei der Schilddrüsenhormonproduktion freie Radikale, die an der Entstehung von Autoimmunprozessen der Schilddrüse beteiligt sein können. Die möglicherweise mit Jodgaben im Zusammenhang stehende Triggerung von Autoimmunprozessen der Schilddrüse kann durch ausreichend hohe Selenspiegel verhindert werden, da Selen der Cofaktor der H_2O_2 entgiftenden Glutathion-Peroxidase ist (☞ oben und Tab. 10.1). Es sollte mit Jodsupplementierung eine Selensupplementierung von wenigstens 200 µg/Tag (nach Test) einhergehen.

Weitere Selenoproteine

Bestimmte Plasma-, Herz-, Muskel- und Nierenproteine enthalten Selen. Jedoch ist die Funktion des Selens in diesen Proteinen noch in weiten Bereichen unklar. In den Selenoproteinen ist Selenocystein enthalten, das auch als 21. Aminosäure bekannt ist. Bis dato wurden mindestens elf Selenoproteine entdeckt:

- Glutathionperoxidase 1 (GSHPx-1), die zelluläre oder klassische Glutathionperoxidase (im Zytosol, Mitochondrienmatrix)
- Glutathionperoxidase 2 (GSHPx-2), die extrazelluläre oder Plasmaglutathionperoxidase (im Plasma)
- Glutathionperoxidase 3 (GSHPx-3), die gastrointestinale Glutathionperoxidase (in der Darmschleimhaut)
- Glutathionperoxidase 4 (GSHPx-4), die Phospholipidhydroperoxidglutathionperoxidase (an Lipidmembranen, Strukturprotein im Schwanzstück von Spermien)
- Thioredoxinreduktase (TrxR) reduziert das Thioredoxin, das wichtig für das Zellwachstum ist
- Selenoprotein P (Se-P) ist sehr wichtig als Transport-

protein von Selen von und zu den Zellen; es enthält 10 Selenatome

- Selenoprotein W kommt in der Muskulatur vor, seine Rolle ist noch unbekannt.
- Selenphosphatsynthetase katalysiert die Synthese von Monoselenophosphat, einem Vorläufer von Selenocystein.

Entzündungshemmung

Maßgebend für den Einsatz von Selen bei kardiovaskulären Erkrankungen ist seine Eigenschaft, den Metabolismus von Arachidonsäure zu hemmen. Dies führt einem relativen Anstieg von nichtinflammatorischen PGE_1 und PGE_3.

Pankreatitis

In den letzten Jahren haben Studien auf dramatische Weise gezeigt, dass hohe Dosen von Natriumselenit (100–400 µg) über die Reduktion von Malondialdehyd und Lipidperoxidase die Sterberate bei akuter Pankreatitis senken (Kuklinski, Buchner et al., 1991) und die Leberfunktion bei Zirrhose verbessern können (Van Gossum undNeve, 1995).

Immunfunktion

In der Funktion des Immunsystems sind Abwehrfunktionen, Chemotaxis, Phagozytose, Bakterizidie und Fungizidie von der intrazellulären Selenkonzentration abhängig. Selen stimuliert die Produktion von IgG, γ-Interferon und TNF-α. Weitere Wirkungen ☞ „Tumorhemmung".

Schwermetallentgiftung

Selen ist in der Lage, Schwermetalle wie Quecksilber, Blei, Arsen, Kadmium durch Komplexbildung direkt zu neutralisieren, bzw. ihre Absorption im Körper zu verhindern.

Krebsprävention und -therapie

Durch die Gabe von Selen konnte eine Reduktion von Tumorwachstum nachgewiesen werden. Der wahrscheinliche Mechanismus ist eine Erhöhung der Aktivität von Killerzellen und zytotoxischen T-Lymphozyten, was auch ohne Veränderung des Plasmaselenspiegels zu beobachten ist. Gleichzeitig wird die Suppressorzellaktivität unterdrückt. Diese Wirkungen sind dosisabhängig, d. h. sowohl bei niedrigen als auch bei zu hohen Spiegeln kommt es zu einer Supprimierung des Abwehrsystems.

Wichtige Effekte von Selen in der Krebstherapie sind die Reduzierung der Toxizität von Zytostatika, auch akut. Es wirkt antiemetisch, liefert Knochenmarkschutz (bei Leukopenie) und verbessert die Wundheilung. Große Mengen freier Radikale bei Selenmangel führen zur Aktivierung des redoxsensitiven nukleären Transkriptionsfaktors NF-κb mit der Folge einer Genaktivierung von proinflammatorischen Zytokinen (IL-1, IL-6, TNF-α, ☞ Kap. 8.3.1). Bei Ratten im Tierversuch führte Selenmangel zu einer zweifach höheren Bindung von Zellkernproteinen an NF-κb und zur Aktivierung der Protoonkogene c-fos und c-jun und des Suppressorgens p53 mit Induktion von Apoptose. Untersuchungen von Sinn (Pathologisches Institut Universitätsklinikum Heidelberg, 2002), zeigen bereits beim Carcinoma in situ der Mamma Onkogenaktivierungen (c-myc-Onkogen). Onkogenvermehrungen sind statistisch assoziiert mit ungünstigen tumorbiologischen Eigenschaften wie höherer Proliferationsrate und negativem Hormonrezeptorstatus. Patienten mit unterschiedlichen Tumoren weisen stadienbezogen erniedrigte Selenwerte auf (u. a. bei Mamma-, Ovarial-, Magen-, Kolonkarzinom).

Die in Verbindung mit Strahlen- und Chemotherapie stark vermehrt freigesetzten freien Radikale sind wesentlich verantwortlich für die unerwünschten toxischen Wirkungen auf Normalgewebe. Dazu gehört auch die Kardiotoxizität der Anthrazykline (u. a. Epirubicin). Diese entsteht durch den Radikaleinfluss auf NADH-Dehydrogenasen in den Herzmuskelzellen. Die Nierentoxizität von Cisplatin entsteht durch Nierentubuluszellschädigungen durch Radikale. Die Verminderung unerwünschter Wirkungen der Zytostatika durch Selen führt nicht zu einer Wirkungseinbuße der Zytostatika gegenüber Tumorzellen oder Resistenz von Tumorzellen! Im Clonogenic Assay mit humanen Xenografts konnte gezeigt werden, dass die Empfindlichkeit von resistenten Pankreastumoren gegenüber Gemcitabin und Mitomycin C durch Selen gesteigert wird, nicht aber gegenüber 5-Fluouracil.

Tumorzellen reichern reduziertes Glutathion an und werden dadurch chemoresistent. Rasche Zufuhr von Na-Selenit führt überwiegend zur Bildung von Selenodigluthion. In dieser Verbindung steht Glutathion den Tumorzellen als Wuchsstoff nicht mehr zur Verfügung, da es fest an Selen gebunden ist. Die Tumorzellen verarmen an Glutathion, dadurch wird Multi-Drug-Resistenz verhindert. Hohe Dosen an Selenodiglutathion induzieren auch Apoptose über p53 und unabhängig davon. Selenit hemmt auch das c-myc-Onkogen und stimuliert das zellregulierende Protoonkogen c-fos, wobei partielle Rücktransformationen beobachtet wurden (Schrauzer, 20021), Selen scheint somit malignes Wachstum auch direkt zu hemmen. Normal kultivierte Lungen- und Hautfibroblasten zeigten nach Selengabe dagegen eine Zunahme der GSH-Peroxidase (☞ Kap. 10) und eine gesteigerte Resistenz gegen Anthrazykline.

In der Funktion des Immunsystems sind Abwehrfunktionen, Chemotaxis, Phagozytose, Bakterizidie und Fungizidie abhängig von der intrazellulären Selenkonzentration. Selen steigert die Aktivität von IL-2-Rezeptoren, die Freisetzung von Interferon-γ, die DTH-Reaktion und die Antikörpersynthese. Die tumorpräventive Wirkung von Selen erscheint klinisch an großen Patientenzahlen gesichert (Clark, Combs et al., 1996). Tumorspezifische Symptome, wie Tumorschmerzen, Appetitlosigkeit, Erschöpfung, schlechter AZ und Immunschwäche, werden durch eine Selentherapie verringert. In einer Studie von Köstler (2001) zeigt eine Selentherapie bei Mammakarzinompatientinnen einen stark analgetischen Effekt mit Verbesserung der Lebensqualität. Selengabe erzielt auch als Zusatz zur physikalischen Entstauungstherapie gute Erfolge beim Lymphödem bei Mammakarzinompatientinnen. Auch eine erhebliche Reduktion der Erysipelrate ist feststellbar!

Spermienproduktion

Selenhaltige Proteine scheinen an der Spermatogenese beteiligt zu sein (Olson, Winfrey et al., 2005). Selenmangel äußert sich in reduzierter Spermienproduktion. Möglichweise spielt auch eine erhöhte Membranfragilität bei Selenmangel durch mangelhafte Glutathionperoxidase-Aktivität eine Rolle, was zur Mitochondrienzerstörung führen kann und damit zu mangelhafter Spermienaktivität und Infertilität.

Plazentastörungen

Anormale Plazentahaftung bei Frauen wurde beobachtet.

Katarakte

Die Linse ist sehr sensibel gegen Oxidationsschäden. Selen kann davor schützen. Andere Gewebe, die besonders empfindlich gegen freie Radikale sind, weisen ebenfalls hohe Selenkonzentrationen auf, so zum Beispiel Leber, Herz, Erythrozyten, Milz.

Kardioprotektion

Selen wurde in den letzten Jahren auch als nützliches Therapeutikum bei gewissen Kardiomyopathien und kardiovaskulären Erkrankungen im Allgemeinen eingesetzt (Salonen, Salonen et al., 1985). Der Mechanismus scheint eine erhöhte Thrombozytenaggregation und Thromboxan-A_2-Bildung bei erniedrigtem Prostazyklin (PGI_2) durch Selenmangel zu sein.

Mangel

In einigen Regionen wie in Finnland und Teilen der USA ist der Boden relativ selenverarmt. Dies erlaubte eine adäquate Dokumentation der Auswirkungen von Selenmangel bei Mensch und Tier. Im Vordergrund stehen

- Schilddrüsenfunktionsstörungen
- Fertilitätsstörungen
- Gewichtsverlust
- Darmträgheit, Verdauungsstörungen
- Depressionen, Reizbarkeit, Schlaflosigkeit, Gedächtnisverlust, Konzentrationsstörungen.

Damit ist Selenmangel auch mit Chronic-Fatigue-Syndrome (CFS) und Multipler Chemischer Sensitivität (MCS) assoziiert. Bekannte Selenmangelkrankheiten sind:

- Die Keshan-Krankheit des Menschen (juvenile Kardiomyopathie), benannt nach der nordostchinesischen Stadt Keshan im Distrikt Heilongjiang in der Mandschurei. Vorkommen in Tibet, der Mongolei und Sibirien. Selenmangel kann hier eine Mutation des harmlosen Coxsackievirus B3 (CVB3/0), das dadurch virulent wird, verursachen.
- Die Kashin-Beck-Krankheit des Menschen (nutritive Gelenkknorpeldegeneration). Vorkommen in Sibirien, Mongolei, Nordkorea, China; betroffen sind ca. 3 Millionen Menschen.
- Selenmangel ist mit epidemischer Neuropathie des Menschen assoziiert, die in Kuba vorkommt.
- Selenmangel kann eine Mutation des Influenza-A/Bangkok/1/79-Virus verursachen, das dadurch virulent wird.
- Die Weißmuskelkrankheit (nutritive Myodegeneration [NMD], nutritive Muskeldystrophie, nutritive Rhabdomyolyse, nutritive Rhabdomyopathie, myopathisch-dyspnoisches Syndrom, Kälberrheumatismus, Hühnerfleischigkeit, Fischfleischigkeit) ist eine Selenmangelkrankheit, die in allen Selenmangelgebieten der Erde vorkommt.

Toxizität

Überdosierung kommt erst bei Zufuhr von 800–1000 µg Selen über 4–6 Monate vor. Nervosität, Knoblauchgeruch, Schädigung von Leber, Nieren, Herz, Lunge und Gastrointestinaltrakt, Ekzeme, Pruritus, brüchige Finger- und Zehennägel sind assoziiert, ebenso wie Neuropathien und ZNS-Schäden.

Anwendung

Empfohlene Tagesdosis

50–200 µg.

Pharmakologische Dosierung

200–300 µg. Bei der Supplementierung ist zu beachten, dass unterschiedliche Metabolisierungswege für organische und anorganische Selenverbindungen bestehen. Selenmethionin (z. B. in Selenhefen) verbleibt länger im Körper und muss vor der Verwertung erst bei der Verstoffwechslung von der Aminosäure freigesetzt werden. Anorganische Selenpräparate (z. B. Natriumselenit) sind sofort verfügbar. Selenomethionin soll eine bessere Affinität zum Pankreas haben (Moncayo, mündliche Mitteilung). Zur Entgiftung sind hohe Dosen, bis zu 400 µg täglich, initial auch darüber, erforderlich.

Mögliche Testmuskeln

M. gluteus medius, M. piriformis, M. infraspinatus, M. subscapularis

18.3.8 Vanadium

Vorkommen in Nahrungsmitteln

Schalentiere sind besonders reich an dem Spurenelement, Spinat, schwarzer Pfeffer, Petersilie, Pilze und Austern enthalten etwas weniger und noch weniger Getreide, Fleisch und Fisch.

Funktionen

Vandadium kann als Regulator der Natrium/Kalium-Pumpe (Na^+/K^+-ATPase) gelten (Macara, Kustin et al., 1980). Vanadat (Salz des Vanadium) scheint die zyklische 3′5′-Adenosin-Monophosphat-Bildung (cAMP) über die Stimulation der Adenyl-Zyklase zu fördern (KRAWIETZ, DOWNS et al., 1982) und ist damit an der Signalübertragung durch cAMP als Second Messenger der Hormonaktivität beteiligt. Vanadium kann die Wirkung von Insulin nachahmen, d. h. es fördert den Glukosedurchtritt durch die Zellmembran und die Glykogensynthese.

Toxizität

Ab 10 mg Aufnahme pro Tag. Grüne Zunge (Vanadiumablagerung), Diarrhö, Magen-Darm-Krämpfe und geistige Störungen sind die Symptome.

Anwendung

Therapeutisch ist Vanadium vor allem bei Insulinresistenz zu bedenken.

Tagesbedarf

Die Angaben schwanken zwischen 10 und 60 µg/Tag.

Therapeutische Dosen

5 µg–2 mg/Tag.

18.3.9 Zink

Zink spielt für das Wachstum, das Immunsystem, die Zellprotektion und -reproduktion eine große Rolle und hat eine breite Wirkung im Stoffwechselgeschehen. Zink ist ein Cofaktor bei über 200 enzymatischen Reaktionen. Daher sind die genauen Funktionen von Zink und die Folgen eines Zinkmangels gut dokumentiert.

Vorkommen in Nahrungsmitteln

Lieferanten sind Fleisch, Fisch und Schalentiere, Eier, Milch und Milchprodukte, Gemüse, Leguminosen und Vollkornerzeugnisse, Ölsaaten (Sesam, Mohn, Kürbiskerne, Sonnenblumenkerne), Erdnüsse und Pekannüsse sowie Pilze. Niedrig ausgemahlene Mehle bzw. Produkte daraus, Zucker und Fette enthalten nur geringe Zinkmengen.

Resorption

Die Resorptionsrate beträgt 10–40%. Fördernd sind Aminosäuren tierischen Ursprungs. Abends eingenommen soll die Absorption am besten sein. Hemmend wirken Phytin, Casein und Phosphat.

Interaktion mit anderen Spurenelementen

Kupfer

Zinkaufnahme wird nicht nur durch Kupfer- sondern auch durch Eisen beeinflusst. Dies kann während der Schwangerschaft sehr wichtig sein, wo man dem Fallen des Hämoglobinwerts während der Gestationsphase mittels einer massiven Gabe von Eisen entgegenzuwirken versucht. Auf der anderen Seite verursacht eine extreme Zinksupplementierung einen weiteren Abfall der Kupferwerte, vor allem bei Patienten mit rheumatoider Arthritis mit niedrigen Kupferwerten. Diesen Kupfer-Zink-Antagonismus macht man sich bei der Behandlung der Wilson Krankheit und akuter Kupfertoxizität zunutze, wo mit Zinkgaben therapiert wird (HARRISON'S, 2005).
Bei Gabe hoher Dosen Zink (440 mg Zinksulfat über 5 Wochen, HOOPER et al., in WALTHER, 2000) und relativem Kupfermangel sinkt die Konzentration von HDL-Cholesterin signifikant um 25% des Ausgangswertes.

Mangan

Zuviel Zink supprimiert die Thyreoidea durch einen Zn-Mn-Antagonismus, Mangan ist für die Passage zum Erfolgsorgan notwendig.

Kadmium

Die Zn/Cd-Ratio korreliert mit Lernfähigkeit (Kadmium ist ein Neurotoxin und macht die Zellmembran für praktisch jedes Toxin durchgängig).

Funktion

Wirkung im Vitamin-A-Stoffwechsel

Der therapeutische Einsatz von Zink kann bis in das antike Griechenland zurückverfolgt werden, wo eine $ZnCO_3$-Lotion auf die Haut aufgetragen wurde, um entzündliche Reaktionen zu lindern und die Wundheilung zu fördern. Die Wirksamkeit von Zink in dieser Hinsicht ist wohl auf seine Rolle beim Vitamin-A-Metabolismus zurückzuführen. Die Synthese von retinolbindendem Protein in der Leber und die Retinoldehydrogenase in der Retina sind zinkabhängig. Dies erklärt, warum bestimmte Leiden, wie z. B. Sehstörungen, Irritation des Epithelgewebes und Wachstumshormonstörungen, die auf einen Vitamin A Mangel hinweisen, oft auch auf eine Zinksupplementierung ansprechen.

Carboxypeptidase

Zink ist Cofaktor der Carboxypeptidase. Diese ist beteiligt am Nekroseabbau und der Rückbildung des Uterus und der Brust nach Schwangerschaft. Die Pankreas-Carboxypeptidase ist für die Eiweißverdauung unerlässlich.
Die klinische Feststellung der Applied Kinesiology, dass Zink einen positiven Challenge auf Kinin negiert, kann darauf zurückzuführen sein, dass Zink entzünd-

liche Reaktionen und das Immunsystem im Allgemeinen moduliert. SCHMITT (1986) war der erste, der berichtete, dass Patienten, die eine muskuläre Dysreaktion auf Cholezystokinin aufweisen (☞ Kap. 10.7), meist an einem Zinkmangel und Lebensmittelunverträglichkeiten leiden. Dies scheint zu bestätigen, dass Zink bei kininvermittelten Unverträglichkeiten günstig wirkt. Die Carboxypeptidase ist am Abbau von Proteinbestandteilen, die bei Entzündungsreaktionen auftreten, beteiligt.

SOD

Zink ist zusammen mit seinem Antagonisten Kupfer ein notwendiger Cofaktor der Superoxiddismutase, ein Enzym, das Superoxidanionen ($O^{\cdot}{}_2^-$) in Peroxid umwandelt (☞ Tab. 10.1). Dies geschieht in beinahe allen Zellen und Organellen mit Ausnahme der Mitochondrien. Dort wird die Zellwand durch eine spezielle Form von magnesiumabhängiger SOD geschützt. Dies könnte eine Erklärung sein für die Beobachtung, die vor langer Zeit von AK-Therapeuten gemacht wurde: „Wenn die Symptome nach Zink verlangen, der Test aber negativ ausfällt, soll Magnesium getestet werden".

Carboanhydrase

Zu den mengenmäßig wichtigsten zinkabhängigen Enzymen gehört die Erythrozytencarboanhydrase, die eine schnelle Verbindung von CO_2 mit H_2O zu H_2CO_3 in den Erythrozyten ermöglicht. Dies dient dem CO_2-Transport und schließlich der Elimination. Eine zu geringe Menge an Carboanhydrase hat einen unzureichenden CO_2-Transport zur Folge was zu einer Gewebsazidose führt. Eine zu geringe Bildung von H_2CO_3 in den Parietalzellen des Magens führt zu einer geringeren Verfügbarkeit von Bikarbonat und H^+-Ionen und damit zur Reduktion der Magensäureproduktion (☞ Kap. 4.4).

Serotonin-Produktion

Die Synthese von Serotonin aus Tryptophan ist Zink-abhängig. Serotonin stimuliert u. a. die Nebennierenrinde und die Thyreoidea.

Rezidivierende Schädelläsionen

GOODHEART gab eine Korrelation zwischen rezidivierenden kranialen Störungen und Zinkmangel an. Dies wurde inzwischen vielfach bestätigt. Obwohl ein Mechanismus für die klinische Beziehung nur angenommen werden kann, stehen eine Reihe metabolischer Störungen, die zu Duraspannung und kraniosakralen Dysfunktionen führen, in Zusammenhang mit Zinkmangel.

Immunmodulation und Entgiftung

Ein normaler Zinkspiegel ist für ein intaktes Immunsystem notwendig. Zu geringe Verfügbarkeit von Zink führt zu Thymusatrophie, zu verminderter Thymalin- und Lymphokinproduktion, zur Reduktion von Killerzellen (NK-Zellen) und der Helfer/Suppressorzell-Ratio. Auch die Antikörperproduktion der B-Lymphozyten erfordert einen ausreichenden Zinkspiegel.

Alle entzündlichen Reaktionen haben einen erhöhten Zinkbedarf zur Folge. Dies ist auch bei erhöhtem Stress, Krebskranken, Rauchern, Östrogen- und Kortisonbehandlungen, parasitären und bakteriellen Infektionen der Fall. Augenscheinlich verursachen all diese Faktoren, dass Leber-Metallothioneine Zink aus der Zirkulation herausnehmen und es zu den Hepatozyten transportieren. Hier wird Zink in seiner primären Rolle verwendet, nämlich als Cofaktor des antioxidativen Enzyms Superoxiddismutase (SOD). Metallothioneine sind Cystein-reiche Proteine, die für Zinkhomöostase und Detoxifikation von Schwermetallen und Sauerstoffradikalen verantwortlich sind. Es wurde spekuliert, dass der Grund dafür, dass die Leber Hepatozyten mit Zink „belädt", darin zu finden ist, dass Zink notwendig ist im Kampf gegen Infektionen und die oxidativen Folgeerscheinungen der Auseinandersetzung mit Bakterien, Parasiten und xenobiotischen Substanzen. Dazu gehören auch Schwermetalle. Obwohl der exakte Mechanismus immer noch unklar ist, benötigen Patienten mit Schwermetallvergiftung mehr Zink als die normale Tagesdosis. Dies trifft auch für Kupfer zu. Ein Grund könnte die Eigenschaft von Schwermetallen sein, die Bindungsstellen von Cofaktoren in Enzymen zu besetzen.

Metalloproteine enthalten in ihrem Zentrum zweiwertiges Zink, deshalb sind sie bei Schwermetallbelastungen (Quecksilber, Silber, Blei, Kadmium) in ihrer Funktion bedroht, da durch diese Metallionen Zink aus seinen Bindungen verdrängt werden kann. Zink stimuliert Metallothionein in der Leber (☞ oben), hat aber die schwächste Bindung an Metallothionein. Eine andere Möglichkeit ist die oxidative Schädigung, die durch die Exposition mit Schwermetallen hervorgerufen wird und das oben genannte SOD-System stark beansprucht.

In jedem Fall ist es klinisch eindeutig, dass auf der einen Seite Patienten mit Schwermetallbelastung auf ihre Zink- und Kupferwerte hin untersucht werden müssen, vorzugsweise mittels Vollblut-Analyse. Auf der anderen Seite muss bei Patienten, die einen beständigen Bedarf an zusätzlichem Zink und Kupfer aufweisen, eine Schwermetallbelastung als verursachender Faktor ausgeschlossen werden. Für den Fall, dass eine Schwermetallvergiftung festgestellt wurde und einer der üblichen Chelatbildner therapeutisch angewandt werden sollen, ist es wichtig, daran zu denken, dass eine Chelattherapie auch ein Grund für ein Zinkdefizit sein kann. Diese Therapien machen oft eine Zinksupplementierung notwendig, um Vorräte in den Slow-turnover Kompartimenten des Körpers (einschließlich Knochen und Knochenmark) zu bilden. Dieser Prozess kann Wochen und Monate beanspruchen, wenn ein echter Mangel ausgeglichen werden muss (HENKIN, FOSTER et al., 1984).

Allergische und pseudoallergische Reaktionen

Zink ist ein Histidin- und damit Histaminantagonist.

Krankheitsbilder

Haar-, Nagel- und/oder Hautstörungen

Vielleicht tritt dies aufgrund der schon erwähnten Beziehung von Zink zu Vitamin A und dem Prozess der Epithelzellendifferenzierung auf. Eine ähnliche Rolle spielt Zink auch bei Protein- und Kollagensynthese bzw. -abbau (Kollagenase ist zinkabhängig). Auf jeden Fall erfordern Hautläsionen, Haarausfall oder Störungen von Nägeln und Nagelbett eine Überprüfung des Zinkgehalts. Weiße Flecken auf den Nägeln sind ein charakteristisches Merkmal für Zinkmangel.

Prostataprobleme

Patienten mit akuter und chronischer Prostatitis haben meist einen Prostatazinkgehalt von bis zu 90 % weniger als normal. Zusätzlich wird dieser Mangel noch durch einen ständigen Zinkverlust, der mit einer Langzeitinfektion zusammenhängt, verstärkt. Die Prostatasekrete sind unverhältnismäßig reich an Zink.

Männliche Infertilität

Eine der am besten dokumentierten Studien bezüglich Zinkmangels wurde in Dörfern des Irans und Ägyptens durchgeführt, wo eine verzögerte Sexualentwicklung endemisch war. Das Essen von ungesäuertem Brot, reich an Phytaten, die eine Zinkaufnahme verhindern, war hier der Grund für Impotenz, Hautläsionen, Alopezie und Wachstumsstörungen. Besonders die Bildung von Testosteron durch die Leydig-Zellen und die Umwandlung in aktives Dihydrotestosteron erfordern ausreichende Zinkvorräte.

Kandidiasis

Ein klassisches Zeichen für Zinkmangel ist Paronychie mit einer Kandida-Superinfektion. Unsere klinischen Erfahrungen zeigen, dass dieser Mechanismus auf den Verdauungstrakt übertragbar ist: Eine epitheliale Dysfunktion ist begleitet von einer lokalen Modulation des Immunsystems und zieht somit eine Infektion mit Pilzen nach sich. Bei der intestinalen Kandidiasis mindert die epitheliale Störung (abnorme Regeneration von Kolonepithelzellen) die Fähigkeit, Zink und andere Mikronährstoffe zu absorbieren, was die normale immunologische Funktion stört und eine Infektion des Patienten mit Kandida fördert.

Psychiatrische Erkrankungen

Viele Autoren der orthomolekularen Psychiatrie wie Hoffer (1997), Pfeiffer (1993) und andere, haben auf die Notwendigkeit der Bestimmung der Zinkwerte bei psychiatrischen Patienten hingewiesen. Zusammen mit Vitamin B_6 und Vitamin B_3 ist Zink ein wichtiger Teil der holistischen Behandlung von Schizophrenie. Pfeiffer stellte fest, dass ein übermäßiger Kryptopyrrolgehalt im Urin von Schizophrenen dazu führt, dass dem Körper über den Urin auch Vitamin B_6 und Zink entzogen wird.

Zink wurde in größerer Konzentration in bestimmten Teilen des Gehirns (Hippocampus) und in Zellen (Mastzellen und Basophilen) gefunden, die eine starke Histaminaktivität aufweisen. Diese Beziehung würde weiterhin die klinischen Beobachtungen bezüglich der Wirksamkeit von Zink sowohl bei Patienten mit allergischen Reaktionen und Lebensmittelunverträglichkeiten als auch bei solchen mit psychischen Störungen bestätigen.
Toxische Schwermetallbelastungen können zur Depotbildung im ZNS mit schweren psychischen Störungen führen. Die Schwermetalle können mit Hilfe von hohen Dosen Zink kompetitiv aus den Enzymbindungen verdrängt werden. Für die Entgiftung von Metallen ist deshalb eine gesunde Basis an Mineralien die Voraussetzung.

Chronic Fatigue Syndrome (CFS)

Zinkmangel führt zu Immundepression, Müdigkeit und Muskelschmerzen. Es soll eine Beziehung zwischen dem Auftreten einer Leukonychie (weiße Flecken auf den Fingernägeln) als Zeichen eines Zinkmangels und dem häufigen Auftreten eines Benommenheitsgefühls geben. Untersuchungen zur Wirksamkeit einer Zinksubstitution bei CFS gibt es bisher leider keine. Bei gesunden Probanden ohne Zeichen eines Zinkmangels erhöht Zinksubstitution die isokinetische Kraft und die isometrische Ausdauer der Beinmuskulatur, so dass davon ausgegangen werden kann, dass eine Zinksubstitution bei CFS-Patienten eine günstige Wirkung auf die Muskelphysiologie hat.

Multipel Chemische Sensitivität (MCS)

In der Therapie der MCS hat Zink große Bedeutung durch seine stabilisierende Funktion auf das Immunsystems und für Geschmackssinn, Geruchssinn, Eiweißverdauung und Aminosäurenstoffwechsel sowie Wundheilung und Psyche. Bis zu 50% von MCS-Kranken haben zu geringe Zinkwerte.

Mangel

Die Liste der Störungen ist aufgrund der weitgefächerten Funktion des Zinks lang und schon zum Teil aus dem oben dargestellten ableitbar. Im Einzelnen sind aufzuführen:

- Wundheilungsstörungen, akneartige Zustände, verstärkte Verhornungstendenz, Alopecia areata und diffusa, Weißfleckigkeit der Nägel
- Immundefekte, MCS, CFS
- Hypazidität des Magens und exokrine Pankreasinsuffizienz, endokrine Pankreasinsuffizienz und verminderte Glukosetoleranz
- Chronische Anämie, Blutgerinnungsstörungen
- Geruchs- und Geschmacksempfindungsstörung, Nachtblindheit, Dunkeladaptationsstörung
- Wachstumsstörungen
- Depressionen, Psychosen, Schizophrenie.

Toxizität

Keine, eine bis zu 10fach höhere Dosis der empfohlenen Tagesaufnahme ist über Monate möglich. Eine gleichzeitig verminderte Kupferresorption muss jedoch ausgeschlossen werden, ebenso wie Wechselwirkungen mit Eisen, Mangan und Kalzium beachtet werden müssen.

Anwendung

Empfohlene Tagesaufnahme

15 mg/Tag.

Therapeutische Tagesdosis

20–100 mg/Tag.

Für den Test geeignete Muskeln

M. biceps brachii, M. gluteus med., M. gracilis, M. infraspinatus, M. latissimus dorsi, M. pectoralis minor, M. piriformis, M. quadriceps, M. sartorius, M. supraspinatus, M. tibialis posterior.

18.4 Aminosäuren und andere Substanzen

18.4.1 L-Karnitin

Die biochemischen Zusammenhänge und der klinische Nutzen einer Verabreichung von Karnitin beim CFS wurden von Werbach (2002) ausführlich beschrieben. Karnitin verhindert die toxische Akkumulation von Fettsäuren im Zytoplasma und von Acetyl-CoA in den Mitochondrien und sorgt dafür, dass Acetyl-CoA für die Energiegewinnung zur Verfügung steht. Es spielt deswegen bekanntermaßen eine wichtige Rolle bei der Fettsäureverbrennung bei Ausdauerbelastung. Ein Teil der CFS-Patienten scheint an einem klinisch relevanten Karnitinmangel zu leiden. Zusammenfassend scheint der Serumkarnitinspiegel ein biochemischer Marker für die Schwere der Symptomatik und die funktionelle Leistungsfähigkeit bei CFS zu sein. In Studien sprechen allerdings nur etwa ein Drittel der behandelten Patienten auf eine Karnitingabe an. Bei den Respondern besserte sich aber der Zustand zuweilen dramatisch.

18.4.2 Coenzym Q_{10} (Ubichinon)

Coenzym Q_{10} spielt eine wichtige Rolle für Zellschutz und Energieproduktion. Es ist besonders reichlich vorhanden in pflanzlichen Ölen, Leber, Herz. Der Gehalt in der Nahrung wird durch Konservierungsmaßnahmen und durch verstärkte Lipidperoxidation reduziert. Mangel führt in erster Linie zu einer kardialen Leistungsschwäche.
Wichtig ist es v. a. auch als Antioxidans, das die Zellen vor dem Angriff freier Radikale schützt. Die Leberzellen benötigen Ubichinon für zahlreiche Synthese- und Entgiftungsreaktionen. Coenzym Q_{10} ist in der Mitochondrienmembran lokalisiert, wo es als essenzielles Coenzym beim Wasserstoff- und Elektronentransport der Atmungskette wirksam ist (☞ Kap. 15.4.4). Ubichinon ist der wichtigste fettlösliche Radikalenfänger. Wegen des hohen Energiebedarfs findet sich in den Mitochondrien des Herzmuskels eine besonders hohe Coenzym-Q_{10}-Konzentration. In Untersuchungen konnte durch Verabreichung von Coenzym Q_{10} innerhalb von drei Monaten eine Verdopplung der Belastungstoleranz gegen chemische Schadstoffe (MCS) erreicht werden. Insbesondere die Symptome Müdigkeit nach Belastung sowie die Allgemeinsymptomatik besserten sich deutlich.
Ubichinonbehandlung kann auch mit homöopathischen Komplexpräparaten der mitochondrialen Stoffwechselketten (Ubichinon comp., Fa. Heel) versucht werden. Tagesdosis: 30–250 mg.

18.4.3 Cystein

Cystein ist der Aminosäurenbaustein der Glutathionperoxidase, der die entscheidende Schwefelgruppe trägt. Außerdem wirkt Cystein mit beim Aufbau von Coenzym A für den Citratzyklus. In den Körperzellen ist Cystein auch die wichtigste Vorstufe für die Bildung von Taurin. Cysteinmangel kann Allergien verursachen und zu einem gestörten Glukosestoffwechsel führen.
Bei Patienten mit Überempfindlichkeit gegen Candida albicans sollte statt Cystein oder N-Acetylcystein Cystinmethionin gegeben werden. Candida albicans kann Cystein verstoffwechseln, deswegen können sich Patienten unter Kandidatherapie bei Cysteingabe verschlechtern. Tagesdosis: 1 g.

18.4.4 N-Acetylcystein

N-Acetylcystein (NAC) ist eine durch Addition der Acetylgruppe stabilere Form von Cystein und auch biologisch aktiver (Issels, Nagele et al., 1988, Saez, Thornalley et al., 1982).
In vitro unterdrückte NAC die Induktion der durch TNF-α und IL-6 vermittelten HIV-Expression. Die Aktivität der reversen Transkriptase war nach Vorbehandlung mit NAC um 80–90% vermindert und die Akkumulation von HIV-mRNA deutlich vermindert (Kalebic, Kinter et al., 1991). NAC hat eine hohe Affinität zu Lungengewebe, es wirkt dort schleimlösend und antioxidativ (die Untersuchungen dazu beziehen sich auf inhalative Gabe von NAC, die orale Gabe war diesbezüglich in Doppelblindstudien ineffektiv!). Die Wirkung entsteht durch Spaltung der Disulfidbrücken. NAC ist hoch wirksam gegenüber freien Radikalen. Zusätzlich erhöht NAC die Gewebekonzentration von Glutathion und hat die Fähigkeit, Schwermetalle zu binden. NAC kann einigen Untersuchungen zufolge Lipoprotein A reduzieren (Werbach, 2001). Höhere Dosen von NAC können Erbrechen verursachen (übler Geschmack und Geruch). Die Behandlung mit NAC kann die Toxizität von Chemotherapeutika reduzieren (vermindert Leber- und Herztoxizität in dem Maße, in dem es im Körper in Cystein umgewandelt wird; Miller und Rumack, 1983),

demnach kann eine Supplementierung mit Cystein genauso effektiv sein.
Tagesdosis: 300–1200 mg.

18.4.5 Glutathion (GSH)

GSH ist aus Glutamin, Cystein und Glycin zusammengesetzt. Cystein wird als der limitierende Faktor der GSH-Bildung angesehen. Die Verfügbarkeit von Cystein ist abhängig vom Nahrungsgehalt an Cystein und seines Vorläufers, des Methionins. Direkte Cysteinaufnahme kann Methionin ersetzten, wenn Cholin in ausreichender Menge vorhanden ist, um die notwendigen Methylgruppen zu Verfügung zu stellen.

Entgiftung, Schutz vor Freien Radikalen

Das Glutathionsystem ist das größte Entgiftungssystem in unserem Körper. Die Glutathionperoxidase wirkt beim Abbau von H_2O_2 und Peroxiden (Beutler, 1989), es ist also ein wichtiger Radikalenfänger. Mit Glutathionperoxidase werden Fremdstoffe wie Disulfide, Naphthalene, Anthrazene und Organochlorpestizide sowie viele andere in weniger toxische Glutathion-S-Konjugate umgewandelt. Besserung kann bei i.v.-Gabe von reduziertem Glutathion oft sofort eintreten (Präparat z.B. Tationil®).
Glutathion ermöglicht zusammen mit Ascorbinsäure und dem Elektronenen-Transportsystem die Regeneration von Vitamin E in verschiedenen Membranen. Es ist am Cytochrom-P450-Entgiftungsystem beteiligt. Ausreichende Mengen sind notwendig, um die Elimination solch unterschiedlicher xenobiotischer Substanzen wie Kadmium (Singhal, Anderson et al., 1989), Kupfer (Freedman, Ciriolo et al., 1989) und Acetaminophen (Smilkstein, Knapp et al., 1989) zu ermöglichen.
Der Blutglutathionspiegel zeigt eine umgekehrte Korrelation mit spezifischen Gesundheitsstörungen. Patienten über 60 Jahre mit Arthritis, Diabetes und Herzerkrankungen wiesen deutlich niedrigere Blutglutathionspiegel auf. Im Gegensatz dazu hatten die Personen mit weniger Erkrankungen, besserer Selbsteinschätzung der Gesundheit, niedrigerem Cholesterin, niedrigerem Körpermasseindex und niedrigem Blutdruck die höchsten Gluhathionspiegel (Julius, Lang et al., 1994).

Leukotriensynthese

Glutathion wird für die Synthese von Leukotrienen benötigt (Hammarstrom, 1983). Sie sind für die Vorbeugung gegen Atheromatose notwendig, indem sie das Epithelialgewebe schützen. Leukotriene ziehen Monozyten und Leukozyten an und stimulieren diese zur Beseitigung der atheromatöser Plaques.

DNA-Schutz

Glutathion wirkt ordnend bei Zellteilung, DNA-Reparatur, Entgiftung und Unschädlichmachung von Karzinogenen. Die Aktivität der Abwehrzellen wird erhöht. Tierversuche und erste klinische Studien bestätigen eine bessere Verträglichkeit von Chemo- und Strahlentherapie. Es gibt Hinweise, dass Glutathion auch das Tumorwachstum direkt bremsen bzw. stoppen kann (noch nicht gesichert). Außerdem soll es die Gefahr von Rückfällen verringern und zur Rückbildung von Metastasen beitragen können.

Anwendung

Die große Oxidationsfähigkeit von Glutathion macht es relativ schwierig, es in einer reduzierten Form verfügbar zu machen (z.B. Reduced Glutathion, PE). Bei oralen Präparaten scheint die intakte Resorption im Magen-Darm-Trakt unsicher zu sein, evtl. wird Glutathion sublingual intakt resorbiert (Manjit et al., in Kapuste und Schlett, 1995). Eine gute alternative Methode zur Sicherung adäquater Glutathionspiegel ist, für adäquate Methioninspiegel und adäquate Cysteinspiegel zu sorgen. Mehr zum Glutathion ☞ auch Kap. 14.4.3. Selen und Vitamin E ergänzen die Wirksamkeit von Glutathion.
Tagesdosis: 600 mg. In der Akutbehandlung werden Tagesdosen von 2–5 g empfohlen (abhängig von der pharmazeutischen Zubereitung). In der Nachbehandlung werden 600–1200 mg/Tag empfohlen.

18.4.6 Kreatin

Kreatin wird mit Hilfe des Enzyms Kreatinkinase (CK) zur energiereichen Verbindung Phosphokreatin „aufgeladen“. In der Zelle wird an der Stelle des Energieverbrauchs mittels Kreatinkinase (CK) und des energiereichen Phosphokreatins das ATP (Adenosintriphosphat) hergestellt.

Muskulatur

Es bestehen unbestrittene positive Effekte von Kreatin auf die Skelettmuskulatur mit Erhöhung der Glykogenspeicher im Muskel und Verbesserung der Ausdauerleistung sowie einer direkten Zunahme der Muskelmasse. Kreatin hat auch eine positive Wirkung auf den Herzmuskel. Eine deutliche Schutzfunktion des Herzens bei verschiedenen Herzkrankheiten wurde durch direkte Infusion von Phosphokreatin als Zusatz in den kardioplegischen Infusionslösungen erreicht (Tronconi und Saks, 1989). Diese Applikation zeigte auch bei chronischem Herzversagen durchaus positive Wirkung (Saks, Dzhaliashvili et al., 1992). Zudem können auf dieselbe Weise auch Herzrhythmusstörungen nach einem Herzinfarkt deutlich verringert werden (Ruda, Samarenko et al., 1988).

Zentralnervensystem

Das Enzym Kreatinkinase und seine Substrate, Kreatin (Cr) und Phosphokreatin (PCr), sind auch in Hirn- und Nervenzellen in relativ hohen Konzentrationen zu finden und besonders in denjenigen Zellen, die für die Koordination von Bewegungen (Purkinje-Zellen im Kleinhirn) sowie auch für Lernen und Gedächtnis (Pyramidalzellen des Hippocampus) verantwortlich sind, angereichert (Kaldis, Hemmer et al., 1996). Resultate von Studien bestätigen definitiv, dass Kreatin eine deutliche Schutzfunktion für Hirn- und Nervenzellen hat, besonders vor Schäden, die entweder aufgrund von Sauerstoffmangel (Holtzman, 1996, Holtzman, Meyers et al., 1997, Holtzman, Togliatti et al., 1998) oder von Sauerstoffradikalen im Gehirn zustande kommen (Klivenyi, Ferrante et al., 1999). Als mögliche Mechanismen kommen die generelle Verbesserung des Energiestatus der mit Kreatin behandelten Zellen (Guerrero-Ontiveros und Wallimann, 1998) und/oder die Schutzwirkung von Kreatin direkt auf die Mitochondrien in Frage.

CFS

Eine Verbesserung der Symptomatik beim CFS durch die Verbesserung des Energiestoffwechsels und der zerebralen Funktionen kann erwartet werden. Erfahrungen mit Kreatin bei CFS-Patienten im Rahmen von Studien liegen noch nicht vor.

Anwendung

Die Kreatineinnahme beginnt normalerweise mit einer „Ladephase", in der während der ersten Woche je 1–2 × 4 g/Tag Kreatin (Pulver) eingenommen werden, um den Kreatin- und somit auch den Phosphokreatingehalt in den Organen in möglichst kurzer Zeit maximal zu erhöhen. Anschließend erfolgt eine „Erhaltungsphase" mit 2–4 g/Tag Kreatin, wobei diese Werte für eine erwachsene Person von 70 kg Körpergewicht gelten. Bei leichteren Personen wird die Dosis entsprechend reduziert. Die „Ladephase" kann auch entfallen, das Auffüllen der Kreatinspeicher geschieht so etwas langsamer, aber nach ca. einem Monat werden ähnliche Kreatinwerte in den Geweben erreicht wie bei der schnellen Hochdosis-Aufladung, die oft mit gewissen Nebenwirkungen, wie gastrointestinalen Problemen (Blähungen), Durstgefühl etc., verbunden ist. Da Kreatin relativ schlecht löslich ist, sollte unbedingt beachtet werden, dass das Pulver in genügend Flüssigkeit aufgelöst wird, am besten in warmem Wasser oder Tee etc. aufrühren, bis die Lösung klar wird, oder auch in genügend Fruchtsaft, Milch oder Joghurt etc. einrühren. Generell sollte während der Einnahme von Kreatin viel Flüssigkeit getrunken werden. Therapiepausen sind sinnvoll, v. a. bei Auftreten von Blähungen oder Muskelkrämpfen. Dieses Phänomen kann dadurch erklärt werden, dass die Erhöhung des Phosphokreatinspiegels im Muskel zu einer Erniedrigung der Konzentration an freiem Magnesium in der Muskelzelle führt, weil Phosphokreatin selbst Magnesium binden kann. Auf Reinheit der verwendeten Präparate ist zu achten. Bei frei käuflichen Zubereitungen sind leider oft Anabolika und sogar Dopingsubstanzen beigemischt.

18.4.7 L-Methionin

Als eine der neun essenziellen Aminosäuren ist Methionin ein Vorläufer von Cystein und Taurin. Methionin ist ein Initiator der Eiweißbiosynthese. Als ein Bestandteil von SAM (S-Adenosyl-Methionin) ist es ein wichtiger zellulärer Methyldonator und fördert so die Synthese von Karnitin und Kreatin. Zu geringe Spiegel können Taurinmangel und Cysteinmangel verursachen. Dies führt zu inadäquatem intrazellulärem antioxidativem Schutz durch Glutathion (welches aus Glycin, Glutamin und Cystein besteht), zu geringer Gallensäurekonjugation mit Taurin und gestörten Methylierungsvorgängen, wie z. B. bei der Bildung von Cholin und der Umwandlung von Noradrenalin zu Adrenalin bei der Katecholaminsynthese.

Gestörte Entgiftung

Erhöhte Östrogenspiegel können ebenso anzeigen, dass methioninabhängige katabole Wege nicht effizient genug funktionieren. Ganz allgemein kann die ungenügende Entgiftungsfunktion der Leber für xenobiotische Substanzen eine Methioningabe indizieren, da dieses an der Glutathionproduktion beteiligt ist. Aufgrund seiner Beziehung mit Glutathion (Cofaktor der Glutathion-Peroxidase, ☞ auch Kap. 18.2.7) sollte immer an Selen gedacht werden, wenn Methionin therapeutisch angewandt wird. Ebenso sollten Vitamin B_6, B_{12} und Folsäure aufgrund ihrer Bedeutung im Methioninmetabolismus (besonders der Prevention von Homocysteinbildung), in Betracht gezogen werden.

Kreatin- und Karnitin-Mangel

Die Gabe von Kreatin, dessen Verfügbarkeit der limitierende Faktor anaerober Muskelaktivität ist, kann die muskuläre Leistungsfähigkeit verbessern (Greenhaff, 1995). Da S-Adenosyl-Methionin (SAM) eine Komponente von Kreatin ist, spielt Methionin eine Rolle bei der Optimierung von Trainingsleistungen. Da SAM die Karnitinsynthese (zusammen mit Vitamin B_6, B_3 und Eisen) aus Lysin fördert, können Anzeichen von Karnitinmangel durch Methioningabe verbessert werden. Zu diesen Zeichen gehören Herzerkrankungen wie Arrhythmie, Hypercholesterinämie, Hyperlipoproteinämie, Muskelatrophie und Zirrhose. Die Hauptfunktion von L-Karnitin ist der Transfer von Fettsäuren in die Mitochondrien, wo sie für die Beta-Oxidation bereitgestellt werden. Da dies die bevorzugte Energiequelle des Herzmuskels ist (Silverman, Schmitt et al., 1985), ist Karnitinmangel besonders nachteilig für die normale Herzfunktion.

Knorpelstörungen

Methionin ist für die Produktion und den Erhalt von Proteoglykanen und Glykosaminoglykanen notwendig. In einer Studie mit 150 Rheumatikern, erwies sich die Anwendung von SAM effizienter als die von Ibuprofen (Schumacher, 1987). Methionin verbessert signifikant die Beweglichkeit und den Schmerz bei Hüft- und Kniearthritispatienten (Gualano, Stramentinoli et al., 1983). Im Gegensatz zu nicht steroidalen Antirheumatika hemmt Methionin in der Form SAM über den Histaminabbau und die Cyclooxigenasehemmung den Entzündungsprozess, ohne dabei das Gelenk zu schädigen. Ähnliche positive Ergebnisse konnten bei Patienten mit rheumatoider Arthritis durch SAM beobachtet werden.

Histaminkatabolismus

Da Methionin für den Histaminabbau benötigt wird, muss es bei allen Patienten mit erhöhtem Histaminspiegel, z. B. bei Nahrungsmittelallergien und -unverträglichkeiten, und praktisch jeder inflammatorischen Erkrankung in Betracht gezogen werden.

Orthomolekulare Psychiatrie

Methionin senkt Serumkupferspiegel und beeinflusst die Spiegel von Neurohormonen. Hier sollte man auch die Rolle von Methionin im Histaminstoffwechsel bedenken.

Multiple Chemische Sensitivität

Methionin ist wie die anderen schwefelhaltigen Aminosäuren Cystein und Cystin für den Organismus die wichtigste Quelle für organisch gebundenen Schwefel. Der Stoffwechsel von Methionin ist bei Patienten mit chemischer Sensitivität im Vergleich zu dem anderer Aminosäuren am häufigsten gestört, mit der Folge von Störungen der Entgiftungsleistung und behindertem Abbau der Neurotransmitter Adrenalin, Noradrenalin und Serotonin.

Mögliche Testmuskeln

M. gluteus med., M. infraspinatus, M. pectoralis major sternalis, M. popliteus, Mm. rhomboidei, M. subscapularis.
Tagesdosis: 2 g.

18.4.8 Taurin

Taurin ist eine schwefelhaltige Aminosäurenverbindung, die im Organismus beim Abbau von Cystein entsteht. Taurin spielt eine wichtige Rolle in der Entwicklung des ZNS und beeinflusst Transportvorgänge zweiwertiger Metallionen, wie z. B. Kalzium und Magnesium. Daraus erklärt sich sein stabilisierender Effekt auf die Membranen von Nervenzellen. Taurin wirkt auch als Antioxidans für Neurotransmitter inhibierend oder als Neuromodulator.
Der Taurinstoffwechsel ist bei chemisch Sensiblen gestört. Bei Gesunden können hohe Taurinkonzentrationen im ZNS und im Herzen nachgewiesen werden. Taurinmangel findet sich bei Epilepsie und Herzrhythmusstörungen, die häufig erfolgreich mit Taurin behandelbar sind. Taurin beeinflusst die Membranerregbarkeit durch Normalisierung des Kaliumein- und -ausstroms der Herzmuskelzelle (Chazov, Malchikova et al., 1974) und kann den neuronalen Widerstand gegenüber einer Hypoxie vermehren (Schurr, Tseng et al., 1987). An den Punkten maximaler Anfallsaktivität wurden niedrige Taurinkonzentrationen gefunden, eine Supplementierung kann Anfälle verhindern, dabei könnte die begrenzte Fähigkeit von Taurin, die Blut-Hirn-Schranke zu überqueren, der wesentliche Faktor für die limitierte antiepileptische Wirkung sein (Durelli und Mutani, 1983). Außerdem beeinflusst Taurin auch den Glukosestoffwechsel, indem es die Insulinwirkung unterstützt, und es scheint blutdrucksenkend zu wirken. Die Taurocholsäure der Gallenflüssigkeit wird bei der Peptidkonjugation der Gallensäuren gebildet. Patienten mit zu wenig Taurin reagieren sehr empfindlich auf Aldehyde, Chlor, Chlorid und Phenol sowie bestimmte Amine (☞ Kap. 12 und 14).
Tagesdosis: 2 g.

18.4.9 L-Tryptophan

L-Tryptophan wird durch das Enzym Tryptophanhydroxylase (TPH) in 5-Hydroxytryptophan (5-HTP) überführt. Dieser Schritt ist geschwindigkeitsbestimmend bei der Serotoninsynthese. Die Tryptophanhydroxylase kann durch eine Reihe an Faktoren gehemmt werden, so z. B. durch Vitamin-B_6-Mangel, Insulinresistenz, Magnesiummangel, aber auch durch Stress.
5-HTP wird durch das Enzym Hydroxytryptophan-Decarboxylase in Serotonin überführt. Pyridoxal-5-phosphat (P-5-P) wirkt dabei als Cofaktor und verstärkt (oder vermindert) in Abhängigkeit seines Vorhandenseins die Aktivität der Hydroxytryptophan-Decarboxylase.
5-HTP wird wesentlich effizienter zu Serotonin verstoffwechselt; man kann also die gleiche serotonerge Wirkung von L-Tryptophan auch mit einer geringeren Menge 5-HTP erzielen.
5-HTP kann speziell bei gleichzeitiger P-5-P-Supplementierung zu überhöhten Serotoninwerten im Blut führen. Die Dosis von 100 mg /d sollte daher nicht überschritten werden.
Bei ca. 80% der CFS-Patienten konnten in Studien verminderte L-Tryptophan-Spiegel im Plasma festgestellt werden. Ähnliche Ergebnisse wurden bei Patienten mit Fibromyalgiesyndrom beobachtet. Bei starker Schmerzsymptomatik bestand eine umgekehrte Korrelation zwischen der Plasmakonzentration von freiem L-Tryptophan und der Schmerzintensität. Zudem zeigte sich eine signifikante Erniedrigung des Anteils an transportiertem L-Tryptophan im Vergleich zu anderen konkurrierenden Aminosäuren bei diesen Patienten, was auf einen Konzentrationsabfall des Neurotransmitters Serotonin im Gehirn schließen lässt mit entscheidendem Einfluss auf die Stimmungslage. Eine Tryptophangabe bewirkt in der Regel auch eine leichte Analgesie. Tagesdosis: 500–100 mg, als 5-Hydroxy-Tryptophan 50–100 mg.

18.5 Orthomolekulare Konzepte bei speziellen Krankheitsbildern

Diese „Rezepturen" dieses Kapitels wurden von Jeff Farkas zusammengestellt. Weitere Therapieschemata finden Sie in folgenden Kapiteln:

- 10.3.7 (oxidativer Stress)
- 10.6.3 (Histaminstoffwechsel)
- 10.7.3 (Hyperkininzustände)
- 10.8.6. (Serotoninstoffwechsel)
- 10.10.9 (Prostaglandinstoffwechsel)
- 14.5.3 (Multiple Chemische Sensitivität, Entgiftungsstoffwechsel)
- 15.4.4 (Chronisches Müdigkeitssyndrom, Energiestoffwechsel)

- 16.4.9 (Schilddrüsenfuntktionsstörungen)
- 16.5.6 (Nebennierenfunktionsstörungen)
- 16.6.3 (Zyklusstörungen)
- 16.7.3 (Menopausensyndrom)
- 16.8.7 (Osteoporose)
- 16.9.6 (Andropause)
- 16.11.2 (Insulinresistenz)
- 16.11.3 (Hypoglykämie).

18.5.1 Akne

Orthomolekulare Basistherapie

- Zink (1–3 × 30 mg/Tag)
- Kupfer (2–6 mg/Tag)
- Chrom (1 mg/Tag), ☞ Dysinsulinismus, Kap. 16.11.2
- Vitamin A (30–90 000 IE/Tag)
- Vitamin E (800 IE/Tag)
- PUFA (Omega-3- und Omega-6-ungesättigt, nach Test, bis 9 g/Tag)
- Selen (400 µg/Tag)
- Saw Palmetto Plus PE (3 × 1 Kps.) bei jungen Männern zur 5α-Reduktase-Hemmung
- Niacinamid (4%) – lokale Anwendung.

Weitere Aspekte

- Dysbiosen behandeln (☞ Kap. 7.7 ff.)
- Nahrungsmittelunverträglichkeiten ausschließen und behandeln (☞ Kap. 11.2)
- Schwermetallvergiftung ausschließen; akneiforme Erscheinungen finden sich bei Amalgambelastungen besonders perioral aber auch am Rücken und Brust (☞ Kap. 6.7)
- Magensäuremangel untersuchen und behandeln (☞ Kap. 7.6.2)
- Hormonelle Störung untersuchen und behandeln (☞ Kap. 16)
- Entsäurungstherapie – inklusive Basensalbe (☞ Kap. 4.7)
- Nieren unterstützen (Juniperus, Solidago).

18.5.2 Arthritis/Arhrose

Entzündlich (rheumatisch)

- Kupfer (4–6 mg/Tag)
- Zink (1–3 × 30 mg/Tag)
- Omega-3-PUFA: EPA (inizial 3 × 3 g, später 1–2 × 3 g/Tag nach Wirkung)
- Omega-6-PUFA: Borretsch Oil, Nachtkerzenöl, Schwarze Johannisbeersamenöl (1–3 g/Tag)
- Vitamin C (gepuffert); Absetzen bei Verschlimmerung des Gelenkschmerzes, dann Vitamin-K-Bedarf prüfen
- Vitamin K (70–140 µg/Tag); fördert Osteoblastenfunktion
- Selen (400 µg/Tag)
- Vitamin E (400–800 IE/Tag)
- A.I. Formula PE (3 × 2 Kps/Tag) oder Bromelain pur (3 × 500 mg/Tag) zwischen den Mahlzeiten
- Gingiber officinale (3 × 500 mg/Tag).

Weitere Aspekte

- Dysbiosen behandeln (☞ Kap. 7.7 ff.): Kandidose (AC-Formula™, Nystatin, Undecyne™); Parasitose: AP-Formula™ (PE), Paromomycin (Humatin®), Metronidazol; bakterielle Dysbiose: Ozovit®, Salmonellen, Shigellen, Yersenien-Nosoden, evtl. Antibiotika
- Nahrungsmittelunverträglichkeiten ausschließen und behandeln (☞ Kap. 11.2): Nachtschattengewächse, Meeresfrüchte und Schweinefleisch grundsätzlich vermeiden
- Nebennierenstatus überprüfen und entsprechend behandeln (☞ Kap. 16.5.6).

Osteoarthrose (degenerative Arthropathie, Osteoarthritis)

- Niacinamid (2–3 g/Tag in verteilten Dosen); NW: evtl. Übelkeit, Kopfschmerz, Leberenzyme kontrollieren
- Vitamin E (400–800 IE/Tag)
- Selen (200–400 µg/Tag)
- Vitamin C (1–3 g/Tag)
- Glukosaminosulfat (1500 mg/Tag)
- EPA (3 × 2–3 g/Tag)
- Weitere Aspekte: ☞ oben unter entzündlichen Gelenkerkrankungen.

18.5.3 Asthma

Orthomolekulare Basistherapie

- Magnesium (150–500 mg/Tag)
- Vitamin B_6 (50–200 mg/Tag)
- Vitamin B_{12} (1000 µg/Tag); funktioniert am besten i. m. (3 × wöchentlich)
- EPA und DHA (Neuromins™, PE)
- Vitamin C (gepuffert bis zur Kolontoleranz nach Cathcart)
- Betain-HCl bei Hypochlorhydrie (bis zu 80% beim kindlichem Asthma)
- A.I.-Formula™ bzw. Quercitin (500–750 mg/Tag)
- ADR-Formula™ bzw. Adrenal™ PE (Nebennierenextrakt, 3 × 1 Kps./Tag)
- Molybdän (100–1000 µg/Tag) beim Sulfit-induziertem Asthma (☞ Kap. 18.3.5)
- N-Acetyl-Cystein (500–1000 mg/Tag).

Weitere Überlegungen

- Dysbiosen behandeln (☞ Kap. 7.7 ff.)
- Kandidose (AC-Formula™, Nystatin, Undecyne™), Schimmelpilze (Undecyne™, Itraconazol, Antioxidanzien)
- Nahrungsmittelunverträglichkeiten ausschließen und behandeln (☞ Kap. 11.2); häufig involviert sind Milchprodukte, Zucker, Weizen, Soja, Mais, Eier, Schweinefleisch. Glutamat, Sulfite und besonders bei Kindern Farbstoffe
- Nebennierenfunktionstest – evtl. DHEA supplementieren
- Schildrüse untersuchen uind behandeln.

18.5.4 Atherosklerose

Orthomolekulare Basistherapie

- Vitamin C (Kolontoleranz)
- Vitamin E (gemischte Tocopherole, bis 400 IE/Tag)
- Folsäure (1–2 mg/Tag)
- Vitamin B_6 (100 mg/Tag)
- Magnesium (200–500 mg/Tag)
- Selen (200 µg/Tag)
- Chrom (400 µg/Tag)
- EPA (3 × 3 g/Tag)
- Antioxidanzien
- Proanthocyanadin: Bilberry (Heidelberrenextrakt), Pycnogenol, Grape Pip
- Ginkgo biloba (100–150 mg/Tag)
- Vitamin-B-Komplex.

Weitere Überlegungen

- Diät: Vollkorn, naturbelassene Nahrungsmittel mit Nachdruck auf Olivenöl, flavonoid-haltige Nahrungsmittel, Zwiebel, Knoblauch und Soja, wenn sie verträglich sind; Kuhmilchunverträglichkeit überprüfen
- Subklinische Schilddrüsenunterfunktion untersuchen (☞ Kap. 16.4)
- Dysinsulinismus („alkalischer Typ", ☞ Kap. 4.3)
- Homocysteine (Folsäure, Vitamin B_{12}, B_6 und Betain-HCl).

18.5.5 Bluthochdruck

Diät: Nahrungsmittelunverträglichkeiten behandeln. Vegetarische Diät ist mit erniedrigtem Blutdruck assoziert. Zucker, Koffein, Alkohol und Fett vermeiden. Kaltwasserfisch kann Blutdruck reduzieren, auch Zwiebel und Knoblauch. Die Salzzufuhr ist allgemein einzuschränken, besonders bei Patienten, die schlecht auf Salz testen.

Orthomolekulare Basistherapie

- Magnesium (300–500 mg/Tag)
- Kalzium (300–500 mg/Tag) bei Patienten, die „salzsensibel" sind
- Fischöl, z.B. EPA/TagHA (3–5 g/Tag)
- Vitamin E (400 IE/Tag), besonders bei Fettsäureeinnahme
- Coenzym Q_{10} (50–200 mg/Tag)
- Vitamin C (1000 mg/Tag)
- Crataegus oxycantha (1000–2000 mg/Tag)
- Kalium (200–300 mg/Tag).

Weitere Überlegungen

- Subklinische Schilddrüsenunterfunktion identifizieren und behandeln (☞ Kap. 16.4.9)
- Insulintoleranz (☞ Kap. 16.11)
- Emotionale Faktoren?

18.5.6 Colitis ulcerosa und M. Crohn

Orthomolekulare Basistherapie

- Zink (1–3 × 30 mg/Tag), in Balance halten mit
- Kupfer (4–6 mg/Tag)
- Vitamin C gepuffert (500–1000 mg/Tag)
- Vitamin E (800 IE/Tag)
- Vitamin A (50–75 000 IE/Tag)
- Folsäure (25 mg/Tag)
- Vitamin B_{12} (1000 µg/Woche i.m.)
- Omega-3-PUFA (Leinöl 1 Esslöffel/Tag oder Fischöl 6–9 g/Tag)
- Betain-HCl und/oder Pankreasenzyme bei Verdauungsschwäche
- Im akuten Zustand bei Entzündungen bis maximal zur linken Flexur: Butyrat-Einläufe: 1-molare Lösung, täglicher Einlauf mit 60–100 ml.

Weitere Überlegungen

- Dysbiosen behandeln (Kap. 7.7 ff.): Kandidose (AC-Formula™, Nystatin, Undecyne™); Parasitose: AP-Formula™ (PE), Paromomycin (Humatin®), Metronidazol; bakterielle Dysbiose: Ozovit®, Salmonellen, Shigellen, Yersenien-Nosoden, evtl. Antibiotika
- Nahrungsmittelunverträglichkeiten ausschließen und behandeln (☞ Kap. 11.2)
- Schwermetallbelastung ausschließen
- Nebennierenfunktionsstörungen untersuchen und behandeln (☞ Kap. 16.5.6).

18.5.7 Ekzeme

Orthomolekulare Basistherapie

- Zink (60–90 mg/Tag)
- Kupfer (2–4 mg/Tag)
- Vitamin A (25 000 IE/Tag)
- Vitamin E (400 IE/Tag)
- Pankreasenzyme, Betain-HCl als Verdauungshilfen
- PUFA: Nachtkerzenöl 4–9 g/Tag, Fischöl 1–9 g/Tag nach Test.

Weitere Überlegungen

☞ Kap. 18.4.6
- Weiterhin: Dysinsulinismus diagnostizieren und behandeln (☞ Kap. 16.11.2)
- In allen Fällen Kontaktreaktionen auf Seife, Schminke, Schmuck, Deo usw. testen.

18.5.8 Gicht

- Diät: Fleisch, Meeresfrüchte, Bohnen, Spinat, Erbsen, Fruktose, Sukrose, Kaffee und Alkohol vermeiden
- Basentherapie: abends 1 Teelöffel Basenpulver (☞ Kap. 4.7.1)
- Vitamin C (3–6 g/Tag): mobilisiert Harnsäure aus dem Gewebe und fördert die Ausscheidung über den Urin. Dosierung langsam steigern (ab 500 mg/Tag) um Nierenschäden oder akuten Gichtanfall wegen zu schneller Mobilisierung zu vermeiden

- Folsäure (25–50 mg/Tag) zusammen mit Vitamin C inhibiert Xanthinoxidase-Aktivität
- Lithium (2 × 150 mg/Tag – Achtung bei längerer Anwendung muss der Lithiumspiegel bestimmt werden, er darf 1,2 mmol/l in der Regel nicht überschreiten)
- Kirschsaft: ½ l/Tag frisch beim akuten Anfall.

18.5.9 Haarausfall: Alopecia areata und diffusa

Orthomolekulare Basistherapie

- Zink (1–3 × 30 mg/Tag verteilt)
- Eisen (30 mg/Tag verteilt; Eisen-Picolinat, -Glycinat u. -Aspartat testen); Eisenmangel ist häufiger bei Frauen die Ursache; Vitamin C fördert die intestinale Absorption von Eisen
- Omega-3- und Omega-6-PUFA nach Test: Leinöl, Fischöl bzw. Nachtkerzöl oder Borretschöl bis 9 g/Tag
- Vitamin B_6 (100–150 mg/Tag)
- Selen (200–400 µg/Tag)
- Biotin (5 mg/Tag).

Weitere Überlegungen

- Dermatomykosen ausschließen, suchen und behandeln von:
- Schilddrüsenfunktionsstörungen (☞ Kap. 16.4.9)
- Nebennierenfunktionsstörungen (☞ Kap. 16.5.6)
- Herden u. Störfeldern (☞ Kap. 5)
- Toxischen Belastungen (☞ Kap. 12)
- Nahrungsmittelunverträglichkeiten (☞ Kap. 11.2)
- Autoimmunstörungen (☞ Kap. 8.9.3).

18.5.10 Herzbeschwerden, funktionelle

Orthomolekulare Basistherapie

- Magnesiumcitrat oder -aspartat (300–500 mg/Tag verteilt); Magnesium ist der beste „Kalzium-Blocker"
- Kupferpicolinat (4–6 mg/Tag)
- EPA (bis 3 × 2 g/Tag); schützt mit Vit E.
- Crataegus oxycantha entspr. Crataegus levigata (z. B. CV Forte™ PE)
- Selen (400 µg/Tag)
- Coenzym Q_{10} (2 × 60 mg/Tag nach höherer Anfangs-Dosierung)
- Taurin (1500–2500 mg/Tag)
- L-Karnitine (600–1000 mg/Tag); Vitamin C fördert L-Karnitin-Synthese
- Olivenblattextrakt (3 × 500 mg/Tag)
- Vitamin E (400 IE/Tag).

Weitere Überlegungen

- Struktur: Retrograde Lymphatic?
- Sterno-perikardiale Fixation?

18.5.11 Hypercholesterinämie

Bei einer Diät, die reich an Proteinen und arm an Fett und Kohlenhydraten ist, sind vor allem raffiniertes Mehl und Zucker zu vermeiden. Man sollte nur wenig Kaffee, Tee und Wein zu sich nehmen. Zusätzlich zu den unten aufgeführten Substanzen sollte man viele Zwiebeln und rohe Karotten essen.

Orthomolekulare Basistherapie

- Niacin: Man beginnt mit 100 mg nach dem Essen und erhöht die Dosis auf 500 mg/Mahlzeit, um den Patient mit der „Flush-Reaktion" vertraut zu machen und Nebenwirkungen zu testen (z. B. Nausea u. Pruritis). Die Gabe hoher Dosen verzögerter Präparate ist zu vermeiden, da sie die Leberenzymenwerte drastisch erhöhen. Amnerkung: Das „non-Flush" Niacitol (Inositol-Hexaniacinat) ist weniger wirksam, was die Senkung des Cholesterinspiegels angeht.
- Vitamin C (2–3 g/Tag) kann HDL verbessern
- Magnesium (300–500 mg/Tag); HDL-Wirkung ☞ oben
- Chrom (400–800 µg/Tag)
- Pantothensäure (1000 mg/Tag)
- Eicosapentaen-Säure (5–10 g/Tag); sehr unterschiedliche Wirkung – kann Werte erhöhen
- Vitamin E (400–800 IE/Tag) kann HDL erhöhen
- L-Karnitin (700 mg/Tag) kann HDL erhöhen und LDL erniedrigen, manche Patienten reagieren jedoch paradox
- Soja Protein (Tofu)
- Knoblauch.

Weitere Überlegungen

Dysinsulinismus (☞ Kap. 16.11.2)

18.5.12 Infekte

Akut

Evtl. zusätzlich zu i. v.-Therapie:

- Vitamin C (Kolontoleranz)
- Vitamin A (200 000–300 000 IE/Tag) nicht mehr als 3 Tage; nicht bei Schwangeren
- Zink (90–120 mg/Tag); in Glukonat-Form als Lutschtabletten oder Lösung für Rachenentzündung
- Eleutherococcus
- IMM-Formula™ PE (3–6 × 12 Kps./Tag)
- Selen (400–800 µg/Tag)
- Colloidal Silver
- Olivenblattextrakt (3 × 500 mg/Tag).

Chronisch

- Vitamin C (Stuhltoleranz)
- Zink (30–60 mg/Tag)
- Selen (200–400 µg/Tag)
- Pantothensäure (500 mg/Tag)
- Echinacin u. Astragalus (IMM Formula) heben T4- und T8-Zellen
- Thymuspräparate
- Bioflavonoide (Hesperidin, Rutin, Naringin, Olivenblattextrakt)
- Vitamin E (400 IE/Tag)
- Vitamin A (25 000 IE/Tag).

Weitere Überlegungen

- Dysbiosen behandeln (Kap. 7.7 ff.): Kandidose (AC-Formula™, Nystatin, Undecyne™); Parasitose: AP-Formula™ (PE), Paromomycin (Humatin®), Metronidazol; bakterielle Dysbiose: Ozovit®, Salmonellen, Shigellen, Yersenien-Nosoden, evtl. Antibiotika
- Nahrungsmittelunverträglichkeiten ausschließen und behandeln (☞ Kap. 11.2)
- Schwermetallbelastung ausschließen
- Nebennierenfunktionsstörungen untersuchen und behandeln (☞ Kap. 16.5.6)
- Subklinische Schilddrüsenunterfunktion untersuchen und behandeln (☞ Kap. 16.4.8)
- Störfelder und Herde ausschließen (☞ Kap. 5).

18.5.13 Migräne

Orthomolekulare Basistherapie

- Magnesium (300–600 mg/Tag)
- Ginkgo biloba (120 mg/Tag)
- Fischöl (EPA/DHA)
- Vitamin B_2 (200 mg morgens); Bedarf an Riboflavin weist auf eine reduzierte Kapazität hin, Tyramin u. Phenylethylamin abzubauen. Patienten mit dieser Form von Monoaminoxidasen-(MAO)-Schwäche dürfen keine Schokolade, Wein und Käse zu sich nehmen.
- Feverfew (250 mg/Tag)
- Lithiumcarbonat (200 mg/Tag für sogenante „Cluster Headaches"); Anmerkung: i. v.-Therapie mit Magnesium, Vitamin B_6 kann im akuten Fall wirksam sein, besonders in Verbindung mit kraniosakraler Osteopathie.

Weitere Überlegungen

- Dysbiosen behandeln (☞ Kap. 7.7 ff.)
- Nahrungsmittelunverträglichkeiten ausschließen und behandeln (☞ Kap. 11.2)
- Herde und Störfelder ausschließen
- Schwermetallbelastung ausschließen (☞ Kap. 6.7)
- Hormonelle Störung untersuchen (☞ Kap. 16).

18.5.14 Multiple Sklerose

Orthomolekulare Basistherapie

- Fischöl (DHA/EPA-Konzentrat: 3–9 g/Tag oder Lebertran 5 ml/Tag)
- Vitamin E (400 IE/Tag)
- Omega-6-PUFA (Nachtkerzenöl, Johannisbeeröl usw.)
- Vitamin C (bis zur Kolontoleranz)
- Vitamin B_{12} (1000 µg/Tag) mit Folsäure und/oder Vitamin-B-Komplex
- Zink oder Kupfer (normalerweise Zink: ist zusammen mit Niacin notwendig für Prostaglandin-E_1-Produktion aus Dihomogamma-Linolensäure).

Weitere Überlegungen

Triad of Health!
- Schwermetallbelastung ausschließen und beseitigen
- Dysbiosen behandeln (☞ Kap. 7.7 ff.)
- Nahrungsmittelunverträglichkeiten ausschließen und behandeln (Kap. 11.2).

18.5.15 Psoriasis

Orthomolekulare Basistherapie

- Folsäure (50 mg/Tag)
- 1,25-Dihydroxy-Cholekalziferol (Vitamin D_3) als lokale Anwendung, z. B. Vigantol-Öl® in Emulsionsgrundlage
- Fischöl (DHA/EPA, 2–3 × 3 g/Tag).

Weitere Überlegungen

- Dysbiosen behandeln (☞ Kap. 7.7 ff.): Kandidose: AC-Formula™, Nystatin, Undecyne™; Parasitose: AP-Formula™ (PE), Paromomycin (Humatin®), Metronidazol; bakterielle Dysbiose: Ozovit®, Salmonellen, Shigellen, Yersenien-Nosoden, evtl. Antibiotika
- Nahrungsmittelunverträglichkeiten ausschließen und behandeln (☞ Kap. 11.2)
- Schwermetallbelastung ausschließen
- Nebennierenfunktionsstörungen untersuchen und behandeln (☞ Kap. 16.5.6)
- Dysinsulinismus diagnostizieren und behandeln (☞ Kap. 16.11.2).

18.5.16 Psychiatrische Erkrankungen

Histapenie, Histadelie

☞ Tab. 10.6 und 10.7.

Kryptopyrrolurie

Bei Kryptopyrrolurie werden Pyrrole und Porphyrine mit dem Urin ausgeschieden. Eines dieser Pyrrole ist das HPL (Hydroxy-Hämopyrrollaktam). Dieser Stoff wird gebunden an Zink oder Mangan und Pyridoxal-5-Phosphat. Es ist eine erbliche Variante, die hervorgeht aus einer Störung in der Hämsynthese, und die zu der Bildung von Coproporphyrinogen führt. Typische Symptome von Kryptopyrrolurie sind:
- Konzentrationsschwierigkeiten (z. B. ADS/ADHS)
- Wahrnehmungsstörungen mit schizophrenieartigen, produktiven Symptomen
- Licht-, Geräusch und Schmerzüberempfindlichkeiten
- Hohe Infektanfälligkeit
- Impotenz, Menstruationsstörungen
- Morgendliche Übelkeit und Oberbauchbeschwerden
- Erhöhte Allergiebereitschaft
- Hautprobleme (z. B. Neurodermitis)
- Migräne.

Die Symptome treten unter Stress verstärkt auf, da dann die Pyrrolausscheidung und damit der Mangel an Vitamin B_6 und Zink deutlich zunehmen.

Orthomolekulare Basistherapie

- Vitamin B_6 oder Pyridoxal-5-Phosphat (3 × 50–100 mg/Tag, bzw. steigernd soviel, dass sich der Patient an Träume erinnern kann; nicht über 1000 mg/Tag!)
- Zink (30–90 mg/Tag)
- Mangan (2 × 10 mg/Tag)
- Vitamin C (500–1000 mg/Tag)
- Vitamin E (100–200 IE/Tag).

Zerebrale Allergie

Emotionale oder psychiatrische Symptome in Verbindung mit Nahrungsmittelintoleranz:
- L-Methionin (2 × 500 mg/Tag)
- Kalzium (2 × 500 mg/Tag)
- Zink (30 mg/Tag)
- Mangan (20 mg/Tag)
- Vitamin B_6 (ausreichend bis zur Traumerinnerung, maximal 1000 mg/Tag)
- Vitamin C (2 × 1 g/Tag).

18.5.17 Urtikaria

Orthomolekulare Basistherapie

- Kalzium (400–1000 mg/Tag)
- Vitamin C (1–5 g/Tag)
- Quercetin (750–1500 mg/Tag)
- Betain-HCl bei gestörter Kalziumresorption durch Hypazidität
- Vitamin K (70–100 μg/Tag).

Weitere Überlegungen

☞ Kap. 18.5.15.

18.6 Übungsfragen zu Kap. 18

Antworten ☞ Kap. 17.6.

Frage 1: Wer hat den Ausdruck „orthomolekulare Medizin" als erster populär gemacht?
Frage 2: Welche „inneren" Faktoren spielen eine Rolle bei der Festlegung einer individuellen Supplementierung mit Mikronährstoffen?
Frage 3: Welche „äußeren" Faktoren?
Frage 4: Welche Mikronährstoffe müssen nach Carl Pfeiffer bei Kryptopyrrolurie ersetzt werden?
Frage 5: Von welchem Mineralcofaktor ist die Produktion der mitochondrialen SOD abhängig?
Frage 6: Enzyme, die Pyridoxin-abhängig sind, werden welches Mineral als Cofaktor hauptsätzlich benötigen?
Frage 7: Zink ist für den Säure-Basen-Haushalt notwendig. In welchem diesbezüglich relevanten Enzym ist Zink Cofaktor?
Frage 8: Welche schwefelhaltige Substanz fördert die Schwermetallausleitung und ist Bestandteil von Glutathion?
Frage 9: Welches Mineral fördert den Kininabbau?
Frage 10: Was verstehen Sie unter der Maillard-Reaktion und welche Bedeutung hat sie (☞ Kap. 9)?
Frage 11: Welches Vitamin oder Mineral funktioniert als Hauptkalziumantagonist?
Frage 12: Welche Nahrungsmittel muss man bei Geotrichum-candidum-Befall besonders vermeiden (☞ Kap.7)?
Frage 13: Welches Vitamin oder Mineral ist sinnvoll bei Karpaltunnel-Syndrom?
Frage 14: Welche funktionelle Muskelschwäche deutet auf eine Hypochlorhydrie hin (☞ Kap. 7)?
Frage 15: Welches Vitamin nutzt Cathcart mit welcher Dosierung? Mit welcher stündlichen Dosierung fängt man an?
Frage 16: Nicht-steroidale Antirheumatika hemmen die Produktion welches prostaglandinbildenden Enzyms? Dabei wird welches entzündungsfördernde Prostaglandin gehemmt (☞ Kap. 10)?
Frage 17: Anwesendheit von Phytaten in Brot verhindert die Resorption welcher Vitamine oder Mineralien?
Frage 18: Die Kalziumaufnahme wird durch welches Vitamin gefördert?
Frage 19: Welcher Vitamin- oder Mineralstoffmangel führt häufig zu Wadenkrämpfen?
Frage 20: Eisentransport ist von Coeruloplasmin gesteuert. Dessen Produktion ist von welchem Mineral abhängig?
Frage 21: Bei Morbus Wilson besteht ein Speicherungsproblem von welchem Mineral? Welchen Mineralantagonisten kann man therapeutisch anwenden?
Frage 22: Demographische Untersuchungen zeigten Fertilitätsprobleme in Ländern des Nahen Ostens durch zuwenig Resorption von welchem Mineral?
Frage 23: Welches Mineral sollen Frauen bei erhöhter Osteoporosegefahr mit Kalzium im Verhältnis 1 : 1 einnehmen?
Frage 24: Pflanzenöle werden in der Natur von welchem Vitamin vor Schäden durch freie Radikale geschützt?
Frage 25: Welche bei der Herstellung relevanten Faktoren können zu Unverträglichkeiten von Medikamenten führen?
Frage 26: Welches Mineral ist besonders wirksam für die Behandlung einer gutartigen Prostatahyperplasie?
Frage 27: Bei Gicht kann die Gabe welches Vitamins in hoher Dosierung eine schmerzhafte Freisetzung von Harnsäure aus den Gelenken verursachen?
Frage 28: Koffein beeinflusst den Kalziumhaushalt in welcher Form?
Frage 29: Die Vermehrung von Viren wird besonders durch erhöhte Konzentrationen von welchem Mineral verhindert?
Frage 30: Das WHO empfiehlt welches Vitamin nicht einzunehmen, während Kinder gegen Masern geimpft werden?
Frage 31: Obwohl für beide Fälle die Wirksamkeit gut dokumentiert ist, wird welches Vitamin für Cholesterinsenkung und/oder gegen Arthrose leider selten benutzt?
Frage 32: Eine Kombination welcher B-Vitamine wird statistisch relevante Absenkungen von erhöhten Homocysteinspiegeln erreichen?
Frage 33: Welches Vitamin und welches Mineral werden für die Bildung des Glukose-Toleranzfaktors (GTF) kombiniert?
Frage 34: Welche Aminosäure ist für die Schilddrüsehormonproduktion nötig?

Frage 35: Das menschliche Gehirn ist besonders reich an welcher Omega-3-PUFA?
Frage 36: Welche Wurzel, die bei Nebenniereninsuffizienz (☞ Kap. 16.5) verwendet werden kann, ist als Mittel bekannt, den Blutdruck zu erhöhen (Glycyrrhizin ist der aktive Wirkstoff, welcher diese Reaktion verursacht)?
Frage 37: Die Unterfunktion welcher Drüsen ist oft Schuld am Auftreten chronischer oder wiederholter Infekte (☞ Kap. 16). Welches sind die Hauptsupplemente?
Frage 38: Isoflavone wirken östrogenartig. Welche Nahrungsquelle ist reich an diesem Phytotherapeutikum (☞ Kap. 16)?
Frage 39: Tyramin und Phenylethylamin-Abbau braucht ausreichend Vitamin B_2. Die Ansammlung dieser Stoffe kann zu welchem Symptom führen?
Frage 40: Welches Mineral spielt eine Rolle in der Bildung von Magensäure und pankreatischen Enzymen?
Frage 41: Wie kann man mit AK eine chemische Belastung feststellen? Welcher Muskel ist besonders gut geeignet (☞ Kap. 12)?
Frage 42: Mit welchem Muskel kann man einen Jod- und Tyrosinmangel besonders gut feststellen?
Frage 43: Bitte wählen Sie drei Muskeln aus, deren Dysreaktion zur Bewertung eines Zinkmangels besonders geeignet sind. Warum diese?
Frage 44: Welche mögliche Gefahr besteht bei der Absenkung des Cholesterinspiegels (☞ Kap. 16.5)?
Frage 45: Welche Substanzen kann man testen um einen positiven Challenge auf Insulin aufzuheben (☞ Kap. 16.11)?
Frage 46: Die AK-Literatur beschreibt einen Vitamin-F-Mangel. Um was geht es?
Frage 47: Wie geht man vor, um mithilfe der AK im Falle eines akuten Infektes eine Infusion zusammenzustellen?
Frage 48: Die Spülung mit welchem Vitamin/Mineral kann bei Parodontose eine Besserung bewirken (☞ Kap. 5.6)?
Frage 49: Rutin und andere Bioflavonoide haben welche Funktion bei einer Parodontalbehandlung (☞ Kap. 5.6)?

Abkürzungsverzeichnis

A

A., Aa.	Arterie, Arterien
ACE	Angiotensin Converting Enzyme
ACTH	adrenocorticotropes Hormon
ADH	antidiuretisches Hormon
ADI	Acceptable Daily Intake
ADS	Aufmerksamkeitsdefizitstörung
ADHS	Aufmerksamkeitsdefizit- und Hyperaktivitätsstörung
AG	Anion-Gap
AHRC	Active Hexose Related Compound
AK	Applied Kinesiology
AL	Anionenlücke
ALCAT	Antigen Leucocyte Cellular Antibody Test
AML	Akute myeloische Leukämie
Amp.	Ampulle(n)
ANA	antinukleäre Antikörper
ANCA	Anti-Neutrophile Cytoplasmatische Antikörper
a.-p.	anterior-posterior
AP	Alkalische Phosphatase
APZ	antigenpräsentierende Zelle(n)
ASI	Aktiv-Spezifische-Immuntherapie
ATP	Adenosintriphosphat
ATPse	Adenosintriphosphatase
ATP-TCA-Test	Tumorchemosensitivitätstest
AVK	Arterielle Verschlusskrankheit

B

BAecf	Basenabweichung der Extrazellulärflüssigkeit
BAL	Dimercaprol
BB	Blutbild
BCG	Ballistokardiogramm
BE	Broteinheit(en)
BE	Base-Excess (Basenabweichung)
BGA	Blutgasanalyse
BID	„body into distortion"
bds.	beidseits
BMI	Body-Mass-Index
BRI	Building-Related Illness
BSeuchG	Bundesseuchengesetz
BSG	Blutkörperchensenkungsgeschwindigkeit
BWK	Brustwirbelkörper
BWS	Brustwirbelsäule
BZ	Blutzucker

C

C	Zervikalsegment
cAMP	zyklisches Adenosinmonophosphat
CAST	Cellular Antigen Stimulation Test
CBG	kortikosteroid-bindendes Globulin
CCK	Cholecystokinin
CD	Cluster of Differentiation
CDC	Center for Disease Control
CEA	Carcino-Embryonales Antigen
CFS	Chronic fatigue syndrome
CGRP	Calcitonin Gene-Related Peptide
CH	Challenge
CIC	zirkulierende Immunkomplexe
CITA®	Cytokine Intensified Transformation Assay
CK	Kreatinkinase
CKW	Chlorkohlenwasserstoff
CLIP	Class-III-Inhibiting Protein
CLL	chronisch lymphatische Leukämie
CML	chronisch myeloische Leukämie
CMV	Cytomegalie-Virus
CO_2	Kohlendioxyd
COMT	Catechol-O-Methyltransferase
COX	Cyklooxygenase
cP	chronische Polyarthritis
CRF	Corticotropin Releasing Factor
CRH	Corticotropin Releasing Hormone
CRP	C-reaktives Protein
CSF	Colony Stimulating Factor
CT	Computertomogramm
CTL	Cytotoxic Lmphocyte Reaction
CVID	Common Variable Immunodeficiency Syndrome

D

d	dysreaktiv
DAO	Diaminoxidase
DBP	D-bindendes Protein
DD	Differentialdiagnose
DDT	Dichlordiphenyldichloräthan
DEHP	Diethylhexylphthalat
DFO	Deferoxamin
DHA	Docosahexaensäure
DHEA	Dehydroepiandrosteron
DHT	Dihydrotestosteron
DIBAK	Diplomate des International Board of Applied Kinesiology
Diff.-BB	Differential-Blutbild
DIT	Dijodtyrosin
DMPS	Dimercaptopropionsulfonsäure
DMSA	Dimercaptosuccinic acid

DMSO	Dimethylsulfoxid
DOC	11-Desoxycorticosteron
DOPA	3,4-Dihydroxyphenylalanin
Dos.	Dosierung
DR	Region im HLA-System
Drg.	Dragee(s)

E

E.	Escherichia
EA	Early-Antigen
EAV	Elektroakupunktur nach Voll
EBV	Epstein-Barr-Virus
ECT	Elektro-Tumortherapie
EDRF	Endothelium Derived Relaxing Factor
EDTA	Ethylenediaminetetraacetic acid (Ethylendiamintetraessigsäure)
EEG	Elektroenzephalogramm
EFA	Essential fatty acids
EGFR	Epidermal Growth Factor Receptor
EGR	Erythrozyten-Glutathionreduktase-Test
EH	reduziertes Vitamin E
EIA	Enzym-Immunoassay
EID	„eyes into distortion"
EKG	Elektrokardiogramm
EL	Esslöffel
ELISA	enzyme linked immunosorbent assay
EMDR	Eye Movement Desensitization and Reprocessing
ENA	extrahierbare nukleäre Antikörper
ENV	emotionale neurovaskuläre Reflexe
EPA	Eicosapentaensäure
EPD	enzympotenzierte Desensitisierung
ERT	Estrogen Replacement Therapy
Extr.	Extractum

F

Fab-Fragment	Fragment antibody
FACS	Fluorescence Activated Cell Sorter
FAD	Flavinadeninnukleotid
FAMA	Fluorescent Antibody to Membrane Antigen
Fc-Fragment	Fragment Crystalline
FDA	Food and Drug Administration
FFS	freie Fettsäuren
FMN	Flavinmononukleotid
FMO	flavinhaltige Monooxygenase
Fol.	Folium
FSH	follikelstimulierendes Hormon
FSME	Frühsommermeningoenzephalitis
FVC	forcierte Vitalkapazität

G

GABA	Gamma-Aminobutyric acid
GALT	Gastrointestinal Associated Lymphoid Tissue
GAS	General Adaption Syndrome
GCT	Granulocyte Cytotoxicity Test
GeschlKG	Geschlechtskrankheitengesetz
GFR	glomeruläre Filtrationsrate
CGRP	Calcitonin Gene-Related Peptide
GH	Growth Hormone
GHIF	Growth Hormone Inhibiting Factor
GHIH	Growth Hormone Inhibiting Hormone
GHRH	Growth Hormone Releasing Hormone
GI	Glykämischer Index
GI	Gastrointestinal-
GIP	Gastric Inhibitory Peptide
Gl.	Glandula
GL	glykämische Last
GLA	Gamma-Linolensäure
GLUT	ein Glukosetransporter
GM-CSF	Granulocyte Macrophage-Colony Stimulating Factor
GnRH	Gonadotropin Releasing Hormone
GOT	Glutamat-Oxalacetat-Transaminase
GPT	Glutamat-Pyruvat-Transaminase
GPX	Glutathion-Peroxidase
GR	Glutathionreduktase
GSH	substratreduziertes Glutathion
GSSG	oxidiertes Glutathion
G-Zellen	Gamma-Zellen

H

h	hyperreaktiv
Hb	Hämoglobin
HBV	Hepatitis-B-Virus
HCB	Hexachlorbenzol
HCGH	Humanes choriongonadotropes Hormon
HCH	Hexachlorcyclohexan
HCV	Hepatitis-C-Virus
HDL	High Density Lipoproteins
HEV	Hemagglutinating Encephalomyelitis Virus
HGH	Human Growth Hormone
HHL	Hypophysenhinterlappen
HHV	Humanes Herpesvirus
HIOMT	Hydroxyindol-O-Methyl-Transferase
Hkt	Hämatokrit
HLA	Human Leukocyte Antigen
HOT	Hämatogene Oxidationstherapie
HPETE	Hydroperoxy-Eicosatetraensäure
HPL	Hydroxy-Hämopyrrollaktam
HRF	Histamin-Releasing-Faktor
HRT	Hormone replacement therapy
HAT	Hydroxytryptamin
HVL	Hypophysenvorderlappen
HWK	Halswirbelkörper
HWS	Halswirbelsäule
HP	Heilpraktiker
HPA	Heilpraktikeranwärter

I

i.c.	intrakutan
ICAK	International College of Applied Kinesiology
ICV	Ileocecal Valve (Ileozökalklappe)
ICR	Interkostalraum
IEI	Idiopathic Environmental Intolerance
IFN	Interferon
Ig	Immunglobulin

IGFGB	Insulin-like Growth Factor Binding Protein
IE	Internationale Einheit(en)
IL	Interleukin
i. m.	intramuskulär
IML	intermediolaterale Zellsäule
inf.	inferior
Inf.	Infusion
IOC	Internationales Olympisches Komitee
IRT	Injury Recall Technique
i. v.	intravenös

K

KG	Körpergewicht
KHK	koronare Herzkrankheit
KI	Kontraindikation(en)
KHK	koronare Herzkrankheit
KO	Komplikationen(en)
kp	Kilopond
Kps.	Kapsel(n)

L

l	Liter
L	Lumbalsegment
LAT	Leukozytenagglutinationstest
LCR	Ligase Chain Reaction
LD	letale Dosis
LDL	Low Density Lipoproteins
LH	luteotropes Hormon
LHRH	luteinisierendes Hormon-Releasing-Hormon
li.	links
Lig.	Ligamentum
LO	Lipooxygenase
LoGI	Low Glycemic Index
LPO	Lipidperoxidation
LT	Leukotriene
LTT	Lymphozytentransformationstest
LWK	Lendenwirbelkörper
LWS	Lendenwirbelsäule

M

M., Mm.	Muskel, Muskeln
M.	Morbus
MAB	monoklonale Antikörper
MAC	membranangreifender Komplementkomplex
MAK	maximale Arbeitsplatzkonzentration
MAO	Monoaminoxidase
max.	maximal, maximus
MCS	Multiple Chemische Sensitivität
MCT	mittelkettige Triacylglyzerine
MDA	Malondialdehyd
MHC	Major Histocompatibility Complex
Melisa®	Memory Lymphocyte Immuno-Stimulation Assay
mesent.	mesenterial
MIF	Mullerian-Inhibiting Factor
min.	Minute(n)
MIT	Monojodtyrosin
ML	Messlöffel
Mn	Mangan
MPX	Myeloperoxidase
MRT	Magnetresonanztomogramm („Kernspin")
MS	Multiple Sklerose
MSH	melanozytenstimulierendes Hormon
MTHF	N-Methyl-Tetrahydrofolat
MUFAs	einfach ungesättigte Fettsäuren

N

N., Nn.	Nerv, Nerven
N. I – N. XII	erster bis zwölfter Hirnnerv
NA	nukleäres Antigen
NAC	N-Acetylcystein
NaCl	Natriumchlorid („Kochsalz")
NAD	Nikotinadenindinukleotid/ Nikotinamid
Nc.	Nucleus
NEIS	Neuroendokrino-Immunsystem
NK	Natürliche Killerzellen
NL(-Reflex)	neurolymphatisch(-er Reflex)
NLP	Neurolinguistisches Programmieren
NMD	nutritive Myodegeneration
NNM	Nebennierenmark
NNR	Nebennierenrinde
NO	Stickstoffmonoxid
NPSO	Neue Punktuelle Schmerz- und Organtherapie
NSAR	nichtsteroidale Antirheumatika
NSC	Ncl. suprachiasmaticus
NTE	Neuropathie-Target-Esterase
NV	neurovaskuläre Reflexpunkte
NW	Nebenwirkung(en)

O

o. B.	ohne Befund
OB-Protein	Obesity-Protein
OP	Operation
OPC	Oligomere Proanthocyanidine
OPG	Orthopantomogramm

P

PABA	para-aminobenzoic acid
PAF	plättchenaktivierender Faktor
PAK	polyzyklische(r) aromatische(r) Kohlenwasserstoff(e)
PAPS	Phosphoadenosyl-Phosphosulfat
PAS	para-Aminosalicylsäure
pAVK	periphere arterielle Verschlusskrankheit
PBI	Protein Bound Iodine
PCB	polychlorierte Biphenyle
PCO-S	Syndrom der polyzystischen Ovarien
PCP	Pentachlorphenol
PCDD	polychloriertes Dibenzodioxin
PCDF	polychloriertes Dibenzofuran
PCR	Polymerase Chain Reaction
PE	Probeexzision
PEA	Phenylethylamin

PEG	Polyethylenglykol
PET	Positronenemissionstomographie
PGE	Prostaglandin E
PIH	Prolactin Inhibiting Hormone
PMC	M. pectoralis major clavicularis
PMS	M. pectoralis major sternalis
PMS	prämenstruelles Syndrom
p. o.	per os
POMC	Propiomelanocortin
PRI	primär respiratorischer Impuls
PSA	Prostata-spezifisches Antigen
PTH	Parathormon
PVC	Polyvinylchlorid
PUFA	Polyunsaturated fatty acids

Q

QF	Querfinger

R

RAST	Radio-Allergo-Sorbent-Test
RBP	Retinol-bindende Proteine
RDA	Recommended Daily Allowance
re.	rechts
RES	retikulo-endotheliales System
Rh-pos.	Rhesus-positiv
Rh-neg.	Rhesus-negativ
Rp	Rezipe (hier im Sinne von „verschreibungspflichtiges Medikament“)
RTH	regionale Tiefenhyperthermie
RXR	Retinoat-X-Rezeptor

S

S	Sakralsegment
S	Sedationspunkt
SAA	Serumamyloid A
SAM	S-Adenosylmethionin
SBS	sphenobasiläre Synchondrose
s. c.	subkutan
SCID	Severe Combined Immunodeficiency
SCM	Musculus sternocleidomastoideus
sec.	Sekunde
SHBG	Sex Hormone Binding Globulin
SI	Stimulationsindex
SID	Strong Ion Difference
SIG	Sakroiliakalgelenk
SLE	systemischer Lupus erythematodes
sIgA	sekretorisches Immunglobulin A
SMP	Summen-Membranpotenzial
SMT	Sauerstoff-Mehrschritttherapie
SOD	Superoxid-Dismutase
SOT	Sacro-Occipital Technique
SPECT	Single-Photon-Emissions-Computertomographie
SSRI	Serotoninrückaufnahme-Inhibitoren
SSW	Schwangerschaftswoche
St.	Stück
stdl.	stündlich
STH	somatotropes Hormon
sup.	superior, superius
Supp.	Suppositorium, -en

T

T.	tractus
T	Tonisierungspunkt
T_3	Trijodthyronin
T_4	Tetrajodthyronin
TBG	thyroxinbindendes Globulin
Tbl.	Tabletten
TBPA	thyroxinbindendes Präalbumin
TCDD	Tetrachlordibenzoparadioxin
TCM	Traditionelle Chinesische Medizin
TCR	T-Zell-Rezeptor
TG	Thyreoglobulin
TGF	Transforming Growth Factor
tgl.	täglich
Th	Thorakalsegment
THF	Tetrahydrofolat
TILT	Toxicant-Induced Loss of Tolerance
Tinct.	Tinktur
TL.	Teelöffel
TL	Therapielokalisation
TMJ	Temporomandibular Joint (Kiefergelenk)
TNF	Tumor-Nekrose-Faktor
TPH	Tryptophanhydroxylase
TPO	Thyroidea-Peroxidase
Tr.	Tropfen
TRH	Thyreotropin Releasing Hormone
TrP	Triggerpunkt
TSH	thyreoideastimulierendes Hormon
TS-Line	Temporosphenoidal-Linie
TX	Thromboxan

U

UV	Ultraviolett
UVB	Ultraviolett B, Wellenlänge 280–320 nm

V

V., Vv.	Vene, Venen
VCA	virales Kapsid-Antigen
VDR	Vitamin-D-Rezeptor
VICC	Vascular Interstitial Closed electrical Circuit
VIP	vasoaktives intestinales Polypeptid
Vit.	Vitamin
VLDL	Very Low Density Lipoproteins
VOR	vestibulookulärer Reflex
VZV	Varicella-Zoster-Virus

W

w	hyporeaktiv („weak“)
WHO	World Health Organization (Weltgesundheitsorganisation)

Z

Ziff.	Ziffer
ZNS	Zentrales Nervensystem

Literaturverzeichnis

Literatur Kap. 2

Angermaier, U. S. (2006) Studie zur Sedationsfähigkeit von Magneten. JPAK 1

Beardall, A. G. (1980) Clinical Kinesiology, Vol. I: Muscles of the Low Back and Abdomen. Human Biodynamics, Portland, OR

Beardall, A. G. (1981) Clinical Kinesiology, Vol. II: Muscles of the Pelvis and Thigh. Human Biodynamics, Portland, OR

Beardall, A. G. (1982) Clinical Kinesiology, Vol. III: TMJ, Hyoid Muscles and other Cervical Muscles incl. Cranial Manipulation. Human Biodynamics, Portland, OR

Beardall, A. G. (1983) Clinical Kinesiology, Vol. IV: Muscles of the Upper Extremities, Forarm and Hand. Human Biodynamics, Portland, OR

Beardall, A. G. (1985) Clinical Kinesiology, Vol. V: Muscles of the Lower Extremities, Calf and Foot. Human Biodynamics, Portland, OR

Bennett, T. J. (1977) Dynamics of Correction of Abnormal Function. privatly published, Sierra Madre

Brea, A. F. (1987) A technique for identifying impingement of the right lymphatic duct. ICAK-USA, Central Office, 6405 Metcalf Ave., Suite 503, Shawnee Mission, KS 66202–3929, USA

Carpenter, S. A., Hoffman, J. und Mendal, R. (1977) An Investigation into the Effect of Organ Irritation on Muscle Strength and Spinal Mobility. J Clin Chiropractic 2, 22–23 und Vol. 23, No. 21, pp. 42–60

Chaitow, L. (1988) Soft-Tissue Manipulation. Thorsons, Wellingborough

Chapman, F. (1936) An Endocrine Interpretation of Chapman's Reflexes. Owens, C.

Davis, A. B. und Rawls, W. C. J. (1974) Magnetism and its Effects on the Living System. Exposition Press, Hicksville, NY

Devinsky, O. und D'Esposito, M. (2004) Neurology of Cognitive and Behavioral Disorders. University Press, Oxford

Dilts, R. (1983) Roots of Neurolinguistic Programming. Meta Publications, Cupertino

Dilts, R. (1993) Die Veränderung von Glaubenssystemen. Junfermann, Paderborn

Frick, H., Leonhardt, H. und Starck, D. (1992) Allgemeine Anatomie, spezielle Anatomie 1. Thieme, Stuttgart

Frick, H., Leonhardt, H. und Starck, D. (1992) Spezielle Anatomie 2. Thieme, Stuttgart

Garten, H. (2004) Applied Kinesiology: Muskelfunktion, Dysfunktion, Therapie. Urban & Fischer, München

Garten, H. (2016) Applied Kinesiology, Funktionelle Myodiagnostik in Chirotherapie und Osteopathie. Urban & Fischer, München

Gerz, W. (2000) Applied Kinesiology in der naturheilkundlichen Praxis. AKSE-Verlag, Wörthsee

Goodheart, G. J. (1964) Applied Kinesiology. privatly published, 20 567 Mack Ave., Grosspoint, MI, 48236–1655, USA

Goodheart, G. J. (1965) Applied Kinesiology 1965 Workshop Procedure Manual, 2th ed., privately published, 20567 Mack Ave., Grosspoint, MI, 48236–1655, USA

Goodheart, G. J. (1966) Chinese lessons for chiropractic. Chiro Econ 8

Goodheart, G. J. (1967) Applied Kinesiology 1967 Workshop Procedure Manual, 4th ed. privatly published, 20567 Mack Ave., Grosspoint, MI, 48236–1655, USA

Goodheart, G. J. (1971) Applied Kinesiology 1971 Workshop Procedure Manual, 8th ed., privately published, 20567 Mack Ave., Grosspoint, MI, 48236–1655, USA

Goodheart, G. J. (1972) Applied Kinesiology 1972 Workshop Procedure Manual, 9th edition. privatly published, 20567 Mack Ave., Grosspoint, MI, 48236–1655, USA

Goodheart, G. J. (1972a) Applied Kinesiology 1972 Workshop Procedure Manual, 9th edition. privatly published, 20 567 Mack Ave., Grosspoint, MI, 48236–1655, USA

Goodheart, G. J. (1972b) The Cervical Challenge. Chiro Econ 15

Goodheart, G. J. (1976) Applied Kinesiology 1976 Workshop Procedure Manual, 12th ed., privately published, 20567 Mack Ave., Grosspoint, MI, 48236 1655, USA

Goodheart, G. J. (1979) Applied Kinesiology 1979 Workshop Procedure Manual, 15th ed., privatly, 20 567 Mack Ave., Grosspoint, MI, 48236–1655, USA

Janda, V. (1994) Manuelle Muskelfunktionsdiagnostik. Ullstein-Mosby, Berlin

Kare, M., Schechter, P., Grossman, S. und Roth, L. (1969) Direct Pathway to the Brain. Science 163, 952–953

Kendall, F. und Kendall, E. (1983) Muscle-Testing and Function. Williams & Wilkins, Baltimore

Kendall, H. O. und Kendall, F. P. (1952) Functional Muscle Testing. In Physical Medicine and General Practice, Chapt. XII, Paul B. Hoeber, New York

Leaf, D. (1979) A Valididation Study on the Effects of Music on the Muscle Strength of the Body. Proceedings of Summer Meeting, International College of Applied Kinesiology, Detroit

Leaf, D. (1996) Applied Kinesiology Flowchart Manual. MoJo-Enterprise, Samoset, MA

Lebowitz, M. und Steele, M. (1989) Correcting Chronic Health Problems: A Doctors Manual. Selbstverlag

Ötsch, W. und Stahl, T. (1997) Das Wörterbuch des NLP. Junfermann, Paderborn
Palmer, D. D. (1910) The Science, Art and Philosophy of Chiropractic. Portland Printing House, Portland, OR
Pothmann, R., von Frankenberg, S., Hoicke, C., Weingarten, H. und Ludtke, R. (2001) Evaluation der klinisch angewandten Kinesiologie bei Nahrungsmittel-Unverträglichkeiten im Kindesalter. Forsch Komplementärmed Klass Naturheilkd 8, 336–344
Rauch, E. (1994) Lehrbuch der Diagnostik und Therapie nach F. X.Mayr. Haug, Heidelberg
Reckeweg, H. H. (1977) Homotoxikologie. Aurelia, Baden-Baden
Schmitt, W. H. (1981) Retrograde lymphatic blockage and the pectoral stretch technique: anb AK indicator for iron. Proceedings of Winter Meeting, ICAK, 1981, ICAK-USA, Central Office, 6405 Metcalf Ave., Suite 503, Shawnee Mission, KS 66202–3929, USA
Schmitt, W. H. und Yanuck, S. F. (1999) Expanding the neurological examination using functional neurological asssessment part II. International Journal of Neuroscience 97, 77–108
Selye, H. (1976) The Stress of Life. Mc.Graw-Hill, New York
Shafer, J. (1884) Hyper-energetic States in Applied Kinesiology: A Novel Approach for its Diagnosis. Proceedings of the Collected Papers of ICAK-USA, ICAK-USA, Central Office, 6405 Metcalf Ave., Suite 503, Shawnee Mission, KS 66 202–3929, USA
Travell, J. G. und Simons, D. G. (1983) Myofascial Pain and Dysfunction. Williams & Wilkins, Baltimore
Travell, J. G. und Simons, D. G. (1992) Myofascial Pain and Dysfunction. Williams & Wilkins, Baltimore
Upledger, J. E. (1990) Craniosacral Therapy. Eastland Press, Seattle
Walther, D. S. (1981) Applied Kinesiology, Vol.I. Systems D. C., 275, West Abriendo Av., Pueblo, CO 81004
Walther, D. S. (1983) Applied Kinesiology, Vol II. Systems D. C., 275, West Abriendo Av., Pueblo, CO 81004
Walther, D. S. (1988) Applied Kinesiology, Synopsis. Systems D. C., 275, West Abriendo Av., Pueblo, Colorado 8 004
Walther, D. S. (2000) Applied Kinesiology, Synopsis. Systems D. C., 275, West Abriendo Av., Pueblo, Colorado 81004
Zink, G. J. und Lawson, W. B. (1978) The Role of Pectoral Traction in the Treatment of Lymphatic Flow Disturbances. Osteopathic Annals 6: 11

Literatur Kap. 3

Garten, H. (2004) Applied Kinesiology: Muskelfunktion, Dysfunktion, Therapie. Urban & Fischer, München
Garten, H. (2016) Applied Kinesiology, Funktionelle Myodiagnostik in Chirotherapie und Osteopathie. Urban & Fischer, München
Gerz, W. (1996) Applied Kinesiology in der naturheilkundlichen Praxis. AKSE-Verlag, Wörthsee
Gerz, W. (2000) Applied Kinesiology in der naturheilkundlichen Praxis, 2. Aufl.. AKSE-Verlag, Wörthsee
Gerz, W. und Farkas, J. (1993) From Superchallenge to modern allergy, focus and medicine testing or weak-normotonic-hypertonic: ways in which a muscle may test. ICAK-E Collected Papers, DÄGAK, Nederlinger Str. 35, D-80 638 München
Goodheart, G. J. (1970) The schizophrenic pattern. Chiro Econ 13
Goodheart, G. J. (1975) Applied Kinesiology 1975 Workshop Procedure Manual, 11th ed. privately published, 20567 Mack Ave., Grosspoint, MI, 48236–1655, USA
Goodheart, G. J. (1976) Applied Kinesiology 1976 Workshop Procedure Manual, 12th ed., privately published, 20 567 Mack Ave., Grosspoint, MI, 48236–1655, USA
Hoffer, A. (1973) Mechanisms of action of nicotinic acid and nicotinamide in the treatment of schizophrenia. W. H. Freeman &Co, San Fransisco
Hoffer, A. (1998) Vitamin B-3 and Schizophrenia: Discovery, Recovery, Controversy. Quarry Press, Kingston
Hoffer, A. und Osmond, H. (1997) How to live with schizophrenia. Citadel Press
Schmitt, W. H. (1996) Neurologic basis for chiropractic autonomics and the spine. A. K. S. P., 1926 Overland Drive, chapel Hill, NC 27 514
Walther, D. S. (2000) Applied Kinesiology, Synopsis. Systems D. C., 275,West Abriendo Av., Pueblo, Colorado 81 004

Literatur Kap. 4

Adrogue, H. E. und Adrogue, H. J. (2001) Acid-base physiology. Respir Care 46, 328–341
Brody, T. (1998) Nutritional Biochemistry. Academic Press, San Diego
Constable, P. D. (1999) Clinical assessment of acid-base status. Strong ion difference theory. Vet Clin North Am Food Anim Pract 15, 447–471
Devlin, T. M. (1997) Textbook of Biochemistry. Wiley-Liss, New York
Enderlein, G. (1981) Bakterien-Cyclogenie. Semmelweis-Institut, Hoya
Fall, P. J. (2000) A stepwise approach to acid-base disorders. Practical patient evaluation for metabolic acidosis and other conditions. Postgrad Med 107, 249–250, 253–244, 257–248
Forth, W., Henschler, D., Rummel, W. und Starke, K. (1996) Pharmakologie und Toxikologie. Spektrum Akademischer Verlag, Mannheim
Garten, H. (2001) Der Säure-Basen-Haushalt: Eine Studie zur Evaluierung verschiedener Messmethoden Teil 1. Erfahrungsheilkunde 1, 10–23
Garten, H. (2001) Der Säure-Basen-Haushalt: Eine Studie zur Evaluierung verschiedener Messmethoden Teil 2. Erfahrungsheilkunde 2, 92–100
Garten, H. (2001) Der Säure-Basen-Haushalt: Eine Studie zur Evaluierung verschiedener Messmethoden Teil 3. Erfahrungsheilkunde 3, 155–166
Garten, H. (2016) Applied Kinesiology, Funktionelle Myodiagnostik in Chirotherapie und Osteopathie. Urban & Fischer, München
Glaesel, K. O. (1993) Heilung ohne Wunder und Nebenwirkungen. Labor Glaesel, Konstanz
Goodheart, G. J. (1969) Collected Published Articles and Reprints. Privatly published, 20 567 Mack Ave., Grosspoint, MI, 48 236–1655, USA
Harrison's Principles of Internal Medicine (2005) McGrawHill, New York
Hawkins, H. P. (1977) Applied Nutrition. Mojave Books, Resada

Hoffmann, G.F. und Lehnert, W. (1997) Leitlinien zur erblichen Laktatazidose. http://gopher.rz.uni-duesseldorf.de/www/AWMF/II/pstwe012.htm
Jörgensen, H.H. (1985) Säure-Basen-Haushalt – Ein praxisnahes Messverfahren zur Bestimmung der Pufferkapazität. Erfahrungsheilkunde 5, 372–377
Rauch, E. (1991) Die F.X. Mayr-Kur. Haug, Heidelberg
Rauch, E. (1994) Lehrbuch der Diagnostik und Therapie nach F.X.Mayr. Haug, Heidelberg
Sander, F. (1985) Der Säure-Basen-Haushalt des menschlichen Organismus. Hippokrates, Stuttgart
Schmidt, R.F., Lang, F. und Thews, G. (2005) Physiologie des Menschen. Springer, Berlin
Schmidt, R.F. und Thews, G. (1990) Physiologie des Menschen. Springer, Berlin
Schmidt, R.F., Thews, G. und Lang, G. (2000) Physiologie des Menschen. Springer, Berlin
Siggaard-Andersen, O. und Fogh-Andersen, N. (1995) Base excess or buffer base (strong ion difference) as measure of a non-respiratory acid-base disturbance. Acta Anaesthesiol Scand Suppl 107, 123–128
Stewart, P.A. (1983) Modern quantitative acid-base chemistry. Can J Physiol Pharmacol 61, 1444–1461
Thomas, L. (1998) Labor und Diagnose. TH-Books Verlagsgesellschaft, Frankfurt
Thomas, L. (2005) Labor und Diagnose. TH-Books Verlagsgesellschaft, Frankfurt
Wiley, R. (1987) The Effect of Acid/Alcaline Nutrition on Psychophysiological Function. Int Journ Biosocial Res 9(2), 182–202
Wiley, R. (1989) Biobalance. Life Science Press, Tacoma
Wooten, E.W. (1999) Analytic calculation of physiological acid-base parameters in plasma. J Appl Physiol 86, 326–334
Worlitschek, M. (1994) Praxis des Säure-Basen-Haushaltes. Haug, Heidelberg
Worlitschek, M. (1994) Der Säure-Basen-Haushalt. Haug, Heidelberg

Literatur Kap. 5

Badtke, G. und Mudra, I. (1994) Neuraltherapie, Lehrbuch und Atlas. Ullstein Mosby, Berlin
Bergsmann, O. und Bergsmann, R. (1997) Projektionssyndrome. Facultas, Wien
Dosch, P. (1980) Neuraltherapie nach Huneke. Haug, Heidelberg
Enderlein, G. (1981) Bakterien-Cyclogenie. Semmelweis-Institut, Hoya
Garten, H. (2004) Applied Kinesiology: Muskelfunktion, Dysfunktion, Therapie. Urban & Fischer, München
Gleditsch, J.M. (2000) Mundakupunktur. Biologisch Medizinische Verlagsgesellschaft, Schorndorf
Goodheart, G.J. (1969) Collected Published Articles and Reprints. Privatly published, 20567 Mack Ave., Grosspoint, MI, 48236–1655, USA
Hauss, R., Pies, C. und Lau, W. (1998) Parodontitis: Gensonden-Diagnostik und neue adjuvante Therapie mit dent-Nosoden. GZM 3
Kellner, G. (1963) Die Wirkung des Herdes auf die Labilität des humoralen Systems. Ästerr.Zschr.Stomat. 60
Kellner, G. (1965) Nachweismethoden der Herderkrankungen und ihre Grundlagen. Therap.woche 15, 1267–1274
Leonhardt, H. (1977) Grundlagen der Elektroakupunktur nach Voll. Medizinisch Literarische Verlagsanstalt, Uelzen
Meierhöfer, R. (2007) Der Neurologische Zahn. Med J Applied Kinesiology 31, 22–24
Nordenstroem, B.E.W. (1985) Biokinetic impacts on structure and imaging of the lung: the concept of biologically closed electrical circuits. Americ. J. Roentg. 145, 447–467
Pischinger, A. (1975) Das System der Grundregulation. Grundlagen für eine ganzheitsbiologische Theorie für Medizin. 4.ed. Haug, Heidelberg
Pischinger, A. (1991) Matrix and Matrix Regulation. Haug International, Brüssel
Popp, F.A. (1987) Neue Horizonte in der Medizin. 2ed. Haug, Heidelberg
Rost, A. (1987) Regulationsthermographie. Hippokrates, Stuttgart
Rost, A. (1994) Lehrbuch der Regulationsthermographie. Hippokrates, Stuttgart
Thomsen, J. (1985) Odontogene Herde und Störfaktoren. Medizinisch Literarische Verlagsanstalt, Uelzen
Upledger, J.E. (1990) Craniosacral Therapy. Eastland Press, Seattle
Walther, D.S. (2000) Applied Kinesiology, Synopsis. Systems D.C., 275, West Abriendo Av., Pueblo, Colorado 81004

Literatur Kap. 6

(2005) Harrison's Principles of Internal Medicine. McGrawHill, New York
Aaseth, J., Jacobsen, D., Andersen, O. und Wickstrom, E. (1995) Treatment of mercury and lead poisonings with dimercaptosuccinic acid and sodium dimercaptopropanesulfonate. A review. Analyst 120, 853–854
Aposhian, H.V. (1983) DMSA and DMPS, watersoluble antidotes for heavy metal poisoning. Ann. Rev. Pharmacol. Toxicol. 23, 193–215
Aposhian, H.V., Bruce, D.C., Alter, W., Dart, R.C., Hurlbut, K.M. und Aposhian, M.M. (1992) Urinary mercury after administration of 2,3-dimercaptopropane-1-sulfonic acid: correlation with dental amalgam score. FASEB J. 6, 2472–2476
Augthun, M., Lichtensteiner, M. und Kammerer, G. (1990) Untersuchungen zur allergenen Potenz von Palladium-Legierungen. Dtsch. Zahnärztl. Z. 45, 480 ff.
Barregard, L., Horvat, M. und Schütz, a. (1994) No indication of in vivo methylation of inorganic mercury in chloralcali workers. Environ. Res. 67, 160–167
Bayer, W. (1986) Die Bestimmung des Magnesiums und ihre diagnostische Bewertung. pp. 39–51, Verlag für Medizin, Heidelberg
Bayer, W. (1992a) Harnausscheidung der Elemente Quecksilber, Kupfer und Zink bei Amalgamträgern vor und nach Behandlung mit einem Komplexbildner (DMPS). Spurenelement- und Vitaminreport 2
Bayer, W. (1992b) Zur Sicherheit von Selengaben. Spurenelement- und Vitamin-Report 7
Bayer, W. (1993) Zur Bedeutung der Vollblutanalyse auf Mineralstoffe am Beispiel der Elemente Mg und Zn. Spurenelement- und Vitaminreport 2
Bayer, W. (1994) Physiologie des Kupferstoffwechsels. Spurenelement- und Vitaminreport 9
Bieger, W. (1999) LTT-CITA. Laborinformation, Medizinisch-Immunologische Laboratorien, Bayerstraße 53, 80335 München

Bieger, W.P. (1996) Immuntoxikologie der Metalle. Clin. Lab. 4, 243–255

Bindler, R., Brännvall, M.L., Renberg, I., Emteryd, O. und Grip, H. (1999) Natural lead concentrations in pristine boreal forest soil and past pollution trends: A reference for critical load models. Environ. Sci. Technol 33, 3362–3367

Birkmayer, J.G.D., Daunderer, M. und Reschenhofer, E. (1990) Quecksilberdepots im Oranismus korrelieren mit der Anzahl der Amalgamfüllungen. Dtsch Z Biol Zahnmed 6, 57–61

Cederbrant, K., Hultman, P., Marcusson, J.A. und Tibbing, L. (1997) In vitro lymphocyte proliferation as compared to patch test using gold, palladium and nickel. Int Arch Allergy Immunol 112, 212–217

Chisolm, J.J., Jr. (2000) Safety and efficacy of meso-2,3-dimercaptosuccinic acid (DMSA) in children with elevated blood lead concentrations. J Toxicol Clin Toxicol 38, 365–375

Chojnacka, K., Chojnacki, A. und Gorecka, H. (2005) Biosorption of Cr3+, Cd2+ and Cu2+ ions by blue-green algae Spirulina sp.: kinetics, equilibrium and the mechanism of the process. Chemosphere 59, 75–84

Cooney, J.J. (1988) Interactions between mircoorganisms and tin compounds. Royal Society of Chemistry, London

Daunderer, M. (1989) Amalgamfüllungen – ein Kunstfehler? VitaMinSpur, 179-182

Daunderer, M. (1993) Handbuch der Amalgamvergiftung. Ecomed, Landsberg

Daunderer, M. (1995) Palladium. Ecomed, Landsberg

Forth, W., Henschler, D., Rummel, W. und Starke, K. (1996) Pharmakologie und Toxikologie. Spektrum Akademischer Verlag, Mannheim

Foster, P. (1976) Concentration and concentration factors of heavy metals in brown algae. Environ. Pollut. 10, 45–53

Frank, I. und Bieger, W.P. (2000) Immuntoxikologie chronischer Quecksilberbelastung. Zeitschrift für Umweltmedizin 2, 94–100

Friedheim, H.E. und Corvi, N. (1975) Meso-Dimaercaptosuccinic-acid: a chelating agent for the treatment of mercury poisoning. J. Pharamacol, 624–626

Gerhard, I. und Runnebaum, B. (1992) Schadstoffe und Fertilitätsstörungen, Schwermetalle und Mineralstoffe. Geburtsh u Frauenheilkd 52, 383–396

Gong, R., Ding, Y., Liu, H., Chen, Q. und Liu, Z. (2005) Lead biosorption and desorption by intact and pretreated spirulina maxima biomass. Chemosphere 58, 125–130

Griem, P. und Gleichmann, E. (1995) Metal ion induced autoimmunity. Current opinion in Immunology 7, 831–838

Halbach, S. (1990) Quecksilber-Exposition und ihre Folgen. Dt Ärztebl 87

Klinghardt, D. (1999) Algenpräparate hilfreich bei Amalgamausleitung. Erfahrungsheilkunde 48, 435–438

Koch, W.H. (2000) Zähneputzen setzt langanhaltend Quecksilber frei. Zeitschrift für Umweltmedizin 1, 5

Mayer, D.W., Schönrock, G.D. (1999) Materialien in der Implantologie auf Verträglichkeit testen. DZW 5

Mezger, J. (1991) Gesichtete Homöopathische Arzneimittellehre. Haug, Heidelberg

Molitor, S.J. und Leonhardt, L. (1993) Zahnärztliche Werkstoffe: Klinische Einordnung und Diagnostik aus allergologischer Sicht. Nieders.Zahnärzt.Bl. 7

Neuburger, N. (1996) Kompendium Umweltmedizin. Medi-Verlagsgesellschaft, Hamburg

Nylander, M., I., F., D., E. und I., B. (1989) Mercury accumulation in tissues from dental staff and controls in relation to exposure. Swed Dent J 13, 235–243

Perger, F. und R., M. (1987) Ergebnisse von Blut-, Harn- und Haaranalysen auf Schwermetalle. Deutsche Zeitschrift für Biologische Zahnmedizin 3

Reuter, R., Tessars, G., Vohr, H.W., E., G. und Lührmann, R. (1989) Mercuric chlorides induces autoantibodies against U3 small nuclear ribonucleoprotein in susceptible mice. Immunology 86, 237–241

Schiele, R. und al. (1989) Mobilisation von Quecksilberspeicherungen im Organismus mittels DMPS (Dimaval®). Arbeitsmedizin, Sozialmedizin, Präventivmedizin 24

Schmitt, Y., Ott, A. und Kruse-Jarres, J.D. (1991) Bestimmung der Konzentration von Zink, Kupfer und Chrom in korpuskulären Bestandteilen des Blutes bei Patienten mit Non-Hodgkin-Lymphomen., pp. 821–828, Verlag Chemie, Weinheim

Stejskal, V.D.M., M., F., Cederbrant, K.E. und Asteman, O. (1996) Mercury-specific lymphocytes: an indication of mercury allergy in man. J Clin Immunology 16, 31–40

Störtebecker, P. (1987) Mercury poisening from dental amalgam – a hazard to human brain. Bio-Probe Newsletter 4, 2–10

Störtebecker, P. (1989) Zahnamalgambedingte Quecksilbervergiftung durch direkten Nase-Hirn-Transport. Lancet 3, 9

Summers, A.O., Vimy, M. und Lorscheider, F. (1991) „Silver" dental fillings provoke an increase in mercury and antibiotic resistent bacteria in the mouth and intestines of primates. Alliance for the Prudent Use of Antibiotics Newsletter 9, 4–5

Summers, A.O., Wireman, J., Vimy, M.J. und Lorscheider, F. (1990) Increased mercury resistance in monkey gingival and intestinal bacterial flora after placement of dental „silver" fillings. Physiologist, A-116

Volesky, B. und Prasetyo, I. (1994) Cadmium Removal in a Biosorption Column. Biotechnology and Bioengeneering 43, 1010–1015

Wichmann, H.E., Schlipköter, H.W. und Füllgraf, G. (1/1994) Handbuch der Umweltmedizin. Ecomed, Landsberg

Wichmann, H.E., Schlipköter, H.W. und Füllgraf, G. (3/2002) Handbuch der Umweltmedizin. Ecomed, Landsberg

Wichmann, H.E., Schlipköter, H.W. und Füllgraf, G. (5/1995) Handbuch der Umweltmedizin. Ecomed, Landsberg

Wichmann, H.E., Schlipköter, H.W. und Füllgraf, G. (7/1997) Handbuch der Umweltmedizin. Ecomed, Landsberg

Wichmann, H.E., Schlipköter, H.W. und Füllgraf, G. (10/1994) Handbuch der Umweltmedizin. Ecomed, Landsberg

Wichmann, H.E., Schlipköter, H.W. und Füllgraf, G. (11/1999) Handbuch der Umweltmedizin. Ecomed, Landsberg

Wichmann, H.E., Schlipköter, H.W. und Füllgraf, G. (11/2000) Handbuch der Umweltmedizin. Ecomed, Landsberg

Wichmann, H.E., Schlipköter, H.W. und Füllgraf, G. (1992) Handbuch der Umweltmedizin. Ecomed, Landsberg

Literatur Kap. 7

Bolivar, R. und Bodey, G. (eds.) (1985) Candidiasis. In Candidiasis of the gastrointestinal tract, Raven Press, NY.

Badtke, G. und Mudra, I. (1994) Neuraltherapie, Lehrbuch und Atlas. Ullstein Mosby, Berlin

Barral, J.P. und Mercier, P. (2005) Lehrbuch der Viszeralen Osteopathie 1.

Beckmann, G., Rüffer, A. und Sonnenschein, B. (1997a) Stuhluntersuchung: Lesen aus dem Kaffeesatz oder wertvolles diagnsotisches Werkzeug? Örztezeitschrift für Naturheilverfahren 38, 88–100

Beckmann, G., Rüffer, A. und Sonnenschein, B. (1997b) Wiederaufforstung – Symbioselenkung – Substitution der Darmflora. Naturheilpraxis 5, 780–785

Caso, M.L. (2004) Evaluation of Chapman's neurolymphatic reflexes via applied kinesiology: a case report of low back pain and congenital intestinal abnormality. J Manipulative Physiol Ther 27, 66

Chaitow, L. (1988) Soft-Tissue Manipulation. Thorsons, Wellingborough

Chapman, F. (1936) An Endocrine Interpretation of Chapman's Reflexes. Owens, C.

Clark, H. (1997) The Cure for All Cancers. New Century Press, San Diego

Cummings, J. (1997) Short-chain fatty acid enemas in the treatment of distal ulcerative colitis. Eur J Gastroenterol Hepatol 9(2), 149–153

Dosch, P. (1980) Neuraltherapie nach Huneke. Haug, Heidelberg

Fonk, I. (1992) Darmparasitose – die zentrale Immunstörung. Erfahrungsheilkunde 5, 337–344

Forth, W., Henschler, D., Rummel, W. und Starke, K. (1996) Pharmakologie und Toxikologie. Spektrum Akademischer Verlag, Mannheim

Garten, H. (2004) Applied Kinesiology: Muskelfunktion, Dysfunktion, Therapie. Urban & Fischer, München

Garten, H. (2016) Applied Kinesiology, Funktionelle Myodiagnostik in Chirotherapie und Osteopathie. Urban & Fischer, München

Goodheart, G.J. (1965) Applied Kinesiology 1965 Workshop Procedure Manual, 2th ed., privately published, 20567 Mack Ave., Grosspoint, MI, 48236–1655, USA

Goodheart, G.J. (1969) Collected Published Articles and Reprints. Privatly published, 20 567 Mack Ave., Grosspoint, MI, 48 236–1655, USA

Great Smokies Diagnostik Laboratory (1994) Comprehensive Parasitology.

Gustafson, K.S., G.M., V., Lorenz, J.S. und Hostetter, M.K. (1996) The iC3b receptor on Candida albicans mediates adhesionin a glucose-dependent reaction. Complement and Inflammation 6, 339–340

Harrison's Principles of Internal Medicine (2005). McGrawHill, New York

Heizmann, W. (1997) Die intestinale Candidiasis. Z Allg Med 73, 886–890

Hentges, D. (1983) Human Intestinal Flora in Health and Disease. Academic Press, London

Hollander, D. (1999) Intestinal permeability, leaky gut, and intestinal disorders. Curr Gastroenterol Rep 1, 410–416

Hostetter, M.K. (1996) An integrin-like protein in Candida albicans: implications for pathogenesis. Trends in Microbiology 4, 242–246

Johnston, S.D., Smye, M., Watson, R.G., McMillan, S.A., Trimble, E.R. und Love, A.H. (2001) Lactulose-mannitol intestinal permeability test: a useful screening test for adult coeliac disease. Ann Clin Biochem 38, 415–416

Kandel, E.R., Schwartz, J.H. und Jessell, T.M. (2000) Principles of Neural Science. McGraw-Hill, New York

Kasper, H. (1991) Ernährung und colorektales Karzinom. Bundesgesundsheitsblatt 34, 110–112

Kayser, H., Bienz, K.A., Eckert, J. und Zinkernagel, R.M. (1998) Medizinische Mikrobiologie. Thieme, Stuttgart

Knoke, M. und Bernhardt, H. (1986) Mikroökologie des Menschen. ed. Medizin, VCH Verlags-GmbH, Weinheim

Koontz, F. und Weinstock, J.V. (1996) The approach to stool examination for parasites. Gastroenterol Clin North Am 25, 435–449

Laboratory, G.S. (1996) Intestinal Permeability. Great Smokies Diagnostic Laboratory, Asheville, N.C. 28801–1074, 63 Zillicoa Street

Manahan, B. (2004) A brief evidence-based review of two gastrointestinal illnesses: irritable bowel and leaky gut syndrome. Altern Ther Health Med 10, 14

Meyers, S. (2000) Use of Neurotransmitter Precursors for Treatment of Depression. Altern Med Rev 5, 64–71

Miller, A. (1999) Therapeutic considerations of L-Glutamine: A Review of the Literature. Altern Med Rev 4, 239–248

Mowles, R. und Schmitt, W. (1984) An Applied Kinesiology Approach to Candida Albicans Allergy. Selected Papers of the International College of Applied Kinesiology 4

Murray, R.K., Granner, D.K., Mayes, P.A. und Rodwell, V.W. (2000) Harper's Biochemistry. McGraw-Hill, New York

Nolting, S. (1994) Mykosen des Verdauungstraktes. medi-Verlag, Hamburg

Odds, F.C. (1985) Candida albicans proteinase as a virulence factor in the pathogenesis of Candida infections. Zentralbl.Bakteriol.Parasitenkd.Infektionskr. Hyg.Bak.1 Orig.Reihe A 260, 539–542

Odds, F.C. (1993) Resistance of yeasts to azol-derivative antifungals. J.Antimicrob.Chemother.31, 463–471

Ötsch, W. und Stahl, T. (1997) Das Wörterbuch des NLP. Junfermann, Paderborn

Pirlet, K. (1992) Zur Problematik der Vollwerternährung. Erfahrungsheilkunde 5, 345–356

Pomare, E.W., Heaton, K.W., Low-Beer, T.S. und Espiner, H.J. (1976) The effect of wheat bran upon bile salt metabolism and upon the lipid composition of bile in gallstone patients. Am J Dig Dis 21, 521–526

Rauch, E. (1994) Lehrbuch der Diagnostik und Therapie nach F.X.Mayr. Haug, Heidelberg

Rieth, H. (1991) Gafährliche Irrlehre: Pathogene Hefen seien „normale" Darmbewohner. Pilzdialog 3

Rivas, V. und Rogers, T.J. (1983) Studies on the cellular nature of candida albicans-induced suppression. Journal of Immunology 130, 376

Rösch, W. (1996) Pilze im Darm aus der Sicht des Gastroenterologen. Ärztez f Naturheilverfahren 37, 824–828

Rüchel, R. (1991) Pathogenität von Candida albicans. Immun Infect 19, 108–111

Rüffer, A., Beckmann, G., Balles, J. und Sonnenschein, B. (1997) Was ist ein Pilz ohne seinen Wirt? Örztez f. Naturheilverfahren 6, 437–444

Sabelli, H.C., Fawcett, J. und Gusovsky, F. (1986) Clinical studies on the phenylethylamine hypothesis of affective disorder. J Clin Psychiatry 47, 66–70

Sander, F. (1985) Der Säure-Basen-Haushalt des menschlichen Organismus. Hippokrates, Stuttgart

Scheppach, W., Müller, J.G., Boxberger, F. et al. (1997) Histological changes in the colonic mucosa following irrigation with short-chain fatty acids. Eur J Gastroenterol Hepatol. 9(2), 163–168

Schmidt, R.F., Lang, F. und Thews, G. (2005) Physiologie des Menschen. Springer, Berlin

Schmidt, R.F., Thews, G. und Lang, G. (2000) Physiologie des Menschen. Springer, Berlin

Schmitt, W.H. (1981) Common Glandular Dysfunctions in General Practice. Selbstverlag: Applied Kinesiology Study Programm, Overland Drive, Chapell Hill, NC, 27 514,USA

Schmitt, W.H. und Yanuck, S.F. (1999) Expanding the neurological examination using functional neurological asssessment part II. International Journal of Neuroscience 97, 77–108

Schuler, R. und Schuler, A. (1993) Physiologie und Pathologie der Intestinalflora. Mikrobiologisches Laboratorium, Etztalstraße14/19, Berg bei Starnberg, Berg

Shinebaum, R., Neumann, V.C., Cooke, E.M. und Wright, V. (1987) Comparison of faecal florae in patients with rheumatoid arthritis and controls. Br J Rheumatol 26, 329–333

Sturniolo, G.C., Di Leo, V., Ferronato, A., D'Odorico, A. und D'Inca, R. (2001) Zinc supplementation tightens „leaky gut" in Crohn's disease. Inflamm Bowel Dis 7, 94–98

Thomas, L. (2005) Labor und Diagnose. TH-Books Verlagsgesellschaft, Frankfurt

Tiller, F.W. (1992) Reaktive Arthritis. Laborinformation 63

Walsh, T.J. und Merz, W.G. (1986) Pathologic features in the human alimentary tract associated with invasiveness of Candida tropicalis. Am.J.Clin.Pathol. 85, 498–502

Walther, D.S. (2000) Applied Kinesiology, Synopsis. Systems D.C., 275,West Abriendo Av., Pueblo, Colorado 81 004

Ward, R.C. e. (2003) Foundations for Osteopathic Medicine. Lippincott Williams & Wilkins, Philadelphia

Weiss, R.F. (1980) Lehrbuch der Phytotherapie. Hippokrates, Stuttgart

Weiss, R.F. und Fintelmann, V. (1999) Lehrbuch der Phytotherapie. Hippokrates, Stuttgart

West, B., Lendrum, R., Hill, M.J. und Walker, G. (1974) Effects of sulphasalazine (Salazopyrin) on faecal flora in patients with inflammatory bowel disease. Gut 15, 960–965

Worlitschek, M. (1994) Der Säure-Basen-Haushalt. Haug, Heidelberg

Yamagishi, T., Serikawa, T., Morita, R., Takahashi, K. und Nishida, S. (1974) Effect of a lactobacillus product administration on the anaerobic intestinal flora of aged adults. Jpn J Microbiol 18, 211–216

Yamaguchi, H., Kanoa, Y. und Iwata, K. (1982) Effects of Biotin on Cell Wall Composition and Metabolism. International Journal of Microbiology, 99

Zouali, M., Drouhet, E. und Eyquem, A. (1984) Evaluation of Auto-Antibodies in Chronic Mucocutaneous Candidiasis without Endocrinopathy. Mycopathologia 84, 87–94

Literatur Kap. 8

Astarita, C., Scala, G., Sproviero, S. und Franzese, A. (1996) Effects of enzyme-potentiated desensitization in the treatment of pollinosis: a double-blind placebo-controlled trial. J Investig Allergol Clin Immunol 6, 248–255

Atkinson, W., Sheldon, T.A., Shaath, N. und Whorwell, P.J. (2004) Food elimination based on IgG antibodies in irritable bowel syndrome: a randomised controlled trial. Gut 53, 1459–1464

Bellanti, J.A. und Clot, J. (1997) Advances in Ribosomal Immunotherapy. Drugs 54, 1–49

Berg, P.A., Daniel, P.T. und Brattig, N. (1996) Immunologie und Nachweis medikamentöser Allergien. In Manuale allergologicum (Fuchs, E. und Schulz, K., eds.), pp. 1–13, Dustri, Deisenhofen

Bieger, W. (1999) LTT-CITA. Laborinformation, Medizinisch-Immunologische Laboratorien, Bayerstraße 53, 80 335 München

Bieger, W. (1999) IMMUCHECK – Zur Quantifizierung der zellulären Immunkompetenz. Laborinformation, Medizinisch-Immunologische Laboratorien, Bayerstraße 53, 80 335 München

Bieger, W.P. (1996) Immunprofile, Info 62–01. Laborgemeinschaft, Bayerstraße53, 80 335 München

Biertz-Conte, M. (1992) Rätsel Allergie. Erfahrungsheilkunde 4

Bindslev-Jensen, C. und Poulsen, L.K. (1996) What Do We at Present Know about the ALCAT Test and What is Lacking? Monogr. Allergy 32, 228–232

Buck, G. (1996) Fortschritte in der Immuntherapie mit Ribosomen. Z.Allg.Med. 72, 1241–1242

Bussa, S., Rumi, C., Leone, G. und Bizzi, B. (1993) Evaluation of a new whole blood cytometric lymphocyte transformation test for immunological screening. Journal of Clinical and Laboratory Immunology 40, 39–46

Cahen, Y., D, Maly, F.E. und Wüthrich, B. (1997) Cellular Antigen Stimulation Test (CAST)-Verwendbarkeit in der Diagnostik Insektengiftallergien. Schweiz Med Wochenschrift 127, 5–11

Chehade, M., Nowak-Wegrzyn, A., Kaufman, S.S., Fishbein, T.M., Tschernia, A. und LeLeiko, N.S. (2004) De novo food allergy after intestinal transplantation: a report of three cases. J Pediatr Gastroenterol Nutr 38, 545–547

Cornelius, P. (1998) Haptentherapie in der Schulmedizin und EAV. Ärztezeitschr. f. Naturheilverf. 39, 216–224

Cosmi, L., Annunziato, F., Galli, M.I.G., Maggi, R.M.E., Nagata, K. und Romagnani, S. (2000) CRTH2 is the most reliable marker for the detection of circulating human type 2 Th and type 2 T cytotoxic cells in health and disease. Eur J Immunol 30, 2972–2979

De Weck, A.L. (1997) Zellulärer Allergen-Stimulations-Test (ÇAST). Allergologie 20, 487–502

Egger, J. und Stolla, A. (1992) Controlled trial of hyposensitization in children with food-induced hyperkinetic syndrome. Lancet 339, 1150–1153

Erlinger, T.P., Miller, E.R., 3rd, Charleston, J. und Appel, L.J. (2003) Inflammation modifies the effects of a reduced-fat low-cholesterol diet on lipids: results from the DASH-sodium trial. Circulation 108, 150–154

Fell, P. und Brostoff, J. (1990) A single dose desensitization for summer hay fever. Results of a double blind study-1988. Europ J Clin Pharmacol 38, 77–79

Harrison's Principles of Internal Medicine. (2005) McGrawHill, New York

Hajto, T., Hostanska, K., Frei, K., Rordorf, C. und Gabius, H.J. (1990) Increased secretion of tumor necrosis factors alpha, interleukin 1, and interleukin 6 by human mononuclear cells exposed to beta-galactoside-specific lectin from clinically applied mistletoe extract. Cancer Res 50, 3322–3326

Heinitz, M. (1999) Die Bedeutung einzelner Spurenelemente für die humorale und zelluläre Immunität. Erfahrungsheilk. 10, 613–619

Hipler, U.C. (1995) Der zelluläre Antigenstimulationstest. Ztschr. f. Dermatologie 181, 17.26

Kayser, H., Bienz, K.A., Eckert, J. und Zinkernagel, R.M. (1998) Medizinische Mikrobiologie. Thieme, Stuttgart

Kleine-Tebbe, J., Lepp, U., Niggemann, B. und Werfel, T. (2005) Nahrungsmittelallergei und -unverträglichkeit: Bewährte statt nicht evaluierte Diagnostik. Dtsch Ärzteblatt 102, A1965–1969

Koch, H.J., Raschka, C. und Banzer, W. (1998) Psychoneuroimmunologie – Interdisziplinäre Wissenschaft zwischen Immunologie, Neurobiologie und Endokrinologie. Ärztezeitsch. f. Naturheilverfahren 39, 698 – 704

Lamson, D.W. und Brignall, M.S. (1999) Antioxidants in Cancer Therapy; Their Actions and Interactions with Oncologic Therapies. Alternative. Med.Review. 4

Leder, P. (1998) Untersuchungen zur Anregung der Lymphozytenproliferation, Aktivität der NK-Zellen und Interferon-alpha-Induktion in humanen peripheren Blutlymphozyten nach in vitro Stimulierung mit verschiedenen Parapockenvirus-Kulturpassagen. Inaugural-Dissertation, Tierärztliche Fakultät, Ludwig-Maximilians-Universität, München

Male, D. (2004) Immunology. Mosby, Edinburgh

Marth, T. und Zeitz, M. (1999) Orale Toleranz. Dt. Ärzteblatt 96, 1568–1570

Marth, T. und Zeitz, M. (1999) [Conventional and immunomodulatory therapy in chronic inflammatory bowel diseases]. Dtsch Med Wochenschr 124, 1173–1177

Massaia, M., Dianzani, U., Pioppo, P., Sibilla, E., Boccadoro, M. und Pileri, A. (1987) Multiple myeloma: ecto-5' nucleotidase deficiency of suppressor/cytotoxic (CD8) lymphocytes is a marker for the expansion of suppressor T cells. Clin Exp Immunol 69, 426–432

Mayr, A. (1993) Die paraspezifische Immunabwehr: Möglichkeiten und Grenzen. Tierärztl Prax 21, 1–9

Mayr, A. (1999) Paraspezifische Vaccinen aus Pockenviren (Paramunitätsinducer): eine neue Art von Impfstoff. Ärztezeitschr. f. Naturheilf. 40

Mayr, A. und Büttner, M. (1992) Paraspezifisches Immunsystem, Paramunisierung, Paramunität. VET (VII)4

Metz, J. (1985) Allergische Hautreaktionen. In: Allergie, Bericht über ein Seminar der Sektion Kinderheilkunde. Akademie für ärztliche Fortbildung und Weiterbildung der Landesärztekammer Hessen, Bad Nauheim

Miller, J.B. (1972) Food Allergy:Provocative Testing and Injection Therapy. Charles C. Thomas, Springfield Illinois

Miller, J.B. (1977) A double blind study of food extract injection therapy. Ann Allergy 38, 185–191

Miller, J.B. (1992) Techniques of Immunotherapy. J Nutr Med 3, 211–214

Miller, S.B. (1998) IgG Food Allergy Testing by ELISA/EIA:What Do They Really Tell Us? Townsend Letter 1,174, 62–65

Müller, U., Bayer, W. und Schmidt, K. (1998b) Veränderungen in der peripheren Präsenz von B-Lymphozyten: Diagnostische Implikationen. Ärztezeitschr. f. Naturheilverfahren 39, 144–157

Mylek, D. (1995) ALCAT test results in the treatment of respiratory and gastrointestinal symptoms, arthritis, skin and central nervous system. Rocz Akad Med Bialymst 40, 625–629

Ätsch, W. und Stahl, T. (1997) Das Wörterbuch des NLP. Junfermann, Paderborn

Pasula, M.J. (1993) The ALCAT test: in vitro procedure for determining food sensitivities. Folia Med Cracov 34, 153–157

Pellegrini, P., Berghella, A.M., Contasta, I. und Adorno, D. (2003) CD30 antigen: not a physiological marker for TH2 cells but an important costimulator molecule in the regulation of the balance between TH1/TH2 response. Transpl Immunol 12, 49–61

Potter, P.C., Mullineux, J., Weinberg, E.G., Haus, M., Ireland, P., Buys, C. und Motala, C. (1992) The ALCAT test – inappropriate in testing for food allergy in clinical practice. S Afr. Med. J. 87, 384

Pulec, J.L. (2002) Enzyme-potentiated desensitization in otolaryngic allergy. Ear Nose Throat J 81, 164–167

Rea, W.J., Podell, R.N., Williams, M.L., Fenyves, E., Sprague, D.E. und Johnson, A.R. (1984) Elimination of oral food challenge reaction by injection of food extracts. Arch Otholaryngol 110, 248–252

Schrauzer (1991) In Lithium in Biology und Medicine – New Applications and Developments, Verlag Chemie, Weinheim

Schuett, C. (1991) Lymphocyte Transformation Test LTT. In Immunologische Arbeitsmethoden (Friemel, H., ed.), pp. 349–356, Gustav Fischer, Jena

Shibata, M., Nezu, T., Kanou, H., Abe, H., Takekawa, M. und Fukuzawa, M. (2002) Decreased production of interleukin-12 and type 2 immune responses are marked in cachectic patients with colorectal and gastric cancer. J Clin Gastroenterol 34, 416–420

Simonton, O.C. (1995) Auf dem Weg der Besserung. Rowohlt, Reinbeck

Simonton, O.C., Matthews-Simonton, S.S. und Creighton, J.L. (1982) Wieder gesund werden. Rowohlt, Reinbeck

Steiner, T., Berg, W. und Schubert, J. (1998) Ist die Immun(chemo)therapie beim metastasierenden Nierencarcinom Standard? Münch.med.Wschr. 140, 34–38

Sydora, B.C., Habu, S. und Taniguchi, M. (1993) Intestinal intraepithelial lymphocytes preferentially repopulate the intestinal epithelium. Int Immunol 5, 743–751

Thomas, L. (1998) Labor und Diagnose. TH-Books Verlagsgesellschaft, Frankfurt

Thomas, L. (2005) Labor und Diagnose. TH-Books Verlagsgesellschaft, Frankfurt

Wagner, H. und Wiesenauer, M. (1995) Phytotherapie. Gustav Fischer, Stuttgart

Wagner, R. (2001) Rationale Misteltherapie. Urachhaus, Stuttgart

Wang, S.Y., Hsu, M.L., Hsu, H.C., Tzeng, C.H., Lee, S.S., Shiao, M.S. und Ho, C.K. (1997) The anti-tumor effect of Ganoderma lucidum is mediated by cytokines released from activated macrophages and T lymphocytes. Int J Cancer 70, 699–705

Weinhold, T. (2000) Tumornekrosefaktor-Hemmstoff Etanercept (USA: Enbrel) bei Rheuma. Arzneimitteltelegramm, 26

Werbach, M.R. und Murray, M.T. (1994) Botanical Influences on Illness. Third Line Press, Tarzana

Wichmann, H.E., Schlipköter, H.W. und Füllgraf, G. (5/1995) Handbuch der Umweltmedizin. Ecomed, Landsberg

Zimring, J.C., Levery, S.B., Kniep, B., Kapp, L.M., Fuller, M. und Kapp, J.A. (2003) CD75s is a marker of murine CD8(+) suppressor T cells. Int Immunol 15, 1389–1399

Literatur Kap. 9

Biologische Krebsabwehr-Impulse (2004) 05, 83

Harrison's Principles of Internal Medicine. (2005) McGrawHill, New York

Anders-von Ahlften, A. und Bessing, W.D. (2002) Patienten-Begleiter Enzymtherapie bei Krebs. Aesopus, Stuttgart

Ardenne, M. (1987) Sauerstoff-Mehrschritt-Therapie. Thieme, Stuttgart

Ardenne, M., Aredenne, A. und Hecht, C. (1997) Systemische Krebs-Mehrschritt-Therapie. Hippokrates, Stuttgart

Bach (2002) Praxis der Immundiagnostik. Internationaler Kongress der Gesellschaft für Biologische Krebsabwehr gemeinsam mit der Deutschen Gesellschaft für Onkologie, Heidelberg

Baier, J.E., Neumann, H.A., Gallati, H. und Ricken, D. (1991) Improvement of impaired mitogen-induced interferon-gamma release of peripheral blood mononuclear cells derived from tumor patients by Factor AF2. Res Exp Med (Berl) 191, 281–289

Bartram, H.P. (1997) Tumorerkrankungen – Prophylaxe und supportive Therapie. Akt Ern Med 22, 34–37

Bartram, H.P. und Kasper, H. (1995) Bedeutung mehrfach ungesättigter Fettsäuren bei der Kolonkarzinogenese. Akt Ern Med 20, 31–35

Bayer, W. (2001, Herbst) Immundiagnostik Praxisreport. Labor Bayer, Bopserwaldstr. 26, 70184 Stuttgart

Belitz, H.D. und Grosch, W. (1992) Lehrbuch der Lebensmittelchemie. Springer, Berlin

Berg, P.A. und Stein, G.M. (2001) Beeinflusst die Misteltherapie die Abwehr epithelialer Tumoren? Eine kritische immunologische Analyse. Dtsch Med Wochenschr 126, 339–345

Bergsmann, O. und Bergsmann, R. (1997) Projektionssyndrome. Facultas, Wien

Beuth, J. (2002) Grundlagen der Komplementäronkologie. Hippokrates, Stuttgart

Beuth, J., Ko, H.L., Tunggal, L., Buss, G., Jeljaszewicz, J., Steuer, M.K. und Pulverer, G. (1994) [Immunoactive action of mistletoe lectin-1 in relation to dose]. Arzneimittelforschung 44, 1255–1258

Beuth, J., Ko, H.L., Tunggal, L., Geisel, J. und Pulverer, G. (1993) [Comparative studies on the immunoactive action of galactoside-specific mistletoe lectin. Pure substance compared to the standardized extract]. Arzneimittelforschung 43, 166–169

Beuth, J., Stoffel, B., Ko, H.L., Buss, G., Tunggal, L. und Pulverer, G. (1995) [Immunoactive effects of various mistletoe lectin-1 dosages in mammary carcinoma patients]. Arzneimittelforschung 45, 505–507

Blot, W.J., Li, J.Y., Taylor, P.R., Guo, W., Dawsey, S., Wang, G.Q., Yaang, C.S., Zheng, S.F., Gail, M., Li, G.Y., Yu, Y., Lin, B.Q., Tangrea, J., Sun, Y.H., Lin, F., Traumeni, J.F., Zhang, Y.H. und Li, B. (1993) Nutrition intervention trials in Linxian, China: Supplementation with specific vitamin/mineral combination, cancer incidence, and disease-specific mortality in the general population. Natl Cancer Inst 85, 1483–1492

Buddecke, E. (1983) Mutation. In Pathobiochemie, pp. 25, de Gruyter, Berlin

Budwig, J. (2003a) Krebs – das Problem und die Lösung. Sensei, Kernen

Büssing, A., Suzart, K., Bergmann, J., Pfuller, U., Schietzel, M. und Schweizer, K. (1996) Induction of apoptosis in human lymphocytes treated with Viscum album L. is mediated by the mistletoe lectins. Cancer Lett 99, 59–72

Callahan, R.J. (1981) Psychological Reversal. Proceedings of Winter Meeting, ICAK, Acapulco, Mexico: ICAK-USA, Central Office, 6405 Metcalf Ave., Suite 503, Shawnee Mission, KS 66202–3929, USA

Chinery, R., Brockman, J.A., Peeler, M.O., Shyr, Y., Beauchamp, R.D. und Coffey, R.J. (1997) Antioxidants enhance the cytotoxicity of chemotherapeutic agents in colorectal cancer: a p53-independent induction of p21WAF1/CIP1 via C/EBPbeta. Nat Med 3, 1233–1241

Chretien, P.B., Lipson, S.O. und Makuch, R. (1990) Thymosin in cancer patients: in vitra effect and correlations with clinicai response to thymosin immunotherapy. Cancer Treat Rep 62, 1787–1790

Cramer, R., Dri, P., Spessotto, P., Mittenzwei, H. und Patriarca, P. (1993) Potentiation of human polymorphonuclear leukocytes respiratory burst and phagocytosis by a standardized liver and spleen fraction of peptides. Arzneimittelforschung 43, 686–689

Dilts, R. (1993) Die Veränderung von Glaubenssystemen. Junfermann, Paderborn

Eckert, K., Grunberg, E., Garbin, F. und Maurer, H.R. (1997b) Preclinical studies with prothymosin alpha1 on mononuclear cells from tumor patients. Int J Immunopharmacol 19, 493–500

Eckert, K., Grunberg, E., Immenschuh, P., Garbin, F., Kreuser, E.D. und Maurer, H.R. (1997a) Interleukin-2-activated killer cell activity in colorectal tumor patients: evaluation of in vitro effects by prothymosin alpha1. J Cancer Res Clin Oncol 123, 420–428

Eichholzer, M. und Stähelin, H.B. (1994) Antioxidative Vitamine und Krebs–eine Übersicht. Akt Ern Med 19, 2–11

Elmadfa, I., Aign, W., Muskat, E. und Fritzsche, D. (2001) Die grobe GU Nährwert- und Kalorientabelle. Gräfe und Unzer, München

Enderlein, G. (1981) Bakterien-Cyclogenie. Semmelweis-Institut, Hoya

Endo, Y., Tsurugi, K. und Franz, H. (1988) The site of action of the A-chain of mistletoe lectin I on eukaryotic ribosomes. The RNA N-glycosidase activity of the protein. FEBS Lett 231, 378–380

Engel, J., Anker, G. und Hölzel, D. (2005) Feldstudie. In Tumorregister München am IBE (Institut für Informationsverarbeitung, Biometrie und Epidemiologie), Direktor: Prof. Dr. K. Überla, Klinikum Großhadern, Ludwig-Maximilians-Universität München

Eschenburg, S., Krauspenhaar, R., Mikhailov, A., Stoeva, S., Betzel, C. und Voelter, W. (1998) Primary structure and molecular modeling of mistletoe lectin I from Viscum album. Biochem Biophys Res Commun 247, 367–372

Franz, H. (1985) Inhaltsstoffe der Mistel als potentielle Arzneimittel. Pharmacie 40, 97–104

Fritz, P., Mürdter, T.E., Siegle, I., Aulitzky, W. und Voelter, W. (2001) Therapie mit Mistelextrakten in der Onkologie. In Onkologie, Springer, Berlin

Gabius, H.J., Walzel, H., Joshi, S.S., Kruip, J., Kojima, S., Gerke, V., Kratzin, H. und Gabius, S. (1992) The immunomodulatory beta-galactoside-specific lectin from mistletoe: partial sequence analysis, cell and tissue binding, and impact on intracellular biosignalling of monocytic leukemia cells. Anticancer Res 12, 669–675

Gärtner, U. und Seitz, H.K. (1993) Krebsentstehung – ernährungsbedingt? Klinikarzt 22, 114–124

Hager, E.D. (1996) Komplementäre Onkologie. Forum Medizin Verlagsgesellschaft, Gräfelfing

Hajto, T., Hostanska, K., Frei, K., Rordorf, C. und Gabius, H.J. (1990) Increased secretion of tumor necrosis factors alpha, interleukin 1, and interleukin 6 by human mononuclear cells exposed to beta-galactoside-specific lectin from clinically applied mistletoe extract. Cancer Res 50, 3322–3326

Heckel, M. (1982) Die Infrarot-Hyperthermie, Verfahren zur Ganzkörpererwärmung auf Fiebertemperaturen. Ärztezeitschrift für Naturheilverfahren 9, 493–496

Heckel, M. (1992) Fiebertherapie und Ganzkörper-HT, Bessere Verträglichkeit und Effizienz durch thermoregulatorisch ausgewogene, kombinierte Anwendung beider Verfahren. ThermoMed, 14–19

Heim und Schwarz (1998) Spontanremissionen in der Onkologie. Schattauer, Stuttgart – New York

Heine, H. (1997) Lehrbuch der biologischen Medizin. Hippokrates, Stuttgart

Heinonen, O.P. und Albanes, D. (1994) The Alpha- Tocopherol, Beta-Carotene Cancer Prevention Study Group. The effect of vitamin E and beta carotene on the incidence of lung cancer and other cancers in male smokers. N Engl J Med 330, 1029–1035

Heiny, B.M. (1991) Additive Therapie mit standardisiertem Mistelextrakt reduziert die Leukopenie und verbessert die Lebensqualität von Patientinnen mit fortgeschrittenem Mammakarzinom unter palliativer Chemotherapie. Krebsmedizin 12, 334 344

Heiny, B.M., Albrecht, V. und Beuth, J. (1998) Correlation of immune cell activities and beta-endorphin release in breast carcinoma patients treated with galactose-specific lectin standardized mistletoe extract. Anticancer Res 18, 583–586

Heiny, B.M. und Beuth, J. (1994) Mistletoe extract standardized for the galactoside-specific lectin (ML-1) induces beta-endorphin release and immunopotentiation in breast cancer patients. Anticancer Res 14, 1339–1342

Hirneise, L. (2002) Chemotherapie heilt Krebs und die Erde ist eine Scheibe. Sensei, Kernen

Homann, N. und Seitz, H.K. (1996) Alkohol und Krebs. Klinikarzt 25, 216–219

Hsu, F.J., Benike, C., Fagnoni, F., Liles, T.M., Czerwinski, D., Taidi, B., Engleman, E.G. und Levy, R. (1996) Vaccination of patients with B-cell lymphoma using autologous antigen-pulsed dendritic cells. Nat Med 2, 52–58

Hsu, F.J. und Komarovskaya, M. (2002) CTLA4 blockade maximizes antitumor T-cell activation by dendritic cells presenting idiotype protein or opsonized anti-CD20 antibody-coated lymphoma cells. J Immunother 25, 455–468

Irmey, G., Jordan, A.L. und Norton, R. (2001) In 110 wirksame Behandlungsmöglichkeiten bei Krebs, pp. 41, Haug, Heidelberg

Jaakkola, K., Lahteenmaki, P., Laakso, J., Harju, E., Tykka, H. und Mahlberg, K. (1992) Treatment with antioxidant and other nutrients in combination with chemotherapy and irradiation in patients with small-cell lung cancer. Anticancer Res 12, 599–606

Jungi, W.F. (1997) Diätetische Möglichkeiten zur Krebsverhütung. Forum Deutsche Krebsgesellschaft e.V. 12, 209–216

Kasper, H. (1991) Ernährung und colorektales Karzinom. Bundesgesundsheitsblatt 34, 110–112

Kidd, P.M. (2000) The Use of Mushroom Glycans and Proteoglucans in Cancer Treatment. Alt Med Rev 5, 4–27

Kleef, R. (2000; 21.–25.10.) Whole Body Hyperthermia–Methodology, Rationale and Safety. In Abstract, Gemeinsame Jahrestagung der Deutschen undÄsterreichischen Gesellschaften für Hämatologie und Onkologie, Graz

Koerber, K.V., Männle, T. und Leitzmann, C. (1999) Vollwert Ernährung: Konzeption einer zeitgemäßen Ernährungsweise. Haug, Heidelbeg

Köhler, B. (1998) Synergistisch-biologische Krebstherapie. ed. Co'Med, Sulzbach

Krämer, K., Look, M.P., Chrissafidou, A., Karsten, S. und Arends, J. (1996) Selen und Tumorerkrankungen. Akt Ern Med 21, 103–113

Lacassagne, A. (1961) Hypothalamus et cancer. Press med 69, 2285–2295

Lange, O.F. (1987) [Supportive therapy with xenogenous peptides in patients with metastatic breast cancer undergoing aggressive chemotherapy (modified AC-protocol): a prospective, randomized double-blind study]. Onkologie 10, 40–43

Leitzmann, C. (2003) Ernährung und Krebsgeschehen aus heutiger Sicht. Erfahrungsheilkunde 2

Lenartz, D., J.M., S., Menzel, J. und Beuth, J. (1999) Einfluß der komplementären Mistellektintherapie in der Behandlung maligner Gliome. Z Onkel./J of Onco 31, 44–46

LeShan, L. (1993) Diagnose Krebs, Wendepunkt und Neubeginn. Klett-Cotta, Stuttgart

Löffler, G. und Petrides, P.E. (1998) Biochemie und Pathobiochemie. Springer, Berlin

Mainzer, K. (1988) Symmetrien der Natur. Walter de Gruyter, Berlin – New York

Matsushima, Y., Takahashi, E., Hagiwara, K., Konaka, C., Miura, H., Kato, H. und Koshiishi, Y. (1994) Clinical and experimental studies of anti-tumoural effects of electrochemical therapy (ECT) alone or in combination with chemotherapy. Eur J Surg Suppl, 59–67

Maurer, H.R., Eckert, K. und Stange, R. (1999) Einfluss der Therapie mit Thymoject@ auf die antitumorale Immunzytotoxizität der Leukozyten von Mamma-Tumorpatientinnen, pers. Kommunikation an Schumacher; Das Integrative Konzept Onkologie. Das Integrative Konzept Onkologie, Sonderdruck aus EHK, Band 49, Heft 4, April 2000, Haug

Mediavilla, M.D., Cos, S. und Sanchez-Barcelo, E.J. (1999) Melatonin increases p53 and p21WAF1 expression in MCF-7 human breast cancer cells in vitro. Life Sci 65, 415–420

Moss, R.W. (1997) Fragwürdige Chemotherapie – Entscheidungshilfen für die Krebsbehandlung. Haug, Heidelberg

Müller, C., Friedel, A., Michel, P., Oh, Y.J., Hwang, I.J. und Leitzmann, C. (1993) Der Einfluss von Sauerkraut und Kimchi auf bakterielle Enzymaktivitäten und den pH-Wert im Stuhl des Menschen. Akt Ern Med 18, 351–356

Nordenstrom, B.W.E. (1983) Biologically Closed Electric Circuits: Clinical experimental and theoretical evidence for an additional circulatory system. Nordic Medical Publications, Stockholm

Nordenstrom, B.W.E. (1998) Exploring BCEC-systems, (Biologically Closed Electric Circuits). Nordic Medical Publications, Stockholm

Omenn, G.S. (1991) CARET, the beta-carotene and retinol efficacy trial to prevent lung cancer in high-risk populations. Public Health Rev 19, 205–208

Omenn, G.S., Goodman, G.E., Thornquist, M.D., Balmes, J., Cullen, M.R., Glass, A., Keogh, J.P., Meyskens, F.L., Jr., Valanis, B., Williams, J.H., Jr., Barnhart, S., Cherniack, M.G., Brodkin, C.A. und Hammar, S. (1996) Risk factors for lung cancer and for intervention effects in CARET, the Beta-Carotene and Retinol Efficacy Trial. J Natl Cancer Inst 88, 1550– 1559

Osswald, B., Simanowski, U.A., Egerer, G., Hörner, M., Kommerell, B. und Seitz, H.K. (1991) Krebsrisiko durch Alkohol. Akt Ern Med 16, 33–40

Patel, B.T., Lutz, M.B., Schlag, P. und Schirrmacher, V. (1992) An analysis of autologous T-cell anti-tumour responses in colon-carcinoma patients following active specific immunization (ASI). Int J Cancer 51, 878–885

Pölzl, M. und Rimpler, M. (1998) Klinische Befunde der Antitumorwirkung neutraler Polysaccharide aus Pilzen. Biologische Medizin, 27, 250–255

Pryor, W.A. (1994) Letter to the editor. N Engl J Med 331, 612

Rabast, U. (1992) Ernährungseinflüsse in der Entstehung und Prävention von Tumorerkrankungen. Akt Ern Med 17, 215–222

Rauch, E. (1991) Die F.X. Mayr-Kur. Haug, Heidelberg

Rauch, E. und Mayr, P. (1994) Milde Ableitungsdiät. Haug, Heidelberg

Reckeweg, H.H. (1977) Homotoxikologie. Aurelia, Baden-Baden

Renner, K. und Canzler, H. (1995) Ernährung und Krebs. Haug, Heidelberg

Repmann, R., Wagner, S. und Richter, A. (1997) Adjuvant therapy of renal cell carcinoma with active-specific-immunotherapy (ASI) using autologous tumor vaccine. Anticancer Res 17, 2879–2882

Ribereau-Gayon, G., Jung, M.L. und Berk, J.P. (1989) Die Proteine, Alkaloide und Polysaccharide der Mistel (Viscum album L). Therapeutikon 3, 22–26

Rimpler, M. und Pölzl, M. (2002) Shiitake und Krebs. Biologische Medizin, 7, 139–142

Schneider, P. (2001)

Schroedinger, E. (1983) Vortrag gehalten in Dublin, 1943. In Macht und Geheimnis der Nahrung (Haller, A., ed.), pp. 277, bioverlag gesundleben, Hopferau

Schulof, R.S., Lloyd, M.J., Cleary, P.A., Palaszynski, S.R., Mai, D.A., Cox, J.W., Jr., Alabaster, O. und Goldstein, A.L. (1985) A randomized trial to evaluate the immunorestorative properties of synthetic thymosin-alpha 1 in patients with lung cancer. J Biol Response Mod 4, 147–158

Schumacher, K. (2000) Das Integrative Konzept Onkologie. Erfahrungsheilkunde 49

Schumacher, K. (1990) Effekte von Thymusextrakten in der Behandlung maligner Erkrankungen. In Krebs und Alternativmedizin 11 (Jungi, W. und Senn, H.J., eds.), Springer, Berlin

Schürholz, J. (1988) Erweiterte Onkologie unter dem Aspekt individueller Hilfeleistung. Aktuelle Onkologie 48, 94–102

Siegle, I., Fritz, P., McClellan, M., Gutzeit, S. und Murdter, T.E. (2001) Combined cytotoxic action of Viscum album agglutinin-1 and anticancer agents against human A549 lung cancer cells. Anticancer Res 21, 2687–2691

Siegle, T., Mürdter, T.E., Aulitzky, W. und Fritz, P. (2000) Cytotoxicity of mistletoe lectins: Is there a link between in vitra studies and human carcinomas. In Grundlagen der Misteltherapie.Aktueller Stand der Forschung und klinische Anwendung. (Scheer, R., Becker, H. und Berg, P.A., eds.), Hippokrates, Stuttgart

Simonton, O.C. (1995) Auf dem Weg der Besserung. Rowohlt, Reinbeck

Simonton, O.C., Matthews-Simonton, S.S. und Creighton, J.L. (1982) Wieder gesund werden. Rowohlt, Reinbeck

Stangl, G.I. (1999) Zur Wirkung des Nahrungsfettes auf das Krebsgeschehen. Ern Umschau 46, 4–6

Stierlin, H. und Grossarth-Maticek, R. (2000) Krebsrisiken – Überlebenschancen. Carl-Auer-Systeme, Heidelberg

Szasz, A., Szasz, N. und Szasz, O. (2004, April 20th–24th) Die Hyperthermie in der Onkologie: eine wirksame Behandlungsmethode. In Abstracts 9th International Congress on Hyperthermic Oncology, St. Louis

Trentham-Dietz, A., Newcomb, P., A., Storer, B.E., Longnecker, M.P., Baron, J., Greenberg, E.R. und Willett, W.C. (1997) Body size and risk of breast cancer. Am J Epidemiol 145, 1111–1119

Uhlenbruck, G. und Ledvina, I. (2002) Sport in der Krebsprävention und -nachsorge. Hippokrates, Stuttgart

Wagner, R. (2003) Krebs – den Leitfaden wiederfinden. Johannes M. Mayer, Stuttgart

Wagner, R. (2001) Rationale Misteltherapie. Urachhaus, Stuttgart

Walther, D.S. (2000) Applied Kinesiology, Synopsis. Systems D.C., 275, West Abriendo Av.,Pueblo, Colorado 81 004

Wander, R. (2002) Antihomotoxische Tumortherapie. Biologische Medizin 3, 137–138

Watzl, B. und Leitzmann, C. (1999) Bioaktive Substanzen in Lebensmitteln. Hippokrates, Stuttgart

Wrba, H. (2000) Additive Tumortherapie mit proteolytischen Enzymen. Die Internistische Welt 4

Wrba, H. (1995) Krebstherapie mit proteolytischen Enzymen. Hippokrates, Stuttgart

Xin, Y. L. (1994) Advances in the treatment of malignant tumours by electrochemical therapy (ECT). Eur J Surg Suppl, 31–35

Zänker, K. S. (2001, Juli) Cancer Chemotherapy and Pharmacology. Springer, Berlin

Literatur Kap. 10

Abe, Y., Hashimoto, S. und Horie, T. (1999) Curcumin inhibition of inflammatory cytokine production by human peripheral blood monocytes and alveolar macrophages. Pharamcol Res 39, 41–47

Alun-Jones, V. A. (1985) Crohn's disease: maintainance of remission by diet. Lancet 2, 177–180

Arznei-telegramm (2000) Infliximab (Remicade) bei M. Crohn: Stellenwert weiterhin unsicher. Arznei-telegramm 1, 2

Arznei-telegramm (2005) Kardiotoxizität von COX-2-Hemmern – Erneut Daten unterdrückt, Klasseneffekt bestätigt. Arznei-telegramm 36, 25–26

Astill-Smith, C. R. (2000) Applied Kinesiology and the immune system, part 1. AK, 47–53

Augustin, M., Andrees, U., Grimme, H., Schopf, E. und Simon, J. (1999) Effects of Mahonia aquifolium ointment on the expression of adhesion, proliferation, and activation markers in the skin of patients with psoriasis. Forsch Komplementarmed 6 Suppl 2, 19–21

Bell, I. R. (1975) A kinin model of mediation for food and chemical sensitivities: biobehavioral implications. Ann Allergy 35, 206–215

Bell, R. L., Baenziger, N. L. und Majerus, P. W. (1980) Bradykinin-stimulated release of arachidonate from phosphatidyl inositol in mouse fibrosarcoma cells. Prostaglandins 20, 269–274

Bezakova, L., Misik, V., Malekova, L., Svajdlenka, E. und Kostalova, D. (1996) Lipoxygenase inhibition and antioxidant properties of bisbenzylisoqunoline alkaloids isolated from Mahonia aquifolium. Pharmazie 51, 758–761

Bradford, R. W. und Allen, H. W. (1996) Taurine in health and disease. J Adv Med 9, 179–199

Brody, T. (1999) Nutritional Biochemistry. Academic Press, San Diego

Brown, A. M., Edwards, C. M., Davey, M. R. et al. (1997) Pharmacological activity of feverfew (Tanacetum parthenium (L.) Schultz-Bip.): assessment by inhibition of human polymorphnuclear leukocyte chemoluminiscence in-vitro. J Pharm Pharmacol 49, 558–561

Chae, S. H., Kim, P. S., Cho, J. Y., Lee, J. H., E.s., Y., Baik, K. U., Lee, J. S. und Park, M. H. (1998) Isolation and identification of inhibitory compounds on TNF-alpha production from Magnolia fargesii. Arch Pharm Res 21, 67–69

Challem, J. (1996) Beta-carotene causes lung cancer. or does it? Townsend Letter, 135–136

Chilton, L., Surette, M. E., Swan, D. D., Fonteh, A. N., Johnson, M. M. und Chilton, F. H. (1996) Metabolism of gammalinolenic acid in human neutrophils. J Immunol 156, 2941–2947

Conquer, J. A. und Holub, B. J. (1997) Dietary docosahexaenoic acid as a source of eicosapentaenoic acid in vegetarians and omnivores. Lipids 32, 341–345

Cottone, M., Mocciaro, F. und Modesto, I. (2006) Infliximab and ulcerative colitis. Expert Opin Biol Ther 6, 401–408

Cozzi, R., Ricordy, R., Bartolini, F., Ramadori, L., Perticone, P. und De Salvia, R. (1995) Taurine and ellagic acid: two differently acting natural antioxidants. Environ Mol Mutagen 26, 248–254

D'Andrea, G., Cananzi, A. R., Perini, F. und Hasselmark, L. (1995) Platelet models and their possible usefulness in the study of migraine pathogenesis. Cephalalgia 15, 265–271

Devlin, T. M. (1997) Textbook of Biochemistry. Wiley-Liss, New York

Egger, J., Carter, C. M., Soothill, J. F. und Wilson, J. (1989) Oligoantigenic diet treatment of children with epilepsy and migraine. J Pediatr 114, 51–58

Eigler, A., Sinha, B., Hartmann, G. und Endres, S. (1997) Taming TNF: strategies to restrain this proinflammatory cytokine. Immunol Today 18, 487–492

El Idrissi, A., Messing, J., Scalia, J. und Trenkner, E. (2003) Prevention of epileptic seizures by taurine. Adv Exp Med Biol 526, 515–525

Engel, S. (1995) Omega-3 Fettsäuren, Unterschiede und Wirkungen. Naturamed 10 Nr. 4

Ernst, E. und Pittler, M. (2000) The efficacity and safety of feverfew (Tanacetum parthenium L.) an update of a systemic review. Public Health Nutr 3, 509–514

Fernstrom, J. D. (1986) Acute and chronic effects of protein and carbohydrate ingestion on brain tryptophan levels and serotonin synthesis. Nutr Rev 44, 25–36

Fernstrom, J. D. (1988) Tryptophan availability and serotonin synthesis in brain. In Amino Acid Availability and Brain Function in Health and Disease, Nato-ASI Series H Vol.20 (Huether, G., ed.), pp. 137–146, Springer, Heidelberg

Fernstrom, J. D. und Wurtman, R. J. (1971) Brain serotonin content: increase following ingestion of a carbohydrate diet. Science 174, 1023–1025

Ferrari, M. D. und Saxena, P. R. (1993) On serotonine and migraine: a clinical and pharmacological review. Cephalalgia 13, 151–165

Foegh, M. L. und Ramwell, P. F. (1988) PAF and Transplant Immunology. In The Role of Platlet Activating Factor in Immun Disorders (Braquet, P., ed.), Karger

Forth, W., Henschler, D., Rummel, W. und Starke, K. (1996) Pharmakologie und Toxikologie. Spektrum Akademischer Verlag, Mannheim

Fried, R., Thornton, J. und Merrell, C. M. (1999) The Arginine Solution. Warner Books, Clayton

Fukosawa, M., Satoh, J., Muto, G., Nishimura, S., Miyaguchi, S., Qiang, X. L. und Toyota, T. (1997) Inhibitory effect of nicotinamid on in vitro and in vivo production of tumor necrosis factor-alpha. Immunol Lett 59, 7–11

Gerhardt, H., Seifert, F., Buvari, P., Vogelsang, H. und Repges, R. (2001) Therapie des aktiven Morbus Crohn mit dem Boswellia serrata Extrakt H 15. Z Gastroenterol 39, 11–17

Gerlach, M., Reichmann, H. und Riederer, P. (2000) Pathophysiologische Mechanismen der Parkinson-Krankheit und neuroprotektive Therapiekonzepte. Nervenheilkunde 9, 496–503

Gillson, G., Wright, J. V., DeLack, E. und Ballasiotes, G. (1999) Transdermal histamine in multiple sclerosis: part one – clinical experience. Altern Med Rev 4, 424–428

Gillson, G., Wright, J. V., DeLack, E. und Ballasiotes, G. (2000) Transdermal histamine in multiple sclerosis, part two: a proposed theoretical basis for its use. Altern Med Rev 5, 224–248

Goodheart, G. J. (1993) Applied Kinesiology Workshop Procedure Manual 1992–93. privately published, 20567 Mack Ave., Grosspoint, MI, 48236–1655, USA

Grant, E. C. (1979) Food allergy and migraine. Lancet 1, 966–968

Gremmer, E., Bethke, P., Rzani, B. und Kownatzki, E. (1990) Die Urinausscheidung des Histaminmetaboliten 1-Methylhistamin im Urin von Normalpersonen und Patienten mit atopischer Dermatitis und Urticaria pigmentosa. Allergologie, 8–11

Grimminger, F., Grimm, H., Fuhrer, D., Papavassilis, C., Lindemann, G., Blecher, C., Mayer, K., Tabesch, F., Kramer, H. J., Stevens, J. und Seeger, W. (1996) Omega-3 lipid infusion in a heart allotransplant model. Shift in fatty acid and lipid mediator profiles and prolongation of transplant survival. Circulation 93, 365–371

Grimminger, F., Mayer, K., Kiss, L., Wahn, H., Walmrath, D. und Seeger, W. (1997a) Synthesis of 4- and 5-series leukotrienes in the lung microvasculature challenged with Escherichia coli hemolysin: critical dependence on exogenous free fatty acid supply. Am J Respir Cell Mol Biol 16, 317–324

Grimminger, F., Wahn, H., Mayer, K., Kiss, L., Walmrath, D. und Seeger, W. (1997) Impact of arachidonic versus eicosapentaenoic acid on exotonin-induced lung vascular leakage: relation to 4-series versus 5-series leukotriene generation. Am J Respir Crit Care Med 155, 513–519

Grootveld, M. und Halliwell, B. (1986) Aromatic hydroxylation as a potential measure of hydroxyl-radical formation in vivo. Biochem J 237, 499–504

Grootveld, M. und Halliwell, B. (1988) 2,3-Dihydroxybenzoic acid is a product of human aspirin metabolism. Biochem Pharmacol 37, 271–280

Gupta, I., Gupta, V., Parihar, A., Gupta, S., Ludtke, R., Safayhi, H. und Ammon, H. P. (1998) Effects of Boswellia serrata gum resin in patients with bronchial asthma: results of a double-blind, placebo-controlled, 6-week clinical study. Eur J Med Res 3, 511–514

Gupta, I., Parihar, A., Malhotra, P., Singh, G. B., Ludtke, R., Safayhi, H. und Ammon, H. P. (1997) Effects of Boswellia serrata gum resin in patients with ulcerative colitis. Eur J Med Res 2, 37–43

Harrison's Principles of Internal Medicine. (2005) McGrawHill, New York

Hartisch, C., Kolodziej, H. und von Bruchhausen, F. (1997) Dual inhibitory activities of tannins from Hamamelis virginiana and related polyphenols on 5-lipoxygenase and lyso-PAF: acetyl-CoA acetyltransferase. Planta Med 63, 106–110

Hartmann, G., Bidlingmaier, M., Tschöp, K., Eigler, A., Hacker, U. und Endres, S. (1998) Antisense-Oligonukleotide. Dt Ärztebl (95) 24, A-1524–1530

Heinrich, H. (1997) Das Redoxpotential – ein Maß zur Feststellung biologischer Unordnung – ein Indikator für Kranksein. Thermomed 13, 6–77

Horrobin, D. F. (1983) The regulation of prostaglandin biosynthesis by the manipulation of essential fatty acid metabolism. Review in Pure and Applied Pharmacological Sciences 4, 339–383

Horrobin, D. F. (1991) Interactions Between n-3 and n-6 Essential Fatty Acids (EFAs) in the Regulation of Cardiovascular Disorders and Inflammation. Prostaglandins Leukotrienes and Essential Fatty Acids 44, 127–131

Horrobin, D. F. (1995) Abnormal membrane concentration of 20 and 22-carbon essential fatty acids: a common link between risk factors and coronary and peripheral vascular disease? Prostagl Leukotr Ess Fatty Acids 53, 385–396

Horrobin, D. F. und Manku, M. S. (1989) Premenstrual syndrome and premenstrual breast pain (cyclical mastalgia): disorders of essential fatty acid (EFA) metabolism. Prostaglandins Leukot Essent Fatty Acids 37, 255–261

Huang, M. T., Badmaev, V., Ding, Y., Liu, Y., Xie, J. G. und Ho, C. T. (2000) Anti-tumor and anti-carcinogenic activities of triterpenoid, beta-boswellic acid. Biofactors 13, 225–230

Huether, G., Schmidt, S. und Rüther, E. (1998) Essen, Serotonin und Psyche: Die unbewubte nutritive Manipulation von Stimmungen und Gefühlen. Dt Ärztebl 95, A-477

Imamura, I., Watanabe, T., Maeyama, K., Kubota, A., Okada, A. und Wada, H. (1984) Effect of food intake on urinary excretion of histamin, N-t-methylhistamine, imidazole acetic acid and its conjugate(s) in humans and mice. J Biochem 96, 1931–1937

Jacobs, B. L. und Azmitia, E. C. (1992) Structure and function of the brain serotonin system. Physiol Rev 72, 165–229

Jarisch, R. (1999) Histamin-Intoleranz. Thieme, Stuttgart

Jobin, C., Bradham, C. A., Russo, M. P., Juma, B., Narula, A. S., Brenner, D. A. und Sartor, R. B. (1999) Curcumin blocks cytokine-mediated NF-kappa B activation and proinflammatory gene expression by inhibiting inhibitory factor I-kappa B kinase activity. J Immunol 163, 3474–3483

Jones, V. A., Dickinson, R. J., Workman, E., Wilson, A. J., Freeman, A. H. und Hunter, J. O. (1985) Crohn's disease: maintenance of remission by diet. Lancet 2, 177–180

Jones, V. A., McLaughlan, P., Shorthouse, M., Workman, E. und Hunter, J. O. (1982) Food intolerance: a major factor in the pathogenesis of irritable bowel syndrome. Lancet 2, 1115–1117

Kanazawa, K., Uehara, M., Yanagitani, H. und Hashimoto, T. (2006) Bioavailable flavonoids to suppress the formation of 8-OHdG in HepG2 cells. Arch Biochem Biophys 455, 197–203

Kandel, E. R., Schwartz, J. H. und Jessell, T. M. (2000) Principles of Neural Science. McGraw-Hill, New York

Kettle, A. J. und Winterbourn, C. C. (1994) Superoxide-dependent hydroxylation by myeloperoxidase. J Biological Chem 269 (June24), 17 146–17 151

Kettler, D. B. (2001) Can Manipulation of the Rattios of Essential Fatty Acids Slow the Rapid Rate of Postmenopausal Bone Loss? Altern Med Rev 6, 61–77

Kidd, P. M. (1996) Cell Membranes, Endothelia, and Atherosklerosis–The Importance of Dietary Fatty Acid Balance. Alt Med Rev 1, 149–167

Kim, C., Park, E., Quinn, M. R. und Schuller-Levis, G. (1996) The Production of superoxid anion and nitric oxide by cultured murine leukocytes and the accumulation of TNF-alpha in the conditioned media is inhibited by taurine chloramine. Immunopharmacology 34, 89–95

Kim, Y.H., Ko, W.S., Ha, M.S., Lee, C.H., Choi, B.T., Kang, H.S. und Kim, H.D. (2000) The production of niric oxide and TNF-alpha in peritoneal macrophages is inhibited by Dichroa febrifuga Lour. J Ethnopharmacol 69, 35–43

King, D.S. (1981) Can allergic exposure provoke psychological Symptoms? Biological Psychiatry 16, 3–17

Knudsen, K.B., Welsh, J.D., Kronenberg, R.S., Vanderveen, J.E. und Heidelbaugh, N.D. (1968) Effect of a nonlactose diet on human intestinal disaccharidase activity. Am J Dig Dis 13, 593–597

Kraus, C.M., Neszmelyi, A., Holly, S., Wiedemann, B., Nenninger, A., Torssell, K.B., Bohlin, L. und Wagner, H. (1998) New acetylenes isolated from the bark of Heisteria acuminata. J Nat Prod 61, 422–427

Kroegel, C., König, W. und Jäger, L. (1997) Erweiterte Therapie des Asthma bronchiale. Deutsches Ärzteblatt 94, A-1802–1810, B-1450–1458, C-1332–1340

Lessof, M.H. (1993) Food intolerance and the scientific trap. Clin Exp Allergy 23, 971–972

Liebman, B. (1992) Seafood: Fishing for Omega-3's. Nutrition Action Health Letter, 1875 Connecticut Ave. N.W., Suite 300, Washington, D.C. 20009–5728, 10–11

Mathiau, P., Brochet, B. und Boulan, P. (1994) Spontaneous and 5-HT-induced cyclic contractions in superficial temporal arteries from chronic and episodic cluster headache patients. Cephalgia 14, 419–429, discussion 393

Mense, S. (1993) Peripheral Mechanisms of Muscle Nociception and Local Muscle Pain. J Musc Pain 1, 133–170

Mittman, P. (1990) Randomized, double-blind study of freeze-dried Urtica dioica in the treatment of allergic rhinitis. Planta Med 56, 44–47

Monograph (2000) Fish Oil. Alternative Medicine Review 5, 576–580

Müller, S.D. und Leuer, S. (1996) Diätetische Therapie der rheumatoiden Arthritis (primär chronische Polyarthritis). Jatr Orth 11, 9, 30–35

Murray, R.K., Granner, D.K., Mayes, P.A. und Rodwell, V.W. (2000) Harper's Biochemistry. McGraw-Hill, New York

Nakahata, N. und Nakanishi, H. (1988) Bradykinin-induced contraction is inhibited by tiaramide, an antiinflammatory drug, with an inhibition of increase in intracellular free calcium. J Pharmacol Exp Ther 246, 635–640

Noguchi, M., Earashi, M., Minami, M., Kinoshita, K. und Miyazaki, I. (1995) Effects of eicosapentaenoic and docosahexaenoic acid on cell growth and prostaglandin E and leukotriene B production by a human breast cancer cell line (MDA-MB-231). Oncology 52, 458–464

Nusslein, H.G. und Spiegelberg, H.L. (1990) Interleukin-4 induces both IgG4 and IgE secretion by peripheral blood cells. J Clin Lab Anal 4, 414–419

Omenn, G.S., Goodman, G.E., Thornquist, M.D., Balmes, J., Cullen, M.R., Glass, A., Keogh, J.P., Meyskens, F.L., Jr., Valanis, B., Williams, J.H., Jr., Barnhart, S., Cherniack, M.G., Brodkin, C.A. und Hammar, S. (1996) Risk factors for lung cancer and for intervention effects in CARET, the Beta-Carotene and Retinol Efficacy Trial. J Natl Cancer Inst 88, 1550–1559

Oosting, E., Keyzer, J.J. und Wolthers, B. g. (1989) Correlation between urinary levels of histamine metabolites in 24 hour urine samples of man: influence of histamine-rich food. Agents and Actions. 27, 205–207

Pakala, R., Pakala, R., Sheng, W.L. und Benedict, C.R. (2000) Vascular smooth muscle cells preloaded with eicosapentaenoic acid and docosahexaenoic acid fail to respond to serotonin stimulation. Atherosclerosis 153, 47–57

Patrick, L. (2000) Beta-Carotene: The Controversy Continues. Alternative Medicine Review 5, 530–545

Pezza, V., Bernardini, F., Pezza, E., Pezza, B. und Curione, M. (1998) Study of supplemental oral l-arginine in hypertensives treates with enalapril and hydrochlorothiazide. Am J Hypertens, 1267–1270

Pfeiffer, C.C. (1993) Nährstofftherapie bei psychischen Störungen. Haug, Heidelberg

Pfeiffer, C.C. (1998) Nutrition and mental illness. An orthomolecular approach to balancing body chemistry. Healing Arts Press, Rochester

Pittler, M.H., Vogler, B.K. und Ernst, E. (2000) Feverfew for preventing migraine. Cochrane Database Syst Rev 3, CD002286

Prosetti, R.G., Seiler, C.M., De Luca, P. et al. (1997) Oral administration of unsaturated fatty acids: effects on human peripheral blood T lymphocyte proliferation. J Lukoc Biol 62, 439–443

Rall, L.C., Roubenoff, R., Meydani, S.N., Han, S.N. und Meydani, M. (2000) Urinary 8-hydroxy-2'-deoxyguanosine (8-OHdG) as a marker of oxidative stress in rheumatoid arthritis and aging: effect of progressive resistance training. J Nutr Biochem 11, 581–584

Randolph, T.G. (1965) Ecologic orientation in medicine; comprehensive environmental control in diagnosis and therapy. Ann Allergy 23, 7–22

Rautalahti, M., Albanes, D., Virtamo, J., Taylor, P.R., Huttunen, J.K. und Heinonen, O.P. (1997) Beta-carotene did not work: aftermath of the ATBC study. Cancer Lett 114, 235–236

Ribbat, J.M. und Schakau, D. (2001) Behandlung chronisch aktivierter Schmerzen am Bewegungsapparat. Naturamed 16, 23–30

Riordan, A.M., Hunter, J.O., Cowan, R.E., Crampton, J.R., Davidson, A.R., Dickinson, R.J., Dronfield, M.W., Fellows, I.W., Hishon, S., Kerrigan, G.N. et al. (1993) Treatment of active Crohn's disease by exclusion diet: East Anglian multicentre controlled trial. Lancet 342, 1131–1134

Rivas-Arancibia, S., Dorado-Martinez, C., Borgonio-Perez, G., Hiriart-Urdanivia, M., Verdugo-Diaz, L., Duran-Vazquez, A., Colin-Baranque, L. und Avila-Costa, M.R. (2000) Effects of taurine on ozone-induced memory deficits and lipid peroxidation levels in brains of young, mature, and old rats. Environ Res 82, 7–17

Rogers, L.J. und Hambley, J.W. (1982) Specific and non-specific effects of neuro-excitatory amino acids on learning and other behaviours in the chicken. Behav Brain Res 4, 1–18

Safayhi, H., Rall, B., Sailer, E.R. und Ammon, H.P. (1997) Inhibition by boswellic acids of human leukocyte elastase. J Pharmacol Exp Ther 281, 460–463

Sattler, J., Hafner, D., Klotter, H.J., Lorenz, W. und Wagner, P.K. (1988) Food-induced histaminosis as an epidemiological problem: plasma histamine elevation and haemodynamic alterations after oral histamine administration and blockade of diamine oxidase (DAO). Agents Actions 23, 361–365

Schauss, A. (1980) Crime and Delinquency. Parker House, Berkeley,CA

Schmitt, W. (1984) Essential Fatty Acids, B-Vitamins, und the YAW1 Fault. Collected Papers of the ICAK, ICAK-USA, Central Office, 6405 Metcalf Ave., Suite 503, Shawnee Mission, KS 66202–3929, USA

Schmitt, W. (1985) The Clorox Test: A screening Test for Free Radical Pathology. Collected Papers of the ICAK, ICAK-USA, Central Office, 6405 Metcalf Ave., Suite 503, Shawnee Mission, KS 66202–3929, USA

Schmitt, W. (1986a) Fundamentals of Essential Fatty Acid Metabolism. ICAK-Collected Papers, ICAK-USA, Central Office, 6405 Metcalf Ave., Suite 503, Shawnee Mission, KS 66202–3929, USA

Schmitt, W. (2003) Neurotoxicity and elevated homocysteine: The roles played by homocysteic acid, aspartate and glutamate and activated forms of folic acid, vitamin B-12 and vitamin B-6. Proceedings of the Annual Meeting of the ICAK-USA, Central Office, 6405 Metcalf Ave., Suite 503, Shawnee Mission, KS 66202–3929, USA

Schmitt, W.H. (1986) Kinin mediated Allergies and Pancreatic Activity. ICAK-Collected Papers, ICAK-USA, Central Office, 6405 Metcalf Ave., Suite 503, Shawnee Mission, KS 66202–3929, USA, 113–125

Schmitt, W.H. (1988) The Functional Neurology of Pain and Pain Control–Clinical Applications and New Techniques. Collected Papers of the ICAK, ICAK-USA, Central Office, 6405 Metcalf Ave., Suite 503, Shawnee Mission, KS 66202–3929, USA, 285

Spoont, M.R. (1992) Modulatory role of serotonin in neural information processing: implications for human psychopathology. Psychol Bull 112, 277–287

Suzuki, K., Ito, Y., Ochiai, J., Aoki, K., Wakai, K., Tamakoshi, et al. (2003) The relationship between smoking habits and serum levels of 8-OHdG, oxidized LDL antibodies, Mn-SOD and carotenoids in rural Japanese residents. J Epidemiol 13, 29–37

Thomas, L. (2005) Labor und Diagnose. TH-Books Verlagsgesellschaft, Frankfurt

Volker, D.H., Fitz Gerald, P.E. und Garg, M.L. (2000) The eicospentaenoic to docosahexaenoic acid ratio of diets affects the pathogenesis of arthritis in Lew/SSN rats. J Nutr 130, 559–565

Vulcano, M., Rosa, M.F., Breyer, I. und Isturiz, M.A. (1998) Hydroxyl radical scavengers inhibit TNF-alpha production in mononuclear cells but not in polymorphnuclear leukocytes. Int J Immunopharmacol 20, 709–722

Werbach, M.R. (1997) Headaches and the Diet. Townsend Letter, 54

Werbach, M.R. und Murray, M.T. (1994) Botanical Influences on Illness. Third Line Press, Tarzana

Wohrl, S., Hemmer, W., Focke, M., Rappersberger, K. und Jarisch, R. (2004) Histamine intolerance-like symptoms in healthy volunteers after oral provocation with liquid histamine. Allergy Asthma Proc 25, 305–311

Xie, W., Chioman, J.G., Robertson, D.L. et al. (1991) Expression of a mitogen-reponsive gene encoding prostaglandin synthse is regulated by mRNA splicing. Proc Natl Acad Sci (USA) 88, 2692–2696

Zhang, F., Altkorki, N.K., Mestre, J.R. et al. (1999) Curcumin inhibits cyclooxygenase-2 transcription in bile acid- and phorbol ester-treated human gastrointestinal epiothelial cells. Carcinogenesis 20, 445–451

Zurier, R.B., Rosetti, R.G., Seiler, C.M. und Laposata, M. (1999) Human peripheral blood T lymphocytes proliferation after activation of the T cell receptor: effects of unsaturated fatty acids. Prostagalndins Leukot Essent Fatty Acids 60, 371–375

Literatur Kap. 11

Belitz, H.D. und Grosch, W. (1992) Lehrbuch der Lebensmittelchemie. Springer, Berlin

Benveniste, H. (1991) The excitotoxin hypothesis in relation to cerebral ischemia. Cerebrovasc Brain Metab Rev 3, 213–245

Beuth, J. (2002) Grundlagen der Komplementäronkologie. Hippokrates, Stuttgart

Blaylock, R.L. (1996) Exotoxins, the Taste that Kills. Health Press

Buyken, A.E. (2003) UGB-Forum. 201–204

Buyken, A.E., Toeller, M., Heitkamp, G., Karamanos, B., Rottiers, R., Muggeo, M. uand Fuller, J.H. (2001) Glycemic index in the diet of European outpatients with type 1 diabetes: relations to glycated hemoglobin and serum lipids. Am J Clin Nutr 73, 574–581

D'Adamo, P.J. (1996) Eat Right for (4) Your Type. Putnam's Sons

Daig, R., Staiger, H. und Löffler, G. (1999) Pathophysiologie des Fettgewebes. Ernährungs-Umschau 46, 208–214

Devinsky, O. und D'Esposito, M. (2004) Neurology of Cognitive and Behavioral Disorders. University Press, Oxford

Devlin, T.M. (1997) Textbook of Biochemistry. Wiley-Liss, New York

Ditschuneit, H.H., Wechsler, J.G. und Ditschuneit, H. (1993) Welche Reduktionskost? Dt Ärztebl 90, 1932–1939

Elmadfa, I., Fritzsche, D. und Cremer, H.-D. (1998) Die grobe GU Vitamin und Mineralstoff Tabelle. Gräfe und Unzer

Foster-Powell, K., Holt, S.H. und Brand-Miller, J.C. (2002) International table of glycemic index and glycemic load values: 2002. Am J Clin Nutr 76, 5–56

Friedman, J.M., Leibel, R.L., Bahary, N., Siegel, D.A. und Truett, G. (1991) Genetic analysis of complex disorders. Molecular mapping of obesity genes in mice and humans. Ann N Y Acad Sci 630, 100–115

Gerz, W. (2000) Applied Kinesiology in der naturheilkundlichen Praxis. AKSE-Verlag, Wörthsee

Geyelin, H.R. (1921) Fasting as a method for treatment of epilepsy. Med Rec 99, 1037–1939

Glaesel, K.O. (1993) Heilung ohne Wunder und Nebenwirkungen. Labor Glaesel, Konstanz

Goerss, A.L., Wagner, G.C. und Hill, W.L. (2000) Acute effects of aspartame on aggression and neurochemistry of rats. Life Sci 67, 1325–1329

Goodheart, G.J. (1999), Audio Tape and Transcript, 20567 Mack Ave., Grosspoint, MI, 48236–1655, USA

Grillparzer, M. (2003) Die Glyx-Diät. Abnehmen mit Wohlgefühlen. Gräfe & Unzer

Groff, J.L. und Gropper, S.S. (2000) Advanced Nutrition and Human Metabolism. Wadsworth/Thomson Learning, Belmont

Hesseln, E. (1977) Die Schrothkur und ihre klinische Bedeutung. Phys Med u Reh 18(8), 359–368

Huth, K. und Kluthe, R. (1986) Lehrbuch der Ernährungstherapie. Thieme, Stuttgart

Jakab, F., Shoenfeld, Y., Balogh, A., Nichelatti, M., Hoffmann, A., Kahan, Z., Lapis, K., Mayer, A., Sapy, P., Szentpetery, F., Telekes, A., Thurzo, L., Vagvolgyi, A. und Hidvegi, M. (2003) A medical nutriment has supportive value in the treatment of colorectal cancer. Br J Cancer 89, 465–469

Jarisch, R. (1999) Histamin-Intoleranz. Thieme, Stuttgart

Kandel, E.R., Schwartz, J.H. und Jessell, T.M. (2000) Principles of Neural Science. McGraw-Hill, New York

Keith, H.M. (1963) Convulsive disorders in children. With reference to treatment with ketogenic diet. Little, Brown & Company, Boston

Kenney, R.A. und Tidball, C.S. (1972) Human susceptibility to oral monosodium l-glutamate. A.J. Clin. Nutr. 25, 140

Kielwein, G. (1994) Leitfaden der Milchkunde und Milchhygiene. Pareys Studientexte, Berlin

Lebowitz, M. und Steele, M. (1989) Correcting Chronic Health Problems: A Doctors Manual. Selbstverlag

Ledochowski, M., Widner, B. und Fuchs, D. (2000) Fruktosemalabsorption. Journal für Ernährungsmedizin 2

Liu, S. und Willett, W.C. (2002) Dietary glycemic load and atherothrombotic risk. Curr Atheroscler Rep 4, 454–461

Livingston, S. (1954) The diagnosis and treatment of convulsive disorders in children. Charles C Thomas Publishers, Springfield

Ludwig, D.S. (2002) The glycemic index: physiological mechanisms relating to obesity, diabetes, and cardiovascular disease. Jama 287, 2414–2423

Markert, D. (1998) Therapie der Adipositas. Dt Ärztebl 94 (10), A-600–A-601

Markert, D.F. (1996) Steigerung des Grundumsatzes durch Stimulation der T3/T4-Neogenese vermittels einer spezifisch-dynamisch wirsamen Aminosäuren-Enzym-Präparation. Biol Med 2, 75–78

Montignac, M. (2002) Die Montignac-Methode. Artulen

Nationale Verzehrstudie, Ergebnisse und Auswertung. (1992) Wirtschaftsverlag NW, Bremerhaven

Pirlet, K. (1992) Zur Problematik der Vollwerternährung. Erfahrungsheilkunde 5, 345–356

Rating, D. (1999) Ketogene Diät – eine alte neue Therapie? Nervenheilkunde 18, 297–303

Rauch, E. (1994) Lehrbuch der Diagnostik und Therapie nach F.X.Mayr. Haug, Heidelberg

Rauch, E. und Mayr, P. (1994) Milde Ableitungsdiät. Haug, Heidelberg

Renner, E. und Renz-Schauen, A. (1989) Nährwerttabellen für Milch und Milchprodukte. B.Renner, Gießen

Roberts, H.J. (1995) Defense Against Alzheimer's Disease: A Rational Blueprint for Prevention. Sunshine Senitel Pr.

Rosler, P. (2000) Histaminose. Informationsblatt Vitalan

Ruzicka (1997) Das integrierte Therapiekonzept des atopischen Ekzems. Dt. Ärztebl. 94, A-1874–1880

Schaumburg, H.H., Byck, R., Gerstl, r. und Mashan, J.H. (1969) Monosodium glutamate: its pharmacology and role in the Chinese Restaurant Syndrome. Science 163, 826

Schmidt, R.F., Lang, F. und Thews, G. (2005) Physiologie des Menschen. Springer, Berlin

Schmiedel, V. (1998) Ganzheitliche Diätetik. Aescura, München

Schmitt, W.H. (1986) Kinin mediated Allergies and Pancreatic Activity. ICAK-Collected Papers, ICAK-USA, Central Office, 6405 Metcalf Ave., Suite 503, Shawnee Mission, KS 66202–3929, USA, 113–125

Schuler, R. und Schuler, A. (1993) Physiologie und Pathologie der Intestinalflora. Mikrobiologisches Laboratorium, Etztalstraße14/19, Berg bei Starnberg, Berg

Schwartz, G.R. und Schwartz, K.A. (1999) In Bad Taste: The MSG Symptom Complex. Health Press

Schwartz, R.M., Boyes, S. und Aynsley-Green, A. (1989) Metabolic effects of three ketogenic diets in the treatment of severe epilepsy. Dev Med Child Neurol 31, 152–160

Sears, B. (2000) A Week in the Zone. Regan Books

Sears, B. und Lawren, B. (1995) The Zone-A Dietary Road Map to Lose Weight Permanently. HarperCollins, New York

Siegenthaler, W. (2001) Klinische Pathophysiologie. Thieme, Stuttgart

Wechsler, J.G. (1997) Diätetische Therapie der Adipositas. Dt Ärztebl 94, A-2250–2256

Wechsler, J.G., Wenzel, H., Swobodnik, W., Ditschuneit, H.H. und Ditschuneit, H. (1984) Nitrogen balance studies during modified fasting. Postgrad Med Journal 60 (Suppl. 3), 66–73

Weigt, S. (2005) UGB-Forum, 6–9

Wendt, L. (1987) Die Eiweißspeicherkrankheiten. Haug, Heidelberg

Wenzel, H., Eppelt, S., Splitt, S., Swobodnik, W., Wechsler, J.G. und Ditschuneit, H. (1986) Ergebnisse der Adipositas-Behandlung mit eiweißangereicherter Molke. Akt.Ernähr. 11, 71–79

Wilder, R.M. (1921) The effects of ketonemia on the course of epilepsy. Mayo Clin Bull 2, 307

Willett, W., Manson, J. und Liu, S. (2002) Glycemic index, glycemic load, and risk of type 2 diabetes. Am J Clin Nutr 76, 274S–280S

Worm, N. und Muliar, D. (2004) Low Carb. Gräfe & Unzer

Literatur Kap. 12

Bayer, W. (1997) Mykotoxine – ein relevantes umweltmedizinisches Problem für den Menschen? Zeitung für Umweltmedizin 3, 152–157

Bengtsson, G. (2002) Gefährdete Kinder und nachhaltige Entwicklung. Umwelt – Medizin – Gesellschaft 4, 332–336

Chen, S.Y., Zhang, Z.W., He, F.S., Yao, P.P., Wu, Y.Q., Sun, J.X., Liu, L.H. und Li, Q.G. (1991) An epidemiological study on occupational acute pyrethroid poisoning in cotton farmers. Br J Ind Med 48, 77–81

Constantini, A.V., Wieland, H. und Qvick, L.I. (1998) The Garden of Eden. Johann Friedrich Oberlin, Freiburg

Forth, W., Henschler, D., Rummel, W. und Starke, K. (1996) Pharmakologie und Toxikologie. Spektrum Akademischer Verlag, Mannheim

Fukuda, K., Nisenbaum, R., Stewart, G., Thompson, W.W., Robin, L., Washko, R.M., Noah, D.L., Barrett, D.H., Randall, B., Herwaldt, B.L., Mawle, A.C. und Reeves, W.C. (1998) Chronic multisymptom illness affecting Air Force veterans of the Gulf War. Jama 280, 981–988

Gerhard, I. und Runnebaum, B. (1992) Schadstoffe und Fertilitätsstörungen, Schwermetalle und Mineralstoffe. Geburtsh u Frauenheilkd 52, 383–396

He, F., Sun, J., Han, K., Wu, Y., Yao, P., Wang, S. und Liu, L. (1988) Effect of Pyrethroid Insecticides on Subjects engeaged in Packing Pyrethroides. Brit. J. Ind. Med. 45, 448

Irion, R. (2004) Alles zur Allergologie. BON-MED, Lorch

Kilburn, K. (2001) Innenraumanwendung von Organophosphaten und neuropsychologische Verhaltensschäden. Umwelt – Medizin – Gesellschaft 2, 101–112

Lebowitz, M. und Steele, M. (1989) Correcting Chronic Health Problems: A Doctors Manual. Selbstverlag

Lockwood, A.H. (2000) Pesticides and parkinsonism: is there an etiological link? Curr Opin Neurol 13, 687–690

Merz, T. (2001) Pyrethroide in Innenräumen. Umwelt – Medizin – Gesellschaft 3, 242–247

Neuburger, N. (1996) Kompendium Umweltmedizin. Medi-Verlagsgesellschaft, Hamburg

Petersen, E. (2005) Phthalate – Minimierungsstrategien im Gesundheitswesen. Umwelt – Medizin – Gesellschaft 18

Ruzickova, K., Cobbing, M., Rossi, M. und Belazzi, T. (2005) Phthalate: Gefährliche Weichmacher in medizinischen Produkten. Umwelt – Medizin – Gesellschaft 18, 9–21

Schmitt, W. (1985) The Clorox Test: A screening Test for Free Radical Pathology. Collected Papers of the ICAK, ICAK-USA, Central Office, 6405 Metcalf Ave., Suite 503, Shawnee Mission, KS 66202–3929, USA

Sherman, J.D. (1996) Chlorpyrifos (Dursban)-associated birth defects: report of four cases. Arch Environ Health 51, 5–8

Song, X., Seidler, F.J., Saleh, J.L., Zhang, J., Padilla, S. und Slotkin, T.A. (1997) Cellular mechanisms for developmental toxicity of chlorpyrifos: targeting the adenylyl cyclase signaling cascade. Toxicol Appl Pharmacol 145, 158–174

Tutel'yan, V.A., Gapparov, M.M., Telegin, L.Y., Devichenskii, V.M. und Pevnitskii, L.A. (2003) Flavonoids and resveratrol as regulators of Ah-receptor activity: protection from dioxin toxicity. Bull Exp Biol Med 136, 533–539

Wichmann, H.E., Schlipköter, H.W. und Füllgraf, G. (2/1997) Handbuch der Umweltmedizin. Ecomed, Landsberg

Wichmann, H.E., Schlipköter, H.W. und Füllgraf, G. (5/1995) Handbuch der Umweltmedizin. Ecomed, Landsberg

Wichmann, H.E., Schlipköter, H.W. und Füllgraf, G. (6/1993) Handbuch der Umweltmedizin. Ecomed, Landsberg

Wichmann, H.E., Schlipköter, H.W. und Füllgraf, G. (1992) Handbuch der Umweltmedizin mit Ergänzungslieferungen. Ecomed, Landsberg

Zhang, Z.W., Sun, J.X., Chen, S.Y., Wu, Y.Q. und He, F.S. (1991) Levels of exposure and biological monitoring of pyrethroids in spraymen. Br J Ind Med 48, 82–86

Literatur Kap. 13

Arznei-telegramm (2004) Alle Kleinkinder gegen Windpocken impfen? Arznei-telegramm 35

Dutly, F. und Altwegg, M. (2001) Whipple's disease and „Tropheryma whippelii". Clin Microbiol Rev 14, 561–583

Harrison's Principles of Internal Medicine. (2005) McGrawHill, New York

Kayser, H., Bienz, K.A., Eckert, J. und Zinkernagel, R.M. (1998) Medizinische Mikrobiologie. Thieme, Stuttgart

Maibach, R.C., Dutly, F. und Altwegg, M. (2002) Detection of Tropheryma whipplei DNA in feces by PCR using a target capture method. J Clin Microbiol 40, 2466–2471

Puechal, X. (2002) Whipple's disease. Joint Bone Spine 69, 133–140

Literatur Kap. 14

Bartram, F. (2004) MCS und weitere schwere umweltbedingte Erkrankungen: Aktuelle Situation – Moderne Diagnostik. Umwelt – Medizin – Gesellschaft 2, 137–140

Bauer, A., Martens, U. und Schwarz, E. (2004) Vergleich umweltmedizinischer Patienten mit und ohne MCS am Fachkrankenhaus Nordfriesland. Umwelt – Medizin – Gesellschaft 2, 151–159

Bengtsson, G. (2002) Gefährdete Kinder und nachhaltige Entwicklung. Umwelt – Medizin – Gesellschaft 4, 332–336

Bergmann, U. (1998) Speculations of the Neurobiology of EMDR. Traumatology 4

Bieger, W.P., Bartram, E., Knabenschuh, B., Penz, M., Neuner-Kritikos, A. und Mayer, W. (2002) Die Rolle von oxidativem Stress in der Pathogenese von MCS. Zeitschr f. Umweltmedizin 10, 198–205

Bock, K.W. und Birbaumer, N. (1998) Multiple Chemical Sensitivity. Dt Ärztebl 95, A-91–94

Cullen, M. (1987) Workers with multiple chemical sensivities. Occupational Medicine: State of the Art Reviews 2, 655–657

Doostdar, H., Burke, M.D. und Mayer, R.T. (2000) Bioflavonoids: selective substrates and inhibitors für cytochrome P450 CYP1 A and CYP1 B1. Toxicology 144, 31–38 (35)

Drexler, H. und Schaller, K.H. (2002) Haaranalysen in der klinischen Umweltmedizin: eine kritische Betrachtung. Dt Ärzteblatt 99, A-3026–3029

Edenharder, R., Sager, J.W., Glatt, H., Muckel, E. und Platt, K.L. (2002) Protection by beverages, fruits, vegetables, herbs and flavonoids against genotoxicity of 2-acetylaminofluorene and 2-amino-1-methyl-6-phenylimidazo[4,5-b]pyridine (PhIP) in metabolically competent V79 cells. Mutat Res 521, 57–72

Eis, D., Beckel, T., Birkner, N. und Renner, B. (2002) Untersuchungen zur Aufklärung der Ursachen des MCS-Syndroms (Multiple Chemikalienüberempfindlichkeit) bzw. der IEI (Idiopathische umweltbezogene Unverträglichkeit unter besonderer Berücksichtigung des Beitrages von Umweltchemikalien. In Abschlussbericht in 2 Bänden zu einem FuE-Vorhaben im Auftrag des UBA (FKZ 298 62274).

Fabig, K. (2003) Kommentar zur multizentrischen MCS-Studie des Robert Koch-Instituts. Umwelt – Medizin – Gesellschaft 3, 172–173

Forth, W., Henschler, D., Rummel, W. und Starke, K. (1996) Pharmakologie und Toxikologie. Spektrum Akademischer Verlag, Mannheim

Gebbers, J.O. (2001) Umwelt und Autoimmunität – von äußeren Ursachen zu inneren Konflikten. Umwelt – Medizin – Gesellschaft 2, 118–126

Germann, P. (2001) Zur Diskussion: Vergleichende Betrachtung zwischen Suchterkrankung und Umweltkrankheiten, insbesondere des MCS-Syndroms. Umwelt – Medizin – Gesellschaft 3, 184–185

Heafield, M.T. et al., e. (1990) Neuroscience Letters 110, 216–220

Heine, H. (1997) Lehrbuch der biologischen Medizin. Hippokrates, Stuttgart

Kapuste, H. und Schlett, S. (1995) Behandlung der chemischen Sensibilität, umweltmedizinisches Therapiekonzept nach W. Rea. naturamed 10

Knabenschuh, B., Bartram, E. und Bieger, W.P. (2003) Einfluss neuroinflammatorischer und neuroendokriner Mechanismen bei MCS. Zeitschr f. Umweltmedizin 11, 30–35

Madea, B. und Musshoff, F. (2004) Postmortem toxicology. Forensic Sci Int 142, 71–73

Mayer, W.R., Bartram, E. und Bieger, W.P. (2002) MCS – eine chronische Entzündung? Zeitschr f. Umweltmedizin 10, 141–149

Meggs, W.J. (1995) Neurogenic switching: a hypothesis for a mechanism for shifting the site of inflammation in allergy and chemical sensitivity. Environ Health Perspect 103, 54–56

Melillo, R. und Leisman, G. (2004) Neurobehavioral Disorders in Childhood. Kluwer Academic/Plenum Publishers, New York

Miller, C.S. (1997) Toxicant-induced loss of tolerance – an emerging theory of disease? Environ Health Perspect 105 Suppl 2, 445–453

Miller, C.S. (1999) Evidence for a New Theory of Chemically-initiated Disease: Toxicant-induced Loss of Tolerance (TILT). Bonn

Miller, C.S. und Mitzel, H.C. (1995) Chemical sensitivity attributed to pesticide exposure versus remodeling. Arch Environ Health 50, 119–129

Miller, C.S. und Prihoda, T.J. (1999a) A controlled comparison of symptoms and chemical intolerances reported by Gulf War veterans, implant recipients and persons with multiple chemical sensitivity. Toxicol Ind Health 15, 386–397

Miller, C.S. und Prihoda, T.J. (1999b) The Environmental Exposure and Sensitivity Inventory (EESI): a standardized approach for measuring chemical intolerances for research and clinical applications. Toxicol Ind Health 15, 370–385

Musshoff, F., Padosch, S., Steinborn, S. und Madea, B. (2004) Fatal blood and tissue concentrations of more than 200 drugs. Forensic Sci Int 142, 161–210

Oguro, T. et al., e. (1994) J Pharmacol Experimental Therapeut 270(3), 1145–1151

Ätsch, W. und Stahl, T. (1997) Das Wörterbuch des NLP. Junfermann, Paderborn

Prang, N., Mayer, W.R., Bartram, E. und Bieger, W.P. (2003) MCS ein NF-B-getriggerter Entzündungsprozess. Zeitschr f. Umweltmedizin 11, 80–86

Randolph, T.G. (1954) Allergic-type reactions to industrial solvents and liquid fuels; mosquito abatement fogs and mists; motor exhausts; indoor utility gas and oil fumes; chemical additives of foods and drugs; and synthetic drugs and cosmetics. J Lab Clin Med 44, 910

Randolph, T.G. (1978) Human Ecology and Susceptibility to the Chemical Invironment. Charles C Thomas, Springfield, Illinois

Rea, W. (1992) Chemical Sensitivity Bd. 1. Lewis Publishers, Boca Raton

Rea, W.J. (1994) Chemical Sensitivity Bd. 2. Lewis Publishers, Boca Raton

Rea, W.J. (1996) Chemical Sensitivity Bd. 3. Lewis Publishers, Boca Raton

Rea, W. (1997) Chemical Sensitivity Bd. 4. Lewis Publishers, Boca Raton

Schwarz, E. (1997) Therapeutische Strategien bei Multipler Chemischer Sensitivität. Verein für Umweltkrankte e.V., Husumer Str. 43, 25821 Bredstedt

Schwinger, G. (2001) Organophosphate-Neurotoxizität-Prionenkrankheit. Umwelt – Medizin – Gesellschaft 2, 127

Sorg, B.A., Hooks, M.S. und Kalivas, P.W. (1994) Neuroanatomy and neurochemical mechanisms of time-dependent sensitization. Toxicol Ind Health 10, 369–386

Unger, M. (2003) Naturstoffe als Inhibitoren und Induktoren des Phase I- und Phase II-Metabolismus von Xenobiotika. Umwelt – Medizin – Gesellschaft 16, 193– 195

Wichmann, H.E., Schlipköter, H.W. und Füllgraf, G. (7/1997) Handbuch der Umweltmedizin. Ecomed, Landsberg

Wichmann, H.E., Schlipköter, H.W. und Füllgraf, G. (1992) Handbuch der Umweltmedizin mit Ergänzungslieferungen. Ecomed, Landsberg

Woolf, A. (2000) A 4-year-old girl with manifestations of multiple chemical sensitivities. Environ Health Perspect 108, 1219–1223

Literatur Kap. 15

Arcari, R. und Crombie, H.D. (2003) Mark Twain and his family's health: Livy Clemens' neurasthenia in the gilded age and chronic fatigue syndrome of today. Conn Med 67, 293–296

Bensky, D., Clavey, S., Stoger, E., Gamble, A. und Bensky, L.L. (2004) Chinese Herbal Medicine: Materia Medica. Eastland Press, Seattle

Bensky, D. und Gamble, A. (1986) Chinese Herbal Medicine. Eastland Press, Seattle

Bieger, W.P. (1994) Chronisches Müdigkeitssyndrom. Laborinformation Tiller und Kollegen, Bayerstr. 53, 80335 München 87

Böhm, U. und Stöppler, M. (2002) Chronisches Müdigkeitssyndrom: eine orthomolekulare Therapieempfehlung. Prevent Network, Neue nutriologische Beiträge 16

Fisher, L. und Chalder, T. (2003) Childhood experiences of illness and parenting in adults with CFS. Journal of psychosomatic research 54, 439–443

Garten, H. (2016) Applied Kinesiology, Funktionelle Myodiagnostik in Chirotherapie und Osteopathie. Urban & Fischer, München

Harrison's Principles of Internal Medicine. (2005) McGrawHill, New York

Holmes, G.P., Kaplan, J.E., Gantz, N.M., Komaroff, A.L., Schonberger, L.B., Straus, S.E., Jones, J.F., Dubois, R.E., Cunningham-Rundles, C., Pahwa, S. et al. (1988) Chronic fatigue syndrome: a working case definition. Ann Intern Med 108, 387–389

Kreutzig, T. (1997) Biochemie. Gustav Fischer, Lübeck

Maciocia, G. (1994) The Practice of Chinese Medicine. Churchill Livingstone, Edinburgh

Murray, R.K., Granner, D.K., Mayes, P.A. und Rodwell, V.W. (2000) Harper's Biochemistry. McGraw-Hill, New York

Porkert, M. (1978) Klinische Chinesische Pharmakologie. Verlag für Medizin Dr. EwaldFischer, Heidelberg
Schmidt, R.F., Lang, F. und Thews, G. (2005) Physiologie des Menschen. Springer, Berlin
Siessmeier, T., Nix, W.A., Hardt, J., Schreckenberger, M., Egle, U.T. und Bartenstein, P. (2003) Observer independent analysis of cerebral glucose metabolism in patients with chronic fatigue syndrome. J Neurol Neurosurg Psychiatry 74, 922–928
Tahmaz, N., Soutar, A. und Cherrie, J.W. (2003) CFS and Organophosphate Pesticides in Sheep Farming. The Annals of occupational hygiene 47, 261–267
Tanaka, S., Kuratsune, H., Hidaka, Y., Hakariya, Y., Tatsumi, K., Takano, T., Kanakura, Y. und Amino, N. (2003) Autoantibodies against muscarinic cholinergic receptor in CFS. International Journal of Molecular Medicine 12, 225–230
Uexküll, T. (1986) Psychosomatische Medizin. Urban & Schwarzenberg, München
Werbach, M. (2002) Chronisches Müdigkeitssyndrom. Neue Nutriologische Beiträge 15, 2

Literatur Kap. 16

Acacio, B.D., Stanczyk, F.Z., Mullin, P., Saadat, P., Jafarian, N. und Sokol, R.Z. (2004) Pharmacokinetics of dehydroepiandrosterone and its metabolites after long-term daily oral administration to healthy young men. Fertil Steril 81, 595–604
Adimoelja, A. (2000) Phytochemicals and the breakthrough of traditional herbs in the management of sexual dysfunctions. Int J Androl 23 Suppl 2, 82–84
Albertazzi, P., Pansini, F., Bonaccorsi, G., Zanotti, L., Forini, E. und De Aloysio, D. (1998) The effect of dietary soy supplementation on hot flushes. Obstet Gynecol 91, 6–11
Andersen, H.U., Jorgensen, K.H., Egeberg, J., Mandrup-Poulsen, T. und Nerup, J. (1994) Nicotinamide prevents interleukin-1 effects on accumulated insulin release und nitric oxide production in rat islets of Langerhans. Diabetes 43, 770–777
Anderson, J.J. und Garner, S.C. (1998) Phytoestrogens and bone. Baillieres Clin Endocrinol Metab 12, 543–557
Anderson, R.A., Bryden, N.A., Evock-Clover, C.M. und Steele, N.C. (1997) Beneficial effects of chromium on glucose and lipid variables in control and somatotropin-treated pigs are associated with increased tissue chromium and altered tissue copper, iron, and zinc. J Anim Sci 75, 657–661
Anderson, R.A., Cheng, N., Bryden, N.A., Polansky, M.M., Cheng, N., Chi, J. und Feng, J. (1997) Elevated intakes of supplemental chromium improve glucose and insulin variables in individuals with type 2 diabetes. Diabetes 46, 1786–1791
Anderson, R.A., Polansky, M.M., Bryden, N.A. und Canary, J.J. (1991) Supplemental-chromium effects on glucose, insulin, glucagon, and urinary chromium losses in subjects consuming controlled low-chromium diets. Am J Clin Nutr 54, 909–916
Anisimov, V.N. (2003) Effects of exogenous melatonin – a review. Toxicol Pathol 31, 589–603
Arthur, L.S., Selvakumar, R., Seshadri, M.S. und Seshadri, L. (1999) Hyperinsulinemia in polycystic ovary disease. J Reprod Med 44, 783–787
Azoulay, C. (2004) [Menopause in 2004: „hormone replacement therapy" is not what it used to be anymore]. Rev Med Interne 25, 806–815
Balick, M.J. und Lee, R. (2002) Maca: from traditional food crop to energy and libido stimulant. Altern Ther Health Med 8, 96–98
Baltaci, A.K., Mogulkoc, R., Kul, A., Bediz, C.S. und Ugur, A. (2004) Opposite effects of zinc and melatonin on thyroid hormones in rats. Toxicology 195, 69–75
Barbagallo, M., Dominguez, L.J., Galioto, A., Ferlisi, A., Cani, C., Malfa, L., Pineo, A., Busardo, A. und Paolisso, G. (2003) Role of magnesium in insulin action, diabetes and cardio-metabolic syndrome X. Mol Aspects Med 24, 39–52
Barbagallo, M., Dominguez, L.J., Tagliamonte, M.R., Resnick, L.M. und Paolisso, G. (1999a) Effects of glutathione on red blood cell intracellular magnesium: relation to glucose metabolism. Hypertension 34, 76–82
Barbagallo, M., Dominguez, L.J., Tagliamonte, M.R., Resnick, L.M. und Paolisso, G. (1999b) Effects of vitamin E and glutathione on glucose metabolism: role of magnesium. Hypertension 34, 1002–1006
Barger-Lux, M. und Heany, R. (1994) The role of calcium intake in preventing bone fragility, hypertension, and certain cancers. J Nutr 124, 1406S–1411S
Barnes, B.O. (1942) Basal temperature versus basal metabolism. JAMA 119, 1072–1074
Barnes, B.O. (1959) Prophylaxis of ischaemic heart-disease by thyroid therapy. Lancet 2, 149–152
Barnes, B.O. (1973) On the genesis of atherosclerosis. J Am Geriatr Soc 21, 350–354
Barnes, B.O. (1975) Thyroid-adrenocortical relationships in the safe treatment of arthritis, allergy, and skin disorders with prednisone. J Am Geriatr Soc 23, 548–550
Barnes, B.O. (1975) Hypertension and the thyroid gland. Clin Exp Pharmacol Physiol Suppl 2, 167–170
Barnes, B.O. und Barnes, C.W. (1973) Heart Attack Rareness in Thyroid-Treated Patients. Charles Thomas, Springfield, Ill.
Barnes, B.O. und Galton, L. (1976) Hypothyroidism: The Unsuspected Illness. Crowell, New York
Barnes, S. (1998) Phytoestrogens and breast cancer. Baillieres Clin Endocrinol Metab 12, 559–579
Barral, J.P. und Mercier, P. (2005) Lehrbuch der Viszeralen Osteopathie 1.
Barral, J.P. und Prât, D. (1995) Nouvelles Techniques Uro-genitales. Editions de Verlaque, Aix en Provence
Bayne, C.W., Ross, M., Donnelly, F. und Habib, F.K. (2000) The selectivity and specificity of the actions of the lipido-sterolic extract of Serenoa repens (Permixon) on the prostate. J Urol 164, 876–881
Bediz, C.S., Baltaci, A.K. und Mogulkoc, R. (2003) Both zinc deficiency and supplementation affect plasma melatonin levels in rats. Acta Physiol Hung 90, 335–339
Bensky, D., Clavey, S., Stoger, E., Gamble, A. und Bensky, L.L. (2004) Chinese Herbal Medicine: Materia Medica. Eastland Press, Seattle
Bensky, D. und Gamble, A. (1986) Chinese Herbal Medicine. Eastland Press, Seattle
Benzi, L., Ciccarone, A.M., Cecchetti, P., DiCianni, G., Caricato, F., Trincavelli, L., Volpe, L. und Navalesi, R. (1999) Intracellular hyperinsulinism: a metabolic characteristic of obesity with and without Type 2 diabetes: intracellular insulin in obesity and Type 2 diabetes. Diabetes Res Clin Pract 46, 231–237

Berneis, K., Vosmeer, S. und Keller, U. (1996) Effects of glucocorticoids and of growth hormone on serum leptin concentrations in man. Eur J Endocrinol 135, 663–665

Bhasin, S. (2003) Effects of testosterone administration on fat distribution, insulin sensitivity, and atherosclerosis progression. Clin Infect Dis 37 Suppl 2, S142–149

Bhasin, S., Storer, T.W., Berman, N., Yarasheski, K.E., Clevenger, B., Phillips, J., Lee, W.P., Bunnell, T.J. und Casaburi, R. (1997) Testosterone replacement increases fat-free mass and muscle size in hypogonadal men. J Clin Endocrinol Metab 82, 407–413

Blask, D.E., Dauchy, R.T., Sauer, L.A. und Krause, J.A. (2004) Melatonin uptake and growth prevention in rat hepatoma 7288CTC in response to dietary melatonin: melatonin receptor-mediated inhibition of tumor linoleic acid metabolism to the growth signaling molecule 13-hydroxyoctadecadienoic acid and the potential role of phytomelatonin. Carcinogenesis 25, 951–960

Boivin, D.B., Duffy, J.F., Kronauer, R.E. und Czeisler, C.A. (1996) Dose-response relationships for resetting of human circadian clock by light. Nature 379, 540–542

Bondy, S.C., Lahiri, D.K., Perreau, V.M., Sharman, K.Z., Campbell, A., Zhou, J. und Sharman, E.H. (2004) Retardation of brain aging by chronic treatment with melatonin. Ann N Y Acad Sci 1035, 197–215

Brainard, G.C., Hanifin, J.P., Greeson, J.M., Byrne, B., Glickman, G., Gerner, E. und Rollag, M.D. (2001) Action spectrum for melatonin regulation in humans: evidence for a novel circadian photoreceptor. J Neurosci 21, 6405–6412

Brainard, G.C., Rollag, M.D. und Hanifin, J.P. (1997) Photic regulation of melatonin in humans: ocular and neural signal transduction. J Biol Rhythms 12, 537–546

Brenner, R.R. (1981) Nutritional and hormonal factors influencing desaturation of essential fatty acids. Prog Lipid Res 20, 41–47

Brody, T. (1999) Nutritional Biochemistry. Academic Press, San Diego

Brown, G.A., Vukovich, M.D., Martini, E.R., Kohut, M.L., Franke, W.D., Jackson, D.A. und King, D.S. (2000) Endocrine responses to chronic androstenedione intake in 30- to 56-year-old men. J Clin Endocrinol Metab 85, 4074–4080

Calabrese, G. (1999) Nonalcoholic compounds of wine: the phytoestrogen resveratrol and moderate red wine consumption during menopause. Drugs Exp Clin Res 25, 111–114

Caro, J.F., Sinha, M.K., Kolaczynski, J.W., Zhang, P.L. und Considine, R.V. (1996) Leptin: the tale of an obesity gene. Diabetes 45, 1455–1462

Chen, D., Carter, T.H. und Auborn, K.J. (2004) Apoptosis in cervical cancer cells: implications for adjunct anti-estrogen therapy for cervical cancer. Anticancer Res 24, 2649–2656

Cherrier, M.M., Asthana, S., Plymate, S., Baker, L., Matsumoto, A.M., Peskind, E., Raskind, M.A., Brodkin, K., Bremner, W., Petrova, A., LaTendresse, S. und Craft, S. (2001) Testosterone supplementation improves spatial and verbal memory in healthy older men. Neurology 57, 80–88

Christ, B. und Wachtler, F. (1998) Medizinische Embryologie. Ullstein Medical, Wiesbaden

Ciaraldi, T.P., el-Roeiy, A., Madar, Z., Reichart, D., Olefsky, J.M. und Yen, S.S. (1992) Cellular mechanisms of insulin resistance in polycystic ovarian syndrome. J Clin Endocrinol Metab 75, 577–583

Cicero, A.F., Piacente, S., Plaza, A., Sala, E., Arletti, R. und Pizza, C. (2002) Hexanic Maca extract improves rat sexual performance more effectively than methanolic and chloroformic Maca extracts. Andrologia 34, 177–179

Comhaire, F. und Mahmoud, A. (2004) Preventing diseases of the prostate in the elderly using hormones and nutriceuticals. Aging Male 7, 155–169

Conway, G.S., Honour, J.W. und Jacobs, H.S. (1989) Heterogeneity of the polycystic ovary syndrome: clinical, endocrine and ultrasound features in 556 patients. Clin Endocrinol (Oxf) 30, 459–470

Cooper, A., Spencer, C., Whitehead, M.I. und al., e. (1998) Systemic absorption of progesterone from Progest cream in postmenopausal women. Lancet 351, 1255–1256

Czeisler, C.A., Allan, J.S., Strogatz, S.H., Ronda, J.M., Sanchez, R., Rios, C.D., Freitag, W.O., Richardson, G.S. und Kronauer, R.E. (1986) Bright light resets the human circadian pacemaker independent of the timing of the sleep-wake cycle. Science 233, 667–671

De Gaetano, A., Mingrone, G., Castagneto, M. und Calvani, M. (1999) Carnitine increases glucose disposal in humans. J Am Coll Nutr 18, 289–295

DeFronzo, R.A. (1997) Insulin resistance: a multifaceted syndrome responsible for NIDDM, obesity, hypertension, dyslipidaemia and atherosclerosis. Neth J Med 50, 191–197

Delhez, M., Hansenne, M. und Legros, J.J. (2003) Undropause and psychopathology: minor symptoms rather than pathological ones. Psychoneuroendocrinology 28, 863–874

Despres, J.P., Lamarche, B., Mauriege, P., Cantin, B., Dagenais, G.R., Moorjani, S. und Lupien, P.J. (1996) Hyperinsulinemia as an independent risk factor for ischemic heart disease. N Engl J Med 334, 952–957

Di Leo, C., Tarolo, G.L., Bestetti, A., Tagliabue, L., Del Sole, A., Aliberti, G., Cestaro, B. und Pepe, L. (2000) [Osteoporosis and phytoestrogens: an assessment of bone mineral density via quantitative peripheral computed tomography in milk-egg-vegetarian women in the premenopause]. Radiol Med (Torino) 99, 250–257

Di Silverio, F., D'Eramo, G., Lubrano, C., Flammia, G.P., Sciarra, A., Palma, E., Caponera, M. und Sciarra, F. (1992) Evidence that Serenoa repens extract displays an antiestrogenic activity in prostatic tissue of benign prostatic hypertrophy patients. Eur Urol 21, 309–314

Dutkiewicz, S. (1996) Usefulness of Cernilton in the treatment of benign prostatic hyperplasia. Int Urol Nephrol 28, 49–53

Duus, P. (2001) Neurologisch-topische Diagnostik. Thieme, Stuttgart

Dvorkin, L. und Song, K.Y. (2002) Herbs for benign prostatic hyperplasia. Ann Pharmacother 36, 1443–1452

Eckert, A. (1996) Das Tao der Medizin. Haug, Heidelberg, Stuttgart

Eden, J. (1998) Phytoestrogens and the menopause. Baillieres Clin Endocrinol Metab 12, 581–587

Einspanier, A., Zarreh-Hoshyari-Khah, M.R., Balvers, M., Kerr, L., Fuhrmann, K. und Ivell, R. (1997) Local relaxin biosynthesis in the ovary and uterus through the oestrous cycle and early pregnancy in the female marmoset monkey (Callithrix jacchus). Hum Reprod 12, 1325–1337

El-Sokkary, G.H., Reiter, R.J. und Abdel-Ghaffar, S. (2003) Melatonin supplementation restores cellular proliferation and DNA synthesis in the splenic and thymic lymphocytes of old rats. Neuro Endocrinol Lett 24, 215–223

Elam, M.B., Hunninghake, D.B., Davis, K.B., Garg, R., Johnson, C., Egan, D., Kostis, J.B., Sheps, D.S. und Brinton, E.A. (2000) Effect of niacin on lipid and lipoprotein levels and glycemic control in patients with diabetes and peripheral arterial disease: the ADMIT study: A randomized trial. Arterial Disease Multiple Intervention Trial. Jama 284, 1263–1270

Eriksen, E.F. und Robins, D.A. (2004) Teriparatide: A bone formation treatment for osteoporosis. Drugs Today (Barc) 40, 935–948

Erren, T.C. und Stevens, R.G. (2002) Licht, Melatonin und innere Krebserkrankungen – Aktuelle Fakten und Forschungsperspektiven. Gesundheitswesen, 278–283

Eskin, B.A., Grotkowski, C.E., Connolly, C.P. und Ghent, W.R. (1995) Different tissue responses for iodine and iodide in rat thyroid and mammary glands. Biol Trace Elem Res 49, 9–19

Evans, G.W. und Bowman, T.D. (1992) Chromium picolinate increases membrane fluidity and rate of insulin internalization. J Inorg Biochem 46, 243–250

Evans, J.L. und Goldfine, I.D. (2000) Alpha-lipoic acid: a multifunctional antioxidant that improves insulin sensitivity in patients with type 2 diabetes. Diabetes Technol Ther 2, 401–413

Fahim, M.S., Fahim, Z., Harman, J.M., Clevenger, T.E., Mullins, W. und Hafez, E.S. (1982) Effect of Panax ginseng on testosterone level and prostate in male rats. Arch Androl 8, 261–263

Fanti, P., Monier-Faugere, M.C., Geng, Z. et al., e. (1998) The phytoestrogen genistein reduces bone loss in short-term ovarectomized rats. Osteoporos Int 8, 274–281

Felson, D.T., Zhang, Y., Hannan, M.T., Kiel, D.P. und Wilson, P.W.F., Anderson, J.J. (1993) The effect of postmenopausal estrogen therapy on bone density in elderly women. N Engl J Med 329, 1141–1146

Feng, Z. und Zhang, J.T. (2004) Protective effect of melatonin on beta-amyloid-induced apoptosis in rat astroglioma C6 cells and its mechanism. Free Radic Biol Med 37, 1790–1801

Ferguson, M.A., White, L.J., McCoy, S., Kim, H.W., Petty, T. und Wilsey, J. (2004) Plasma adiponectin response to acute exercise in healthy subjects. Eur J Appl Physiol 91, 324–329

Ferrannini, E. (1998) Insulin resistance versus insulin deficiency in non-insulin-dependent diabetes mellitus: problems and prospects. Endocr Rev 19, 477–490

Ferri, M. und Norman, R.W. (2000) Prostate cancer in a hypogonadal male receiving androgen supplementation. Can J Urol 7, 1055–1056

Fields, M., Ferretti, R.J., Smith, J.C., Jr. und Reiser, S. (1984) Impairment of glucose tolerance in copper-deficient rats: dependency on the type of dietary carbohydrate. J Nutr 114, 393–397

Forth, W., Henschler, D., Rummel, W. und Starke, K. (1996) Pharmakologie und Toxikologie. Spektrum Akademischer Verlag, Mannheim

Francis, R.M. (1999) The effects of testosterone on osteoporosis in men. Clin Endocrinol (Oxf) 50, 411–414

Freedman, R.R. und Woodward, S. (1996) Core body temperature during menopausal hot flushes. Fertil Steril 65, 1141–1144

Freedman, R.R., Woodward, S. und Mayes, M.M. (1994) Nonneural mediation of digital vasodilation during menopausal hot flushes. Gynecol Obstet Invest 38, 206–209

Friedl, R., Moeslinger, T., Kopp, B. und Spieckermann, P.G. (2001) Stimulation of nitric oxide synthesis by the aqueous extract of Panax ginseng root in RAW 264.7 cells. Br J Pharmacol 134, 1663–1670

Fujisawa, T. und Mori, M. (1996) Influence of bile salts on beta-glucuronidase activity of intestinal bacteria. Lett Appl Microbiol 22, 271–274

Fulder, S.J. (1981) Ginseng and the hypothalamic-pituitary control of stress. Am J Chin Med 9, 112–118

Gadelle, D., Raibaud, P. und Sacquet, E. (1985) beta-Glucuronidase activities of intestinal bacteria determined both in vitro and in vivo in gnotobiotic rats. Appl Environ Microbiol 49, 682–685

Gallagher, J.C., Genant, H.K., Crans, G.G., Vargas, S.J. und Krege, J.H. (2005) Teriparatide reduces the fracture risk associated with increasing number and severity of osteoporotic fractures. J Clin Endocrinol Metab 90, 1583–1587

Gambacciani, M., Ciaponi, M., Cappagli, B., Piaggesi, L. und Genazzani, A.R. (1997) Effects of combined low dose of the isoflavone derivative ipriflavone and estrogen replacement on bone mineral density and metabolism in postmenopausal women. Maturitas 28, 75–81

Garten, H. (1996) Neue Punktuelle Schmerz-und Organtherapie. Hippokrates, Stuttgart

Garten, H. (1999) Akupunktur bei Inneren Krankheiten. Hippokrates, Stuttgart

Garten, H. (2004) Applied Kinesiology: Muskelfunktion, Dysfunktion, Therapie. Urban & Fischer, München

Garten, H. (2016) Applied Kinesiology, Funktionelle Myodiagnostik in Chirotherapie und Osteopathie. Urban & Fischer, München

Gaudio, A. und Morabito, N. (2005) Pharmacological management of severe postmenopausal osteoporosis. Drugs Aging 22, 405–417

Gerhard, I. und Postneek, F. (1992) Auricular acupuncture in the treatment of female infertility. Gynecol Endocrinol 6, 171–181

Gerhard, I. und Runnebaum, B. (1992) Schadstoffe und Fertilitätsstörungen, Schwermetalle und Mineralstoffe. Geburtsh u Frauenheilkd 52, 383–396

Gerstenbluth, R.E., Maniam, P.N., Corty, E.W. und Seftel, A.D. (2002) Prostate-specific antigen changes in hypogonadal men treated with testosterone replacement. J Androl 23, 922–926

Gerstenbluth, R.E., Seftel, A.D., Hampel, N., Oefelein, M.G. und Resnick, M.I. (2002) The accuracy of the increased prostate specific antigen level (greater than or equal to 20 ng./ml.) in predicting prostate cancer: is biopsy always required? J Urol 168, 1990–1993

Ghent, W.R., Eskin, B.A., Low, D.A. und Hill, L.P. (1993) Iodine replacement in fibrocystic disease of the breast. Can J Surg 36, 453–460

Ghent, W.R.E., B.A. (1986) Elemental iodine supplementation in clinical breast dysplasia. Proc Annu Meet Am Assoc Cancer Res 27, 129
Gleditsch, J.M. (2002) MAPS – MikroAkuPunktSysteme. Hippokrates, Stuttgart
Golotin, V.G., Gonenko, V.A., Zimina, V.V., Naumov, V.V. und Shevtsova, S.P. (1989) [Effect of ionol and eleutherococcus on changes of the hypophyseo-adrenal system in rats under extreme conditions]. Vopr Med Khim 35, 35–37
Gonzales, G.F., Ruiz, A., Gonzales, C., Villegas, L. und Cordova, A. (2001) Effect of Lepidium meyenii (maca) roots on spermatogenesis of male rats. Asian J Androl 3, 231–233
Goodheart, G.J. (1976) Applied Kinesiology 1976 Workshop Procedure Manual, 12th ed., privately published, 20567 Mack Ave., Grosspoint, MI, 48236–1655, USA
Goodheart, G.J. (1979) Applied Kinesiology 1979 Workshop Procedure Manual, 15th ed., privatly, 20567 Mack Ave., Grosspoint, MI, 48236–1655, USA
Goodheart, G.J. (1980) Applied Kinesiology 1980 Workshop Procedure Manual. privately published, 20567 Mack Ave., Grosspoint, MI, 48236–1655, USA
Goodheart, G.J. (1981) Applied Kinesiology 1981 Workshop Procedure Manual. privately published, 20567 Mack Ave., Grosspoint, MI, 48236–1655, USA
Goodheart, G.J. (1982) Applied Kinesiology 1982 Workshop Procedure Manual. privately published, 20567 Mack Ave., Grosspoint, MI, 48236–1655, USA
Gooren, L.J. und Bunck, M.C. (2003) Transdermal testosterone delivery: testosterone patch and gel. World J Urol 21, 316–319
Gorgun, F.M., Kokoglu, E., Gumustas, M.K., Altug, T., Cansever, S. und Kavunoglu, G. (2004) Effects of melatonin on plasma S-nitrosoglutathione and glutathione in streptozotocin-treated rats. J Toxicol Environ Health A 67, 979–986
Gorgun, F.M., Ozturk, Z., Gumustas, M.K. und Kokogu, E. (2002) Melatonin administration affects plasma total sialic acid and lipid peroxidation levels in streptozotocin induced diabetic rats. J Toxicol Environ Health A 65, 695–700
Gruenewald, D.A. und Matsumoto, A.M. (2003) Testosterone supplementation therapy for older men: potential benefits and risks. J Am Geriatr Soc 51, 101–115; discussion 115
Grungreiff, K. und Reinhold, D. (2005) Liver cirrhosis and „liver" diabetes mellitus are linked by zinc deficiency. Med Hypotheses 64, 316–317
Guthrie, J.R., Dennerstein, L., Hopper, J.L. und Burger, H.G. (1996) Hot flushes, menstrual status, and hormone levels in a population-based sample of midlife women. Obstet Gynecol 88, 437–442
Ha, H., Yu, M.R. und Kim, K.H. (1999) Melatonin and taurine reduce early glomerulopathy in diabetic rats. Free Radic Biol Med 26, 944–950
Habib, F.K., Ross, M., Lewenstein, A., Zhang, X. und Jaton, J.C. (1995) Identification of a prostate inhibitory substance in a pollen extract. Prostate 26, 133–139
Hall Moran, V., Leathard, H.L. und Coley, J. (2001) Urinary hormone levels during the natural menstrual cycle: the effect of age. J Endocrinol 170, 157–164
Hammer, F., Subtil, S., Lux, P., Filko, D., Sanning, P. und Allolio, B. (2004) No evidence for hepatic conversion of dehydroepiandrosterone sulfate (DHEAS) to DHEA – in vivo and in vitro studies. Experimental and Clinical Endocrinology & Diabetes
Hassel, C.A., Marchello, J.A. und Lei, K.Y. (1983) Impaired glucose tolerance in copper-deficient rats. J Nutr 113, 1081–1083
Haug, H.-J. (2002) Christmas – a light deficiency disease? Dt med Wschr, 2717–2720
Hauner, H., Petruschke, T., Russ, M., Rohrig, K. und Eckel, J. (1995) Effects of tumour necrosis factor alpha (TNF alpha) on glucose transport and lipid metabolism of newly-differentiated human fat cells in cell culture. Diabetologia 38, 764–771
Health, N.I. o. (1994) Consensus Development Panel on Optimal Calcium Intake. Optimal calcium intake. JAMA 272, 1942–1948
Herrington, D. (2000) Role of estrogens, selective estrogen receptor modulators and phytoestrogens in cardiovascular protection. Can J Cardiol 16 Suppl E, 5E–9E
Hibasami, H., Fujikawa, T., Takeda, H., Nishibe, S., Satoh, T., Fujisawa, T. und Nakashima, K. (2000) Induction of apoptosis by Acanthopanax senticosus HARMS and its component, sesamin in human stomach cancer KATO III cells. Oncol Rep 7, 1213–1216
Hislop, M.S., Ratanjee, B.D., Soule, S.G. und Marais, A.D. (1999) Effects of anabolic-androgenic steroid use or gonadal testosterone suppression on serum leptin concentration in men. Eur J Endocrinol 141, 40–46
Houser, B.B. (1979) An investigation of the correlation between hormonal levels in males and mood, behavior and physical discomfort. Horm Behav 12, 185–197
Howes, J.B., Sullivan, D., Lai, N., Nestel, P., Pomeroy, S., West, L., Eden, J.A. und Howes, L.G. (2000) The effects of dietary supplementation with isoflavones from red clover on the lipoprotein profiles of post menopausal women with mild to moderate hypercholesterolaemia. Atherosclerosis 152, 143–147
Huong, N.T., Matsumoto, K. und Watanabe, H. (1998) The antistress effect of majonoside-R2, a major saponin component of Vietnamese ginseng: neuronal mechanisms of action. Methods Find Exp Clin Pharmacol 20, 65–76
Hwang, J., Sevanian, A., Hodis, H.N. und Ursini, F. (2000) Synergistic inhibition of LDL oxidation by phytoestrogens and ascorbic acid. Free Radic Biol Med 29, 79–89
Hyde, J.S., Fennema, E. und Lamon, S.J. (1990) Gender differences in mathematics performance: a meta-analysis. Psychol Bull 107, 139–155
Ishimi, Y., Miyaura, C., Ohmura, M., Onoe, Y., Sato, T., Uchiyama, Y., Ito, M., Wang, X., Suda, T. und Ikegami, S. (1999) Selective effects of genistein, a soybean isoflavone, on B-lymphopoiesis and bone loss caused by estrogen deficiency. Endocrinology 140, 1893–1900
Jacob, S., Henriksen, E.J., Schiemann, A.L., Simon, I., Clancy, D.E., Tritschler, H.J., Jung, W.I., Augustin, H.J. und Dietze, G.J. (1995) Enhancement of glucose disposal in patients with type 2 diabetes by alpha-lipoic acid. Arzneimittelforschung 45, 872–874
Jain, P., Rademaker, A.W. und McVary, K.T. (2000) Testosterone supplementation for erectile dysfunction: results of a meta-analysis. J Urol 164, 371–375
Jain, S.K., McVie, R., Jaramillo, J.J., Palmer, M. und Smith, T. (1996) Effect of modest vitamin E supplementation on blood glycated hemoglobin and tri-

glyceride levels and red cell indices in type I diabetic patients. J Am Coll Nutr 15, 458–461

Jeon, B.H., Kim, C.S., Kim, H.S., Park, J.B., Nam, K.Y. und Chang, S.J. (2000) Effect of Korean red ginseng on blood pressure and nitric oxide production. Acta Pharmacol Sin 21, 1095–1100

Jockenhovel, F. (2003) Testosterone supplementation: what and how to give. Aging Male 6, 200–206

Johnson, C.H. und Golden, S.S. (1999) Circadian programs in cyanobacteria: adaptiveness and mechanism. Annu Rev Microbiol 53, 389–409

Judd, A.M., Macleod, R.M. und Login, I.S. (1984) Zinc acutely, selectively and reversibly inhibits pituitary prolactin secretion. Brain Res 294, 190–192

Juul, K.V. (1998) [Utilization of calcium, vitamin D and diphosphonates used in the treatment of osteoporosis in Denmark 1994–1996. An epidemiological analysis of nationwide prescription data]. Ugeskr Laeger 160, 3207–3211

Kaneko, N. (1979) [Influence of active vitamine D3 on bones (author's transl)]. Nippon Seikeigeka Gakkai Zasshi 53, 1823–1837

Karasek, M. und Reiter, R.J. (2002) Melatonin and aging. Neuro Endocrinol Lett 23 Suppl 1, 14–16

Karasek, M., Reiter, R.J., Cardinali, D.P. und Pawlikowski, M. (2002) Future of melatonin as a therapeutic agent. Neuro Endocrinol Lett 23 Suppl 1, 118–121

Kardinaal, A.F., M.S., M., Bruggemann-Rotgans, I.E. und Beresteijn, E.C. (1998) Phyto-oestrogen excretion and rate of bone loss in postmenopausal women. Eur J Clin Nutr 52, 850–855

Kasper, S., Wehr, T.A., Bartko, J.J., Gaist, P.A. und Rosenthal, N.E. (1989) Epidemiological findings of seasonal changes in mood and behavior. A telephone survey of Montgomery County, Maryland. Arch Gen Psychiatry 46, 823–833

Kaste, S.C., Tong, X., Hendrick, J.M., Karimova, E.J., Srivastava, D.K., Tylavsky, F.A., Snider, T.L. und Carbone, L.D. (2006) QCT versus DXA in 320 survivors of childhood cancer: association of BMD with fracture history. Pediatr Blood Cancer 47, 936–943

Katznelson, L., Finkelstein, J.S., Schoenfeld, D.A., Rosenthal, D.I., Anderson, E.J. und Klibanski, A. (1996) Increase in bone density and lean body mass during testosterone administration in men with acquired hypogonadism. J Clin Endocrinol Metab 81, 4358–4365

Kellis, J.T., Jr. und Vickery, L.E. (1984) Inhibition of human estrogen synthetase (aromatase) by flavones. Science 225, 1032–1034

Khare, A.K., Tondon, R.N. und Tewari, J.P. (1983) Hypoglycaemic activity of an indigenous drug (Gymnema sylvestre, ‚Gurmar') in normal and diabetic persons. Indian J Physiol Pharmacol 27, 257–258

Kiersztan, A., Winiarska, K., Drozak, J., Przedlacka, M., Wegrzynowicz, M., Fraczyk, T. und Bryla, J. (2004) Differential effects of vanadium, tungsten and molybdenum on inhibition of glucose formation in renal tubules and hepatocytes of control and diabetic rabbits: beneficial action of melatonin and N-acetylcysteine. Mol Cell Biochem 261, 9–21

Kim, C., Choi, H., Kim, C.C., Kim, J.K. und Kim, M.S. (1976) Influence of ginseng on mating behavior of male rats. Am J Chin Med 4, 163–168

Kim, D.H., Kang, H.J., Kim, S.W. und Kobashi, K. (1992) pH-inducible beta-glucosidase and beta-glucuronidase of intestinal bacteria. Chem Pharm Bull (Tokyo) 40, 1667–1669

Kim, Y.C. (1999) Testosterone supplementation in the aging male. Int J Impot Res 11, 343–352

King, D.S., Sharp, R.L., Vukovich, M.D., Brown, G.A., Reifenrath, T.A., Uhl, N.L. und Parsons, K.A. (1999) Effect of oral androstenedione on serum testosterone and adaptations to resistance training in young men: a randomized controlled trial. Jama 281, 2020–2028

Kissebah, A.H. und Krakower, G.R. (1994) Regional adiposity and morbidity. Physiol Rev 74, 761–811

Klevay, L.M. und Christopherson, D.M. (2000) Copper deficiency halves serum dehydroepiandrosterone in rats. J Trace Elem Med Biol 14, 143–145

Kley, H.K., Nieschlag, E., Bidlingmaier, F. und Kruskemper, H.L. (1974) Possible age-dependent influence of estrogens on the binding of testosterone in plasma of adult men. Horm Metab Res 6, 213–216

Knook, L., Kavelaars, A., Sinnema, G., Kuis, W. und Heijnen, C.J. (2000) High nocturnal melatonin in adolescents with chronic fatigue syndrome. J Clin Endocrinol Metab 85, 3690–3692

Kocak, G., Aktan, F., Canbolat, O., Ozogul, C., Elbeg, S., Yildizoglu-Ari, N. und Karasu, C. (2000) Alpha-lipoic acid treatment ameliorates metabolic parameters, blood pressure, vascular reactivity and morphology of vessels already damaged by streptozotocin-diabetes. Diabetes Nutr Metab 13, 308–318

Koch, E. (2001) Extracts from fruits of saw palmetto (Sabal serrulata) and roots of stinging nettle (Urtica dioica): viable alternatives in the medical treatment of benign prostatic hyperplasia and associated lower urinary tracts symptoms. Planta Med 67, 489–500

Konrad, T., Vicini, P., Kusterer, K., Hoflich, A., Assadkhani, A., Bohles, H.J., Sewell, A., Tritschler, H.J., Cobelli, C. und Usadel, K.H. (1999) alpha-Lipoic acid treatment decreases serum lactate and pyruvate concentrations and improves glucose effectiveness in lean and obese patients with type 2 diabetes. Diabetes Care 22, 280–287

Koutsikos, D., Fourtounas, C., Kapetanaki, A., Agroyannis, B., Tzanatos, H., Rammos, G., Kopelias, I., Bosiolis, B., Bovoleti, O., Darema, M. und Sallum, G. (1996) Oral glucose tolerance test after high-dose i.v. biotin administration in normoglucemic hemodialysis patients. Ren Fail 18, 131–137

Kronenberg, F. (1981) Hot Flashes. In Treatment of the Postmenopausal Woman: Basic and Clinical Aspects. (Lobo, R.E., ed.), Raven Press, New York

Kruse, S.O., Lohning, A., Pauli, G.F., Winterhoff, H. und Nahrstedt, A. (1999) Fukiic and piscidic acid esters from the rhizome of Cimicifuga racemosa and the in vitro estrogenic activity of fukinolic acid. Planta Med 65, 763–764

Kurzer, M.S. und Xu, X. (1997) Dietary phytoestrogens. Annu Rev Nutr 17

Lahiri, D.K., Chen, D., Ge, Y.W., Bondy, S.C. und Sharman, E.H. (2004) Dietary supplementation with melatonin reduces levels of amyloid beta-peptides in the murine cerebral cortex. J Pineal Res 36, 224–231

Lampeter, E.F., Klinghammer, A., Scherbaum, W.A., Heinze, E., Haastert, B., Giani, G. und Kolb, H. (1998) The Deutsche Nicotinamide Intervention Study: an attempt to prevent type 1 diabetes. DENIS Group. Diabetes 47, 980–984

Leaf, D. (1996) Applied Kinesiology Flowchart Manual. MoJo-Enterprise, Samoset, MA

Leake, A., Chisholm, G.D. und Habib, F.K. (1984) The effect of zinc on the 5 alpha-reduction of testosterone by the hyperplastic human prostate gland. J Steroid Biochem 20, 651–655

Leake, A., Chisholm, G.D. und Habib, F.K. (1984) Interaction between prolactin and zinc in the human prostate gland. J Endocrinol 102, 73–76

Leake, A., Chrisholm, G.D., Busuttil, A. und Habib, F.K. (1984) Subcellular distribution of zinc in the benign and malignant human prostate: evidence for a direct zinc androgen interaction. Acta Endocrinol (Copenh) 105, 281–288

Leal Hernandez, M., Abellan Aleman, J., Carbonell Meseguer, L.F., Diaz Fernandez, J., Garcia Sanchez, F.A. und Martinez Selva, J.M. (2000) Influence of the presence of hot flashes during menopause on the metabolism of nitric oxide. Effects of hormonal replacement treatment. Med Clin (Barc) 114, 41–45

Lebowitz, M. und Steele, M. (1989) Correcting Chronic Health Problems: A Doctors Manual. Selbstverlag

Lee, J.R. (1995) Natural Progesterone. BLL Publishing, Sebastopol, CA

Legrain, S. und Girard, L. (2003) Pharmacology and therapeutic effects of dehydroepiandrosterone in older subjects. Drugs Aging 20, 949–967

Lehnert, H., Allolio, B., Buhr, H.J., Hahn, K., Mann, B., Mohnike, K. und Weiss, M. (Mai 2003) Rationelle Diagnostik und Therapie in der Endokrinologie, Diabetologie und Stoffwechsel. Thieme, Stuttgart

Lemay, A. (2002) The relevance of the Women's Health Initiative results on combined hormone replacement therapy in clinical practice. J Obstet Gynaecol Can 24, 711–715

Levin, R.M. und Das, A.K. (2000) A scientific basis for the therapeutic effects of Pygeum africanum and Serenoa repens. Urol Res 28, 201–209

Lewy, A.J., Wehr, T.A., Goodwin, F.K., Newsome, D.A. und Markey, S.P. (1980) Light suppresses melatonin secretion in humans. Science 210, 1267–1269

Lien, L.L. und Lien, E.J. (1996) Hormone therapy and phytoestrogens. J Clin Pharm Ther 21, 101–111

Liu, J., Burdette, J.E., Xu, H., Gu, C., van Breemen, R.B., Bhat, K.P., Booth, N., Constantinou, A.I., Pezzuto, J.M., Fong, H.H., Farnsworth, N.R. und Bolton, J.L. (2001) Evaluation of estrogenic activity of plant extracts for the potential treatment of menopausal symptoms. J Agric Food Chem 49, 2472–2479

Liu, L.S., Spelleken, M., Rohrig, K., Hauner, H. und Eckel, J. (1998) Tumor necrosis factor-alpha acutely inhibits insulin signaling in human adipocytes: implication of the p80 tumor necrosis factor receptor. Diabetes 47, 515–522

Liu, Z., Yang, Z., Zhu, M. und Huo, J. (2001) Estrogenicity of black cohosh (Cimicifuga racemosa) and its effect on estrogen receptor level in human breast cancer MCF-7 cells. Wei Sheng Yan Jiu 30, 77–80

Loch, E.G., Selle, H. und Boblitz, N. (2000) Treatment of premenstrual syndrome with a phytopharmaceutical formulation containing Vitex agnus castus. J Womens Health Gend Based Med 9, 315–320

Löffler, G. (2003) Basiswissen Biochemie. Springer, Berlin

Login, I.S., Thorner, M.O. und MacLeod, R.M. (1983) Zinc may have a physiological role in regulating pituitary prolactin secretion. Neuroendocrinology 37, 317–320

Löhning, A.M. (2000) Pharmakologische Charakterisierung von Zubereitungen aus Cimicifuga racemosa Nutt., Ranunculaceae. Universität Münster

LoPresti, J.S. und Nicoloff, J.T. (1997) Thyroid response to critical illness. Endocrinology of Critical Disease. Human Press, Totowa, NJ

Luke, A.H., Rotimi, C.N., Cooper, R.S., Long, A.E., Forrester, T.E., Wilks, R., Bennett, F.I., Ogunbiyi, O., Compton, J.A. und Bowsher, R.R. (1998) Leptin and body composition of Nigerians, Jamaicans, and US blacks. Am J Clin Nutr 67, 391–396

Magoun, H.I. (1966) Osteopathy in the Cranial Field. Journal Printing company, Kirksville

Magoun, H.I. (1971) A pertinent approach to pituitary pathology. D.O. 11

Martin, J.H. (2003) Neuroanatomy. McGraw-Hill, New York

Martin, R. (2000) The Estrogen Alternative. The Healing Arts Press, Rochester, Vermont

McCarty, M.F. (1999) High-dose biotin, an inducer of glucokinase expression, may synergize with chromium picolinate to enable a definitive nutritional therapy for type II diabetes. Med Hypotheses 52, 401–406

McConnell, M.A. und Tannock, G.W. (1993) A note on lactobacilli and beta-glucuronidase activity in the intestinal contents of mice. J Appl Bacteriol 74, 649–651

McIntyre, I.M., Armstrong, S.M., Norman, T.R. und Burrows, G.D. (1989) Treatment of seasonal affective disorder with light: preliminary Australian experience. Aust N Z J Psychiatry 23, 369–372

McReynolds, S.M., Freidberg, S.R., Guay, A.T., Lee, A.K., Pazianos, A.G. und Hussain, S.F. (1995) Hot flushes in men with pituitary adenoma. Surg Neurol 44, 14–17; discussion 17–18

Meier, B., Berger, D., Hoberg, E., Sticher, O. und Schaffner, W. (2000) Pharmacological activities of Vitex agnus-castus extracts in vitro. Phytomedicine 7, 373–381

Melhem, M.F., Craven, P.A., Liachenko, J. und DeRubertis, F.R. (2002) Alpha-lipoic acid attenuates hyperglycemia und prevents glomerular mesangial matrix expansion in diabetes. J Am Soc Nephrol 13, 108–116

Meredith, S., Jackson, K., Dudenhoeffer, G., Graham, L. und Epple, J. (2000) Long-term supplementation with melatonin delays reproductive senescence in rats, without an effect on number of primordial follicles. Exp Gerontol 35, 343–352

Miller, B.E., De Souza, M.J., Slade, K. und Luciano, A.A. (2000) Sublingual administration of micronized estradiol and progesterone, with and without micronized testosterone: effect on biochemical markers of bone metabolism and bone mineral density. Menopause 7, 318–326

Miller, E.R., 3rd, Pastor-Barriuso, R., Dalal, D., Riemersma, R.A., Appel, L.J. und Guallar, E. (2005) Meta-analysis: high-dosage vitamin E supplementation may increase all-cause mortality. Ann Intern Med 142, 37–46

Mingrone, G., Greco, A.V., Capristo, E., Benedetti, G., Giancaterini, A., De Gaetano, A. und Gasbarrini, G. (1999) L-carnitine improves glucose disposal in type 2 diabetic patients. J Am Coll Nutr 18, 77–82

Mishima, K., Okawa, M., Shimizu, T. und Hishikawa, Y. (2001) Diminished melatonin secretion in the elderly caused by insufficient environmental illumination. J Clin Endocrinol Metab 86, 129–134

Mogulkoc, R. und Baltaci, A.K. (2003) The effect of intraperitoneal melatonin supplementation on the release of thyroid hormones and testosterone in rats with hyperthyroid. Neuro Endocrinol Lett 24, 345–347

Mohammad, A., Sharma, V. und McNeill, J.H. (2002) Vanadium increases GLUT4 in diabetic rat skeletal muscle. Mol Cell Biochem 233, 139–143

Mohyi, D., Tabassi, K. und Simon, J. (1997) Differential diagnosis of hot flashes. Maturitas 27, 203–214

Moncayo, R., Moncayo, H. und Kapelari, K. (2005b) Nutritional treatment of incipient thyroid autoimmune disease. Influence of selenium supplementation on thyroid function and morphology in children and young adults. Clin Nutr 24, 530–531

Moncayo, R., Moncayo, H. und Virgolini, I. (2005a) Reference values for thyrotropin. Thyroid 15, 1204–1205

Monteleone, P., Beinat, L., Tanzillo, C., Maj, M. und Kemali, D. (1990) Effects of phosphatidylserine on the neuroendocrine response to physical stress in humans. Neuroendocrinology 52, 243–248

Monteleone, P., Esposito, G., La Rocca, A. und Maj, M. (1995) Does bright light suppress nocturnal melatonin secretion more in women than men? J Neural Transm Gen Sect 102, 75–80

Monteleone, P., Maj, M., Beinat, L., Natale, M. und Kemali, D. (1992) Blunting by chronic phosphatidylserine administration of the stress-induced activation of the hypothalamo-pituitary-adrenal axis in healthy men. Eur J Clin Pharmacol 42, 385–388

Morley, J.E. (1986) Impotence. Am J Med 80, 897–905

Murkies, A.L. Lombard, C., Strauss, B.J., Wilcox, G., Burger, H.G. und Morton, M.S. (1995) Dietary flour supplementation decreases post-menopausal hot flushes: effect of soy and wheat. Maturitas 21, 189–195

Musabayane, C.T., Mahlalela, N., Shode, F.O. und Ojewole, J.A. (2005) Effects of Syzygium cordatum (Hochst.) [Myrtaceae] leaf extract on plasma glucose and hepatic glycogen in streptozotocin-induced diabetic rats. J Ethnopharmacol 97, 485–490

Mutschler, E. (2001) Arzneimittelwirkungen. Wissenschaftliche Verlagsgesellschaft, Stuttgart

Mylona, M., Leotsinides, M., Alexandrides, T., Zoumbos, N. und Dimopoulos, P.A. (2005) Comparison of DXA, QCT and trabecular structure in beta-thalassaemia. Eur J Haematol 74, 430–437

Nachshon-Kedmi, M., Yannai, S. und Fares, F.A. (2004) Induction of apoptosis in human prostate cancer cell line, PC3, by 3,3'-diindolylmethane through the mitochondrial pathway. Br J Cancer 91, 1358–1363

Nadler, J.L., Buchanan, T., Natarajan, R., Antonipillai, I., Bergman, R. und Rude, R. (1993) Magnesium deficiency produces insulin resistance and increased thromboxane synthesis. Hypertension 21, 1024–1029

Nahoul, K. und Roger, M. (1990) Age-related decline of plasma bioavailable testosterone in adult men. J Steroid Biochem 35, 293–299

Nieschlag, E. und Behre, H.M. (2000) Andrologie. Springer, Berlin

Nishibe, S., Kinoshita, H., Takeda, H. und Okano, G. (1990) Phenolic compounds from stem bark of Acanthopanax senticosus and their pharmacological effect in chronic swimming stressed rats. Chem Pharm Bull (Tokyo) 38, 1763–1765

Nishijo, H., Uwano, T., Zhong, Y.M. und Ono, T. (2004) Proof of the mysterious efficacy of ginseng: basic und clinical trials: effects of red ginseng on learning and memory deficits in an animal model of amnesia. J Pharmacol Sci 95, 145–152

Nogier, P.F.M. (1987) Points Reflexes auriculaires. Maisonneuve, Sainte-Ruffine

Nogier, R. (1994) Einführung in die Aurikulomedizin. Haug, Stuttgart

Offenbacher, E.G. und Pi-Sunyer, F.X. (1980) Beneficial effect of chromium-rich yeast on glucose tolerance and blood lipids in elderly subjects. Diabetes 29, 919–925

Onuki, M. und Hoshino, H. (1970) [Effect of pantethine on the adrenocortical function. 1. Experimental results using rabbits]. Horumon To Rinsho 18, 601–605

Onuki, M. und Suzawa, A. (1970) [Effect of pantethine on the function of the adrenal cortex. 2. Clinical experience using pantethine in cases under steroid hormone treatment]. Horumon To Rinsho 18, 937–940

Orfanos, C. und Garbe, C. (1995) Therapie der Hautkrankheiten. Springer, Berlin

Orme, S.M., Simpson, M., Stewart, S.P., Oldroy, B., Westmacott, C.F., SmIth, M.A. und Belchetz, P.E. (1994) Comparison of changes in bone mineral in idiopathic and secondary osteoporosis following therapy with cyclical disodium etidronate and high dose calcium supplementation. Clin Endocrinol 41, 245–250

Paolisso, G., D'Amore, A., Di Maro, G., Galzerano, D., Tesauro, P., Varricchio, M. und D'Onofrio, F. (1993) Evidence for a relationship between free radicals und insulin action in the elderly. Metabolism 42, 659–663

Paolisso, G., D'Amore, A., Galzerano, D., Balbi, V., Giugliano, D., Varricchio, M. und D'Onofrio, F. (1993a) Daily vitamin E supplements improve metabolic control but not insulin secretion in elderly type II diabetic patients. Diabetes Care 16, 1433–1437

Paolisso, G., D'Amore, A., Giugliano, D., Ceriello, A., Varricchio, M. und D'Onofrio, F. (1993b) Pharmacologic doses of vitamin E improve insulin action in healthy subjects and non-insulin-dependent diabetic patients. Am J Clin Nutr 57, 650–656

Paolisso, G., Galzerano, D., Gambardella, A., Gentile, S., Lama, D. und Varricchio, M. (1995) Low fasting and insulin-mediated intracellular magnesium accumulation in hypertensive patients with left ventricular hypertrophy: role of insulin resistance. J Hum Hypertens 9, 199–203

Park, K.M., Kim, Y.S., Jeong, T.C., Joe, C.O., Shin, H.J., Lee, Y.H., Nam, K.Y. und Park, J.D. (2001) Nitric oxide is involved in the immunomodulating activities of acidic polysaccharide from Panax ginseng. Planta Med 67, 122–126

Parkin, D.R. und Malejka-Giganti, D. (2004) Differences in the hepatic P450-dependent metabolism of estrogen and tamoxifen in response to treatment of rats with 3,3'-diindolylmethane and its parent compound indole-3-carbinol. Cancer Detect Prev 28, 72–79

Pasquali, R., Fabbri, R., Venturoli, S., Paradisi, R., Antenucci, D. und Melchionda, N. (1986) Effect of weight loss and antiandrogenic therapy on sex hormone blood levels and insulin resistance in obese patients with polycystic ovaries. Am J Obstet Gynecol 154, 139–144

Peiris, A.N., Mueller, R.A., Struve, M.F., Smith, G.A. und Kissebah, A.H. (1987) Relationship of androgenic activity to splanchnic insulin metabolism and peripheral glucose utilization in premenopausal women. J Clin Endocrinol Metab 64, 162–169

Peraldi, P., Xu, M. und Spiegelman, B.M. (1997) Thiazolidinediones block tumor necrosis factor-alpha-induced inhibition of insulin signaling. J Clin Invest 100, 1863–1869

Persaud, S.J., Al-Majed, H., Raman, A. und Jones, P.M. (1999) Gymnema sylvestre stimulates insulin release in vitro by increased membrane permeability. J Endocrinol 163, 207–212

Persky, V.W., Turyk, M.E., Wang, L., Freels, S., Chatterton, R., Jr., Barnes, S., Erdman, J., Jr., Sepkovic, D.W., Bradlow, H.L. und Potter, S. (2002) Effect of soy protein on endogenous hormones in postmenopausal women. Am J Clin Nutr 75, 145–153

Piechowiak, I. (1973) Das Pinealorgan, Anatomie, Stoffwechselwege, Physiologie und Klinik. Dt med Wschr 98, 2088–2094

Pociot, F., Reimers, J.I. und Andersen, H.U. (1993) Nicotinamide-biological actions and therapeutic potential in diabetes prevention. IDIG Workshop, Copenhagen, Denmark, 4–5 December 1992. Diabetologia 36, 574–576

Pouget, C., Fagnere, C., Basly, J.P., Besson, A.E., Champavier, Y., Habrioux, G. und Chulia, A.J. (2002) Synthesis and aromatase inhibitory activity of flavanones. Pharm Res 19, 286–291

Pozzilli, P., Visalli, N., Signore, A., Baroni, M.G., Buzzetti, R., Cavallo, M.G., Boccuni, M.L., Fava, D., Gragnoli, C., Andreani, D. et al. (1995) Double blind trial of nicotinamide in recent-onset IDDM (the IMDIAB III study). Diabetologia 38, 848–852

Prasad, R.C., Herzog, B., Boone, B., Sims, L. und Waltner-Law, M. (2005) An extract of Syzygium aromaticum represses genes encoding hepatic gluconeogenic enzymes. J Ethnopharmacol 96, 295–301

Prince, M.J. und Deeg, M.A. (1997) Do n-3 fatty acids improve glucose tolerance and lipemia in diabetics? Curr Opin Lipidol 8, 7–11

Prior, J.C. (1990) Progesterone as a bone-trophic hormone. Endocrine Reviews 11, 386–398

Pytel, Y.A., Vinarov, A., Lopatkin, N., Sivkov, A., Gorilovsky, L. und Raynaud, J.P. (2002) Long-term clinical and biologic effects of the lipidosterolic extract of Serenoa repens in patients with symptomatic benign prostatic hyperplasia. Adv Ther 19, 297–306

Rabkin, J.G., Wagner, G.J. und Rabkin, R. (2000) A double-blind, placebo-controlled trial of testosterone therapy for HIV-positive men with hypogonadal symptoms. Arch Gen Psychiatry 57, 141–147; discussion 155–146

Rafi, M.M., Rosen, R.T., Vassil, A., Ho, C.T., Zhang, H., Ghai, G., Lambert, G. und DiPaola, R.S. (2000) Modulation of bcl-2 and cytotoxicity by licochalcone-A, a novel estrogenic flavonoid. Anticancer Res 20, 2653–2658

Rao, B.K. und Rao, C.H. (2001) Hypoglycemic and antihyperglycemic activity of Syzygium alternifolium (Wt.) Walp. seed extracts in normal and diabetic rats. Phytomedicine 8, 88–93

Rasmussen, D.D., Boldt, B.M., Wilkinson, C.W., Yellon, S.M. und Matsumoto, A.M. (1999) Daily melatonin administration at middle age suppresses male rat visceral fat, plasma leptin, and plasma insulin to youthful levels. Endocrinology 140, 1009–1012

Rasmussen, D.D., Mitton, D.R., Larsen, S.A. und Yellon, S.M. (2001) Aging-dependent changes in the effect of daily melatonin supplementation on rat metabolic and behavioral responses. J Pineal Res 31, 89–94

Rathi, S.S., Grover, J.K., Vikrant, V. und Biswas, N.R. (2002) Prevention of experimental diabetic cataract by Indian Ayurvedic plant extracts. Phytother Res 16, 774–777

Reddi, A., DeAngelis, B., Frank, O., Lasker, N. und Baker, H. (1988) Biotin supplementation improves glucose and insulin tolerances in genetically diabetic KK mice. Life Sci 42, 1323–1330

Reid, I.R. (1998) The roles of calcium and vitamin D in the prevention of osteoporosis. Endocrinol Metab Clin North Am 27, 389–398

Reimers, J.I., Andersen, H.U. und Pociot, F. (1994) [Nicotinamide and prevention of insulin-dependent diabetes mellitus. Rationale, effects, toxicology and clinical experiences. ENDIT Group]. Ugeskr Laeger 156, 461–465

Reiter, R.J. (1985) Action spectra, dose-response relationships, and temporal aspects of light's effects on the pineal gland. Ann N Y Acad Sci 453, 215–230

Reiter, R.J., Tan, D.X., Osuna, C. und Gitto, E. (2000) Actions of melatonin in the reduction of oxidative stress. A review. J Biomed Sci 7, 444–458

Riales, R. und Albrink, M.J. (1981) Effect of chromium chloride supplementation on glucose tolerance and serum lipids including high-density lipoprotein of adult men. Am J Clin Nutr 34, 2670–2678

Rindone, J.P. und Achacoso, S. (1996) Effect of Low-Dose Niacin on Glucose Control in Patients with Non-Insulin-Dependent Diabetes Mellitus and Hyperlipidemia. Am J Ther 3, 637–639

Roeback, J.R., Jr., Hla, K.M., Chambless, L.E. und Fletcher, R.H. (1991) Effects of chromium supplementation on serum high-density lipoprotein cholesterol levels in men taking beta-blockers. A randomized, controlled trial. Ann Intern Med 115, 917–924

Rude, R.K. und Gruber, H.E. (2004) Magnesium deficiency and osteoporosis: animal and human observations. J Nutr Biochem 15, 710–716

Salonen, J.T., Nyyssonen, K., Tuomainen, T.P., Maenpaa, P.H., Korpela, H., Kaplan, G.A., Lynch, J., Helmrich, S.P. und Salonen, R. (1995) Increased risk of non-insulin dependent diabetes mellitus at low plasma vitamin E concentrations: a four year follow up study in men. Bmj 311, 1124–1127

Sarkar, F.H. und Li, Y. (2004) Indole-3-carbinol and prostate cancer. J Nutr 134, 3493S–3498S

Scheiber, M.D. und Rebar, R.W. (1999) Isoflavones and postmenopausal bone health: a viable alternative to estrogen therapy? Menopause 6, 233–241

Schicker, I. (2001) Phytopharmaka im Klimakterium: Ersatz für die Hormonersatztherapie? Naturamed 16, 12–21

Schilcher, H. (1999) [Is there a rational therapy for symptomatic treatment of benign prostatic hyperpla-

sia with phytogenic drugs? Illustrated with the example of the prostate agent from Serenoa repens (Sabal fructus)]. Wien Med Wochenschr 149, 236–240
Schmidt, R.F., Lang, F. und Thews, G. (2005) Physiologie des Menschen. Springer, Berlin
Schmitt, W.H. (1981) Common Glandular Dysfunctions in General Practice. Selbstverlag:Applied Kinesiology Study Programm, Overland Drive,Chapell Hill, NC, 27514, USA
Schmitt, W.H. (1987) The use of phonokardiography in identifying functional problems. Proceedings of the summer Meeting of the International College of Applied Kinesiology; Washington DC
Schneider, H.J., Schneider, M., von Rosen, F. und Stalla, G.K. (2004) Hypophyseninsuffizienz nach Schädel-Hirn-Trauma. Dt Ärztebl 101
Schott-Ohly, P., Lgssiar, A., Partke, H.J., Hassan, M., Friesen, N. und Gleichmann, H. (2004) Prevention of spontaneous and experimentally induced diabetes in mice with zinc sulfate-enriched drinking water is associated with activation and reduction of NF-kappa B and AP-1 in islets, respectively. Exp Biol Med (Maywood) 229, 1177–1185
Secreto, G., Chiechi, L.M., Amadori, A., Miceli, R., Venturelli, E., Valerio, T. und Marubini, E. (2004) Soy isoflavones and melatonin for the relief of climacteric symptoms: a multicenter, double-blind, randomized study. Maturitas 47, 11–20
Sehnert, K.W. und Croft, A.C. (1996) Basal metabolic temperature vs. laboratory assessment in „posttraumatic hypothyroidism". J Manipulative Physiol Ther 19, 6–12
Selye, H. (1976) The Stress of Life. Mc.Graw-Hill, New York
Shanmugasundaram, E.R., Gopinath, K.L., Radha Shanmugasundaram, K. und Rajendran, V.M. (1990) Possible regeneration of the islets of Langerhans in streptozotocin-diabetic rats given Gymnema sylvestre leaf extracts. J Ethnopharmacol 30, 265–279
Shanmugasundaram, E.R., Rajeswari, G., Baskaran, K., Rajesh Kumar, B.R., Radha Shanmugasundaram, K. und Kizar Ahmath, B. (1990) Use of Gymnema sylvestre leaf extract in the control of blood glucose in insulin-dependent diabetes mellitus. J Ethnopharmacol 30, 281–294
Sharman, E.H., Vaziri, N.D., Ni, Z., Sharman, K.G. und Bondy, S.C. (2002) Reversal of biochemical and behavioral parameters of brain aging by melatonin and acetyl L-carnitine. Brain Res 957, 223–230
Shirota, K., Tateishi, K., Emoto, M., Hachisuga, T., Kuroki, M. und Kawarabayashi, T. (2005) Relaxin-induced angiogenesis in ovary contributes to follicle development. Ann N Y Acad Sci 1041, 144–146
Silbernagl, S. und Despopoulos, A. (1979) Taschenatlas der Physiologie. Thieme, Stuttgart
Singh, R.B., Niaz, M.A. und Ghosh, S. (1994) Hypolipidemic and antioxidant effects of Commiphora mukul as an adjunct to dietary therapy in patients with hypercholesterolemia. Cardiovasc Drugs Ther 8, 659–664
Singh, R.B., Niaz, M.A., Rastogi, S.S., Bajaj, S., Gaoli, Z. und Shoumin, Z. (1998) Current zinc intake and risk of diabetes and coronary artery disease and factors associated with insulin resistance in rural and urban populations of North India. J Am Coll Nutr 17, 564–570
Sirtori, C.R., Paoletti, R., Mancini, M., Crepaldi, G., Manzato, E., Rivellese, A., Pamparana, F. und Stragliotto, E. (1997) N-3 fatty acids do not lead to an increased diabetic risk in patients with hyperlipidemia and abnormal glucose tolerance. Italian Fish Oil Multicenter Study. Am J Clin Nutr 65, 1874–1881
Sojka, J.E. und Weaver, C.M. (1995) Magnesium supplementation and osteoporosis. Nutr Rev 53, 71–74
Solinas, H., Mainville, L. und Auteroche, B. (1998) Atlas of Chinese Acupuncture. 3–8–3 Publishing Canada
Son, H.Y., Nishikawa, A., Ikeda, T., Imazawa, T., Kimura, S. und Hirose, M. (2001) Lack of effect of soy isoflavone on thyroid hyperplasia in rats receiving an iodine-deficient diet. Jpn J Cancer Res 92, 103–108
Sozen, I. und Arici, A. (2000) Hyperinsulinism and its interaction with hyperandrogenism in polycystic ovary syndrome. Obstet Gynecol Surv 55, 321–328
Spinas, G. und Fischli, S. (2001) Endokrinologie und Stoffwechsel. Thieme, Stuttgart
Sridhar, S.B., Sheetal, U.D., Pai, M.R. und Shastri, M.S. (2005) Preclinical evaluation of the antidiabetic effect of Eugenia jambolana seed powder in streptozotocin-diabetic rats. Braz J Med Biol Res 38, 463–468
Srivastava, A.K. und Mehdi, M.Z. (2005) Insulino-mimetic and anti-diabetic effects of vanadium compounds. Diabet Med 22, 2–13
Stanely Mainzen Prince, P., Kamalakkannan, N. und Menon, V.P. (2003) Syzigium cumini seed extracts reduce tissue damage in diabetic rat brain. J Ethnopharmacol 84, 205–209
Steeves, T.D., King, D.P., Zhao, Y., Sangoram, A.M., Du, F., Bowcock, A.M., Moore, R.Y. und Takahashi, J.S. (1999) Molecular cloning and characterization of the human CLOCK gene: expression in the suprachiasmatic nuclei. Genomics 57, 189–200
Steidl, L. und Ditmar, R. (1991) Osteoporosis treated with magnesium lactate. Acta Univ Palacki Olomuc Fac Med 129, 99–106
Stendig-Lindberg, G., Tepper, R. und Leichter, I. (1993) Trabecular bone density in a two year controlled trial of peroral magnesium in osteoporosis. Magnes Res 6, 155–163
Stockigt, J.R. (1997) Update on the Sick Euthyroid Syndrome. In Diseases of the Thyroid (Baverman, L.E., ed.), pp. 49–68, Humana Press, Totowa, Nj
Stoll, B.A. (1998a) Essential fatty acids, insulin resistance, and breast cancer risk. Nutr Cancer 31, 72–77
Stoll, B.A. (1998b) Teenage obesity in relation to breast cancer risk. Int J Obes Relat Metab Disord 22, 1035–1040
Storlien, L.H., Kriketos, A.D., Calvert, G.D., Baur, L.A. und Jenkins, A.B. (1997) Fatty acids, triglycerides and syndromes of insulin resistance. Prostaglandins Leukot Essent Fatty Acids 57, 379–385
Stratakis, C.A. und Chrousos, G.P. (1995) Neuroendocrinology and pathophysiology of the stress system. Ann N Y Acad Sci 771, 1–18
Striffler, J.S., Law, J.S., Polansky, M.M., Bhathena, S.J. und Anderson, R.A. (1995) Chromium improves insulin response to glucose in rats. Metabolism 44, 1314–1320
Striffler, J.S., Polansky, M.M. und Anderson, R.A. (1999) Overproduction of insulin in the chromium-deficient rat. Metabolism 48, 1063–1068

Taborsky, G.J., Jr., Ahren, B. und Havel, P.J. (1998) Autonomic mediation of glucagon secretion during hypoglycemia: implications for impaired alpha-cell responses in type 1 diabetes. Diabetes 47, 995–1005

Tailleux, A., Torpier, G., Bonnefont-Rousselot, D., Lestavel, S., Lemdani, M., Caudeville, B., Furman, C., Foricher, R., Gardes-Albert, M., Lesieur, D., Rolando, C., Teissier, E., Fruchart, J.C., Clavey, V., Fievet, C. und Duriez, P. (2002) Daily melatonin supplementation in mice increases atherosclerosis in proximal aorta. Biochem Biophys Res Commun 293, 1114–1123

Tenover, J.L. (1997) Testosterone and the aging male. J Androl 18, 103–106

Thews, G., Mutschler, E. und Vaupel, P. (1999) Anatomie, Physiologie, Pathophysiologie des Menschen. Wissenschaftliche Verlagsanstalt, Stuttgart

Thomas, L. (2005) Labor und Diagnose. TH-Books Verlagsgesellschaft, Frankfurt

Thompson, K.H. und Orvig, C. (2004) Vanadium compounds in the treatment of diabetes. Met Ions Biol Syst 41, 221–252

Tian, Y.M., Zhang, G.Y. und Dai, Y.R. (2003) Melatonin rejuvenates degenerated thymus and redresses peripheral immune functions in aged mice. Immunol Lett 88, 101–104

Tosini, G. (2000) Melatonin circadian rhythm in the retina of mammals. Chronobiol Int 17, 599–612

Upmalis, D.H., Lobo, R., Bradley, L., Warren, M., Cone, F.L. und Lamia, C.A. (2000) Vasomotor symptom relief by soy isoflavone extract tablets in postmenopausal women: a multicenter, double-blind, randomized, placebo-controlled study. Menopause 7, 236–242

Urberg, M. und Zemel, M.B. (1987) Evidence for synergism between chromium and nicotinic acid in the control of glucose tolerance in elderly humans. Metabolism 36, 896–899

Uusi-Rasi, K., Semanick, L.M., Zanchetta, J.R., Bogado, C.E., Eriksen, E.F., Sato, M. und Beck, T.J. (2005) Effects of teriparatide [rhPTH (1–34)] treatment on structural geometry of the proximal femur in elderly osteoporotic women. Bone

Van Goozen, S.H., Cohen-Kettenis, P.T., Gooren, L.J., Frijda, N.H. und Van de Poll, N.E. (1994) Activating effects of androgens on cognitive performance: causal evidence in a group of female-to-male transsexuals. Neuropsychologia 32, 1153–1157

Van Someren, E.J. (2000) Circadian and sleep disturbances in the elderly. Exp Gerontol 35, 1229–1237

Vavrinkova, H., Tutterova, M., Vrana, A. und Cerny, L. (1993) Dietary N-3 PUFA-induced changes in heart triglyceride and glucose metabolism of hypertriglyceridemic rats and their relation to insulin action. Ann N Y Acad Sci 683, 351–352

Vermeulen, A. (2000) Andropause. Maturitas 34, 5–15

Vermeulen, P.B., Libura, M., Libura, J., O'Neill, P.J., van Dam, P., Van Marck, E., Van Oosterom, A.T. und Dirix, L.Y. (1997) Influence of investigator experience and microscopic field size on microvessel density in node-negative breast carcinoma. Breast Cancer Res Treat 42, 165–172

Wabitsch, M., Jensen, P.B., Blum, W.F., Christoffersen, C.T., Englaro, P., Heinze, E., Rascher, W., Teller, W., Tornqvist, H. und Hauner, H. (1996) Insulin and cortisol promote leptin production in cultured human fat cells. Diabetes 45, 1435–1438

Wagner, H. und Wiesenauer, M. (1995) Phytotherapie. Gustav Fischer, Stuttgart

Walther, D.S. (2000) Applied Kinesiology, Synopsis. Systems D.C., 275,West Abriendo Av.,Pueblo, Colorado 81 004

Wang, J., Yuen, V.G. und McNeill, J.H. (2001) Effect of vanadium on insulin and leptin in Zucker diabetic fatty rats. Mol Cell Biochem 218, 93–96

Weiss, R.F. und Fintelmann, V. (1999) Lehrbuch der Phytotherapie. Hippokrates, Stuttgart

Wespes, E. aund Schulman, C.C. (2002) Male andropause: myth, reality, and treatment. Int J Impot Res 14 Suppl 1, S93–98

Widdowson, P.S., Upton, R., Buckingham, R., Arch, J. und Williams, G. (1997) Inhibition of food response to intracerebroventricular injection of leptin is attenuated in rats with diet-induced obesity. Diabetes 46, 1782–1785

Wildt, M., Goergen, E.M., Benton, J.L., Sandeman, D.C. und Beltz, B.S. (2004) Regulation of serotonin levels by multiple light-entrainable endogenous rhythms. J Exp Biol 207, 3765–3774

Wilt, T., Ishani, A., Stark, G., MacDonald, R., Mulrow, C. and Lau, J. (2000) Serenoa repens for benign prostatic hyperplasia. Cochrane Database Syst Rev, CD001423

Wilt, T.J., Ishani, A., Rutks, I. und MacDonald, R. (2000) Phytotherapy for benign prostatic hyperplasia. Public Health Nutr 3, 459–472

Wilt, T.J., Ishani, A., Stark, G., MacDonald, R., Lau, J. und Mulrow, C. (1998) Saw palmetto extracts for treatment of benign prostatic hyperplasia: a systematic review. Jama 280, 1604–1609

Wirz-Justice, A. (1995) Biological Rhythms in Mood Disorders. In Psychopharmakology (Bloom, F.E. and Kupfer, D.J., eds.), pp. 999–1017, Raven Press, New York

Wu, X.K., Zhou, S.Y., Sallinen, K., Pollanen, P. und Erkkola, R. (2000) Ovarian-adrenal cross-talk in polycystic ovary syndrome: evidence from wedge resection. Eur J Endocrinol 143, 383–388

Wu, Y., Sun, Z., Che, S. und Chang, H. (2004) [Effects of zinc and selenium on the disorders of blood glucose and lipid metabolism and its molecular mechanism in diabetic rats]. Wei Sheng Yan Jiu 33, 70–73

Wyon, Y.A., Spetz, A.C., Theodorsson, G.E. und Hammar, M.L. (2000) Concentrations of calcitonin gene-related peptide and neuropeptide Y in plasma increase during flushes in postmenopausal women. Menopause 7, 25–30

Yamamoto, M., Kumagai, A. und Yamamura, Y. (1977) Stimulatory effect of Panax ginseng principles on DNA and protein synthesis in rat testes. Arzneimittelforschung 27, 1404–1405

Yilmaz, B., Kutlu, S., Mogulkoc, R., Canpolat, S., Sandal, S., Tarakci, B. und Kelestimur, H. (2000) Melatonin inhibits testosterone secretion by acting at hypothalamo-pituitary-gonadal axis in the rat. Neuroendocrinol Lett 21, 301–306

Yim, H.W., Jong, H.S., Kim, T.Y., Choi, H.H., Kim, S.G., Song, S.H., Kim, J., Ko, S.G., Lee, J.W., Kim, T.Y. und Bang, Y.J. (2005) Cyclooxygenase-2 inhibits novel ginseng metabolite-mediated apoptosis. Cancer Res 65, 1952–1960

Yin, J., Kouda, K., Tezuka, Y., Tran, Q.L., Miyahara, T., Chen, Y. und Kadota, S. (2003) Steroidal glycosides

from the rhizomes of Dioscorea spongiosa. J Nat Prod 66, 646–650
Yin, J., Tezuka, Y., Kouda, K., Tran, Q.L., Miyahara, T., Chen, Y. und Kadota, S. (2004) Antiosteoporotic activity of the water extract of Dioscorea spongiosa. Biol Pharm Bull 27, 583–586
Yoshikawa, M., Uemura, T., Shimoda, H., Kishi, A., Kawahara, Y. und Matsuda, H. (2000) Medicinal foodstuffs. XVIII. Phytoestrogens from the aerial part of Petroselinum crispum MIll. (Parsley) and structures of 6"-acetylapiin and a new monoterpene glycoside, petroside. Chem Pharm Bull (Tokyo) 48, 1039–1044
Zak, A., Zeman, M., Tvrzicka, E., Pisarikova, A., Sindelkova, E. und Vrana, A. (1993) Glucose tolerance, insulin secretion, plasma lipid fatty acids, and the hypolipidemic effects of fish oil. Ann N Y Acad Sci 683, 378–379
Zakrzewska, K.E., Cusin, I., Sainsbury, A., Rohner-Jeanrenaud, F. und Jeanrenaud, B. (1997) Glucocorticoids as counterregulatory hormones of leptin: toward an understanding of leptin resistance. Diabetes 46, 717–719
Zatz, M., Gastel, J.A., Heath, J.R., 3rd und Klein, D.C. (2000) Chick pineal melatonin synthesis: light and cyclic AMP control abundance of serotonin N-acetyltransferase protein. J Neurochem 74, 2315–2321
Zeitzer, J.M., Daniels, J.E., Duffy, J.F., Klerman, E.B., Shanahan, T.L., Dijk, D.J. und Czeisler, C.A. (1999) Do plasma melatonin concentrations decline with age? Am J Med 107, 432–436
Zhang, H., Osada, K., Maebashi, M., Ito, M., Komai, M. und Furukawa, Y. (1996) A high biotin diet improves the impaired glucose tolerance of long-term spontaneously hyperglycemic rats with non-insulin-dependent diabetes mellitus. J Nutr Sci Vitaminol (Tokyo) 42, 517–526
Ziegenfuss, T.N., Berardi, J.M. und Lowery, L.M. (2002) Effects of prohormone supplementation in humans: a review. Can J Appl Physiol 27, 628–646
Ziegler, R. (1995) Der Knochen und seine Erkrankungen Teil 1 bis 6. Dtsch Med Wochenschr 120, 531–532, 571–532, 1091–1092, 1251–1092, 1367–1098, 1445–1096

Literatur Kap. 17

Schmitt, W.H. (1999–2000) A neurological rational for injury recall technique. Proceedings of the Annual Meeting of the ICAK-USA, Central Office, 6405 Metcalf Ave., Suite 503, Shawnee Mission, KS 66202–3929, USA 1, 137–139
Schmitt, W.H. (1996) Neurologic basis for chiropractic autonomics and the spine. A.K.S.P., 1926 Overland Drive, chapel Hill, NC 27514
Bronston, G.J. (1987) The M.C.R. test. Journal of current podiatric medicine 36
Schmitt, W.H. (1993) Injury Recall Technique. A.K.S.P., 1926 Overland Drive, chapel Hill, NC 27514
Schmitt, W.H. (1990) Injury recall technique. Proceedings of I.C.A.K. ICAK-USA, Central Office, 6405 Metcalf Ave., Suite 503, Shawnee Mission, KS 66202–3929, USA, 208
Shapiro, F. (1999) EMDR. Junfermann, Paderborn
Lebowitz, M. und Steele, M. (1989) Correcting Chronic Health Problems: A Doctors Manual. Selbstverlag
Gumbiller, J. (2007) Behandlung von Allergien/Unverträglichkeiten mit Oszillationsakupunktur. KIM 2
Goodheart, G.J. (1986) Applied Kinesiology 1986 Workshop Procedure Manual, 21st ed., privately published, 20567 Mack Ave., Grosspoint, MI, 48236–1655, USA
Goodheart, G.J. (1979) Applied Kinesiology 1979 Workshop Procedure Manual, 15th ed., privatly, 20567 Mack Ave., Grosspoint, MI, 48236–1655, USA
Goodheart, G.J. (1982) Applied Kinesiology 1982 Workshop Procedure Manual. privately published, 20567 Mack Ave., Grosspoint, MI, 48236–1655, USA
Goodheart, G.J. (1981) Applied Kinesiology 1981 Workshop Procedure Manual. privately published, 20567 Mack Ave., Grosspoint, MI, 48236–1655, USA
Goodheart, G.J. (1980) Applied Kinesiology 1980 Workshop Procedure Manual. privately published, 20567 Mack Ave., Grosspoint, MI, 48236–1655, USA

Literatur Kap. 18

Anderson, R.A., Polansky, M.M., Bryden, N.A. und Canary, J.J. (1991) Supplemental-chromium effects on glucose, insulin, glucagon, and urinary chromium losses in subjects consuming controlled low-chromium diets. Am J Clin Nutr 54, 909–916
Assanelli, D., Bonanome, A., Pezzini, A., Albertini, F., Maccalli, P., Grassi, M., Archetti, S., Negrini, R. und Visioli, F. (2004) Folic acid and vitamin E supplementation effects on homocysteinemia, endothelial function and plasma antioxidant capacity in young myocardial-infarction patients. Pharmacol Res 49, 79–84
Bender, D.A., Tagoe, C.E. und Vale, J.A. (1982) Effects of oestrogen administration on vitamin B6 and tryptophan metabolism in the rat. Br J Nutr 47, 609–614
Bernhart, F.W., Savini, S. und Tomarelli, R.M. (1969) Calcium and phosphorus requirements for maximal growth and mineralisation of the rat. J Nutr 98, 443–448
Beutler, E. (1989) Nutritional and metabolic aspects of glutathione. Annu Rev Nutr 9, 287–302
Bikle, D.D. (1992) Clinical counterpoint: vitamin D: new actions, new analogs, new therapeutic potential. Endocr Rev 13, 765–784
Böhm, U. und Stöppler, M. (2002) Chronisches Müdigkeitssyndrom: eine orthomolekulare Therapieempfehlung. Prevent Network, Neue nutriologische Beiträge 16
Brody, T. (1999) Nutritional Biochemistry. Academic Press, San Diego
Brown, S.L., Sobel, B.E. und Fujii, S. (1995) Attenuation of the synthesis of plasminogen activator inhibitor type 1 by niacin. A potential link between lipid lowering and fibrinolysis. Circulation 92, 767–772
Brown, W.V. (1995) Niacin for lipid disorders. Indications, effectiveness, and safety. Postgrad Med 98, 185–189, 192–183
Calvo, M., Kumar, R. und Heath, H. (1988) Elevated secretion and action of parathyroid hormon in young adults ingesting high phosphorus, low calcium diets assembled for ordinary foods. J Clin Endocrinol Metab 66, 823–829
Calvo, M., Kumar, R. und Heath, H. (1990) Persistently elevated parathyroid hormone secretion and action in young women after four weeks on ingesting high phosphorus, low calcium diets. J Clin Endocrinol Metab 70, 1334–1340
Calvo, M.S. (1993) Dietary phosphorus, calcium metabolism and bone. J Nutr 123, 1627–1633

Calvo, S. und Park, Y. (1996) Changing phosphorus content of the US diet: potential of adverse effects on bone. J Nutr 126, 1168S–1180S

Cameron, E. (1991) Protocol for the use of vitamin C in the treatment of cancer. Med Hypotheses 36, 190–194

Cameron, E. und Pauling, L. (1978) Supplemental ascorbate in the supportive treatment of cancer: reevaluation of prolongation of survival times in terminal human cancer. Proc Natl Acad Sci U S A 75, 4538–4542

Chan, V.T. und Wolf, G. (1987) The role of vitamin A in the glycosylation reactions of glycoprotein synthesis in an ‚in vitro' system. Biochem J 247, 53–62

Chang, W.P., Combs, G.F., Jr., Scanes, C.G. und Marsh, J.A. (2005) The effects of dietary vitamin E and selenium deficiencies on plasma thyroid and thymic hormone concentrations in the chicken. Dev Comp Immunol 29, 265–273

Chanoine, J.P. (2003) Selenium and thyroid function in infants, children and adolescents. Biofactors 19, 137–143

Chazov, E.I., Malchikova, L.S., Lipina, N.V., Asafov, G.B. und Smirnov, V.N. (1974) Taurine and electrical activity of the heart. Circ Res 35 Suppl 3, 11–21

Clark, L.C., Combs, G.F., Jr., Turnbull, B.W., Slate, E.H., Chalker, D.K., Chow, J., Davis, L.S., Glover, R.A., Graham, G.F., Gross, E.G., Krongrad, A., Lesher, J.L., Jr., Park, H.K., Sanders, B.B., Jr., Smith, C.L. und Taylor, J.R. (1996) Effects of selenium supplementation for cancer prevention in patients with carcinoma of the skin. A randomized controlled trial. Nutritional Prevention of Cancer Study Group. Jama 276, 1957–1963

Dawson-Hughes, B., Harris, S.S. und Dallal, G.E. (1997) Plasma calcidiol, season, and serum parathyroid hormone concentrations in healthy elderly men and women. Am J Clin Nutr 65, 67–71

De Loecker, W., Janssens, J., Bonte, J. und Taper, H.S. (1993) Effects of sodium ascorbate (vitamin C) and 2-methyl-1,4-naphthoquinone (vitamin K3) treatment on human tumor cell growth in vitro. II. Synergism with combined chemotherapy action. Anticancer Res 13, 103–106

DeLuca, H.F. und Roberts, A.B. (1969) Pathways of retinoic acid and retinol metabolism. Am J Clin Nutr 22, 945–952

Dietl, H. und Ohlenschläger, G. (1994) Handbuch der Orthomolekularen Medizin. Haug, Heidelberg

Diplock, A.T., Xu, G.L., Yeow, C.L. und Okikiola, M. (1989) Relationship of tocopherol structure to biological activity, tissue uptake, and prostaglandin biosynthesis. Ann N Y Acad Sci 570, 72–84

Duffy, S.J., Gokce, N., Holbrook, M., Huang, A., Frei, B., Keaney, J.F., Jr. und Vita, J.A. (1999) Treatment of hypertension with ascorbic acid. Lancet 354, 2048–2049

Durelli, L. und Mutani, R. (1983) The current status of taurine in epilepsy. Clin Neuropharmacol 6, 37–48

Eder, K., Kralik, A. und Kirchgessner, M. (1996) The effect of manganese supply on thyroid hormone metabolism in the offspring of manganese-depleted dams. Biol Trace Elem Res 55, 137–145

Engman, M. (1998) Homocysteinemia: new information about an old risk factor for vascular disease. J Insur Med 30, 231–236

Esterbauer, H., Dieber-Rotheneder, M., Striegl, G. und Waeg, G. (1991) Role of vitamin E in preventing the oxidation of low-density lipoprotein. Am J Clin Nutr 53, 314S–321S

Fine, K.D., Santa Ana, C.A., Porter, J.L. und Fordtran, J.S. (1991) Intestinal absorption of magnesium from food and supplements. J Clin Invest 88, 396–402

Freedman, J.H., Ciriolo, M.R. und Peisach, J. (1989) The role of glutathione in copper metabolism and toxicity. J Biol Chem 264, 5598–5605

Gensler, H.L., Williams, T., Huang, A.C. und Jacobson, E.L. (1999) Oral niacin prevents photocarcinogenesis and photoimmunosuppression in mice. Nutr Cancer 34, 36–41

Gjesdal, C.G., Vollset, S.E., Ueland, P.M., Refsum, H., Drevon, C.A., Gjessing, H.K. und Tell, G.S. (2006) Plasma total homocysteine level and bone mineral density: the Hordaland Homocysteine Study. Arch Intern Med 166, 88–94

Goodheart, G.J. (1969) Collected Published Articles and Reprints. Privatly published, 20567 Mack Ave., Grosspoint, MI, 48236–1655, USA

Goodheart, G.J. (1970) The schizophrenic pattern. Chiro Econ 13

Graat, J.M., Schouten, E.G. und Kok, F.J. (2002) Effect of daily vitamin E and multivitamin-mineral supplementation on acute respiratory tract infections in elderly persons: a randomized controlled trial. Jama 288, 715–721

Greenhaff, P.L. (1995) Creatine and its application as an ergogenic aid. Int J Sport Nutr 5 Suppl, S100–110

Groff, J.L. und Gropper, S.S. (2000) Advanced Nutrition and Human Metabolism. Wadsworth/Thomson Learning, Belmont

Gualano, M., Stramentinoli, G. und Berti, F. (1983) Anti-inflammatory activity of S-adenosyl-L-methionine: interference with the eicosanoid system. Pharmacol Res Commun 15, 683–696

Guerrero-Ontiveros, M.L. und Wallimann, T. (1998) Creatine supplementation in health and disease. Effects of chronic creatine ingestion in vivo: down-regulation of the expression of creatine transporter isoforms in skeletal muscle. Mol Cell Biochem 184, 427–437

Hammarstrom, S. (1983) Biosynthesis and metabolism of leukotrienes. Monogr Allergy 18, 265–271

Heaney, R.P., Recker, R.R. und Hinders, S.M. (1988) Variability of calcium absorption. Am J Clin Nutr 47, 262–264

Heckers, H., Wagner, I., Schmelz, E. and Trenkel, A. (1993) Ernährungsumschau 40, 416–420

Heuser, G. und Vojdani, A. (1997) Enhancement of natural killer cell activity and T and B cell function by buffered vitamin C in patients exposed to toxic chemicals: the role of protein kinase-C. Immunopharmacol Immunotoxicol 19, 291–312

Hoffer, A. (1959) Treatment of arthritis by nicotinic acid and nicotinamide. Can Med Assoc J 81, 235

Hoffer, A. (1982) On niacin hepatitis. J Orthomolec Psychiatry 12, 90

Hoffer, A. (1998) Vitamin B-3 and Schizophrenia: Discovery, Recovery, Controversy. Quarry Press, Kingston

Hoffer, A. und Osmond, H. (1997) How to live with schizophrenia. Citadel Press

Holtzman, D. (1996) Brain creatine kinases and phosphocreatine: an update. Dev Neurosci 18, 522–523

Holtzman, D., Meyers, R., O'Gorman, E., Khait, I., Wallimann, T., Allred, E. und Jensen, F. (1997) In vivo brain phosphocreatine and ATP regulation in mice fed a creatine analog. Am J Physiol 272, C1567–1577

Holtzman, D., Togliatti, A., Khait, I. und Jensen, F. (1998) Creatine increases survival and suppresses seizures in the hypoxic immature rat. Pediatr Res 44, 410–414

Holzer, R., Bockenkamp, B., Booker, P., Newland, P., Ciotti, G. und Pozzi, M. (2004) The impact of cardiopulmonary bypass on selenium status, thyroid function, and oxidative defense in children. Pediatr Cardiol 25, 522–528

Hurley, L.S. (1968) Approaches to the study of nutrition in mammalian development. Fed Proc 27, 193–198

Issels, R.D., Nagele, A., Eckert, K.G. und Wilmanns, W. (1988) Promotion of cystine uptake and its utilization for glutathione biosynthesis induced by cysteamine and N-acetylcysteine. Biochem Pharmacol 37, 881–888

Jarisch, R. (1999) Histamin-Intoleranz. Thieme, Stuttgart

Jialal, I. und Grundy, S.M. (1992) Effect of dietary supplementation with alpha-tocopherol on the oxidative modification of low density lipoprotein. J Lipid Res 33, 899–906

Jialal, I. und Grundy, S.M. (1993) Effect of combined supplementation with alpha-tocopherol, ascorbate, and beta carotene on low-density lipoprotein oxidation. Circulation 88, 2780–2786

Jonsson, G.G., Jacobson, M.K. und Jacobson, E.L. (1987) [The B vitamin niacin and its potential role in cellular defense against DNA damage]. Lakartidningen 84, 2877–2879

Julius, M., Lang, C.A., Gleiberman, L., Harburg, E., DiFranceisco, W. und Schork, A. (1994) Glutathione and morbidity in a community-based sample of elderly. J Clin Epidemiol 47, 1021–1026

Kagan, V.E., Serbinova, E.A., Forte, T., Scita, G. und Packer, L. (1992) Recycling of vitamin E in human low density lipoproteins. J Lipid Res 33, 385–397

Kaldis, P., Hemmer, W., Zanolla, E., Holtzman, D. und Wallimann, T. (1996) ‚Hot spots' of creatine kinase localization in brain: cerebellum, hippocampus and choroid plexus. Dev Neurosci 18, 542–554

Kalebic, T., Kinter, A., Poli, G., Anderson, M.E., Meister, A. und Fauci, A.S. (1991) Suppression of human immunodeficiency virus expression in chronically infected monocytic cells by glutathione, glutathione ester, and N-acetylcysteine. Proc Natl Acad Sci U S A 88, 986–990

Kapuste, H. und Schlett, S. (1995) Behandlung der chemischen Sensibilität, umweltmedizinisches Therapiekonzept nach W. Rea. naturamed 10

Karpen, C.W., Merola, A.J., Trewyn, R.W., Cornwell, D.G. und Panganamala, R.V. (1981) Modulation of Platelet thromboxane A2 and arterial prostacyclin by dietary vitamin E. Prostaglandins 22, 651–661

Kato, N., Kawai, K. und Yoshida, A. (1981) Effect of dietary level of ascorbic acid on the growth, hepatic lipid peroxidation, and serum lipids in guinea pigs fed polychlorinated biphenyls. J Nutr 111, 1727–1733

Kinyamu, H.K., Gallagher, J.C., Balhorn, K.E., Petranick, K.M. und Rafferty, K.A. (1997) Serum vitamin D metabolites and calcium absorption in normal young and elderly free-living women and in women living in nursing homes. Am J Clin Nutr 65, 790–797

Klevay, L.M. (1985) Atrial thrombosis, abnormal electrocardiograms and sudden death in mice due to copper deficiency. Atherosclerosis 54, 213–224

Klivenyi, P., Ferrante, R.J., Matthews, R.T., Bogdanov, M.B., Klein, A.M., Andreassen, O.A., Mueller, G., Wermer, M., Kaddurah-Daouk, R. und Beal, M.F. (1999) Neuroprotective effects of creatine in a transgenic animal model of amyotrophic lateral sclerosis. Nat Med 5, 347–350

Köstler, W. (2001) In 3. Schrauzer-Symposium, Die Bedeutung von Selen und anderen Spurenelementen beim Mammakarzinom, Med. Woche Baden-Baden

Krawietz, W., Downs, R.W., Jr., Spiegel, A.M. und Aurbach, G.D. (1982) Vanadate stimulates adenylate cyclase via the guanine nucleotide regulatory protein by a mechanism differing from that of fluoride. Biochem Pharmacol 31, 843–848

Kuklinski, B., Buchner, M., Schweder, R. und Nagel, R. (1991) [Acute pancreatitis – a free radical disease. Decrease in fatality with sodium selenite (Na2SeO3) therapy]. Z Gesamte Inn Med 46, 145–149

Kurbacher, C.M., Wagner, U., Kolster, B., Andreotti, P.E., Krebs, D. und Bruckner, H.W. (1996) Ascorbic acid (vitamin C) improves the antineoplastic activity of doxorubicin, cisplatin, and paclitaxel in human breast carcinoma cells in vitro. Cancer Lett 103, 183–189

Lee, J.R. (1995) Natural Progesterone. BLL Publishing, Sebastopol, CA

Linder, M.C., Moor, J.R. und Wright, K. (1981) Ceruloplasmin assays in diagnosis and treatment of human lung, breast, and gastrointestinal cancers. J Natl Cancer Inst 67, 263–275

Macara, I.G., Kustin, K. und Cantley, L.C., Jr. (1980) Glutathione reduces cytoplasmic vanadate. Mechanism and physiological implications. Biochim Biophys Acta 629, 95–106

Maffetone, P. (1987) Diagnosing aerobic and anaerobic excess and deficiency. Proceedings of Summer Meeting, ICAK, Washinton D.C., ICAK-USA, Central Office, 6405 Metcalf Ave., Suite 503, Shawnee Mission, KS 66202–3929, USA

Maffetone, P. (1989) Everyone is an Athlete. Barmore Publishing, New York

Maffetone, P. (1999) Complementary Sports Medicine. Human Kinetics, Champaign, IL.

McCann, V.J. und Davis, R.E. (1978) Serum pyridoxal concentrations in patients with diabetic neuropathy. Aust N Z J Med 8, 259–261

McCully, K.S. und Wilson, R.B. (1975) Homocysteine theory of arteriosclerosis. Atherosclerosis 22, 215–227

Miller, E.R., 3rd, Pastor-Barriuso, R., Dalal, D., Riemersma, R.A., Appel, L.J. und Guallar, E. (2005) Meta-analysis: high-dosage vitamin E supplementation may increase all-cause mortality. Ann Intern Med 142, 37–46

Miller, L.F. und Rumack, B.H. (1983) Clinical safety of high oral doses of acetylcysteine. Semin Oncol 10, 76–85

Miller, L.T. (1986) Do oral contraceptive agents affect nutrient requirements-vitamin B-6? J Nutr 116, 1344–1345

Mowles, R. und Schmitt, W. (1984) An Applied Kinesiology Approach to Candida Albicans Allergy. Selected Papers of the International College of Applied Kinesiology 4

Murata, T., Tamai, H., Morinobu, T., Manago, M., Takenaka, H., Hayashi, K. und Mino, M. (1994) Effect of long-term administration of beta-carotene on lymphocyte subsets in humans. Am J Clin Nutr 60, 597–602

Niki, E., Noguchi, N., Tsuchihashi, H. und Gotoh, N. (1995) Interaction among vitamin C, vitamin E, and beta-carotene. Am J Clin Nutr 62, 1322S–1326S

Nishida, S., Nakano, T., Kimoto, S., Kusunoki, T., Suzuki, K., Taniguchi, N., Murata, K. und Tomura, T.T. (1997) Induction of manganese superoxide dismutase by thyroid stimulating hormone in rat thyroid cells. FEBS Lett 416, 69–71

Olson, G.E., Winfrey, V.P., Nagdas, S.K., Hill, K.E. und Burk, R.F. (2005) Selenoprotein P is required for mouse sperm development. Biol Reprod 73, 201–211

Paolisso, G., D'Amore, A., Giugliano, D., Ceriello, A., Varricchio, M. und D'Onofrio, F. (1993) Pharmacologic doses of vitamin E improve insulin action in healthy subjects and non-insulin-dependent diabetic patients. Am J Clin Nutr 57, 650–656

Patrick, L. (1999) Comparative absorption of calcium sources and calcium citrate malate for the prevention of osteoporosis. Altern Med Rev 4, 74–85

Pfeiffer, C.C. (1993) Nährstofftherapie bei psychischen Störungen. Haug, Heidelberg

Pfeiffer, C.C. (1998) Nutrition and mental illness. An orthomolecular approach to balancing body chemistry. Healing Arts Press, Rochester

Pinto, J., Huang, Y.P. und Rivlin, R.S. (1981) Inhibition of riboflavin metabolism in rat tissues by chlorpromazine, imipramine, and amitriptyline. J Clin Invest 67, 1500–1506

Reaven, P. (1995) Dietary and pharmacologic regimens to reduce lipid peroxidation in non-insulin-dependent diabetes mellitus. Am J Clin Nutr 62, 1483S–1489S

Reeves, P.G. (1997) Components of the AIN-93 diets as improvements in the AIN-76A diet. J Nutr 127, 838S–841S

Reichel, H., Koeffler, H.P. und Norman, A.W. (1989) The role of the vitamin D endocrine system in health and disease. N Engl J Med 320, 980–991

Reif, A., Pfuhlmann, B. und Lesch, K.P. (2005) Homocysteinemia as well as methylenetetrahydrofolate reductase polymorphism are associated with affective psychoses. Prog Neuropsychopharmacol Biol Psychiatry 29, 1162–1168

Rimm, E.B., Stampfer, M.J., Ascherio, A., Giovannucci, E., Colditz, G.A. und Willett, W.C. (1993) Vitamin E consumption and the risk of coronary heart disease in men. N Engl J Med 328, 1450–1456

Rodriguez, M.S. und Irwin, M.I. (1972) A conspectus of research on vitamin A requirements of man. J Nutr 102, 909–968

Rude, R.K. und Gruber, H.E. (2004) Magnesium deficiency and osteoporosis: animal and human observations. J Nutr Biochem 15, 710–716

Saez, G., Thornalley, P.J., Hill, H.A., Hems, R. und Bannister, J.V. (1982) The production of free radicals during the autoxidation of cysteine and their effect on isolated rat hepatocytes. Biochim Biophys Acta 719, 24–31

Saks, V.A., Dzhaliashvili, I.V., Konorev, E.A. und Strumia, E. (1992) [Molecular and cellular aspects of the cardioprotective mechanism of phosphocreatine]. Biokhimiia 57, 1763–1784

Salonen, J.T., Salonen, R., Penttila, I., Herranen, J., Jauhiainen, M., Kantola, M., Lappetelainen, R., Maenpaa, P.H., Alfthan, G. und Puska, P. (1985) Serum fatty acids, apolipoproteins, selenium and vitamin antioxidants and the risk of death from coronary artery disease. Am J Cardiol 56, 226–231

Sauberlich, H.E. (1980) Interactions of thiamin, riboflavin, and other B-vitamins. Ann N Y Acad Sci 355, 80–97

Schmidt, E.F. und Schmidt, N. (2004) Leitfaden Mikronährstoffe. Urban & Fischer, München

Schmitt, W.H. (1986) Kinin mediated Allergies and Pancreatic Activity. ICAK-Collected Papers, ICAK-USA, Central Office, 6405 Metcalf Ave., Suite 503, Shawnee Mission, KS 66202–3929, USA, 113–125

Schrauzer, G. (2001) In 3. Schrauzer-Symposium – Die Bedeutung von Selen und anderen Spurenelementen beim Mammakarzinom, Med. Woche Baden-Baden

Schumacher, H.R., Jr. (1987) Osteoarthritis: the clinical picture, pathogenesis, and management with studies on a new therapeutic agent, S-adenosylmethionine. Am J Med 83, 1–4

Schurr, A., Tseng, M.T., West, C.A. und Rigor, B.M. (1987) Taurine improves the recovery of neuronal function following cerebral hypoxia: an in vitro study. Life Sci 40, 2059–2066

Seelig, M.S. und Elin, R.J. (1995) Reexamination of magnesium infusions in myocardial infarction. Am J Cardiol 76, 172–173

Semba, R.D., Munasir, Z., Beeler, J., Akib, A., Muhilal, Audet, S. und Sommer, A. (1995) Reduced seroconversion to measles in infants given vitamin A with measles vaccination. Lancet 345, 1330–1332

Sharp, P. (2004) The molecular basis of copper and iron interactions. Proc Nutr Soc 63, 563–569

Shils, M.E. (1969) Experimental production of magnesium deficiency in man. Ann N Y Acad Sci 162, 847–855

Shils, M.E. (1988) Magnesium in health and disease. Annu Rev Nutr 8, 429–460

Shklar, G. (1998) Mechanisms of cancer inhibition by anti-oxidant nutrients. Oral Oncol 34, 24–29

Silverman, N.A., Schmitt, G., Vishwanath, M., Feinberg, H. und Levitsky, S. (1985) Effect of carnitine on myocardial function and metabolism following global ischemia. Ann Thorac Surg 40, 20–24

Singhal, R.K., Anderson, M.E. und Meister, A. (1987) Glutathione, a first line of defense against cadmium toxicity. Faseb J 1, 220–223

Smilkstein, M.J., Knapp, G.L., Kulig, K.W. und Rumack, B.H. (1988) Efficacy of oral N-acetylcysteine in the treatment of acetaminophen overdose. Analysis of the national multicenter study (1976 to 1985). N Engl J Med 319, 1557–1562

Sojka, J.E. und Weaver, C.M. (1995) Magnesium supplementation and osteoporosis. Nutr Rev 53, 71–74

Sorenson, J.R. (1978) Copper complexes – a unique class of anti-arthritic drugs. Prog Med Chem 15, 211–260

Spellacy, W.N., Buhi, W.C. und Birk, S.A. (1977) Vitamin B6 treatment of gestational diabetes mellitus: studies of blood glucose and plasma insulin. Am J Obstet Gynecol 127, 599–602

Stampfer, M.J., Hennekens, C.H., Manson, J.E., Colditz, G.A., Rosner, B. und Willett, W.C. (1993) Vitamin E consumption and the risk of coronary disease in women. N Engl J Med 328, 1444–1449

Stanger, O. (2004) Homocystein: Grundlagen, Klinik, Therapie, Prävention. Maudrich, Wien

Steidl, L. und Ditmar, R. (1991) Osteoporosis treated with magnesium lactate. Acta Univ Palacki Olomuc Fac Med 129, 99–106

Stendig-Lindberg, G., Tepper, R. und Leichter, I. (1993) Trabecular bone density in a two year controlled trial of peroral magnesium in osteoporosis. Magnes Res 6, 155–163

Strause, L., Saltman, P. und Glowacki, J. (1987) The effect of deficiencies of manganese and copper on osteoinduction and on resorption of bone particles in rats. Calcif Tissue Int 41, 145–150

Tanner, M.S., Kantarjian, A.H., Bhave, S.A. und Pandit, A.N. (1983) Early introduction of copper-contaminated animal milk feeds as a possible cause of Indian childhood cirrhosis. Lancet 2, 992–995

Taylor, A., Jacques, P.F. und Epstein, E.M. (1995) Relations among aging, antioxidant status, and cataract. Am J Clin Nutr 62, 1439S–1447S

Thomas, L. (2005) Labor und Diagnose. TH-Books Verlagsgesellschaft, Frankfurt

Tronconi, L. und Saks, V.A. (1989) Physiology, Biochemistry and Pharamcology of Creatine Phosphate. In Volume of the Internatl. Meeting on Phosphocreatine in Cardiology and Cardiac-Surgery April 14–15th 1989, I.R.C.C.S. Policlinico San Matteo Divisione di Cardiologia University di PAVIA Press

Van Gossum, A. und Neve, J. (1995) Low selenium status in alcoholic cirrhosis is correlated with aminopyrine breath test. Preliminary effects of selenium supplementation. Biol Trace Elem Res 47, 201–207

Vieth, R. (1999) Vitamin D supplementation, 25-hydroxyvitamin D concentrations, and safety. Am J Clin Nutr 69, 842–856

Walther, D.S. (2000) Applied Kinesiology, Synopsis. Systems D.C., 275,West Abriendo Av.,Pueblo, Colorado 81004

Werbach, M. (2002) Chronisches Müdigkeitssyndrom. Prevent Network: Neue Nutriologische Beiträge 15

Werbach, M.R. (1989) Nutritional Influences on Illness. Thorsons, Wellingborough

Werbach, M.R. (2000) Nutritional strategies for treating chronic fatigue syndrome. Altern Med Rev 5, 93–108

Werbach, M.R. (2001) Nutriologische Medizin. Hädecker, Weil der Stadt

Werbach, M.R. (2004) Nutritional therapy: an important component of integrative medicine. Altern Ther Health Med 10, 12–13, 96

Whiting, S. (1994) Safety of some calcium supplements questioned. Nutr Rev, 95–97

Yates, A., Schlicker, S. und Suitor, C. (1998) Dietary reference intakes: the new basis for recommendations for calcium and related nutrients, B vitamins and choline. J Am Diet Assoc 98, 699–706

Ausbildungsadressen

Die Autoren lehren im Rahmen der **Deutschen Ärztegesellschaft für Applied Kinesiology**, offizielles Chapter des ICAK (DÄGAK, Internet: www.DAEGAK.de); Teilnehmer: Ärzte, Zahnärzte, Physiotherapeuten

Weitere deutschsprachige Ausbildungsorganisationen des International College of Applied Kinesiology (ICAK):

International College of Applied Kinesiology – Deutschland (ICAK-D, Internet: www.icak-d.de); Teilnehmer: Ärzte, Zahnärzte, Heilpraktiker, Physiotherapeuten

International College of Applied Kinesiology – Österreich (ICAK-A, Internet: www.icak-a.at); Teilnehmer: Ärzte, Zahnärzte, Physiotherapeuten

International Medical Society for Applied Kinesiology (IMAK mit Sitz in Klagenfurt, Internet: www.imak.co.at); Teilnehmer: Ärzte, Zahnärzte

Register

A

Abdominalmuskeln, Organ-/Leitbahnbeziehung 37
Abwehrschwäche, Hyperkortisolismus 492
Acesulfam K (E 950) 360
Acetoacetat D12, Bezugsquellen und Laboradressen 123
Aceton, Kininaktivierung 316
Acetylcholinrezeptor (Muscarin), Lymphozyten/Monozyten (Makrophagen) 261
N-Acetylcystein 609–610
– Dosierungen 309
– Histaminaktivitätserhöhung 311
– Schwermetallbelastungen 177
N-Acetyl-Galaktosamin, Blutgruppe A 362
Acetylsalicylat/Paracetamoltest, MCS 419
Acetylsalicylsäure
– Histaminfreisetzung, Förderung 311
– T-Helferzellen, erniedrigte 256
AC-Formula (PE) als Antimykotika 395
Achillessehnenreflexzeit, Hypothyreose 475
ACTH (adrenokortikotropes Hormon) **455,** 458
– Fast-Feedback-Hemmung 489
– Hypopituitarismus 456
– Mangel 456
ACTH-Rezeptor, Lymphozyten/Monozyten (Makrophagen) 261
ACTH-sezernierendes Adenom, Hypophyse 492
ACTH-Test
– Hypokortisolismus 495
– Nebennierenrindeninsuffizienz 495
ACTH-Überschuss 456, 492
– Zyklusveränderungen 509
Adaptationssyndrom, Regulationsstörungen 126
Addison-Syndrom 456, 493–494
Adductor brevis 40–41
Adductor longus 40–41
Adductor magnus 40–41
Adduktoren 40–41
– Globaltest nach Kendall 40
– Gonaden 481
– Nebennierenfunktionsstörungen 500
– ökologische Probleme, klinisch relevante 92
– Organ-/Leitbahnbeziehung 37
– Stresssyndrome 500
– Test in Rückenlage 40
Adenylatcyclase-cAMP-System, Hormone 438
ADH (antidiuretisches Hormon) 453, **455,** 459
– Mangel/Überschuss 457
Adiponektin 542
Adipositas 366–367
– Insulinresistenz 367, 542, 544
– Leptin 367, 542
– TNFα 542
Adipositasdiät, Fastenadaptation, physiologische 370
Adlersche Projektions-/Reflexzonen, Kopfherde 135
Adnexprobleme, Psoas-Schwäche 72
Adrenalin 486
– Fasten 369
– Insulinsekretion 540
– Nebennierenmark 486
adrenogenitales Syndrom, Testosteronüberschuss 531
adrenokortikotropes Hormon s. ACTH
Aflatoxine 394, **395**
Agent Orange 383–384
Ah(Arylhydrocarbon)-Rezeptor 383
AIDS, Kryptosporidiose 234
Akne 613
Akromegalie 456
Aktivitätsphase, tägliche 5
Akupunktur
– Epiphysendysbalancen 451
– Hypophysenstörungen 465–466
– Infertilität 539
– Sinusitis 132
– Zyklusstörungen 513
Akute-Phase-Proteine, Entzündungen 300, **310**
Albumin 340
ALCAT (Antigen Leucocyte Cellular Antibody Test) 251
Aldehyd-Dehydrogenase/-Oxidase, Molybdän 601
Aldosteron **487,** 489–490
– Mangel 494
Alemtuzumab, Krebstherapie 270
Alfalfa, Menopausensyndrom 520
Algenpräparate
– MCS 423
– Schwermetallbelastungen 178
Alkalose 105
– chronische latente 110–111
– Kolon 215
– latente (funktionelle) 105
– Milch-Alkali-Syndrom 110
Alkohol(e)
– Brennwert, physiologischer 339
– Kanzerogenität 273–274
– Kohlenhydratvergärung, Kandidose 225
– Mangelernährung 365
Alkoxyl-Radikale 303
4-OH-Alkylphenol, Xenoöstrogene/östrogenartig wirkende Schadstoffe 407
Allergien/allergische Reaktionen 239
– Azidose, chronische latente 110
– CFS 428
– Desensibilisierung mit Setpoint-Technik 253
– – mittels Techniken des NLP 253
– enzympotenzierte Desensitisierung (EPD) 252
– Haptentherapie 252–253
– Histadelie/Histapenie 312
– Hyposensibilisierung 252
– Immunkomplexe, zirkulierende (CIC) 249–250
– Immuntherapie 252
– kandidainduzierte 225
– Manganmangel 600
– Neutralisierungsmethode nach Miller 252
– Protokoll 94–95
– Schwermetalle 170
– Symptomanamnese 2
– Testung 251
– Therapie 252–253
– Toleranzinduktion, orale 252
– Typen 249–250
– zahnmedizinische Materialien 170
– zerebrale, orthomolekulare Therapie 617
– Zink 607
Allergietestung 252
– Histaminfreisetzung, durch Antirheumatika, nichtsteroidale 311
– klassische 250–251
– Schwermetallbelastungen 172–173
– zahnärztliche Werkstoffe 172–173
Allgemeinkrankheit 126
Allgemeinreaktionen, Konditionierung 411
Allicin 350
Allopurinol 394–395
Alopecia areata/diffusa
– orthomolekulare Therapie 615
– Zinkmangel 608
Alpha-1-Antitrypsin, Darmerkrankungen, entzündliche 216
Alpha-Linolensäure, Dünndarmfunktionsstörungen 214
Altersdiabetes 541
Altersweitsichtigkeit 6
Aluminium(intoxikation) 186–187
– Alzheimer-Krankheit 186
– Deferoxamin 187
– Dialyse-Enzephalopathie 186
Alveolitis, allergische 249
Alzheimer-Krankheit, Aluminium 186
Amalgam(allergie/-belastungen) 181
– Anwendungsbereich 181
– BSE, Nekroseherd 180
– Metallablagerungen 180
– Multiple Sklerose 180

- Palladiumintoxikation 192
- Quecksilber(vergiftungen) 181, 193, 195
- Symptome 181
- Testung 174
- Zinn 197
Amaranth 359
- Blutgruppe 0 363
Amenorrhö 505
- Estrogenmangel 506
Amine
- heterozyklische, Krebserkrankungen 275
- Hormonbiosynthese 437
Aminooxidase, Kupfer 596
Aminophyllin, Histaminaktivitätserhöhung 311
Aminosäuren 340, **609–612**
- Desaminierung, Overgrowth-Syndrom 219
- Hormonbiosynthese 437
- Metabolismus 107
- (semi)essenzielle 340
- SH-Gruppen-haltige 308
- Stoffwechsel, Fasten 367
- - Vitamin B_6 577
Amitriptylin, Histaminaktivitätserhöhung 311
Ammoniakstoffwechsel 218
Amygdala 454
- MCS 410
α-Amylase, Speichel 207
Anämie
- Alkalose, chronische latente 111
- Differenzialdiagnose 429
- hämolytische, Vitamin-E-Mangel 589
- hypochrome, Kupfermangel 597
- - mikrozytäre, Vitamin-B_6-Mangel 578
- immunhämolytische 249
- mikrozytäre 111
- perniziöse 249
- - Vitamin-B_{12}-Mangel 581
- sideroblastische, Vitamin-B_6-Mangel 577
- Zinkmangel 608
analgetische Wirkung
- Vitamin B_{12} 580
- Vitamin C 584
Analpruritus, Parasitosen 233
anamnestische Faktoren 1–4
anaphylaktische Reaktionen/Anaphylaxie 249
- Pyrethrin 390
Anaphylatoxine 322
Androgene 487, 527–538
- Abbau 529
- AK-Diagnostik/-Therapie 536–538
- Biosynthese 490, 528–529
- Cholesterin 528
- Dysbiose/Malassimilation 533
- - bei Frauen 543
- Hypothalamus-Hypophysen-Testes-Achse 529
- Insulinresistenz/-stoffwechsel 532, 543
- Laborbestimmungen 532
- Nebennierenfunktion 532
- Physiologie 528–530
Androgenrezeptor 530
- Lymphozyten 261
Androgenstörungen
- NPSO 538
- Ohrakupunktur(punkte) 536, 538
Andropause 529, **531–536**
- Androgensupplementierung 534–536
- Cernilton 533
- Chrysin 534
- DHEA-Substitution 535
- Estrogenreduktion 534
- Hypothalamus-Hypophysen-(Testes-)Achse 531, 533
- 5α-Reduktase, Aktivität 533
- Symptomanamnese 4
- Testosteronsupplementierung 534
- Zink 534
Androstendion 529, **531–532**
- Biosynthese 490
- Supplementierung, Andropause 536
Anenzephalie, Folsäuremangel 579
Anfeuchten der Finger, Therapielokalisation (TL) 21
Angst(gefühle)
- Histadelie 312
- Stressor für das immunologische System 261
Anionen-Lücke/-Gap (AL/AG) 106–107
Anisozytose, Alkalose, chronische latente 111
Anspannung, Histadelie 312
Anti-Aging
- DHEA 491
- Melatonin 447–448
antidiuretisches Hormon s. ADH
Antigen-Antikörper-Komplexe, Kininaktivierung 316
antigenpräsentierende Zellen (APZ) 239–240
- Entzündung 300
- Krebstherapie 269–270
Antigonadotropine, Menopausensyndrom 521
Anti-Histamin/antihistaminischer Effekt
- Nahrungsmittelunverträglichkeiten 354
- Vitamin C 583
antihomotoxisches Behandlungsschema, Krebstherapie 288
antiinflammatorische Wirkung
- Bromelain, Pepsin bzw. Trypsin 322
- Eicosanoide 333
- Vitamin E 589
antiinsulinäre Hormone 540
Anti-Kandida-Diät 354
- Beratungsbogen 231–232
antikanzerogene Wirkung, Terpene 350
Anti-Kinin-Substanzen, Nahrungsmittelunverträglichkeiten 354
Antikörper
- antinukleäre (ANA) 254
- extrahierbare nukleäre (ENA) 254
- Krebstherapie 269
- monoklonale 254
- - Krebstherapie 270
- organspezifische 254
anti-konvulsive Therapie, Fastenstoffwechsel/ketogene Diät 377
Anti-Leukotriene, Nahrungsmittelunverträglichkeiten 354
Antimykotika 395
- Kandidose 229
Antioxidanzien
- DDT (p,p'-Dichlordiphenyltrichloräthan) 382
- Dosierungen 309
- Kandidose 232
- Kininwirkungen 317
- Krebserkrankungen 275
- Melatonin 448
- Schwermetallbelastungen 179
- Testung 308–309
- TNF-α 309–310
- Vitamin A 570
- Vitamin E 588
Antirheumatika, nichtsteroidale (NSAR)
- COX-Hemmung 331
- Histaminfreisetzung 311
Antisense-Oligonukleotide, TNF-α, Bildungshemmung 310
Antistressvitamin, Vitamin C 584
Anti-TNF-α 310
$α_1$-Antitrypsin, oxidativer Stress 305
Antitumortherapie, Vitamin C 584–585
antivirale Therapie, CFS 430
Appendizitis, Psoas-Schwäche 72
Appetit 453
Appetitverlust, Vitamin-B_6-Mangel 578
Applied Kinesiology
- Anwendung 7
- Definition 7–8
- Konstitutionsakupunktur 35–36
- Multidisziplinarität 8
- orthomolekulare Medizin 567
- Säure-Basen-Störungen 116–117
- Triad of Health 8
- Werkzeuge 8–22
Aprazin 385
Arachidonsäure (AA) 323, **326–327**
Arachidonsäuregehalt, Lebensmittel 330
Arginin-Challenge, Freie-Radikale-Pathologie 308
Arginin-Vasopressin s. ADH (antidiuretisches Hormon)
Arousal 453
Arrhythmien, Magnesiummangel 599
Arsenvergiftung 187
- Kohle/Natriumsulfat 187
- Mees'sches Nagelband 187
Arteriosklerose, Folsäuremangel 579
arteriovenöse Ratio am Augenhintergrund, Nebennierenfunktionsstörungen 496
Arthritis
- Eliminationsdiät 334
- Lyme-Borreliose 401
- Niacin 575
- orthomolekulare Therapie 613
- parainfektiöse, AK-Diagnostik 223
- Parasitosen 233
- rheumatoide, IgG_4-Titer 248
- - Substanz P 259
- - T-Helferzellen, erhöhte 256
- Vitamin B_3 575
Arthrokehlan® U, Krebstherapie 289
Arthropathie
- degenerative, orthomolekulare Therapie 613
- ungeklärte, Whipple-Syndrom 403
Arthrose, orthomolekulare Therapie 613
Arylhydrocarbonhydroxylase (AHH), Dioxine, Metabolierung 383
Ascorbinsäure (s. a. Vitamin C) 582–586
Askariden 234
Aspartam (E 951) 360, **361**
Assimilationsorgane testen
- Hormonsystem 441
- Zyklusstörungen 512
Asthma bronchiale
- allergisches 249
- Cysteinyl-LT-Rezeptorantagonisten 333

– 5-Lipoxygenase-Blocker 333
– orthomolekulare Therapie 613
Astrup-Verfahren, Säure-Basen-Störungen 115
Ataxie, zerebelläre, EBV-Infektion 399
ATBC(Alpha-Tocopherol, Beta-Carotene)-Lungenkrebs-Präventionsstudie, finnische 275
Atemtest, Dünndarmdysbiose/Overgrowth-Syndrom 219–220
Atemwege, Antioxidanzien, Testung 308
Atherosklerose
– Hypothyreose 473
– orthomolekulare Therapie 614
– Vitamin E 588
Atlas-Funktionsstörung, muskuläre Dysfunktion 98
Atmungskette
– Energieproduktion, Schritte 431
– Kofaktoren, CFS 433
ATP-TCA-Test, Chemotherapie 268
Atropin, Hyperparasympathikotonus 202
Aufbiss-Schmerz, Pulpitis, chronische 150
Aufbrennlegierungen
– aus Edelmetall, Unverträglichkeit 186
– Labordiagnostik 186
– Testung 174
Auffüllpunkt
– Adduktoren 40
– Deltoideus 46
– Gluteus medius 48
– Gracilis 50
– Infraspinatus 52
– Latissimus dorsi 54
– Levator scapulae 56
– Muskeln 39
– Nackenflexoren 58
– Obliquus internus/externus abdominis 42
– Pectoralis major clavicularis/sternalis 60, 62
– Peroneus longus/brevis 66
– Piriformis 68
– Popliteus 70
– Psoas 72
– Rectus abdominis 43
– Rectus femoris 74
– Sartorius 76
– Sternocleidomastoideus 78
– Subscapularis 80
– Tensor fasciae latae 82
– Teres minor 84
– Tibialis posterior 86
Augenbewegungen einbeziehen, Injury-Recall-Technik 556
Augenschmerzen 5
Ausdauertraining, Krebstherapie 296
Ausleitungsmittel, Schwermetallbelastungen 178
Ausschwemmtests/-therapie, Schwermetallbelastungen 171, 180
Autoimmunadrenalitis, Nebennierenrindeninsuffizienz 493
Autoimmunkrankheiten/-reaktionen 253–254
– MCS 405
Autoimmunthyreoiditis Hashimoto, Jod 482
Autointoxikation, intestinale, bakterielle Fehlbesiedelung, Dickdarm 222
Autonosoden, Periodontopathie 165
Autovakzine, Dickdarmflora, dysbiotische 224
Azidität, systemische 111–112
Aziditätsquotient, mittlerer 113
Azidose 105
– chronische latente 109–110
– – Stress/Sympathikotonus 110
– Kolon 215
– latente (funktionelle) 105
– – Magen, Hyperazidität 111
– metabolische, Enzyme, Ammoniakbildende 119

B

Bacteroides
– Intestinalflora 216–217
– vulgatus 217
– Wachstum durch synthetische Ballaststoffe 352
BAecf (Basenabweichung der Extrazellulärflüssigkeit) 106
Bärlauchzubereitungen, Schwermetallbelastungen 178–179
bakterielle Fehlbesiedelung/Überwucherung s. Overgrowth-Syndrom
Bakterien, Infektionen, chronische 401–403
Ballaststoffe 351–352
– Funktionen 351
– glykämischer Index (GI) 373
– Krebserkrankungen 276
– synthetische 352
Bandwürmer 234
Basaltemperaturkurve/-messung 476–477
– Estrogenüberschuss 511
– Hypothyreose 475–478
– Progesteronmangel 511
– Schilddrüsenhormondosierung 478
– Zyklusstörungen 510–512
Basedow-Syndrom 249, 473
Base-Excess (BE), positiver oder negativer 106, 115
Basenabweichung der Extrazellulärflüssigkeit (BAecf) 106
Basenbäder/-einläufe 118
Basenpräparate, Zufuhr, Säure-Basen-Störungen 117–118
Basenpulver
– nach Rauch 117
– nach Sander 117
Basensalbe, Haut-/Schleimhautveränderungen, entzündliche 118
Basenstarre, Urin-Titration 113
Basophile 239
– Rezeptoren 261
Bauchbehandlung, manuelle, nach Mayr 221
Bauchgefühl 454
Bauchmuskulatur 42–45
– ökologische Probleme, klinisch relevante 92
Bauchschmerzen, Histadelie 312
Beardall-Test, Pectoralis minor 64
Bechterew-Syndrom, HLA-B27 253
Beckenläsionen
– Piriformis-Schwäche 68
– Tensor-fasciae-latae-Schwäche 82
Beckenstörungen, Dysmenorrhö 515
Befruchtungsvorgang, Estradioleinfluss 506
Belastungstests, Unverträglichkeiten 335–336
Bennett-Reflexe 36
Bentonit, Dünndarmfunktionsstörungen 214
Benzodiazepinrezeptor, Monozyten (Makrophagen)/Neutrophile 261
Benzol 381
– Knochenmarkschädigung/Toxizität 381
Benzylbutylphthalat, Xenoöstrogene/östrogenartig wirkende Schadstoffe 407
B&E-Punkte/-Technik
– Desensibilisierung 557–561
– einbeziehen, Injury-Recall-Technik 554–555
– erste Anwendung, Hypothalamusstörung 460–461
– Hypothalamusstörung 461
– Neurotransmitter 462
– und NL-Punkte, Kombination, Desensibilisierung 558
– Organzuordnung 555
– Störfeldtherapie 556
– zweite Anwendung, Hypothalamusstörung 462
Beriberi, Thiaminmangel 573
Betacryptoxanthin 350
Betakarotin 568–570
– Gehalt in Lebensmitteln 275
– Krebstherapie 276, 285–286
– Sehfunktion 570
– Tageszufuhr, empfohlene 568
– Testung 309
– therapeutische Dosis 568
Betarezeptor
– Monozyten (Makrophagen) 261
– NK-Zellen 261
Bewegungstraining, Krebstherapie 296–297
Biceps brachii 37
– Organ-/Leitbahnbeziehung 37
BID (body into distortion), Desensibilisierung 561
Bifidobakterien, Intestinalflora 216–217
Bikarbonat-Puffersystem 106
Bikarbonatüberschwemmung, Harn 117
bilaterale Dysreaktion, Hypazidität 208
Bindegewebe, Mangan 600
Bindegewebspermeabilität, Erhöhung, Enzymtherapie 290
bioaktive Substanzen, Krebstherapie 286
bioenergetische Testung, Krebspatienten 266
Biological Response Modifiers, Krebstherapie 284–285
biomagnetische Testung 18
Bionorm® 371
Biophotonen-Lehre 127
Biotin (Vitamin H) 345
– Insulinresistenz 545
– Kandidose 232
– Tageszufuhr, empfohlene 568
– therapeutische Dosis 568
Biphenyle, polychlorierte (PCB) 389
– Xenoöstrogene/östrogenartig wirkende Schadstoffe 407
Bisphosphonate, Osteoporose 525–526
Bircher-Benner-Kur 376
Bisphenol A, Xenoöstrogene/östrogenartig wirkende Schadstoffe 407
Blähungen 6
Blastocystis hominis/Blastozytose 233
Blaubeere (Anthrocyanidin), Dosierungen 309
Bleibelastung, Kindesalter 188

Bleiblässe/-lähmung 188
Bleitetraäthyl, Lipophilie 188
Blei(vergiftung)
– $CaNa_2$-EDTA/D-Penicillamin 188
– Erythropoesestörungen 188
– Interaktion mit Kalzium 595
– Toxikologie 187–189
Blut, Ultraviolettbestrahlung (UVB), Krebstherapie 291
Blutbild, Vitamin B_{12} 580
Blutbildung, Vitamin C 583
Blutdruckregulation, Asymmetrie 127
Blutfette und Kalzium 594
Blutgerinnungsstörungen, Zinkmangel 608
Blutgruppe 0
– Ernährung 363–364
– Laktasemangel 363
– Nahrungsmittelunverträglichkeit 364
– Zellantigene 362
Blutgruppe A
– Ernährung 364
– Fruktose 362
– Milchprodukte 364
– N-Acetyl-Galaktosamin 362
– Nahrungsmittelunverträglichkeit 364
– vegetarische Diät, milchfreie 364
Blutgruppe AB
– Ernährung 364–365
– Magensäureproduktion, niedrige 364
– Nahrungsmittelunverträglichkeit 365
Blutgruppe B
– D-Galaktosamin 362
– Ernährung 364
– Insulinmetabolismus 364
– Nahrungsmittelunverträglichkeit 365
– Vorkommen 363
Blutgruppen
– und Ernährung, Beziehungen 363
– Nahrungsmittelunverträglichkeiten 362–365
– phylogenetische Entwicklung 362
Bluthochdruck s. Hypertonie
Blut-Titration nach Jörgensen 123
– Säure-Basen-Störungen 114–115
Blutzuckerregulation, Physiologie 539
Blutzucker-Regulationsstörungen, Symptomanamnese 4
B-Lymphozyten ($CD19^+$) 241
– erhöhte/erniedrigte 257
Body into Distortion (BID), Therapielokalisation (TL) 22
Body Mass Index (BMI) 366
– metabolisches Syndrom 366
Bor
– Interaktion mit Kalzium 595
– Tagesmengen, empfohlene 349
Bornholm-Erkrankung 401
Borrelia burgdorferi 401–402
Boswellia-serrata-Extrakt H15, Prostaglandinsynthesehemmung 333
Bradykardie durch elektromagnetische Strahlung 408
Bradykinin 314–317
– Nahrungsmittelunverträglichkeiten 315
Bratfette 341
Brechreflex, 5-Hydroxytryptamin 318
Brennwert, physikalischer, Nährstoffe 339
Breuss-Gemüsesaftmischung 375
BRI (Building-related illness), Kohlenwasserstoffe, polychlorierte 384
Broca-Sollgewicht 366
Bromelain
– antiinflammatorische Wirkung 322
– Kininwirkungen 317
Bronchospasmen, Magnesiummangel 599
Brotgetreide, Alternativen 359
Buchinger-Fasten 375
Buchweizen 360
burning feet syndrome, Vitamin-B_5-Mangel 576
Butter, Milch(eiweiß)unverträglichkeit 346
Butylhydroxyanisole, Xenoöstrogene/östrogenartig wirkende Schadstoffe 407
Butyrat, Dünndarmfunktionsstörungen 214
B-Zellen
– Autoimmunerkrankungen 253
– Rezeptoren 261

C

Calcium s. Kalzium
Cambridge-Diät® 371
Campylobacter, Dickdarmflora, dysbiotische 223
Campylobacter-Nosode 209
Candida albicans 224–233
Carboanhydrase, Zink 607
Carboxylat-Zemente, Unverträglichkeiten 198
Carboxypeptidase, Zink 606–607
L-Carnithin 609
– Dosierungen 309
– Insulinresistenz 545
– Mangel, L-Methionin 611
– Synthese, Vitamin C 583
CAST (Cellular Antigen Stimulation Test) 251
CBG (Kortikosteroid-bindendes Globulin) 487
CCR3/CCR4 241
CCW-Torque, Desensibilisierung 563
CD2 243
CD3 241
CD3/CD4 241–243
$CD4^+/CD8^+$-Ratio
– erhöhte 257
– erniedrigte 257
– Normalisierung, Krebstherapie 280
$CD4^+$-Zellen 241
– erhöhte, Krebstherapie 280
– erhöhte Werte, Krebstherapie 281
CD8 241–243
$CD8^+$-T-Zell-Rezeptor (TCR) 242
CD45RA/CD45RO 243
CD69-Funktionstest 244
– Immunschwäche 255
CD71 243
CD78 243
CDC-Klassifikation, CSF 426
CD-Nomenklatur
– Leukozyten-Marker 243
– Oberflächenantigene, Lymphozyten 240
Cearalenone **394,** 395
Celecoxib 323
Centering-the-spine-Muster 101
Cernilton, Andropause 533
Cervix uteri, Estradioleinfluss 506
Cetirizin 314
Cetuximab, Krebstherapie 270
CFS s. Chronic Fatigue Syndrome
Challenge 8, 15–21
– mit belastenden Faktoren, Desensibilisierung 557
– chemische Schadstoffe, potenzierte 380
– chemischer 16–19
– dysreaktiver 16
– emotionaler 19
– Epiphyse 440
– gehaltener 20
– – Zahn, neurologischer 147
– Indikatormuskel 16
– inhalatorischer, mit H_2O, chemisch toxische Substanzen 380
– Injury-Recall-Techniken 560
– mit Koffein, MCS 420
– mechanischer 19
– mit Natriumbenzoat/-glutamat, MCS 420
– nicht gehaltener 19, 20
– – ohne Rebound 20
– normoreaktiver 15, 98
– – und dysreaktiver, gleichzeitiger 98–99, 101
– – – Switching 101
– – haltbarer, orthomolekulare Therapie 567
– – Nahrungsmittel, positiv wirksame 353
– Problem-assoziierter Muskel 16
– mit reduziertem Glutathion, MCS 420
– respiratorischer 20
– – Inspiration/Exspiration 35
– – kraniosakraler Mechanismus 34
– mit Salicylat und Paracetamol, MCS 420
– statischer 20
– Therapielokalisation (TL) 21–22
Chapman-Reflexe 36
Chelattherapie, Schwermetallbelastungen 177
Chemikalien, Kininaktivierung 316
chemische Noxen/Schadstoffe 379–396
– Challenge, inhalatorischer, mit H_2O 380
– Chlorox-Test 379–380
– diagnostische Provokation 380
– potenzierte, Challenge 380
– Staubproben 380
– Stress/Trauma 410–412
chemische Sensitivität, multiple s. MCS
chemische Toxine 381–393
chemischer Challenge 14, 16–19
Chemokinin-Rezeptoren, Th1/Th2-Lymphozyten 241
Chemolumineszenz, Immunschwäche 255
Chemotherapie
– Drug Resistance Screening 269
– Krebserkrankungen 267–269
– Nebenwirkungen 267–268
– Tumorchemosensitivitätstest (ATP-TCA-Test) 268
– Verträglichkeit, Verbesserung durch orthomolekulare Substanzen 285
– Verträglichkeitsprüfung 269
– Wirksamkeit(stests) 268
China-Restaurant-Syndrom 361
Chlamydien/Chlamydia pneumoniae, psittaci bzw. trachomatis 402
Chlorella-Alge, Schwermetallbelastungen 178

Chlorhexidin, Zahnfleischtaschen 164
Chlorid
– Tageszufuhr, empfohlene 349, 568
– therapeutische Dosis 568
chlorierte Kohlenwasserstoffe (CKW) 381–382
Chloroform 381
– Kininaktivierung 316
Chloroquin, Histaminaktivitätserhöhung 311
Chlorox-Test, chemisch toxische Substanzen 379
Chlorpyrifos 387
– Toxizität 387
Cholekalziferol (Vit. D_3) 586
Cholesterin 340
– Androgensynthese 528
– Biosynthese 490
– metabolisches Syndrom 366
– Resorption, Phytosterine 350
Cholezystokinin 206
– Pankreassekretion 209
Cholin
– Tageszufuhr, empfohlene 568
– therapeutische Dosis 568
Chrom 348
– Insulinresistenz 544
– Tageszufuhr, empfohlene 349, 568
– therapeutische Dosis 568
– Toxikologie 189
Chrommangel, Insulinresistenz 544
Chronic Fatigue Syndrome (CFS) 425–434
– Acetylierung, Kofaktoren 433
– aerobes Training 430
– Allergien 428
– antivirale Therapie 430
– Atmungskette 432–433
– Ausschlussdiagnosen 429
– Biomechanik des Thorax, Normalisierung 430
– chemische Belastungen, organische 428
– Citratzyklus 432–434
– Definition 426–427
– Differenzialdiagnose 429
– EBV-Infektion 426
– Energiestoffwechsel, Verbesserung 431–433
– Faktoren, potentiell auslösende/strukturelle 428–429
– Folsäure 579
– Glykolyse 431
– – Kofaktoren 432–433
– Immunstörungen 428
– Kreatin 611
– Labordiagnostik 429–430
– Magnesium 598
– Müdigkeit 426
– orthomolekulare Therapie 431
– Phosphorylierung, oxidative 433
– postvirale Syndrome 429
– Schwäche 426
– Selenmangel 605
– somatotropes Hormon 430–431
– Stressoren der Triad of Health, Behandlung 430
– symptomatische Maßnahmen 434
– Symptome 427
– TCM 434
– temporomandibuläre Dysfunktion 427
– Therapie 430–434
– Ursachendiagnostik 427–430
– Virusinfektionen, chronische 426
– Vitamin B_{12} 581
– Vitamin E 589
– Vitamin F 590
– Zinkmangel 608
Chronic Fatigue Syndrome (CSF) 426
– Azidose, chronische latente 110
– Hypothyreose 472
– Symptomanamnese 3
chronische Erkrankungen, Alkalose, chronische latente 111
Chrysin, Andropause 534
Chylomikronen 368
Chymotrypsinmessung, Pankreasinsuffizienz 209
CIC-C1q/-C3d 250
CIC-PEG-Suchtest 250
Cimetidin, Suppressorzellen, Absenken 280
Circulating Immune Complexes, Autoimmunreaktionen 254
cis-Fette 324
cis-trans-Retinol 568–570
Citratzyklus 432
– CFS 433–434
C3-Komplement-Rezeptoren, B-Lymphozyten 241
CKW (chlorierte Kohlenwasserstoffe) 381–382
class switch, Immunglobuline 246
Clavulansäure, Histaminaktivitätserhöhung 311
CLOCK-Gene 445
Clockwise torque, Desensibilisierung 563
Clorox-Test nach SCHMITT
– chemisch toxische Substanzen 380
– Freie-Radikale-Pathologie 307
Clostridium perfringens
– Dickdarmflora, dysbiotische 223
– Intestinalflora 216–217
– Kolitis, pseudomembranöse 223
– rheumatische Erkrankungen 222
– Wachstum durch synthetische Ballaststoffe 352
CMV-Infektion/-Mononukleose 400
Cobalamin s. Vitamin B_{12}
Cobalamin (Vitamin B_{12}) 344–345, 580–582
– Mangel 581
– – Anämie 577
– – Intrinsic factor 581
– Nahrungsvorkommen 580
Cobalamin (Vitamin B_{12}) 580–582
– analgetische Wirkung 580
– Blutbild 580
– Chronic Fatigue Syndrome 581
– Dosierung, pharmakologische 581
– Fashial-Flush-Indikation 582
– Nahrungsvorkommen 580
– Nervensystem 580
– Tagesbedarf 581
– Tageszufuhr, empfohlene 568
– Testmuskeln 582
– therapeutische Dosis 568
– Toxizität 581
– Zellteilung 580
Coenzym Q_{10} (Ubichinon) 609
– Dosierungen 309
– Krebstherapie 286
– Periodontopathie 165
Coeruloplasmin 340, 596
– WILSON-Syndrom 190
Coeruloplasmin-Mangel, Kupfermangel 191
Colchicin 394–395
Colitis ulcerosa
– s. a. Darmerkrankungen, entzündliche
– IgG_4-Titer 248
– orthomolekulare Therapie 614
Colon irritabile, Fisch-/Leinöl 334
Commiphora Mukul (Guggul), Hypothyreose 484
Coracobrachialis
– Organ-/Leitbahnbeziehung 37
– orthomolekulare Substanzen 37
Corpus pineale s. Epiphyse
Corticosteron s. Kortikosteron
Cortisol s. Kortisol
Counterclockwise torque, Desensibilisierung 563
COX-1/2 323
COX-2-Inhibitoren 323
COX-Hemmung
– Antirheumatika, nichtsteroidale (NSAR) 331
– Eicosanoide 333
Coxsackieviren 400–401
Crataegus, Dosierungen 309
C-reaktives Protein 310
– Entzündung 300
CRH (Kortikotropin-Releasing-Hormon) 453–454
– Gangliozytom 492
CRH-Test
– Hyperkortisolismus 495
– Nebennierenrindeninsuffizienz 495
Crohn-Krankheit
– s. a. Darmerkrankungen, entzündliche
– Diät, hypoallergene 334
– IgG_4-Titer 248
– orthomolekulare Therapie 614
– Parasitosen 233
– Phosphormangel 602
Cryptosporidium parvum 233
Curcumin
– Dosierungen 309
– Prostaglandinsynthesehemmung 331
Cushing-Syndrom 456, 494
– ACTH-Sekretion 492
– ACTH-unabhängiges 492
– endogenes 492
– klinische Zeichen 494
CW-Torque, Desensibilisierung 563
Cyclamat (E952) 360
Cyclooxygenase-Enzymkomplex, Eicosanoidstoffwechsel 326
Cyclophosphamid, Suppressorzellen, Absenken 280
Cystein 609
Cysteinyl-LT-Rezeptorantagonisten, Asthmatherapie 333
Cytochrom-c-Oxidase
– Kupfer 596
– Kupfermangel 191
C-Zellen, Kalzitonin 466

D

Darm, motilitätsgestörter, hyperreagibler 204
Darmabschnitte, Assimilationsfunktion 206–216
darmassoziiertes Immunsystem 206
Darmepithelzellen, Plasmazellen 206

Darmerkrankungen
– entzündliche s. a. Colitis ulcerosa bzw. Crohn-Krankheit
– – Alpha-1-Antitrypsin 216
– Laktoseintoleranz 356
Darmflora
– Dickdarmfunktionsstörungen 214
– rheumatische Erkrankungen 222
Darmfunktion, Vitamin D 587
Darminfektion, Laktoseintoleranz 356
Darmmotilität, Schilddrüsenhormone 470
Darmsanierung
– Krebstherapie 272–275, 278–279
– Overgrowth-Syndrom 220
Darmschmerzen 6
Darmstörfeld
– kraniomandibuläre Dysfunktion 125
– Rückenschmerzen 125
Darmträgheit, Selenmangel 605
Dauerkontraktion, tonische, gastrointestinale 206
DDT (p,p'-Dichlordiphenyltrichloräthan) 382
– Antioxidanzien/Toxizität 382
Dehydroepiandrosteron (DHEA) 490–491, 528, **531–532**
– Abfall, Insulinresistenz 543
– Anti-Aging 491
– Knochenumsatz 491
– Nebennierenfunktionsstörungen 498
– Speichelwerte 491
– Stresssyndrom 491
– Substitution, Andropause 535
– – Lupus erythematodes 491
– – Nebennierenrindeninsuffizienz 491
Dehydroepiandrosteron-Sulfat (DHEA-S) 491
– Substitution, Lupus erythematodes 491
Dehydroergotamin, Wirkungen 321
Dejodinasen 468
– Aktivitätsverminderung durch Medikamente 485
– Selen 603
Dejodination von Nahrungsmitteln, Parotis 207
Dekoder-Dermogramm/-graphie 127–130
– Implantate 154
Delta-5/6-Desaturase, Eicosanoidstoffwechsel 326
Deltoideus 46–47
– ökologische Probleme, klinisch relevante 92
– Organ-/Leitbahnbeziehung 37
– orthomolekulare Substanzen 37
Demenz, Folsäuremangel 579
Dentalkeramiken, -werkstoffe bzw. -zemente
– Unverträglichkeiten 198
– Xenoöstrogene/östrogenartig wirkende Schadstoffe 407
dentoalveoläre Ligamente, Rezeptortypen 144
11-Deoxycortisol, Biosynthese 490
Depotfett 340
Depression
– Folsäuremangel 579
– Histadelie 312
– Hypothyreose 472
– Selenmangel 605
– Vitamin-B_{12}-Mangel 581
– Zinkmangel 608
Dermatitis
– Hypothyreose 473
– Niacin(mangel) 575–576
– Vitamin-B_2-Mangel 574
– Vitamin B_3 575
Desaturase, Kofaktoren, Supplementierung 331
Desensibilisierung
– B&E-Punkte 558–561
– – und NL-Punkte, Kombination 558
– BID (body into distortion) 561
– Challenge mit belastenden Faktoren 557
– Clockwise bzw. Counterclockwise torque 563
– Duraspannung 561
– eyes into distortion 559
– Injury-Recall-Techniken 558
– NL-Reflexpunkte 558–559
– – Allergien 253
– Pitch-Extension 562
– Pitch-Flexion-Rotation 562
– Seitneigungsmuster 562
– mit Setpoint-Technik 558
– – Allergien 253
– – plus eyes into distortion 561
– SOT (Sacro-Occipital Technique) 562
– Techniken 557–561
– Torsionsmuster 562–563
– Unverträglichkeitsreaktionen 336
– vestibulookulärer Reflex (VOR) 559
Desoxycholsäure, bakterielle Fehlbesiedelung, Dickdarm 222
11-Desoxykortikosteron (DOC) **487–489**
– Biosynthese 490
– Wirkstärken, relative 489
Dexamethason, Wirkstärken, relative 489
Dexamethason-Kurztest, niedrig dosierter, Hyperkortisolismus 495
DFO-Test
– Schwermetallbelastungen 172
– zahnärztliche Werkstoffe 172
DHEA s. Dehydroepiandrosteron
DHEA-S s. Dehydroepiandrosteron-Sulfat
Diabetes insipidus 457
– Epiphysenerkrankungen 448
Diabetes mellitus
– GLYX-Diät 372
– insulinpflichtiger (Typ 1) 120, 249
– – MHC-Gene 253
– juveniler, T-Helferzellen, erhöhte 256
– Montignac-Diät 372
– Phosphormangel 602
– Vitamin E 589
Diät
– hypoallergene, Crohn-Krankheit 334
– hypokalorische 370
– Kandidose 230–232
– kohlenhydratreduzierte 372–374
– Migräne 321
– Serotoninreduktion 319–320
– Tryptophanreduktion 319–320
Diagnostik, Multidisziplinarität 4–6
Dialyse-Enzephalopathie, Aluminium 186
Dialysepatienten, Kupfervergiftung 190
Diaphragma
– Organ-/Leitbahnbeziehung 37
– orthomolekulare Substanzen 37
Diarrhö 214
– Niacinmangel 576
– Overgrowth-Syndrom 219
– Parasitosen 233
Dibenzofurane, polychlorierte (PCDFs) 383
Dibenzo-P-Dioxine, polychlorierte (PCDDs) 383
Dichlormethan 381
Dickdarm 214–216
– bakterielle Fehlbesiedelung 221–224
– pH-Wert 108–109
– Physiologie 214
Dickdarmerkrankungen, Symptomanamnese 2
Dickdarmflora, dysbiotische 223
– Autovakzine 224
– bakterielle Fehlbesiedelung 222
– Labordiagnostik 224
– Stuhldiagnostik 223
– Symbioselenkung 224
Dickdarmfunktionsstörungen 214
– Tensor-fasciae-latae-Schwäche 82
Diclofenac, Histaminfreisetzung, Förderung 311
Dieldrine, Xenoöstrogene/östrogenartig wirkende Schadstoffe 407
Dientamoeba fragilis 234
Dihomo-γ-Linolsäure (DLA) 323
Dihydrotestosteron (DHT) 527, 529
2,5-Dihydroxybenzoat
– MCS 419
– oxidativer Stress 305
Dijodtyrosin (DIT) 468
– Abbau 467–468
Dilutionen, homöopathisches Prinzip 19
Dimercaprol, Goldvergiftung 190
Dinatriumcromoglykat, Dünndarmfunktionsstörungen 214
Dinkel, Blutgruppe 0 363
Dioscorea (Yamswurzel), Menopausensyndrom 521
Dioxine/Dioxinvergiftung 383–384
– Seveso-Unfall 383
– Tabakrauch 393
– Toxizität 384
Disaccharidasemangel, Kandidose 230
Disaccharide 343
Disaccharidintoleranz/-malabsorption
– Atemtests, Malassimilation 213
– Kandidose 230
– Overgrowth-Syndrom 219
Diskusprobleme, Psoas-Schwäche 72
2,4-DMCPA 385
DMPS-Test, modifizierter, nach Daunderer
– Schwermetallbelastungen 171–172, 177
– zahnärztliche Werkstoffe 171–172
DMSA, Schwermetallbelastungen 177
DMSO, Dosierungen 309
DNA-Schutz
– Glutathion 610
– Niacin 575
– Vitamin B_3 575
DNA-Synthese, Folsäure 579
Docosahexaensäure (DHA) 323
Dopa 486
Dopamin (PIH, Prolactin Inhibiting Hormone) 455, 486
Dopamin-Beta-Hydroxylase-Mangel, Kupfermangel 191
Dopamin-Rezeptor, Lymphozyten 261
Doppel-TL 22
Drainagepunkt
– Adduktoren 40
– Deltoideus 46

- Gluteus medius 48
- Gracilis 50
- Infraspinatus 52
- Latissimus dorsi 54
- Levator scapulae 56
- Muskeln 39
- Nackenflexoren 58
- Obliquus internus/externus abdominis 42
- Pectoralis major clavicularis 60
- Pectoralis major sternalis 62
- Peroneus longus/brevis 66
- Piriformis 68
- Popliteus 70
- Psoas 72
- Rectus abdominis 43
- Rectus femoris 74
- Sartorius 76
- Sternocleidomastoideus 78
- Stimulation, Muskeltest 13
- Subscapularis 80
- Tensor fasciae latae 82
- Teres minor 84
- Tibialis posterior 86

Dreimonatsblähungen 216
Dreitagefieber 398
Dresdner Trunk® 371
Drug Resistance Screening, Chemotherapie 269
Dünndarm 211–214
- Dysbiose, Atemtest 219–220
- Fäulnisaktivität 220
- Fehlbesiedelung 218–221
- Fettassimilation 212
- Kohlenhydratassimilation 212
- Peptidasen 211
- pH-Wert 108
- Proteinassimilation 212
- Transport, para-/transzellulärer 212

Dünndarmerkrankungen/-funktionsstörungen 214
- Symptomanamnese 2

Dünndarmschleimhaut
- Enzyme 211
- Transportmechanismen 211–212

Dunkeladaptationsstörung, Zinkmangel 608
Dura mater
- Fixierungsregionen 101
- Membransystem, reziprokes 463

Duraspannung 33–34
- Desensibilisierung 561
- Links-Seitneigungs-Kurve, Hyperazidosezustand 121
- Rechts-Seitneigungs-Lagerung, Hyperalkalosezustand 121

Duraspannungszustände, Säure-Basen-Dysbalancen 121
D-Xylose-Belastungstest, Malabsorption 213
Dysbiosen
- Androgene 533
- Krebserkrankungen 273
- Periodontopathie 165
- Protokoll 94–95
- rheumatische Erscheinungen 223
- Switching 100
- Zyklusstörungen 516

Dysinsulinismus 119–120
Dysmenorrhö 515–516
- Beckenstörungen 515
- Kalziummangel 515
- Magnesiummangel 515
- Piriformis-Schwäche 68
- Progesteronmangel 509
- viszeral-osteopathische Läsionen 516
- Viszeroptose 516
- Wirbelsäulenstörungen 515

dysreaktiver Challenge 16
dysreaktiver Muskel 14
Dysreaktivität 91
- Indikatormuskel, normoreaktiver 102

E

EBV-Diagnostik, serologische 400
EBV-Infektion 399–400
- Chronic Fatigue Syndrome 426

EBV-negative Mononukleose 398
EBV-Rezeptoren, B-Lymphozyten 241
Echinacea, Periodontopathie 165
Echinococcus 234
Edelmetalllegierungen, zahnärztliche
- Labordiagnostik 182–183
- Lymphozyten-Transformationstest 183
- RAST 183
- Setpoint-Technik 183
- Testung 173

EEG, Veränderungen durch elektromagnetische Strahlung 408
EESI (Environmental Exposure and Sensitivity Inventory), MCS 412–413
EFA (essential fatty acids) 323
Eicosanoide 322–334
- antiinflammatorische Maßnahmen 333
- Enzyme, Kofaktoren und Hemmstoffe 326
- Stoffwechsel 323
- Synthesewege 323

Eicosapentaensäure, Dünndarmfunktionsstörungen 214
Eicosapentaensäure (EPA) 323
- Fischsorten 330
- Wirkungen 327

Einfachzucker 342
Eisen 347–348
- Interaktion mit Kalzium 595
- Serotoninbildung 321
- Tagesmengen, empfohlene 349
- Tageszufuhr, empfohlene 568
- therapeutische Dosis 568

Eisenaufnahme 347
Eisengehalt, Nahrungsmittel, pflanzliche 348
Eisenmangel, Vitamin-A-Mangel 571
Eisenmangel-Anämie, Tensor-fasciae-latae-Schwäche 82
Eisenstoffwechsel
- Milchsäure 347
- Vitamin C 347, 583

Eisenverfügbarkeit, Faktoren, fördernde/hemmende 347
Eisenzufuhr, Ernährung, vegetarische 347–348
Eiweißabbaudiät nach Wendt 375
Eiweiße s. Proteine
Eiweißfäulniszustände, Kolonalkalose 215
Ekzeme, orthomolekulare Therapie 614
Elastine 340
- Abbau, Kupfermangel 597

elektrische Kreise, geschlossene 127
Elektroakupunktur nach Voll
- Messpunkte 137
- Terminalpunkte am Fuß 139
- - an der Hand 138

elektromagnetische Belastungen, MCS 408–409
Eleutherococcus senticosus, Nebennierenfunktionsstörungen 498
Elimination, Ah(Arylhydrocarbon)-Rezeptor 383
Eliminationsdiät
- Arthritis 334
- Migräne 334
- zerebrale Funktionsstörung, minimale 335

Eliminationstests
- Schwermetallbelastungen 171
- Unverträglichkeiten 335–336
- zahnärztliche Werkstoffe 171

ELISA (Enzym-Immunoassays) 250
- VZV-Infektion 399

Elongase, Kofaktoren, Supplementierung 331
EMD 0, Krebstherapie 270
EMDR (Eye Movement Desensitization and Reprocessing), Injury-Recall-Technik 556
emotionale Belastung
- Hyper-/Hyporeaktion, generalisierte 99
- Kininaktivierung 316

Emotionale Neurovaskuläre Reflexe (ENV) 33
- Stress 34

emotionaler Challenge 14, **19**
Endköpfe, dentoalveoläre Ligamente 144
endokrine Erkrankungen/Wechselwirkungen
- Diagnostik 441
- Differenzialdiagnose 429

Endolimax nana 234
Endometriose, Prolaktinwerte 457
Endometriumkarzinom, Gesamtfettverzehr 274
β-Endorphin 455
- Lymphozyten, thymosinstimulierte 284

Endosulfan, Xenoöstrogene/östrogenartig wirkende Schadstoffe 407
Energiebereitstellung 107
Energiemangel, Krebsentstehung 287
Energieproduktion, Störungen 120
Energiereserven, Organismus, menschlicher 369
Energiestoffwechsel
- Magnesium 597
- Verbesserung, CFS 431–433
- Vitamin C 583

Entamoeba
- coli 234–235
- hartmannii bzw. histolytica 234

Enterobius vermicularis 234
enterohepatischer Kreislauf, Gallensäuren 218
Enterokokken, Intestinalflora 216–217
Entgiftung
- freie Radikale 299–301
- gestörte, L-Methionin 611
- Glutathion 610
- Verbesserung, MCS 421
- Vitamin C 583
- Zink 607

Entgiftungsfunktion der Leber, Symptomanamnese 3
Entgiftungsorgane testen, Hormonsystem 441
Entgiftungsprogramme, ernährungstherapeutische, MCS 421

Entgiftungsstoffwechsel, MCS 415
Entschlackungsdiäten 374–376
Entwicklung
– fetale, Schilddrüse 470
– Schilddrüsenhormone 470
Entzündungen 299
– Ablauf 299–300
– Akute-Phase-Proteine 300, 310
– antigenpräsentierende Zellen 300
– bakterielle Fehlbesiedelung, Dickdarm 222
– C-reaktives Protein 300
– Definition 299
– freie Radikale 301
– Histamin 311
– Insulinresistenz 544
– Kupfer 596
– Lipidmediatoren 300
– Niacinmangel 576
– Sauerstoffverbindungen, reaktive 300
– Serumamyloid A 300
Entzündungshemmung, Selen 604
Environmental-induced-Illness, Formaldehyd 385
Enzephalitis, EBV-Infektion 399
Enzephalopathie, Lyme-Borreliose 401
Enzymaktivierung, Kalzium 593–594
Enzyme
– Ammoniak-bildende, Azidose, metabolische 119
– Autoimmunreaktionen 254
enzympotenzierte Desensitisierung (EPD), Allergien 252
Enzymtherapie
– analgetische Wirkung 289
– antiphlogistische Wirkung 289
– Bindegewebspermeabilität, Erhöhung 290
– Durchführung 290
– fibrinolytische Eigenschaften 289
– Fibrosen, Verhinderung 289–290
– Immunmodulation 289
– Krebstherapie 289–290
– Metastasierungshemmung 289
– Onkozytolyse, selektive 290
– Wirkmechanismen 289–290
Eosinophile 239
Epikutantest
– Schwermetallbelastungen 172–173
– zahnärztliche Werkstoffe 172–173
Epinephrin s. Adrenalin
Epiphyse 443–451
– Anatomie 444
– Challenge 440
– Durchblutung 444
– Funktionsänderung, Helligkeitsverhältnisse 447
– HIOMT(Hydroxyindol-O-Methyl-Transferase)-Aktivität 447
– Hypothalamus-Hypophysen-Achse 447
– körperliche Funktionen 449
– kraniosakrale Manöver 450
– Lichtwirkung 445–446
– Melatonin 445–446
– Noradrenalin 446
– Ohrpunkte 564
– pathologische Störungen, klinische 448–449
– – Symptomanamnese 3
– Physiologie 444–445
– zirkadiane Rhythmik 445–446
Epiphysenerkrankungen
– Akupunkturbehandlung 451
– Basaltherapie 451
– Diabetes insipidus 448
– Lichttherapie 451
– Testung 449–451
– tumoröse 448
Epiphysenextrakt, Applikation, orale 449
Epiphysenschluss, verspäteter, Hypogonadismus 531
Epithelschutz, Vitamin A 571
Epstein-Barr-Virus s. EBV
Erbrechen, Parasitosen 233
Ergocalciferol (D_2) 586
Ergotamin, Wirkungen 321
Ernährung
– Änderung, Säure-Basen-Störungen 118–119
– Blutgruppe 0 363–364
– Blutgruppe A 364
– Blutgruppe AB 364–365
– Blutgruppe B 364
– Dünndarmfunktionsstörungen 213
– faserarme, kohlenhydratarme, Overgrowth-Syndrom 220–221
– Fettsäuren, antiinflammatorische, Zufuhr 329
– Krebstherapie 272–275
– MCS, Entgiftung 418
– Overgrowth-Syndrom 220–221
– vegetarische, Eisenzufuhr 348
Erschöpfung(ssyndrom)
– Niacin 575
– Regulationsstörungen 126
– Vitamin B_3 575
ERT (Estrogen Replacement Therapy) s. Estrogenersatztherapie
Erythema chronicum migrans, Lyme-Borreliose 401
Erythropoese, Schilddrüsenhormone 470
Erythropoesestörungen, Blei 188
Erythrozyten-pH 105
Escherichia coli, Intestinalflora 216–217
Essverhalten 453
Estradiol (E_2) 506, 529
– Biosynthese 490
– Wirkung 506
Estriol (E_3) 506
– Biosynthese 490
estrogenartig wirkende Schadstoffe, MCS 407
Estrogene
– Biosynthese 506
– Erhöhung bei Männern, Insulinresistenz 544
– LEYDIG-Zwischenzellen 506
– Menopause 506
– Menopausensyndrom 518
– Menstruationszyklus 504–505
– Pathophysiologie 508
– Physiologie 506–508
– Plazenta 506
– Reduktion, Andropause 534
– Stoffwechsel, Vitamin B_6 578
Estrogenersatztherapie
– Menopausensyndrom 518–519
– WHO-Studie 519
Estrogenmangel 506
Estrogenrezeptor, Lymphozyten 261
Estrogenrezeptormodulatoren, selektive, Osteoporose 526
Estrogenüberschuss 508
– AK-Befunde 508
– Basaltemperaturkurve 511
– Therapie 508
Estron, Biosynthese 490
Estron (E_1) 506
Eubakterien, Intestinalflora 216–217
Eubiose, Ammoniakstoffwechsel 218
Eumenorrhö 505
Exanthema subitum 398
Exkretionsphase, Homotoxine 287
Expiration-assist-Pituitary-Pump-Technik 464
Exspiration, Challenge, respiratorischer 35
Extensionsläsionen
– kraniosakrale Läsionen 35
– Sphenobasiläre Synchondrose (SBS) 34
Extensoren
– Organ-/Leitbahnbeziehung 37
– orthomolekulare Substanzen 37
Extrasystolen, (supra)ventrikuläre, Pectoralis-major-sternalis-Schwäche 62
Extremitäten-Challenge 20
Eyes into Distortion (EID)
– Desensibilisierung 559
– Hypothalamusstörung 462–463
– Therapielokalisation (TL) 21

F

FABER-PATRICK-Test, Sartorius 76
Fab-Fragmente, Immunglobuline 246
Fäulnis(aktivität/-produkte)
– Dünndarm 220
– Intestinalflora 217
– Kininaktivierung 316
– Switching 100
FAMA-Test, VZV-Infektion 399
Fascial-Flush-Indikation, Vitamin B_{12} 582
Fasten 365–376
– Adaptation 369
– Adipositasdiät 370
– Adrenalin 369
– Aminosäurestoffwechsel 367
– nach BREUSS 375
– Bruchphase, frühe 369–370
– Diäten, proteinreiche 370–371
– Fettstoffwechsel 367–368
– Glukagon 369
– Glukoneogenese 368
– Glukosestoffwechsel 367
– Insulin 369
– Jo-Jo-Effekt 370
– Ketonkörperbildung 369
– Kontraindikationen 377
– Lipolyse 369
– Muskelstoffwechsel, aerober und anaerober 370
– T_3 369
Fasten-Ess-Zyklus 367
Fasteneuphorie, Serotonin 319
Fastenstadium 368–369
– frühes 368
Fastenstoffwechsel 368
– anti-konvulsive Therapie 377
– Anwendung 377–378
Fast-Feedback-Hemmung, ACTH 489
Favismus, Vitamin-C-Dosen, hohe, Hämolyse 585
Fazialisparese, HSV-Infektion 397
Fc-Fragment, Immunglobuline 246
Fc-Rezeptoren, B-Lymphozyten 241

Fehlbesiedelung, Dünndarm 218–221
Fehlbiss, Periodontopathie 163
Fehlernährung, Hypoglykämie 547
Fehlhaltung, Pectoralis-minor-Schwäche 64
Fenbufen, Histaminfreisetzung, Hemmung 311
Fernpunkt
– Infraspinatus 52
– Latissimus dorsi 54
– Levator scapulae 56
– Nackenflexoren 58
– Pectoralis major clavicularis 60
– Pectoralis major sternalis 62
– Pectoralis minor 64
– Peroneus longus/brevis 66
– Piriformis 68
– Popliteus 70
– Psoas 72
– Rectus femoris 74
– Sartorius 76
– Sternocleidomastoideus 78
– Subscapularis 80
– Tensor fasciae latae 82
– Teres minor 84
– Tibialis posterior 86
Fernwirkung, segmentübergreifende, Herde/Störfelder 136–138
Ferritin 340
Fertilität(sstörungen)
– Selenmangel 605
– Vitamin E 589
Fettabsorption, mangelnde, Gallensekretion 210
Fettassimilation, Dünndarm 212
Fette 340–342
– an den Beinen, Histapenie 312
– Brennwert, physiologischer 339
– im Fettgewebe, Energiereserven 369
– glykämischer Index (GI) 372
– Krebserkrankungen 274
– Zufuhr, übermäßige 340
Fettgehalt, Nahrungsmittel 341
Fettmalassimilation, Overgrowth-Syndrom 219
Fettsäuren 323
– antiinflammatorische 329
– – Gelenkschwellung 329
– – Leukotrien-/Prostaglandindysbalancen 329
– einfach ungesättigte 341
– essenzielle (EFA) **323**, 590
– – Hypothyreose 484
– – Jod 332
– – Kandidose 232
– – Krebstherapie 285–286
– – Leukotrienbiosynthese 324
– – mehrfach ungesättigte 323
– – Membranständigkeit 323–324
– – Metabolismus 324
– – PGG_2/PGH_2 323
– – Prostaglandinbiosynthese 324
– freie, Insulinextraktion, hepatische 542
– Gelenkerkrankungen 329
– gesättigte 341
– Kolitis 329
– kurzkettige, Gesamtgehalt, hoher, Stuhlfettgehalt 215
– – – niedriger, Stuhlfettgehalt 215
– mehrfach ungesättigte s. PUFA
– Nahrungsfette 341
– proinflammatorische, Reduktion 330
– Psoriasis 329
– spektralanalytische und biologische Untersuchungen 330–331
– ungesättigte 341
– – Overgrowth-Syndrom 221
– – T-Helferzellen, erniedrigte 256
Fettstoffwechsel
– Fasten 367–368
– Niacin 575
Fettsucht s. Adipositas
Fettzellen, Sekretionsprodukte 542
Feverfew (Tanacetum parthenium)
– Migräne 321
– Prostaglandinsynthesehemmung 331
– Serotoninantagonist an den Thrombozyten 320
Fibromyalgie
– Differenzialdiagnose 429
– Magnesium 598
Fibrosen, Verhinderung, Enzymtherapie 289–290
Fischfleischigkeit, Selenmangel 605
Fischsorten, Eicosapentaensäure 330
F_2-Isoprostane, oxidativer Stress 306
Fit for Life, Reduktionsdiät 371
Flavone 350
Flavonoide 350
– Dosierungen 309
Flavonole 350
Flexions-Läsionen
– kraniosakrale Läsionen 35
– Sphenobasiläre Synchondrose (SBS) 34
Flexores carpi
– Organ-/Leitbahnbeziehung 37
– orthomolekulare Substanzen 37
Flexores hallucis
– Organ-/Leitbahnbeziehung 37
– orthomolekulare Substanzen 37
Fluor 348
– Osteoporose 525
– Tageszufuhr, empfohlene 568
– therapeutische Dosis 568
Flurbiprofen, Histaminfreisetzung, Förderung 311
Folgemilch 358
– Kuhmilcheiweißallergie 359
Follikelphase, Menstruationszyklus 505
follikelstimulierendes Hormon s. FSH
Folsäure (Vitamin B_9) 345, 579–580
– Anwendung 579
– Chronic Fatigue Syndrome 579
– DNA-Synthese 579
– Dosierung, pharmakologische 579
– Funktion 579
– Homocysteinentgiftung 579
– Nahrungsquellen 579
– Periodontopathie 165
– Serotoninbildung 321
– Tagesbedarf 579
– Tageszufuhr, empfohlene 568
– Testung 580
– therapeutische Dosis 568
– Toxizität 579
– Zellteilung 579
Folsäuremangel 579
– Hypochlorid, Neutralisierung 308
Formaldehyd 384–385
– Environmental-induced-Illness 385
– Kontaktdermatitis 384–385
– Kosmetika 384
– Sick-Building-Syndrom 385
– Toxizität 385
Formatio reticularis, mesenzephale/pontobulbäre 454
Formula-Diäten 371
Fornix 452
Fotorezeptoren 445
Fototransduktion 445
Fragestellungen, diagnostische, Kategorien 14
Frauenmilch, Zusammensetzung 357
freie Radikale 299–309
– Arginin-Challenge 308
– biologische Bedeutung 299–303
– Clorox-Test nach Schmitt 307
– Entgiftung 299–301
– Entzündung 301
– Genschäden 302
– H_2O_2-Testung 307
– 8-Hydroxy-2'-deoxyguanosin (8-OHdG) 302
– Krebserkrankungen 275
– Lipidperoxidation 301–302
– 8-oxo-Guanin 302–303
– Schutz, Glutathion 610
Frischkostdiät nach Bircher-Benner 376
Frontal-Lift-Technik, Hypophysenstörungen 465
fronto-okzipitale Energie-Direktionstechnik 465
Fruchtbarkeitsstörungen, Vitamin-A-Mangel 571
Fruktose 342
– Blutgruppe A 362
Fruktoseintoleranz/-malabsorption 360
FSH (follikelstimulierendes Hormon) 455, 458
– Menopausensyndrom 518
– Menstruationszyklus 504
FSH-Mangel 456–457
fT_3, Schilddrüsenerkrankungen 475
fT_4, Schilddrüsenerkrankungen 475
Fucus vesiculosus (Blasentang), Hypothyreose 484
Fuß/Füße
– kalte, Hypothyreose 471
– Terminalpunkte, Elektroakupunktur nach Voll 139
Fußpilz 6
Future Pace, Psychoonkologie 295
F.-X.-Mayr-Kur 375
F.-X.-Passage® SL 375

G

D-Galaktosamin, Blutgruppe B 362
Galaktose 342
Galle (Insuffizienz oder Stase) 210–211
– Hyposekretion 210
– Symptomanamnese 2
Gallensäure-Dekonjugation
– Intestinalflora 217
– Overgrowth-Syndrom 219
Gallensäuren, enterohepatischer Kreislauf 218
Gallensekretion
– Fettabsorption, mangelnde 210
– Störungen 210–211
– Stuhlaufhellung 210
Gallensteine, bakterielle Fehlbesiedelung, Dickdarm 222
GALT (gut associated lymphoid tissue) 206
Gamma-HCH s. Lindan

Gamma-Linolensäure, Dünndarmfunktionsstörungen 214
Ganglion-coeliacum-Blockade, Hypersympathikotonus 204
Gangliozytom, CRH-Exzess 492
Gangrängranulom, Zahn-Störfeld-Testung 146
gangränöse Pulpa 143, 151
– Zahn-Störfeld-Testung 146
Ganzkörperhyperthermie, Krebstherapie 292
GARET-Studie, Krebserkrankungen 276
Gas im Magen-Darm-Trakt, Overgrowth-Syndrom 219
Gastrin 206
Gastrocnemius
– Organ-/Leitbahnbeziehung 37
– orthomolekulare Substanzen 37
gastrointestinale Dysfunktion, Zyklusveränderungen 509–510
gastrointestinale Hormone 205–206
gastrointestinale Motilität 206
Gedächtnis 453
Gedächtnisstörungen/-verlust
– Selenmangel 605
– Vitamin-B_{12}-Mangel 581
Gelenke, pH-Wert 109
Gelenkerkrankungen, -schmerzen bzw. -schwellungen
– Basenpräparate, Zufuhr 117
– Fettsäuren 329
– – antiinflammatorische, Zufuhr 329
Gelenksteife, Alkalose, chronische latente 111
Gelenkstrukturen belasten, Therapielokalisation (TL) 21
Gemüse, Verträglichkeit, Blutgruppe 0 363
General Adaption Syndrome (GAS) nach Selye 14–15
Genitale, inneres und äußeres, Testosteronwirkungen 530
Gensonden-Test, Periodontopathie 164
Geotrichum candidum 227
Gerinnungsstörungen, Estrogenersatztherapie, Kontraindikation 519
German-Childhood-Zirrhosis, Kupfer 190
Gerson-Diät/-Therapie
– Kaffeeeinläufe 277
– Krebstherapie 277
– Oxidationstherapie, hämatogene 277
– Ozontherapie, rektal insufflierte 277
– salinische Einläufe 277
Geruchsempfindungsstörungen, Zinkmangel 608
Gesamtazidität 107
Gesamtbelastung 93–97
Gesamtfettgehalt, Nahrungsmittel 341
Gesamtpufferbasen 106
Geschlechtsdrüsen, akzessorische, Fruktosegehalt, Melatonin 447
Geschlechtsmerkmale, sekundäre, fehlende, Hypogonadismus 531
Geschmacksempfindungsstörungen, Zinkmangel 608
Gesichtsfeldausfälle, Molybdänmangel 601
Getreideproteinallergie/-unverträglichkeit 359–360
– Getreidesorten, geeignete 359
Gewichtsreduktionsdiäten, EU-Richtlinie 370
Gewichtsregulation 453
Gewichtsverlust
– Parasitosen 233
– Selenmangel 605
Gewichtszunahme 6
– Hypothyreose 472
GH (Growth Hormone) **455,** 458
– Mangel/Überschuss 456
GHIF (Growth Hormone Inhibiting Factor, Somatostatin) 455
GHRH (Growth Hormone Releasing Hormone) 455
Giardia lamblia 234
Gicht, orthomolekulare Therapie 614–615
Gigantismus, GH-Überschuss 456
Gingivitis, Zahn-Störfeld-Testung 146
Ginkgo biloba, Dosierungen 309
GIP (Gastric Inhibitory Peptide) 209
Glasionomer-Zemente, Unverträglichkeiten 198
Globalmobilisierung, Schädelbasis 465
Globaltest nach Kendall, Adduktoren 40
Globusgefühl, Azidose, chronische latente 110
Glomerulonephritis 249
Glossitis, Vitamin-B_2-Mangel 574
Glukagon
– Fasten 369
– Glukoneogenese 543
– Glykogenabbau 543
– Insulinresistenz 543
– Insulinsekretion 540
Glukane 351
Glukokortikoide 487, **487–489,** 542–543
– Biosynthese 490
– Glukoneogenese 489, 542
– Herz-Kreislauf-Wirkungen 489
– Hyperglykämie 542
– Immunsuppression 489
– Insulinresistenz 543
– Insulinsekretion 540
– Katabolismus 487
– Proteinbindung 487
– Proteinkatabolismus 489
– Wirkstärken, relative 489
– Wirkungen 487
– – endokrine/psychotrope 489
glukokortikoidproduzierende Nebennierentumoren 492
Glukoneogenese
– Fasten 368
– Glukagon 543
– Glukokortikoide 489, 542
– Glukosehomöostase 369
– Ketonkörperhomöostase 369
Glukose
– Homöostase 369
– in Körperflüssigkeiten, Energiereserven 369
Glukose-6-Phosphatdehydrogenase-Mangel, Vitamin-C-Dosen, hohe, Hämolyse 585
Glukose-Challenge
– Glukosestoffwechselstörungen 546
– Insulinresistenz 546
Glukosestoffwechsel
– Fasten 367
– Mangan 600
– Vitamin B_6 577
Glukosestoffwechselstörungen 539–548
– AK-Diagnostik/-Therapie 545
– Blut-Glukose 541
– C-Peptid-Spiegel 541
– Gewichtsreduktion 544
– Glukose-Challenge 546
– HbA_{1C} 541
– Insulinresistenz 541
– Insulinspiegel, peripherer 541
– körperliche Aktivität 544
– Phytopharmaka 544
Glukosetoleranz
– Medikamente 543
– Störungen, Kupfermangel 597
– verminderte, Manganmangel 600
– Zinkmangel 608
Glukosetoleranztest, Hypoglykämie 548
Glukosinolate 349
– Wirkung als Krebstherapie 286–287
Glutamatintoleranz 361
L-Glutamin, Kandidose 232
Glutamin-Stoffwechsel, Säureelimination 113
Glutathion (GSH) 610
– Bestimmung, MCS 419
– DNA-Schutz 610
– Entgiftung 610
– freie Radikale, Schutz 610
– Krebstherapie 285–286
– Leukotriensynthese 610
– oxidativer Stress 305
– reduziertes, Dosierungen 309
– Umsetzung 418
Glutathionperoxidase(n) 603
– MCS 419
– oxidativer Stress 305
– Sauerstoffverbindungen, reaktive, Deaktivierung 304
– selenabhängige 603
Glutathion-Reduktase, Sauerstoffverbindungen, reaktive, Deaktivierung 304
Glutathion-S-Transferasen
– MCS 419
– oxidativer Stress 305
– Sauerstoffverbindungen, reaktive, Deaktivierung 304
Glutenallergien, Blutgruppe 0 363
Gluteus maximus
– Organ-/Leitbahnbeziehung 37
– orthomolekulare Substanzen 37
Gluteus medius 48–49
– Gonaden 481
– Nebennierenfunktionsstörungen 500
– ökologische Probleme, klinisch relevante 92
– Organ-/Leitbahnbeziehung 37
– Stresssyndrome 500
Gluteus minimus, Organ-/Leitbahnbeziehung 37
Glycerin, Kininaktivierung 316
Glycyrrhizin, Nebennierenfunktionsstörungen 498
glykämische Last (GL) 373–374
– Nahrungsmittel 374
glykämischer Index (GI) 372
– Ballaststoffe 373
– Fette 372
– Nahrungsmittel 374
– – Zubereitung 373
Glykogen 343
– Abbau, Glukagon 543
Glykogenolyse
– Glukosehomöostase 369
– Ketonkörperhomöostase 369
Glykolyse, CFS 431

Glykolysierung, anaerobe, Tumorzelle 287
Glykoproteine 343
– Hormone 437
GLYX-Diät 372
Glyzerol-3-Phosphat, Fasten 368
GnRH (Gonadotropin Releasing Hormone) 455
GnRH-Pulsgenerator, Estrogen/Progesteron 505
Gold, Rheumatherapie 190
Goldvergiftung
– Dimercaprol 190
– Lymphozyten-Transformationstest 190
Golfkriegssyndrom 411
Gonaden
– Adduktoren 481
– Gluteus medius 481
– männliche, Störungen, Symptomanamnese 4
– Piriformis 481
Gonadenatrophie, Stress 491
Gonadotropin Releasing Hormone s. GnRH
Gonadotropin(LH und FSH)-Mangel 456–457
Gracilis 50–51
– Nebenniere 481
– Nebennierenfunktionsstörungen 500
– ökologische Probleme, klinisch relevante 92
– Organ-/Leitbahnbeziehung 37
– orthomolekulare Substanzen 37
– Stresssyndrome 500
Granulocyte Cytotoxicity Test (GCT) 251
Granulozyten
– basophile 239
– eosinophile 239
– – Immundiagnostik, Krebserkrankungen 279
– Immunschwäche 255
– neutrophile 239
Granulozytopenie 258–259
Graves' disease 473
Griseofulvin, Mykotoxine 394
Größenwahn, Histapenie 312
Growth Hormone Inhibiting Factor (GHIF, Somatostatin) 455
Growth Hormone Releasing Hormone (GHRH) 455
Grundregulationssystem nach Pischinger 127
– Störungen, MCS 408
Grundumsatz, gesteigerter
– Hyperthyreose 474
– Schilddrüsenhormone 470
8-oxo-Guanin, freie Radikale 302–303
Guanin, oxidative Veränderung 302
Guanylatzyklasesystem, Hormone 438
Guar 351
Guillain-Barré-Syndrom
– EBV-Infektion 399
– HSV-Infektion 397
Gummi arabicum 351
Gusslegierungen, goldreduzierte/hochgoldhaltige, Labordiagnostik 182
gutgenährtes Stadium
– Glukosehomöostase 369
– Ketonkörperhomöostase 369
Gymnema sylvestre, Insulinresistenz 544
Gyrus cinguli, anteriorer, MCS 410

H

H_2-/H_3-Rezeptoren 312
H_2O_2, Spülung, Zahnfleischtaschen 164
H_2O_2-Testung, Freie-Radikale-Pathologie 307
H^+-Ionen-Ausscheidung, Vermehrung, NH-Synthese, Förderung 119
Haaranalytik, MCS 413
Haarausfall
– durch elektromagnetische Strahlung 408
– Hypothyreose 472
– Molybdänmangel 601
– orthomolekulare Therapie 615
Haare, Testosteronwirkungen 530
Haarmineralanalyse
– Schwermetallbelastungen 171
– zahnärztliche Werkstoffe 171
Haarstörungen, Zinkmangel 608
hämatogene Oxidationstherapie (HOT), Krebstherapie 291
Hämatokrit
– Alkalose, chronische latente 111
– Pufferkapazitäten 114
hämatologische Erkrankungen, Differenzialdiagnose 429
Hämatopoese, Testosteronwirkungen 530
Hände, kalte, Hypothyreose 471
Halbseitensymptomatik 126
Halogene, kompetitive Bindung, Hypothyreose 471
Halogenverbindungen, organische, flüchtige 386–387
Hamamelis virginiana, Prostaglandinsynthesehemmung 333
Hamstrings
– Organ-/Leitbahnbeziehung 37
– orthomolekulare Substanzen 37
Hand, Terminalpunkte, Elektroakupunktur nach Voll 138
Hand-Fuß-Mund-Krankheit 401
Haptentherapie, Allergien 252–253
Harn s. Urin
Harnsäurespiegel, Vitamin C 585
Harnsteine, Urin-pH 118
Harnwegsinfektionen, Menopausensyndrom 518
Hashimoto-Thyreoiditis 250
– Hypothyreose, Jodrestriktion 482
Haut
– juckende 6
– Testosteronwirkungen 530
Hautatrophie, Menopausensyndrom 518
Hauterkrankungen/-störungen
– Hypothyreose 473
– Zinkmangel 608
Hauttrockenheit, Azidose, chronische latente 110
HbA_{1C}, Glukosestoffwechselstörungen 541
Hb-Konzentration, Pufferkapazitäten 114
HDL-Cholesterin
– metabolisches Syndrom 366
– Serumamyloid A 310
Hebelverhältnisse, richtige, Muskeltest 10
Hefen, Kininaktivierung 316
Heileurythmie, Krebstherapie 296
Heilfasten nach Buchinger 375
Heirler-Diät-Kurmolke 371
Heisteria acuminata, Prostaglandinsynthesehemmung 331
Helicobacter-pylori-Infektion 209
– Histaminfreisetzung 311
Helligkeitsverhältnisse, Epiphyse, Funktionsänderung 447
Hemiplegie, EBV-Infektion 399
Herbizide 385
Herde
– Definition 125
– Fernwirkung, segmentübergreifende 136–138
– Hyperreaktion, generalisierte 99
– Hyporeaktion, generalisierte 99
– Symptomanamnese 1
Herdtestung, Krebstherapie 271
Herpangina 401
Herpes
– genitalis, glutealis bzw. labialis 397
– zoster 399
– – Prolaktinwerte 457
– – Substanz P 259
Herpes-simplex-Virus (HSV-Infektion) Typ 1/2 397–398
Herzbeschwerden, funktionelle
– orthomolekulare Therapie 615
– Subscapularis-Schwäche 80
Herzerkrankungen
– atherosklerotische, Vitamin-A-Mangel 571
– Hypothyreose 473
Herz-Kreislauf-Erkrankungen
– Folsäuremangel 579
– Hyperthyreose 474
Herz-Kreislauf-Regulation, Hypothalamus 452–453
Herz-Kreislauf-Wirkungen, Glukokortikoide 489
Herzrhythmusstörungen, Subscapularis-Schwäche 80
Herztöne, Nebennierenfunktionsstörungen 496
Hesperidin, Dosierungen 309
Heun-Säfte-Kur 375
HEV-Adhäsionsmoleküle, Lupus erythematodes 253
Hexachlorbenzol (HCB) 385–386
Hexenschuss 5
H(heavy)-Ketten, Immunglobuline 246
HHV 6, 7 bzw. 8 398
high endothelial venules (HEV) 253
HIOMT(Hydroxyindol-O-Methyl-Transferase)-Aktivität, Epiphyse 447
Hippocampus, MCS 410
Hirngewebe
– Erhöhung, Kost, kohlenhydratreiche 320
– Quecksilberkonzentrationen 177
– Tryptophangehalt 399
Hirnnervenlähmung, EBV-Infektion 399
Hirntumoren, Biopsiematerial, Quecksilber 194
Hirse 360
– Blutgruppe 0 363
Histadelie 312–313
– orthomolekulare Therapie 314, 616
Histamin 311
– Abbau 311
– – Vitamin B_6 578
– Aktivitätserhöhung 313
– – MAO-Blocker 311
– Bildung, endogene 311
– – Vitamin B_6 578
– Entzündungsmediator 311
– exogene Zufuhr 312

- Freisetzung, Antirheumatika, nichtsteroidale 311
- Gehalt in Nahrungsmitteln 355
- Katabolismus, L-Methionin 612
- Mangel, orthomolekulare Therapie/Phytotherapie 313
- Neurotransmitter 312
- Physiologie 311
- Potenzial, erniedrigtes 313
- Wirkungen 311–314

Histaminliberatoren, Nahrungsmittel 355
Histamin-Release, Unverträglichkeitsreaktionen 336
Histamin-Releasing-Faktor (HRF) 311
Histaminrezeptoren 312
- Mastzellen 261

histaminvermittelte Symptome/Unverträglichkeiten 352
- organische/psychische 312
- Testung 132

Histapenie 312
- orthomolekulare Therapie 315, 616

Hitzewallungen
- Menopausensyndrom 517
- Phytotherapeutika 521

HLA-B27
- Bechterew-Syndrom 253
- rheumatische Erkrankungen 253

HLA-DR$^+$ 244
Hochdosis-Chemotherapie 268
Hochwuchs, eunuchoider, Hypogonadismus 531
Hodeninsuffizienz 531
Hören, abnormes, Histapenie 312
Holmes-Definition, CSF 426
Holographic Jaw
- Korrektur 148
- Testung 148

Homocystein-Abbau, Vitamin B_6 577–578
Homocysteinämie 307
Homocysteinentgiftung, Folsäure 579
Homocystinurie
- Vitamin-B_6-Mangel 578
- Vitamin-B_{12}-Mangel 581

Homöopathika
- Dilutionen 18–19
- Testung, orale 19

Homöostase-Störung, Hypothalamus-Therapie 459–465
Homogenisierung, Milch 342
Homotoxikologie, Krebstherapie 286–288
Hopfen, Menopausensyndrom 521
hormonassoziierte Muskeln, Testung 440–442
- Zyklusstörungen 512

Hormondrüsen
- führende, finden 441
- Therapielokalisation, NL-Reflexzonen 442–443
- - NV-Reflexzonen 442–443

Hormone
- Abbau 439–440
- Adenylatcyclase-cAMP-System 438
- Ausscheidung 439–440
- Biosynthese 437
- cAMP-vermittelte 438
- gastrointestinale 205–206
- Hypophyse 458
- Hypophysenhinterlappen (HHL) 455
- Hypophysenvorderlappen (HVL) 455–456
- Hypothalamus 453–454, 458
- Nebennierenmark 485–488
- Nebennierenrinde 487–489
- Ovarien, Physiologie und Pathophysiologie 508
- Schilddrüse 466–468
- Second-Messenger-Systeme 438
- Sekretion 438
- Substanzklassen 437
- Transport 438
- Wechselwirkungen 441

hormonelle Dysbalancen
- bakterielle Fehlbesiedelung, Dickdarm 222
- Hypothalamus-Therapie 459–465
- Zyklusstörungen 516

hormonelle Regulation, Protokoll 94–95
Hormonresistenzen, Hypothyreose 471
Hormonrezeptoren 438
Hormonsystem 437–550
- Applied Kinesiology 440
- Assimilationsorgane testen 441
- Diagnostik, funktionelle 439–442
- Entgiftungsorgane testen 441
- Gesamtevaluierung, Infertilität 539
- Interaktionen 439–440
- Supplemente testen 441
- viszerosomatisches System, Faktoren prüfen und behandeln 442

HOT s. hämatogene Oxidationstherapie
H_1-Rezeptor-Antagonisten 314
H_1-Rezeptoren 312
5-HT s. Serotonin
5-HT_{1A}-Rezeptoren 317
5-HT_{1B}-Rezeptoren 317, 445
5-HT-Rezeptor-Agonisten 321
5-HT-Rezeptor-Antagonisten 321
Hühnerfleischigkeit, Selenmangel 605
Humanes Herpesvirus (HHV) 6, 7, 8 398
Human-Growth-Hormone-Rezeptor
- Lymphozyten 261
- Monozyten (Makrophagen) 261
- Thymozyten 261

Hundebandwurm 234
Hungergefühl, Leptin 542
Hydroperoxide, organische 303
Hydroperoxy-Eicosatetraensäure (HPETE), Subtypen 327
11-Hydroxyandrostendion, Biosynthese 490
β-Hydroxybutyrat, Bezugsquellen und Laboradressen 123
8-Hydroxydesoxyguanosin (8-OH-2'-Deoxyguanosin)
- freie Radikale 302
- oxidativer Stress 306

17α-Hydroxylase 529
Hydroxyl-Radikale 299, 303
4-Hydroxynonenal, oxidativer Stress 306
17α-Hydroxypregnenolon, Biosynthese 490
17α-Hydroxyprogesteron, Biosynthese 490
11β-Hydroxysteroid-Dehydrogenase 489
5-Hydroxytryptamin s. Serotonin
5-Hydroxytryptophan 317
- Serotoninspiegel, Testung 320
- Supplementierung 321
- Test 320

Hypazidität, Magen 208
- bilaterale Dysreaktion 208
- Symptomanamnese 1–2
- Trennkost nach Hay 371
- Zinkmangel 608

Hyperästhesien, Vitamin-B_{12}-Mangel 581
Hyperalkalose
- Provokation, diagnostische 116–117
- - sensorische 117

Hyperandrogenämie, Insulinresistenz 543
Hyperazidität, Magen 207–208
- Azidose, latente 111
- Basenpulver 208
- H_2-Rezeptoren-Blocker 208
- PMC-Dysreaktion 208
- Protonenpumpenblocker 208
- Provokation, diagnostische 116
- Symptomanamnese 2

Hypercholesterinämie 120, 341
- Kupfer 596
- orthomolekulare Therapie 615

Hyperergie, Dekoder-Dermographie 128
Hyper-Estrogenkonstellation, prämenstruelles Syndrom 517
Hyperglykämie
- Glukokortikoide 542
- Hyperthyreose 474

Hyperhistaminzustände, Screening 352
Hyper-IgE-Syndrom, T-Helferzellen, erhöhte 256
Hyperinsulinismus, Leptin 542
Hyperkalziurie, idiopathische 595
Hyperkeratose, follikuläre, Hypothyreose 473
Hyperkinin-Zustände, Screening-Untersuchung 316
Hyperkortisolismus 492–495
- A-/B-Symptome 492
- Abwehrschwäche 492
- CRH-Test 495
- Dexamethason-Kurztest, niedrig dosierter 495
- Insulinresistenz 492
- Leaky gut 492
- Leptin(resistenz) 492, 542
- Osteoporose 492
- Schilddrüsenfunktionsstörungen 492
- T_3-Mangel 469

Hyperlipoproteinämie, Menopausensyndrom 518
Hypermetabolismus
- Hyperthyreose 474
- Hypoglykämieneigung 119
- Nebennierenschwäche, funktionelle 119

Hyperparasympathikotonus
- Atropin 202
- Therapie 205
- Verdauungsstörungen 202

Hyperparathyreoidismus, Vitamin-D-Mangel 587
Hyperreaktion, generalisierte 97–99
- Herde/Störfelder 99
- Stressoren 99
- Superchallenge 99

hyperreaktiver Muskel 13, 91
Hypersympathikotonus
- Azidose, chronische latente 110
- Ganglion-coeliacum-Blockade 204
- Rib raising 204
- Therapie 204–205
- Verdauungsstörungen 202–203

Hyperthermie, Krebstherapie 291–292

Hyperthyreose 473–474
– durch elektromagnetische Strahlung 408
– Grundumsatz, gesteigerter 474
– Herz-Kreislauf-Symptome 474
– Hyperglykämie 474
– Hypermetabolismus 474
– Jodsupplementierung, Kontraindikation 482
– Knochenstoffwechsel 474
– Knotenstruma 473
– Lycopus europaeus/virginicus 484
– Malabsorption 474
– metabolische Sanierung 485
– Myxödem 474
– NNR-Insuffizienz 474
– Symptomanamnese 3
– Symptome 474
– Therapie 484
– TSH-Überschuss 457
Hypertonie 5
– Estrogenersatztherapie, Kontraindikation 519
– Kalzium 594
– Magnesiummangel 599
– orthomolekulare Therapie 614
– Vitamin C 585
Hyperurikämie 120
Hypnotherapie, Stress, emotionaler 121
hypoadrenerge Situation, Azidose, chronische latente 110
Hypochlorhydrie 212
– Pectoralis-major-clavicularis-Schwäche 60
Hypoglykämie 547–548
– AK-Diagnostik 548
– Azidose, chronische latente 110
– chronische 4
– – Kortisolspiegel 493
– Fehlernährung 547
– funktionelle, chronische 547
– Glukosetoleranztest 548
– hypermetabolische Typen 119
– Physiologie 547
– Sperminbestimmung 548
– Therapie 548
Hypogonadismus, primärer/sekundärer 531
Hypokortisolismus
– ACTH-Kurztest 495
– klinische Zeichen 494
– Nebennierenrindeninsuffizienz, primäre 495
hypometabolische Typen, metabolisches Syndrom 119
Hypoparasympathikotonus
– Therapie 205
– Verdauungsstörungen 203
Hypoparathyreoidismus, Kalziummangel 595
Hypophyse
– ACTH-sezernierendes Adenom 492
– Anatomie 452
– Funktion 453
– Hormone 458
– Muskeln, gesteuerte 450
– Störungen, Symptomanamnese 3
Hypophysenhinterlappen (HHL) 452
– Anatomie 452
– Erkrankungen 457
– Hormone 455
Hypophysenläsionen, Schädel-Hirn-Trauma 463–464
Hypophysen-Nebennieren-Achse, Störungen durch elektromagnetische Strahlung 408
Hypophysenpunkt, Ohrakupunktur 465
Hypophysenstörungen
– Akupunktur 465–466
– Stress, emotionaler 464
– temporomandibuläre Störungen 464
Hypophysenvorderlappen (HVL) 452
– Anatomie 452
– Erkrankungen 456
– Hormone 455–456
Hypophysenzwischenlappen, Anatomie 452
Hypopituitarismus 456
Hypo-Progesteronkonstellation, prämenstruelles Syndrom 517
Hyporeaktion, generalisierte 97–99
– Herde/Störfelder 99
– Stressoren 99
– Superchallenge 99
hyporeaktiver Muskel 13–14, 91
Hyposensibilisierung, Allergien 252
Hyposympathikotonus
– osteopathische Techniken 205
– Therapie 205
– Verdauungsstörungen 202
hypothalamisch-hypophysär-ovarieller Regelkreis, Menstruationszyklus 504
Hypothalamus
– Anatomie 451–453
– Funktionen 452–453
– Homöostase, gestörte 457
– Hormone 453–454, 458
– innere Uhr 453
– Muskeln, gesteuerte 450
– neuronale Mechanismen 453
– Physiologie 452–455
– Störungen, Symptomanamnese 3
Hypothalamus-Hypophysen-Achse 453, 456
– Andropause 531
– Epiphyse 447
– hormonelle Regulation, gestörte 457
– Schilddrüsenaktivität 469
Hypothalamus-Hypophysen-Störung 459
– Diagnostik/Therapie 457–459
– hormonassoziierte Muskeln 459
– Hypophysenbeteiligung prüfen 459
– kranial osteopathische Techniken 463
– Therapie 457–459
Hypothalamus-Hypophysen-Testes-Achse
– Androgene 529
– Normalisierung, Andropause 533
– – Tribulus terrestris 533
Hypothalamusstörung 460–465
– B&E-Technik 460–462
– eyes into distortion 459, 462–463
Hypothalamus-Therapie, hormonelle Dysbalancen 459–465
Hypothyreose 120, 471–474
– Achillessehnenreflexzeitmessung 475
– Atherosklerose 473
– bakterielle Fehlbesiedelung, Dickdarm 222
– Basaltemperaturmessung 475–478
– Commiphora Mukul (Guggul) 484
– Depression 472
– Dermatitis 473
– Fettsäuren, essenzielle (EFA) 484
– Fucus vesiculosus (Blasentang) 484
– Füße, kalte 471
– Gewichtszunahme 472
– Haarausfall 472
– Hände, kalte 471
– Halogene, kompetitive Bindung 471
– Hauterkrankungen 473
– Herzerkrankungen 473
– Hormonresistenzen 471
– Hyperkeratose, follikuläre 473
– Infektionsanfälligkeit 472
– Insulinresistenz 471
– Jod 482–483
– kardiovaskuläre Erkrankungen 473
– Kupfer 483
– latente, Basaltemperaturmessung 477
– Linksherzdilatation 473
– Lugol-Lösung 482
– Mangan 483
– Mastopathia cystica 473
– Menstruationszyklus, unregelmäßiger 472
– Mineral-/Vitaminsupplemente, hochpotente 484
– Müdigkeit, chronische 472
– Myxödem 472
– Nachtsehen, gestörtes 473
– Nägel, brüchige 472
– Obstipation 473
– Ödeme 472–473
– Postrezeptordefekt 471
– Psoriasis 473
– psychoneurologische Störungen 472
– Schilddrüsenhormone, Supplementierung/Substitution 481–482
– Schlafbedürfnis, erhöhtes 472
– Selen 483
– Symptomanamnese 3
– Therapie 481–485
– Thyreoidea-Organpräparate in homöopathischer Potenzierung 484
– TSH-Mangel 457
– L-Tyrosin 483
– Vitamin A 484
– Vitamin-A-Mangel 473
– Vitamin D 484
– Withania somnifera 484
– Zink 483
Hypotonie
– durch elektromagnetische Strahlung 408
– Kalziummangel 595

I

Ibritumomab, Krebstherapie 270
Ibuprofen, Histaminfreisetzung, Hemmung 311
ICAK (International College of Applied Kinesiology) 7–8
ICSH (interstitialzellenstimulierendes Hormon) 458
ICV-Diät 375
– Overgrowth-Syndrom 375
ICV-Syndrom, Zyklusstörungen 516
IFN-γ, Funktionen 245
IgA 247
– Kandidose 226
– Mangel 248
– sekretorisches, Speichel 207
IgD 248
IgE 248
– Kandidose 226

IgG 247
– Erhöhung, Erkrankungen, assoziierte 248
– Kandidose 226
– Mangel, Erkrankungen, assoziierte 247
IgG-Subklassen, Charakteristika 247–248
IgM 246–247
– Kandidose 226
– Noradrenalin 259
IL-1-13 245
Ileozökalklappe
– Organ-/Leitbahnbeziehung 37
– orthomolekulare Substanzen 37
Iliopsoas
– Organ-/Leitbahnbeziehung 38
– orthomolekulare Substanzen 38
Ilium, posteriores, Sartorius-Schwäche 76
ImmuCheck®, Immunschwäche 255
Immundefekte, Zinkmangel 608
Immundiagnostik
– Granulozyten, eosinophile 279
– Krebserkrankungen 279–281
Immune Circuits, Injury-Recall-Technik 554
Immune Response Modifiers, T-Lymphozyten, erniedrigte 255
Immunfunktion, Selen 604
Immunglobuline **246–248,** 340
– class switch 246
– Fab-/Fc-Fragment 246
– H(heavy)-/L(light)-Ketten 246
– Rezeptoren 246–248
Immunkomplexreaktionen 249
Immunmodulation
– Melatonin 448
– Mistelextrakte 281
– Vitamin A 571
– Vitamin B_2 573–574
– Vitamin C 583
– Zink 607
immunologische Effekte von Störfeldern, Injury-Recall-Technik 554
immunologisches System, Angst, Stressor 261
Immunschwäche/-störungen 254–255
– CFS 428
– Definition 239
– Kandidose 225
– Labordiagnostik 255
– Symptomanamnese 2
Immunsuppression, Glukokortikoide 489
Immunsystem
– darmassoziiertes 206
– humorale Komponenten 244–248
– lösliche Faktoren 244–248
– Stärkung, Gedanken, positive/Zärtlichkeit 261
– Überlastung, MCS 407–408
– zelluläre Komponenten 239–244
Immuntherapie
– Allergien 252
– Steuerung über $CD8^+$-Zellen, Krebstherapie 279–280
Immunthrombozytopenie 249
Immuntoxikologie, Schwermetalle 184
Implantat(e)
– beherdetes in Leerkieferregion, Röntgenbefund 159
– Dekoder-Dermogramm 154
– Labordiagnostik 186
– Ostitis, Röntgenbefund 159
– Störfeldwirkung 162
– Testung 174
Imprägnationsphase, Reaktionsphasen des Körpers, Homotoxine 287
Impulsgeneratoren, dentoalveoläre Ligamente 145
Indikatormuskel
– Challenge 16
– dysreaktiver, vertebrale Läsion 25
– normoreaktiver, Dysreaktivität 102
– – vertebrale Läsion 25
Indometacin, Histaminfreisetzung, Förderung 311
Infektanfälligkeit
– Hypothyreose 472
– Kupfermangel 597
– Vitamin-A-Mangel 571
Infektionen
– akute, Vitamin C 585
– chronische, Vitamin C 585
– orthomolekulare Therapie 615
Infertilität 539
– Akupunktur 539
– hormonelle Gesamtevaluierung 539
– männliche, Zinkmangel 608
– Manganmangel 600
– Ohrakupunkturpunkte 539
– orthomolekulare Therapie 539
– osteopathische Störungen, viszerale 539
– toxische Belastungen 539
Inflammationsphase, Reaktionsphasen des Körpers, Homotoxine 287
Infraspinatus 52–53
– ökologische Probleme, klinisch relevante 92
– Organ-/Leitbahnbeziehung 37
– orthomolekulare Substanzen 37
Inhibin 530
– Ovarien 505
Injury-Recall-Technik
– Augenbewegungen 556
– B&E-Punkte 554–555
– Challenge 560
– Desensibilisierung 558
– EMDR (Eye Movement Desensitization and Reprocessing) 556
– Immune Circuits 554
– immunologische Effekte von Störfeldern 554
– Kopfgelenke 554
– Kopfherde/-störfelder 551–552
– Muskeldysfunktionen 553–554
– Reprocessing 556
– Setpoint-Technik 560
– Sprunggelenke 554
– Störfeldbehandlung 551–557
– Störfelder an anderen Körperregionen 552–553
innere Uhr 445
– Hypothalamus 453
– Melatonin 446
Inositol
– Tageszufuhr, empfohlene 568
– therapeutische Dosis 568
Insektizide 382–383
– Pyrethroide 389
Inspiration, Challenge, respiratorischer 35
Inspiration-assist-Pituitary-Pump-Technik 464
Insulin 539
– Abbau 540
– Androgene 532
– Extraktion, hepatische, Fettsäuren, freie 542
– Fasten 369
– Metabolismus, Blutgruppe B 364
– PCO-S 543
– Sekretion 540
– Wachstumshormon (GH) 543
Insulinresistenz
– Adipositas 367, 542
– AK-Diagnostik/-Therapie 545
– Androgene 532, 543
– Biotin 545
– Chrom 544
– Chrommangel 544
– DHEA-Abfall 543
– Diagnostik und Therapie 546
– Entzündungsgeschehen 544
– Estrogenerhöhung bei Männern 544
– Fettgewebe 542
– Fettsucht 544
– Gewichtsreduktion 544
– Glukagon 543
– Glukokortikoiderhöhung 543
– Glukose-Challenge 546
– Glukosestoffwechselstörungen 541
– Gymnema sylvestre 544
– Hyperandrogenämie 543
– Hyperkortisolismus 492
– Hypothyreose 471
– Katecholamine 543
– körperliche Aktivität 544
– körperliche Inaktivität 542
– Kupfer 545
– L-Carnitin 545
– α-Liponsäure (Thioctacid) 544
– Magnesium 545
– Medikamente 543
– metabolisches Syndrom 541
– Nicotinamid 545
– Phytopharmaka 544
– Progesteronabfall bei Männern 543–544
– PUFA 545
– Schilddrüsenhormone 543
– Symptomanamnese 4
– Symptome 541
– Syzygium 544
– Typ-I-Diabetes 541
– Ursachen 541
– – genetische 541
– Vanadium 544
– Vitamin E 544–545
– Wachstumshormon (GH) 543
– Zink 545
Insulinrezeptor 540
– Lymphozyten 261
– Signalübertragung 540
Insulinsensitivität, Adiponektin 542
International College of Applied Kinesiology (ICAK) 7–8
Intersexualität, Hypogonadismus 531
Intestinalflora 216–217
– Eiweißabbau 217
– Fäulnis 217
– kanzerogene Substanzen, Bildung 217
– Physiologie/Pathophysiologie 216–224
Intoleranzen, Definition 299
intradentale Herde/Störfelder 149–151
– Testung 162
Intrakutantest 250
intraossäre Störfelder 155–162
intrinsic factor, Vitamin-B_{12}-Mangel 581
iodide trapping 466
Ischämie, Kininaktivierung 316

Isoflavone, synthetische, Menopausensyndrom 521
Isoleucin 340
Isoniazid, Histaminaktivitätserhöhung 311
isopathische Therapie nach ENDERLEIN, Krebstherapie 288–289
isopathisches Prinzip, homöopathische Dilutionen 18

J

Jarisch-Herxheimer-Reaktion, Kandidose 230
Jod 348–349
– Fettsäuren, essenzielle 332
– Hypothyreose 482–483
– Medikamenteninteraktionen 482
– Nebenwirkungen 482
– Tagesmengen, empfohlene 349
– Tageszufuhr, empfohlene 568
– therapeutische Dosis 568
Jodausscheidung, Schilddrüsenerkrankungen 475
Jodidtransport, Thyreozyten 466
Jodination 466
Jodisation 466
Jodmangel
– Mammakarzinomrisiko 482
– Sternocleidomastoideus 483
– Teres minor 483
Jodrestriktion, Hashimoto-Thyreoiditis 482
Jodtyrosinmoleküle, Verbindung, Schilddrüsenhormone 466
Jodzufuhr, ungenügende, Struma 483
Jo-Jo-Effekt, Fasten 370

K

Kadmium(vergiftung) 189
– DMPS/EDTA 190
– Zink, Interaktionen 606
Kälberrheumatismus, Selenmangel 605
Kaffeeeinläufe, GERSON-Diät 277
Kalium 347
– Interaktion mit Kalzium 594
– Tageszufuhr, empfohlene 349, 568
– therapeutische Dosis 568
Kaltschweißigkeit, Azidose, chronische latente 110
Kalzitonin
– C-Zellen 466
– Kalziumhomöostase 592
Kalzitoninrezeptor, Lymphozyten 261
Kalzitriol (1,25-$(OH)_2$-D_3), Kalziumhomöostase 592
Kalzium 345–346, 590–595
– Absorptionsmechanismen 591
– Blutfette 594
– Elimination 591–592
– Energieverbrauch 591
– Enzymaktivierung 593–594
– Funktionen, nichtössäre 593
– Gehalt in Nahrungsmitteln 346
– Homöostase 592–593
– Hypertonie 594
– Interaktionen 595
– Kalziumfunktionen, nichtössäre 593
– Knochenmatrix 593
– Knochenmineralisation 593
– Kolonkarzinom 594
– Krebstherapie 286
– und Magnesium, Interaktionen 598–599
– Mangel 595
– – Dysmenorrhö 515
– Membranstabilisierung 594
– Muskeln/Nerven, Impulsübertragung 594
– Osteoporose 524
– Ovo-Lakto-Vegetarier 346
– Periodontopathie 165
– und Phosphor, Interaktion 602
– Serumtransport 591
– Tagesbedarf 595
– Tagesmengen, empfohlene 349
– Tageszufuhr, empfohlene 568
– Testmuskeln 595
– therapeutische Dosis 568
– Toxizität 595
– Vorkommen in Lebensmitteln 591
– Zufuhr ohne Milch und Milchprodukte 346
Kalziumarsenate 187
Kalzium/Phosphor-Verhältnis 347
Kalziumpumpen
– Tageszufuhr, empfohlene 346
– zelluläre 593
Kandidaallergie 225
– Testung 229
– Therapie 229
Kandidaantigen 227
– Provokation, Status asthmaticus 227
Kandida-Dysbiose 91–93, **224–233**
– Diagnostik 227
Kandidose
– AK-Testung 229
– Alkohole, Kohlenhydratvergärung 225
– Anamnese 226
– Antigennachweis 227
– Anti-Kandida-Diät-Beratungsbogen 231–232
– Antikörperbestimmung 226
– Antimykotika 229
– Antioxidanzien 232
– Biotin 232
– Diät 230–232
– Diagnostik 227
– Disaccharidasemangel 230
– Fettsäuren, essenzielle 232
– L-Glutamin 232
– IgA, IgE, IgG bzw. IgM 226
– Immunsystem 225
– intestinale 225, 227–233
– JARISCH-HERXHEIMER-Reaktion 230
– klinische Befunde 226
– Labordiagnostik 226
– Molybdän 232
– mukokutane, chronische 225–226
– orthomolekulare Zusatztherapie 232
– Proteinase, saure 226–227
– Pseudo-Herxheimer-Reaktion 230
– Pseudohyphen 225
– Switching-Phänomen 225
– Symbioselenkung 230
– Symptomanamnese 2
– systemische 224–233
– Therapieschema 228
– Zinkmangel 608
kanzerogene Stoffe/Karzinogene
– Alkohol 274
– Bildung, Intestinalflora 217
– Tabakrauch 393
Kapillarfragilität, Vitamin-C-Mangel 583
Kardiomyopathie, Phosphormangel 602
Kardioprotektion, Selen 605
kardiovaskuläre Erkrankungen
– Estrogenersatztherapie, Kontraindikation 519
– Hypothyreose 473
kardiovaskuläre Wirkung, Schilddrüsenhormone 470
kardiovaskuläres System, Antioxidanzien, Testung 308
Karenzdiät
– histaminhaltige Nahrungsmittel 355
– Nahrungsmittelunverträglichkeiten 354–355
– Schwermetalle, Entgiftung 354
Karies 154–155
– Schutz, Molybdän 601
– Zahn-Störfeld-Testung 146
L-Karnithin s. L-Carnithin
Karotinoide 350
– Bioverfügbarkeit 344
– Dosierungen 309
– Krebstherapie 286–287
Karpaltunnelsyndrom, Vitamin B_6 578
KASCHIN-BECK-Krankheit, Selenmangel 605
Kaseine 356–357
Katalase 309
– Sauerstoffverbindungen, reaktive, Deaktivierung 303–304
Katalysatoren, Palladiumintoxikation 192
Katarakt
– Selen 605
– Vitamin E 589
Katecholamine 486–487
– Insulinresistenz 543
– Stressreaktion 487
– Synthese, Vitamin B_6 578
– – Vitamin C 583
– Wirkung, differenzierte 488
Kauapparat, Einfluss, Muskeltest 11
KAYSER-FLEISCHER-Kornealring, Kupfervergiftung 190
Keimdrüsenfunktion, Melatonin 446
KENDALL-Test
– Adduktoren 40
– Pectoralis minor 64
Kepone, Xenoöstrogene/östrogenartig wirkende Schadstoffe 407
Keramiken, zahnärztliche, Unverträglichkeiten 198
Keramikimplantate, Labordiagnostik 186
Keratine 340
Keratokonjunktivitis, Chlamydieninfektion 402
KESHAN-Krankheit, Selenmangel 605
ketogene Diät, antikonvulsive Therapie 377
Ketogenese, Glukose-/Ketonkörperhomöostase 369
Ketonkörper(bildung)
– Fasten 369
– Homöostase 369
Ketoprofen, Histaminfreisetzung, Förderung 311
Kiefer(bereich)
– Diagnostik, radiologische 149
– Spannungen, intraossäre 148–149
Kiefergelenkschmerzen 5
Kieferknochen, Diagnostik, radiologische 149
Kieferorthopädie, Nickel 191
Kieferostitis, Zahn-Störfeld-Testung 146
Kiefersklerose 156
Killerzellen natürliche s. NK-Zellen

Kinin
– Aktivierung/Bildung 316
– Spaltung 314
– Stoffwechsel 315
– Stress 316
– Unverträglichkeiten 352
– Wirkungen 317
kissing disease 399–400
Klebereiweißallergie 359
Klebsiella, Dickdarmflora, dysbiotische 223
Knick-Senkfuß 72
Knieschmerz
– lateraler, Tensor-fasciae-latae-Schwäche 82
– medialer, Sartorius-Schwäche 76
Knoblauch
– Plättchenaggregationshemmung 334
– Schwermetallbelastungen 178–179
Knochenmarkschädigung, Benzol 381
Knochenmatrix, Kalzium 593
Knochenmineralisation, Kalzium 593
Knochenstoffwechsel
– essenzielle Elemente 525
– Hyperthyreose 474
– Magnesium 598
– Phosphor 602
– Schilddrüsenhormone 470
– Testosteron 530
– Vitamin D 587
Knochentasche, tiefe 156
Knochenumbau 523
Knochenumsatz, DHEA 491
Knochenwachstum, Störungen, Vitamin-A-Mangel 571
Knorpelstörungen, L-Methionin 611
Knotenstruma, Hyperthyreose 473
Kobalt 349
Körperbehaarung, Histadelie/Histapenie 312
körperliche Belastung, Kininaktivierung 316
körperliche Inaktivität, Insulinresistenz 542
Koffeintest, MCS 419
kognitive Beeinträchtigung, Bleibelastungen 188
Kohlenhydrate 342–343
– Abbau, Intestinalflora 217
– Assimilation, Dünndarm 212
– Blutgruppe 0 363
– Brennwert, physiologischer 339
– und Eiweißzufuhr, Trennung 371–372
– Nahrungsenergie 343
kohlenhydratreduzierte Diäten 372–374
kohlenhydratreiche Kost, Hirntryptophangehalt, Erhöhung 320
Kohlenhydratstoffwechsel, Schilddrüsenhormone 470
Kohlenwasserstoffe
– chlorierte (CKW) 381–382
– polychlorierte (PCKW), Sick-Building-Syndrom 384
– polyzyklische aromatische (PAK), Krebserkrankungen 274–275
Kokken, anaerobe, Intestinalflora 216–217
Kokosmilch 357
Kolitis
– Fettsäuren 329
– Parasitosen 233
– pseudomembranöse, Clostridien 223
Kollagene 340
– Kininaktivierung 316
– Vitamin C 582
Kolon, irritables 204
Kolonalkalose 215
Kolonazidose 215
Kolonkarzinom
– Gesamtfettverzehr 274
– Kalzium 594
– milchsauer vergorene Lebensmittel 276
– Saponine 351
Kolorektalkarzinom, Th1/Th2-Imbalance 241
Koma, Molybdänmangel 601
komplementäre Therapien, Krebstherapie 265–266
Komposite
– Pulpenreizung, toxische 198
– Unverträglichkeiten 198
Konditionierung 411
– Allgemeinreaktionen 411
– MCS 411
Konjunktivitis, Azidose, chronische latente 110
Konservierungsstoffe, Xenoöstrogene/östrogenartig wirkende Schadstoffe 407
Konstitutionsakupunktur 35–36
Kontaktallergien/-dermatitis 250
– Formaldehyd 384–385
– Nickelverbindungen 192
Kontaktthermographie nach Rost 130
Konzentrationsschwäche/-störungen
– Azidose, chronische latente 110
– Selenmangel 605
Kopfgelenke, Injury-Recall-Technik 554
Kopfherde/-störfelder
– Adlersche Projektionszonen 135
– Injury-Recall-Technik 551–552
– Störungen, projizierte 135
– Testung, Krebserkrankungen 271
– Totalsanierung 271
Kopfschmerzen 5
– Histadelie/Histapenie 312
– Molybdänmangel 601
– Niacinmangel 576
– Parasitosen 233
– Serotonin, systemisches 319
– Sternocleidomastoideus-Schwäche 78
– Thrombozytenserotonin 319
Koriander, Schwermetallbelastungen 179
koronare Herzkrankheit, GLYX-/Montignac-Diät 372
Kortex, präfrontaler, MCS 410
Kortikoidrezeptor, Leukozyten 261
Kortikosteroid-bindendes Globulin (CBG) 487
Kortikosteron 487–489
– Biosynthese 490
Kortikotropin-Releasing-Hormon (CRH) 453–454
Kortisol 487–489
– Biosynthese 490
– Hypoglykämie, chronische 493
– Insulinsekretion 540
– Mangel, Symptome 493
– Mobilfunkstrahlung 408
– Wirkstärken, relative 489
Kortisol/DHEA-Verhältnis 491
Kortison, Wirkstärken, relative 489
Kosmetika, Formaldehyd 384
Kousa-Diät, Krebstherapie 278
Krämpfe
– Magnesiummangel 599
– Parasitosen 233
kranial osteopathische Techniken, Hypothalamus-Hypophysengebiet, Durchblutung 463
kraniale Seitenneigungsläsion (temporal bulge), Pectoralis-major-clavicularis-Schwäche 60
kraniomandibuläre Dysfunktion, Darmstörfeld 125
kraniosakrale Läsionen
– Extensions-Läsionen 35
– Flexions-Läsionen 35
kraniosakrale Manöver, Epiphyse 450
kraniosakraler Mechanismus, Challenge, respiratorischer 34
Kreatin 610–611
– Anwendung 611
– Chronic Fatigue Syndrome 611
– Mangel, L-Methionin 611
– Muskulatur 610
– Zentralnervensystem 610
Kreatinkinase (CK) 610
Krebserkrankungen
– Alkalose, chronische latente 111
– Alkohol 273
– Amine, heterozyklische 275
– Antioxidanzien 275
– Ballaststoffe 276
– Betakarotin 276
– bioenergetische Testung 266
– Chemotherapie 267–269
– Darmflora, Dysbiose 273
– Differenzialdiagnose 429
– Energiemangel 287
– Faktoren, fördernde und hemmende 273
– Fette 274
– freie Radikale 275
– GARET-Studie 276
– Immundiagnostik 279–281
– Kohlenwasserstoffe, polyzyklische aromatische (PAK) 274–275
– Lymphozytensubpopulationen 279
– Melatoninhypothese 448
– Milchsäure 276
– Mutterkorn 274
– Mykotoxine 274
– Nitrosamine 274
– Pflanzenstoffe, sekundäre 276
– Polyphenole 351
– Proteine 274
– Protektion, Vitamin A 570
– Sauerstoffradikale 275
– Strahlentherapie 269
– Vitamin A 276
– Vitamin-A-Mangel 571
– Vitamin C 276
– Vitamin D 587
– Vitamin E 275
Krebstherapie
– antigenpräsentierende Zellen 269–270
– antihomotoxische 286–288
– Antikörper 269
– – monoklonale 270
– Applied Kinesiology 267
– Arthrokehlan® U 289
– Ausdauertraining 296
– Bewegungstraining 296–297
– bioaktive Substanzen 286
– Biological Response Modifiers 284–285
– biologische 265–298

– $CD4^+/CD8^+$-Ratio, Normalisierung 280
– CD4-Zellen, erhöhte, bei Herdgeschehen 280–281
– Darmsanierung 272–275, 278–279
– – Diäten 272
– Enzymtherapie 289–290
– Ernährung 272–275
– Ernährungsempfehlungen 277–279
– Fettsäuren, essenzielle 285
– Ganzkörperhyperthermie 292
– Gerson-Diät 277
– hämatogene Oxidationstherapie (HOT) 291
– Heileurythmie 296
– Herdtestung 271
– Homotoxikologie 286–288
– Hyperthermie 291–292
– Immuntherapie, Steuerung über $CD8^+$-Zellen 279–280
– isopathische Therapie nach Enderlein 288–289
– Kommunikation mit dem Patienten 266–267
– komplementäre Therapien 265–266
– Kousa-Diät 278
– Leber-Milz-Peptide 284–285
– Linolsäuren 285
– Maitake 283
– Mistelextrakte/-therapie 281–283
– Mitochondrien, Leistungsoptimierung 288
– Mykotherapie 283
– Niacin 575
– Öl-Eiweiß-Kost nach Budwig 277–278
– Omega-6-Fettsäuren 285
– Ordnungstherapie 278
– orthomolekulare Therapie 285
– Patienten, Belastbarkeit 267
– Perfusionshyperthermie 292
– Pflanzenstoffe, sekundäre 286
– Pilzproteoglukane 283–284
– Prostatahyperthermie 292
– Psychoonkologie 292–296
– Reishi 283
– rhythmische Therapien 296–297
– Sauerstoff-Mehrschritttherapie (SMT) nach Manfred von Ardenne 290–291
– Selen 604
– Shiitake-Pilze 283
– Sport 296–297
– Störfelddiagnostik/-testung 267, 271
– Suppressorzellen, Absenken 280
– Thymuspeptide 284
– Tiefenhyperthermie, regionale 292
– Tumorimpfung 270
– Ultraviolettbestrahlung des Bluts 291
– Vitamin B_3 575
– Vitamin E 588–589
– Zellen, dendritische 269–270
– Zytokine 271
Krebszyklus, Energieproduktion, Vitamin B_2 573
Kryptopyrrolurie
– orthomolekulare Therapie 616–617
– Vitamin B_6 578
Kryptorchismus 531
Kryptosporidiose 233–234
– AIDS 234
Kürbiskern, Andropause 533
Kuhmilch 356–357
– Kaseine 357
Kuhmilcheiweißallergie 342, 356
– Folgemilch 359
– kuhmilchfreie Ernährung, Säugling 358
– Milchersatznahrungen 358
Kuhmilchersatz 357
kuhmilchfreie Ernährung, Säugling 358
Kunststoffe, zahnärztliche, Verträglichkeit 176
Kupfer 349, 595–597
– Aminooxidase 596
– Coeruloplasmin 596
– Cytochrom-c-Oxidase 596
– Dosierungen 309
– German-Childhood-Zirrhosis 190
– Gesamtbestand 597
– Hypercholesterinämie 596
– Hypothyreose 484
– Insulinresistenz 545
– Lysyloxidase 596
– Mangel 101, 597
– Mobilisation, vermehrte 172
– Superoxiddismutase 596
– Tagesdosis, therapeutische 597
– Tagesmenge, empfohlene 349, 597
– Testmuskeln 597
– Toxikologie 190
– Toxizität 597
– Tyrosinase 596
– Vorkommen in Lebensmitteln 595–596
– Werte, erhöhte 172
– – Vollblutanalyse 191
– und Zink, Interaktionen 606
Kupfermangel oder -überschuss
– Hypochlorid, Neutralisierung 308
– Überschuss 308
Kupfervergiftung
– Dialysepatienten 190
– Kayser-Fleischer-Kornealring 190
Kuppen von Daumen und Kleinfinger in Kontakt bringen, Therapielokalisation (TL) 21
Kurzatmigkeit, Azidose, chronische latente 110

L

Labgerinnung/-käse 357
Lakritze, Menopausensyndrom 521
α-Laktalbumin, Kuhmilch/Molke 357
Laktasemangel 345
– Blutgruppe 0 363
– kongenitaler 356
Laktat D12, Bezugsquellen und Laboradressen 123
Laktatazidose, Stress, emotionaler 121
Laktatmessgerät, Bezugsquellen und Laboradressen 123
Laktatüberschuss, Tumorzelle 287
Laktobazillen, Intestinalflora 216–217
β-Laktoglobulin, Kuhmilch/Molke 357
Laktosegehalt, Milch(produkte) 356
laktosehaltige adaptierte Anfangsnahrung auf Kuhmilch- oder Sojabasis als Muttermilchersatz 358
Laktoseintoleranz 213, **355–356**
– Plasmakallikreinspiegel 316
Laktulosetest, Leaky-Gut-Syndrom 213
Lamina propria, Immunglobuline 206
Latissimus dorsi 54–55
– ökologische Probleme, klinisch relevante 92
– Organ-/Leitbahnbeziehung 37
– orthomolekulare Substanzen 37
– Pankreasfunktionsstörungen 210
LDL-Cholesterin 341
Leaky-Gut-Syndrom 213
– Hyperkortisolismus 492
– Laktulose-/Mannitoltest 213
– Overgrowth-Syndrom, Dünndarm 218
Lebensmittel s. Nahrungsmitel/-bestandteile
Lebererkrankungen
– Estrogenersatztherapie, Kontraindikation 519
– Pectoralis-sternalis-Dysreaktion 126
– Symptomanamnese 2
Leberglykogen, Energiereserven 369
Leber-Milz-Peptide, Krebstherapie 284–285
Leberschutz, Antioxidanzien, Testung 308
Leberzirrhose, T-Helferzellen, erhöhte 256
Leinöl, Menopausensyndrom 520
Leinsamen 351
Leishmaniose, Th1/Th2-Imbalance 241
Leitbahnbeziehung
– Adduktoren 40
– Deltoideus 46
– Gluteus medius 48
– Gracilis 50
– Infraspinatus 52
– Latissimus dorsi 54
– Levator scapulae 56
– Muskeln, Zuordnung 35
– Nackenflexoren 58
– Obliquus internus/externus abdominis 42
– Pectoralis major clavicularis 60
– Pectoralis major sternalis 62
– Pectoralis minor 64
– Peroneus longus/brevis 66
– Piriformis 68
– Popliteus 70
– Psoas 72
– Rectus abdominis 43
– Rectus femoris 74
– Sartorius 76
– Sternocleidomastoideus 78
– Subscapularis 80
– Tensor fasciae latae 82
– Teres minor 84
– Tibialis posterior 86
Lektine 350, 362
– Blutgruppe 0 363
– fremde 362
Lepidium meyenii (Maca), Andropause 533
Lepra 250
– Th1/Th2-Imbalance 241
Leptin
– Adipositas 367, 542
– Hungergefühl 542
– Hyperinsulinismus 542
– Hyperkortisolismus 492, 542
Leucin 340
Leukonychie, Zinkmangel 608
Leukopenie, Parasitosen 233
Leukotrienbiosynthese, Fettsäuren, essenzielle 324
Leukotriendysbalancen 328–329
– Fettsäuren, antiinflammatorische, Zufuhr 329
Leukotriene (LT) 322–334
– Abbau 328
– B_5 324–326
– der Serie B_4 327

– Synthese, Glutathion 610
– Wirkungen 327–328
Leukotrien-Release-Test 251
– Unverträglichkeitsreaktionen 336
Leukozyten
– Funktion, verbesserte, Vitamin C 583
– hypersegmentierte, Vitamin-B_{12}-Mangel 581
– polymorphkernige 239
– – Prostaglandin E_2 327
– – Thromboxan A_2 327
– Rezeptoren 261
Leukozytenagglutinationstest (LAT) 251
Leukozyten-Marker, CD-Nomenklatur 243
Levamisol, Histaminfreisetzung, Hemmung 311
Levator scapulae 56–57
– Organ-/Leitbahnbeziehung 37
– orthomolekulare Substanzen 37
Leydig-Zwischenzellen, Estrogene 506
L-Glutamin, Dünndarmfunktionsstörungen 214
LH (luteotropes Hormon) 455, 458
– Mangel 456–457
– Menopausensyndrom 518
– Menstruationszyklus 504
Lichtempfindlichkeit
– Epiphyse 445–446
– erhöhte, Vitamin-A-Mangel 571
Lichttherapie, Epiphysendysbalancen 451
Ligament-Stressreaktion, Nebennierenassoziierte 497
limbische Strukturen, MCS 410
Lindan (Gamma-HCH) 386
Linksherzdilatation, Hypothyreose 473
Links-Seitneigungs-Kurve, Duraspannung, Hyperazidosezustand 121
Linolsäuren (LA) 323
– α-Linolensäure 323, **324–326**, 327
– γ-Linolensäure 327
– Krebstherapie 285
Lipidmediatoren
– Entzündung 300
– neu generierte 322–334
Lipidperoxidation 301
– freie Radikale 301–302
– MCS 420
– oxidativer Stress 306–307
Lipidstoffwechsel, Schilddrüsenhormone 470
Lipolyse 107
– Fasten 369
α-Liponsäure (Thioctacid)
– Dosierungen 309
– Insulinresistenz 544
5-Lipoxygenase (5-LO)
– Eicosanoidstoffwechsel 326
– Fasten 368
– Hemmung 331
lipoxygenaseabhängige Metaboliten 323
5-Lipoxygenase-Blocker, Asthmatherapie 333
Liquor, pH-Wert 109
Lisurid, Migräneprophylaxe 321
L(light)-Ketten, Immunglobuline 246
Löschfunktion, Temporal Tap 99
LoGI-Pyramide 373
5-LO-Inhibition, Eicosanoide 333
lokale Störungen
– Differenzialdiagnose 131
– Testung, Kopfbereich 132–133
Longus capitis 58–59
Longus colli 58–59
LOVETT-Beziehung 93
Low Glycemic Index 373
LTD_4-Rezeptor-Antagonisten
– Montelukast 333
– Zafirlukast 333
LTT s. Lymphozytentransformationstest
Lugol-Lösung, Hypothyreose 482
Lumbalgien
– Parasitosen 233
– Psoas-Schwäche 72
Lupus erythematodes, systemischer 249
– DHEA-/DHEA-S-Substitution 491
– HEV-Adhäsionsmoleküle 253
– T-Helferzellen, erhöhte 256
luteale (Gelbkörper-)Phase, Menstruationszyklus 505
Lutealzellen
– Oxytocin 505
– Relaxin 505
Lutein 350
luteotropes Hormon s. LH
Lycopin 350
Lycopus europaeus/virginicus, Hyperthyreose 484
Lyme-Borreliose 401–402
– Fehldiagnose 430
Lymphabflussstörungen, Pectoralis-minor-Schwäche 64
lymphatische Störung, retrograde 27
Lymph-Belt, Schilddrüsenfunktionsstörungen 481
Lymphmittel, Schwermetallbelastungen 179
Lymphogranuloma venereum, Chlamydieninfektion 402
Lymphozyten
– intraepitheliale, Darmepithelzellen 206
– Oberflächenantigene, CD-Nomenklatur 240
– Rezeptoren 259, 261
– Stresssyndrome 260
– thymosinstimulierte, β-Endorphin 284
Lymphozytenfunktionstests 244
Lymphozytensubpopulationen 240–244
– Immunschwäche 255
– Krebserkrankungen 279
Lymphozytentransformationstest (LTT) 244, **250–251**
– Edelmetalllegierungen, zahnärztliche 183
– Goldvergiftung 190
– Immunschwäche 255
– Schwermetallbelastungen 173
– Schwermetalle 184
– zahnärztliche Werkstoffe 173
Lymphreflexpunkte, zugeordnete, Störfeldtherapie 556
Lysin 340
Lysyloxidase, Kupfer 596
Lysyloxidase-Mangel, Kupfermangel 191

M

Madenwurm 234
Magen 207–209
– Hypazidität 208
– – Blutgruppe AB 364
– Hyperazidität 207–208
– – Azidose, latente 111
– pH-Wert 108
Magen-Darm-Trakt
– autonomes Nervensystem, extrinsisches/intrinsisches 201–202
– nervale Steuerung 201–205
– Parasympathikus 201
– Sympathikus 201–202
Magenkarzinom, Th1/Th2-Imbalance 241
Magensaft 207–208
Magenschmerzen 5
Magensekretion, gastrale Phase 208
Magenstörungen, Pectoralis-major-clavicularis-Schwäche 60
Magnesium 347, 597–599
– Chronic Fatigue Syndrome 598
– Dosierungen 309
– Energiestoffwechsel 597
– Fibromyalgie 598
– Funktion 597
– Insulinresistenz 545
– Interaktionen mit Kalzium 594–595, 598–599
– – mit Phosphor 599
– kardiovaskuläre Wirkungen 598
– Knochenstoffwechsel 598
– Muskeln, Reizübertragung 598
– Nahrungsquellen 597
– Nerven, Reizübertragung 598
– Osteoporose 525
– Phosphorresorption 347
– Tagesaufname, empfohlene 349, 568, 599
– Tagesdosis, therapeutische 599
– Testmuskeln 599
– therapeutische Dosis 568
– Toxizität 599
– Überdosierung 599
Magnesiummangel 599
– Dysmenorrhö 515
Magnete, axial magnetisierte, Muskeltest 13
Magnet-TL 21
Mahonia aquifolium, Prostaglandinsynthesehemmung 333
Maitake, Krebstherapie 283
Major-Symptome, zahnmedizinische Materialien 170
Makroangiopathien, Kupfermangel 597
Makrophagen 239
– Immunschwäche 255
– Rezeptoren 261
– Stimulation durch Mistellektine 281
Malabsorption 212
– D-Xylose-Belastungstest 213
– Hyperthyreose 474
– Parasitosen 233
– Plasmakallikreinspiegel 316
– Stuhlfettspiegel 215
Malassimilation 212–214
– Androgene 533
– Disaccharidintoleranz, Atemtests 213
– klinische Tests 213
Maldigestion 212
– Kolonalkalose 215
Mamillarkomplex 452
Mamma, Progesteronwirkung 509
Mammakarzinom(risiko)
– Estrogenersatztherapie, Kontraindikation 519
– Gesamtfettverzehr 274
– Jodmangel 482
– Thyroxinsubstitution 482
Mammazysten, Estrogene 508
Mandelmilch 357
Mangan 349, 599–600
– Dosierungen 309
– – pharmakologische 600

- Hypothyreose 483
- Mangel 101, 600
- Melatonin-Synthese 600
- Nahrungsmittelquellen 599
- Periodontopathie 165
- Tageszufuhr, empfohlene 349, 568, 600
- Testmuskeln 600
- therapeutische Dosis 568
- Toxizität 600
- und Zink, Interaktionen 606

Mangan-SOD 600
Mangelernährung 365–366
- Alkohol 365
- Nahrungsmittel, veredelte 365

Mannitoltest, Leaky-Gut-Syndrom 213
MAO-Produktion, Vitamin B_2 573
Mastopathie
- Estrogenersatztherapie, Kontraindikation 519
- fibrozystische, Hypothyreose 473
- - Jodsupplementierung 482

Mastzellen, Rezeptoren 261
MAYR-Kur 375
MCS (multiple chemische Sensitivität) 405–424
- Acetylsalicylat/Paracetamoltest 419
- Akutentgiftung, Infusionsschema 423
- Algenpräparate 423
- Amygdala 410
- Anamnese 412
- Belastungen, allgemeine 421
- - endotoxische und exotoxische 407
- Bestimmung 419
- BRADFORD-HILL-Kriterien, Beurteilung 415
- Challenge mit Koffein 420
- - mit Natriumbenzoat/-glutamat 420
- - mit reduziertem Glutathion 420
- - mit Salicylat und Paracetamol 420
- Chemoprävention 418
- Definition 406–407
- Diagnostik 406, 412–420
- 2,5-Dihydroxybenzoat im Serum 419
- EESI (Environmental Exposure and Sensitivity Inventory) 412–413
- elektromagnetische Belastungen 408–409
- Entgiftung(sstoffwechsel) 415–419
- - Ernährung 418, 421
- - Förderung 422–423
- - Testung 420
- - Verbesserung 421
- Fehlklassifikationen 409
- Fragebögen, standardisierte 412
- genetische und epigenetische Faktoren 407
- Gesamtbelastung, Reduktion 421
- Glutathion, Glutathionperoxidase bzw. Glutathion-S-Transferase 421
- Grundregulationssystem nach PISCHINGER, Störungen 408
- Gyrus cinguli, anteriorer 410
- Haaranalytik 413
- Hippocampus 410
- hormonelle Dysbalancen 407
- Immunsystem, Überlastung 407–408
- Kartoffel-Quark-Diät 421
- Koffeintest 419
- Konditionierung 409–411
- Kortex, präfrontaler 410
- Labortests 419–420
- Leidensdruck 409
- limbische Strukturen 410
- Lipidperoxidation, Produkte 420
- L-Methionin 612
- Mineralstoffe, Substitution, hochdosierte 423
- Natriumbenzoat-Test 419
- neurogene Entzündung, Geruchsreize 412
- Niacin 575
- Nichtbehandlung und Falschbehandlung 409
- Nikotinentwöhnung 393
- Ölziehen 421–422
- östrogenartig wirkende Schadstoffe 407
- olfaktorischer Kortex, Störungen 410
- Omega-3-EFA 423
- orthomolekulare Therapie 422
- Paraffinölgabe 421–422
- physikalische Therapie 422
- Psychosomatik 409
- QUEESI (Quick Environmental Exposure and Sensitivity Inventory) 412–413
- Reisdiät 421
- Selbstevaluierung 413–414
- Selenmangel 605
- spreading effect 405
- Spurenelemente, Substitution, hochdosierte 423
- Stress 410–412
- Superoxiddismutase-Bestimmung 420
- SUS (Schnellinventar für Umweltfaktoren und erhöhte Sensitivität) 413
- Switching 100
- Symptomanamnese 3
- Symptome 412, 415
- Therapie 420
- TILT (toxicant-induced loss of tolerance) 406
- Trauma 410–412
- Überempfindlichkeit 405
- Veränderungen, nicht messbare 406
- Vitalstoffmangel 408
- Vitamin B_3 575
- Vitamin E 589
- Vitamin F 590
- Vitamine, Substitution, hochdosierte 423
- Xenoöstrogene 407
- Zinkmangel 608
- Zytokinsekretion von Lymphozyten nach Exposition 413

mechanischer Challenge 14, **19**
Mechanorezeptorendysfunktion, Muskeldysfunktion/-dysreaktion 23
Medikamente
- Glukosetoleranz 543
- Insulinresistenz 543

Medikamententest, Challenge, chemischer 16
Mees'sches Nagelband, Arsenvergiftung 187
Mefenaminsäure, Histaminfreisetzung, Förderung 311
melancholische Grundstimmung 5
melanozytenstimulierendes Hormon (MSH) 455
Melatonin 445–446
- Antagonisten 445
- Anti-Aging 447–448
- Antioxidans 448
- Epiphyse 445–446
- Geschlechtsdrüsen, akzessorische, Fruktosegehalt 447
- Immunmodulation 448
- Keimdrüsenfunktion 446
- Mangan 600
- Mangel 445
- - Schlafstörungen 446
- Pubertas praecox 446
- Supplementierung, Schilddrüsenhormonspiegel 447
- - Serotoninwerte 447
- Synthesehemmung 446
- Tryptophan 446
- Überschuss 445
- Zinkmangel 447

Melatoninhypothese, Tumorgenese 448
MELISA (Memory Lymphocyte Immunostimulation Assay)
- Schwermetallbelastungen 173
- zahnärztliche Werkstoffe 173

Membranstabilisierung, Kalzium 594
Memory-T-Helferzellen 257
- und T-Helferzellen, naive, Verhältnis 257

Menachinon (Vitamin K_2) 344
Mengenelemente 345
Meningitis, EBV-Infektion 399
Menopausensyndrom 517–522
- AK-Diagnostik 521–522
- Antigonadotropine 521
- Estrogene 518
- Estrogenersatztherapie (ERT) 518–519
- Estrogenmangel 506
- FSH 518
- Haut- und Schleimhautatrophie 518
- Hitzewallungen 517
- Hyperlipoproteinämie 518
- LH 518
- Phytoestrogene 520
- Phytogestagene 521
- Progesteron 518–520
- psychische Symptome 518
- Symptomanamnese 4
- Testosteron 518

Menstruationsalter, Symptomanamnese 3–4
Menstruationsblutung 505
- Estrogene 508

Menstruationsschmerz, Progesteronmangel 509
Menstruationszyklus
- Estrogene 504–505, 508
- Follikelphase 505
- FSH 504
- GnRH 504
- Hormonveränderungen, zyklische 505
- hypothalamisch-hypophysär-ovarieller Regelkreis 504
- LH 504
- luteale (Gelbkörper-)Phase 505
- Physiologie 503–506
- Progesteron 504–505
- proliferative/sekretorische Phase 505
- unregelmäßiger 510
- - Hypothyreose 472

Menstruationszyklusstörungen
- AK-Diagnostik 512
- Akupunktur 513
- Assimilations- und Entgiftungsorgane testen 512
- Basaltemperaturmessung 510–512
- Darmdysbiosen 516

- Diagnostik 514
- Drüse, primär gestörte, finden 512
- hormonassoziierte Muskeln testen 512
- hormonelle Dysbalancen 516
- ICV-Syndrom 516
- Labordiagnostik 510
- Ohrakupunktur 513
- Osteopathie, viszerale 513
- prämenstruelles Syndrom 516
- Re-Evaluierung 514
- Serum-/Speicheldiagnostik 510
- Supplemente testen 512
- Therapie 514
- Urindiagnostik 510
- viszerosomatisches System behandeln/ prüfen 513

metabolische Regulation, Säure-Basen-Haushalt 107
metabolisches Syndrom
- HDL-Cholesterin 366
- hypometabolische Typen 119
- Insulinresistenz 541
- Nüchtern-Blutzucker 366
- Risikofaktor, metabolische Parameter 366
- Stammfettsucht 366
- Triglyzeride 366

Metaboliten, Dekonjugation, bakterielle Fehlbesiedelung, Dickdarm 222
Metallbelastungen/-toxikologie 181–198
- Labordiagnostik 182
- Testung 173
- zahnärztliche, Quecksilberanteil 181

Metall-Protein-Komplexe 254
Metamizol, Histaminaktivitätserhöhung 311
L-Methionin 340, **611–612**
- MCS (multiple chemische Sensitivität) 612

5-Methoxytryptamin 317
Methylchlor, Xenoöstrogene/östrogenartig wirkende Schadstoffe 407
Methylhistamin 311
Methylmalonat-Acidurie, Vitamin-B_{12}-Mangel 581
Methyl-Quecksilber 193
Methysergit, Migräneprophylaxe 321
Metoclopramid, Histaminaktivitätserhöhung 311
MHC-Klasse-II-Moleküle 239
- B-Lymphozyten 241

MHC-Moleküle 240
- Diabetes mellitus Typ I 253

Migräne 5
- Diät 321
- Eliminationsdiät 334
- Feverfew (Tanacetum parthenium) 321
- Lisurid, Methysergit bzw. Pizotifen 321
- orthomolekulare Therapie 616
- Parasitosen 233
- Prophylaxe 233
- Serotonin 318–319

Mikromerkurialismus, Quecksilber 193
Miktionsbeschwerden, Menopausensyndrom 518
Milch-Alkali-Syndrom, Alkalose, chronische latente 110
Milch(eiweiß)unverträglichkeit, Butter 346
Milchersatznahrungen, Kuhmilcheiweißallergie 358
Milchfett 342
Milch(produkte)
- Blutgruppe A 364
- Homogenisierung 342
- Laktosegehalt 356
- pflanzliche 357–358
- Unverträglichkeit 355–359
- Zusammensetzung 357

Milchsäure
- Eisenaufnahme 347
- Krebserkrankungen 276

Milch-Semmel-Diät 375
Milchzahnpersistenz, Diagnostik, radiologische 149
Mineralokortikoide 487, **489–490**
- Mangel, Symptome 493

Mineralstoffe 345–349, 590–611
- Schwermetallbelastungen 179
- Substitution, hochdosierte, Hypothyreose 484
- – MCS 423
- Tagesmengen, empfohlene 349

Mini-Pille, Progesteron 509
Minor-Symptome, zahnmedizinische Materialien 170
Misstrauen, ungerechtfertigtes, Histapenie 312
Misteldifferenzierungstest nach Wagner 283
Mistelextrakte/-therapie
- Applikation 283
- Immunmodulation 281
- Kontraindikationen 283
- Krebstherapie 281–283
- Steuerung 279
- Testung mit Applied Kinesiology 282–283
- zytotoxische Wirkung 282

Mitochondrien, Leistungsoptimierung, Krebstherapie 288
Mitochondrienerkrankungen, Differenzialdiagnose 429
mittelkettige Triacylglyzerine (MCT) 342
Mobilfunkstrahlung, Kortisolspiegel 408
Modifast® 371
Mönchspfeffer (Vitex agnus-castus), Menopausensyndrom 521
Molke 357
Molkenkäse 357
Molkenproteine 356
Molketrinkkur 375
Molybdän 349, 600–601
- Dosierung, pharmakologische 601
- Funktion 601
- Kandidose 232
- Mangel 601
- Nahrungsvorkommen 601
- Tageszufuhr, empfohlene 349, 568, 601
- Testmuskeln 601
- therapeutische Dosis 568
- Toxizität 601

Monojodtyrosin (MIT) 467–468
Mononucleosis infectiosa 399–400
Mononukleose, EBV-negative 398
Monosaccharide 342
Monoterpene 350
- Wirkung als Krebstherapie 286–287

Monozyten
- Immunschwäche 255
- Rezeptoren 261

Montelukast, LTD_4-Rezeptor-Antagonisten 333
Montignac-Diät 372
Morbus haemolyticus neonatorum 249
Motorkomplex, myoelektrischer, interdigestiver 206
MSH (melanozytenstimulierendes Hormon) 455–456
Müdigkeit
- chronische s. Chronic Fatigue Syndrome
- Niacinmangel 576
- Vitamin-A-Mangel 571

Müdigkeitssyndrom, chronisches s. Chronic Fatigue Syndrome
Mukopolysaccharide 343
Mullerian-inhibiting Factor (MIF) 527
Multiple Sklerose
- Amalgam 180
- orthomolekulare Therapie 616
- T-Helferzellen, erhöhte 256

Multitest Merieux 244
- Immunschwäche 255

Mumps 531
Mund, Dysbiosetherapie 271
Mund-Nasen-Kandidose 229
Mundraumtherapie
- desinfizierende/mikrobiologische, Periodontopathie 164
- Ölziehen 164

Mundwinkelrhagaden
- Parasitosen 233
- Vitamin-B_2-Mangel 574

Muskel-Akupunkturleitbahn-Beziehung 34–36
Muskeldysfunktion/-dysreaktion
- Injury-Recall-Technik 553–554
- Nebennierenfunktionsstörungen 496–497
- Ursachen 23
- – extramuskuläre 23
- – intramuskuläre 23

Muskel- und Gelenkbeschwerden, Azidose, chronische latente 110
Muskelglykogen, Energiereserven 369
Muskelkrämpfe
- Histadelie 312
- nächtliche, Alkalose, chronische latente 111

Muskel(n)
- Auffüllpunkt/Drainagepunkt 39
- dysreaktiver 14
- hormonassoziierte, Testung 440–442
- hyperreaktiver **13**, 22
- hyporeaktiver **13–14**, 22
- Impulsübertragung, Kalzium 594
- Kreatin 610
- Leitbahnen-Zuordnung nach Goodheart 35, 140
- – nach Voll 140
- normoreaktiver **12**, 22
- Reaktionsänderungen, Therapielokalisation (TL) 22
- Reizübertragung, Magnesium 598
- Stoffwechselstörungen, Muskeldysfunktion/-dysreaktion 23
- Triggerpunkte 39

Muskel-Organ-Beziehung 36
Muskelproteine, Energiereserven 369
Muskelschmerzen, Basenpräparate, Zufuhr 117
Muskelschwäche, Vitamin-E-Mangel 589
Muskelstoffwechsel
- (an)aerober, Fasten 370
- Testosteron 530

Muskeltest
- Anweisung, korrekte 10–11
- Bedingungen 9–12
- Definition 9
- Drainagepunkt, Stimulation 13
- Durchführung 9
- Ergebnisse 12–14
- Fehlerquellen 9–12
- Hauptagonisten, Isolierung durch kontrollierte Testposition 9–10
- Hebelverhältnisse, richtige 10
- in der internistischen Arbeit 22–38
- Kauapparat, Einfluss 11
- zur Kongruenzprüfung, Psychoonkologie 294
- Magnete, axial magnetisierte 13
- manueller 9–15
- nicht die Luft anhalten lassen 11
- Projektionen, Vermeidung 10–11
- Reaktionen, Bedeutung 14
- Schwächezeichen, spezielle 12
- Sedierungspunkt, Stimulation 13
- Stabilisierung des Patienten 10
- Testhand, Kontaktkontrolle 11
- Timing, angepasstes 10
- Vorsichtsmaßnahmen 9–12
- wiederholter, Ermüdung 12

Muskelverspannungen 5
Mutterkorn, Krebserkrankungen 274
Muttermilchersatz auf Kuhmilch- oder Sojabasis 358
Myasthenia gravis 249
Myeloperoxidaseprodukte 303
Myelose, funikuläre, Vitamin-B_{12}-Mangel 581
Mykotherapie, Krebstherapie 283
Mykotoxine 394–395
- Krebserkrankungen 274
- Toxizität 394

Myodegeneration, nutritive (NMD), Selenmangel 605
myofasziale Schmerzzustände/Störungen
- Pectoralis-major-sternalis-Schwäche 62
- Temporomandibulargelenk, Sternocleidomastoideus-Schwäche 78

myopathisch-dyspnoisches Syndrom, Selenmangel 605
Myxödem
- Hyperthyreose 474
- Hypothyreose 473

N

Nachtblindheit
- Thyroxinmangel-Mangel 571
- Vitamin-A-Mangel 571
- Zinkmangel 608

Nachtsehen, gestörtes, Hypothyreose 473
Nackenextensoren
- Organ-/Leitbahnbeziehung 37
- orthomolekulare Substanzen 37

Nackenflexoren 58–59
- ökologische Probleme, klinisch relevante 92
- Organ-/Leitbahnbeziehung 37
- orthomolekulare Substanzen 37

NADH, Niacin 576
Nägel, brüchige, Hypothyreose 472
Nährstoffbeziehung 37–38
- Adduktoren 40
- Deltoideus 46
- Gluteus medius 48
- Gracilis 50
- Infraspinatus 52
- Latissimus dorsi 54
- Levator scapulae 56
- Nackenflexoren 58
- Obliquus internus/externus abdominis 42
- Pectoralis major clavicularis 60
- Pectoralis major sternalis 62
- Pectoralis minor 64
- Peroneus longus/brevis 66
- Piriformis 68
- Popliteus 70
- Psoas 72
- Rectus abdominis 43
- Rectus femoris 74
- Sartorius 76
- Sternocleidomastoideus 78
- Subscapularis 80
- Tensor fasciae latae 82
- Teres minor 84
- Tibialis posterior 86

Nährstoffe 339
- Brennwert, physikalischer 339
- Funktionen 339
- Mangelzustände, Overgrowth-Syndrom 219
- orthomolekulare Substanzen, Interaktionen 569

Nagelstörungen, Zinkmangel 608
Nahrung, Zubereitung, Overgrowth-Syndrom 221
Nahrungsaufnahme 453
Nahrungsbestandteile
- Kininbildung 316
- orthomolekulare Substanzen, Interaktionen 569

Nahrungsenergie, Kohlenhydratanteil 343
Nahrungsfette, Fettsäuren 341
Nahrungsmittel
- alkalisierende 119
- Arachidonsäuregehalt 330
- Betakarotin-Gehalt 275
- Fettgehalt 341
- glykämische Last/glykämischer Index (GL/GI) 374
- Histamin(gehalt/-liberatoren) 355
- Kalziumgehalt 346
- neutrale 119
- pflanzliche, Eisengehalt 348
- positiv wirksame, Challenge, normoreaktiver 353
- Proteingehalt 340
- säuernde 119
- Säure-Basen-Wertigkeit 119
- Test 353
- unverträgliche, Overgrowth-Syndrom 221
- veredelte, Mangelernährung 365
- Zubereitung, glykämischer Index (GI) 373

Nahrungsmittelallergien/-unverträglichkeiten 249, 352–361
- Anti-Histamin 354
- Anti-Kinin-Substanzen 354
- Anti-Leukotriene 354
- Blutgruppen 364–365
- Blutgruppenspezifität 362–365
- Bradykinin 315
- histaminvermittelte 352
- Karenzdiät 354–355
- kininvermittelte 352
- orthomolekulare Therapie 354
- prädisponierende Faktoren 334
- Prostaglandine, antiinflammatorische 354
- Setpoint-Technik, Toleranzsteigerung 354
- Temporal Tap 353
- Therapie 353
- - orthomolekulare 353

Naproxen, Histaminfreisetzung, Förderung 311
Narbenstörfeld 133
Naringen, Dosierungen 309
nasosphenoidale Läsion
- nach Goodheart 462–463
- Pituitary drive Technik 464

Natrium 345
- Interaktion mit Kalzium 595
- Tageszufuhr, empfohlene 349, 568
- therapeutische Dosis 568

Natrium-Benzoat-Test, MCS 419
Nebennieren 485–501, 503
- Anatomie 485
- Androgensynthese 529
- Gracilis 481
- Hyper-/Hyposekretion 14
- NPSO-Zone 498
- Sartorius 481
- Stress 14
- Tibialis posterior 481
- Über-/Unterfunktion, Symptomanamnese 3

Nebennieren-assoziierte Ligament-Stressreaktion 497
Nebennierenerkrankungen, Pathologie 492–494
Nebennierenfunktion, Normalisierung, Androgene 532
Nebennierenhyperplasie, Stress 491
Nebennierenmark (NNM) 485
- Adrenalin/Noradrenalin 486
- Hormone 485–488
- Katecholamine 486

Nebennierenrinde (NNR) 485
- Hormone 487–489
- Sexualhormone 491

Nebennieren(rinden)funktionsstörungen/-insuffizienz 494–496
- Adaptationssyndrom, generalisiertes 493
- Alarmreaktion 493
- arteriovenöse Ratio am Augenhintergrund 496
- DHEA 498
- DHEA-/DHEA-S-Substitution 491
- Eleutherococcus senticosus 498
- Erschöpfungsphase 494
- Estrogenüberschuss 508
- funktionelle 120
- - hypermetabolische Typen 119
- Glycyrrhizin 498
- Herztöne 496
- Hyperthyreose 474
- Hypopituitarismus 456
- Labordiagnostik 496
- Muskeldysfunktionen, assoziierte 496–497
- NPSO 498
- Ohrakupunktur 498
- Organdysfunktionen behandeln 501
- Panax ginseng 498
- Pantothensäure 497
- Phosphatidylserin 497
- primäre 493, 497

– – Hypokortisolismus 495
– Pupillenlichtreaktion 496
– Radix glycyrrhizae 498
– RAGLAND-Zeichen 496
– Resistenz oder Adaptationsphase 494
– ROGOFF-Zeichen 496
– SARTORIUS-Schwäche 76
– SCHELLONG-Test 496
– Schockphase 493
– sekundäre 493
– – ACTH-Test 495
– – CRH-Test 495
– Speichelhormonanalyse, zirkadiane 496
– Spurenelemente 497
– Stressmanagement 501–503
– subklinische 497
– Supplemente 497, 500
– tertiäre, ACTH-Test 495
– – CRH-Test 495
– Ursachen 493
– viszerosomatisches System behandeln 498–500
– Vitamine 497
Nebennierenrindensteroide
– androgene 531–532
– Biosynthese 490
– Vitamin B_6 578
Nebennierentumoren, glukokortikoidproduzierende 492
Nedocromil-Dinatrium, Dünndarmfunktionsstörungen 214
Neohesperidin CD (E 959) 360
Nervendegeneration, Vitamin-B_6-Mangel 578
Nervengase 387
Nervenimpuls-/-reizübertragung
– Kalzium 594
– Magnesium 598
Nervensystem
– Antioxidanzien, Testung 308
– autonomes, Dysbalancen, diagnostische Provokation 203
– – extrinsisches, Magen-Darm-Trakt 201–202
– – intrinsisches, Magen-Darm-Trakt 202
– Vitamin B_{12} 580
Neuralrohrdefekt, Folsäuremangel 579
Neurasthenie durch elektromagnetische Strahlung 408
neurogene Entzündung, Geruchsreize, MCS 412
Neuro-Linguistisches Programmieren (NLP), Stress, emotionaler 121
neurologische Ausfälle, Kupfermangel 597
neurologische Dysorganisation, funktionelle 100–103
– AK-Diagnostik 102
– Switching-Parameter 101
neurologische Störungen, Phosphormangel 602
neurologischer Zahn 144–148
neuromuskuläre Effekte, Schilddrüsenhormone 470
Neuropathie, epidemische, Selenmangel 605
neurotische Symptome durch elektromagnetische Strahlung 408
Neurotransmitter
– B&E-Punkte 462
– Histamin 312
neurovaskuläre Reflexe (NV) 30–33
– Adduktoren 40
– Anwendung 30
– nach CHAPMAN 31
– Deltoideus 46
– von dorsal, den Muskeln zugeordnete 32
– – den Organen zugeordnete 32
– emotionale (ENV) 33
– Gluteus medius 48
– nach GOODHEART 31
– Gracilis 50
– Hormondrüsen, Therapielokalisation 442–443
– Infraspinatus 52
– von lateral, den Muskeln zugeordnete 31
– – den Organen zugeordnete 32
– Latissimus dorsi 54
– Levator scapulae 56
– Lokalisation 30
– Nackenflexoren 58
– Obliquus internus/externus abdominis 42
– Pectoralis major clavicularis 60
– Pectoralis major sternalis 62
– Peroneus longus/brevis 66
– Piriformis 68
– Popliteus 70
– Psoas 72
– Rectus abdominis 43
– Rectus femoris 74
– Sartorius 76
– Sternocleidomastoideus 78
– Subscapularis 80
– Tensor fasciae latae 82
– Teres minor 84
– Tibialis posterior 86
neurovegetativ-asthenisches Syndrom durch elektromagnetische Strahlung 408
Neutralisierungsmethode nach MILLER, Allergien 252
Neutropenie, Kupfermangel 597
Neutrophile 239
– Rezeptoren 261
NF-κB 309
NH_3-Synthese
– Förderung, H^+-Ionen-Ausscheidung, Vermehrung 119
– Overgrowth-Syndrom 219
Niacin (Vitamin PP) 344, 574–576
– Arthritis 575
– Chemie 574
– Dermatitis 575
– DNA-Schutz 575
– Dosierungen 309
– – pharmakologische 576
– Erschöpfungssyndrom 575
– Fettstoffwechsel 575
– Funktionen 574–576
– Krebstherapie 575
– Mangel 576
– – Hypochlorid, Neutralisierung 308
– Multiple Chemische Sensitivität 575
– NADH 576
– Nahrungsquellen 574
– Redoxreaktionen 574
– Schizophrenie 575–576
– Serotoninbildung 321
– Tagesbedarf 576
– Tageszufuhr, empfohlene 568
– Testmuskeln 576
– therapeutische Dosis 568
– Toxizität 576
– Vasodilatation 575
Nichtanlage, Röntgenbefund 160
Nichtedelmetalllegierungen
– Symptome 183–185
– Testsubstanzen 185
– Toxizität 183–185
– zahnärztliche, Labordiagnostik 183–186
– – Testung 174
Nicht-Gonokokken-Urethritis, Chlamydieninfektion 402
Nickel(verbindungen)
– Kieferorthopädie 191
– Kontaktallergien 192
– Kunststofffolien 191
– Palladiumintoxikation 192
– Schokolade 191
– Toxikologie 191–192
Nicotinamid, Insulinresistenz 545
Nidation 505
Nieren, NPSO-Zone 498
Nierenfixation 136
Nierenfunktion, Vitamin D 587
Nierenläsion, Psoas-Schwäche 72
Nierenptose 136
Nierensteine, Vitamin-A-Mangel 571
Nikotinentwöhnung, MCS 393
Nitromoschusverbindungen 386–387
– Toxizität 387
Nitrosamine, Krebserkrankungen 274
NK-Zellen 241–242
– erhöhte/erniedrigte 258
– Rezeptoren 261
NK-Zytotoxizitätsassay, Immunschwäche 255
NL (neurolymphatische Reflexe) 24–30
– Adduktoren 40
– anteriore, den Muskeln zugeordnete 26
– – den Organen zugeordnete 27
– Anwendung 26–27
– Deltoideus 46
– Gluteus medius 48
– Gracilis 50
– Hormondrüsen, Therapielokalisation 442–443
– Hypoparasympathikotonus 205
– Infraspinatus 52
– Latissimus dorsi 54
– Levator scapulae 56
– Nackenflexoren 58
– Obliquus internus/externus abdominis 42
– Organzuordnung 555
– Pectoralis major clavicularis 60
– Pectoralis major sternalis 62
– Pectoralis minor 64, 379
– Peroneus longus/brevis 66
– Piriformis 68
– Popliteus 70
– posteriore, den Muskeln zugeordnete 28
– – den Organen zugeordnete 29
– Psoas 72
– Punkte benutzen, Desensibilisierung 557–558
– Rectus abdominis 43
– Rectus femoris 74
– Reflexpunkte 559

– – Desensibilisierung 558–559
– – multiple aktive, wiederkehrende 27–28
– Sartorius 76
– Sternocleidomastoideus 78
– Stimulation, Hypoparasympathikotonus 205
– Subscapularis 80
– Tensor fasciae latae 82
– Teres minor 84
– Tibialis posterior 86
NO (Stickstoffmonoxid) **304–305**
Noradrenalin
– Epiphyse 446
– IgM-Antwort 259
– Insulinsekretion 540
– Nebennierenmark 486
– Notfallhormone 486
Normergie, Dekoder-Dermographie 128
normoreaktiver Challenge **15,** 91
Nosodentherapie, Periodontopathie 165
Notfallhormone, Adrenalin/Noradrenalin 486
Nozizeptoren, dentoalveoläre Ligamente 145
NPSO-Zone
– Androgenstörungen 538
– Nebenniere(nfunktionsstörungen) 498
– Niere 498
– Schilddrüse 479–480
Nucleus(-i)
– arcuatus 453
– centralis 454
– dorsalis 452
– dorsomedialis 452–453
– laterales 453
– medialis 453
– paraventricularis 452–453
– perifornicales 453
– posterior 452
– praeopticus lateralis 452
– – medialis 452
– suprachiasmaticus (NSC) 446, 452–453
– supraopticus 452–453
– tractus solitarii 454
– tuberales 452
– tuberomamillaris 453
– ventrolateralis 453
– ventromedialis 452–453
Nüchtern-Blutzucker, metabolisches Syndrom 366
nukleärer Faktor kappa B s. NF-κB
Nulldiät 374–375
NV s. neurovaskuläre Reflexe

O

Oberlidekzem, Parasitosen 233
Oberschenkelschmerz, lateraler, Tensor-fasciae-latae-Schwäche 82
Obliquus externus abdominis 42–45
Obliquus internus abdominis 42–45
Obstipation 214
– Hypothyreose 473
– Magnesiummangel 599
– Parasitosen 233
Ochratoxine 394, **395**
Ocular-lock-(Switching-)Befunde 101
Odontom, Röntgenbefund 159
Ödeme
– Estrogene 508
– Hypothyreose 472–473
– Vitamin B_6 578
ökologisches Screening, klinisches 91–93
Öle
– gehärtete 341
– Vitamin-E-Gehalt 588
Öl-Eiweiß-Kost nach Budwig, Krebstherapie 277–278
Ölziehen
– MCS 421–422
– Mundraumtherapie 164
Ösophagitis, Candidose 225
Östrogene s. Estrogene
Ohrakupunktur
– Androgenstörungen 538
– Hypophysenpunkt 465
– Infertilität 539
– Nebennierenfunktionsstörungen 498
– Schilddrüsenfunktionsstörungen 479
– Zyklusstörungen 513
Ohrekzem, Parasitosen 233
Ohrpunkt(e)
– Androgenstörungen 536
– Epiphyse 564
– Nebennierenfunktionsstörungen 498
– Schilddrüse 479
– Thalamus 564
– TSH 479
Okklusionstherapie 93
Okziput-Fixation, Psoas-Schwäche 72
olfaktorische Testung 18
olfaktorischer Kortex, Störungen, MCS 410
Oligomenorrhö 505
– Estrogenmangel 506
Oligosaccharidasen, Dünndarmschleimhaut 211
Oligosaccharide 342
Omega-3-Fettsäuren/-PUFAs 323, **324–327,** 590
– Eicosanoide 333
– MCS 423
– Supplementierung 329
– Wirkungen 327
Omega-6-Fettsäuren/-PUFAs 323, **324**
– Eicosanoide 333
– Krebstherapie 285
– Stoffwechsel 324
– Supplementierung 329
– Wirkungen 324
Onkozytolyse, selektive, Enzymtherapie 290
Opiatrezeptor
– Lymphozyten 261
– Mastzellen 261
– Monozyten (Makrophagen) 261
Opponens digiti minimi/pollici
– Organ-/Leitbahnbeziehung 38
– orthomolekulare Substanzen 38
Optifast® 371
orale Testung, Challenge, chemischer 16
Orchitis 531
Ordnungstherapie, Krebstherapie 278
Organazidität 111–112
Organbeziehung
– Deltoideus 46
– Gluteus medius 48
– Gracilis 50
– Infraspinatus 52
– Latissimus dorsi 54
– Levator scapulae 56
– Nackenflexoren 58
– Obliquus internus/externus abdominis 42
– Pectoralis major clavicularis 60
– Pectoralis major sternalis 62
– Peroneus longus/brevis 66
– Piriformis 68
– Popliteus 70
– Psoas 72
– Rectus abdominis 43
– Rectus femoris 74
– Sartorius 76
– Sternocleidomastoideus 78
– Subscapularis 80
– Tensor fasciae latae 82
– Teres minor 84
– Tibialis posterior 86
Organdysfunktionen/-erkrankungen
– chronische, Differenzialdiagnose 429
– histaminvermittelte 312
– Nebennierenfunktionsstörungen 501
Organismus, menschlicher, Energiereserven 369
Organ-Muskel-Nutriment-Beziehung 37
Organophosphate (Toxizität) 387
Organsysteme
– Antioxidanzien, Testung 308
– Estradioleinfluss 506
Originalnahrungsmittel, Toleranztest 353
Ornithose 402
orthomolekulare Medizin
– Applied Kinesiology 567
– Definition 567
– Krankheitsbilder, spezielle 612
orthomolekulare Psychiatrie, L-Methionin 612
orthomolekulare Substanzen/-Therapie 567–618
– Akne 613
– Allergie, zerebrale 617
– Alopecia areata/diffusa 615
– antihistaminisch wirkende 314
– Arthritis 613
– Arthropathie, degenerative 613
– Arthrose 613
– Asthma bronchiale 613
– Atherosklerose 614
– Bezugsquellen und Laboradressen 123
– CFS 431
– Challenge, normoreaktiver, haltbarer 567
– Colitis ulcerosa 614
– Crohn-Krankheit 614
– Ekzeme 614
– Gicht 614–615
– Haarausfall 615
– Herzbeschwerden, funktionelle 615
– Histadelie 314, 616
– Histaminmangel 313
– Histapenie 315, 616
– Hypercholesterinämie 615
– Hypertonie 614
– Infektionen 615
– Infertilität 539
– Interaktionen, Nährstoffe 569
– – Nahrungsbestandteile 569
– Kandidose 232
– Krebstherapie 285
– Kryptopyrrolurie 616–617
– 5-Lipoxygenase (5-LO), Hemmung 331
– MCS 422
– Migräne 616
– Multiple Sklerose 616
– Nahrungsmittelunverträglichkeiten 353–354
– Osteoarthritis 613
– Osteoarthrose 613
– Periodontopathie 165

– Psoriasis 616
– psychiatrische Erkrankungen 616
– Säure-Basen-Störungen 119
– Tagesbedarf 568
– therapeutische Dosen 568
– T-Lymphozyten ($CD3^+$), erniedrigte 255
– Urtikaria 617
– Zyklooxygenase (COX), Hemmung 331
Osteoarthritis, orthomolekulare Therapie 613
Osteoarthrose, orthomolekulare Therapie 613
Osteolyse, sekundäre, Röntgenbefund 159
osteopathische Therapie
– Hyposympathikotonus 205
– Schädelbasis 463
– viszerale 36–37
– – Infertilität 539
– – Zyklusstörungen 513
Osteopenie 525
Osteoporose 522–527
– AK-Diagnostik/-Therapie 526–527
– Azidose, chronische latente 110
– Bisphosphonate 525–526
– Estrogenrezeptormodulatoren, selektive 526
– Fluor 525
– Hormonersatz 526
– Hyperkortisolismus 492
– Kalzium(mangel) 524, 595
– Knochendichtemessung 523–524
– Knochenmatrix 522
– Knochenmineralisation 522
– Knochenstoffwechsel 522
– körperliche Aktivität 526
– Kupfermangel 597
– Laboruntersuchungen 524
– Magnesium 525
– Osteoklasten/-blasten 522
– Phosphormangel 602
– Phytoestrogene 525
– Phytogestagene 525
– postmenopausale 523
– Risikofaktoren 522, 524
– senile 523
– Stadieneinteilung 523–525
– Sturzprophylaxe 526
– Supplementierung 524
– Teriparatid 526
– Therapieschema 528
– Typ 1 523
– Typ 2 523–524
– Vitamin D_3 525
Osteosklerose, Zahn-Störfeld-Testung 146
Ostitis
– apikale, Röntgenbefund 149, 153
– bakterielle, Zahn-Störfeld-Testung 146
– chronische 160
– – Röntgenbefunde 155–156
– fettige, Zahn-Störfeld-Testung 146
– periapikale 155
– sklerosierende, Röntgenbefund 157
– – Zahn-Störfeld-Testung 146
Ovarialhormone
– Biosynthese 507
– Physiologie 506–510
Ovarialkarzinom, Gesamtfettverzehr 274
Ovarien
– Hormone 508
– Inhibin 505
– Peptide 505
Overgrowth-Syndrom 215, 219
– Antibiotikatherapie 221
– Atemtest 219–220
– Darmreinigung 220
– Diagnostik 219
– Diarrhö 219
– Dickdarm 221–224
– Disaccharidmalassimilation 219
– Dünndarm 218–221
– Eiweißzufuhr 221
– Ernährung, faserarme, kohlenhydratarme 220–221
– Ernährungshygiene 220–221
– Fettmalassimilation 219
– Fettsäuren, ungesättigte 221
– Gallensäure-Dekonjugation 219
– Gas im Magen-Darm-Trakt 219
– ICV-Diät 375
– Leaky-Gut-Syndrom 218
– Nährstoffmangelzustände 219
– Nahrung, Zubereitung 221
– Nahrungsmittel, unverträgliche 221
– NH_3-Bildung 219
Ovo-Lakto-Vegetarier, Kalzium 346
Ovulation 505
Ovulationshemmer, Wirkungsmechanismen 505
Oxalatspiegel, Vitamin C 585
Oxalurie, Vitamin-B_6-Mangel 578
Oxidationstherapie, hämatogene, Gerson-Therapie 277
oxidativer Stress 305–306
– α_1-Antitrypsin 305
– bakterielle Fehlbesiedelung 222
– Labordiagnostik 305–307
– Lipidperoxidation, Produkte 306–307
– oxidativer Burst, Messung 307
– Serum-Redoxdifferenz-Provokationsanalyse, Koffeinzusatz 307
– – komplexe 306–307
8-oxo-Guanin, freie Radikale 302–303
Oxytocin **455,** 458
– Lutealzellen 505
Oxyuris 234
Ozontherapie, rektal insufflierte, Gerson-Therapie 277

P

PABA-Test, Pankreasinsuffizienz 209
Palladium, Toxikologie 192–193
Palladiumbasis-Aufbrennkeramik-Legierungen, Labordiagnostik 186
Palladiumbelastung/-intoxikation
– Amalgambelastung 192
– Nickelallergien 192
– Platin-Palladium-Katalysatortechniken 192
Palladium-Kupfer-Legierungen, zahnärztliche 183
Palladium-Silber-Legierungen, Labordiagnostik 182
Panax ginseng
– Andropause 533
– Nebennierenfunktionsstörungen 498
Pankreas 209–210
– Cholezystokinin/Sekretin 209
Pankreas-Elastase-1 im Stuhl, Pankreasinsuffizienz 209
Pankreasenzyme, Kininwirkungen 317
Pankreasinsuffizienz 209–210
– Chymotrypsinmessung 209
– Latissimus dorsi 210
– PABA-Test 209
– Pankreas-Elastase-1 im Stuhl 209
– Pankreolauryltest 209
– relative exkretorische, Trennkost nach Hay 371
– Sekretin-CCK-Test 209
– Stuhlfettspiegel 215
– Symptomanamnese 2
Pankreatitis, Selen 604
Pankreolauryltest, Pankreasinsuffizienz 209
Pantothensäure (Vitamin B_5) 344, 576–577
– Funktion 576
– Mangel 576
– Nahrungsquellen 576
– Nebennierenfunktionsstörungen 497
– Tagesbedarf 577
– Tageszufuhr, empfohlene 568
– Testmuskeln 577
– therapeutische Dosis 568
– Toxizität 577
Parästhesien
– Kalziummangel 595
– Vitamin-B_{12}-Mangel 581
Paraffinölgabe, MCS 421–422
Paramunität 248–249
Paraquat 388
Parasitosen 233–236
Parasympathikotonus, Dekoder-Dermographie 128
Parasympathikus
– Magen-Darm-Trakt 201
– Wirkung 488
Parathormon (PTH), Kalziumhomöostase 592
parodontale Störfelder 155–162
Parodontitis, bakterielle 163–164
Parodontose, Zahn-Störfeld-Testung 146
Parotis, Dejodination von Nahrungsmitteln 207
Parotis-Challenge 207
Parotisspeichel, pH-Wert 112
Pars intermedia, magno-/parvocellularis, Hypophyse 452–453
Parulis, Zahn-Störfeld-Testung 146
Passivrauchen 393–394
Patchtest 250
PCB (polychlorierte Biphenyle) 389
pCO_2 (CO_2-Partialdruck) 106
PCOS (Syndrom der polyzystischen Ovarien), Insulin 543
PCP (Pentachlorphenol) 388–389
Pectineus 40–41
Pectoralis major
– Nebennierenfunktionsstörungen 500
– Stresssyndrome 500
Pectoralis major clavicularis 60–61
– Magenfunktionsstörung 207
– ökologische Probleme, klinisch relevante 92
– Organ-/Leitbahnbeziehung 38
– orthomolekulare Substanzen 38
Pectoralis major sternalis 62–63
– Leberfunktionsstörung 126
– ökologische Probleme, klinisch relevante 92
– Organ-/Leitbahnbeziehung 38
– orthomolekulare Substanzen 38
Pectoralis minor 64–65
– Beardall-Test 64
– Kendall-Test 64
– NL-Reflex 379

– ökologische Probleme, klinisch relevante 92
– Organ-/Leitbahnbeziehung 38
– orthomolekulare Substanzen 38
Pektin 351
Pellagra, Niacinmangel 576
Pemphigus 249
Pentachlorphenol (PCP) 388–389
– Toxizität 388
Pepsin, antiinflammatorische Wirkung 322
Peptide, Ovarien 505
Peptone, Kininaktivierung 316
Perfusionshyperthermie, Krebstherapie 292
Perikard-Fixationen, Subscapularis-Schwäche 80
Periodontitis, Zahn-Störfeld-Testung 146
Periodontopathie 163–166
– antibiotische Behandlung 164
– Autonosoden 165
– Bakterienkultur 164
– Dysbiosetherapie 165
– Fehlbiss 163
– Gensonden-Test 164
– Keime, parodontopathogene 163
– Nosodentherapie 165
– orthomolekulare Therapie 165
– Polymerase-Kettenreaktion 164
– Säure-Basen-Therapie 165
– Therapie 163–164
– Zahnplaque 163
Peristaltik
– nichtpropulsive 206
– propulsive, oral-aborale 206
Permeabilitätserhöhung der Gefäße, 5-Hydroxytryptamin 318
Peroneus brevis 66–67
– ökologische Probleme, klinisch relevante 92
– Organ-/Leitbahnbeziehung 38
– orthomolekulare Substanzen 38
Peroneus longus 66–67
– ökologische Probleme, klinisch relevante 92
– Organ-/Leitbahnbeziehung 38
– orthomolekulare Substanzen 38
Peroneus tertius
– Organ-/Leitbahnbeziehung 38
– orthomolekulare Substanzen 38
Peroxidmetaboliten 299, 322–334
Pestizide 388
– Xenoöstrogene/östrogenartig wirkende Schadstoffe 407
Petersilie, Menopausensyndrom 520
PEYER-Plaques 206
Pflanzenstoffe, sekundäre 349–350
– Krebstherapie 276, 286
– Wirkungen 287
Phagozyten, Radikalbildung 301
Phagozytosefähigkeit, Immunschwäche 255
Phenethyl-Isothiocyanat 350
Phenol(derivate)
– Kininbildung 316
– Xenoöstrogene/östrogenartig wirkende Schadstoffe 407
Phenolsäuren 350
Phenoxyessigsäuren 385
Phenylalanin 340
Phosphate 346
– energiereiche, Phosphor 602
Phosphatidylserin, Nebennierenfunktionsstörungen 497
Phosphodiesterasehemmer, TNF-α, Bildungshemmung 310
Phospholipase A_2
– Eicosanoidstoffwechsel 326, 333
– Hormone 438
– membranständige 324
Phospholipase C, Eicosanoidstoffwechsel 326, 333
Phospholipide 340
– Phosphor 602
Phosphor 601–603
– Absorption 601–602
– Ausscheidung 602
– Interaktion und Kalzium 594, 602
– Knochenstoffwechsel 602
– Magnesium, Interaktionen 599
– Nahrungsquellen 601
– Phosphate, energiereiche 602
– Phospholipide 602
– Säure-Basen-Haushalt 602
– Tagesbedarf 603
– Tagesmengen, empfohlene 349
– Tageszufuhr, empfohlene 568
– therapeutische Dosis 568
– Toxizität 603
– Transport 602
Phosphormangel 602
Phosphorresorption, Magnesium 347
Phosphorylierung, oxidative, Kofaktoren, CFS 433
Phthalate 390–392
– Toxizität 391
pH-Wert 108–109
– Dickdarm 108–109
– Dünndarm 108
– Gelenke 109
– intrazellulärer 108
– Liquor 109
– Magen 108
– Normwerte 105
– in Organkompartimenten 108
– Speicheldrüsen 108
– Urin 109
physikalische Therapie, MCS 422
Phytinsäure 350
– Wirkung als Krebstherapie 286–287
Phytoestrogene 350
– Krebstherapie 286–287
– Menopausensyndrom 520
– Osteoporose 525
Phytogestagene
– Menopausensyndrom 521
– Osteoporose 525
Phytopharmaka/-therapeutika
– Glukosestoffwechselstörungen 544
– Histaminmangel 313
– Hitzewallungen 521
– Insulinresistenz 544
– 5-Lipoxygenase (5-LO), Hemmung 331
– T-Helferzellen, erniedrigte 256
– TNF-α, Bildungshemmung 310
– Zyklooxygenase (COX), Hemmung 331
Phytosterine 350
– Cholesterinresorption 350
– Krebstherapie 286–287
PIH (Prolactin Inhibiting Hormone, Dopamin) 455
Pille, Wirkungsmechanismen 505
Pilzproteoglykane, Krebstherapie 283–284
Pinealorgane 445
PIP_2-System, Hormone 438
Piriformis 68–69
– Gonaden 481
– Hypertonus 68
– Nebennierenfunktionsstörungen 500
– Organ-/Leitbahnbeziehung 38
– orthomolekulare Substanzen 38
– Speicheldrüseninsuffizienz 207
– Stresssyndrome 500
– Test in Bauchlage 68
– – in Rückenlage 68
– – im Sitzen 68
Piriformissyndrom 68
PISCHINGER-Grundsystem 127
Pitch-Extension, Desensibilisierung 562
Pitch-Flexion 562
Pitch-Flexion-Rotation, Desensibilisierung 562
Pituitary-drive-Technik, nasosphenoidale Läsion 464
Pituitary-Pump-Technik 462–463
Plättchenaggregationshemmung 334
Plasmakallikreinspiegel
– Laktoseintoleranz 316
– Malabsorptionssymptome 316
Plasmazellen
– Darmepithelzellen 206
– Immunglobuline 206
Platin, Toxikologie 193
Platin-Palladium-Katalysatortechniken, Palladiumbelastung 192
Plazenta, Estrogene 506
Plazentastörungen, Selen 605
Pleurodynie, endemische 401
Plexus myentericus/submucosus 202
PMC-Dysreaktion, Hyperazidität 208
polychlorierte Biphenyle (PCB) s. Biphenyle, polychlorierte
Polymenorrhö 505
Polyneuropathie, Lyme-Borreliose 401
Polypeptide, Hormone 437
Polyphenole 350–351
– Krebssterblichkeitsrate 351
– Wirkung als Krebstherapie 286–287
Polysaccharide 343
– Kininaktivierung 316
POMC (Proopiomelanokortin) 455
Popliteus 70–71
– dysreaktiver 211
– Gallenhyposekretion 210–211
– normoreaktiver 211
– ökologische Probleme, klinisch relevante 92
– Organ-/Leitbahnbeziehung 38
– orthomolekulare Substanzen 38
Populus tremuloides, Andropause 534
Portalkreislauf 456
Postrezeptordefekt, Hypothyreose 471
postvirale Syndrome, CFS 429
Potenzstörung durch elektromagnetische Strahlung 408
prämenstruelles Syndrom
– AK-Diagnostik 516
– Assimilation und Entgiftung 517
– bakterielle Fehlbesiedelung, Dickdarm 222
– Estrogenüberschuss 508, 517
– Prostaglandindysbalancen 517
– Vitamin B_6 578
– Zyklusstörungen 516
Prednisolon, Wirkstärken, relative 489

Pregnenolon 529
- Biosynthese 490
Pregnolon 529
Pre-Nahrungen 358
Pricktest 250
PRIH (Prolaktin-Release-Inhibiting-Hormon) 455
Primärstörfeld 136–138
Problem-assoziierter Muskel, Challenge 16
Procalciferol 586
Procyanidin, Dosierungen 309
Progesteron 508–509, 529
- Abfall bei Männern 509
- Insulinresistenz 543–544
- Mangel 509
- - Basaltemperaturkurve 511
- Menopausensyndrom 518–520
- Menstruationszyklus 504–505
- Mini-Pille 509
- Überschuss 509
Projektionssyndrome 126, 135–137
- Diagnostik 134
- segmentale, Störfelder 135–136
Prolactin Inhibiting Hormon (PIH, Dopamin) 455
Prolaktin **455–456,** 458
- Überschuss 457
Prolaktinausschüttung, Menstruationszyklus 506
Prolaktinom 457
- Xenoestrogene 457
Prolaktin-Release-Inhibiting-Hormon (PRIH) 455
Prolaktinrezeptor, Lymphozyten 261
proliferative Phase, Menstruationszyklus 505
Pronator teres
- Organ-/Leitbahnbeziehung 38
- orthomolekulare Substanzen 38
Proopiomelanokortin (POMC) 455
Propafenon, Histaminaktivitätserhöhung 311
Propriozeptorendysfunktion, Muskeldysfunktion/-dysreaktion 23
Prostaglandin E_1 **324**
- Stoffwechsel 324
- Wirkungen 324, 327
Prostaglandin E_2
- Leukozyten, polymorphkernige 327
- Wirkungen 327
- Zyklooxygenase-Enzymkomplex 326
Prostaglandin E_3 324–327
Prostaglandinbiosynthese, Fettsäuren, essenzielle 324
Prostaglandindysbalancen
- Diagnostik 328–329
- Fettsäuren, antiinflammatorische, Zufuhr 329
- prämenstruelles Syndrom 517
Prostaglandine 322–323
- Abbau 328
- antiinflammatorische, Nahrungsmittelunverträglichkeiten 354
- Bildung, Bradykinin 314
- Fettsäureprofil 328
- Labordiagnostik 328
- proinflammatorische, nutrimentelle Einwirkung 333
- und Vitamin-B-Stoffwechsel 333
- Wirkungen 327
Prostaglandinrezeptor (PGE, PGI), Neutrophile 261
Prostaglandinsynthesehemmung
- Boswellia-serrata-Extrakt H15 333
- Curcumin 331
- Feverfew 331
- Hamamelis virginiana 333
- Heisteria acuminata 331
- Mahonia aquifolium 333
- Vitamin E 333
Prostanoide 322–334
Prostatahyperthermie, Krebstherapie 292
Prostatakarzinom
- Gesamtfettverzehr 274
- Testosteronsubstitution 535
Prostataprobleme, Zinkmangel 608
Proteaseinhibitoren 350
- Krebstherapie 286–287
Proteinase, saure, Kandidose 226–227
Proteinassimilation, Dünndarm 212
Proteinbestandteile, Kuhmilch 356
Proteinbindung, Glukokortikoide 487
Proteine 340
- Abbau, Intestinalflora 217
- biologische Wertigkeiten 340
- Brennwert, physiologischer 339
- Gehalt in Nahrungsmitteln 340
- Hormonbiosynthese 437
- Hormone 437
- Krebserkrankungen 274
- Kuhmilch, Unverträglichkeit 356
Proteinhydrolysate, Milchersatz 358
Proteinkatabolismus
- Glukokortikoide 489
- Mangan 600
Proteinmediatoren 244–246
proteinreiche Fastendiäten 370–371
Proteinstoffwechsel, Vitamin B_6 577
Proteinzufuhr
- DGE-Empfehlungen 340
- und Kohlenhydrate, Trennung 371–372
- Overgrowth-Syndrom 221
Proteolyse, reduzierte, Glukose-/Ketonkörperhomöostase 369
Proteus, Wachstum durch synthetische Ballaststoffe 352
Prothesenkunststoffe
- Testung 174
- Unverträglichkeiten 198
Protonen-Elimination 107–108
Protonenproduktion 107
Provitamin-A-Karotinoide 344
Provitamin D_3 586
Provokation, diagnostische 15–21
- Stressoren, Screening 92
Provokations-Neutralisations-Methode 250
Provokationstest, oraler, Unverträglichkeitsreaktionen 335
Pruritus
- Azidose, chronische latente 110
- Parasitosen 233
Pseudoallergien 352
- Definition 299
- Therapie 334–337
- Zink 607
Pseudo-Herxheimer-Reaktion, Kandidose 230
Pseudohyphen, Kandidose 225
pseudopektanginöse Beschwerden, Pectoralis-major-sternalis-Schwäche 62
Pseudovitamine 345
Pseudozerealien 359
Psoas 72–73
- Dysbalancen 72
- Hypertonus 72
- Organ-/Leitbahnbeziehung 38
- orthomolekulare Substanzen 38
- Schwäche, bilaterale 72
- Test in Rückenlage bzw. im Sitzen 72
Psoriasis
- Fettsäuren 329
- Hypothyreose 473
- IgG_4-Titer 248
- orthomolekulare Therapie 616
psychiatrische Erkrankungen/psychische Symptome
- histaminvermittelte 312
- orthomolekulare Therapie 616
- Zinkmangel 608
Psychological Reversal, Psychoonkologie 295–296
Psychoneuroimmunologie 259–262
- Aspekte 235–236
psychoneurologische Störungen, Hypothyreose 472
Psychoonkologie 292–296
- Energiepotenziale, negative 293
- Future Pace 295
- Krebstherapie 292–296
- Muskeltest zur Kongruenzprüfung 294
- Psychological Reversal 295–296
- Visualisierung nach SIMONTON 293–294
- Ziele 294–295
Psychopharmaka, Prolaktinwerte 457
Psychosen
- Niacinmangel 576
- Zinkmangel 608
Psychosyndrom, endokrines, Kalziummangel 595
Psychotherapie, Stress, emotionaler 121
psychotische Erkrankungen, Folsäuremangel 579
psychotrope Wirkungen, Glukokortikoide 489
Pubertas praecox
- Melatonin 446
- Testosteronüberschuss 531
PUFAs (polyunsaturated fatty acids) **323,** 341, **590**
- Insulinresistenz 545
- Stoffwechsel 323
- Supplementierung 329
Pufferkapazität 105–106
- Hämatokrit 114
- Hb-Konzentration 114
pulmonale Wirkung, Schilddrüsenhormone 470
Pulpa, gangränöse 143, 151
- Zahn-Störfeld-Testung 146
Pulpenreizung, toxische, Komposite 198
Pulpitis
- akute 150
- chronische 150
- - Aufbiss-Schmerz/Temperaturempfindlichkeit 150
- Zahn-Störfeld-Testung 146
Puls, langsamer, Alkalose, chronische latente 111
Pulsoxymeter, Bezugsquellen und Laboradressen 123
Pupillenlichtreaktion, Nebennierenfunktionsstörungen 496
PVC 390–392
- Toxizität 391
Pycnogenole, Dosierungen 309
Pygem africanum, Andropause 533

Pyrethrin
– Anaphylaxie 390
– Toxizität 390
Pyrethroide 389–390
– Insektenvernichtungsmittel 389
Pyridoxin (Vitamin B_6) 344, 577–578
– Aminosäurestoffwechsel 577
– Blutbild 577
– Dosierung, pharmakologische 578
– Funktionen 577
– Glukosemetabolismus 577
– Histaminbildung und -abbau 578
– Homocystein-Abbau 577–578
– Karpaltunnelsyndrom 578
– Katecholaminsynthese 578
– Kryptopyrrolurie 578
– Mangel, Anämie, sideroblastische 577
– – Vitamin-B_{12}-Mangelanämie 577
– Nahrungsquellen 577
– Nebennierensteroide 578
– Ödeme 578
– Östrogen-Stoffwechsel 578
– prämenstruelles Syndrom 578
– Proteinstoffwechsel 577
– Schizophrenie 578
– Serotoninbildung 321
– Stresssyndrom 578
– Tagesdosis 578
– Tageszufuhr, empfohlene 568
– Testmuskeln 578
– therapeutische Dosis 568
– Toxizität 578

Q

Quadratus lumborum
– Organ-/Leitbahnbeziehung 38
– orthomolekulare Substanzen 38
Quadriceps
– Nebennierenfunktionsstörungen 500
– Organ-/Leitbahnbeziehung 38
– orthomolekulare Substanzen 38
– Stresssyndrome 500
Quecksilber
– Amalgame 181
– Amalgamfüllungen 193, 195
– dampfförmiges 193
– Elimination 194
– Eliminationswert 172
– Hirngewebe 177
– Hirntumoren, Biopsiematerial 194
– Intoxikation 193, 195
– Intoxikationsnachweis, fehlender 172
– Metallgemische, zahnärztliche 181
– Mikromerkurialismus 193
– Resorption 193
– Speicherung 193
– Toxikologie 193–195
– Unverträglichkeitsreaktionen 195
– Verbindungen, anorganische 193–194
– – organische 193
– Vorkommen 193
– Werte bei Kaugummikauen 193
QUEESI (Quick Environmental Exposure and Sensitivity Inventory), MCS 412–413
Quercetin 350
– Dosierungen 309
Quercitin, Dünndarmfunktionsstörungen 214
Quinoa 359
– Blutgruppe 0 363

R

Rachitis, Phosphormangel 602
Radikalbildung, Phagozyten 301
Radikale, freie s. freie Radikale
Radix glycyrrhizae, Nebennierenfunktionsstörungen 498
Ragland-Zeichen, Nebennierenfunktionsstörungen 496
RAST (Radio-Allergo-Sorbent-Test) 250
– Edelmetalllegierungen, zahnärztliche 183
Rattengift, Thallium 196
Rauchen 393–394
– s. a. Tabakrauch
Raumluftkonzentration, Benzol 381
Reaktionsstarre, Regulationsstörungen 126
Rebound-Challenge 19–20
Rechts-links-Hirnaktivität, Therapielokalisation (TL) 21
Rechts-Seitneigungs-Lagerung, Duraspannung, Hyperalkalosezustand 121
Rectus abdominis 42–43
Rectus capitis anterior 58–59
Rectus femoris 74–75
– ökologische Probleme, klinisch relevante 92
– Test in Rückenlage 74
– – im Sitzen 74
5α-Reduktase, Aktivität, Andropause 533
Reduktionsdiät, Fit for Life 371
Re-Evaluierung, Zyklusstörungen 514
reflektorische Beziehungen, Muskeldysfunktion/-dysreaktion 23
Reflexe, neurolymphatische s. NL
Reflexlosigkeit, Kalziummangel 595
Regulationsstörungen, Adaptationssyndrom 126
Reis, Blutgruppe 0 363
Reishi, Krebstherapie 283
Reismilch 357
Reiter-Syndrom, Chlamydieninfektion 402
Reizbarkeit, Selenmangel 605
Reizdarm 204
Reize, äußere, Konditionierung 411
Relaxin, Luteal-/Thecazellen 505
Releasing-Hormone 453
Reprocessing, Injury-Recall-Technik 556
respiratorischer Challenge 20
Retina, Melatoninproduktion, Oszillator, zirkadianer 445
Retinadegeneration, Vitamin-E-Mangel 589
Retinol-bindende Proteine (RBP) 571
Retrograde Lymphatic Technique 28–30
reverses T_3 (rT_3) 468
– Schilddrüsenerkrankungen 475
Rezeptoren
– Basophile/Neutrophile 261
– B-Zellen 261
– Immunglobuline 246–248
– immunkompetente Zellen 261
– Leukozyten 261
– Lymphozyten 259, 261
– Makrophagen, Mastzellen bzw. Monozyten 261
– NK-Zellen 261
– Thymozyten 261
Rhabdomyolyse, Selenmangel 605
Rhabdomyopathie, Selenmangel 605
Rheum rhaponticum (türkischer und sibirischer Rhabarber), Menopausensyndrom 520
Rheumatherapie, Gold 190
rheumatische Erkrankungen
– Bakterien, Darmdysbiose 223
– Clostridien 222
– Darmflora 222
– HLA-B27 253
rheumatisches Fieber 249
Rhomboidei
– Organ-/Leitbahnbeziehung 38
– orthomolekulare Substanzen 38
rhythmische Therapien, Krebstherapie 296–297
Rib raising, Hypersympathikotonus 204
Riboflavin (Vitamin B_2) 344, 573–574
– Chemie 573
– Dosierungen 309
– – pharmakologische 574
– Funktionen 573
– Immunmodulation 573–574
– Krebszyklus, Energieproduktion 573
– Mangel 574
– MAO-Produktion 573
– Nahrungsquellen 573
– Tagesdosis, empfohlene 574
– Tageszufuhr, empfohlene 568
– Testmuskeln 574
– therapeutische Dosis 568
Rinderbandwurm 234
Rinderserum-Albumin/-Gammaglobulin, Kuhmilch 356
Rippenblockierungen 136
Rituximab, Krebstherapie 270
Rizatriptan, Wirkungen 321
RN-Komplex/-Syndrome 574
Röntgenbefunde
– Ostitis, chronische 155–156
– Zahnhalteapparat, Störungen 156
Rofecoxib 323
Roggen, Blutgruppe 0 363
Rogoff-Zeichen, Nebennierenfunktionsstörungen 496
Rohkostdiät nach Bircher-Benner 376
Rohsäfte-Kur nach Heun 375
Rost-Verfahren, Kontaktthermographie 130
Rotklee (Trifolium pratense), Menopausensyndrom 520
Rückenschmerzen
– Darmstörfeld 125
– Histadelie 312
Ruhetremor durch elektromagnetische Strahlung 408
Rumpel-Leede-Test, Vitamin-C-Mangel 583
Rumpf- und Extremitätenbereich, Störfelder, Talus-Challenge/-Traktion 553
Rutin
– Dosierungen 309
– Periodontopathie 165

S

Saccharin (E954) 360
Sacrospinalis
– Organ-/Leitbahnbeziehung 38
– orthomolekulare Substanzen 38
Sättigung 6
Säugling, Intestinalflora 216

Säure-Basen-Haushalt
– metabolische Regulation 107
– Phosphor 602
– Physiologie 105
Säure-Basen-Störungen 105–123
– Applied Kinesiology 116–117
– ASTRUP-Verfahren 115
– Basenpräparate, Zufuhr 117–118
– Blut-Titration nach JÖRGENSEN 114–115
– Diagnostik 112
– Duraspannungszustände 121
– Ernährung, Änderung 118–119
– kompensierte 115
– orthomolekulare Therapie 119
– praktisches Vorgehen, Empfehlungen 123
– Säure-Basen-Titration nach SANDER 113
– Säurepräparate, Zufuhr 118
– Speichel-pH-Messung 112
– Stoffwechselprodukte, saure 115–116
– Symptomanamnese 1
– Therapie 117–121
– Urin-pH-Messung 112
Säure-Basen-Therapie, Periodontopathie 165
Säure-Basen-Titration nach SANDER 113
– Bezugsquellen und Laboradressen 123
Säure-Basen-Wertigkeit, Nahrungsmittel 119
Säureelimination
– Glutamin-Stoffwechsel 113
– verminderte, Azidose, chronische latente 109
Säurekapseln, Rezeptur 118
Säure(n)
– Kininaktivierung 316
– Produktion, vermehrte, Azidose, chronische latente 109
– titrierbare 107
Säurepräparate, Zufuhr, Säure-Basen-Störungen 118
Säurestarre, Urin-Titration 113
salinische Einläufe, GERSON-Diät 277
Salmonella, Dickdarmflora, dysbiotische 223
Salvia officinalis, Menopausensyndrom 521
Salze, Kininaktivierung 316
Saponine 351
– Kolonkarzinomrisiko 351
– Krebstherapie 286–287
Sarkoidose 250
– T-Helferzellen, erhöhte 256
Sartorius 76–77
– FABER-PATRICK-Test 76
– Nebenniere 481
– Nebennierenfunktionsstörungen 500
– ökologische Probleme, klinisch relevante 92
– Organ-/Leitbahnbeziehung 38
– orthomolekulare Substanzen 38
– Speicheldrüseninsuffizienz 207
– Stresssyndrome 500
Sauermilchkäse 357
Sauerstoff-Mehrschritttherapie (SMT) nach MANFRED VON ARDENNE, Krebstherapie 290–291
Sauerstoffradikale 299
– s. a. freie Radikale
– Bildung 303
– Deaktivierung, Glutathion-Peroxidasen/-Reduktasen 304
– – Glutathion-S-Transferasen 304
– – Katalase 303–304
– – Superoxid-Dismutasen 303
– Entzündung 300
– Krebserkrankungen 275
Saugbiopsie, Unverträglichkeitsreaktionen 335–336
Saw Palmetto, Andropause 533
SBS s. sphenobasiläre Synchondrose
Scalenus anterior 58–59
Scalenus medius 58–59
Scalenus posterior 58–59
Schadstoffe
– potenzielle, Testung 380
– potenzierte, Challenge 380
– – Schwermetallbelastungen 179
Schädelbasis
– Globalmobilisierung 465
– osteopathische Läsionen 463
Schädel-Hirn-Trauma, Hypophysenläsionen 463–464
Schädelläsionen, rezidivierende, Zink 607
Schafsmilch 357
SCHELLONG-Test 127
– Nebennierenfunktionsstörungen 496
Schilddrüse 466–485
– Aktivität, Hypothalamus-Hypophysen-Achse 469
– – TRH/TSH 469
– Anatomie 466
– Diagnostik/Behandlung, Flussdiagramm 480
– Embryologie 466
– Entwicklung, fetale 470
– Histologie 466
– Jodaufnahme, kompetitive Hemmung, Medikamente 485
– NPSO-Zone 479–480
– Ohrpunkt 479
– Teres minor 481
– Über-/Unterfunktion s. Hyper-/Hypothyreose
Schilddrüsenerkrankungen/-funktionsstörungen
– Applied Kinesiology 478–481
– fT_3/fT_4 475
– Hyperkortisolismus 492
– Jodausscheidung 475
– Labordiagnostik 475
– Lymph-Belt 481
– Ohrakupunktur 479
– rT_3 475
– Selenmangel 605
– Teres-minor-Schwäche 84
– TRH-Stimulationstest 475
– TSH-Bestimmung 475
– Vitamin-A-Mangel 571
Schilddrüsenextrakt, getrockneter 481
Schilddrüsenfunktion
– Medikamenteninteraktionen 485
– Vitamin A 571
Schilddrüsenhormone
– Autoregulation 469
– Dosierung, Basaltemperaturmessung 478
– endokrines System 471
– Entwicklung 470
– Insulinresistenz 543
– Jodtyrosinmoleküle, Verbindung 466
– Kohlenhydratstoffwechsel 470
– Lipidstoffwechsel 470
– Melatoninsupplementierung 447
– metabolische Wirkungen 469–470
– Metabolismus 468–469
– Physiologie 466–468
– Sekretionsstimulation, Medikamente 485
– Supplementierung und Substitution 481–482
– Transport 468
– Wachstum 470
– Zyklusveränderungen 509
Schilddrüsenhormonrezeptor 469
Schimmelpilze 394–395
Schizophrenie 101, 575–576
– Niacin 575–576
– Vitamin B_6 101, 578
– Zinkmangel 608
Schlafbedürfnis, erhöhtes, Hypothyreose 472
Schlaflosigkeit/Schlafstörungen
– Azidose, chronische latente 110
– durch elektromagnetische Strahlung 408
– Magnesiummangel 599
– Melatoninproduktion, verminderte 446
– Selenmangel 605
Schlaf-Wach-Verhalten 453
Schließmuskel, Schmerzen/Brennen 6
SCHMEDERBERG-Definition, CFS 427
Schmerzen 299
– bakterielle Fehlbesiedelung, Dickdarm 222
– Definition 299
Schmerzfortleitung
– Adduktoren 40
– Basenpräparate, Zufuhr 117
– Obliquus internus/externus abdominis 42
Schmerztoleranz, Histapenie 312
Schmerzübertragung
– Deltoideus 46
– Gluteus medius 48
– Gracilis 50
– Infraspinatus 52
– Latissimus dorsi 54
– Levator scapulae 56
– Nackenflexoren 58
– Pectoralis major clavicularis 60
– Pectoralis major sternalis 62
– Pectoralis minor 64
– Peroneus longus/brevis 66
– Piriformis 68
– Popliteus 70
– Psoas 72
– Rectus abdominis 43
– Rectus femoris 74
– Sartorius 76
– Sternocleidomastoideus 78
– Subscapularis 80
– Tensor fasciae latae 82
– Teres minor 84
– Tibialis posterior 86
Schock
– anaphylaktischer 249
– septischer, Vitamin C 585
SCHROTH-Kur 376
Schultererkrankungen
– chronische 96–97
– Pectoralis-major-sternalis-Schwäche 62
– Teres-minor-Schwäche 84
Schwäche, Chronic Fatigue Syndrome 426
SCHWARTZ-BARTTER-Syndrom 457

Schwefel 349
- Tageszufuhr, empfohlene 568
- therapeutische Dosis 568
Schweinebandwurm 234
Schwermetallbelastungen 169–200
- N-Acetyl-Cystein 177
- Afa-Klamath-Alge 178
- Algenpräparate 178
- Allergietestung 172–173
- allergische Reaktionen 170
- Antioxidanzien 179
- Ausleitungsmittel/-therapie 178, 180
- Ausschwemmtests 171
- Bärlauchzubereitungen 178–179
- Chelattherapie 177
- Chlorella-Alge 178
- DFO-Test 172
- DMPS/DMSA 177
- DMPS-Test, modifizierter, nach Daunderer 171–172
- Eliminationstests 171
- Entgiftung, Karenzdiät 354
- - Selen 604
- Epikutantest 172–173
- Haarmineralanalyse 171
- Immuntoxikologie 184
- Knoblauchzubereitungen 178–179
- Koriander 179
- labormedizinische Diagnostik 171–172
- Lymphmittel 179
- Lymphozytentransformationstest (LTT) 173, 184
- MCS 405
- MELISA (Memory Lymphocyte Immunostimulation Assay) 173
- Mineralstoffe 179
- Schadstoffe, potenzierte 179
- Selen 179
- Spurenelemente 179
- Symptomanamnese 1
- Testung 173
- Therapie 177–181
- Unverträglichkeitsreaktionen 170
- Zink 179
Schwermetalle, Entfernen aus dem Mund, Begleittherapie 179–180
Sears-Diät 374
Seborrhö-ähnliche Zerstörungen, Vitamin-B_6-Mangel 578
Second-Messenger-Systeme, Hormone 438
Sectiokinder, Intestinalflora 216
Sedierungspunkt, Stimulation, Muskeltest 13
Segmente, Leitbahnen-Zuordnung
- nach Goodheart 140
- nach Voll 140
Sehen, abnormes, Histapenie 312
Sehfunktion
- Betakarotin 570
- Vitamin A 570
Sehschärfe, verringerte, Vitamin-A-Mangel 571
Seitneigungsläsion (Temporal bulge)
- Desensibilisierung 562
- kraniale, Pectoralis-major-clavicularis-Schwäche 60
Sekretin 206
- Pankreassekretion 209
Sekretin-CCK-Test, Pankreasinsuffizienz 209
sekretorische Phase, Menstruationszyklus 505
Selbstevaluierung, MCS 413–414
Selen 349, 603–605
- Dejodinasen 603
- Dosierungen 309
- - pharmakologische 605
- Entzündungshemmung 604
- Funktion 603
- Gehalt in Nüssen 196
- Glutathionperoxidase 603
- Hypothyreose 483
- Immunfunktion 604
- Intoxikation, Vitamin E 196
- Kardioprotektion 605
- Katarakte 605
- Krebstherapie 285–286, 604
- Mangel 605
- Nahrungsquellen 603
- Pankreatitis 604
- Periodontopathie 165
- Plazentastörungen 605
- Schwermetallbelastungen/-entgiftung 179, 604
- Spermienproduktion 605
- Tageszufuhr, empfohlene 349, 568, 605
- Testmuskeln 605
- T-Helferzellen, erniedrigte 256
- therapeutische Breite 196
- therapeutische Dosis 568
- Toxikologie 195–196
- Toxizität 605
Selenoprotein P (Se-P) 603
Selenoprotein W 604
Selenoproteine 603
Selenphosphatsynthetase 604
Selenstäube 196
Selenwasserstoff 196
Sensomotorikstörungen durch elektromagnetische Strahlung 408
Serotonin 317–322
- Abbau 317
- Bildung/Produktion, Kofaktoren 321
- - Zink 607
- Biosynthese 317
- Brechreflex 318
- Fasteneuphorie 319
- 5-Hydroxytryptophan, Testung 320
- Melatoninsupplementierung 447
- Migräne 318–319
- Permeabilitätserhöhung der Gefäße 318
- Rezeptoren 317–318
- Sucht auf Süßes 319
- systemisches, Kopfschmerzen 319
- Unverträglichkeitsreaktionen 319
- Vasodilatation 318
- Wirkungen 317–318
Serotoninantagonist an den Thrombozyten, Feverfew (Tanacetum parthenium) 320
Serotoninreaktionen, Test 320
Serotoninreduktion, Diät 319–320
Serotoninrezeptor 445
- B-Zellen 261
Serotonin-Wiederaufnahmehemmer 321–322
Serratus anterior
- Organ-/Leitbahnbeziehung 38
- orthomolekulare Substanzen 38
Serumamyloid A 310
- Entzündung 300
Serumkrankheit 249
Serumlipidperoxide, oxidativer Stress 305
Serum-Redoxdifferenz-Provokationsanalyse
- Koffeinzusatz, oxidativer Stress 307
- komplexe, oxidativer Stress 306–307
Setpoint-Technik
- Desensibilisierung 558
- Edelmetalllegierungen, zahnärztliche 183
- plus eyes into distortion, Desensibilisierung 561
- Injury-Recall-Techniken 560
- Toleranzsteigerung, Nahrungsmittelunverträglichkeiten 354
Seufzen, häufiges, Azidose, chronische latente 110
Seveso-Unfall, Dioxine 383
Sexualhormone/-steroide 487
- Nebennierenrinde 491
Sexualverhalten, Estrogen/Progesteron 505
SHBG (Sexualhormon-bindendes Globulin) 506
Shigella, Dickdarmflora, dysbiotische 223
Shiitake-Pilz, Krebstherapie 283
Sick-Building-Syndrom
- Formaldehyd 385
- Kohlenwasserstoffe, polychlorierte 384
SID (Strong Ion Difference) 107
Sidestream, Tabakrauch 393
SIG-Läsion, Sartorius-Schwäche 76
Silber, Toxikologie 196
Silberkerze (Cimicifuga racemosa), Menopausensyndrom 520
Siliko-Phosphat-Zemente, Unverträglichkeiten 198
Silymarin (Carduus marianus), Dosierungen 309
Simazin 385
Singulett-Sauerstoff 299, 303
Sinusitis
- Akupunkturtherapie 132
- dentogene, Diagnostik, radiologische 149
- Störfelddiagnostik 132
Sit-ups, Psoas-Schwäche 72
Sjögren-Syndrom, T-Helferzellen, erhöhte 256
Skelettmuskelschwäche, Phosphormangel 602
Skorbut 582
- Vitamin-C-Mangel 585
Sojaeiweiß, Muttermilchersatz 358
Soja-Isoflavone, Menopausensyndrom 520
Sojamilch 357
Soleus
- Organ-/Leitbahnbeziehung 38
- orthomolekulare Substanzen 38
Somatostatin (Growth Hormone Inhibiting Factor, GHIF) 455
- Insulinsekretion 540
Somatostatin-Rezeptor
- Lymphozyten 261
- Monozyten (Makrophagen) 261
somatotopische Beziehungen, Muskeldysfunktion/-dysreaktion 23
somatotropes Hormon (STH) s. Wachstumshormon
somatoviszerale Affektionen 126
SOT (Sacro-Occipital Technique), Desensibilisierung 562
Spasmen, Kalziummangel 595

Speichel
- α-Amylase 207
- IgA, sekretorisches 207
Speicheldrüsen 207
- Funktion 207
- pH-Wert 108
Speichelfluss, Histadelie 312
Speichelhormonanalyse, zirkadiane, Nebennierenfunktionsstörungen 496
Speichel-pH-Messung 112
- Säure-Basen-Störungen 112
Spermienproduktion
- Feedbackmechanismen 530
- Selen 605
Sperminbestimmung, Hypoglykämie 548
sphenobasiläre Synchondrose (SBS)
- Extensionsläsionen 34
- Flexionsläsionen 34
Spina bifida, Folsäuremangel 579
Spindelzellen, manuelles Verkürzen des Hauptagonisten im Test 12–13
Spiralrezeptoren
- dentoalveoläre Ligamente 144
- ringförmige 144
Sport, Krebstherapie 296–297
Sprue 403
Sprunggelenke, Injury-Recall-Technik 554
Spulwurm 234
Spurenelemente 345–349
- Krebstherapie 285
- Nebennierenfunktionsstörungen 497
- Schwermetallbelastungen 179
- Substitution, hochdosierte, MCS 423
- Tagesmengen, empfohlene 349
SRY (sex-determining region auf dem Y-Chromosom) 527
Stabilisierung des Patienten, Muskeltest 10
Stammfettsucht, metabolisches Syndrom 366
statischer Challenge 20
Status asthmaticus, Kandidaantigen, Provokation 227
Staubproben, chemische Schadstoffe 380
Sternocleidomastoideus 78–79
- Jodmangel 483
- Organ-/Leitbahnbeziehung 38
- orthomolekulare Substanzen 38
- Test in Rückenlage 78
Sternum-Fixationen, Subscapularis-Schwäche 80
Steroidhormone 437–438
STH (somatotropes Hormon) s. Wachstumshormon
sTNFR I/II, Funktionen 245
Störfelder
- an anderen Körperregionen, Injury-Recall-Technik 552–553
- Definition 125
- Dekoder-Dermographie 127–129
- Differenzialdiagnose 131
- Erklärungsmodelle 126–127
- Fernwirkung 131
- - segmentübergreifende 136–138
- Hyper-/Hyporeaktion, generalisierte 99
- Implantate 162
- interdentale, Testung 162
- intradentale 149–151
- intraorale, Diagnostik, verbesserte 140
- intraossäre 155–162
- Krebserkrankungen 267, 271
- Muskeldysfunktionen, Injury-Recall-Technik 553–554
- mit örtlich begrenzter Symptomatik 126
- parodontale 155–162
- Projektionssyndrome, segmentale 135–136
- Protokoll 94–95
- Sinusitis 132
- Symptomanamnese 1
- Wirkungen 125–127
- Zahnbereich 137
Störfeldtherapie
- B&E-Punkte 556
- Injury-Recall-Technik 551–557
- Lymphreflexpunkte, zugeordnete 556
- Techniken 551–564
Störungen
- lokale, Testung 131–134
- projizierte, Kopfherde 135
- segmentale 126
- zugeordnete, Pectoralis-major-clavicularis-Schwäche 60
- - Pectoralis-major-sternalis-Schwäche 62
- - Pectoralis-minor-Schwäche 64
- - Piriformis-Schwäche 68
- - Sartorius-Schwäche 76
- - Sternocleidomastoideus-Schwäche 78
- - Subscapularis-Schwäche 80
- - Tensor-fasciae-latae-Schwäche 82
- - Teres-minor-Schwäche 84
Störwirkung, vorliegende, Kontrolle 143
Stoffwechsel, anaerober 120
Stoffwechselprodukte, saure, Säure-Basen-Störungen 115–116
Stomatitis candidosa 225
Strahlentherapie
- Krebserkrankungen 269
- Nebenwirkungen 269
- Verträglichkeit, Verbesserung durch orthomolekulare Substanzen 285
Streptokokken, Intestinalflora 216–217
Stress/Stressoren
- Adaptation, Hypothalamus 453
- adrenerge Reaktion 487
- Azidose, chronische latente 110
- chemische 410–412
- - Hyper-/Hyporeaktion, generalisierte 99
- - Screening, Provokationsmittel 92
- DHEA 491
- Emotionale Neurovaskuläre Reflexe (ENV) 34
- emotionaler, Hypophysenstörungen 464
- - Laktatazidose 121
- - muskuläre Dysfunktion 98
- - Sympathikotonus 121
- Faktoren, Hierarchie 98
- Gonadenatrophie 491
- Katecholaminsekretion 487
- Kininaktivierung 316
- Lymphozyten 260
- Nebenniere 14
- Nebennierenfunktionsstörungen 501–503
- Nebennierenhyperplasie 491
- Prolaktinwerte 457
- strukturelle, Hyper-/Hyporeaktion, generalisierte 99
- T_3-Mangelzustände 469
- Vitamin B_6 578
- Vitamin C 583
- Wachstumshormon (GH) 543
- Zyklusveränderungen 509
Strong Ion Difference (SID) 107
Strukturproteine 340
Struma
- diffuse, toxische 473
- Jodzufuhr, ungenügende 483
Stuhl(analyse/-diagnostik)
- Dickdarmflora, dysbiotische 223
- Dickdarmfunktionsstörungen 214
- Schleim 216
- trockener, harter, Azidose, chronische latente 110
- Unverträglichkeitsreaktionen 336
- weicher 6
Stuhlaufhellung, Gallensekretion 210
Stuhlfettgehalt
- Fettsäuren, kurzkettige, Gesamtgehalt 215
- hoher 215
- Malabsorption 215
- Pankreasinsuffizienz 215
Stuhlgang, überfallartiger 6
Stuhlunregelmäßigkeiten, Parasitosen 233
Stupor, Vitamin-B_{12}-Mangel 581
Stutenmilch 357
- Zusammensetzung 357
Subclavius
- Organ-/Leitbahnbeziehung 38
- orthomolekulare Substanzen 38
Submandibularisspeichel, pH-Wert 112
Subscapularis 80–81
- ökologische Probleme, klinisch relevante 92
Substanz P 206
- Arthritis, rheumatoide 259
- Herpes zoster 259
Substanz-P-Rezeptor
- Lymphozyten 261
- Monozyten (Makrophagen) 261
Substanzen
- getestete, Verweildauer im Mund 17
- verschiedene, Testung in derselben Sitzung 17
Sucht auf Süßes, Serotonin 319
Sulfide 350
- Wirkung als Krebstherapie 286–287
Sulfit-Oxidase, Molybdän 601
Sulforaphan 350
Sumatriptan, Wirkungen 321
Superchallenge 98
- Fallbeispiel 98
- Hyper-/Hyporeaktion, generalisierte 99
Superoxid-Anionen 299
Superoxiddismutase (SOD)
- Dosierungen 309
- Kupfer 596
- Kupfermangel 191
- MCS 420
- oxidativer Stress 305
- Sauerstoffverbindungen, reaktive, Deaktivierung 303
- Zink 607
Superoxidradikale 299, 303
- Wirkungen 301
Supinator
- Organ-/Leitbahnbeziehung 38
- orthomolekulare Substanzen 38

Supplemente
– Nebennierenfunktionsstörungen 497, 500
– testen, Hormonsystem 441
– – Zyklusstörungen 512
Supplementierung, Osteoporose 524
Suppressorzellen 242
– Absenken, Cimetidin, Cyclophosphamid bzw. Krebstherapie 280
– erhöhte/erniedrigte 257
Supraspinatus
– Organ-/Leitbahnbeziehung 38
– orthomolekulare Substanzen 38
SUS (Schnellinventar für Umweltfaktoren und erhöhte Sensitivität), MCS 413
Switching 100–103
– Challenge, dysreaktiver und normoreaktiver, gleichzeitiger 101
– therapeutisches 101
– Zeichen 100
Switching-Ursachen 100
– energetische 103
– Kandidose 225
– neurologische Dysorganisation, funktionelle 101
Symbioselenkung
– Dickdarmflora, dysbiotische 224
– Kandidose 230
Sympathikotonus
– Dekoder-Dermographie 128
– erhöhter, Azidose, chronische latente 110
– Stress, emotionaler 121
Sympathikus
– Aktivierung/Inhibition 454
– Magen-Darm-Trakt 201–202
Symptome
– Checkliste 1
– die erst in den letzten Jahren zusätzlich auftraten 5–6
– die schon seit der Jugend auftraten 5
Syzygium, Insulinresistenz 544

T

T_3 (Trijodthyronin) 468
– Abbau, vermehrter, durch Medikamente 485
– Fasten 369
– freies s. fT_3
– Medikamenteninteraktionen 468
– Proteolyse 467
T_4 (Thyroxin) 468
– Abbau, vermehrter, durch Medikamente 485
– Absorptionshemmung durch Medikamente 485
– Mangel, Nachtblindheit 571
– Medikamenteninteraktionen 468
– Proteolyse 467
– Substitution, Mammakarzinomrisiko 482
T4/T8-Quotient, erniedrigter, Thymuspeptide 284
Tabakrauch
– s.a. Rauchen
– Dioxine 393
– Kadmium 189
– Karzinogene 393
– Sidestream 393
– Toxizität 393
Tachykardie durch elektromagnetische Strahlung 408
Tachykininrezeptor (Substanz K), Lymphozyten 261
Tachypnoe, Molybdänmangel 601
Tagesleistung 5
Talus-Challenge, Rumpf- und Extremitätenbereich, Störfelder 553
Talustraktion, Rumpf- und Extremitätenbereich, Störfelder 553
Taurin 612
– Dosierungen 309
TBG (thyroxinbindendes Globulin) 468
– Konzentration, erhöhte/erniedrigte 468
– – durch Medikamente 485
– durch Medikamente 485
TBPA (thyroxinbindendes Präalbumin) 468
TCM (Traditionelle Chinesische Medizin), CFS 434
Teefasten 375
Temperaturempfindlichkeit, Pulpitis, chronische 150
Temperaturregulation, Hypothalamus 452
Temporal Tap 99–100
– Korrekturen, unvollständige, Aufdecken 99
– Löschfunktion 99
– Nahrungsmittelunverträglichkeiten 353
– Suggestionsanker 99–100
temporomandibuläre Dysfunktion/Schmerzen
– CFS 427
– Hypophysenstörungen 464
– Sternocleidomastoideus-Schwäche 78
Tensor fasciae latae 82–83
– Nebennierenfunktionsstörungen 500
– ökologische Probleme, klinisch relevante 92
– Organ-/Leitbahnbeziehung 38
– orthomolekulare Substanzen 38
– Stresssyndrome 500
Teres major
– Organ-/Leitbahnbeziehung 38
– orthomolekulare Substanzen 38
Teres minor 84–85
– Jodmangel 483
– Nebennierenfunktionsstörungen 500
– ökologische Probleme, klinisch relevante 92
– Organ-/Leitbahnbeziehung 38
– orthomolekulare Substanzen 38
– Schilddrüse 481
– Speicheldrüseninsuffizienz 207
– Stresssyndrome 500
Terfenadin 314
Teriparatid, Osteoporose 526
Terpene, antikanzerogene Wirkung 350
Test
– in Bauchlage, Piriformis 68
– nach GOODHEART, Vitamin-E-Mangel 590
– in Rückenlage, Adduktoren 40
– – Piriformis 68
– – Psoas 72
– – Rectus femoris 74
– – Sternocleidomastoideus 78
– im Sitzen, Piriformis 68
– – Psoas 72
– – Rectus femoris 74
Testosteron(sekretion) 527, 529
– Andropause 534
– Biosynthese 490
– Feedbackmechanismen 530
– Laborbestimmungen 532
– Mangel 529, 532
– Menopausensyndrom 518
– Physiologie 532
– Störungen 531
– testikuläre 529
– Überschuss 531
– Wirkungen 530
– zirkadiane Rhythmik 530
Testung
– biomagnetische 18
– histaminvermittelte Reaktionen 132
– homöopathische Dilutionen 18–19
– hormonassoziierte Muskeln 440–442
– Kopfbereich, lokale Störungen 132–133
– olfaktorische 18
– orale, Homöopathika 19
Tetanie, Kalziummangel 595
Tetrachlorethylen 381
Tetrachlorkohlenstoff 381
Tetrajodthyronin s. T_4 (Thyroxin)
TGF-β, Funktionen 245
Th1/Th2-Imbalance
– Kolorektalkarzinom 241
– Leishmaniose 241
– Lepra 241
– Magenkarzinom 241
Th1/Th2-Lymphozyten 241
– Chemokin-Rezeptoren 241
thalamo-kortiko-thalamo-hypothalamische Integration 454
Thalamus, Ohrpunkte 564
Thallium(vergiftung) 196–197
– Berlinerblau 197
– Rattengift 196
Thannatin (E957) 360
Thecazellen, Relaxin 505
T-Helferzellen ($CD3^+/CD4^+$) 241
– erhöhte 256
– erniedrigte 256
– – Acetylsalicylsäure 256
– – Fettsäuren, ungesättigte 256
– – Phytotherapeutika 256
– – Selen 256
– naive, und Memory-T-Helferzellen, Verhältnis 257
Therapie, Multidisziplinarität 4–6
Therapielokalisation (TL)
– Anfeuchten der Finger 21
– Ausführung 21
– Body into Distortion (BID) 22
– Challenge 21–22
– doppelhändige 22
– Eyes into Distortion (EID) 21
– Gelenkstrukturen belasten 21
– mit ineinander verschränkten Fingern 22
– Kuppen von Daumen und Kleinfinger in Kontakt bringen 21
– Muskelreaktionsänderungen 22
– Rechts-links-Hirnaktivität 21
– Weight bearing 21
Thiamin (Vitamin B_1) 344, 572–573
– Beriberi 573
– Dosierung, pharmakologische 573
– Funktionen 572–573
– Nahrungsquellen 572
– Tagesbedarf 573
– Tageszufuhr, empfohlene 568
– Testmuskeln 573
– therapeutische Dosis 568

– Toxizität 573
– Wernicke-Korsakow-Syndrom 573
Thiaminpyrophosphat 572–573
Thioredoxinreduktase (TrxR) 603
Thoracic Inlet, Pectoralis-minor-Schwäche 64
Threonin 340
Thromboembolie, Estrogenersatztherapie, Kontraindikation 519
Thromboxan A_2 327
– Leukozyten, polymorphkernige 327
– Wirkungen 327–328
Thromboxane 322–323
Thromboxansynthase, Inhibitor, Zingiber officinalis 334
Thrombozytenserotonin, Kopfschmerzen 319
Thymosine 284
Thymozyten, Rezeptoren 261
Thymuspeptide
– Krebstherapie 284
– T4/T8-Quotient, erniedrigter 284
– T-Lymphozyten ($CD3^+$), erniedrigte 255
Thyreoglobulin, Proteolyse 467
Thyreoidea-Organpräparate in homöopathischer Potenzierung, Hypothyreose 484
Thyreoidea-Peroxidase, Hemmung, Medikamente 485
Thyreoidea-stimulierendes Hormon s. TSH
Thyreoiditis, Jodsupplementierung, Kontraindikation 482
Thyreotoxikose, jodidinduzierte 482
Thyreotropin-Releasing-Hormon s. TRH
Thyreozyten, Jodidtransport 466
Thyroxin s. T_4
thyroxinbindendes Globulin s. TBG
thyroxinbindendes Präalbumin s. TBPA
Tibialis anterior
– Organ-/Leitbahnbeziehung 38
– orthomolekulare Substanzen 38
Tibialis posterior 85–86
– Nebenniere 481
– Nebennierenfunktionsstörungen 500
– ökologische Probleme, klinisch relevante 92
– Organ-/Leitbahnbeziehung 38
– orthomolekulare Substanzen 38
– Stresssyndrome 500
Tiefenhyperthermie, regionale, Krebstherapie 292
TILT (toxicant-induced loss of tolerance), MCS 406
Tinnitus 6
– Histapenie 312
Titan, Toxikologie 197
T-Lymphozyten ($CD3^+$) 241
– erniedrigte 255–256
– Stimulation durch Mistellektine 281
– zytotoxische 242
TNF-α 309–310
– Adipositas 542
– Antioxidanzien 309–310
– Funktionen 245
TNF-β, Funktionen 245
Toleranzinduktion, orale, Allergien 252
Toleranztest, Originalnahrungsmittel 353
Toluol 392–393
– Toxizität 392
Tonsillenstörfeld 133
Torsionsmuster, Desensibilisierung 562
Toxaphene, Xenoöstrogene/östrogenartig wirkende Schadstoffe 407
Toxine, chemische 381–393
toxische Belastungen/Substanzen
– Azidose, chronische latente 110
– chemische 379–396
– – Symptomanamnese 3
– Infertilität 539
– muskuläre Dysfunktion 98
Toxizität, Protokoll 94–95
Tractus
– hypothalamohypophysialis 452
– paraventriculohypophysialis 452
– supraopticohypophysialis 452
trans-Fette/-Fettsäuren 324, 341
Transplantatabstoßung 249–250
Transportproteine 340
Trapezius
– Organ-/Leitbahnbeziehung 38
– orthomolekulare Substanzen 38
Trastuzumab, Krebstherapie 270
Trauma, chemische Noxen 410–412
Trehaloseintoleranz 360
Tremor, Kalziummangel 595
Trennkost nach Hay 371–372
TRH (Thyreotropin-Releasing-Hormon) 455
– Schilddrüsenaktivität 469
TRH-Stimulationstest, Schilddrüsenerkrankungen 475
Triacylglyzerine, mittelkettige (MCT) 342
Triad of Health, Applied Kinesiology 8
Triazine 385
Tribulus terrestris
– Andropause 533
– Hypothalamus-Hypophysen-Testes-Achse, Normalisierung 533
Triceps brachii
– Organ-/Leitbahnbeziehung 38
– orthomolekulare Substanzen 38
Trichlorethan 381
Trichlorethylen 381
Triggerpunkte
– Adduktoren 40
– Deltoideus 46
– Gluteus medius 48
– Gracilis 50
– Infraspinatus 52
– Latissimus dorsi 54
– Levator scapulae 56
– Muskeln 39
– Nackenflexoren 58
– Obliquus internus/externus abdominis 42
– Pectoralis major clavicularis 60
– Pectoralis major sternalis 62
– Pectoralis minor 64
– Peroneus longus/brevis 66
– Piriformis 68
– Popliteus 70
– Psoas 72
– Rectus abdominis 43
– Rectus femoris 74
– Sartorius 76
– Sternocleidomastoideus 78
– Subscapularis 80
– Tensor fasciae latae 82
– Teres minor 84
– Tibialis posterior 86
Triglyzeride, metabolisches Syndrom 366
Trijodothyoacetat (T_3AC) 469
Trijodthyronin s. T_3
Trinkmolke, Fasten 375
Trockenbatterien, Kadmium 189
Trockenheit, Vitamin-A-Mangel 571
Tropheryma whippelii 402–403
Trypsin, antiinflammatorische Wirkung 322
Tryptophan 317, 340, 612
– Melatonin 446
– Reduktionsdiät 319–320
TSH (Thyreoidea-stimulierendes Hormon) **455**, 458
– Mangel 457
– Ohrpunkt 479
– Schilddrüsenaktivität 469
– Schilddrüsenerkrankungen 475
– Überschuss 457
TSH-Rezeptor, Lymphozyten 261
TSH-Suppression, Medikamente 485
Tuberkulose 250
Tumorchemosensitivitätstest (ATP-TCA-Test), Chemotherapie 268
Tumoren, prolaktinproduzierende 457
Tumorerkrankungen s. Krebserkrankungen
Tumorimpfung (ASI), Krebstherapie 270
Tumorlast 280
Tumor-Nekrose-Faktor α s. TNF-α
Tumortherapie s. Krebstherapie
Tumorzelle
– Glykolysierung, anaerobe 287
– Laktatüberschuss 287
Typ-I/II-Diabetes, Insulinresistenz 541
Typ-II/IV-Allergie, Autoimmunerkrankung 253
L-Tyrosin, Hypothyreose 483
Tyrosinase, Kupfer(mangel) 191, 596
Tyrosinkinase, Hormone 438
γ/δ-T-Zellen 242–244
T-Zellen
– aktivierte ($CD3^+$) 258
– Aktivierungsgrad 258
– zytotoxische, erhöhte 257
– – erniedrigte 256–257

U

Übelkeit
– Histadelie 312
– Parasitosen 233
Überernährung 365–366
Überfüllung, Röntgenbefund 155
Übersäuerung, Basenpräparate, Zufuhr 117
Uhr, innere 445
Ultraviolettbestrahlung des Bluts (UVB), Krebstherapie 291
Umweltfaktoren, prädisponierende Faktoren 334
Undecyne als Antimykotikum 395
Universal Jaw
– Korrektur 148
– Testung 148
Unverträglichkeitsreaktionen 299
– Belastungstests 335–336
– Challenge, chemischer 16
– Definition 299
– Desensibilisierung 336
– Diagnostik 335–336
– Eliminationstests 335–336
– Histamin-Release 336
– Karenz 336
– Leukotrien-Release 336
– Provokationstest, oraler 335
– Quecksilber 195

- Saugbiopsie 335–336
- Serotonin 319
- Stuhlanalysen 336
- Symptomanamnese 2
- Therapie 334–337
- Toleranzsteigerung 336
Unverträglichkeitstest, Zahnersatzmaterialien 172–177
Urin, Bikarbonatüberschwemmung 117
Urin-pH(-Messung) 109, **112–113**
- Säure-Basen-Störungen 112
- Steinleiden 118
Urin-Titration nach SANDER 113
- Basen-/Säurestarre 113
Urtica doica (urens), Andropause 534
Urtikaria 249
- orthomolekulare Therapie 617
- Parasitosen 233
Uterus, Progesteronwirkung 509
Uterusmyome, Estrogenersatztherapie, Kontraindikation 519

V

Vagina, Estradioleinfluss 506
Vagotonie durch elektromagnetische Strahlung 408
Valin 340
Vanadium 605–606
- Dosen, therapeutische 606
- Insulinresistenz 544
- Tagesbedarf 606
- Tagesmengen, empfohlene 349
Varizella-Zoster-Virus (VZV) 399
vascular interstitial closed electrical circuit (VICC) 127
Vasculitis allergica 249
Vasodilatation
- Bradykinin 314
- 5-Hydroxytryptamin 318
- Niacin 575
- Vitamin B_3 575
Vaso-Intestinal-Peptide-Rezeptor
- Lymphozyten 261
- Monozyten (Makrophagen) 261
Vegetarier, Eisenzufuhr 347–348
vegetarische Diät, milchfreie, Blutgruppe A 364
vegetative Überempfindlichkeit, Histadelie 312
Ventilationsstörungen, Differenzialdiagnose 429
Verapamil, Histaminaktivitätserhöhung 311
Verblendmaterial, Verträglichkeit 176
Verdauungsstörungen 201–236
- Diagnostik 202
- durch elektromagnetische Strahlung 408
- Hyperparasympathikotonus 202
- Hypersympathikotonus 202–203
- Hypoparasympathikotonus 203
- Hyposympathikotonus 202
- Selenmangel 605
- Therapie 202
Verhaltenstherapie, Stress, emotionaler 121
Verspannungen, Pectoralis-minor-Schwäche 64
vertebrale Läsion 25
- Indikatormuskel, dys-/normoreaktiver 25
- viszerosomatisches System 23–24
Verträglichkeitstest, Zahnersatz, fester 176–177
Verwirrtheit
- Niacinmangel 576
- Vitamin-B_{12}-Mangel 581
vestibulookulärer Reflex (VOR), Desensibilisierung 559
Vigilanz 453
VIP (vasoaktives intestinales Peptid) 206
Virusinfektionen 397–401
- chronische, Chronic Fatigue Syndrome 426
- - Symptomanamnese 3
Visualisierung nach SIMONTON, Psychoonkologie 293–294
viszerale Osteopathie 36–37
viszeral-osteopathische Läsionen, Dysmenorrhö 516
viszeroparietales Segment, Störung 24
Viszeroptose, Dysmenorrhö 516
viszerosomatische Affektionen 126
viszerosomatisches System
- Hormonsystem 442
- Nebennierenfunktionsstörungen 498–500
- sieben Faktoren 22–38
- vertebrale Läsion 23–24
- Zyklusstörungen 513
Vitalstoffmangel, MCS 408
Vitamin A 344, 568–570
- Antioxidans 570
- Dosierungen 309
- - pharmakologische 572
- Epithelschutz 571
- Funktionen 570
- Hypothyreose 484
- Immunmodulation 571
- Krebserkrankungen 276
- Krebstherapie 285–286
- Nahrungsquellen 570
- Periodontopathie 165
- Schilddrüsenfunktion 571
- Sehfunktion 570
- Stoffwechsel, Zink 606
- Tageszufuhr, empfohlene 568, 572
- Testmuskeln 572
- therapeutische Dosis 568
- Toxizität 571–572
- Tumorprotektion 570
Vitamin-A-Mangel 571
- Hypothyreose 473
- Nachtblindheit 571
- PCB 389
Vitamin B_1 s. Thiamin
Vitamin B_2 s. Riboflavin
Vitamin B_3 s. Pantothensäure
Vitamin B_6 s. Pyridoxin
Vitamin B_9 s. Folsäure
Vitamin B_{12} s. Cobalamin
Vitamin-B-Stoffwechsel und Prostaglandinstoffwechsel 333
Vitamin C 345, 582–586
- analgetischer Effekt 584
- antidepressiver Effekt 584
- antihistaminischer Effekt 583
- Antistressvitamin 584
- Antitumortherapie 584–585
- Blutbildung 583
- Bowel tolerance 585
- Dosierungen 309
- Eisenaufnahme 347
- Eisenstoffwechsel 583
- Energiestoffwechsel 583
- Entgiftung 583
- Funktionen 582–585
- Gesamtbestand 586
- Harnsäurespiegel 585
- Hypertonie 585
- Immunmodulation 583
- Infektionen, akute/chronische 585
- Karnitin-Synthese 583
- Katecholaminsynthese 583
- Kollagensynthese 582
- Krebserkrankungen 276
- Krebstherapie 285–286
- Leukozytenfunktion, verbesserte 583
- Nebenwirkungen 585
- Oxalatspiegel 585
- Periodontopathie 165
- Schock, septischer 585
- Stress 583
- Tagesdosis, therapeutische 586
- Tageszufuhr, empfohlene 568, 586
- Testmuskeln 586
- therapeutische Dosis 568
- Überdosierung 585
- Vorkommen in Lebensmitteln 582
Vitamin-C-Mangel
- Kapillarfragilität 583
- RUMPEL-LEEDE-Test 583
- Skorbut 585
Vitamin D 344, 586–587
- Darmfunktion 587
- Hypothyreose 484
- Knochenstoffwechsel 587
- Nahrungsquellen 586
- Nierenfunktion 587
- Stoffwechsel 586
- Supplementierung 587
- Tageszufuhr, empfohlene 568, 587
- Testmuskeln 587
- therapeutische Dosis 568
- Toxizität 587
- Tumorerkrankungen 587
- Wirkungen 587
- Zelldifferenzierung 587
Vitamin D_3 586
- Dosierung, pharmakologische 576
- Gehalt in Nahrungsmitteln 586
- Mangel 587
- Osteoporose 525
- Tagesbedarf 576
- Testmuskeln 576
- Toxizität 576
Vitamin E 344, 587–590
- antiinflammatorische Wirkung 589
- Antioxidans 588
- Atherosklerose 588
- Chronic Fatigue Syndrome 589
- Diabetes mellitus 589
- Dosierungen 309
- Fertilität 589
- Insulinresistenz 544–545
- Katarakt 589
- Krebserkrankungen 275
- Krebstherapie 285–286, 588–589
- Mangel 589
- - Test nach GOODHEART 590
- Multiple Chemische Sensitivität 589
- Nahrungsquellen 588
- Nebenwirkungen 589
- Öle 588
- Periodontopathie 165
- Prostaglandinsynthesehemmung 333
- Tageszufuhr, empfohlene 568, 589
- Testmuskeln 590

– therapeutische Dosis 568
– Toxizität 589
Vitamin F 590
– Chronic Fatigue Syndrome 590
– Multiple Chemische Sensitivität 590
Vitamin G 574
Vitamin H s. Biotin
Vitamin K 344
– Tageszufuhr, empfohlene 568
– therapeutische Dosis 568
Vitamin K_1 (Phytomenadion) 344
Vitamin K_2 (Menachinon) 344
Vitamine 343–345, **568–590**
– fettlösliche, Zufuhrempfehlungen 343
– Nebennierenfunktionsstörungen 497
– Substitution, hochdosierte, MCS 423
– wasserlösliche, Zufuhrempfehlungen 343
VLDL 368
VZV-Infektion 399

W

Wachstum, Schilddrüsenhormone 470
Wachstumshormon (growth hormone, GH) 455, **455,** 458
– CFS 430–431
– Insulinresistenz 543
– Insulinspiegel 543
– Stress 543
Wachstumsstörungen
– Vitamin-A-Mangel 571
– Zinkmangel 608
Waist-to-Hip-Ratio 366
– metabolisches Syndrom 366
Wasser- und Elektrolytstoffwechsel, Mineralokortikoide 489
Wasserfasten 374–375
Wasserlassen, häufiges 5
Wasserstoffper-/superoxid (H_2O_2) 299, 303
weiblicher Zyklus 503–513
Weichmacher, Xenoöstrogene/östrogenartig wirkende Schadstoffe 407
Weight bearing, Therapielokalisation (TL) 21
Weinerlichkeit, Histadelie 312
Weintrauben, Menopausensyndrom 520
Weisheitszähne
– Diagnostik, radiologische 149
– impaktierte/retinierte, Röntgenbefund 157–158
Weißfleckigkeit der Nägel, Zinkmangel 608
Weißmuskelkrankheit, Selenmangel 605
Weizenkeimextrakt, fermentierter 351
Weizenkleie, Missbrauch 351
Weizenkur nach Dr. Kousa 278
Wendt-Diät 375
Wernicke-Korsakow-Syndrom, Thiaminmangel 573
Whipple-Syndrom 402–403
Wilson-Syndrom, Coeruloplasminsynthese, Hemmung 190
Windpocken 399
Wirbelsäulenstörungen, Dysmenorrhö 515
Wirksamkeitstests, Chemotherapie 268
Withania somnifera, Hypothyreose 484
Wolfstrapp, amerikanischer und europäischer, Hyperthyreose 484
Workaholic, Azidose, chronische latente 110
Würmer 234
Wundheilungsstörungen, Zinkmangel 608
wurzelbehandelte Zähne 143, 151–152
Wurzelfüllmaterialien, Störwirkung 151–153
Wurzelfüllung, unvollständige, Röntgenbefund 153
Wurzelgranulom 151
– Zahn-Störfeld-Testung 146
Wurzelresorption, Röntgenbefund 155
Wurzelrest
– im Kiefer 156
– Röntgenbefund 156, 158
Wurzelspitzengranulom 161
– Röntgenbefund 159
Wurzelspitzenherd, nicht sichtbarer 143
Wurzelspitzenresektion 159–160
– Röntgenbefund 159

X

Xanthin-Dehydrogenase, Molybdän 601
Xenoestrogene
– MCS 407
– Prolaktinom 457
Xylol 393

Y

Yersinia enterocolitica, Dickdarmflora, dysbiotische 223
Yin-Tang-Punkt 564

Z

Zähne s. Zahn/Zähne
Zafirlukast, LTD_4-Rezeptor-Antagonisten 333
Zahn/Zähne
– Diagnostik, radiologische 149
– Leitbahnen-Zuordnung nach Goodheart bzw. Voll 140
– neurologischer 144–148
– – Challenge, gehaltener 147
– – Diagnostik 147–148
– – Korrektur 147
– – Testung 147
– – Therapie 147–148
– reimplantierte 156
– retinierte/verlagerte, Diagnostik, radiologische 149
– wurzelbehandelter 143, 151–152
– – Diagnostik, radiologische 149
– – Zahn-Störfeld-Testung 146
– Zuordnung zu einer Körperregion nach Goodheart 137–138
– – nach Voll 137
zahnärztliche Werkstoffe 169–200
– Allergien, Symptome 170
– Allergietestung 172–173
– DFO-Test 172
– DMPS-Test, modifizierter, nach Daunderer 171–172
– Eliminationstests 171
– Epikutantest 172–173
– Haarmineralanalyse 171
– labormedizinische Diagnostik 171–172
– Lymphozyten-Transformationstest 173
– Major-Symptome 170
– MELISA (Memory Lymphocyte Immunostimulation Assay) 173
– Minor-Symptome 170
– Symptomanamnese 1
– Testung 173
Zahnbögen, Nomenklatur, topographische 145
Zahnersatz
– fester, Verträglichkeitstest 176–177
– geplanter, Materialtestung 176
– herausnehmbarer, Unverträglichkeit, Testung 175
– Planung, Materialtest 175–176
Zahnersatzmaterialien
– allergische Reaktionen 170
– bereits im Mund befindliche, Testung 174–175
– Labordiagnostik 182
– Toxikologie 181–186
– Unverträglichkeit, Testung 175
– Unverträglichkeitsreaktionen 170
Zahnfleischtaschen
– Chlorhexidin 164
– H_2O_2, Spülung 164
– Zahn-Störfeld-Testung 146
Zahnfüllungen, Histapenie 312
Zahnhalteapparat, Störungen, Röntgenbefunde 156
Zahn-Kiefer-Bereich, Störfelder, Differenzialdiagnose 144–160
zahnmedizinische Materialien s. zahnärztliche Werkstoffe
Zahn-Organ-Muskel-Bezüge nach Voll und Goodheart 141
Zahnplaque, Periodontopathie 163
Zahnsäckchen, Zahn-Störfeld-Testung 146
Zahnstörfelder/-herde 137
– Fernwirkung, Diagnostik 143–144
– Testung, Dokumentation 146
– – Krebserkrankungen 271
– Therapie 162–163
– Wirkungen 138–139
Zeaxanthin 350
Zellantigene, Blutgruppe 0 362
Zellen
– dendritische, Krebstherapie 269–270
– immunkompetente, Krebstherapie 269
Zellreifung, -differenzierung und -teilung
– Folsäure(mangel) 579
– Vitamin B_{12} 580
– Vitamin D 587
Zentralnervensystem
– Kreatin 610
– Testosteronwirkungen 530
Zephalgien
– Basenpräparate, Zufuhr 117
– chronische, Azidose, chronische latente 110
zerebrale Erkrankungen/Funktionsstörungen
– Estrogenersatztherapie, Kontraindikation 519
– minimale, Eliminationsdiät 335
zerebraler Insult, Estrogenersatztherapie, Kontraindikation 519
Zestoden 234
Ziegenmilch 357
– Zusammensetzung 357
ziehende Sensationen, juckende, Alkalose, chronische latente 111
Zigarettenrauch, Benzol 381
Zileuton (5-LO-Synthese-Inhibitor) 333
Zingiber officinalis
– Dosierungen 309
– Plättchenaggregationshemmung 334
– Thromboxansynthase, Inhibitor 334

Zink 349, 606–609
– allergische Reaktionen 607
– Andropause 534
– Carboanhydrase 607
– Carboxypeptidase 606–607
– Dosierungen 309
– Dünndarmfunktionsstörungen 214
– Entgiftung 607
– Hypothyreose 483
– Immunmodulation 607
– Insulinresistenz 545
– Interaktionen mit Kadmium, Kupfer bzw. Mangan 606
– Kininwirkungen 317
– Krebstherapie 285–286
– Messwert 172
– Periodontopathie 165
– pseudoallergische Reaktionen 607
– Resorption 606
– Schädelläsionen, rezidivierende 607
– Schwermetallbelastungen 179
– Serotonin-Produktion 607
– Superoxiddismutase (SOD) 607
– Tagesdosis, therapeutische 609
– Tageszufuhr, empfohlene 349, 568, 609
– Testmuskeln 609
– therapeutische Dosis 568
– Toxizität 609
– Vitamin-A-Stoffwechsel 606
– Vorkommen in Lebensmitteln 606
Zinkmangel 101, 608–609
– Chronic Fatigue Syndrome 608
– Haarstörungen 608
– Hautstörungen 608
– Infertilität, männliche 608
– Kandidiasis 608
– Leukonychie 608
– Melatoninspiegel 447
– Multiple Chemische Sensitivität 608
– Nagelstörungen 608
– Prostataprobleme 608
– psychiatrische Erkrankungen 608
Zinkphosphat-Zemente, Unverträglichkeiten 198
Zinn
– Amalgame 197
– Elimination 197
– Resorption 197
– Speicherung 197
– Toxikologie 197
– Verbindungen, anorganische 197
zirkadianer Rhythmus 453
– Epiphyse 445–446
Zöliakie 403
Zolmitriptan, Wirkungen 321
Zoster
– Effloreszenzen 399
– ophthalmicus/oticus 399
Zucker, Unverträglichkeit 360–361
Zuckerersatzstoffe 360–361
– Unverträglichkeit 360–361
Zungenschmerzen 5
Zwiebel, Plättchenaggregationshemmung 334
Zyklooxygenase (COX)
– Hemmung, orthomolekulare Substanzen 331
– – Phytopharmaka 331
zyklooxygenaseabhängige Metaboliten 322–323
Zyklooxygenase-Enzymkomplex, Prostaglandin E_2 (PGE_2) 326
Zyklusstörungen s. Menstruationszyklusstörungen
Zyste(n)
– follikuläre/radikuläre 156
– – Röntgenbefund 155
– – Zahn-Störfeld-Testung 146
– retinierte 156
Zytokine 244–246
– Funktionen 245
– Genexpressionsbestimmung 245
– Krebstherapie 271
– Laborbestimmung 245–246
– MCS 413
– potenzierte, Autoimmunreaktionen 254
– Proteinkonzentrationen 245
Zytomegalievirus (CMV) 400
zytotoxische Reaktionen 249